Synoptische Materia Medica II

Frans Vermeulen

Emryss bv Publishers
Duinoordstraat 78
2023 WE Haarlem
Holland

Preis:DM 175,-

1. Auflage August 1998

Haarlem, Holland
Tel: +31 235 275060 später +31.235 259 111
Fax: +31 235 259040

CIP-GEGEVENS KONINKLIJKE BIBLIOTHEEK, DEN HAAG

Vermeulen, Frans

Synoptische Materia Medica II
/ Frans Vermeulen.-Haarlem: Emryss bv
Überzetzung: Veronika Theis
ISBN 90-76189-01-3

VORWORT

Arzneimittelbilder gibt es einzig in der Homöopathie. So scheint es zumindest. Die Natur steckt voller Phänomene. Sie sind beschrieben in der Chemie, Metallurgie, Botanik und Biologie. Die bildhafte Darstellung ist die typische Art des Menschen, zu seiner Umgebung und zur Natur eine Beziehung zu finden. Märchen, legenden und Mythen sind lebende Beweise dafür. Tiere, Pflanzen und Materie drücken sich durch beobachtbare Ereignisse aus. Bei der homöopathischen Arzneimittelprüfung ist es ebenso.

Die Matrix von Tier, Pflanze oder Mineral drückt sich durch den Menschen aus. Oft ist dies eine vorübergehende Erscheinung, aber manchmal ist dies bereits angeboren.

Einsichten in die von der Homöopathie verwendeten Substanzen lassen sich praktisch überall gewinnen. Ein Spezialist für Kühlmethoden hat mich etwas über Ammonium gelehrt, da dieser Stoff in der Kühltechnik häufig verwendet wird. Eine unserer Katzen war so freundlich mir zu zeigen, wie "Verlangen nach Papier" in die Praxis umgesetzt wird, indem sie immer wieder meine Morgenzeitung fraß, zum Glück nachdem ich sie gelesen hatte. Swan erwähnt diesen Drang bei Lac felinum. Das in diesem Arzneimittelbild dargestellte Mittel trifft so klar den Charakter und das Verhalten einer Katze, dass eine Arzneimittelprüfung beinahe überflüssig erscheint. Eine Katze wäscht sich so häufig, dass es den Eindruck erweckt, als habe auch sie "das Gefühl schmutzig zu sein". Versuchen Sie einmal ihr eine neue Marke Katzennahrung anzubieten, und Sie sehen sofort, was "wählerisch beim Essen" bedeutet.

Um noch einen Augenblick bei den kulinarischen Eigenheiten zu bleiben, eine Zeitlang habe ich mit über das "Verlangen nach Schweinefleisch" bei Crotalus horridus Gedanken gemacht. Dann las ich, dass sie wenig Feinde in der Natur haben – abgesehen vom Menschen natürlich – mit Ausnahme des Wildschweins. Viele Klapperschlangen finden durch ein Wildschwein den Tod. Wie gut muss es da einer Klapperschlange tun, sich zu revanchieren, indem sie Schweinefleisch isst.

Unser Nachbar hat eine Weile in seiner Freizeit Bienen gezüchtet. Von ihm weiß ich, dass Bienen, wenn sie überhitzt werden, ausfliegen und nie in den Bienenstock zurückkehren. Bienen besitzen ein einzigartiges System, ihren Bienenstock zu kühlen, wenn Überhitzungsgefahr besteht. Der Bienenzüchter muss einen kühlen Kopf bewahren und auch den Bienenstock kühl halten. Andernfalls ist all sein Arbeitseifer vergeblich und fruchtlos.

Das Tierreich ist eine wahre Fundgrube für Naturphänomene. Dasselbe gilt für das Pflanzen- und Mineralreich. Die alten Griechen hatten keine Ahnung von Arzneimittelprüfungen, noch von dem Planeten Pluto, ganz zu schweigen von dem Element Plutonium; aber der Mythos von Pluto [Hades] und die astrologischen Informationen die wir besitzen, stimmen mit dem Verhalten dieses Elements in der Chemie überein. Dies führt zu dem Schluss, dass es vielerlei Arten gibt, Pluto auszudrücken, doch sie alle laufen auf dasselbe hinaus.

Das Element Antimon hat die seltsame Angewohnheit sich in einem Magnetfeld nicht konform zu verhalten. Wenn es zwischen die beiden Pole eines Hufeisenmagneten gelegt wird, liegt es nicht gerade zwischen den beiden Polen, sondern diagonal. Wenn das kein beispielhafter Starrsinn ist!

Geschmolzenes Silber nimmt gierig Sauerstoff aus der Luft auf – bis zu dem Zwanzigfachen seines Eigengewichtes. Diesen stößt es bei der Abkühlung mit lautem 'Plop' wieder aus. Der Homöopath weiß, dass der Argentum nitricum-Patient dazu neigt Luft entweichen zu lassen – und zwar ziemlich laut. Die Oberfläche von Silber, die in flüssigem Zustand so glatt und glänzend war, bildet bei der Härtung Vertiefungen wie Mondkrater, und zeigt dabei seine Verwandtschaft zu Luna, dem Mond.

Über die Pflanzen könnte ich endlos berichten. Das holländische Klima ist für viele Arten zu rauh, und der Garten zu klein für die raumfordernden Sorten. Pflanzen, die keinen Lehmboden vertragen, wachsen hier nicht. Wie gern würde ich meinen Garten mit den homöopathischen Vertretern des Pflanzenreiches bevölkern, um sie zu studieren, und einfach von ihnen umgeben zu sein.

Aconitum wächst praktisch überall. Die beste Saatzeit ist im Herbst so dass ihre Samen den Frost abbekommen. Seltsamerweise keimt Aconitum am besten nach einem Frost und blüht im Hochsommer. Eisige Kälte und extreme Hitze, verursachen bei dem Aconitum-Patienten eine Verschlimmerung.

Es ist kein Zufall, dass bei den Arzneimittelprüfungen von Sequoia und Ginkgo das "Gefühl alt zu sein" als Symptom auftrat. Beide sind uralte Bäume, Fossilien aus prähistorischer Zeit. Dasselbe gilt für Lycopodium, das allerdings heute in stark verringerter Größe vorkommt. Die einst so großen sind jetzt so klein. Lycopodium-Patienten leben immer noch in der Vergangenheit und tun so als besäßen sie imposante Größe.

Es gibt so viele Beispiele, doch für ein Vorwort sollen diese genügen.

Die erste Synoptische Materia Medica ist sehr gut aufgenommen worden, daher wurde ich um einen Folgeband gebeten. Ich habe eine Weile dafür gebraucht, doch nun ist er da. Diesmal haben wir uns die sogenannten 'kleinen' Arzneimittel angesehen. Es gibt eine ganze Reihe davon; alte und neue. Viele von ihnen haben nie die Erwähnung gefunden, die sie verdienen, sie scheinen vergessen worden zu sein. Viele neue Arzneimittel, sind in der jüngeren Vergangenheit hinzugekommen. Es ist schwierig mit dem Tempo Schritt zu halten, mit dem sie eingeführt werden, und sie haben das bereits verschwommene Bild, das wir von unseren homöopathischen Arzneimitteln haben, nicht geklärt. Die alten Arzneimittelprüfungen haben sich in der Methode der Durchführung als so gut erwiesen wie die neuen. Die Beschreibung von Nidus edulis beispielsweise ist ebenso ausführlich wie die von Scorpio. Dasselbe lässt sich über die Arzneimittelprüfungen von Griggs, Templeton, Raeside und Mezger sagen, um einige Namen aus vergangenen Jahrzehnten zu erwähnen

Homöopathen aus allen Teilen der Welt haben Arzneimittelprüfungen durchgeführt. Für die Synoptische Materia Medica II, habe ich englisch-, deutsch- und französischsprachige Literatur zu dem Thema recherchiert. Dabei habe ich deutschsprachige Arzneimittelprüfungen entdeckt, zu denen Homöopathen aus dem englischsprachigen Raum sonst nur schwer Zugang hätten. Die englischen Versionen waren stark verkürzt. Aus Österreich beispielsweise stammen einige ausgezeichnete Arzneimittelprüfungen von Vertretern der Umbelliferen

Auch sogenannte 'alte und kleine' Arzneimittel habe ich in mein Buch aufgenommen. Es wird gesagt, dass achtzig Prozent der Patienten von der Behandlung mit Polychresten profitieren. Ich möchte um mehr Differenziertheit bitten, denn dies scheint im Widerspruch zu stehen, was wir als das wichtigste Kriterium in der Homöopathie ansehen: Individualisierung. Bei meiner Nichte beispielsweise könnte sich herausstellen, dass sie einen bisher unbekannten Fisch braucht, der in großer Meerestiefe lebt, oder vielleicht eine alpine Pflanze, die unmittelbar unterhalb der Schneegrenze gedeiht, oder einen farbenprächtigen Giftfrosch aus dem Amazonasgebiet. [Letzteres würde mich nicht überraschen.]

Es gibt noch so viele Stoffe, die geprüft werden müssen. Dem Enthusiasmus nach zu urteilen, der in dieser Hinsicht zur Zeit herrscht, lässt sich innerhalb der nächsten zwanzig Jahre eine explosionsartige Zunahme der uns zur Verfügung stehenden Arzneimittel erwarten. Das muss auch so sein. Stagnation bedeutet Niedergang, wie wir von Sepia wissen. Aus diesem Grund enthält mein Buch sowohl alte als auch neue 'kleine' Mittel. Manche sind dazu prädestiniert, Polychreste zu werden. Andere können klein bleiben. Ganz gleich wie sie sich entwickeln, sie alle gehören in dieses Buch.

Ein Vorbehalt, der gegenüber manchen kleinen Mitteln geäußert wird, ist der, dass es zu wenig Prüfer gegeben hat. Es lässt sich nicht abstreiten, dass sich daraus ein Qualitätsunterschied ergibt. Nicht die Anzahl der Prüfer ist entscheidend, sondern ihre Empfindlichkeit und ihre Fähigkeit, ihre Empfindungen in Worte zu fassen. Bei manchen Prüfungen haben viele Leute teilgenommen, und doch haben die Ergebnisse und die Art der Äußerungen kein klares Bild ergeben. Die Personen, die die Prüfungsergebnisse niederschreiben, spielen eine Rolle, die nicht zu unterschätzen ist. Haben sie sich an den Originaltext gehalten – das gesprochene Wort – oder haben sie diesen nach eigenem Gutdünken modifiziert? Aus diesem Grund habe ich versucht, mich soweit wie möglich an den Originaltext zu halten. Daher enthält die Synoptische Materia Medica II so zahlreiche Zitate, was sich als Bereicherung und Vorteil erweisen könnte.

Oft treten die Feinheiten eines Arzneimittelbildes erst in Erscheinung, wenn es praktische Anwendung findet. Hahnemanns Arzneimittelprüfung von Kalium carbonicum hat nicht die Dinge gezeigt, die wir jetzt als die wichtigsten Symptome erachten: 'Verschlimmerung von 2 - 4 Uhr.' Die späteren Erfahrungen haben es zu dem Polychrest gemacht, das wir heute kennen. So haben sich die meisten Mittelbilder unserer heutigen Polychreste entwickelt. Die neuen kleinen Mittel können sich ebenso entwickeln. Wer weiß, was uns da noch erwartet? Wer kann heute sagen, welches Potential in ihnen steckt! Wir müssen anfangen sie zu gebrauchen, um das herauszufinden Schließlich hat Ignatia seine Karriere als 'nützlich für überempfindliche Mädchen mit künstlerischen Neigungen' begonnen, so Kent wörtlich.

Trotz zahlreicher Teilnahme ist zu beachten, dass manchmal nur ein Prüfer die spezifischen Symptome hervorbringt. Hier hat wieder Qualität den Vorrang vor Quantität. Die Chance jedoch, jemanden dabei zu haben der besonders empfindlich reagiert, steigt bei einer größeren Anzahl von Prüfern.
Prüfunssymptome können durch Übersetzung die Bedeutung ändern, wie bei Asclepias tuberosa zum Beispiel das Symptom 'Träume vom Fliegen.' Dies ist Allens Übersetzung einer französischen Arzneimittelprüfung, bei deren Symptomen es um Duelle und Flucht ging. Allen übersetzte 'fuite' mit 'flight', das altmodische Wort für 'fliehen'. Heute kennt man 'flight' nur noch in der Bedeutung 'fliegen', daher das Missverständnis in der heutigen Zeit, und so endete dieser Traum als 'Traum vom Fliegen.'. Ein Homöopath, der sich selbst wegen Schmerzattacken in der linken Schulter behandelte und Träume vom Fliegen hatte, nahm Xanthoxyllum. Später erkannte er seinen Fehler und nahm Asclepias, das die Heilung brachte, oder war es nur ein Glückstreffer? Die Samen von Asclepias haben eine verblüffende Ähnlichkeit mit Vögeln.
Wortgetreue Wiedergabe der Ergebnisse ist äußerst wichtig

Dieses Buch entspricht in seiner Gestaltung im großen und Ganzen seinem Vorgänger. Für die korrekte Wiedergabe der Pflanzennamen musste ich mich auf eine Veröffentlichung der 'Royal Botanical Gardens' in Kew, England verlassen.

Auf den Arzneimittelnamen folgt der Abschnitt ZEICHEN, der Hintergrundinformationen zu dem Rohmaterial des Arzneimittels enthält. Nomenklatur, Mythologie, Astrologie und Volkstum wurden berücksichtigt, aber Chemie, Metallurgie, Mineralogie, Biologie und Botanik spielen eine Rolle. Teilweise ist der Text etwas signaturenartig, aber ich habe mich bemüht, nicht zu viele Rückschlüsse zu ziehen. Manchmal war die Versuchung jedoch zu groß, um den assoziativen Verbindungen zu widerstehen. Im Übrigen überlasse ich es dem Leser die Verbindung zwischen Naturphänomen und Arzneimittelbild herzustellen. So weit sich dies aufspüren ließ, habe ich den Namen der Prüfungsleiter, Anzahl der Prüfer und Herkunftsort aufgeführt.

Die in der Homöopathie verwendeten Pflanzen habe ich in einem Kapitel unter BOTANISCHE VERWANDTSCHAFTEN aufgeführt. Im Unterschied zu der gewohnten Auflistung nach Familien habe ich die Klassifizierung der Ordnung nach gewählt. Die Ordnung nimmt einen höheren Rang ein als die Pflanzenfamilien. Damit werden nicht nur die Verwandtschaften der Spezies, sondern auch Beziehungen zwischen Pflanzenfamilien hervorgehoben.

Im Abschnitt WIRKUNGSBEREICH erscheinen die Affinitäten des Arzneimittels.

Die zweite Synoptische Arzneimittellehre unterscheidet sich insofern von der ersten, als Modalitäten nicht getrennt aufgeführt sind. Die bemerkenswertesten Modalitäten habe ich unter A[llgemeinsymptome] im Abschnitt LEITSYMPTOME aufgenommen. In Fällen, in denen der Terminus 'Leitsymptom' gewichtiger erscheint als gerechtfertigt ist, habe ich den Begriff BESONDERHEITEN verwendet.

Darauf folgt VERGLEICHE, der Beginn einer Differentialdiagnose und Differenzierungen. Wenn nicht anders erwähnt, habe ich mich hier auf Voisin bezogen. Dies will ich in keiner Weise als vollständig verstanden wissen.

Die Arzneimittel, die aus zwei Komponenten zusammengesetzt sind, wurden durch Angaben der für beide Bestandteile typischen Symptome näher verdeutlicht. Nach ZEICHEN bilden LEITSYMPTOME den zweiten Hauptabschnitt. Wo ich dies für sinnvoll hielt, habe ich auf das Symptom ein Zitat folgen lassen. G = Gemütssymptome, A = Allgemeinsymptome, K = Körpersymptome sprechen für sich.
Bei den Allgemeinsymptomen habe ich mich an die folgende Anordnung gehalten:

* Disposition, Anwendung, Eignung, Begleitumstände
* Beschwerden durch
* Energie
* Wärme - Kälte
* Schweiß
* Appetit - Durst
* Essen und Trinken
* Schlaf
* Sexualität
* Verschlimmerung
* Besserung
* Schmerzen und Empfindungen
* Ausscheidungen und Absonderungen
* Sonstige, etwa Trockenheit, Drüsen, Hämorrhagie, Tempo
* Menstruation
* Schwindel

Der Überschaubarkeit halber wurden Verschlimmerungen, Besserungen und Begleitsymptome jeweils auf einer neuen Zeile angegeben.
RUBRIKEN ist der nächste Abschnitt. Er enthält Symptome aus dem Repertorium in einer Sprache, die meiner Meinung nach leichter lesbar ist als die umgestellten Sätze in den Repertorien. Der Oberbegriff ist kursiv gedruckt.
Als nächstes folgt NAHRUNG, wo Abneigung und Verlangen, Verschlimmerung und/oder Besserung durch Speisen und Getränke aufgeführt sind. Um eine so große Zahl kleiner Mittel zugänglich zu machen, habe ich ein kleines Repertorium der Nahrungsrubriken zusammengestellt. Damit hoffe ich, einen zusätzlichen Zugang geschaffen zu haben. Ähnlich bin ich mit den Vergleichen verfahren. Nach dem Schlagwort angeordnet sind diese in einem gesonderten Kapitel aufgeführt. Den Abschluss bildet ein Raum für NOTIZEN. Die Arzneimittel sind so klein und der Raum für Notizen so groß, dass dies übertrieben erscheint. Dennoch hoffe ich, dass diese Leerräume zuerst gefüllt werden. Ich hoffe auf Zusendung Ihrer Ergänzungen, Anmerkungen oder Kritik sowie sonstiger Informationen, denen Bemerkung geschenkt werden sollte und die andernfalls vielleicht nie an die Öffentlichkeit kämen. Ich werde sie mit Freuden in die nächste Auflage aufnehmen.
Die Ergebnisse der Arzneimittelprüfungen von Diamant, Brassica, Germanium, Neon, Taxus, Rhus Glabra und Iridium sind nicht soweit zusammengetragen worden, dass sie in diese Auflage aufgenommen werden konnten.

Es gibt so viele Menschen, denen ich danken möchte. Aus Angst, jemanden zu vergessen werde ich keine Namen gesondert erwähnen. Ich bin sehr dankbar für die Hilfe, die ich erhalten habe. Sie haben mir Transkriptionen ihrer Arzneimittelprüfungen gesandt, ich hatte Zugang zu vielen Bibliotheken und

bekam nützliche Buchvorschläge. So taten sich immer wieder neue Informationsquellen auf. Sie gaben mir zusätzlich Zeit, lasen und korrigierten das Manuskript.
Die Kühe und Schafe, die auf der Weide gegenüber meinem Fenster grasen bildeten eine natürliche Kulisse, und die gerade Reihe der Pappeln in der Ferne verschafften mir innere Ruhe.

Frans Vermeulen, Niederlande, Avenhorn, 2. April 1998.

Einführung zur deutschen Übersetzung

Infolge des geschichtlichen Werdeganges der Homöopathie hat sich im deutschen Sprachraum eine Terminologie eingebürgert, die sich durch nahezu alle Sprachebenen und mehrere historische Sprachperioden zieht. Laienhafte Übersetzungen der Fachliteratur vom Deutschen ins Englische und wieder zurück in die Muttersprache der Homöopathie im Laufe der vergangen 2 Jahrhunderte haben die ursprüngliche hahnemannsche Sprachpräzision abgeschliffen.
Im gegenwärtigen Jahrzehnt hat das Interesse an der Homöopathie um ein Vielfaches zugenommen, was sich u.a. in einer neuen Vielfalt an homöopathischer Fachliteratur niederschlägt. Sowohl zur Verständigung innerhalb der Homöopathie als auch mit anderen Disziplinen ist es daher an der Zeit, die homöopathische Fachsprache zu aktualisieren und zu korrigieren. Die vorliegende Übersetzung der Synoptic Materia Medica II stellt einen Beitrag zur 'Heilung' der Homöopathiesprache dar.

Die zum Teil neu eingeführten Fachbegriffe sind keineswegs willkürliche Wortschöpfungen der Übersetzerin, sondern haben sich durch mehrjährige und gründliche Beschäftigung mit der Thematik vom linguistischen Gesichtspunkt aus herauskristallisiert. Die meisten Begriffe werden dem Leser aus dem Kontext heraus verständlich und vermutlich auch 'einleuchten', daher sollen hier einige Beispiele zur Einführung genügen.

Einige Missverständnisse und Verwechslungen in der Fachliteratur kommen im Zusammenhang mit den Begriffen 'dullness' und 'stupefaction' vor. So ist beispielsweise das Prüfungssymptom 'Benommenheit' aus den Arzneimittelprüfungen von Ozon und Bambusa als 'dullness' in das englische Repertorium eingegangen, was eigentlich unter 'stupefaction' gehört hätte. 'Dullness' war bei Hahnemann ursprünglich 'Düsterheit', während 'Eingenommenheit des Kopfes' von Dudgeon mit 'confusion' übersetzt worden ist. Wenn ich davon ausgehen kann, dass Hahnemanns 'Eingenommenheit' [im Grimmschen Wörterbuch kommt dieser Begriff nicht vor] der heutigen 'Benommenheit' entspricht, so interpretiere ich dies als eine Vorstufe zu 'Verwirrung' [=confusion]. 'Dullness' ist eine Verlangsamung der geistigen Funktionen, bei Künzli heißt es 'Trägheit'. Da nun 'Trägheit' wiederum leicht mit 'Indolenz' zu verwechseln ist, hat mich dieser Vorschlag auch nicht zufriedengestellt. Von dem ursprünglichen Begriff der geistigen 'Düsterheit' ausgehend bin ich somit auf den Begriff 'Geistestrübung' gestoßen. Antonyme von 'dull' [= stumpf, trübe] sind 'scharf, klar', und 'dullness' ist ein Gegensatz zu geistiger Klarheit und Schärfe.
Das englische 'aching' wurde wortgetreu als 'unbestimmte anhaltende Schmerzen' übersetzt. Hier hat bereits frühzeitig Dudgeons Übersetzung von

Hahnemanns Texten Verwirrung gestiftet; Dudgeon hat 'drückende Schmerzen' bei Hahnemann vielfach mit 'aching' übersetzt. Der korrekte und entsprechende deutsche Begriff wäre 'Weh', was als Möglichkeit durchaus zu erwägen wäre. Die Übersetzung des englischen Begriffes 'delusion' mit der vielkritisierten 'Wahnidee', erscheint nicht länger zufriedenstellend. Dies liegt vor allem auch daran, dass sich die heutige Konnotation dieses homöopathischen Fachterminus stark erweitert hat. Auch jede andere der in Frage kommenden Übersetzungsmöglichkeiten im Deutschen [Täuschung, Sinnestäuschung, Einbildung, Trugbild, Wahnvorstellung, Illusion, Halluzination, Idee...] können nur sehr unzulänglich das gesamte Bedeutungsspektrum im ursprünglichen sowie im heutigen modernen Verständnis erfassen. Daher habe ich mich entschlossen, als Fachbegriff im Deutschen auf das lateinische Wort zurückzugreifen und 'Delusion' [lat. deludere-zum Besten halten, täuschen] als Übersetzung des gleichlautenden englischen Terminus einzuführen. [Definition: subjektive Idee, Fehleinschätzung, Projektion beruhend auf früheren Erfahrungen od. Erlebnissen; der objektiven Realität widersprechende Überzeugung, Täuschung, Wahnidee.]
Analog zu 'Delusion' werden Sie feststellen, dass ich in mehreren Fällen, insbesondere im Gemütsbereich, den lateinischen Begriff dem deutschen vorgezogen habe, insbesondere dann, wenn dieser dem Terminus entspricht, der sich in der englischen Homöopathiesprache eingebürgert hat [z.B. 'Rage' für 'rage'], und zwar aus zwei Gründen: Erstens sind Termini lateinischen Ursprungs in der medizinischen Fachsprache üblich, und zweitens werden gemeinsame Termini im Englischen und Deutschen helfen, Missverständnisse beim simultanen Gebrauch beider Sprachen zu vermeiden.

Veronika Theis – Übersetzerdiplom der Johannes Gutenberg Universität Mainz, D, Homöopathiediplom der School of Homœopathy Devon, GB, seit 1992 hauptberuflich als Übersetzerin & Dolmetscherin für homöopathische Literatur & Seminare für mehrere Verlage und Organisationen in Deutschland, Holland, Österreich und der Schweiz tätig.

Inhalt

BOTANISCHE VERWANDTSCHAFTEN

➜ **THALLOPHYTA** [unterste Hauptgruppe im Pflanzenreich, ohne echten Stengel, Wurzeln und Blätter, einschl. Bakterien, Flachten, Pilze und Algen]

⇨ **Algæ**
Fucus

⇨ **Fungi**
Agaricus. Boletus. Bovista. Phallus. Polyporus. Psilocybe. Russula. Secale. Ustilago.

⇨ **Lichenes**
Cetraria. Cladonia. Sticta. Usnea.

➜ **CHROMOPHYTA** [zweite Hauptgruppe im Pflanzenreich, differenziert in Blätter, Stengel und Wurzeln, einschl. Schachtelhalme, Moose und Farne]

⇨ **Sphenopsidæ**
Equisetum.

⇨ **Lycopsidæ**
Lycopodium

⇨ **Filicopsidæ**
Filix. Scolopendrium.

➜ **GYMNOSPERMÆ** [Unterabteilung von Samenpflanzen, deren Samen nicht in ein Ovarium eingeschlossen sind, einschl. Koniferen]

⇨ **Cupressaceæ**
Cupressus. Juniperus. Sabina. Thuja.

⇨ **Ginkgoaceæ**
Ginkgo.

⇨ **Pinaceæ**
Abies. Picea. Pinus. Tsuga.

⇨ **Taxaceæ**
Taxus.

⇨ **Taxodiaceæ**
Sequoia.

➔ **ANGIOSPERMÆ** [Hauptgruppe blühender Pflanzen, bei denen die Samen in ein Ovarium eingeschlossen sind; in zwei Abteilungen unterteilt: Zweikeimblättrige und Einkeimblättrige]

1. **DICOTYLEDONÆ** [eine der beiden Abteilungen der Angiospermæ, die Keimlinge mit zwei Keimblättern haben, die Blattadern verlaufen gewöhnlich netzförmig, Pflanzenteile sind doppelt, fünffach oder deren Vielfaches]

** **Aristolochiales**

* **Aristolochiaceæ**
Aristolochia. Asarum.

** **Cactales**

* **Cactaceæ**
Anhalonium. Cactus. Cereus. Opuntia.

** **Campanulales**

* **Campanulaceæ**
Lobelia.

* **Compositæ**
Abrotanum. Absinthium. Anthemis. Arnica. Artemisia. Bellis perennis. Brachyglottis. Calendula. Carduus. Chamomilla. Cina. Cnicus. Echinacea. Erechtites. Erigeron. Espeletia. Eupatorium. Gnaphalium. Grindelia. Guaco. Helianthus. Inula. Lactuca. Lappa. Millefolium. Onopordon. Parthenium. Senecio. Siegesbeckia. Solidago. Tanacetum. Taraxacum. Tussilago. Wyethia.

** **Celastrales**

* **Aquifoliaceæ**
Ilex.

* **Celastraceæ**
Euonymus.

** **Centrospermæ**

* **Amaranthaceæ**
Achyranthes.

* **Caryophyllaceæ**
Agrostemma. Arenaria. Saponaria. Stellaria.

* **Chenopodlaceæ**
Atriplex. Beta. Chenopodium.

* **Phytolaccaceæ**
Petiveria. Phytolacca.

** **Cucurbitales**

* **Cucurbitaceæ**
Bryonia. Citrullus. Colocynthis. Cucurbita. Elaterium. Luffa. Momordica.

** **Dipsacales**

* **Caprifoliaceæ**
Lonicera. Sambucus. Symphoricarpus. Triosteum. Viburnum.

* **Valerianaceæ**
Valeriana.

** **Ericales**

* **Ericaceæ**
Arbutus. Calluna. Chimaphila. Epigæa. Gaultheria. Kalmia. Ledum.
Oxydendron. Pyrola. Rhododendron. Uva ursi. Vaccinium.

** **Fagales**

* **Betulaceæ**
Alnus. Betula.

* **Corylaceæ**
Carpinus. Ostrya.

* **Fagaceæ**
Fagus. Quercus.

** **Gentianales**

* **Apocynaceæ**
Alstonia. Apocynum. Oleander. Quebracho. Rauvolfia. Strophanthus. Vinca.

* **Asclepiadaceæ**
Asclepias. Calotropis. Cundurango. Vincetoxicum.

* **Gentianaceæ**
Canchalagua. Gentiana.

* **Loganiaceæ**
Brucea. Curare. Gelsemium. Hoang Nan. Ignatia. Nux vomica. Spigelia. Upas.

* **Menyanthaceæ**
Menyanthes.

* **Rubiaceæ**
Asperula. Cahinca. China. Coffea. Galium. Ipecacuanha. Mitchella. Rubia.
Yohimbinum.

** **Geraniales**

* **Euphorbiaceæ**
Acalypha. Cascarilla. Croton. Euphorbia. Hura. Jatropha. Mancinella. Mercurialis. Ricinus. Stillingia.

* **Linaceæ**
Linum.

* **Zygophyllaceæ**
Guiacum. Tribulus.

** **Guttiferales**

* **Guttiferæ**
Gambogia. Hypericum.

* **Theaceæ**
Thea.

** **Juglandales**

* **Juglandaceæ**
Carya. Juglans.

* **Myricaceæ**
Myrica.

** **Laurales**

* **Lauraceæ**
Camphora. Cinnamomum. Nectandra. Oreodaphne. Sassafras.

** **Magnoliales**

* **Annonaceæ**
Asimina. Guatteria. Uvaria.

* **Magnoliaceæ**
Magnolia.

* **Myristicaceæ**
Myristica. Nux moschata.

** **Malvales**

* **Malvaccæ**
Abelmoschus. Althea. Gossypium.

* **Sterculiaceæ**
Abroma. Kola. Theobroma [cacao].

* **Tiliaceæ**
Tilia.

** **Myrtales**

* **Lythraceæ**
Cuphea. Granatum.

* **Myrtaceæ**
Cajaputum. Eucalyptus. Eugenia. Myrtus. Syzygium.

* **Onagraceæ**
Epilobium. Oenothera.

** **Oleales**

* **Oleaceæ**
Chionanthus. Fraxinus. Jasminum. Ligustrum.

** **Papaverales**

* **Cruciferæ**
Brassica. Bunias. Cheiranthus. Cochlearia. Iberis. Lepidium. Matthiola. Nasturtium. Raphanus. Sinapis. Thlaspi.

* **Papaveraceæ**
Adlumia. Argemone. Chelidonium. Corydalis. Fumaria. Opium. Sanguinaria.

** **Piperales**

* **Piperaceæ**
Cubeba. Piper.

** **Plantaginales**

* **Plantagianaceæ**
Plantago.

** **Polygonales**

* **Polygonaceæ**
Fagopyrum. Polygonum. Rheum. Rumex.

** **Primulales**

* **Primulaceæ**
Anagallis. Androsace. Cyclamen. Primula.

** **Ranunculales**

* **Berberidaceæ**
Berberis. Caulophyllum. Mahonia. Podophyllum.

* **Menispermaceæ**
Chasmanthera. Cocculus. Menispermum. Pareira.

* **Nymphæaceæ**
Nuphar. Nymphæa.

* **Ranunculaceæ**
Aconitum. Actæa. Adonis. Anemone. Aquilegia. Caltha. Clematis. Eranthis. Helleborus. Hepatica. Hydrastis. Nigella. Pæonia. Pulsatilla. Ranunculus. Staphisagria.

** **Rhamnales**

* **Rhamnaceæ**
Cascara. Ceanothus. Frangula. Rhamnus.

* **Vitaceæ**
Ampelopsis.

** **Rosales**

* **Crassulaceæ**
Cotyledon. Sedum. Sempervivum.

* **Hamamelidaceæ**
Hamamelis.

* **Leguminosæ**

* **Cæsalpinioideæ**
Cassia. Copaiva. Gymnocladus. Hæmatoxylum. Ratanhia. Senna. Tamarindus.

* **Mimosoideæ**
Mimosa.

* **Papilionoideæ**
Aragallus. Astragalus. Baptisia. Chrysarobinum. Cytisus. Derris. Dolichos. Galega. Genista. Hedysarum. Indigo. Lathyrus. Lespedeza. Medicago. Melilotus. Ononis. Oxytropis. Phæolus. Physostigma. Robinia. Sarothamnus. Tongo. Trifolium.

* **Platanaceæ**
Platanus.

* **Rosaceæ**
Agrimonia. Cratægus. Cydonia. Fragaria. Geum. Laurocerasus. Potentilla. Prunus. Pyrus. Quillaja. Rosa. Rubus. Spiræa.

* **Saxifragaceæ**
Hydrangea. Penthorum.

** **Rutales**

* **Meliaceæ**
Azadirachta. Guarea.

* **Polygalaceæ**
Senega.

* **Rutaceæ**
Angustura. Barosma. Citrus. Dictamnus. Jaborandi. Ptelea. Ruta. Xanthoxylum.

* **Simaroubaceæ**
Ailanthus. Cedron. Quassia.

** **Salicales**

* **Salicaceæ**
Populus. Salix.

** **Santalales**

* **Santalaceæ**
Okoubaka. Santalum.

* **Viscaceæ**
Viscum.

** **Sapindales**

* **Anacardiaceæ**
Anacardium. Comocladia. Mangifera. Rhus.

* **Coriariaceæ**
Coriaria.

* **Hippocastanaceæ**
Aesculus.

** **Sarraceniales**

* **Droseraceæ**
Drosera.

*** Nepenthaceæ**
Nepenthes.

*** Sarraceniaceæ**
Sarracenia.

**** Thymelæales**

*** Dichapetalaceæ**
Dichapetalum.

*** Thymelæaceæ**
Daphne. Dirca. Mezereum.

**** Tubiafloræ**

*** Acanthaceæ**
Justicia.

*** Boraginaceæ**
Heliotropium. Myosotis. Onosmodium. Symphytum.

*** Convolvulaceæ**
Convolvulus. Ipomoea. Jalapa. Operculina. Scammonium.

*** Labiatæ**
Collinsonia. Glechoma. Hyssopus. Lamium. Leonurus. Lycopus. Marrubium. Mentha. Nepeta. Ocimum. Origanum. Plectandra. Rosmarinus. Salvia. Scutellaria. Teucrium.

*** Scrophulariaceæ**
Digitalis. Epiphegus. Euphrasia. Gratiola. Leptandra. Linaria. Mimulus. Scrophularia. Verbascum. Veronica.

*** Solanaceæ**
Belladonna. Capsicum. Datura. Duboisia. Dulcamara. Fabiana. Franciscea. Hyoscyamus. Lycopersicum. Mandragora. Physalis. Scopolia. Solanum. Stramonium. Tabacum.

*** Verbenaceæ**
Agnus castus. Nyctanthes. Verbena.

**** Umbellifloræ**

*** Araliaceæ**
Aralia. Ginseng. Hedera.

*** Cornaceæ**
Cornus.

* **Umbelliferæ**
Aegopodium. Aethusa. Ammoniacum. Angelica. Apium. Asafoetida. Athamanta. Cicuta. Conium. Eryngium. Foeniculum. Heracleum. Hydrocotyle. Oenanthe. Pastinaca. Petroselinum. Phellandrium. Pimpinella. Sanicula. Sumbul. Zizia.

** **Urticales**

* **Cannabaceæ**
Cannabis. Humulus.

* Moraceæ
Antiaris. Ficus.

* **Ulmaceæ**
Ulmus.

* **Urticaceæ**
Urtica.

** **Violales**

* **Caricaceæ**
Carica.

* **Cistaceæ**
Cistus.

* **Passifloraceæ**
Passiflora.

* **Turneraceæ**
Damiana.

* **Violaceæ**
Viola.

2. **MONOCOTYLEDONÆ** [eine der beiden Hauptabteilungen der Angiospermæ, die Keime mit einem Keimblatt besitzen, Blätter gewöhnlich parallel geädert, Pflanzenteile gewöhnlich dreifach oder ein Vielfaches davon]

** **Graminales**

* **Gramineæ**
Anatherum. Arundo. Avena. Cynodon. Lolium. Saccharum. Triticum.

** **Liliifloræ** [mit Ausnahme der Dioscoreaceæ, Hæmodoraceæ und Iridaceæ, können alle unten aufgeführten Familien auch den Liliaceæ zugeordnet werden; manche bestehen nur aus einer Gattung]

* **Agavaceæ**
Agave. Yucca.

* **Alliaceæ**
Allium.

* **Aloaceæ**
Aloe.

* **Asparagaceæ**
Asparagus.

* **Colchicaceæ**
Colchicum.

* **Convallariaceæ**
Convallaria.

* **Dioscoreaceæ**
Dioscorea. Tamus.

* **Hæmodoraceæ**
Lachnanthes.

* **Hyacinthaceæ**
Agraphis. Ornithogalum. Squilla.

* **Iridaceæ**
Crocus. Iris.

* **Liliaceæ**
Lilium.

* **Melanthiaceæ**
Aletris. Helonias. Sabadilla. Veratrum. Xerophyllum.

* **Phormiaceæ**
Phormium.

* **Smilacaceæ**
Sarsaparilla.

* **Trilliaceæ**
Paris. Trillium.

** **Microspermæ**

* **Orchidaceæ**
Cypripedium. Spiranthes. Vanilla.

** **Principes**

* **Palmæ**

Areca. Elæis. Sabal.

** **Scitamineæ**

* **Musaceæ**
Musa.

* **Zingiberaceæ**
Curcuma. Zingiber.

** **Spathifloræ**

* **Araceæ**
Arum. Caladium. Ictodes.

* **Lemnaceæ**
Lemna.

SPEISEN & GETRÄNKE

ABN.	=	Abneigung
VERL.	=	Verlangen
<	=	Schlimmer
>	=	Besser

ALKOHOL

ABN.: Ail.; Alco.; Ang.; Gink.; Lec.; Stroph.; Thiop.

VERL.: Absin.; Adam.; Ail.; Alco.; Anan.; Apoc.; Ars-s-f.; Astac.; Aster.; Aur–ar.; Aur-i.; *Aur-m.;* Aur-m-n.; Aur-s.; Bac.; *Carb-ac.;* Cispl.; CROT–H.; Gink.; Gins.; Granit.; Hydrog.; Iber.; Lec.; Levo.; MAG-F.; Ozon.; Sol-t-ae.; Sul-i.; Sumb.

< : Adam.; Ail.; Alumn.; Alum-p.; Alum-sil.; Ang.; Anthr.; Apoc.; Aran-ix.; Astac.; Aur-m-n.; Benz-ac.; Bism.; Calc-sil.; *Carbn-s.;* Card-m.; Chlol.; *Crot-h.;* Daph.; Ferr-i.; *Gink.;* Gran.; Hippoz.; *Luna;* Ozon.; Paull.; Phel.; *Stroph.;* Succ-ac.

> : Androc.; Cast.; Cupr-ar.

Bier

ABN.: Alum-p.; Atro.; Carbn-s.; Crot-t.; Gink.

VERL.: Calad.; Camph.; Carbn-s.; Coc-c.; Gink.; M-p-a.; Phel.; Stroph.; Sumb.

< : Act-sp.; Adlu.; Atro.; Bapt.; Cadm-s.; Carbn-s.; Card-m.; *Chim.;* Chlol.; Chlor.; Coc-c.; Crot-t.; Euph.; Ind.; Kali-n.; Merc-c.; Vinc.

Ale

< : Gamb.

Bei Fieber

VERL.: Bac.

Bier mornings

VERL.: *Phel.*

Kaltes Bier

VERL.: Gink.

< : Gink.

Starkbier

VERL.: Sumb.

Branntwein

VERL.: Ail.; Coc-c.; Cub.; Mag-f.; Myos-a.

> : Crot-h.

Likör

ABN.: Ang.

Sekt

VERL.: Ozon.

Starke Liköre

ABN.: Cur.
VERL.: Rob.

Wein

ABN.: Carbn-s.; Crot-c.; Jatr.; Jug-r.; Lact.
VERL.: Chin-a.; Chlor.; Crot-h.; Cub.; Cur.; *Lec.;* LYCPS.; Ozon.; Sal–ac.; Sul-i.; *Sumb.;* Thiop.
< : Acon-l.; Ail.; Anan.; Aran-ix.; Aur-m.; Benz-ac.; Calc-sil.; Camph.; Chlol.; Chlor.; Cob-n.; Coc-c.; Cur.; Des-ac.; Ferr-i.; Ferr-m.; Gins.; Iber.; Kali-n.; Meph.; Mill.; Tax.
> : Acon-l.; *Carb-ac.;* Coc-c.; Kalm.; Mill.; Osm.; Visc.

Rotwein

VERL.: Adam.

Weißwein

ABN.: Adam.; M-aust.

Whisky

ABN.: *Carb-ac.;* Cub.
VERL.: Ail.; Cadm-s.; *Carb-ac.;* Carbn-s.; Cub.; Visc.

Zider

VERL.: Anan.; Benz-ac.
< : Aster.; Chion.

ANBLICK

[Roast] Beef

ABN.: Ptel.

Speisen

ABN.: Ail.; Merc-i-f.; Squil.
< : Aegop.; Alum-sil.; Merc-i-f.

Würstchen

< : Squil.

BROT

ABN.: Cassi-s.; Chen-a.; Cur.; Gaert.; Lact.; Lil-t.; Ol-an.; Par.; Syc-co.

VERL.: Abrot.; Aur-ar.; Aur-m-n.; Cast.; Cub.; Ferr-m.; Hera.; Lime.; Mag-f.; Moly.; Ol-an.; Propl.; Sabal.; Sumb.

< : Acet-ac.; Card-m.; Chin-ar.; Crot-h.; Crot-t.; Kali-n.; Meny.; Ran-s.; Rob.; Zing.

> : Gaert.; Lact.; Laur.; Sabal.

Braunes Brot

ABN.: Irid.

Brot während der Schwangerschaft

ABN.: *Laur.*

Brot und Butter

ABN.: Meny.

VERL.: Sacch.

< : Acet-ac.; Crot-t.

Roggenbrot

VERL.: Carl.

< : Merc-c.

Roggenbrot in Milch gekocht

VERL.: Abrot.

Weißbrot

< : Crot-h.

EIER

ABN.: Anthr.; Ferr-i.; Ferr-m.; Gink.; Kali-n.; Morg.; Morg-g.; Ol-an.; Prot.; Saroth.; *Syc-co.;* Upa.

VERL.: Bac.; Cassi-s.; Cortiso.; Gaert.; *Morg.;* Morg-g.; Prot.

< : Anthr.; Card-m.; Chin-a.; Coli.; Ferr-m.; Merc-c.; Morg.; Musa; Pitu-a.; Prot.; *Syc-co.*

Eigelb

<: Androc.

Hartgekochte Eier

ABN.: Prot.

Schleimige Eier

< : Anthr.

Weichgekochte Eier

VERL.: Ol-an.

EIS

VERL.: Choc.; Merc-c.; Merc-i-f.

< : Agra.

> : Ozon.

ERFRISCHENDE DINGE

VERL.: Allox.; Choc.; Mag-f.; Mag-s.; Sol; Thal.

FETT [gehaltvolle Speisen]

ABN.: Acon-l.; Adam.; ANG.; Aran-ix.; Ars-s-f.; *Aur-m-n.;* Bac.; Carbn-s.; Chin-ar.; Choc.; Erig.; Guare.; Lac-f.; Luf-op.; Mag-s.; Meny.; Morg.; Morg-g.; Ozon.; PTEL.; *Rib-ac.; Rob.;* Sacch.; Syc-co.; Tax.

VERL.: Act-sp.; Aur-m-n.; Dys-co.; LEPR.; *Morg.;* Morg-g.; *Ol-an.;* Prot.; Rat.; Sacch.; Syc-co.

< : Adlu.; Agn.; Alet.; Aran-ix.; Ars-s-f.; Carbn-s.; Card-m.; Cassi-s.; Chin-a.; Clad.; Conv.; Cortico.; Cortiso.; Erig.; Euph.; *Ferr-m.;* Form.; *Gaert.; Gink.;* Gran.; Hir.; Jug-r.; *Kali-n.; Lept.; Mag-s.;* Meny.; Merc-c.; Morg.; Myos-a.; Oena.; Oro-ac.; Ozon.; Pitu-a.; *Ptel.; Rob.;* Sin-n.; Syc-co.; TARAX.

Butter

ABN.: Choc.; Gaert.; Meny.; Morg-g.; Prot.; Ptel.; Sacch.

VERL.: All-s.; Lime.; *Morg.;* Ozon.; Prot.; *Syc-co.*

< : Acet-ac.; Euph.; Meny.; Merc-c.; *Ptel.; Tarax.*

Fette Nahrung bei Säuglingen

< : But-ac.

Öl

VERL.: Jal.

< : *Meny.*

Olivenöl

ABN.: *Meny.*

FISCH
ABN.: Aq-mar.; *Aur-m-n.; Aur-s.;* Carbn-s.; Cortiso.; Ferr-m.; Gaert.; Guare.; Lime.; Marb.
VERL.: Abrom-a.; Adam.; Aur-m-n.; Lac-f.; *Meny.;* Ozon.
< : Androc.; Calad.; Camph.; Chin-a.; Hom.; Kali-n.; *Medus.*

Anchovies
VERL.: Atro.

Austern
VERL.: LYCPS.
< : Kali-n.

Geräucherter Fisch
VERL.: Ozon.

Raucherlachs
VERL.: Adam.

Hering
ABN.: Gal-ac.
VERL.: Atro.

Hummer
< : Ind.; Kali-n.

Marinierter fisch
< : Calad.;

Meeresfrüchte
VERL.: Adam.
< : Pitu-a.

Muscheln
< : Camph.; Cop.; Euph.; Levo.

Salzfisch
VERL.: Ferr-i.

Sardinen
VERL.: *Ferr-i.*
< : Eupi.

Süßwasserfisch

<: Astac.

Thunfisch

VERL.: Gink.
<: Irid.

Venusmuscheln

ABN.: Lac-f.

Verdorbener Fisch

<: COP.; Euph.

FLEISCH

ABN.: Abies-c.; All-s.; Alumn.; Alum-p.; Alum-sil.; *Ang.;* Ars-s-f.; Aster.; Atro.; Aur-ar.; Aur-s.; Calc-sil.; CARBN-S.; Card-m.; Carl.; Chen-a.; *Chin-a.; Coc-c.;* Cortiso.; Crot-c.; Crot-h.; Ferr-i.; Ferr-m.; Gaert.; Hydr-ac.; Kali-n.; Lachn.; Lact.; *Lap-a.;* Mag-s.; Meny.; Morg-g.; Morph.; Nicc.; Ol-an.; Oro-ac.; Plan.; Prot.; Ptel.; Saroth.; Sumb.; Syc-co.; Thal.; Tril.; Upa.; Uran.; X-ray.
VERL.: Abies-c.; All-s.; Aran-ix.; Aur-m-n.; Cur.; Erig.; Ferr-i.; *Ferr-m.;* Gink.; LEPR.; *Lil-t.;* Lime.; *Marb.; Meny.;* Morg-g.; Morph.; Myos-a.; Ozon.; Thiop.; Viol-o.
<: All-s.; Astac.; Camph.; Card-m.; Ferr-i.; Lept.; *Ptel.;* Rob.; Sabal.

Fettes Fleisch

ABN.: Anthr.

Gegrilltes Fleisch

VERL.: Sol

Hühnchen

ABN.: *Bac.*
VERL.: *Ferr-i.*
<: Androc.; Bac.

Kalbfleisch

ABN.: Kali-n.; Phel.
<: KALI-N.

Lammfleisch

VERL.: Sol

Mariniertes Fleisch
VERL.: Abies-c.
< : Act-sp.

Rauchfleisch
VERL.: Atro.

Rindfleisch
ABN.: Crot-c.; Kali-n.
< : Kali-n.

Roast Beef
ABN.: *Ptel.*

Rohes Fleisch
VERL.: Marb.

Salzfleisch
ABN.: Card-m.

Schinken
VERL.: Card-b.; Ozon.; *Uran.*

Fetter Schinken
VERL.: *Card-b.*

Schweinefleisch
ABN.: Ang.; Prot.
VERL.: CROT-H.
< : Acon-l.; Tarax.
> : Ran-s.

Speck
VERL.: Cench.
> : Ran-s.

Verdorbenes Fleisch
< : Absin.; Acet-ac.; *Cupr-ar.*

Wild
< : Crot-h.

Würstchen
VERL.: Abrot.; Acet-ac.
< : Adlu.

GEBÄCK

ABN.: Morph.; *Ptel.;* Sumb.
VERL.: *Aur-m-n.;* Merc-i-f.
< : Cean.; Ptel.; Rob.; Sumb.

GERUCH

Alkohol
< : Sol-t-ae.

Aromatischer Getränke
< : Agn.

Eier
ABN.: Anthr.
< : Upa.

Essig
< : Hydrog.

Fleisch
< : Upa.

Kaffee
ABN.: Osm.
< : Osm.

Knoblauch
< : Hydrog.

[Roast] Beef
ABN.: Ptel.

Speisen
ABN.: Aegop.; Lycps.; Merc-i-f.
VERL.: *Lycps.*
< : Aegop.; Osm.; Par.; Ptel.

Tabak

ABN.: *Lac-ac.;* Sol-n.
< : *Asc-t.;* Gink.; Osm.; Phys.
> : Lycpr.

Zwiebeln

ABN.: Aegop.

GEDANKEN AN

Eier

< : Upa.

Fleisch

< : Upa.

Speisen

< : Alum-sil.

GEMÜSE

ABN.: Cur.; Parth.; Sacch.; Syc-co.
VERL.: Abies-c.; Abies-n.; Adam.; Alumn.; Androc.; *Lycps.;* Mag-f.; Oro-ac.; Ozon.
< : Acet-ac.; Anan.; Asc-t.; Cund.; Lept.; Pitu-a.; Sabal.; Zing.

Artischocken

ABN.: Abies-c.
VERL.: Abies-c.

Bohnen und Erbsen

VERL.: *Acon-l.*
< : Erig.

Gekochtes Gemüse

ABN.: Sacch.

Grünes Gemüse

VERL.: Abies-n.; Adam.

Gurken

ABN.: Prot.
VERL.: Abies-n.

Kartoffeln

ABN.: Alum-p.; Camph.; Syc-co.

VERL.: Cardios-h.; Lime.; Ol-an.; Sacch.

< : Alumn.; Alum-p.; Gran.; Mag-s.; Merc-c.

> : Acet-ac.

Bratkartoffeln

ABN.: Cob-n.

VERL.: Cob-n.; Pitu-a.; Sacch.

Kartoffeln mit Butter

< : Carl.

Kohl

ABN.: Nicc.

VERL.: Acon-l.;

< : Erig.; Rob.

Kohlrabi

VERL.: Abies-c.

< : Rob.

Radieschen

VERL.: Abies-c.

Rohes Gemüse

VERL.: *Sacch.*

Rote Beete

VERL.: Choc.

Salate

ABN.: Prot.

VERL.: Ail.; Androc.; Cub.; Lept.; *Lycps.; Mag-s.;* Oro-ac.; Ozon.

< : Carbn-s.; Thal.

Sauerkraut

VERL.: Choc.; *Lycps.*

Spargel

VERL.: Nicc.

Tomaten

ABN.: Ferr-i.; Ferr-m.; Nicc.; Syc-co.
VERL.: Ferr-i.; Ferr-m.; Nicc.
< : Lycpr.

Wasserhaltiges Gemüse

< : Kali-n.

Zwiebeln

ABN.: Prot.
< : Acon-l.; Alumn.; Syc-co.

Rohe Zwiebeln

VERL.: All-s.; Cop.; Cub.

GETRÄNKE [allgemein]

Aromatische Getränke

VERL.: Anan.

Bittere Getränke

< : Tarax.

Heiße Getränke

ABN.: Hydrog.; Oena.; Ptel.
VERL.: Bac.
< : Chion.; Chlol.; Euph.; Eupi.; *Merc-i-f.;* Oena.; Ol-an.
> : Morph.

Kalte Getränke

ABN.: Acet-ac.; Alum-p.; *Calad.; Chin-a.;* Phys.
VERL.: Ail.; Allox.; *Alumn.;* Anan.; Androc.; Ang.; Apoc.; Aster.; Aur-ar.; Aur-s.; Aza.; *Bism.;* Cadm-s.; Camph.; Cedr.; *Cench.; Chin–a.;* Choc.; Cinnb.; Coc-c.; Cub.; *Cuc-c.; Cupr-ar.; Echi.;* Eug.; Euph.; Gink.; *Hydrog.;* Hydroph.; Lap-a.; *Luna; Lycps.;* MERC-C.; Myos-a.; Nat-ox.; Oena.; *Onos.;* Oro-ac.; Ozon.; Pitu-gl.; Polyg.; Rauw.; SACCH.; Sacch-l.; Squil.; Trios.; Ven-m.; Vip-a.; Vip.; Wye.; X-ray.
< : Acet-ac.; Adam.; Agra.; *All-s.;* Allox.; *Alumn.;* Alum-p.; Alum–sil.; *Apoc.;* Aq-mar.; Ars-s-f.; Aur-ar.; Bad.; Calad.; Calc–sil.; Camph.; Chr-ac.; Crot-c.; Crot-t.; Guare.; Irid.; *Kali–sil.;* Lept.; *Meph.;* Merc-i-r.; Ol-an.; Rauw.; Squil.
> : *Alumn.;* Ap-g.; Aster.; BISM.; Carl.; *Carb-ac.;* Chim.; Coc-c.;

Cortico.; Gran.; Ind.; Irid.; *Jatr.;* Laur.; Mangi.; Meph.; Merc-i-f.; Moly.; *Onos.;* Rauw.; Trios.

Eiskalte Getränke

> : Aq-mar.

Kalte Getränke mit Orangengeschmack

VERL.: Tama.

Kohlensäurehaltige Getränke

VERL.: Adam.; Choc.; Hydrog.; Irid.

Saure Getränke

VERL.: Anan.; Merc-i-f.; Rob.; Squil.

Limonade

VERL.: *Jatr.;* PTEL.

Süße Getränke

VERL.: Cur.

Gesüßte bittere Getränke

ABN.: Anan.

Warme Getränke

ABN.: Hydrog.; Rib-ac.

VERL.: Androc.; Ang.; Apoc.; Ars-s-f.; *Calad.;* Cassi-s.; Cast.; *Cedr.;* Choc.; Merc-c.; Ozon.

< : Allox.; Atro.; Beryl.; *Bism.;* Choc.; Lachn.; Sin-n.

> : Ail.; Allox.; Alum-p.; Androc.; Apoc.; *Carbn-s.; Cedr.;* Cench.; Chin-a.; Cortiso.; Cuc-c.; Eupi.; Guare.; Hydrog.; Mim-p.; Visc.

Wasser

ABN.: Bac.; Carl.; Chin-ar.; Coc-c.; Merc-c.

< : Cean.; *Crot-t.;* Ferr-m.

Kaltes Wasser

ABN.: *Calad.;* Musa; *Phel.; Phys.*

VERL.: Carbn-s.; Hera.; LEPR.; Phys.; Sacch-l.; Tama.

< : Polyg.; Sarcol-ac.; Sol-t-ae.; VERAT-V.

> : Stell.

Eiswasser
VERL.: Lept.; Onos.; Tril.; Wye.

Lauwarmes Wasser
VERL.: Aegop.

GEWÜRZE

Cayennepfeffer
VERL.: Choc.; Merc-c.

Essig
ABN.: Syc-co.
VERL.: *Aur-s.;* Bac.; Jal.; Oena.; *Rib-ac.*
< : Calad.; Guat.; Merc-c.; Morph.
> : Meny.

Verdünnter Essig
VERL.: Luf-op.

Essiggemüse
ABN.: Abies-c.; Arund.
VERL.: Abies-c.; Bac.; Can-p.; Cassi-s.; Cortiso.; Lact.; *Myric.;* Oro-ac.; *Rib-ac.; Sul-i.*

Grüne Pfefferschoten
VERL.: *Lepr.*

Ingwer
VERL.: *Lac-h.*

Knoblauch
ABN.: Prot.
VERL.: All-s.; Anan.; Can-p.; Cub.
< : Hydrog.

Nelken
VERL.: *Chlor.*

Pfeffer
VERL.: Alco.

Pikantes

ABN.: *Hydrog.;* Luf-op.; Mag-s.
VERL.: Abies-c.; Anan.; Aster.; *Aur-m-n.;* Aur-s.; Cortiso.; Crot-h.; *Cuc–c.;* LEPR.; MAG-F.; Mag-s.; Meph.; Merc-c.; Oena.; Rob.; Tama.
< : Bism.; Cyn-d.; Mangi.; Rob.; Trios.

Salz

ABN.: Acet-ac.; Allox.; Arund.; Card-m.; Cortico.; Lac-f.; Syc-co.
VERL.: Abrom-a.; Acet-ac.; Aegop.; Anan.; *Aq-mar.;* Atro.; Aur-m-n.; *Bac.; Can-p.;* Cassi-s.; Dys-co.; Gink.; Halo.; Jal.; *Lac-f.; Lac-h.; Lycps.;* Medus.; *Meph.;* Merc-i-r.; Morg.; Morg-g.; Oro-ac.; Ozon.; Rat.; Sacch.; Sal-ac.; Ser-ang.; Sol; Syc-co.
< : *Alumn.; Aq-mar.*
> : *Aq-mar.;* Aur-m-n.; Halo.; Rob.

Marinade

VERL.: Aster.

Scharfes

VERL.: Abies-c.; Aster.; Bac.; Cory-b.; Mag-s.; Ozon.; Ser-ang.; Succ–ac.; *Zing.*

Senf

VERL.: Alco.; Bac.; Halo.; Mill.; Nicc.; Sacch.
< : Sin-n.

HAFERMEHL

VERL.: Ap-g.

Haferbrei

VERL.: Gaert.

Haferschleim

VERL.: *Lac-ac.*
> : Crot-t.

KAFFEE

ABN.: Alum-sil.; Aur-m.; Cardios-h.; Chin-s.; Chlor.; Cinnb.; Coc-c.; Gink.; Hydrog.; Lec.; Lil-t.; Lol.; Nicc.; Osm.; Phys.; Senec.
VERL.: Abrom-a.; Alum-p.; Adam.; ANG.; Ars-s-f.; Aster.; Aur-ar.; Aur-i.; Aur–m.; *Aur-m-n.;* Aur-s.; Chin-s.; *Cur.;* Gink.; Gran.; Hera.; Lec.; Merc-c.; Moly.; Paull.; Rob.; Ser-ang.; Sol-t-ae.; Tarax.

< : Abrot.; Acet-ac.; Act-sp.; Alet.; Anan.; Aster.; Aur-m.; Benz-ac.; Camph.; Carbn-s.; Chin-s.; Cuc-c.; Cypr.; Form.; Gink.; Hera.; Lachn.; Lac-ac.; Mag-p-a.; Mill.; Nicc.; Ol-an.; Osm.; Paull.; Tax.; Trom.; Vinc.

> : Act-sp.; Alet.; Anag.; Androc.; Aran-ix.; Carl.; Crot-h.; Crot-t.; Cyt-l.; Eug.; *Euph.;* Fago.; Gaert.; Gink.; Hydr-ac.; Lact.; Levo.; Morph.; Ol-an.; Thal.

Gesüßter Kaffee

ABN.: Aur-m.

< : Lol.

MILCH/MILCHPRODUKTE

ABN.: Acet-ac.; Acon-l.; Adam.; Alum-p.; Ammc.; Aur-m-n.; Calad.; Calc-sil.; Carbn-s.; Crot-t.; Esp-g.; Gink.; Guare.; *Lac-ac.; Lac-f.;* Lac-h.; *Lec.; Lepr.;* M-aust.; Nicc.; Ol-j.; Par.; Syc-co.

VERL.: Androc.; Aur-ar.; Aur-s.; Bac.; Bapt.; Calc-sil.; Cispl.; Cub.; Cur.; Dys-co.; LAC-AC.; Lac-f.; Lac-h.; Lact.; Lime.; *Lycps.;* M-p-a.; Moly.; *Phel.; Sabal; Sacch.;* Syc-co.; *Vip.*

< : Acon-l.; Alumn.; Alum-p.; Alum-sil.; *Ang.;* Ars-s-f.; Atro.; Calad.; Carb–ac.; Carbn-s.; Card-m.; Coli.; Cortico.; Cortiso.; Crot-t.; Cuc-c.; Cur.; Fago.; *Hom.;* Kali-n.; *Lac-f.;* Lac-h.; Lact.; Levo.; Luna; *Mag-s.;* Morph.; Nat-ox.; *Nicc.; Ol-j.;* Phys.; Pitu-a.; Raph.; Rob.; Sul-i.; Trios.; Vip.

> : Aegop.; Cassi-s.; Merc-c.; Sabal; Squil.

Butter [s. FETT]

Buttermilch

VERL.: Chin-s.; Chion.; *Lac-ac.;* Sabal.

Gekochte Milch

VERL.: Abrot.; Raph.

Heiße Milch

> : *Crot-t.*

Kalte Milch

VERL.: Adlu.; Ozon.; Phel.

< : Calc-sil.

Käse

ABN.: Coll.; Nat-ox.; Ptel.; Syc-co.

VERL.: Adam.; Aran-ix.; Aster.; Coll.; Gaert.; Hera.; Syc-co.

< : Ptel.

Alter Käse
< : *Ptel.*

Kräftiger Käse
VERL.: Aster.

Milch bei Säuglingen
< : But-ac.; Rob.

Milchbrei
ABN.: Syc-co.

Milchprodukte
VERL.: Cispl.; Mag-f.
< : Coli.; Levo.

Muttermilch
ABN.: Acet-ac.; Jal.; Sabal.
< : Crot-t.; Jal.

Quark
VERL.: Cassi-s.

Sahne
ABN.: Adam.; Syc-co.

Warme Milch
ABN.: Sacch.
< : Ang.
> : Androc.; Crot-t.

NÜSSE
VERL.: Cub.; Ozon.

Mandeln
VERL.: Cub.

Gesalzene Nüsse
VERL.: Ozon.

OBST

ABN.: Oena.

VERL.: Acon-l.; Adam.; Alumn.; Alum-p.; Androc.; Ars-s-f.; Cub.; Gran.; Mag–f.; *Mag-s.;* Oro-ac.; Ozon.; Paull.; Pitu-a.; Propl.

< : Alum-sil.; Ars-s-f.; Aster.; *Chin-a.; Crot-t.;* Cub.; Merc-c.; Pitu-a.; Tarax.; Trom.; Zing.

Ananas

VERL.: Hydrog.

Äpfel

VERL.: Ap-g.; Ozon.

< : Chin-s.; Fago.; Merc-c.

> : Ust.

Kalter Apfelsaft

VERL.: Ozon.

Saure Äpfel

< : Merc-c.

Süße Äpfel

> : Merc-c.

Bananen

VERL.: Nid.

Grüne Bananen

VERL.: Ozon.

Birnen

< : Merc-c.

Erdbeeren

< : Cardios-h.

Fruchtsaft

VERL.: *Choc.;* Tarax.

Kirschen

VERL.: Choc.

< : Merc-c.

Mango
VERL.: *Mangi.*

Melonen
ABN.: Zing.
< : Zing.

Orangen
VERL.: Androc.; Ap-g.; Choc.; Cub.; Sol-t-ae.
< : Androc.; Irid.; Syc-co.

Orangensaft
< : Androc.

Pflaumen

Saure Pflaumen
< : Calad.

Preiselbeeren
ABN.: Prot.

Rohes Obst
< : Rob.

Rote Früchte
VERL.: Choc.

Saure Früchte
VERL.: Cub.

Tamarinde
VERL.: *Tama.*

Trockenobst
VERL.: Adam.

Verdorbene Früchte
< : Act-sp.

Wasserhaltiges Obst
< : Kali-n.

Weintrauben

VERL.: Ozon.

< : Carl.

Zitronen

VERL.: Benz-ac.; Luf-op.; Mag-f.; Ptel.; Sacch.; *Sul-i.*

Limonensaft

VERL.: Hydrc.

PILZE

Pilzvergiftung

Absin.

REIS

VERL.: *Musa;* Myos-a.

< : Kali-n.

SALZ [s. GEWÜRZE]

SAURES/SÄUREN

ABN.: Abies-c.; Arund.; Aur-s.; Ferr-m.; *Lac-h.;*

VERL.: Abies-c.; Abrom-a.; Aegop.; Alumn.; Alum-p.; Ars-s-f.; Arund.; Aur–m–n.; Bism.; Calc-sil.; Carbn-s.; Cean.; Chin-a.; Conv.; Cortiso.; Cory-b.; Crot-h.; Cub.; Cupr-ar.; Cur.; Erig.; Ferr-m.; Gaert.; Gran.; Granit.; *Lac-ac.;* Lact.; *Lepr.;* Lil-t.; Mag-f.; Mangi.; Merc-i-f.; *Myric.; Ptel.; Rauw.;* Sacch.; Sacch-l.; Squil.; Succ-ac.; Sul-i.; Ust.; Ziz.

< : Ars-s-f.; Aster.; Calad.; Cub.; Cyn-d.; Ferr-m.; Guare.; *Lepr.;* Merc-c.; Morph.; Tarax.

> : PTEL.

Morgens

VERL.: Phel.

Pflanzliche Säuren

> : Lact.

Sauer + salzig

VERL.: *Merc-c.*

SPEISEEIS

ABN.: Choc.
VERL.: *Cuc-c.;* Oro-ac.; Tama.
< : Chin-s.; Clad.; Rob.

SPEISEN [allgemein]

Blähende Speisen

< : Rob.

Derbe Kost

VERL.: Abies-c.
< : Chin-a.

Fade Speisen

ABN.: Anan.

Feste Nahrung

ABN.: Ang.; Choc.; Sacch.
VERL.: Pitu-a.
< : Alco.; Morph.

Flüssige Nahrung

ABN.: Hydrc.; Ol-an.
VERL.: *Ang.;* Cere-b.; Cob-n.
< : Crot-t.; Gran.

Suppe

VERL.: Ang.; Ol-an.; Phel.;
< : Alumn.; Cast.; Indg.; Kali-n.; Merc-c.; Mill.; Ol-an.
> : Cast.; Gaert.; Laur.

Gebratene Speisen

ABN.: Mag-s.

Gekochte Speisen

ABN.: Choc.; Guare.

Geräucherte Speisen [s. auch Fisch, geräucherter, und Fleisch]

VERL.: Gal-ac.; Meph.

Gesunde Nahrung

VERL.: Lac-f.

Biologische Nahrung
VERL.: Calc-sil.

Heiße Speisen
ABN.: Hydrog.; *Merc-c.; Rib-ac.*
VERL.: Ang.; Morg-g.; Myos-a.
< : Alumn.; Alum-sil.; Ang.; Chlol.; *Euph.;* Guare.; Guat.; *Laur.;* Trios.
> : Ail.; Alumn.; *Kali-n.;* Par.

Herzhafte Speisen
VERL.: Ust.

Kalte Speisen
ABN.: Acet-ac.; Alum-p.
VERL.: Bism.; *Camph.;* Cupr-ar.; Euph.; Lept.; Merc-c.; Ven-m.
< : Acet-ac.; *Alumn.;* Alum-p.; Alum-sil.; Ars-s-f.; Calad.; *Carbn-s.;* Crot-t.; *Kali-n.;* Lept.; Lime.; Merc-i-r.; Par.; Psil.; Squil.
> : Adlu.; Agn.; Alumn.; Ang.; Bism.; Coc-c.; *Euph.;* Merc-i-f.; Par.

Künstliche Nahrung
< : Gaert.

Mehlhaltige Speisen
ABN.: Plan.; Ptel.
VERL.: Aq-mar.; Aur-m-n.; Foll.; Sumb.
< : COP.; Euph.

Pfannkuchen
< : Mag-s.

Rohkost [s. auch Gemüse, Salate]
ABN.: Prot.
VERL.: *Abies-c.;* Ail.; Cub.; Lept.; *Lycps.; Mag-s.;* Prot.
< : Hypoth.

Rote Speisen
VERL.: Choc.

Saftige Nahrung
VERL.: Abrom-a.; Choc.; Gran.; Sol.

Stärkehaltige Nahrung
ABN.: Abrom-a.
VERL.: Adam.; Nid.
< : Levo.

Trockene Speisen
< : Calad.; Raph.

Tubenförmige Speisen
VERL.: Choc.

Unverdauliche Nahrung
VERL.: Abies-c.; Alumn.

Kalk, Bleistifte, Erde usw.
VERL.: Alumn.

Papier
VERL.: Lac-f.

Warme Speisen
ABN.: *Alum-p.;* Cupr-ar.; Guare.; Hydrog.; Mag-s.; Merc-c.; Sacch.
VERL.: Ang.; Ars-s-f.; Aur-m-n.; Cassi-s.; Cast.; Cedr.; *Lac-h.*
< : Agn.; Alum-p.; Alum-sil.; Ang.; Bism.; Carbn-s.; *Coc-c.; Euph.;* Gran.; Lachn.; M-aust.; Par.; Squil.; Sul-i.
> : Chin-a.; *Laur.*

Wässerige Dinge
ABN.: Anan.

Weiche Nahrung
VERL.: Alumn.; Sacch.

STIMULANTIEN/TONIKA
VERL.: Alco.; Ars-s-f.; Aster.; Aur-m-n.; Aur-s.; Carb-ac.; Crot-h.; Gins.; Sol-t-ae.; Sul-i.; Sumb.; Ziz.
< : Cadm-s.; Chion.; Chlol.
> : Cyt-l.

SÜSSIGKEITEN/ZUCKER
ABN.: Abrot.; Anan.; Beryl.; Cadm-s.; Calc-sil.; Card-m.; Choc.; Cuc-c.; Erig.; Hippoz.; *Lepr.;* Lol.; Oena.; Ozon.; Rauw.; Sacch.; Senec.; *Sin-n.;* Syc–co.

VERL.: *Abrom-a.;* Acon-l.; Aegop.; Anthr.; Ars-s-f.; *Aur-m-n.;* Aur-s.; Aza.; Caj.; Cassi-s.; Cere-b.; Chin-a.; CHIN-S.; Choc.; Crot-h.; Dys-co.; *Foll.;* Fum.; Gink.; *Hera.;* Mangi.; Hydrog.; Iber.; *Lac-h.; Lac-ac.;* Lepr.; Lil–t.; Lime.; *Meny.; Meph.; Morg.; Morg-g.;* Nicc.; Onop.; Ozon.; Penic.; Pitu-a.; Prot.; Rat.; *Rib-ac.; Sacch.;* Sacch-l.; Ser-ang.; Syc-co.; Tarax.; *Thyr.;* Vanad.; Vero-o.; X-ray.

< : Aster.; Bad.; Benz-ac.; Caj.; Carbn-s.; Choc.; Crot-t.; Gaert.; Gamb.; Guat.; Hera.; Hypoth.; Mangi.; Merc-i-f.; Ozon.; Raph.; Sacch.; Trom.

> : Chin-s.; LAC-AC.; Sacch.; Seneg.

Delikatessen/Leckereien

VERL.: *Acon-l.;* Cub.; Cupr-ar.; Paull.; Rauw.; Sacch-l.

Kakao

ABN.: *Osm.*

Kuchen

VERL.: Pitu-a.; X-ray.

Lakritz

VERL.: Nicc.; *Sacch.;* Vanad.

Pudding

ABN.: *Ptel.*

VERL.: X-ray.

< : Ptel.; Sabal.

Salziges + Süßes

VERL.: Cast.

Schokolade

ABN.: Myos-a.; Osm.; Prot.;

VERL.: *Aegop.;* Androc.; Anthr.; AUR-M-N.; *Aur-s.;* Choc.; Fum.; Gink.; Jal.; *Lac-h.;* Meph.; Moly.; Ozon.; Pitu-a.; *Sacch.*

< : Benz-ac.; Calad.; Choc.; Lil-t.; Prot.; Raph.; Sacch.

Süßspeisen

VERL.: Aran-ix.

Süßigkeiten morgens beim Erwachen

VERL.: *Propl.*

TABAK

ABN.: Abrom-a.; Alum-p.; Asc-t.; *Camph.;* Chen-a.; Chlor.; Coc-c.; Crot-h.; Gink.; Hera.; Hydrc.; Hydrog.; Jug-r.; M-p-a.; Meph.; Nep.; Paraf.; Par.; Phys.; Plan.; Tarax.; Thal.; Zing.

VERL.: Acon-l.; Aran-ix.; Calad.; *Camph.;* Carb-ac.; Card-m.; Cast-eq.; Chlor.; Daph.; Eug.; Granit.; Hydrog.; Ictod.; M-p-a.; Plan.; Rob.; *Tama.;* Thiop.; Til.

< : *Abies-n.;* Act-sp.; *Alumn.;* Anan.; Ang.; Asc-t.; Aur-m-n.; Caj.; *Calad.;* Carbn-s.; Coc-c.; Ferr-i.; Granit.; Iber.; Ictod.; Lac-ac.; Lil-t.; *Meny.;* Nep.; Paraf.; *Plan.;* Raph.; Scut.; *Seneg.;* Stel.; Stroph.; Succ-ac.; *Tama.;* Tarax.

> : Aran-ix.; Carb-ac.; Conv.; Levo.; Lycpr.; Lycps.; Still.

Kautabak

< : *Plan.*

TEE

ABN.: Carb-ac.; Choc.; Ferr-m.; Hydrog.; Lil-t.; Syc-co.

VERL.: Abrom-a.; Aster.; Musa; *Sacch.;* Uran.

< : Abies-c.; *Abies-n.;* Aur-m.; Calad.; Carb-ac.; Choc.; Chr-ac.; Cinnb.; Form.; Hydrog.; Luna; Par.; Paull.; Plan.; Stroph.

> : Cassi-s.; Cot.

VERGLEICHE

RUBRIK / SYMPTOM	siehe UNTER
GEMÜT	
Geistige und körperliche Ruhelosigkeit & sexuelle Erregung.	Lilium tigrinum
Geistige und körperliche Ruhelosigkeit ohne sexuelle Erregung.	Lilium tigrinum
Gemütssymptome von Androctonos.	Androctonos
Langsamkeit und Umwölkung.	Onosmodium
Lügen, Täuschung und Gewalttätigkeit.	Morphinum
Ruhelosigkeit bei Kindern.	Jalapa
KOPF	
Akute Hirnstauung.	Veratrum viride
Kopfweh in linker Schläfe oder über linkem Auge.	Ginkgo biloba
Kopfweh mit Ausdehnung zu den Augen; < Augenanstrengung.	Phellandrium
Migräne & eisige Kälte.	Menyanthes
Okzipitale Kopfschmerzen & schmerzhafte Augen.	Paris
Stauungskopfschmerzen > Blutfluss [Nasenbluten oder Menses].	Melilotus
Stauungskopfschmerzen.	Melilotus
AUGEN	
Asthenopie.	Onosmodium
Glaukom.	Prunus spinosa
NASE	
Akuter Schnupfen.	Camphora
MUND	
Intensive Trockenheit in Mund und Schlund.	Paris
HALS	
Chronische Pharyngitis mit dickem, zähem Schleim.	Myrica
Maligne Halsentzündung.	Ailanthus
MAGEN	
Drückende Schmerzen im Magen als sei ein Gewicht oder Stein darin.	Abies nigra
Hyperazidität mit nächtlicher Verschlimmerung.	Robinia
Hyperazidität ohne nächtliche Verschlimmerung.	Robinia
Magenschmerzen Kalmia / Dioscorea.	Kalmia
ABDOMEN	
Schmerzhafte Blähsucht.	Raphanus
Störungen der Leber und Gallenblase.	Myrica
REKTUM	
Analfissuren.	Ratanhia
Diarrhœ & Kräfteverfall.	Leptandra
Diarrhœ & Leberstauung.	Leptandra
Diarrhœ.	Trombidium
Obstipation.	Indium

Schmerzhafte Diarrhœ nach dem Essen.	Trombidium
Schmerzhafte Stühle, Geschwüre und Feuchitgkeit.	Paeonia

HARNWEGE

Akute Nephritis oder Zystitis.	Mercurius cor.
Enuresis.	Plantago

MÄNNER

Impotenz.	Agnus castus

FRAUEN

Menstruation.	Onosmodium
Passive Uterusstauung mit Prolapsneigung.	Natrum hypo.

ATMUNG

Asphyxie.	Laurocerasus
Asthma < Staub.	Ictodes foetida

BRUST

Mastitis.	Phellandrium

HERZ

Herzbeschwerden & Blutungsneigung, und Verschlimmerung durch Hitze.	Lycopus
Herzbeschwerden.	Adonis
Herzbeschwerden.	Rauwolfia
Herzschwäche.	Laurocerasus

EXTREMITÄTEN

Gelenke.	Stellaria media
Ischialgie.	Gnaphalium
Spastische Lähmung der unteren Gliedmaßen.	Lathyrus

HAUT

Herpes zoster mit neuralgischen Schmerzen.	Kalmia
Urtikaria.	Copaiva

ALLGEMEINES

Abmagerung & gealtiger Appetit und Durst.	Lacticum acidum
Akute Phlebitis oder phlegmonöse Entzündung.	Vipera berus
Choreatische Beschwerden v,a, im Oberkörper oder Gesicht.	Mygale
Choreatische Beschwerden v.a. in den Gliedern.	Mygale
Hämorrhagien mit hellrotem Blut.	Millefolium
Hyperthyroidea.	Lycopus
Katarrh < Zimmerwärme.	Justicia
Katarrhalische Beschwerden.	Myrica
Konvulsionen & blasses Gesicht.	Oenanthe
Konvulsionen & blau im Gesicht.	Oenanthe
Konvulsionen mit Aura vom Solar plexus aber ohne Erregung vor dem Anfall.	Indigo
Konvulsionen mit vorangehender Erregung aber ohne Aura vom	

Solar plexus.	Indigo
Radioaktivität.	Plutonium

ARZNEIMITTEL

Säuren	Butyricum acid.
Allium cepa / Euphrasia	Justicia
Belladonna / Solanum nigrum	Solanum nigr.
Carcinosinum / Leprominium	Leprominium
Folliculinum	Folliculinum
Juglans cinerea	Juglans cinerea
Lachesis / Crotalus horridus	Crotalus hor.
Lichens	Cladonia
Lilium tigrinum / Helonias	Helonias
Saxitoxinum	Saxitoxinum
Syphilinum / Leprominium	Leprominium
Tuberculimum / Leprominium	Leprominium
Veratrum album / Veratrum viride	Veratrum viride

BIBLIOGRAPHIE

TIERE

Cogger G. & Zweifel R.G., Reptiles & Amphibians, San Francisco 1982.
Geheimen der Dierenwereld, Rotterdam 1980.
Julius F.H., Dier tussen mens en kosmos, Zeist 1977.
Julius F.H., De beeldentaal van de dierenriem, Zeist 1979.
Kleine Winkler Prins Dierenencyclopedie, Amsterdam 1980.
Mees L.F.C., Dieren zijn wat mensen hebben, Zeist 1984.
Poppelbaum H., Mens en dier, Zeist 1973.
Stübler M. & Krug E., Leesers Lehrbuch der Homöopathie, Tierstoffe, Heidelberg 1987.

NAHRUNGSMITTEL & GEWÜRZE

Hanssen M., De E in je Eten, Ede 1986.
Hauschka R., Ernährungslehre, Frankfurt am Main 1977.
Hvass E., Nuttige Planten in Kleur, Amsterdam 1971.
Mindell E., Earl Mindell's Vitamin Bible, New York 1982.
Rosengarten F., The Book of Spices, London 1969.
Schmidt G., Dynamische Ernährungslehre, St. Gallen 1979.
Stobart T., Herbs, Spices and Flavourings, London 1977.
Veltman J.J.M., Eetbare gewassen, Utrecht 1974.

ALLGEMEINES & PHILOSOPHIE

Bessy M., A Pictorial History of Magic and the Supernatural, London 1970.
Burland A., Beyond Science, London 1972.
Chambers Dictionary, Edinburgh 1993.
Chopra D., Quantum Healing, New York 1989.
Encyclopedie De Grote Oosthoek, Utrecht 1976.
Grolier Multimedia Encyclopedia 1995.
Hall M.P., Man, the Grand Symbol of the Mysteries, Los Angeles 1972.
Heline C., Occult Anatomy and the Bible, Los Angeles 1957.
Koomen M., Het IJzige Zaad van de Duivel, Amsterdam 1973.
Ornstein R. & Sobel D., The Healing Brain, New York 1987.
Rijntjes P. & Heijboer M., Van Geest tot Lichaam, Deventer 1990.
Siegel R.K., Fire in the Brain, Clinical Tales of Hallucination, New York 1992.
Whitmont E.C., Return of the Goddess, London 1983.

HOMÖOPATHIE

Aggrawal M.L., Materia Medica of the Human Mind, New Delhi 1989.
Allen H.C., The Materia Medica of the Nosodes, New Delhi 1982.
Anshutz E.P., New Old and Forgotten Remedies, New Delhi 1983.
Assilem M., The Mad Hatter's Tea Party, Tunbridge Wells, 1994.
Barthel H., Synthetic Repertory, Heidelberg 1974.
Bhanja K.C., Masterkey to Homoeopathic Materia Medica, Calcutta 1979.
Birch K. & Rockwell J., A Homeopathic proving of Sequoia sempervirens, Leadville 1994.
Blackie M.G., Classical Homoeopathy, Beaconsfield 1986.

Boericke W., Pocket Manual of Homoeopathic Materia Medica, , New Delhi 1984.
Boger C.M., Additions to Kent's Repertory, New Delhi 1989.
Boger C.M., Boeninghausen's Characteristics and Repertory, New Delhi 1984.
Borland D., Homoeopathy in Practice, Beaconsfield 1982.
Burt W.H., Characteristic Materia Medica, New Delhi 1984.
Burt W.H., Physiological Materia Medica, New Delhi1987.
Candegabe E.F., Vergleichende Arzneimittellehre, Göttingen 1990.
Charette G., Précis d'Homoeopathie - La Matière Médical Pratique, Paris 1949.
Choudhuri N.M., A Study of Materia Medica and Repertory, New Delhi 1991.
Clarke J.H.C., A Dictionary of Practical Materia Medica, Delhi.
Dass E. & Radha, Synopsis of Homoeopathic Aetiology, New Delhi 1988.
Daws J. & Scriven D., The Making and Proving of Sol Britannic, Tunbridge Wells 1994.
Degroote F., Notes on miasms, heredity and remedy-interactions, Brugge 1994.
Detinis L., Mental Symptoms in Homoeopathy, Beaconsfield 1994.
Dockx R., De nieuwe Materia Medica van de Metalen, Knokke 1995.
Dorcsi M., Homöopathie, Band 5 Arzneimittellehre, Heidelberg 1983.
Farrington E.A., Clinical Materia Medica, New Delhi 1982.
Farrington E.A., Lesser Writings with Therapeutic Hints, New Delhi 1990.
Feldman M., A Repertory of the Bowel Nosodes, New Delhi 1994.
Gibson D., Studies of Homoeopathic Remedies, Beaconsfield 1987.
Hahnemann S., The Chronic Diseases, New Delhi 1978.
Hahnemann S., Materia Medica Pura, New Delhi 1972.
Hale E.M., New Remedies, New Delhi 1991.
Hansen O., Textbook of Rare Homoeopathic Remedies, New Delhi.
Hering C., Guiding Symptoms of our Materia Medica, New Delhi 1974.
Horvilleur A., Matière Médicale Homéopathique, Lyon 1979.
Hughes R. & Dake J.P., A Cyclopedia of Drug Pathogenesy, New Delhi 1988.
Jahr G.H.G., A New Manual of Homoeopathic Practice, New Delhi 1991.
Jayasuriya A., A Complete Course on Clinical Homoeopathy, New Delhi 1993.
Julian O.A., Dictionary of Homoeopathic Materia Medica, New Delhi 1984.
Kent J.T., Lectures on Homoeopathic Materia Medica, New Delhi 1972.
Kent J.T., Repertory of the Homoeopathic Materia Medica, New Delhi 1991.
King L. & Lawrence B., Luna: a proving, Tunbridhe Wells, 1993.
King S. [ed.], Proceedings of the Professional Case Conference, Dubuque 1989 etc.
Knerr C.B., Repertory of Hering's Guiding Symptoms, New Delhi.
Köhler G., Praktische Hinweise zur Arzneiwahl, Stuttgart 1986.
Kokelenberg G. & Dockx R., Kent's Comparative Repertory of the Homoeopathic Materia Medica, Delhi 1994.
Künzli von Fimmelsberg J., Kent's Repertorium Generale, Berg am Satrnberger See 1987.
Lathoud J.A., Etudes de Matière Médicale Homéopathique, Génève 1932.
Lippe A., Textbook of Materia Medica, New Delhi 1992.
Mandl E., Arzneipflanzen in der Homöopathie, Wien 1985.
Mathur K.N., Systematic Materia Medica, New Delhi1978.
Mezger J., Gesichtete Homöopathische Arzneimittellehre, Heidelberg 1993.
Morrison R., Desktop Guide, Albany 1993.
Müller H.V., Die Psychoanamnese, Heidelberg 1981.
Murphy R., Homeopathic Medical Repertory, Pagosa Springs 1993.

Murphy R., Lotus Materia Medica, Pagosa Springs 1995.
Nash E.B., Leaders in Homoeopathic Therapeutics, New Delhi.
Retzek H.O., The Complete Materia Medica mind, Leidschendam 1995.
Roberts H.A., Boenninghausen's Therapeutic Pocket Book, New Delhi 1992.
Sankaran P., Some New Provings, Bombay 1978.
Sankaran R., The Spirit of Homoeopathy, Bombay 1991.
Sankaran R., The Substance of Homoeopathy, Bombay 1994.
Sarkar B.K., Up-to-date with Nosodes, Calcutta 1971.
Schadde A., O3zon, Eine homöopatische Studie, München 1995.
Schlegel E., Religion der Arznei, Regensburg 1987.
Scholten J., Homoeopathie en Mineralen, Utrecht 1993.
Schroyens F., Synthesis, London 1993.
Schroyens F., 1001 Small Remedies, London 1995.
Sherr J., The Homoeopathic Proving of Chocolate, Northampton 1993.
Sherr J., The Homoeopathic Proving of Hydrogen, Northampton 1994.
Sherr J., The Proving of Scorpion, 2nd ed., Northampton, 1990.
Shore J., Seminar Hapert April 1991, Amsterdam 1992.
Singhal J.N., Graphic Pictures of Selected Remedies, New Delhi 1995.
Small Remedies Seminar, Hechtel 1990.
Stephenson J., A Materia Medica and Repertory, New Delhi 1986.
Stübler M. & Krug E., Leesers Lehrbuch der Homöopathie, Pflanzliche Arzneistoffe, Heidelberg 1987.
Sijmons J., Kleine Remedies, 50 klinische gevallen, Gent 1991.
Teste A., The Homoeopathic Materia Medica, New Delhi 1987.
Tumminello P.L., Repertory of the Child's Mind and Behaviour, Sydney 1990.
Tyler M.L., Homoeopathic Drug Pictures, Bradford 1975.
Vakil P., Provings and Clinical Symptoms of New, Old and Forgotten Remedies, Bombay 1992.
Vannier L., Typology in Homoeopathy, Beaconsfield 1992.
Verma P.N., Encyclopaedia of Homoeopathic Pharmacopoeia, Delhi 1995.
Vermeulen F., Concordant Materia Medica, Haarlem 1994.
Vithoulkas G., Materia Medica Viva, Rijswijk 1993.
Voegeli A., Die Kreislauferkrankungen, Heidelberg 1970.
Voegeli A., Die rheumatische Erkrankungen, Heidelberg 1976.
Voegeli A., Magen-, Leber- und Galle-Erkrankungen, Heidelberg 1974.
Voisin H., Materia Medica des homöopathischen Praktikers, Heidelberg 1991.
Vrijlandt A., Homeopathische prescriptie in de praktijk, Alkmaar 1990.
Warkentin D. K., Reference Works version 2.0, Calfornia 1995.
Zandvoort R. van, The Complete Repertory [computer version 3.8].
Zee R. v.d., Enkele belangrijke nosoden, Uden 1993.

MINERALE & METALLE

Hauschka R., Substanzlehre, Frankfurt am Main 1972.
Lapp R., Materie, Amsterdam 1965.
Leibold G., Gesund und fit durch Mineralstoffe, Stuttgart 1982.
Leeser O., Textbook of Homoeopathic Mat. Med., Inorganic Medicinal Substances, New York 1935.

Mees L.F.C., Levende Metalen, Zeist 1980.
Mervyn L., Minerals and your Health, London 1980.
Pelikan W., The Secrets of Metals, Spring Valley 1973.
Phillips R. & Pellant C., Rocks, Minerals & Fossils of the World, London 1990.
Van Daele S., Edelstenenboek, Kapellen 1984.
Venetsky S., Tales about Metals, Moscow 1981.

MYTHOLOGIE

Aken A.R.A. van, Elseviers Mythologische Encyclopedie, Amsterdam 1961.
Cavendish R., Mythology – an illustrated encyclopedia, London 1980.
Field D.M., Greek and Roman Mythology, London 1977.
Ions V., Egyptian Mythology, Feltham 1968.
Nicholson I., Mexican and Central American Mythology, London 1968.
Seemann O., Mythologie en Kunst der Grieken en Romeinen, Rotterdam 1920.

PHARMAKOLOGIE & MEDIZIN

Bodin F. & Cheinisse C.F., Vergiften, Antwerpen 1975.
Huxley J. [ed.], World of Chemistry, London 1968.
Kok J., Pharmacotherapeutisch Vademecum, Bussum 1971.
The Merck Manual of Diagnosis and Therapy, Rahway 1992.
Modell W., Drugs, New York 1967.
Stedman's Medical Dictionary, 25th ed., Baltimore 1990.
Van Hellemont J., Fytotherapeutisch Compendium, Houten 1988.
Verma P.N. & Indu Vaid, Encyclopedia of Homoeopathic Pharmacopeia, Delhi 1995
Weiss R.F., Lehrbuch der Phytotherapie, Stuttgart, 1985.

PFLANZEN

Back P., The Illustrated Herbal, Hong Kong 1987.
Brickell C., The Encyclopedia of Garden Plants, London 1989.
Brummit R.K., Vascular Plant Families and Genera, Kew 1992.
Daems W.F., Geneeskruiden, Gorssel 1973.
De Cleene M., Giftige Plantengids, Baarn 1984.
Evans Schultes R. & Hofmann A., Plants of the Gods, Maidenhead, 1979.
Grieve M., A Modern Herbal, London 1985.
Grohmann G., The Plant, London 1974.
Hamilton E., The Flora Homoeopathica, New Delhi 1982.
Heimans B., Geïllustreerde Flora van Nederland, Amsterdam 1960.
Hollingsworth B., Flower Chronicles, Rahway 1958.
Johnson A.T. & Smith H.A., Plant Names Simplified, London 1958.
Kleijn H., Planten en hun naam, Amsterdam 1980.
Leathart S., Trees of the World, London 1977.
Le Strange R., A History of Herbal Plants, Londen 1977.
Lucas R., The Magic of Herbs in Daily Living, New York, 1972.
Lucas R., Nature's Medicines, London 1972.
Madaus G., Lehrbuch der Biologischen Heilmittel, Leipzig 1938.
Muenscher W.C., Poisonous Plants of the United States, New York 1975.
Pelikan W., Heilpflanzenkunde, Dornach 1980.

Perry F., Flowers of the World, Twickenham 1972.
Pfeiffer E.E., Weeds and What They Tell, Springfield 1976.
Phillips R. & Rix M., Perennials, Londen 1992.
Plotkin M.J., Tales of a Shaman's Apprentice, New York 1983.
Rebcke L., De plant in de geneeskunde, Helmond 1976.
Schauenberg P., Heilpflanzen, München 1970.
Trueman J., The Romantic Story of Scent, London 1975.
Twitchell P., Herbs, The Magic Healers, Minneapolis 1987.
Uyldert M., De Taal der Kruiden, Baarn 1980.
Van Oirschot A., Heksenkruid, Helmond 1974.
Van Wersch P., Folklore van Wilde Planten, Baarn 1977.
Vetvicka V., Bomen en struiken, Lisse 1993.
Wood M., Seven Herbs, Plants as Teachers, Berkeley 1987.

ARTIKEL

Homeopathic Heritage 1976–95
Homoeopathic Links 1987-95
Reference Works version 2.0
VSM Alkmaar, HomInt Doc. Information System

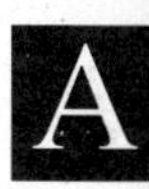

ABIES CANADENSIS **Abies-c.**

ZEICHEN
Tsuga canadensis. Kanadische Hemlocktanne. Schierlingstanne. Fam. nat. Pinaceæ
Die östliche Hemlocktanne, T. canadensis, ist ein wertvoller immergrüner Landschaftsbaum. Sie wird 18-21 m hoch und misst 0,6-0,9 m im Durchmesser. Sie wächst im Osten der Vereinigten Staaten und im angrenzenden Gebiet Kanadas in kühlen feuchten Wäldern. Mit einer durchschnittlichen Höhe von 20 bis 25 m ist sie ein weniger eindrucksvoller Baum als die westliche Variante. Die Äste sind schlank, beinahe horizontal, die obersten haben herabhängende Spitzen und feinbehaarte Zweige. Im Unterschied zu anderen Tsugas hat sie eine Reihe von einwärts gekehrten Nadeln entlang der Äste, wodurch die weiße Unterseite sichtbar ist. Die Zapfen gehören zu den kleinsten unter den Koniferen. Der Baum wirft einen beträchtlichen Schatten, in dem nur seine eigenen Samen sprießen können
Bei der Hemlocktanne fließt viel weniger Saft aus Einschnitten in die Rinde als bei den meisten verwandten Arten. In einem späteren Reifestadium tritt spontan ein Exsudat aus, das teilweise verdampft und auf der Rinde hart wird. Diese wird abgeschält, in Stücke gebrochen und in Wasser gekocht. Das geschmolzene Pech wird abgeschöpft und zum zweiten Mal gekocht.
Ein Rindenextrakt wird zum Gerben verwendet
Kanadabalsam ist ein mildes Rubefaciens. Der flüssige Extrakt ist als Adstringens verwendet worden. Die Wirkung ist ähnlich der von Ratanhia.
Chase und Pawlik schreiben in *Trees for Healing* [Heilkraft der Bäume] Abies canadensis die Eigenschaft der „Offenheit gegenüber Wandel“ zu. Sie wirkt unterstützend bei der „Annahme von Veränderungen im Leben und der Entwicklung von Vertrauen. Die östliche Hemlocktanne trägt zum emotionalen Gleichgewicht in den Lebensumständen des Alltags bei indem sie einen dazu ermutigt, sich gegenüber Gelegenheiten zum Lernen zu öffnen. Anstatt Ereignisse in Frage zu stellen oder zu beurteilen, akzeptiert man sie mit größerem Gleichmut und lässt zu dass man mit dem Fluss des Lebens dorthin gelangt, wo die Wandlung einen hinträgt. Die östliche Hemlocktanne hilft bei der Auflösung von Selbstgefälligkeit und erleichtert das Loslassen alter Verhaltensgewohnheiten und Begriffsmuster.“
Einführung in die Homöopathie durch Gatchell [Med. Inv. X, 54, 1873].

VERGLEICHE
Nux vomica. Pulsatilla. Abies nigra. Hydrastis.

WIRKUNGSBEREICH
Schleimhäute. VERDAUUNG. Magen. Uterus. *Rechte Seite [Lunge; Leber; Schulterblatt].

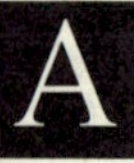

LEITSYMPTOME

G Habgier, gierig beim Essen.

G Benommenheit, bei Schwindel; unfähig, geistige Arbeit auszuführen.

G Ruhiges, sorgloses Gemüt, aber leicht zu beunruhigen.

A Hochgradige Entkräftung, will sich ständig hinlegen.
[Bei Uterusverlagerung und Verdauungsstörung]
& kalte, klamme Haut; kalte Hände; Ohnmacht.

A *Frostig*. Zittert, als sei das Blut zu kaltem Wasser geworden.
Kalter Rücken; Frostgefühl, das sich den Rücken hinunter [und hinauf] ausbreitet; zwischen den Schulterblättern; wellenartig; als ob kaltes Wasser die Wirbelsäule herabtropft.
V.a. bei Frauen mit Uterusverlagerung.

A Spärlicher, klebriger Schweiß.

A MEHR HUNGER.
Neigt zum Überessen; großer Appetit.
Neigung viel mehr zu essen als man verdauen kann.
Nagen, hungrig, Schwächegefühl im Epigastrium.
Heißhunger & träge Leber.

K Leichtigkeitsgefühl im Kopf; als ob das Gehirn schwimmt; Stauungsgefühl im Oberkopf.

K Auftreibung von Magen [und Abdomen].
& Herzklopfen; Atembeschwerden.
„Flatulenz stört Herztätigkeit".
Rumoren im Darm nach dem Essen.
& großer Appetit.

K *Kloßgefühl im Magen.*
Empfindung als ob Speisen im Œsophagus festsitzen.

K Unfreiwilliger Harnabgang beim Pressen zur Stuhlentleerung oder beim Lachen.

K Uterusverlagerung.
< langes Stehen; Sitzen.
> Druck.
& Schwächegefühl, Empfindung von Herabsinken im Becken und Verdauungsstörung.
„Wenn Uterusvorfall ein Symptom allgemeiner Ernährungsstörung ist, dabei geringe oder keine lokale Stauung, *Sepia* gibt nach gegenüber *Abies-c., Alet., Caul., Lac-d., Calc-p., Nat-m., Helon., Nat-h.*" [Farrington]

K Uterus schmerzhaft empfindlich.
> Druck.

K Herzklopfen nach dem Essen; durch Flatulenz.
Flatus.

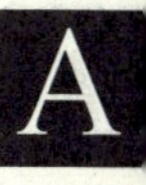

RUBRIKEN

GEMÜT: *Achtlos,* unbesonnen [1]. Fühlt sich wie *beschwipst* [1/1]. *Delusion,* meint die Gebärmutter sei weich und schwach und werde einen Abort verursachen [1/1]. *Ruhiger* Gemütszustand [1].
NASE: *Katarrh,* der auf die Stirnhöhlen übergreift [1].
MAGEN: Akute *Entzündung* [1]. *Katarrh* [1]. *Kloßgefühl* [2]. *Schwächegefühl* [1].
ABDOMEN: Die Leber fühlt sich *hart* und klein an [1/1]. Leber*stauung* [1]. Leber*zirrhose* [1].
FRAUEN: Der Uterus fühlt sich *weich* an [1/1].
BRUST: Die rechte Lunge fühlt sich *klein* und hart an [1/1].
RÜCKEN: *Kälte* zwischen den Schulterblättern, wie durch kaltes Wasser [1]. Die Kleidung fühlt sich zwischen den Schulterblättern *nass* an [1].
EXTREMITÄTEN: *Hochziehen* der Glieder [1].
SCHLAF: *Plötzliche* Schläfrigkeit [1]. *Stellung,* schläft mit hochgezogenen Beinen [1].

NAHRUNG

Abneigung: Artischocken [1]; Essiggemüse [1]; Fleisch [1]; Saures [1].
Verlangen: Rohe Speisen [2]; Artischocken [1]; unverdauliche Dinge [1]; Essiggemüse [1]; Fleisch [1]; mariniertes Fleisch [1]; Gemüse [1]; Gewürze [1]; Kohlrabi [1]; derbe Kost [1]; Radieschen [1]; Saures [1]; Scharfes [1].
Verschlimmerung: Tee [1].

NOTIZEN

ABIES NIGRA

Abies-n..

ZEICHEN

Picea nigra. Picea mariana. Schwarzfichte. Fam. nat. Pinaceæ.
Die Heimat der Schwarzfichte erstreckt sich von Alaska bis nach Neufundland, einschließlich Kanadas, und im Süden bis hin zu den Großen Seen und nach Pennsylvanien. Die durchschnittliche Höhe beträgt etwa 25 Meter. Die relativ kleinen runden Zapfen wachsen massenweise in Gruppen an den Ästen entlang. Alle Fichten liefer Harz in unterschiedlicher Menge. Das rohe Harz wird beinahe vollständig zur Destillierung von Terpentinöl und Kolophonium verwendet. Terpentinöl ist ein gutes Lösungsmittel für viele Harze, Wachse, Fette, Kautschuk, Schwefel und Phosphor und wird vielfach zur Herstellung von Lacken verwendet.
Fichtenöl, das aus der Destillation von Fichtenholz durch Dampfhochdruck gewonnen wird, hat einen angenehmen Geruch und wird viel zur Herstellung seidenmatt trocknender Farblacke verwendet. Es eignet sich für Emulsionsfarben für

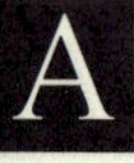

Innenanstriche. Fichtenharz findet Anwendung bei der Herstellung brauner Seifen. Ein Dekokt junger Schwarzfichtenzweige ergibt Fichtenöl, aus dem das Fichtenbier gebraut wird.
Geprüft und eingeführt von Leaman [Ohio Medical and Surgical Report 13]; drei Prüfer [ein Mann, zwei Frauen].

VERGLEICHE

Nux vomica. Lycopodium. China. Pulsatilla. Abies canadensis.

Differenzierung

➡ Drückende Schmerzen im Magen, Empfindung wie von einem Gewicht oder Stein.
⇨ *Nux vomica* hat dieses Gefühl eine Stunde nach dem Essen.
⇨ *Graphites* hat Schmerzen, die auftreten, sobald der Magen leer ist, und die den Patienten dazu drängen zu essen.
⇨ *Abies nigra* hat diese Schmerzen unmittelbar nach dem Essen.

WIRKUNGSBEREICH

VERDAUUNG. Schleimhäute [Magen; Darm].

LEITSYMPTOME

G Begriffsstutzig tagsüber; nachts wach und ruhelos.
A Beschwerden, v.a. Dyspepsie, durch Tee- oder Tabakabusus.
A Frostig.
A Hunger nachmittags und *nachts* [erwacht durch Hunger, oder Hunger hindert am Schlafen]; Appetitverlust morgens.
A Hunger & Ruhelosigkeit und Nervosität.
A < *5 – 9 Uhr.*
< im Liegen.
A < nach dem Essen, = während der Verdauung.
[Herzklopfen; rotes Gesicht; Atembeschwerden]
A > Bewegung und Gehen [Verdauungsbeschwerden].
A Begleitsymptom: Empfindung von einem HARTEN KLOSS [als habe man etwas Unverdauliches verschluckt] am unteren Ende des Œsophagus.
„Wenn dieses Symptom vorliegt, ganz gleich ob bei Dyspepsie, Lungenerkrankung [wenn der Patient das Gefühl hat, als sei dort eine harte Substanz abzuhusten] mit oder ohne Hæmoptyse, Obstipation etc." [Clarke]
China hat dieselbe Empfindung, jedoch weiter oben.
Anhaltende quälende Empfindung in der Magengegend, als sei alles verknotet; < immer bei Schwäche.
A Allmähliche Abnahme der Menstruation.
A MENSES NUR TAGSÜBER.
K Dyspeptische Beschwerden bei älteren Menschen [*Schweregefühl im Magen*

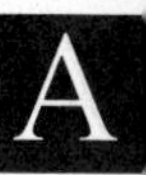

nach dem Essen].

& Funktionelle Herzbeschwerden.

„Die meisten Symptome gehen mit gastrischen Störungen einher.“ [Verma]

K Dyspepsie.

& heißer Kopf, dumpfe Kopfschmerzen und gerötete Wangen.

& Obstipation.

„Dieses Arzneimittel ist in *Dyspepsie*-Fällen indiziert, wenn der Patient reizbar und leicht verärgert ist. Der Mund ist trocken; es besteht ein Schwächegefühl im Bereich des Epigastriums mit nagendem Hunger und Gelüsten auf Fleisch, Essiggemüse und derbe Hausmannskost sowie Neigung zum Überessen. Nach der Mahlzeit leidet der Patient unten von Gasen im Darm. Es besteht Darmverstopfung und häufig eine brennende Empfindung im Rektum. Als Folge der Magendarmstörung ist die Ernährung allgemein beeinträchtigt. Die Herztätigkeit ist durch Ansammlung von Gasen im Darm gestört; Uterusprolaps und ein Schwächegefühl im Beckenbereich können vorliegen. Es treten Schmerzen hinter dem rechten Schulterblatt auf sowie eine Empfindung von kaltem Wasser zwischen den Schultern.“ [Blackwood]

„Abies nigra liefert uns das perfekte Bild derjenigen Magenverstimmungen, die durch Völlereien am Tisch zustande kommen. Es hat eher in solchen Dyspepsie-Fällen gewirkt, die nicht durch Abstinenz von irgendeinem bestimmten Nahrungsmittel gelindert zu werden scheinen, sondern durch eine strenge Diät.“ [Fornias, *Hom. Rec.* 1/21, 1906]

K Würgen, saures Aufstoßen und Erbrechen unverdauter Nahrung.

K Klinische Symptome haben Ähnlichkeit mit Symptomen einer Hiatushernie [umschriebener Schmerz].

< Liegen und Bücken.

RUBRIKEN

GEMÜT: *Geistestrübung* tagsüber [2]; nachts wach [1/1]. Verbale und psychische *Misshandlung,* unflätig, grob [2].

AUGEN: *Tränenfluss* beim Gähnen [1].

HALS: *Würgen* beim Trinken [1]; beim Essen.

MAGEN: *Kloßgefühl* nach dem Essen [2]. *Ruktus*, lautes Aufstoßen [2]; Sodbrennen bei Husten [1]; Sodbrennen nach Husten [1]. *Schmerzen* im Magen unmittelbar nach dem Essen [2]. *Schweregefühl* nach dem Essen [2]. Empfindung von einem *Stein* nach dem Essen [1].

FRAUEN: *Menses* nur tagsüber [3].

HUSTEN: Husten *verschlimmert* die Symptome [1/1].

BRUST: Empfindung von *Klumpen,* Knoten, Kloß [1].

ALLGEMEINES: Empfindung von *Knoten* innerlich [2]. Drückender *Schmerz* wie von einem Gewicht [2].

NAHRUNG

Verlangen: Gemüse [1]; grünes Gemüse [1]; Gurken [1].

Schlimmer: Tabak [2]; Tee [2; = Verdauungsstörungen und Sodbrennen].

A

NOTIZEN

ABROMA AUGUSTA Abrom-a.

ZEICHEN

Abroma augusta. Fam. nat. Sterculiaceæ.
Abroma augusta, in Indien heimisch, ist ein immergrüner großer Strauch oder kleiner Baum mit herabhängenden Zweigen. Er wächt wild in den wärmeren Gebieten Indiens, wird aber wegen seiner schönen tief scharlachroten Blüten auch in Gärten angepflanzt. Wurzeln und Rinde werden als Emmenagogum verwendet. Die flauschigen Samen sehen aus wie Wattebällchen. Der Strauch gehört zu den Sterculiaceæ, einer Pflanzenfamilie mit 67 Gattungen von Bäumen, Sträuchern und einigen Kräutern, die alle in den Tropen und Subtropen wachsen. Die am besten bekannten Vertreter dieser Familie sind Theobroma [Kakaobaum] und Cola [Colanuss]. Beide enthalten Koffein und Theobromin in großer Menge. Abroma enthält außerdem Kalium, Natrium und Magnesium. Der Name 'Abroma' hat auffallende Ähnlichkeit mit 'Theobroma' [broma = Speise; theo = Götter]. Wenn letzteres 'Götterspeise' bedeutet, so könnte das Präfix 'a' einen Hinweis darauf geben, dass sich Abroma nicht als Nahrung eignet.
Die Arzneimittelprüfung wurde 1970-73 vom Central Council for Research in Homœopathy mit 40 Prüfern und 20 Supervisoren durchgeführt. Eine frühere Arzneimittelprüfung von Ray [1919] und eine nachfolgende von Kishore [1972] sind in das Arzneimittelbild mit aufgenommen.

VERGLEICHE

Bryonia. Magnesium phosphoricum. Acidum phosphoricum. Acidum lacticum. Uranium nitricum. Syzygium.

WIRKUNGSBEREICH

Harnorgane. Weibliche Geschlechtsorgane. ZNS.

LEITSYMPTOME

G Reizbar, mürrisch.
Leicht erregbar und gerät leicht in Zorn.
Erträgt keinen Widerspruch.
„Ein Prüfer zankte mit seinen Kollegen, was ziemlich ungewöhnlich war. Ein anderer Prüfer, der sonst reizbar war, wurde ruhiger." [Central Council]

A Appetitverlust [besonders auf stärkehaltige Nahrung].
& Völlegefühl im Epigastrium.

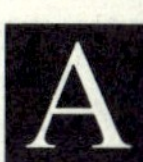

& Kopfschmerzen.
& Obstipation.
ODER

A Riesenappetit.
& Gelüste auf Süßigkeiten. „Verlangen nach allerlei Arten von Speisen: Verlangen nach Fisch, Fleisch, Reis, Brot, aber keine Befriedigung durch Essen.“ [Central Council]

A *Durst* auf kaltes Wasser in großen Mengen.
Wegen beinahe ständiger Trockenheit des Mundes.
Trockenheit *nicht* gelindert durch Trinken.
& Trockenheit der Zunge und *Lippen*.

A Sexuelles Verlangen abwesend bei Männern.
Übermäßige Erschöpfung nach dem Koitus.

A > *Druck*.

A TROCKENHEIT.
[Mund; Zunge; LIPPEN; Hals, nachts; Rektum; Haut]

A Œdeme und aufgedunsene Schwellungen am ganzen Körper.
Zuerst im Gesicht und an den Augenlidern.
& Hautausschläge.
< Hitze; Bewegung.
> Kälte; Ruhe.

A *Menstruationsstörungen. Dysmenorrhœ* oder Amenorrhœ.
Kolikartige Schmerzen im unteren Abdomen vor oder während der Menses.
< wenn der Menstruationsfluss einsetzt.
> heiße Anwendungen.
& Kopfschmerzen und Schwindelgefühl.
& Rückenschmerzen.
Rückenschmerzen < Sitzen und vornüber beugen.
> nach hinten neigen.
„Bei den Frauen, die an der Prüfung teilnahmen, zeigte Abroma die Fähigkeit, Menstruationsschmerzen zu lindern und eine starke Blutungsneigung zu verringern. Keine der Prüferinnen hatte vorher Leukorrhœ gehabt, aber während der Arzneimittelprüfung wurde gelblichweiße Leukorrhœ mit abstoßendem Geruch und Schmerzen im Unterleib aufgezeichnet.“
„Bei Menstruationsstörungen ist es vergleichbar mit Pulsatilla und Viburnum. Pulsatilla-Patientinnen sind in der Regel sanft und weinen leicht, bei Abroma hingegen ist die Patientin schlecht gelaunt und gerät leicht in Zorn.“ [Central Council]

K Schläfenkopfschmerzen mit wandernden Schmerzen von rechts nach links und umgekehrt.
< geschlossene Räume; Lärm; geistige Anstrengung.
> im Freien; ruhig liegen; nach dem Essen.

K *Verstopfung* der Nase.
Beidseitig, aber mehr rechts.
< Temperaturveränderung; in warmen Räumen.
Nasenlöcher fühlen sich sehr trocken an.

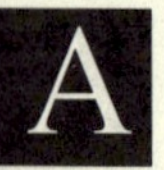

& Verlangen, die Nase zu reiben.

K *Mangelnde Mastdarmtätigkeit.*
Periodische hartnäckige Obstipation.

K *Reichliche Harnentleerung sowohl tagsüber als auch nachts.*
Abgang von sehr viel klarem Harn.
& Verlangen zu trinken nach der Harnentleerung.
Nächtlicher Harndrang, muss nachts mehrmals aufstehen, um die Blase zu entleeren.
HUSTEN < abends und nachts.
& Schmerzen in der Brust beim Husten.
Gezwungen, sich beim Husten die Brust zu halten.
& Extremer Durst.& Obstipation.
„Es kann gefahrlos anstelle von Bryonia verwendet werden oder wenn Bryonia keine Linderung verschafft."

RUBRIKEN

GEMÜT: Übertriebenes *Lachen* über Kleinigkeiten [1]. *Reizbarkeit* > reden [1]. *Streitsüchtig* [1].

SCHWINDEL: Schwindel & *Übelkeit*, < Stehen, Liegen oder Sitzen, > Gehen [1].

KOPF: Pochende *Schmerzen* im Hinterhaupt & Schwindel, < nach Schlaf und durch Herumlaufen und Bewegung, > Ruhe [1]. *Schweregefühl* & dumpfe anhaltende unbestimmte Schmerzen, < in warmen Räumen, Sonnenhitze, Lärm oder Geräusche, Reden, Bewegung, > im Freien, kalte Luft, Schließen der Augen, Kopf nach vorn neigen, fester Druck [1].

AUGEN: *Rötung* und Schwellung der Augenlider, < nachts, > tagsüber [1]. Diffuse *Schmerzen* in beiden Augen, < Sonnenhitze, > Druck [1]. *Schweregefühl* der Oberlider & schwerer Kopf, < morgens, > tagsüber [1].

SEHKRAFT: *Verschwommene* Sicht < Sonnenlicht und grelles Licht, > Schließen der Augen [1].

NASE: *Niesen* & Schwächegefühl [1].

MUND: Ständige *Trockenheit* & Verlangen nach kaltem Wasser in großen Mengen [2].

HALS: *Trockenheit* nachts & großer Durst [2]; & Schwierigkeiten, feste Nahrung zu schlucken [1].

MAGEN: Unersättlicher *Appetit*, kann kurz nach einer Mahlzeit wieder essen [1]. *Leeregefühl*, Nahrung bleibt nicht lange im Magen [1/1]. *Schmerzen* < Tee [1].

ABDOMEN: *Rumoren* & erfolgloser Stuhldrang, < nachts, vor und nach Stuhlgang, > während der Stuhlentleerung, tagsüber [1]. *Schmerzen* im rechten Hypochondrium > Druck [1].

REKTUM: *Obstipation,* Stühle hart, spärlich, unzulänglich, & Pressen [1].

STUHL: Harte *Kugeln* wie Schafskot [1].

BLASE: *Harnentleerung* gefolgt von Schwäche und Erschöpfung [1].

HARN: *Fischgeruch* [1].

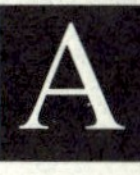

FRAUEN: *Leukorrhœ,* dünner, scharfer, weißlicher Ausfluss, & Schmerzen im Bereich des rechten Ovars und rechtsseitig im Rücken, > heiße Anwendungen [1]; dünne, starke Leukorrhœ bei abgemagerten jungen Mädchen [1]. *Menses* spärlich oder stark [1].
RÜCKEN: Schmerzhaft empfindlich, Prellungs*schmerz* im Lendenbereich, & Empfindung als seien die Beine vom Körper abgetrennt, < morgens beim Aufstehen, > Bewegung [1].
EXTREMITÄTEN: Wandernde *Schmerzen* in den Gelenken [1]. *Schweregefühl,* Müdigkeit, in den Oberschenkeln, < Anstrengung, > Ruhe [1].
SCHLAF: *Gestört* durch Träume [1]. Lebhafte *Träume* von Unfällen und fürchterlichen Ereignissen, v.a. im letzten Teil der Nacht [1/1]; Träume von extremem Durst [1]; träumt, dass jemand ihn beim Namen ruft [1].
HAUT: *Hautausschläge*, zahlreiche kleine Furunkel, < im Sommer [1]. *Trockenheit* und Brennen, < Waschen in heißem Wasser [1].
ALLGEMEINES: *Schwäche* nach der Stuhlentleerung [1]; nach der Harnentleerung [1].

NAHRUNG

Abneigung: Rauchen [1]; stärkehaltige Speisen [1].
Verlangen: Süßigkeiten [2]; Kaffee [1]; Saftiges [1]; Salziges [1]; Saures [1]; Tee [1].

NOTIZEN

ABROTANUM **Abrot.**

ZEICHEN

Artemisia abrotanum. Eberraute. Eberrautenbeifuß. Fam. nat. Compositæ.
Die Eberraute ist in Südeuropa und Kleinasien heimisch, manchmal trifft man sie auch in Zentraleuropa in nährstoffreichen, sandigen Böden an. Sie ist ein immergrüner Strauch mit aufrechtem Stamm, 1-1,5 m hoch, und graugrünen wechselständigen Blättern, die mit winzigen weißen Härchen bedeckt sind. Sie stammt aus Spanien und Italien. Die gelblichweißen Blumen blühen nur in warmen Klimazonen. Sie verliert ihre Blätter von unten nach oben: die Pflanze wird an der Basis holzig.
Dieser Halbstrauch stirbt im Winter nicht ab. Im Frühjahr beginnen die Äste an der Spitze zu wachsen. Der holzige untere Abschnitt bleibt lange Zeit kahl.
Der Name Artemisia ist vermutlich abgeleitet von Artemis, der griechischen Göttin der Jagd und Keuschheit. Die Zwillingsschwester Apollos bestrafte Gesetzesbrecher und tötete sie mit ihren Pfeilen. Frauen in den Wehen standen unter ihrem Schutz. Ebenso wie ihr Bruder Apollo ein Sonnengott war, so wurde Artemis als eine Mondgöttin

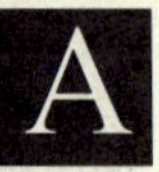

angesehen. Bei den Römern hieß sie Diana.
Artemisiaarten, v.a. Artemisia Absinthium, wirken menstruationsfördernd und erleichtern die Entbindung.
Eine Tinktur aus der Asche wird von jungen Landburschen zur Förderung des Bartwuchses verwendet. „Zu lieben in der Bitterkeit von Wermut ist ein sicheres Zeichen liebevoller Treue." Dies ist eine Anspielung auf den ländlichen Brauch, Blumensträußen junger Burschen für ihr Mädchen einige Zweige der Pflanze beizufügen. Große Sträuße dieser Pflanze sowie der Balsam wurden in die Kirche mitgenommen, um Schläfrigkeit zu verhüten.
Vermutlich seines frischen aromatischen Duftes und bitteren Geschmack wegen ist es als Tonikum und Magenstärkungsmittel bekannt.
Geprüft von Gatchell an zwei Frauen. Auch 1927 von Stockebrand an 13 Personen geprüft, von Imhäuser an 5 Kindern und 1984 von Swoboda an 8 Personen [5 Männern, 3 Frauen].
[s. Artemisia vulgaris]

VERGLEICHE

Sulfur. Calcium carbonicum. Lycopodium. Absinthium. Arsenicum iodatum.

WIRKUNGSBEREICH

Nerven. Ernährung. *Leber.* Adern; Kapillargefäße.

LEITSYMPTOME

G *Reizbarkeit bei Kindern mit Marasmus* und blauen Ringen um die Augen oder mit Würmern.
Abneigung, angefasst zu werden; berührungsempfindlich.

G *Gemütssymptome # körperliche Symptome.*

G Grausamkeit; Tierquälerei; hat Spaß an Grausamkeit.

G Träume: von tollwütigen Hunden; einen tollwütigen Hund zu töten.

G GEISTESTRÜBUNG & Reizbarkeit; bei Kindern.

G *Deprimiert*, bei Gastralgie; bei Marasmus.

G „Psychisch ein Gefühl von Bedrohung und Unsicherheit. Wagt nicht zu leben. Beine häufig nur mäßig entwickelt." [Vrijlandt]

G „Im Gemütsbereich, sind dies Personen, die etwas vampirhafte Züge entwickeln und ihren Mitmenschen Energie abzapfen, so dass sich diese buchstäblich 'ausgesaugt' und ausgelaugt fühlen." [Grandgeorge]

A Schwäche, hektisches Fieber und Frostigkeit *nach Grippe.*

A WECHSELNDE Zustände.
Diarrhœ # Rheumatismus.
Hämorrhoiden # Rheumatismus.
Hautausschläge # Rheumatismus.
Diarrhœ # Obstipation.
Kopfschmerzen # Hämorrhoiden.
Nasenkatarrh # Rheumatismus.

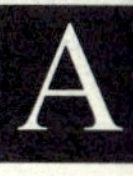

Herzsymptome # Gelenkschmerzen.
Magensymptome nach der Entfernung von Hämorrhoiden oder unterdrückter Diarrhœ.
Metastasen [entzündlich, nicht Krebs]: Mumps greift über auf Mammæ, Hoden oder Pankreas.

A Beschwerden der *Gefäße* und KAPILLARGEFÄSSE.
[bläulich rote Flecken im Gesicht – *nicht* erhaben, *nicht* umschrieben; Rosacea; Kapillarhämangiom – Nævus vascularis; Frostbeulen]
Angiom im Gesicht.

A *Zittern & Angst.*
Zittern innerlich.

A *Frostig.*
< kalte Luft.
< Kälte.
< Feuchtigkeit.
< nebliges Wetter.
Die Kälteempfindlichkeit und Verschlimmerung durch Kälte wurden in Swobodas Arzneimittelprüfung bestätigt.

A Schwitzen am ganzen Körper nachts.

A Riesenappetit.
& Abmagerung.

A Unverträglichkeit von Kaffee. [von Swoboda bei 2 Prüfern beobachtet]

A Marasmus am stärksten in den Beinen, durch Mangelernährung [aufgrund unausgewogener Ernährung].
Abmagerung von unten nach oben.

A > Rege Darmtätigkeit [*Ph-ac.; Zinc.*].

A > Bewegung [neuralgische Schmerzen].

A *Wandernde Schmerzen.*
[Kopf; Rücken; Glieder]
Bei Stockebrands und Swobodas Arzneimittelprüfungen hatten alle Prüfer Schmerzen und Steifheit im Dorsal- und Zervikalbereich.

K *Kopfschmerzen.*
Schmerzen dumpf, drückend, stechend.
Schmerz *wandert* von der Stirn zum Hinterkopf oder umgekehrt; von rechts nach links; von oberhalb der Augen zu den Schläfen.
& Verdauungsstörungen.

K Verdauungsschwäche & Neigung zu reger Darmtätigkeit *nach akuter Diarrhœ.*

K *Gehen oder Bücken ist fast unmöglich, wegen Auftreibung des Abdomens.*

K Blutige Absonderung aus dem Nabel bei Neugeborenen.
„Bei diesen Abrotanum-Säuglingen kommt es aufgrund mangelnder Vitalität und Ernährung nicht selten zu einer Verzögerung der Abheilung des Nabels, nach dem die Schnur abgefallen ist.“ [Borland]

K Bei Pleuritis [oder nach einer Operation wegen Hydrothorax oder Empyem],

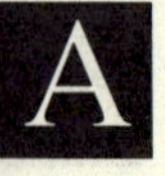

wenn ein Druckgefühl auf der Brust in der betroffenen Seite bestehen bleibt und die freie Atmung verhindert.

K Wund-, Prellungsschmerz in Armen und Beinen.
< morgens beim Erwachen.

K Glühende Hitze in den Händen, brennen wie Feuer. [Mezger]

RUBRIKEN

GEMÜT: *Angst* durch unterdrückte Diarrhœ [1]; Angst wird im Magen empfunden [1]. *Delusion* hört Stimmen, die aufhören, wenn man im Bett aufmerksam lauscht [1/1]. *Eigensinnige* Kinder [1]. Leicht *erschreckt* beim Erwachen aus einem Traum [1]. *Gewalttätig* [1]. *Konträr* [1]. Mangel an *Moralgefühl* [1]. *Reizbarkeit* bei Kindern [1].

KOPF: *Schwellungsgefühl* in den Stirnadern [1]; in den Schläfenadern [1].

NASE: *Epistaxis* durch unterdrückte Diarrhœ [1]; Epistaxis bei plethorischen Patienten [1]; Epistaxis in der Pubertät [1].

GESICHT: *Faltig* [2]. *Gesichtsausdruck*, sieht alt aus [2]. *Hautausschläge,* Komedonen [2]. Bläuliche *Verfärbung* nach unterdrückten Hautausschlägen [= Akne] [1/1].

MAGEN: *Schmerzen* nachts [2]; Magenschmerzen & Angst [2]; Brennschmerz nachts [2]; Krampfschmerz nachts [1]; nagender Schmerz nachts [1]; schneidender Schmerz nachts [1].

ABDOMEN: Empfindung von *Herabsinken* im Darm [1]. *Retraktionsgefühl* [1].

LARYNX: *Stimme,* plötzliche Heiserkeit [1].

ATMUNG: *Atembeschwerden* & Herzrheumatismus [2].

BRUST: *Herzschmerzen* durch unterdrückten Rheumatismus [2].

RÜCKEN: *Schmerzen* nachts [1]; > Bewegung [1]; plötzliche Schmerzen > Bewegung [1/1]; Schmerzen im Lendenbereich, die sich in die Hoden ausdehnen [1; Sulf.]; Schmerzen im Sakralbereich & Hæmorrhoiden [1/1]; Lahmheit beim Erwachen [1].

EXTREMITÄTEN: Juckende *Frostbeulen* [1; Petr.]. *Kälte* der Finger [3]; kalte Fingerspitzen [1]. *Lahmheit* morgens beim Erwachen [1]. *Paralyse* der Fußgelenke [2]. Wund*schmerz* in den Gelenken morgens beim Erwachen [1/1]. *Ungeschicklichkeit* der Hände, lässt Dinge fallen [1]; lässt beim Reiten die Zügel fallen [1].

SCHLAF: *Erwacht* mit Herzsymptomen [1]. *Stellung,* liegt ausgestreckt [1/1]; schläft in Bauchlage [1]; schläft auf Knien und Ellenbogen [1].

ALLGEMEINES: *Bewegung* des betroffenen Körperteils > [1]. *Ruhelosigkeit* [verursacht durch neuralgische Schmerzen], > Bewegung [1/1]. *Stillen* < [1]. *Verkürzte* Muskeln und Sehnen [1].

NAHRUNG

Abneigung: Süßigkeiten [1].

Verlangen: Brot [1]; in Milch gekochtes Brot [Roggenbrot] [1/1]; Milch, gekocht

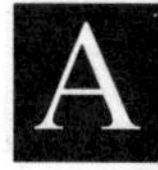

[1; Nat-s.]; Würstchen [1].
Schlimmer: Kaffee [1].

NOTIZEN

ABSINTHIUM

Absin.

ZEICHEN
Artemisia Absinthium. Wermut. Bitterer Beifuß. Absinth. Fam. nat. Compositæ.
Der Wermut bevorzugt sonnengewärmte Standorte mit kalk- und stickstoffreichem Boden zwischen lockerem Kies. Er wächst überall in Europa und Asien in Ruinen, auf Schutthalden, verlassenen Grundstücken, steinigen Feldrändern und Weinbergen. Seine Heimat jedoch sind die Grasgebiete um das Mittelmeer herum. Seine Blütezeit ist der Spätsommer.
Stengel und Blätter sind auf beiden Seiten weißlich und dicht mit feinen seidigen Haaren bedeckt. Er hält Motten und Insekten von Textilien und Pelzen fern. Es ist das bitterste Kraut, das wir kennen [mit Ausnahme der Raute]; sehr nahrhaft; wird von Brauern anstelle von Hopfen verwendet. Die Blätter sind fäulnisbeständig und wurden daher als Hauptingredienz in antiseptischen Umschlägen verwendet. Das dunkelgrüne, manchmal blaue, flüchtige ätherische Öl enthält Thujon [vgl. Thuja]. Weitere Inhaltsstoffe sind: Absinthin, Absinthsäure, Phellandren, Chamazulen [entzündungshemmend, fiebersenkend].
Bereits im Altertum angebautes Heilkraut. Zutat in Aperitifs und Kräuterweinen, z.B. Vermouth [Wermut – erhält den Geist, zu seinen medizinischen Tugenden gehört, dass er die Nerven und das Gemüt wiederherstellt]. Auch zur Herstellung diverser Liköre verwendet, bes. Absinth, der in Frankreich sehr beliebt ist. Absinth erzeugt zuerst Euphorie, gefolgt von Benommenheit. Wegen seiner Toxizität ist das Getränk in manchen Ländern verboten, z.B. in den Niederlanden, Belgien, Deutschland und Frankreich. Zu den schädigenden Wirkungen gehören Paralyse, Delir mit epileptiformen Krämpfen, Gedächtnisschwäche, Halluzinationen [in Mexiko wurden die getrockneten Blätter anstelle von Marihuana geraucht, da sie angeblich euphorische Stimmungen erzeugen], Wahnsinn und manchmal vorzeitiger Tod. Kann auch Erbschäden verursachen. Minderwertiger Absinth wird in der Regel mit Kupfer oder Brennessel-, Spinat- oder anderen Gemüseextrakten verfälscht, wodurch die charakteristische grüne Farbe erzeugt wird. Früher führten Reisende das Kraut bei sich wegen seiner Fähigkeit, Müdigkeit zu verhüten. Im Mittelalter wurde es für Seekrankheit verordnet.
„Im neunzehnten Jahrhundert, war Absinth ein wohlbekanntes und notorisches Rauschmittel in Künstlerkreisen. Angeblich verlieh er der künstlerischen Inspiration sowie den Kräften der Liebe Flügel.“ [Rätsch]

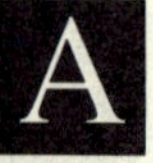

Wermut is in der Bibel als Metapher für rauhe, bittere Erfahrungen erwähnt: „Aber hernach bitter wie Wermut und scharf wie ein zweischneidiges Schwert“ [Sprüche 5:4], „Er hat mich mit Bitterkeit gesättigt, und mit Wermut getränkt“ [Klagelieder Jeremias 3:15].
„Wo auch immer Verwüstung herrscht, zeigen sie sich. Sie sind das Versprechen von Mutter Natur, dass selbst inmitten unnatürlicher Zerstörung neues Leben entspringt. Dies ist die Signatur der Artemisiaarten, wodurch sie zeigen, dass sie ein Heilmittel gegen Verwüstung im menschlichen Leben sind.“ [Wood]
„Und der dritte Engel posaunte; und es fiel ein großer Stern vom Himmel, der brannte wie eine Fackel und fiel auf den dritten Teil der Wasserströme und über die Wasserbrunnen. Und der Name des Sterns heißt Wermut, und viele Menschen starben von den Wassern, weil sie waren so bitter geworden.“ [Offenbarung 8:10-11] „Im Jahre1986 fand in Russland am Kernkraftwerk von Tchernobyl, der bis dahin katastrophalste nukleare Unfall statt, der zu Tod, Verwüstung der umgebenden Landstriche, furchterregender Kontaminierung des Bodens, der Vegetation und Tiere im Umkreis von Tausenden von Kilometern führte. … Vom linguistischen Gesichtspunkt her ist einer der interessantesten Aspekte des Wortes ‘Tchernobyl’, dass es im Russischen auf eine ‘große Viefalt von Wermut’ hinweist.“ [Paterson]
Die Pflanze selbst neigt interessanterweise dazu, Verwüstung anzurichten, ein Phänomen, das ‘Allelopathie’ genannt wird. Es handelt sich dabei um einen schädlichen Einfluss einer individuellen Pflanze auf eine andere, indem sie ein chemisches inhibitorisches Element produziert. Absinth tut dies, indem es eine flüchtige Substanz in die Luft verströmt, welche das Wachstum anderer Pflanzen in einem Umkreis von einem Meter verhütet. Zu den wenigen Pflanzenarten, die diesen Kniff beherrschen, gehören außerdem die Walnuss [Juglans regia], diverse Grasarten und Wüstenpflanzen.
Von Gatchell eingeführt.
Die meisten Symtome sind toxikologischer Herkunft aus französischen Quellen.
1988 von der Gruppe Dynamis mit 9 Prüfern geprüft; s.: K. Long, Absinth-Arzneimittelprüfung, Deutsches Journal für Homöopathie, Heft 1/92 + 3/92 [*].

VERGLEICHE

Belladonna. Arsenicum. Stramonium. Lachesis. Hyoscyamus. Camphora. Opium.

WIRKUNGSBEREICH

GEMÜT. ZNS; Gehirn und Medulla. Verdauung.

LEITSYMPTOME

G Grauenhafte Visionen; gezwungen herumzulaufen.
„Sie können nicht stehenbleiben, weil sie dann von entsetzlichen Visionen heimgesucht werden.“ [Choudhuri]
[Sämtliche Arzneimittel aus der Ordnung der Compositæ erfahren Linderung durch Umherlaufen – Farrington]

G Große Ruhelosigkeit.
[Charakteristikum der Mitglieder der Compositæ, v.a. *Absin. Art-v., Cham.* und *Cina*.

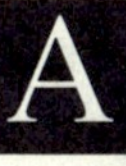

Cina und Chamomilla erfahren Erleichterung durch Bewegung, Artemisia hat nur das Verlangen danach, und bei *Absinthium* ist der Patient gezwungen herumzulaufen.]

G Gedächtnisverlust nach epileptischem Anfall.

G Gefährliche Gewalttätigkeit # Benommenheit.

„Es passt besonders zu Patienten, denen es an Affekt mangelt, bei denen etwas in der Persönlichkeit abgestorben ist, die brutale Umstände erlitten haben und selbst zu Brutalität fähig sind." [Wood]

G *Hyperaktivität; erledigt bereits Einzelheiten, wenn er irgendwo warten muss.**

G ALPTRÄUME.

Träume von *Toten, die aus dem Grab steigen.**

Schlaflosigkeit bei Kindern.

G Entspricht Nervosität, Gemütserregung und Schlaflosigkeit bei Kindern.

Ruhelosigkeit nachts & beunruhigende Träume.

V.a. jüngere Patienten [Hering].

„Besänftigt, wie beim Eintreten in einen schönen Traum. Sehr ruhig, als sei das Hirn abgerundet und symmetrisch." [Prüfungssymptome]

G *Gemütserregung und Spasmen bei Alkoholikern.*

A *Zittern*, v.a. der Zunge und/oder Hände.

A Epilepsie oder epileptiforme Konvulsionen und VORHER:

Zittern.

Furchterregende Erscheinungen.

Herzklopfen.

& blaues Gesicht. [Mezger]

„Epileptische Anfälle, denen nervöses Zittern vorausgeht, wenn sich die Züge verzerren, die Pupillen gleichmäßig geweitet sind und der Patient gezwungen ist herumzulaufen." [Blackwood]

„Manchmal ist die Epilepsie von *Absinthium* nicht durch einen vollständigen Anfall gekennzeichnet, sondern besteht nur aus Schwindel oder Bewusstseinsverlust. Ein weiteres Charakteristikum ist die kurze Dauer der epileptischen Anfälle." [Allen]

A Petit mal.

A Durst # Durstlosigkeit.

A Ein sonderbarer Schwindel beim Aufstehen ist charakteristisch.

> Kopf nach vorn beugen.

& Neigung nach hinten zu fallen.

K Otorrhœ nach Hemikranie. [Hering]

K Die *hintere Zungenpartie* fühlt sich *roh* an, *als habe man sich auf die Zunge gebissen.*

< wenn die Zunge die Zähne berührt.*

K Reibt sich ständig die Nase [wegen Trockenheit oder spärlicher, reizender wässriger Absonderungen] bis die Nase rot und aufgeschürft ist. [Dorcsi]

K Übelkeit und Magenschmerzen morgens beim Erwachen.*

K Harn tieforange, intensiver Geruch, wie Pferdeharn.

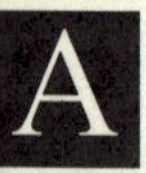

& unablässiger Drang.
& Schweregefühl in der Nierengegend.
K Schmerzen im rechten Ovar [*Abrot.* linkes Ovar].
Bei jungen Mädchen; in der Stillzeit oder im Klimakterium. [Dorcsi]
K Dorsalgie oder Lumbalgie > BEWEGUNG.*
K Verstauchungsgefühl, schmerzhafte Empfindlichkeit in den Gelenken, v.a. nach Konvulsionen. [Dorcsi]

RUBRIKEN

GEMÜT: *Aversion* gegen alle Personen [1]. *Benommenheit* # Gewalttätigkeit [1/1]. *Brutalität* [1; Alco.]. *Delusionen,* meint ermordet zu werden [1]; meint von Feinden verfolgt zu werden [1]; sieht Gesichter [1]; sieht Katzen [1]; nach Konvulsionen [1/1]; sieht Teufel [1]; von Tieren [1]. Über*empfindlich* im Klimakterium [1]. *Furcht* vor Gespenstern [1]; vor Katzen [1]; Klaustrophobie [1; vor Ratten [1/1]; zu töten [1]]. Ergebnislose *Geschäftigkeit* [1]. *Grausamkeit* [1]. *Hochfahren* aus dem Schlaf [1]. *Kleptomanie* [1; **Bell**.]. *Monomanie* [2]. Wünscht sich den *Tod* während Konvulsionen [1]; wünscht sich den Tod während der Rekonvaleszenz [1/1]. *Träume* von Kindern [2]. *Vergisst* was vor dem epileptischen Anfall war [1/1].

SCHWINDEL: Schwindel & *Zucken* der Gesichtsmuskeln [1/1].

KOPF: *Hyperämie* zum Scheitel [1; **Cinnb**.]. *Schmerzen,* liegt mit tief gelagertem Kopf während der Kopfschmerzen [1; Arn.].

GESICHT: *Konvulsionen* beginnen im Gesicht [1].

MUND: Zungen*bewegung* wie eine Schlange [1]. Zunge *herausgestreckt,* schießt schnell hervor und wieder hinein wie bei einer Schlange [1]. *Vergrößerungs*gefühl [2].

MAGEN: *Schmerzen* dehnen sich in den Rücken aus [1].

FRAUEN: Vorzeitiger Eintritt in das *Klimakterium* [1; Arist-cl.].

ATMUNG: *Atembeschwerden* in Linksseitenlage [1].

BRUST: Tumultartiges *Herzklopfen,* im Rücken hörbar [1/1]; Ausdehnung in den Bereich zwischen den Schulterblättern [1/1].

NAHRUNG

Verlangen: Alkohol [1].
Schlimmer: Verdorbenes Fleisch [1].
Pilzvergiftung [2].

NOTIZEN

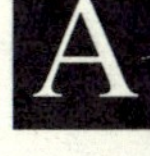

ACIDUM ACETICUM Acet-ac.

ZEICHEN

Essigsäure.
Eine klare, farblose Flüssigkeit, die stark nach Essig riecht und scharf sauer reagiert. In jedem Verhältnis mit Wasser und Alkohol mischbar. Der Siedepunkt liegt bei 118°C und der Schmelzpunkt bei mindestens 15,6°C.
Essigsäure wird durch Oxidation von verdünntem Alkohol oder durch trockene Destillation des Holzes dargestellt. Essig besteht aus Wasser und höchstens 10% Essigsäure. Letztere wird durch enzymatische Oxidation von Ethylalkohol in Wein durch das Bakterium Mycoderma aceti gewonnen.
Korrodierende Flüssigkeit mit sehr stechendem Geruch. Kommt in vielen Pflanzensäften und Ausscheidungen von Tierorganismen [Schweiß] vor. Lösungsmittel für viele Substanzen [Öl, Kampfer, Harze, Phosphor, Schwefel]. Hygroskopisch [entzieht der Atmosphäre Feuchtigkeit], weswegen sie in hermetisch verschlossenen Gefäßen aufbewahrt werden muss. Essigsäure bildet durch Reaktion mit Alkohol Azetate, die vielfach als Lösungsmittel verwendet werden. Durch chemische Reaktion mit Zellulose bildet sie Zelluloseazetat, das Ausgangsmaterial für Rayon und andere Kunstfasern sowie Filme Anwendung findet.
Geprüft von Berridge.

VERGLEICHE

Arsenicum. Phosphorus. China. Arsenicum iodatum.

WIRKUNGSBEREICH

Ernährung. Zirkulation. Drüsen [Schweißdrüsen].

LEITSYMPTOME

G Reizbarkeit bei *Unterleibsbeschwerden; während Kopfschmerzen; bei Leberbeschwerden.*
Depressionen und Seelenqualen gefolgt von Schmerzen wie von geschwürigem Nagen an einer Stelle im Magen.

G Angst um seine Kinder; um seine Familie.
Macht sich unnötig Probleme.
Voller Sorgen.

G „Ein Mensch am Ende einer schwierigen selbst-verachtenden Existenz, nach unablässigem Leiden, Furcht, Einsamkeit, Verlassenheit und Erschöpfung.“ [Dorcsi]

A Blasse, magere Personen mit schlaffen Muskeln und blassem, wächsernem Gesicht.

A Schlimme Folgen von Stichen und Bissen [*Led.*].

A Beschwerden durch Schwangerschaft.
[Anämie; Schwäche; saures Aufstoßen; saures Erbrechen; Sodbrennen; starker Speichelfluss Tag und Nacht.]

A Chronische Schwäche, Anämie und Abmagerung.

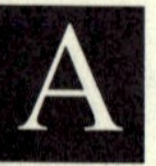

& chronischer trockener hackender Husten und Nachtschweiße.

A Hochgradige Entkräftung nach Verletzungen; nach Operationstrauma; nach Anæsthetika.

A Sehr frostig.
Sehr kälteempfindlich.

A Intensiver unstillbarer DURST, auf große Mengen.
Bei Wassersucht; Diabetes; chronischer Diarrhœ; chronischem Husten; Abmagerung; nach Stuhlentleerung.
Aber kann nichts Kaltes trinken; liegt wie ein Gewicht im Magen.
Kein Durst bei Fieber.

A > Bauchlage.
< Rückenlage.
[Magenschmerzen; brennende Schmerzen im Abdomen; Rückenschmerzen]

A < langwieriges Stillen [= Anämie und Schwäche].

A REICHLICHE AUSSCHEIDUNGEN.
[blasser Urin; Schweiß; Speichel; Auswurf; Diarrhœ].
Acet-ac. ist ein ungerechtfertigterweise vernachlässigtes Mittel bei Hydrops. Es steht zwischen *Apis* und *Arsenicum*. Es unterscheidet sich von diesen beiden Mitteln durch seine besondere Betonung auf Magensymptome. [Farrington]
Vergleiche *Apoc.*

A OHNMACHT & SCHWINDEL.

K Nervöse Kopfschmerzen durch Abusus von Tabak, Narkotika, Kaffee, Alkohol.
Dumpfe Kopfschmerzen & Hitzegefühl in den Schläfenarterien.
< Überanstrengung; Wein.

K Einseitige Verfärbung des Gesichts.

K BLÄULICHE LIPPEN.

K Empfindung, als sei der Magen mit Essig gefüllt.
Schwangerschaftserbrechen.
& starker Schweiß.
& Ohnmacht.

K Ödeme der Extremitäten.
& Diarrhœ.

RUBRIKEN

GEMÜT: *Angst* um seine Familie [1]; um die Gesundheit [1]; um seine Kinder [1]. Abneigung, am Kopf *berührt* zu werden, bei Kindern [1; *Cina*]. *Beschwerden* durch emotionale Erregung [1]. *Delusion*, hält sich für betrunken [1/1]. Geistige *Entkräftung* durch Verletzungen [2; *Sul-ac.*]. *Erkennt* seine Angehörigen nicht [1]. *Furcht,* treibt ihn von einem Ort zum andern bei Dyspnœ; bei Leberbeschwerden [2/1]. Macht sich unnötig *Probleme* [1]. *Reizbarkeit* bei Kopfschmerzen [2]. *Wehklagen* [2].

KOPF: *Erweiterte* Blutgefäße [1; **Ferr**.]. *Schmerzen* in der rechten Stirnseite,

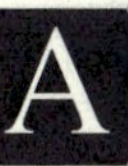

dehnt sich zur linken Seite aus [1; **Sabad**.].
NASE: *Epistaxis* post partum [1/1]; durch einen Schlag [1; **Arn**.].
MUND: *Schmerz* in der Zunge beim Sprechen [1].
MAGEN: *Erbrechen* nach Muttermilch [1; **Sil**.]. Brennende *Schmerzen* & Schweiß auf der Stirn [1/1].
ABDOMEN: *Retraktions*gefühl wenn in Rückenlage [1/1].
REKTUM: *Diarrhœ* bei abgemagerten Kindern [1; Tub.]; bei Kindern während der Zahnung [1].
HARN: *Reichliche* Harnentleerung & Rückenschmerzen [1/1].
FRAUEN: *Menses* schubweise nach der Entbindung [1/1]. *Metrorrhagie* & Kälte des Körpers [1; **Carb-v**.].
ATMUNG: Atem*beschwerden* in Rückenlage [1; **Lyc**.]; Atembeschwerden durch Empfindung von Herabsinken im Abdomen [1/1].
BRUST: *Milch*, schlecht [1]; Kind verweigert Muttermilch [2]; Milch versiegt [1].
EXTREMITÄTEN: *Ruhelosigkeit* der Hände im Schlaf [1].
SCHLAF: *Stellung*, schläft in Bauchlage [1]; Rechtsseitenlage unmöglich [2]; Rückenlage unmöglich [1].
HAUT: *Nævi* [3]. *Wächsern* [3].
ALLGEMEINES: *Hitze*wallungen nachts [1]; & Schweiß [1].

NAHRUNG

Abneigung: Kalte Getränke [1]; kalte Speisen [1]; Milch [1]; Milch, Muttermilch [1]; Salz [1].
Verlangen: Salz [1]; Würstchen [1].
Schlimmer: Brot [1]; Brot und Butter [1]; Butter [1]; Fleisch, verdorbenes [1]; Gemüse [1]; kalte Getränke [1]; kalte Speisen [1].
Besser: Kartoffeln [1].

NOTIZEN

ACONITUM LYCOCTONUM **Acon-l.**

ZEICHEN

Aconitum lycoctonum. Aconitum vulparia. Gelber Sturmhut. Wolfseisenhut. Fam. nat. Ranunculaceæ.
Laut Clarke ist der Gelbe Sturmhut die einzige Aconitart, die kein Aconitin enthält. Über die Inhaltsstoffe von A. lycoctonum ist nach dem gegenwärtigen Forschungsstand noch sehr wenig bekannt. Allerdings ist Lyaconitin, ein Alkaloid mit denselben Eigenschaften wie Aconitin, in den Wurzeln nachgewiesen worden. Die Pflanze hat

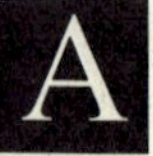

nicht die knollenförmigen Wurzeln wie A. napellus. Sie wächst in Berggegenden von Zentral- und Osteuropa bis China und im Himalaja. Häufig findet man sie sogar noch oberhalb der Baumgrenze, ebenso wie A. napellus. Dies liegt vermutlich an der Eigenart der Aconitpflanzen: die Samen keimen am besten, wenn sie eine Zeitlang Kälte oder sogar Frost ausgesetzt waren. Hinsichtlich der Toxizität unterscheiden sich die beiden Arten kaum. Früher wurde der Saft in Indien und Japan für Giftpfeile benutzt. Vermutlich handelte es sich bei dem Gift, das die alten Römer und Griechen zu Exekutionszwecken verwendeten, um Aconitin. Auf der griechischen Insel Ceos entledigte man sich der Alten Kranken, indem sie von offizieller Stelle gezwungen wurden Aconitin einzunehmen. [Conium steht ebenfalls in dem Ruf, diesem Zweck gedient zu haben.] Der Artenname 'lycoctonum' bezieht sich auf die alte Verwendung der Pflanze zum Töten von Wölfen [*luco* = Wolf, *ctonos* = töten]. Der moderne Name A. *vulparia* [vom lat. *vulpes* = Fuchs] hat ähnliche Bedeutung.

VERGLEICHE

Lycopodium. Conium. Iodum. Spongia. Pulsatilla.

WIRKUNGSBEREICH

Drüsen. Magendarmtrakt; Leber.

BESONDERHEITEN

A „Bei den Symptomen von *Acon-l.* zeigt sich eine deutliche Abwesenheit der bei den anderen Aconit-Arten so auffallenden Beschwerden der Hautnerven." [Clarke]

A *Brennender Durst.*
Selbst beim Trinken.
Durst nachts.

A < nachmittags.

A < geistige Anstrengung.

A < Schweinefleisch [= schneidende Schmerzen im Abdomen und Diarrhœ].
< Milch [= lanzinierende Schmerzen im Abdomen].
< Zwiebeln.
< Wein.

A DRÜSENSCHWELLUNG.
[Hals-; Achsel-; Brustdrüsen]
„Ich habe es mit guter Wirkung in Fällen von skrofulösen Drüsen verwendet, selbst in Fällen, in denen Verdacht auf Morbus Hodgkin bestand." [Clarke]
Drüsenstauung und -induration. [Voisin]

A JUCKREIZ der Augen, Nase, Anus, Vulva.

A Taubheitsgefühl in Partien, auf denen man gelegen hat.

K Haut der Nase aufgesprungen.

K Tonsillitis.
& gerötete Mandeln.
& Entzündung und Induration der Halsdrüsen. [Voisin]

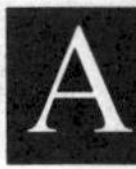

NAHRUNG

Abneigung: Fettige Nahrung [1]; Milch [1].
Verlangen: Bohnen und Erbsen [2]; Delikatessen [2]; Obst [1]; Süßigkeiten [1]; Tabak [1]; Weißkohl [1].
Schlimmer: Milch [1]; Schweinefleisch [1]; Wein [1]; Zwiebeln [1].
Besser: Wein [1] [> Taubheitsgefühl im Kiefer].

NOTIZEN

ACTÆA SPICATA — Act-sp.

ZEICHEN

Christophskraut. Fam. nat. Ranunculaceæ.
Heimisch in Wäldern. Unterscheidet sich von allen anderen Ranunculaceaarten durch die beerenartigen Früchte.
Schwarzer, kriechender Wurzelstock; reinweiße Blüten. Aufrechter Stengel, der bis zu 1 m hoch wird; Stengel dreieckig, unverzweigt oder nur spärlich verzweigt. Schwarz und glänzend, eiförmige Beeren, viele Samen und hochgiftig. Der Beerensaft vermischt mit Alaun erzeugt einen schwarzen Farbstoff.
Der Name *Actæa* ist vom gr. *akteia*, Holunder, abgeleitet, dem diese Pflanze hinsichtlich der Blätter und Beeren ähnelt. *Spicata* bedeutet Ähre und bezieht sich auf die Infloreszenz. Der Geruch der Beeren übt anscheinend auf Kröten eine Anziehungskraft aus. Der englische Name *Toadroot* [Krötenwurz] entstammt womöglich auch von der Vorliebe der Pflanze für feuchte schattige Standorte, in denen auch die Kröte lebt.
Der Hl. Christopherus, ein christlicher Märtyrer aus Anatolien aus dem dritten Jh., hatte angeblich diese Pflanze bei sich, als er das Jesuskind über den Fluss trug. Das Kind wurde ungewöhnlich schwer, zumal es die Last der Welt trug. Christopherus ist der Schutzheilige der Reisenden und der Schatzsucher. Sein Feiertag ist der 25. Juli. Im Mittelalter wurde das Kraut zur Bezauberung oder Austreibung der Geister verwendet, die vergrabene Schätze bewachten.
Seine toxische Wirkung schien von einer mezereumartigen Substanz herzustammen.
1852 von Petroz geprüft und eingeführt.

VERGLEICHE

Arsenicum. Lycopodium. Rhus toxicodendron. Cimicifuga. Colchicum.

WIRKUNGSBEREICH

Kleine Gelenke. Herz. *Rechte Seite [Arm, Handgelenk, Hypochondrium, Hoden, Brust, Mamma].

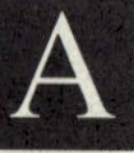

LEITSYMPTOME

G Verlangen nach Gesellschaft; < während man allein ist.
G Beschwerden durch Schreck, Furcht oder Übermüdung.
G Angst im Liegen, bei Ruhe.
 > Bewegung.
A Passt v.a. für Männer [*Cimic.* für Frauen].
A Bei Frauen: Unterdrückung der Menses durch Schreck.
A < rechte Seite [*Cimic. < linke Seite*].
A Schlappheit nach dem Essen und nach Sprechen.
A Frostig, aber < Sonneneinwirkung. [*Waldpflanze, die Schatten bevorzugt]
A Frostig nach Trinken. [Allen]
A < *Kälte.*
A Klebriger Schweiß. [Allen]
A Rheumatismus.
 & Abneigung gegen Nahrung.
 & Unterdrückter Schweiß.
A Heftige, reißende, ziehende Schmerzen [in kleinen Gelenken].
 < Berührung und Bewegung.
 < Nachts.
A Pulsieren am ganzen Körper, v.a. Leber und Nierengegend.
A Schwindel; wie berauscht.
 < [oder >] im Freien; Bücken.
 & Verdunkelung der Sicht.
K Kopfschmerzen: Scheitel, Ausdehnung bis zwischen die Augenbrauen. [Cimic. Schmerzen Scheitel oder Hinterkopf, Ausdehnung in die und über die Augen, oder umgekehrt: supraorbitale Schmerzen mit durchzuckenden Stichen Richtung Oberkopf].
 Kopfschmerzen durch Sonneneinwirkung.
K Ohrengeräusche durch Angst.
 Ohrenschmerzen beim Schneuzen oder Niesen.
K Verdauungsstörung durch Obst; durch Salzfleisch.
K Gelenkschwellung, v.a. rechtes Handgelenk, durch geringfügige Ermüdung.
 & Schwäche der Hand [Hände].
K Rheumatische Schwellung der Handgelenke.
 & Herzbeschwerden.

RUBRIKEN

GEMÜT: *Angst* > Bewegung [1]; bei Ruhe [1]. *Delusion*, meint wahnsinnig zu werden [1; **Cimic.**]. *Egotismus* [1]. *Furcht* vor dem Tod nachts [1]. *Libertinismus* [1]. *Selbsttäuschung* [1].
SCHWINDEL: Schwindel an frischer *Luft* [1].
KOPF: *Juckreiz* der Kopfhaut # Hitze [1/1]. *Schmerzen*, Kopfweh durch Kaffee [1]; > Kaffee [1]; durch Sonneneinwirkung [1].

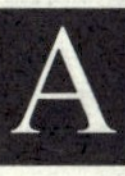

AUGEN: Katarrhalische *Entzündung* durch Kälte [1].
GESICHT: *Schweiß* auf der Seite, auf der man gelegen hat [1]. Gelbe *Verfärbung* um den Mund [1].
ZÄHNE: *Schmerzen,* Zahnschmerzen, die sich zu den Schläfen ausdehnen [1; **Kreos.**].
HALS: Wund*schmerz* durch Sprechen [1/1].
MAGEN: *Verstimmung* nach Obst [1; **Ars.**, **Chin.**].
ABDOMEN: *Pulsieren* im rechten Hypochondrium [1].
ATMUNG: Atem*beschwerden* in kalter *Luft* [1]; in kaltem Wetter [1].
RÜCKEN: Wund*schmerz,* Sakralbereich, in Seitenlage [1; *Nat-s.*].
EXTREMITÄTEN: *Schwäche* nach dem Essen [1]; nach Sprechen [1/1]. *Schwellung* der Finger nach Gehen [1/1]. *Zittern* der Oberschenkel, wenn man sie anhebt [1/1].
SCHWEISS: *Kalter* Schweiß nach der geringsten körperlichen oder geistigen Anstrengung [1; **Hep.**, **Sep.**]

NAHRUNG

Abneigung: Nahrung [bei Rheumatismus] [1].
Verlangen: Gehaltvolle Speisen [1].
Schlimmer: Bier [1]; Fleisch, mariniertes [1]; Kaffee [1]; Obst, verdorbenes [1]; Tabak [1].
Besser: Kaffee [1].

NOTIZEN

ADAMAS **Adam.**

ZEICHEN

Diamant.
Adamant wurden im Altertum verschiedene harte Substanzen genannt, z.B. Stahl. Es ist auch ein imaginärer Felsen mit phantastischen Eigenschaften. Das griechische Wort *adamas* bedeutet 'unbeugsam, unbesiegbar'.
Der Diamant ist ein würfelförmiges Mineral, das aus reiner Kohle besteht.
Unverfälscht ist Diamant farblos und vollkommen durchsichtig. Sein Brechungssindex und seine Streuung sind beträchtlich hoch, dies erklärt sein Funkeln und seine schönen Farben. Der Härtegrad des Diamanten beträgt 10; er ist härter als jedes andere Material und kann daher nur durch einen anderen Diamanten gekratzt werden. Wenn Diamant unter Ausschluss von Sauerstoff erhitzt wird, verwandelt er sich in Kohle. Bei extrem hohen Temperaturen in Sauerstoff [1900° C] verbrennt er zu Kohlendioxyd. Diamant

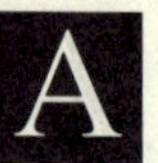

kann auch mit einer Mischung von Salzsäure und Natron oder Kaliumbichromat und Schwefelsäure zum Schmelzen gebracht werden. Ansonsten ist der Diamant chemisch unverletzlich.
Das Element *Kohle* tritt in zwei reinen Formen auf, als Diamant [die härteste bekannte Substanz] und als Graphit [weich, schwarz und leicht fettig]; in unreiner Form kommt es als Holzkohle, Koks und Ruß vor; und in der Atmosphäre als CO_2. Kohle, das dunkelste aller Elemente, kristallisiert zu dem unzerstörbar reinsten Material, zumal der Diamant keine Unreinheit aufweist und keine Verbindung mit anderen Elementen eingeht oder langatmige Formeln bildet. Obgleich die Farben variieren, *dies geschieht niemals in Zusammensetzungen mit anderen Elementen, sondern durch Mischung* mit anderen Elementen oder Verunreinigung durch andere Elemente – z.B. Eisen für die Farben gelb bis orange-braun; Chrom und Uran für grün, Eisen und Fluorit für blau und Eisen und Germanium für rot.
Wenn er extrem hohem Druck und Temperaturen ausgesetzt ist, und unter Verwendung eines Katalysatoren wie etwa geschmolzenem Eisen, kann Graphit in Diamant umgewandelt werden. Es gibt sogar Berichte davon, dass Diamanten erfolgreich aus Erdnussbutter hergestellt wurden – eine weniger offensichtliche aber geschmackvollere Bezugsquelle für Kohle!
Im Periodensystem gehört Kohle der Gruppe 4A an, eine Gruppe, der auch Silicon, Germanium, Zinn und Blei angehören. Die Gruppe ist im mittleren Bereich des Periodensystems angesiedelt, genau zwischen den Supermetallen [Alkalimetallen] und den Supermetalloiden, den Halogenen. Und diesem Niemandsland ist das menschliche Wesen entsprungen, ebenso wie jede andere Lebensform. Weil Kohle etwas wie ein Metall und etwas wie ein Nichtmetall reagiert, lässt es sich auf unzählige Arten kombinieren. Zum Beispiel gibt es mehr als zwei Millionen Kohleverbindungen [genannt organische Verbindungen] ungefähr eineinhalb mal soviel wie alle anderen Elemente zusammen genommen [anorganische Verbindungen]. Auf ihrer Suche nach einem Element, dass, wie Kohle, auch als Basis für Lebensformen dienen könnte, fanden Wissenschaftler nur eins: Silikon, das der Kohle am nächsten stehende Familienmitglied.
In Emblemen steht der Diamant häufig für das ausstrahlende mystische Zentrum. „In Indien war der weiße achtflächige Diamant Indra geweiht, der Gottheit von Gewitter, Donner und Blitz, und der schwarze Diamant Yama, der Gottheit des Todes. Es herrschte der Glaube, dass Diamanten ihren Träger vor Schlangen, Feuer, Gift, Krankheit, Dieben, Überschwemmung und bösen Geistern schützten. … Sehr große Diamanten galten als Unglücksbringer. In der Überlieferung heißt es, dass die mystischen Kräfte des Juwels nur wirken können, wenn es durch Freigebigkeit empfangen wurde, hingegen durch Diebstahl oder gewaltsame Aneignung seine Kräfte verliert. Ein sechsflächiger Diamant galt als besonderer Glücksbringer; ein würfelförmiger Stein war mit Vorsicht zu behandeln. Ein großer dreieckig geformter Diamant erzeugte angeblich Disharmonie im Haushalt, und einen Diamanten zu verlieren galt als sehr großes Unglück. … Im Altertum turug man Diamanten vorzugsweise auf der linken Seite. Die Römer trugen Diamanten am linken Arm als Talisman gegen Feigheit. Sie wurden auch zum Schutz gegen Wahnsinn getragen. Ständiges Tragen eines Diamanten sollte Beständigkeit in der Ehe gewährleisten.“ [Sherr]
Geprüft von P. Sankaran.
„Dr. Stephenson sagte uns, der Diamant verdiene eine Arzneimittelprüfung zur

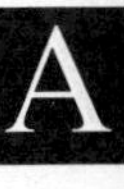

Entdeckung seiner homöopathischen Indikationen, zumal er ausgiebig und erfolgreich in der Ayurvedischen Medizin angewendet würde. Als wir A. Nelson's in London darum baten, für uns eine Potenz von *Adamas* herzustellen und uns zuzusenden, hatten sie mit der Herstellung einer Potenz große Schwierigkeiten. Da der Diamant eine der härtesten Substanzen der Welt ist, meinten sie, er werde den Mörser und Stößel abnutzen, anstatt verrieben zu werden, Schließlich überwanden sie diese Schwierigkeit, in dem sie einen Spezialmörser und -stößel verwendeten, womöglich aus Achat.“ [Sankaran]
Auch von Jeremy Sherr geprüft; Arzneimittelprüfung und Supervision durchgeführt von der Dynamis School, Jahrgang 1994, und Prüfern in Südafrika; 20 Frauen, 5 Männer.

* = AMP Sankaran; ** = AMP Sherr.

LEITSYMPTOME

G Reizbar und schweigsam. Mag nicht arbeiten. Am Morgen lethargisch.*

G Ungeduldig; intolerant; scharf und brüsk; kritisch.
„Nichts kann mich zufriedenstellen.“ „Alles irritierte mich; Worte und Bewegungen.“ „Musste mich durchsetzen und auf jemandem herumhacken, den ich weder kenne noch respektiere.“**

G Bleibt nicht bei einer Entscheidung.*
Ringt nach Worten, Schwierigkeiten, beim Sprechen bestimmte wohlbekannte Worte zu finden.*
Macht Fehler beim Sprechen.*
Fehler beim Buchstabieren. Verwechseln von Worten. Fehler beim Sprechen, Worte entfallen mir.**
Undeutliches Sprechen.**

G *Funkeln.*
„Fühle mich funkelnd - bestimmt nicht träge.“ „War sehr beeindruckt davon, wie alles funkelte. Richtig blendend.“ „Heute Morgen weißer Frost. Endlich etwas Reinheit in dieser Welt. Jeder Eiskristall funkelte wie Juwelen.“ „Funkelnde Schmerzen, ständig wechselnd und bewegen sich, wie etwas Scharfkantiges am ganzen Körper mit scharfen Spitzen.“ „Gebrauche viele Worte, die man mit Edelsteinen in Zusammenhang bringen könnte.“ „Angezogen vom dunklen Nachthimmel. Sterne wirken deutlicher.“ „Empfindung als ob ich unter der Oberfläche sprudele.“ **

G *Abneigung gegen Gesellschaft; besser allein.* [bei 7 Prüfern].**

G Gefühl der Unabhängigkeit. [bei 7 Prüfern]
Klärung von Themen. Klare Entscheidunsfähigkeit.
Gefühl der Macht.
„Fühle mich stark. Es ist gut eine Frau zu sein. Ich bin nachts glücklich. Genieße die kraftvolle Energie der Nacht. Ich kann im Dunkeln fliegen.“ „Expansionsgefühl innerhalb meiner Grenzen.“ „Nichts scheint ein Problem darzustellen. Probleme sind einfach da um gelöst zu werden.“ **

G Angst um die Gesundheit.

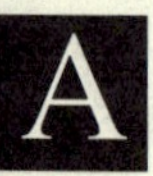

[Brustkrebs; TB; Pneumonie; Schwindsucht]

„Dieses Arzneimittel mach mich früh alt. Ich habe das Gefühl, als sei der jugendlich Schwung fort."

„Große Angst beim Autofahren, zwanghafte Gedanken an Zusammenstöße, Unfälle und Tod."**

G Träumt, dass Freunde ihn hintergangen hätten und empfand ein Gefühl von Enttäuschung.
Traumthemen: Säuglinge, Schutz [bei 7 Prüfern]. Gewalt und Mord. Betrug und Verschwörung [von den nächsten Freunden hintergangen werden; Träume von Lügen und Täuschung]. Reisen. Wasser. **

A Frösteln.
„Fühle mich sehr kalt und schaudernd innerlich, eiskalt tief in den Knochen."
oder: Körpertemperatur ungewöhnlich warm. Hitzegefühl im ganzen Körper den ganzen Tag lang.**

A Appetit und Durst gesteigert.*
Appetitverlust [8 Prüfer].**

A Gelüste auf Kaffee [2 Prüfer]; Früchte [süß und saftig; getrocknet; roh] [5 Prüfer]; Räucherlachs [2 Prüfer].**

A Schlaf erfrischt nicht. Furchterregende Träume.*

A Trockenheit [Kopf; Nase; Gesicht; Mund; Hals; Haut].**

K Kopfschmerzen durch Hunger, > Essen.
Kopfschmerzen.
& Tränenfluss und Brennen in den Augen.*

K *Kopfschmerzen & Hunger.*
„Eines der herausragenden Symptome war Kopfweh in Verbindung mit Hunger gebessert durch Essen. Bei einem Prüfer hielt dieses Symptom noch zwei Jahre nach Beendigung der Arzneimittelprüfung an." [Sankaran]

K Empfindung als seien die Ohren mit Wasser gefüllt. Als würde Wasser im Innern der Ohren rollen.*

K Halsschmerzen.
> Trinken; heiße Speisen oder Getränke.
< wenn der Hals austrocknet.
Empfindung von Nadelstichen im Hals.*

K Dringender Stuhldrang. Muss sich morgens zur Stuhlentleerung beeilen. Plötzlicher Stuhldrang beim Einschlafen. Viel Flatulenz.*

K Kälte der Handflächen und Finger, v.a. Fingerspitzen.*

NAHRUNG**

Abneigung: Fette [1]; Milch [1]; Sahne [1]; Weißwein [1].
Verlangen: Obst [2]; Alkohol [1]; Fisch [1]; Gemüse [1], grünes Gemüse [1]; kohlensäurehaltige Getränke [1]; Kaffee[1]; Käse [1]; Meeresfrüchte [1]; Räucherlachs [1]; stärkehaltige Speisen [1]; Trockenobst [1]; Wein, Rotwein [1].
Schlimmer: Alkohol [1]; kalte Getränke [< Husten; 1].

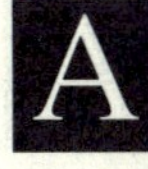

NOTIZEN

ADLUMIA FUNGOSA

Adlu.

ZEICHEN

Adlumia fungosa. Fumaria fungosa. Fam. nat. Papaveraceæ.
Adlumia [benannt nach Major John Adlum, einem amerikanischen Botaniker] ist eine zweijährige Kletterpflanze, die zu den Fumariaceæ gehört, einer Pflanzenfamilie, die derzeit den Mohngewächsen zugeordnet wird. Die Pflanze ist in Nordamerika heimisch, wo sie hauptsächlich in Berggebieten wächst. Die Ranken werden am Boden durch die eigenen Blätter gestützt, und trotz ihrer zarten Struktur kann sie 20 bis 40 cm hoch klettern. Die weißen oder purpurnen Blüten, die in Trauben herabhängen, blühen im Juni bis Oktober. Die lange Korolla bleibt für eine Weile geschlossen und beginnt dann vorsichtig, sich an den äußeren Kanten zu öffnen. Nach der Befruchtung fällt die Korolla nicht ab, sondern dehnt sich aus wie ein Schwamm. Fumariaarten werden sehr selten von Insekten aufgesucht. Sie sind selbstbefruchtend und befruchten jeden Samen. Fumariaarten werden bereits seit langer Zeit als Heilkräuter bei chronischem Exanthem und Nierensteinen geschätzt, wobei der Heilerfolg den schweißtreibenden Wirkungen zugeschrieben wird, ebenso wie der blutreinigenden Wirkung durch die Harnorgane. „Französische und deutsche Ärzte ziehen es als blutreinigendes Mittel immer noch den meisten anderen Medikamenten vor. Die getrockneten Blätter werden manchmal bei Kopfbeschwerden wie Tabak geraucht." [Grieve]
Die Pflanze galt außerdem bei Unfruchtbarkeit als nützlich.
Zu den aktiven Wirkstoffen gehören Zitronensäure und diverse Alkaloide, die auch in *Sanguinaria canadensis* und *Chelidonium majus* vorkommen, zwei weiteren Pflanzen der Mohnfamilie. Bemerkenswert ist, dass Mitglieder der Mohnfamilie selten Insekten als Wirt dienen.
Siehe auch Corydalis und Fumaria.
1973-74 von Bayr an 22 Ärzten [21 Männer, 1 Frau] geprüft. Acht Teilnehmer brachen die Prüfung vorzeitig ab.

VERGLEICHE

Nux vomica. Nepenthes. Fumaria officinalis. Corydalis cava. Chelidonium.

WIRKUNGSBEREICH

Verdauungsapparat. Leber. Kleine Gelenke [Hände; FINGER]. **Rechtsseitig.*

LEITSYMPTOME

G *Konzentrationsschwierigkeiten.*
Fehler beim Schreiben.

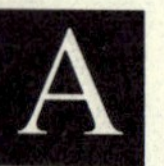

G Furchterregende Träume, selbst in kurzem [Mittags-] Schlaf.
A GROSSE ABGESPANNTHEIT GEGEN ENDE des NACHMITTAGS.
MUSS SICH HINLEGEN.
Euphorie, wenn die Abgespanntheit abklingt.
A Frostig.
Aber frische Luft >.
A Unverträglichkeit von fettigen Speisen.
Übelkeit durch Würstchen.
A Verlangen nach kalter Milch. [*Chel.* heiße Milch]
A Schlafstörungen.
Erwacht um 3 Uhr; wirft sich unruhig hin und her und schläft schließlich wieder ein.
Unruhiger Schlaf durch Obstipation tagsüber.
A Sexualkraft vermindert.
Zu rasche Ejakulation.
A < NACHMITTAGS 14 - 17 UHR.
K Rechtsseitige Kopfschmerzen.
< abends [nach Einwirkung von Sonnenhitze].
< 3 Uhr.
> Kaffee.
> frische Abendluft.
& Schwellung des rechten Unterlids.
& Schwächegefühl; muss sich hinlegen.
& Übelkeit.
K Stauung in Kopf und Gesicht durch aufwärts drückenden Flatus.
K Drückende Schmerzen im Magen nach den Mahlzeiten.
> Bauchlage.
K Drückende Schmerzen im Epigastrium nach dem Essen.
> Bauchlage.
Schmerz dehnt sich zum linken Schulterblatt oder linken Arm aus.
K Übelkeit durch Rauchen; durch Bier.
Übelkeit > nach dem Essen.
K *Meteorismus durch Rauchen.*
Auftreibungsgefühl im Abdomen & Rumoren.
& Druck in der Lebergegend.
& häufige Stuhlentleerung um 16 - 18 Uhr.
K Meteorismus & Schmerzen in den Fingergelenken.
K Beklemmung in der linken Seite des Brustkorbs.
> Druck.
K *Langsames* Nagelwachstum.

RUBRIKEN

GEMÜT: Grundloser *Trübsinn* [1]; Trübsinn, tagelang freudlos [2].

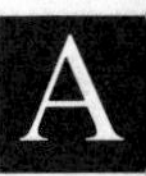

KOPF: *Schmerzen*, Kopfweh < 3 Uhr [1]; > frische Abendluft [1]; > Regenwetter [1]; & Übelkeit und Schwindel [1].
AUGEN: *Hordeolum*, rechtes Unterlid [1/1]. *Schwellung* des rechten Unterlids [1].
MUND: *Verfärbung*, Zunge weiß belegt & Flatulenz und weicher Stuhl [1/1].
ABDOMEN: *Schwächegefühl* im Abdomen um 23 Uhr [1].
REKTUM: Häufiger *Drang* nachmittags, aber nur Entleerung von gelbem Schleim [1]. *Obstipation*, schwierige Entleerung von weichem Stuhl [2]; erfolgloser Drang und Pressen [2]; tagelang keine Stuhlentleerung [2].
STUHL: *Hart*, knotig [2]. *Weich*, helle Färbung [2].
BRUST: *Herzklopfen* & Empfindung von Atemnot und Schwindel bei geringfügiger Anstrengung [1/1]; während Meteorismus [2]; & Übelkeit und Schmerzen im Epigastrium, die sich zum linken Schulterblatt ausdehnen [1/1].
SCHLAF: *Einschlafen* schwierig wegen Herzklopfen [1]. Häufiges *Erwachen* mit quälenden Gedanken [1]. *Schläfrigkeit* tagsüber, < am Nachmittag, unwiderstehliches Verlangen sich hinzulegen [2].

[Quellen: G. Bayr, Eine Arzneimittelprüfung mit Adlumia fungosa; *Allg. Hom. Zeitung*, 221/2, 1976.
G. Bayr, Das Prüfungsbild der Papaverazee Adlumia fungosa; *Allg. Hom. Zeitung*. 224/4, 1979.
G. Bayr, Beobachtungen während einer Arzneimittelprüfung mit Adlumia fungosa D30; *Allg. Hom. Zeitung*, 224/5, 1979.]

NAHRUNG

Verlangen: Kalte Milch [1].
Schlimmer: Bier [1]; Fette [1]; Würstchen [1].
Besser: Kalte Nahrung [1].

NOTIZEN

ADONIS VERNALIS **Adon.**

ZEICHEN

Adonis vernalis. Adonisröschen. Frühlingsadonis. Teufelsauge. Fam. nat. Ranunculaceæ. Name nach Adonis aus dem Altertum, einem der Liebhaber von Aphrodite, dessen Blut angeblich die Blütenblätter des Adonisröschens gefärbt hat. *Vernalis* bedeutet 'des Frühlings' - die Blütezeit.
Adonis ['adon' ist das phönizische Wort für 'Meister'] war der phönizische Gott einer zerfallenden und wieder neu entstehenden Natur. In der griechischen Mythologie ist er ein Junge von außerordentlicher Schönheit, der von Aphrodite verführt wurde. Als Nachwuchs einer Liebesaffäre von Cinyras, König von Zypern, mit seiner Tochter Myrrha wurde Adonis aus dem Stamm eines Myrrhenbaumes geboren, in den seine

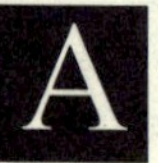

Mutter von den Göttern verwandelt worden war. Als er auf der Jagd von einem wilden Eber getötet wurde, überredete die Göttin Zeus, ihm zu gestatten, im Frühling und Sommer die Unterwelt zu verlassen, um bei Aphrodite zu sein. Danach musste er bis zum folgenden Frühjahr in die Unterwelt zurückkehren.
Adonis, eine Pflanze, die sehr eng mit der Anemone verwandt ist, stammt aus Südosteuropa, doch kommt manchmal wild auch in Westeuropa und England vor. Sie wächst auf jedem Boden, bevorzugt aber kalkhaltige Erde. Sie blüht mehr in der Sonne, gedeiht aber auch im Schatten. Der kurze, kräftige schwarzbraune Wurzelstock enthält sowohl fruchtbare als auch sterile Triebe. Während der Blütezeit [April-Mai] bildet sich eine einzelne zitronenfarbene Blüte an der Stengelspitze. Die Samen werden durch Ameisen verbreitet. Diese stark toxische Pflanze enthält über 10 Herzglukoside, einschließlich Adonitoxin, Cymarin und Strophantidin. Die Wirkung ähnelt der von Digitalis, aber Adonis hat eine mildere Wirkung, und seine Toxine akkumulieren nicht so stark im Körper. Vergiftungen von Menschen oder Tieren treten selten auf; das liegt daran, dass der Saft der frischen Pflanze fressend ist und bitter schmeckt. Adonis wird manchmal anstelle von Digitalis verordnet und kann zuweilen wirken, wenn Letzteres versagt hat, insbesondere bei Nierenerkrankung. Die Wirkung bei Herzklappenerkrankung ist jedoch weniger gesichert als bei Digitalis.
„Im Unterschied zum Fingerhut jedoch hat Adonis eine leicht sedierende Wirkung auf das Herz, und es wird in der Regel bei Patienten verschrieben, bei denen der Herzschlag zu schnell und unregelmäßig ist. Adonis wird auch zur Behandlung bestimmter Fälle von niedrigem Blutdruck empfohlen. Ebenso wie andere Pflanzen, die Herzglykoside enthalten, hat Adonis eine stark diuretische Wirkung und kann gegen Wasserretention eingesetzt werden, insbesondere in Fällen, in denen die Kreislauffunktion herabgesetzt ist.“ [Chevallier]

VERGLEICHE

Arsenicum. Digitalis. Spigelia. Cactus. Aurum. Iodum. Lachesis. Cratægus.

Differenzierungen

➜ Herzbeschwerden.

⇨ *Cratægus:* Herzbeschwerden nach schweren Infektionskrankheiten.

⇨ *Kalmia:* Rheumatische Herzbeschwerden.

⇨ *Digitalis:* heftiges aber nicht sehr schnelles Herzklopfen; Puls klein, unregelmäßig, *langsam*.

⇨ *Kalium carbonicum:* Anfälle von Herzklopfen, die einem den Atem verschlagen; unregelmäßige Herztätigkeit, stürmisch oder schwach; meist einhergehend mit Stichen im Herzen oder durch die Schulterblätter.

⇨ *Spigelia:* Herzklopfen bei der geringsten Bewegung; unregelmäßiger Puls; Herzensangst und Einschnürung; linksseitige Kopfschmerzen.

WIRKUNGSBEREICH

HERZ. Gelenke. Epigastrium. Nieren.

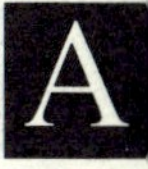

LEITSYMPTOME

A Beschwerden durch Alkoholabusus.
[Magen- und Herzbeschwerden.]

A Neigung zu ADIPOSITAS.
Großer Hunger.

A Ruheloser Schlaf & grauenvolle Träume.

A > *Langsame Bewegung.*
< Ruhe.

A > Gehen im Freien.

A Schwindel.
< wenn man den Kopf dreht oder schnell bewegt; Hinlegen; Aufstehen.

A Schwindel.
& Herzklopfen.
& Schwächegefühl im Epigastrium.

K Kopfhaut fühlt sich straff an.

K Hyperthyreodismus & Tachykardie. [Köhler]

K Dyspnœ < Berührung des Rückens. [Boger]

K Eine besondere Indikation ist anscheinend: „Dekompensation [Herzinsuffizienz] nach Grippe oder Pneumonie."

K Herzbeschwerden nach Rheumatismus, Grippe oder Glomerulopathie. [Bœricke]

K Herzerkrankungen.
& *spärlicher* Urin.

K Schwellung der Extremitäten morgens beim Erwachen.

RUBRIKEN

MAGEN: *Appetit*, schnell gesättigt nach wenigen Bissen [1]; heißhungrig [2]. *Schwächegefühl* im Epigastrium & Schwindel, > im Freien [1/1].

ABDOMEN: Empfindung als würden die Eingeweide *brechen*, wenn man sich beugt [1/1]. *Hydrops* [2].

NIEREN: Nieren*entzündung* & Herz- und Lebererkrankungen [1]; & Herzversagen [1].

ATMUNG: Atem*beschwerden* beim Berühren des Rückens [1/1].

BRUST: *Herzgeräusche,* Herzklappenerkrankung [2]. *Hydrops* [2]. Schwäche des *Kreislaufsystems* & Hydrops [2].

RÜCKEN: *Steifheit* des linken Zervikalbereichs und der Wirbelsäule [1/1].

SCHLAF: *Dösen,* sobald die Augen geschlossen sind [1/1]. *Einschlafen* & Herzklopfen [1].

ALLGEMEINES: *Zittern* & Herzklopfen [1].

NOTIZEN

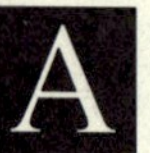

ÆGOPODIUM PODAGRARIA

Ægop.

ZEICHEN

Ægopodium podagraria. Geißfuß. Giersch. Fam. nat. Umbelliferæ.

„Der Gattungsname ist eine Korrumpierung des griechischen *aix, aigos* [eine Geiß] und *pous, podos* [ein Fuß], wegen einer entfernten Ähnlichkeit der Blattform mit einem Ziegenfuß. Der spezifische Name ist von dem lateinischen Wort für Gicht, *podagra*, abgeleitet, weil es als Heilmittel gegen Gicht galt. A. podagraria ist eine stämmige aufrechte Pflanze mit einem kriechenden Wurzelstock, durch den sie sich rasch verbreitet und dabei jede weniger stark wuchernde Vegetation verdrängt. Es ist eine verbreitete Pest in Obstgärten, Gebüsch und ungepflegten Gärten und wächst fast an jedem Dorf- und Stadtrand. Möglicherweise lässt sich der Geißfuß durch Buchweizen verdrängen … Die Blütendolden sind recht groß, mit zahlreichen kleinen weißen Blüten, gefolgt durch flache Samenbehälter, die sich ablösen, wenn sie reif sind, und vom Wind fortgetragen werden. … John Parkinson empfiehlt Kümmelsamen und Geißfuß 'für diejenigen, die gern blass aussehen wollen.' … Der weiße Wurzelstock ist scharf und aromatisch, die Blätter jedoch schmecken stark und unangenehm. … Diuretikum und Sedativum. Kann *innerlich* erfolgreich gegen Gelenk-, Gicht- und Ischiasschmerzen und *äußerlich* als Packung auf entzündete Partien angewendet werden.“ [Grieve]

„Der Geißfuß ist anscheinend im Mittelalter nach England eingeführt worden, als er zu medizinischen Zwecken in Klostergärten gepflanzt wurde. In alten Kräuterbüchern findet er häufig Erwähnung als 'Bischofskraut': 'bishopweed', 'bishopwort', oder 'herb Gerard', wegen seiner Verbindung zur Kirche und weil er dem St. Gerhard gewidmet ist, der angeblich Gicht heilen konnte.“ [Bown]

1989 von Mattitsch an 11 Personen [5 Männer, 6 Frauen] geprüft.

VERGLEICHE

Conium. Cicuta. Sepia. Natrium muriaticum.

WIRKUNGSBEREICH

Gemüt. Schleimhäute [Augen; Nase; *Hals*]. *Magendarmtrakt.* Wirbelsäule; Glieder. **Rechte Seite.* Linke Seite.

LEITSYMPTOME

G ABNEIGUNG gegen Konversation und GESELLSCHAFT.

„Wird in der Gesellschaft unruhig, zieht sich zurück, schnell beleidigt, nachtragend über Vergangenes.“

Trost <.

Zieht sich zurück; meidet Menschen.

FÜHLT SICH BESSER, WENN ER ALLEIN IST.

Unzufrieden mit - oder gleichgültig gegenüber sich selbst.

Selbstvorwürfe oder Selbstmitleid.

Düster, bedrückt, weinerlich, aber nicht zum Reden aufgelegt.

G VERWIRRUNG; KONZENTRATIONSSCHWIERIGKEITEN. [Beobachtet bei 6 Prüfern]

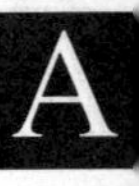

Geistesabwesend beim Fahren. [bei 3 Prüfern]
Weiß nicht, ob er Dinge wirklich erlebt oder nur davon geträumt hat.
Fehler beim Schreiben.
Gefühl zu schweben; wie auf Watte zu gehen; als sei der Kopf voller Pudding oder voll Blei.

G *Trübsinn.*
Düster und pessimistisch. Gefühl innerer Leere.
> Bewegung.

G Will *schwarze Kleidung* tragen.

G Delusion, in einer Erdgrube zu liegen, die zugeschaufelt wird; empfindet dabei keine Angst, sondern Ruhe und Gelassenheit.

A *Rechte Seite.*
„Schmerzen in der ganzen rechten Körperseite, genau bis zur Körpermitte."

A GROSSE MÜDIGKEIT. [Beobachtet bei 8 Prüfern!]

A *Frostig.*
< Kälte; kalte Zugluft; kalte Getränke.
> Wärme und Ruhe.

A Gelüste auf *Schokolade;* Salz; Saures.

A Empfindlich gegen Zwiebelgeruch und Speisegeruch im Allgemeinen.

A *Durst.*
v.a. auf lauwarmes Wasser.

A Sexualtrieb gesteigert [bei Männern und Frauen].

A< *morgens beim Erwachen.*
Schlafstörungen mit häufigem Erwachen in den frühen Morgenstunden.

A < ABENDS. [bei 7 Prüfern].

A < *Druck; Bewegung.*

A > *Essen.* [bei 6 Prüfern]

A > *Ruhe.* [bei 6 Prüfern]

K Plötzliche Kopfschmerzen; berstender Schmerz.
& Hitze von Kopf und Gesicht.

K Übelkeit & drückende, stechende Schmerzen im Magen.
> Essen.
> Milch.
Übelkeit nachts.
< sich umdrehen im Bett.
> ruhig liegen.
Übelkeit beim Erwachen.
< Geruch und Anblick von Speisen.

K Kleidung unerträglich wegen Gasansammlung im Abdomen.

K Obstipation; Stuhl weich und klebrig.
Fettige Stühle. [bei 2 Prüfern]

K *Übelriechender Harn, braun wie Bier.* [bei 3 Prüfern]

K SCHWEREGEFÜHL [wie mit Blei gefüllt] in ARMEN und BEINEN.

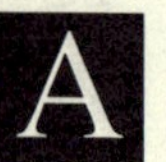

[Quellen: Ache & Mattitsch, Arzneimittelprüfung mit Aegopodium podagraria, *Documenta Homoeopathica* 12/1992.
Ache & Mattitsch, Versuch eines Arzneimittelbildes von Aegopodium podagraria.]

RUBRIKEN

GEMÜT: Leicht *beleidigt;* unnachgiebig und voller Ressentiments [1/1]. *Furcht*, deprimiert zu werden, will der täglichen Routine entfliehen und in Urlaub fahren [1/1]. *Gleichgültigkeit* gegenüber eigenen Fehlern [1/1]. *Grübelt* über die Vergangenheit nach [1]; Groll über Vergangenes [1]. Abneigung zu *Reden* [2]. *Ruhelosigkeit* in Gesellschaft [1]. *Selbstvorwürfe* [1]. Grundloser *Zorn* über sich selbst und die Familie [1/1].

SCHWINDEL: Schwindel > *Hinlegen* oder Sitzen [1]. *Vorübergehender* Schwindel [1].

KOPF: *Hitze* > kalte Anwendungen [1]. *Hyperämie* in den Kopf & heiße Ohren [1]. *Schmerzen,* Kopfschmerzen & Empfindung wie auf Watte zu laufen [1]; plötzliche Kopfschmerzen, die plötzlich aufhören [1]. Empfindung als sei der Kopf mit *Watte* gefüllt [1].

AUGEN: Brennende *Schmerzen* in den Augen, & Trockenheit [1]. *Trockenheitsgefühl,* < Luftzug [1/1]. *Zuckungen* des rechten Unterlids, alle zehn Minuten und fünfzehn Sekunden anhaltend; & Diplopie; < daran denken und Gemütserregung, > Entspannung [1/1].

NASE: *Schnupfen* mit klarer Absonderung [1]; mit spärlicher Absonderung von weißem Schleim, < warmes Zimmer, > kalte Luft [1]; mit Niesen beim Erwachen und abends [1].

MUND: Pappiger *Geschmack* im Mund [2]; morgens [1]; & Speichelfluss morgens [1].

HALS: *Räuspern* [2].

MAGEN: *Appetit* gesteigert [2]; Appetitverlust [2]. Drückende *Schmerzen* im Magen [2]; > Essen [1]; & Übelkeit [2]; > Ruhe [1]. Empfindung von einem *Stein* nach Trinken [1]. *Übelkeit* [3]; > Ablenkung, Essen und Bewegung [1]; > Milch [1]; Übelkeit am Morgen, < Anblick und Geruch von Speisen [1/1]; & drückende Schmerzen im Magen [1].

FRAUEN: Brennende *Schmerzen* in den Ovarien zur Zeit der Ovulation [1].

HUSTEN: *Trockener*, hackender Husten [2].

BRUST: Brennende *Schmerzen* in den Brustwarzen, Brustwarzen sehr empfindlich gegen Berührung [1/1].

RÜCKEN: Ziehende *Schmerzen* in den Scapulæ, als habe man schwere Lasten geschleppt [1].

EXTREMITÄTEN: *Kribbeln* in den Beinen nachts [1]; < Kälte, Zugluft und im Liegen [1]; > Bewegung und Wärme [1]. *Schweregefühl* in den Beinen [2].

HAUT: *Juckreiz* [2]. *Trocken* [2]; und abschuppend [2].

ALLGEMEINES: *Abgespanntheit* am Morgen, würde am liebsten im Bett bleiben [1]; muss sich dazu zwingen, sich aufzuraffen [2]; abends & schwere Augenlider [1].

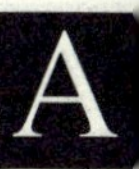

NAHRUNG
Abneigung: Speisegeruch [1]; Zwiebelgeruch [1].
Verlangen: Salz [1]; Saures [1]; Schokolade [2]; Süßigkeiten [1]; lauwarmes Wasser [1].
Schlimmer: Geruch und Anblick von Speisen [1].
Besser: Milch [1].

NOTIZEN

AGNUS CASTUS Agn.

ZEICHEN
Vitex agnus castus. Keuschbaum. Abrahamsbaum. Keuschlamm. Schafmülbe. Mönchspfeffer. Fam. nat. Verbenaceæ.
Im Mittelmeergebiet heimisch; bevorzugt feuchte Standorte. Früchte stark ölhaltig; oft anstelle von Pfeffer verwendet. Ein auffallender Wesenszug ist, dass der Strauch im Herbst blüht und Samen bildet, wenn der Boden magerer wird!
Die Samen standen einst in dem Ruf, Züchtigkeit zu gewährleisten, und die Matronen von Athen in den heiligen Riten von Ceres banden seine Blätter an ihr Lager.
Gemahlene Samen wurden in Klöstern im Mittelalter als Gewürz verwendet, um die Libido zu unterdrücken ["Mönchspfeffer'].
Der botanische Name stammt vom gr. *hagnos* und lat. *castus:* beide bedeuten Reinheit [unschuldig wie ein Lamm]. Laut Dioscorides stammt der Name von *a* [= ohne] und *gonos* [= Nachkommen]. Bis heute werden in Italien die blühenden Zweige vor einer Novizin auf den Weg gestreut, wenn sie in das Kloster eintritt, um Nonne zu werden.
Fördert die Verdauung und Menstruation und hat eine schlaffördernde Wirkung [anaphrodisiakisch]. Ausgedehnte Untersuchungen haben gezeigt, dass die Pflanze, insbesondere in den Samen, hormonähnliche Substanzen enthält, welche die Bildung von luteinisierendem Hormon stimulieren. Klinische Forschungen haben eine deutliche Steigerung der Milchsekretion bestätigt. Mit Ausnahme eines juckenden, urtikariaähnlichen Exanthems in manchen Personen wurden keine Nebenwirkungen beobachtet.
Geprüft von Hahnemann [nur männliche Prüfer].

VERGLEICHE
Sulfur. Pulsatilla. Lycopodium. Cantharis. Sabina. Selenium.

Differenzierung
➡ Impotenz.
⇨ *Caladium:* Impotenz & wollüstige Erregung, aber Erektionen sind schwach.

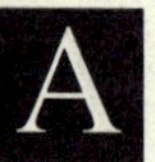

⇨ *Lycopodium:* Impotenz & Kälte der [schlaffen] Geschlechtsteile.
⇨ *Thuja:* Impotenz nach [unterdrückter] Gonorrhœ.

WIRKUNGSBEREICH
GESCHLECHTSORGANE. GEMÜT. Nerven. Augen. **Rechte Seite*. Linke Seite.

LEITSYMPTOME

G *Mangel an Selbstvertrauen und Mangel an Sexualkraft.*
„Weder Männer noch Frauen fühlen sich den Anforderungen, die das Leben ihrer Meinung nach stellt, gewachsen, wobei ihre Gedanken häufig um ihre sexuelle Unfähigkeit kreisen. Gut gewählte Studiengänge werden nicht zuende geführt, was sie später bedauern. Eine gewisse Portion Neid auf Menschen, die ihr Ziel im Leben erreichen, ist auch dabei." [Vrijlandt]
„Fühlt sich manchmal als sei er niemand, und wäre lieber tot als dieses Gefühl zu haben; wenn dieses Gefühl vorherrscht, hat er keinerlei Mut, irgendetwas zu unternehmen; und wenn er davon frei ist, ist er gehobener Stimmung, würde am liebsten wie ein Orator Reden halten usw." [Allen]

G Depression und Selbstvorwürfe über im Leben verpasste Gelegenheiten oder begangene Fehler.

G Prahlerei über sexuelle Leistungen, im Wechsel mit Selbstvorwürfen und dem Gefühl nichts erreicht zu haben.

G Trübsinn und Niedergeschlagenheit.
Fixe Idee, dass der Tod bevorsteht [nicht *unmittelbar* vor dem Sterben, wie bei *Acon.*]; nach der Niederkunft und wenn die Milch ausbleibt.
Überzeugt, sterben zu müssen, bei Kopfschmerzen.

G *Angst & Harndrang.*

A Unverheiratete Personen, die an nervöser Schwäche und Kopfschmerzen leiden.

A Beschwerden durch sexuelle Ausschweifungen und Masturbation.
„Bei alten Männern, die in ihrer Jugend und im frühen Mannesalter sexuell sehr aktiv waren und mit sechzig sexuell ebenso stark erregbar sind wie mit achtzehn oder zwanzig, dabei sind sie aber körperlich impotent." [Farrington]

A MANGEL AN LEBENSWÄRME.

A *Verlangen nach frischer Luft.*
> im Freien.
< in warmen Räumen.

A < kalte Luft.

A < körperliche Anstrengung und Bewegung.

A > Druck.
< Berührung.

A Verlust des Sexualtriebes bei Personen, die zuvor sexuell übermäßig aktiv waren.

A Vor der Menses: Schwindel; getrübte Sehkraft; Kopfschmerzen.

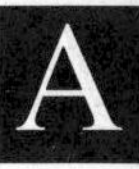

A PMS: Mastodynie, Hautausschläge, Flüssigkeitsretention, aphthöse Stomatitis, Akne vulgaris, Herpes simplex. [Mezger]
A Verstaucht sich leicht die Gelenke [Fußgelenke].
Überdehnen der Muskeln und Sehnen durch Überheben.
K Schwerer Kopf; als würde der Kopf *nach vorn fallen.*
K Nagender Juckreiz über und auf den Augenbrauen, auf den Augenlidern und unter den Augen.
> Kratzen, aber er kehrt bald wieder.
K Sinnestäuschung, meint Hering zu riechen; oder Moschus.
K Akne vulgaris bei jungen Mädchen, < vor der Menses. [Leeser]
K Absonderung von Prostataflüssigkeit während und nach der Stuhlentleerung, während der Harnentleerung.
K Müdigkeits- und Schwellungsgefühl in den Oberschenkeln gegen Abend.
K KÄLTE der KNIE; der ÄUSSEREN MÄNNLICHEN GENITALIEN.

RUBRIKEN
GEMÜT: *Geistesabwesend* beim Lesen [1]. *Geringschätzig* sich selbst gegenüber [1]; # Exzentrizität, Überspanntheit [1/1]. *Gleichgültigkeit* # Heiterkeit [1]. *Leidenschaftlichkeit* [1]. *Resignation* [1]. *Seufzen* [2]. Überzeugt, *sterben* zu müssen bei Kopfschmerzen [2/1]. *Unzufrieden* mit sich selbst [2]. *Vertrauen,* Mangel an Selbstvertrauen, Gefühl als sei man Niemand [1/1]. *Verwirrung* beim Lesen [2].
SCHWINDEL: Schwindel vor der *Menses* [1; **Cycl.**, **Sulf.**].
KOPF: *Juckreiz* der Kopfhaut beim Einschlafen [1/1]. *Schmerzen,* Kopfschmerzen > wenn man den Blick starr auf etwas gerichtet hält [1]. *Spannung* und Frostigkeit der Kopfhaut, die sich äußerlich warm anfühlt [1/1].
MUND: Klebriger *Speichel,* fadenziehend [1].
MAGEN: *Übelkeit* & Empfindung von Herabdrängen, möchte den Darm ständig stützen [1/1]; im Stehen [2].
ABDOMEN: Empfindung als ob die Eingeweide *herabhängen* [2; **Ign.**, **Staph.**]. *Rumoren* im Schlaf [2]. *Schmerzen* < Flatusabgang [2].
REKTUM: Übelriechender *Flatus*, Knoblauchgeruch [1].
PROSTATA: *Abgang* von Prostataflüssigkeit im Gehen [1; **Sel.**]; beim Streicheln einer Frau [1; **Con.**].
FRAUEN: *Leukorrhœ*, hinterlässt gelbe Flecken in der Bettwäsche [2]. *Sterilität* ohne Sexualtrieb [1/1].
LARYNX: Tonlose *Stimme* [1].
BRUST: *Induration* der Mammæ & unterdrückter Milchfluss [2]. *Schmerzen* in der rechten Achselhöhle [2].
EXTREMITÄTEN: *Schwere*, müde Glieder, rechter Fuß [2/1]. *Schwäche* der Fußgelenke am Morgen [1]; im Gehen am Morgen [1].
ALLGEMEINES: *Dunkelheit* > [1].

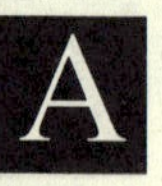

NAHRUNG
Schlimmer: Getränke [1]; aromatische Getränke, Geruch von [1]; fette und gehaltvolle Speisen [1]; warme Speisen [1].
Besser: Kalte Speisen [1].

NOTIZEN

AGRAPHIS NUTANS
Agra.

ZEICHEN
Scilla nutans. Hyacinthus nonscriptus. Sternhyazinthe. Hasenglöckchen. Fam. nat. Hyacinthaceæ [Liliaceæ].
Blume des Kummers und der Trauer. Benannt nach Hykinthos, einem charmanten jungen Mann aus Sparta, den sowohl Apollo als auch Zephyros liebten. [Apollo ist der Sonnengott und Zephyrus die griechische Personifizierung des Westwinds und für die Römer der Bote des Frühlings.] Hyakinthos zog den Sonnengott dem Gott des Westwindes vor, welcher auf Rache sann. Eines Tages, als Apollo mit dem jungen Mann mit Wurfringen spielte, wurde Hyakinthos durch einen Wurfring getötet [von Zephyrus aus seiner Wurfbahn geblasen]. Apollo war vor Kummer tief getroffen und ließ aus seinem Blut eine purpurfarbene Blume wachsen, auf der die Spuren der Buchstaben *Ai, Ai* sichtbar waren. Da die englische Variante der Hyazinthe die mystischen Buchstaben nicht aufweist, wurde sie früher von Botanikern *Hyacinthus nonscriptus,* d.h. 'unbeschrieben', genannt. Die spätere Bezeichnung *Agraphis,* zusammengesetzt aus zwei griechischen Wörtern, hat ähnliche Bedeutung: 'nicht markiert'. Sie wächst in Wäldern und sandigen Böden und blüht relativ früh [April-Mai]. Die Knolle enthält Inulin aber keine Stärke [die bei vielen anderen Monokotylen zusammen mit Inulin vorkommt]. Sie enthält auch sehr viel Pflanzenschleim. Die Knolle hat diuretische und blutstillende Eigenschaften [vgl. *Squilla*].
Eingeführt von Cooper.

VERGLEICHE
Calcium carbonicum. Lycopodium. Dulcamara. Calcium phosphoricum. Veratrum.

WIRKUNGSBEREICH
Ohren. Hals. Nase. Rektum.

LEITSYMPTOME
A Erkältungsneigung bei Einwirkung von kalten Winden. [Hat lieber Sonne als Wind]
A Neigt zu starken Absonderungen aus den *Schleimhäuten.*

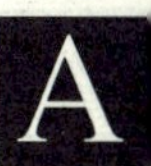

V.a. bei Hals- und Ohrenbeschwerden.
A Katarrhalische Beschwerden der Ohren, Nase und Hals.
A Mutismus in der Kindheit nicht in Verbindung mit Taubheit.
K Taubheit durch Adenoide und/oder vergrößerte Tonsillen; häufig als Begleiterscheinung der Zahnung.
Mangelhaftes Sprechvermögen in der Kindheit [unbestimmbar].
K Schleimige Diarrhœ folgt auf unterdrückten Schnupfen.
K Diarrhœ nach kalten Getränken. Diarrhœ nach Verkühlung.

NAHRUNG
Schlimmer: Eis [1]; kalte Getränke [1].

NOTIZEN

AILANTHUS GLANDULOSA — Ail.

ZEICHEN
Götterbaum. Chinesischer Sumach. Fam. nat. Simarubaceæ.
Großer, ansehnlicher Baum, der rasch wächst und grünliche Blüten mit unangenehmem Geruch trägt. Er wurde 1751 in England eingeführt und wird häufig in Gärten als Schattenspender gepflanzt. Er hat zahlreiche Wurzeltriebe, die Blätter sind bis zu 90 cm lang. Wenn er in Sumpfgegenden gepflanzt wird, legt er den Boden trocken und bringt Moskitobrutstätten zum Verschwinden.
Den Namen *Ailanthus* erhielt diese Gattung von Desfontaine nach dem Molukkennamen *Ailanti.*
Es ist einer der seltenen Bäume, die selbst in staubigem Industriegebiet oder an Straßenrändern gedeihen. Obgleich er aus einer Gegend stammt, in der die Luft sehr rein ist, hat er sich als sehr anpassungsfähig erwiesen und ist gegen verschmutzte Atmosphären resistent. Weil seine Samen bei heißem Wetter rasch keimen und beschnittenen Bäume ein Dickicht bilden, das nur schwer zu entfernen ist, kann der Baum zur Plage werden.
Der Name Ailanthus ist von einem alten Chinesischen Namen abgeleitet und bedeutet 'groß genug, um in den Himmel zu reichen.' Die Blätter besitzen eine Vielzahl an kleinen, drüsenartigen Blättchen [glandulosa = glandulär]. Der Inhalt dieser Drüsen kann bei empfindlichen Personen Hautreaktionen hervorrufen.
Die Rinde hat einen übelkeitserregenden, bitteren Geschmack, und, wenn sie frisch ist, einen krank machenden Geruch. Im Handel werden die Blätter manchmal mit Sennesblättern verfälscht.
„Chinesische Forscher haben 82 Patienten mit akuter Dysenterie Götterbaum gegeben

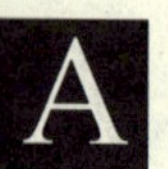

und 81 wurden geheilt.“ [Chevallier]
Die Dämpfe des verdampfenden Extraktes haben eine schwächende Wirkung, ebenso die Absonderungen der Blüten.
Beim ersten Frost beginnen die Blätter abzufallen, ohne zuvor die Farbe geändert zu haben, was sie von den meisten anderen Rhus-Arten deutlich unterscheidet, mit denen dieser Baum ansonsten eine generell Ähnlichkeit aufweist. [Hale]
1861 von Minton und Alley geprüft.

VERGLEICHE

Lachesis. Sulfur. Phosphor. Belladonna. Baptisia. Crotalus horridus. Apis.

Differenzierung

➡ Maligne Halsentzündung.

⇨ *Ailanthus:* Hals livide, beinahe purpurfarben; stinkender Geruch aus dem Mund; äußerer Hals geschwollen und empfindlich; < Luft Einatmen; & hochgradiger Kräfteverfall.

⇨ *Apis:* Schleichender Beginn, ohne starke Schmerzen; rechte Seite stärker angegriffen; Œdeme von Hals und Uvula sind deutliche Züge; stinkender Atem; kein Durst; intensives Erstickungsgefühl; hohes Fieber.

⇨ *Acidum carbolicum:* Schmerzlosigkeit; niedriges adynamisches Fieber; unerträglicher Gestank aus dem Mund; & Drüsenschwellungen.

⇨ *Crotalus horridus:* Hæmorrhagien aus Mund und Nase; gangränöse Zerstörung des Gewebes von Schlund und Tonsillen; großer Durst; extremer Kräfteverfall.

⇨ *Lachesis:* Deutliche Asthenie von Anfang an; linke Seite stärker betroffen; hochgradige Schmerzen; ständiges Verlangen, die Zunge aus dem Mund zu strecken; < warme Getränke, > kalte Getränke; < Kleidung um den Hals; < Schlaf.

⇨ *Lycopodium:* Rechte Seite stärker angegriffen; Verlangen nach warmen Getränken, warme Getränke >; < Schlaf.

⇨ *Phytolacca:* Hals fühlt sich rauh an, Engegefühl oder als sei der Hals eine große leere Höhle; < warme Getränke; < Zunge herausstrecken; Halsschmerzen & Kopfschmerzen und Schmerzen in Nacken [äußerem Hals] und Gliedern; Empfindung von einer heißen Kugel im Hals.

WIRKUNGSBEREICH

BLUT. HALS. *Haut. Gemüt.* Parotisdrüsen.

LEITSYMPTOME

G STUPOR oder Gleichgültigkeit.
& Seufzen.

G Konzentrationsunfähigkeit. Gedächtnisschwäche.

A Tiefgradige, adynamische Krankheitsverläufe mit übermäßigem

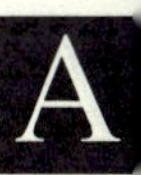

Kräfteverfall, Torpor, Erbrechen.

Kräfteverfall bei Krankheitsbeginn ist ein Leitsymptom für das Mittel. [Clarke]

A Vitalitätsmangel NACH Infektionskrankheiten [Mononucleosis infektiosa, Parotitis epidemica, Meningitis zerebrospinalis, Typhus, Streptokokkeninfektion].

Ständige Müdigkeit; Verstopfungsgefühl im Kopf; drückende Schmerzen in der Stirn.

„Zeigt durch seine sonderlichen Hautsymptome seine auffallende Kraft, das Blut zu zersetzen und dadurch Zustände zu verursachen, die wir bei niedrigem Fieber, subakuten Formen von Infektionskrankheiten mit Hautausschlag, Diphterie, follikulärer Tonsillitis, Streptokokkeninfektionen, hæmorrhagischer Diathese usw. antreffen." [Verma]

A *Schlaf.*

„Der nächtliche Schlaf ist gestört und erfrischt nicht, tagsüber hingegen bestehen deutlich Schweregefühl und Schläfrigkeit, die durch ein Glas Wein verstärkt werden." [Hale]

A < Nach Schlaf; morgens beim Erwachen.

A > Erbrechen [Delirium; Stupor].

A Völlegefühl überall.

Oder generalisiertes Leeregefühl.

A Empfindung, dass man vom Kopf bis in die Glieder von einem elektrischen Stromstoß durchzuckt wird.

A *Prickelgefühl innerlich und äußerlich.*

A STINKENDER Geruch [Mund; Nase; Stühle; Ulzera].

A Kleidung ist unerträglich, v.a. auf der *Brust.*

A Schwindel beim Aufstehen; bei Bewegung; beim Bücken.

& Schwanken; Erbrechen.

A Schwindel.

& Schmerzen im Hinterkopf und heißes Gesicht.

K Ausgeprägte, ätzende, wässrige Absonderungen aus der Nase, machen die Oberlippe wund; bei subakutem Krankheitsverlauf.

K Gesicht dunkelrot, aufgedunsen und wie berauscht. Augen hyperämisch gestaut.

K Dickes, œdematöses und trockenes Würgegefühl im Hals; *kann chronisch werden.*

K Exanthem in FLECKEN von dunkler, beinahe LIVIDER Färbung; verschwinden bei Druck und kehren sehr langsam wieder.

Fleckige Haut.

RUBRIKEN

GEMÜT: *Bangigkeit* & Übelkeit [1; **Dig.**]. *Delirium* erkennt niemanden [3]; & gerötetes Gesicht [2; **Hyos.**]; Murmeln [2]. *Delusionen*, sieht Mäuse [1]; Schlangen im Innern und um einen herum [1]. *Gleichgültigkeit* im Fieber [1].

KOPF: *Schmerzen,* Kopfweh & Schläfrigkeit [2]; in Rückenlage [1]; & Rückenschmerzen [1]; Schmerzen in den Schläfen, morgens beim Erwachen [1].

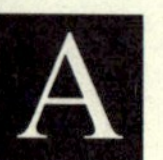

Schweregefühl > Druck [1; **Cact.**]. *Stöße* wie Stromschlag [1]; Ausdehnung zu den Gliedern [2; **Cic.**]. *Völlegefühl* nach Wein [1/1].
AUGEN: *Staubgefühl* in den Augen [1]. *Tränenfluss* bei Fieber [1]; durch grelles Licht [1].
SEHKRAFT: *Blitze* beim Schließen der Augen [1].
NASE: *Schmerzen*, roh, bei Schnupfen [1].
GESICHT: *Ausdruck,* erschreckt, wenn man geweckt wird [2/1]; gequält [3]. *Schmerzen,* > Druck [1]; > Gehen [1].
MUND: Braune, trockene *Verfärbung* der Zunge [2]; braune Verfärbung der Zungenmitte [2].
HALS: *Adstringierende* Empfindung [1]. Neigung, sich morgens zu *räuspern* [2]. *Schmerzen* beim Einatmen [1]; bei leerem Schlucken [2]. Purpurne *Verfärbung* [3].
ÄUSSERER HALS: Äußerer Hals empfindlich gegen *Luft* [1]. *Schmerzen,* Wundschmerz in den Halsdrüsen [1]; Wundschmerz in der Schilddrüse [1].
MAGEN: Vermehrter *Appetit* bei Frostgefühl [1; **Ars.**, **Sil.**]. *Durst* beim Essen [1]. *Leere,* Schwächegefühl, während Frostgefühl [1; *Ars.*]. *Übelkeit* am Morgen beim Erwachen [1].
REKTUM: *Prolaps* beim knien [1]. *Unfreiwilliger* Stuhlabgang während der Harnentleerung [1].
LARYNX: *Stimmverlust* morgens beim Erwachen [2/1].
AUSWURF: *Leicht* tagsüber [1]. Nur *tagsüber* [1].
BRUST: *Völlegefühl* > Auswurf [2].
EXTREMITÄTEN: *Hautausschläge,* Bläschen um die Fingernägel [1; *Nat-c.*]; Bläschen um die Fingerspitzen [1]. *Vibrationsgefühl* in den Fingerspitzen [1/1].
SCHLAF: *Schläfrigkeit* nach Wein [1]. *Stellung*, schläft auf der rechten Seite [1].
SCHWEISS: *Kalter* Schweiß & Übelkeit und Schwindel [1/1].
ALLGEMEINES: *Unterdrückung* von Hautausschlägen, Ausschläge brechen nicht aus [2]. *Schwäche* & vermehrter Appetit [1/1].

NAHRUNG
Abneigung: Alkohol [1]; Speisen, Anblick von [1].
Verlangen: Alkohol [1]; Branntwein [1]; kalte Getränke [1]; rohe Speisen oder Salate [1]; Whisky [1].
Schlimmer: Alkohol [1]; Wein [1].
Besser: Heiße Speisen [1]; warme Getränke [1].

NOTIZEN

ALCOHOLUS

Alco.

ZEICHEN

Äthylalkohol. Ethanol.
Alkohole sind gekennzeichnet durch eine Hydroxylgruppe [OH] gebunden an ein Kohlenstoffatom. Der bekannte Kornalkohol [Ethanol] wirkt in geringen Mengen eingenommen stimulierend, in größeren Mengen toxisch wegen der Bildung von Ethanol in der Leber. Wenn Flüssigkeiten mit einem Zuckergehalt gären, werden die Zucker in Kohlensäure und Ethanol umgewandelt; das Ethanol kann mittels Destillation abgesondert werden.
Die meisten Alkohole mit niedrigem Molekulargewicht finden kommerzielle Verwendung. Sie werden als Lösungsmittel bei der Herstellung von Farbstoffen, Pharmazeutika, Frostschutzmitteln, Estern und anderen Verbindungen gebraucht; mit Benzin vermischt werden sie als Treibstoff für Motoren verwendet.
Als Getränk war und ist Alkohol eng verbunden mit ritueller Anwendung, sozialen Bräuchen und Heilmethoden.
Alkoholismus ist eine Abhängigkeit von Alkohol, die einen spirituellen Defizit oder eine Störung der körperlichen und geistig/emotionalen Gesundheit indiziert. Die Interaktion mit anderen wird erschwert und das Sozialverhalten negativ beeinflusst.
Vier Phasen [nach Jelinek]:

1. Präalkoholische Phase: Drang, Gepflogenheiten und Gebrauch im eigenen sozialen Umfeld zu entsprechen. Entspannungsgefühl. Im Laufe der Zeit werden zunehmend größere Mengen benötigt, um dasselbe Entspannungsgefühl zu erreichen.
2. Prodromalphase: Intoxikation. Vollständiger oder teilweiser Gedächtnisverlust. Heimliches Trinken. Schuldgefühle und Reue. Black-outs.
3. Kritische Phase: Exzessiver Alkoholkonsum. Kontrollverlust über Trinkmenge und den eigenen Körper. Rationalisieren und Entschuldigen des Trinkverhaltens. Rückzug, Prahlerei, aggressives Verhalten, soziale Isolation. Beschwerden durch Mangel an geeigneter Ernährung und Vitaminmangel. Verminderter Sexualtrieb. Regelmäßiges Trinken am Morgen.
4. Chronische Phase: Anhaltende und häufige Trunkenheit. Moralische Degradierung, spiritueller Niedergang. Auftreten von Alkoholpsychosen wie etwa Delirium tremens [Überempfindlichkeit der sensorischen Wahrnehmungen, verzerrte Bilder, Bangigkeit, eingeschränktes Bewusstsein], alkoholische Wahnvorstellungen [pathologische Eifersucht, eingebildete Untreue], Korsakow-Syndrom [Unfähigkeit neue Ereignisse zu assimilieren, Orientierungsverlust in Zeit und Raum, Gedächtnislücken mit Erfindungen geflickt].

Chronischer Alkoholabusus kann zu schwerwiegenden Schädigungen von Leber [Zirrhose], Nieren, Herz und Blutgefäßen führen. Die Abwehrkraft gegen Infektionskrankheiten ist reduziert. Chronischer Alkoholismus bei einem oder beiden Eltern führt oft zu Schädigungen bei den Nachkommen. Über zehn Millionen Amerikaner sind laut Schätzungen Alkoholiker. Schätzungsweise 75 Prozent aller Alkoholiker sind Männer, 25 Prozent Frauen. Alkoholismus ist ein weltweit verbreitetes Phänomen, am stärksten jedoch ist er in Irland, Frankreich, Polen, Skandinavien, den Vereinigten Staaten und der früheren Sowjetunion vertreten.

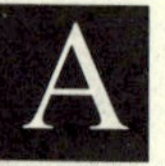

VERGLEICHE
Belladonna. Hyoscyamus. Lachesis. Phosphor. Arsenicum. Nux vomica. Opium.

WIRKUNGSBEREICH
GEMÜT. *ZNS; höhere Gehirnzentren.*

LEITSYMPTOME
Alle Zitate und Symptome von Allen.

G Zorn/Gewalttätigkeit.

„Manie, mit übermäßiger Reizbarkeit, Erregung durch geringste Ursache."
„Manie, mit Neigung zu Mord oder Brandstiftung."
„Unvernünftige Streitsucht."
„Er fängt einen Streit an oder bildet sich eine Beleidigung ein, die nicht vorlag, und fordert zum Kampf auf oder verlangt Wiedergutmachung."

G Geschwätzigkeit.

„Redseligkeit, wodurch ihm unangebrachte Bekenntnisse entlockt werden."
„Alle Schwächen werden gezeigt, und alle Geheimnisse ohne Rückhalt bloßgelegt [mit Ausnahme von Geizhälsen, laut Trotter] ['*in vino veritas*']; jede Heuchlerei hört auf."
„Er schwatzt, schimpft, prahlt und flucht."

G Liebe/Wollust.

„In einen Garden der Genüsse enthoben, er sieht nur angenehme und erfreuliche Dinge, aber das vorherrschende Gefühl ist Liebe und Verlangen."
„Vernarrt, er entdeckt eine Schönheit in seiner Geliebten, die er zuvor übersehen hatte, und er gebraucht allerlei poetische Bilder, um seine Gefühle zu erwärmen und seine Leidenschaft zu steigern. Der Liebeswahn bricht zuerst aus."
„Ein sanguinisches und cholerisches Temperament, wird sentimental und leidenschaftlich; sie zeigen die größte Neigung zu Liebe und Wollust."

G Kontrollverlust.

„Alle Verlangen und Neigungen geraten außer Kontrolle, selbst die gröbsten Triebe."
„Unmäßige Lachanfälle. Unmäßige Heiterkeit.

G Fröhlichkeit.

„Innere Genugtuung, begleitet von freundlichen Absichten gegenüber anderen."
„Das Einbildungsvermögen wird lebhaft, das Gemüt zumeist frei, und fließt über mit Witz und Humor."
„Alter Mann wird überschwenglich wie ein Jugendlicher."
„Ein verdrießlicher Mann wird gesellig und mitfühlend; selbst der ernsthafte Philosoph wird fröhlich, legt die Ernsthaftigkeit ab, und genießt Spaß und Gesang."

G Völlige Umkehrungen.

„Der Schwache wird stark und der niedergeschlagene wagemutig."
„Er ist höflich zu einem Feind, und vergisst Beleidigungen; oder er beschimpft seinen Freund, und sinnt auf Rache."
„Rasche Stimmungsschwankungen, mit Fröhlickeit, Heiterkeit, Verdrießlichkeit, Zorn, Trübsinn und Melancholie im Wechsel."
„Zuerst ein Gefühl vermehrter Stärke, und dann Schwäche und Schwere."

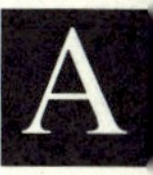

G Vermehrtes Selbstvertrauen.
„Ausgelassenes Singen."
„Fühlt sich ungewöhnlich stark und reich."

G Angst.
& Zähneknirschen.
& Druck mit der Hand auf die Herzgegend.

A Starke Schweißneigung.

A Durst oft übermäßig; oft gar nicht.

A Ruheloser, nicht erholsamer Schlaf.
oder: Vollständige Schlaflosigkeit.

A Sexualkraft zuerst gesteigert, dann vermindert.

K Wundheit vom Hals bis in den Magen hinab empfunden, nach Schlucken fester Nahrung, oder sehr heißer oder kalter Getränke.
Empfindung als säße etwas im Œsophagus fest.
Empfindung von Zusammenziehen oder Striktur, verhindert Gasabgang durch Aufstoßen.

K Plötzliches Zusammenzucken der Glieder, wie durch elektrische Stöße.
Unbehagliches, ruheloses Gefühl in den Extremitäten.

K Extremitäten taub, wie gelähmt, und wieder extrem empfindlich gegen Berührung und Bewegung; stärker empfindlich gegen leichte Berührung als gegen festen Griff.

K Haut heilt schlecht.
Die geringste Hautverletzung, der Stich einer Lanzettspitze, eine entzündete Stelle, besonders Ausschläge und verbrannte Stellen, eitern mit unglaublicher Geschwindigkeit, und degenerieren in Ulzera, was nicht nur die weichen Partien angreift, sondern auch die Knochen, begleitet von abstoßendem Geruch.

K Formicatio, beginnt besonders in Füßen und Beinen, Ausdehnung in die Lenden oder Hände und Arme, selten in das Gesäß, < morgens und abends, v.a. wenn man zu Bett geht, so dass man manchmal nicht einschlafen kann und aufstehen muss. Muss die betroffenen Partien ständig bewegen, und verursacht Gemütsstörungen, wenn es am stärksten ist.

RUBRIKEN

GEMÜT: *Angst,* wenn man allein ist [1]; was er vergeblich zu verbergen sucht [1]. Begierig nach *Aufmerksamkeit* und Zuwendung [1]. *Beschwert sich* [1]. Will Gegenstände oder das Haus in *Brand* stecken [1]. *Delirium,* religiöses [1]. *Delusionen,* Furcht, einen Abgrund hinunter zu fallen [1]; meint, beleidigt worden zu sein [1]; meint, von Mördern, Räubern verfolgt zu werden [1]; meint, von der Polizei verfolgt zu werden [1]; hält sich für wohlhabend [1]. *Enthüllt* Geheimnisse [1]. *Fluchen* [1]. *Freundlichkeit* gegenüber Feinden [1]. Süße Ergüsse von *Freundschaft* [1]. *Furcht* vor Unheil [1]; unerklärliche, unbestimmte Furcht [1]. *Grausamkeit* [1]. *Konzentrationsschwierigkeiten* beim Lernen [1].

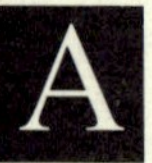

Lachen, übertriebenes [1]. *Leidenschaftlich* [1]. *Lügner* [1]. [Verbale und körperliche] *Misshandlung* [1]. *Mutig*, unerschrocken [1]. *Schamlos* [1]. *Sentimental* [1]. Ausgelassenes *Singen* [1]. Verlangen zu *töten* [1]. *Trägheit*, körperliche [1]. *Unkontrollierbar* [1]. *Verspottet* seine Freunde [1]. *Wahnsinn* durch Kopfverletzungen [1; Nat-s.]. Duldet keinen *Widerspruch* [1]. Unkontrollierbare *Wünsche* [1]. *Würdelos* [1].
AUGEN: *Entzündung,* chronisch [1].
NASE: *Warzen* [1].
GESICHT: *Hautausschläge*, Akne, Rosacea [1]; Warzen [1].
MÄNNER: *Sexuelles Verlangen* fehlt [1].
FRAUEN: *Abort*, erster Monat [1]; frühe Schwangerschaftsmonate [1]. Abneigung gegen *Koitus* [1].
LARYNX: *Sprache*, verworren [1]; hastig [1]; unzusammenhängend [1]; Stottern [1].
SCHLAF: Überwältigende *Schläfrigkeit* [1].
ALLGEMEINES: *Adipositas* [1]. *Apoplexie* [2]. Abneigung gegen *Bewegung* [1].

NAHRUNG

Abneigung: Alkohol [1]; Speisen allgemein [1].
Verlangen: Alkohol [1]; Pfeffer [1]; Senf [1]; Stimulantien [1].
Schlimmer: Feste Nahrung [1].

NOTIZEN

ALETRIS FARINOSA **Alet.**

ZEICHEN

Aletris farinosa. Sternwurzel. Runzelwurzel. Fam. nat. Melanthiaceæ [Liliaceæ].
„Das Aletris-Gebiet beschränkt sich auf einen Abschnitt von New Jersey und Nord- und Südkarolina. A. farinosa ist im Süden weit verbreitet und wächst ausschließlich auf trockenen mageren Böden, auf sonnigen Feldern und Lichtungen. In nährstoffreichem Kalkböden und Schwemmgebieten kommt sie nicht vor. Im Westen ist sie auf Berglichtungen, offene Prärien und die Ränder der 'knob-hills' beschränkt." [Hale]
Wurzelblätter, sechs bis zwölf, die sich sternförmig am Boden ausbreiten, aber alle unterschiedlich groß, ungestielt, lanzettförmig, ganzrandig, sehr glatt, dünn und durchscheinend, mit vielen Längsvenen, sehr scharf an den Kanten. Das griechische Wort *aletris* bedeutet 'Korn mahlen', wegen des mehligen Aussehens der Pflanze, *farinosa* bedeutet ebenfalls 'mehlig'.
Die Wurzeln der Knolle sind sehr bitter, verlieren jedoch mit dem Alter etwas ihrer ekelerregenden Bitterkeit. Es ist eine der bittersten Substanzen überhaupt. Sehr schwacher Geruch.
Die frische Wurzel wirkt in großen Dosen leicht narkotisch, emetisch und kathartisch;

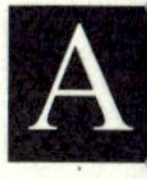

getrocknet gehen diese Eigenschaften verloren. Tonikum [Bitterstoff].
1864 von Hale eingeführt.

VERGLEICHE
Pulsatilla. Sepia. Nux vomica. Belladonna. Helonias. Caulophyllum. Trillium.

WIRKUNGSBEREICH
Weibliche Geschlechtsorgane. Blut. Verdauung.

LEITSYMPTOME
A „*Anämische Schwäche* chlorotischer Mädchen und schwangerer Frauen.
Wenn solche Fälle mit *Dyspepsie*, langsamer Verdauung und Flatulenz einhergehen, so tritt Alet. als Indikation auffallend stark in den Vordergrund. Man gibt es in den niedrigeren Verdünnungen, allein oder im Wechsel mit *Ferr.*" [Hale]

A Mangel an charakteristischen Symptomen.
„Es sind noch keine charakteristischen Symptome bekannt, welche dieses Arzneimittel besonders indizieren, aber der Allgemeinzustand des Patienten war für mich bei der Arzneimittelwahl ein zuverlässiger Anhaltspunkt. Ich habe es mit Erfolg gegen *spärliche, blasse Menses* verwendet, wenn allgemeine Schwäche, Abmagerung und Blutarmut vorlagen. Bei spärlicher Menses korpulenter und plethorischer Frauen ist es wertlos." [Hale]

A SCHWANGERSCHAFTSBESCHWERDEN.
[Schwindel; Übelkeit; Erbrechen; Schwäche]

A Kräfteverfall durch Flüssigkeitsverlust [starke Menses].
Ähnelt *China*, aber mit hartnäckiger OBSTIPATION.
Flüssigkeitsverlust [die Pflanze gedeiht am besten in feuchtem Boden; verliert ihre Heilkräfte im getrockneten Zustand].
„Aletris ist das *Chin.* der weiblichen Organe [*Helon.*]." [Farrington]

A Schwäche & Leukorrhœ.
Schwäche durch Uterusprolaps.

A Appetitmangel.
& Uteruserkrankungen.

A *Schaumiger* Speichel, schaumiges Aufstoßen, schaumiger Auswurf.

A Habituelle Abortneigung, die zu körperlicher und geistig-emotionaler Schwäche führt.

A Schweregefühl von Organen; v. a. des UTERUS.

K Empfindung von einem Gewicht im Hinterkopf, als würde es den Kopf nach hinten ziehen.
Schwerer Hinterkopf & Verwirrung.

K Empfindung von Schwäche und Herabdrängen im Hypogastrium nach der Entbindung.

K Übelkeit.
> Kaffee; Mittagessen.
Doch kehrt beim Anblick, Geruch oder Gedanken an fette Speisen mit

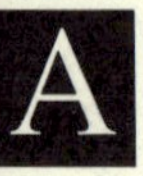

Würgen wieder.

K Leere-/Schwächegefühl [im Magen] morgens beim Aufstehen.
> essen [vgl. *Sep.*].

K Leukorrhœ durch Flüssigkeitsverlust oder mangelhafte Ernährung; Schwäche durch langwierige Krankheit. [Hering]

RUBRIKEN

SCHWINDEL: Schwindel & *Anämie* [1]. Schwindel während der *Schwangerschaft* [2].
MAGEN: *Erbrechen* nach Kaffee [1]. *Verstimmung* durch einfachste Nahrung [1]. *Völlegefühl* nach geringster Nahrungsaufnahme [1; **Ferr**., **Lyc**.].
ABDOMEN: *Schmerzen* > nach hinten neigen [1]; in der rechten Leistengegend [1]; in der rechten Leistengegend & Uterusprolaps [1/1].
BLASE: Unfreiwillige *Harnentleerung* bei Abkühlung [2; **Caust**.]; ; bei schnellem Gehen [1/1]; bei Husten [1]; beim Niesen [1; **Caust**.].
FRAUEN: *Abort* durch Schwäche [2]; wegen Uterusschlaffheit [1]; & Empfindung von einem Gewicht im Uterus [1/1]. *Leukorrhœ,* fadenziehend [1]; dünn, wässrig zwischen den Menses [1/1]. *Menses* mit schwarzen Klumpen [1]. *Metrorrhagie*, geronnen [2]; Klimakterium [2]; durch allgemeine Schwäche [1]; schwarz [1]. *Schweregefühl* des Uterus [3]. Herabdrängende *Schmerzen* im Uterus < Gehen [1; **Nat-h**., **Sep**.]. Uterus*stauung* während der Menses [1]. Bewusste *Wahrnehmung* des Uterus [1; *Helon., Lyss., Murx.*].
HUSTEN: Husten > während der *Menses* [1; Senec.].
RÜCKEN: Diffuse *Schmerzen* & Leukorrhœ [1/1]; Empfindung als würde der Rücken, Lendenbereich, brechen [1; **Bell**., **Lyc**.]; während der Schwangerschaft [1].
ALLGEMEINES: Muskel*schmerzen* während der Schwangerschaft [1/1]. *Strecken* > [1].

NAHRUNG

Schlimmer: Kaffee [1]; fette und gehaltvolle Speisen [1].
Besser: Kaffee [1].

NOTIZEN

ALLIUM SATIVUM **All-s.**

ZEICHEN

Allium sativum. Knoblauch. Gemeiner Lauch. Gartenlauch. Fam. nat. Alliaceæ [Liliaceæ].

Allium ist das lateinische Wort für Knoblauch [von olere = riechen]; jetzt der Name für die ganze Familie der Zwiebelgewächse. Möglicherweise ist Allium von dem keltischen Wort *all* abgeleitet, was scharf bzw. brennend bedeutet. Der Name Knoblauch [ahd. *chlobalouh,* später *klobeloch*] bedeutet gespaltener Lauch [von *klieben* = spalten] wegen der in Zehen gespaltenen Wurzelknollen. Sativum bedeutet 'angebaut'. Knoblauch erzeugt selten Samen und verbreitet sich daher durch Einpflanzen einzelner Zehen. Alle Angehörigen der Lilienfamilie, v.a. Zwiebel und Knoblauch, speichern organischen Schwefel in ihren Knollen. Die Ärzte und Priester im alten Ägypten gaben den Tausenden von Sklaven, die an der Cheopspyramide arbeiteten, Knoblauch zu essen, um sie bei Kräften zu halten. Laut Pliny wurden Knoblauch und Zwiebel von den Ägyptern, wenn sie einen Eid ablegten, als Gottheiten angerufen. Die Phönizier und Wikinger nahmen auf ihre Seereisen Knoblauch in großen Mengen mit. Bei den alten Griechen wurde Personen, die Knoblauch eingenommen hatten, der Zutritt zu den Tempeln der Cybele verwehrt [die große Muttergöttin, die über Fruchtbarkeit, die ungebändigte Natur und das Wohlergehen ihrer Schutzbefohlenen wachte und dafür verehrt wurde]. Homer jedoch erzählt, dass Odysseus es den Tugenden des 'Gelben Knoblauchs' zu verdanken hat, dass er von Circe nicht, wie alle seine Begleiter, in ein *Schwein* verwandelt wurde. Im alten Rom wurde Arbeitern und Soldaten Knoblauch zu essen gegeben, um ihren Mut zu steigern. Die höheren Gesellschaftsschichten jedoch erachteten Knoblauch als unter ihrer Würde und hielten ihn für vulgär. Der Dichter Horacius erwähnte ihn als etwas, das „für den abgehärteten Magen des Bauern geeignet sein möge." Er sah Knoblauch als ein Zeichen niederer Herkunft an. Dioscorides verschreibt Knoblauch bei Würmern und sowohl er als auch Plinius loben die harntreibenden und asthma bekämpfenden Eigenschaften. Im Mittelalter wurde Knoblauch als Talisman gegen Hexenkünste und Vampire in der Tasche getragen. Knoblauch gilt als Schutz gegen Infektionen und als Mittel zur Senkung des Blutdrucks sowie zur Reinigung der Haut von Pickeln, Abszessen, Furunkeln, Karbunkeln und Geschwüren. Mehrere tausend Jahre lang wurde er wegen seiner antiseptischen Eigenschaften bei der Wundheilung geschätzt. „In dem ältesten überlieferten medizinischen Text der Welt, dem *Ebers Papyrus,* nimmt Knoblauch einen hohen Rang ein. Er war Bestandteil in 22 Arzneimitteln gegen Kopfschmerzen, Insekten und Skorpionbisse, Menstruationsstörungen, Darmparasiten, Tumore, und Herzbeschwerden. ... Indische ayurvedische Heiler verschrieben Knoblauch im Altertum gegen Lepra. Als Indien eine britische Kolonie wurde und die englische Sprache eingeführt übernahm, wurde Lepra als 'peelgarlic' [Knoblauchschäler] bekannt, weil Leprakranke soviel Zeit damit verbrachten Knoblauchzehen zu schälen und sie zu essen. ... In der elizabethanischen Ära war aus dem lateinischen Begriff für Antidot *theriaca,* das englische Wort *treacle,* gleichbedeutend mit Allheilmittel, geworden, und Knoblauch wurde allgemein die 'Medizin der armen Leute' genannt." [Castleman]
„1721, während einer Pestepidemie in Marseilles, wurden vier verurteilte Verbrecher dazu angestellt die Toten zu begraben. Die Totengräber schienen gegen die Krankheit immun zu sein. Ihr Geheimnis beruhte auf einem Gebräu, das sie tranken, bestehend aus zerstampftem Knoblauch in Wein. Dies wurde als *vinaigre des quatre voleurs* [Essig der vier Diebe] bekannt, und ist in Frankreich heute noch erhältlich." [Murray]
Knoblauch enthält u.a. die Vitamine A, K und C, Mangan, Kieselsäure, Jod, [Spuren von] Uran und hormonelle Substanzen. „Knoblauch reduziert Cholesterol, hilft bei Kreislaufstörungen, wie hohem Blutdruck und bei niedrigem Blutzuckerspiegel,

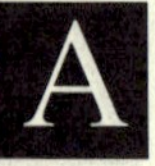

wodurch er eine nützliche Nahrungsmittelergänzung bei Diabetes in späterem Alter ist." [Chevallier] Europäische Studien zeigen, dass Knoblauch den Abbau von Blei und anderen toxischen Schwermetallen im Körper unterstützt. „Knoblauch hat eine signifikante Wirksamkeit als Fungizid in vielen *in vitro* und *in vivo* Studien gezeigt. Von der klinischen Perspektive her ist seine hemmend Wirkung bei *Candida albicans* besonders bedeutsam – sowohl Tierversuche als auch Studien im Reagenzglas [*in vitro*] haben gezeigt, dass Knoblauch wirksamer ist als Nystatin, Methylviolett, und sechs weitere anerkannte Fungizide." [Murray]
„Versuche am Menschen, welche die Steigerung der Immunkraft und krebsbekämpfende Wirkungen zeigen, basieren weitgehend auf Bevölkerungsstudien. Aus diesen Studien geht hervor, dass Krebsraten und Knoblauchverzehr in einem umgekehrten Verhältnis zueinander stehen; das heißt, die Krebsraten sind am niedrigsten, wo der Knoblauchkonsum am höchsten ist. Zum Beispiel hat eine chinesische Vergleichsstudie von Bevölkerungsgruppen in verschiedenen Gegenden ergeben, dass die Todesfälle durch Magenkrebs in Gegenden mit hohem Knoblauchkonsum eindeutig geringer waren als in Gegenden mit niedrigerem Knoblauchkonsum." [Murray] Diese Wirkung kann auch auf dem hohen Selengehalt im Knoblauch beruhen. Selen trägt zur Steigerung der Widerstandskraft und Entgiftung bei. Forschungen haben gezeigt, dass eine Korrelation zwischen niedrigem Selengehalt im Boden und höherer Krebsrate besteht.
Knoblach hat einen hohen Gehalt an schwefelhaltigem Senföl. Weitere Pflanzen, in denen dieses Öl enthalten ist, sind Allium cepa, Allium ursinum und besonders Cruciferæarten wie etwa Armoracea, Cochlearia, Iberis amara, Nasturtium, Raphanus, Sinapis und Thlaspi Bursa pastoris. In großen Mengen kann Knoblauch Anämie, Magenentzündungen und -geschwüre und Unterdrückung der Hodenfunktion bewirken. Seit dem Altertum wurde Schwefel immer als das Hauptelement der Hölle betrachtet, des Ortes, in den jene gehen, die der Reinigung bedürfen. Zwiebel und Knoblauch repräsentieren das Thema Reinigung auf der körperlichen Ebene.
Knoblauch gedeiht am besten in nährstoffreichem feuchtem sandigem Boden. Knoblauchbeete sollten an sonnigen Stellen liegen.
Boger teilt die Liliengewächse in drei Gruppen ein:
1. Die katarrhalische Gruppe: Allium cepa, Allium sativum, Squilla.
2. Die urogenitale Gruppe: Lilium tigrinum, Helonias, Trillium, Asparagus.
3. Die gastrointestinale Gruppe: Aloe, Veratrum, Squilla, Lilium tigrinum.
1852 von Petroz und Teste geprüft.

VERGLEICHE
Sulfur. Lycopodium. Arsenicum. Phosphor. Nux vomica. Carboneum sulfuratum.

WIRKUNGSBEREICH
Verdauung. Kreislauf. Atmung.

LEITSYMPTOME
G Ungeduldig und ruhelos; muss sich bewegen; Trieb zu laufen.
G < wenn man allein ist.
[Trübsinn; Furcht; Ruhelosigkeit]

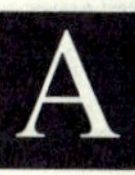

⇨ *Blumenessenz:*

„Knoblauch Blumenessenz ist ein sehr wichtiges Heilmittel für Seelen, bei denen der Astralkörper zu diffus ist, und die daher für Geistwesen vielerlei Art empfänglich sind. Diese Seelen haben enorme übersinnliche Kräfte, die verstreut oder zersplittert sind, wodurch sie anderen Geistwesen als Wirt dienen, die ihre Lebenskräfte ausbeuten und sich unrechtmäßigen Zugang in die Aura verschaffen. Ein weites Spektrum von Störungen lässt sich durch Knoblauchessenz behandeln, von schwacher Immunreaktion mit Neigung zu Infektionen durch Parasiten und Viren, zu gemäßigten übersinnlichen Störungen. … Knoblauchblume stellt die Ganzheit wieder her, verhilft zur Festigung und Vereinigung des Astralkörpers, und stellt größere Harmonie mit den physischen und ätherischen Körpern, sowie dem spirituellen Ego her.“ [Kaminski & Katz]

A Passt für Personen, die weitaus mehr essen als sie trinken.

A *Fleischesser.*

„Routinemittel für Menschen, die viel Fleisch essen. Sie mögen alles, was sie essen, und zwar in großen Portionen. Sie neigen oft zu Glatzköpfigkeit.“ [Vrijlandt]

A Beschwerden durch *Völlerei.*

„Passt zu fleischigen Personen und solchen mit ausschweifendem Lebenswandel, Personen, die zum Übermaß bei Tisch neigen.“ [Clarke]

[vgl. Odysseus entkam dem Schicksal, in ein Schwein verwandelt zu werden.]

A Beschwerden durch geringste Diätveränderung.

[Aufstoßen, Sodbrennen, Verdauungsstörung, nach außen drückende Schmerzen im Abdomenm Diarrhœ]

A Extremer Durst.

Durst hindert am Schlaf.

A Frostig.

„Kälte empfunden im Schlaf und weckt ihn häufig.“ [Hering]

A < Nasskaltes Wetter.

A < Nach dem Essen.

[= Stein im Magen; brennendes Aufstoßen; Schläfrigkeit; Blähungskolik; starker Speichelfluss, süßer Speichel].

A Empfindung von einem Haar [Zunge; Gesicht; Hals].

Vergleiche *fadenartige* Schmerzen von All-c.

A Dehnungsschmerz: Drücken von innen nach außen [vgl. Asaf.].

INKARZERIERTER FLATUS; drückende Schmerzen im Epigastrium im Colon transversalis.

> zusammengekrümmt Sitzen und Liegen.

A Während der Menses: Vulva und Oberschenkel schmerzhaft empfindlich oder wund, Mammæ geschwollen und schmerzhaft bei Berührung.

K Kopfschmerzen mit Schweregefühl, kann kaum die Augen öffnen.

> Einsetzen der Menses, < danach.

& Schwindelgefühl.

K Schnupfen, feucht, trocken, dünn, flüssig.

& drückende Schmerzen über der Nasenwurzel.

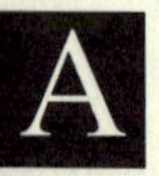

K Chronische Dyspepsie bei älteren fleischigen Personen, die bei der geringsten Veränderung der Ernährungsgewohnheiten Darmverstimmung bekommen. [Teste]

K Chronische Dyspepsie bei Fleischessern.
& blassrotes Aussehen der Zunge mit verschwundenen Papillen.

K Obstipation.
& Wundschmerz im Darm [durch inkarzerierten Flatus im absteigenden Kolon].
< Gehen.

K Schwellung der Brüste nach dem Abstillen.

K Schwäche der Beine, < Knie.
Beine wachsen nicht so schnell wie der übrige Körper. [Hering]
v.a. bei schlechter Ernährung und Obstipation bei Kindern.

K Rheumatismus der HÜFTEN.

RUBRIKEN

GEMÜT: *Furcht* allein zu sein [1]; vergiftet zu werden [1]. *Gefräßigkeit* [1]. *Ruhelosigkeit,* wenn man allein ist [1]. *Träume,* häufiger Ortswechsel [1]; halten nach dem Erwachen an [1]; von Stürmen [1]; Wasser [2]. *Trübsinn,* wenn man allein ist [1]. *Verzweiflung* an der Genesung [1].

SCHWINDEL: Schwindel bei *angestrengtem* Sehen [1]. Schwindel bei unverwandtem *Sehen* [1].

KOPF: *Schmerzen* im Hinterkopf, morgens [2]; im Hinterkopf, morgens im Bett in Rückenlage [2; *Bry*.]. *Schweregefühl* nach der Menses [1; Nat-m.].

MUND: Abstoßender *Geruch* aus dem Mund bei Husten [1; **Caps**.]. Süßer *Speichel* [2]; süß nach dem Essen [1/1]. *Speichelfluss* nach dem Essen [2]. *Trockenheit* der Zunge nachts [1].

ABDOMEN: *Schweregefühl* im Hypogastrium nach dem Essen [1/1]. *Rumoren,* morgens beim Erwachen [1].

REKTUM: *Diarrhœ* durch geringste Veränderung der Ernährungsgewohnheiten [1; Nux-v.].

BLASE: Unfreiwillige *Harnentleerung* bei älteren Männern mit vergrößerter Prostata [2].

HARN: Braunes, dunkles *Sediment* [2].

FRAUEN: *Juckreiz* der Vagina während der Schwangerschaft [1; **Calad**.]. Brennende *Schmerzen* in der Vagina während der Menses [1].

ATMUNG: Atem*beschwerden* durch Druck auf das Sternum [1].

HUSTEN: Husten beim *Bücken* [1]. Husten scheint aus dem *Magen* zu kommen [1; **Bry**.]. *Trockener* Husten durch Essen [1]; durch Rauchen [1].

AUSWURF: *Fadenziehend* [1; **Kali-bi**.].

BRUST: *Beklemmung* der Brust im Schlaf [1; **Lach**.]. *Hautausschläge* auf den Mammæ während der Menses [1/1].

EXTREMITÄTEN: *Hitze* der Handrücken [1]. *Stöße* in den Füßen im Schlaf [1].

SCHLAF: *Gähnen* im Tiefschlaf [1]. *Schläfrigkeit* nach dem Essen [1].

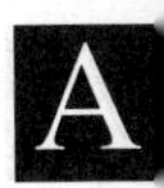

NAHRUNG
Abneigung: Fleisch [1].
Verlangen: Butter [1]; Fleisch [1], rohe Zwiebeln [1].
Schlimmer: Fleisch [1]; kalte Getränke [2].

NOTIZEN

ALLOXANUM **Allox.**

ZEICHEN

Alloxan oder Mesoxalylharnstoff.
Oxidationsprodukt der Harnsäure. Weiße, kristalline Substanz, die sich in Wasser und Alkohol rasch auflöst. Verwendet in Kosmetikprodukten, weil es sich auf der Haut zu Alloxantin reduziert, welches die Haut rot färbt [Lippenstift, Rouge]. Verabreichung an Versuchstiere verursacht Hypoglykämie durch Freisetzung von Insulin, gefolgt von Hyperglykämie wegen Zerstörung der Langerhans-Inseln [Alloxan-Diabetes]. „Die diabetogene Wirkung von *Alloxan* wurde zufällig im Verlauf von Experimenten entdeckt, die in dem Bemühen durchgeführt wurden, die Ursachen für das Crush-Syndrom zu erhellen [Tod durch Urämie nach Muskelquetschungen einer Extremität bei Opfern von Luftangriffen]. Und, obwohl der Beweis fehlt, dass *Alloxan* selbst in Prozessen des menschlichen Stoffwechsels vorhanden ist, scheint wenig Zweifel an dieser Tatsache zu bestehen. *Alloxan* erzeugt eine Dreiphasenwirkung auf den Kohlehydratstoffwechsel.

1. Eine anfängliche *Hyper*glykämie, vermutlich extrapankreatisch, da sie bei Tieren mit Adrenalektomie und Hepatektomie fehlt, doch hier herrscht große Uneinigkeit.
2. Darauf folgt eine sekundäre *Hypo*glykämie, die mehrere Stunden anhält. Man nimmt an, dass dies der Wirkung des Insulins zuzuschreiben ist, das aus den degenerierenden Inselzellen oder durch Überstimulierung freigesetzt wird.
3. Schließlich eine *Hyper*glykämie, die tödlich endet.
   Die Wirkung von *Alloxan* richtet sich selektiv auf die Inselzellen, insbesondere die Betazellen, und zerstört sie. Es produziert eine vorübergehende Zunahme des Stoffwechsels mit Anstieg des anorganischen Phosphors. Es besteht deutliche Polyurie mit Zunahme des Stickstoffgehalts im Urin. Allgemein ist *Alloxan* eine toxische Substanz, deren schädliche Wirkung mit multiplen Läsionen in Leber, Nieren, Pankreas und Lungen beginnt, und es wurden Entzündungsprozesse in den Nebennieren verzeichnet. Die meisten der anderen Veränderungen, mit Ausnahme der pankreatischen, sind vorübergehend und reversibel. Eine fettreiche Diät vermindert die Widerstandskraft gegen *Alloxan*, Kokosöl ist eine solche Substanz. *Vitamine* müssen ebenfalls eine wichtige Rolle bei dem spielen, was hinter der Erzeugung von Diabetes steckt, zumal beispielsweise Nikotinsäure Tiere gegen die Wirkung von *Alloxan* schützt.

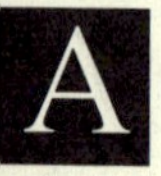

Die meisten dieser Entdeckungen sind nur ein zusätzliches Beweisstück dafür, dass sich die Wirkungen von Alloxan gegen den *ganzen Menschen* richten und nicht nur gegen die Bauchspeicheldrüse, Schilddrüse, Hypohyse, Leber oder Nebennieren." [Templeton]

„Es ist beinahe Pech, dass die jüngste orale Behandlung von Diabetes den Platz eingenommen hat, der womöglich von *Alloxan* in niedriger Potenz hätte besetzt werden können." [Raeside, 1962]

Dreimal geprüft von W.L. Templeton: 1948-49 [zweimal] an 6 Prüfern und 1949-50 mit 9 Prüfern und 7 Kontrollpersonen [British Homœopathic Journal, 1951].

Templeton hat einige tröstende Worte für Studenten, die an Arzneimittelprüfungen teilnehmen: „Die Arzneimittelprüfungen wurden mit Studenten im Krankenhaus durchgeführt. Manche der geistigen Ermüdungssymptome können der normalen Müdigkeit von Studenten zugeschrieben werden, *aber* keine der Kontrollpersonen litt in demselben Maße unter Geistestrübung, Müdigkeit und Konzentrationsmangel. Glücklicherweise für die Prüfer war die Arzneimittelprüfung vor dem Examenstermin zuende. Die Prüfer mit den stärksten Symptomen hatten in vielen Fächern die besten Resultate! Dies kann ein Argument für die Vorbereitung für ein Examen sein. Selbst Hahnemann sagte, dass er sich nach einer Arzneimittelprüfung immer besser fühlte. Es lohnt sich, dies zur Ermutigung zu zitieren, wenn man Freiwillige für Arzneimittelprüfungen sucht." [Templeton]

VERGLEICHE

Natrium muriaticum. Sulfur. Alumina. Lycopodium

„Die Träume von Dieben, Abneigung gegen Gesellschaft, Besserung in der Einsamkeit ist eine der Triaden, die auf den ersten Blick Natrium Muriaticum zum allgemeinen Vergleich nahelegen. Dann kommt die Trockenheit der Haut und der Schleimhäute, die Trockenheit des Mundes, mit Durst, so viele Hauptsymptome von *Nat-m.*" [Broussalian, in: Julian, Dictionary of Homœopathic Materia Medica, p. 16.]

LEITSYMPTOME

G Verlangen nach Einsamkeit und Zukunftsängste.
Trübsinn und Weinerlichkeit > Einsamkeit.

G *Gleichgültigkeit.*
gegenüber Konversation; nahestehenden Personen; der Arbeit
„Personen, die redeten erschienen meilenweit entfernt." *
„Stimmen erschienen weit entfernt." *

G *Große Vergesslichkeit* [Orte, Namen, Dinge, die man gerade getan, gerade gehört hat].
„Als würde der Geist vor den Körper treten. Worte werden nicht registriert. Lächerliche Fehler beim Schreiben einfacher Wörter. Alberne Haltung gegenüber ernsthaften Dingen." *

G *Fehler beim Buchstabieren* [ähnelt Legasthenie].

G Wutanfälle. Eilig.
Herrisch.

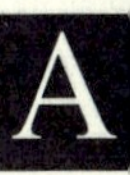

„Ungeduld, trappelt ungeduldig mit dem Fuß, reizbar durch Menschen, Reden, Geräusche, laute Stimmen, streitsüchtig, möchte grundlos einen handfesten Streit vom Zaun brechen [hat deswegen einen Job verloren].“ *
„Eilig, andere sind zu langsam; will herumflitzen, will alles schnell erledigen; dogmatisch; versucht seinen Willen durchzusetzen.“ *

G Somnambulismus.

A *Eignung.*
„Unser Ziel ist es, ein Bild von der Wirkungen von *Alloxan* in nondestruktiven Dosen zu erhalten, das dazu führen könnte, es für Patienten zu verwenden, die dieses Arzneimittelbild vorweisen. Gleichzeitig haben wir den Gedanken im Hinterkopf, dass die frühen Stoffwechselentgleisungen, die SCHLIESSLICH zu Diabetes führen, durch ein Arzneimittel- und Symptomenbild erhellt werden könnten, das der Früherkennung dienen würde.“ *

A Mangel an Lebenswärme und vitalen Reaktionen.
„Fühlt sich sehr kalt.“ „Fühlt sich ungewöhnlich kalt.“ „Empfindlich gegen Kälte.“ *

A Schweiß.
Körpergeruch, den allerdings niemand anders riechen kann.
Fühlt sich schmutzig, wäscht sich ständig die Hände.

A [Empfindung von] gesteigertem Appetit, aber kein Verlangen zu essen.
Schnell gesättigt.
ODER:
übermäßiger Appetit; isst fünf Minuten nach einer Mahlzeit, Speisen befriedigen nicht.

A Übermäßiger *Durst* und häufige Harnentleerung.
„Durst auf große kalte Getränke.“ *

A Schlafstörungen.
Schlaflosigkeit bis 2 Uhr.
Erwacht stündlich.

A < Staub und Gerüche.

A < Geräusche, Lärm; Lachen.

A < Reisen.
[Kopfschmerzen; Übelkeit].

A > Schließen der Augen.
[Kopfschmerzen; Augenschmerzen].

A *Trockenheit.*
Schleimhäute des Verdauungskanals.

K *Stirnkopfschmerzen, als würde der Kopf bersten.* [3 Prüfer]
< morgens; Lärm.
< 16 - 19 Uhr.
Drücken über den Augen am Morgen, vergeht beim Aufstehen.
Schwer, wie vollgepackt, Empfindung als würden Haare ausgezogen.

K Getrübte Sicht trotz Brille.
„Sicht erscheint als seien die Gläser nicht passend.“ *
Getrübte Sicht & Zucken der Lider.

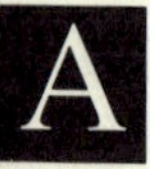

K Trockene, aufgesprungene Lippen.
& übermäßiger Speichelfluss.
K *Übermäßige Harnentleerung.*
Häufige Harnentleerung den ganzen Tag lang; alle zwei Stunden, schmerzlos, schwer zu halten.
K Harninkontinenz beim Niesen.
K Hände werden sehr leicht schmutzig: Haut der Hände trocken, rauh, rissig, aufgesprungen; Handrücken.
< Waschen; heilen nicht
K Adern an Armen und Beinen treten hervor.
> Arme Anheben und Beine Strecken.
K Diffuse Schmerzen in Füßen, Waden, Oberarmen, wie eine Grippe mit Frostschauern; schweres Zerren.
< Stehen.
> Strecken.

* Zitate von Templeton

RUBRIKEN

GEMÜT: *Gleichgültigkeit* gegenüber nahestehenden Personen [1]. *Reizbarkeit* durch Lärm [1]. *Träume* von Begräbnissen [1]; einen Freund mit einem Messer zu töten [1/1]; von toten Körpern, die nach einer Beerdigung wieder lebendig werden [1/1]; von Pferden, die einen verfolgen [1]; zu predigen [1]; von Räubern [1]; in Schwierigkeiten zu sein, und niemand hilft einem [1/1]; von wilden Tieren verfolgt zu werden [1]; vom Tod eines Freundes [1]. *Verwirrung* bezüglich seiner Identität, als sei der Kopf abgehoben, als sei der Kopf vom Körper getrennt [1; **Psor**.]. *Waschen*, wäscht sich ständig die Hände [1]. *Weinen* > wenn man allein ist [1/1].

KOPF: *Hitzegefühl*, aber bei Berührung kalt [1]. *Schmerzen,* Kopfweh > schließen der Augen [1]; < Husten [1]; < Lachen [1]; < heiße Räume [1]; > > Reden [1]; > Reisen [1]; Treppensteigen [1/1]; Kopfweh & Hunger, aber Essen > nicht [1/1].

SEHKRAFT: *Funken* wie Feuerteilchen [1]. *Getrübt* beim Erwachen [1; **Cycl**.]; & Zucken der Augenlider [1/1].

NASE: *Geruch* in der Nase wie von modrigen Büchern [1/1]. *Hitze*gefühl in der Nase beim Einatmen [1]. *Katarrh* durch Staub [1].

MUND: Salziger *Geschmack* auf den Lippen [1]. Atem *riecht* nach Äpfeln [1]. *Süßlicher* Geschmack auf den Lippen [1/1].

HALS: *Schmerzen* > Auswurf [1/1]; beim Reden [1]; < Singen [1/1]; > Trinken [1].

MAGEN: *Übelkeit* beim Reisen [1].

ABDOMEN: *Bandgefühl* um das Abdomen [1]. *Schmerzen* in der Leber beim Atmen [1]; > Druck [1]; nach dem Essen [1]; > Essen [1]; Pulsieren, Sprudeln

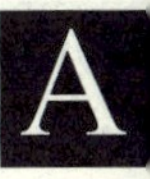

oder Brodeln in der Lebergegend [1/1].
REKTUM: *Völlegefühl* nach Stuhlentleerung [1].
BLASE: Erwachen durch *Harndrang*, krankhafter Drang [1]. Plötzlicher *Harndrang*, kann Harn nicht lange zurückhalten [1/1]. *Kälte* < Luftzug [1]. *Schwellungsgefühl* [1].
FRAUEN: Empfindung als sei die Vagina *geschwollen*, < im Stehen [1/1].
BRUST: Stechende *Schmerzen* > Menses [1]. *Schweregefühl* > Menses [1].
RÜCKEN: *Schmerzen* im Lendenbereich < kaltes Wetter [1/1]; Ausdehnung die Beine herab [1]. *Steifheit* > Strecken [1/1].
EXTREMITÄTEN: *Juckreiz* am Bein gefolgt von Ekchymose [1/1]. *Taubheitsgefühl* in den Armen, beim Anheben [1/1]; in den Unterschenkeln, beim Übereinanderschlagen [1].

NAHRUNG
Abneigung: Salz [1].
Verlangen: Erfrischende Dinge [1]; kalte Getränke [1].
Schlimmer: Kalte Getränke [1]; warme Getränke [1].
Besser: Warme Getränke [1].

NOTIZEN

ALUMEN **Alumn.**

ZEICHEN
Alaun. Kaliumaluminiumsulfat.
Alaun ist leicht löslich in warmem Wasser. Wenn es erhitzt wird, wandelt es sich in weißes Pulver um. Es nimmt Feuchtigkeit aus der Atmosphäre oder dem Gewebe auf, was zu Trockenheit führt.
Farblose, durchsichtige, große Kristalle; bei normalen Temperaturen stabil.
Alaun wird verwendet als Färbemittel in der Farbindustrie, als Gerbstoff für Leder, beim Leimen von Papier [es verhindert, dass das Gedruckte auf der anderen Seite durchscheint], zur Härtung und Festigung von Gips sowie nach der Rasur zur Kontraktion. In der Medizin findet es Anwendung als blutstillendes Mittel für kleine blutende Wunden und bei Aphthen [Soor].
Ergibt Reaktionen von Aluminium, Kalium und Sulfaten. 1845 von Hering geprüft und eingeführt.

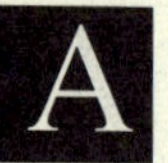

VERGLEICHE

Sulfur. Phosphor. Alumina. Hydrastis. Kalium bichromicum. Phytolacca.

WIRKUNGSBEREICH

DARM. Drüsen. Schleimhäute. Nerven. Blutgefäße. * EINSEITIG [*rechte Seite;* linke Seite].

LEITSYMPTOME

A KATARRHALISCHE Beschwerden.
[Hals; Lungen; Vagina; Urethra]
& *gelbe milde Sekretionen* [„vielleicht dem Kaliumsulfat-Anteil zuzuschreiben" – Leeser].

A Anfälle kommen und gehen plötzlich.

A INDURATION.
[Drüsen; Tonsillen; Zunge; Uterus; Brustdrüsen]
„Es sollte bei *Drüsenverhärtung* und Geschwüren, wenn sie von einem verhärteten Ring umgeben sind, in Betracht gezogen werden."
„Es ist bei vergrößerten und verhärteten Tonsillen verordnet worden, wenn eine Neigung zu rezidivierenden akuten katarrhalischen Beschwerden vorlag. Jede Erkältung schlägt sich im Hals nieder." [Blackwood]

A Ulzerationen.
[Mund; Magen; Darm; Zervix; Urethra; Vagina; Augen; Ohren; Blutgefäße]

A *Blutgefäße.*
„Gefäßerweiterung ist anscheinend deutlicher als bei Alumina." [Leeser]

A *Langsamkeit und Trägheit der Muskeln;* eine Verlangsamung aller Muskeln.

A MANGEL an LEBENSWÄRME und Mangel an Heilung.
Aber, „wurde in der Nacht wach gehalten durch eine Empfindung, als würde das Blut durch den Körper strömen." [Kent]

A Starke KÄLTEEMPFINDLICHKEIT.
< *kalte Luft.*
< *Verkühlung.*

A > FRISCHE LUFT.
< LUFT IN GESCHLOSSENEN RÄUMEN [Heizungsluft?].
[Vgl. Alumina: > Gehen im Freien]

A < morgens [beim Erwachen]; 5 Uhr - mittags.

A > kaltes Wasser Trinken.
[Kopfweh; Hitzegefühl im Magen; Magenschmerzen; Durst].

A > *Baden, Waschen.*

A > *beim Essen;* > nach dem Essen.
< vor dem Frühstück.

A > *Bewegung.*
< *Ruhe.*

A > *Druck.*

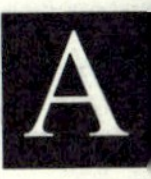

> *Berührung.*

A Empfindung von TROCKENHEIT und EINSCHNÜRUNG.

„Einschnürungsgefühl im Abdomen und Becken. Paralytische Beschwerden mit der Empfindung, wie von einem straffen Band eingebunden." [Clarke]

A *Schwindel* in Rückenlage.

< *Schließen der Augen.*

< Augen öffnen und nach rechts drehen.

& Schwäche in der Magengrube.

K *Drückende Schmerzen auf dem Scheitel mit Brennen.*

> fester Druck und kalte Kompressen, die häufig gewechselt werden.

K Irisprolaps nach Kataraktoperation.

K Hartnäckige Obstipation; tagelang kein Stuhldrang; Massen von harten Bällchen werden entleert, aber das Rektum fühlt sich immer noch voll an; lang anhaltende Schmerzen nach der Stuhlentleerung.

STUHL wie KUGELN; schwarze Kugeln; hart; knotig; groß.

K *Herzklopfen hervorgerufen durch Liegen auf der rechten Seite.*

K Völliger Stimmverlust.

„Chronischer Stimmverlust durch Schwäche des Organismus und ständig neue Erkältungen." [Kent]

RUBRIKEN

GEMÜT: Verlangen, im *Bett* zu bleiben [1]. *Furcht* zu töten [1]; vor dem Wahnsinn [2]. *Träume* von toten Leibern [1]; Tod des Vaters [1]; Tod eines Verwandten [1].

SCHWINDEL: Schwindel in *dunklen* Räumen [1]. Schwindel < *Liegen* auf der linken Seite [1].

KOPF: *Schmerzen* am Scheitel morgens [2]; Schmerzen am Scheitel morgens beim Erwachen [2]; nachts, 4 Uhr [2/1]; bei Bewegung [1]; durch Bücken [1].

GEHÖR: *Überempfindliches* Gehör im Schlaf [1; *Calad.*].

NASE: *Absonderung* hart, trocken [3].

MUND: *Geschmack*, adstringierend [2].

HALS: Rezidivierende *Entzündung* der Tonsillen [2]. *Schlucken* von Flüssigkeit schwieriger als feste Nahrung [2]; Schwierigkeiten feste Nahrung zu schlucken [2]. *Varikose* [2].

MAGEN: *Leeregefühl* morgens vor dem Frühstück [1]; vormittags, 11 Uhr [1; **Sulf.**]; im Sitzen [1]. *Schmerzen* in Rückenlage [1; *Lyc.*]. *Übelkeit* > Hinlegen [1]; Übelkeit im Stehen [1].

REKTUM: *Schmerzen* > Rückenlage [1]; Ausdehnung die Oberschenkel herab [1]; schneidende Schmerzen sogar nach weichem Stuhl [2; *Nit-ac.*, *Rat.*]; reißende Schmerzen > vornüber beugen [1/1]. *Trockenheit* [2].

STUHL: Wie *Kugeln* [3; **Alum.**]; wie schwarze Kugeln [3].

FRAUEN: Starke *Leukorrhœ* tagsüber [2/1].

LARYNX: *Kitzeln* im Larynx morgens [2; **Iod.**]; beim Reden [2]. *Reizung* des Larynx durch Reden [2]. *Schleim* im Larynx am Morgen [2]. *Schmerzen,* Larynx

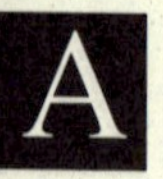

roh durch Reden [2]. Empfindung wie *Staub* im Larynx [2].
ATMUNG: *Atembeschwerden* während der Stuhlentleerung [2].
AUSWURF: *Fadenziehend* [3]. *Klebrig* [3]. Nur *tagsüber* [2]. *Weiß*, eiweißartig [3].
BRUST: *Herzklopfen* nach plötzlicher Gemütserregung [1]; bei langem Liegen in einer Stellung [1/1]; bei langem Stehen in einer Stellung [1/1].
EXTREMITÄTEN: *Empfindliche* Fußsohlen [1]. *Kälte* der Hände nach Bewegung [1]. *Krämpfe* der Fußsohlen [2]. *Völlegefühl* der Adern der Hände [1].
ALLGEMEINES: *Hitze*wallungen von den Oberschenkeln aufwärts [1]. *Ohnmacht* im Stehen [3]. *Periodizität,* jeden zweiten Morgen [2/1]. *Schwäche* nach der Menses [2]. Blut*wallungen* vor der Menses [2]. Nasses *Wetter* > [1]; trockenes*Wetter* < [1].

NAHRUNG

Abneigung: Fleisch [1].
Verlangen: Kalte Getränke [2]; Kalk, Schiefergriffel, Erde etc. [2]; unverdauliche Dinge [1]; Gemüse [1]; Obst [1]; weiche Speisen [1]; Saures [1].
Schlimmer: Kalte Getränke [2]; Salz [2]; kalte Speisen [2]; Tabak [2]; Kartoffeln [1]; Milch [1]; heiße Speisen [1]; Suppe [1]; Zwiebeln [1].
Besser: Kalte Getränke [2]; heiße Speisen [1]; kalte Speisen [1].

NOTIZEN

ALUMINA PHOSPHORICA **Alum-p.**

ZEICHEN

Ein weißes Pulver, in der Regel verfügbar in Form von Gel; geruch- und geschmacklos. Löslich in verdünnten Mineralsäuren; nicht in Wasser oder Alkohol löslich. Eingeführt durch Kent.

VERGLEICHE

Phosphor. Sepia. Alumina. Causticum. Arsenicum. Calcium carbonicum.

WIRKUNGSBEREICH

Nerven. Schleimhäute.

Dreiwertige Symptome sowohl von Alumina wie von Phosphor:

Schüchternheit, Furchtsamkeit.
Milchschorf.

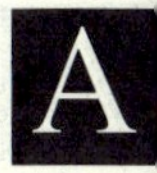

Chronische Ophthalmie.
Gerötete Nase.
Sommersprossen im Gesicht.
Aktivitätsschwäche des Rektums.
Stuhl blutig; dünn und flüssig.
Scharfe, wundmachende Leukorrhœ.
Atembeschwerden & Husten.
Hackender Husten am Morgen.
Schwere, müde Glieder. Taumeln.
Fieber, Hitze der rechten Seite.
Verhärtungen der Haut.
Inneres Pulsieren.
Schwäche durch Gehen.

LEITSYMPTOME

G Wertvoll für chronische Folgen von Trauer/Kummer, folgt auf *Ign.* [Kent]
G Passend bei geistigem Zusammenbruch gegen Ende des Studiums. [Kent]
G Wechselnde Launen.
[Gemütserregung # Geistestrübung; Geistesschärfe # mangelhaftes Denkvermögen; Gleichgültigkeit # Gemütserregung; Weinen # Lachen].
G Schüchternheit, Furchtsamkeit.
A SCHLAPPHEIT. Neigung, sich hinzulegen, v.a. nach dem Essen.
A MANGEL AN LEBENSWÄRME, aber *starkes Verlangen nach frischer Luft, und an frischer Luft* >.
A Empfindlich gegen kalte Luft *und* gegen Zimmerwärme.
A *Abneigung gegen warme Speisen.*
Warme Speisen <.
A Abneigung gegen Kartoffeln.
A Übermäßiger DURST, außer im Fieber.
A < *Körperliche Anstrengung.*
A < MORGENS.
A Empfindung von Stromschlägen, < nach Schlaf.
A Schwindel.
< morgens; Schließen der Augen; Bücken.
> Liegen.
& Neigung, nach vorn zu fallen.
K Furunkel an Gesäß und Oberschenkeln.
K Eingewachsene Zehennägel.

RUBRIKEN

GEMÜT: *Angst* & Schweiß [2]. Träume zu fallen [1]; von Räubern [1]; vom Tod [1]. *Beschwerden* durch geistige Arbeit [2]; durch sexuelle Ausschweifungen [2]. *Furcht* vor dem Wahnsinn [2]. Übersteigerter *Gedankenfluss*, Geistesschärfe #

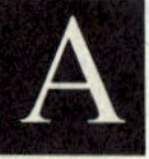

mangelhaftes Denkvermögen [1/1]. *Gemütserregung* # Geistestrübung [1]. *Gleichgültigkeit* # Gemütserregung [1]. *Lamentieren* über ein eingebildetes Unglück [1/1]. *Weinen* morgens beim Erwachen [1; Alum.].
SCHWINDEL: *Morgens* [2]. Schwindel beim *Schließen* der Augen [2].
KOPF: *Schmerzen,* Kopfweh < warme Räume [2]; nach Schlaf [2]; Schmerzen im Hinterkopf [2]; Schmerzen in den Seiten [3]; Schmerzen in den Seiten, einseitig [2]; drückender Schmerz < Druck [1/1]; drückender Schmerz im Hinterkopf nachts [1; *Sulf.*]; drückender Schmerz in den Schläfen nachts [1].
NASE: *Absonderung,* grün [2]. *Geruchsinn* schwach, verloren [2]. *Schmerzen* < Druck [1].
STUHL: *Grün* [2]. *Hart* [2]; fest und fettig [1; *Caust.*]. *Knotig* [2].
BLASE: Erfolgloser, ergebnisloser *Drang* nachts [1]. Häufige *Harnentleerung* nachts [2].
BRUST: *Herzklopfen* nach der Menses [1]. *Schmerzen* nach Herpes zoster [1].
EXTREMITÄTEN: *Schwäche* der Oberschenkel [2]; der Knie [2].
HAUT: Juckende *Hautausschläge* < warme Räume [1; *Sep.*].
ALLGEMEINES: Einseitige *Lähmung* durch Hemiplegie [2]. Brennende *Schmerzen*, äußerlich [2]; drückende *Schmerzen*, äußerlich [2].

NAHRUNG

Abneigung: Warme Speisen [2]; Bier [1]; Fleisch [1]; kalte Getränke [1]; Kartoffeln [1]; Milch [1]; kalte Speisen [1]; Tabak [1].
Verlangen: Kaffee [1]; Obst [1]; Saures [1].
Schlimmer: Warme Speisen [2]; kalte Getränke [1]; Kartoffeln [1]; Milch [1]; kalte Speisen [1].
Besser: Warme Getränke [1].

NOTIZEN

ALUMINA SILICATA **Alum–sil.**

ZEICHEN

Andalusit. Aluminiumsilikat
Besteht zu 63,5% aus Aluminium und 36,8% aus Silicium. Abhängig von minimalen Beimengungen anderer Mineralien tritt Andalusit in den Farben gelb-weiß, pink, violett, rot-braun, olivgrün und schimmernd grau auf. Die kostbaren Arten sind durchsichtig. Mit hohem Reinheitsgrad ist es ein sehr teurer Stein. Der Härtegrad beträgt 7,5; sein Brechungsgrad ist sehr hoch. Wegen dieser Refraktion ist der Stein in

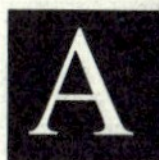

Spanien und Brasilien sehr beliebt gegen Depressionen.
Andalusit wird zur Herstellung von Zündkerzenporzellan und anderen hitzebeständigen Materialien verwendet.
Geringe Mengen kommen im stressfreien Kontaktbereich vor, der um magmatische Intrusionen in tonigen aber kalkarmen Sedimenten entsteht, in Pegmatiten und pegmatitischen Quarztrümmern.
Eingeführt durch Kent.

VERGLEICHE

Sulfur. Phosphor. Alumina. Silicea. Arsenicum. Pulsatilla.

WIRKUNGSBEREICH

Gehirn. Wirbelsäule. Nerven. Rektum.

Dreiwertige Symptome sowohl von Alumina wie von Silicea:

Schüchternheit, Furchtsamkeit.
Milchschorf.
Periodische Kopfschmerzen.
Chronische Ophthalmie.
Obstipation & schneidende Schmerzen im Rektum und knotiger Stuhl.
Scharfe, wundmachende Leukorrhœ.
Schmerzen im Dorsalbereich der Wirbelsäule.
Rissige Haut an den Händen.
Schweregefühl der unteren Extremitäten.
Erkrankungen der Nägel.
Neigung, sich hinzulegen.
Mond <.
Erkältungsneigung.
Ätzende Schleimabsonderungen.

LEITSYMPTOME

G Angst NACHTS.

G Tadelsüchtig, streng.

G Unzufrieden, verstört, zerstreut und entmutigt. Wünscht allein zu sein, dieses und jenes, nie befriedigt.
Aber: „Fühlt sich besser, wenn sie anderen ihre Sorgen erzählt." [Kent]

A „Sehr nützlich bei nervöser Schwäche, in Fällen, in denen hochgradige Gemütserregung und Verschlimmerung durch Zorn und Verärgerung vorliegen." [Kent]

A Verlangen nach frischer Luft, aber Kälte <.
„Extreme Sommerhitze raubt ihr die Kraft." [Kent]

A < *Kälte*. Kälte bei Schmerzen.
Alle Schmerzen [außer Kopfschmerzen] > Wärme und warme Anwendungen.

A < nachmittags und abends.

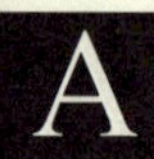

A > LIEGEN.
„Hilft allgemein und erlaubt dem Patienten sich auszuruhen… sie verlangt nach völliger Ruhe." [Kent]
A *Einschnürung* ist ein deutliches Allgemeinsymptom. Auch Einschnürung von Körperöffnungen.
A Ameisenlaufen, dem Verlauf der Nerven entlang.
K Kopfschmerzen.
> kalte Anwendungen und Liegen.
Will den Kopf kalt und den Körper gut eingehüllt haben.
K Häufiger Schnupfen.
Luft fühlt sich beim Atmen in der Nase kalt an.
K Fußsohlen schmerzhaft empfindlich, wund.

RUBRIKEN
GEMÜT: *Angst* nachts [2]. *Delusion,* meint nach vorn zu fallen [1]. *Furcht* am Morgen beim Erwachen [1]. *Träume,* Alpträume [2].
SCHWINDEL: Schwindel & Neigung in die Richtung zu *fallen,* in die man sich dreht [1/1].
KOPF: *Schmerzen*, Kopfweh > im Liegen [2]; > kalte Luft [2]; Schmerzen in der Stirn [2]; stechende Schmerzen in der Stirn [2]. *Schweregefühl* am Abend [2].
SEHKRAFT: *Getrübte* Sicht nachts [1].
NASE: Wundmachende *Absonderung* [2]; grün [2]. *Schmerzen*, mit Ausdehnung zum Kopf [1].
MUND: *Geschmack* fehlt [2]. *Schmerzen* im Zahnfleisch beim Kauen [1]; Schmerzen im Zahnfleisch < kalte Luft [1]. *Speichelfluss* [2].
STUHL: *Lienterischer* Stuhl nach Obst [1; **Chin**.].
FRAUEN: *Juckreiz* > kalte Anwendungen [1/1]; nach der Harnentleerung [1/1]. *Menses* übelriechend, faulig [2].
HUSTEN: Husten durch *Essen* [2]. *Hackender* Husten am Abend [2].
BRUST: *Perkussion* unerträglich [1].
RÜCKEN: *Kältegefühl,* als würde kaltes Wasser auf den Rücken gespritzt [1; **Puls**.]. *Juckreiz* im Zervikalbereich [2]. *Schmerzen* beim Bücken [2]; im Gehen [2]. *Steifheit* im Zervikalbereich [2].
EXTREMITÄTEN: *Ameisenlaufen* dem Verlauf der Nerven entlang [2/1]. *Juckreiz* der Fußsohlen [2]. *Krämpfe* in den Händen beim Schreiben oder Tippen, Klavier- oder Geigespielen [2]. Brennende *Schmerzen* in den oberen Extremitäten < Gemütserregung [2/1]. *Schweregefühl* der Hände [2]; der Füße [2].
SCHLAF: *Erwacht* häufig [2].
HAUT: *Hautausschläge,* trockenes Ekzem [3].
ALLGEMEINES: *Essen* kleiner Mengen > [1]. *Ohnmacht* > Fasten [1/1].

NAHRUNG
Abneigung: Fleisch [1]; Kaffee [1].

Schlimmer: Kalte Getränke [1]; Milch [1]; heiße Speisen [1]; kalte Speisen [1]; warme Speisen [1].

NOTIZEN

AMMONIACUM Ammc.

ZEICHEN

Dorema ammoniakum. Ammoniak-Gummiharz. Fam. nat. Umbelliferæ
Gummi resina ammoniacum, das harzige Exsudat, das während der Blüte und im Fruchtstand aus dem Stengel von *Dorema ammoniacum* und vermutlich anderen Spezies austritt. Ammoniakgummi besteht aus runden Tropfen, außen gelblich oder bräunlich und innen weiß, ist brüchig bei Kälte und weich bei Wärme.
Die Pflanze ist in den Steppen von Turkmenistan, Nordostiran, Afghanistan und Südsibirien heimisch. Besonders häufig kommt sie in Salzsteppen vor. Sie kann bis zu 2,5 m hoch werden und enthält im Frühjahr und Sommer einen milchigen Saft. Der Saft tritt spontan oder durch Insektenbisse an die Oberfläche und erhärtet an der Luft zu harzigen Körnern. Das Harz schmeckt bitter und scharf. Dorema enthält freie Salicylsäure und Cumarine.
Der Name der Droge ist angeblich vom Ammontempel in der libyschen Wüste abgeleitet, wo sie im Altertum gesammelt wurde. Eine andere Möglichkeit ist die Ableitung von dem griechischen Wort *ammos,* Sand, ein Hinweis auf das natürliche Habitat der Pflanze. Dorema ist eng verwandt mit Asafœtida, eine Ferulaart aus demselben Gebiet.
Ammoniacum wird seit dem Altertum verwendet und ist bereits bei Hippokrates erwähnt.
Geprüft von Buchner [Hygea XIII, 212]

VERGLEICHE

Lycopodium. Pulsatilla. Senega. Barium carbonicum. Antimonium tartaricum. Barium muriaticum. Hydrastis.

WIRKUNGSBEREICH

SCHLEIMHÄUTE [Atmungsorgane]. Augen. Herz. Drüsen.

LEITSYMPTOME

G Reizbarkeit und schlechte Laune & Trägheit des Körpers.
[„Was so oft bei Personen entsteht, die an chronischen Beschwerden der Schleimhäute leiden." - Clarke]

A Passt besonders zu ÄLTEREN Personen.
[reichlicher Schleim in den Bronchialgängen, aber der Patient ist zu schwach, um Auswurf zu produzieren]

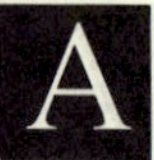

A Appetitmangel während der Menses.
A Schlaf verhindert durch Pulsieren und Ruhelosigkeit im ganzen Körper.
A Atemwegserkrankungen im WINTER.
A SCHLEIMANSAMMLUNG.
A GROSSE KÄLTEEMPFINDLICHKEIT.
A TROCKENHEIT [Nase und Hals] morgens beim Erwachen.
K Drückende Kopfschmerzen, v.a. über den Augen; verursacht durch katarrhalische Verstopfung der Stirnhöhlen.
& getrübte Sicht.
K Augen.

„Es hat sich einen recht guten Ruf als Heilmittel für Augenerkrankungen erworben. Ich habe es erfolgreich bei Asthenopie verordnet, wenn die Augen beißen und brennen, v.a. bei Gebrauch der Augen nachts bei künstlichem Licht. Die Augen werden blutunterlaufen, pulsieren häufig, v.a. im inneren Canthus beider Augen." [Farrington]

„Es scheint zu Augenerkrankungen ganz besonders homöopathisch zu sein, wenn diese mit Störungen einiger oder vieler Schleimhäute einhergehen." [Jahr]

K Amblyopie durch einen Schlag auf den Kopf.
Sterne und Feuerpunkte vor den Augen.
Getrübte Sicht, v.a. am Morgen beim Aufstehen.
Gerötete Augen durch Lesen.
Photophobie, selbst bei trübem Wetter.
K Häufiges Niesen, gefolgt von reichlichem Schleimausfluss aus der Nase.
Aber am frühen Morgen beim Erwachen unangenehme Trockenheit der Nase.
K Verdauungsstörung.
& *Dünner gelblicher Belag auf der Zunge,* Geschmacklosigkeit oder fader süßlicher Geschmack im Mund am Morgen, oder *ekelerregender bitterer Geschmack, der nach dem Essen verschwindet*, Appetitverlust, Ruktus nach dem Essen, und Übelkeit, an der Grenze zum Erbrechen.
& Empfindung von Brennen und Kratzen in Hals und Speiseröhre.
K Hartnäckige Kolik.

„Manche Homöopathen loben seinen Nutzen bei langwieriger und hartnäckiger Kolik aufgrund von dickem Schleim, der sich im Darm festgesetzt hat." [Jahr]

K Starkes quälendes Herzklopfen, das sich bis unterhalb der Magengrube ausbreitet, nachts beim Zubettgehen; < Rückenlage oder Linksseitenlage, > Rechtsseitenlage; hindert lange Zeit am Schlafen. [Allen]
K Gewicht und Druck in den Lendenwirbeln; Stiche in den Lenden, besonders beim Einatmen.
K Die *Knie* fühlen sich abends im Sitzen geschwollen an.
& Kneifen in der Kniekehle.
Neigung zu stolpern beim Treppensteigen.

RUBRIKEN

GEMÜT: *Auffahren* aus dem Schlaf durch Erstickungsgefühl beim Atmen [1].

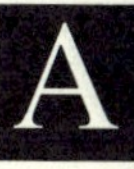

Gemütserregung beim Reden [1]. *Trübsinn* beim Aufstehen [1/1].
AUGEN: *Schmerzen* nur tagsüber [1]; durch Licht, Tageslicht [1].
SEHKRAFT: Leuchtende, phantastische *Farben* vor den Augen [2]. *Neblige* Sicht wie durch Rauchringe [2/1]. *Sterne* [2].
NASE: *Bewegung* der Nasenflügel bei Pneumonie [2; **Lyc**.]. *Trockenheit*, innen, weckt sie nachts [1]. *Verstopfung* nachts, erwacht davon [1].
ZÄHNE: *Schmerzen*, Zahnschmerzen mit Ausdehnung zum Ohr [2].
HALS: *Kloßgefühl* im Œsophagus nach dem Essen [1]. Empfindung als sei etwas *stecken* geblieben, unmittelbar nach dem Essen, veranlasst zu schlucken [1/1]. *Trockenheit* im Freien [1].
MAGEN: *Erbrechen* & Diarrhœ [2].
ABDOMEN: *Schweregefühl* wie von einem Gewicht im Hypogastrium [2].
REKTUM: Drückende *Schmerzen* im Sitzen [1].
FRAUEN: *Menses* häufig, zu früh [2].
ATMUNG: *Rasselnde* Atmung bei älteren Personen [2; **Hippoz**.].
AUSWURF: *Reichlicher* Auswurf bei älteren Personen [2; **Bar-c**.]. *Schleimiger* Auswurf bei kaltem Wetter [2/1]. *Schwieriger* Auswurf bei älteren Personen [2].
SCHLAF: *Gähnen* durch Leere im Magen [1/1].

NAHRUNG

Abneigung: Milch [1].

NOTIZEN

AMYLENUM NITROSUM **Aml-n.**

ZEICHEN

Amylnitrit. Salpetrige Säure. Poppers.
Amylnitrit ist das Ergebnis der Korrosion von Salpetersäureanhydrid auf Amylalkohol. Es ist eine hellgelbe Flüssigkeit mit eigenartigem würzigem Geruch und brennendem Geschmack. Entzündliche Flüssigkeit, flüchtig selbst bei niedrigen Temperaturen.
Es ist eine instabile Verbindung mit rascher und kurzer Wirkung auf den Organismus. Sie zersetzt sich langsam durch Einwirkung von Licht und Luft. Sie wird in der organischen Chemie als Reaktionssubstanz angewandt. Salpetrige Säure kommt in geringen Mengen in Fruchtkonzentraten vor.
Sie wird dunkel gelagert und in Flaschen bis zum Rand gefüllt. Unverträglich mit Iod; beraubt Iod der Iodine.
Rasche und kräftige Wirkung auf die Arterien, insbesondere im Oberkörper. Bei Inhalation weniger Tropfen wird der Kopf heiß und rot. Vorbeugende Anwendung bei

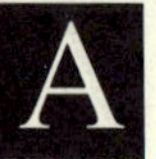

Anfällen von Angina pectoris sowie in manchen Formen von Hemikranie und akuter Hirnanämie.
Gehört zur Stickstoffgruppe [Aml-n., Glon., Nit-ac., Nat-n., Kali-n.].
Geprüft von T. F. Allen und von der Bostoner Schule. Alle Prüfungen durch Mitteleinnahme mittels Inhalieren.

VERGLEICHE

Lachesis. Belladonna. Phosphor. Nux vomica. Sulfur. Glonoinum. Cactus.

WIRKUNGSBEREICH

VASOMOTORISCHE NERVEN [*Kreislauf; Herz;* KOPF]. Atmung. **Linke Seite.*

LEITSYMPTOME

G *Angst im Klimakterium.*

G Angst um die Gesundheit, es könnte etwas geschehen; kann nicht stillsitzen; braucht frische Luft.
„Das Pochen im Kopf, und herausberstende Gefühl in den Ohren, und Einschnürung in Hals und Herz veranlassten, dass ich meinte zuviel genommen zu haben, und durch *regelrechten Schreck* rannte ich ans Fenster, um frische Luft zu atmen." [Allen]

A „Eines der sehr wenigen Arzneimittel, bei denen die Wirkung mit den *physischen Folgen von Emotionen* übereinstimmt." [Hale]
Schreck verursacht Pochen.
„Eine Tatsache von besonderem Interesse ist die Vorzugsrichtung der Nitrite zur oberen Körperhälfte... Die unmittelbare Wirkung der Einatmung der Dämpfe von wenigen Tropfen Amylnitrit ist ein Gefühl von Wärme in Kopf und Nacken, meist ein Schwere- und Völlegefühl des Kopfes; die Arterien klopfen, oft treten Schwindel und heftige Kopfschmerzen auf. Gesicht, Kopf und Nacken röten sich; meist ist diese Rötung auf Kopf, Nacken und Brust beschränkt." [Leeser]
„Die auffallendste Wirkung der Droge ist die tiefe Gesichtsrötung und das Pulsieren im ganzen Körper." [Clarke]

A < KLIMAX [Blutstauung; Hitzewallungen].
Hitzewallungen, beginnen in verschiedenen Körperpartien, wie im Gesicht, Epigastrium etc. und breiten sich dann über weitere Körperbereiche aus. Häufig gefolgt von starkem Schwitzen. Nachdem die Wallungen abklingen wird die Haut kalt und klamm und kann sehr blass werden. [Hering]
Hitzewallungen sonderbar und krass UMSCHRIEBEN, begrenzt [*Lach.* stärker generalisiert].

A *Abnormes Schwitzen nach Grippe.*

A < Sonnenhitze.
SONNENSTICH.
[Augen und Gesicht gerötet; *hervortretende Augen*; Atembeschwerden; starke Kopfschmerzen; Tremor der Hände; Entkräftung]

A > *im Freien.*

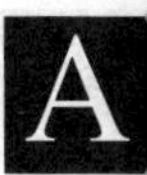

> kalte Luft.
Fenster müssen offen sein.

A > Kalte nasse Umschläge.

A *Schwellungsgefühl.*
Wellenartige Empfindung.

A *Hyperämie.*
„Die einzige Ähnlichkeit zu *Glon.* besteht in der *arteriellen Erschlaffung*, die es verursacht, was die Hyperämie anregt. Aber die arterielle Blutfülle bei Glon. ist aktiv und gewaltsam und immer von *schmerzhaften* Empfindungen begleitet. *Schmerz im Kopf* liegt während der Wirkung von Amyl *selten* vor, kann allerdings manchmal beim Höhepunkt der Wirkung auftreten.“ [Hale]

A *Strecken.*
Verlangen, sich zu strecken, morgens; streckt sich nachts im Schlaf; streckt sich & Schluckauf; streckt sich & gähnt unaufhörlich; Strecken >.
„Das Verlangen ist schwer zu befriedigen; schließlich bittet er um Hilfe, um sich strecken zu lassen.“ [Bhanja]

A *Ohnmacht bei Angina pectoris.*
Angina pectoris & Schwindelgefühl.

K PULSIEREN im SCHEITEL.
„*Empfindung als ob etwas nach oben strömt und im Scheitel pocht.*“ [Allen]
„Nachdem das Pochen und Völlegefühl im Kopf vergangen waren, war es gefolgt von einem Gefühl der Verwirrung und Schwäche und Gewicht auf dem Oberkopf, als würde er zermalmt.“ [Allen]

K Kopfschmerzen [durch Gefäßerweiterung] & Gelbsehen [oft mit violetten Rändern].
„Neben China, welches dieses Symptom des Gelbsehens sehr ausgeprägt hat, sollte in Fällen mit diesem Symptom auch ein Nitrit [oder Nitrat, z.B. Glonoin] in Betracht gezogen werden.“ [Leeser]

K Hemikranie, v.a. wenn die erkrankte Seite im Vergleich zu der gesunden blass aussieht. [Hering]

K ERRÖTEN IM GESICHT bei der geringsten emotionalen Regung.
PLÖTZLICHE Rötung des Gesichts.

K Linke Gesichtsseite und linkes Ohr werden stark gerötet, Röte kommt plötzlich und verschwindet plötzlich während der Intervalle zwischen den Kopfschmerzen; am stärksten nach Gemütssymptomen. [Hering]

K Schmatzen mit den Lippen, als ob man etwas probiert.

K Exophthalmischer Kropf durch Trauer oder Kummer.

RUBRIKEN

GEMÜT: *Angst* während des Klimakteriums [2]. Kann nicht stillsitzen, aus *Furcht* es könnte etwas geschehen [1/1]. Mangel an Selbst*vertrauen* [2].
SCHWINDEL: Schwindel & *Herz*symptome [1; **Spig**.]. Schwindel & *Schläfrigkeit* [1; **Gels**.].
AUGEN: *Photophobie* durch Sonnenlicht [1]. *Schmerzen* < Sonnenlicht [1].

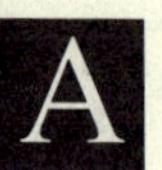

OHREN: *Schmerzen*, Empfindung von Bersten mit jedem Herzschlag [1/1]; nach außen Pressen [3; **Puls**.].
NASE: *Taubheitsgefühl* der Knochen [1; Arn., *Asaf*.].
GESICHT: *Kau*bewegung der Kiefer im Schlaf [1; **Calc**.]. *Steifheit* der Oberlippe [1]. Plötzliche rote *Verfärbung* des Gesichts [3].
HALS: *Kloß*gefühl während der Menopause [1]. Ständig Neigung zu *schlucken* im Schlaf [1].
ÄUSSERER HALS: *Kleidung* < [1]; als sei die Kleidung zu eng [1].
MAGEN: *Schluckauf* während und nach dem Gähnen [2; Mag-c.].
FRAUEN: *Metrorrhagie* & Gesichtswallungen [1/1].
HUSTEN: Empfindung von *Schwefel*dämpfen [1].
BRUST: Herz*flattern* nach geringer Gemütserregung [2; **Lil-t.**, *Lith-c.*]. *Herzklopfen* im Klimakterium [2; **Lach**.].
RÜCKEN: *Hitze* im Zervikalbereich, mit Ausdehnung nach oben [1; **Gels**.].
EXTREMITÄTEN: *Pulsieren* in den Fingerspitzen [1].

NOTIZEN

ANAGALLIS **Anag.**

ZEICHEN

Anagallis arvensis. Roter Gauchheil. Ackergauchheil. Fam. nat. Primulaceæ.
Wächst an Straßenrändern, auf Schutthalden und auf den trockenen sandigen Rändern von Mais- und anderen Feldern. Ganz gleich in welche Richtung der eckige Stengel steht, die Blätter sind immer zur Sonne ausgerichtet. Die Blütenblätter sind sehr empfindlich, die Blüten schließen sich, sobald Wolken aufziehen und Regen droht. Selbst bei klarem Wetter sind die Blüten nur für relativ kurze Zeit geöffnet, gehen nie vor acht oder neun Uhr morgens auf und schließen sich vor drei Uhr nachmittags. Wenn sie sich schließen, verschwinden die leuchten farbigen Blüten zwischen dem Grün der Blätter. „And if I would the weather know, ere on some pleasure trip I go, my scarlet weatherglass will show, whether it will be fair or no,“ [und will ich wissen wie sich das Wetter dreht, weil mir der Sinn nach einem Ausflug steht, kann mein rotes Gauchheil sagen, ob es Sonne gibt oder Regen] heißt es in einem englischen Vers. Wenn die winzigen Samen reif sind, spaltet sich die kapselartige Frucht in zwei Hälften – die obere Hälfte dreht sich hoch wie ein Deckel, und die Samen werden bei jeder Bewegung durch den Wind herausgeschüttelt. Anagallis hat zweierlei Arten, eine rote und eine blaue. Einem deutschen Volksmärchen nach geht die Geschichte von einem Knecht und einer Magd, die beim Arbeiten auf dem Feld einschliefen. Als der Bauer,

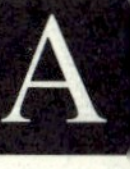

der auch über einige Zauberkräfte verfügte, sie so fand, verwandelte er sie in Gauchheil. Den Jungen in ein rotes, weil er der stärkere war und das Mädchen in ein blaues. Seither gibt es zwei Arten von Anagallis.
Der holländische Name Guichelheil [ebenso wie das deutsche Geckenheil, Narrenheil, Vernunftkraut] bezieht sich auf die Ähnlichkeit der Samenkapsel mit einem Glatzkopf. Früher galt ein kahler Kopf als Zeichen für Wahnsinn und die Samen als Heilmittel dagegen. Ob das Kraut tatsächlich den Haarwuchs förderte oder vom Wahnsinn kurierte bleibt ungewiss.
Die Pflanze galt als Heilmittel gegen Trübsinn und Melancholie. Der Gattungsname *Anagallis* ist vom griechischen *anagelao* [= lachen] abgeleitet, da es die Depressionen vertreibt, die auf Leberbeschwerden folgen. *Arvensis* bedeutet 'der Felder'.
Experimente haben gezeigt, dass es einige schädliche Eigenschaften besitzt, die sich weder durch Trocknen noch durch Kochen zerstören lassen. Es enthält Saponin [Cyclamin]. Kontakt mit den Drüsenhaaren der Blätter und Stengel kann eine schwere Dermatitis auslösen. [vgl. Primelvergiftung.] Der hohe Kieselsäuregehalt – und daher die Beziehung zu Sil. — ist möglicherweise dafür verantwortlich, dass diese Pflanze die Kraft hat, Splitter auszutreiben und die Bildung von Granulationsgewebe bei Wunden zu fördern.
Geprüft und eingeführt von Schreter und von Günther.

VERGLEICHE

Rhus toxicodendron. Pulsatilla. Sulfur. Silicea. Calcium carbonicum. Clematis. Cyclamen.

WIRKUNGSBEREICH

Gemüt. Nervensystem. HAUT. Urethra. Genitalien.

LEITSYMPTOME

G Große Heiterkeit und geistige Aktivität.

G Leicht ERREGBAR [emotional und sexuell].
Kann Gedanken nicht sammeln beim Zuhören wegen froher Gefühlsregungen ohne Grund.

G Agitiertheit verursacht Schlafstörungen.

A Charakterisiert durch starkes *Kitzeln* und *Juckreiz:*
Kitzeln und Prickeln in der Urethra; im linken Ohr; auf der Nasenspitze; wie von einer Bürste an der Epiglottis [& Heiserkeit]; Juckreiz an Scheitel und Hinterkopf; der Augenlider; an den Wangenknochen. [Anshutz]

A SPLITTERGEFÜHL – Empfindung von NADELN.
„Empfindung in der rechten Handfläche zwischen Daumen und Zeigefinger, als würde eine Nadel durchgestoßen." [Allen]
„Empfindung in den Lungen, wie von einem vollen Nadelkissen getroffen." [Allen]

A Begünstigt die Austreibung von Splittern und anderen Fremdkörpern.

A Empfindung von etwas Kaltem [Zunge; weicher Gaumen; Zähne].

K Hitze steigt in den Kopf auf.

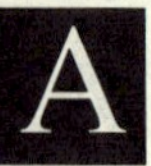

& etwas Schweiß auf der Stirn, gefolgt von drückendem Stechen in den Augäpfeln.

K Kopfschmerzen [unmittelbar oberhalb der Supraorbitalränder].
& Verdauungsstörung [Rumoren, Übelkeit, Ruktus].

K Kleieartige, ringförmige Flechten im Gesicht.

K TROCKENHEIT und SCHARREN IM HALS.

K Brennen in der Urethra vor und während der Erektion
> Koitus.

K Heftige Schmerzen im Sakrum beim Heben, verschlägt den Atem.

K Trockene, kleieartige Flechten, ringförmig, v.a. auf den Handflächen und zwischen den Fingern. Oder Gruppen kleiner Bläschen, die beißen und jucken und nach Kratzen gelb-braune Flüssigkeit absondern, die schnell zu einer Schuppe wird; darunter bilden sich neue Bläschen. [Hering]
„Wo Rhus dazu neigt, sich auf die Handfläche zu beschränken, wiederholt es sich nicht, *Anagallis* wohl." [Pulford]
Juckreiz < nach Mahlzeiten.
JUCKREIZ der HANDFLÄCHEN > REIBEN.

RUBRIKEN

GEMÜT: *Angst* in der Brust, abends [1]. *Erregung* stört Schlaf [1/1]. *Träume* wollüstig [1].

KOPF: *Schmerzen,* Kopfweh > Kaffee [1]; während unterdrückter Menses [1].

SEHKRAFT: Gegenstände scheinen sich vor und zurück zu *bewegen* [1]. *Glitzern* bei Kerzenlicht [1/1].

OHREN: *Juckreiz* im linken Ohr [3]. Drückende *Schmerzen* hinter dem linken Ohr [1].

GESICHT: Unterlippe *aufgesprungen* [1].

MUND: *Schmerzen* im Zahnfleisch sehr harter Stuhl [1/1].

BLASE: *Harnentleerung,* gespaltener Strahl [1].

MÄNNER: Ziehende *Schmerzen* im rechten Hoden [1].

BRUST: *Juckreiz* der Brustwarzen [1]. *Zittern* im Herzen abends im Bett [1].

RÜCKEN: *Schmerzen* vor Niesen [1/1]; Schmerzen im Sakralbereich beim Heben [1; Bry.].

EXTREMITÄTEN: *Hautausschlag* Trauben von Bläschen auf den Händen [2/1]; neue Bläschen treten nach dem Abheilen auf [2/1]; Bläschen zwischen den Fingern [1]. *Juckreiz* der Handflächen > Reiben [3]. *Schmerzen* in den Knien beim Übereinanderschlagen der Beine [1].

SCHLAF: *Kurz* [1].

HAUT: *Hautausschläge*, Bläschen bilden sich auf entblößter Oberfläche [1].

NAHRUNG

Besser: Kaffee [1].

NOTIZEN

ANANTHERUM MURICATUM **Anan.**

ZEICHEN

Anatherum muricatum. Andropogon muricatus. Vetiveria zizanioides. Cuscus-Gras. Fam. nat. Gramineæ.

Ein aromatisches, sedatives, antiseptisches Kraut, das die Produktion von roten Blutkörperchen anregt. Eines der Duftgräser, die in tropischen Klimazonen wachsen, viel angebaut in Indien, Sri Lanka, Burma. Vetivergras liefert sehr wichtige ätherische Öle für die Parfumindustrie.

Aus den duftenden faserigen Wurzeln werden Fächer und 'Tatties' hergestellt. In Indien werden Tatties über Türen und Fenster oder an die Wand gehängt und mit Wasser besprenkelt, so dass die Verdunstung den Raum kühlt und gleichzeitig einen veilchenartigen Duft verbreitet. Die Wurzel wird von Rauchern gekaut, um einen frischen Atem zu bekommen. In Indien und Sri Lanka ist das Öl der Vetivertwurzeln als 'Öl der Ruhe' bekannt.

Vetivert war die Basis für ein Parfum im 19. Jahrhundert, *Mousseline des Indes*. Der Name wurde von indischem Musselin übernommen, das mit Vetivert parfumiert war, um Motten und Insekten fernzuhalten, bevor es nach Europa exportiert wurde. Viktorianische Taschentuchparfums basierten ebenfalls auf Vetivert. Heute wird es immer noch in gewissem Maß in Shampoos, Gesichtscremes und Lippenstiften verwendet. Das Öl ist ein Wirkstoff in orientalischen 'holzigen' Parfums. Für den modernen Parfumherstellung ist es vor allem als Fixiermittel wertvoll und findet sich als solches in mehreren Parfums. Ein weiteres Fixativ, das in der Parfumherstellung gebraucht wird, ist Ambergris [Ambr.].

Ein weiterer Anwendungsbereich von Vetivert ist der Zusatz als Geschmacksstoff in Nahrungsmitteln, vor allem bei Spargelkonserven und indischen Fruchtgetränken.

Der Name ist abgeleitet von *andros*, Mensch, und *pogon,* Spitzbart, ein Bezug auf die Infloreszenz der Pflanze. Die Wurzel ist aromatisch und wirkt stimulierend oder diaphoretisch.

„Erzeugt einen Zustand der Trunkenheit."

Geprüft von Houat und von Lilienthal.

VERGLEICHE

Mercurius. Lachesis. Belladonna. Sulfur. Bufo. Kalium iodatum. Psorinum.

WIRKUNGSBEREICH

DRÜSEN. Haut. Gemüt.

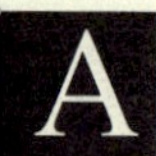

LEITSYMPTOME

G Trunkenheit. [Clarke]

G Monomanie, will immer wieder dasselbe tun und dieselben Orte aufsuchen.
Monomanie, in der Öffentlichkeit grotesk aufzutreten.
Selbstachtung.
„Große Reiselust." [Allen]
„Fieberhafte Eile bei allen Tätigkeiten." [Allen]

G Ruhelos, misstrauisch. Unbeherrschbare Eifersucht.
Hypochondrie und es graut einem vor Gesellschaft.

G Wichtiges Arzneimittel bei Wahnsinn durch übermäßige Promiskuität und sexuelle Aktivität. [Vithoulkas]

G Selbstzufriedenheit; Neigung zu Narzissmus. [Vithoulkas]
„Innere Selbstzufriedenheit, mit Lächeln." [Allen]

G *Extreme Eifersucht* begleitet von *hemmungslosem Sexualtrieb* bei Personen, die sich auf groteske oder bizarre Weise kleiden. [Grandgeorge]

G *Träume* von epidemischen, ansteckenden Krankheiten, und bes. vor Tollwut.
Träume von Reisen, Luxusleben, Annehmichkeiten und Vergnügungen.
Träume aus furchterregender Höhe zu stürzen.
Träume von Gesellschaft und Teilnahme an einem fröhlichen Fest.
Träume von Auseinandersetzungen und Streit.

A Krankhafter HUNGER nachmittags, abends und sogar nachts, wacht auf um zu essen. [Allen]
Hunger selbst nach dem Essen; er denkt an nichts anderes. [Allen]
Hunger, als habe er lange Zeit gefastet, & Leeregefühl.
Hunger, & übermäßige Schwäche, die vom Magen herzukommen scheint.
Er mag alles, mit Ausnahme von geschmacklosen, wässrigen oder süßen Dingen; bevorzugt salzige oder stark gewürzte Speisen. [Allen]
Monomanisches Verlangen nach bestimmten Nahrungsmitteln. [Vithoulkas]

A Unstillbarer Durst.

A *Abszesse, Furunkel und Eiterungen; akut.*

A SCHWELLUNG [und Eiterung] der DRÜSEN.
[Submaxillar- und Halsdrüsen; Achseldrüsen; Tonsillen; Brust-; Speichel-; Tränendrüsen]

A KÄLTEGEFÜHL.
Luft fühlt sich eiskalt an, während sie durch die Nasenlöcher streicht, was Niesen verursacht.
Vergleiche: „Empfindung als sei das Gehirn entblößt und kalte Luft striche darüber." [Hering]
Glühende Hitze # eisiger Kälte im Œsophagus.
Kältegefühl in den Zähnen & Hitze im Zahnfleisch.
Tonsillitis & Kältegefühl im Hals.
„Im Gehen, allgemeine Hitze, mit kalten Ohren, die heiß werden, wenn der Körper kalt wird." [Allen]

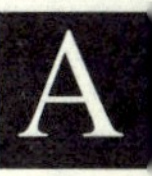

A Sexualtrieb gesteigert durch jeden Versuch, ihn zu befriedigen, treibt schließlich zu Onanie und Wahnsinn.
MASTURBATIONSNEIGUNG.
„Während Koitus hören alle Leiden auf, aber kehren danach mit verstärkter Intensität wieder.“ [Allen]

A BRENNEN, Schmerzen oder Empfindung.

A Stechende Schmerzen.

A *Nagende Schmerzen wie durch lebende Tiere.*
[Magen; Abdomen; Brust]

A Alle Schmerzen in anderen Partien scheinen Stauung im Kopf, Krämpfe, und Stiche zu verursachen. [Allen]

A Schmerzen > aromatische Getränke. [Hering]

A „Epileptische Konvulsionen, beginnen mit Trübsinn, Ruhelosigkeit, Schluckauf, Zwerchfellkontraktion, Brennen im Magen, Blutstauung im Kopf.“ [Allen]

A Schwindel.
& zerebrale Hyperämie, rotes Gesicht und Neigung nach hinten zu fallen.

A Schwindel.
& Zusammenziehen und Graben in inneren Augenwinkeln, mit Ausdehnung in das Gehirn.

K Kopfschmerzen.
„Hochgradige neuralgische *Kopfschmerzen*, wenn die Schmerzen in den Gesichtsknochen empfunden werden, als würden sie zermalmt, konvulsivischer Tic.“ [Blackwood]
„Neuralgische und krampfartige Schmerzen im Kopf, die Verrücktheitsanfälle verursachen.“ [Allen]
„Die Kopfschmerzen sind fast immer begleitet von brennenden und pulsierenden Schmerzen.“ [Allen]

K Bedürfnis den Kopf gegen etwas Hartes und Kaltes zu lehnen.

K Haarausfall [Augenbrauen und Barthaare].

K Alles erscheint übermäßig grell und leuchtend.

K Anfälle von Taubheit bei feuchtem Wetter.
„Er hört häufig ein Geräusch als ob Wellen gegen die Küste schlagen, mit betäubendem Geräusch, das ihn daran hindert, auch nur ein Wort zu hören.“ [Allen]

K „Es scheint als sei die gesamte Kraft des Organismus im Magen konzentriert, um unendliches Leiden zu verursachen.“ [Allen]

K *Magensymptome & Kopfschmerzen.*

K Magenschmerzen,
< Abends und nachts.
< Nach dem Essen.
< Bewegung.
< Erregung und jede Beschäftigung.
& Kalter Schweiß in Gesicht und Rücken.
& Neigung jeden Augenblick die Lage zu ändern.

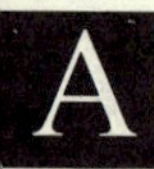

K Gastritis.
& Obstipation.
& Extremer Hunger und Durst.
K Empfindung als seien die Nieren immer voll und geschwollen.
K Schwellungsgefühl in den Ovarien.
K Erysipelatöse Schwellung der Mammæ.
Brustwarzen aufgeschürft [durch Reiben].
K Ischialgie; Schmerzen lokalisiert in der **Ferse**.
K Bei Haut- und Nagelbeschwerden, deformierte, krank aussehende Nägel; übelriechender Fußschweiß; Abszesse und Herpes. [Grandgeorge]

RUBRIKEN

GEMÜT: *Destruktivität* [1]. *Eifersucht* [1]. *Eilig* [1]. *Konträr* [1]. *Misstrauisch* [1]. *Reiselust* [1]. *Schlagen* aus Zorn [1]. *Suizid*neigung wegen hochgradiger körperlicher und geistiger Schwäche [1/1]. *Träume* Fallen von hoch gelegenen Orten [1]; Festgelage [1]; von Krankheit [1]. *Zusammenfahren* durch Geräusche [1].

SCHWINDEL: Schwindel im *Liegen* in Rückenlage [1]. Schwindel & gerötetes *Gesicht* [1].

KOPF: *Hautausschläge,* feuchte Krusten [2]. Empfindung von einer *Kugel*, in Rechtsseitenlage [1/1]. *Schmerzen*, Kopfweh durch Lärm [1]; durch Licht [1]; & Schnupfen [1]. Empfindung von *Wasser* im Kopf [1].

AUGEN: Licht = *Juckreiz* der Augen [1/1]. *Schwellung* der Tränendrüsen [1].

SEHKRAFT: *Bilder* wirken zu lange nach [1]. *Getrübte* Sicht > Blinzeln [1; *Euphr.*].

OHREN: Empfindung als habe er *Dreck* in den Ohren, oder eine schwammige Substanz, die anschwillt [1/1].

NASE: *Kälte* in der Nase beim Einatmen [1]. *Niesen* an kalter Luft [1]. *Schmerzen* wie zermalmt in der Nasenwurzel [1/1]. *Tumor* an der Nasenspitze [1].

GESICHT: *Hautausschläge*, Furunkel auf der Nasenspitze [1]; krustig [2]. *Schmerzen,* beißend, als sei das Gesicht von Insekten zerstochen [1]. Erysipelatöse *Schwellung* im Gesicht, wie durch die Wirkung von Hitzschlag [1/1]. *Ulzera* in den Mundwinkeln [1].

MUND: Zunge fühlt sich an wie *geschnitten* an den Rändern [1/1]. Zungenränder *rissig* [1].

ZÄHNE: *Schmerzen,* Zahnschmerzen durch Kaffee [1]; durch Wetterwechsel [1]; < Wein [1]. Unablässige Neigung, die Zähne *zusammenzubeißen* [1; **Phyt**.].

HALS: Brennende *Schmerzen*, mit Ausdehnung in den Magen [1].

MAGEN: Magen wie voller *Geschwüre* [1]. *Riesenappetit* nachts [1]. Schmerzhafter *Ruktus* nach Gemüse [1/1]. *Schmerzen* im Magen, wie herausgerissen, und an mehreren Stellen perforiert [1]; Krämpfe und Schmerzen im Magen, wie mit einem Messer geschnitten, oder vom Blitz getroffen [1/1]; Stechen, Ausdehnung in Brust und Rücken. Empfindung wie von *Tumoren,* Löchern oder scharfen Kieseln im Magen [1/1].

URETHRA: *Absonderung* grünlich, gelb, dick, & Priapismus [2; **Puls**.].

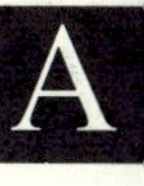

MÄNNER: *Masturbationsneigung* [3]. Heftiges *sexuelles* Verlangen [3].
FRAUEN: *Masturbationsneigung* [1]. *Menses* reichlich während der Menopause [1]. Brennende *Schmerzen* nachts im Bett [1/1]; brennende Schmerzen in den Ovarien [1]; brennende Schmerzen im Uterus [1]; brennende Schmerzen im Uterus, Ausdehnung zu den Nieren [1/1]; Schmerzen, als sei der Uterus verdreht [1].
EXTREMITÄTEN: *Entstellte* Nägel [1]. *Excoriation,* stellenweise an den Armen, wie durch Verbrennungen [1/1]. Leichte *Luxation* der Gelenke [1]. Schmerzhafte Empfindung extremer *Mattigkeit* in den Hüften, mit Unfähigkeit sich zu bewegen, nachdem man eine Weile still gesessen hat [1/1]. Schneidende *Schmerzen* die Finger entlang, wie gebrochen oder ausgerenkt [1/1]. Übelriechender Fuß*schweiß* [1]. *Streckgefühl* in den Armen, als seien Eisenstäbe darin [1/1].
HAUT: *Stichelgefühl*, wie durch ein haariges Hemd [1/1].

NAHRUNG

Abneigung Wässerige Dinge [1]; gesüßte bittere Getränke [1] ; fade Speisen [1]
Verlangen: Alkohol [1]; Aromatische Getränke [1]; kalte Getränke [1.; saure Getränke [1]; Knoblauch [1]; Pikantes [1]; Salziges [1]; Zider [1].
Schlimmer: Gemüse [1]; Kaffee [1]; Wein [1].
„Schlimmer durch Kaffee, der später lindert.“ [Hering]

NOTIZEN

ANDROCTONUS **Androc.**

ZEICHEN

Androctonus Amurreuxi Hebræus. Skorpion.
„Verschiedene Skorpionarten haben unterschiedliche toxische Wirkung. Je reifer der Skorpion, umso stärker die Wirkung. Die stärkeren Gifte sind verglichen mit Viperngift um das sechsfache gefährlicher.“
„Skorpione waren vermutlich die ersten Tiere, die das Meer verließen, um auf dem Land zu leben. Noch bemerkenswerter ist aber, dass sie, anders als alle anderen Tierarten, sich in beinahe 400 Millionen Jahren kaum verändert haben, was auf einen bemerkenswerten Erfolg im Prozess des Lebens und der Evolution hinweist. Sie sind extrem anpassungsfähig, können unter Wasser ebenso wie 5000 Meter über dem Meeresspiegel leben. Sie können sich bis zu einen Meter tief in harten Boden eingraben und das bis zu Hundertfache ihres Eigengewichts tragen. Skorpione können über einen langen Zeitraum ohne Nahrung oder Wasser überleben. In einigen Experimenten haben sie bis zu neun Monate ohne jede Nahrung überlebt. Sie haben eine sehr wirksame Fähigkeit der Wasserretention und passen sich besonders gut an Lebensumstände in trockenen Klimazonen an. Der Skorpion kann den Standort seiner

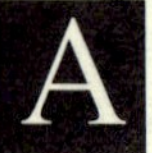

Beute sehr genau bestimmen, indem er durch spezielle Sensoren in den Beinen die Vibrationen empfängt, die durch die Bewegungen des Opfers verursacht werden."
„Sie glühen unter ultraviolettem Licht, als würden sie strahlen. Es heißt auch, dass sie eine gewisse Immunität gegen Strahlung besitzen [daher möglicherweise nützlich für Strahlenschäden]. Sie bevorzugen dunkle Nächte und kommen in mondhellen Nächten oder an sonnigen Tagen selten zum Vorschein. Sie sind überaus empfindlich gegen direkte Sonnenbestrahlung oder gegen Feuer. Skorpione haben einen sehr interessanten Paarungstanz, voller Zeremonie, der mehrere Stunden dauern kann und überraschende Ähnlichkeit zu demselben Prozess bei Menschen hat. Sie sind als Einzelgänger bekannt und fressen sich manchmal gegenseitig, allerdings sind sie gegen ihr eigenes Gift immun. Es sind aggressive Tiere, und bei jeder Bedrohung greifen sie normalerweise an, können allerdings schnell vom Angriff zur Verteidigung wechseln und sich tot stellen." [Sherr]
Die Skorpione, mit mehr als 600 Arten stellen eine bemerkenswert homogene Gruppe dar. In seiner allgemeinen Erscheinung weist eine bestimmte Skorpionart viel Ähnlichkeit mit jeder anderen Art auf, allerdings gibt es Unterschiede hinsichtlich der Größe, Farbe, Augenzahl, Entwicklung der Beine und bestimmter untergeordneter Charakteristika.
Der Skorpion hat ein sehr kleines Maul, und seine Nahrung besteht aus dem weichen Gewebe und den Körperflüssigkeiten der Beute, die mittels einer Pumpbewegung in das Verdauungssystem gesaugt werden. Diese Art der Nahrungsaufnahme und Verdauung ist langsam, und ein Skorpion braucht mehrere Stunden, um ein kleines Insekt zu verspeisen. Ebenso wie andere Arachniden kann ein Skorpion mehrere Monate bis sogar zu einem ganzen Jahr lang fasten.
Skorpione bleiben gewöhnlich an einem Ort und warten lieber darauf, dass die Beute zu ihnen kommt, als danach zu jagen. Sie bewegen sich normalerweise langsam und vorsichtig. Bei kaltem Wetter werden die meisten Skorpione träge, und man findet in der Regel keine Vertreter dieser Tierart in gemäßigten Klimazonen.
Anders als die meisten Arachniden sind Skorpione lebendgebärend. Unmittelbar nach der Geburt klettern junge Skorpione auf den Rücken der Mutter und klammern sich mit Saugnäpfen am Ende der Beine an ihr fest. Dort bleiben sie mehrere Tage oder Wochen lang und verdauen dabei ihre eigene Embryonaldotterreserve. Kurz nach ihrer ersten Häutung verlassen sie die Mutter und zwar in großer Eile, um nicht von ihr aufgefressen zu werden. Nach der siebten Häutung erlangen sie die sexuelle Reife.
Der Nordafrikanische *Buthus australis* ist einer der für den Menschen gefährlichsten Skorpionarten. Mit dieser Art ist eine Arzneimittelprüfung durchgeführt worden, beschrieben in James Stephensons 'A Materia Medica and Repertory' [s. unter Buthus].
Die kleinen braunen Mitglieder dieser Familie der Buthidæ benutzen ein tödliches Neurotoxin, das dieselbe Wirkung hat wie das Gift der Kobra [Naja] und einen Menschen innerhalb weniger Stunden töten kann. Die Symptome ähneln einer Strychninvergiftung.
Der Name stammt vom Griechischen *androktonos,* Menschen töten; der Artenname 'amoreuxii' ist auf den französischen Arzt, Naturforscher und Bibliothekar Amoreux [1741-1824] zurückzuführen.
[1985] geprüft und eingeführt von Sherr.

VERGLEICHE

Nux vomica. Sulfur. Lachesis. Hyoscyamus. Staphisagria. Phosphor. Anacardium.

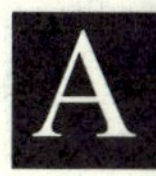

Differenzierungen.
„Eines der ersten Arzneimittel, die einem in den Sinn kommen, ist *Lachesis*. Die egotistischen, boshaften, argwöhnischen, kritischen und sexuellen Elemente beider Mittel ähneln einander. Ferner der Kloß im Hals, Neigung zu schlucken, Linksseitigkeit mancher Beschwerden und die undeutliche Sprache unterstreichen die Berechtigung dieses Vergleichs."
„*Platina:* Das Potential zur Arroganz von Skorpion, die Wollust und die Empfindlichkeit der Genitalien sind gemeinsame Wesenszüge."
„*Sepia:* Abgetrenntheit, Gleichgültigkeit, Reizbarkeit, die ätzend scharfe Zunge, das Tanzen, linksseitige Kopfschmerzen, Neigung zu schlucken und Besserung nachts sind vergleichbare Symptome beider Mittel."
„*Thuja*: Misstrauen, Selbstbezogenheit, Unnahbarkeit und der Anflug von irreführender ausweichender Art. Diese Charakteristika zusammen mit linksseitigen Kopfschmerzen legen einen Vergleich der beiden Arzneimittel nahe."
„Die extreme Feindseligkeit und Drang zu töten, verbunden mit anderen Eigenschaften wie Eile, Tanzen. Gesteigerte Sexualität etc. lassen an Mittel wie *Tarentula hispanica, Stramonium, Hyoscyamus, Nux vomica* und *Hepar sulfuris* denken."
„Mangel an Moralgefühl, wechselnde Launen [erahnt die Schwankung von Launen zwischen den Extremen Zorn oder Gleichgültigkeit und Heiterkeit] plus Tanzen lassen an *Crocus sativa* denken."
„Der abgehobene, selbstsichere, kritische *Sulfur*-Persönlichkeitstypus hat auch einige Eigenschaften mit Skorpion gemeinsam."
[George Guess, Scorpion: Report of a Recent Proving]

WIRKUNGSBEREICH
Gemüt. Nervensystem. Herz und Kreislauf.

LEITSYMPTOME
G ÜBERSTEIGERTES SELBSTVERTRAUEN.
„Der Skorpion-Patient kann sich nur extrem einseitig auf ein Thema konzentrieren 'wie eine geistige Tunnelsicht'. Bei der Arbeit ist er überaus effizient und zögert nicht. Es besteht auch stark ausgeprägte Hinterlistigkeit und 'die Fähigkeit zu wissen, was andere denken, bevor sie es denken'. Paranoia mit Argwohn und Verlangen, andere zu überlisten, auch ein Gefühl von starkem Selbstvertrauen und großer Energie, wie ein magnetischer Zustand – charismatische Ausstrahlung." [Sherr]
„In zwei Fällen war dieses Gefühl von Selbstvertrauen deutlich unreif und potentiell gefährlich, entweder für sich selbst oder für andere. Ein Gefühl von jugendlicher Allmacht, von Unverwundbarkeit trat zum Vorschein." [Guess]

G *Geringschätzig. Mangel an moralischem Empfinden.*
Streitsüchtig. Mitleidlos.
Hintcrhältig und trotzig.
Delusion, angegriffen zu werden.
Bösartig mit Wunsch zu verletzen.
Grausam und gefühllos.
„Einer der Hauptzüge des Mittels ist ein völliges Fehlen von Schuld- und Reuegefühlen.

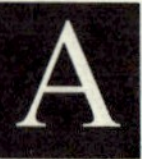

Gefühllosigkeit. Dies ist noch stärker als bei Anacardium. Kalte messerscharfe Gewalt, Verlangen in Dinge hineinzustechen oder sie aufzuschlitzen." [Sherr]

„Zusätzlich zur Feindseligkeit bestand Argwohn." [Sherr]

„Viele der Träume kreisten um Themen wie Gewalttätigkeit, Mord, gejagt werden etc." [Sherr]

G *Gleichgültigkeit.*
Gegenüber Vergnügen, Annehmlichkeiten; Leiden; der Umgebung; Wohlergehen anderer; Meinung anderer.

G Angst & FURCHT; > Gehen; während der Menopause.

G ABNEIGUNG GEGEN GESELLSCHAFT.
Delusion, meint, allein auf der Welt zu sein.
Delusion, meint VON DER WELT ABGESCHNITTEN zu sein.
„Das Arzneimittel hat einen selbstbezogenen Egotismus und ist außerdem herrschsüchtig. Es kann ein Gefühl bestehen, völlig allein auf der Welt zu sein mit Neigung zu Einsamkeit, mit einem Gefühl, der Rest der Welt sei verrückt – nicht aber sie selbst." [Sherr]
ABGEKAPSELT.
„Einzelkämpfer in der Wüste." [Becker]
„Ein Gefühl der Abgekapseltheit war ein vorherrschendes Symptom, das auftrat. Abgeschnittenheit von anderen Menschen, von der Welt allgemein und vom eigenen Schmerz und Unbehagen. Es bestand ein durchdringendes Desinteresse an anderen Menschen, an der Meinung anderer, an gewohnten Vergnügungen und geistiger Stimulierung. Oft war dieser Zustand der Abgekapseltheit von Verträumtheit begleitet von einem Zustand der Verträumtheit oder von einem Gefühl wie unter Drogen zu stehen." [Guess]

G ZUFRIEDEN.

G EMOTIONEN LEICHT ERREGT.

G *Wechselnde Launen.*

G Delusionen, Phantasievorstellungen und Träume von Nacktheit.

G Überempfindlichkeit gegen und/oder Besserung am Meer, durch Gewitter. [Zala]

G Thema: Fäulnis oder Reinigung. [Zala]

A *Dunkelheit bessert.*

A Frostig.
Mangel an Lebenswärme. Fühlt sich kalt.

A *Verlangen nach frischer Luft.*
Kalte Luft >.
Verlangen, im Wind zu sein.

A DURSTIG.

A SCHLÄFRIGKEIT, Erschöpfung; Erwachen und Aufstehen schwierig.

A Sexualtrieb GESTEIGERT [bei beiden Geschlechtern].
„Gefühl, als würde er mit Sexualität explodieren."

A < ABENDS [18 - 21 Uhr].
< Dämmerung.

A > *Liegen.*

A > *warme Anwendungen.*

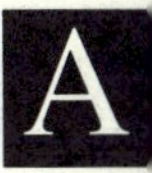

[Erbrechen; Rektalschmerzen; Gliederschmerzen]

A *Orange.*
„Bei vielen Absonderungen, Träumen sowie Verlangen und Abneigungen von Skorpion tritt die Farbe orange auf.“ [Sherr]

K Kopf leicht und schwebend.

K KOPFSCHMERZEN.
„Kopfschmerzen traten bei der Prüfung recht stark auf, vierzehn Prüfer entwickelten Kopfschmerzsymptome. Im Allgemeinen waren die Kopfschmerzen linksseitig, konzentrierten sich hauptsächlich auf Hinterkopf und Schläfen. Die Schmerzqualität war unterschiedlich, doch meist wurden Schweregefühl, Druck oder Pochen beschrieben. Die Modalitäten waren gemischt; bei zwei Prüfern waren die Kopfschmerzen durch frische oder kühle Luft gebessert. Übelkeit, Erbrechen und Geistestrübung waren keine seltenen Begleiterscheinungen.“ [Guess]

K Starker Speichelfluss. [Clarke]

K Hals trocken und wund.

⇨ Dr. Michel Zala aus Orléans, France, Ergänzungen in einem Artikel veröffentlicht in der *Revue Belge d'Homéopathie* [1998] einige klinische Ergänzungen/Themen, die er, mindestens zwei Mal, in der Praxis bezüglich des Arzneimittelbildes von Androctonus beobachtet hat:
Stotterndes Sprechen.
Sehr direkter, sogar grober Gebrauch der Sprache.
Geschwätzigkeit; sehr fließend.
Hält nichts zurück; drückt alles aus.
Will niemanden über sich haben.
Scham und Schande.
Alles oder nichts.
Gott/Satan; Hölle, Dunkelheit.
Verbote und Regeln.
Verstümmelung, Blut und Sadismus.
Hilfsbereitschaft.
Neigung zu Geiz.
Gefühl des Eingesperrtseins.
Träume von / Angst vor Spinnen.
Schwindel an hochgelegenen Orten.

*Jeremy Sherr, 'The Homœopathic Proving of Scorpion', 2. Aufl. 1990. Wertung der Gemütssymptome durch Sherr; im Complete Repertory häufig einen Wert niedriger aufgeführt.

RUBRIKEN

GEMÜT: *Angst* um andere [1]. *Delusion*, meint angegriffen zu werden [1]; von Fremden umgeben zu sein [1]. *Furcht* vor Hunden [1]; vor seinen eigenen Impulsen [1]; andere zu verletzen [1/1]. *Gedanken,* ein Gedanke schließt alle

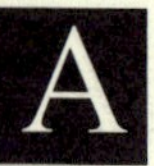

anderen aus [1/1]. *Gleichgültigkeit* in Gesellschaft [1]; gegenüber häuslichen Pflichten [1]; gegenüber Leiden [1]; gegenüber dem Wohlergehen anderer [1]. *Lebhaftigkeit* [2]. *Musik* > [1]. *Schnelles* Handeln [1]. *Selbstmitleid* [1]. Verlust der *Selbstkontrolle* [1]. Verlangen, das eigene Kind zu *töten* [1]. Wie im *Traum* [2]. *Ungeduld* [2]. Abneigung gegen *Vergnügen* [1]. Verlangen, Dinge zu *zerbrechen* [1]. *Zorn* über Schmerzen [1]; durch Unterbrechung [1]; wirft Dinge fort [1].
HALS: *Kloßgefühl* & Verlangen zu schlucken [1]. *Schmerzen* > warme Getränke [1]. *Trocken* und wund [1].
MAGEN: *Übelkeit* > warme Getränke [1]; > Hinlegen [1].
ALLGEMEINES: Verlangen, sich *hinzulegen* [2]. *Liegen* < [2]; > [3]. Frische *Luft* > [3]; Verlangen nach frischer Luft [3]. *Mattigkeit* > an frischer Luft [2].

NAHRUNG

Abneigung: Zucchini [1].
Verlangen: Brot [1]; Gemüse [1]; kalte Getränke [1]; warme Getränke [1]; Milch [1]; Obst [1]; Orangen [1]; Salate [1]; Schokolade [1].
Schlimmer: Eigelb [1]; Fisch [1]; Hühnchen [1]; Orangen [1]; Orangensaft [1].
Besser: Alkohol [1]; Kaffee [1]; Milch, warm [1]; warme Getränke [1; > Hals].

NOTIZEN

ANGUSTURA VERA

Ang.

ZEICHEN

Galipea officinalis. Bonplandia trifoliata. Angustura-Baum. Fam. nat. Rutaceæ
Der Name Angustura ist abgeleitet von Angostura [derzeit Ciudad Bolivar] in Venezuela, dem Ort, wo die Spanier angeblich die Pflanze zum ersten Mal gefunden haben. Der tabakartige Geruch der Blätter der echten Angustura ist eines der Charakteristika, die sie von der falschen unterscheiden, die geruchlos ist. Die Blüten haben ebenfalls einen sonderbaren ekelerregenden Geruch.
Die äußere Schicht der Rinde ist ein gelblich grauer Kork, der sich leicht entfernen lässt; der transversale Schnitt zeigt zahlreiche Zellen, die mit runden Kristallen aus Calciumoxalat, kleinen Öldrüsen, kleinen Gruppen von Bastfasern mit modrigem Geruch und bitterem Geschmack gefüllt sind.
Die Rinde war den Eingeborenen in Südamerika und den westpazifischen Inseln lange Zeit bekannt und wurde als stimulierendes Tonikum verwendet. Im Handel wird sie bitteren Likören zugesetzt. Die Eingeborenen verwenden sie auch, um Fische zu betäuben, auf dieselbe Art wie die Peruvianer Cinchona verwenden.
Die Rinde des Nux vomica Baums ist als falsche Angusturarinde bekannt und wurde irrtümlicherweise *Brucea antidysenterica* genannt.
Von Hahnemann eingeführt und geprüft. 1872 auch von Lembke geprüft.

VERGLEICHE
Sulfur. Lycopodium. Nux vomica. Phosphor. Sepia. Pulsatilla. Asafœtida. Ruta.

WIRKUNGSBEREICH
Muskeln; Gelenke; lange Knochen. Verdauung. **Rechte Seite.* Linke Seite.

LEITSYMPTOME
G ÜBEREMPFINDLICH, reizbar und erregbar; die geringste Kränkung, eine bloße Kleinigkeit irritiert.

„Seine Ähnlichkeit zu Nux vomica besteht hauptsächlich in der Gemütsverfassung des Patienten, denn bei Angustura haben wir es mit einem Patienten zu tun, der ebenso reizbar und überempfindlich ist wie Nux vomica. Er hat immer schlechte Laune und ist unzufrieden, aber was uns die Differenzierung ermöglicht, ist die Feigheit des Angustura-Patienten. Bei ihm ist die Natur eines Feiglings stärker ausgeprägt. Ihm fehlt die Zähigkeit, Hartnäckigkeit und das übermächtige Selbstvertrauen von Nux vomica.“ [Choudhuri]

G *Äußere Erscheinung.*

„Wirkt glücklich und aufgeregt, aber dies verbirgt einen schwachen Charakter ohne Antriebskraft, Durchhaltevermögen und echte Willenskraft.“ [Vithoulkas]

G *Enthusiasmus.*

„Entwickelt übermäßigen Enthusiasmus für ein bestimmtes Projekt. Im Geiste ist er sehr kreativ, aber ihm fehlt die intellektuelle Kraft, es durchzuführen. In seiner Einbildung malt er sich eine großartige Zukunft aus, doch nichts davon tritt ein.“ [Vithoulkas]

G *Gemütserregung.*

Schnell erregt und schnell agitiert [vgl. rasche sexuelle Erregung aber schwache sexuelle Leistung und allgemeine Verschlimmerung durch Berührung.]

G PLÖTZLICHE Angst nachts, im Bett.

G *Die Brücke.*

„Nach Untersuchungen von E. Valero leiden Angustura vera Personen an Schwindelanfällen, wenn sie Wasser überqueren, mit Furcht zu versinken. Die Brücke symbolisiert den Übergang von einem Ufer zum andern, den Übergang zwischen zweierlei Stadien oder Wünschen die miteinander im Konflikt stehen ['mach es oder brich es']. Sie müssen den Fluss der täglichen selbstsüchtigen Verlangen überqueren, um an die andere Seite zu gelangen, wo das Paradies ist. Sie brauchen ihren Kaffee zur Stimulierung, damit sie hinausgehen können und sich dieser Herausforderung gewachsen fühlen. ... *Dies sind Leute, die immer enttäuscht sind, sobald sie ihr Ziel erreichen und bekommen was sie wollen.* Sie müssen lernen, dass die Glückseligkeit nicht durch Errungenschaften in der materiellen Welt, noch im Aufblähen des Egos zu erreichen ist, sondern in der Erfüllung des wahren Potentials des Herzens liegt.“ [Grandgeorge]

A *Adipositasneigung.*

A Große ERMÜDUNG, am stärksten in den OBERSCHENKELN. [Hering]

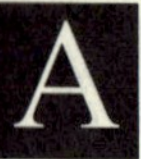

Schmerzen wie von Ermüdung, in Ober- und Unterschenkeln, im Gehen, als würden sie durchbrechen. [Clarke]
Schmerzen in den Kaumuskeln, als seien sie durch zuviel Kauen ermüdet.

A Frostig. Mangel an Lebenswärme und Mangel an Reizbarkeit.

A VERLANGEN NACH KAFFEE.
„Dieses Verlangen entsteht nicht aus dem Bedürfnis nach Kaffee als Mittel gegen Müdigkeitsgefühl. Angustura-Menschen mögen einfach den Kaffeegeschmack und können daher ein bis zwei Liter am Tag oder mehr trinken." [Rohrer, Charakteristika von Angustura vera, *Hom. Links* 2/93]

A < *Raumluft.*

A < *Steigen.*
> *Absteigen.*

A < *Erschütterung.*

A < BERÜHRUNG. < *Druck.*
> *Ruhe.*

A > *Aufstehen.*
> *Stehen.*
< *schnell Gehen.*

A *Kälte der erkrankten Partien.*

A BITTERKEIT.
Bei *Angustura* ist BITTERKEIT eines der Themen, die sich durch das Arzneimittelbild ziehen. Es ist eine der bittersten Substanzen, die wir kennen. Auf der geistig und emotionalen Ebene besteht Bitterkeit nicht nur aufgrund von früher erlittenen Kränkungen, sondern auch in der Gegenwart, d.h. man nimmt Dinge übel und ist leicht gekränkt. Fühlt sich persönlich gekränkt durch das geringste Unrecht.
Einige der Rubriken, in denen es vorkommt:
Leicht gekränkt - zu kursiv aufzuwerten. [Kent]
Verbittert.
Verbittert über geringfügige Kränkung.
Hass - Gefühle von Bitterkeit wegen geringfügiger Kränkung.
Die Bitterkeit taucht körperlich in verschiedenen Formen auf:
Mund, Geschmack, bitter.
Mund, Geschmack, bitter nach dem Essen und nach Tabakrauchen.
Bitteres und galliges Aufstoßen.
[Ward, *The Homœopath,* 53, 1994]

A Ziehen, Spannung und Steifheit der Muskeln und Gelenke.
& Prellungsgefühl, Wundschmerz, wie nach einem Schlag. [Farrington]
Schwäche- und Steifheitsgefühl im ganzen Körper; als sei das Knochenmark steif.
Große Schwierigkeiten beim Gehen.

A KRAMPFSCHMERZEN UND SPANNUNG IN GELENKEN UND MUSKELN [v.a. Streckmuskeln].
< morgens beim Erwachen.

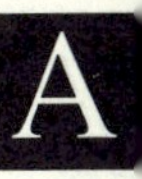

& ständiges Verlangen, sich zu strecken.
„Im Gehen empfindet er ein schmerzhaftes Zerren in den Muskel, hier und dort. Abends, nachdem er eine Stunde lang gesessen hat, fühlt er sich recht steif und kontrahiert; nach dem Aufstehen von seinem Sitz ist er unfähig sich zu strecken." [Jahr]

A KLEMMENDER SCHMERZ IN DEN DRÜSEN.

A Periostverletzungen.
& beginnende Muskelkontraktionen [vgl. Ruta].

A *Ohnmacht* während Kopfschmerzen; während Übelkeit.

K Kopfschmerzen # Asthma.

K Kopfschmerzen abends in der Dämmerung.

K SCHWEISS auf GESICHT und STIRN.
KALTER Fußschweiß.

K Empfindung, als würde der Uterus gegen das rechte Ovar und die rechte Hüfte schlagen. [Clarke]

K Herz fühlt sich plötzlich geschwollen an.
> Liegen auf der linken Seite.
& Große Furcht vor dem Sterben.

RUBRIKEN

GEMÜT: *Empfindlich* gegen Schmerzen [2]. *Furcht* vor dem Einschlafen, die Augen zu schließen, aus Angst, nie wieder aufzuwachen [1; **Aeth**.]. Leicht *gekränkt*, nimmt alles übel [1]. *Heiterkeit* abends im Bett [2]; während manueller Tätigkeit [1/1]. *Konzentration* schwierig, kann Aufmerksamkeit nicht auf etwas gerichtet halten [2]. *Lachen* < [1]. Schmiedet viele *Pläne* [1]. *Späße,* kann keinen Spaß vertragen [1]. *Träume,* weinen [1]. *Verbittert* durch geringfügige Kränkungen [1/1].

SCHWINDEL: Schwindel beim Überqueren von *Wasser* [1].

KOPF: *Einschnürung* in den Schläfen beim Öffnen des Mundes [1/1], *Hitze* in der Stirn, nachts [1]. *Stöße* in der Stirn [3]. *Taubheitsgefühl* in den Schläfen [1; **Plat**.].

GESICHT: *Exostose* des Unterkiefers [3; **Calc-f**.]. *Schmerzen* bei Erregung [1]; Bücken < [1]; Gehen < [1].

MUND: Bitterer *Geschmack* nach Rauchen [1; **Puls**.].

MAGEN: *Leeregefühl* nach Siesta [1/1]. *Schluckauf* & Diarrhœ [1]. *Schmerzen* & Schwindel [1]; stechende Schmerzen nach warmer Milch [2/1].

ABDOMEN: *Schmerzen* am Nabel mit Ausdehnung zur Brust [2]; zum Brustbein [2/1]; stechende Schmerzen nach warmer Milch [2/1]. *Rumoren* nach Milch [1].

FRAUEN: Heftiger *Sexualtrieb* & unfreiwillige Orgasmen [1; **Plat**.].

ATMUNG: *Asthmatische* Atmung # Kopfschmerzen [1].

BRUST: *Herzklopfen* im Sitzen [2; **Asaf**., **Spig**.]. *Schmerzen* > Aufstoßen [1]; drückender Schmerz in den Seiten beim Abhusten von Auswurf [2/1].

RÜCKEN: *Beben* im Zervikalbereich [2/1]. *Schmerzen* im Zervikalbereich beim Heben der Arme [2]; Empfindung wie ausgerenkt, Zervikalbereich, beim Heben des Armes [2/1]; Empfindung als sei das Sakrum gebrochen, nachts im Bett, >

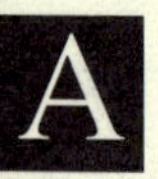

Aufstehen und Gehen [1/1]. *Zuckungen*, wie Stromstöße [2; *Nux-v.*].
EXTREMITÄTEN: *Krämpfe* in den Knien im Gehen [1]; im Stehen [1].
SCHLAF: *Schlaflosigkeit* durch Lebhaftigkeit [2].
FROST: Nach *Aufenthalt* in tropischen Ländern [2]. *Betroffene* Partien [3]; > frische Luft [2].
HAUT: *Spannung* nach Kratzen [1]. *Taubheitsgefühl* nach Kratzen [1].
ALLGEMEINES: *Beben* in den Drüsen [3]. *Blonde* Menschen [3]. *Konvulsionen* durch Verletzungen [2]. Bei aufrechtem *Sitzen* < [2]; gekrümmt Sitzen < [2].

NAHRUNG

Abneigung: Fette und gehaltvolle Speisen [3]; Fleisch [2]; Alkohol [1]; Likör [1]; feste Nahrung [1]; Schweinefleisch [1].
Verlangen: Kaffee [3; „verstärktes Verlangen nach Kaffee, wenn die geistigen Funktionen nachzulassen beginnen" - Vithoulkas]; kalte Getränke [2]; flüssige Nahrung [2]; warme Getränke [1]; heiße Nahrung [1]; warme Speisen [1]; Suppe [1].
Schlimmer: Warme Milch [2]; Alkohol [1]; heiße Speisen [1]; warme Speisen [1]; Tabak [1].
Besser: Kalte Speisen [1].

NOTIZEN

ANTHRACINUM Anthr.

ZEICHEN

Milz eines mit Bacillus anthracis infizierten Schafes. Nosode.
'Anthrax,' ein griechisches Wort, das 'Kohle' [*anthracite*] bedeutet, bezieht sich auf das brennende Wesen der Krankheit.
Milzbrand ist eine infektiöse und häufig tödliche Krankheit, verursacht durch Infektion subkutaner Gewebe mit dem Bacillus anthracis, der besonders bei Rindern auftritt. Menschen können durch Kontakt mit Rindern oder mit infizierten Produkten erkranken, entweder durch Infektion über die Haut [dort verursacht das Bakterium einen geschwollenen pustulären Bereich, oft mit einem schwarzen Zentrum, genannt Pustula maligna] oder über die Lungen [durch Einatmen der Sporen]. Wenn infiziertes Fleisch gegessen wird, ist auch eine Infektion über den Darm möglich. Das klinische Bild wird durch Sepsis mit schwerwiegenden Folgen bestimmt. Die Krankheit ist gekennzeichnet durch Blutung und serösen Erguss in diversen Organen und Körperhöhlen und durch extremen Kräfteverfall. Milzbrandsporen können noch viele Jahre lang ansteckend bleiben, selbst in Artikeln, die aus infizierten Tierprodukten hergestellt sind.

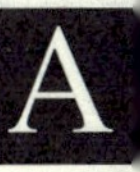

Pustula maligna, Hautmilzbrand: eine charakteristische Läsion, beginnt als Papel, wird bald zu einer Blase, die aufbricht und dabei ein blutiges Serum absondert; innerhalb von etwa 36 Stunden wird der Sitz dieser Blase zu einer bläulichschwarzen nekrotischen Masse. Schwere konstitutionelle Symptome treten auf: hohes Fieber, Erbrechen, starker Schweißausbruch und extremer Kräfteverfall; die Erkrankung endet oft tödlich.
Darmmilzbrand: gewöhnlich eine tödliche Form von Milzbrand, gekennzeichnet durch Frostschauer, hohes Fieber, Schmerzen in Kopf, Rücken und Extremitäten, Erbrechen, blutige Diarrhœ, Kräfteverfall, häufig begleitet von Blutungen aus den Schleimhäuten und in der Haut [Petechien].
Lungenmilzbrand: 'Pneumonie der Wollarbeiter', eine Form von Milzbrand, die durch Einatmen von Staub erworben wird, der den Bacillus anthracis enthält. Anfänglicher Frostschauer gefolgt von Schmerzen in Rücken und Beinen, beschleunigte Atmung, Dyspnœ, Husten, Fieber, beschleunigter Puls und extremer Kräfteverfall. [Stedman's]
Milzbrand wird in der biologischen Kriegsführung verwendet. 1979 wurde ein Ausbruch von Milzbrandvergiftung in Sverdlovsk, UDSSR einem Unfall in einer sowjetischen Kriegsbakterienfabrik zugeschrieben. Berichten zufolge sind über eintausend Menschen daran gestorben. Die Sowjets erklärten, die Epidemie sei durch infiziertes Fleisch verursacht worden.
Die Nosode wurde bereits zu Hahnemanns Zeit von dem Tierarzt Lux eingeführt und angewandt.

VERGLEICHE

Arsenicum. Lachesis. Sulfur. Mercurius. Silicea. Crotalus horridus. Pyrogenium. Arsenicum iodatum. Echinacea. Secale.

WIRKUNGSBEREICH

HAUT. DRÜSEN. Milz. Subkutane Gewebe; WEICHE Gewebe.

LEITSYMPTOME

G Ähnlich wie Natrium muriaticum, aber frostiger und mag Sonne.*

„Keine Verhärtung um Kummer, wie man es bei Nat-m., Ign., Aur. oder Caust. erwarten würde. Stattdessen könnte man sagen, dass sie nachgegeben haben oder dadurch weicher geworden sind. Nach der Einnahme von Anthracinum brach das 'weiche Gewebe' um den Kummer zusammen, ganz ähnlich wie Sil. körperliche Eiterung fördert. Aber in diesen Fällen fand die Absonderung auf der emotionalen Ebene statt. Dann wird der Kummer identifiziert, verarbeitet, angenommen als das, was er darstellt und schließlich ausgestoßen. Die wunderschöne Parallele dazu ist der physisch analoge Prozess – die Zyste, der Tumor oder das Karbunkel, das sich öffnet und Erleichterung verschafft." [Baker]

G Liebt die Sonne; Hautprobleme können durch Sonne gebessert werden.

G Furcht vor dem Alleinsein.

G Angst um andere, insbesondere den Ehemann.

G *Äußere Erscheinung.*

„Es sind schnelle Personen, nicht ungeduldig, aber von rascher Auffassung. Sie können liebenswürdig, unbestimmt, sehr sensibel und ordentlich sein. Womöglich

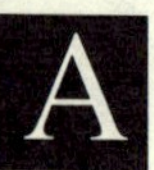

haben sie kein sehr starkes Selbstwertgefühl. Ihnen fehlt Selbstvertrauen, sie können sich selbst gegenüber streng sein [Selbstvorwürfe] und müssen die Kontrolle bewahren.“ [Baker]

G *Stille Trauer.*

„Wie bei Nat-m. hält Anthr. soviel Trauer und Kummer im Innern, dass es als Arzneimittel mit einem äußerst hohen Maß an stiller Trauer und schwersten emotionalen Verletzungen angesehen werden kann, die tief im Innern bleiben. Es ist, als seien alle emotionalen und mentalen Traumata von Anthr. in einer riesigen dunklen Tumorkapsel eingeschlossen.“ [Vithoulkas]

G *Traumatisierung.*

„Ein Unterschied zu Nat-m. ist, dass sich Anthr. anscheinend des Traumas nicht bewusst ist. Es ist, als ob er es akzeptiert und meint, dass es zu seiner Existenz dazugehört. Er wird niemals mit irgendjemandem darüber reden.“ [Vithoulkas]

A *Karbunkel.*

„Bei Karbunkeln, einer anderen Form von Bindegewebsentzündung, ist anfangs *Rhus* indiziert, wenn intensive Schmerzen und dunkelrote Verfärbung der erkrankten Partien vorliegen. Wenn es frühzeitig gegeben wird, kann *Rhus* die ganze Beschwerde abwenden. Wenn nicht, so wird man später auf *Arsenicum*, *Carbo-v.* oder sogar *Anthracinum* zurückgreifen müssen.“ [Farrington]

A Folge von mehreren Furunkeln oder Karbunkeln [*Pyrog.; Syph.*].
Um die Disposition zu beseitigen.

A Abszesse; Furunkel; Karbunkel; Panaritium; Ulzera; Erysipel; Zysten; Pusteln.

A Verdächtige Insektenstiche.
& Vergrößerung der Lymphdrüsen.

„Wenn die Schwellung die Farbe wechselt und rote Streifen von der Wunde den Verlauf der Lymphgefäße zeigen.“ [Allen]

A Allergien: Heuschnupfen, Petroleumprodukte, Insektenstiche.

A SEPSIS.
& Ohnmacht; rascher Verlust der Kräfte; absinkende Pulsfrequenz; Delirium.

A PROSTRATION.

A Gelüste auf Süßigkeiten.*

A > *Absonderungen, Ausscheidungen.*

„Jede Form von Ausscheidung – z.B. Einsetzen der Menstruation oder ein Abszess, der aufbricht – bedeutet eine enorme Besserung der konstitutionellen Symptome.“ [Vithoulkas]

A UNERTRÄGLICHE BRENNENDE SCHMERZEN.

A Verfärbung; umschriebene Stellen; bläulich; bläulichrot; bläulichschwarz.

K Kopfschmerzen, als ob Rauch und heißer Schmerz hindurchzieht.

K *Mandelentzündung.*
& enorme Schwellung der Submaxillardrüsen, entstelltes Gesicht und abstoßender Geruch aus dem Mund, vermehrter Speichelfluss und sehr starke Schluckbeschwerden. Großer Durst, aber kann kaum schlucken.

K Trockene, rissige Dermatitis.

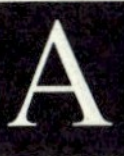

*Gemütssymptome und die ersten beiden Allgemeinsymptome aus: Jeff Baker, Ein Arzneimittel verschrieben anhand eines Schlüsselsymptome enthüllt seine Gesamtheit & Essenz; 1990 IFH Professional Case Conference, pp. 179 - 202.

NAHRUNG

Abneigung: Eier [1]; Eier, Geruch von [1]; fettes Fleisch [1].
Verlangen: Schokolade [1; Süßigkeiten [1].
Schlimmer: Eier [1].

NOTIZEN

APIUM GRAVEOLENS Ap-g.

ZEICHEN

Apium graveolens. Sellerie. Fam. nat. Umbelliferæ
Der Name Apium ist von *apon* abgeleitet, dem keltischen Wort für Wasser, mit Bezug auf den Standort der Pflanze. Graveolens bedeutet 'stark riechend'. Eine andere Erklärung ist, dass es auf das lateinische *apex* zurückzuführen ist, in der Bedeutung von 'Gipfel des Scheitels', da Sieger im Altertum mit einer Girlande dieser Pflanze gekrönt wurden. Der Name Sellerie stammt vom gr. Wort *selinon* ab, dem Namen, mit dem die Griechen ursprünglich diese Pflanze bezeichnet haben.
Die Römer und Alten Griechen bauten Sellerie mehr seiner Heilkräfte wegen und weniger als Gemüse an. Sie verbanden die Pflanze mit Begräbnissen, und man meinte, dass sie Unheil bringe. Außer Siegerkränzen wurden auch Grabkränze aus der Pflanze gewunden. Kränze aus wildem Sellerie wurden in ägyptischen Gräbern aus der 20. Dynastie entdeckt. Den Toten wurden Gaben aus Sellerie dargebracht und aus dem Kraut wurde das Begräbnismahl zubereitet. Die Pflanze war Pluto gewidmet, dem Gott der Unterwelt und der Toten.
Sellerie wurde vermutlich eher für eine Pflanze der Wiederauferstehung gehalten als für eine Pflanze des Todes. Die Menschen glaubten, dass die Toten schon bald als Nachkommen ihres eigenen Stammes und der eigenen Familie wiedergeboren würden. Um den Seelen der Dahingeschiedenen die Rückkehr in die Familie zu ermöglichen, mussten die überlebenden Familienmitglieder Kinder zeugen. Aus diesem Grund waren die Speisen, die bei Beerdigungen gereicht wurden, gewöhnlich Aphrodisiaka. Dies war ein Verwendungszweck des Sellerie. Dasselbe gilt für Petersilie, ein Kraut, das von den Alten Griechen ebenfalls hochgeschätzt wurde.
Apium graveolens bevorzugt von Natur aus schlickreichen Boden. Die gezüchteten Arten brauchen einen feuchten, kalkreichen Boden. Die Blätter und ganz besonders die Samen sind reich an ätherischen Ölen. Die Pflanze enthält auch Flavoglykoside und Furocumarine. Ebenso wie Heracleum erzeugen die photosensibilisierenden Furocumarine bei manchen Personen eine Überempfindlichkeit gegen Sonnenlicht. Furocumarine geben der Pflanze Schutz gegen Verletzung durch Insekten. Intensiver

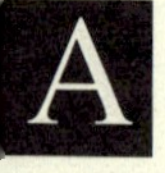

Umgang mit Sellerie kann eine Kontaktdermatitis auslösen, ganz besonders dann, wenn die Person außerdem mehrere Stunden der prallen Sonne ausgesetzt war. Auf Händen und Unterarmen bilden sich Blasen, häufig begleitet von Asthmaanfällen und Ekzemen. Wilder Sellerie ist sehr bitter, die als Gemüse gezüchteten Arten weniger.
Sellerie ist ein Diuretikum und hat abortive Wirkung. Es verursacht Uteruskontraktionen und kann bei Tieren zu Fehlgeburten führen.
Der Stengel ist reich an Kalium, Natrium, Kalzium, Eisen und Vitamin C. Sellerie besitzt die Eigenschaft Hunger zu stillen. Die Blätter enthalten Vitamin A, K und C.
Als Nerventonikum fördert es Ruhe und Schlaf. Die Samen werden bei arthritischen Beschwerden verwendet, wo sich Stoffwechselschlacken ansammeln und ablagern.
In der Kosmetikindustrie ist die Pflanze zur Extrahierung des Aromastoffes Sedanolid wichtig, der sich gut als Fixiermittel für Parfum eignet.
Nicht zu verwechseln mit *Apium virus*, dem Bienengift.
1885 von Wesselhœft geprüft. Außerdem 1913 von K.G. Clark an 7 „jungen Studentinnen an der New Yorker Frauen-Fakultät und -Krankenhaus“ geprüft.

VERGLEICHE

Aethusa. Petroselinum. Abies nigra.

WIRKUNGSBEREICH

Weibliche Organe. Harnwege. Nerven.

LEITSYMPTOME

G Kann nicht aufhören zu denken.
Schlafstörungen wegen Gedankenaktivität.

G Deprimiert, meint, sie habe etwas gesagt, was ihre Freunde gekränkt hat, hat das Gefühl, die Leute ertragen sie nur aus Höflichkeit. [Clark]

A *Frostig*.
Geringe Temperaturveränderung verursacht Frostigkeit hauptsächlich am *Rücken*.

A Hungergefühl, v.a. nachts.
Tagsüber Schwächegefühl in der Magengrube, das stundenlang anhält und teilweise durch Essen gelindert wird.

A Verlangen nach Orangen und Äpfeln.
Verlangen nach Hafermehl.

A *Schlafstörungen*.
„Alle erwachten gegen 1 - 3 Uhr. Hungrig, Gelüste auf Obst, besonders Äpfel. Essen stillte den Hunger, half jedoch nicht, wieder einzuschlafen. Dieser Wachzustand ging einher mit geistigem und körperlichem Schwung, und der Schlafmangel verursachte am darauffolgenden Tag keine Ermüdung.“ [Clark]

A *Dysmenorrhœ*.
Scharfes steckendes Stechen im Bereich beider Ovarien.
Schneidende Schmerzen in den Ovarien, die nach hinten verlaufen.
< Bewegung; tiefes Atmen.

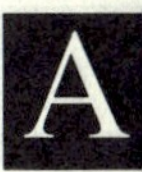

> vornüber beugen.
> Liegen auf der linken Seite mit angewinkelten Beinen.
Konnte nicht laufen: Schwächegefühl mit Übelkeit.
„Diese Schmerzen dauerten jeweils nur einige Sekunden und gingen mit Übelkeit und Ohmacht einher.“ [Clark]

K *Kopfschmerzen; frontal und/oder temporal; vor allem linksseitig.*
< nachts.
< Licht [muss die Augen geschlossen halten].
< geringste Bewegung oder Kopfnicken.
> völlige Ruhe.
> mundvoll kaltes Wasser.
> heiße Kompressen.
> beim Essen; frische Luft.
Pochen im Kopf, in Ruhelage schmerzlos, wird bei *geringster Bewegung* schmerzhaft.
Schmerzhaftes Pochen < Ausatmen durch die Nase.
& Nackenmuskeln schmerzhaft empfindlich bei Druck.
& Kopfhaut berührungsempfindlich.
& Hitze auf dem Scheitel.

K Empfindung als seien die Augäpfel in die Höhlen gesunken.

K *Plötzlich* tropft Schleim in den Retronasalraum, ohne Vorwarnung.

K *Juckreiz der Lippen* mit Verlangen, sie mit den Zähnen zu reiben.

K *Plötzlicher* Stuhldrang.
Vorher scharfe Schmerzen aus dem Abdomen direkt in das Rektum.
& Gefühl, als könnte der Stuhl nicht für einen Augenblick zurückgehalten werden.

K Schneidende Schmerzen in beiden Brüsten & empfindliche Brustwarzen.

K Heftige Schmerzen im Kreuzbein.
< Hinlegen.
> aus dem Bett Aufstehen und sich bewegen.

K *Juckreiz.*
< Entkleiden am Abend.
< nachts bis 4 Uhr.
Juckreiz wechselt den Ort nach Kratzen.
Nach Kratzen Prellungsgefühl in der Haut mit Empfindung wie aufgeschürft.
„Nesselausschlag, der immer mit Schaudern auftritt; starker beißender Juckreiz mit raschem Ortswechsel. Druck im Magen vor Nesselausschlag, beim Ausbruch gelindert.“ [Clarke]

RUBRIKEN

GEMÜT: Hartnäckige *Gedanken* [1].
KOPF: *Schmerzen*, Kopfschmerzen > Frühstück [1].
ZÄHNE: *Schmerzen* > kaltes Wasser [1].
FRAUEN: Stechende *Schmerzen* in den Ovarien [1].

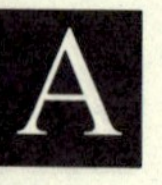

RÜCKEN: *Schmerzen* > Aufstehen und Herumlaufen [1]; in Rückenlage [1].
SCHLAF: *Schlafstörungen* durch Gedankenaktivität [1]; durch Hunger [1], aber Essen fördert den Schlaf nicht [1/1].

NAHRUNG
Verlangen: Äpfel [1]; Hafermehl [1]; Orangen [1].

NOTIZEN

APOCYNUM CANNABINUM

Apoc.

ZEICHEN

Apocynum cannabinum. Indianerhanf. Hanfartiger Hundswürger. Kanadischer Hanf. Fam. nat. Apocynaceæ.
Im späten Mittelalter wurde Apocynum als ausgezeichnetes Heilmittel gegen den Biss eines tollwütigen Hundes angesehen. Der Artenname Apocynum ist daher von dem griechischen Wort apokynon abgeleitet: *apo* bedeutet von und *kynos* Hund. Eine verwandte Art – Apocynum androsæmifolium – wird 'Dogbane' [Hundsgift] genannt. Nicht zu verwechseln mit indischem Hanf [Cannabis indica]. Der Name *cannabinum* beruht auf der Ähnlichkeit der Blätter mit denen von Cannabis. Beide Arten haben einen milchigen Saft und eine feste faserige Rinde, die aufgeweicht einen Hanfersatz liefert, daher der gebräuchliche Name. In Kalifornien wird die Pflanze zur Herstellung von Schnur, Taschen, Tauen, Fischernetzen, und einer groben Art Leinen verwendet. Wenn der milchige Saft ganz trocken ist, weist er die Eigenschaften von Kautschuk auf.
Die Blütenkrone von Apocynum sondert eine süße Flüssigkeit ab, die Fliegen und andere Insekten anzieht; die Schuppen in der Korollenröhre sind sehr empfindlich, und sobald sich das Insekt darauf niederlässt, biegen sie sich nach innen und nehmen das Tier gefangen.
Lebensraum: kiesbedecktes Gelände, Wiesen, Schutthalden, Uferböschungen.
Die Wirkung von Apocynum als Angehörige der Digitalis-Gruppe von Herztonika, beruht auf Herzglykosiden und muss im Hinblick darauf mit anderen Mitgliedern der Apocynaceæ verglichen werden, z.B. mit Rauwolfia, Strophantus und Oleander. Sie ist das stärkste Mittel in der Gruppe und erzeugt oft Übelkeit und Diarrhœ. Ihre Reizwirkung auf die Schleimhäute ist stärker als die von Strophantus oder Digitalis und vielleicht ist es diese stimulierende Wirkung, welche die Ursache für die stark diuretische Wirkung ist, allerdings sind manche Fachleute der Ansicht, dass dies durch die Erweiterung der Nierenarterien verursacht wird.
Herzglykoside sind eindeutig nicht auf die Apocynaceæ und Digitalis begrenzt; sie treten auch in anderen Pflanzen aus sehr unterschiedlichen Familien auf, wie bei Convallaria und Scilla [Liliaceæ], Adonis und Helleborus [Ranunculaceæ], Cactus grandiflorus

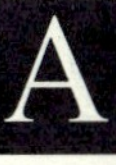

[Cactaceæ], Magnolia [Magnoliaceæ], Cheiranthus [Cruciferæ] und Cratægus [Rosaceæ]. Der Flaum von der Frucht der Pflanze, auch 'wilde Baumwolle' genannt, wurde früher als Kissenfüllung verwendet.
Geprüft von Freitag, Peters und Marcy. 1937 wiedergeprüft von Schoeler [Deutschland].

VERGLEICHE
Arsenicum. Phosphor. Apis. Pulsatilla. Colchicum. Digitalis. Helleborus.

WIRKUNGSBEREICH
HARNORGANE. HERZ. *Verdauungstrakt.* Uterus.

LEITSYMPTOME
A Nierenerkrankungen in der Schwangerschaft.
A FROSTIG. < *Kälte.*
„Frostiges Apis."
A Großer DURST auf kaltes Wasser, aber kaltes Wasser wird nicht vertragen; wird erbrochen, bevor es im Magen warm wird oder verursacht Schmerzen.
A Durst beim Erwachen.
A < LIEGEN.
< nach Schlaf.
A Scharfe neuralgische Schmerzen, die plötzlich auftreten.
[Extremitäten, Lendenbereich und um die Augen]
A Körperausscheidungen VERMINDERT: spärlicher Schweiß [trockene Haut] und spärlicher Harn bei ödematösen Zuständen.
A HYDROPS.
Durch Chininabusus [1]; # Absonderungen [1]; durch unterdrückte Hautausschläge [2]; durch Scharlach [2]; bei Herzerkrankungen [2]; nach Hämorrhagien [1]; durch Nierenerkrankung [1]; durch Lebererkrankung [2]; in der Schwangerschaft [2]; & Durst [2].
„Die Konstitution nimmt Wasser auf aber lässt keines heraus. Personen, die Wasser nicht assimilieren und daher erbrechen müssen, weil es überflüssig ist." [Mathur]
& Großer Durst und Reizmagen.
A Hydrops # Diarrhœ.
Ödematöse Beschwerden > Diarrhœ.
A Nierenerkrankungen oder Wassersucht.
& Verdauungsbeschwerden.
A Amenorrhœ.
& ödematöse Beschwerden von Abdomen und Extremitäten.
K Hirnerkrankungen.
& Anurie.
K Nase und Hals beim Erwachen mit dickem gelbem Schleim gefüllt.
K GEWALTSAMES Erbrechen und Diarrhœ.
[LEICHTES] ERBRECHEN BEI [REICHLICHER] MENSES.

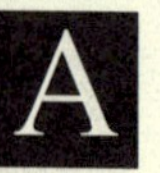

K Empfindung von Herabsinken im Magen morgens beim Erwachen.
K Stühle werden mit Explosivkraft entleert wie beim Entkorken einer Flasche.
K Heftige Schmerzen am inneren untern Winkel der linken Scapula.

RUBRIKEN

GEMÜT: *Angst* im Abdomen nach der Stuhlentleerung [2]. *Beschwerden* durch Kränkung [2]. Unfähigkeit zu *sprechen* bei Hydrothorax [2/1]. *Verwirrung* während der Schmerzschübe [1].
SCHWINDEL: Schwindel beim *Gähnen* [1]. Schwindel beim *Strecken* [1/1]. Schwindel nach der *Stuhlentleerung* [2].
KOPF: *Schweregefühl* nach der Stuhlentleerung [1/1].
AUGEN: *Gerötete* Augen, morgens [1]. *Schmerzen* wie durch Sand am Morgen [1; **Nat-m.**].
OHREN: *Ohrengeräusche* nach der Stuhlentleerung [1].
NASE: *Verstopfung* morgens beim Erwachen [1].
GESICHT: *Aufgedunsen* im Liegen [1/1]; unter den Augen [1].
MAGEN: *Auftreibung* nach dem Essen [2]. *Durst* nachts beim Erwachen [2]. *Erbrechen*, kann nur heiße Getränke bei sich behalten [1]; Erbrechen während der Menses [3]. *Leere* nach der Harnentleerung [1/1]. *Schmerzen* nach Trinken [3]. *Völlegefühl* nach geringster Nahrungsaufnahme [2].
REKTUM: Empfindung als sei der Anus *offen* [1]. *Unfreiwillige* Stuhlentleerung bei Flatusabgang [2].
BLASE: *Harndrang* morgens beim Erwachen [1].
FRAUEN: *Menses* klumpig, große Klumpen [2].
ATMUNG: *Atembeschwerden*, Liegen unmöglich [2].
HUSTEN: *Plötzlicher* Husten [1; **Squil.**]. Husten während der *Schwangerschaft* [2].
BRUST: *Hydrops* & organische Herzerkrankung [2; Spig.].
EXTREMITÄTEN: Unfreiwillige *Bewegung*, mit einem Arm und einem Bein [2]. *Krämpfe* in den Fußsohlen [2].

NAHRUNG

Verlangen: Warme Getränke [1].
Schlimmer: Kalte Getränke [2]; Alkohol [1].
Besser: Warme Getränke [1].

NOTIZEN

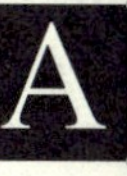

AQUA MARINA Aq-mar.

ZEICHEN

Meerwasser.

Meerwasser enthält diverse Salze sowie Sporen von organischen Substanzen. Diese spielen eine Rolle bei den biologischen Prozessen, die im Meer stattfinden. Das Konzentrationsverhältnis der wichtigsten Salze scheint mit Ausnahme der Küstengebiete in der ganzen Welt gleich zu sein. Die häufigsten chemischen Elemente sind Chlor, Natrium, Magnesium, Sulfur, Kalzium, Kalium, Brom, Kohle, Strontium, Bor, Silicium und Fluor. Zusätzlich zu seinen chemischen Hauptbestandteilen enthält Meerwasser Spuren von allen anderen Elementen des Periodensystems. Die winzigen Spuren von anorganischen und organischen Nährstoffen sind für das Wachstum von Phytoplankton unabdingbar, auf dem alles Leben im Ozean beruht.

„Die wichtigsten anorganischen Nährstoffe sind Stickstoff und Phosphor, die in der Regel als Nitrat bzw. Ammonium und als Phosphat vorliegen. Wenn diese beiden Elemente fehlen, nimmt das Pflanzenwachstum ab, was die Menge an Zooplankton und Fischen im Meer einschränkt. Weitere wesentliche anorganische Nährstoffe sind u.a. Kohlendioxyd, Silikat, Eisen, Mangan, Magnesium, Natrium und Kalzium. Mit der möglichen Ausnahme von Silikat und Eisen sind die Konzentrationen dieser anderen Nährstoffe im Wasser in der Regel hoch genug, so dass das Vorkommen und Wachstum von Phytoplankton nicht beeinträchtigt wird. Das Fehlen von Silikat verhindert das Wachstum von Diatomen, welche dieses Mineral in ihr äußeres Skelett einbauen. Eisen kann von manchen Phytoplanktonarten nicht verwendet werden, außer wenn es an ein organisches Molekül gebunden oder mit anderen Worten, wenn sich ein Chelat gebildet hat.

„Nährstoffe werden im Prozess der Photosynthese vom Phytoplankton in den oberen Schichten des Ozeans verbraucht. Somit ist die Konzentration aller Nährstoffe in der Regel an der Oberfläche niedriger als in den Tiefen. In den Tropen, wo wenig jahreszeitlich bedingte Stürme vorkommen um das Wasser an der Oberfläche mit dem Wasser in der Tiefe zu vermischen, sind Nährstoffe das ganze Jahr hindurch gering. In gemäßigten Klimazonen [etwa nördlich und südlich der 40. Breitengrade] dagegen bringen Stürme im Winter einen frischen Nährstoffvorrat an die Oberfläche, so dass es häufig im Frühjahr zu vermehrtem Algenwachstum kommt.

„Die Nährstoffmengen in den Meerestiefen verschiedener Ozeane variieren, je nachdem wieviel Zeit benötigt wird, damit sich die Nährstoffe aus den organischen Substanzen der Nahrungsmittelkette bilden. Das Tiefwasser des Atlantiks zum Beispiel enthält ungefähr zwei Drittel der Stickstoff- und Phosphor-Konzentration , die man in den Meerestiefen des Pazifik und des Indischen Ozeans antrifft. Verschiedene anorganische Formen bestimmter Nährstoffe sind ebenfalls vorhanden. Zum Beispiel ist die oxydierte Form von Stickstoff im Tiefwasser reichlich als Nitrat vorhanden. An der Oberfläche jedoch wird Nitrat von Pflanzen aufgenommen, diese wiederum werden von Tieren gefressen, welche Stickstoff in Form von Ammoniak und manchmal als Harnstoff ausscheiden. Viele Phytoplanktonarten und Bakterien verbrauchen diese Formen von Stickstoff, der somit in der Nahrungsmittelkette rasch wiederverwertet wird.

„Spuren von organischen Nährstoffen, die man im Meerwasser findet, sind u.a. wachstumsfördernde Substanzen wie Vitamin B_{12}, Thiamin und Biotin, ebenso wie geringe Mengen organischer Substrate wie Zucker und Aminosäuren. Die Vitaminkonzentration ist für das Wachstum bestimmter Algenarten wichtig, wie etwa für viele der Dinophyceæ. Die

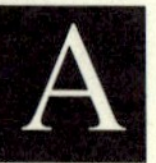

organischen Substrate fördern das Bakterienwachstum. Weil organische Nährstoffe Derivate der Nahrungsmittelkette des Meeres sind, stellt ihr Verbrauch einen Teil des Kreislaufs der Wiederverwertung dar, der im Meer unablässig stattfindet ebenso wie die Prozesse der Nahrungsmittelkette auf dem Land." [Grolier]

Geprüft von Wesselhœft 1871. Kürzlich geprüft von P. Sankaran, mit Meerwasser, entnommen am Golf von Biscaya bei einer Meerestiefe von 100 Faden [170-180 m). [*Some New Provings,* The Homœopathic Medical Publishers, Bombay, 1978]

VERGLEICHE

Natrium muriaticum. Calcium carbonicum. Lycopodium. Sulfur. Pulsatilla. Sanicula aqua.

WIRKUNGSBEREICH

Gemüt. Verdauung. Schleimhäute. Schilddrüse.

LEITSYMPTOME

G Gefühl, ausspioniert zu werden.
Fürchtet, dass andere ihn bei der Arbeit beobachten; meint beim Baden, die Badezimmertür sei offen.
Furcht vor Einbrechern, oder dass jemand ins Haus eindringt. Oft treten diese Ängste in Träumen auf. Dies steht in Verbindung mit der Angst, dass andere in ihren persönlichen Bereich eindringen. Sie ziehen die Vorhänge zu, um nicht gesehen zu werden. [Mangialavori]

G Fühlt sich gequält, verstört, aufgeregt.

G Heimgesucht von *lasziven Gedanken*, mit Furcht verrückt zu werden; versucht, in der Religion Frieden zu finden.

G Angst.
> Schnelle Bewegung; Fahren; Schwitzen; eiskalte Getränke; kühle frische Luft; Wind direkt auf dem Kopf; Reden.

G Harnentleerung in Gegenwart anderer unmöglich.

A Überempfindliche Personen, mit Funktionsstörungen der Schilddrüse, venöser Blutstauung und vermehrter Schleimabsonderung.

A Ähnlich wie *Natrium muriaticum* und *Sepia.*
Überempfindliche Persönlichkeit.
Starke Verschlimmerung durch Gesellschaft.
Starke Religiosität, insbesondere, um starken Sexualtrieb zu vermindern. [Mangialavori]

A Aq-mar. [in hohen Potenzen] ist hauptsächlich für die Beschwerden von Küstenbewohnern verwendet worden [wie etwa Galligkeit, Obstipation, Kopfweh etc.]. [Clarke]

A *Schwäche am Morgen* [10 Uhr].

A < *heißes Wetter.*

A *Stinkender Schweiß* [Hände, Achselhöhlen, Füße].

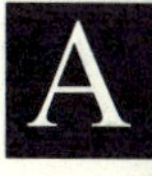

A < *Küste* oder auf dem Meer.
Seekrankheit.
„Das Schlüsselsymptom für *Aqua marina* bei granulärer, skrofulöser oder ägyptischer Ophthalmie ist *Besserung durch Baden in - oder feuchtwarme Umschläge mit Meerwasser.*" [anonymer Artikel in Hom. Physician]
allgemein < oder > *Meer und/oder Salz.* [Mangialavori]

A < Bewegung.
< Druck.
> Ruhe.

A Abneigung gegen Baden [verbunden mit den ersten Gemütssymptomen oben ?]

A Entzündung und Schwellung der [*Hals-*] Drüsen.

K Erkältungsgefühl nur an der Nasenwurzel.

K Trockenheit der Lippen, v.a. nachts; *Fissur in der Mitte der Unterlippe.*

K Empfindung von einem Haar oder einer Gräte im Hals, mit Kitzeln und Schluckdrang, verursacht Husten, der nicht >

RUBRIKEN

GEMÜT: *Angst* in Gesellschaft [1]; durch kalte Getränke [1/1]; durch Reden [1]; < Schweiß [1/1]. *Delusion,* meint beobachtet zu werden [1; **Ars**.]. *Langsamkeit* [1].
KOPF: *Schmerzen* in der Stirn > Druck [1]; durch saure Speisen [1]; > Zähne zusammenpressen [1]. *Schweregefühl,* wie durch ein Gewicht, > Druck [1]; > langsam im Freien Gehen [2]; > Wärme [1].
NASE: *Niesen* am Morgen beim Erwachen [1]. *Schnupfen* > Tee [1]. *Verstopfung* erst des rechten Nasenlochs, dann des linken [2].
MUND: *Schleim* wie Watte [1; **Puls**.]. *Schmerzen* wie von einem Splitter [1].
MAGEN: Vermehrter *Appetit* [2]. *Durst* [1].
ABDOMEN: *Schmerzen* > Leibesübungen [1; Coloc.].
MÄNNER: Gesteigerter *Sexualtrieb* ohne Erektionen [1].
AUSWURF: Wie *Watte* [1/1].
EXTREMITÄTEN: Übelriechender *Schweiß* an den Handflächen [1]; an den Füßen [1].
ALLGEMEINES: Abneigung gegen *Baden* [1]. Beim *Essen* > [1].

NAHRUNG

Abneigung: Fisch [1].
Verlangen: Salz [2]; stärkehaltige Speisen [1].
Schlimmer: Salz [2]; kalte Getränke [1].
Besser: Salz [2]; eiskalte Getränke [1].

NOTIZEN

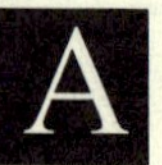

ARALIA RACEMOSA Aral.

ZEICHEN
Aralia racemosa. Amerikanische Narde. Fam. nat. Araliaceæ.
Aralia ist in üppigen Waldgebieten in den östlichen Staaten Nordamerikas heimisch. Vielverzweigter Stengel; sehr große Blätter; kleine grünliche Blumen in vielen Trauben [racemosa]. Rundliche rotbraune Beeren, die eine dunkelviolette Färbung annehmen. Wurzelstock dick und groß, würzig und aromatisch. Ein Dekokt der Wurzel wurde von den Indianern gegen Rückenschmerzen, rheumatoide Arthritis und Husten verwendet. Geprüft von Jones, „bei dem es einen Asthmaanfall hervorrief."

VERGLEICHE
Arsenicum. Lachesis. Sulfur. Pulsatilla. Coccus cacti. Grindelia. Rumex. Sanguinaria

WIRKUNGSBEREICH
Atmung. Schleimhäute [Larynx; Trachea; Bronchien].

LEITSYMPTOME
A *Katarrhalische Beschwerden.*
„Keinerlei Anzeichen von Bronchialbeschwerden im übrigen Jahr, aber die Jahreszeiten, in denen Erkältungen häufig vorkommen, führen unweigerlich akute Kurzatmigkeit mit sich." [Vithoulkas]

A *Aufeinanderfolge von katarrhalischen Beschwerden.*
„Jede Erkältung entwickelt sich in Husten und Kurzatmigkeit. Das einzige, was nach einem solchen Schub zurückbleibt, ist eine rohe, brennende Empfindung in der Brustmitte, als sei ein Bereich dort ständig durch Rauch gereizt." [Vithoulkas]

A Triefender Schweiß im Schlaf.
[Heuschnupfen; Schnupfen; Bronchitis; Asthma]

A < NACHTS.

A < *Luftzug.*
„Extrem empfindlich gegen Zugluft." [Verma]

A < Frühling.

A > Liegen mit hochgelagertem Kopf.
> aufrecht Sitzen.

A < Schlafbeginn.
< beim Einschlafen.

K Heuschnupfen; der *leiseste Luftzug verursacht Niesen.*
Starke wässrige, salzige, wund machende Absonderung.
„Beißende Wundheit im Retronasalraum, als ob verursacht durch scharfen Schleim, mit eigentümlicher Wundheit der Nasenflügel wie schrundig oder aufgesprungen." [Clarke]

K Schmerzen von der Leber zum rechten Schulterblatt.

K Dyspnœ oder allergisches Asthma; Atembeschwerden, **nicht** unmittelbar nach dem Hinlegen, sondern ein oder zwei Stunden nach dem Einschlafen.

Besonders die **Ein**atmung ist behindert.

K Husten erst trocken, später mit gelbem, fadenziehendem, zähem Schleim.

K *Salziger Auswurf.*

K Leukorrhœ; scharf, übelriechend.
& herabdrängende Schmerzen im Hypogastrium.

Die im Repertorium angegebene Zeit – 23 Uhr – sollte man nicht allzu wörtlich nehmen. Zu Kents Zeiten ging man früher zu Bett, in der Regel vor Mitternacht. Im Falle von Aralia ist es nicht so sehr die Uhrzeit 23 Uhr, sondern die Verschlimmerung, wenn der Patient bereits eine Weile geschlafen hat.

RUBRIKEN

GEMÜT: *Beschwerden* durch ausschweifenden Lebenswandel [1]. *Furcht* vor Lungenkrankheit [1]. *Ungeduld* [1].

KOPF: *Schmerzen* > wenn man sich an etwas anlehnt [1; **Bell**.]; > Gehen im Freien [1]; Schmerzen in der Stirn > Druck [1]; Schmerzen in den Schläfen > Druck [1].

NASE: Heiße *Absonderung* [1]. Nase empfindlich gegen *Berührung* [1]. *Schmerzen,* Rohheit im Retronasalraum [2; **Carb-v**.]. *Schnupfen* durch Luftzug [1]; & Asthma [2]; Schnupfen, der auf die Brust übergreift [1]. *Verstopfung* im Frühjahr [1/1].

MUND: *Speichelfluss* & Trockenheitsgefühl [1; **Merc**.].

HALS: *Fremdkörpergefühl* [1]; Empfindung wie vom Kerngehäuse eines Apfels [1]. Brennende *Schmerzen* bei Asthma [1/1].

MAGEN: *Übelkeit* wird im Hals empfunden [1].

ABDOMEN: *Schmerzen* wie zu Beginn einer Diarrhœ [1]; krampfartige, kneifende Schmerzen & Leukorrhœ [1]. Gefühl wie nach einer *Völlerei* morgens beim Aufstehen [1/1].

REKTUM: *Schmerzen*, die sich zum Abdomen ausdehnen [1]

FRAUEN: *Menses*, übelriechend [1]; unterdrückt durch Erkältung [1]; plötzlich unterdrückt [2].

ATMUNG: *Asthmatische* Atmung > Auswurf [1]; im Frühling [1]. *Atembeschwerden* > Auswurf [1; **Ant-t**.].

HUSTEN: Muss sich *aufsetzen* [1]. *Rasseln,* morgens [1]. *Trockener* Husten nachts [1]. *Wärme* > [1].

BRUST: Brennende Schmerzen & Asthma [1/1].

SCHWEISS: *Reichlich* im Schlaf [1].

NOTIZEN

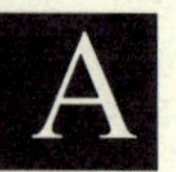

ARANEA IXOBOLA

Aran-ix.

ZEICHEN

Aranea ixobola.

Spinne, Angehörige der Ordnung der Araneïda, Klasse Arachnoida. Der Ordnungsname ist von Arachne abgeleitet, einem lydischen Mädchen, das so ausgezeichnet weben konnte, dass sie die Göttin Athene zu einem Wettkampf im Weben herausforderte. In ihrer Tollkühnheit ging sie so weit, dass auf ihren Webstücken die Götter als Karikaturen darstellte. Die erzürnte Athene zerriss daraufhin Arachnes Arbeit und verwandelte das Mädchen in eine Spinne, auf dass sie nach Herzenslust bis in alle Ewigkeit weben könne.

Zusammen mit den Krustentieren, Tausendfüßlern, Hundertfüßlern, Insekten etc. gehören die Spinnen zu den Arthropoden, einer Hauptgruppe des Tierreichs, mit in Segmente unterteilten Körpern und gegliederten Beinen. Spinnen unterscheiden sich von den Insekten insofern als ihr Körper anstelle von drei Teilen zwei Abschnitte hat, statt dreien vier Beinpaare, aber keine Antennen besitzt und weder ein Larven- noch ein Verpuppungsstadium durchläuft.

Aranea ixobola ist eine Webspinne. Diese Spinnen bilden eine gesonderte Kategorie, die sich durch ihre schönen regelmäßigen Netze auszeichnet.

Die Webspinne repariert ihr Netz nicht, sondern entfernt die klebrige Spirale jede Nacht und webt eine neue. Die Beute [Insekten] wird gepackt, gebissen und sorgfältig eingewoben. Eine ölige Schicht an den Füßen der Spinne verhindert, dass sie an ihren eigenen Fäden kleben bleibt.

Der Faden der Spinne besteht aus einem komplizierten Albuminoideiweiß, das als Flüssigkeit produziert und an der Luft in Fäden gezogen sofort fest wird. Die mit dem Auge sichtbaren Fäden sind in Wirklichkeit eine Vielzahl mikroskopisch dünner Fäden. Sie sind extrem elastisch und sehr stark. Damit sie nicht fällt, befestigt sich die Spinne mit einem Ankerfaden an einem hohen Ast und webt von dort aus ihr Netz. Die Mitte bildet das zentrale Nest, die radialen Fäden sind die Linien, entlang derer sich die Spinne bewegt und die Querfäden oder Spiralen werden später hinzugefügt. Sie haben eine klebrige Oberfläche, um fliegende Insekten zu fangen. Um ihr Netz zu spannen, hängt sich die Spinne an einen kräftigen Faden und führt schwebend einen feinen Faden quer durch die Luft. Dieser feine Faden wird festgezurrt, während die Spinne darüberläuft, und an dem ersten kräftigen Faden befestigt. So entsteht die Brücke, an der das Netz aufgehängt wird.

Spinnen können mit höchster Genauigkeit das Wetter vorhersagen. Wenn zum Beispiel eine Spinne ruhig an ihren Netz arbeitet, bedeutet es, dass das Wetter schön bleibt. Wenn die Spinne ihre Arbeit liegen lässt, ist Regen zu erwarten.

Aranea ixobola ist eine schwarze Kreuzspinne, die in Europa und Amerika heimisch ist und Aranea diadema an Größe weit übertrifft. Sie ist eine mächtiges Jagdtier und hält sich besonders gern unter Holzbrücken auf

1952 von Mezger an 32 Personen [25 Männer, 7 Frauen] geprüft.

VERGLEICHE

Lycopodium. Pulsatilla. Phosphor. Conium. Aranea diadema. Aconitum lycoctonum. Mandragora.

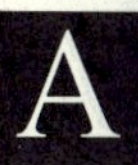

WIRKUNGSBEREICH

Peripheres Nervensystem. Muskeln. Magen. Leber. Gallenblase.

LEITSYMPTOME

G Geistesabwesenheit, *Konzentrationsschwierigkeiten,* Neigung nichts anderes zu tun als zu rauchen.

G *Euphorischer Zustand*, als hätte er Wein getrunken, Redseligkeit und Bedürfnis zu sprechen.
Gefolgt von melancholischer Stimmung, lebensmüde, Reizbarkeit.

G Innere Ruhelosigkeit & Konzentrationsschwierigkeiten.
> FRISCHE LUFT.
„Die Unruhe erinnerte an die Nervosität wie man sie bei Zigarettenrauchern beobachtet, die sie dann durch die nächste Zigarette zu stillen versuchen." [Mezger]
„Kann nichts schnell genug tun."

G Vergnügen daran andere zu ärgern bzw. zu necken.
„Bei den Aranea ixobola Patienten, die ich gesehen habe, drückt sich der neckende Charakterzug manchmal in Verweigerung der Zusammenarbeit aus. Kinder etwa weigern sich zu sprechen, wenn man ihnen eine Frage stellt, oder sie verharren unbeweglich, während die Mutter über ihre hochgradige Ruhelosigkeit spricht, nur um sie Lügen zu strafen. Sie sind unruhig, impulsiv und unbeherrscht. Sie können hinterlistig sein – nachdem sie einen Fehler begangen haben, verhalten sie sich schmeichlerisch, um einen für sich zu gewinnen. Sie sind allgemein tierliebend."
[Nandita Shah, *Hom. Links* 2/96]

G Überempfindlich gegen Geräusche und Gerüche.

A Frostig, aber > frische Luft.
Generalisiertes oder lokalisiertes Kältegefühl.

A *Bewegungsdrang.*
Fühlt sich besser im Freien.

A Verlangen nach süßen Speisen, welche gut verdaut werden.

A > Rauchen.
Starkes Verlangen nach Tabak [wegen innerer Ruhelosigkeit].

A > Kaffee.

A *Schlafstörungen*, durch furchterregende Träume [Streit; Tod nahestehender Verwandter; Ehefrau oder Ehemann].

A < Ruhe [abends, im Bett liegen].
< Alkohol.

A > Bewegung [Verdauungsorgane; Herz].
> anhaltende Bewegung [Gelenke].

A > nach hinten neigen und Strecken [Unterleibsbeschwerden].

A > Ruktus, Flatusabgang, Stuhlentleerung.

A Empfindung von innerem Zittern.
& Bewegungsdrang und Drang zur Eile.
„Kann nichts schnell genug tun, die Zeit vergeht zu langsam." [Mezger]

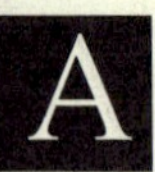

A Schwindel.
& Hitzegefühl im Kopf.
K Dumpfe, beißende Kopfschmerzen, v.a. auf der rechten Seite.
< Beugen; Alkohol.
> frische Luft; Rauchen.
K *Trockenheitsgefühl* in Mund und Rachen, manchmal nur auf einer Seite.
K Drückende und krampfartige Schmerzen, Völle- und Schweregefühl in Magen- und Lebergegend.
< *Fette und gehaltvolle Speisen;* Alkohol.
> *Druck mit geballter Faust.*
K Schmerzen im Abdomen, v.a. im *Bereich der Gallenblase.*
< Liegen auf der rechten Seite und zusammengekauert; Beugen; Bewegung des rechten Armes.
> nach hinten neigen; Aufstehen und Gehen; Flatusabgang und Stuhlentleerung.
K Trockenheitsgefühl in der Trachea.
& heftiger Durst auf kalte Getränke.
K Zervikobrachialneuralgie.
K Schweregefühl der Arme, v.a. der rechten Hand.
& Schwellungsgefühl und Ungeschicklichkeit der rechten Hand.
K Zunahme des Händezitterns.

RUBRIKEN

GEMÜT: Geistige *Anstrengung* < [2]. *Antwort*, antwortet bissig [1]. *Bissig* [1]. *Delusionen,* alles erscheint unwirklich [1]. *Eilig* [2]. *Geistesabwesenheit* [1]. *Hänseln* [1]. Schlagfertiges *Reden* [1]. *Ruhelosigkeit* > frische Luft [1; **Arg-n.**]. *Schlagfertig* [1]. *Träume* von Gewalt [1]; Streit [1]. *Unhöflich* [1]. *Zeit* vergeht zu langsam, erscheint länger [1].
SCHWINDEL: Schwindel & *Übelkeit* [1].
KOPF: *Schmerzen*, Kopfweh > reichliche Harnentleerung [1].
HALS: *Pulsieren* & Herzklopfen [1/1].
MAGEN: *Erbrechen* < Wein [1; *Ant-c.*].
ABDOMEN: *Auftreibung* des rechten Hypochondriums [1]. *Schmerzen* > nach hinten neigen [1]; Schmerzen in der Gallenblase, Gallenkolik [1].
FRAUEN: Blutige *Leukorrhœ* vor der Menses [1].
BRUST: *Herzklopfen* unmittelbar nach dem Hinlegen [1]; Herzklopfen, das sich zum Epigastrium ausdehnt [1/1].
EXTREMITÄTEN: *Kälte* der schmerzhaften Partien [1]. *Schmerzen* im linken Bein, Ischialgie [1]; > Bewegung [1].
ALLGEMEINES: Anhaltende *Bewegung* > [1]. *Taubheitsgefühl* einzelner Partien [1]. Warmes und nasses *Wetter* < [1].

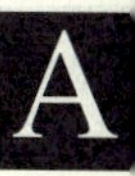

NAHRUNG
Abneigung: Fette und gehaltvolle Speisen [1].
Verlangen: Fleisch [1]; Käse [1]; süße Speisen [1]; Tabak [1].
Schlimmer: Alkohol [1]; fette und gehaltvolle Speisen [1]; Wein [1].
Besser: Kaffee [1]; Tabak [1].

NOTIZEN

ARSENICUM SULFURATUM FLAVUM **Ars-s-f.**

ZEICHEN
Arsentrisulfid. Auripigment. [gelbe] Arsenblende.
Auripigment, lat *auripigmentum* [aurum = Gold, pigmentum = Farbstoff], ist ein gelbes Mineral, das als Pigmentstoff verwendet wird. Dieses feste und flockige Mineral besteht selten aus Kristallen. Normalerweise ist es goldgelb, manchmal braun oder orange. Der Härtegrad beträgt 1,5, was sehr weich ist. Das Mineral kommt in Mineralkanälen bei niedrigen Temperaturen vor, häufig gemeinsam mit Realgar [Ars-s-r.] oder als Ablagerung in heißen Quellen.
Zur Zeit Aristoteles‘ wurde Arsen zur Härtung von Kupfer verwendet. Auripigment und Realgar wurden lange als Enthaarungsmittel in der Lederindustrie verwendet. Auripigment auf Silber gerieben erzeugt eine goldfarbene Oberfläche. Auripigment scheint also eine der Eigenschaften zu haben, die dem Stein der Weisen zugeschrieben wird. Daher war es für Alchemisten eine wichtige Substanz.
Geprüft von Langhammer.

VERGLEICHE
Arsenicum. Sulfur. Lycopodium. Mercurius. Rhus toxicodendron. Kalium arsenicosum. Calcium silicatum.

WIRKUNGSBEREICH
SCHLEIMHÄUTE. Gemüt. Haut. Kreislauf.

LEITSYMPTOME
G Angst; abends im Bett und nachts.
G Furcht vor dem Alleinsein.
G Leicht erschreckt. Zusammenfahren nachts; als würde man aus dem Bett fallen. Ruhelosigkeit nachts.
G Im Gehen, Gefühl als würde er auf und ab tanzen, als müsse er fliegen.
A „Ist etwas allgemein in Fällen verwendet worden, die herausragende Symptome

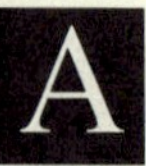

beider Elemente verbinden; aber unabhängige Beobachtungen und Arzneimittelprüfungen sind mit den beiden Salzen [Ars-s-f. und Ars-s-r.] durchgeführt worden." [Clarke]

A PERIODIZITÄT.

A < *im Freien.*

A < NACHTS.

A > Heißwasserdampf.

A BRENNENDE Schmerzen.

A Schleimabsonderungen: *blutig*; brennend; *fressend; übelriechend; dünn; gelb.*

K Beklemmungsgefühl in der Brust, alles fühlt sich zu eng an, < im Bereich des Hypochondriums; endet mit Schweißausbruch.

K Ischialgie.
& Schmerzen im Bereich der Knie.

RUBRIKEN

GEMÜT: *Begehren* größer als der Bedarf [1]. Immer in *Eile* [1]. *Furcht* ohnmächtig zu werden [1; **Lac-c.**]. *Geschwätzigkeit* # Boshaftigkeit [1/1]. *Lamentieren* # Lachen [1/1]. *Lebhaftigkeit* # Murmeln [1/1]. *Tadelsüchtig,* streng gegenüber engsten Freunden [1].

KOPF: *Kälte*, Frösteln während Kopfweh [1]. *Schmerzen,* Kopfweh, nachts [2]; Schmerzen in der Stirn > nach Schlaf [1; **Phos.**].

SEHKRAFT: *Farben* vor den Augen, Gegenstände erscheinen gelb [1].

MAGEN: *Appetit,* heißhungrig & schnell gesättigt [1].

ABDOMEN: *Völlegefühl* im Hypogastrium [2].

REKTUM: Scharfe *Feuchtigkeit* [1]. Starker *Flatus* [1]. *Schmerzen* während der Harnentleerung [1].

BRUST: *Prickeln* in der Brust wie von Nadelstichen [1/1].

RÜCKEN: *Schmerzen,* Dorsalbereich, zwischen den Schulterblättern [2]; Schmerzen im Steißbein, mit Ausdehnung in Rektum und Vagina [1; *Kreos.*].

EXTREMITÄTEN: *Kälte* der Füße [2]. *Krämpfe* in den Waden [2]. *Schmerzen* > Bettwärme [1]; Schmerzen in den unteren Extremitäten, Ischialgie & Schmerzen um das Knie [1/1]. Blaue *Verfärbung* der Finger bei Frostgefühl [2; Ars.]; blaue Flecke auf den Oberschenkeln [1].

HAUT: *Hautausschläge* nach Kratzen [2]; trocken [2]; knötchenförmige Nesselausschläge [3]; schorfig, nach Kratzen [2].

ALLGEMEINES: *Kälte*, Verkühlung während Schweiß < [2; **Acon.**]. Abneigung gegen frische *Luft* # Verlangen nach frischer Luft [1/1]. *Reaktionsmangel* nach unterdrückten Hautausschlägen [1/1]. *Schwäche* durch unterdrückte Hautausschläge [1/1].

NAHRUNG

Abneigung: Fleisch [1]; fette und gehaltvolle Speisen [1].

Verlangen: Alkohol [1]; warme Getränke [1]; Kaffee [1]; Obst [1]; Saures [1]; warme Speisen [1]; Stimulantien [1]; Süßigkeiten [1].

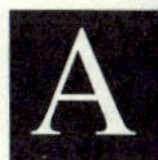

Schlimmer: Kalte Getränke [1]; Milch [1]; Obst [1]; Saures [1]; fette und gehaltvolle Speisen [1]; kalte Speisen [1].

NOTIZEN

ARTEMISIA VULGARIS Art–v.

ZEICHEN

Artemisia vulgaris. Beifuß. Fam. nat. Compositæ.
Wächst an Wegrändern und entlang Hecken, auf Schutthalden und Ruinen in ganz Europa. Mitglieder der Artemisia-Familie gedeihen in ausgesprochen verödeten Gegenden. In weniger desolaten Gebieten füllen sie dieselbe Lücke, und begrünen Straßeneinschnitte, künstlich aufgeschüttetes Land und kahl gegraste Weiden. Sie sind das Versprechen der Mutter Natur, dass selbst inmitten solch unnatürlicher Zerstörung wieder neues Leben aufkeimt. Sie sind ein Heilmittel gegen Zerstörung im menschlichen Leben.
Beifuß stand im Altertum in dem Ruf, Träume fördern zu können. Die traditionelle Methode war es, Beifuß unter das Kopfkissen zu legen. Also legten sich Mädchen dieses Kraut nachts unter das Kissen, um von ihrem zukünftigen Ehegatten zu träumen.
„Beifusz, ahd. pipoz, mhd. biboz, später verderbt in beifusz. Die benennung hat ohne zweifel nichts zu schaffen mit fusz, scheint aber uralt … abergläubische meinungen und gebräuche müsten ihn erklären. … 'bibes ist ain crut, wer fer welle gaun, der sol es tragen, so wird er nit mued sere uf dem weg, der tüfel mag im och nit geschaden und wa es in dem hus lit, es vertribt den zober.' [heilmittelbuch von 1400]" [Grimm]
Der Beifuß [engl. mugwort, 'Becherkraut] hat seinen Namen angeblich daher, dass er als Aromastoff in Getränken verwendet wurde. Er wurde vor der Einführung von Hopfen weitgehend als Geschmacksstoff in Bier angewandt. Eine andere Möglichkeit ist die, dass der Name nicht von 'mug' [Becher], sondern von *moughte* [Motte oder Made] stammt, weil die Pflanze zu Zeiten des Dioscorides zur Mottenabwehr als nützlich galt. Im Mittelalter war vielerlei Aberglauben damit verbunden: man glaubte es bewahre den Wanderer allgemein vor Müdigkeit, Sonnenstich, wilden Tieren und bösen Geistern. Der holländische Name 'Bijvoet' [buchstäblich: *bei Fuß*] stammt von einem alten Glauben, der sich bis zu Plinius [23-79 B.C.] zurückverfolgen lässt: im Schuhwerk getragen verhindert diese Pflanze Ermüdung auf langen Märschen.

VERGLEICHE

Belladonna. Cuprum. Opium. Hyoscyamus. Stramonium. Oenanthe crocata. Bufo. Cicuta.

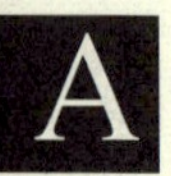

WIRKUNGSBEREICH

ZNS. Weibliche Geschlechtsorgane. **Linke Seite*. Rechte Seite.

LEITSYMPTOME

G Reizbarkeit und Erregbarkeit *vor* einem epileptischen Anfall oder Krampfanfall.

G SOMNAMBULISMUS.
Steht nachts auf und arbeitet, erinnert sich am Morgen an nichts.

A *Katalepsie* [Petit mal!] oder epileptischer Anfall durch *Zorn*; durch *Schreck*.

A Anfälle insbesondere ausgelöst durch körperliche ANSTRENGUNG oder durch Anspielungen auf die Krankheit.

A Frostig.

A Anfälle begleitet oder gefolgt von STARKEM ÜBELRIECHENDEM SCHWEISS, mit sonderbar stinkendem kadaver- oder KNOBLAUCH-artigem Geruch.

A Hunger, aber bekommt das Essen nicht herunter.

A CHOREA.
Tagsüber.
> *nachts*.

A Einseitige Konvulsionen. *Rechtsseitig* Konvulsionen, linksseitig Paralyse.

A *Konvulsionen tagsüber.*
Konvulsionen nachts.

A KONVULSIONEN BEI KINDERN; *Säuglingen; Neugeborenen.*

A *Konvulsionen.*
[während der Zahnung; bei Amenorrhœ; durch Emotionen und Gemütserregung; nach großer Erschöpfung; mit oder nach Schlaflosigkeit]

A Konvulsionen *während der Menses*; durch sexuelle Erregung.

A Häufig wiederholte Anfälle gefolgt von einer längeren Ruhepause.
PETIT MAL.

K Asthenopie. Schmerzen bei dem Versuch, die Augen zu gebrauchen.
& verschwommene Sicht; kurzzeitig > Reiben der Augen.

K Übermüdung oder Schwäche der Füße nach langem Gehen oder langer Krankheit.

RUBRIKEN

GEMÜT: *Angst* & Steifheit der Glieder [1/1]. *Beschwerden* durch Schreck oder Furcht [2]. *Delirium*, blickt unverwandt auf einen Punkt [1]. *Denken* an die Beschwerden <, löst den Anfall aus [2/1]. *Gemütserregung* vor Epilepsie [2; *Indg*.]. *Kleptomanie* [2]. *Träume* von Fremden [1]; Personen [1]; Schnee [1].
SCHWINDEL: Schwindel durch Licht, das durch *farbiges* Glas scheint [1/1]. Schwindel durch *Sehen* in farbiges Licht [1/1].
AUGEN: *Starren* [2].
MAGEN: *Aura epileptica* [1; **Cic.**, **Hyos.**, **Nux-v.**, **Sulf**.]. *Ruktus* riecht nach Knoblauch [1; **Asaf**.].

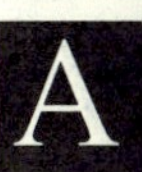

STUHL: Knoblauch*geruch* [1; Petr.].
BLASE: *Harnretention* bei Kindern [2].
HARN: Knoblauch*geruch* [1].
FRAUEN: Uterus*kontraktionen* während der Schwangerschaft [1/1].
SCHLAF: *Einschlafen* nach Konvulsionen [2]. *Schlaflosigkeit* vor oder bei Konvulsionen [1; **Kali-br**.].
EXTREMITÄTEN: *Konvulsionen*, einseitig, andere Seite gelähmt [2].
SCHWEISS: *Geruch*, kadaverartig [1]; übel, ranzig [1]; nach Zwiebeln [1].
ALLGEMEINES: *Chorea* > nachts [2; *Tarent.*]. *Konvulsionen* während der Menses [2]. *Stöße* wie Stromschläge [2].

NOTIZEN

ARUNDO MAURITANICA **Arund.**

ZEICHEN
Arundo Mauritanica. Wasserrohr. Schalmeienrohr. Fam. nat. Gramineæ.
Arundo ist eine Pflanzengattung mit sechs verschiedenen Arten, die in Südeuropa sowie den wärmeren Regionen von Afrika und Asien heimisch sind. Es sind kräftige mehrjährige Pflanzen, ähnlich wie Schilfgras, die eine Höhe von bis zu 6 Metern erreichen können. Man findet sie in nassen Gegenden, am häufigsten in brackigem Wasser. Schilfgräser produzieren selten vollständig entwickelte Samen. Gewöhnlich verbreiten sie sich durch fest ineinander verhakte Wurzelstöcke, die jede andere Vegetation verdrängen. In den südlicher Vereinigten Staaten und den amerikanischen Tropen wurde Wasserrohr eingeführt, um Erosion zu verhindern.
Manche Arten, besonders Arundo Donax, werden zu dekorativen Zwecken angepflanzt und als Windschutz sowie zum Korbflechten verwendet. Sie liefern das Material für Blasinstrumente.
Der Name Arundo beruht auf der Erscheinung der Pflanze, denn es ist das lateinische Wort für Schilfgras.
Von Patti eingeführt und geprüft.

VERGLEICHE
Sulfur. Calcium carbonicum. Arsenicum. Psorinum.

WIRKUNGSBEREICH
SCHLEIMHÄUTE.

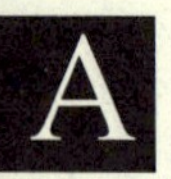

LEITSYMPTOME

G Angst durch Schleimansammlung in den Bronchien.
Angst > im Freien. [Hering]

G *Abgeneigt zu reden.*

G Kinder stecken, während sie sich beklagen, die Finger in die Ohren. [Hering]

A ALLERGIE.
Empfindlich gegen *verschmutzte Großstadtluft.* [Vithoulkas]

A Ständiges Hitzegefühl; er verbrennt in der Sonne, und friert im Schatten. [Allen]

A Unablässiger Durst; nach dem Erwachen am Morgen.

A Ameisenlaufen in äußeren Partien.
Ameisenlaufen auf dem Scheitel. [Allen]

A JUCKREIZ, STICHELN und Brennen.
In der Nase; Ränder der Nasenlöcher; Stirn und verschiedene Kopfpartien; in den und um die Augen; Gehörgänge; Gaumen; Gesicht; Hals.

A „Die *Schmerzen*, in beliebigen Körperteilen, beginnen fast immer woanders, und nehmen einen kurvenreichen Verlauf beim Ortswechsel.“ [Allen]
„Hitze, mit Ameisenlaufen, beginnt in den Lenden, steigt zu den Schultern, und dehnt sich zu den Händen aus, bei Frauen.“ [Allen]
„Empfindung glühender Hitze, zusammen mit zahlreichem Sticheln, steigt von den Lenden hoch, über die Schulter, und breitet sich von dort über Kopfmitte und Gesicht aus, bei Frauen.“ [Allen]

A Schmerzen # lokalem Kälte- oder Hitzegefühl.

K Brennen, Jucken in den Gehörgängen.
& Schmerzen in Unterzungendrüsen.

K Schnupfen.
& STARKER SPEICHELFLUSS.

K Heuschnupfen; heftiger Juckreiz und Niesen; Schmerzen an der Nasenwurzel.

K Bläulicher Schleim oder Schleimpfropfen; aus der Nase.

K Brennen und Sticheln im Abdomen [Hypogastrium]; nach Husten.

K Ständige Diarrhœ bei SÄUGLINGEN oder zahnenden KINDERN.
& Schlaflosigkeit und Weinen nachts.

K Pruritus vulvæ.
& gesteigerter Sexualtrieb.

K Schmerzen beginnen in den Nieren, gehen über in den Lumbalbereich und dehnen sich von dort in die Schamgegend aus [bei Frauen].

K Brennen und Schwellung der Fußsohlen, wie nach einer langen Reise.
Kann nichts an den Füßen ertragen.

RUBRIKEN

GEMÜT: *Angst* in der Brust nach Husten [1/1]. Sexuelle *Gedanken* drängen sich auf und schwirren durcheinander [1]. *Gleichgültigkeit* gegenüber Schmerz [1]. Laszive *Hirngespinste* [1]. *Lacht* leicht [1].

KOPF: Erkrankungen der *Haare*, Haar schmerzhaft an der Wurzel bei Berührung

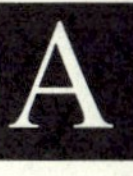

[1]. *Schmerzen* im Hinterkopf, die sich in die Stirn und Augen ausdehnen [1].
AUGEN: *Jucken* der Augenbrauen [1; **Sulf**.]. *Kondylome*, Warzen [1; **Thuj**.]. *Schmerzen* bei unverwandtem Sehen.
SEHKRAFT: Schwankende *leuchtende* Öffnungen erscheinen, wo auch immer er hinschaut [1/1].
NASE: Blaue *Absonderungen* [1]. *Jucken* innen [3]. *Ulzera* unter der Nase [1/1].
GESICHT: Mundwinkel *aufgeschürft* [1]. *Hautausschläge*, Ekzem, an den Mundwinkeln [2].
MUND: *Speichelfluss* bei Hitze [1]; bei Schnupfen [3; **Calc-p**.].
ABDOMEN: Empfindung von etwas *Lebendigem* im Abdomen [1]; wie von einem Wurm, Krabbeln an der rechten Seite des Abdomens [1].
MÄNNER: *Schmerzen* in den Samensträngen nach dem Koitus [1].
FRAUEN: Abneigung gegen *Koitus* nach der Menses [1].
ATMUNG: Atem*beschwerden* & Schweiß [1].
AUSWURF: *Bläulich* [1]. *Leicht* am Morgen [1].
BRUST: *Ameisenlaufen* in der Schlüsselbeingegend [1]. *Juckreiz* der Brustwarzen [1].
RÜCKEN: *Schmerzen* beim Niesen [1].
EXTREMITÄTEN: Empfindung wie *bandagiert* [1; **Plat**.]. *Hitze,* Füße wie in kochendes Wasser getaucht [1/1]. *Schmerzen* in den Handgelenken, abwechselnd im einen und im anderen [1; *Lac-c*.]. *Schwellung* der Fußsohlen [1].

NAHRUNG

Abneigung: Essiggemüse [1]; Salz [1]; Säuren [1].
Verlangen: Saures [1].

NOTIZEN

ASCLEPIAS TUBEROSA **Asc-t.**

ZEICHEN

Asclepias tuberosa. Knollige Schwalbenwurz. Knollige Seidenpflanze. Fam. nat. Asclepiadaceæ.
Genannt nach Asklepios, dem griechischen Gott der Medizin, Sohn des Apollo und der Coronis. Die älteste griechische Literatur beschreibt ihn nicht als Gott, sondern als thessalonikischen Helden. Er erwarb seine medizinischen Kenntnisse durch Chiron und wurde so geübt, dass er sogar Tote auferwecken konnte. Zeus wurde neidisch auf ihn und tötete ihn durch einen Blitzschlag.
Die Asclepiadaceæ sind Krautpflanzen mit milchigem Saft und hauptsächlich in

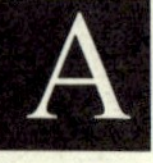

Amerika heimisch. *Asclepias syriaca,* eine Pflanze mit irreführendem Namen, da sie aus Amerika und Kanada stammt, wird wegen ihrer attraktiven, stark duftenden matt roten Blüten angepflanzt. Manche Arten liefern ausgezeichnete Fasern, die sich zu Musselin verarbeiten lassen und aus denen in manchen Teilen Indiens Papier hergestellt wird.
Asclepias tuberosa stellt eine Ausnahme unter den Asclepiasgewächsen dar, da sie kaum etwas von dem scharfen milchigen, kautschukhaltigen Saft enthält, dem die übrigen Angehörigen der Gattung die Bezeichnung *Milkweed* [=Milchkraut] verdanken.
Bei den Indianern wurden die Knollen als Gemüse gekocht, aus den Blüten Zucker gewonnen und die jungen Samenschoten gekocht mit Büffelfleisch gegessen. Manche kanadische Stämme verwendeten die jungen Triebe ähnlich wie Spargel. In den südlichen Staaten ist es als Heilmittel gegen Pleuritis weit verbreitet; es lindert die Schmerzen und Schweratmigkeit.
Die Pflanze wächst in der Regel in trockenen Feldern, v.a. auf Kies- und Sand- und Lehmboden. Wenn sie angepflanzt wird, mag sie nicht gestört werden. Sie zieht viele Schmetterlinge an. Der seidige Flaum der Samen, der 2,5-5 cm lang ist, lässt sich für Hüte und als Kissenfüllung verwenden.
Die Kapseln mancher Arten, bes. *Asclepias syriaca,* haben eine auffallende Ähnlichkeit mit Sittichen. [Traum vom Fliegen?]
1856 von Savary geprüft und eingeführt. Später von Nicol geprüft.

VERGLEICHE

Sulfur. Phosphor. Bryonia. Rhus toxicodendron. Chelidonium. Colchicum. Dulcamara.

WIRKUNGSBEREICH

SEKRETIONEN [HAUT; *serös;* mukös]. Brust. Muskeln. **Linke Seite.*

LEITSYMPTOME

G Träume vom Fliegen.
⇨ Die französische Arzneimittelprüfung im Original erwähnt „Träume vom Fliehen".
Damit sind Träume mit politischen Themen verbunden, und Spione spielen eine Rolle.

A < *Kaltes, feuchtes Wetter.*
[stechende Schmerzen in Muskeln und Gelenken; katarrhalische Erkrankungen; akute oder subakute Pleuritis; Diarrhœ]

A STARKER SCHWEISS.
Bei Pleuropneumonie, Diarrhœ oder Rheumatismus.
„Im Falle von Asclepias haben wir Schwitzen in Verbindung mit Pleura- und Darmsymptomen, erstere gebessert durch vornüber Beugen, letztere gekennzeichnet durch brennende Ausscheidungen; wenn diese Kombination vorliegt, ist das Arzneimittel sicher." [Boger]

A *Tabak*unverträglichkeit.
[geringes Rauchen = Atemnot, wie Asthma; Brustbeklemmung; Schwindel; getrübte Sicht; Schwäche]

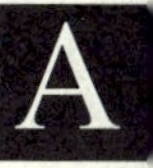

„Rauchen wird wahrscheinlich den Patienten generell durcheinanderbringen oder Verdauungsstörungen verursachen.“ [Nicol]

„Rauschgefühl, nach wenigen Zügen an einer Zigarre; gezwungen das Rauchen einzustellen, da es Schwindel, Trübung der Sicht und allgemeine Schwäche erzeugt.“ [Savary]

A < Bewegung.

A > vornüber beugen. [Brust; interkostale Neuralgie]

A STECHENDE SCHMERZEN; *abwärts; transversal;* bei Pleuritis oder Interkostalneuralgie.
< Bewegung und Kälte.
> *vornüber beugen.*
Flüchtige Schmerzen.
[*Bry.* & trockene Haut; Asc-t. & starker Schweiß]

A STICHELN und Pieken;
wie durch Nägel im Kopf und anderen Partien; wie eine Nadel in der Herzgegend; wie von einem Floh in der Nase; Pieken im Hals, Ausdehnung zum Larynx.

A Äußerliches Taubheitsgefühl am ganzen Körper.

A Grippe.
& pleuritische oder neuralgische Schmerzen.

K Migräne.
& Gasansammlung in Magen und Abdomen.

K Empfindung als würde der Magen bersten, beim Lachen. [Hering]

K *Diarrhœ.*

„Die Darmsekretion ist auch vermehrt, was zu einer sehr charakteristischen Diarrhœ führt. Die Arzneimittelprüfungen zeigen mehrere Arten von Stühlen, aber am häufigsten sieht man in der Praxis einen Kot, der nach faulen Eiern riecht [*Chamomilla*] und bei der Entleerung im Anus wie Feuer brennt [*Iris versicolor, Lycopodium*]. In der Regel ist er dunkel.“ [Boger]

Katarrhalische Dysenterie & Rheumatismus.

K Bronchiolitis bei Kindern. [Hering]

K Heftige stechende Schmerzen in der Brust; bei Pleuritis und Perikarditis.
< Atmen, Husten, Niesen und Reden.

„Das Hauptinteresse ist bei Asclepias jedoch auf die Brust gerichtet. Sehr viele Fälle von Pleuritis und Pleuropneumonie sowie manche Fälle von Pleuralgie sind mit dem Mittel geheilt worden. In solchen Fällen ist die Temperatur normalerweise nicht sehr hoch, und der Puls ist weich und komprimierbar. Es gibt verschiedene Arten von Brustschmerzen, keine davon ist besonders erwähnenswert, bis auf einen schneidenden Schmerz. Er ist normalerweise äußerlich empfindlich, und der Patient hat ein Verlangen, sich aufzusetzen und nach vorn zu lehnen. Der Husten ist gewöhnlich teilweise feucht und womöglich nicht schmerzhaft. Wie bei Bryonia verursacht der Husten oft Schmerzen in der Stirn und im Abdomen, aber die Haltung, die angenommen wird ist genau das Gegenteil. Es ist eines der Arzneimittel mit diagonalen Schmerzen.“ [Boger]

„Interkostalneuralgie: *Ranunculus bulbosus* und *Asclepias tuberosa*, während

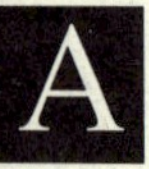

Bryonia und *Ledum* bei rheumatischen Beschwerden in diesem Bereich indiziert sind. Wenn Herpes zoster als Komplikation auftritt, so ist vermutlich die Wahl zu treffen zwischen *Arsenicum, Asclepias, Rhus toxicodendron, Euphorbium* und *Mezereum*; in sehr chronischen Fällen sind *Colocynthis, Mercurius iodatus ruber* und *Piper methysticum* wertvoll.“ [Staads, *Pacific Coast Journal of Homœopathy,* April 1937]

RUBRIKEN

GEMÜT: *Träume* vom Duellen [1/1]; Fliegen [1]; Kirchen [1]; Pferden [1]; Prahlen [1].
SCHWINDEL: Schwindel durch *Rauchen* [1].
KOPF: *Schmerzen*, Kopfweh & Flatulenz [1/1]; > Fußbad [1/1]; & reichliche Harnentleerung [1].
AUGEN: *Photophobie* durch Gaslicht [1]. *Schmerzen* am inneren Canthus [1].
SEHKRAFT: *Getrübte* Sicht beim Rauchen [1/1].
NASE: *Laufnase* [2]. *Verstopfung* bei Kindern [1].
MUND: *Geruch* nach Pfeffer [1/1].
ZÄHNE: *Verfärbung,* Zähne mit gelbem Zahnstein bedeckt [1].
HALS: *Einschnürung* im Hals, bei trockenem Husten [1].
MAGEN: Verminderter *Appetit* am Morgen [1]; unersättlicher Appetit mittags [1]. *Verdauungsstörung* durch Gemüse [1; *Sep.*].
ABDOMEN: *Schmerzen* bei Husten [2]; beim Treppensteigen [1].
REKTUM: *Diarrhœ* im Herbst [1]; durch kaltes Wetter [1]; im Winter [1]. *Schmerzen*, Brennen wie Feuer, während der Stuhlentleerung [2].
BRUST: *Schmerzen* > vornüber beugen [2; **Puls.**]; < Singen oder lautes Sprechen [1]; schneidende Schmerzen beim Einatmen [2; **Bry.**]; schneidende Schmerzen beim Bewegen der Arme [2]; schneidende Schmerzen beim Bücken [2/1]; stechende Schmerzen in den Mammæ, Ausdehnung nach unten von der linken Brustwarze [2/1]; Stechen in der linken Seite, Ausdehnung zur Schulter [1].
EXTREMITÄTEN: *Schmerzen* überkreuz, diagonal [2/1].
ALLGEMEINES: *Seite,* überkreuz, links oben und rechts unten [2].

NAHRUNG

Abneigung: Tabak, empfindlich gegen Geruch von [2]; Tabak [1].
Schlimmer: Gemüse [1]; Tabak [1].

NOTIZEN

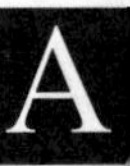

ASPARAGUS **Aspar.**

ZEICHEN

Asparagus officinalis. Spargel. Fam. nat. Asparagaceæ [Liliaceæ].
Asparagus ist ein altgriechischer Name, angeblich abgeleitet vom griech. *a*, intensiv und *sparasso*, reißen, ein Bezug auf die Stachel mancher Arten.
Der gemeine Spargel wächst am besten in nährstoffreichem, feuchtem, sandigem Boden. Er ist in Europa heimisch und als Gemüse [die jungen Spitzen] in den meisten Ländern der Welt beliebt. Die Samen werden als Kaffee-Ersatz verwendet. Es ist eine mehrjährige Pflanze mit einem hohen dicht verzweigten Stengel und sehr schmalen nadelartigen Blättchen. Die kleinen glockenförmigen grünlich-weißen Blüten sondern einen durchdringenden Duft ab, der nach Katzenharn riecht, welcher verschwindet, wenn die roten Beeren reifen. Die Pflanze enthält viel Vitamin B, Saponin, Asparagin, [eine organische Schwefelverbindung, die dem Harn seinen charakteristischen Geruch gibt], Kaliumsalze und Spuren von Fluor. Asparagin hat seinen Namen dem Umstand zu verdanken, dass es zuerst in Spargel entdeckt wurde. Allerdings tritt Asparagin, eine Aminosäure, auch in anderen Pflanzen auf wie etwa in Eibisch [*Althæa*], Lakritz, Schwarzwurzel und den Samen der Leguminosæ.
Gezüchteter Spargel wird auf sandigem Lehmboden angebaut. Die Triebe werden mit Erde bedeckt, um sie blass und saftig zu halten. Wenn die Triebe vor der Ernte an die Oberfläche dürfen, nennt man ihn 'grünen Spargel'. Spargel muss mindestens zwei Jahre alt sein, bevor er geerntet werden kann. Der Anbau der Pflanze ist recht aufwendig, da der Boden zunächst bis zu einer Tiefe von etwa 60 Zentimetern gelockert werden muss.
Es heißt, dass wer viel Spargel isst auch viele Liebhaber hat; eine eindeutige Assoziation lässt sich der phallusähnlichen Form des Gemüses zuschreiben.
Der Anhang 'officinalis' im Artennamen indiziert, dass Spargel als Heilpflanze verwendet worden ist. Vor Hunderten von Jahren wurde er in Kloster- und Kräutergärten angebaut. Die Wurzeln und Wurzelstöcke wurden zu Arzneien verarbeitet, die eine harntreibende und beruhigende Wirkung haben. Spargelwurzel ist ein Diuretikum, das vor allem die *Salzausscheidung* fördert.
1840 von Buchner eingeführt und geprüft.

VERGLEICHE

Sarsaparilla. Convallaria. Digitalis. Cannabis sativa.

WIRKUNGSBEREICH

NIEREN. *Herz. Schleimhäute.*

LEITSYMPTOME

G *Angst.*
& ängstlicher Gesichtsausdruck.
G Ständiges Verlangen auf den Armen herumgetragen zu werden.
A *Beschwerden durch unterdrückten Schweiß.*
A *Katarrhalische Beschwerden* [v.a. der Nase, Bronchialtrakt und Blase].

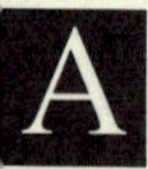

Reichliche Absonderung von dünnem, weißlichem flüssigem Sekret [aus dem linken Nasenloch, später aus dem rechten Nasenloch].

A Hochgradige Schlappheit und Abneigung gegen körperliche und geistige Arbeit.

A Verlangen nach frischer Luft.

A < Bewegung.

K Gesicht blass, wächsern, *aufgedunsen*.

K Völlegefühl im Abdomen nachts.
& Kneifen in der Nabelgegend.
Nabelgegend schmerzhaft bei Berührung.

K VERMEHRTE HARNAUSSCHEIDUNG.
& *vermehrter Durst*.
& vermehrter Appetit.
„Nach Einnahme dieser Dosis hat sich die Flüssigkeitsaufnahme bei allen Personen um das Dreifache, Vierfache oder sogar Fünffache erhöht." [Allen]

K Harn hat einen sonderbaren Geruch [wie Katzenharn].
Harnentleerung geht einher mit feinen stichartigen Schmerzen in der Urethra.
Nach der Harnentleerung Brennen in der Urethra als ob immer noch Harn abgeht.
Gesicht kann während der Harnentleerung blau werden.
„Einschnürende Schmerzen in der Herzgegend, zwingt ihn aufzuschreien, besonders bei der Entleerung der letzten Tropfen Harn." [Pulford]

K Entzündung der Blase oder Prostata.
& Herzklopfen und Schmerzen im Bereich der linken Schulter.

K Dyspnœ.
< Bewegung; Steigen.
< nachts [muss sich im Bett aufsetzen].

K Herzschwäche.
& Hydrops.
& Depression.
& Schmerzen am linken Akromionfortsatz, unter der Clavicula und den linken Arm herab.

K Rheumatismus [Gelenke].
& spärlicher, strohfarbener, übelriechender Harn.

RUBRIKEN

KOPF: Drückende *Schmerzen* in beiden Schläfen, < Druck [1].
NASE: *Absonderung* reichlich [1]; weiß [2]. *Geruchssinn* fehlt, Verlust [1]. *Niesen* morgens im Bett [1]. Drückender *Schmerz* an der Nasenwurzel [1]. *Schnupfen* mit fließender Absonderung [2].
MUND: Metallischer *Geschmack* im Mund, wie von Kupfer [1].
MAGEN: *Erbrechen* von Speisen morgens beim Erwachen [1]. *Übelkeit* nach Anstrengung [1]; beim Husten [1]. *Völlegefühl* nach dem Essen [1]; nach Trinken [1].
URETHRA: Empfindung, als ob nach der Harnentleerung noch etwas *Harn* fließt [1].
HARN: Braune *Färbung*, wie Bier [1]. *Reichlich* [3]. *Wolkig* nach der Entleerung

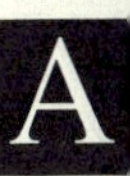

[1]; bald nach der Entleerung [1].
ATMUNG: *Atembeschwerden*, verlangt Türen und Fenster offen [1].
HUSTEN: Husten & *Niesen* [1].
BRUST: *Herzklopfen* im Sitzen [2]. *Herzschmerzen* während der Harnentleerung [1]. Empfindung als sei die Brust *hohl,* mit äußerem Schweregefühl darin [1/1].
RÜCKEN: *Schmerzen* im Sitzen [1].
EXTREMITÄTEN: *Schmerzen* im Muskel in der Mitte des Oberschenkels, wie zerschlagen, erschwert das Laufen; < Steigen [1].
SCHLAF: *Erwachen* nach Mitternacht, 5 Uhr [1]. *Erwachen* durch Übelkeit [1]

NOTIZEN

ASTACUS FLUVIATILIS **Astac.**

ZEICHEN

Astacus fluviatilis. Flusskrebs.
Frischwasserkrebs mit fünf Beinpaaren, von denen das erste die charakteristischen großen Kneifzangen sind. Die großen Zangen haben die Funktion eines 'Nussknackers', die kleineren von 'Pinzetten'. Der Körper ist recht lang und endet in einem breiten Schwanz, der in einem Paar großer flacher Rumpfanhangsgebilde besteht.
Der Krebs wohnt in den Betten sauberer Flüsse, Bäche und anderer Gewässer, einschließlich stiller Gewässer. In Löchern zwischen Steinen verborgen führt der Flusskrebs ein ruhiges Leben. Jedoch kommt er schnell und präzise zum Vorschein, um seine Beute zu fangen, wonach er sich sofort wieder in sein Versteck zurückzieht. Es ist eine recht scheue Kreatur und er unternimmt selten irgendwelche Ausflüge. Er ist auch sehr gierig. Er frisst große Mengen von Mollusken, kleinen Fischen, Larven von Wasserinsekten und anderen Weichtieren, sogar Frösche.
Im November legt das Weibchen einen Haufen recht großer Eier. Die Eier haften an der Unterseite des Hinterteils und werden sechs Monate lang getragen, bevor sie schlüpfen. Flusskrebse trifft man am häufigsten in Gewässern mit hohem Kalziumgehalt an, denn sie haben ein dickes äußeres kalkhaltiges Skelett. Die meisten Flusskrebse ertragen keine hohen Temperaturen und suchen nachmittags schattigere Plätze auf. Im Winter graben sie sich in die Sandbänke des Flusses ein. Je größer die Frostgefahr ist, desto tiefer graben sie sich ein. Manche Arten graben sich auch in anderen Jahreszeiten ein, so dass sie ein Leben von Amphibien führen.
Der Flusskrebs folgt sehr direkt einer allgemeinen Lebensregel. Jedes Geschöpf durchläuft im Leben Stadien besonderer Empfindlichkeit und wird dadurch in der Regel zunehmend stärker komprimiert und härter. Der Flusskrebs droht auch vollständig fest und hart zu werden. Das Kalzium in der Haut macht ihn so unbeweglich, dass er nicht wachsen kann. Dieses Problem wird durch das periodische Abwerfen der Haut gelöst. In

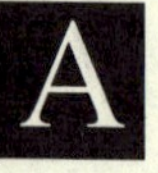

Vorbereitung auf die Häutung fastet der Flusskrebs zunächst einige Tage lang. Das Kalzium wird aus der Haut entfernt und im Magen gespeichert. Danach bildet sich ein Sprung hinter dem Rückenpanzer, durch welchen sich das ganze Tier zwängt. Das Tier ist jetzt nur von einer neuen sehr dünnen Haut bedeckt. Diese bewegliche Haut erlaubt es ihm, extrem schnell zu wachsen. Nach einigen Tagen weist die Haut durch Kalziumablagerungen wieder die nötige schützende Härte auf.
1842 von Buchner eingeführt und geprüft. 1990 von Andreas Krüger geprüft; 4 Prüfer [*Homöopathisch Einblicke* 3/90, p. 29-36].
[Vergleiche *Homarus,* der Hummer]

VERGLEICHE

Lycopodium. Sulfur. Mercurius. Calcium carbonicum. Phosphor. Bryonia. Ignatia.

WIRKUNGSBEREICH

Drüsen. Haut. Leber. Verdauung.

LEITSYMPTOME

G Fühlt sich schutzlos und der Welt auf Gedeih und Verderb ausgeliefert. In Übergangsphasen, wenn man den alten 'Panzer' abwirft und nach einer neuen Struktur sucht.
Kein Verlangen, unter Menschen zu sein; kein Verlangen zu reden.
Verlangen nach Ruhe und Klarheit.

G Vage und abwesend.
Fühlt sich wie in Watte gepackt.
Gefühl von Gummi im Kopf.

A Kombination von *Bell.* [gerötetes und erhitztes Gesicht] und *Rhus-t.* [inneres Frösteln, Haut, und < kalte Luft].

A „Die wohlbekannte Wirkung von Muscheln, ebenso wie anderen Wassertieren, der Erzeugung von Nesselausschlag zeigt sich bei *Astac.* stärker als bei allen übrigen Arten." [Clarke]

A Abneigung gegen Hitze, aber < kalte Luft.
„Empfindlich gegen kalte Luft, ganz gleich wie stark das Hitzegefühl auch sein mag." [Hering]
Frostig. [Krüger]

A Verlangen nach einer kalten Dusche. [Krüger]

A Brennende Stiche, Pieken [Schläfen; Nieren; Ohren].
„Brennende Stiche, Pieken in den Nieren, nachts, < Einatmen." [Hering]

A Chronische Entzündung und Vergrößerung der Drüsen.
„Schwellung der Halsdrüsen bei Kindern und älteren Menschen." [Hering]

K Milchschorf.
& vergrößerte Halsdrüsen.

K Ohren verschlossen.
Geräusche wie von weit her, wie durch Wasser.

K Niesen.

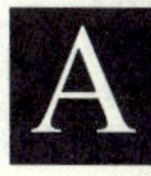

& Gähnen und Aufstoßen.
K Fischgeschmack im Mund.
Harn riecht nach Fisch.
K *Spannungsgefühl in den Lippen.* Lachen ist schmerzhaft.
Lippen rissig und aufgesprungen.
Lippen schälen sich; große Hautfetzen.
K LEBERBESCHWERDEN.
& NESSELAUSSCHLAG.

RUBRIKEN
GEMÜT: *Furcht*, treibt ihn von einem Ort zum andern, bei Dyspnœ [1]. *Weinen* > Symptome [1].
KOPF: *Hautausschläge*, Milchschorf, & Schwellung der Halsdrüsen [1; Viol-t.].
SEHKRAFT: *Punkte* oder Flecke, farbige [1]; Punkte oder Flecke beim Lesen [1].
OHREN: *Schmerzen*, nach außen drückende [1].
GESICHT: Rote *Verfärbung*, glühend, brennend [3].
MUND: Süßlicher *Geschmack* nach Husten [1]. Drückender *Schmerz* in der Zunge [1].
ZÄHNE: *Schmerzen*, Empfindung als würden die Zähne ausgezogen [1].
ABDOMEN: *Schmerzen* im rechten Hypochondrium & Urtikaria [1; Myric.]; Krampfschmerzen im Hypochondrium < Druck [1/1]. *Schweiß*, nachts [1].
NIEREN: *Schmerzen* bei tiefem Atmen [1; *Benz-ac.*].
MÄNNER: Abneigung gegen *Koitus* [1]. Gesteigerter *Sexualtrieb*, verursacht Schlafstörungen [1; **Canth.**, *Sars.*].
HUSTEN: Husten beim *Stillstehen* während eines Spaziergangs [1]; Husten > Gehen [1].
BRUST: Drückende *Schmerzen* in der Axilla [1].
EXTREMITÄTEN: *Zittern* der oberen Extremitäten, wenn man sich damit aufstützt [1; Meph.].
HAUT: *Hautausschläge*, chronischer Nesselausschlag [2]; Urtikaria durch Verzehr von Süßwasserfisch [1/1]. Gelbe *Verfärbung* nach Zorn [1].
ALLGEMEINES: *Hitzewallungen* als sei der Raum heiß [1].

NAHRUNG
Verlangen: Alkohol [1].
Schlimmer: Alkohol [1]; Fisch, Frischwasserfisch [1]; Fleisch [1].

NOTIZEN

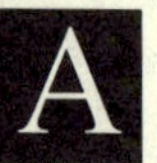

ASTERIAS RUBENS

Aster.

ZEICHEN

Asterias rubens. Roter Seestern.
Ein Mitglied der Asteroiden, eine Gruppe von Echinodermen mit fünf Armen, die in eine Scheibe übergehen und Röhrenfüße an der Unterseite. Die Arme sind nicht klar von dem Körper unterschieden; sondern Körper und Gliedmaßen gehen allmählich ineinander über. Früher nahm man an, dass die Gruppe der unbeweglichen Gattungen wie etwa Seelilien, die älteste Form sei und dass sich die frei bewegenden Formen wie Seesterne, Seegurken [Seewalzen] und Seeigel zu einem späteren Zeitpunkt aus der ersten Form entwickelt hätten. Heute wissen wir, dass die frei beweglichen Formen ebenso alt sind wie die fixen Formen und dass beide Typen bereits in der präkambrischen Zeit existiert haben.
Der Leib des Seesterns ist in einen beweglichen Panzer aus Skelettstücken oder Knöchelchen eingekleidet. Jeder Arm besitzt ein sensorischen Fühler, der auf diverse Reize reagiert und einen roten lichtempfindlichen Augenpunkt an der Armspitze.
Der Magen des Seesterns ist so gestaltet, dass er große Beute absorbieren kann, er lässt sich sogar von innen nach außen umstülpen, um Beute zu verdauen, die zu groß ist. Insbesondere Asterias rubens, eine Art, die man entlang der westeuropäischen Küsten antrifft, nimmt seine Mahlzeiten auf diese Art ein.
Obgleich die Weibchen zwei Millionen Eier im Leben produzieren können, schenken Seesterne dem Resultat ihrer Paarung kaum Beachtung. Es kommt selten vor, dass sie sich um ihre Jungen kümmern, nur Arten, die in kälteren Gewässern leben, tun dies.
Ein sehr auffallendes Charakteristikum ist die Regenerationsfähigkeit des Seesterns. Wenn er einen Arm verliert, wächst ein neuer an seiner Stelle. Ja, wenn sie bedroht werden, können sie sogar einen oder mehrere ihrer Arme abwerfen, die später wieder wachsen. Noch spektakulärer ist ein Fall, in dem sich aus einem abgeworfenen Arm ein neuer Seestern entwickelt hat.
Der Seestern kann die verschlossenen Muschelschalen öffnen, danach wendet er seinen Magen in der Muschel von innen nach außen und verdaut die Mahlzeit. Manchmal macht er sich noch nicht einmal die Mühe, seine Beute aus der Schale zu entfernen und schluckt die Muschel mitsamt der Schale. Die meisten Seesternarten sind gefräßige Fleischfresser. Ihre Gefräßigkeit kann in Austern- und Venusmuschel-Betten beträchtlichen Schaden anrichten.
Im Mittelmeerraum nimmt man an, der Seestern stamme von Sternschnuppen im Herbst ab. Sein Nervensystem ist lichtempfindlich. In einem Aquarium folgt er der Lichtquelle. In der Griechischen Mythologie wurde Asteria von Zeus verführt. Um seinen Annäherungsversuchen zu entkommen, warf sie sich ins Meer und wurde in eine Insel mit demselben Namen verwandelt.

Geprüft von Petroz an 7 Personen [4 Männern und 3 Frauen]. Außerdem 1853 von Günther, sowie von Berridge und Macfarlan geprüft.

VERGLEICHE

Sulfur. Phosphor. Lachesis. Silicea. Belladonna.

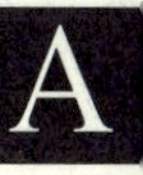

WIRKUNGSBEREICH
Kreislauf. Nerven. Weibliche Geschlechtsorgane. Rektum. **Linke Seite*. Rechte Seite.

LEITSYMPTOME

G Weinen durch geringste Gefühlserregung.
Furcht und Befürchtung > Weinen.
„Weinen, mit Verzweiflung, fast unmittelbar von Ruhe gefolgt." [Allen]
„Depression, Mattigkeitsgefühl; es scheint, als würde ihm ein Unglück zustoßen, und sollte es ihn tatsächlich ereilen, würde er weinen, anstelle sich dafür zu wappnen, oder zornig werden." [Allen]

G Starkes Bedürfnis nach Unabhängigkeit. Sie brauchen einen anderen Menschen, und dann hassen sie das. Sehr schwierig, Verlassenheitsgefühl bei diesen Meeresmitteln zu finden. Die Anwesenheit ist wichtig – nicht wer anwesend ist. [Mangialavori]

G Reizbarkeit und Zorn durch WIDERSPRUCH, v.a. bei heißem Wetter.
& heißer Kopf und rotes Gesicht.
„Muss mit jemandem streiten." [Hering]

G Gedanken an *Gewalttätigkeit, Verzweiflung* etc. aufgrund von beharrlicher sexueller Begierde.
„Es hat wichtige Beziehungen zu den weiblichen Geschlechtsorganen, wo es große Erregung und infolgedessen eine Zunahme des Sexualtriebs in den frühen Morgenstunden hervorruft, wodurch die Patientin schlecht gelaunt und hysterisch wird, und dazu neigt, den ganzen Tag über zu weinen." [Choudhuri]

G Geistesschärfe, geistige Klarheit NACH Kopfschmerzen.
„Gegen Mittag, die Kopfschmerzen hörten auf, mit Detonationsgefühl, was ihre Gedanken klarer machte." [Allen]

G Delusion, meint der Kopf sei leer, nachts beim Erwachen.

G Melancholie # [beinahe unerträglich] zerebrale Erregung.
„Sie ist geneigt jede geistige oder körperliche Tätigkeit, laufen oder anstrengende Leibesübungen aufzugeben." [Allen] [vgl. *Sepia*]

G Charakteristisch ist eine Sinnestäuschung des Geruchssinnes – sie meinen zu stinken – häufig in Bezug auf Haare oder Genitalien.
Schlechtes Selbstbild. [Mangialavori]

G „Dies Arzneimittel hat einen Ruf als Heimittel bei *Brustkrebs*. Die betroffenen Frauen neigen zu *altruistischen Kämpfen* [Arnica], aber am liebsten würden sie ihre Ziele ohne Probleme erreichen. Ärgernisse können sie nicht gut vertragen, und das geringste Hindernis in ihrem Weg löst bei ihnen Tränen aus." [Grandgeorge]

A Nervöse junge Menschen mit rotem Gesicht [oder errötet leicht] und *Akne punctata und Mitesser um Nase, Mund und Kinn.* [Voisin]

A „Ein Arzneimittel für die sykotische Diathese; schlaffe, lymphatische Konstitution, schlaff mit rotem Gesicht." [Verma]

A Wachstumsverzögerung und späte Zahnung. [Mezger]

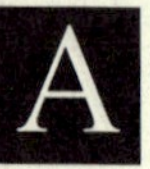

A Narben, z.B. nach Operation eines Brusttumors.
& lanzinierende Schmerzen und Deformierung.
Eine neue Prüfung wurde 1936 von Julius Mezger mit 30 Prüfern [16 Männern und 14 Frauen] durchgeführt. Ein bemerkenswertes Ereignis war, dass bei mehreren Prüfern während der Arzneimittelprüfung Beschwerden und Schmerzen an alten Narben auftraten. Mezger setzt dies in Bezug zu der Regenerationsfähigkeit des Seesterns. [Gesichtete Homöopathische Arzneimittellehre, Bd.1, S. 267]

A *Drohende Apoplexie; Anlage zu Apoplexie.*
Vorher große Ungeduld; plötzliche Schwindelanfälle wie Stöße im Kopf; Hyperämie in das Gehirn; Hitze im Kopf; allmählicher Verlust der Sehkraft; Gesichtsrötung; Kontraktionen der Beinmuskeln; hochgradige Agitiertheit in der Nacht und wenig Schlaf.
& hartnäckige Obstipation.
„Einige Dosen Asterias werden den Kreislauf mäßigen und die große Katastrophe abwenden. Ähneln insofern einigen unserer großen Kongestionsmittel wie Belladonna, Aconitum, Verat-v. und Glonoin." [Choudhuri]

A < *Orgasmus.*
= Stauungskopfschmerzen, gerötetes Gesicht, Schwindel, Epistaxis.
< warm werden; Bücken; schnelle Kopfbewegungen.
> frische Luft.

A < HITZE. Verlangen nach frischer Luft.
Möchte innerlich abkühlen [durch kaltes Wasser Trinken] und äußerlich [durch Aufenthalt an frischer Luft oder kalt Baden].

A < *nasskaltes Wetter.*

A Appetit ebenso kapriziös wie die Launen.

A Ruheloser Schlaf mit erotischen Träumen.

A Sexualtrieb *gesteigert* [bei Männern und Frauen]
v.a. morgens im Bett.
Sexualtrieb hält nach dem Koitus an [bei Frauen].
„Kann sehr sexuell sein, ohne Personenkontakt – keine Beteiligung der Person [vgl. *Sep.*]; können gute Prostituierte sein. Sie benutzen Sexualität dazu, anderen zu beweisen, dass andere sie brauchen." [Mangialavori]

A > *nach dem Essen* [Schwäche].

A < nachts.
< morgens beim Erwachen.

A Schmerzen treten plötzlich auf und verschwinden plötzlich.

A PULSIEREN [Kopf, Uterus, Brust, etc.].

A Empfindung wie nach hinten gezogen in Augen, Brustwarzen etc.
Empfindung als sei die linke Brust einwärts gezogen.

A *Konvulsionen durch Widerspruch; durch Erregung.*

A Konvulsionen.
& nach vorn fallen.

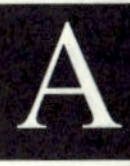

Nach den Anfällen große Schwäche, mit quälender Empfindung im Epigastrium.

A Zucken am ganzen Körper vier oder fünf Tage vor epileptischem Anfall. [Hering]

K Blutstrom in den Kopf; fühlt sich von heißer Luft umgeben.

K Zerebrale Hyperämie.
& hartnäckige Obstipation.

K Blase schmerzhaft in leerem Zustand. [Mezger]

K Brusttumoren.
& lanzinierende Schmerzen [< nachts] und harte Schwellung der Achseldrüsen.

K Akneforme Hautausschläge zwischen den Brüsten. [Voisin]

K Empfindung als sei das linke Bein verkürzt.

RUBRIKEN

GEMÜT: *Angst* nachts [2]; im Haus oder Zimmer [1]; im Schlaf nach der Menses [1; **Cocc**.]; > Weinen [2; **Graph**.]. Neigung zu *Beißen* [1]. *Delusion,* meint unter der Kontrolle fremder Personen zu stehen [1; Bry.]; Gefühl als sei man weit fort von Zuhause, inmitten von Fremden, bei Epilepsie [2/1]. *Entfremdet* im Klimakterium [2]. *Furcht* vor Apoplexie nachts, & Empfindung als würde der Kopf bersten [2/1]; > Weinen [2]. Sehr viele *Ideen*, Geistesschärfe, nach Kopfweh [1/1]. *Reizbarkeit* vor Konvulsionen [2]. *Wahnsinn* im Klimakterium [1].

KOPF: *Hyperämie* nachts [2]; durch Sonneneinwirkung [1]. *Pulsieren* im Gehen [1]; beim Schneuzen [1/1]; beim Steigen [1]. *Zuckungen* im Gehirn beim Schneuzen [1/1].

AUGEN: *Schwach*, Licht [1].

SEHKRAFT: *Getrübt* bei Kopfweh [1]. *Sehstörungen* vor oder bei Kopfschmerzen [1; **Sulf**.].

OHREN: *Geräusche* wie von rauschendem Wasser [1]; wie Wellen [1/1].

NASE: *Nasenbluten* morgens im Bett beim Erwachen [1]. *Niesen* morgens beim Erwachen [1]. *Schnupfen* morgens beim Erwachen [2].

GESICHT: *Gerunzelte* Stirn bei Kopfweh [1]. *Kaubewegung* des Kiefers [1].

HALS: *Halsschmerzen* morgens beim Erwachen [1]. *Würgen* morgens [1].

MAGEN: *Hitzegefühl* und Schlappheit im Magen nach viel lautem Aufstoßen [1/1].

MÄNNER: Gesteigerter *Sexualtrieb* morgens im Bett [1].

FRAUEN: Gesteigerter *Sexualtrieb* morgens im Bett [1].

BRUST: *Pulsieren* nachts [2; Puls.]. Hochgradige *Empfindlichkeit* der Brustwarzen [1]; kann Büstenhalter nicht ertragen [1/1]. *Schmerzen* > zurückziehen der Schultern [1/1]; Schmerzen in der Herzgegend, die sich zur linken Hand ausdehnen [2]. Empfindung, als *stehe* das Herz *still* [1].

EXTREMITÄTEN: *Kälte* im linken Arm, als ob ein kalter Wind darüber bläst [1/1]. *Ruhelosigkeit* der unteren Gliedmaßen in Bettwärme [1; **Lach**.].

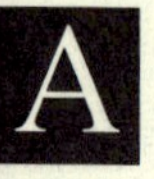

Taubheitsgefühl in der linken Hand, mit Ausdehnung in den Arm [1/1].
Unbehagen in den Armbeugen, Bedeckung der Arme ist kaum zu ertragen [1/1].
Ziehende Empfindung in der rechten Hüfte, als sei das Bein zu lang und würde abwärts gezogen [1/1].
ALLGEMEINES: Zur Schmerzlinderung bei *karzinomatösen* Erkrankungen [1]. Während der *Menses* > [1]. *Schwäche* durch Hitze [1]. *Verletzungen* der Drüsen [1]. *Zwergwuchs* [1].

NAHRUNG

Abneigung: Fleisch [1].
Verlangen: Alkohol [1]; scharfe Dinge [1]; kalte Getränke [1]; Gewürze [1]; Kaffee [1]; Käse [1]; Käse, kräftiger [1]; Marinade [1]; Stimulantien [1]; Tee [1].
Schlimmer: Apfelwein [1]; Kaffee [1]; Obst [1]; Saures [1]; Süßigkeiten [1].
Besser: Kalte Getränke [1].

NOTIZEN

ATRAX ROBUSTUS **Atra-r.**

ZEICHEN

Atrax robustus. Australische Trichternetz-Vogelspinne [Dipluridæ], Sydney und Umgebung.
Atrax robustus ist eine Giftspinne aus Ostaustralien, die eine röhren- oder trichterförmige Höhle gräbt. Sie baut eine trichterförmige Grube ohne Deckel. Acht Arten gehören zur Atrax-Familie, deren Vorkommen von Queensland bis Tasmanien reicht. Manche dieser Arten wühlen nach echtem Mygalomorphen-Brauch im Boden, andere bevorzugen Baumstümpfe, modernde Stämme, Felsen oder Zaunpfähle als Standorte für ihre seidigen Röhren oder lassen sich unter Steinen und in Abfallhaufen nieder.
Der Körper der Spinne ist 4 bis 5 cm lang, das weibliche Tier um ein Viertel größer als das männliche. Das Männchen dagegen hat längere Beine und scheint aktiver zu sein als das Weibchen. Der Cephalothorax ist schwarz, glatt und glänzend; das Abdomen oben von stumpfem Braun und unten rötlichbraun. Vertreter beider Geschlechter, die in Gefangenschaft gehalten wurden, zeigten sich sehr aggressiv, ziehen sich schnell zurück und schlagen zu, wenn sie gestört werden, ansonsten verharren sie mit angezogenen Beinen, in scheinbar komatösem Zustand. Diese passive Haltung ist jedoch nur Schein. Obgleich Atrax robustus eine am Boden lebende Spinne ist, die im Sandstein in der Umgebung von Sydney und den angrenzenden Gärten heimisch ist, dringt sie doch auch durch die Ventilatoren in Häuser ein, was einen steilen vertikalen Aufstieg erfordert. Die Spinne scheint hauptsächlich nachts aktiv zu sein und Vertreter, die in Terrarien gehalten werden, meiden starkes Sonnenlicht.

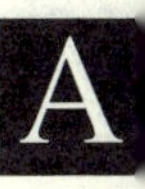

Menschen sind jedoch tagsüber bei der Gartenarbeit gebissen worden, wenn sie mit der Hand der Spinne zu nahe kamen, die prompt zornig wurde und zum Angriff überging. Personen, die gebissen wurden, haben bestätigt, dass man die Spinne nur mit einem recht kräftigen Schlag wieder entfernen konnte. [P. Sankaran]

„Im Unterschied zu den meisten Spinnen, die sich gewöhnlich bemühen bei drohender Gefahr eilig das Weite zu suchen, stellt sich diese Spinne mit vollen Giftbeuteln hin und ist bereit zum Gegenangriff auf jede Bedrohung ihres Lebens, ganz gleich welcher Größe. Wenn jedoch ihr Vorrat zur Neige geht, versucht sie eilends zu fliehen. Laborversuche haben gezeigt, dass es bis zu einer Woche dauern kann, bis sich der normale Giftspiegel wieder eingestellt hat. Sind die Giftvorräte wieder gefüllt, wird die Kreatur wieder aggressiv.“ [Cambridge, 1877] Australische Trichternetz-Vogelspinnen bewegen sich schnell und haben das beste Sehvermögen aller Vogelspinnenarten. Zum Umherstreunen bevorzugen sie nasse Sommernächte. Sie können mehrere Stunden in Wasser untergetaucht überleben; in den Sommermonaten findet man sie sogar manchmal in Schwimmbädern.

„Trichternetz-Vogelspinnen erreichen die Geschlechtsreife mit vier bis fünf Jahren, sowohl die Männchen als auch die Weibchen. Das Weibchen bleibt in seinem Bau, aber das Männchen wird sehr ruhelose und verlässt die Behausung auf der Suche nach einem Weibchen. Der Sommer bis zum frühen Herbst ist die bevorzugte Saison dieser Spinnen für das Paarungsritual. ... Nach erfolgreicher Befruchtung des Weibchens stirbt das Männchen gewöhnlich innerhalb von neun Monaten, da es erschöpft ist und jeden Selbsterhaltungstrieb verloren hat. ... Das Weibchen kan acht Jahre oder länger leben, und in jeder Paarungssaison mit einem neuen Partner eine neue Brut großziehen.“ [Cambridge]

„Bisse finden normalerweise tagsüber statt, wenn eine Spinne von ihrer nächtlichen Jagd gestört ist. Eines der ersten Symptome ist sofortiger Schmerz an der Bißwunde, gewöhnlich innerhalb von zehn Minuten, wegen des Säuregehalts im Gift. Auf den Schmerz folgt normalerweise ein Taubheitsgefühl in dem Bereich und eine tiefrote Verfärbung in der Umgebung [Erythem]. Es wird betont, dass die Reaktionen auf einen Spinnenbiss variieren. Eines der ersten Anzeichen auf die Giftwirkung im menschlichen Organismus jedoch sind Zuckungen der Gesichtsmuskeln und ein Kribbelgefühl um den Mund. Zuckungen der Zunge, Übelkeit und Erbrechen können folgen, einhergehend mit starkem Speichelfluss, schreien oder Schaum vor dem Mund, wegen der übermäßigen Speichelproduktion. Weitere Symptome sind unter anderem Krämpfe und Schmerzen im ganzen Körper. Wenn der Spinnenbiss wirksam war und kein Gegengift gegeben wird, kann der Patient ins Delirium fallen, mit Retraktion der Augen und Insensibilität auf Licht. Wegen Atembeschwerden kann der Patient zyanotisch werden, ausgelöst durch unzureichende Sauerstoffzufuhr in das Blut. Das Gift greift sämtliche Muskeln an, einschließlich Diafragma undInterkostalmuskeln. Die übermäßige Flüssigkeitssekretion in die Lungen und Versagen der Atemmuskulatur sind die wahrscheinlichsten Todesursachen.“ [Cambridge, 1877]

Der Rotrücken, den man in weiten Gebieten Australiens fürchtet, ist eine Latrodectusart: Latrodectus hasselti. Eine schwarze Witwe, die man in Neuseeland antrifft, trägt den Maori-Namen ‘katipo’. Diese ist vermutlich dieselbe wie der Rotrücken. Neben diesen beiden und Latrodectus mactans, der schwarzen Witwe, steht der Homöopathie noch eine vierte Vertreterin dieser Spinnengattung zur Verfügung, nämlich Theridion. Der Name stiftet einige Verwirrung, zumal die Arten Theridion und Latrodectus gemeinsam die Familie der Therididæ bilden. Der in der Homöopathie verwendete Name, kann zu der Annahme verleiten, dass Theridion zur ersten Art gehört, sie ist jedoch eine Vertreterin der zweiten und damit Angehörige der Gattung

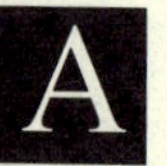

der schwarzen Witwen.
Folgende sind die vier Spinnengruppen in der Homöopathie:
1. Kreuzspinnen: *Aranea diadema, Aranea ixobola, Aranea scinencia.*
2. Schwarze Witwen: *Latrodectus mactans, Latrodectus hasselti [katipo], Theridion [Latrodectus] curassavicum.*
3. Wolfsspinnen: *Tarentula hispanica [Lycosa hispanica].*
4. Vogelspinnen: *Mygale lasiodora, Atrax robustus, Tarentula cubensis [Citharacanthus spinicrus].*

In Amerika wird der Name 'Tarantula' generell für große giftige Spinnen der Vogelspinnen-Familie angewandt. Hering nennt sie Mygale cubanensis, so dass man annehmen kann, dass es sich um eine Vogelspinne handelt.
1969 führte P. Sankaran eine Arzneimittelprüfung mit Atrax an vier Prüfern durch. „Einer erhielt Sac lac zur Kontrolle und von den übrigen dreien, die das Arzneimittel in der 30sten Potenz genommen haben, produzierte nur ein Prüfer die Symptome. Julian erwähnt dies nicht in seinem Dictionary of Homœopathic Materia Medica. Seine Schlussfolgerungen beispielsweise, dass Atrax bei Morbus Basedow und Glaukom indiziert sein könnte, erscheinen etwas voreilig.
Der Vollständigkeit halber und um einen vorsichtigen Vergleich mit dem allgemeinen Symptomenbild der Spinnen zu liefer, sind die Symptome in der Folge zusammengefasst.

Zusammenfassung der Prüfungssymptome

Geistige Erschöpfung abends.
Schwindel abends [leichter Schwindel, der nur kurz anhält].
Schmerzen über/hinter dem linken Auge zur Schlafenszeit. Rötung der Augen, v.a. links, abends.
Schmerzen im Augapfel, v.a. links, wie nach vorn gedrückt, & starke gelblichweiße Absonderung [und Agglutination morgens].
Ziehende Empfindung hinter dem linken Ohr, wie durch eine Schnur [hatte einige Monate vor der Arzneimittelprüfung Absonderungen aus dem linken Ohr]. Ziehende Empfindung begann in der rechten Seite, breitete sich zur linken Seite aus.
Kloßgefühl im Hals, < in Rückenlage.
Halsschmerzen < abends; < kaltes Wasser.
Halsschmerzen, v.a. linksseitig, um etwa 2 Uhr morgens; < Schlucken, etwas > morgens.
Trockenheit im Hals nicht > durch Wasser Trinken.
Schmerzen im Abdomen > Zusammenkrümmen, > Bauchlage; < nach hinten neigen, gehen, aufrecht sitzen.
Harn fühlt sich heiß an, v.a. der letzte Tropfen.
Plötzliche Schwäche in den Extremitäten abends, v.a. Beine; will ruhig liegen.
Schmerzen in den Kniegelenken > anhaltender fester Druck.
Erschöpfung bleibt bis zum Morgen; Müdigkeitsgefühl beim Aufstehen, das aber langsam verschwindet.

* Dr. P. Sankaran, *Some New Provings*, p. 18 - 23.

A

NOTIZEN

ATROPINUM Atro.

ZEICHEN

Atropinum purum et sulfuricum.*
Atropin ist das aktive Agens in Atropa Belladonna.
Der Name ist vom Griechischen *atropos* abgeleitet, einer der drei Schicksalsgöttinnen der Griechischen Mythologie, von denen es kein Entrinnen gab, eine Anspielung auf die giftigen Beeren. Die drei Schicksalsgöttinnen [Moiren] bestimmten über Geburt, Leben und Tod der Menschen [Männer und Frauen]: Clotho spann den Lebensfaden, Lachesis bestimmte die Länge und Atropos schnitt den Faden ab. Sie wurden durch drei hässliche alte Frauen dargestellt. Die Römer nannten sie Parzen, und dort hießen sie *Nona, Decuma* und *Morta*.
Der Atropingehalt der Pflanze nimmt zu, wenn der Boden Kupfer, Mangan und Bor enthält. Atropin tritt in verschiedenen Nachtschattengewächsen auf, wie Hyoscyamus, Stramonium, Mandragora und Duboisia.
Atropin hat eine repressive oder paralysierende Wirkung auf die Spitzen des Vagus und anderer parasympathischer Nerven. Anfänglich stimuliert es das Nervensystem und dann wirkt es lähmend. Es reduziert die Speichelsekretion im Mund, Hals und Nase. Es wird klinisch als Gegenmittel bei Vergiftungen durch Morphium, Muscarin [Fliegenpilz], Pilocarpin und Physostigmin verwendet. Es wird als auch entkrampfendes Mittel gebraucht. Atropin weitet die Pupillen und lähmt die Akkommodation; die Mydriasis hält zwei oder drei Tage lang an. Durch eine Überdosis können paranoide und halluzinatorische Psychosen entstehen.
„Wie zu erwarten erzeugt Atropin die meisten der charakteristischen Wirkungen von Belladonna; doch gleichzeitig sind die beiden nicht identisch.“ [Clarke]
„Untersuchungen, die in den letzten Jahrzehnten durchgeführt wurden, demonstrieren, dass nicht nur die aktiven Inhaltsstoffe, sondern auch die GESAMTHEIT wichtig ist. Die Gesamtheit ist das synergische Ergebnis aller Substanzen, sowohl der aktiven Agentien als auch der Ballast- und Zusatzstoffe. Diese Synergie mag positiv oder negativ sein. Auf diese Art verstärkt das synergische Ergebnis die therapeutische Wirkung oder reduziert die toxische Wirkung. Das bedeutet, dass die Aktivität der Inhaltsstoffe nie vollständig mit der Aktivität der GESAMTHEIT übereinstimmt.“
[J. van Hellemont]
Geprüft von Eidherz und von Kafka.

* „Atropinum wurde zuerst in der Homöopathischen Schule verwendet von denen, die etwas Stärkeres wollten, und Jahre später geprüft. In Anbetracht der Lage müssen wir alle Symptome, Prüfungen, Vergiftungen und Heilungen, als sehr unsicher betrachten. Die einzige zuverlässige Bereitung ist *Atropinum sulfuricum*. Dies mag das Arzneimittel

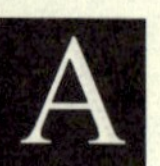

sein, das in vielen Fällen verwendet wurde, wobei man es nicht für wichtig erachtete, den Namen der Mineralsäure hinzuzufügen." [Hering, Guiding Symptoms Bd. 2, S. 255]

VERGLEICHE

Belladonna. Phosphor. Arsenicum. Nux vomica. Hyoscyamus. Lachesis.

WIRKUNGSBEREICH

Nervenzentren. Blutgefäße. Schleimhäute. AUGEN. Pankreas. *Rechte Seite.

LEITSYMPTOME

G Angst & Pankreaserkrankung. [Knerr]

G Alle Arten von VISUELLEN SINNESTÄUSCHUNGEN.

G „Häufig, im Verlauf des Vormittags, dachte dass mich Personen im Zimmer ansprechen, und führte Unterhaltungen mit diesen eingebildeten Wesen." [Prüfungssymptom von Moffat, der die D2 Potenz prüfte]

A *Eignung:*

„Eine allgemeine Regel für die Anwendung von Atro. sollte sein, wenn Bell. das indizierte Mittel ist, aber nicht wirkt." [Vithoulkas]

„Neuralgie, supraorbital, verschlimmert durch Gefühlserregung, unter dem Knie, gebessert durch warme Umschläge. Ohrenschmerzen, Meningitis, Rückenmarksreizung, Scharlach mit *Belladonna*-Symptomen. *Atropin* passt am besten im rein nervlichen Bereich der *Belladonna*-Symptome." [Hansen]

A *Anwendung:*

„Wir sollten nie daran denken, *Atro.* für Fieberzustände, akutes Exanthem, Entzündungen, Erysipel, Drüsenerkrankungen etc. zu verschreiben, wo wir normalerweise *Bell.* verwenden, doch haben wir eine hohe Meinung von seinem Nutzen bei Neuralgie, akuter Hyperämie, schmerzhaften Krampfzuständen, v.a. der Schließmuskeln, nervöse Jaktationen, Hyperästhesie und andere Erkrankungen, die auf rein funktionelle nervöse Störungen zurückzuführen sind." [Hale]

A *Kein Appetit.*

Zum Teil wegen der Trockenheit von Mund und Hals, die einen dazu zwingt, die Speisen hinunterzuspülen. [Hale]

A Verstärktes Verlangen nach gesalzenen Speisen [Anchovies, Heringe, Rauchfleisch usw.]. [Allen]

Abneigung gegen Fleisch und Bier.

„Bier verstärkte das Leeregefühl im Magen und verursachte einen schmerzhaften Druck; diese Abneigung gegen Bier und das Gefühl des Unbehagens das dadurch verursacht wurde, hielt die ganze Arzneimittelprüfung hindurch an." [Allen]

A *Getränke.*

Milch = Erbrechen. Warme Getränke = Erbrechen. Bier < Leeregefühl im Magen.

Bier = einschnürende, krampfartige Schmerzen im Magen.

A > *Frische Luft.*

Aber: < *Abdecken.*

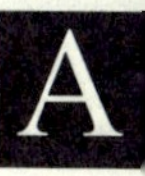

A Schlafstörungen durch Magenschmerzen oder rheumatische Schmerzen.

A > *Bewegung.*
Aber: < *Gehen.*

A *Trockenheit.*
„Nasenschleimhaut trocken [nach einer Stunde]."
„Trockenheit von Zunge und Schlund [unmittelbar]."
„Trockenheit im Hals hat sich über die ganze Mundhöhle ausgedehnt. [nach zwei Stunden]."
„Nahrung bleibt im Mund ohne im Geringsten befeuchtet zu werden."
„Rauchen löst keine Speichelfluss in den Mund aus."
Trockener, Kitzelhusten, < Sprechen und Rauchen.
Haut sehr trocken und heiß mit allgemeinem Gefühl von Beißen und Kitzeln wie von Ungeziefer [vierzig Minuten]." [Arzneimittelprüfung Symptome; Allen]

A Unempfindlichkeit.
„Nadeln in die Haut stoßen verursacht keinerlei Schmerzgefühl; Wasser, entweder warm oder kalt, gleitet über die Körperoberfläche, ohne die Haut zu befeuchten oder eine wahrnehmbare Empfindung zu verursachen. Die Anæsthesie dauerte mehrere Stunden an [erster Tag]."
„Verlust der Fähigkeit, Entfernungen abzuschätzen, sowohl mit dem Auge als auch durch Berührung; Berührung von Gegenständen erzeugt nicht die geringste Empfindung. Bei dem Versuch die Hand auf einen Tisch zu legen, kann er nicht sagen, ob die Hand ihn berührt [erster Tag]."
„War unfähig die Arme und Beine zu spüren, war beunruhigt und rief um Hilfe [nach fünfzehn Minuten]." [Allen]

A *Ohnmacht durch Asthma; durch Schock;* durch Schock bei Verletzung.

A Epileptische Anfälle, denen Kopfschmerzen vorangehen [starke Kopfschmerzen, die im Hinterkopf beginnen, sich über die rechte Seite ziehen und über den Augen und in den Augäpfeln festsetzen]. [Hering]

A *Vaginismus* [rein krampfartig und neuralgisch].
Hyperästhesie von Vagina und Gebärmutterhals. [Hale]

A Schwindel, wenn man plötzlich den Kopf dreht.

K Kopfschmerzen.
& gerötetes, erhitztes Gesicht, Blindheit und Delirium.
„Dieses Arzneimittel ist bei *Neuralgie, Supraorbitalneuralgie und Cephalalgie* indiziert, wenn die Schmerzen intensiv, scharf und durchzuckend sind und eine Meningitis simulieren; wenn *Belladonna* keine Linderung verschafft hat, obgleich es indiziert schien.
Es sollte bei nervösen und *neuralgischen Kopfschmerzen* berücksichtigt werden, die auf langwierige Sorgen, übermäßige geistige Anstrengung mit Erschöpfungsgefühl folgen." [Blackwood]

K Zucken der Gesichtsmuskeln, v.a. um Mund und Augenlider.
Krampfartiges Blinzeln.

K Linkes Ovar geschwollen und empfindlich während der Menses.
> vornüber beugen.
& schneidende Schmerzen.

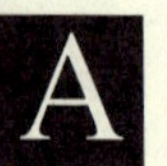

K Taubheits- und Schweregefühl in den Gliedern.

„Das Taubheits- und Schweregefühl in den Gliedern war so stark, dass sie sich vor dem Einschlafen fürchtete, aus Angst nicht wieder zu erwachen." [Allen]

RUBRIKEN

GEMÜT: *Antwortet* auf eingebildete Fragen [1]; verweigert die Antwort [2]. *Delusion*, von einer gewöhnlichen Beschäftigung in Anspruch genommen zu sein [1]; meint, das Blut zirkuliere nicht richtig [2/1]; Entfernungen erscheinen größer [1]; von längst vergangenen Ereignissen [1]; Gegenstände erscheinen größer [1]; sieht Personen [1]; meint, mit Spielzeug zu spielen [1/1]. *Einmischung*, unberufene [2]. *Furcht*, dass ihr Zustand beobachtet werden könnte [1; **Calc**.]. *Furcht* zu fallen [wegen plötzlicher Kontraktion der unteren Glied-maßen] [1]. *Geistige Verwirrung* beim Schließen der Augen [1/1]. Abneigung gegen *Gesellschaft* bei Epilepsie [2/1]. *Lachen,* wild, nach dem Einschlafen [1/1]. *Rage* durch Schmerzen im Abdomen [2/1]. *Träume* von körperlicher Anstrengung [1]; vom Fliegen [1]; verfolgt zu werden [1]. *Trübsinn* & Epilepsie [2]. Behauptet *wohlauf* zu sein, wenn man schwerkrank ist [1; **Arn**.].

SCHWINDEL: Bei schnellem *Drehen* des Kopfes [1].

KOPF: *Bewegungen,* dreht den Kopf zur falschen Seite, wenn angesprochen [2/1].

AUGEN: *Schmerzen* bei jedem Herzschlag [1/1].

SEHKRAFT: Buchstaben [in der Zeitung] schienen sich *auszudehnen* und zusammenzuziehen, mit jedem Herzschlag [1/1]. Vertikale *Diplopie* [1]. *Farben* vor den Augen, braun [1]; rot [1]; schwarz [2]; weiß [1]. *Sterne* [1].

GESICHT: Erschreckter *Gesichtsausdruck* [1].

MUND: *Erbrechen* nach Milch [1; **Aeth**.]. *Speichelfluss* während Gesichtsschmerzen [1; *Mez*.].

MAGEN: *Erbrechen* nach warmen Getränken [1]; nach Milch [1].

BLASE: Wund*schmerz* im Blasenhals [2].

HARN: Chronisch *eiweißhaltiger* Harn [2].

FRAUEN: Blasse, wässrige *Menses* bei Epilepsie [2/1].

ATMUNG: Atem*beschwerden* beim Schlucken [1; **Brom**.].

HUSTEN: *Kitzelnd* beim Reden [1]. Während der *Menses* [1]. *Trocken* beim Reden [1].

RÜCKEN: *Kältegefühl* die Wirbelsäule entlang [1].

EXTREMITÄTEN: Hände fühlen sich *glatt* und glasig an [1/1]. Anhaltendes *Öffnen* und Schließen der Hände [1]. *Schleifen* der Beine im Gehen [1]. Kalter *Schweiß* an den Händen [2]. *Steifheit* der ersten Zehe [3].

ALLGEMEINES: Transversal stechende *Schmerzen* [2]. Innerliche *Zuckungen* [1].

NAHRUNG

Abneigung: Bier [1]; Fleisch.

Verlangen: Anchovies [1]; Hering [1]; Rauchfleisch [1]; Salz [1].

Schlimmer: Bier [1]; warme Getränke [1]; Milch [1].

NOTIZEN

AURUM ARSENICUM Aur-ar.

ZEICHEN

Goldarsenat.
Der Prototyp der wertvollen Metalle war immer Gold. Die Normalen Erdenprozesse neigen dazu den metallischen Zustand der Existenz zu eliminieren, seinen Glanz, Dauerhaftigkeit, Formbarkeit und Festigkeit zu zerstören durch Rost, Wettereinflüsse, Oxydation und Kalzifizierung, aber Gold gegenüber sind sie in all diesen Dingen machtlos. Die Einzelmetalle werden für mehr oder weniger wertvoll gehalten, je nach dem wie stark sie den kosmischen Aspekt ihres Wesens beibehalten. Gold, das wertvollste Metall, kann seinen kosmischen Aspekt einfach nicht verlieren. Paradoxerweise, obgleich Gold selten und kostbar ist, ist es weit verbreitet. Es kommt überall vor, wenn auch in feinster Verteilung. In den Schichten, die mit gegenwärtigen Methoden chemisch untersucht werden können, ist es in der neunten Dezimalpotenz [1:10^9] oder ein Teil zu 100.000.000 vorhanden. Meerwasser enthält Gold etwa in der siebten Dezimalpotenz. Granit enthält etwa ein Millionstel Gold. Je mehr Kieselsäure in Felsen enthalten ist, desto höher ist in der Regel sein Goldgehalt. Nur ein kleiner Teil von all diesem Gold lässt sich gewinnen. Fast alles dient nur dazu, die Erde mit Gold zu 'homöopathisieren'. An wenigen Orten ist die Konzentration hoch genug, damit es bearbeitet werden kann. Wenn man die Ablagerungen näher betrachtet, sieht man, dass sie häufig in unbewohnten Orten liegen, ja sogar in Wüsten. Afrika, der Kontinent mit den größten Wüsten der Erde, der Löwenkontinent, ist gleichzeitig der goldreichste Erdteil. Aber Afrika ist außerdem der Erdteil, der in seiner Klimastruktur am deutlichsten die Wirkungen der Sonne zeigt.
Gebiete, in denen sich in früher geologischer Zeit Festland gebildet hat, haben einen hohen Goldgehalt: Südafrika, Australien, Indien, Kanada und Skandinavien. Ebenso die Gebirge der Westküsten Nord- und Südamerikas.
„Es ist nun auffällig, wie gerne sich das Gold im Quarzbereich einfindet, ihn auf das feinste tingiert, obwohl es sich natürlich, Kraft seiner edlen Natur, nicht stofflich mit dem Quarz verbindet. So gibt es reine Goldquarzgänge. Indem Gold dieses – Formkräfte aus dem Licht tragende – Element des Kiesels so bevorzugt, trägt es selbst seine Lichtverwandschaft zur Schau.“ Sie stellen die 'alte Goldformation' dar.
„Besonders reich an Gold kann aber das Schwefeleisen werden, wenn es sich mit dem Arsen verbindet, wenn es als Arsenkies, Arsenschwefeleisen, auftritt. Das Arsen ist ein Element, das aus dem Gaszustand beim Abkühlen sofort in den festen Zustand übergeht, unter Überspringung des flüssigen Zustandes. Es ruhen also eminente Verfestigungstendenzen im Arsen, die es auch in seiner Härte, Sprödigkeit zeigt; sowie in der Eigenschaft, bei Legierung mit Metallen diese sehr hart und spröde zu machen. Im Lebendigen dämpft Arsen, das ja ein heftiges Gift ist, die ätherischen Tätigkeiten und

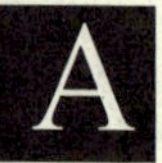

energisiert den Astralleib; regt ihn an, stärker ins Physische einzugreifen. Es ist darum ein wichtiges Heilmittel. Im Arsenkies verdichtet es die Goldsubstanz." [Pelikan]
Wenn auch häufig als 'Krone der Metalle' beschrieben ist das Schicksal des hoch geschätzten, glorifizierten und verehrten Goldes keineswegs beneidenswert. Gold ist ein ewig Gefangener. Sobald es aus den Tiefen der Erde befreit wird, schließt man es gleich wieder ein in undurchdringliche Schließfächer, in Panzerschränke in ausbetonierten unterirdischen Gewölben.
Arsen verhält sich als Übergangselement zwischen Metallen und Metalloiden. Es hat keine Form und existiert nur als eine Art Staub. Es befindet sich in ständigem Zustand von Zerfall und Desintegration. Aus diesem Grund findet man es in der Natur selten als kompakte Masse, aber immer in kleinen Mengen als Nebenprodukt von Metallen wie Gold, Silber, Kupfer, Blei und Zink.
Organische Arsenverbindungen werden als Insekten- und Unkrautvertilgungsmittel, Giftgase [z.B. Senfgas] und Medikamente [v.a. gegen Syphilis] verwendet.
Zuerst von Chrétien in Syphilisfällen angewandt.

VERGLEICHE

Arsenicum. Aurum. Sulfur. Mercurius. Calcium carbonicum. Silicea. Aurum sulfuratum.

WIRKUNGSBEREICH

Gemüt. Kopf. *Schleimhäute*. Knochen. *Drüsen*. Haut.

LEITSYMPTOME

G DEPRESSION & RUHELOSIGKEIT; < nachts.

G *Tadelsüchtig*, streng.

„Kritisch sich selbst gegenüber und kritisiert ständig andere. Streng gegenüber sich selbst und anderen. Kommt zu dem Schluss, dass man selbst Schuld ist. Macht sich wegen allem möglichen Selbstvorwürfe. Gegen sich selbst gerichteter Zorn, eine Art der Selbstzerstörung." [Vithoulkas]

G Das Hauptcharakteristikum ist suizidale Depression mit Mangel an Selbstvertrauen, im Wechsel mit Hysterie und einer Art hysterischer Erregung und Zorn. [Priestman]

G Geistig ruhelos und eilig, aber < durch körperliche Eile.

G Hochgradige Reizbarkeit, v.a. durch WIDERSPRUCH.

G *Fanatismus.*

„Hält starrsinnig an bestimmten Ideen oder Prinzipien fest. Religiöse Eiferer, Gesundheitsfetischisten, politische Fanatiker und Leute mit übertriebenen Prinzipien." [Vithoulkas]

G *Unsicherheit.*

„Dieses Arzneimittelzustand scheint durch unglückliche Umstände hervorgerufen zu werden, sehr häufig in der Kindheit, wenn das Bedürfnis des Menschen nach Liebe, Aufmerksamkeit und Sicherheit am stärksten ist. Das Kind ist in einem Umfeld aufgewachsen, das als unsicher erlebt wurde. Oft wurde dies von einem alkoholab-hängigen Vater verursacht. Die Familienmitglieder wussten nie, wann er nach Hause kommen

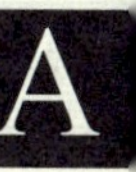

würde, in welcher Verfassung und was für Ärger damit verbunden sein würde. Dies schuf den Arsenicumzustand der Unsicherheit und Angst. In diesen Fällen wurde der Aurumzustand vermutlich durch unterdrückten Zorn gegenüber dem Vater erzeugt und den Scham- und Schuldgefühlen, die eine solche Situation häufig erzeugt.“ [Wulfsberg]

A Maligne Entartungen.

A Indurationen.

A *Verlangen nach frischer Luft.*

A „Sie hassen windiges Wetter und haben Verschlimmerung durch nasskaltes Wetter.“ [Priestman]

A Verlangen nach alkoholischen Stimulantien und Kaffee.

K Völle- und Hitzegefühl im Kopf.

K Hartnäckiger Nasenkatarrh; eitrige, übelriechende Absonderung; Krusten und Geschwüre in der Nase.

K „Die Aur-ar.-Patienten klagen häufig über Taubheitsgefühl. Insbesondere nachts, mit nagenden, unbestimmten anhaltenden, streckenden Schmerzen und ungeheurer Ruhelosigkeit der Gliedmaßen.“ [Priestman]

RUBRIKEN

GEMÜT: *Angst* um das Seelenheil [1]. *Beschwerden* durch Zorn, mit stillem Kummer [1]; durch Widerspruch [1]. *Delusion*, meint Unrecht getan zu haben [1]. *Empfindlich* gegen Stimmen [1]. *Fanatismus* [1]. *Fleißig*, Arbeitswut [1]. *Furcht* in einer Menschenmenge [1]. *Gewalttätigkeit* # Ruhe [1/1]. *Gleichgültigkeit* gegenüber den eigenen Kindern [1]; gegenüber häuslichen Pflichten [1]. *Reizbarkeit*, wenn man angesprochen wird [1]. *Suizid*neigung, will sich aus dem Fenster stürzen [1]. *Vernachlässigt* den Haushalt [1]; ihre Kinder [1/1]. *Verzweiflung* im Schmerz [1]. Macht anderen *Vorwürfe* wegen eingebildeter Beleidigungen [1/1]. *Wahnsinn* bei Fanatikern [1/1]; religiös [1]. *Zorn* leicht [1]; durch Widerspruch [1].

KOPF: *Hyperämie* durch geistige Anstrengung [1; **Cact**.]. Empfindung *kopflos* zu sein [1]. *Schmerzen*, Kopfweh > Hitze [1]; durch kalte Luft [1]; durch windiges Wetter [1]; brennende Schmerzen auf dem Scheitel [1].

AUGEN: *Haarausfall* der Wimpern [1]. *Hordeolum* im inneren Canthus [1]. *Schmerzen* nachts [1]; durch Licht [1]; > Wärme [1].

SEHKRAFT: *Hemiopie* [1]; obere Hälfte verloren [1; **Aur**.].

OHREN: *Flattern* in den Ohren [1]. *Geräusche,* knacken [1].

GESICHT: *Hautausschläge,* Akne, auf der Stirn [1]; Komedonen [1].

MÄNNER: *Masturbation* nach sexuellen Ausschweifungen [1].

FRAUEN: *Masturbations*neigung [1].

BRUST: *Herzklopfen* bei Bewegung [1]; im Gehen [1; **Aur-m**.]; während der Menses [1]. Mamma*karzinom* [2].

EXTREMITÄTEN: *Lähmungsgefühl*, Finger [1]. *Taubheitsgefühl* bei Ruhe [1].

ALLGEMEINES: *Hitzegefühl* in den Blutgefäßen [1]. *Jahreszeiten*, Sommer > [1]. *Tuberkulose*, Lupus vulgaris [2].

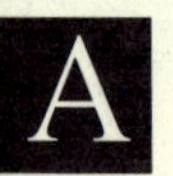

NAHRUNG

Abneigung: Fleisch [1].
Verlangen: Alkohol [1]; Brot [1]; kalte Getränke [1]; Kaffee [1]; Milch [1].
Schlimmer: Kalte Getränke [1].

NOTIZEN

AURUM IODATUM **Aur-i.**

ZEICHEN

Goldiodat.
Iod gehört zur 7ten Gruppe des Periodensystems. Diese Gruppe, die sog. Halogene [griechisch *hals* = Salz, *gen* = produzieren] – besteht aus Fluor, Chlor, Brom, Iod und Astat und verdankt ihren Namen der Tatsache, dass diese Elemente durch direkte Verbindung mit Metallen Salze bilden.
Goldiodat ist ein dunkelgrünes kristallines Salz mit einem starken metallischen Geschmack. Es ist in hohem Maß instabil und zerfällt zu Goldmonoiodat. Bei Erwärmung zerfällt es weiter, wobei es einen Rückstand von metallischem Gold zurücklässt. Es enthält nicht weniger als 34% Gold.
Ebenso wie Arsen wird Iod bei Erhitzung schnell von einer Flüssigkeit zu einem violettfarbenen Gas. Bei Abkühlung geschieht dasselbe mit dem violetten Dampf, dann aber umgekehrt, und die schwarze Substanz erscheint wieder. Das Element verdampft bei normalen Temperaturen.
Ein ungeprüftes Goldsalz, eingeführt durch Hale.

VERGLEICHE

Aurum. Iodum. Pulsatilla. Calcium carbonicum. Sulfur. Aurum sulfuratum. Aurum arsenicum. Arsenicum iodatum. Sulfur iodatum.

WIRKUNGSBEREICH

Blutgefäße; *Arterien. Weibliche Geschlechtsorgane.* Drüsen. *Im Alter.* * *Rechte Seite.*

LEITSYMPTOME

G ***Gemütserkrankungen nach allopathischer Behandlung von Herzerkrankungen.***
„Charakteristisch für dieses Arzneimittel sind Patienten, die nach einer Pericarditis oder Endocarditis gut auf orthodoxe Behandlung reagieren und anfangen mentale oder manische Störungen zu zeigen.“ [Vithoulkas]

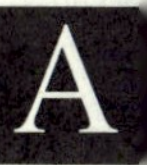

G Angst und Eile; Heiterkeit # Depression.

„Ich glaube, bei *Aurum iod.* besteht mehr Heiterkeit als bei den anderen [Goldmitteln]. Wenn sie irgendeine geistige Arbeit erledigen müssen, neigen sie zu Erregung; es ist eine Art übertriebener Heiterkeit, eine hysterische Erregung. Ihnen graut vor Arbeit; sie wollen ihren Geist nicht gebrauchen; sie werden sehr mürrisch und ungeduldig und unentschlossen.“ [Priestman]

A Krankengeschichte.

„Aur-i. kann bei Metastasen von Knochenkrebs indiziert sein, mit extremen Schmerzen und Ruhelosigkeit, wenn die Schmerzen mit einer Empfindung von Taubheit [= Beeinträchtigung des Gehörs] einhergehen. Das Schlüsselsymptom ist hier eine Empfindung von einem Reifen um die erkrankten Partien. Bei Überprüfung der Krankengeschichte solcher Patienten wird man oft feststellen, dass sie unter langwierigen Depressionen, chronischen Schilddrüsenstörungen oder schmerzhaft geschwollenen verhärteten Drüsen gelitten haben.“ [Vithoulkas]

A *Eignung.*

Wenn Symptome beider Komponenten vorliegen. Hauptsächlich gebraucht bei allgemeinen Aurum-Indikationen.

A Neigung zu Bluthochdruck.

A *Hitzegefühl. Blutrausch.*

A < WÄRME.

A Verlangen nach frischer Luft.

frische Luft.

A Appetit GESTEIGERT, HEISSHUNGER [Bulimie].

A < ANSTRENGUNG.

>langsam Gehen.

A < *Liegen.*

A GELBE SCHLEIMABSONDERUNGEN.

K Eines unserer großen Herzmittel. [Kent]

K Rechtsseitige Ischialgie, Schmerzen & Taubheitsgefühl.

< Liegen im Bett [= warm werden], Sitzen.

RUBRIKEN

GEMÜT: *Angst* tagsüber [1]; im Dunkeln [1]; & Herzklopfen [1]. Senile *Demenz* [2]. *Furcht* in einer Menschenmenge [1]; vor Menschen [1]. *Gewissenhaft* in Kleinigkeiten [1]. Grundlose *Heiterkeit* [1/1]; Heiterkeit in Schüben [1/1]. Mangel an Selbst*vertrauen* [1]. *Wahnsinn* bei älteren Menschen [2].

KOPF: *Schmerzen,* Kopfweh > kalte Anwendungen [1]; > kalte Luft [1].

NASE: *Absonderung* blutig [1]; dick [2]; gelb [2]; eitrig [3]; grün [1]; hart, trocken [1]; übelriechend [2]. Rote *Verfärbung* der Nase.

ÄUSSERER HALS: Rechtsseitiger *Kropf* [1].

MAGEN: Brennender *Durst* [1]. *Ruktus* > [1].

MÄNNER: *Atrophie* der Hoden [2].

FRAUEN: *Induration* der Ovarien [3]; des Uterus [3]. *Leukorrhœ*, dick [2]. *Sterilität* [2]. *Tumoren*, Ovarien, Zysten [2]; Uterus, Fibrom, Myom [2].

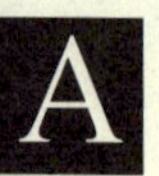

AUSWURF: *Blut*spucken & Herzbeschwerden [1/1].
BRUST: *Entzündung*, chronische Perikarditis [2]. *Herzklopfen* selbst bei geringster Anstrengung [2]. Lungen*ödem* [2].
RÜCKEN: *Hautausschläge*, Ekzem, im Zervikalbereich [1].
ALLGEMEINES: Langsam *Gehen* > [1]. *Hyperämie* in den Drüsen [1]. *Karzinomatöse* Erkrankungen der Knochen [1]. *Schwellungs*gefühl in den Drüsen [1; **Puls.**].

NAHRUNG

Verlangen: Alkohol [1]; Kaffee [1].

NOTIZEN

AURUM MURIATICUM

Aur-m.

ZEICHEN

Goldchlorid.
Die gelborangenen, rötlich gelben oder dunkel orangeroten Kristalle haben einen stark metallischen Geschmack und lösen sich an feuchter Luft auf. Die wässrige Lösung färbt die Haut purpurn. Enthält nicht weniger als 48% Gold.
Gold ist so edel, dass es schwierig ist es aufzulösen oder zu verbinden. Wir müssen Königswasser verwenden [eine Mischung von Salpeter- und Hydrochloridsäure], um es in ein Salz zu verwandeln. Es wird Königswasser genannt, weil es das königliche Metall auflöst. Hier bildet sich $HAuCl_4$, welches sich bei Überhitzung in $AuCl_3$ verwandelt.
1811 brachte Chrétien die Behandlung der Syphilis mit Gold wieder in Mode, was bei Paracelsus und Glauber hin und wieder Erwähnung fand. Nach vielen Versuchen mit anderen Au-Verbindungen ging Chrétien zur perlingualen Anwendung wegen der milderen Einwirkung über. Au wurde dabei in Metallform, dann als Goldoxid und als Natrium-Goldchlorid verwendet. Der Patient rieb sich das Gold mit dem Finger in die Zunge ein, wodurch gute Erfolge erzielt wurden. Es bildete sich regelrecht eine Partei, die sich auf Gold als Heilmittel gegen die Syphilis verschwor und Quecksilber für unwirksam und gefährlich hielt. [Leeser]
Geprüft von Molin und von Buchner.

VERGLEICHE

Aurum. Phosphor. Arsenicum. Sepia. Mercurius. Kalium iodatum.

WIRKUNGSBEREICH

Schleimhäute. DRÜSEN. Verdauung. *Knochen; Periost.* HERZ.

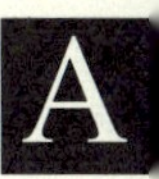

LEITSYMPTOME

G *Beschwerden durch Zorn und Kränkung.*

G *< Denken an Beschwerden.*

Wenn allein gelassen, denkt er an nichts anderes als seine Beschwerden und wird zunehmend übler gelaunt; verlangt nach Gesellschaft; bei Angina pectoris. [Hering]

„Ausgeglichene Person, außer wenn es um seine Gesundheit geht. Wer auch immer seinen Gesundheitszustand zur Sprache bringt, kann mit einer zornigen Reaktion rechnen. Er kann die Tatsache nicht ertragen, dass andere meinen, mit ihm stimme etwas nicht." [Vithoulkas]

G *Trübsinn im Klimakterium.*

G *Versagen und Suizidgedanken.*

„Diese Menschen haben nicht die völlige Dunkelheit, die man bei Aurum metallicum sieht, aber in ihrer Geschichte hat es eine Folge wiederholter Fehlschläge gegeben. Sie haben hohe Erwartungen, dann scheitern sie und fühlen sich nicht anerkannt. Sie haben sogar das Gefühl, in ihrer Ehe gescheitert zu sein, z.B. stirbt die Ehefrau und sie machen sich selbst Vorwürfe, dass sie selbst der Operation überhaupt erst zugestimmt haben. Sie werden depressiv und fangen an zu rasen, wenn sie hinter dem Steuer sitzen, wobei sie sich insgeheim einen Frontalzusammenstoß wünschen. Schließlich kommen sie zur Besinnung und gehen nach Hause. Solche gewalttätigen Impulse geben einen Hinweis auf Aurum muriaticum." [v. Twillert]

A Hauptsächlich verwendet anhand allgemeiner Aurum-Indikationen.

A *Krankengeschichte.*

„Kann bei Patienten mit Erkältungen und hartnäckigen Halsschmerzen in der Vorgeschichte benötigt werden. Es liegt eine Hyperämie vor, die Tonsillen sind vergrößert, der Schlund gerötet, und möglicherweise haben sich im Mund oder Hals Ulzera gebildet, oder im akuten Stadium der Erkältung hat es zuvor eine Ulzeration gegeben. Im Hals sammelt sich einiges an klebrigem Schleim an, der sich nur sehr schwer entfernen lässt. Sie können den Hals nicht freibekommen, und die Bemühung um Reinigung ist schmerzhaft. Es besteht Hitzegefühl im Bereich der Tonsillen und in der oberen Rachenpartie, und nach der Nahrungsaufnahme fühlt sich der Hals viel besser an." [Borland]

A *Sykotisches* Mittel, das unterdrückte Absonderungen wieder zum Vorschein bringt. [Clarke]

A Fälle von sklerotischer und exsudativer Degeneration des Nervensystems.

A Neigung zu hohem Blutdruck.

A Schwellung der *Drüsen* und *Gelenke.*

A *Übermäßige körperliche Erregbarkeit.*

A *Hitzegefühl.*

A VERLANGEN NACH FRISCHER LUFT.

A < WÄRME.

[*warme Luft; warm werden an frischer Luft; Bettwärme; Zimmerwärme, warme Umschläge*]

aber: Schmerzen in Stirn und Augen > Wärme.

A Sehr langsame Verdauung.

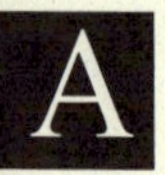

Verlangen nach Kaffee und Wein, obgleich beides <.

A SCHLAF GESTÖRT DURCH HERZKLOPFEN.
Kann nicht ruhen bis das Herz ruhig ist.

A > BEWEGUNG.
> LANGSAM GEHEN.
< *schnell Gehen.*

A > *kalt Baden.*

A Schwebegefühl, beim Gehen.

A HYDROPS; bei HERZERKRANKUNG; durch LEBERERKRANKUNG.

K Linksseitige Stirnhöhlenentzündung; übelriechende, eitrige Absonderung.
< Bücken; warmes Zimmer.
> äußere Kälte; frische Luft.
„Rote Schwellung der linken Nasenseite; Höhlung tief ulzeriert, trockene, gelbliche Borken und Verstopfungsgefühl." [Hansen]

K Tiefe Risse in den Nasenflügeln.
& Nasenbein extrem druckempfindlich.

K Auftreibung im Abdomen an einzelnen Stellen. [Raph.]

K Metrorrhagien im Klimakterium.

K *Herz.*
Quälende Schmerzen unter dem Brustbein; Empfindung als würde das Herz zerspringen, bei schnellem Gehen, und Erstickungsgefühl in warmen Räumen oder durch enge Kleidung.

K Schwellung der unteren Gliedmaßen; schmerzhaft bei Berührung, v.a. an den Innenseiten der Tibiæ.

RUBRIKEN

GEMÜT: *Angst* durch Gemütserregung [2]. *Beschwerden*, beim Alleinsein [2; Ars., Stram.]; durch Kränkung [2]. *Delusion*, meint, jede Krankheit zu haben [2; Stram.]. *Geistesabwesend,* schreckt zusammen, wenn angesprochen [1]. *Grauenhafte* Dinge, traurige Geschichten greifen sie stark an [2]. *Musik* > [2]. *Ruhelosigkeit*, bei Angina pectoris [2/1]; > frische Luft [2; **Arg-n.**]. *Suizid*neigung [3]. *Trübsinn* im Klimakterium [2]. *Zorn,* wenn man an seine Beschwerden denkt [2].
KOPF: *Kältegefühl* auf dem Scheitel [1]. *Schmerzen* in der Stirn, über den Augen, > warme Anwendungen [2; **Ars.**]; Schmerzen in den Schläfen > kaltes Wasser [1].
AUGEN: Netzhaut*ablösung* [2]. *Schmerzen* > Bedecken der Augen mit der Hand [2; *Thuj.*]; > Wärme [2]; nach hinten Ziehen, Augäpfel [1]; reißender Schmerz, wenn man ins Licht sieht [2; *Ars.*].
SEHKRAFT: Langsame *Akkommodation* [2].
OHREN: Empfindung wie *hohl* [1]. *Juckreiz* hinter dem Ohr nachts [2]. *Ohrengeräusche* > Musik [2; Aur.]. *Pfropfgefühl* im linken Ohr [1].
NASE: *Eingesunkene* Nase bei Säuglingen [2/1]. *Lupus* auf den Nasenflügeln [2]. Flüssiges *Sekret* nachts [1]. Krusten in der Nase, mit ständiger Neigung daran zu *zupfen* [1].

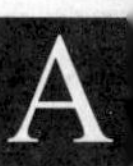

GESICHT: Wund*schmerz* in der Parotis [2]. Blasse *Verfärbung*, rote Flecke [2; *Ferr. Sulf.*]; gerötete Lippen [2; **Sulf**.].
MUND: *Kondylome* auf der Zunge [2].
MAGEN: Ziehende *Schmerzen* in der Magengrube, mit Ausdehnung in die Brustbeinmitte; als sei ein harter Fremdkörper in die Höhlung gepresst; < Bücken, Essen, Trinken [1/1].
ABDOMEN: Stechende *Schmerzen* im linken Hypochondrium, wie durch zu schnell laufen [1].
BLASE: Häufiger *Harndrang* Tag und Nacht [2].
MÄNNER: Heftiger *Juckreiz* an der Eichel, erwacht nachts davon [1/1].
FRAUEN: *Abort*neigung [2]. *Hautausschläge,* Pickel, vor der Menses [1]. *Hitze* und Juckreiz in der Vagina [1]. *Leukorrhœ* am Morgen [2]. *Tumoren,* Uterus, Fibrom, Myom [2].
BRUST: Empfindung als habe jemand versucht, das Herz *auszustrecken* [1/1]. *Beklemmung* im Herzen beim Treppensteigen [3; **Aur**.]. *Herzklopfen* wenn man angesprochen wird [1/1]; wenn man daran denkt [2]; bei schnellem Gehen [3; **Iod**., **Sep**.]; nach Schreck [2]; durch Zorn [2]. *Hyperämie* nach Gebärmutterblutung [3].
EXTREMITÄTEN: *Rissige* Haut zwischen den Fingern [2]; Fingerspitzen [2]; Füße [2]. Schneidende *Schmerzen* in den Zehen im Gehen [1]. *Schwellung* der Hand bei Endocarditis [2; *Cact.*]. Empfindung als sei der linke Arm *verrenkt* [1].
SCHLAF: *Schlaflosigkeit* nach geistiger Anstrengung [2]; durch Herzklopfen [2].
ALLGEMEINES: *Karzinomatöse* Drüsenerkrankungen [2].

NAHRUNG

Abneigung: Kaffee [1]; gesüßter Kaffee [1].
Verlangen: Alkoholische Stimulantien [2]; Kaffee [1].
Schlimmer: Kaffee [1]; Tee [1]; Wein [1].
Besser: Kalte Getränke [1; > Kopfschmerzen].

NOTIZEN

AURUM MURIATICUM NATRONATUM Aur-m-n.

ZEICHEN

Doppelsalz von Goldchlorid und Natriumchlorid.
Bei den Gold*salzen* hat man versucht, die langsame *Metall*wirkung zu beschleunigen und sie mit bestimmten Organen in Verbindung zu bringen.
Geprüft von Lembke.

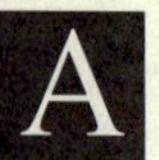

Zusätzliche Informationen, basierend auf den Beobachtungen von 50-100 Fällen, aus Terje Wulfsbergs Buch *Three Pieces of Gold* [Drei Goldstücke, Veröffentlichung vorauss. 1998].

VERGLEICHE

Aurum. Thuja. Mercurius. Acidum nitricum. Rhus toxicodendron. Mezereum.

WIRKUNGSBEREICH

WEIBLICHE GESCHLECHTSORGANE. Drüsen. Knochen. Verdauung. Blutgefäße. * Linke Seite.

LEITSYMPTOME

G *Gerechtigkeit.*

„Natrium muriaticum schaltet das Bedürfnis nach Gerechtigkeit in Aurum in den folgenden Gedanken um: 'Ich weiß, was du vor hast.' Kein echter Argwohn. Allerdings bildet er sich rasch eine bestimmte Meinung über andere. Bei Natrium muriaticum ist eine solche Meinung gewöhnlich richtig, bei diesem Arzneimittel jedoch nicht." [Vrijlandt]

G *Reserviert.*

„Ähnlichkeit mit Phos., ein Arzneimittel das ebenfalls zur Fibrombildung neigt. Allerdings ist Phos. offen und warm, bei Aur-m-n. dagegen findet sich keine Spur von diesem Charakterzug. Die Ähnlichkeit bezieht sich auf die Kultiviertheit, Empfindsamkeit, Empfänglichkeit und sogar das Charisma, doch da hört die Ähnlichkeit auf, denn die Offenheit und die starken Kontakteigenschaften von Phos. fehlen. Im Gegenteil, Aur-m-n. ist eher reserviert, zurückhaltend und verschlossen bei der ersten Begegnung." [Vithoulkas]

G *Maske.*

„Lachen und lächeln, wenn sie von ernsten und traurigen Dingen sprechen."
„Erwecken den Anschein, als ob nichts sie berührt."
„Sie können eine düstere, finstere Form von Humor haben, bes. der coole, harte Macho-Typ." [Wulfsberg]

G Waghalsig. Unfallsneigung. Wollen alles Neue ausprobieren.

„Sie wollen ihrer inneren Disharmonie entfliehen, zur kompensation, als Deckmantel und zum Schutz ihrer inneren Verletzbarkeit. Diese Aktivitäten verschaffen ihnen auch Anerkennung und Bewunderung, wonach sie ein starkes Bedürfnis haben. Sie versuchen, alles in sich zu überwinden, was sie als Schwäche wahrnehmen." [Wulfsberg]

ODER:

G Vorsicht. Nachgiebigkeit.

Vermeiden jeden Risikos. Furcht irgendetwas Neues zu unternehmen.
[durch ausgeprägte Furcht vor Versagen und Ablehnung] [Wulfsberg]
Überempfindlich, anderen eine Belastung zu sein.

G Zwangsverhalten - Sucht [alle Aurummittel].

Nahrungsmittelabhängigkeit; Abusus von Kaffee, Alkohol, Tabak oder Stimulantien; Exzesse]

G Furcht vor Fremden und Unbehagen in sozialen Veranstaltungen und Zusammenkünften.

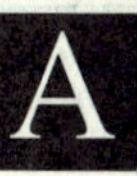

G Sarkasmus oder Neigung Familienangehörige zu hänseln [um angestautem Zorn Luft zu machen], bes. wenn sie ungerecht behandelt oder kritisiert werden. [Wulfsberg]

„Aurum muriaticum natronatum steht Aurum muriaticum sehr nahe, mit dem Unterschied dass Aurum-mur-natr. auf allen Ebenen härter und aggressiver ist. Im Gemütsbereich ist es nicht so offen und mitfühlend wie Aurum muriaticum, sondern eher introvertiert und mit stärker ausgeprägtem Zornelement.“ [Springer, *Hom. Links* 1/97]

G Starke Neigung zu Selbstmitleid.

G Bemüht sich um Komplimente und Schmeicheleien.

„Gleichzeitig haben sie oft Schwierigkeiten, mit Komplimenten und Emotionen anderer umzugehen, da es ihnen das Gefühl gibt die Kontrolle zu verlieren, was sie unbehaglich macht.“ [Wulfsberg]

G Neigung in Phantasiewelten zu entfliehen, wo alles perfekt ist.

„Sie können übertriebene Erwartungen bezüglich des anderen Geschlechts und Partnerschaften haben.“ [Wulfsberg]

A Hauptsächlich verwendet bei allgemeinen Aurum-Indikationen.
Die Natrium muriaticum-Komponente steigert den Bezug zu Blutgefäßen, Leber und Genitalien.

A Neigung zu hohem Blutdruck; mit Pulsieren der Karotiden und Schläfenarterien.

„Hypertonie durch Arteriosklerose, bei stämmig gebauten Personen, von etwas mürrischem Wesen.“ [Vrijlandt]

A *Frostig.*

„Starkes Verlangen nach Wärme, sowohl körperlich als auch emotional.“ [Wulfsberg]

A INDURATIONEN.
Zysten und Tumoren. Warzen.

A *Eiterung der Drüsen.*

A < *Nasskaltes Wetter.*

A > *Bewegung.*

„Alle Symptome < Ruhe.“

A > Abends.
[Geistestrübung; Kopfschmerzen]

A Bohrende Schmerzen.
[über dem linken Auge; Schädel; Brust; Tibiæ; Knochen]
Schmerzen ziehend; drückend; stechend.

K Nervöse Dyspepsie.
& Neigung zu Diarrhœ nach den Mahlzeiten.

K Krampfschmerzen im Uterus, die mit Kälte im Abdomen beginnen.

RUBRIKEN

GEMÜT: *Geistestrübung* > abends [1]. *Gleichgültigkeit* bezüglich seiner Genesung [1].
SCHWINDEL: Beim *Drehen* oder schneller Bewegung des Kopfes [1]*.
KOPF: *Schmerzen*, Kopfschmerzen morgens beim Erwachen [2]*; > abends [1];

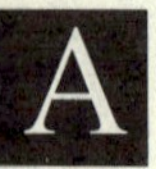

durch Erregung [3]*; > Liegen in dunklem Raum [2]*; bei Schulkindern [2]*; durch Vorgefühl [2]*; Winterkopfschmerzen [2; **Sulf**.]; Seiten, eine Seite [2]*; wechselnde Seiten [2]*; ziehende Schmerzen in der Stirn im Sitzen [2/1]. Einseitiger *Schweiß* auf der schmerzlosen Seite [1/1]. *Schweregefühl* und Hitze im Hinterkopf [1].
AUGEN: Chronische *Entzündung* [2]; Entzündung der Augen & schuppige Nase [1/1]. *Müdigkeitsgefühl* in den Augen [1]*. Linkes Auge *schließt* sich unwillkürlich bei Kopfschmerzen [1/1]. *Schmerzen* am inneren Canthus des linken Auges [1].
SEHKRAFT: *Flackern* vor Kopfschmerzen [1]*.
NASE: *Katarrh* Ausdehnung in die Stirnhöhlen [1]*. Ständige Neigung, die Nase zu *schneuzen* [1]*. Glänzende *Schwellung* [2]. *Verstopfung*, schlimmer auf der rechten Seite [2]*; Seitenwechsel [1]*; morgens beim Erwachen [2]*; beim Fahren [1].
GESICHT: Mitte der Unterlippe *aufgesprungen* [1]; & Schmerzen, v.a. bei Berührung [1/1]. *Hautausschläge*, Akne, & menstruelle Unregelmäßigkeiten. *Schwellung* über dem linken Auge [2/1]; unter den Augen [1]*. Blasse *Verfärbung* während Kopfschmerzen [1]*.
MUND: *Beißt* sich in die Wange [2]*; Unterlippe [1]*. Brennende *Schmerzen* in der Zungenspitze [1]. *Speichelfluss* > Essen [1]. Stotterndes *Sprechen* wegen Erregung [1]*.
HALS: *Ulzera*, Tonsillen [2]; rechte Tonsille [2/1].
MAGEN: Gesteigerter *Appetit* abends [1]*. *Durstlosigkeit* [3]*.
REKTUM: *Diarrhœ* durch nervöses Vorgefühl [1]*.
STUHL: *Weißer*, kotiger Stuhl # schwarz [1/1].
BLASE: *Entzündung* der Blase durch Verkühlung [1]*.
HARN: *Reichlicher* Harn, mehr als Trinkmenge [1]; reichlicher Harn im Fieber [2; **Stram**.].
FRAUEN: Chronische *Entzündung* des Uterus [2]. Krampfschmerzen in der Vagina bei Leukorrhœ [1/1]. *Induration* des Uterus, partiell, anderer Teil weich [1/1]. *Karzinom*, Uterus und Mammæ [2/1]. *Ulzera* der Labien [2].
ATMUNG: *Seufzen* [3]*. *Tief* bessert. [2]*.
BRUST: *Herzklopfen* beim Bücken [1]; im Stehen [1]. *Schmerzen* in der Herzgegend im Stehen [1/1]; stechende Schmerzen in der Achselhöhle bei Ruhe [1/1]; vorübergehende Stiche in der Thoraxwand, wechselnde Seite, im Gehen [1/1]; ziehende Schmerzen über dem linken Schlüsselbein, mit Ausdehnung in Schulter und Nacken, im Sitzen [1/1].
RÜCKEN: *Knacken* der Halswirbel beim Kopfneigen [1]. Brennende *Schmerzen* in der Nackenhaut [1]. *Steifheit* der Nackengegend [2]*.
EXTREMITÄTEN: *Hitzegefühl* im rechten Deltoideus, mit Ausdehnung in die Finger [1/1]. *Ruhelosigkeit* der Beine [1]*. *Schmerzen* in den unteren Gliedmaßen > Bewegung [2]; im Sitzen [2]; bohrender Schmerz im Schienbein > im Gehen [2]; drückende Schmerzen in Ellbogengelenken [1]; ziehender Schmerz im Schienbein > Bewegung [3]; ziehender Schmerz in den Zehen im Sitzen [2/1]. *Schrunden* in den Fingern im Winter [1]*. *Unbeholfenheit* der Hände, lässt Dinge fallen [1]*.

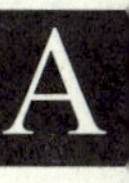

SCHLAF: *Erwacht* um 4 - 5 Uhr [1]*; zu früh [1]*; durch geringe Geräusche [2]*. *Schlaflosigkeit* wegen geistiger Aktivität [3]*.
HAUT: *Ausschläge* durch Sonneneinwirkung [1]*. Gelbe *Verfärbung* nach Zorn [2; **Nux-v.**].
ALLGEMEINES: *Blutwallung* durch Emotionen [2]*. *Luft,* Küste < [1]*; > [2]*. Vor der *Menses* < [2]*. Rechte *Seite,* bes. Ohr, Nase und Hals [2]*.

NAHRUNG

Abneigung: Fette [2]*; Fisch [2]*; Fleisch [1]*.
Verlangen: Schokolade [3]*; Gebäck [2]*; Gewürze [2]*; Kaffee [2]*; Süßigkeiten [2]; Brot [1]*; Fette [1]*; Fisch [1]*; Fleisch [1]; Milch [1]*; Salz [1]; Saures [1]; stärkehaltige Speisen [1]*; warme Speisen [1]*; Stimulantien [1]*; Wein [1]*.
Schlimmer: Alkohol [1]*; Salz [1]*; Tabak [1].

* Repertorium Nachträge, Vorschläge von Wulfsberg.

NOTIZEN

AURUM SULFURATUM Aur-s.

ZEICHEN

Goldtrisulfid.
Schwärzlich braunes Pulver, geruchs- und geschmacklos. Frisch zubereitetes und nicht erhitztes Goldtrisulfid ist gelb. Es ist lichtempfindlich und zersetzt sich bei 200°C. Enthält nicht weniger als 79% Gold.
Außer den Adern von reinem Goldquarzerz finden wir Gold auch in den Pyritgängen im kristallinen Urgestein. Hier zeigt es seine Beziehung zu Eisen und Schwefel. „Mit diesen Pyritgängen dringt es in große Erdentiefen, steigt in Richtung der Erdenschwere tief hinab, tiefer als die meisten anderen Metalle. Gold zeigt nicht nur Lichtverwandtschaft, sondern auch Schwerebeziehung. Gold als Metall steht zwischen Licht und Schwere." „Außer dieser Polarität ist aber noch eine wunderbare Dreiheit ins Auge zu fassen: die von Kiesel, Eisen, Schwefel. Das In-einander-Weben dieser Dreiheit zeigt sich am vollkommensten beim Menschen; die Kieselprozesse haben vor allem ihre Beziehungen zur Sinnes- und Hauptsphäre; die Eisenprozesse mit ihren Beziehungen zu Atmung und Blut weisen auf die mittlere Sphäre des rhythmischen Menschen; die Schwefelprozesse haben ihre Beziehung zu den Vorgängen des Stoffwechselmenschen … Das Gold gliedert sich in Harmonie sowohl in die kristallklare Formregion der

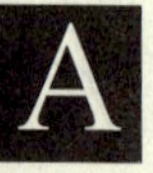

Kieselsäure als auch die feurig-flüchtige Welt des Schwefels, sobald diese durch ein verbindendes Drittes, die Eisensphäre, gebändigt und beherrscht ist.
Besonders reich an Gold kann aber das Schwefeleisen werden, wenn es sich mit dem Arsen verbindet, wenn es als Arsenkies, Arsenschwefeleisen auftritt." [Pelikan]
Eingeführt durch Malin.

VERGLEICHE

Aurum. Sulfur. Mercurius. Calcium carbonicum. Aurum arsenicum. Aurum iodatum. Arsenicum iodatum. Calcium silicatum.

WIRKUNGSBEREICH

HAUT. *Kreislauf. Drüsen. Knochen. Schleimhäute.* * Rechte Seite.

LEITSYMPTOME

G *Tadelsüchtig,* streng.

„Im Vordergrund stehen Introvertiertheit und eine kritische Haltung sich selbst und besonders anderen gegenüber. Selten mit sich und anderen zufrieden. Als Ergebnis oft schlecht gelaunt; kann linkisch sein." [Vithoulkas]

„Sie haben gewöhnlich einen starken Drang andere zu verbessern, indem sie ihnen sagen, was sie tun sollen. Sie meinen zu wissen, was für andere das Beste sei, und dass sie selbst das Recht haben, andere zu korrigieren und zu kritisieren." [Wulfsberg]

G Verlangen, alleingelassen zu werden.
Schweigsam. Streitsüchtig.

G Sehr nützliches Mittel für chronische Beschwerden, die auf *Trauer* zurückzuführen sind. [Kent]

G *Antriebslosigkeit # Arbeitswut.*

„Er wird geistesschwach und tatenlos; will nicht arbeiten, wird wie ein Landstreicher. Diese Zustände wechseln über in Gemütserregung und Arbeitswut." [Kent]

„Verlangen, effektiv zu sein. Um Effektivität zu erzielen, versuchen sie mehrere Dinge gleichzeitig zu tun." [Wulfsberg]

G Es müsste ein ausgezeichnetes Arzneimittel für Wahnsinn, Unschlüssigkeit und *extreme Reizbarkeit* werden; Stöhnen und Lamentieren. [Kent]

G Eiliger Geisteszustand,
aber Dinge eilig tun < [z.B. rennen].

G LEBHAFTE TRÄUME.

„Alle Aurums haben lebhafte, grauenhafte, schreckenerregende Träume. Aurum sulf. kann – als einziges [Goldmittel] –, gelegentlich, angenehme Träume haben." [Priestman]

„Träume von Dieben, Attentätern usw." [Allen]

G Zwei Typen:

⇨ Der offene Typ: lebhaft, sozial, extrovertiert, impulsiv und unbekümmert.

„Sie neigen dazu, sich selbst nicht allzu ernst zu nehmen und können zuhause über ihre eigenen Fehler lachen, doch nicht bei der Arbeit. Wegen Ruhelosigkeit haben sie ein Verlangen nach Veränderung und Reisen. Ebenso wie Sulfur können sie

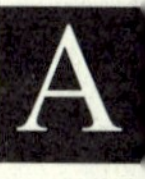

vielerlei Pläne und Ideen haben. … Ihr Hauptmotiv ist es etwas zu erfinden oder zu tun, das ihnen Ruhm und Anerkennung verleiht." [Wulfsberg]

⇨ Der reservierte Typ: viel weniger impulsiv, reservierter und kontrolliert.

G „Direktheit und Abneigung gegen Gesellschaft. Der Aurum sulfuratum-Patient ist ein offener und direkter Mensch, der klar seine Meinung sagt und seine Gefühle nicht verbirgt. Gewöhnlich ist er kraftvoll und energiegeladen. Häufig trifft man eine Art Rauhheit in der Sprechweise and, aus der man herausspürt, dass er die Stärke hat sich zu behaupten, wenn es nötig ist. Aurum-s. Patienten sind immer lieber allein. Eine eindeutige Abneigung gegen Gesellschaft ist zur Verschreibung dieses Mittels unabdingbar." [Springer, *Hom. Links* 1/97]

G Flirten [wegen übermäßigem Liebesbedürfnis].
Fordert häufige und ausdrucksvolle Liebesbezeugungen vom Partner. Neigt dazu mit dem Partner unzufrieden zu werden.
Nazissmus; beschäftigt mit der äußeren Erscheinung.
Kinder wollen sich mit jedem anfreunden; sie klettern jedem auf den Schoß.
[Wulfsberg]

A *Eignung.*
Hauptsächlich verwendet anhand allgemeiner Aurum-Indikationen mit körperlichen Sulfur-Symptomen [v.a. gerötete Körperöffnungen].

A Neigung zu hohem Blutdruck.

A KARZINOMATÖSE HAUTERKRANKUNGEN.
< Unterdrückung von Hautausschlägen.

A VERLANGEN NACH FRISCHER LUFT.
Aber < Kälte, Abkühlung, Unterkühlung.

A < MORGENS [5 - 9 Uhr].

A < NACHTS [21 - 5 Uhr].

A < *Berührung.*

A Schleimsekretionen übelriechend, *stinkend; dick, schleimig; gelb.*

A Kalte Hände, Unterschenkel und Füße.

K Erkrankungen der Mammæ.
Schwellung, Schmerzen, rissige Brustwarzen & lanzinierende Schmerzen.

RUBRIKEN

GEMÜT: *Brüten* oder in einer Ecke Trübsal blasen [1]. *Furcht* vor Räubern [1]. *Gemütserregung* [3]. Abneigung gegen *Gesellschaft*, Verlangen nach Einsamkeit [2]. *Suizid*gedanken [3]. *Tadelsüchtig,* streng gegenüber engsten Freunden [1]. Wünscht sich den *Tod* [2]. *Träume* von Schwierigkeiten, Ärger, Problemen [1]. *Trübsinn* abends [3]. *Untätigkeit*, Antriebslosigkeit, Abneigung gegen Arbeit, die zu Arbeitswut wechselt [1/1].

KOPF: Nickende *Bewegungen* des Kopfes [1]. *Juckreiz* der Kopfhaut nachts [1]. *Schmerzen,* Kopfweh durch Erregung [1]*; durch starke Gerüche [1]; bei stürmischem, windigem Wetter [1]; durch Zugluft [1]*. *Schweiß* am Kopf während Schlaf [1]*. *Schweregefühl* durch Bewegung [1].

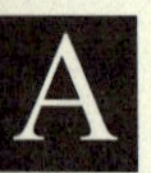

AUGEN: *Hordeolum* an den äußeren Canthi [1]. *Pulsieren* in den Augen [2]. *Rötung* der Lider [2].
SEHKRAFT: *Hemiopie*, obere Hälfte verloren [1].
NASE: Wund*schmerz*, äußerlich, bei Berührung [2]; Wundschmerz in den Knochen [2].
GESICHT: Brennender *Schmerz* in den Lippen [2].
ZÄHNE: Dumpfe *Schmerzen,* die in den oberen Backenzähnen beginnen, steigen in den ganzen Kopf hoch, und gehen dann wieder abwärts in die Zähne [1/1]. *Taubheitsgefühl* in den Zähnen [1].
MAGEN: Verstärkter *Appetit* abends [2]*. *Leeregefühl* um 10 Uhr [1]*; zwingt häufig zu essen [1]*. *Schmerzen* vor der Menses [1]. *Übelkeit* vor der Menses [1].
ABDOMEN: Empfindung als würde etwas aus dem Körper *fallen*, beim Aufstehen [1/1].
MÄNNER: Beschwerliche *Erektionen* nach dem Koitus [1]. *Hydrozele* bei Jungen [1]. Drückende *Schmerzen* in den Hoden [3]. *Schweiß* auf dem Skrotum [2].
FRAUEN: *Leukorrhœ* durchsichtig [2].
BRUST: *Herzklopfen* während der Menses [1]. *Rissige* Brustwarzen [2]; schmerzhaft [1].
RÜCKEN: *Hitzegefühl* in der Lendengegend [1].
EXTREMITÄTEN: Neigung zum *Abdecken* [1]*. Rheumatische *Schmerzen* > motion [1]*. *Taubheitsgefühl* im Liegen [1]; beim Erwachen [1].
SCHLAF: *Erwachen* um 4-5 Uhr [1]*; durch geringe Geräusche [2]*.
HAUT: *Juckreiz* beim Erwärmen [2]*.

NAHRUNG

Abneigung: Fisch [2]*; Fleisch [1]; Saures [1]*.
Verlangen: Gewürztes [2]*; Schokolade [2]*; Alkohol [1]; kalte Getränke [1]; Kaffee [1]; Milch [1]; Stimulantien [1]; Süßigkeiten [1].

* Repertorium Nachträge, Vorschläge von Wulfsberg.

NOTIZEN

AZADIRACHTA INDICA — Aza.

ZEICHEN

Melia azedarach. Margosaborke. Paternosterbaum. Fam. nat. Meliaceæ.
Melia ist eine Gattung mit zwölf Arten kleiner bis mittelgroßer Bäume aus dem tropischen Teil der Alten Welt, mit eschenähnlichen Blättern, gestielten Blüten und

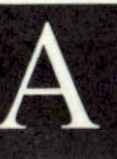

beerenartigen Früchten. Der Name Melia stammt von dem griechischen Wort für Esche, wegen der Ähnlichkeit der Blätter, hingegen 'Azadirachta' kommt vom persischen *azaddhiraki,* 'edler Baum'. M. azedarach ist in Nordindien heimisch und wird bis zu etwa 12 m hoch. Die duftenden fliederfarbenen Blüten entwickeln sich zu goldgelben Beeren, die für Vögel essbar, für Menschen und andere Säugetiere jedoch angeblich tödlich sind. Ein halbes Dutzend Beeren kann zum Tod führen. In Indien bedeutet der Name Azadarach 'giftige Pflanze'. Die Droge ist in hoher Dosierung ein narkotisches Gift, das Schwindel, getrübte Sicht, geistige Verwirrung, Stupor, dilatierte Pupillen und Entsetzen erzeugt. Es wirkt auch als Reizmittel auf den Magendarmtrakt und ruft Erbrechen und Diarrhœ hervor. Der Baum ist von einem stark antiseptischen Harz durchdrungen. Er wird häufig in Wohngegenden oder an Alleen gepflanzt, weil man annimmt, dass er die Luft reinigt. Es ist eines der wichtigsten Entgiftungsmittel in der ayurvedischen Medizin.
„Das aus den Früchten gewonnene Öl wird als Brennstoff verwendet, das Öl aus der Rinde für medizinische Zwecke, als Anthelmintikum und Emetikum; äußerlich wird es gegen Rheumatismus verwendet. Das Dekokt von Azadirachta hat angeblich kathartische Wirkung und in hoher Dosierung leicht narkotisch; es soll außerdem fiebersenkende Eigenschaften besitzen; es wird als Heilmittel bei Hysterie gebraucht. Der Name Paternosterbaum beruht auf den harten Nüssen, die zur Herstellung von Rosenkränzen verwendet werden." [Grieve]
„Jüngere Forschungen weisen darauf hin, dass das Margosaöl entzündungshemmende und antibakterielle Wirkung besitzt, sowie in gewissem Maße fiebersenkend wirkt und den Blutzuckerspiegel herabsetzt. Gegenwärtig wird es als Kontrazeptivum, sowohl für Männer als auch für Frauen untersucht." [Chevallier]
Guarea trichiloides ist eine verwandte Gattung. Beide enthalten Bitterstoffe [Margosin und Margosopicrin], die so stark sind, dass bereits 0,01 Miligramm einen bitteren Geschmack verursachen. Das Öl sondert einen knoblauchartigen Geruch ab, welcher dem relativ hohen Schwefelanteil zuzuschreiben ist.
Geprüft von Majumdar und von Chakrabarti.

VERGLEICHE

Cedron. China. Arsenicum. Sulfur. Guarea.

WIRKUNGSBEREICH

Magendarmtrakt. Milz. Haut. * Rechte Seite.

LEITSYMPTOME

G Depression und Vergesslichkeit, Fehler beim Schreiben und Buchstabieren von Wörtern, schwach und benommen, voller Ängste, inaktiv, konnte weder denken noch sich an Namen sehr vertrauter Personen erinnern, noch an Dinge, die am Vortag geschehen waren. Kein Verlangen auszugehen. Gedächtnisverlust. [Ghose]

G Träume von Streitigkeiten und Kämpfen.

A Es ist besonders in Fällen nützlich, die zuvor mit Chinin unangemessen behandelt wurden.
Gegenmittel gegen die schädliche Wirkung von Chinin.

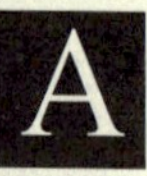

„Es ist ein ausgezeichnetes Mittel bei Ophthalmie, Asthma, Husten, Katarrh, Obstipation, Uterusschwäche und einigen anderen Erkrankungen, die auf unangemessenen Gebrauch von Chinin zurückzuführen sind." [Ghose]

A *Rechte Seite.*
[Kopf; Augen; Abdomen; Brust]
Taubheitsgefühl nur der Hände, v.a. der rechten Hand.

A Reichlicher Schweiß.
v. a. am Oberkörper.
Kein Schweiß an den unteren Körperpartien.

A Gefräßiger Appetit.

A Durstlosigkeit.
Oder großer Durst in großen Abständen.

A < Nachmittags.
[besonders < des Fiebers, das mit leichtem Frösteln und bitterem Geschmack im Mund oder Hals beginnt.]

A *Empfindung von Brennen und glühender Hitze in Gesicht, Augen, Handflächen und Fußsohlen.*

A Schwindel.
Empfindung als würde sich der Kopf hin und herbewegen.
< Aufstehen von einem Sitz.

K Rechtsseitige Kopfschmerzen; *gallige* Kopfschmerzen.
< frische Luft.
< Bewegung.
& Schmerzen im rechten Augapfel.
& Kopfhaut und Haar schmerzhaft.

K Gesicht abwechselnd heiß und blass.

K Fauliger Geschmack im Mund.
Aber Speichel schmeckt salzig.

K Stuhlentleerung unzulänglich, Obstipation.
Oder Diarrhœ mit Empfindung, niemals fertig zu werden.

K Juckreiz an verschiedenen Körperstellen *ohne* Hautausschlag.

RUBRIKEN

AUGEN: Augen *rot,* hyperämische Stauung und Brennen & leichter Schnupfen [1]. *Schmerzen* < geringster Druck [1]; drückender Schmerz im rechten Augapfel [1].
OHREN: Knister*geräusche* im Ohr wie Kitzeln mit einer Feder < Öffnen des Mundes [1/1].
MUND: Mund *klamm*, aber kein Durst [1]. Geringfügige Beschwerden beim *Schlucken* von Wasser und Fleisch [1]. Brennende *Schmerzen* an den Zungenseiten [1]. Empfindung als seien die Papillen *vergrößert* und erhaben [1].
ABDOMEN: Packender *Schmerz* in der Nabelgegend, zwingt dazu, sich vornüberzubeugen, was > [1]; windender Schmerz im Epigastrium [1].
MÄNNER: Hochgradige *Erregung* der Genitalien [1].

RÜCKEN: *Hautausschläge,* Schweißfriesel [1].
SCHWEISS: *Beginnt* an der Stirn und breitet sich allmählich in Richtung Rumpf aus [1].

NAHRUNG
Verlangen: Kalte Getränke [1]; Süßigkeiten [1].

NOTIZEN

B

BACILLINUM **Bac.**

ZEICHEN
Eine Tuberkulosenosode, benannt und zuerst beschrieben von Dr. Burnett, für den die Nosode von Dr. Heath aus tuberkulösem Sputum hergestellt wurde.
Bacillinum ist die Mazeration von etwas Lungengewebe eines Menschen, der an Lungentuberkulose gestorben ist. Die Substanz enthält die Bazillen, Ptomaine und Tuberkel in allen Stadien. [Burnett]
„...die ich mich entschlossen habe 'Bacillinum' zu nennen, zumal sich herausgestellt hat, dass in dem Material Bazillen enthalten waren." [Burnett]
„Bacillinum – das von Kochs Tuberculinum unterschieden werden muss – ist eine Mazeration einer typischen tuberkulösen Lunge. Kochs Lymphe ist ein Extrakt in Glyzerin von toten tuberkulösen Bazillen. Ersteres ist eine Verbindung natürlicher Infektion; letzteres ein Produkt eines Laborexperiments. In dem einen sind verschiedene bakteriologische Gattungen miteinander vereint, die klinisch ein Bild von Kachexie und hektischem Fieber erzeugen; bei dem anderen lassen sich manchmal Veränderungen an Gefäßen, Herz und Nieren beobachten, die keinerlei Beziehung zu dem klinischen 'Syndrom' Lungentuberkulose haben. Diese Produkte in der Pathogenese einander gleichzusetzen, würde einen völlig falschen Eindruck vermitteln, und die Tatsache, dass beide Kochs Bazillus enthalten, ist keine Entschuldigung dafür sie miteinander zu verwechseln. *Bacillinum* verdient eine Studie aus zweierlei Gesichtspunkten, isopathisch, zur Behandlung von Tuberkulose, homöopathisch zur Behandlung von Erkrankungen der Atemorgane ohne Tuberkulose... Bei nontuberkulösen Lungenerkrankungen spielt Bacillinum eine weitaus stärkere Rolle, und zwar aus dem einfachen Grund, weil es da gegen einen weniger horrenden Gegner zu kämpfen hat... *Bacillinum* enthält alle Elemente, die in der Gewebehöhle einer tuberkulösen Lunge vorkommen können; d.h. noch allerhand mehr als Kochs Bazillus. Der Kochsche Bazillus ist schwach pyogenetisch, und die eitrigen Inhalte der Gewebehöhlen enthalten u.a. pyogenetische Staphylokokken und Streptokokken, ganz zu schweigen von den organischen Produkten, die bei der Erzeugung des hektischen Fiebers bei Tuberkulose eine große Rolle spielen. *Bacillinum* setzt sich aus einer Verbindung von toxischen

Substanzen zusammen, vor allem sind dies Toxine eitriger Natur.“ [Anshutz]
„Der Wert der Nosoden von Krankheitsprodukten des Menschen liegt in der Tatsache, dass jede in anderer Beziehung den gesamten Hintergrund der miasmatischen Entwicklung der Rasse besitzt. In diesem Zusammenhang mache ich einen Vorschlag aus der sozialen Studie der viel diskutierten Psychologie der ‘Mob-Handlung’, oft syphilitisch in ihrer Brutalität und Unvernunft, sykotisch in Handlung und Hartnäckigkeit und psorisch hinsichtlich der Vereinigung vieler Personen aus verschiedenen Gesellschaftsschichten zu einem gemeinsamen Zweck. Das explosive Element repräsentiert das Freiwerden der angehäuften unterdrückten miasmatischen Elemente, wodurch eine Wirkung erzeugt wird, die im krassen Gegensatz zu der Routine lang eingebürgerter Sitten und Gebräuche steht.“ [Waffensmith, 1929!]

VERGLEICHE

Tuberculinum. Calcium carbonicum. Sulfur. Silicea. Hepar sulfuris. Calcium phosphoricum.

WIRKUNGSBEREICH

Atemorgane. *Haut*. Gemüt.

LEITSYMPTOME

G Antriebslosigkeit, < morgens.
Beginnt eine Aufgabe und fängt mit etwas anderem an, bevor er sie erledigt hat.*

G Furcht, unerklärlich; vor Einsamkeit.
< nach Schlaf, morgens und im Laufe des Tages.*

G Träume vom Tod, mit Verlangen zu entfliehen; Träume von gewalttätigen Absichten. Es besteht eine bösartige miasmatische Verfassung, die das Arzneimittel im Unterbewusstsein zum Ausdruck bringt.*

G Intensive und hektische Aktivität.
Hoffnungsvoll. [Sankaran]

G Gefühl von Gefahr; Risiko. Bedürfnis, ein Risiko einzugehen.
Furchtlosigkeit; empfindet nicht soviel Furcht, wie es die Situation eigentlich verlangen würde. Bedürfnis, anderen zu helfen, v.a. Menschen, die in Gefahr schweben. [Sankaran]

A *Krankengeschichte.*
„Eine Zwischengabe von Bac. wird oft eine wunderbare Veränderung bei Patienten erzeugen, bei denen in der persönlichen oder familiären Anamnese Atemwegserkrankungen vorkommen.“ [Clarke]

A *Eignung.*
„Ich verordne *Bacillinum* viel häufiger als *Tuberculinum* für den Zustand, der manchmal auf Grippe oder einen grippalen Infekt folgt, wenn nachmittags die Temperatur etwas ansteigt, Appetitmangel vorliegt und wenn der Fall allgemein ein tuberkuläres Erscheinungsbild hat.“ [Farrington]

A Wachstumsmangel.
Verzögerte geistige Entwicklung.

Unvollständig entwickelte Zähne.

A Abgemagerte Frauen mit starker Menses.

A Vergrößerte Drüsen [Hals].

A Chronisch rezidivierendes Fieber.

A „*Tuberculinum* wirkt besser in trockenem Klima; *Bacillinum* besser bei feuchtem Klima." [Burgess-Webster]

A < Kälte. Kälteempfindlichkeit.
< Nasskaltes Wetter.

A Schweiß.
[Stirn, Achselhöhlen, Handflächen]
< Angst und leichte Anstrengung.

A Unerquicklicher Schlaf; furchterregende Träume, durch die man gegen 4 Uhr erwacht, gefolgt von Wachliegen; Schlaflosigkeit.

A < Nachts und frühe Morgenstunden.
Ruhelosigkeit die ganze Nacht und tagsüber schläfrig.
< MORGENS; nach Schlaf.
[Antriebslosigkeit; unerklärliche Furcht; Schwindel; Schweregefühl im Hinterkopf; Schmerzen im Hinterkopf und Nacken; grüne Absonderungen aus der Nase; bitterer, schleimiger Geschmack im Mund; Stuhldrang; Bangigkeit in der Brust; Hitzegefühl]*

A < Geschlossene Räume.

A Schwindel.
< morgens; Gehen.
& Trübung der Sicht.

K Kopfschmerzen, tief im Gehirn.
< Bewegung.
Kopfschmerzen bei Studenten, < geringste Leibesübungen, & mangelhaftes Sehvermögen. Schlaflosigkeit bei Kopfschmerzen.

K *Indikation.*
„Ein ekzematöser Zustand an den RÄNDERN der AUGENLIDER ist eine starke Indikation für dieses Arzneimittel." [Clarke]

K Niesen und Laufnase am Morgen.

K *Blässe; Gesicht wird bei Gemütserregung gerötet.*

K Übermäßige muköseitrige Bronchialsekretion.

K *Dyspnœ.*
Dyspnœ durch Verstopfung der Bronchien und Lungen, verursacht durch überaus starke Sekretion der Schleimhäute wird durch Bacillinum wunderbar erleichtert. [Anshutz]
Chronische Bronchitis & Dyspnœ, v.a. bei älteren Menschen.

K RINGFLECHTE.
TRICHOPHYTHIE [Scherpilzflechte].

B

RUBRIKEN

GEMÜT: *Furcht* vor Hunden [1]; vor schwarzen Hunden [2]. *Kreischen* im Schlaf, bei Kindern [1]. *Reiselust,* von einem Ort zum andern [1; Calc-p.].
KOPF: *Hautausschläge,* Tinea tonsurans [2].
NASE: *Absonderung,* Flüssigkeit fließt in Strömen [1]. Rezidivierender *Schnupfen* [1].
ZÄHNE: *Zahnstein* [1].
REKTUM: *Diarrhœ* vor dem Frühstück [1].
HUSTEN: *Erstickungsgefühl* bei Husten nachts [1]. Husten stört den *Schlaf* nicht.
BRUST: *Bronchiektasie* [2].
RÜCKEN: Empfindung, als ob sich die *Kleidung* auf dem Rücken feucht anfühlt [1/1].
HAUT: *Hautausschläge,* herpetisch, kreisrund [3].

NAHRUNG

Abneigung: Hähnchen [2]; Fette [1]; Wasser [1].*
Verlangen: Essig [2]; Alkohol [1]; Bier, im Fieber [1]; Eier [1]*; heiße Getränke [1]; Milch [1]; Salz [2]; Senf [1].
Schlimmer: Hähnchen [1].

*J.W. Waffensmith, soziohomöopathische Probleme: Bacillinum – Zweite Jahreskonferenz der Ärzte der A.F.H., Washington D.C., 1929.

NOTIZEN

BADAGIA

Bad.

ZEICHEN

Spongia fluviatilis. Spongilla lacustris. Flussschwamm. Süßwasserschwamm. Schwämme sind primitive Tiere, von denen die ältesten bekannten Fossilien mindestens 600 Millionen Jahre alt sind. Die meisten der 2500 Arten leben im Meer. Badiaga ist eine der ca. 150 Süßwasserarten und gehört der Klasse der Silikonschwämme an. Grundsätzlich haben alle Schwämme dieselbe Struktur: eine einfache Körperwand, keine spezialisierten Organe oder entwickelten Gewebesysteme. Der Schwamm, wie wir ihn kennen, insbesondere der Badeschwamm [Spongia officinalis] — der natürliche Schwamm im Gegensatz zum synthetischen Schwamm –

ist nur das Skelett einer Schwammkolonie, ein stark verzweigtes Skelett.
Die Form eines Schwammes ist sehr variabel und hängt in hohem Maße von äußeren Bedingungen ab. Arten, die an geschützten Orten vorkommen, wachsen in aufrechter Stellung und haben Auswüchse und Papillen. Wenn jedoch dieselbe Art an Stellen wächst, wo starke Strömungen sind, wird sie flach am Boden entlang wachsen und eine sehr kompakte Struktur haben.
Einzelschwämme, die von einem Biotop in ein anderes verpflanzt werden, passen ihre Stellung beim Wachstum an die neue Umgebung an.
Schwämme, die nah beieinander sind, wachsen häufig zu einer Struktur zusammen. Unter bestimmten Umständen heften sich viele Larven an einen Stein und werden zusammen zu einem Schwamm. Solch eine Fusion kann in jedem Alter zustande kommen. Schwämme leben in Kolonien, männliche und weibliche Kolonien sind voneinander getrennt.
Süßwasserschwämme sterben im Winter. Sie verbringen den Winter in Form von Gemmulæ [Brutknospen], Zellgruppen mit einer widerstandsfähigen Schale, die in dem Körper des Schwammes verbleiben, bis das Tier stirbt und das Gewebe verwest ist. Diese Gemmulæ sind sehr widerstandsfähig gegen extreme Bedingungen, wie z.B. sehr tiefe Temperaturen.
Süßwasserschwämme brauchen häufig eine Kälteperiode, bevor sie einen Schwamm bilden können. Im Herbst brauchen sie all ihre Energie zur Bildung von Brutknospen, bis beinahe der ganze Körper damit angefüllt ist. Die Gemmulæ schlüpfen fast gleichzeitig aus, und bilden einen neuen Schwamm. Bei Meeresschwämmen spielen die Brutknospen eine viel geringere Rolle.
Eine besondere Eigenart der Schwämme ist, dass nur ein kleiner Teil nötig ist, um einen vollständig neuen Schwamm zu regenerieren. Sie besitzen eine auffallende Regenerationsfähigkeit.
Wie der Name andeutet besteht das elastische Skelett der Silikonschwämme hauptsächlich aus Silikon. Verglichen mit der Art die man im Meer findet, ist der Jodgehalt in diesen Schwämmen viel geringer. Obwohl Silikon vermutlich für die Arzneikraft des Schwammes verantwortlich ist, spielt auch Jod dabei eine Rolle.
„Badiaga ist ein Schwamm, der sich leicht trocknen und dann zu einem Pulver zerreiben lässt. Er enthält zahlreiche runde, weiße Körnchen, von denen eine Seite konkav ist. Er besitzt einen abstoßenden Fischgeruch. In Russland verwendet die Bevölkerung das feine Pulver bei Prellungen, die durch Schläge verursacht sind. Sie sagen, dass die Prellung dadurch über Nacht verschwindet.“ [Bedford]
„Er enthält Calciumcarbonat, Silicea, Calciumphosphat und eine Spur Aluminium, was es zu einem Antipsoricum im Sinne Hahnemanns machen würde.“ [Hale]
Eingeführt von Hahnemann. Geprüft von Bedford. 1985 von Rohrer an 15 Personen erneut geprüft.

VERGLEICHE

Silicea. Calcium carbonicum. Sulfur. Arsenicum iodatum. Rumex.

WIRKUNGSBEREICH

DRÜSEN. Schleimhäute [Nase; Atemwege]. Herz. Augen.

LEITSYMPTOME

G Geist allgemein klar, aktiv trotz Kopfschmerzen. [Hering]

A Krankengeschichte.

„Badiaga ist oft bei Personen indiziert, die in der Kindheit skrofulöse Beschwerden hatten, welche verschwanden, ohne kuriert worden zu sein, 'auf natürliche Weise', wie die Leute sagen, in den Entwicklungsjahren, und somit nur auf eine Gelegenheit warten, sich wieder zu zeigen oder im Alter in anderer Form wieder aufzutreten." [Hering]

A *Adipositas bei Kindern mit Hustenneigung.* [vgl. Calc.]

A DRÜSENERKRANKUNGEN [Entzündung; Schwellung; Induration].
Umgebende Haut *bläulich rot.*

A Appetit vermehrt oder vermindert.
Durst deutlich vermehrt.
Übelkeit > Essen. [Rohrer]

A < Süßigkeiten.
Husten ausgelöst durch Süßigkeiten, Bonbons etc. [vgl. Spong.]
Halsschmerzen < Süßigkeiten.

A < KÄLTE.
[kalte Luft; nasskaltes Wetter; Verkühlung; stürmisches Wetter]

A *Plötzliches Auftreten.*

„Gewisse Symptome treten 'plötzlich' auf. 2 Prüfer beschreiben ihren Schnupfen als plötzlich einsetzend, bei beiden am Abend. Auch rheumatische Schmerzen treten plötzlich auf [Prüfer 5]." [Rohrer]

A SCHMERZHAFTE EMPFINDLICHKEIT, WUNDHEITSGEFÜHL.
[allgemeines Wundheitsgefühl der Haut und Muskeln; wie geschlagen; sehr empfindlich; Kopfhaut berührungsempfindlich]
< Druck und Berührung; Bewegung und Reibung der Kleidung.

„Eine allgemeine schmerzhafte Empfindlichkeit der Muskeln und Haut des ganzen Körpers, besonders der Haut. Verschlimmert bei Berührung und besonders durch Reibung der Kleidung." [Bedford]

„Vergangene Nacht ruhelos; konnte nur für kurze Zeit in derselben Lage liegen, wegen der schmerzhaften Empfindlichkeit des Körpers." [Bedford]

Halsschmerzen, v.a. beim Schlucken. [Hale]

K Kopfschmerzen.
< Augenbewegung.
& diffuser Schmerz in den hinteren Augäpfeln.
& Augenentzündung.
Schmerzen in den Augäpfeln, die sich zum Kopf ausdehnen.

„*Badiaga* ist erfolgreich bei Kopfschmerzen verordnet worden, die mit Augenentzündungen einhergingen. Diese Kopfschmerzen sind nachts besser, aber kehren nach dem Schlaf mit großer Heftigkeit zurück. Sie werden durch Bewegung verschlimmert." [Choudhuri]

Meist werden die Kopfschmerzen im Stirnbereich beschrieben, genauer: über den Augen und von dort über die Stirn bis in den Oberkiefer sich ausbreitend. Es kommt

LEITSYMPTOME

G IRRIGE VORSTELLUNGEN bezüglich seiner körperlichen Verfassung.
[Empfindung von DUALITÄT; Körperteile fühlen sich an wie verstreut; Partien fühlen sich an wie abgetrennt, taub oder zu groß. Meint, Beine gehörten nicht zu ihr; Arme gehörten nicht zu ihr; Arme seien vom Körper abgetrennt]
Kann den Geist nicht beisammen halten, ein wild wanderndes Gefühl [sobald die Augen geschlossen sind].
Geistig ruhelos, aber zu leblos sich zu bewegen. [Hering].

G VERWIRRUNG und Geistestrübung.

G Abneigung Gespräche über Krankheit oder Verletzung zu hören.

G Träume von Kämpfen und Auseinandersetzungen, *aber tritt immer als Sieger daraus hervor.*
Triumphiert in Träumen über jeden Gegner.
Träumt mit einer Kette um den Mund gefesselt zu sein.
Träume von schwerer Arbeit im Tiefschnee, leidet unter Hitze durch die Anstrengung und wird schließlich vom Schnee zugedeckt. [Allen]

A *Grippe.*
„Der berauschte Ausdruck, trübe Augen, Kopfschmerzen, Halsschmerzen, Schmerzen und Wundheitsgefühl im ganzen Körper und hochgradige Prostration, wie sie in allen typischen Fällen bei einer Grippeepidemie vorliegen, geben *Bapt.* als Indikation vor jedem anderen Arzneimittel den Vorrang." [Clarke]

A *Drohende Fehlgeburt.*
„Es ist selten für Erkrankungen der Harn- und Geschlechtsorgane empfohlen worden, aber für einen Zustand ist es ein Spezifikum, und zwar für *drohende Fehlgeburt* ausgelöst durch Depression, Schock aufgrund schlimmer Nachrichten, Übernächtigung und Fasten oder durch niedriges Fieber. Ich habe oft durch eine rechtzeitige Gabe [Baptisia] eine Fehlgeburt verhindert. Im Falle des *Absterbens des Fötus im Uterus* verfällt die Mutter oft in einen Zustand, in dem 'entsetzliches Herabsinken im Magen', stinkender Atem, trockene braune Zunge und hochgradige Prostration, mit oder ohne stinkenden vaginalen Ausfluss im Vordergrund stehen. Hier wirkt Baptisia gut, es verhindert eine Blutvergiftung und unterstützt Caul. oder Sec. dabei, das verwesende Material auszustoßen." [Hale]

A SCHWÄCHE;
bei Fieber; durch Diarrhœ; nervös; paralytisch; SCHNELL; *plötzlich.*

A Frostig.
ABNEIGUNG GEGEN FRISCHE LUFT
< *kalte Luft.*

A *Lufthunger*, beim Erwachen, > Stehen.

A Großer *Durst.*

A < Bewegung.
> Ruhe.

A ABSTOSSEND.
[Ausscheidungen; Atem; Körpergeruch]

A WUNDHEITSGEFÜHL und Schweregefühl.

[äußerlich und innerlich; Muskeln; Herz; Gallenblase; Partien, auf denen man liegt]

Das Bett fühlt sich zu hart an, aber man ist zu krank, um sich zu bewegen. [Arn. und Rhus-t. dieselbe Empfindung & Ruhelosigkeit]

B

A Dunkle [bläulich] rote Verfärbung [Gesicht; Mund; Hals].
Dunkle Hämorrhagien, Stühle.

A Schwindel.
& Schwäche der unteren Extremitäten und Knie.

K Prellungsgefühl im Hinterkopf; Schweregefühl an der Gehirnbasis.
& Ziehen in den Nackenmuskeln.

K Zungenmitte trocken, pergamentartig und braun.

K Halsentzündung oder konvulsivisches Zusammenziehen des Ösophagus und Mageneingangs; Schlucken fester Nahrung unmöglich; kann NUR Flüssigkeiten schlucken.

K *Schmerzlosigkeit* ist eine Eigenschaft bei den Halsschmerzen.
„Der Hals kann dunkel purpurn, livide und sehr schmerzhaft aussehen, ist es aber *nicht*.“ [Hale]

K *Leeregefühl im Magen.*
„Schwäche- und Leeregefühl im Magen. Dieses Symptome wird durch Baptisia beseitigt, wenn Angst, Trauer, Übernächtigung oder Fasten als Ursache zugrunde liegt, *vorausgesetzt der Atem ist stinkend und die Zunge trocken.* Wenn nicht, dann passen Ign. oder Calad. besser.“ [Hale]

K Symptome strahlen vom Kreuz aus [Hitzewallungen].

RUBRIKEN

GEMÜT: *Antwortet*, Stupor kehrt schnell zurück, nachdem man geantwortet hat [2]. *Delirium* & gerötetes Gesicht [2; **Hyos**.]. *Delusion*, meint Teile des Körpers seien fortgenommen [2]; Körper sei in zwei Teile geteilt [2]. *Dunkelheit* < [1]. *Prostration*, geistigemotionale Erschöpfung im Fieber [2]. Abgeneigt, über Krankheit oder Verletzungen zu *reden* [3/1]. *Ruhelosigkeit*, aber zu schwach sich zu bewegen [2/1]. *Träume* von Aktivitäten des Tages [2]; Streit [2].
SCHWINDEL: Schwindel & *Druck* an der Nasenwurzel [1/1].
KOPF: Drückender *Schmerz* in der Stirn, über der Nasenwurzel [2; **Carb-ac**.].
AUGE: Gefühl als würden die Augen in den Kopf *gedrückt*, mit stark verwirrter Sicht; alles scheint sich zu bewegen [1/1].
NASE: *Epistaxis* bei Typhus [3]. *Schwellungsgefühl* im Innern der Nase [3]. *Völlegefühl* [3].
GESICHT: *Verfärbung*, bläuliche Flecken [2].
MUND: *Entzündung*, wunde Stellen im Mund bei stillenden Frauen [2]. *Herausstrecken* der Zunge schwierig [2]. Empfindung als sei die Zunge *dick* [2; **Gels**.]. *Trockenheit* der Zunge am Morgen [2]; Trockenheit der Zungenmitte [2]. Dunkelrote*Verfärbung* des Zahnfleischs [3]; purpurne Verfärbung des Zahnfleischs [2]; braune Verfärbung der Zunge am Morgen [2; **Rhus-t**.].

HALS: Kann nur Flüssigkeiten *schlucken* wegen Ösophagusspasmen [3]. Dunkelrote *Verfärbung* der Uvula [3].
ABDOMEN: *Rumoren* in der rechten Seite des Abdomens [2; **Nat-s.**]. *Schmerzen* in der Leber im Gehen [2].
BRUST: *Schmerzen,* Brustwarzen schmerzhaft empfindlich, wund [3].
EXTREMITÄTEN: Schmerzlose *Paralyse* [2]. *Schmerzen* im Fieber [2].
SCHLAF: *Schlaflosigkeit* nach Mitternacht, 2 oder 3 Uhr [2].
ALLGEMEINES: *Konvulsionen,* Absenzen & häufige Schübe von Bewusstlosigkeit [2].

NAHRUNG

Verlangen: Milch [1].
Schlimmer: Bier [1].

NOTIZEN

ACIDUM BENZOICUM **Benz-ac.**

ZEICHEN

Benzœsäure.
Farblose, leichte, fedrige Kristalle oder weißes Pulver. Geruch schwach und charakteristisch. Etwas flüchtig bei mäßig warmer Temperatur und sehr flüchtig in Dampf. Wenig löslich in Wasser, löslich in siedendem Wasser.
Benzœsäure ist in vielen Pflanzen enthalten, insbesondere in Beeren, es wird aus Harzen der Styraxarten gewonnen, insbesondere aus Styrax Benzoin. Das aromatische Harz wird von der Rinde und dem Holz des Baumes geerntet. Die Styrax-Art, die in Kambodscha, Laos und Thailand vorkommt, deren Harz keine Zimtsäure enthält, eignet sich zur Herstellung von Benzœsäure. Die Art, die in Sumatra wächst, enthält Zimtsäure und wird als Duftstoff in Parfums usw. benutzt.
Benzœsäure kommt auch in Perubalsam und Tolubalsam vor, die in der Homöopathie unter den Namen Balsamum peruvianum und Balsamum tolutanum gebräuchlich sind. Heutzutage wird Benzœsäure aus aromatischem Kohlenwasserstoff künstlich hergestellt. Das Natriumsalz der Benzœsäure wird als Konservierungsstoff in Lebensmitteln verwendet, allerdings nur in Nahrungsmitteln, die auf Säuren schwach reagieren. Es wird unter der Bezeichnung E 210 Marmeladen, Sirup, Fruchtkompott, Fruchtmark, Fruchtsäften, Speiseeis, eingelegtem Hering, süßsauer eingelegtem Gemüse, Salatsoßen, Senf, Mayonnaise, Fruchtjoghurt, Krabben sowie Fisch- und Muschelfertiggerichten beigefügt. Salze und Ester der Benzœsäure [E 211 bis E 219] werden alle als Konservierungsstoffe zur Verhütung von Pilz und Bakterienwachstum verwendet.

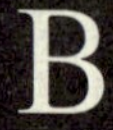

Auch lokal kommt Benzœsäure bei der Pilzbekämpfung zur Anwendung sowie oral als Antiseptikum, Diuretikum und Expektorans.
Benzoeharz – Resina benzœ – verzögert das Ranzigwerden von Fetten und wird zu diesem Zweck in Benzœschmalz – Adeps benzoatus – verwendet.
Personen, die an Asthma oder Nesselausschlägen leiden, reagieren häufig empfindlich auf Benzœsäure. In großen Mengen kann sie den Magen reizen. Asthmatikern und Personen mit einer Überempfindlichkeit gegen Aspirin wird empfohlen, alle Salze und Ester der Benzœsäure zu vermeiden [E 212 bis E 219].
Dem amerikanischen Arzt Dr. Ben Feingold zufolge sollten Nahrungsmittelzusätze wie Benzœsäure [E 210] und Natriumbenzoat [E 211] in der Nahrung hyperaktiver Kinder vermieden werden.
Im Harn des Menschen und vieler pflanzenfressender Tiere verbindet sich Glycin mit Benzœsäure zu Hippursäure. Ebenso wie durch Salicylsäure wird auch durch große Mengen Benzœsäure die Stickstoffausscheidung im Harn gesteigert. In ihrer antiseptischen Wirkung verhält sie sich etwa gleich wie Salicylsäure.
Geprüft von Jeanes [1838], Lingen [1844], Nusser [1845] und Petroz [1847].

VERGLEICHE

Sulfur. Calcium carbonicum. Lycopodium. Phosphor. Pulsatilla. Sepia.
Berberis. Chimaphila. Colchicum. Copaiva. Pareira. Terebinthinum.

WIRKUNGSBEREICH

HARNORGANE [Nieren; Blase]. GELENKE. *Herz*. Darm. * Linke Seite.
Linke Seite, dann rechts. Rechte Seite, dann links.

LEITSYMPTOME

G *Verweilt bei unangenehmen Ereignissen.*
Der Geist neigt dazu, bei unangenehmen Dingen zu verweilen. Wenn er jemanden sah, der an einer Deformierung litt, schauderte er. [Dies tritt in Phasen auf, in denen die Harnmengen ab- und die rheumatischen Schmerzen zunehmen und vermittelt dem Patienten den Gedanken, dass er degeneriert und dass seine Gelenke deformiert sind.]*
⇨ Geheilte Fälle zeigen, dass Acidum benzoicum Patienten Zwangsvorstellungen bezüglich Deformierungen haben. [Zala]

G Eile gefolgt von Furcht [dass sich der Zustand der Gelenke verschlimmert].

G Beim Schreiben lässt er oft Worte aus.

G Kind will beim Trinken im Arm gehalten werden, lässt sich nicht hinlegen.
„Ich habe das auch gesehen, manchmal um 3 Uhr morgens. Während ich nach der Flasche mit *Acidum benzoicum*, Aconitum, Cina oder Chamomilla greife, überlege ich, ob ich nicht lieber Sac lac geben und das Kleine heulen lassen sollte, damit getragen wird und sich das 'ewige Gesetz der Kompensation' voll austoben kann." [Miller]

G Geräuschempfindlich [Ménière-Syndrom].

A Entzündliche Beschwerden der Zunge, der Tonsillen, im Hals oder im Magen.
& rheumatische Beschwerden.

A WECHSELNDE ZUSTÄNDE.
Wechselnde oder gichtig rheumatische Schmerzen, < im Herzen oder # *Harnwegssymptome.*
„Immer gilt für Benzœsäure als kennzeichnend, wenn die Schmerzen von einer Stelle zur anderen wandern, wenn sie in Gelenken und Gliedern sistieren, um innere Organe zu befallen, und umgekehrt etwa bei Besserung der Herzbeschwerden in den Gliedern wiedererscheinen, wenn der Urin unter periodisch wechselnden Allgemeinsymptomen von Schlaf, Psyche, Kopfschmerzen, Schweiß und Schwächegefühl sich nach Menge, Farbe und spezifischem Gewicht verändert und durch seinen Geruch auffällt.“ [Leeser]

A *Feuchtkaltes Wetter.*

A < Kälte.
< Zugluft.
> Wärme.

A Unverträglichkeit von Alkohol, Wein, Schokolade, Kaffee und Süßigkeiten.

A Unverträglichkeit von Druck durch Uhrarmband oder Strumpfbänder. [Dorcsi]

A < Bewegung.
> Ruhe [aber Kopfschmerzen < bei Ruhe].

A > REICHLICHE HARNENTLEERUNG.
< spärliche Harnentleerung [= Gelenkschmerzen und Nierenerkrankungen].
„In Perioden mit spärlichem und hellem Urin mit verhältnismäßig geringem spezifischem Gewicht hat der Patient die meisten körperlichen, insbesondere rheumatischen Beschwerden. Wenn dann eine Ausschwemmung von Salzen, namentlich harnsauren, unter Vermehrung der Urinmenge erfolgt, tritt Erleichterung aller Beschwerden ein. Derartiger Wechsel zwischen Ausscheidungen und Beschwerden ist für Acidum benzoicum kennzeichnend, wenn der scharfe Geruch des Urins hinzukommt.“ [Leeser]

A Perioden von besonders tiefem, stuporösem Schlaf wechseln mit Schlaf gestört durch Gemütserregung und einer Neigung, bei unangenehmen Dingen zu verweilen.
Erwacht um 2 Uhr mit Hitze und Herzklopfen.

A Wandernde Schmerzen.
[von oben nach unten; von rechts nach links; von links nach rechts]
„Selbstverständlich ist Benzœsäure nicht ein Mittel für den Gelenkrheumatismus schlechthin, sondern nur für seltene Fälle, die man am ehesten an dem eigenartig scharfen Urin wiedererkennen wird. Es scheint übrigens, dass in den für Benzœsäure passenden Fällen das Schwitzen nicht erleichtert.“ [Leeser]
„Die meisten Symptome treten erst auf der linken und dann auf der rechten Seite auf.“ [Lippe]

K Trübung im Kopf und dumpfe Kopfschmerzen in allen Partien des Kopfes, v.a. im Hinterkopf.
& Schlappheit, Krankheitsgefühl und Appetitverlust,
und in Verbindung mit rheumatischen Schmerzen und unzulänglicher Harnentleerung.

K Dumpfe Kopfschmerzen nach Verkühlung, die bei Wetterwechsel über Nacht

auftreten, periodisch wiederkehrende Kopfschmerzen.
< Ruhe.
& Gastrische Schmerzen, Übelkeit, Aufstoßen und kalte Hände. [Leeser]

K „*Pochen in den Augäpfeln*
ist ein Symptom, wenn es mit einer *hochroten Nase und glühender Hitze im Gesicht,* mit *Magenbeschwerden schlimmer durch Steigen* einhergeht, muss man sich die Nase zuhalten, um nicht den alkoholischen Geruch von Kornschnaps einzuatmen. Wer sich bei einer solchen Serie von Indizien nicht eine Sauftour der vorhergehenden Nacht ausmalt, sollte zum Friedensrichter ernannt werden.“ [Miller]

K Brennen und Hitzegefühl im Magen beim Gehen oder Steigen. [Dorcsi]

K KRÄFTIGER, HEISSER, DUNKELBRAUNER HARN; faul, Geruch nach Ammoniak oder Pferdeharn, unmittelbar bei der Entleerung.

K *Enuresis nocturna* mit *durchdringendem* Harngeruch.

K Uterusprolaps.
& stinkender Harn.
Menstruationsstörungen.
& stinkender Harn.

K Reißende, stechende Schmerzen in großen Gelenken der großen Zehe; Rötung und Schwellung; Gicht.
< nachts.
[nützlich nachdem *Colch.* bei Gicht versagt.]

K *Knacken* in den Gelenken beim Bewegen oder Gehen, v.a. *Kniegelenke.*

*Im Repertorium ist dieses Symptom als „verweilt bei vergangenen unangenehmen Ereignissen“ aufgeführt. Das ist [in diesem Fall] nicht korrekt. Hier ist es kein Verweilen in der Vergangenheit, sondern eine Befürchtung im voraus bezüglich der eigenen körperlichen Verfassung. Die ‘entstellten Personen’, die man sieht, sind eine Projektion der eigenen Zukunftsängste.

RUBRIKEN

GEMÜT: Verlangen, *getragen* zu werden, Kinder lassen sich nicht hinlegen [1]. *Hypochondrie* [3].
SCHWINDEL: Schwindel & Neigung seitwärts zu *fallen* [2; **Calc.**, **Nux-v.**].
KOPF: *Hitze* am Scheitel [2]. *Schmerzen* in den Schläfen > im Liegen [1; *Lach.*], drückende Schmerzen im Sitzen [1; **Lach.**].
OHREN: *Geräusche*, Zischen, Fauchen, synchron mit dem Puls [1/1]; wie von verwirrten Stimmen, bes. beim Schlucken oder beim Gehen im Freien [1].
NASE: *Gerüche,* Empfindung Staub, Weißkohl, oder etwas Stinkendes zu riechen [1/1]. *Schnupfen* bei Verkühlung [1]; & Entzündung des Larynx [1].
GESICHT: *Verfärbung,* kupferfarbene Flecken [2].
MUND: Kaffee *schmeckt* bitter [1]; Milch schmeckt bitter [1]; Brot schmeckt rauchig [1]; seifiger Geschmack nach Trinken [1/1].
STUHL: *Dünn,* fließt in Strömen heraus [2]. *Geruch* faulig [2]; kadaverartig [2]. *Schaumig,* weiß [3]. *Wässrig,* klar [2].
BLASE: *Harnentleerung*, Dysurie, morgens, bei alten Männern [2]. *Schwäche*

der Blase bei älteren Menschen [2].
NIEREN: *Schmerzen* bei tiefem Atmen [2]; ziehende Schmerzen beim Bücken [2/1].
URETHRA: *Schmerzen* außerhalb der Harnentleerung [3; *Berb.*].
HARN: *Farbe* ammoniakartig [3]; braun [3]; braun, wie Bier [2]; braun, rötlich [3; **Chel**.]; wie Pferdeharn [2; **Nit-ac**.]; scharf, beißend, durchdringend [3; **Bor**.]; veränderlich [2/1].
BRUST: *Herzklopfen* nachts [2]; beim Erwachen [2]; im Liegen [2]; nach Trinken [1]. *Schwellungsgefühl* in den Achseldrüsen [1/1].
EXTREMITÄTEN: *Juckreiz* der Handflächen [2]. *Kälte* der Knie [2]. *Schmerzen* in der großen Zehe nachts [2].
SCHLAF: *Erwachen* durch und mit Hitze [2]. *Schlaflosigkeit* durch Herzklopfen [2].
ALLGEMEINES: *Liegen* auf der linken Seite < [2].

NAHRUNG

Verlangen: Apfelwein [1]; Zitronen [1].
Schlimmer: Alkohol [1]; Kaffee [1]; Schokolade [1]; Süßigkeiten [1]; Wein [1].

NOTIZEN

BERYLLIUM **Beryl.**

ZEICHEN

Beryllium.
Der Name 'Beryl' entstammt dem Griechischen 'barilos', gleichbedeutend mit funkeln' oder 'reflektieren'.
Beryllium bildet zusammen mit Magnesium, Kalzium, Strontium, Barium und Radium die Gruppe 2A der Periodensystems. Diese sechs alkalischen Erdmetalle sind die ruhigen Verwandten der alkalischen Metalle – wie etwa Kalium und Natrium —, die mit explosiver Reaktion mit Wasser eine Lauge bzw. Base bilden [im Ggs. zur Säure]. Die Erdalkalimetalle verdanken ihren Namen der Tatsache, dass sie zuerst von den Metalloxyden isoliert wurden und in zahllosen bekannten Steinarten vorkommen, wie in Kreide und Basalt. Ihre relative Stabilität verdanken sie ihrer atomaren Struktur. Beryllium ist ein wichtiges Metall für Legierungen, obgleich es selbst nicht besonders hart ist, verleiht es vielen anderen Elementen Härte. Berylliumsalze schmecken süßlich, daher wird das Metall französisch auch 'Glucinium' genannt.
Seine vermehrte Verwendung hat Beryllium der wachsenden Atomenergie zu

verdanken: es wird in Kernreaktoren als Reflektor und Neutronenmoderator verwendet. Beryllium verursacht eine Streuung der Neutronen, es verändert ihre Richtung und verlangsamt ihre Geschwindigkeit auf Werte, bei denen Kettenreaktionen wirksamer stattfinden können. Als eines der leichtesten Metalle ist Beryllium gleichzeitig außerordentlich stark, stärker als Konstruktionsstahl. Darüberhinaus liegt sein Schmelzpunkt deutlich höher als bei Magnesium und Aluminium. Wegen dieser günstigen Kombination von Eigenschaften wird Beryllium heute als eines der Hauptbaumaterialien in der Raum- und Luftfahrtindustrie verwendet.
Berylliumteile können in hohem Maße Präzision und Stabilität aufrechterhalten und werden in Gyroskopen, Orientierungsinstrumenten und Stabilisierungssystemen in Raketen, Raumfahrzeugen und künstlichen Erdsatelliten eingesetzt.
Metallermüdung' ist eine der 'Berufskrankheiten' vieler Metalle und Metallverbindungen, die allmählich disintegrieren und verschiedene Belastungen nicht aushalten können. Wenn dem Stahl auch nur eine geringe Menge Beryllium zugesetzt wird, verschwindet diese Beschwerde spurlos. Fahrzeugfedern aus gewöhnlichem Kohlestahl brechen nach 850.000 Stößen. Mit einer Beifügung von Beryllium können sie 14 Millionen Stößen ohne Anzeichen von Ermüdung Widerstand bieten.
Anders als Stahl lässt Berylliumbronze – eine Legierung von Beryllium mit Kupfer – keine Funken sprühen, wenn sie auf Stein oder Metall aufschlägt. Sie ist daher für Werkzeuge in Bergbau, Sprengstoffindustrie, Öllagern u.ä. explosionsgefährdeter Umgebung unersetzlich.
Die Fähigkeit von Beryllium zur Tonübertragung ist sehr interessant. Die Tongeschwindigkeit beträgt 330 m pro Sekunde in der Luft und 145 m pro Sekunde im Wasser. Beryllium bricht alle Rekorde mit 12'500 m pro Sekunde.
Arbeiter, die fluoreszierende Materialien oder Legierungen von Beryllium und Kupfer bearbeiten, können an Berylliose leiden, eine Form der Staublunge, verursacht durch Einatmen der Dämpfe oder Staubpartikel der Berylliumsalze. Diese Erkrankung führt gewöhnlich zu Lungenfibrose, charakteristische Symptome sind: Schmerzen in der Brust, Husten mit wenig oder ohne Auswurf, Dyspnœ, verminderte Brustkorbausdehnung, manchmal Zyanose und Ermüdung nach geringer Anstrengung. Beryllium stört den Phosphorstoffwechsel. Die Ausscheidung über Nieren und Darm kann mehrere Jahre dauern.
Zur Berylliumgruppe, einer Gruppe von Mineralien, die Beryllium, Aluminium und Silicium enthalten, gehören bekannte Edelsteine wie Aquamarin und Smaragd. Im Felsgestein kommt Beryllium im Granit vor.
1952 von W.L. Templeton an 7 Personen geprüft.

VERGLEICHE

Calcium carbonicum. Barium carbonicum. Calcium silicatum. Hepar sulfuris. Magnesium carbonicum. Strontium carbonicum. Causticum. Lachesis. Phosphor.

WIRKUNGSBEREICH

Verdauung. Brust; Lungen. Hals. Knochen.

LEITSYMPTOME

G *Delusion, meint beobachtet zu werden.*

„Die Themen der Kalzium-Gruppe sind: Unterstützung, Sicherheit, Passivität, Unsicherheit, Bedürfnis nach Anerkennung und die Vorstellung beobachtet und beurteilt zu werden. Sieht sich selbst als jemand, der man nicht ist; Mag. fühlt sich von seiner Familie beobachtet und meint, er sei es nicht wert, dass jemand eine Beziehung mit ihm hat; Calc. fühlt sich beobachtet, wo er lebt und glaubt, er sei in den Augen anderer unfähig, eine bestimmte Aufgabe zu erfüllen; Stront. fühlt sich in der Öffentlichkeit beobachtet; Barium fühlt sich von der ganzen Gesellschaft beobachtet.“ [Scholten]

G Nervös, ungeduldig, zynisch.
Will Ergebnisse sehen. [Dorcsi]

A „Templeton schlug auch vor, *Beryllium* für rezidivierende Geschwüre im Mund zu verwenden; außerdem bei Grippe und Brustbeschwerden, bei denen die Dyspnœ stärker ist, als man anhand der äußeren Zeichen erwarten würde, mit Muskelschmerzen und anderen Symptomen, die an *Rhus tox.* erinnern, sowie bei Reisekrankheit und Übelkeit beim Anblick und Geruch von Speisen.“ [Ross, BHJ 50, 1961]

A Müde, benommene, gereizte Personen mit chronischen Erkrankungen der Haut und Schleimhäute. [Dorcsi]

A Subfebriler Zustand.
& progressive Gewichtsabnahme.

A < *Zimmerwärme; Sonnenhitze; Sommerhitze.*
> Frische Luft. [Dorcsi]

A Appetitverlust.

A Abneigung gegen Süßigkeiten.

K Kopfschmerzen.
< Husten; Hitze; Erschütterung; Bewegung.
> frische Luft; Liegen auf der schmerzhaften Seite.

K Völlegefühl in der Nase.
< Zimmerwärme.
> frische Luft.

K Schmerzen, die sich vom linken Mastoideus zum rechten Mastoideus ausdehnen [oder von der linken zur rechten Rachenmandel?].

K Schmerzen im Hals [rot, glänzend].
< abends; Husten; heiße Flüssigkeiten; Speichelfluss.
> kalte Getränke; Essen.
& ständiger Schluckdrang.

K *Glasiertes* Aussehen von Pharynx und Gaumen.

K Übelkeit beim Anblick und Geruch von Speisen.
> Hinlegen; Essen.

K Husten.
< nach hinten neigen; kalte Luft; Rauch.
> heiße Räume.

K Erstickungshusten aufgrund von schmerzhafter Reizung der Trachea; Dyspnœ durch geringste Anstrengung; Auswurf spärlich oder fehlt.
< Warme Räume. [Voisin]

K „An *Beryllium* sollte man bei allen Atemwegsbeschwerden denken, bei denen Dyspnœ durch geringe Anstrengung auftritt, häufig übertrieben im Verhältnis zum auskultatorischen Befund, v.a. bei Viruspneumonien, Emphysem, Bronchitis und Bronchiolitis. Pathologisch tritt es zeitweilig als Reproduktion einer Lungentuberkulose auf." [Gutman]
K Schmerzen wie durch Nadeln, und Kältegefühl im dorsolumbaren Bereich.
K Sarkoidose [Morbus Besnier-Bœck-Schaumann].
K Rückenschmerzen.
< den Kopf nach vorn neigen; Sitzen; Liegen.
> Bewegung.

RUBRIKEN

KOPF: *Schmerzen* im Hinterkopf, die sich zum Mastoideus ausdehnen [1/1]; Bersten [1]; Pulsieren [1].
NASE: *Absonderung* dünn [1]; wundmachend [1]. *Risse* in den Nasenlöchern [1; **Ant-c**.]. Wundheits*schmerz,* innen [1]. *Schnupfen*, Heuschnupfen [1]. *Verstopfung* > frische Luft [1].
GESICHT: *Aufgesprungene* Lippen [1]. *Rissige* Lippen [1]. Brennende *Schmerzen* in den Lippen [1]; Lippen schmerzhaft empfindlich, wund [1]. *Ulzera* an der Lippeninnenseite [1].
MUND: *Ulzera* auf der Zungenspitze [1].
HALS: *Glasiertes* Aussehen [1; **Apis**, **Lac-c**.].
MAGEN: Vermehrter *Appetit* & Völlegefühl im Magen [1/1]. *Auftreibung* < Einatmen [1]. *Übelkeit* beim Fahren in Auto oder Bahn [1].
ATMUNG: *Atembeschwerden* während Herzklopfen [1].
AUSWURF: *Geschmack* süßlich [1].
BRUST: *Granulom* der Lungen [1/1]. *Herzklopfen* & Schwäche der Beine [1/1]. Lungen*ödem* [1]. *Schmerzen* hinter dem Sternum beim Husten [1].
RÜCKEN: *Schmerzen* zu Beginn der Bewegung [1]; < vornüber beugen [1]; > im Gehen [1]; < den Kopf nach vorn neigen [1/1].
EXTREMITÄTEN: *Kälte* der Gesäßbacken [1].

NAHRUNG

Abneigung: Süßigkeiten [1].
Schlimmer: Warme Getränke [1]

NOTIZEN

BISMUTHUM Bism.

ZEICHEN

Wismut. Bismut.
Bismut kommt am häufigsten vor als Oxid, Sulfid oder Karbonat in Silber, Blei, Zink und Zinnmineralablagerungen. Es gehört zur Gruppe 5A des Periodensystems, der auch Stickstoff, Phosphor, Arsen und Antimon angehören. Mit Ausnahme von Stickstoff haben alle Elemente in dieser Gruppe die Eigenschaft gemeinsam, dass sie in der Natur in verschiedenen Formen vorkommen können [Allotropie]. Der Name stammt vermutlich vom Deutschen 'wiss muth' in der Bedeutung von 'weiße Masse'. Obgleich das Metall bei 271°C schmilzt, geht es Verbindungen ein [besonders mit Zinn und Blei], die bereits bei 47°C schmelzen. Aus diesem Grund wird es so häufig in Sicherungen, Lötmaterial und automatischen Feuerlöschanlagen verwendet. Bismut hat auch eine schützende Wirkung, als Gleitmittel, im Belag von Bremsen bei Motorfahrzeugen und in anderen Geräten, wo starke Reibung entsteht. Es wird als Metall zur Temperaturkontrolle eingesetzt.
Die schützende Wirkung von Bismut findet auch in der Pharmazeutik Anwendung. In Magenmitteln bewirkt es, dass sich ein schützender Belag über der empfindlichen oder entzündeten Magenschleimhaut bildet. In Verbindung mit Gallsäure bildet Bismut ein Pulver, das über Wunden gestreut wird [Dermatol]. Es hemmt die Wundsekretion und ist bei Verbrennungen und Geschwüren sehr wirksam.
Bismut wird von Magnetfeldern abgestoßen. Dieses Verhalten nennt man Diamagnetismus. Basisches Bismutnitrat auf durchsichtigen Kunststoff aufgetragen verleiht einen Perlmuttschimmer. In der Kosmetikindustrie wird Bismut zur Herstellung von Lippenstiften mit perlmuttartigem Glanz verwendet, außerdem für Überzüge von Knöpfen, Emaille und Porzellan. „Frauen erleiden häufig Vergiftungen durch das Oxid, das in Kosmetika verwendet wird." [Hering]
Eine wichtige neue Anwendung ist das Komplexsalz Bismutphosphomolybdat als Katalysator in der Industrie bei der Synthese von Acrylonitril, eine Zwischenstufe bei der Herstellung von Acrylfasern und verschiedenen Kunststoffen. Bismut ist sehr spröde und lässt sich leicht zu einem feinen Pulver mahlen.
Basisches Bismutnitrat wurde wegen möglicher Intoxikationsgefahr aus der Behandlung von Ulkus peptikum verbannt. Nach der Einnahme großer Mengen lässt sich Bismut in Leber, Milz, Nieren, Darmwänden, Speicheldrüsen und Knochen nachweisen. Die Ausscheidung findet über Harn, Kot, Speichel, Darmdrüsen und Milch statt. Mildere Intoxikationszustände beim Menschen zeigen sich in Mattigkeit, Appetitverlust, Neigung zum Erbrechen. Es können Zustände Auftreten, die stark an eine Quecksilberintoxikation erinnern.
Geprüft und eingeführt von Hahnemann.

VERGLEICHE

Phosphor. Pulsatilla. Arsenicum. Sulfur. Belladonna. Antimonium tartaricum.

WIRKUNGSBEREICH

VERDAUUNGSTRAKT [Magen; Darm]. **Rechte Seite.* Linke Seite.

LEITSYMPTOME

G Mürrisch, unzufrieden und beklagt sich. [vgl. Ant-c.]

G Bangigkeit;
zuweilen sitzt er, dann geht er, dann legt er sich hin, niemals lang an einem Ort. [Hering]
Instabilität; beginnt mal dies mal jenes, bleibt aber nur für kurze Zeit bei einer Sache.
⇨ *Vergleiche:* Schmerzen wechseln den Ort; „male hier, mal dort" [Kopf, Abdomen].
Reizbarkeit tagsüber; > abends.

G *Verlangen nach Gesellschaft.*
Einsamkeit ist unerträglich.
[Hauptsächlich bei akuten gastrointestinalen Störungen].
„Dieses Arzneimittel passt zu Kindern, die noch anhänglicher sind als Pulsatilla Kinder. Das ist nicht wenig. Sie ertragen es nicht allein zu sein, wollen immer Gesellschaft; aber im Unterschied zum Pulsatilla Kind, das nur nach der Mutter verlangt, gibt sich Bismuthum auch mit anderen vertrauten Gesichtern aus dem Familienkreis zufrieden. Ein Pulsatilla Kind zum Beispiel will nur im Bett der Mutter schlafen, Bismuthum dagegen ist auch bereit, bei der großen Schwester zu schlafen." [Grandgeorge]

A Hochgradige Prostration.
& warme Haut.

A GROSSER DURST auf KALTES WASSER [v.a. am Abend];
welches sofort erbrochen wird, oder in großen Mengen, wenn der Magen voll wird.
Speisen werden etwas länger im Magen behalten.

A Häufiges Erwachen nachts, mit Schlappheit; oder wie vor Schreck.

A > Kalte Anwendungen oder Getränke.
[Kopf; Gesicht; Zähne; Übelkeit; Fieber]

A > Bewegung.
„Die meisten Symptome verschwinden bei Bewegung." [Lippe]

A DRÜCKENDE [Schmerzen] und SCHWEREgefühl.
[Augen; Kopf; Magen; Abdomen; Hoden.]
Schwellungsgefühl.

A Schwindel, Empfindung als ob sich die *vordere* Hälfte des Gehirns im Kreis dreht.

K Stirnkopfschmerz # oder & Gastralgie, oder tritt unmittelbar nach dem Essen auf und wird durch Erbrechen gelindert.
Kopfschmerzen kehren jeden Winter wieder.

K Kopfschmerzen, die sich in die Nasenwurzel ausdehnen.
>Kalte Getränke; kalt Baden.

K Abwechselnd Kontraktions- und Ausdehnungsgefühl im Kopf [Stirn, Augen und die Nase herab bis zur Nasenspitze].

K ÜBELKEIT NACH UNTERLEIBSOPERATION.

K Schmerzen im Magen, die BALD NACH DEM ESSEN auftreten.

„ Der Schmerz ist ein remittierender Druck, *wie durch einen Stein oder irgendeine schwere Substanz im Magen.* Er unterscheidet sich von der Nux vomica-Gastralgie, die erst später nach dem Essen auftritt; die von Carb-v. tritt später auf und hat brennende Schmerzen.“ [Hale]

K Schmerzen in Magen.

& Aufstoßen mit Geschmack nach unverdautem Braten, Stirnkopfschmerzen und Erbrechen unverdauter Nahrung.

& Weiß belegte Zunge.

„Kaum jemals indiziert, wenn Ruktus geruchlos oder sauer ist.“ [Clarke]

„Aufstoßen von Speisen, die vierundzwanzig Stunden vorher gegessen wurden.“ [Clarke]

K Magenschmerzen.

& Furcht.

& Durst.

& *Drückender Schmerz zwischen den Schulterblättern; muss sich nach hinten neigen.*

K Erbrechen durch Reizung des Magens; nicht begleitet von Fieber.

K *Trockene Handflächen und Fußsohlen.*

RUBRIKEN

GEMÜT: *Anklammern* bei Kindern, Kind greift immer nach der Hand der Mutter [2/1]. *Beklagt sich* [2]. *Furcht* vor dem Alleinsein, will Licht und Gesellschaft [1]. Verlangen nach *Gesellschaft* [3]. *Ruhelosigkeit*, treibt aus dem Bett [3]. *Zusammenzucken* als würde man stürzen [1].

KOPF: *Schmerzen*, Winterkopfschmerzen [2]; Ausdehnung zur Nasenwurzel [2]; Ausdehnung zur Nasenspitze [1]; drückender Schmerz wie von einem Gewicht [2]; drückender Schmerz im Hinterkopf bei Bewegung [2; **Bry**.]; dumpfes Schneiden über dem rechten Auge, mit Ausdehnung zum Hinterkopf [1]; dumpf drückend, ziehend, ändert den Ort, < Bewegung [1]. *Schweregefühl* in der Stirn bei Bewegung [2]; im Hinterkopf bei Bewegung [1].

AUGEN: Nach innen drückender *Schmerz* [2].

NASE: Bohrender *Schmerz* an der Wurzel [1]. *Schweregefühl* an der Wurzel [1].

GESICHT: *Schmerzen* > kalte Anwendungen [2]; > Bewegung [2].

ZÄHNE: *Schmerzen* > kaltes Wasser [2].

HALS: *Kältegefühl* [2].

MAGEN: *Erbrechen* nach Trinken geringster Mengen [3]; nach einer Operation [2]. *Ruktus* & Magenschmerzen [3; **Sulf**.]; leeres Aufstoßen nach Trinken [1]. *Schmerzen* > nach kalten Getränken [1; **Phos**.]; > nach hinten neigen [1]; & Ohnmacht [3]. *Übelkeit* > kalte Getränke [2]; durch warme Getränke [2]; während der Stuhlentleerung [2]; nach Unterleibsoperation [3].

BRUST: *Schmerzen* > beim Essen [1]; Schmerzen, die sich beim Gehen quer

B

durch den unteren Brustkorb ausdehnen [1/1].
SCHLAF: *Erwachen* mit der Empfindung zu fallen [1; *Guaj.*, *Ph-ac.*].
FIEBER: Kaltes Wasser *Trinken* > [1; **Caust**.].
ALLGEMEINES: *Berührung* < [2]. *Hitzewallungen* morgens [1]. *Reiben* < [2]. *Ruhe* < [2]. Beschwerden in der *Schwangerschaft* [2]. *Wellenartige* Empfindungen [2]. Schwierige *Zahnung* [2].

NAHRUNG
Verlangen: Kalte Getränke [2]; kalte Speisen [1]; Saures [1].
Besser: Kalte Getränke [3]; kalte Speisen [1].
Schlimmer: Warme Getränke [2]; Alkohol [1]; Gewürze [1]; warme Speisen [1].

NOTIZEN

BLATTA ORIENTALIS

Blatta

ZEICHEN
Blatta orientalis. Periplaneta orientalis. Indische Kakerlake.
Kakerlaken sind vornehmlich Nachttiere. Obgleich manche Arten in großer Zahl in Häusern vorkommen, so kommt doch die große Mehrzahl der Kakerlakenarten nicht mit dem Lebensraum des Menschen in Berührung. Die meisten der ca. 3500 Arten kommen in tropischen Gebieten vor. In gemäßigten Zonen findet man sie oft an künstlich gewärmten Orten. Sie sind noch immer relativ weit verbreitet, beispielsweise in Bäckereien. Blatta orientalis – bis zu 24 mm lang und von dunkelbrauner Farbe – stammt ursprünglich aus dem Orient. Nach Europa und in die USA gelangte sie auf Schiffen, die sie oft scharenweise mit sich führen.
Im Unterschied zu anderen Kakerlakenarten werden die asiatischen Kakerlaken von künstlichem Licht angezogen, wodurch sie für Menschen zur Plage werden.
Die weibliche Kakerlake sondert Pheromone ab, die Männchen aus beträchtlicher Entfernung anlocken.
Die Kakerlaken sind eine alte Insektengruppe, sie waren bereits in großer Zahl im Paläozoikum vorhanden, vor etwa 350-270 Millionen Jahren. Die meisten Arten haben Flügel, aber sie fliegen selten, außer bei sehr warmer Witterung. Kakerlaken haben auffallend lange Antennen. Sie sind schnelle Läufer mit einem flachen glatten Körper. Sie bringen Nahrungsmittel zum Faulen und verbreiten durch ein Sekret aus Drüsen am Bauch und Rücken des Insekts einen widerlichen Geruch.
Es ist nicht bekannt, welche Teile der Kakerlake in der Homöopathie wirksam sind. Nichtsdestoweniger ist es bemerkenswert, dass viele in der Homöopathie verwendeten Insekten [*Coccus cacti, Cantharis, Apis, Doryphora, Coccinella, Blatta]* auf die

Harnwege und den Wasserhaushalt einwirken. Das gilt auch für die Kakerlake, die bei Wassersucht angewendet wird.
Eingeführt durch Ray 1890.

VERGLEICHE
Lycopodium. Pulsatilla. Arsenicum. Calcium carbonicum. Belladonna. Grindelia.

WIRKUNGSBEREICH
Atemwege.

LEITSYMPTOME

A Besonders geeignet für korpulente Personen.
Kann leicht mit Calc. verwechselt werden.

A Allergie gegen Schimmel, modernde Blätter etc. [= Atembeschwerden].

A *Hitze.*
„Hitzegefühl; als ob Hitze aus Ohren, Augen, Nase, Scheitel, Handflächen und Fußsohlen ausstrahlt.“ [Ray]

A < REGENWETTER.

K Erschwerte oder asthmatische Atmung.
< Anstrengung; feuchtes Wetter.
> Auswurf.
> Kniebruststellung.

K Auswurf grünlich; eitrig; zäh; viskös; gelb.

K *Anwendung.*
„Im akuten Anfall wirkt es besser in niedrigen Potenzen; die höheren werden in den eher chronischen Stadien gegeben.“ [Clarke]

K *Periodische Anfälle.*
„Hierzulande [Indien] beobachtet man gewöhnlich, dass Personen, die unter periodischen Asthmaanfällen leiden, eher bei Vollmond oder Neumond oder in beiden Zeiträumen für einen Schub anfällig sind. Wenn dies sorgfältig beobachtet wird, so glaube ich, wird sich dieser Umstand in der ganzen Welt bestätigen.“ [Ray]

*Dr. D.N. Ray, Kalkutta, Indien, zwei Artikel, ursprünglich veröffentlicht im *Homœopathic Recorder* 1890 und 1891. [in: Anshutz, 'New, old and forgotten remedies']

RUBRIKEN
GEMÜT: *Angst* um die Gesundheit [1].
KOPF: Lanzinierende *Schmerzen* in den Schläfen [1].
ATMUNG: *Asthmatische* Atmung bei älteren Menschen [2]; asthmatische Atmung nervösen Ursprungs [1].
BRUST: *Schmerzen* in der rechten Seite [1].
RÜCKEN: Unbestimmte anhaltende *Schmerzen* in der rechten Seite [1].
EXTREMITÄTEN: *Schwäche,* Kniekehle [1].

NOTIZEN

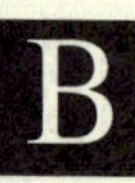

BOTHROPS

Both.

ZEICHEN

Bothrops lanceolatus.

Die süd- und mittelamerikanische Gattung Bothrops – die der Familie der Crotalidæ angehört, ebenso wie Cenchris, Crotalus und Lachesis – umfasst mehrere extrem giftige Schlangen, von denen Bothrops lanceolatus, die Lanzenotter, die Hauptvertreterin ist. Dieses Tier ist in einem Gebiet von Mexiko bis Brasilien heimisch und kommt auch auf vielen der westindischen Inseln vor. Den Beinamen *lanceolatus* verdankt die Schlange ihrem flachen Maul, das sich lanzettförmig zuspitzt. Sie kann bis zu 2 m lang werden und lebt in Wäldern in der Nähe von fließenden Gewässern. Die junge Schlange klettert auf Bäume, das ausgewachsene Tier hält sich lieber am Boden auf, vorzugsweise in feuchtem Unterholz. Bei der Abwehr ihrer Feinde schlägt die Lanzenotter mit dem Schwanz auf den Boden, was ein bedrohliches Geräusch erzeugt. Die Jungtiere ernähren sich wohl von Fröschen, später fressen sie vor allem kleine Säugetiere. Die Lanzenotter ist außerordentlich fruchtbar; jedes Weibchen gebiert bis zu 70 Junge auf einmal. „Die junge *Bothrops* lanceolatus lebt hauptsächlich von Eidechsen, später von Vögeln und schließlich von Ratten. Ebenso wie Crotalus horridus verursacht sie zahlreiche Fälle von tödlichen Vergiftungen. Von allen Schlangen reißt sie beim Beißen das Maul am weitesten auf. Im undurchdringlichen Gehölz liegt sie stocktsteif da, wie tot, ungestört bis auf das Zwitschern einiger Vögel, die in der Wildnis leben. Nachts aber wandert sie und wurde auf Straßen gesichtet, die tagsüber von Menschen benutzt werden. Tagsüber und in Ruhestellung liegt sie eingerollt mit dem Kopf in der Mitte, aber wenn sie gestört wird, streckt sie sich zur vollen Länge aus und springt wie ein Pfeil gnadenlos den Feind an, um sich, nachdem die Gefahr vorüber ist, wieder zum Kreis einzurollen. Ihre Angriffe sind immer kraftvoll, und nach einem Biss ist sie schon bereit zum nächsten. Im Zorn kann sie das Opfer zwei Mal oder häufiger beißen. Während sie sich fortbewegt hält sie den Kopf stolz erhaben und bewegt sich mit einer solchen Leichtigkeit, dass weder ein Geräusch zu vernehmen ist noch eine Spur zurückbleibt. Selbst die jungen Tiere sind sehr lebhaft und bösartig.“ [Fornias, *Hom. Rec.*, Okt., 1908]

Die Familie der Crotalidæ ist durch Rillen an den Kopfseiten gekennzeichnet, zwischen Auge und Nasenöffnung, die sehr empfindlich für Temperaturschwankungen und gute Wärmeanzeiger sind.

Mit Bothrops ist keine Arzneimittelprüfung durchgeführt worden. Die Symptome basieren auf den Folgen von Schlangenbissen und einigen klinischen Erfahrungen. Obgleich die feineren Einzelheiten fehlen, liefert diese Information ein recht klares Bild. Die Anfangsstadien nach dem Biss entsprechen im Großen und Ganzen denen von Crotalus: intensive Schmerzen begleiten die unmittelbare Ausdehnung der ödematösen Schwellung, gefolgt von seröser blutiger Infiltration des subkutanen interstitiellen

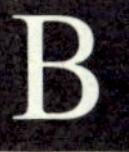

Gewebes mit Ekchymose und Hämorrhagie. Es tritt auch eine Hämorrhagie in den geschwollenen Schleimhäuten auf. Die Halsschleimhaut wird völlig trocken, begleitet von starkem Durst. Nach einiger Zeit tritt der Tod durch Erschöpfung ein. In einem weniger akuten Fall, der nicht tödlich endet, kommt es zu Eiterung, Nekrose, Gangrän und Abstoßen des Gewebes [bis auf den Knochen]. Die Folgen sind in der Regel schwerwiegender als bei einem Crotalusbiss. Dies liegt vermutlich daran, dass bei Bothropsgift eine stärkere Thrombose- und Embolieneigung besteht, die zur Lähmung führt. Auch Fälle von akuter Blindheit, die für einige Zeit anhält, sind nach einem Bothropsbiss bekannt.
Eingeführt von Ozanam: Arzneimittelbild basiert auf Beobachtungen von 15 Personen, die von der Schlange gebissen wurden.
Der *Homœopathic Recorder* 1935 veröffentlichte Einzelheiten über eine Prüfung von zwei Ärzten von einem Schlangengift in der C200, welches später eindeutig als *Bothrops atrox.* identifiziert wurde. Diese Schlange wird auch *Fer-de-lance* genannt und ist daher mit an Gewissheit grenzender Wahrscheinlichkeit mit Bothrops lanceolatus identisch. Die Symptome der Arzneimittelprüfung, durch [*] gekennzeichnet, sind daher in das Arzneimittelbild aufgenommen.

VERGLEICHE

Lachesis. Phosphorus. Crotalus horridus. Arsenicum. Belladonna. Causticum. Vipera.

WIRKUNGSBEREICH

BLUT. BLUTGEFÄSSE. *Nerven.* Zellgewebe. * *Rechte Seite.*

LEITSYMPTOME

*Gemeinsame Themen der Schlangenmittel [nach Mangialavori]:

➪ Verlassenheitsgefühl. [Bei Schlangen gibt es keine Beziehung zwischen der Mutter und ihren Jungen.]

➪ Einschnürungsgefühl.

➪ < Kleidung. [Schlangen müssen sich regelmäßig häuten, um weiterhin in ihre Haut zu passen.]

➪ < Schlucken – Kloß im Hals. [Beute wird als Ganzes verschluckt.]

➪ Redseligkeit. [Nur die Crotalidæ klappern, die anderen Arten nicht.]

➪ Einseitige Symptome.

➪ Temperaturempfindlich. [Schlangen können die geringsten Temperaturschwankungen registrieren.]

➪ Hyperämie; Schwellungsgefühl.

➪< nach Schlaf. [Schlangen sind Nachttiere: tagsüber sind sie recht apathisch, es sei denn sie werden gestört.]

➪ Insbesondere Nerven- und Kreislaufbeschwerden.

➪ Religiöse Neigungen. [die Schlange im Paradies.]

➪ Verfolgungsgefühl. [das tragische Schicksal vieler Schlangen.]

B

*Gemeinsame Themen von Schlangenmitteln [nach Jayesh Shah]:
⇨ Verlangen nach Aufmerksamkeit.
⇨ Bedürfnis attraktiv zu sein.
⇨ Liebe zu Farben, Musik.
⇨ Hellsichtigkeit.
⇨ Große Angst vor und Träume von Schlangen.
⇨ Deutliches PMS.
⇨ Große Angst vor Wasser, vor dem Ertrinken.
⇨ Träume von toten Menschen.

G SPRECHEN.
Artikulationsunfähigkeit, ohne Erkrankung der Zunge.
Ringt nach Worten; vergisst Worte beim Sprechen.
Abneigung zu sprechen.

A *Rechtsseitige Beschwerden.*
Oder über kreuz.
„Stechen wie mit Messern von der rechten Brustwarze bis zum Rücken durch, schlimmer bei tiefem Atemzug, beim Heben des linken Armes [wie beim Anziehen des Mantels]." [Fornias]
„Völlegefühl im rechten Ohr." [Fornias]
Rechtsseitige Kopfschmerzen.
Blaue Verfärbung der rechten Hand, < wenn man die Hand an der Seite herabhängen lässt, < wenn man irgendetwas trägt, < wenn man sich auf die Hand aufstützt [*]

A HÄMORRHAGIEN.
Blut dünn, blass; gerinnt nicht.
Blut dunkel.

A Leichtes Schaudern gefolgt von sehr starkem kaltem Schweiß.
„Starker Schweiß; warm auf bedeckten Partien; kalt, klamm, klebrig an den Händen." [*]

A Allgemeines Besserungsgefühl in warmen Räumen. [*]

A Schmerzen & Erschöpfung und Depression. [*]

A „Fauliger, aasartiger Geruch, nicht eindeutig dem Schweiß oder dem Atem zuzuordnen, nicht wahrnehmbar für den Prüfer oder in seiner Nähe, aber in einer Entfernung von 1,5 bis 2 m bemerkbar; < nach Anstrengung, ungewohnter Belastung oder unterbrochener Ruhe." [*]

A Plötzliches Schwindelgefühl für einen Augenblick lang; Fallneigung nach rechts; nach links; kommt plötzlich und vergeht ebenso plötzlich.
Schwindelgefühl, wenn man ein schweres Paket trägt; beim Anheben der Arme in Schulterhöhe; bei Anstrengung; beim Umdrehen im Bett, das Zimmer scheint sich zu drehen; beim Aufstehen von einem Sitz. [*]

K Rechtsseitige Kopfschmerzen.

Dumpfer Schmerz in der rechten Kopfseite.
Empfindung von einem Nagel im rechten Schläfenbein.
Dumpfer Schmerz im rechten Hinterkopf.
Kopfschmerz kehrt zurück, wenn man an die frische Luft geht. [*]

K Tagblindheit; „kann nach Sonnenaufgang kaum sehen wo sie herläuft."

K Gesicht *bläulich oder dunkelrot*; aufgedunsen.
„Adern auf der Nase wie kleine purpurne Fäden." [*]

K Schlucken von Flüssigkeit schwieriger als feste Nahrung.

K *Herz.*
Drückender diffuser Schmerz, der sich zur linken Achselhöhle ausdehnt und aus dem Schlaf weckt, v.a. gegen 4 – 6 Uhr morgens.
Anhaltender Druck in der Herzgegend, als sei nicht genügend Platz für das Herz. < nach Mitternacht bis Sonnenaufgang.
Furcht, dass das Herz aufhören könnte zu schlagen.
Feststeckendes Stechen in der Herzgegend, < starke Anstrengung, < tiefes Atmen, < Reden; < Bewegung, < Gehen; < mit dem linken Arm über den Tisch reichen; < beim Einatmen.
Scharfes Stechen wie Messerstiche bei jedem Atemzug, der etwas tiefer ist als gewöhnlich [beim Einatmen]. Feststeckendes Stechen in der Herzgegend, morgens beim Aufstehen aus dem Bett. [*]

RUBRIKEN

GEMÜT: *Aphasie* [2]; Artikulationsunfähigkeit ohne Erkrankung der Zunge [1/1]. *Vergesslich*, vergisst Wörter beim Sprechen, ringt nach Worten [3].
KOPF: Beschwerden durch *Kopfverletzungen* [1]. *Zerebrale* Hämorrhagie [3].
AUGEN: *Bluten* aus den Augen [1]; der Retina & Blindheit [1; Crot-h.]. *Netzhautblutung* [1].
SEHKRAFT: *Getrübte* Sicht tagsüber [1]; < Sonnenlicht [2]. *Verlust* der Sehkraft tagsüber [2]; abends in der Dämmerung [1]; durch Netzhautblutung [1; Crot-h.].
NASE: *Epistaxis,* dunkel [1]; flüssig [1].
GESICHT: *Ausdruck* wie berauscht [1]. *Verfärbung* dunkel [1]; dunkelrot [1].
HALS: *Schlucken* von Flüssigkeiten schwierig [1]; Flüssigkeit schwieriger als feste Nahrung [2].
MAGEN: *Erbrechen* schwarzer Substanz [1]; Blut [1].
FRAUEN: *Metrorrhagie*, flüssig [2].
LARYNX: *Sprechen* langsam [2]; mangelhaft [1]; stottern [1];Verlust des Sprechvermögens [2].
EXTREMITÄTEN: *Gangrän* bis zu den Knochen [1/1]. *Paralyse* durch Hemiplegie [2]. Bläuliche *Schwellung* der Gelenke [1; **Lach**.]. *Thrombose* der unteren Extremitäten [2]. *Venenentzündung* im Wochenbett [3]. Blaue *Verfärbung* der Oberschenkel [1].
HAUT: *Verfärbung,* blasse Flecken [1]; schwärzliche Flecken [1].

ALLGEMEINES: *Seite,* über kreuz, links oben und rechts unten [2]; über kreuz, links unten und rechts oben [2].

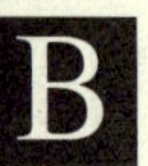

NOTIZEN

BUTHUS AUSTRALIS **Buth-a.**

ZEICHEN

Androctonos australis. Prionurus australis. Nordafrikanische Skorpionart.
Die Skorpione gehören der Klasse der Arachniden an und sind eng mit den Spinnen verwandt. Der Skorpion verwendet das Gift in seinem Stachel zur Lähmung seiner Beute und zur Abschreckung gegen größere Feinde. In vielen Gegenden, in denen Skorpione vorkommen, legen die Einheimischen den zerquetschten Skorpion auf die Wunde, die er verursacht hat, um den Heilungsprozess zu beschleunigen. Dieser Brauch basiert höchstwahrscheinlich auf der Tatsache, dass der Skorpion das Gegenmittel zu seinem eigenen Gift besitzt. Die Buthidæ ist eine der sechs Skorpionfamilien. Ihr gehören viele gelbe Arten an. „Buthus insbesondere höhlt sich flache Verstecke im Sand aus. Er lebt allein und kämpft gegen andere Skorpione. Der Skorpion sticht immer nach vorn, niemals hinter sich. Gewöhnlich halten sie die Beute mit den vorderen Kneifzangen fest, bis sie zustechen. Dann zerreißen sie das Beutetier und saugen die weichen Gewebe auf. Sie sind extrem empfindlich gegen direkte Strahleneinwirkung durch Sonne oder Feuer. Wenn sie einem von beiden ausgesetzt sind, fuchteln sie mit dem Schwanz und schlagen nach rechts und links, wie um einen unsichtbaren Gegner zu vernichten. Diese Angewohnheit liegt wahrscheinlich dem Gerücht zugrunde, dass ein Skorpion sich selbst totsticht, wenn er von Feuer umgeben ist. Tatsächlich stirbt er durch die Hitze." [Azam]
Die Wirkung eines Buthusbisses ist bei allen Vertretern recht ähnlich: gesteigerte Sekretion [vermehrte Produktion von Speichel, Tränen und Niesen], Magendarmstörungen wie Übelkeit, Erbrechen und blutige Diarrhœ und ein Kältegefühl zusammen mit beträchtlichem kaltem Schweiß.
„Das im Menschen am ehesten mit dem harten, äußeren Teil des Körpers assoziierte Element ist Silicea in Haaren und Nägeln. Und tatsächlich scheint *Buthus* symptomatisch ein 'Insekten-Silicea' zu sein." [Stephenson]

VERGLEICHE

Nux vomica. Arsenicum. Phosphor. Lachesis. Sulfur. Belladonna. Theridion. Carboneum sulfuratum. Tabacum. Androctonos.

Differenzierung
„Pharmakologisch ist er mit allen Tiergiften verwandt und mit manchen auch homöopathisch, z.B. mit *Apis* und *Vespa* durch die ‘Empfindung von glühend heißen Nadeln gestochen zu werden,’ und mit *Lachesis* durch die Geschwätzigkeit, Abgespanntheit, Erstickungsgefühl und Einschnürung im Hals.“ [Stephenson]
„Von den Alkaloiden ist Veratrin in vielen Symptomen Buthus-a. sehr nahe.“ [Azam]

WIRKUNGSBEREICH

Nervensystem. Schleimhäute.

LEITSYMPTOME

G Konzentrationsschwierigkeiten; intellektuelle Arbeit unmöglich. Mangel an Willenskraft und Entschlusskraft.

G Abgestumpftheit besonderer Sinneswahrnehmungen.
Empfindung, wie in einer Wolke zu leben, nichts zu hören und zu sehen.
Geräusche werden wie aus weiter Ferne empfunden.
Hören wie durch Watte.
Empfindung wie aus Holz zu bestehen [Hals; linke Körperhälfte]. [Azam]

G Wechselnde Launen; redselig # schweigsam.
„Unwiderstehlicher Rededrang, gefolgt von starrköpfiger Zurückhaltung.“ [Mezger]

G „Die Gemütssymptome, wie bei Silicea, sind hauptsächlich Unentschlossenheit, Verfall der geistigen Kräfte, Mangel an Selbstvertrauen, Weinen, abgeneigt zu sprechen, Gleichgültigkeit gegen äußere Dinge, Angst und schwache Konzentration.“ [Stephenson]

A *Eignung.*
„Klinisch war Buthus in homöopathischer Verdünnung wertvoll bei der Behandlung eines schizoiden Exhibitionisten, in groben Verdünnungen war es bei Drogenabhängigkeit wertvoll.“ [Stephenson]
Medikamentensucht.
Verlangen nach Narkotika.
Drogenabusus im Allgemeinen.

A Starke Abgespanntheit und Schläfrigkeit.
„Die meisten Prüfer empfanden eine überwältigende Schläfrigkeit.“ [Mezger]

A „Frostigkeit so generalisiert wie Silicea mit eiskalten Extremitäten und Frostschauern, die mit Schmerzen im thorakalen und zervikalen Bereich einhergehen.
Interessanterweise zeigt der Skorpion selbst bei seinen Lebensgewohnheiten das entgegengesetzte Bild. Er ist überaus empfindlich gegen Hitze und stirbt bald, wenn er direkt den Strahlen der Tropensonne ausgesetzt ist. Darum geht er nachts auf Beutejagd und bleibt tagsüber unter Steinen verborgen.“ [Stephenson]

A Empfindung von piekender Kälte: Eisnadeln; Eisregen; kalte Dusche; Kribbeln wie eingeschlafene Glieder; Hagelkörner.
Kalter Schweiß, v.a. nachts. [Julian]

A < 16 - 20 Uhr.

A < Licht und Lärm oder Geräusche.

A > Essen.

> Ruhe.

A Schmerzen & Taubheitsgefühl.

K Pervertierte Geschmacksempfindung.
„Geschmack von Zitronen im Mund." [Azam]
Wasser schmeckt nach Kohlensäure oder eiskaltem Wasser.

K REICHLICHER SPEICHELFLUSS.

K Schluckbeschwerden; Empfindung als sei der Hals eng; WÜRGEGEFÜHL, als sei ein Wattebausch im Hals.
Schilddrüse geschwollen [rechte Seite].

K Im Gehen scheinen sich die Beine rückwärts zu bewegen anstatt vorwärts.

RUBRIKEN

GEMÜT: *Angst* um die Zukunft [1]. Leichtes *Begriffsvermögen* [1]. *Empfindlich* gegen Geräusche [1]; gegen Licht [1]. *Geschwätzigkeit* # Schweigsamkeit [1]. *Gleichgültigkeit* gegenüber allem [1]; gegenüber äußerlichen Dingen [1]. Verlangen, mit jdm. zu *reden* [1].
KOPF: Wandernde *Schmerzen* [1].
AUGEN: *Schwellung* der Oberlider [1]. Schmerzloser *Strabismus* [1/1].
GESICHT: *Schwellungsgefühl* in den Lippen [1].
ZÄHNE: *Klappern* [1].
ÄUSSERER HALS: *Schwellung* der rechten Seite der Schilddrüse [1; Merc.].
LARYNX: *Spannungsgefühl* im Larynx [1].
BRUST: *Hitzewallungen* [1]. Empfindung, als sei ein Stück *Holz* zwischen Herz und Lungen genagelt [1/1].
RÜCKEN: *Krampfschmerzen* im Zervikalbereich [1].
EXTREMITÄTEN: Eisige *Kälte*, wie Eis an umschriebenen Stellen [1; **Agar**.].
HAUT: *Entzündung,* Lymphangitis [2]. Rote *Verfärbung,* Flecken, Punkte [1].

NOTIZEN

ACIDUM BUTYRICUM **But-ac.**

ZEICHEN

Acidum butyricum. Buttersäure. Propancarbonsäure.
Buttersäure [lat. *butyrum*, gr. *boutyron*, wahrscheinlich von *bous*, Kuh und *tyron*, Käse] ist eine Säure mit einem unangenehmen [ranzigen] Geruch, die in Butter, Lebertran, Schweiß, Muttermilch und vielen anderen tierischen und pflanzlichen Stoffen vorkommt. Sie ist auch im Darm und in den Magensäften vorhanden.

Vor allem ist sie charakteristisch für Butter, wo sie in Form eines Esters vorliegt, ein Triglyzerid, welches das Hauptfett von Butter und Milch darstellt.
Durch Fermentierung gewonnene Buttersäure wird zur Entkalkung von Leder verwendet. Buttersäureester haben einen fruchtigen Geruch und werden in der Herstellung von Essenzen und Parfums verwendet.
Die Ester werden auch als Emulgatoren und Stabilisatoren in Kuchenmischungen und Dessertpulvern verwendet. Sie verbessern die Struktur des Nahrungsmittels und dienen als eine Art Glanzstoff.
„*Acidum butyricum* ist von den drei Gärungssäuren diejenige mit der stärksten Gasbildung. Ihr fehlen die brennenden, nagenden und ulzerativen Schmerzen im Magen von *Acidum aceticum*. Ihr fehlt die ständige Übelkeit und das Aufstoßen von heißer, scharfer Flüssigkeit aus dem Magen in den Hals von *Acidum lacticum*." [Griggs]
Auftreten: Heracleum giganticum, Eucalyptus perriniana, Arnica dulcis, Ceratonia siliqua, Croton tiglium, Pastinaca sativa, in jeder Milch.
„Die Säuren – und zwar alle Säuren – werden stark vernachlässigt. Ich bin sicher sie alle verdienen mehr Aufmerksamkeit als wir ihnen schenken. Ein Grund ist, dass unser System insgesamt übersäuert ist. Fünfundsiebzig Prozent unserer Nahrung ist sauer, dabei sollten wir zu 80 Prozent alkalische Nahrung zu uns nehmen." [Underhill]
Von zwei männlichen und drei weiblichen Prüfern unter der Aufsicht von Dr. W.B. Griggs geprüft [Hom. Rec. 64, 1949].
Eine zweite, frühere, Arzneimittelprüfung – durchgeführt unter Aufsicht von Dr. Donald Macfarlan aus Philadelphia im Jahre 1915 – ist in Anshutzs *New, Old and Forgotten Remedies* erwähnt.

VERGLEICHE

Sulfur. Lycopodium. Pulsatilla. Graphites. Silicea. Aloe. Baptisia.

WIRKUNGSBEREICH

Magendarmtrakt.

LEITSYMPTOME

G Große Furchtsamkeit und eine ausgeprägte Neigung, sich über allerlei unlogische Kleinigkeiten Sorgen zu machen.

A *Differenzierung.*

„Wenn man Acidum aceticum, Acidum lacticum und Acidum butyricum miteinander vergleicht, so ist Acidum butyricum ist von den drei Gärungssäuren diejenige mit der stärksten Gasbildung. Ihr fehlen die brennenden, nagenden und ulzerativen Schmerzen im Magen von Acet-ac. Ihr fehlt die ständige Übelkeit und das Aufstoßen von heißer, scharfer Flüssigkeit aus dem Magen in den Hals von Lac-ac." [Griggs]

A *Zöliakie.*

Voluminöse weiche Stühle; Auftreibung des Abdomens; Abmagerung; Charakterprobleme; vorübergehende Wachstumsverzögerung. [Julian]

„Es hat Säuglingen sehr geholfen, die Fett in normaler Menge in ihrer Säuglingsnahrung nicht verdauen konnten und Symptome einer Fettdyspepsie entwickelten. Ich habe

Fettdyspepsie bei Säuglingen geheilt, die gegen Fett allergisch waren, saure, ranzige, geronnene Milch aufstießen und viel Gasansammlung im Darm hatten." [Griggs]

A < NACHTS.

„Eine sehr zuverlässige Modalität wurde bei der Beobachtung der Wirkung dieser zuverlässigen Arzneimittelprüfung wahrgenommen, und zwar, dass alle Symptome nachts entschieden schlimmer sind." [Macfarlan]

A Völliger Appetitverlust.

A Ruheloser Schlaf [durch Verdauungsstörungen; krampfartige Schmerzen durch Gase im Abdomen].

A < Während der Menses.
[Zahnfleisch wund und schmerzhaft; Schwellung der Füße].

A ABSTOSSENDER GERUCH.
[ranziges Aufstoßen; stinkender Atem; übelriechender Harn, nach Spargel; übelriechende Leukorrhœ, nach Pferdeharn; stinkender Fußschweiß].

A KRÄMPFE [Magen; Abdomen].
> Flatus; Hochziehen der Beine.

A FLATULENZ und Völlegefühl.
[Ruktus; aufgetriebener Leib; bei der Stuhlentleerung geht nur Wind ab].

„Sehr viel Gas geht ab bei Stuhldrang, wobei die Stuhlentleerung manchmal ausbleibt." [Macfarlan]

K Dicke, übelriechende Absonderung vom Zahnfleisch während der Menses.

K Gastrische Störungen.
[Ruktus; Pyrosis; Völlegefühl; Krampfschmerzen]
beginnen mit starkem Speichelfluss.

K Krampfschmerzen im Magen und Völlegefühl im rechten Hypochondrium.
& Herzklopfen.

K Erbrechen von Milch bei Säuglingen.

K „Viele Schmerzen entwickelten sich im Abdomen unterhalb des Nabels, anscheinend im transversalen Kolon. Diese Schmerzen traten plötzlich auf, hielten eine Weile an [5 bis 10 Minuten] und verschwanden oftmals ebenso plötzlich. Ein ungeheure Gasmenge entwickelte sich im Leib und große Gasmengen wurden durch das Rektum entleert, was zeitweilige Linderung verschaffte." [Griggs]

K *Frauen.*

„Der Gesundheitszustand der weiblichen Prüfer war zum Zeitpunkt der Arzneimittelprüfung normal, und sie entwickelten eine spärliche, wässrige und schleimige Leukorrhœ, die, wenn sie von der Vagina abgewischt wurde, viele kleine Blasen zu enthalten schien, und sie roch nach schaler Brauereihefe. Dies verschwand nach Absetzen des Arzneimittels." [Griggs]

K *Herz.*

„Herzklopfen wurde bei jedem Prüfer beobachtet. Es trat insbesondere nach einer vollständigen Mahlzeit auf und ging einher mit Schwere- und Völlegefühl in der Lebergegend." [Griggs]

K Müdigkeitsgefühl und dumpfe Schmerzen im Kreuz.
< Gehen; Stehen; Treppensteigen.

> Rückenlage; Strecken.

„Die Rückenschmerzen, und das ist nicht übertrieben, waren von der schlimmsten Art. Sie hielten bei den Prüfern tagelang an.“ [Macfarlan]

K „Es hatte noch eine ebenso deutliche lokale Wirkung. Es verursachte, dass die Fingernägel brüchig wurden und zerkrümelten.“ [Macfarlan]

„Am Ende der vierten Woche entwickelten sie alle sehr feuchte und schweißige Hände, und nach einer Woche mit stark schwitzenden Händen wurde die Maniküre sehr erschwert, da die Nägel leicht brachen und sich spalteten.“ [Griggs]

K „Alle fünf Prüfer entwickelten FUSSSCHWEISS, und zwar so stark, dass sie täglich die Strümpfe wechseln mussten.“

[Griggs – Macfarlan berichtete über dieselbe Wirkung bei anderen Prüfern: Studenten des Hahnemann Krankenhauses in Philadelphia]

SEHR ÜBELRIECHENDER FUSSSCHWEISS.

RUBRIKEN

GEMÜT: Will *nackt* sein [1]. Voller *Sorgen* um Kleinigkeiten [1; *Ars., Chin.*].
KOPF: *Schmerzen,* Kopfschmerzen < Bewegung [1]; < schnelle Bewegung [1]; beim Treppensteigen [1].
MUND: Wund*schmerz* während der Menses [1/1].
MAGEN: *Appetit* mangelhaft [1]. Trommelartige *Auftreibung* durch Gase [1]. *Ruktus,* bitter [1]; ranzig [1]; sauer [1].
ABDOMEN: *Flatulenz* nachts [1]. *Krampfschmerzen* & Stuhldrang [1]; schmerzhafte Empfindlichkeit, Wundheitsgefühl im rechten Hypochondrium [1]. *Völlegefühl* & Herzklopfen [1/1].
BLASE: Plötzlicher *Harndrang* [1].
FRAUEN: *Leukorrhœ* übelriechend, hefeartig [1]; spärlich [1]; dünn, wässrig [1].
EXTREMITÄTEN: *Schwäche* in den Waden [1]. Starker *Schweiß* an den Händen [1].

NAHRUNG

Schlimmer: Milch, bei Säuglingen und Kleinkindern [1]; fette Speisen, bei Säuglingen und Kleinkindern [1].

NOTIZEN

CADMIUM SULFURICUM

ZEICHEN

Cadmium Sulfat [nicht Cadmium sulfid, wie es in den meisten homöopathischen Enzyklopädien heißt, welches das Cadmiumgelb, CdS, ist – Leeser]

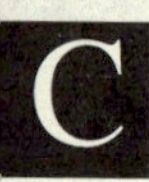

Cadmium gehört zur Gruppe 2B des Periodensystems und steht am Übergang zwischen Zink und Quecksilber. Ebenso wie Sulfat oder Carbonat tritt Cadmium fast immer gebunden an Zink auf.
Der Name ist vom Griechischen *kadmia*, die Erde, abgeleitet.
Dieses bläulich weiße Metall wird für Legierungen, Magneten, Batterien, Eisenüberzüge, in der Photographie, Elektrochemie, und als Kontrollsubstanz in Kernreaktoren verwendet. Seine Salze sind giftig und wurden in der Medizin wenig verwendet. Vereinzelt werden Cadmiumverbindungen als Wurmmittel, Antiseptika und Fungizide verwendet.
Cadmiumgelb – Cadmium sulfid – ist ein leuchtend orange oder gelber Farbstoff, der in Malfarben, Spielzeug, Filzstiften, Buntstiften usw. verwendet wird. Es wird auch in der Herstellung von Solarzellen verwendet.
Cadmium sulfat wird als Pigment in Ölfarben und Drucktinte verwendet.
Obwohl sie teurer sind als Bleibatterien haben die aufladbaren Nickel-Cadmiumbatterien den Vorteil, dass sie hermetisch versiegelt werden können, so dass bei Überladung keine Gase austreten. Darum werden sie in tragbaren Geräten wie Taschenlampen, Radios, Hörgeräten und Werkzeug verwendet.
Cadmium ist hochgiftig; seine Wirkung ähnelt der von Quecksilber. Die Vergiftungssymptome – durch orale Aufnahme oder Einatmen – sind von hochgradiger Gastroenteritits, Kopfschmerzen, Durst und Kitzelhusten gekennzeichnet. Die akuten Symptome verschwinden, aber fast immer bleibt eine chronische Bronchitis zurück. Längeres Einatmen von Cadmiumstaub verursacht Emphysem und eine chronische Rhinitis. Der Allgemeinzustand des Patienten verschlechtert sich: Gewichtverlust, Anämie, Knochenschmerzen usw. Ein charakteristisches Symptom ist ein gelber Ring um die Zahnbasis.
Arbeiter, die ständig mit Cadmium in Berührung kommen, neigen stark zu Zahnkaries. Bei über der Hälfte der Arbeiter werden die Zähne gelb und es entwickelt sich der gelbe Ring an der Basis.
In der Natur ist Cadmium an Zinc gebunden und von diesem nur schwer zu unterscheiden. Es kommt auch in Pflanzen [z.B. Cannabis sativa], Algen und Meerestieren [z.B. im Seestern, Asterias rubens] vor. Obgleich es als Spurenelement im menschlichen Organismus nachgewiesen wurde, ist seine physiologische Rolle noch unklar.
Die griechische Mythologie ehrt Kadmos als den Mann, der das Alphabet eingeführt hat. Die sog. cadmeischen Buchstaben waren sechzehn einfache Zeichen, die das ursprüngliche griechische Albhabet ausmachten. Kadmos war der Sohn eines phönizischen Königs. As seine Schwester Europa von Zeus nach Kreta entführt wurde, sandten seine Eltern ihn aus, um nach ihr zu suchen. Kadmus erreichte Thrace und danach Delphi, wo das Orakel ihm riet, seine Suche aufzugeben und einer Kuh zu folgen. An der Stelle, an der die Kuh sich niederlegte, sollte er eine Stadt gründen. So gründete Kadmos Theben. Zuvor hatte er mit Athenes Hilfe einen Drachen getötet, der die Umgebung von Theben in Angst und Schrecken gehalten hatte. Auf Rat der Göttin

säte er die Zähne des Drachens in den Boden. Aus diesen Zähnen entsprang eine Armee von Kriegern, die sich gegenseitig bekämpften und töteten, bis nur noch fünf übrig waren. Diese fünf 'Spartaner' [von *speirein*, säen] halfen Kadmos, die Stadt zu bauen und wurden die Gründer der Patrizierfamilien von Theben. Bevor ihm jedoch gestattet war, Theben zu regieren, musste Kadmos für den getöteten Drachen Buße tun. Der Drache hatte Ares gehört, und dieser verlangte, dass Kadmos ihm acht Jahre lang als Sklave dienen sollte. Nachdem Kadmos seine Schuld abgebüßt hatte, gab ihm Ares seine Tochter Harmonia zur Frau, und das Paar herrschte viele Jahre lang über Theben. In Phönizien war Kadmos die lokale Variante von Hermes [der von den Römern mit Merkur gleichgesetzt wird]. Er führte als erster so etwas wie eine Zivilisation in ein noch ödes Land ein. Auch auf die Beteiligung des Ares wird hier Bezug genommen; damals war Ares ein Gott der Zerstörung. Der Name Kadmos weist auf phönizischen Ursprung hin und bedeutet 'orientalisch', mit dem Hinweis, dass das Alphabet und die Ursprünge der Zivilisation von der anderen Seite des Mittelmeers nach Europa herüber kamen [zu der Schwester, nach der Kadmos suchte].
1854 von Petroz geprüft und eingeführt.

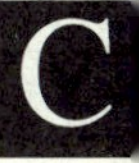

VERGLEICHE

Arsenicum. Phosphor. Nux vomica. Causticum. Bryonia. Antimonium tartaricum. Crotalus horridus. Ipecacuanha. Colchicum.

WIRKUNGSBEREICH

MAGENDARMTRAKT. Atemwege. Nase. Augen.

LEITSYMPTOME

G Gleichgültigkeit gegenüber allem.
Verlangen, allein gelassen zu werden.

G Nervosität, bei Annäherung anderer Personen.

G Reizbarkeit, wenn man kritisiert wird.
Argwöhnisch, was andere Leute über ihn denken. [Mezger]

A *Cadm-s.* ist eine Kreuzung von *Ars.* und *Bry.*
Es hat den Kräfteverfall, die brennenden Schmerzen, die Kälte und den Reizmagen von *Ars.* und die Abneigung gegen Bewegung von *Bry.*

A Bei Zincum besteht hauptsächlich Wirkung auf das Gehirn, bei Cadmium hauptsächlich auf den Magen.

A *Ursachen.*
Bleivergiftung. Impfungen. Trauer, Kummer.

A Stark geschwächte Konstitution durch Krebs, Chemotherapie oder Strahlenbehandlung.

A Körperliche Schwäche & geistige Abgespanntheit, nach einer Grippe.

A Schwäche > Auftreten eines Hautausschlags [Bläschen auf den Handrücken]. [Mezger]

A Sehr frostig; kann nicht warm werden; Kälte selbst in der Nähe eines Feuers.

A < KÄLTE.

Hautjucken bei Kälte; Gesichtslähmung durch kalten Wind; Kopf empfindlich gegen kalte Zugluft; katarrhalische Entzündung der Augen; Übelkeit.

„Ein Cadmium-Patient ist kalt, friert immer, und alle Beschwerden werden schlimmer durch Verkühlung oder durch Wechsel zu kaltem Wetter." [Murphy]

A Schaudergefühl mit Gänsehaut, nachdem man kaltes Wasser getrunken hat.

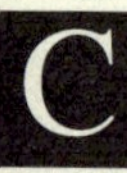

A Kälte.
& heiße Hände.

A *Verlangen, völlig still zu liegen* [um Erbrechen zu verhindern].
„Kind kann kaum ein Glied rühren." [Kent]
„Zum Teil liegt hier Antriebslosigkeit, zum andern Teil Abneigung gegen Bewegung vor." [Kent]

A Appetitverlust ODER Bulimie.

A DURST auf kaltes Wasser.

A > Druck und Zusammenkrümmen [Magen; Abdomen].
Kopfschmerzen > Druck.

A > Essen und Ruhe.
< frische Luft; Kälte; Sonnenschein; Verärgerung.

K Hämmernde Schmerzen in den Schläfen.
„Kopfschmerzen & Ruhelosigkeit, eisige Kälte des Körpers, Epistaxis, Einschnürung im Hals, Durst, Übelkeit und Erbrechen; meist vorhanden beim Erwachen, an frischer Luft, durch einen Luftzug, in der Sonne." [Lippe]

K *Nase.*
„Die Nasensymptome sind sehr wichtig; kein Arzneimittel hat mir in Fällen von Ozæna und Polypen bessere Dienste geleistet." [Clarke]
„Bei chronisch skrofulösen Zuständen der Nase und Konjunktiva würde Cadmium vielleicht mehr Beachtung verdienen, aber Merc. wird viel häufiger verwendet." [Leeser]

K *Gesichtslähmung,* linksseitig.
< kalte Luft.
kann die Augen nicht schließen; Reden und Schlucken schwierig.

K *Reizmagen.*
„Magenreizung nach schwerer Krankheit wie Meningitis cerebrospinalis, Typhus, Gelbfieber. Der Magen gibt auf, es findet keine Verdauung statt und alles wird erbrochen. Der Patient erholt sich, aber der Magen ist gereizt… Er will völlige Ruhe haben, und der Zustand tritt am *Ende* einer fieberhaften Erkrankung auf. Viele dieser Patienten sterben, weil sie nicht essen können, aber dieses Arzneimittel wird sie retten." [Kent]
Palliativum bei konstantem Erbrechen bei Magenkarzinom.

K ERBRECHEN BEI GERINGSTER BEWEGUNG.
Übelkeit, bereits durch Berühren der Lippen.
Quälende, starke Übelkeit, hervorgerufen durch alles, was die Lippen berührt.
Erbrechen saurer oder gelber Substanzen.
& Kalter Schweiß im Gesicht.
& schneidende Schmerzen im Abdomen.

K „Erbrechen schwarzer Substanz ist sehr charakteristisch." [Clarke]

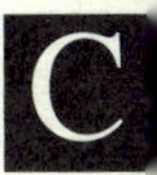

K Hört beim Einschlafen auf zu atmen; erwacht mit Erstickungsgefühl.

RUBRIKEN

GEMÜT: *Angst* beim Alleinsein [1]. *Beschwerden* durch Vorwürfe [1]. *Furcht* vor Annäherung anderer Personen [1]. *Gleichgültigkeit* nach Grippe [2/1]. *Lächeln* im Schlaf [1]. *Ruhelosigkeit* < Sonnenlicht [1/1]. *Träume*, von erfolglosen Bemühungen, verschiedene Dinge zu tun [1]; ihr Ziel nicht zu erreichen [1/1]. *Zorn* durch Vorwürfe [1].
SCHWINDEL: Schwindel, als würde sich das Bett *drehen* [1; **Con**.]. Schwindel beim *Schauen* auf Gegenstände, die sich bewegen [1].
KOPF: *Hautausschläge,* Herpes an den Schläfen [1]. *Schmerzen,* Kopfschmerzen durch jede Erschütterung [1]; > nach dem Essen [1]; während Hitze [1]; liegt mit tief gelagertem Kopf bei Kopfschmerzen [1]; plötzliche Schmerzen [1]; Kopfschmerzen durch Sonneneinwirkung [1]; durch Verkühlung [1]; Kopfschmerzen, die sich zu den Augen ausdehnen [1].
AUGEN: *Entzündung* durch Wetterwechsel [1/1]. Augen *offen* im Schlaf [1]. *Paralyse* der Oberlider [2]. *Schließen* der Augen schwierig [1].
SEHKRAFT: Kurze Schübe von *Trübung* der Sicht [1].
NASE: *Spannung,* innen [1]; an der Wurzel [1]. *Taubheitsgefühl* [1]. *Verstopfung* durch Schwellung [1].
GESICHT: *Paralyse* durch Kälte [2]; durch Fahren oder Reiten im Wind [2; **Caust**.]. *Schmerzen* in den Lippen < geringste Berührung [1/1]. *Schweiß* beim Erbrechen [1/1]; bei Ruktus [1/1].
MUND: *Geschmack* nach Pech [2]; Speisen schmecken salzig [1].
MAGEN: *Erbrechen* bei Bewegung [3]; unaufhörlich [2]; während der Schwangerschaft [2]; unmittelbar nach Trinken [3]; nach Trinken geringster Menge [3]. Brennende *Schmerzen*, die sich zum Mund ausdehnen [1]. Schreckliche *Übelkeit* & Angst [2]; Übelkeit < tiefes Atmen [1/1]; bei Berührung der Lippen [2]; durch Gerüche [1]; bei Kälte [1].
ABDOMEN: Lanzinierende *Schmerzen* im linken Hypochondrium [2].
REKTUM: *Diarrhœ* < Bewegung [1].
BRUST: *Beklemmung,* als seien die Lungen verklebt oder verwachsen [1].
EXTREMITÄTEN: *Hitze* an kleinen Stellen, wie verbrannt [1/1]. *Schwäche* der oberen Gliedmaßen, einseitig, nach Apoplex [1; Op.]. *Stöße* in den Füßen im Schlaf [1; All-s.].
FROST: *Beginn* in der Herzgrube [1; **Calc**.]. Nach *Bewegung* [1].
HAUT: *Juckreiz* nachts [1]; bei Berührung [1]; < kalte Luft [1]; beim warm werden im Bett [1].

NAHRUNG

Abneigung: Süßigkeiten [1].
Verlangen: Kalte Getränke [1]; Whisky [1].
Schlimmer: Bier [1]; Stimulantien [1].

NOTIZEN

CAJUPUTUM

Caj.

ZEICHEN

Melaleuca leucadendra. Kajeputbaum. Fam. nat. Myrtaceæ.
Ein Mitglied der Myrtengewächse, einer Pflanzenfamilie, die recht viele ätherische Öle und Duftstoffe liefert. Dazu gehören Eukalyptus, Myrte , Piment [Nelkenpfeffer], Syzygium aromaticum [Eugenia caryophyllata, Gewürznelke] und Melaleuca [Kajeput]. Der Name stammt vom griechischen *melas,* schwarz, und *leukos*, weiß, unter Bezugnahme auf die Farben der alten und neuen Rinde. *Leucadendron* bedeutet 'weißblättrig'. Kajeputöl wurde erstmals im 17. Jahrhundert aus Malaysia exportiert, daher sein Name, abgeleitet von dem malaysischen Namen *kayu-puti,* 'weißes Holz'.
„Der Baum hat einen langen beweglichen Stamm mit unregelmäßig aufsteigenden Ästen, bedeckt von einer blassen, dicken, lamellenförmigen Rinde. Er ist weich und schwammig und wirft von Zeit zu Zeit die äußeren Schichten in Schuppen ab. Die Blätter haben einen sehr aromatischen Duft, und das Öl wird mittels Destillation aus den frischen Blättern und Zweigen gewonnen. Es ist ein ätherisches Öl mit stimulierender Wirkung und riecht ähnlich wie Kampfer, Rosmarin oder Kardamomsamen; der Geschmack ist bitter, aromatisch und kampferartig. Es wurden Kupferspuren darin nachgewiesen, daher die grünliche Färbung. Das Öl ist flüssig, klar, brennbar, verbrennt ohne Rückstände und ist sehr flüchtig. Die Kupferspuren stammen vielleicht aus den Gefäßen, in denen das Öl hergestellt wird, im Handel wird es zweifellos manchmal zugesetzt, um die natürliche grüne Färbung zu erzeugen, wenn andere Arten verwendet wurden, die diese nicht von Natur aus besitzen. Der Hauptbestandteil des Öles ist Cineol. Es enthält außerdem dichtes Terpineol sowie mehrere Aldehyde wie Valeraldehyd, Butyraldehyd und Benzaldehyd. Antispasmodikum, Diaphoretikum, Stimulans, Antiseptikum, Anthelminthikum. Stark tonisierende Wirkung, erzeugt ein Wärmegefühl, wenn es eingenommen wird, steigert Pulsfülle und -frequenz und löst manchmal starken Schweißausbruch aus. Es wird als Expektorans bei chronischer Laryngitis und Bronchitis verwendet, als Antiseptikum bei Zystitis und als Anthelminthikum bei Spulwürmern, außerdem bei chronischem Rheumatismus." [Grieve]
In Europa seit dem 17. Jahrhundert als Heilmittel äußerlich gegen Rheumatismus, Ohrenschmerzen und Zahnschmerzen verwendet. Auch Anwendung als Aromastoff in Konfekt, Parfums, Reinigungsmitteln, Seifen, und Insektenabwehrmitteln.
Teebaumöl, ein Derivat von dem verwandten Melaleuca alternifolia, ist gegenwärtig

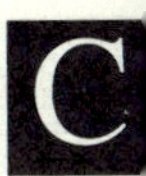

ein sehr beliebtes Mittel zur äußeren Anwendung gegen Pilzinfektionen. Seine Anwendung ist sehr alt, es war bereits bei den Aborigines in Australien bekannt. Frühe Siedler in Australien verwendeten die Blätter als Tee, daher der volkstümliche Name *Teebaum*. Beeindruckende Ergebnisse werden Berichten zufolge bei der Reinigung chirurgischer Wunden mit einer Teebaumlösung erzielt.
Geprüft von Ruden selbst [ca. 1870]; von Parsons; und von Gebhardt 1985-86 an 13 Personen [5 Männern, 8 Frauen].

VERGLEICHE

Pulsatilla. Valeriana. Camphora. Asafœtida. Ignatia. Bovista.

WIRKUNGSBEREICH

Nerven. Schleimhäute [HALS; *Œsophagus;* Magen; Abdomen].

LEITSYMPTOME

G Ruden erwähnte einige bemerkenswerte Symptome nach der Einnahme von *Oleum Cajaputi.*
„Nach vier Stunden: Erektionen mit starkem Verlangen nach Koitus."
„Wollte mit den Armen unter dem Kopf verschränkt schlafen, zum ersten Mal."
„Wollte langsam und sehr würdevoll gehen und ging lieber allein."
„Verspürte in Träumen die Neigung zu fluchen und sich wie ein Rüpel zu verhalten."
„Hatte das Gefühl, mich nicht sammeln zu können, konnte eine ganze Weile meine Kleider nicht finden, obwohl sie in der Nähe waren; besser im Freien."
„Fühle mich traurig und niedergeschlagen, als ob ich weinen könnte; möchte nicht angesprochen werden; fühle mich besser in Gesellschaft von Damen; möchte nicht mit den Männern reden, mit den Frauen aber kann ich lachen und mich frei verhalten [ich bin normalerweise schüchtern]."
„Ich will von niemandem angesprochen werden, dennoch bin ich gern in der Nähe von Menschen, wo ich sie sehen und sprechen hören kann."

A Unangenehmes Hitzegefühl.
wechselt mit Frostgefühl [als ob man krank wird].

A < Wärme.
> kalte Anwendungen.
> frische Luft.

A Verlangen nach Süßigkeiten.
Starke Gelüste auf Süßigkeiten, gefolgt von Übelkeit. [Gebhardt]

A KRÄMPFE.
Würgegefühl im Hals; Kloßgefühl.
Krampfartige Ösophagusstriktur; < Schlucken fester Nahrung.
SCHLUCKAUF durch geringfügige Ursachen [Reden, Lachen, Essen, Gemütserregung, Bewegung].

A NERVÖSE Beschwerden.
nervöse Dyspnœ; kommt und geht plötzlich.
< nachts; 5 Uhr.

& Auftreibung durch Gasansammlung im Abdomen.
& ständiger Schluckzwang.

A Empfindung von *Schwellung* und *Vergrößerung* von Körperpartien.
insbesondere *Kopf, Nase, Zunge, Abdomen, Gelenke.*
„Wenn ich nach unten blicke, fällt mir meine Nase am stärksten auf; sie sieht groß aus und wirkt, als ob sie weit aus dem Gesicht herausragt." [Ruden]

A Symptome kommen und gehen PLÖTZLICH, WANDERN oder WECHSELN die SEITEN.
„Plötzliche Stiche im Kopf, abwechselnd in beiden Schläfen."
„Verstopfung der Nase, wechselnde Seiten."
„Schmerzen wechseln zwischen Herzspitze und Scapula."
Wandernde Stiche in den Gelenken."
„Obstipation # Diarrhœ." [Gebhardt]
„Ohrläppchen rot, obere Partie bleibt normal." [Ruden]

A < *Nachts.*

K Empfindung als sei die Nase lang und rage aus dem Gesicht heraus [beim Abwärtssehen].

K Ständiger Spuckdrang, mit Hochräuspern großer Mengen von zähem Schleim, der aus dem Retronasalraum gezogen wird.

K *Gasansammlung & Auftreibung im* ABDOMEN oder *Magen.*
Windkolik; < nachts und gegen 5 Uhr.
& SCHLUCKAUFNEIGUNG.

K Druckgefühl im rechten Hypochondrium.
< Druck durch die Kleidung.
& Hyperästhesie der Haut in der Lebergegend.

K HARN riecht nach *Katzenharn.* [Ruden]
nach *Hamsterharn.* [Gebhardt]

K Empfindung als seien die Arme an den Körper gebunden [*Cimic.*].

[Quellen: Ruden, 'Proving of Oleum Cajaputi', *Hahn. Monthly* September 1870.
Gebhardt, 'Cajuputum; Eine Arzneimittelprüfung', *Allg. Hom. Zeitung* 1/1989.]

RUBRIKEN

GEMÜT: *Abneigung* gegen Annäherung [1]. *Delusion,* meint über seine eigenen Beine zu stolpern [1/1]. Abneigung gegen *Gesellschaft,* will allein gehen [1/1]. *Hysterie* [2].

KOPF: *Schmerzen,* Kopfweh > Frühstück [1]. *Schweregefühl* im Hinterkopf [1]. *Völlegefühl* im Hinterkopf [1].

AUGEN: *Schweregefühl* der Lider [1].

NASE: Plötzliche *Verfärbung,* Rötung, der Nasenflügel [2].

MUND: *Schwellungsgefühl* der Zunge, füllt den ganzen Mund [1/1].

MAGEN: *Übelkeit* beim Rauchen [1].

MÄNNER: *Erektionen* nachts nach dem Aufstehen [1].

FRAUEN: *Menses* schmerzhaft durch unterdrückten Schweiß [2/1]; Menses schmerzhaft nach Verkühlung [2].
BRUST: Empfindung als seien die Lungen *locker;* Gefühl sie zusammenhalten zu müssen, indem er darauf drückt, beim Reiten [1/1].
EXTREMITÄTEN: *Vergrößerungsgefühl* in den Gelenken [1].

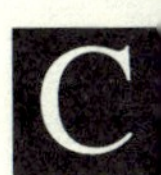

NAHRUNG

Abneigung: Süßigkeiten [1].
Schlimmer: Süßigkeiten [1]; Tabak [1].

NOTIZEN

CALADIUM **Calad.**

ZEICHEN

Caladium seguinum. Dieffenbachia Seguina, Schweigrohr. Fam. nat. Araceæ.
Mehrjährige Pflanze mit einem starken, aufrechten, runden Stengel, saftreich und 1 bis 2 m hoch. Die kolbenförmigen Blüten erscheinen im Mai an der Spitze der Blütenscheide. Die unteren Blüten sind weiblich, die oberen männlich. Wächst an Bächen und Flussläufen. In Guayana und Nordbrasilien heimisch.
Die frische Pflanze ist giftig und hat, wie andere Arazeen eine stark reizende Wirkung auf die Schleimhäute und Haut und verursacht viele brennende Empfindungen. Die Indianer verwenden die Pflanze, um alte Gichtbeschwerden durch Hautreizung zu lindern. Die Vergiftungssymptome sind bemerkenswert: Die meisten Symptome verschwinden nach etwa 36 Stunden, mit Ausnahme der Wirkung auf den Larynx. Die Heiserkeit, manchmal sogar Aphonie, klingt wesentlich langsamer ab, so dass die Stimme erst nach vier Tagen wieder normal ist. Daher der Name ‘Schweigrohr’.
Caladium macht seine Opfer stumm und impotent. Der Caladiumsaft wird manchmal bei der Zuckerraffinierie zur Unterstützung der Granulation verwendet, wenn der Saft zu klebrig ist. Unter den Einheimischen war die Wirkung von Caladium auf die Sexualorgane lange bekannt. Die Wurzel wurde heimlich in die Nahrung des Feindes gegeben, um diesen impotent zu machen. Die Tinktur wurde auch als eine Art Keuschheitsgürtel an den Geschlechtsteilen der Ehefrau angewendet, wenn der Mann verreiste, um ihr sexuelles Verlangen zu unterdrücken und den potentiellen Verführer impotent zu machen.
Die Herkunft des Namens ist ungewiss, angeblich ist es eine Ableitung von *kale,* dem einheimischen Namen für die Pfahlwurzel.
Geprüft von Hering [1830], Schreter [1842] und Berridge.

VERGLEICHE

Sulfur. Calcium carbonicum. Nux vomica. Sepia. Selenium. Agnus castus.

WIRKUNGSBEREICH

GENITALIEN. NERVEN. Haut. Schleimhäute.

LEITSYMPTOME

G Nervös, ruhelos und vergesslich.

G Laszive Gedanken [stiert Frauen auf der Straße nach; schlaflos durch laszive Gedanken].

G Schreckt beim geringsten Geräusch aus dem Schlaf hoch.

„Extrem geräuschempfindlich, insbesondere wenn er schlafen will." [Hering]

G *Auf in Rauch.*

„Melancholisch und hölzern wie die alten geschnitzten Darstellungen von Indianern in Zigarrenläden, sie leben in einer permanenten Wolke von Zigarrenqualm, um die dornige Realität außen zu verbergen. *Sie würden sich wünschen, dass kein einziger Schatten über das Bild ihrer heilen Welt zieht, aber es gibt immer eine Kleinigkeit, die sie enttäuscht* [Cyclamen]. Sie kleiden sich oft von Kopf bis Fuß weiß, und zeigen damit ihren Lichthunger."

„Wo ich auch hinsehe, überall finde ich sofort den einen kleinen Defekt, der alles ruiniert." [Grandgeorge]

A Beschwerden durch RAUCHEN IM ÜBERMASS

[Kopfschmerzen; Geistestrübung; Tabakherz; Schwächegefühl im Magen; Aufstoßen; Beschwerden bei tiefem Einatmen; Impotenz; 'Gemütsbeschwerden und Kopfschmerzen bei Rauchern'].

„Ruhelos, kann sich nach Rauchen nicht beherrschen." [Hering]

A ABNEIGUNG GEGEN BEWEGUNG.

„Ihm graut vor Leibesübungen, hat aber genügend Kraft sich zu bewegen, wenn er es versucht." [Jahr]

A < Warme Räume.

> frische Luft.

A > Schwitzen.

A Schweiß riecht süßlich; zieht Fliegen an.

„Insektenstiche, die brennen und heftig jucken." [Hering]

A Starke Begierde zu RAUCHEN. Oder empfindlich gegen Tabakrauch.

A Durstlosigkeit. „Konnte die gesamte Arzneimittelprüfung hindurch kein Wasser trinken." [Allen]

Oder: Durst, mit trockenen Lippen, weckt ihn nachts.

A > Kurzer Schlaf.

„Schlaf tagsüber vertreibt all seine Schmerzen." [Jahr]

A Hitze im Schlaf, hört beim Erwachen auf.

A TROCKENHEIT von Körperpartien, die normalerweise feucht sind.

[verminderter Speichelfluss; Speisen erscheinen beim Essen zu trocken; trockene Lippen; Trockenheit im Hals; Trockenheitsgefühl im Magen;

Trockenheit der Eichel]
aber schwitzt leicht.

A Schwindel nach dem Hinlegen und Schließen der Augen; verhindert Schlaf; Empfindung als würde man gewiegt, beim Schließen der Augen.

K Schwellung der Zunge.
& übermäßiger Speichelfluss.
& kalter Schweiß am ganzen Körper.
„Dr. Hooker erwähnt den Fall eines Gärtners, der vom bloßen Probieren des Schweigrohrs mehrere Tage lang mit geschwollener Zunge und qualvollen Schmerzen ans Haus gefesselt war ." [Graves]

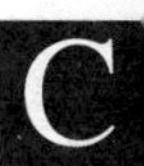

K Trockenheit im Hals.
& Abneigung gegen kaltes Wasser.

K INNERE KÄLTE im ABDOMEN.
Kälte der unteren Gliedmaßen.
Kälte einzelner Körperpartien.

K Eines der besten Arzneimittel bei PRURITUS VULVÆ.
Pruritus vulvæ, der zu Masturbation und sogar Nymphomanie führt.
Pruritus vulvæ während der Schwangerschaft.
< Hitze; Bettwärme; nachts.
> Kalte Anwendungen, frische Luft. [Voisin]
„Caladium seguinum ist das beste Arzneimittel für kleine Mädchen, wenn Würmer über das Perineum wandern und in die Vagina gelangen. Die von ihnen verursachte Reizung kann somit zu Masturbation veranlassen." [Farrington]

K Impotenz; unvollständige Erektion und vorzeitige Ejakulation.
„Schmerzhafte Erektionen ohne Sexualtrieb # Sexualtrieb mit schlaffem Penis." [Clarke]
& stinkender Harn.

K Asthma # juckendes Exanthem.

K Asthma.
& häufig aufsteigende Luft, als sei der Magen mit trockener Nahrung gefüllt.

RUBRIKEN

GEMÜT: *Angst* um die Gesundheit [2]. *Eifersucht* & Impotenz [1; Nux-v.]. *Eilig* beim Essen [1]. *Furcht* durch Geräusche [1]; vor Infektion [1]; vor seinem eigenen Schatten [1]; verletzt zu werden [1]. *Geistesabwesend* [2]. *Geschwätzigkeit* während Schweiß [2]. Gefühl der *Hilflosigkeit* [2]. *Mutig* [2]. Macht sich unnötig *Sorgen* im voraus [1]. *Träume* von längst vergangenen, vergessenen Ereignissen, schläft nach dem Aufwachen wieder ein und träumt denselben Traum weiter [1; Nat-c.]. *Vergesslich,* aber erinnert sich im Schlaf an alles, was er vergessen hatte [1; Sel.].

KOPF: Drückende *Schmerzen* durch Rauchen [2].

AUGEN: *Schmerzen* durch Rauchen [1/1].

NASE: *Verstopfung* während Schweiß [2/1].

GESICHT: *Hitze* durch Rauchen [2/1].

ZÄHNE: Empfindung als seien die Zähne zu *lang,* nach Rauchen [1/1].
MAGEN: *Durstlosigkeit* während Hitze [2]. Saures *Erbrechen* nach Rauchen [1/1]. Empfindung als ob ein Vogel im Magen *flattert* und zu entfliehen sucht, verursacht Übelkeit [1/1]. Brennende *Schmerzen* im Magen, abends, nach Tee und Kakao trinken [1/1]. *Trockenheit* wie durch trockene Speisen [1/1].
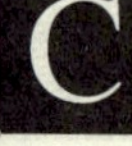
ABDOMEN: Innere *Kälte* [3].
URETHRA: Chronische weiße *Absonderung* & Impotenz [2; *Agn.*].
HARN: Fauliger *Geruch* am Abend [2/1].
MÄNNER: *Erektionen* fehlen, Penis schlaff bei Erregung [3]. *Hautausschläge* auf dem Skrotum, Juckreiz nachts [2; *Crot-t.*]. *Kälte* des Skrotums [2]. *Koitus,* Genuss fehlt [2]. *Retraktion* der Vorhaut nach dem Koitus [2/1]. *Schwellungsgefühl* [2]. *Trockenheit* der Eichel [2].
FRAUEN: *Juckreiz* der Vagina während der Schwangerschaft [3]; wollüstiges Jucken [2]. *Masturbationsneigung* bei Kindern aufgrund von Pruritus vulvæ [2; *Orig., Zinc.*]. *Schmerzen* im Uterus nach Mitternacht [2/1].
LARYNX: *Schmerzen* im Larynx beim Reden [3]. *Stimme* tonlos [2].
BRUST: *Hautausschläge*, Exanthem # Asthma [2/1].
EXTREMITÄTEN: *Kälte* der Füße & heiße Hände [1]; Kälte der Zehen [3]. *Krämpfe* in den Fußsohlen [1].
SCHLAF: *Einschlafen* bei Hitzegefühl [3]. *Erwachen* durch Durst [2].
FIEBER: Hitze setzt im *Schlaf* ein [3]; Hitze > nach Schlaf [2].
SCHWEISS: Während *Ruhe* > [2].
ALLGEMEINES: *Liegen;* Bedürfnis sich hinzulegen [3]. *Reiben* < [2]. *Schlaf;* Mittagsschlaf > [2]. *Schlappheit* am Morgen [2]. *Schweiß* > [2].

NAHRUNG

Abneigung: Kalte Getränke [2]; kaltes Wasser [2]; Milch [1].
Verlangen: Warme Getränke [2]; Bier [1]; Tabak [1].
Schlimmer: Tabak [2]; Essig [1]; Fisch [1]; marinierter Fisch [1]; kalte Getränke [1]; Milch [1; = saurer Geschmack im Mund]; saure Pflaumen [1; = Schmerzen im Abdomen]; Saures [1]; Schokolade [1]; Tee [1]; kalte Speisen [1]; trockene Speisen [1].

NOTIZEN

CALCIUM SILICATUM **Calc-sil.**

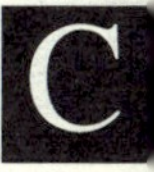

ZEICHEN

Kalksilikat.
Durch Mischung von Kreide oder Calciumcarbonat mit Sand. Die bekanntesten Verbindungen haben die Formeln CaSiO3 und Ca2SiO4. Erstere ist ein wichtiger Bestandteil von Glas, letztere von Portland Zement. In der Natus ist Kalksilikat weit verbreitet, u.a. als Wollastonit, auch Tafelspat genannt.
Rhodonit, der als rosa Zierstein geschätzt wird, ist ein Mineral aus Kalksilikat, das Mangan- und Eisenspuren enthält.
In der Nahrungsmittelindustrie wird synthetisch hergestelltes Kalksilikat in Süßigkeiten zur Gerinnungshemmung und Verhinderung von Zusammenkleben vearbeitet. Es wird in Speisesalz, Knoblauch- und Zwiebelsalz, zum Gefrieren, in Süßigkeiten, Reis und Kaugummi verwendet [E 522].

VERGLEICHE

Calcium carbonicum. Silicea. Phosphor. Acidum nitricum. Kalium silicatum.

WIRKUNGSBEREICH

Drüsen. Haut. Knochen. ERNÄHRUNG. Schleimhäute.

LEITSYMPTOME

G Extremer MANGEL an SELBSTVERTRAUEN; beinahe selbstlos.
UNENTSCHLOSSENHEIT.
„Der Preis für Sicherheit ist Verlust der Individualität und des Ausdrucks." [Sankaran]
„Ich muss meine Rolle spielen, selbst wenn dies eine Einbuße der Bequemlichkeit, der Individualität und des Ausdrucks bedeutet." [Sankaran]

G *Schutzbedürfnis.*
„Wie Calcium carbonicum fühlt er sich unsicher und hat das Bedürfnis nach Schutz vor Schädigung von außen. Wie Silicea hat er das Bedürfnis, ein bestimmtes Niveau einzuhalten. Wenn sich diese beiden Gefühle miteinander verbinden, haben wir einen einzigartigen Charakterzug von Calc-sil., und zwar 'ich muss ein bestimmtes Nivea einhalten, um die Sicherheit und den Schutz zu bekommen, die ich brauche'." [Sankaran]

G *Verlangen zu beschützen.*
Umweltbewusstsein.
[„Will die Umwelt schützen; im Einklang mit der Natur leben; will sich von Produkten aus biologischem Anbau ernähren." - Guy Loutan, Schweiz]

G *Starke Prüfungsangst, Lampenfieber, nervöse Anspannung.*
vor Prüfungen, Vorstellungsgesprächen, Begegnung mit Menschen, Antritt einer neuen Arbeitsstelle.

G Angst um finanzielle Angelegenheiten.

G Gewissenhaft, aufrichtig, zuverlässig und arbeitet hart.
Sicherheit durch die Arbeit ist sehr wichtig.

Traditionell.

G Kommuniziert mit 'der anderen Seite'. Medium-artige Zustände.
Kein Schutz gegen 'Geister'.

G „Im Allgemeinen sind sie viel zu schwach und zu gleichgültig, als dass sie richtig zornig werden. Wenn sie es doch werden, so erfahren sie durch den Zorn eine starke Verschlimmerung.“ [Blackie]

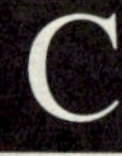

A *Äußere Erscheinung.*
„Sie sind körperlich schlank, frösteln, haben schweißige Handflächen und Fußsohlen, v.a. kalte schweißige Fingerspitzen.“ [Sankaran]

A EITERUNGEN; gelbliche, dicke, übelriechende Absonderungen.
[Sinusitis; Bronchitis; nasaler Katarrh; Furunkel; Pusteln].

A Sehr FROSTIG.
Aber < durch Überhitzung [Zimmerwärme; Kleidung].

A *Schweiß hört plötzlich auf.*
„Sie gab ein kurioses Symptom an. Sie sagte, 'ich schwitze eigentlich nicht richtig, aber mein Körper kann feucht werden. Wenn ich aber in ein kühles Zimmer oder in einen Luftzug komme oder an die frische Luft gehe, hört es sofort auf. Wenn ich das tue, fühle ich mich ganz durcheinander und habe hinterher ein leicht schwummeriges Gefühl im Kopf.' Das große Charakteristikum war ihr Schweiß, der nie sehr stark, aber eindeutig vorhanden war und plötzlich aufhörte. An den Füßen schwitzte sie manchmal, doch mit ihnen verhielt es sich ebenso; sie wurden sofort trocken, wenn sie in ein anderes Zimmer ging.“ [Blackie]

A „Ein Unterscheidungsmerkmal gegenüber Calcium carbonicum ist die Tendenz, sich nach dem Frühstück schlechter zu fühlen.“ [Blackie]

A *Sehr empfindlich gegen Alkohol.*
„Nach einem halben Glas Alkohol schwimmt ihnen der Kopf, als könnten sie nicht mehr gerade gehen.“

A SEHR DURSTIG.

A *< Kälte, Hitze und Feuchtigkeit.*
> trockenes [mäßig] warmes Wetter.

A *< Bewegung.*

A Schmerzen: SCHNEIDEN; Stechen; Reißen.

K *Akne rosacea;* bläulich rote Verfärbung der Nase und Nasenspitze; *Knollennase.*

K Kältegefühl im Magen, v.a. wenn der Magen leer ist.

K Steifheit im Rücken, wenn man kalt ist.

K *Schwache Fußgelenke.*
„Sie gehen nach draußen, stolpern auf einer Stufe und knicken leicht mit dem Knöchel um. Dies wird für mehrere Tage ein größeres Problem darstellen, denn sie ertragen Schmerzen nicht gut und fühlen sich danach überhaupt nicht wohl. Zwei weitere Arzneimittel können sich die Fußgelenke leicht verstauchen oder zerren und sind übermäßig schmerzempfinden, und zwar Arsenicum und China.“ [Blackie]

K Nägel hören auf zu wachsen, werden hart und brüchig.

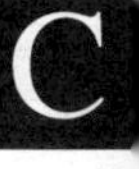

RUBRIKEN

GEMÜT: *Angst* um Geldangelegenheiten [1]. *Delusion*, meint die Familie werde verhungern [1]; hört Stimmen und antwortet [1; *Aster.*]. Leicht *erschreckt*, nach Mittagsschlaf [2]. Verlangen nach *Heilmagnetismus* [1]. Fixe *Ideen* über sein Ansehen [1/1]. *Lachen* oder Weinen bei jeder Gelegenheit [1]. *Träume* von toten Körpern [2]; toten Menschen [2]. *Verwirrung* durch geistige Anstrengung [2]. *Zorn* nach geistiger Anstrengung [1/1].
KOPF: *Schmerzen*, Kopfweh > Beschäftigung [1]; durch unverwandtes Blicken auf etwas [2]; durch Lärm oder Geräusche [2]; durch Licht [2]; durch kalte Luft [2]; durch kalte Zugluft [3; **Sil.**]; nach Schlaf [2]; Schmerzen in der Stirn > Essen [1; **Sep.**].
OHREN: *Absonderungen*, dick [2]; eitrig [2].
NASE: *Schnupfen* mit Absonderung morgens nach dem Aufstehen [1; **Nux-v.**]; mit Absonderung im Freien [2].
HALS: *Schmerzen* wie durch einen Splitter beim Schlucken [1].
ABDOMEN: *Schmerzen* nachts [2].
LARYNX: *Stimme*, schmerzlose Heiserkeit [2].
RÜCKEN: *Schmerzen* nachts [2]; während der Menses [2]; beim Aufstehen vom Sitzen [2]. *Steifheit* bei Kälte [1/1]; beim Schwitzen [1/1].
EXTREMITÄTEN: *Kälte* am Abend [2]; nachts [2]. Übelriechender saurer *Schweiß* an den Füßen [1]. *Steifheit* in kalter Luft [1]; nach Schweiß [1/1].
HAUT: *Hautausschläge*, schorfig nach Kratzen [2]. *Juckreiz* > Ofenhitze [1; **Tub.**]. *Verfärbung*, weiße Flecken [2].
ALLGEMEINES: *Mykose* [1; **Sil.**]. *Schlappheit* # Aktivität [1].

NAHRUNG

Abneigung: Fleisch [1]; Milch [1]; Schokolade [1].
Verlangen: Biologische Nahrung [1]; Milch [1]; Saures [1].
Schlimmer: Alkohol [1]; kalte Getränke [1]; kalte Milch [1]; Wein [1].

NOTIZEN

CAMPHORA **Camph.**

ZEICHEN

Cinnamomum camphor. Camphora officinarum. Laurus camphora. Fam. Lauraceæ. Dieser Baum, der bis zu 40 m hoch werden kann, stammt aus den Bergwäldern

Indochinas und Japans. Der Stamm kann einen Durchmesser von 5 m erreichen. Er ist mit dem Zimtbaum [Cinnamomum zeylanicum] verwandt, der ebenfalls zu den Lauraceæ gehört. Die Beeren sind dunkelrot. Der Baum bringt rote Blätter hervor, die sich später dunkelgrün färben. Zu derselben Familie gehören auch Sassafras und Avocado.
In buddhistischen Zeremonien wird ein Gong aus Campherholz mit symbolisch eingeschnitztem Fisch zur rhythmischen Einstimmung verwendet.

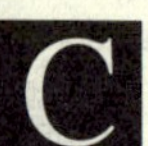

Der Baum lässt sich in subtropischen Ländern wie Indien, Sri Lanka, Ägypten und Madagaskar erfolgreich kultivieren, er gedeiht auch auf den Kanarischen Inseln, in Südeuropa, Kalifornien und Florida. Er wächst so langsam, dass der finanzielle Gewinn eine langfristige Investition ist.
Alle Teile der Pflanze enthalten ätherische Öle, Campher ist in Krastallform im Holz enthalten. Zur Extrahierung des Camphers wird das Holz in Stücke geschnitten und in riesigen dicht verschlossenen Bottichen gekocht. Die Campherkristalle sammeln sich am Deckel des Bottichs und werden dort anschließend abgeschabt.
Gereinigter Campher ist eine weiße kristallische Substanz; sie wurde früher als Stimulnans verwendet. Große Dosen haben eine narkotisiserende Wirkung. Das Holz wird zur Herstellung von 'Campherschachteln' verwendet, die Motten fernhalten. Das Holz ist hart, schwer, rötlich braun und eignet sich hervorragend für Möbel und zum Schiffsbau. Campher hat einen starken, durchdringenden, aromatischen Geruch, einen bitteren, scharfen Geschmack und fühlt sich kühl an, ebenso wie Mentholblätter. Es verbrennt leicht, ist unlöslich in Wasser und leicht löslich in Ethanol [Camphergeist] und Ölen.
Campher wird in einer Vielzahl von Handelsprodukten verwendet [Zelluloid, Farbe, Lack, Seife] sowie topisch als entzündungshemmender und juckreizlindernder Wirkstoff. Paracelsus lobte ihn wegen seiner kühlenden Wirkung bei Gehirnbeschwerden.
Eingeführt von Hahnemann, der es hauptsächlich als Gegenmittel bei unangenehmen Prüfungssymptomen einsetzte.

VERGLEICHE

Veratrum album. Arsenicum. Phosphor. Belladonna. Secale. Cuprum. Opium. Hyoscyamus. Stramonium. Carbo vegetabilis.

Differenzierung

➜ Akuter Schnupfen.

⇨ *Nux vomica:* Schnupfen verursacht durch nasse Kälte, flüssige Sekretion tagsüger, hört nachts auf.

⇨ *Aconitum:* Schnupfen verursacht durch trockene Kälte, anhaltendes Niesen, brennende Sekretionen, Fieber, Ruhelosigkeit nachts, trockene Haut.

⇨ *Camphora:* Schnupfen verursacht durch plötzlichen Wetterwechsel; Patient ist durch und durch kalt.

WIRKUNGSBEREICH

GEMÜT. ZNS. KREISLAUF. VERDAUUNGSTRAKT. Harnorgane. Nase.
**Linke Seite.* Rechte Seite.

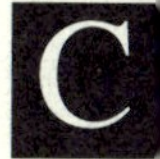

LEITSYMPTOME

G Einsam, entfremdet und allein; 'draußen an der Kälte stehen gelassen.'
Furcht bestraft zu werden. [Knerr]
Delusion, meint er sei tot.
„Die Außenwelt existiert für mich nicht mehr. … Ich war allein im großen Universum, das letzte von allem, was existierte. Ich war das letzte und einzelne Fragment der gesamten Schöpfung. In meiner Seele war kein anderes Gefühl als hoffnungslose ewige Verdammnis." [Allen]

G FURCHT vor dem ALLEINSEIN.
Furcht im DUNKELN.
„Schreit um Hilfe, hält andere fest, will nicht allein gelassen werden." [Hering]

G Nachts die Empfindung *fliegen* zu können oder als werde man gegen den eigenen Willen *in die Luft gezogen.*
„Empfand sich als höher als die Häuser und litt unter dem Gedanken der Nachteile, die seine Höhe mit sich führte; fühlte sich besser, wenn er sich selbst auf den Kopf schlug."
„Große Angst davor, nach oben gezogen zu werden." [Allen]
Im Liegen im Bett Empfindung zu schaukeln, was Übelkeit erregt.

G VERÄRGERT DURCH MANGEL AN MITGEFÜHL. [Knerr]

G Konträr. Neigung zu Manie und Rage.
„Streitsucht; eigensinnig. Zänkisch und kampflustig."
Wut.
& Kratzen, Beißen, Spucken, Schimpfen und Reißen.

G Nihilistisch, negativ, hoffnungslos, fühlt sich abgeschnitten. 'Kaltherzig.' 'Lässt mich kalt.'
Alle äußeren Gegenstände erscheinen ihm abstoßend und erzeugen bei ihm schlechte Laune.
„Ich sank auf das Bett zurück, *in dem Glauben, ich sei der Geist des Bösen in einer gottverlassenen Welt.* …Ich versuchte zu beten, aber die Worte klangen hohl aus meiner Brust, wie der Wiederhall aus einem gesprungenen Gefäß. … Und dann kamen mir Zweifel in Bezug auf meine Überzeugungen, denn ich war nie sehr glaubensstark gewesen.… In meinem zunehmend wachsenden Entsetzen versuchte ich mit eine Empfindung in Erinnerung zu rufen, ja es konnte sogar Schmerz sein, und ich riss mir die Haut von Gesicht und Händen, aber es half nichts; Ich fühlte nichts mehr." [Allen]

G „Entspricht *autoritären Persönlichkeiten,* eifersüchtige Personen, die weder Gott noch die Menschheit fürchten [manchmal sogar zu Mord getrieben, wenn es sein muss]. Selbst wenn sie geschworen haben 'dem Schwert zu dienen,' fürchten sie dennoch den Tod." [Grandgeorge]

G Fürchtet sich vor seinen eigenen Gedanken; möchte von Gedanken an sich selbst abgelenkt werden.
„Gefühl, als müsse er jemanden töten [niemanden aus seiner eigenen Familie!] wenn er auf der Straße ist." [Allen]
„Monomanie mit grauenhaften Visionen und qualvollen Gedanken über Religion, die er nicht abschütteln kann, obgleich er sich ihrer morbiden Natur bewußt ist; < nachts." [Hering]

G „Wir haben auch unaufhörliche Weinanfälle bei Camphora, die der Patient kaum erklären kann. Es ist insgesamt eine unbeschreiblich elende Verfassung." [Choudhuri]

G > Denken an die Beschwerden.

„Die meisten Schmerzen werden in einem halb-bewussten Zustand empfunden und *verschwinden, wenn man daran denkt*." [Clarke]

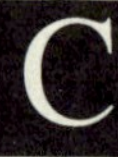

„Einschnürungsgefühl im Gehirn, v.a. im Cerebellum; der Schmerz hört auf, wenn er daran denkt." [Lippe]

G Abneigung gegen Licht. Gegenstände wirken zu grell und leuchtend. Sieht schwarz; düstere Stimmung.

A Beschwerden durch ABUSUS.
[von Arsen; Cantharidin; Drogen im Allgemeinen; Iodiden; Kaliumbromid; Medikamenten; Narkotika; Quecksilber; Schwefel; Tabak]

A < *Unterdrückung.*
[Sexualtrieb; Hautausschläge; Schweiß; Ausscheidungen]

A WIDERSPRÜCHLICHE und WECHSELNDE ZUSTÄNDE [v.a. im Zusammenhang mit Temperatur].

„Diese Substanz [Kampher] ist in ihrer Wirkung äußerst räthselhaft und schwierig, selbst am gesunden Körper, zu versuchen." [Hahnemann]

'Ein kalter Geruch'.

Depression im Froststadium und Erregung im Hitzestadium.

A KÄLTE, ZUSAMMENZIEHEN, KOLLAPS und KRÄMPFE.

A BLAU vor Kälte.

A *Große Kälte der Oberfläche.*
& Verlangen, sich abzudecken.
Große Hitze oder Schweiß.
& Abneigung, sich abzudecken.

A Kein Durst ODER übermäßiger Durst

A < SOMMER.

A < WINTER.

A Schlaflosigkeit durch Nervosität.

A Schwindel, Schweregefühl im Kopf; Kopf nach hinten geneigt.

A Katarrhalische Erkrankungen & Kopfschmerzen durch plötzlichen Wetterwechsel.

K *Exanthem durch Sonneneinwirkung.*

*Interessanter Camphora-Fall in: Allgemeine Homöopathische Zeitung 2, 3 & 5, 1985 H.V. Müller, Problemfall: Der Nihilist.

RUBRIKEN

GEMÜT: *Angst* bei Frost [3]. *Anklammern,* greift nach anderen Personen [2]. Verweigert die *Antwort* [2]. Drang zu *beißen* [2]. *Delusion*, meint sie sei allein auf der Welt [1]; Gefühl zu fliegen [1]; meint in der Hölle zu sein [1]; hält sich für einen Teufel [1]; hält sich für tot [1]; verlassen, im Stich gelassen [1]. *Denken*

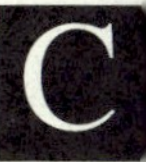

an Beschwerden > [3]. *Diktatorisch,* gebieterisch, dogmatisch [2]. *Eilig* [2]. *Furcht* nachts [3]; allein zu sein [2]; nachts allein zu sein [2]; im Dunkeln [2]. *Geschwätzigkeit* [2]. Verlangen nach *Gesellschaft* nachts [2; **Stram**.]. Heftige, gewalttätige *Gesten* [2]. *Introspektion* nachts [2/1]. *Manie,* beschimpft jeden [2; *Stram., Tarent.*]. *Misshandelt* [verbal, sexuell u.a.] [1]. *Rage* mit Beißen [2]; mit Schaum vor dem Mund [2/1]; mit Spucken [2]; zerreißt Kleider [2/1]. Ständiges Bedürfnis zu *weinen*, aber die Augen sind trocken [2/1]. *Zerstörung* von Kleidung [2].
SCHWINDEL: Beim *Gehen* im Freien, Empfindung in der Luft zu gleiten, als würden die Füße nicht den Boden berühren [2]. Schwindel empfunden in der *Stirn* [2]. Schwindel & *Verlust* der Sinne [2].
KOPF: *Einschnürung* wie von einem Band um den Hinterkopf [3]. Nach hinten *geneigt* [3]. Zusammenziehende *Schmerzen* im Hinterkopf [2]. *Stöße* in der Stirn [2].
SEHKRAFT: *Diplopie* beim Lesen [2]. *Funken* bei Schwindel [2]. *Hemiopie*, ober Hälfte verloren [2].
OHREN: *Geräusche,* Singen in den Ohren & Schwindel [2; *Sang.*]. Stechende *Schmerzen* durch Zugluft [2/1].
NASE: *Kälte* beim Gehen im Zimmer [2/1]; der Nasenspitze [2].
GESICHT: *Kälte* des Gesichts & Herzklopfen [2/1]; bei Schweiß [2].
MUND: *Kältegefühl* in der Zunge [3]; wie von Pfefferminz [2]. Brennende *Schmerzen* an den Zungenrändern [2]; brennender Schmerz wie von Pfeffer an der Zungenspitze [2; **Chin**.].
MAGEN: *Erbrechen* während der Stuhlentleerung [3]. *Hitzewallungen*, die sich über den Körper ausdehnen [2]. *Verdauungsstörung* nach Verkühlung [2].
REKTUM: Empfindung als sei das Rektum *eng* und geschwollen; schmerzhaft während Flatusabgang [1/1].
BLASE: Drückender *Schmerz* während [2] und nach [2] der Harnentleerung.
ATMUNG: *Asphyxie* bei Neugeborenen [3].
BRUST: *Hautausschläge*, rotes Exanthem [2; **Chel**.]. *Kälte* des Sternums [2; **Ran-b**.]. *Schmerzen* in der Herzgegend, wenn man laut mit ihm spricht [2/1]. Empfindung, als würde sich etwas *umdrehen* [2].
RÜCKEN: *Hitze* im Dorsalbereich breitet sich zu den Gliedern aus [2/1]. *Kälte* im Lendenbereich < Gehen [2/1]. *Schmerzen* < Lachen [2; **Cann-i**.]. *Steifheit* im Zervikalbereich beim Gehen im Freien [2; *Lyc.*].
EXTREMITÄTEN: *Kälte* & Diarrhœ [3]; Kälte der Füße nach dem Essen [2]. *Ruhelosigkeit* in den Oberschenkeln [2]. *Spannung* der Oberschenkel im Sitzen [2]. *Zittern* der Hände, wenn man sie bewegt [2]; der Füße bei Bewegung [2].
SCHWEISS: *Kalter* Schweiß & Erbrechen [3].
IIAUT: *Sonnenbrand* [2]
ALLGEMEINES: *Wärme,* Bettwärme <, & kalte Glieder [3; **Led**., **Sec**.]. *Zittern* & Schwindel [2].

NAHRUNG
Abneigung: Tabak [2]; Kartoffeln [1].
Verlangen: Kalte Speisen [2]; Tabak [2]; Bier [1]; Brühe [1]; kalte Getränke [1].
Schlimmer: Fisch [1; = Urtikaria]; Fleisch [1]; kalte Getränke [1]; Kaffee [1]; Miesmuscheln [1]; Muscheln [1; = Urtikaria]; Wein [1].

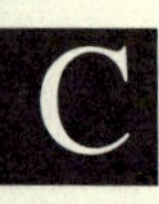

NOTIZEN

CANDIDA PARAPSILOSIS — Can-p.

ZEICHEN
Candida parapsilosis.
„Candida parapsilosis ist ein verbreiteter hefeartiger Organismus, der beim Menschen Infektion verursacht. Er ist in Sekretionen der Atemwege, Harn, Magenspülungen, Blut, Vagina, Oropharynx, Haut, transtrachealer Aspiration, Stuhl, Pleuraflüssigkeit, Ohren und Nägeln nachgewiesen worden. Er spielt bei den folgenden menschlichen Infektionen eine Rolle: Endophthalmitis, Endocarditis, Vaginitis, mykotische Keratitis, Otomycosis externa, Paronychie und Fungämie. In der Vagina wird er seltener nachgewiesen als Candida albicans und Torulopsis glabrata und geht nur selten mit vulvovaginaler Candidiasis einher, zumal es ein weniger adhärenter Organismus ist." [Brown & Lange]
Am häufigsten leiden Personen unter Candidainfektionen, deren natürliche Widerstandskraft durch übermäßige Einnahme von Antibiotika und Steroide oder operative Eingriffe beeinträchtigt ist. Orale Candidiasis wird auch Soor genannt.
Geprüft von Donald Brown & Andrew Lange 1989; 12 Prüfer [7 Frauen, 5 Männer]; *Homœopathic Links* 1/92, p. 21 - 22.

LEITSYMPTOME
G Sehr müde und zerstreut.
Völliger 'Verlust des Verstandes': sieht rote Ampel und meint sie sei grün.
Weggetreten und schwaches Konzentrationsvermögen.

G Ungewöhnlich reizbar.
Explosionsartiger Zorn bei geringfügigen Anlässen – als seien ihre Rechte verletzt.

G Verstand rast und Worte kommen in falscher Reihenfolge oder mit falscher Aussprache heraus.

A *Vermehrter Appetit.*

A Großer Durst.

A Gelüste auf *Salz;* Essiggemüse; Knoblauch.

A Schwindel und Hitzewallungen.

> frische Luft.

K Erwacht mit Kopfschmerzen – Empfindung von Schlagen.
Einschnürung im Stirnbereich.
< direkte Sonnenbestrahlung.

K *Kopfhaut.*
Juckreiz der Kopfhaut; trocken, schuppend, gerötete Flecken am Haaransatz.
Ekzemartige Flecken am Haaransatz – rot, schuppig und juckend.

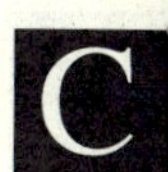

K *Verstopfte Nase.*

K Blähung, Völlegefühl, Krämpfe im Magen/Abdomen; mit Gasansammlung.

K Eiweißartige Leukorrhœ – tropfende Absonderung.

K *Herz.*
Empfindung von Rhythmusstörungen mit Benebelungsgefühl.
Markanter, beschleunigter Herzschlag, der durch den Brustkorb vibriert.

NAHRUNG

Verlangen: Salz [2]; Essiggemüse [1]; Knoblauch [1].

NOTIZEN

ACIDUM CARBOLICUM **Carb-ac.**

ZEICHEN

Carbolsäure. Phenol.
Eine schwache Säure, erzeugt aus Kohlenteer in Form hygroskopischer Nadeln. Es ist ein Antiseptikum und Desinfektionsmittel.
Phenol tritt bei der Zerstörung lebender Stoffe auf. Somit findet sich Phenol auch im Holzkohlenteer, gemeinsam mit anderen homologen Phenolen. Es entwickelt sich im tierischen Organismus als Zersetzungsprodukt von Eiweiß im Darm. Nach der Resorption bindet es sich an Schwefelsäure und Glucoronsäure, wird dadurch harmlos, und wird über den Harn ausgeschieden.
Die flüchtigen Kristalle ziehen Feuchtigkeit an und schmelzen, der Staub ist häufig rot. Kristallförmiges Phenol sollte daher in gut verschlossenen Gläsern trocken gelagert werden. Phenollösungen in Wasser verhalten sich unterschiedlich je nach Wassermenge. Mit viel Wasser entsteht eine klare Flüssigkeit, die sich wie Gelatine verhält.
Unverdünnt auf die Haut aufgetragen verursacht Phenol Verbrennungen die nur schwer heilen. Früher wurde eine stark verdünnte, 1-2%ige Lösung als Desinfektionsmittel für Hände und Instrumente verwendet. Die ätzende Wirkung des Phenols wird durch

Glyzerin, Öl und Alkohol herabgesetzt.
In starker Lösung oder durch lang anhaltende Anwendung schwacher Lösungen kann Phenol Hautgangrän verursachen. Besonders Finger und Zehen werden angegriffen und es entsteht rasch ein Ekzem. Die o.g. Anwendungen können auch zu generalisierten Vergiftungserscheinungen führen, in Verbindung mit Albuminurie und Überproduktion von Schweiß und Speichel. Stärkere Dosierungen verursachen Delirium, Bewusstlosigkeit, Kollaps sowie Paralyse der Atemwege und des Bewegungsapparats. Der Harn wird manchmal bereits bei geringen Dosen grünlich schwarz.
Phenol ist die Grundsubstanz für viele wärmehaltende Kunststoffe, Pikrinsäure [Sprengstoff], organische Farbstoffe und Medikamente.
Geprüft von Berridge, Lilienthal, Bacmeister und anderen.

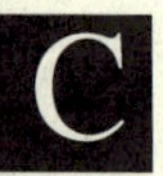

VERGLEICHE

Arsenicum. Sulfur. Phosphor. Lachesis. Mercurius. arsenicum iodatum. Baptisia. Carboneum sulfuratum. Crotalus horridus. Kalium phosphoricum.

WIRKUNGSBEREICH

SCHLEIMHÄUTE [*Hals;* MAGEN; Darm; Lungen]. HERZ. *Blut.* Atmung

LEITSYMPTOME

G GEISTIGE PROSTRATION.
Geistesabwesend, zuckt zusammen wenn man angesprochen wird.

G „Eine Furcht vor drohender Krankheit überkam ihn, sobald er sich zu Bett begab." [Allen]

G Träume von großer geistiger Aktivität [erwacht mit klarem Geist].

A Maligne Entartung. Sepsis.

A Starke anaphylaktische Reaktion auf Bienenstiche [Schwellung von Gesicht und Zunge; Urtikaria und/oder Allgemeinsymptome].

A < *Kälte und Hitze.*
„Warme Räume unerträglich, aber auch Empfindlichkeit gegen kalte Luft, die viele Symptome <." [Clarke]

A Übermäßiger DURST.

A > *Reiben.*

A ÜBELRIECHENDE; faulige Absonderungen.
[Ohren; Mund; Nase; Hals; Magen; Rektum; Vagina; Ulzera]

A *Brennen.*
[Sekretionen; Auswurf; Scheitel; Gehirn; Lippen; Zunge; Hals; Magen; Abdomen; Rektum; Ulzera; Haut, nach Kratzen]
SONDERBAR: Träume von Feuer!

A Schmerzen kommen und gehen *plötzlich.*

A Konstanter Schwindel.
Schließen der Augen lindert nicht; stark < beim Hinsetzen.
> rasch Gehen an frischer Luft.

K Empfindung wie von einer brennenden Kugel in der Stirn.

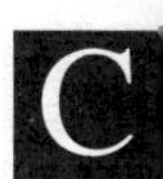

K Stirnkopfschmerzen wie von einem *straffen elastischen Band von einer Schläfe zur andern.*
& überempfindlicher Geruchssinn.
DRÜCKENDE SCHMERZEN [ENGEGEFÜHL] OBERHALB DER NASENWURZEL.
& ÜBEREMPFINDLICHER GERUCHSSINN.

K Kopfschmerzen.
< Kopf vornüber beugen.
> grüner Tee; beim Rauchen; straffes Band; kalte Hand.
& Erröten, Wallung und glühende Hitze im Gesicht.
Migräne unmittelbar vor oder nach der Menses.

K Lesen = Druck im Hinterkopf.

K Schnupfen mit wässriger Absonderung aus beiden Nasenlöchern, im Freien; > in geschlossenen Räumen, kehrt wieder beim Betreten eines kalten Raumes.

K BLASS UM NASE und MUND; das übrige Gesicht dunkelrot.

K Fermentative Dyspepsie & Verlangen nach Stimulantien und Tabak. [Redfield]

K *Übelkeit und Erbrechen in der Schwangerschaft.*
< morgens.
& Stirnkopfschmerzen, Sodbrennen und Ruktus.

K Hochgradige Empfindlichkeit über dem transversalen Kolon.
Wundheitsgefühl im Darm beim Gehen.

K Obstipation.
& übelriechender Atem und unablässiges Aufstoßen.

K Bläschenausschlag an den Händen und am ganzen Körper, mit sehr starkem Juckreiz; > nach Reiben, aber hinterlässt brennende Schmerzen.

RUBRIKEN

GEMÜT: *Angst* durch Abkühlung [1]. Geistige *Anstrengung* < [2]; Verlangen nach geistiger Anstrengung [1]. *Empfindlich* gegen Gerüche [1]. *Furcht* vor drohender Krankheit, nachts im Bett [1/1]. *Geistesabwesend,* zusammenzucken, wenn man angesprochen wird [1]. *Träume* von Reisen [2]. *Ungeduld* [2].
SCHWINDEL: Schwindel beim Eintreten ins *Haus* [1]. Schwindel > *Gehen* im Freien [2]. Schwindel beim *treppab* Gehen [1]. Schwindel beim *Treppensteigen* [1].
KOPF: *Expansionsgefühl* < Kopf Schütteln [1/1]. *Schmerzen*, Kopfweh > frische Luft [2]; > Reiben [1]; Schmerzen in der Stirn, über dem rechten Auge [3]; Schmerzen im Hinterkopf durch geistige Arbeit [2]. Stromschlagartige *Stöße* im Scheitel [1; Nat-s.].
SEHKRAFT: Gegenstände scheinen sich vorwärts und rückwärts zu *bewegen* [1; *Cic.*]. *Funkensehen* geht Kopfschmerzen voraus [1].
NASE: *Expansionsgefühl* der Nasengänge beim Gehen im Freien [1]. *Schnupfen* mit Absonderung im Freien [2]. *Trockenheit* im Retronasalraum morgens [1; Nat-m.].
GESICHT: *Schwellung* unter den Augen [2].

C

MUND: *Prickeln* an der Zungenspitze, wie Hunderte von Nadeln [1]. Kann die Zunge nicht *herausstrecken* [1]. *Speichelfluss* & Aphthen [1].
HALS: Neigung sich zu *räuspern*, im Freien [2; Nat-ar.].
MAGEN: *Erbrechen* beim Autofahren [3]. *Karzinom* [3]. *Übelkeit* beim Frühstück [2]; bei Kopfschmerzen [2]; Seekrankheit [2]. *Ruktus* nach Milch [1].
ABDOMEN: *Juckreiz* im Hypogastrium [2]. Wundheits*schmerz* im Gehen [2]. *Retraktionsgefühl* [1].
STUHL: *Geruch* nach faulen Eiern [2; **Cham.**, **Psor.**].
MÄNNER: *Juckreiz* des Skrotums > Kratzen [1]. *Schwellung* der Hoden durch Mumps [2].
FRAUEN: *Schmerzen* in den Ovarien > Hinlegen [1]; beim Gehen im Freien [2/1].
BRUST: Brust*krebs* [2].
RÜCKEN: *Schmerzen* < Erschütterung [2]; beim Autofahren [1]; beim Auftreten [1]; wenn man den Rücken aufrichtet [1]; Schmerzen im Lendenbereich > Druck [1].
EXTREMITÄTEN: *Hautausschläge,* juckende Bläschen auf den Händen [3]. *Zittern* der Hände beim Schreiben [2].
SCHLAF: *Schläfrigkeit* beim Fahren [1]. *Erwacht* plötzlich [1].
HAUT: *Hautausschläge,* gangränöser Scharlach [3; **Am-c.**].
ALLGEMEINES: *Verbrennungen* heilen nicht, oder schlimme Folgen von Verbrennungen [1; Caust.]. *Reiben* > [3].

NAHRUNG

Abneigung: Whisky [2]; Tee [1].
Verlangen: Alkohol [2]; Tabak [1]; tonisierende Dinge [1]; Whisky [2].
Schlimmer: Milch [1].
Besser: Kalte Getränke [2]; Tabak [1]; Tee [1]; Wein [2].

NOTIZEN

CARBONEUM SULFURATUM **Carbn-s.**

ZEICHEN

Carbondisulfid. Schwefelkohlenstoff.
Extrem leicht brennbare [Flammpunkt -30° C], farblose, toxische Flüssigkeit mit

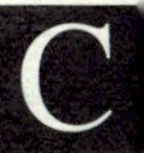

charakteristischem Äthergeruch [stinkt wenn unrein]. Es ist ein Schädlingsbekämpfungsmittel, wird aber industriell meist ausschließlich als Lösungsmittel in der Kautschukverarbeitung, zum Extrahieren von Fetten aus Samen und zur Herstellung von Kunstfasern verwendet. Es wird zubereitet, indem man Kohle mit Schwefeldampf erhitzt. Es brennt mit blauer Flamme.
Die stark lichtbrechende Flüssigkeit zersetzt sich langsam an der Luft und gibt dadurch einen sehr unangenehmen Geruch ab, wenn sie alt wird. Wenn sie brennt, entsteht eine blaue Flamme, und ein Teil des Schwefels wird unverbrannt abgestoßen. Die Flüssigkeit ist nicht in Wasser löslich.
Schwefelkohlenstoff ist eine stark endothermische Vermindung, daher wird bei der Verbrennung viel Hitze freigesetzt.
„Kohlenstoff ist ein nichtmetallisches, chemisches Element, das in der Natur weit verbreitet ist. Als das sechsthäufigste Element im Universum spielt Kohlenstoff eine wesentliches Rolle bei der thermonuklearen 'Verbrennung' von Wasserstoff in den heißeren Sternen. Auf der Erde findet man Kohlenstoff sowohl in reiner Form wie auch in Verbindung mit anderen Elementen vor und macht etwa 0,2% des Gewichts der Erdkruste aus. In reinster Form kommt das Element als *Diamant* und Graphit vor, in weniger reiner Form als Bestandteil natürlicher Kohle, Koks und Holzkohle. Die häufigsten Verbindungen sind Kohlendioxid, das etwa 0,5% der Atmosphäre ausmacht und gelöst in allen natürlichen Wasser vorkommt; die Carbonate wie Kalkstein und Marmor; sowie die Kohlenwasserstoffe, welche Hauptbestandteile von Kohle, Petroleum und Erdgas sind. Kohlenstoff ist das vielseitigste aller Elemente; er ist 94% aller bekannten Verbindungen [über 4 Millionen] enthalten. Nur Kohlenstoff kann sich mit anderen Elementen auf so vielfältige und komplexe Art verbinden, dass die wesentlichen Funktionen erfüllt werden, auf denen das Leben beruht. Bestimmte Kohlenstoffverbindungen machen etwa 18% der Materie in Lebewesen aus [der Rest ist v.a. Wasser]. Diese Verbindungen fungieren als Matrix für lebende Zellen, als Bausteine, aus denen Zellen gemacht sind und als Gerät, das die Zellen zusammenbaut.
Andere Kohlenstoffverbindungen dienen als Treibstoffe und werden ständig durch Photosynthese in grünen Pflanzen wieder aufgefüllt. Der Austausch von Kohlenstoff mit der Umgebung hört auf, wenn ein Organismus stirbt, und die verbleibende Menge des radioaktiven Isotops Kohlenstoff-14 lässt sich zur Bestimmung des Alters von Materialien biologischen Ursprungs verwenden.
Ein Großteil der Wirtschaft entwickelter Länder ist der Verarbeitung und Erzeugung von Treibstoffen, Kunststoffen, Chemikalien, Textilien und Medikamenten gewidmet, die Kohlenstoff enthalten. Die Herstellung und Verwendung von synthetischen Kohlenwasserstoffverbindungen hatten tiefgreifende Auswirkungen auf den Lebensstandard in vielen Ländern.“ [Grolier]
1870 von Hering eingeführt.

VERGLEICHE

Sulfur. Lycopodium. Calcium carboniucum. Carbo vegetabilis. Graphites. Psorinum.

WIRKUNGSBEREICH

Nerven. Schleimhäute. Fortpflanzungsorgane. Blutgefäße. Haut. Leber. *Augen.*

LEITSYMPTOME

G Angst abends im Bett, nachts und morgens beim Erwachen.

G Geistige Verwirrung; Konzentrationsschwierigkeiten.
„Häufig wusste sie nicht, was sie mit den Dingen tun sollte, die sie in den Händen hielt.… Sie starrte häufig mit leerem Blick ihre Hände und Finger an." [Allen]

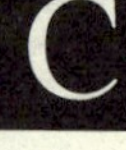

G Antriebslosigkeit; Neigung zu sitzen; will nicht angesprochen werden.
„Abneigung gegen jede Arbeit, zusammen mit Schläfrigkeit, und Druck auf den Augen, mehrere Wochen anhaltend." [Allen]

G Eilig aber unentschlossen.

G Reizbarkeit; Drang zu beißen, schlagen und Dinge zu zerbrechen.

G Wechselnde Launen; übertriebene Heiterkeit oder destruktiver Zorn.

A Vereinigt viele Charakteristika seiner beiden Elemente [s.u.].

A „Entspricht der herpetischen Diathese." [Clarke]

A PERIODIZITÄT; Beschwerden kehren in REGELMÄSSIGEN ABSTÄNDEN wieder.

A Verlangen nach FRISCHER LUFT.
frische Luft >.
aber Zugluft <.

A < KÄLTE und HITZE.
[< kalte Luft; < Abkühlung; < nasskaltes Wetter; < warme Räume; < Sommer].
also: Mangel an Lebenswärme & allgemein < Wärme.

A < *nach Schlaf.*

A Schmerzen BRENNEND oder STECHEND.

A Wandernde Schmerzen.

A HYPERÄMIE; < *Wärme;* > frische Luft.
im Gehirn: Gemütserregung, Halluzinationen, körperliche Ruhelosigkeit, Schmerzen in der Stirn.
der Retina: getrübte Sicht, nach dem Essen und in der Dämmerung.
im Innenohr: Tinnitus, Schwindel.

A Schleimsekretion vermehrt; scharf, fadenziehend, dick, schleimig.

K Sodbrennen < Druck.

K Carbn-s. hat die Gasansammlung von *Carb-v.* und die schmerzhafte Empfindlichkeit im Abdomen von *Sulf.*

K Sehr schmerzhafte und entzündete Hämorrhoiden.

K Ischialgie durch Kälte.

Dreiwertige Symptome von Carb-v. und Sulf.:

Angst am Abend. Angst durch Druck auf die Brust.
Lebhafte Träume. Geistestrübung.
Reizbar und leidenschaftlich.
Hyperämie im Kopf. Einschnürung wie von einem Band.
Schweregefühl im Kopf. Drückende Schmerzen im Kopf. Drückende

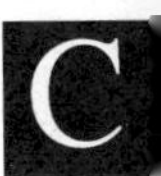

Schmerzen im Scheitel.
Brennende Schmerzen in den Augen.
Klingen und Dröhnen in den Ohren.
Katarrhalische Beschwerden der Nase mit gelber oder weißer Absonderung.
Trockenheit in der Nase. Epistaxis. Niesen.
Aufgesprungene und rissige Lippen. Blasses Gesicht.
Mangelhafte Verdauung. Auftreibung und Völlegefühl im Magen. Ruktus nach dem Essen; leer; Nahrung; sauer. Pyrosis. Brennende Schmerzen im Magen.
Verlangen nach Süßem.
Auftreibung und Völlegefühl im Abdomen. Flatulenz.
Neigung zu Diarrhœ, mit Wundheit des Anus. Übelriechender Flatus.
Juckende Hämorrhoiden. Feuchtigkeit nach Kratzen.
Übelriechender Stuhl und Harn.
Katarrhalische Beschwerden des Larynx mit Heiserkeit.
Trockener Husten nachts, lockerer Husten am Morgen.
Kalte Hände. Schweregefühl der unteren Extremitäten. Fußschweiß.
Spätes Einschlafen.
Juckende, feuchte Hautausschläge.
Verlangen nach frischer Luft.
Brennende Schmerzen.

RUBRIKEN

GEMÜT: Abneigung, *angesprochen* zu werden [2]. *Delusion*, redet von Geld [1; Calc.]; Visionen von wunderbarer Großartigkeit [1]. *Eile* [2]. *Empfindlich*, geräusch- oder lärmempfindlich [2]. *Furcht* beim Gehen im Dunkeln [2/1]. *Gleichgültigkeit* # Zorn [1]. Überschwengliche Phantasiegebilde, *Hirngespinste* [2]. *Hysterie* anfallsartig [1]. *Kindisches* Verhalten [2]. Reizbarkeit am *Morgen* [2]. *Retardierte* Kinder [2]. *Schlagen* umstehender Personen [1]. Impuls, aus dem Fenster zu *springen* [2]. *Unentschlossenheit* [2]. *Verzweiflung* durch Hautjucken [1].

KOPF: *Einschnürung* wie von einem Band um die Stirn [2]; Hinterkopf [3], wie von einem Band [2]. *Hautauschläge,* feucht [3]; juckend [2]. *Schmerzen,* Kopfschmerzen morgens im Bett [2]; nach dem Frühstück [2]; < fest Auftreten [2]; durch Erhitzung [2]; durch jede Erschütterung [2]; beim Kopfschütteln [2]; & Schmerzen im Nacken oder äußeren Hals [2]; Schmerzen in der Stirn beim Kopfschütteln [2]; brennende Schmerzen im Scheitel [2]; drückende Schmerzen in der Stirn, die sich zu den Schläfen ausdehnen [2]; drückende Schmerzen im Scheitel tagsüber [3].

AUGEN: *Blutunterlaufen*, Konjunktivæ voller dunkler Gefäße [2]. Katarrhalische *Entzündung* durch Kälte [2]. *Rötung* der Lidränder [3]. Brennende *Schmerzen* beim Lesen [2]. *Tränenfluss* beim Lesen [2]. *Verdickung* der Lider [2].

OHREN: *Geräusche,* Gezwitscher, Zirpen abends [2].

NASE: *Epistaxis* am Morgen [2]; am Abend [2]; dunkles Blut [2]. *Polyp* [2]. Rote *Verfärbung* der Nasenspitze [2].

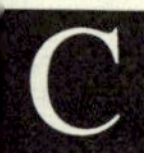

GESICHT: *Hautausschläge*, Akne auf der Stirn [3]; Komedone [3]; feucht [2]; juckend [2].
MUND: *Trockenheit* nachts beim Erwachen [2]; & Durst [2]; der Zunge nachts [2].
MAGEN: Neigung zu *Erbrechen* beim Eintreten in ein Zimmer, oder wenn man vom Zimmer ins Freie geht [1]. *Schmerzen* nachts [2]; während der Menses [2]; brennende Schmerzen nach der Stuhlentleerung [2].
REKTUM: *Exkoriation*, muss den Anus reiben, bis er roh ist [2]; zwischen den Gesäßbacken [2]. *Hämorrhoiden* < Berührung [2]; < während der Menses [2].
ATMUNG: *Atembeschwerden* beim Einschlafen [2]; in warmen Räumen [2].
BRUST: *Juckreiz* in der Achselhöhle [2].
RÜCKEN: *Schweregefühl* im Dorsalbereich, zwischen den Schulterblättern, wie von einem Gewicht [2].
EXTREMITÄTEN: *Kälte* der Füße nachts [2]. *Krämpfe* in den Waden im Bett [3]; in den Fußsohlen [3]. Rote *Verfärbung* der Füße [2]. Übelriechender *Fußschweiß* [2]. *Ulzera* an den Fingern, um die Nägel [3]; an den Zehen, um die Zehennägel [3].
SCHWEISS: Beim *Essen* [3]; nach dem Essen [3]. *Plötzlich* [2].
HAUT: *Schrunden*, rissig, aufgesprungen im Winter [3].
ALLGEMEINES: *Kleidung* unerträglich [2]. *Schwäche* durch Sommerhitze [2].

NAHRUNG

Abneigung: Fleisch [3]; Bier [1]; Fisch [1]; Milch [1]; fette und gehaltvolle Speisen [1]; Wein [1].
Verlangen: Bier [1]; Saures [1]; kaltes Wasser [1]; Whisky [1].
Schlimmer: Alkohol [2]; kalte Speisen [2]; Bier [1; = Druck im Magen]; Kaffee [1; = säuerliches Aufstoßen]; Milch [1]; Salate [1]; fette und gehaltvolle Speisen [1]; warme Speisen [1]; Tabak [1; = Sodbrennen]; Zucker [1; = Druck im Magen].
Besser: Warme Getränke [2].

NOTIZEN

CARDIOSPERMUM **Cardios-h.**

ZEICHEN

Cardiospermum halicacabum. Ballonpflanze. Fam. nat. Sapindaceæ.
„Als Mitglied der Familie der tropischen Sapindaceæ kommt die Kletterpflanze Cardiospermum halicacabum in Indien, Afrika und Südamerika vor. In der Volksmedizin wird Cardiospermumextrakt für die systemische Behandlung schuppiger Dermatose, Obstipation, Atemwegserkrankungen und Rheumatismus verwendet. Die moderne Homöopathie empfiehlt gewöhnlich die topische Anwendung bei ekzematösen Beschwerden.
Den Hauptbestandteilen des Extrakts, soweit bisher identifiziert werden konnten, Glykosidtriterpene, Tannine, Alkaloide, pentazyklische Triterpene und Flavonoide sowie eine beträchtliche Menge von Phytosterolen wie Sitosterol, Camposterol und Sigmasterol,

wird die antiekzematöse Wirkung von Cardiospermum zugeschrieben.“ [Niederle]
Cardiospermum verdankt seinen Namen der Tatsache, dass die erbsgroßen, schwärzlichbraunen Samen [sperm = Samen] einen charakteristischen herzförmigen [cardio] Punkt aufweisen. Die Samen selbst sind ebenfalls herzförmig. Die Früchte sind grün und aufgeblasen wie kleine Ballons, daher der Name ‘Ballonpflanze’.
In der indischen Volksmedizin wird die Pflanze zur Menstruationsförderung bei verzögerter oder fehlender Menses sowie zur Anregung der Wehen verwendet.

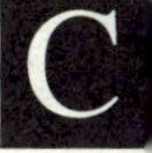

Die Familie der Sapindaceæ umfasst etwa 134 Gattungen von Bäumen, Sträuchern und Kletterpflanzen, gewöhnlich mit gefiederten Blättern, die fast ausschließlich in den Tropen und Subtropen heimisch sind. Häufig enthalten sie Gummi oder Harz. Eine verwandte Familie, die früher den Sapindaceæ zugeordnet wurde, sind die Hippocastanaceæ [einschl. *Aesculus*].
1988 von Stübler an 33 Ärzten geprüft, sowie 1994 von Ridley an 22 Personen [4 Männer, 18 Frauen; 2 erhielten Placebo].

WIRKUNGSBEREICH

Haut. Bindegewebe; Muskeln; Sehnen. Gelenke.

LEITSYMPTOME

G HOCHGRADIGE GEISTIGE TRÄGHEIT und APATHIE.
Geistestrübung & Gedächtnisschwäche und erhöhte Vergesslichkeit, insbesondere von Dingen, die mit der Arbeit zu tun haben.

A ERSCHÖPFUNG, TORPOR, ANTRIEBSLOS.

A *Übermäßige körperliche Reizbarkeit* & schmerzhafte, wunde Muskeln.

K *Vermehrter Tränenfluss.*
Brennende Schmerzen in den Augen < nachts.

K HYPERÄMIE und VERSTOPFUNG von NASE und NEBENHÖHLEN.
Reichliche Absonderung aus der Nase.
Absonderung klar, grau, blutig oder dick und gelb.

K Übelkeit < morgens; < nach dem Essen.
Sodbrennen & Ruktus < nachts. [vgl. *Rob.*]

K *Einschnürungsgefühl in der Brust.*
> Hinlegen.

K Müdigkeits-, Wundheitsgefühl in Armen und Beinen.
& Bedürfnis, sich zu strecken. [Stübler]

K *Allergische Hautausschläge.*
verursacht durch Medikamente oder Drogen, Reinigungsmittel, Insektenstiche.

RUBRIKEN

GEMÜT: *Eilig*, bei dem was man tut [1]. Abneigung gegen *Gesellschaft* [1]; Verlangen nach Gesellschaft [1]. Drang, an den Nägeln zu *kauen* [1]. *Träume* von Hunden [1]; seltsam, fremdartig [1]. *Weinen* [2]; grundlos [1].
SCHWINDEL: Schwindel > nach dem *Essen* [1]. Schwindel, *Gegenstände* scheinen sich zu bewegen [1].

KOPF: *Pulsierend* [3]. *Schmerzen*, Kopfweh in der Stirn [3]; in der Schläfe [2]; in der Schläfe mit Ausdehnung zur Nasenwurzel [1].
AUGEN: *Juckend* > Reiben [1].
SEHKRAFT: Sieht *Gegenstände* neben dem Gesichtsfeld [1].
NASE: *Niesen* morgens beim Erwachen [1].
GESICHT: *Aufgesprungene* Lippen [1].
MUND: *Schmerzen* in der Zunge, wie verbrannt [1]. *Taubheitsgefühl* der Zunge [1]. *Trockenheit* [1].
ABDOMEN: *Gurgeln* [2]. *Juckreiz*, Nabel [1]. Krampf*schmerzen* am Abend [1]; nachts [1]; im Bett [1]; nach dem Essen [1].
BRUST: *Einschnürung* [2]; > Liegen [1]. *Schmerzen* in der Brust nach kaltem Saft [1]; Wundheitsschmerz vor der Menses [1].
EXTREMITÄTEN: *Kälte* der Hände [1]; der Füße [1]. *Krämpfe* in den Zehen [1]. *Pulsieren* in den Fußsohlen [1]. Übelriechender *Schweiß* der Füße [1]. *Schwellung* [2]; der Füße vor der Menses [1].
ALLGEMEINES: *Hitze*wallungen [1]. Verlangen nach frische *Luft* [1]. *Schlappheit* [3]. Wundheits*schmerz* in den Muskeln [1].

NAHRUNG

Abneigung: Kaffee [1].
Verlangen: Kartoffeln [1].
Schlimmer: Erdbeeren [1; = Hautausschläge].

NOTIZEN

CARDUUS BENEDICTUS **Card-b.**

ZEICHEN

Cnicus benedictus. Benediktendistel. Fam. nat. Compositæ.
Cnicus benedictus ist im Mittelmeergebiet heimisch und wurde bereits im Mittelalter als Arzneipflanze nach Zentraleuropa gebraucht, wo sie bis heute angebaut wird. Gedeiht auf trockenem Steinboden und Ödland. Die Distel wurde äußerlich bei Wunden angewandt, besonders bei Verbrennungen. Die Pflanze enthält Cnicin [angebl. eine Entsprechnung von Salicin], viel Schleim sowie Kalium-, Kalzium- und Magnesiumsalze. Cnicin schmeckt bitter und kann in kleinen Gaben von 0,1 g bereits Erbrechen auslösen. Jüngere Forschungen zeigen, dass die Samen Tyramin enthalten. [Tyramin ist ein Amin, das in Mutterkorn, Mistel, reifem Käse und faulendem Eiweiß vorkommt und in seiner Wirkung Adrenalin ähnelt.]

Angeblich hat die Pflanze ihren Namen ‘Benedictus’ der Tatsache zu verdanken, dass sie in dem Ruf stand, den Menschen von jeder Plage heilen zu können, selbst von der Pest. C. benedictus ist eine Zutat des Benedictiner Likörs und anderer bitterer Tonika [Magenbitter].
Geprüft von Rückert.

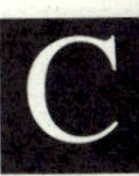

VERGLEICHE
Carduus marianus. Belladonna. China. Acidum salicylicum. Agaricus.

WIRKUNGSBEREICH
Augen. Extremitäten. Atemwege. Haut.

LEITSYMPTOME
G Angst, Nervosität & kalter Schweiß.
Zuckt bei jedem Geräusch zusammen.

A Durst.
durch oder mit trockenem Mund.

A < *Bewegung; Gehen;* Strecken der Glieder.

A < Berührung.

A *Kontraktions*gefühl.
[Mund; Trachea; Ellenbogen und Arme; Sehnen]

A *Brennen.*
bitteres Brennen im Magen.
Brennen in den Händen nach Schweiß.
Brennen in den Armen, wenn man sie belastet.

A Adern [leicht] erweitert und schmerzhaft.
Empfindung wie von Prellungen, wenn man die Glieder berührt.

K AUGEN.
Zuckungen; Sehstörungen; Flackern; Mouches volantes.
„Flackern kleiner feuriger Streifen, die nach wiederholtem Öffnen und Schließen der Augen verschwinden.“ [Allen]
vorübergehend schwarz vor den Augen.
Augäpfel fühlen sich vergrößert an.
[schmerzhafte] Empfindung, als würde der [linke] Augapfel nach außen gepresst.

K Empfindung von Bersten, wie eine Blase im Ohr.

K Heftiges Greifen und Kitzeln in der Nase, als würde Schnupfen einsetzen.

K Anhaltende Empfindung als sei der Mund kontrahiert und zusammengezogen, nimmt langsam zu und ab, verschwindet für eine Weile nach jeder Mahlzeit.

K Chronische Leber- oder Pfortaderstauung.
& Nervosität.
& Lokalisierte Spasmen.
& Sehstörungen.

K Schmerzen und Kontraktionsgefühl in der Trachea.
& Heiserkeit.
K Füße schwach nach Sitzen, Fußsohlen fühlen sich beim Gehen wund an. [Clarke]

NAHRUNG

Verlangen: Fetter Schinken [2]; Schinken [1].

NOTIZEN

CARDUUS MARIANUS

Card-m.

ZEICHEN

Silybum Marianum. Mariendistel. Fam. nat. Compositæ.
In der Landwirtschaft gilt die Distel als Zeichen für Unordentlichkeit und Vernachlässigung, da sie nicht so sehr auf Brachland wächst, sondern eher auf gutem Boden, der nicht sorgfältig betreut ist. Bei uns stand sie immer in schlechtem Ruf; Shakespeare setzt 'rauhe Disteln' gleich mit 'abscheulichen Ampfern' und in älterer Literatur lesen wir, dass die Distel einen Teil des Urfluches über die Erde im Allgemeinen und den Menschen im Besonderen darstellt – 'möge die Erde für dich Dornen und Disteln hervorbringen'.
Disteln neigen dazu, einen Großteil des Bodens in Besitz zu nehmen und andere Pflanzen auszurotten. Die Mariendistel mit tiefgrün glänzenden, weiß geäderten Blättern wächst an Böschungen und Schutthalden v.a. in bebautem Gelände.
Die Stengel, ebenso wie diejenigen der größeren Disteln, sind essbar, wohlschmeckend und nahrhaft. Die jungen Blätter können auch als Salat gegessen werden. Die Köpfe dieser Distel wurden früher wie Artischocken gekocht und gegessen.
Es gibt die Legende, dass die milchweißen Adern der Blätter von der Milch der Jungfrau Maria stammen, die einst auf eine Distelpflanze tropfte, woher der Name Mariendistel', wie auch der lateinische Name stammt.
Die Pflanze ist im Mittelmeergebiet heimisch, wo sie an trockenen sonnigen Standorten wächst.
„In einem der ersten ausgedehnten klinischen Doppelblindversuche, bei dem die therapeutische Wirkung der Mariendistel bei Leberstörungen erforscht wurde, zeigte die Mariendistel eindrucksvolle Ergebnisse bei 129 Patienten mit toxischen metabolischen Leberschäden, Leberverfettung unterschiedlicher Ursache oder chronischer Hepatitis, im Vergleich zu einer Kontrollgruppe von 65 Patienten. … Beim Abschluss der Mariendistelbehandlung zeigte die Leber eine Widerherstellung normaler Zellstruktur, selbst bei stark geschädigter Leber. Diese Wirkungen auf das Gewebe gingen mit Verbesserungen der Blutzusammensetzung einher. … Eine jüngere Studie hebt den Nutzen der Mariendistel bei Personen hervor, die mit toxischen Chemikalien in Berührung komment. … Auch bei der Behandlung von Lebererkrankungen durch Alkoholabusus ist

die Behandlung mit Mariendistel recht wirksam. … Mariendistel kann durch seine Fähigkeit die Löslickeit der Galle zu steigern, zur Verhütung oder Behandlung von Gallensteinen beitragen. … Berichten zufolge ist die Mariendistel bei der Behandlung von Psoriasis wertvoll, das mag an seiner Fähigkeit liegen, die Synthese von Leukotriene zu verhindern und die Leberfunktion zu verbessern.“ [Murray]
Eingeführt von Rademacher. Geprüft von Reil, Lembke und Buchmann. Ebenso von Assmann an 6 Prüfern [einschließlich sich selbst].

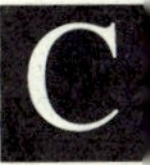

VERGLEICHE
Lycopodium. Chelidonium. Natrium sulfuricum. Mercurius. Bryonia. Nux vomica. Podophyllum. Aesculus. Leptandra. Ptelea.

WIRKUNGSBEREICH
LEBER. PFORTADER. Milz. *Blutgefäße.* * *Rechte Seite.*

LEITSYMPTOME
G Leicht zornig.
& Völle- und Schweregefühl im Kopf.
G Lustlos, freudlos und vergesslich.
A Schlappheit nach dem Essen.
A FROSTIG.
„Frostigkeit ist stark ausgeprägt, beim Erwachen; nachts; < Abdecken.“
Kälte der Knie. Kopf sehr kälteempfindlich.
A Warmer Schweiß beim Erwachen nachts.
A *Fette* unverträglich.
< Eier; Fleisch, Milch. [Dorcsi]
A *Großer Durst aber kann nur kleine Mengen trinken, denn leidet andernfalls unter Erbrechen und Diarrhœ.* [Dorcsi]
A < feuchtwarmes Wetter.
> trockenes Wetter.
> frische Luft. [Dorcsi]
A Schwindel.
> plötzliches, starkes Nasenbluten.
& Neigung nach vorn zu fallen.
K Stirnkopfschmerzen, < *über dem rechten Auge.*
< Bewegung, Husten. [Mezger]
K Übelkeit beim Erwachen, Würgen bis grüner Schleim und eine große Menge saurer Flüssigkeit erbrochen werden.
K Obstipation [hart, schwierig, knotige Stühle] # Diarrhœ;
aber die Obstipation steht im Vordergrund!
K Harn goldgelb.
K Leberbeschwerden durch Alkoholabusus.
Grippe wenn die Leber in Mitleidenschaft gezogen ist.

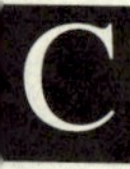

K *Lebervergrößerung.*
„Die Lebervergrößerung von Card-m. verläuft *transversal* [die von *Chel.* mehr vertikal]." [Clarke]

K Rechtes HYPOCHONDRIUM SEHR EMPFINDLICH, selbst wenn die Leber *nicht* gestaut oder vergrößert ist.
„Das Aufblähungsgefühl im Abdomen war so stark, besonders in der rechten Seite, dass ich erwartete, mittels Perkussion eine starke Lebervergrößerung zu entdecken, doch dem war nicht so; aber über dem ganzen Leberbereich wurde Druck als schmerzhaft empfunden." [Prüfungssymptom von Reil] [Allen]

K Zwängender Schmerz im rechten Hypochondrium IM LIEGEN AUF DER LINKEN SEITE.

K Empfindlichkeit des linken Leberlappens; Druck verursacht Atembeklemmung und Husten.

K Hepatocardiales Syndrom.
[Kreislaufstörung durch Leber- und Gallenblasenerkrankung].

K Pfortader- und Beckenstauung.
& Hämorrhoiden und Varizen.

K Völlegefühl in der Lebergegend.
> nach der Stuhlentleerung.

K LEBERERKRANKUNGEN.
& OBSTIPATION, dumpfer Stirnkopfschmerz [direkt über den Augen], bitterer Geschmack im Mund und weiße Zunge [v.a. in der Mitte, Spitze und Ränder rot].

K Schmerzen im *rechten Deltoideus*, bei Patienten mit Lebererkrankungen. [Voisin]

RUBRIKEN

GEMÜT: *Gedächtnis*, Gedächtnisschwäche, vergißt, was er gerade tun wollte [2]. *Träume,* Alpträume in Rückenlage [1; **Sulf**.].

KOPF: *Einschnürung* an der Stirn, über den Augen [2]. *Schweiß* an der Stirn, über den Augen [2]; auf der Stirn nach dem Essen [1/1].

MUND: *Belegte* Zunge bei Kopfschmerzen [1; *Puls.*]. *Geschmack,* Speisen schmecken nicht salzig genug [1; *Calc., Thuj.*].

MAGEN: *Erbrechen,* grün, flüssig [2]; sauer [2].

ABDOMEN: Chronische *Entzündung* der Leber [2; **Lyc**., **Nat-s**.]. *Härte* des linken Leberlappens [2/1]. *Schmerzen* > tief atmen [2]; rechtes Hypochondrium empfindlich gegen Berührung und Druck [2]; Leber, Kolik, Gallensteine [3]; Schmerzen in der Leber in Linksseitenlage [2]; drückende Schmerzen in den Seiten beim Fahren oder Reiten [2; Hep.]; stechende Schmerzen > Druck [2/1]; stechende Schmerzen in der Leber in Linksseitenlage [2/1]; stechende Schmerzen in der Milz bei tiefem Atmen [2].

STUHL: *Breiig*, pappig [2]. *Hell* [3]. *Lehmfarben* [3]. *Weiß* wie Milch oder Chylus [2].

URETHRA: *Schmerzen* beim Erwachen [2]; brennende Schmerzen im Sitzen [2; Par.].

HARN: *Farbe,* braun [2]; gelb, leuchtend, goldgelb [2]; hellgelb [2].
LARYNX: *Schmerzen* im Larynx bei Druck [1; **Phos**.]; Schmerzen im Larynx beim Schlucken [1; **Spong**.].
ATMUNG: Bedürfnis, *tief* zu atmen [2].
RÜCKEN: *Schmerzen* im Dorsalbereich, an der Kante der rechten Scapula, nahe der Wirbelsäule [2; *Chel.*]; Schmerzen im Lumbarbereich beim Erwachen [2]; ziehender Schmerz im Dorsalbereich, am inneren Rand der rechten Scapula [2/1]. *Schweiß* nach dem Essen [1].
EXTREMITÄTEN: Ziehende *Schmerzen* im Unterarm, radiale Seite [3; *Thuj.*]. *Schweregefühl* der unteren Extremitäten am Morgen [1]. Variköse *Ulzera* [3].
SCHLAF: *Unerquicklicher* Schlaf, mag nicht aufstehen [2].
FROST: *Frostig* nachts [2].
ALLGEMEINES: *Gewölbe*, Keller < [1; **Ars**., **Nat-s**., **Puls**.].

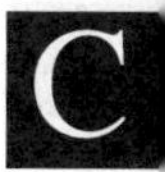

NAHRUNG

Abneigung: Fleisch [1]; Salz [1]; Salzfleisch [1]; Süßigkeiten [1].
Verlangen: Tabak [1].
Schlimmer: Alkohol [1]; Bier [1]; Brot [1; <Magenschmerzen]; Eier [1]; Fett [1]; Fleisch [1]; Milch [1; < Magenschmerzen].

NOTIZEN

CARLSBAD AQUA **Carl.**

ZEICHEN

Mineralwasser aus den Quellen von Sprudel und Muhlbrünnen, zwei der sechzehn Heilquellen im tschechischen Kurbad Karlovy Vary. Der Ort, im vergangenen Jahrhundert Karlsbad genannt, ist ein großer Kurort, den im letzten Jahrhundert Tausende von wohlhabenden Touristen aus ganz Europa aufsuchten. Er wurde 1347 von Kaiser Karl IV gegründet. Das warme Quellwasser entspringt in dem schmalen tiefen Tal der Tepla und tritt in Form von Geysiren an verschiedenen Stellen aus dem Boden. Das Wasser wird in zahllose Badehäuser geleitet. Aus dem Wasser wird vor Ort ein Salz hergestellt – künstliches Karlsbader Salz – das als Abführmittel bei Schlankheitskuren angewandt wurde. Es besteht v.a. aus Glaubersalz [Natriumsulfat, 42%], Natriumhydrogensulfat [36%], Natriumchlorid [18%], Lithiumkarbonat, Kaliumsulfat und enthält Spuren von Natriumfluorid, Natriumtetraborat, Silicium und Eisen. Heutzutage wird das Salz nicht mehr verwendet. Laut Clarke ist „Karlsbader Wasser eine sehr komplizierte Lösung, die vornehmlich Natriumsulfat,-hydrogensulfat und -chlorid enthält, außerdem Carbonate, Sulfate, Phosphate, Fluoride und Oxide von Kalzium, Magnesium, Strontium, Eisen, Mangan, Kalium, Aluminium, Silicium und Kohlenstoff mit Spuren der Iod- und Bromsalze von Natrium, Zäsium, Rubidium, Lithium und Boroxid." „Seinen guten Ruf hat es hauptsächlich der Wirkung auf die Leber und in der Behandlung von Adipositas und Diabetes zu verdanken. Seine Wirkung wurde bei manchen gesunden Personen beobachtet, aber die Mehrzahl der Symptome, von denen viele auffallend eigentümlich sind, wurden bei der Behandlung von Patienten ermittelt." [Clarke]

VERGLEICHE

Sulfur. Natrium muriaticum. Pulsatilla. Calcium carbonicum. Lycopodium.

WIRKUNGSBEREICH

Leber. Verdauung. Harnorgane. Gelenke.

LEITSYMPTOME

G *Tadelsüchtig,* streng.

„Sehr starke Neigung, alles übelzunehmen und kritisch zu sein."

„Erregt und mürrisch [morgens beim Aufstehen], häufig wie außer sich wegen Kleinigkeiten, & Hitzewallungen im ganzen Körper." [Clarke]

G *Deprimiert.*

„Stimmung stark gedrückt, wie übermäßiges Heimweh; am Ende heftiges Weinen." [Allen]

G *Mitgefühl.*

„Seine Nerven sind so stark angegriffen, dass ihn die Kümmernisse anderer leicht zum Weinen bringen." [Allen]

G Selbstzufrieden, sehr gesprächig, und ungewöhnlich gut gelaunt. [Allen]

G Träume voller Zwietracht und Streit, in denen man nie vorbereitet war; alles war verworren, verzerrt, usw. [Allen]

Unbehagliche Träume, so dass man beim Erwachen froh war, der Illusion zu entkommen. [Allen]

Träume setzen sich fort, wie eine Fortsetzungsgeschichte.

A „*Schwäche aller Organe;* der Sprechorgane;

der Blase [Strahl schwach und langsam, nur mit Hilfe der Bauchmuskeln entleert]; des Rektums [Stuhl langsam und wird nur mit Unterstützung entlegener Partien des Darmkanals entleert; peristaltische Bewegung scheint nicht weit vom Ende des Darms aufzuhören und keinerlei Druck brachte irgendeinen Nutzen; Kot schien zurückgehalten anstatt vorwärts geschoben zu werden." [Clarke]

A Empfindlichkeit gegen kalte Luft; starke Anfälligkeit für Erkältung.

< *Kälte.*

< *kalte Luft.*

„Recht ungewöhnliche Empfindlichkeit gegen Luft, als fehle den Luftwegen ihre schützende Membran." [Allen]

A Hitzewallungen am ganzen Körper, v.a. im Gesicht.

& Schweiß auf der Stirn.
„Allgemeines Angstgefühl, als würde das Blut in den Arterien stagnieren, mit ständigen Hitzewallungen.“ [Allen]

A *Sexuelles Verlangen vermindert* [bei Männern].
„Unterdrückter Sexualtrieb, erster Teil der Prüfung.“ „Während der Prüfung lässt das sexuelle Verlangen vollkommen nach.“ [Allen]

A Menstruationsbeschwerden.
& Ziehen in den Lenden und Schmerzen frontal in den Oberschenkeln.

A „Meist spärliche und verspätete Menses, manchmal jedoch wieder stärker und auch etwas länger anhaltend als sonst; dann etwas dunkleres Blut, und mit durchdringendem Geruch.“ [Allen]

A Krabbeln und Prickeln in verschiedenen Partien.
& Schweißausbruch.
Vermehrte Empfindlichkeit der Haut. Jucken an verschiedenen Stellen.

A Druck und Schweregefühl.

K Kopfschmerzen.
> Bewegung; frische Luft.
& geschwollene Schläfenvenen.

K Knacken als würde etwas im Kopf brechen.
< abends beim Hinlegen.

K Brennen und Drücken, als würden die Augen nach unten gedrückt; als seien sie zu groß für die Augenhöhlen.

K Bläuliche Verfärbung der Nase; Schwellung der Nasenadern.

K *Erröten nach dem Essen.*

K Übelkeit.
& Speichelfluss und Schaudern.

K Empfindung, als sei ein Reif um das Abdomen gespannt, v.a. bei tiefem Atmen.

K „Krampf in den Waden, im Bett, beim Ausstrecken des Fußes, mit Wadenschmerzen, vormittags, im Gehen, bes. beim Aufstehen vom Sitzen, wie zu kurz. [bei Frauen].“ [Allen]

RUBRIKEN

GEMÜT: *Angst* um häusliche Angelegenheiten [1]. *Entmutigt* vor der Menses [1]. *Geistesabwesend* [2]. *Gemütserregung* bei Kleinigkeiten [1]. *Geschwätzigkeit* [2]. Abneigung zu *lesen* [2]. *Mitfühlend* [1]. *Reizbarkeit* morgens nach dem Aufstehen [2]. *Tadelsüchtig* [1]. *Träume,* vielbeschäftigt zu sein [2]; schwere Träume [2]. *Verwirrung* > Gehen im Freien [2; **Lyc.**, **Puls.**].
SCHWINDEL: Als ob man sich im Kreis *dreht*, > im Freien [1].
KOPF: Erkrankungen der *Haare*, Haar schmerzhaft bei Berührung [2]. *Hitze,* < Eintreten in ein Zimmer [1]. Empfindung als ob etwas *Kaltes* über den ganzen Kopf lief, und das Haar stellte sich auf [1/1]. *Pulsieren* im Scheitel beim Treppensteigen [1; Ferr.]. *Schmerzen* im Hinterkopf > Bewegung [1]; Schmerzen in den Schläfen > Bewegung [1]; reißende Schmerzen in den Seiten des Hinterkopfes [2]. *Schweregefühl* im Hinterkopf [2]. *Völlegefühl* beim Kopfschütteln [1].

AUGEN: *Beben* der Lider [2]. Augen wie zu *groß* und wie von oben nach unten gedrückt [1]. *Zucken* an inneren Augenwinkeln [2].
SEHKRAFT: *Funken* in Streifen nach Schreiben [2/1]. *Getrübt* > Auswischen der Augen [1]. Beben, *Zickzack* Halbkreis auf der rechten Seite des Gesichtsfeldes [1/1].
GESICHT: *Schwellungsgefühl* einer Gesichtsseite [1/1]; im Nacken, nahe dem rechten Kieferwinkel, < Kopf nach links drehen [1].
MUND: *Geschmack* salzig [2]. *Trockenheit,* Gaumendach wie ausgetrocknet [1].
MAGEN: *Ruktus* > nach Trinken von kaltem Wasser [1/1]. Stechende *Schmerzen* beim abwärts Gehen [1/1].
ABDOMEN: *Gurgeln* wie durch Flüssigkeit [2]. *Schmerzen* im Hypochondrium, mit Ausdehnung zu den Genitalien [1/1]; mit Ausdehnung zum Nabel [1].
REKTUM: Stechende *Schmerzen*, mit Ausdehnung zum Penis [1/1]; mit Ausdehnung zum Rücken [1/1]. *Stuhldrang* nachts [1].
NIEREN: *Schweregefühl* [2]; < Sitzen [2/1].
FRAUEN: *Brennende* Schmerzen in den Genitalien nach der Menses, mit viel Leukorrhœ [1].
RÜCKEN: *Ameisenlaufen* im Zervikalbereich [2]. *Schmerzen* in der Lendengegend, mit Ausdehnung zu den Genitalien [2]; ziehende Schmerzen im Dorsalbereich, Scapulæ [2].
EXTREMITÄTEN: *Ameisenlaufen* an den Gelenken [1]. *Hitze* der Fußsohlen [2]. *Kälte* der Fingerspitzen [2]; der Zehen [2]; der Zehen nach dem Sitzen [2/1]. *Krämpfe* in den Waden beim Strecken im Bett [1]. Empfindung als seien die Waden *kurz* [1]. *Schmerzen,* Empfindung wie gebrochen [1]. *Schwere*, müde Glieder, untere Extremitäten vor der Menses [2]. *Steifheitsgefühl* in oberen und unteren Gliedmaßen, < Glieder in einer Stellung halten, z.B. herabhängen [1/1]. *Taubheitsgefühl* in den Fingern nach Schreiben [1/1].
SCHLAF: *Gähnen* vor der Menses [1]; beim Sitzen [1].
ALLGEMEINES: Empfindung als würde das *Blut* stagnieren [1].

NAHRUNG

Abneigung: Fleisch [1]; Wasser [1].
Verlangen: Roggenbrot [1].
Schlimmer: Kartoffeln mit Butter [1; = Ruktus]; Weintrauben [1= Ruktus].
Besser: Kaffee [1; > Kneifen, Rumoren und Schaben im Abdomen]; kaltes Wasser [1; > Sodbrennen].

NOTIZEN

CASSIA SOPHERA Cassi-s.

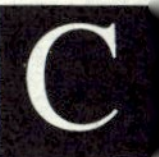

ZEICHEN

Cassia sophera. Senna sophera. Senna esculenta. Fam.nat. Leguminosæ [Cæsalpiniaceæ].
Cassia ist eine Pflanzengattung mit etwa 700 Arten von Sträuchern, Kräutern oder Bäumen mit gefiederten Blättern und gewöhnlich gelben Blüten. Die Gattung ist in den [Sub]tropen heimisch. Manche Vertreter produzieren ein bekanntes Laxativum [Sennesschoten]. Dazu wurden alle Arten von 'Sennesblättern' verwendet, so z.B. von *C. angustifolia, C. senna, C. obovata, C. alata, C. acutifolia* usw. Die Wirkstoffe sind Glykoside, die sog. Sennoside. Sennesschoten haben eine mildere Wirkung und weniger Nabenwirkungen als Sennesblätter. Die Hauptwirkung besteht in einer Zunahme der Darmperistaltik und einer Reduktion der Wasserresorption der Darmwände, was zu beschleunigter Stuhlentleerung führt. Die purgierenden Bestandteile sind eng mit denen von Aloe und Rhabarber verwandt. Nebenwirkungen, insbesondere von frischen Sennesblättern, sind intensive Krämpfe, starke Unterleibskrämpfe und Reizung von Blase und Uterus. Senna darf nicht von Personen eingenommen werden, die an Hämorrhoiden oder Enteritis leiden. Von einer Einnahme während der Schwangerschaft oder Stillzeit wird wegen der Ausscheidung über die Muttermilch abgeraten.
Cassia sophera ist in Indien heimisch und wurde im Altertum häufig von indischen Ärzten wegen seiner Wirksamkeit bei Atemwegsstörungen eingesetzt. Der Name im Sanskrit 'Kasamarda' bedeutet 'Hustenzerstörer'.
Zwei Arzneimittelprüfungen wurden vom Indischen Zentralverband für homöopathische Forschung durchgeführt. An der ersten Arzneimittelprüfung [1972-72] nahmen 21 Männer und 9 Frauen teil, an der zweiten [1974-76] 24 Männer und 13 Frauen. Beide Prüfungen wurden mit Urtinktur sowie den Potenzen C30 und C200 durchgeführt.

VERGLEICHE

Bryonia. Kalium carbonicum.

WIRKUNGSBEREICH

ZNS. Magendarmtrakt. Atemwegsorgane.

LEITSYMPTOME

G Verlangen allein zu sein; ruhig zu liegen.
Abneigung mit anderen zu reden.

G Vergesslich.
Vergisst Pflichten und Tatsachen.
Vergisst, sein Zimmer abzuschließen.

A > *Kälte*.
[Kalte Anwendungen; kalte Luft; kalte Getränke]
< Wärme.

A Starker Schweiß [Gesicht und Achselhöhlen].
Clarke erwähnt bei Senna: „Hässlicher unsauberer Körpergeruch."

A Verminderter Appetit.

A *Vermehrter Durst* wegen Trockenheit des Mundes.

A Verlangen nach Quark und Essiggemüse.

A Verlangen nach Eiern und Süßigkeiten.

A Verlangen nach warmen Speisen und Getränken.

A < Bewegung [Schmerzen].
> *Ruhe und Druck.*

A > *Ruhelage.*
[Schwindel; Stirnkopfschmerzen; Schmerzen im Hals; Gurgeln im Abdomen]

A Schwindel.
> Hinlegen.
& Hitzewallungen in den Ohren.
& Getrübte Sicht.
& Übelkeit.
& Neigung, vorwärts oder rückwärts zu fallen.
„Bei der Prüfung war das Symptom begleitet von einer Neigung, vornüber zu fallen; das klinisch bestätigte Symptom ging einher mit einer Neigung hintenüber zu fallen.“ [Indischen Zentralverband]

K Dumpfe Schmerzen in Schläfen- und Stirnbereich.
< Hitze; tagsüber.
> Kalte Anwendungen; straff Einbinden.

K Verstopfung der Nase nachts.
< Kälte.
> tagsüber; Wärme.
Gefolgt von wässriger Absonderung aus der Nase.

K *Starke Flatulenz.*

K Husten mit Schmerzen in der Brust
& dicker, gelber Auswurf.
< morgens und abends.
> Wärme.
[In der Arzneimittelprüfung waren die Schmerzen in der Brust auf die linke Seite beschränkt.]
Trockener Husten < in Rechtsseitenlage.

K Dyspnœ.
< Winter.
< *Staub;* Rauch.
< Wetterwechsel.
< kalte Getränke.
< Gehen.
„Die Dyspnœ wurde zwar während der Arzneimittelprüfung bei einem Prüfer beobachtet, doch die Modalitäten wurden nur während klinischer Studien ermittelt und bestätigt.“ [Indischen Zentralverband]

K Schmerzen in Rücken, Nacken und Extremitäten.
< Bewegung; kalte Luft; vornüber beugen.
> Ruhelage; Druck; Ruhe; Hitze.

K SCHMERZEN IN DEN KNIEGELENKEN.
< erste Bewegung; Aufstehen vom Sitzen.
> anhaltende Bewegung; Druck.

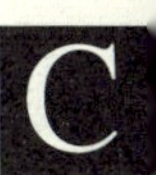

„Von 16 Patienten mit unspezifischen Schmerzen in den Kniegelenken, mit den oben erwähnten Modalitäten, erfuhren 15 eine Besserung nach der Einnahme von Cassia. Das gibt einen Hinweis auf seinen möglichen Nutzen bei Osteoarthritis." [Indischen Zentralverband]

RUBRIKEN

GEMÜT: *Angst,* & Furcht, sich auf dem Nachhauseweg zu verlaufen [1]; grundlos [1]; & Ruhelosigkeit [1]; um die Zukunft [1]. *Furcht* einzuschlafen, aus Angst sein Herz könnte aufhören zu schlagen [1]. *Wechselhafte* Stimmung [1]. Erträgt keinen *Widerspruch* [1], zornig, wenn man ihm widerspricht [1].

KOPF: *Hitzegefühl* in der Stirn, < Sonne, > kaltes Bad [1]. Berstende *Schmerzen* in der Stirn, < Bewegung, Anstrengung, Bücken, > Druck, festes Einbinden, frische Luft, Hinlegen [1]. Hämmernde *Schmerzen* in der Stirn, < Hitze, > sanfter Druck [1]. *Schweregefühl,* < Reden, > Ruhelage [1]; Schweregefühl in der Stirn, < abends, Anstrengung, Bücken, > morgens, Hinlegen, Druck [1]; Schweregefühl im Hinterkopf, < Anstrengung, Wärme, > Kopf mit kaltem Wasser waschen, Hinlegen, Druck [1].

AUGEN: *Juckreiz* der Oberlider, < Sonnenlicht, > kalte Anwendungen [1]. *Schmerzen* in den Augen, < Kopf nach vorn beugen, > Schließen der Augen [1]. Brennende *Schmerzen* in den Augen, < Bewegung, Druck, Wärme, > Hinlegen, nach Schlaf, kalte Anwendungen [1]. *Schweregefühl* der Augenlider, > kalte frische Luft [1].

SEHKRAFT: *Getrübt* während Schwindel, > kalte Anwendungen [1]. *Verschwommen* während der Menses [1].

OHREN: *Hitzewallungen* in den Ohren während Schwindel [1/1]. Diffuse *Schmerzen* in den Ohren < Essen [1].

NASE: Starke, dünne, wässrige, milde *Absonderung* [1]. *Trockenheit* am Morgen, gefolgt von wässriger Absonderung tagsüber [1].

MUND: Starker *Speichelfluss* & eingeschränkter Geschmack [1/1]. *Trockenheit* & ausgeprägter Durst [1].

ZÄHNE: *Schmerzen* in Zähnen und Zahnfleisch mit Ohrenschmerzen, < Essen, Zähne zusammenpressen [1].

HALS: *Hitzegefühl,* das sich über den ganzen Körper ausbreitet, > kalte Getränke [1]. Brennende *Schmerzen,* < kalte Luft, kalte Anwendungen, Schlucken, > heißer Tee [1]. *Trockenheit* > kaltes Wasser schluckweise trinken [1].

MAGEN: *Durst* auf große Mengen Wasser in kurzen und langen Abständen [1]; auf kleine Mengen Wasser in kurzen Abständen [1]. *Durstlosigkeit* [1].

Übermäßiger *Hunger* & Nagegefühl im Epigastrium, > Essen, Milch [1]. *Übelkeit* mit vorangehendem Schwindel [1]. *Verlangen* nach salzigen Dingen [1].
ABDOMEN: *Flatulenz* & Auftreibung des Abdomens, < morgens, abends, > nach dem Essen, Wasser Trinken, Ruktus, Flatusabgang [1]. Klemmen, krampfartige, kolikartige *Schmerzen* im rechten Hypochondrium, < nach dem Essen, durch fettige Speisen, Wechsel der Körperhaltung, Rechtsseitenlage, vornüber beugen, > Fasten, sanfter Druck, Ruhe, Linksseitenlage [1].

REKTUM: *Erfolgloser* Stuhldrang; Stuhlentleerung nach starkem Pressen [1]. *Obstipation*, 3 - 4 Tage lang kein Drang [1].
RÜCKEN: *Schmerzen* im Dorsalbereich [Scapulæ], < kalte Luft, > Sonnenhitze, Druck [1]; in der Lendengegend, < vornüber beugen, > Druck [1]. *Schweiß* im Zervikalbereich bei Fieber [1]. *Schweregefühl* im Zervikalbereich, < vornüber beugen, > Druck [1].
SCHLAF: *Schlaflosigkeit* vor Mitternacht [1]. *Schlafstörungen* [1].
HAUT: *Hautausschläge*, wie Ringflechte auf den Oberschenkeln [1]. *Juckreiz*, < nachts, > Kratzen [1].

NAHRUNG

Abneigung: Brot [1].
Verlangen: Eier [1]; Essiggemüse [1]; warme Getränke [1]; Quark [1]; salzige Dinge [1]; warme Speisen [1]; Süßigkeiten [1].
Schlimmer: Fettige Speisen [1].
Besser: Milch [1]; heißer Tee [1].

NOTIZEN

CASTOR EQUI **Cast-eq.**

ZEICHEN

Ein kleiner, flacher, länglich ovaler horniger Auswuchs mit runzliger Oberfläche, abschuppend, dunkler als die Hufe, der an der Innenseite der Beine oberhalb des Fesselgelenks des Pferdes wächst. Wenn man sie zwischen den Fingern reibt, fühlt sich die 'Warze' recht ölig an. Diese Wucherung von Epithelgewebe wird als Rudiment einer Zehe betrachtet, die sich über Millionen von Jahren der Evolution des Pferdes [von den entfernten Vorfahren wie Equus caballus und den frühesten pferdeähnlichen Geschöpfen, Hyracotherium aus dem frühen Eozän] immer stärker zurückgebildet hat. Hering und andere haben angenommen, die Wucherung sei ein rudimentärer Zehennagel. Dies ist sehr unwahrscheinlich, da die Vorfahren des Pferdes, Hyracotherium, vier unähnliche Zehen am Vorderfuß hatte. Darüberhinaus weist das Pferdebein ähnliche Wucherungen an der Innenseite des vorderen Kniegelenks und am Tarsalgelenk auf.
Von der hornigen Wucherung lässt sich leicht eine Schicht abschaben.

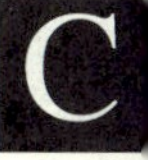

Gerieben sondern die Abschabsel einen ungewöhnlichen übelkeiterregenden süßen Geruch ab, vergleichbar mit *Moschus* oder *Castoreum* [Sekret des Bibers]. Daher stammt vermutlich der Name *Castor equi*, denn 'castor' ist griech. Biber und 'equi' bedeutet 'vom Pferd'.
Bei neugeborenen Fohlen und manchen ausgewachsenen Tieren sondern die Warzen häufig eine stark riechende Flüssigkeit ab. Das könnte ein Hinweis darauf sein, dass die Warze ursprünglich eine Drüse war. Andere dem Pferd verwandte Tiere, wie etwa Hirsche, haben noch solche Drüsen. Für Wildpferde war die sekretorische Funktion vermutlich zur Sicherung des Fortbestandes der Rasse lebensnotwendig. Bei dem domestizierten Pferd wurde diese Funktion jedoch überflüssig. Experimentelle Forschungen und Nachweise zeigen, dass derartige hornige Wucherungen besonders bei Ausstülpungen wie Warzen, Nägeln, Steiß und Brustwarzen vorkommen.
Dieser dem Altertum entstammende Stoff verdient eine ausführliche Arzneimittelprüfung, insbesondere da Duftstoffe auch Einfluss auf die Psyche haben.
Vgl. *Castoreum, Moschus* und *Ambra grisea* sowie *Hippomanes*, ein weiterer Stoff, der vom Pferd erzeugt wird.
Cast-eq. könnte bei Allergien gegen Pferde und Pferdehaar nützlich sein.
Geprüft von Hering an 5 Personen.

VERGLEICHE

Calcium carbonicum. Sulfur. Silicea. Lycopodium. Rhus toxicodendron. Thuja. Phytolacca.

WIRKUNGSBEREICH

Steißbein. Haut [Warzen]. Brustwarzen. Nägel. Knochen.

LEITSYMPTOME

G Ungewöhnliches Lachen ohne besondere Ursache.

A Ständiges Hungergefühl [während Fließschnupfen], sogar nach dem Essen.

A Verlangen, Tabak zu rauchen.
„Zwei Wochen nach der Arzenimittelprüfung kehrt das Verlangen zu Rauchen wieder, welches er acht Jahre zuvor, nach Keuchhusten, vollständig verloren hatte; dies dauerte nur einen Monat an und verschwand dann plötzlich.“ [Allen]

A Prickelgefühl.
Taubheitsgefühl. Spannung.

K „Drückende Schmerzen in beiden Schläfen von innen nach außen, als würde der Kopf auseinander geschraubt.“
[Beobachtet während des Verreibungsprozesses, bei dem sich ein sonderbarer Geruch entwickelt. Ähnliche Symptome werden nach der Einnahme der 3 C beobachtet. Dies legt eine Wirkung des aromatischen Elements von Castor equi nahe.]

K „Kopfhaut schläft ein vom Nacken zum Scheitel; begleitet von einer Empfindung, als läge die hintere Kopfhälfte auf Eis.“
[Auch während der Verreibung beobachtet]

K SCHMERZEN IN MAMMÆ NACH DER ENTBINDUNG.

K AUFGESPRUNGENE, WUNDE BRUSTWARZEN bei stillenden Frauen, extrem empfindlich, kann Berührung mit der Kleidung nicht ertragen; selbst in vernachlässigten Fällen, eingerissen, Brustwarzen hängen fast herab. [Clarke]

K Brustwarzen trocken und schmerzhaft; Warzenhof und umgebende Haut gerötet.

K Schwellung und Empfindlichkeit der Brüste; Juckreiz innerlich; schmerzhaft beim treppab Gehen [als würden sie abfallen].
> Druck mit den Händen.

K Steißbeinschmerz. [möglicherweise: chronische Folgen von Steißbeinverletzung]

K Brüchige Nägel. Nägel fallen ab.
„Ein paar Zehennägel lösen sich ohne Grund und ohne Schmerzen ab; neue haben sich darunter bereits gebildet." [Allen]

RUBRIKEN

GEMÜT: *Lachen* über ernsthafte Angelegenheiten [1]. *Träume* von Krankheit und kranken Menschen [1]; Obst [1]; Obst, das im Winter an Bäumen hängt [1].
KOPF: *Kälte* im Hinterkopf [2]. *Schmerzen* in den Schläfen morgens beim Erwachen [1]. *Taubheitsgefühl* [1].
NASE: *Schmerzen* in den Knochen [1]; drückender Schmerz in den Knochen [1].
MUND: *Speichelfluss* nach dem Essen [1].
MAGEN: *Leeregefühl* nicht gelindert durch Essen [1]. *Völlegefühl* [2].
ATMUNG: *Asthmatische* Atmung beim Umgang mit Pferden [1/1].
BRUST: *Abszeß* der Brustwarzen [1]. *Risse* der Brustwarzen [3]. *Schmerzen* in den Mammæ nach der Entbindung [3/1]; Wundheitsschmerz in den Brustwarzen < Berührung der Kleidung [3; **Crot-t**.]. *Trockenheit* der Brustwarzen [1/1]. *Warzen* auf den Mammæ [1/1]. *Wundheit* der Brustwarzen durch Reiben [1].
RÜCKEN: *Schmerzen* im Steißbein abends [2]; im Sitzen [2; **Kali-bi**.].
EXTREMITÄTEN: *Abblättern* der Nägel [1]. *Aufgesprungene* Hände [1]. *Brüchige* Fingernägel [1]; Zehennägel [1]. *Hautausschlag,* Psoriasis auf den Handflächen [1]. *Schmerzen* im Handgelenk wie verstaucht, mit Ausdehnung in den Ringfinger und kleinen Finger, wenn man den Arm herabhängen lässt [1/1]; Schmerzen in der Kniekehle beim Beugen des Knies [1].
SCHLAF: *Stellung*, schläft mit den Armen über dem Kopf [1].
HAUT: *Hart* [1]; mit Verdickung [1].

NAHRUNG

Verlangen: Tabak [1].

NOTIZEN

CASTOREUM Cast.

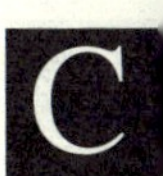

ZEICHEN

Bibergeil. Das Sekret aus den Bauchdrüsen des Bibers [Castoreum canadensis].
Der Biber ist das größte Nagetier in der nördlichen Hemisphäre und kann bis zu 40 kg schwer werden. Sein schwerer Körper ist mit einem dicken, wasserdichten Fell bedeckt. Die fünf Zehen an den stämmigen Hinterbeinen haben am Ende Schwimmhäute. Die zweite Zehe hat einen Doppelnagel, der an einen Vogelschnabel erinnert und der als feiner Kamm dient. Im Gegensatz zu den kräftigen Hinterbeinen berühren die kleinen Vorderbeine kaum den Boden, wenn das Tier läuft. Der Schwanz dient als unabdingbares Gleichgewichtsorgan an Land und als eine Art Ruder im Wasser. Die Dicke der Hirnrinde gleicht den Mangel an Windungen aus und macht den Biber zum intelligentesten Nagetier. Der Biber hat von allen Säugetieren die effizienteste und technisch ausgefeilteste Methode zur Konstruktion seiner Behausung. Das Tier schafft sich in seinem Lebensraum unterschiedliche Wasserspiegel. Das schützt ihn vor Feinden an Flussufern und gewährleistet die Möglichkeit einer raschen Flucht durch den Unterwasserausgang seines Baus.
Die größte Errungenschaft des Bibers ist seine Konstruktion eines Dammes, der zuweilen bis zu mehrere Kilometer lang sein kann. Um den Damm zu bauen, nagt das Tier Bäume dergestalt an, dass sie ins Wasser fallen und transportiert sie dann auf dem Wasserweg. Der Bau und die Dämme sind wasserdicht. Biber werden von Menschen bekämpft, weil sie angeblich in Wasserwerken Schaden anrichten. Sie werden auch wegen ihres kostbaren Fells und des Biberhormons gejagt.
Biberhormon bzw. Castoreum, ist in zwei großen, gefalteten Drüsen enthalten, das beim Männchen auf der Vorhaut sitzt und beim Weibchen in der Vagina. Außer einem 15-50%igen Anteil einer harzartigen Substanz enthält Castoreum auch geringe Mengen an Cholesterol, Salicin [und Derivate] sowie Benzœsäure. Es wir in der Parfumindustrie als Fixierstoff verwendet. Die visköse Substanz sollte nicht mit *Castoröl* verwechselt werden, einem fetten Öl, das aus den gepreßten Samen von Ricinus communis, einer tropischen afrikanischen Pflanze der Euphorbiaceengewächse gewonnen wird. Dieses Öl wird als Abführmittel und Schmieröl verwendet.
Die Menge an Salicin, Salicylsäuren und Benzœsäuren in Castoreum stammt wahrscheinlich aus der Hauptnahrung des Bibers: der Rinde von Weiden, Pappeln, Birken und Eschen. Es ist nicht bekannt, ob dies im Arzneimittelbild eine Rolle spielt. Wenn es an der Luft trocknet, wird das flüssige Sekret zu einer salbenartigen und dann harzigen bräunlichroten oder bräunlichschwarzen Masse. Es hat einen penetranten Geruch, der an Baldrian erinnert, und einen scharfen und bitteren Geschmack. In Äthylalkohol aufgelöst besitzt das Sekret einen so kräftigen und durchdringenden Geruch, dass es als Mixtur mit anderen Duftstoffen in jedem Verhältnis, das höher ist als 1 zu 40 die anderen völlig überdeckt. Die Substanz enthält Bestandteile, die denen von *Ambra grisea* stark ähneln.
Geprüft von Caspari [sibirischer Biber] und Nenning [österreichischer Biber].

VERGLEICHE

Sulfur. Phosphor. Lycopodium. Natrium muriaticum. Pulsatilla. Magnesium carbonicum. Ammonium carbonicum. Carbo animalis. Magnesium muriaticum.

Cast. 224

WIRKUNGSBEREICH

NERVEN. Weibliche Geschlechtsorgane. Abdomen; *Hypogastrium.*

LEITSYMPTOME

G REIZBAR, streitsüchtig und zornig; v.a. während der MENSES. Mit allem unzufrieden.

G *Angstträume*, über Mörder und Räuber.
& unfähig sich zu bewegen.
Träume von Streit zwischen nahen Verwandten, während der Menstruation.
Traum dass ihre Eltern tot sind, weswegen sie sehr beunruhigt ist.
Traum dass sie ihren Vater tötet; sie versuchte aufzuschreien, aber konnte nicht, fühlte sich deswegen sehr beklommen. [Allen]

A Geschwächte Frauen [nach schwerer Krankheit] mit Dysmenorrhœ und ruhelosem Schlaf.
„Zornige Ausrufe im Schlaf." [Hering]
„Nervöse Frauen, die nicht vollständig genesen, aber ständig reizbar sind und unter schwächenden Schweißausbrüchen leiden." [Bœricke]
Keine vollständige Genesung.

A NERVÖSE ANFÄLLE.
& plötzliche krampfartige Schmerzen im Magen oder Abdomen.
Frostgefühl beginnt im Abdomen.

A Frostigkeit.
„Ständige Frostigkeit während der Menses, doch wärmte sich am Ofen leicht wieder auf."
„Frostigkeit nachts; sie konnte nur schwer warm werden." [Allen]

A Schmerzen < Kälte, > Wärme.

A DURST; brennend, unstillbar; *v.a. während der Menses.*

A RUHELOSER Schlaf mit Zusammenzucken durch Schlaf und Alpträume.

A GÄHNEN, bei Unterleibsbeschwerden.

A < leichter Druck oder Berührung.
> fester Druck.

A < WÄHREND DER MENSES.

A *Schmerzen.*
„Die Schmerzen gehen einher mit großer Schmerzempfindlichkeit, oder aber die Empfindlichkeit bleibt bestehen, nachdem die Schmerzen abgeklungen sind, insbesondere im Kopfbereich." [Jahr]
„Nach Kopfschmerzen bleibt der Kopf sehr berührungsempfindlich." [Clarke]
Keine vollständige Genesung.

A Amenorrhœ.
& schmerzhafte Tympania uteri.

K Schmerzen in der *Stirn während der Menses*
& große Empfindlichkeit der oberen Kopfpartie, wenn man darauf drückt.

K Drückende Kopfschmerzen.
& Wundheitsgefühl der Kopfhaut,

aber häufig > durch tiefen Druck und Reiben.

K Wässrige, scharfe Absonderung aus der Nase. [Lippe]

K Krampfschmerzen im Abdomen.
> Wärme, Druck und Zusammenkrümmen.
& Frostigkeit und Schaudern.

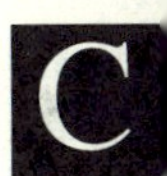

K Völlegefühl und Auftreibung des Hypogastriums.
& Stuhldrang und häufige Stuhlentleerung.
Gähnen und Schaudern während der Stuhlentleerung.

K DYSMENORRHŒ; heftige Schmerzen im Abdomen.
& konstantes Rumoren und Frostigkeit.
& Atemstillstand [oder Erstickungsgefühl] und Gähnen.

K Dysmenorrhœ; Schmerzen beginnen in der Mitte der Oberschenkel [Vorderseite].
& Blässe und kalter Schweiß.

K Dyspnœ.
< Rückenlage oder Rechtsseitenlage.
> Linksseitenlage.

RUBRIKEN

GEMÜT: *Empfindlich* gegen alle äußeren Eindrücke [1]; gegen Sinneseindrücke [1]. *Kreischen* im Schlaf & Angstträume [1]; im Zorn [1]. Abgeneigt zu *reden* während der Menses [1]; redet im Schlaf [1]. *Reizbarkeit* morgens beim Erwachen [1]. *Sentimental* [1]. *Träume,* Einbrechern [1]; ermordet zu werden [1]; während der Menses [1]; Mord [1]; sorgenvoll [1]; Streit [1]; Tod von Verwandten [1]; von Zorn [1]. *Unzufrieden* während der Menses [1; Tarent.]. *Zorn* morgens im Bett [2]; während der Menses [1].

KOPF: *Pulsieren* im Sitzen [1]; im Stehen [1]; Pulsieren im Hinterkopf > Druck [1]. *Schmerzen,* Kopfschmerzen > Spirituosen [1]; durch Zorn [1]; Schmerzen im Hinterkopf > Druck [2]; drückender Schmerz im Scheitel während der Menses [1]. *Schweregefühl* nach dem Essen [1].

AUGEN: Brennende *Schmerzen* während der Menses [1; *Nit-ac.*]; brennende Schmerzen bei scharfem Schauen [1]; Brennen in inneren Augenwinkeln beim Sehen in Sonnenlicht [1/1].

OHREN: *Geräusche*, wie kochendes Wasser, > bohrt mit dem Finger ins Ohr [1].

GESICHT: *Beben* der Lippen [1]. Blasse *Verfärbung* während der Menses [1].

MUND: *Zucken* der Zunge [2].

ZÄHNE: *Schmerzen,* Zahnschmerzen beim Mittagessen [1]; > äußere Wärme [2].

HALS: *Kloßgefühl*, hysterisch & Flatulenz [1].

MAGEN: *Durst* während der Menses [1]. *Leeregefühl* am Morgen [1]; morgens während der Menses [1/1]. *Übelkeit* nach der Harnentleerung [1]; > Ruktus [1]; > Suppe [1]. *Völlegefühl* im Magen [und Brust], erschwert die Atmung, < Liegen auf der rechten Seite, noch schlimmer in Rückenlage [1/1].

ABDOMEN: Schmerzhafte *Flatulenz* vor der Stuhlentleerung [2]. *Schmerzen*

durch Emotionen [1/1]; in der Leistengegend während der Menses [1].
REKTUM: *Diarrhœ* während der Menses [1]. Brennende *Schmerzen* nach der Stuhlentleerung [2].
ATMUNG: *Atembeschwerden* durch Flatulenz [1]; > Ruktus [1].
BRUST: *Schmerzen,* Brustwarzen schmerzhaft empfindlich, wund [2]. *Schrunden,* rissige Brustwarzen [2].
EXTREMITÄTEN: *Formicatio* und Ziehen in den Waden, im Sitzen, > Reiben [1/1]. *Schweregefühl* der Oberschenkel während der Menses [2].
FROST: Ständige Frostigkeit während der *Menses* [1].
ALLGEMEINES: *Ohnmacht* bei Darmkolik [2].

NAHRUNG

Verlangen: Brot [1]; warme Getränke [1]; Salz + Süßigkeiten [1]; warme Speisen [1].
Schlimmer: Suppe [1].
Besser: Alkohol [1]; warme Getränke [1]; Suppe [1].

NOTIZEN

CEANOTHUS **Cean.**

ZEICHEN

Ceanothus americanus. Säckelblume. Fam. nat. Rhamnaceæ.
Halbstrauch, der bis etwa 1,20-1,50 m hoch wird. Er hat flaumige Blätter und Stengel und zahlreiche kleine weiße Blüten, die im Juni/Juli blühen.
In Amerika wird die Pflanze 'New Jersey Tea' genannt, weil die Blätter während des Unabhängigkeitskrieges als Teeersatz verwendet wurden. In Kanada wird sie als zimtfarbenes Wollfärbemittel verwendet. „Sie hat angeblich eine leicht erheiternde Wirkung." [Hale]
Die Cherokee Indianer verwendeten eine Lotion aus der Wurzel äußerlich angewendet, zur Behandlung von Hautkrebs und Schankergeschwüren. C. americanus ist im trockenen östlichen Teil Nordamerikas heimisch und wird in Europa angebaut.
Die Asche der Pflanze enthält Kalium, Kalzium, Magnesium, Aluminium, Eisen und Silizium. Ceanothus ist eine der wenigen Nicht-Leguminosen, die stickstoffoxierende Wurzelknöllchen besitzt.
Eingeführt von Hale; [fragmentarisch] geprüft von Burnett sowie von Fahnestock.

VERGLEICHE

China. Arsenicum. Lachesis. Natrium muriaticum. Carbo vegetabilis. Ipecacuanha. Mercurius. Natrium sulfuricum.

WIRKUNGSBEREICH

MILZ. Leber. **Linke Seite.*

LEITSYMPTOME

A Verlangen nach Saurem, Säuren.

A < Kaltes Wetter.

A < *Linksseitenlage* [bei vergrößerter Milz].
< *Rechtsseitenlage* [bei geschwollener Leber].

A STECHENDE Schmerzen.

K Kopfschmerzen mit Empfindung, als sei das Gehirn zu groß.
Empfindung als ob der Kopf synchron mit dem Herzen pulsiert.

K Enorme VERGRÖSSERUNG der MILZ.
Die meisten Symptome sind durch die vergrößerte Milz verursacht:
Druck nach oben = Dyspnœ; chronische Bronchitis; Herzklopfen.
Druck auf den Magen = Übelkeit und Erbrechen; Appetitverlust.
Druck nach unten = Schmerzen im Hypogastrium oder Uterus; vorzeitige Menses; gelbe Leukorrhœ.
Bewusste Wahrnehmung der Milz.

K *Leberschwellung.*
& stechende Schmerzen im rechten Hypochondrium, die Schlafstörungen verursachen; schmutzig gelbe Verfärbung der Zunge; lehmfarbener Stuhl; behinderte Atmung.

K Völlegefühl in der Lebergegend.
< nach dem Essen; Rechtsseitenlage.

K Reichliche Harnausscheidung; grünlich, schaumig, übelriechend.

K Empfindung, als sei die Brust zu klein für das Herz.

K Schmerzen im Lendenbereich.
& Harndrang.

* Empfohlene Lektüre: Eric Sommermann „Agent Orange-Induced Lymphoma“, in *Proceedings of the 1992 Professional Case Conference,* S. 11-29

NAHRUNG

Verlangen: Saures [1].
Schlimmer: Gebäck [1]; Wasser [1].

NOTIZEN

CEDRON **Cedr.**

ZEICHEN

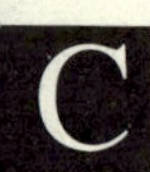

Simaba cedron Planchon. Quassia cedron. Fam. nat. Simaroubaceæ.
Ein kleiner Baum, in Kolumbien und Zentralamerika heimisch, bemerkenswert wegen der Eigenschaften der Samen. Die im Handel erhältlichen Cedronsamen ähneln großen blanchierten Mandeln – sie sind häufig gelblich, hart und kompakt, aber lassen sich leicht schneiden; sie sind sehr bitter, ähneln Quassia amara im Geschmack und sind geruchlos. Sie haben sich als fiebersenkendes Mittel bei Wechselfieber bewährt. Unter Einheimischen ist die nahezu an Aberglauben grenzende Überzeugung verbreitet, dass sie ein wirksames Gegenmittel gegen Schlangengift enthalten, und so tragen sie immer einige Samen bei sich.
Der Name Simaba ist von dem einheimischen Namen 'sumaruppa' abgeleitet. Der relativ dünne Baum wächst hauptsächlich an Fluss- und Seeufern.
Geprüft von Metcalf [1853], Teste und Stennett.

VERGLEICHE

China. Arsenicum. Natrium muriaticum. Belladonna. Nux vomica. Chininum sulfuricum. Aranea diadema.

WIRKUNGSBEREICH

Nerven. Blut. **Linke Seite.* Rechte Seite.

LEITSYMPTOME

G Ruhelos, nervös und erregbar.
„Grauen vor Freunden [bei Frauen besonders]." [Allen]

G *Abneigung gegen das Bett* [wegen nächtlicher Verschlimmerung der Schmerzen].

A Geeignet für nervöse, erregbare Frauen mit starkem Sexualtrieb.
„Periodizität genau zur selben Uhrzeit bei Trigeminusneuralgie und nervösen Kopfschmerzen,
& reichlicher Speichelfluss, Einschnürung im Hals, Schluckauf, Spasmen im Magen und Darm, reichliche Harnentleerung,
und alle Beschwerden schlimmer nach Koitus;
ein Zustand, den man manchmal bei Frauen findet, die zu Hysterie neigen."
[Syontagh, *Hom. Phys.*, Jan. 1891]

A Abortneigung, wenn Abort wiederholt in genau demselben Zeitraum der Schwangerschaft eintritt.

A FROSTIG.

A < wenn ein Gewitter aufzieht [= Schmerzen im Hinterkopf; Schmerzen in den Schläfen].

A *Durst; vermehrt während der Menses.*

A INTENSIVE sexuelle Erregung.
„Träumte die ganze Nacht [ich träume selten] von angenehmen geselligen

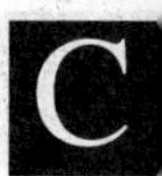

Unterredungen mit weiblichen Bekannten und erwachte am Morgen mit steifer Erektion.“ [Hale]

A < WÄHREND DER MENSES.
[Kopfschmerzen; tief eingesunkene Augen; blasses Gesicht; kalte, bläuliche, trockene Lippen; Zahnschmerzen; Zahnfleischbluten; trockener Mund; Schwierigkeiten beim Sprechen; starker Speichelfluss; stinkender Atem; großer Durst]

A < nach dem Koitus.

A Sexuelle Erregung.
& Leukorrhœ.
& Schwellung der Mammæ. [Dorcsi]

A PERIODIZITÄT, *pünktlich wie die Uhr.*

A NEURALGIE.
v.a. des TRIGEMINUS [supraorbital und ziliar];
Nacken und Kopf [MIGRÄNE];
brachial [unerträgliche nächtliche Schmerzen im Arm].
LINKSSEITIGE NEURALGIEN.

A Neuralgische Schmerzen.
& *Vergrößerungsgefühl* in schmerzhaften Bereichen.

K Migräne.
& heftiges Brennen im Auge.

K Histamin-Kopfschmerzen [Horton-Syndrom]: rezidivierend, starke einseitige Kopfschmerzen & blutunterlaufene Konjunktivæ, Brennen im Auge [bzw. Augen], Tränenfluss und verstopfte Nase.
[vgl.: Bell., *Spig.*]

K „Gegenstände erschienen einer Prüferin bei Nacht rot, und tagsüber gelb; diese Symptome dauerten sieben Tage bei derselben Prüferin an [eine junge Frau, 18 J.], und verschwanden nach einer Gabe *Bell.*“ [Allen]

K Nächtliche Zahnschmerzen während der Menses.

K *Plötzliche* [neuralgische!] Schmerzen im Daumenballen, die sich den Arm hoch zur Schulter ausdehnen.

RUBRIKEN

GEMÜT: Abneigung gegen das *Bett,* meidet das Bett [2]. *Delirium tremens* & Zittern [2]. *Furcht* vor Freunden [1/1]. *Nymphomanie* [1]. *Ruhelosigkeit,* lässt einen umherwandern [2]. *Träume* von toten Menschen, von lange verstorbenen Freunden [1]. *Trübsinn* & Schweregefühl des Körpers [2].

KOPF: *Kälte* der Stirn am Morgen [1/1]. *Schmerzen* kommen und gehen plötzlich [2]; Schmerzen in den Schläfen, dehnen sich von einer Schläfe zur andern aus [2]; berstender Schmerz nachts [1]; durchzuckende Stiche in der linken Stirnseite [2]; durchzuckende Stiche in der Stirn, die sich zum Hinterkopf ausdehnen [2]; durchzuckende Stiche über dem linken Auge [3].

AUGEN: *Eingesunkene* Augen während der Menses [2/1]. *Schmerzen,* vor

Gewitter oder Sturm [2]; periodisch [2]; schmerzhafte Augäpfel [2]; stechende Schmerzen vor Gewitter oder Sturm [2].
GEHÖR: *Beeinträchtigt* nachts [2; Elaps.].
NASE: *Kälte*, eisige Kälte [2]; Kälte der Nasenspitze [2].
GESICHT: *Schmerzen*, paroxysmal [2]; in Schüben [2]. Bläuliche *Verfärbung* der Lippen während der Menses [2; *Arg-n.*]; blass während der Menses [2].
MUND: Fauliger *Geruch* während der Menses [2/1]. *Prickeln* der Zunge während der Menses [2/1]. *Trockenheit* des Mundes während der Menses [2; **Nux-m.**]; Trockenheit der Zunge während der Menses [2].
MAGEN: *Auftreibung* > Bewegung [1; Chin.]; > Essen [1; Rat.]; > Gehen [1; Calad.]. *Durst* während der Menses [2]. *Übelkeit* während Kopfschmerzen [2].
HARN: *Geruchlos* [2].
FRAUEN: *Leukorrhœ* anstelle der Menses [2]; vor der Menses [2].
LARYNX: Erschwertes *Sprechen* während der Menses [2/1]; Stottern nach dem Koitus [2/1].
ATMUNG: *Atembeschwerden* > Essen [1]; nach Schlaf [1]; muss aufrecht stehen [1/1].
FROST: Nach *Aufenthalt* durch Durchnässung [3]; in Sümpfen [2]; tropischen Ländern [3]. *Periodizität,* immer zur selben Uhrzeit [2; *Aran.*]. *Trinken,* warme Getränke werden vertragen [2].
HAUT: *Insektenstiche* [2].
ALLGEMEINES: *Periodizität*, Beschwerden kehren zur selben Stunde wieder [3]. Neuralgische *Schmerzen*, Partien brennen wie Feuer [1/1].

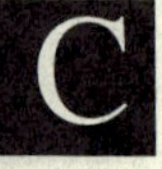

NAHRUNG

Verlangen: Kalte Getränke [1]; warme Getränke [2]; warme Speisen [1].
Besser: Warme Getränke [2].

NOTIZEN

CENCHRIS **Cench.**

ZEICHEN

Cenchris contortrix. Ancistrodon contortrix. Agkistrodon contortrix. Kupferkopf. Eine sehr giftige Grubenotter, verwandt mit den Mokassinschlangen und Klapperschlangen. Die ausgewachsene Schlange ist etwa 90 cm lang, sie verdankt ihren Namen dem kupferfarbenen Kopf. Der Körper ist hellbraun mit 15 bis 25 unregelmäßigen dunkelbraunen transversalen Reifen. Kupferköpfe kommen fast

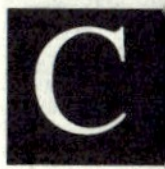

überall in den mittleren und östlichen Gegenden der USA vor. Sie leben in ganz unterschiedlichen Biotopen, von Wäldern bis hin zu felsigem Gebiet und Halbwüste. Im Frühjahr sind sie tagsüber aktiv, werden aber in den heißen Sommermonaten mehr zu Nachttieren. Sie halten in Kolonien Winterschlaf, manchmal zusammen mit anderen Schlangenarten. Die Mehrzahl der Schlangenbisse im Osten und zentralen Gebiet der Vereinigten Staaten stammen vom Kupferkopf. Wenn die Schlange gereizt oder gestört wird, greift sie sofort an. Trotz ihrer Reizbarkeit ist sie jedoch angeblich leicht zu zähmen – im Unterschied zu Lachesis, die in Gefangenschaft stirbt.
Im Herbst bringt das Weibchen zwei bis acht lebende Junge zur Welt. Die Jungtiere haben einen leuchtendgelben Schwanz, von dem man annimmt, dass er als Lockmittel für Frösche und Eidechsen dient.
In Australien wird die giftige Denisonia superba, eine Verwandte der Kobra, Kupferkopf genannt.
Geprüft von Kent an 5 Personen [2 Männern, 3 Frauen].

VERGLEICHE

Lachesis. Arsenicum. Lycopodium. Calcium carbonicum. Cactus. Naja.

WIRKUNGSBEREICH

BLUT. Kreislauf. * Rechte Seite.

LEITSYMPTOME

G *Verlassenheitsgefühl.*

„Alle Schlangenmittel haben das Gefühl, im Stich gelassen oder verlassen worden zu sein. Die bekannteste Reaktion auf dieses Gefühl ist die Eifersucht von Lachesis. Crot-c. und Cench. haben dieses Gefühl ebenfalls." [Mangialavori]

G Furcht vor dem Einschlafen; Furcht, im Schlaf zu ersticken.
Furcht vor plötzlichem Tod.

G Eifersucht und Misstrauen. Streitsüchtig aus Eifersucht.

„Argwöhnisch, meint, ihr Ehemann wolle sie in eine psychiatrische Anstalt einliefern." [Kent]

G *Äußere Erscheinung.*

„Faszinierende, sexuell attraktive Personen. Brauchen die Anerkennung anderer [wegen entsetzlicher Furcht vor Isolation und Einsamkeit], aber Angst vergewaltigt zu werden. Furcht vor Vergewaltigung bei sehr attraktiven Frauen, die dazu provozieren. Sie brauchen einen sehr starken Sexualpartner oder sind selbst maskulin. Sie sind nicht wild auf Zärtlichkeit oder Schmusen." [Mangialavori]

G Träume sehr lebhaft und grauenhaft, lassen sich im Wachzustand nicht abschütteln; oftmals wollüstig. [Clarke]
Träume von Vergewaltigung; dass sie verfolgt wird, um vergewaltigt zu werden; Zeugin einer Vergewaltigung zu sein; [als Mann] eine Frau vergewaltigt zu haben.

„Fall: Ein zehnjähriger Junge wird wegen Verhaltensstörungen zur Konsultation gebracht, die das Leben zuhause und in der Schule für alle schwer machen: extreme Eifersucht und ständiges Kämpfen.Während der ersten Konsultation sagt mir die

Mutter, dass er mit fünf Jahren, *das Schlafzimmer seiner Eltern betrat, und sie beim Geschlechtsakt sah.* Seither nennt er sie mit allerlei Schimpfnamen [Wilde, Biester, prähistorische Menschen …]. … eine Dosis Cenchris 15CH brachte die Verwandlung: er wurde rasch zu einem ruhigen, vernünftigen Kind, der in der Schule gut mitarbeitet." [Grandgeorge]

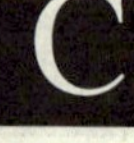

G Das Verfolgungsgefühl, das bei allen Schlangenmitteln vorkommt, ist hier auf die Sexualität bezogen.

G Furcht vor Penetration; vor Nadeln; vor Stichen; vor spitzen Gegenständen.

G *Unterscheidungsmerkmale.*

„Cenchris hat die Hauptwesenszüge aller Schlangengifte. Unterscheidungsmerkmale sind: deutlicher Stimmungswechsel; und verträumte Geistesabwesenheit. Nahm den falschen Wagen und merkte nicht, wo sie hinging." [Clarke]

G *Cenchris:* Gemütserregung morgens & Trübsinn abends.
Lachesis: Trübsinn morgens & Gemütserregung abends.

A Allergien, < Frühling.

A Rechte Seite.
'Rechtsseitige Lachesis.'

A *Frostig.*

A Enge Kleidung unerträglich.

A PULSIERENDE Empfindung in verschiedenen Partien *synchron mit dem Herzschlag.* [Voisin]

K *Schlucken.*

„Cench. hat Schwierigkeiten leer zu schlucken, dabei lassen sich feste und flüssige Nahrung leicht schlucken; *Lach.* kann feste Nahrung schlucken, aber keine Flüssigkeit." [Clarke]

K Stechende Schmerzen im rechten Ovar.
< Gehen.

K ATEMSTILLSTAND im Schlaf.

* Bericht über ein Seminar von Massimo Mangialavori in *Similia Similibus Curentur* 24/3, 1994

RUBRIKEN

GEMÜT: *Angst* abends im Bett [2]; nach Mitternacht [2]; im Liegen [2]. *Delusion*, meint jmd. sei hinter ihm [1]; meint, an zwei Orten gleichzeitig zu sein [2]. *Eifersucht* [2]. *Furcht* vor plötzlichem Tod [2]. Wechselnde *Launen* [2]. *Misstrauisch* [3]. Abneigung gegen häusliche *Pflichten* [1]. *Selbstsucht* [1]. *Seufzen* [2]. *Sitzt* wie in tiefe traurige Gedanken versunken und bemerkt nichts [1]. Gedankenloses *Starren* [1]. *Tadelsüchtig,* streng [1]. *Tod,* Vorahnung von plötzlichem Tod [2/1]; Todesgefühl im Liegen [1/1]. *Träume* von Schlangen gebissen zu werden [1]; von kopulierenden Tieren [1/1]; unanständiges Verhalten von Männern und Frauen [1/1]. *Wandertrieb* [1]. *Zeit* vergeht zu langsam, erscheint länger [2].

KOPF: *Schmerzen* in der Stirn, über den Augen, während der Menses [1];

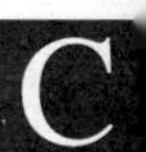

Schmerzen in den Schläfen morgens beim Erwachen [1; *Lach.*].
NASE: *Niesen* morgens beim Erwachen [1].
GESICHT: *Aufgedunsen* zwischen Lidern und Augenbrauen [1; **Kali-c**.]. Berauschter *Gesichtsausdruck* [2; **Bapt**.]. Fleckige *Verfärbung* [2].
MUND: *Trockenheit* nachts [2].
HALS: *Schmerzen* bei leerem Schlucken [2]. *Würgegefühl* beim Einschlafen [2].
ÄUSSERER HALS: *Kleidung* < [3].
MAGEN: Krampf*schmerzen* > Ruktus [1]. *Übelkeit* > Eis [1/1].
ABDOMEN: *Hitze*wallungen, die vom Hypochondrium aufsteigen [1; Glon.].
FRAUEN: *Schmerzen* in den Ovarien < Bewegung [2]; Schmerzen in den Ovarien vor der Menses [2].
ATMUNG: *Atembeschwerden* > vornüber beugen [2]; im Schlaf [2].
BRUST: *Angstgefühl* in der Brust im Liegen [2]. *Schmerzen* in der Herzgegend mit Ausdehnung in den rechten Arm [2]; in der Herzgegend mit Ausdehnung in den Rücken [3].
RÜCKEN: Wundheits*schmerz* im Steißbein während der Menses [1]; im Sitzen [1].
EXTREMITÄTEN: *Kälte* der Gesäßbacken nachts im Bett [2/1]. *Schmerzen* in den Gesäßbacken während der Menses [1/1].
SCHLAF: *Aufwachen* fällt schwer [2].
HAUT: *Ulzera* im Frühling [2; *Calc., Lach.*].

NAHRUNG

Abneigung: Frühstück [1].
Verlangen: Kalte Getränke [2]; Speck [1].
Besser: Warme Getränke [1].

NOTIZEN

CEREUS BONPLANDII Cere-b.

ZEICHEN

Cereus bonplandii. Harrisia bonplandii. Fam. nat. Cactaceæ.
Cereus ist eine Pflanzengattung mit etwa 25 verschiedenen Arten, heimisch auf den Westindischen Inseln bis Argentinien. Die [verzweigten] Stengel sind säulenartig und gerillt. Cereusarten blühen nachts und haben eßbare Früchte.
Andere Arten haben sich später von dieser abgespalten und haben zusammengesetzte Namen wie *Acanthocereus, Cleistocereus* und *Pachycereus.*
Cereus bonplandii kann bis zu 3 Metern hoch werden. Die anfangs blaugrüne Farbe

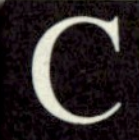

wird später grau. Die großen Blüten, 20 bis 30 cm, sind außen blaugrün und innen weiß. Die relativ dünne, säulenförmige Pflanze lehnt sich an anderen Kakteen an. „Kakteen stammen wahrscheinlich aus den Tropen in Zentralamerika, aber keine Fossilien sind gefunden worden, anhand derer ihre Frühgeschichte hätte untersucht werden können. Sie sind nach Norden und Süden gewandert, haben evolutionsgeschichtliche Anpassungsprozesse durchlaufen, um sich den zunehmenden Trockenperioden anzupassen, verursacht durch den allmählichen Anstieg in den Anden in Südamerika und den Rocky Mountains in Nordamerika. Manche kleine Gruppen wurden isoliert und waren getrennten Evolutionsveränderungen unterworfen, woraus sich eine Familie von großer struktureller Vielfalt ergab, die ausgedehnten Trockenzeiten standhalten konnten. Kakteen kommen hauptsächlich in der westlichen Hemisphäre vor, von etwa 55° nördlicher Breite am Peace Fluss in Kanada bis etwa 50° südlicher Breite in Patagonien. Die meisten Kakteen leben in den heißen Wüsten, aber einige leben in tropischen Regenwäldern.“ [Grolier]
Ein Charakteristikum aller Kakteen ist, dass das grüne Blatt von Stacheln ersetzt ist. Die äußere Erscheinung ist auf das Nötigste reduziert, was ebenso einfach wie wirkungsvoll – zum Beispiel, zu verhindern, von Tieren gefressen zu werden.
Die meisten Arten kommen in Texas, Kalifornien und Mexiko vor. Sie sind am meisten in Wüsten zuhause, da sie an Trockenheit akklimatisiert sind indem sie Wasser in den fleischigen Stämmen speichern.
Obgleich Kakteen langsam wachsen, gewährleistet ihre unvergleichliche Vitalität, dass sie in Gegenden überleben können, die der Gnadenlosigkeit der sengenden Sonnenstrahlen ausgesetzt sind. Durch Regenmangel haben sie wenig Gelegenheit, sich mittels Samen fortzupflanzen. Aus diesem Grunde besitzen die Samen eine phänomenale Keimfähigkeit. Schließlich müssen sie in dem kurzen fruchtbaren Zeitraum [Regenzeit] keimen, der ihnen zur Verfügung steht. Bei Kakteensamen ist es daher durchaus üblich, dass sie in der Erde liegen und auf den Regenguss warten, um dann innerhalb von weniger als 24 Stunden zu keimen. Sie ergreifen die erste Gelegenheit, die sich ihnen bietet, und nutzen die Zeit die ihnen zur Verfügung steht optimal aus. In der Kühle der Nacht bringen sie unerwartet und beinahe unbemerkt Blüten hervor. Auch die Blütezeit ist keine langwierige Angelegenheit, denn die Blüten, wie auffallend sie auch sein mögen, blühen nur für eine Nacht und beginnen dann zu welken. Die Pflanze bringt häufig über Jahre hinweg gar keine Blüte hervor, daher ist es ein recht spektakuläres Ereignis, wenn sie zum Vorschein kommen. Die riesigen röhrenförmigen Blüten – gewöhnlich rot, manchmal weiß oder gelb – verbreiten auch einen köstlichen Duft. Die saftigen Früchte, die daraus entstehen, sind eine einheimische Delikatesse. Somit beginnt der Kaktus seine Existenz als kugelförmige feuchte Pflanze und beendet sie ebenso als saftige runde Frucht.
Die enorme Vitalität der Pflanze drückt sich auch in ihrer Fähigkeit aus, sich durch Ableger zu vermehren. Abgebrochene Pflanzenteile wachsen wieder zu einer vollständigen Pflanze. Wenn sie nicht durch ‘schädliche Insekten’ in Schach gehalten würden, könnten Kakteen binnen kürzester Zeit riesige Flächen überwuchern und beherrschen. Sie sind praktisch immun gegen Feuer und Giftstoffe. Der Kaktus wendet all seine Energie darauf an, das Gebiet in Besitz zu nehmen.
Die außerordentliche Sparsamkeit der Blattform, die Blätter sind das Mittelstück zwischen Wurzel und Blüte – hat gewisse Ähnlichkeit mit dem entsprechenden Bereich im menschlichen Körper. Um Effizienz und Schutz zu liefern, wird der zentrale

Bereich kleiner – das Herz! – um schmerzlicherweise nur bei Nacht zu 'erblühen.' 1891 von Fitch eingeführt und geprüft.

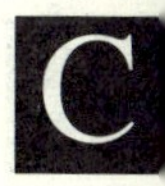

VERGLEICHE

Arsenicum. Sulfur. Lachesis. Lycopodium. Nux vomica. Argentum nitricum. Cereus sepentinus. Cactus. Lilium tigrinum. Opuntia vulgaris.

WIRKUNGSBEREICH

HERZ und Kreislauf. Nerven. Augen. * Linke Seite.

LEITSYMPTOME

G Bestimmt, leidenschaftlich, impulsiv und streitsüchtig.

G Neigung zu fluchen; wenn man gestört wird.

G Arbeitswut; hohe Arbeitsmoral.

„Bedürfnis, zu arbeiten; die ganze Zeit beschäftigt zu sein; etwas nützliches zu tun." oder: „Weiß nicht, was er mit sich anfangen soll. Kann bei keiner Beschäftigung bleiben. Verbringt die Zeit mit nutzloser Beschäftigung." [Fitch]

G Beten.

„Findet es leicht, religiös zu werden." *oder:* „Religiosität fällt schwer [in der Kirche]." [Fitch]

G „Das Hauptthema von Cereus bonplandii ist, dass die Person Gott sehr nahesteht, und zwar in dem Maße, dass er das Gefühl hat, unter dem übermächtigen Einfluss einer gottähnlichen Person zu stehen, und dass er dadurch dazu beitragen kann, das Leiden der Menschheit zu lindern." [Latha Iyer, I desire to be a useful remedy, *Homoeopathic Links,* 1/97]

„Jede Nacht schien er unter dem Einfluss einer großen Macht zu stehen." [Fitch]

„Ein dankbares Gefühl der Abhängigkeit von einem göttlichen Geist wurde erlebt." [Fitch]

'Das Verlange nützlich/hilfreich zu sein' lässt sich auch aus dem folgenden *Prüfungssymptom* ablesen:

„Empfindet ein starkes Verlangen, etwas fortzugeben, was er selbst sehr nötig braucht." [Fitch]

A Gemütssymptome # körperliche Symptome.

„Wenn die körperlichen Schmerzen wahrgenommen werden, sind die Gemütssymptome aufgehoben." [Fitch]

A Pykniker [kleine, stämmige Statur, kleine Hände und Füße, relativ kurze Glieder, Trommelbauch, kurzer Hals und rundes Gesicht].

A Die Schmerzen tendieren dazu, auf andere Bereiche überzugreifen. [Clarke]

A Wasserretention; Herz- und Nierenwassersucht.

K Schmerzen in den Augen; hyperämisch oder neuralgisch.
& Stauungsschmerzen im Hinterkopf.

K *Schmerzen durch den [rechten oder linken] Augapfel und Augenhöhle.*

K Verlangen, tief zu atmen.

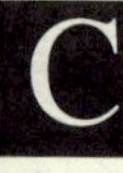

Ständig tiefes Seufzen [bei Herzbeschwerden].
„Neigung, automatisch die Brust auszudehnen [dies kehrt als Symptom sehr häufig wieder]." [Fitch]

K HERZERKRANKUNGEN.
< nachts.
< vornüber Beugen.
< treppab Gehen.
< Druck durch die Kleidung.
< Lesen oder geistige Anstrengung.
< Entkleiden.
< Schreiben.
„Empfindung als sei das Herz von einem stumpfen Gegenstand durchstoßen und befestigt, wie etwa von einem Bolzen." [Roberts]
„Als sei die Brusttätigkeit durch unbestimmte Beklemmungen mühselig." [Roberts]
„Die Brusttätigkeit findet automatisch statt, nicht in Verbindung mit dem Willen; dehnt sich aus bis zum äußersten, kollabiert in einem Augenblick, was sich sofort wiederholt." [Roberts]
⇨Bald nach der Mitteleinnahme [Cereus] erlebte Fitch eine Empfindung „als sei die vor dem Herzen gelegene Thoraxwand herausgebrochen oder ausgerissen." Er empfand auch „ein Verlangen den Brustkorb von Kleidung zu befreien."

K Scharfe, bohrende Schmerzen in der Herzgegend, die sich zum Rücken ausdehnen.
< Berührung durch Kleidung.
& Reizbarkeit.

K Interkostalneuralgie, v.a. auf der linken Seite.

[s.a. H.A. Roberts, 'Comparative study of the heart remedies', Vorlesung an der I.H.A., *Bureau of Materia Medica,* Juni 1937]

⇨ Fitch macht einige interessante Bemerkungen über seine Arzneimittelprüfung:
„Wenn wir uns die [obige] Arzneimittelprüfung ansehen, finden wir eine Reihe von Illustrationen für die alternierende Wirkung des Arzneimittels. Was jedoch dem Leser vielleicht am stärksten auffällt, ist die Art und Weise, wie die Symptome den reuterschen Reihen folgen. Die deutlichsten Symptome, katarrhalische und gastrische Beschwerden, traten am Anfang auf, sie sind innerhalb von drei oder vier Tagen erschienen und wieder abgeklungen. Diejenigen Symptome hingegen, welche Brust, Herz, Sensorium, Augen, Gehirn und Nerven betrafen, entwickelten sich langsamer und sind diejenigen die länger bestehen blieben. Ein weiterer bemerkenswerter Aspekt ist die lange Wirkungsdauer. Der höchste Wirkungsgrad [ich meine die Wirkung auf das Nervensystem] wurde erst etwa zehn Tage erreicht, nachdem die Mitteleinnahme eingestellt worden war. Es ist ein *Antipsoricum* von bemerkenswerter Wirkungskraft. Einige Hautsymptome, die unter der Mittelwirkung auftraten, blieben mit Unterbrechungen über Jahre hinweg bestehen, einpaar davon will ich erwähnen. 'Juckreiz in der rechten Kniekehle,' trat über acht oder neuen Jahre hinweg auf und verschwand dann. Ich glaube eine Dosis *Sepia* 1M, die ich genommen hatte, stand mit

dem Verschwinden des Symptoms im Zusammenhang. Ein weiteres: 'Juckreiz mit Rauheit der Haut, ekzemartig, oberhalb des linken Knies.' Dieses Symptom hält nach wie vor an. Ich habe immer noch 'Juckreiz, mit einem Ausschlag, der zuweilen an Herpes zoster erinnert, unterhalb des linken Schulterblatts.' Dies besteht nach wie vor, und obgleich es lästig ist, habe ich nichts unternommen um das Symptom zum Verschwinden zu bringen.“ [Fitch; zitiert in: Anshutz, *New, Old and Forgotten Remedies,* p. 102]

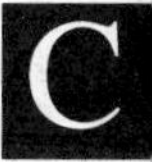

RUBRIKEN

GEMÜT: *Abscheu* vor dem Leben vor der Menses [2/1]. *Beten* [1]. *Delusion*, meint, unter mächtigem Einfluss zu stehen [1]. *Gemütssymptome #* Körpersymptome [1]. Verlangen nach *Geschäftigkeit* [1]. Viel zu *großzügig* [1]. *Impulsiv* [1]. Verlangen, nützliche *Taten* zu vollbringen [2/1]. *Träume* von lang vergangenen, vergessenen Ereignissen [1]; Hunden [1]; von großen Versammlungen [1/1]. *Zeit* vergeht zu langsam, erscheint länger [1].
SCHWINDEL: Schwindel beim *Aufstehen* aus dem Kniestand [1].
AUGEN: *Schmerzen* beim Aufstehen [1]; drückende Schmerzen in den Augenhöhlen, von vorn nach hinten [1].
SEHKRAFT: *Farben,* Traube von orange-farbenen Flecken, rund geformt und symmetrisch [1/1].
MUND: *Geschmack* nach grünem Gemüse [1/1]. *Kältegefühl* im Mund [1]. Empfindung von einem *Schleimfaden* auf der Zunge [1/1].
MÄNNER: Vermehrter *Sexualtrieb* nachts [1].
ATMUNG: *Seufzen* [1].
BRUST: *Angina pectoris* [1]. *Expansionsgefühl* [1/1]. Empfindung als sei das Herz *festgenagelt* [1/1].
RÜCKEN: *Schwäche* in der Lendengegend beim Reiten oder Fahren [1; Berb.].
EXTREMITÄTEN: *Juckreiz* in der rechten Kniekehle [1/1]. Neuralgische *Schmerzen* [1]. *Taubheitsgefühl* der oberen Extremitäten beim Schreiben [1].
ALLGEMEINES: *Kleidung* unerträglich [1]. *Ohnmacht* beim Aufstehen [1].

NAHRUNG

Verlangen: Aufgelöste Speisen [1]; Süßigkeiten [1].

NOTIZEN

CHENOPODIUM ANTHELMINTICUM Chen-a.

ZEICHEN

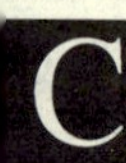

Chenopodium anthelminticum. Fam. nat. Chenopodiaceæ.
Chenopodium aus dem Griechischen *chen,* Gans und *pous*, Fuß, unter Anspielung auf die Blattform] ist in Mexiko und Südamerika, Missouri, Neuengland und im Osten der Vereinigten Staaten heimisch. Wächst in Wohngebieten und gedüngtem Boden.
Die Frucht, die nicht mehr als stecknadelkopfgroß ist, hat einen starken Geruch, ähnlich wie Eukalyptus; der Geschmack ist scharf und bitter.
Der Hauptinhaltsstoff des Öls, Ascaridol, zersetzt sich bei Erhitzung auf 150°-180°C mehr oder weniger explosionsartig.
Obgleich alle Teile der Pflanze wurmtreibende Eigenschaften haben, werden nur die Früchte und das daraus extrahierte Öl verwendet. „Wegen seiner Wirksamkeit, leichten Anwendbarkeit und geringen Toxizität ist es vielleicht das wertvollste aller Wurmmittel.“ [Grieve].
Kulinarisch werden die Blätter in Mexiko zum Würzen von Mais, Bohnen und Fischgerichten verwendet.
Typische Nebenwirkungen des Öls sind: Kopfschmerzen, Schwindelgefühl, Übelkeit, Erbrechen [Blut], Zittern der Hände und Füße und Schlappheit. Heutzutage ist das Öl von den meisten Pharmacopeias herausgenommen und durch weniger toxische chemische Wurmmittel ersetzt.
Rote Beete, Zuckerrübe und Spinat gehören zur selben Familie. Mitglieder der Gänsefußfamilie sind besonders ausdauernde, mehrjährige Pflanzen, die eine ungeheure Menge an Samen produzieren, und die über mehrere Jahre ruhend überleben können. Sie sind recht widerstandsfähig gegen Trockenheit und gedeihen auf noch so mageren und verkrusteten Böden. Am üppigsten wachsen sie auf verwesenden organischen Stoffen und Staub und wachsen daher besonders viel in der Nähe von Dung und Komposthaufen. Sie sind schädlich für den Kompost, denn mit ihren Wurzel absorbieren sie alle Feuchtigkeit aus dem Innern des Haufens und bringen den Fermentierungsprozess zum Stillstand; die richtigen Sauger.
Eingeführt und geprüft von Jeanes [durch Kauen der Samen], 1842.

VERGLEICHE

Chelidonium. Lycopodium. Sulfur. Kalium carbonicum. Phosphor. Silicea. Carduus marianus. Bromium. Cedron.

WIRKUNGSBEREICH

Verdauung. Gehirn; Nerven [v.a. *N. vestibularis* und *N. vestibulocochlearis*]. Leber. * *Rechte Seite.*

LEITSYMPTOME

G Apoplexie.
& retrograde Amnäsie und *Wiederholung von Handlungen.*

A Apoplexie und nachfolgende rechte Hemiplegie mit Aphasie.
Stertoröse Atmung, mit sehr eigenartigem Rasseln wie von einer Kugel, die

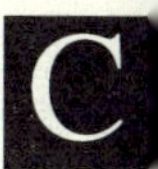

locker in der Trachea rollt.
Schwere Atmung mit Flattern der Wangen [In Vergiftungsfällen].
A Vermehrter Durst [durch Trockenheit im Hals].
A HYPERÄMIE [Gehirn; Innenohr; Leber].
K Rechtsseitige Hemikranie.
& Schwindel mit vorübergehendem Sehverlust und Dröhnen in den Ohren.
& Leberstauung [stumpfer Schmerz, der sich bis unter den Winkel der rechten Scapula ausdehnt].
⇨„Geistestrübung im Kopf, wie durch Schnupfen."
& Hitzewallungen im Gesicht.
Heftiges Drücken in der Stirn oder im Cerebellum.
< Bewegung.
& Empfindung als würde das Gehirn vor und zurück schwanken.
& Ziehende Schmerzen in der Kopfhaut.
K Taubheit durch Apoplexie. „Kann die Uhr gut hören, aber hört Stimmen nur schlecht oder überhaupt nicht."
Taubheit gegenüber Stimmen aber empfindlich gegen andere Geräusche.
„Wenn es als Wurmmittel gegeben wird, erzeugt es häufig progrediente und lang anhaltende Taubheit."
Dröhnender Tinnitus synchron mit dem Herzschlag.
„Ohrenspezialisten empfehlen dieses Mittel bei Torpor des N. auditorius, Entzündungen des Mittel- und Innenohrs, wenn der Patient gegenüber Stimmen taub ist, aber eine hohe Empfindlichkeit gegen Geräusche vorüberfahrender Fahrzeuge oder einer Klingen besteht, auch wenn diese Geräusche nicht unbedingt besonders laut sind." [Hansen]
K Schwerhörigkeit bei Kindern mit Würmern.
K *Trockenheit der Lippen, v.a. am Morgen.*
K Schmerzhafte [chronische] Entzündung und Hypertrophie der Tonsillen.
& käsige Ablagerungen.
K Druck auf die Blase.
& erfolgloser Stuhldrang.
K *Schmerzen unterhalb des Winkels der rechten Scapula.*
„Der charakteristischste Schmerz bei *Chen-a.* ist ein stumpfer Schmerz unter dem Winkel der rechten Scapula und näher an der Wirbelsäule als der analoge Schmerz von *Chelidonium.*" [Clarke]

RUBRIKEN

GEMÜT: *Aphasie* [2]. *Fehler* beim Sprechen, benutzt falsch Wörter [2]. *Schlägt* Umstehende [1]. Verlangen nach *Unterhaltung*, Konversation [1]. *Weinen* bei unterdrückter Menses [2; *Cycl.*]. *Wiederholt* dieselben Dinge [1].
SCHWINDEL: Morbus *Ménière* [2]; Morbus Ménière & Tinnitus [1].
KOPF: Drückende *Schmerzen* im Scheitel [2]; drückende Schmerzen im Scheitel, die sich zum Kopf ausdehnen [1; Dig.].

SEHKRAFT: *Sehverlust* wie durch Ohnmacht [2]; & Sehverlust [2].
OHREN: *Bewusste Wahrnehmung* der Ohren [1/1]. *Geräusche,* Dröhnen, & Kopfschmerzen [1]; Kanonendonner [1].
GEHÖR: *Überempfindlich* gegen Fahrzeuggeräusche, aber taub für Stimmen [2/1].
GESICHT: Blasse *Verfärbung* & subskapuläre Schmerzen [1/1].
HALS: *Käsige* Ablagerungen auf den Tonsillen [2]. *Räuspert* käsige Klumpen hoch [2].
FRAUEN: *Leukorrhœ* anstelle der Menses [2].
LARYNX: *Stimme,* Heiserkeit > Räuspern [1].
ATMUNG: *Atembeschwerden* & unterdrückte Menses [1; **Puls**.]; beim Schlucken [1].
BRUST: Stechende *Schmerzen,* die sich zum Rücken ausdehnen [2]; stechende Schmerzen im unteren Bereich der rechten Seite [2].
RÜCKEN: *Schmerzen* im Dorsalbereich, unter der rechten Scapula [3; **Chel**.].
FIEBER: Fieber durch *Schreck* [1/1].

NAHRUNG

Abneigung: Brot [1]; Fleisch [1]; Tabak [1].

NOTIZEN

CHIMAPHILA UMBELLATA **Chim.**

ZEICHEN

Chimaphila umbellata. Pyrola umbellata. Winterlieb. Fam. nat. Ericaceæ.
Niedrige, strauchartige Pflanze, die in allen nördlichen Küstengebieten wächst, v.a. auf dem trockenen sandigen Boden von Kiefernwäldern. Die Pflanze ist sehr empfindlich gegen Veränderungen in ihrer Umgebung, z.B. Forstarbeiten
Der Name *Chimaphila* ist von den griechischen Wörtern, *cheima* [= Winter] und *phileo* [= Liebe] abgeleitet.
Es ist eine kleine immergrüne mehrjährige Pflanze mit einem kriechenden gelben Rhizom. Blüten doldentraubig, hellpurpurn, mit einer Korolla von fünf cremefarbenen Blütenblättern, duftend, purpurn an der Basis. Sie blüht von Mai bis August.
Getrocknet haben die Blätter nur einen leichten Geruch, doch wenn sie frisch gerieben werden, riechen sie süß; der Geschmack ist adstringierend, süßlich und nicht unangenehm bitter.
Die frischen Blätter enthalten Kalium, Kalk, Eisen, Magnesium, Natriumchlorid, Schwefel-, Phosphor- und Kieselsäure.
Anwendung als Diuretikum, Adstringens, Tonikum und Alterans.

Klinische Untersuchungen zeigen, dass die Absonderung von Chlor und Stickstoff gleichzeitig mit der Diurese auftritt.
Botanisch gehört Chimaphila zur selben Familie wie Epigea, Gaultheria, Kalmia, Ledum, Rhododendron und Uva ursi. In ihrer gegenwärtigen Form gab es die Familie bereits im Tertiär. Die Pflanzenfamilie kann auf Magerböden überleben und hat sich als widerstandsfähig gegen Austrocknung, Kälte, Eis und Stürme gezeigt. Unfruchtbare Bedingungen beziehen sich nicht auf Stickstoff und Stickstoffverbindungen, welche in bewohnten Gebieten immer reichlich vorhanden sind. Die Pflanzenfamilie wächst fast ausschließlich in Heidegebiet und Mooren oder unberührten Nadelwäldern. Wenn solche Gegenden erschlossen werden, verschwindet die Pflanzenfamilie.
Beinahe alle Arten der Familie sind immergrün, kurz und holzig. Sie wachsen langsam aber sind sehr zäh. Die Ericaceæ sind wichtige Lieferanten für Beeren mit einem säuerlichen Geschmack [Preiselbeeren etc.].
Geprüft von Jeanes [1840], Bute [1856] und Gatchell [1876].

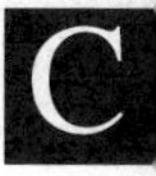

VERGLEICHE

Pulsatilla. Lycopodium. Sulfur. Mercurius. Sepia. Acidum nitricum. Pareira. Copaiva.

WIRKUNGSBEREICH

Harnorgane [*Blase, Nieren*]. Drüsen [Mammæ; PROSTATA]. Leber. * Linke Seite.

LEITSYMPTOME

A Alkoholismus oder Beschwerden durch Alkoholabusus.
A Frostigkeit.
Allgemein < KÄLTE.
A < Feuchtes Wetter.
< nach Waschen in kaltem Wasser; durch Sitzen auf einem kalten, nassen Stein.
A Durst.
„Verlangen, die Zunge zu kühlen.“ [Hering]
A HYDROPS durch Nierenerkrankung; Lebererkrankung.
A „Innerliches Zittern ohne Gemütsstörung.“ [Clarke]
K Kann Kiefern nachts nicht schließen; Kiefer fühlen sich steif an, schläft mit offenem Mund; bei *Zahnschmerzen.*
K Schmerzhafte Empfindlichkeit des Gaumens; sehr empfindlich gegen warme Getränke oder Speisen.
K SCHWELLUNGsgefühl im Perineum, als ob man auf einer KUGEL sitzt.
K OBSTIPATION.
& Beschwerden der Blase oder Nieren.
K Drückendes Völlegefühl in der Blasengegend.
K *Spärlicher Harn*, enthält große Mengen an schleimigeitrigem Sediment.
K *Prostatastörungen.*
[Empfindung von einer Kugel im Perineum; Abgang von Prostataflüssigkeit; ständiger Harndrang, muss mehrmals nachts aufstehen]
Spezifikum für *Harnretention bei Prostatahypertrophie.*

K *Flattergefühl* in der Nierengegend. [Berb. *sprudeln,* brodeln]
< feuchtkaltes Wetter.
> Gehen.

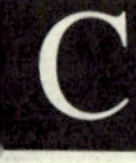

RUBRIKEN

GEMÜT: *Delusion*, meint auf einer Kugel zu sitzen [1].
KOPF: *Schmerzen*, Kopfweh > äußerer Druck [2]; durch Geräusche oder Lärm [2]; > Hitze [2]; & Schnupfen [2]; nach Schweiß [2]; bei Sonneneinwirkung [2]; durch Verkühlung [2].
AUGEN: Wundheits*schmerz* in den Lidern [1].
GESICHT: *Aufgedunsen* [2]. *Eingeschrumpelte* Lippen [1].
MUND: *Schmerzen,* Zahnschmerzen < Anstrengung [1/1]; mit Ausdehnung zu den Augen [1]; Empfindung, als würden die Zähne ausgezogen [2]. Kann Zähne nachts nicht *zusammenbeißen* [1/1].
REKTUM: *Juckreiz* im Perineum & Prostatastörungen [1/1]. Empfindung von einem *Kloß* im Perineum [3].
BLASE: *Harndrang* im Sitzen [1; Caps.]; häufiger Harndrang Tag und Nacht [1]. *Harnentleerung*, gespaltener Strahl [1]; verzögert, muss warten, bis der Harnfluss einsetzt, > im Stehen, Harnentleerung nur im Stehen mit breit gespreizten Beinen und nach vorn geneigtem Körper möglich [2/1]. Drückende *Schmerzen* vor der Harnentleerung [1]; während der Harnentleerung [2].
PROSTATA: *Schmerzen* im Sitzen [2]; Wundheitsgefühl [3]. *Vergrößerungsgefühl* [1]. *Völlegefühl* [2; *Cycl.*].
HARN: *Farbe* dunkel [1]; grünlich [2]. Abstoßender *Geruch* [2]. *Sediment* gallertartig [2]; reichlich [2]; schleimig [3]; schleimig, dick, fädig und blutig, in großer Menge [3; *Dulc.*].
BRUST: *Knoten* in der Brust [2]. Empfindung als ob sich etwas *umdreht* [1].
EXTREMITÄTEN: *Schmerzen* im linken Arm & Herzsymptome [1].

NAHRUNG

Schlimmer: Bier [2; leicht betrunken].

NOTIZEN

CHININUM ARSENICOSUM **Chin-a.**

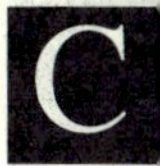

ZEICHEN

Chininarsenit.

„Chininarsenit verbindet viele der Eigenschaften seiner beiden Komponenten miteinander, aber durch die Arzneimittelprüfung kann es als getrennt und individuell betrachtet werden. Die Periodizität ist verstärkt, was besonders bei den Neuralgien zum Vorschein tritt.“ [Clarke]

Von Muhr und der Philadelphia Clinical Society [an 5 Personen] geprüft.

VERGLEICHE

Arsenicum. China. Sulfur. Lycopodium. Phosphor. Kalium arsenicosum. Kalium phosphoricum. Ferrum arsenicosum.

WIRKUNGSBEREICH

Blut. Herz. Nerven. Haut. Magendarmtrakt.

Dreiwertige Symptome von China sowie Arsenicum:

Angst & Schweiß.
Lachen <.
Macht anderen Vorwürfe.
Zusammenzucken beim Einschlafen.
Kopfhaut berührungsempfindlich.
Kopfschmerzen durch kalte Luft.
Appetitmangel während der Schwangerschaft.
Verdauungsstörungen durch Obst.
Großer Durst.
Häufiges Erbrechen.
Abdomen empfindlich gegen Berührung und Druck.
Diarrhœ nach Obst.
Erschöpfung durch Stuhlentleerungen.
Auswurf lässt sich schwer ablösen.
Herzklopfen durch Anstrengung.
Körperliche Ruhelosigkeit.
Schwäche durch Diarrhœ und bei Fieber.

LEITSYMPTOME

G ANGST um die Gesundheit.
G Tadelsüchtig, unzufrieden und gewissenhaft.
Will nicht gestört werden.
A Beschwerden durch starkes Rauchen.
A Deutliche PERIODIZITÄT;
von neuralgischen Schmerzen, Kopfschmerzen, Schnupfen und Asthma.

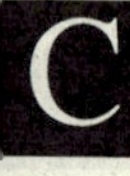

A *Maligne Entartungen.*
A Symptome von *Hyperthyreose.*
[Angst; Herzklopfen; Tachykardie; Schweißausbruch, Kachexie; Appetit; erhöhter Stoffwechsel]
A SCHWÄCHE.
[Während akuter Krankheiten; bei Fieber; durch geistige Anstrengung; durch Schweiß; während des Krankheitgipfels; durch Diarrhœ]
A FROSTIG.
A > WÄRME [Zimmer; Getränke; Speisen].
A Kann *Eier* und *Fisch* nicht verdauen [= Verdauungsstörung und Diarrhœ].
K Kopfschmerzen *mit vorangehender Reizbarkeit.*
Kopfschmerzen < geistige und körperliche Anstrengung.
& Flackern vor dem linken Auge und Tränenfluss.
& Tinnitus.
K *Mund.*
„Die Zunge ist charakteristisch. Wenn man es früh genug sieht, bekommt man einen dicken, gelben, schleimigen, glänzenden Belag. Dann wird er trocken und leicht rissig. Fast immer ist das Zahnfleisch geschwollen, manchmal sogar ulzeriert, es blutet und sieht grauenhaft aus. Man würde annehmen, dass der Patient einen schlechten Geschmack im Mund hat, nach dem Zustand der Mundhöhle und dem Mundgeruch zu urteilen, doch das ist nicht der Fall. Er hat einen bitteren Geschmack – sie empfinden ihn nicht als faulig. Sie versuchen immer sich zu räuspern – ihnen klebt soviel Schleim hinten im Hals, dass sie versuchen, ihn zu reinigen, was für sie qualvoll ist, denn wahrscheinlich schaffen sie es nicht, ihn zu reinigen. Die Lippen sind bläulich und aufgesprungen, und der Patient hat Durst auf kalte Getränke.“ [Blackie]
K Hals roh und wund.
< Niesen.
K Druck in der Solarplexusgegend.
& Empfindlichkeit der Wirbelsäule unmittelbar dahinter.
K Schmerzen im Magen durch derbe Speisen [oder schlecht gebackenes Brot].
K Rezidivierende Asthmaanfälle.
& hochgradige Prostration, Ruhelosigkeit und Furcht.

RUBRIKEN

GEMÜT: *Angst* abends [2]; um die Gesundheit [2]. *Furcht* vor drohender Krankheit, vor Krebs [2]; Furcht treibt ihn von einem Ort zum andern, bei Dyspnœ [2/1]. *Gedächtnis*, Gedächtnisschwäche nach Kopfverletzungen [1; **Arn**.]. *Gewissenhaft* bei Kleinigkeiten [1]. *Reizbarkeit* bei Kopfschmerzen [2]. *Ruhelosigkeit* nach Mitternacht, bis 3 Uhr [2/1]. *Tadelsüchtig*, streng mit engsten Freunden [1]. *Unzufrieden* mit allem [1].

KOPF: *Schmerzen,* Kopfweh durch kalte Luft [2]; nach emotionaler Erregung [2]; durch Lärm [2]; & Schnupfen [2]; nach Schreck [2]; Schmerzen in den Seiten > Reiben [1/1].

NASE: *Verstopfung* im Liegen [1].

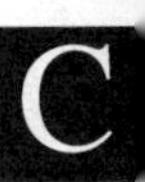

MUND: *Schleimansammlung* auf der Zunge [3].
MAGEN: Gieriger *Appetit* [2]. *Durst* bei Schweiß [2]. *Erbrechen* nach dem Essen [3]; nach Trinken [2].
REKTUM: *Diarrhœ* nach Mitternacht [2]; nach dem Essen [3]; nach Obst [2].
FRAUEN: *Menses* dunkel [2].
ATMUNG: *Atembeschwerden* > im Freien [2].
BRUST: *Herzklopfen* beim Zurücklehnen [2; *Lach.*].
EXTREMITÄTEN: *Kälte* der Hände [2]; der Knie [2]; der Unterschenkel oder Beine [2]. *Ruhelosigkeit* der unteren Extremitäten [2]; Unterschenkel [2]; Füße [2].
SCHLAF: *Erwachen* durch Schweiß [2].
FROST: *Frostig* im Freien [2; Anac.]; beim Trinken [2].
FIEBER: Schwäche bei *Influenza* [2].
SCHWEISS: Schweiß bei geringer *Anstrengung* [2].
ALLGEMEINES: Flüssigkeits*verlust* [2].

NAHRUNG

Abneigung: Fleisch [2]; kalte Getränke [2]; fette und gehaltvolle Speisen [1]; Wasser [1].
Verlangen: Kalte Getränke [2]; Saures [1]; Süßigkeiten [1]; Wein [1].
Schlimmer: Obst [2]; Brot [1]; Eier [1]; Fisch [1]; derbe Nahrung [1]; fette und gehaltvolle Speisen [1].
Besser: Warme Getränke [1]; warme Speisen [1].

NOTIZEN

CHININUM SULFURICUM **Chin-s.**

ZEICHEN

Chininsulfat.
Chinin wurde bereits 1820 aus der Chinarinde extrahiert. Die Lösungen reagieren als Basen und schmecken extrem bitter. Es gibt mehrere Chininsalze. Die Lösungen vieler Chininsalze haben eine blaue Fluoreszenz, einschließlich das neutrale Sulfat. Überaus hohe Löslichkeit geht einher mit noch stärkerer Bitterkeit.
Chininsulfat, allopathisch verwendet z.B. in fiebersenkenden Medikamenten und als Prophylaktikum gegen Grippe oder Malaria [europäische Touristen in tropischen Ländern!], kann beträchtliche Nebenwirkungen erzeugen: Schwindel, Übelkeit, Tinnitus, Taubheit, manchmal Diarrhœ, Kollaps, *Amaurose,* ebenso wie Urtikaria, Erbrechen, Depressionen, innere Blutungen, ödematöse Schwellungen im Gesicht. Diese Phänomene, die eigentlich Prüfungssymptome sind, kommen auch in den

Arzneimittelbilder von *China, Chininum arsenicosum* und *Chininum sulfuricum* vor. Geprüft von Bohler [1828] und Noack [1839].

VERGLEICHE

Arsenicum. China. Nux vomica. Sulfur. Natrium muriaticum. Chininum arsenicosum. Cedron. Cactus.

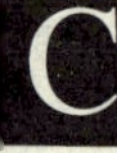

WIRKUNGSBEREICH

NERVEN. KREISLAUF. *BWS*. Magendarmtrakt. Haut. * *Einseitig*. Linke Seite.

Dreiwertige Symptome von China sowie Sulfur:

Gedächtnisschwäche durch Flüssigkeitsverlust.
Sorgfalt.
Brennende Hautausschläge auf dem Kopf.
Kopfschmerzen > warme Räume.
Photophobie < Sonnenlicht.
Gerötetes Gesicht bei Schweiß.
Riesenappetit während der Schwangerschaft.
Verdauungsschwäche durch Flüssigkeitsverlust.
Verdauungsstörung nach Milch.
Abdomen empfindlich gegen Berührung und Druck.
Diarrhœ bei Schnupfen.
Herabdrängende Schmerzen im Uterus.
Blutstauung in die Brust bei Schweiß.
Schweiß im Halsbereich.
Schlaflosigkeit durch Kopfschmerzen.
Beschwerden durch unterdrückten Schweiß.
Abneigung gegen Brot.
Verlangen nach stark gewürzten Speisen.

LEITSYMPTOME

G Übererregt und schlaflos.
„Erregung wie nach Kaffee oder Wein." [Clarke]

G Angst um andere; Angst um finanzielle Angelegenheiten. Angst um die ZUKUNFT.

A PERIODIZITÄT.

A SCHWÄCHE.
[nach Abort; bei Kopfschmerzen; bei Hämorrhagie; nach der Menses; nervös; durch Stillen; durch Schweiß; nach Schlaf; nach der Stuhlentleerung; nach Gehen]

A > *Schweiß.*

A VERMEHRTER Appetit; nachts; nach dem Essen.

A VERLANGEN NACH SÜSSIGKEITEN.

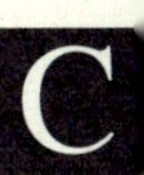

A Schlaflosigkeit.
& starker Schweiß, oder *große Hitze beim Erwachen.*

A Dicke, fädige Schleimabsonderungen.

A DRÜCKENDE Schmerzen.

A Äußere Empfindlichkeit.
< BERÜHRUNG.

A Paralyse, erst einseitig, dann generalisiert.

A *Schwindel.*
& *Tinnitus, Übelkeit und Erbrechen* [Ménière-Syndrom]
& Vergrößerungsgefühl im Kopf.
Tinnitus.
& pulsierende Kopfschmerzen und heißes Gesicht. [Voisin]

K *Kopfschmerzen.*
„Chin-s. Kopfschmerzen gehen immer mit Verdauungsstörungen einher. Die typischen Patienten sind eher empfindliche Personen mit chronischer Dyspepsie. Manchmal entwickelt dieser Typus, wenn sie nach ein oder zwei ziemlich anstrengenden Wochen erschöpft sind, heftige Kopfschmerzen. Sie beginnen im Nacken, breiten sich über den ganzen Kopf aus und setzen sich in der Stirn fest. Ein eindeutiger diagnostischen Aspekt ist die äußere Erscheinung der Patienten, die den Eindruck vermitteln, als wollten sie sich jeden Augenblick übergeben. Sie sind blass, klamm, schweißig, sehen ungesund aus und haben die graugrüne Gesichtsfarbe, die Menschen kurz vor dem Erbrechen zueigen ist. In Verbindung mit den Kopfschmerzen bekommen solche Patienten hochgradige, beschwerliche Flatulenz und stoßen ständig kleine Mengen Gas auf, das leicht säuerlich schmeckt. Sie entwickeln einen künstlichen Hunger, fühlen sich ständig hungrig, aber Nahrung lindert das Hungergefühl nicht. Lycopodium-Patienten haben dieselbe Empfindung, aber ihre Kopfschmerzen werden durch Nahrungsaufnahme gelindert und die Flatulenz durch Aufstoßen erleichtert. Bei Chin-s.-Patienten hingegen ist dies nicht der Fall. Sie erfahren deutliche Erleichterung, wenn sie den Kopf gegen etwas Kaltes pressen, obwohl sie allgemein eindeutig kälteempfindlich sind. Sie wollen den Kopf so ruhig wie möglich halten, weil sich der Schmerz durch Drehen des Kopfes oder Gebrauch der Augen stark verschlimmert; er ist auch stark verschlimmert, wenn man im Freien herumläuft oder sich bewegt.“ [Borland]

K Kopfschmerzen setzen im Schlaf ein, v.a. um 3 Uhr.

K KOPFSCHMERZEN.
& HITZE im GESICHT.

K Kann Gegenstände nur sehen, wenn man seitwärts hinschaut. [Knerr]

K Bitterer Geschmack im Mund.
& saubere Zunge.

K FLATULENZ.
„Patienten werden immer sagen, dass sie ungeheuer viel Gasansammlung haben, weil dies eine ihrer Beschwerden ist. Sie versuchen ständig ein wenig Gas hochzubringen. Während sie dasitzen und von ihren Kopfschmerzen reden, versuchen sie ständig etwas Gas hochzubringen – man kann es sehen, und sie sehen aus, als wollten sie sich übergeben. Alle meine akuten China-Patienten haben

immer ausgesehen, als würden sie sich jeden Augenblick übergeben.
Chin-s. ist ein akutes Mittel bei Kopfschmerzen durch Verdauungsbeschwerden.
Cinchona officinalis, die gewöhnliche Chinarinde, hat mehr chronische Kopfschmerzen, aber beide haben ihren Ursprung im Bereich er Verdauung." [Blackie]

K HWS/BWS [v.a. C5 - Th.3] sehr druckempfindlich; beim Hinlegen; v.a. im Froststadium bei Wechselfieber.

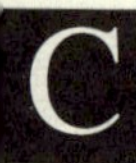

K Akute Arthritis.
& Erythema nodosum.

K Rotes Exanthem am ganzen Körper.
& starkes Stechen oder Beißen, gefolgt von Abschuppung.

RUBRIKEN

GEMÜT: *Angst* um die Zukunft [3]. *Delusionen*, akustische Sinnestäuschungen [2]. *Entmutigt* [2]. *Fehler* beim Sprechen, gebraucht falsch Wörter, sagt rechts statt links oder umgekehrt [2]. *Furcht* vor dem Bösen [3]; vor Unglück [3]. *Gemütserregung* wie nach Kaffee [2]. *Gleichgültigkeit* im Fieber [2]. *Ideenfülle* nachts [2]. Macht viele *Pläne* abends [2].

SCHWINDEL: Schwindel, als ob man sich im Kreis *dreht* [2].

KOPF: Erweiterte *Gefäße* [2]. *Pulsieren* im Scheitel [2]. *Schmerzen*, hyperämisch, passiv [2]; konstant [2]; & Dröhnen in den Ohren [2]; Schmerzen in der Stirn durch Lärm oder Geräusche [2]; periodische Schmerzen über den Augen [2].

AUGEN: *Gerötete* Lider [2]. *Ruhelose* Augen [2]. Periodischer *Strabismus* [2; **Cic.**]. *Tränenfluss* durch grelles Licht [2].

SEHKRAFT: Schwarze *Farben* vor den Augen, schwarze Flecken, die sich in alle Richtungen bewegen [2; *Sep.*]. *Flammen* [2].

OHREN: *Geräusche*, Summen, Brummen, & Schwindel [3]; Klingen, bei Frostgefühl [3].

GEHÖR: *Eingeschränkt* bei unterdrücktem Wechselfieber [2; *Calc.*].

GESICHT: *Hitze* & Kopfschmerzen [3]. *Schmerzen* > fester Druck [2]. Blasse *Verfärbung* & Kopfschmerzen [2].

MAGEN: Drückende *Schmerzen* nach dem Essen [2]; nach Essen geringer Mengen [2]; nach Trinken [2].

ABDOMEN: *Schmerzen* in der Milz beim Husten [2]; Krampfschmerzen in der Nabelgegend während der Menses [2/1].

HARN: *Geruch* scharf [2]; stark [3]. *Reichlicher* Harn & Kopfschmerzen [2].

ATMUNG: *Atembeschwerden* bei Druck auf die Wirbelsäule [2/1].

BRUST: *Atembeklemmung* während der Wehen [2/1].

RÜCKEN: *Schmerzen*, Mitternacht, erwacht davon [2]; mit Ausdehnung zum Kopf [2]; periodische Schmerzen im Zervikalbereich [2]; Schmerzen im Dorsalbereich & Frostgefühl [2].

EXTREMITÄTEN: *Fülle* der Beinadern [2]; der Unterschenkel oder Beine im Fieber [3/1]. *Kälte* der Füße nach der Menses [2; *Carb-v.*]. Periodische *Schmerzen* in den unteren Extremitäten, Ischialgie [2]; < Berührung [3; **Chin.**,

Lach.]; < Gehen [2]. *Steifheit* vor Frostgefühl [2]; während Frostgefühl [2]. Blaue *Verfärbung* der Fingernägel bei Frostgefühl [2].
FIEBER: *Bewegung* verursacht Frösteln [2; **Nux-v.**, **Rhus-t.**].
SCHWEISS: *Morgens* im Schlaf [2]; reichlich morgens im Schlaf [2].

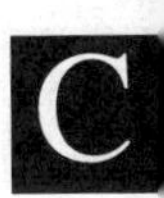

NAHRUNG

Abneigung: Kaffee [1].
Verlangen: Süßigkeiten [3]; Buttermilch [1]; Kaffee [1].
Schlimmer: Äpfel [1; = Verdauungsstörungen]; Kaffee [1; = Hitze im Gesicht]; Speiseeis [1; = Kälte im Magen und Ruktus].
Besser: Zucker [1; > Leeregefühl nachts im Magen].

NOTIZEN

CHIONANTHUS VIRGINICA **Chion.**

ZEICHEN

Chionanothus virginica. Fransenbaum. Fam. nat. Oleaceæ.
Name vom griechischem *chion,* Schnee und *anthos,* Blume. Kleiner Baum, der im Juni weiße Blüten hat wie Schneeglöckchen. Die Wurzelrinde ist so schwer, dass sie in Wasser untergeht. Die Außenseite ist rötlich oder graubraun; die Innenseite gelblich braun. Sie ist beinahe geruchlos, aber hat einen sehr bitteren Geschmack.
Der Baum ist im östliche Teil Nordamerikas heimisch. Im Herbst werden die glänzend grünen Blätter leuchtend gelb. Der Baum wächst an Flussufern und bevorzugt einen feuchten aber porösen und etwas steinigen Boden.
Chionanthus war ein beliebtes Tonikum und fiebersenkendes Mittel in Nordamerika. Die Rinde reduziert Blockierung in der Leber und stimuliert die Ausscheidung von Galle. Zu der Olivenfamilie gehören *Fraxinus* [Esche], *Syringa* [Flieder], *Ligustrum* [Rainweide], *Jasminum* [Jasmin], *Olea* [Olive], *Nyctanthes arbor tristis* [indischer Nachtjasmin] und *Chionanthus.* Sie alle wirken hauptsächlich auf die Unterleibsorgane.
1882 von Lawshe geprüft.

VERGLEICHE

Nux vomica. Phosphor. Sulfur. China. Bryonia. Leptandra. Podophyllum. Iris.

WIRKUNGSBEREICH

LEBER. Pankreas. Kopf. * Rechte Seite.

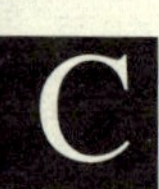

LEITSYMPTOME

G Trübsinn, Apathie; Verlangen allein zu sein.
Pessimistisch; betrachtet die Dinge aus düsterer Sicht.

G Nervosität; kann nicht still sitzen oder schreiben.

A *Eignung.*
„Arzneimittel passend für Personen, die, außer dass sie unter Leberbeschwerden leiden, auch Pankreasbeschwerden haben, mit großem Durst, reichlich dunklem Harn, der Gallenpigmente und Glukose enthält. Prädiabetische Zustände und Diabetes. Insulinresistent." [Luna Castro, *Hom. Rec.,* Aug. 1953]

A Appetitverlust.
& Abmagerung.

A < *Bewegung, Erschütterung und Gehen.*

A > Liegen auf dem Abdomen; Sitzen.

A Prellungsgefühl, wund, schmerzhafte Empfindlichkeit.
[Leber, Augäpfel, Kreuz, Nabelgegend]

A Aufsteigende Schmerzen [Stirn, Magen].

K Migräne.
„In Fällen von habituellen Kopfschmerzen mit Übelkeit verordne ich es wie folgt: 5 Tr. der C 2, 3 x tägl. eine Woche lang, dann 2 x tägl. eine Woche lang, dann 1 x tägl. eine Woche lang. Anschließend nimmt es der Patient nur, wenn Symptome auftreten. Ich betrachte es beinahe als Spezifikum." [Hale]
„Dieses Arzneimittel ist oft bei vielen Arten von Kopfschmerzen nützlich, ob neurasthenischer, periodische Migräne, menstruell oder gallig. Wenn man es über mehrere Wochen in abnehmenden Dosierungen einnimmt, wird es oftmals die Migränegewohnheit durchbrechen. Schmerzen in der Stirn, hauptsächlich über den Augen. Augäpfel sehr schmerzhaft, mit Druck über der Nasenwurzel." [Verma]
Periodisch auftretende supraorbitale Kopfschmerzen von nervöser Art, hepatisch oder prämenstruell. Supraorbitalbereich empfindlich & Druckgefühl an der Nasenwurzel.

K Kopfschmerzen.
< jede Bewegung; Erschütterung; Husten; Lachen.
Kopf fühlt sich an als würde er sich spalten und auseinanderfliegen.
> Ruhelage; Ruhe; Druck.
& Stirn glühend heiß.
& Pochen in den Schläfenarterien.

K *Schweiß* auf der Stirn bei Fieber [im Schlaf],
aber er steht in Perlen auf der Haut bei Erbrechen oder während der Stuhlentleerung. [Wyne]

K Augäpfel extrem empfindlich; wie gebrochen.

K Mund immer trocken, nicht gebessert durch Wasser Trinken.

K Zunge fühlt sich an wie hochgezogen.

K Übelkeit während Stuhldrang. [Voisin]

K Erbrechen von *Galle* [Galle dunkelgrün und viskös].
& Kolik und *kalter Schweiß* auf der Stirn, Gesicht und Händen.

K Bandgefühl um das Abdomen [Chel.].

„Schmerzen im Blasenbereich mit Unterleibskrämpfen, als würde ein gleitender Knoten das Abdomen in Nabelhöhe zusammenpressen.“ [Luna Castro]

K Unterleibssymptome [Krämpfe, Schneiden] > Bauchlage.

K „Ikterus mit Aussetzen der Menses sollte ein starker Hinweis sein.“ [Clarke]

K VERGRÖSSERTE LEBER.

K Stuhldrang *ausgelöst* durch Übelkeit und Erbrechen.

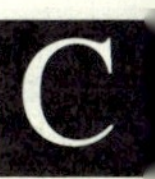

RUBRIKEN

GEMÜT: *Beschwerden* durch Streit [1].

KOPF: *Schmerzen,* biliäres Kopfweh [2]; Kopfschmerzen > äußerer Druck [1]; bei Husten [1]; durch Lachen [1]; > im Liegen [2]; während der Menses [1]; nach Schlaf [1]; Schmerzen in der Stirn mit Ausdehnung zum Scheitel [1]; berstender Schmerz bei Husten [1]; berstender Schmerz als würde der Kopf in Stücke fliegen [1]. Kalter *Schweiß* auf der Stirn [1]; Schweiß auf der Stirn & Erbrechen [1].

AUGEN: *Gelb* [2].

NASE: Drückender *Schmerz* an der Wurzel [1].

GESICHT: *Schweiß* während der Stuhlentleerung [1].

MUND: *Kältegefühl* im Gaumen [1]. Schmutzige *Verfärbung* der Zunge [1]; grün [1; **Mag-p.**, **Nat-s.**]; grüne Verfärbung an der Zungenbasis [1; Caps.]

MAGEN: *Erbrechen* von Galle während der Kopfschmerzen [2]. *Schmerzen*, die sich zum Hals ausdehnen [1].

ABDOMEN: *Leber* und Lebergegend sehr empfindlich gegen Berührung oder Druck [2]. *Schmerzen* > Bauchlage [1]; Gallenblase, Gallenkolik [1]; rechtes Hypochondrium empfindlich gegen Berührung oder Druck [2]; Krampfschmerzen > Bauchlage [1]. Empfindung wie von einer *Schnur*, die gebunden und gelöst wird [1/1]. *Schwächegefühl* im Hypogastrium [2]. *Vergrößerte* Leber [2].

REKTUM: *Diarrhœ* bei Gelbsucht [2].

STUHL: *Lehmfarben* [2]. *Grün* [2]. Hat selbst bei *weichem* Stuhl Schwierigkeiten bei der Entleerung [1].

HARN: Harn enthält *Galle* [3].

SCHWEISS: *Starker* Schweiß beim Erbrechen [1; Acon.].

HAUT: Gelbe *Verfärbung* bei stillenden Frauen [1/1]; & Aussetzen der Menses [1/1]; bei Neugeborenen [1]; jeden Sommer [1; Chin-ar.].

ALLGEMEINES: *Jahreszeiten*, Sommer < [2].

NAHRUNG

Verlangen: Buttermilch [1].

Schlimmer: Apfelwein [1]; heiße Getränke [1]; Stimulantien [1].

NOTIZEN

CHLORALUM Chlol.

ZEICHEN

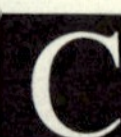

Chloralhydrat.
Chloral ist ein öliger Stoff, eine Flüssigkeit. Bei normalen Temperaturen sondert sie Dämpfe mit stechendem Geruch ab. Es wird durch die Reaktion von Chlor mit Alkohol hergestellt. In Verbindung mit Wasser wird die ölige Flüssigkeit in ein Hydrat umgewandelt. Chloralhydrat ist eine flüchtige, kristalline feste Substanz mit scharfem, brennendem Geschmack. Es ist ein weißer Stoff bestehend aus nadelförmigen Kristallen, die aussehen wie Schnee. Der Geruch erinnert an reife Honigmelonen. An der Luft vergeht er rasch. In Lösungen sollte der Zusatz von Alkohol vermieden werden, zumal dadurch das sehr viel giftigere Chloralcoholat entstehen kann. Zusatz von Stoffen mit alkalischer Reaktion [auch schwächeren Alkalien wie Magnesiumoxid] führt zur Bildung von Chloroform.
Anwendung äußerl. in Haarwassern, innerl. als Sedativum. Die Lösung sollte stark verdünnt werden; andernfalls treten Magenstörung auf. Allopathisch wurde Chloralhydrat auch bei Spasmen, Eklampsie, Wundstarrkrampf, Strychninvergiftung und anhaltendem Schluckauf verwendet [als Klysma in Mucilaginosum]. Die Substanz wird heute noch als Schlafmittel und Sedativum verwendet [Chloraldurat, Dalmadorm]. Geprüft von Eggert und anderen.

VERGLEICHE

Natrium muriaticum. Arsenicum. Belladonna. Magnesium muriaticum. Muriaticum acidum. Ammonium muriaticum.

WIRKUNGSBEREICH

ZNS. *Herz.* Muskeln. Leber. Haut. Harnorgane. Genitalien.

LEITSYMPTOME

G Hört Stimmen und hat Visionen im Dunkeln oder bei geschlossenen Augen. Nächtliche Panikanfälle bei [zahnenden] Kindern.

„Grauenhafte Träume mit furchterregenden Visionen, Kinder kreischen und schreien, setzen sich im Bett auf und lassen sich nicht beruhigen." [Hering]

G *Somnambulismus.*

„Neigt dazu herumzuwandern und sich zu verstecken, vermeidet sorgfältig die Wachsamkeit ihrer Freunde; kommt dann zurück und kann nicht sagen, wo sie gewesen ist." [Hering]

G Possenreißen.

„Lebhafte Stimmung mit lautem Lachen und gewitzten Bemerkungen."
„Muskel- und Gemütserregung, ähnlich wie bei leichtem Sektrausch, wodurch sich der Prüfer wohl fühlte, lächelte und tanzte." [Allen]

G Verlangen nach Hause zu gehen.

„Hochgradige geistige Verwirrung; Gefühl als sei er mal in einem Land, dann in einem andern, mit ängstlichem Bedürfnis nach Hause zu gehen." [Allen]

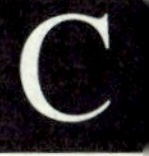

A Möglicherweise nützlich bei Entzugserscheinungen nach dem Absetzen von Schlaftabletten oder Beruhigungsmitteln.
Große Erschöpfung durch Schlaflosigkeit.
„Sie war eine Frau mit starkem Willen und hervorragenden Geisteskräften gewesen und war nun antriebslos und verdrießlich, verhielt sich kindisch, ja verlangte geradezu in vielerlei Form nach Chloralum.“ [oder irgendeinem anderen Beruhigungsmittel]
„Allgemein so stark herabgesetzte Kraft, sowohl *psychisch* als auch *physisch*, dass sie, obgleich sie früher eine gute Reiterin gewesen war und Gefahren und Ermüdung gewöhnt, ständig das tiefste Entsetzen empfand, ohne irgendeinen angemessenen Grund, und sie konnte kaum hundert Meter gehen ohne aus reiner Erschöpfung zusammensubrechen.“ [Allen]

A Verlangen nach frischer Luft.
Will Luft zugefächelt bekommen.

A Großer Durst.

A Schlaflosigkeit,
v.a. wenn Übermüdung zugrunde liegt.

A < NACHTS; und abends.

A *Hyperämie.*
„Es besteht eine Hyperämie im Gehirngewebe, wahrscheinlich von derselben Art wie in der Haut bei der Urtikaria dieses Arzneimittels.“ [Clarke]

K Dumpfer, drückender Schmerz in der Stirn.
< morgens, Bewegung.
> frische Luft.
„Gefühl, als würde ein heißes Band unmittelbar über den Augen quer durch die Stirn von einer Schläfe zur andern gezogen, & Empfindung von einem brennenden Ring um jedes Auge.“ [Hering]

K Augen blutunterlaufen.
& ständiger Tränenfluss.

K Augäpfel fühlen sich zu groß an; Lider geschwollen, schwer, kann sie kaum heben.

K Intensiver Juckreiz der inneren Augenwinkel und Lidränder.

K DEUTLICHE EMPFINDUNG VON HERABSINKEN IN DER MAGENGRUBE.

K Asthma und keuchende Atmung, wegen Hyperämie des Lungengewebes.
„In Rückenlage atmete er durch die Nase ein und blies die Atemluft durch die Lippen aus, wie bei Apoplexie.“ [Clarke]

K Herz erweitert oder geschwächt.
& eigenartiges Völlegefühl und Leichtigkeit der Brust und Leeregefühl im Magen.

K URTIKARIA.
„Große rote Flecke auf Armen, Beinen und Gesicht, dann über den ganzen Körper, die allmählich *zusammenfließen*, ähnlich wic bci Masern, in der Umgebung deutliche Hyperämie der Kapillargefäße.“
URTIKARIA tritt NACHTS auf, verschwindet tagsüber.

K Plötzliche Urtikaria durch Verkühlung.

„So lange sie in der Wärme bleibt, hat sie keine Beschwerden damit.“ [Clarke]

K Erythem an Kopf und Hals [oder generalisierte Urtikaria].
< Wein, Bier und Spirituosen.
& Herzklopfen.

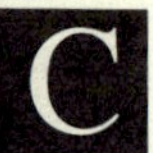

* Ein interessanter Fall, bei dem Chloralum anhand der Kombination von ‘Farbenblindheit’ und ‘fehlender Blutgerinnung’ verschrieben wurde, ist von Dr. Jan de Wachter im *Seminar über Kleine Arzneimittel*, Hechtel, 1990 vorgestellt.

RUBRIKEN

GEMÜT: *Angst* nachts bei Kindern [2]. *Delusion*, meint jmd. Bedrohliches stünde am Fuß des Bettes [1/1]. *Erschreckt* beim Erwachen [2]. *Furcht* nachts bei Kindern [2]. Will nach *Hause* gehen [1]. *Hinterlistig* [1]. *Hysterie* während Schwangerschaft und Geburt [2]. *Kindisches* Verhalten [1]. *Tanzen* [1]. Will sich *verstecken* [1].
KOPF: Empfindung als sei ein heißes *Band* von einer Schläfe zur andern über die Stirn gezogen, mit Empfindung von einem brennenden Ring um jedes Auge [1/1]. Dumpfe *Schmerzen* im Kopf, < plötzliche Bewegung [1].
AUGEN: *Paralyse* der Oberlider [1]. *Schwellung* [3].
SEHKRAFT: *Diplopie* nach Schlaf [1; Gels.].
GESICHT: Rote *Verfärbung* in Rückenlage [1/1]; rote Verfärbung im Schlaf [1].
MUND: *Stomatitis* ulzerosa [2; **Astac**.]. Schwarze *Verfärbung* der Zungenmitte, schwarzer Streifen wie Tinte [1].
ÄUSSERER HALS: Exophthalmischer *Kropf*, Exophthalmus nach Trauer, Kummer [1; **Nat-m**.].
BLASE: Unfreiwillige *Harnentleerung gegen Morgen* [1].
FRAUEN: *Juckreiz* während der Schwangerschaft [1].
SCHLAF: *Schlaflosigkeit* nach geistiger Anstrengung [2]; nach körperlicher Anstrengung [2; **Ars**.]; durch Juckreiz [1]; durch Kopfschmerzen [2]; nach Medikamenten oder Drogen [1]; durch Reizbarkeit [2].
HAUT: *Hautausschläge*, zusammenfließend [2; **Cic**.]; Urtikaria nachts [2]; Urtikaria durch Wein [2/1]. *Juckreiz*, brennt wie durch Nesseln [3; **Urt-u**.]; muss kratzen, bis es blutet [2].
ALLGEMEINES: *Hämorrhagie*, Blut gerinnt nicht [1]. *Kältegefühl* im Körper [2]. Verlangen nach *zugefächelter* kühler Luft [1]; zugefächelte Luft > [1].

NAHRUNG

Schlimmer: Alkohol [1]; Bier [1]; heiße Getränke [1]; heiße Speisen [1]; Stimulantien [1]; Wein [1].

NOTIZEN

CHLORPROMAZINUM **Chlorpr.**

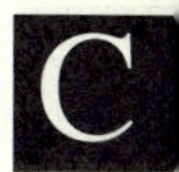

ZEICHEN

Chlorpromazin. Thorazin. Largactil.
Neuroleptikum mit antiemetischer, antisympathotonischer und parasympatholytischer Wirkung. Chemisch verwandt mit Promethazin, aber es ist kein Antihistaminikum. Es hemmt die bedingten Reflexe und Zentren des Hypothalamus und wirkt zentral blutdrucksenkend.
Allopathisch kann Chlorpromazin als Antiemetikum bei zahlreichen Erkrankungen nützlich sein, die mit Erbrechen einhergehen [Urämie, Gastroenteritis, Labyrinthitis, Karzinom, Nebenwirkungen von Röntgenstrahlen] auch als Adjuvans bei Medikamenten, die Erbrechen auslösen [etwa bei Gaben von Œstrogen, Tetracyclin, Morphium]. Es hat keinerlei Wirkung bei Reisekrankheit [Übelkeit in Flugzeug, Schiff oder Wagen]. In der Psychiatrie ist Chlorpromazin bei der Behandlung von nervösen Spannungen und Übererregung, Angst, Depressionen und Schlaflosigkeit von Nutzen. Es wird auch bei Neuralgien und anderen intensiven Schmerzen, bei Spasmen, Tetanus und Eklampsie verwendet; häufig erfolgreich bei langwierigen Schluckaufanfällen verordnet; ferner zur Entgiftung. Es ist ein starkes Sedativum, das die Wirkung von Narkotika verstärkt.
In der Anästhesiologie wird es zur Narkosevorbereitung verwendet. Früher war es für 'Schlafkuren' beliebt.
Nebenwirkungen: Normale Dosen können Hypotonie, Tachykardie, Hypothermie, trockenen Mund, Verstopfung der Nase, Schläfrigkeit und manchmal geringfügige Obstipation verursachen. Höhere Dosen können zu Lähmung des Gefäßtonus, unsicherem Gang, Trägheit und parkinsonähnlichen Symptomen führen. Die Haut wird lichtempfindlich.
Die Langzeiteinnahme kann zu Ikterus führen.
Kontraindikationen sind u.a. Leberfunktionsstörungen, Schlaftablettenintoxikation, Kreislaufschwäche und Nierenstörungen. Bei Prostatahypertrophie und Glaukom ist Vorsicht geboten.
Von der gleichzeitigen Einnahme von Alkohol, Barbituraten, Sedativen und Antihistaminika wird abgeraten.
Arzneimittelprüfungen 1963-63 von Pai mit 16 homöopathischen Ärzten [8 Männer, 4 Frauen, 4 Kontrollpersonen], 1968 von Julian mit 23 Ärzten.

VERGLEICHE

Nux moschata. Anhalonium. Haloperidol.

WIRKUNGSBEREICH

ZNS. Verdauungstrakt; Leber. Haut. * Rechte Seite.

LEITSYMPTOME

G *Zerstreut.*
Periodische Anfälle von kurz anhaltender *Geistesabwesenheit.*
Gedächtnislücken.
Gedankenautomatismen.

„Plötzlicher Gedächtnisverlust von einigen Sekunden bis zu einigen Minuten."
„Ein anderer männlicher Prüfer im Alter von 45 Jahren stellte plötzlich fest, dass er unfähig war, Fragen, die ihm gestellt wurden, aufzunehmen und zu beantworten. Während solcher Schübe, von ihm als 'Black outs' bezeichnet, die wenige Sekunden bis eine Minute anhielten, verlor er seine zeitliche und räumliche Orientierung." [Pai]

G Depressionen mit allgemeinem Gefühl des Versagens.

A Adipositas, hauptsächlich in den unteren Körperpartien.

A *Mangel an Lebenswärme.*
Kälte der Füße, die bis zu den Oberschenkeln aufsteigt.

A < *Kälte.*
> *Hitze.*

A Hypoglykämischer Zustand.
Schwäche, Schweiß, Hungergefühl, Ohnmacht.

A *Schlaflosigkeit* zwischen 1 und 3 Uhr.
& Träume von Tieren [Elefanten].
Erwacht müde, mit Schläfrigkeit am Morgen.

A Verringerter Sexualtrieb [bei Männern und Frauen].

A < *Ende des Nachmittags.*
[Kopfschmerzen; Brennen der Augenlider; Schmerzen in der Brust]

A < Morgens.
[Kopfschmerzen; Übelkeit und Erbrechen]

A > Schlaf; Ruhe.

K Schluckbeschwerden durch Kloßgefühl im Hals.
Zunge trocken und dick.
Trockener Mund.
Lippen trocken und verkrustet.

K *Übelkeit am Morgen.*
& Angst.

K Lähmungsgefühl in der Lendengegend.

K Erythem und Ödem in Gesicht und Händen durch Sonneneinwirkung.

NOTIZEN

CHLORUM Chlor.

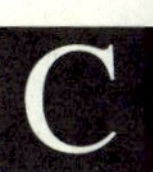

ZEICHEN

Chlor.

Chlor ist ein gelblich grünes [von *chloros,* gelblich grün] halogenes Gas mit einem sonderlichen und erstickenden Geruch. Es wird als Bleichmittel, Desinfektionsmittel und als Giftgas in der Kriegsführung verwendet. Chlor hat eine stark oxidierende Wirkung auf Substanzen, in denen Wasser enthalten ist und vernichtet alles Leben. Höhere Temperaturen und Licht beschleunigen den Prozeß. Die erste akute Reizwirkung bei niedriger Konzentration ist ein Brennen in Augen und Nase.
„Wegen seiner starken Reaktionsfähigkeit, kommt Chlor in der Natur fast immer gebunden vor. Als Ion chemisch gebunden macht Chlor 0,15% der Erdkruste und 1,9% des Meerwassers aus. Im menschlichen Körper sind Chlor- und Natrium-Ionen die Hauptionen in extrazellulärem Material. Sie tragen zum Erhalt des osmotischen Gleichgewichts bei. Chlor-Ionen sind für die Verdauungssäfte im Magen unerlässlich. Bei starkem Chlorverlust durch Schwitzen werden die Ione durch den Salzgehalt einer normalen Ernährung wieder zugeführt. Personen, die eine salzarme Diät halten, wie etwa Vegetariern, ist u.U. die Einnahme von Salzzusätzen anzuraten.“ [Grolier]
Chlor ist ein wichtiger Bestandteil von Fleckentfernern, Salzsäure, Pestiziden [DDT und Chlordan], Tränengas und PVC [Polyvinylchlorid, ein Vinylkunststoff, der als Gummiersatz zur Ummantelung von elektrischen Drähten, Kabeln usw. verwendet wird, sowie zur Herstellung von Kleider- und Möbeltextilien]. Chlor geht mit beinahe ebenso vielen Elementen eine Verbindung ein wie Fluor. Dies geschieht bei normalen Temperaturen, also weniger heftig als es bei Fluor der Fall ist. Es reagiert sehr heftig mit Wasserstoff [Chlorknallgas, Chlorwasserstoff] und bei hoher Hitze mit Metall.
In der Medizin werden Chlorverbindungen sehr häufig verwendet – z.B. in Antibiotika [Chloramphenicol und Chlortetracyclin], Antimykotika [Chlordantion und Chlorquinaldol], Schlafmittel [Chlorhexadol], Diuretika [Chlorthalidon und Chlorothiazid] und Neuroleptika [Chlorpromazin und Chlorprothixen]. Psychopharmaka wie Librium, Seresta und Valium enthalten ebenfalls Chlor.
Wenn Chlor als Bleichmittel für Mehl verwendet wird [Nahrungsmittelzusatz 925 oder 926], gehen die Nährstoffe und das Vitamin E im Mehl weitgehend verloren.
Chlor ist in den Magensäften enthalten. Es spielt bei den Reinigungsprozessen im Körper eine unterstützende Rolle. Es stimuliert die Leber in ihrer Funktion als Filter für Abfallprodukte.
Chlormangel kann zum Ausfallen der Nägel und Verdauungsschwäche führen. In der Nahrung kommt es in Seetang und Algen, Hülsenfrüchten, grünem Blattgemüse, Gerste, reifen Oliven und Salz vor. Wenn das Trinkwasser Chlor enthält, so kann dies zu Vitamin E-Mangel führen, zumal Chlor dieses Vitamin vernichtet.
Eingeführt und geprüft von Hering 1846.

VERGLEICHE

Arsenicum. Phosphor. Lachesis. Belladonna. Sulfur. Mercurius. Pulsatilla. Antimonium tartaricum.

WIRKUNGSBEREICH

Atemorgane. LARYNX. *Schleimhäute.* Nerven. Haut. Drüsen.

LEITSYMPTOME

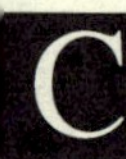

G „Der Geisteszustand ist bemerkenswert. Fürchtet, verrückt zu werden; dass er nicht in der Lage sein wird, seinen Lebensunterhalt zu verdienen. Kann sich nicht an Namen von Personen erinnern, die er sieht, oder erinnert sich nicht an die Person, wenn er den Namen sieht." [Clarke]

G Rastloser Drang zu laufen, aber der Drang verschwindet, sobald man sich auf den Weg macht.

A > *Frische Luft.*

A „Hitze beim Essen und nach dem Essen, mit starker Reizbarkeit und Neigung zu Zorn, beim Wein und Kaffee trinken." [Allen]

A Starker, *kalter Schweiß.*

A Schleimabsonderungen vermehrt;
brennend; übelriechend; wässrig; dünn und wundmachend.

K Schnupfen.
& hervorquellende Augen und Gesicht angeschwollen.

K Nasenbeschwerden.
< Ruhelage.

K Stimmverlust oder Heiserkeit bei feuchtem Wetter.

K AUSATMEN schwierig.
Larynxspasmen.
& Schwierigkeiten beim *Ausatmen;* kann Atemluft gut genug *einziehen.*
Plötzliche Dyspnœ durch Spasmen der Stimmbänder.
& starrende Augen, blaues Gesicht, kalter Schweiß am ganzen Körper, Puls klein und weich, Absinken der Temperatur.

K Glottisspasmus nach Erregung.

RUBRIKEN

GEMÜT: Geistige *Aktivität* [1]. *Angst* nachts bei Kindern [2]. Ruhiges *Delirium* # Ruhelosigkeit und *Drang*, fortzulaufen [2/1]. *Furcht* vor Armut [1]; vor Wahnsinn [1]. *Musik,* Verlangen Klavier zu spielen [1]. *Vergesslich*, vergißt Personennamen [1]. Geräuschvoller *Wahnsinn* [2]. *Zorn* beim Kaffee- und Weintrinken [1/1].

KOPF: *Schmerzen*, Kopfschmerzen & Schnupfen [3]. *Schweiß* auf der Kopfhaut bei Husten [1].

AUGEN: *Pupillen* unregelmäßig [1]. Brennende *Schmerzen* um das Auge [1].

SEHKRAFT: Grelle *Farben* vor den Augen [2].

NASE: Plötzliche *Absonderung* [1]. *Rußige* Nasenlöcher [2]. *Schmerzen,* roh, Retronasalraum, morgens [1/1].

GESICHT: *Juckendes* Kinn [2]. Schwarze *Verfärbung* der Unterlippe [2]; bläulich [2]; bläuliche Lippen [1]; grau [2]; blass [2].

ZÄHNE: *Völlegefühl* in den Zähnen [1/1].

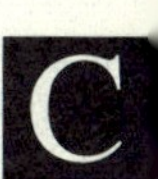

REKTUM: *Diarrhœ* während Schnupfen [1].
LARYNX: *Laryngismus* stridulus im Schlaf [2; *Lach.*, *Sulf.*]. *Stimmverlust* in feuchter Luft [2]; bei nassem Wetter [1].
BRUST: *Einschnürung* wie durch ein Band, im unteren Bereich der Brust [1; *Plat.*].
SCHLAF: *Einschlafen* durch geringste geistige Anstrengung [1; **Ars.**, **Hyos.**].
FIEBER: *Kontinua*, zerebrospinale Meningitis [3].
HAUT: *Hautausschläge*, Urtikaria bei Fieber [1]; noduläre Urtikaria, rosig [2].

NAHRUNG

Abneigung: Getränke [1]; Tabak [1].
Verlangen: Nelken [2]; Tabak [1]; Wein [1].
Schlimmer: Bier [1]; Kaffee [1]; Wein [1].

NOTIZEN

CHOCOLATE **Choc.**

ZEICHEN

Schokolade. Samen des Theobroma cacao. Fam. nat. Sterculiaceæ.
Die Arzneimittelprüfung wurde mit 'bester belgischer Schokolade' durchgeführt.
In Geschäften sind zwei Hauptarten von Schokolade erhältlich: dunkle Schokolade [eine Mischung von Kakaobutter, Flüssigschokolade und Zucker] und Milchschokolade [dasselbe mit Zusatz von Milch oder Milchpulver].
Kakao und Schokolade werden aus den essbaren Samen des tropischen amerikanischen Baumes *Theobroma cacao* hergestellt. Der Name *Theobroma* bedeutet 'Götterspeise'; *cacao* ist von Nahuatl *cacahuatl* abgeleitet, dem aztekischen Namen für den Kakaobaum. *Sterculia* oder *Cola acuminata*, Kolanuss, gehört zu derselben Familie.
„Der Begriff 'Schokolade' wurde ursprünglich für ein Getränk verwendet, das der heutigen 'heißen Schokolade' ähnlich ist. Der Forscher Hernan Cortes führte das Getränk nach seiner Rückkehr von einer Mexikoexpedition in Spanien ein [1519]. Das Schokoladengetränk verbreitete sich allmählich von Spanien durch Europa und nach England und erfreute sich zunehmender Beliebtheit. Im 17. Jahrhundert waren 'Schokoladehäuser' die Orte, an denen man sich zu sozialen Anlässen traf.
„1828 stellten die Holländer Schokoladepulver her, indem sie aus fein zerriebenen Kakaobohnen das Fett herauspressten. Der herausgepressten Kakaobutter wurde bald eine Pulver-Zuckermischung beigefügt und ein neues Produkt, die Essschokolade, war geboren. 1876 fügte eine Schweizer Firma der Schokolade kondensierte Milch bei und stellte so die erste Milchschokolade der Welt her.

„Drei Kisten Kakaobohnen hatte Cortes nach Spanien exportiert. 1977 erreichte der Export von Kakaobohnen weltweit 1,5 Millionen Tonnen. Ein Fünftel aller Exporte ging in die Vereinigten Staaten. Mit diesem ungeheuren Verbrauch an Schokolade rangieren die Vereinigten Staaten mit einem pro Kopf Konsum von 4,5 kg pro Jahr weltweit erst an zehnter Stelle, weit hinter den Schweizern, die mit einem jährlichen pro Kopf Verbrauch von 9,5 kg an erster Stelle liegen." [Grolier]

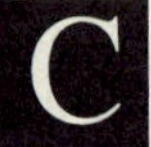

Wenn die Theobromasamen reif sind, rasseln sie in der Schote, wenn man sie schüttelt. Jede Schote enthält etwa fünfundzwanzig Bohnen; wenn man sie aus der Schote löst, werden sie schnell unfruchtbar, aber innerhalb der Schote behalten sie ihre Fruchtbarkeit für lange Zeit bei. Der Baum wächst auf recht sonderbare Art. Der Stamm hat keine lateralen Äste, sondern vertikale Triebe, die ebenso wie der Stamm in eine Krone von fünf diagonal wachsenden Primärästen gipfeln. Dadurch entstehen verschiedene Schichten von Primärästen übereinander. Die jungen Blätter hängen zuerst eine Weile schlapp an den Zweigen, werden gelblich, dann hellrot und erst später fest und grün. Theobromaöl oder Kakaobutter findet in der Kosmetikindustrie als Zutat für kosmetische Salben und in der Pharmaindustrie als Überzug für Pillen und bei der Herstellung von Zäpfchen Verwendung. Es hat ausgezeichnete emulgierende Eigenschaften und wird zum Glätten und zum Schutz von aufgesprungenen Lippen und Händen verwendet. Theobromin, das in den Bohnen enthaltene Alkaloid, ähnelt in seiner Wirkung dem Koffein, doch hat es einen weniger starken Einfluss auf das zentrale Nervensystem. Ausgeprägter ist seine Wirkung auf Muskeln, Nieren und Herz. Es wird hauptsächlich wegen seiner diuretischen Eigenschaften verwendet, da es das Nierenepithel stimuliert.

Theobrominsalze können Kopfschmerzen und Übelkeit verursachen, wenn sie in mäßigen Dosen eingenommen werden, in höheren Dosen können Schwindelgefühl und Diarrhœ entstehen.

„Die Sucht nach Schokolade ist anscheinend weniger ein körperliches als ein emotionales Phänomen. Schokolade wird oft als Liebesersatz verwendet, ein Thema, das die Schokoladenwerbung mit ihren vielen romantischen Szenen ausschöpft. Das Verlangen nach Schokolade ist bei Patienten häufig in Zeiten emotionaler Belastung entstanden, vor allem im Zusammenhang mit Liebesbeziehungen.

Forschungsergebnisse zeigen einen Zusammenhang zwischen Schokolade und Enzymen, die ausgeschüttet werden, wenn Menschen sich verlieben. Ein weiteres Thema, das sich abzuzeichnen schien, war die Affinität zwischen Schokolade und zwei Organsystemen, Kreislauf und Hormonsystem. Das Bedürfnis nach Schokolade trat oft während oder vor der Menstruation auf. Es ist bekannt, dass Schokolade viele Substanzen enthält, die das Herz angreifen." [Sherr]

„Gefühle, die mit der Konsistenz, den Eigenschaften von Weichheit, Wärme und dem 'zarten Schmelzen im Mund' einhergehen, wurden häufig mit Nahrungsaufnahme, Muttermilch und Mutterliebe assoziiert… Die Verbindungen wurden klarer, als die Berichte von Menschen mit extremer Sucht oder Abneigung gegen Schokolade mit aufgenommen wurden. Diese Aspekte drehen sich um Familienthemen, oft im Zusammenhang mit Nahrungsaufnahme und dem Aufziehen von Kindern. In der modernen Zivilisationsgesellschaft geht die Versorgung und Erziehung der Kinder weit über die natürlichen Grenzen hinaus und findet häufig isoliert von der Unterstützung einer Gemeinschaft oder 'Großfamilie' statt, was der modernen menschlichen Psyche neue Dimensionen und Belastungen auferlegt. Diese Entwicklung scheint im

Widerspruch zu unseren animalischen Instinkten zu stehen, die Jungen aus dem Nest zu werfen, sobald sie sich selbst versorgen können... Diese Spaltung zwischen animalischen Instinkten und überzivilisiertem Verhalten offenbart sich im Verlauf der Prüfung immer wieder." [Sherr]
„In der Reihe der eleganten Leckereien ist der gute alte Kakao das 'Bürgergetränk'. Kakao ist bei Familienzusammenkünften sehr beliebt, mit allen Traditionen und Gebräuchen, die dazugehören. Er gewährleistet, dass sich die Menschen auf gesunde Weise in vertrauter Umgebung erfüllt und sicher fühlen." [Hauschka, *Ernährungslehre*]
1990 eingeführt und geprüft von Sherr [12 Prüferinnen, 3 Kontrollpersonen].

VERGLEICHE

Pulsatilla. Sulfur. Arsenicum. Phosphor. Sepia. Hydrogenium.

LEITSYMPTOME

G Zärtlich # Gleichgültigkeit oder Aversion.
Schokolade ist vergleichbar mit einem Igel: sie ist vorn weich und hinten borstig. *Schokolade* Patienten mögen Kinder, aber sie versorgen sie nicht gern. Sie wollen sie nicht länger ernähren als notwendig. Sie wenden den Kindern ihren [borstigen] Rücken zu.
„Wir alle lieben Kinder sehr, aber wir wollen eigentlich nichts mit ihnen zu tun haben, mit der Erziehung und Beaufsichtigung." [Sherr]
„Am Abend war ich wütend und hatte ein Gefühl, als sträube sich mir alles auf dem Rücken. Gereizt den Kindern gegenüber, viel gebrüllt und Türen zugeknallt. Fühlte mich sehr unwohl, wenn meine Tochter in meiner Nähe war. Wegen einer Kleinigkeit, die ich normalerweise kaum beachtet hätte, machte ich ein großes Theater. Ich wollte aus dem Haus gehen und sie alle hinter mir lassen. Hatte sehr wenig Mitgefühl mit den Kindern. 'Lasst mich in Ruhe oder geht ins Bett.' Konnte nicht mit den Kindern schmusen und brauchte länger, bis ich ihnen etwas verzeihen konnte. Ich fand, ihr Vater solle sich an meiner Stelle um sie kümmern [sehr ungewöhnlich]. Das Gefühl, ihretwegen nicht an dem Ort sein zu können, an dem ich gern wäre. Ich möchte ohne Besitz draußen herumstreunen. Habe die Kinder zum ersten Mal allein im Haus gelassen. Ich war überrascht, wie leicht es mir fiel, sie loszulassen. Meiner Tochter gefiel das sehr gut." [Sherr]

A Aktivität # Schlappheit.

A Hitzegefühl.
Nachts beim Erwachen; oder bei Anstrengung.

A < Kälte.
Verlangen nach Decken. Decken >.
> Wärme [Bett; Ofen; Umschläge].

A > [warmes] trockenes Wetter.

A Appetit gesteigert morgens beim Erwachen und abends.

A Verlangen nach Obst und erfrischenden Dingen.
Geruchssinn empfindlich für Fruchtsäfte.

A > Druck.

[Kopfschmerzen; Schmerzen in den Augen; Magenschmerzen]

A Plötzliches Auftreten von Symptomen.

A Ungeschicklichkeit; lässt Dinge fallen, stößt gegen Dinge.

K Kopfschmerzen; Stirn.
Schweregefühl; drückender Schmerz.
< nach dem Essen; Bewegung; morgens beim Erwachen.
> beim Essen; äußerer Druck.
& Übelkeit.

K Verstopfung der Nase in warmen Räumen.
Wässrige Absonderung im Freien.

K Gerötetes Gesicht.
Nach dem Erwachen; nach dem Trinken; nach dem Essen.

RUBRIKEN

GEMÜT: *Abneigung* gegen den Ehemann [1]. *Angst* um Geldangelegenheiten [1]. *Delusion,* meint, beobachtet zu werden [1]; meint einen Igel zu sehen [1/1]; meint Insekten zu sehen [1]; hält sich für kleiner [1]; meint, der Körper sei geteilt [1]; hält sich für tot [1]; meint allein auf der Welt zu sein [1]; meint von der Welt getrennt zu sein [1; **Hydrog**.]. Äußert *Drohungen* [1; **Tarent**.]. Verlangen nach *Dunkelheit* [1]. Versucht, der Familie und den Kindern zu *entfliehen* [1; *Lyc*., *Sep*.]. *Entfremdet* von der Familie [1]. *Furcht*, verletzt zu werden [1]; dass ihr Zustand beobachtet wird [1; **Calc**.]. *Gleichgültigkeit* gegenüber äußeren Dingen [1; **Sulf**.]; gegenüber ihren Kindern [1]. *Kommunikativ* [1]. Verlangen nach *Licht*, Sonnenlicht [1/1]. *Optimismus* [1]. *Reizbarkeit,* wünscht sich allein zu sein [1]; durch jede Störung [1]. *Träume* von einer Autoreise [1; **Hydrog**.]; Dunkelheit [1]; von Entbindung [1/1]; von der eigenen Familie [1]; vom Fliegen [1]; von Kindern [1]; Tod von Verwandten [1]. *Verwirrung*, gezwungen sich aufzuraffen [1; **Carb-v**.]. *Wandertrieb* [1]. *Zärtlich,* liebevoll abends [1/1]. *Zorn* am Abend [1].

KOPF: Drückende *Schmerzen* in der Stirn mit Ausdehnung zu den Schläfen [1; *Carbn-s*.]; dumpfe Schmerzen im Hinterkopf mit Ausdehnung zum Scheitel [1; *Cimic*.].

NASE: *Kälte* der Nasenspitze [1]. *Schnupfen* mit Absonderung > im Freien [1]. *Verstopfung* im warmen Raum [1].

GESICHT: *Hautausschläge* um den Mund [2]; um die Nase [1]. *Taubheitsgefühl* um den Mund [1]. Rote *Verfärbung* beim Erwachen [1; **Cina**]; nach dem Essen [1].

HALS: *Schmerzen,* roh, Ausdehnung in die Nase [1/1]. *Trockenheit* morgens beim Erwachen [1].

ABDOMEN: *Schmerzen* mit transversaler Ausdehnung [1; **Chel**.].

LARYNX: *Stimme*, kurzfristiger Stimmverlust [1].

BRUST: Empfindung, als sei ein *Faden* durch die Mammæ gezogen [1/1]. *Schmerzen* in Mammæ vor der Menses [1]. *Völlegefühl* der Mammæ wie mit Milch [1/1].

RÜCKEN: *Juckreiz* zwischen den Scapulæ [1].

SCHLAF: *Schläfrigkeit* während der Menses [1].
ALLGEMEINES: *Agilität* [2]. *Hitzegefühl* nachts [1]; bei Anstrengung [1]; beim Erwachen [1]; *Plötzliche* Beschwerden [1]. Trockenes, warmes *Wetter* > [1].

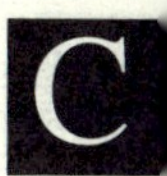

NAHRUNG

Abneigung: Butter [1]; feste Nahrung [1]; fette und gehaltvolle Nahrung [1]; gekochte Speisen [1]; Speiseeis [1]; Süßigkeiten [1]; Tee [1].
Verlangen: Eis [1]; erfrischende Dinge [1]; saftige Dinge [1]; rote Früchte [1]; Fruchtsaft [2]; kalte Getränke [1]; kohlensäurehaltige Getränke [1]; warme Getränke [1]; Kirschen [1]; rote Lebensmittel [1]; röhrenförmige Nahrungsmittel [1]; Obst [1]; Orangen [1]; Pfeffer, Cayennepfeffer [1]; Rote Beete [1]; Sauerkraut [1]; Schokolade [1]; Süßigkeiten [1].
Schlimmer: Warme Getränke [1]; Schokolade [1]; Süßigkeiten [1]; Tee [1].

NOTIZEN

ACIDUM CHROMICUM **Chr-ac.**

ZEICHEN

Chromsäure[anhydrid]. Chrom[VI]-oxid. Chromtrioxid.
Chrom [vom gr. *chroma*, Farbe, wegen der schönen Farben seiner Verbindungen] gehört zur Gruppe 6B des Periodensystems, gemeinsam mit Molybdän und Wolfram. Chromate sind natürlich vorkommende Verbindungen von Chrom und Sauerstoff, die sich in den oberen Schichten von Sulfidablagerungen finden.
Das stark glänzende silberweiße Metall geht Verbindungen ein, die wegen ihrer lebhaften grün, gelb, rot und orangenen Färbung beliebt sind und in der Farbenindustrie sowie zur Herstellung von Keramikartikeln und farbigem Glas verwendet werden. Der Rubin verdankt seine Farbe dem Chrom. Das Metall wird zur Härtung von Stahl verwendet.
Chrom behält seinen Glanz in der Atmosphäre. Wegen der Bildung einer harten, ungebrochenen äußeren, für Sauerstoff undurchlässigen Oxidschicht ist es extrem widerstandsfähig gegen Korrosion. Ein Überzug mit Chromdioxid erhöht die Haltbarkeitsdauer und Tonqualität von Videobändern.
„Chrom besitzt alle für Metalle typischen Eigenschaften: es ist ein guter Wärmeleiter, ein ausgezeichneter Elektrizitätsleiter und es glänzt. Eine seltsame Eigenschaft jedoch unterscheidet es von anderen Metallen: wenn es auf eine Temperatur von etwa 37° erhitzt wird, zeigt es Anzeichen von 'Trotz'. Viele seiner Eigenschaften verändern sich drastisch, geradezu sprunghaft. Seine innere Reibung erreicht den Höhepunkt, während die Elastizität auf ein Minimum abfällt. Auch die elektrische Leitfähigkeit verändert

sich plötzlich. Bereits geringfügige Unreinheiten machen Chrom sehr spröde, wodurch es praktisch unmöglich ist, es als Baumaterial zu verwenden, aber als Zusatz für Legierungen wurde es in der Metallverarbeitung immer gern verwendet… Bei hohen Temperaturen kann Stahl schuppig werden. Durch Zusatz von 25 - 30 % Chrom kann Stahl Temperaturen bis zu 1000° C standhalten.… Eine Legierung von Kobalt, Molybdän und Chrom ist für den menschlichen Organismus harmlos und wird daher in der Wiederherstellungschirurgie verwendet… Chromoxide ermöglichen es den Herstellern von Traktoren, die Zeit, die der Motor zum Warmlaufen braucht, damit sich die Motorenteile 'aneinander gewöhnen', erheblich zu reduzieren. Dadurch konnte die Anlaufzeit im Vergleich zu vorher auf ein Dreißigstel verringert werden.… Der Chrom- 'Panzer' hat sich selbst für Diamanten als nützlich erwiesen, die zu Recht als Maßstab für Härte gelten." [Venetsky]
Im menschlichen Körper wird Chrom benötigt, um den Blutzuckerspiegel im Gleichgewicht zu halten. Außerdem wurde nachgewiesen, dass es den Cholesterinspiegel im Blut etwas verringert. Die besten natürlichen Quellen sind: Fleisch, Muscheln, Krebstiere, Bierhefe, schwarzer Pfeffer, Käse und Weizenkeime. Viel Chrom geht verloren, wenn Nahrungsmittel verarbeitet werden. Ein bemerkenswertes Phänomen ist der unterschiedliche Chromspiegel bei Erwachsenen der verschiedenen Kontinente. Erwachsene im Fernen und Nahen Osten haben beispielsweise doppelt soviel Chrom im Körper wie Europäer und Nordamerikaner. Dies steht vermutlich im Zusammenhang mit der Zivilisationskrankheit. Es gibt Hinweise darauf, dass Diabetes bei jungen Leuten durch Chrommangel verursacht ist, durch übermäßigen Konsum raffinierter Kohlehydrate in Verbindung mit geringer Eiweißzufuhr.
Chrommangel [oder die Unfähigkeit Chrom zu verarbeiten] spielt auch bei Altersdiabetes eine Rolle, zumal sich der Chromspiegel im Gewebe mit zunehmendem Alter verringert.
Chromsäure und Chromsalze [Chromate] sind besonders gesundheitsschädlich. Der berufsbedingte Umgang mit Chromsalzen führt zu einzelnen tiefen Geschwüren in der Nasenschleimhaut. „Das schwere Bild der akuten Vergiftung zeigt Anklänge an sonstige Säurevergiftungen. Die gelb bis gelbrote Färbung der Haut oder Schleimhaut oder des Erbrochenen von lokaler oder resorptiver Einwirkung her zeigt die besondere Art des Giftes an. Das Erbrochene kann durch Bildung von Chromoxid auch grünlich oder bläulich sein. Übelkeit, Erbrechen, Magenschmerzen, Appetitlosigkeit, seltene Leberschäden und profuse Durchfälle mit Wadenkrämpfen und Kollaps… An Haut wie Schleimhaut führt die fortgeschrittene Wirkung zu tiefgreifenden syphilisartigen Geschwüren. Eins der ersten Zeichen ist die schmerzlos bestehende Perforation des Septums der Nase. Man sieht also, dass eine große Ähnlichkeit mit der Syphilis vorliegt." [Leeser]
„Die Symptome von Chr-ac. und Chr-o. sind nahezu identisch und können zusammengenommen werden, ebenso wie Hering sie aufgenommen hat." [Clarke]
Geprüft von Drysdale.

VERGLEICHE

Sulfur. Arsenicum. Phosphor. Lachesis. Acidum carbolicum. Chininum arsenicosum.

WIRKUNGSBEREICH

Schleimhäute [Nase; Pharynx; Magen; Darm]. Haut. * Linke Seite.

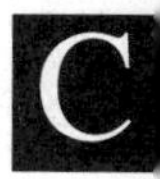

LEITSYMPTOME

G *Äußere Erscheinung*

Wirkt von der Persönlichkeit her verschlossen, will nicht, dass andere sehen, was im Innern geschieht. Lässt nicht zu, dass äußerlich irgendetwas erkennbar ist. Hat Schwierigkeiten, sich auszudrücken. Beim Antworten überlegen sie immer, ob sie negative Dinge von sich offenbaren. Aus diesem Grund antworten sie langsam und weitschweifig. [Jan Scholten, *Chromium metallicum*]

A < Kälte.

< Geringster Luftzug; kaltes Wasser.

A < Nachts und am frühen Morgen, 2 bis 6 Uhr.

A > Bewegung. [Anlaufzeit]

A *Plötzliches Auftreten.*

„Symptome kommen und gehen plötzlich und kehren periodisch wieder.“ [Clarke]

A Wandernde Schmerzen.

„Unangenehmes Sticheln und Jucken hier und dort, mit Unbehagen in den Gliedern, so dass er vom Sitzen oder Liegen aufstehen und herumlaufen musste.“ [Hering]

„Die *rheumatischen* Schmerzen verlagern sich plötzlich von einer Körperpartie zur andern. Diese Art Schmerzen werden in den Augen empfunden, sie treten plötzlich auf und für kurze Zeit in beiden Augen.“ [Blackwood]

A *Vermehrte Schleimsekretion; zäh, fädig.*

K Nachts Vergrößerungsgefühl in den Augen.

K Stinkender, muffiger Geruch im Retronasalraum, hauptsächlich wahrgenommen beim Ausatmen.

„Beim Essen, welches gut und natürlich schmeckt, die Empfindung als ob die ausgeatmete Luft faulig riecht, was beinahe Übelkeit auslöst. Er riecht mehrfach an den Speisen, weil er meint, der Gestank könne daher kommen.“ [Allen]

RUBRIKEN

GEMÜT: *Delirium* bei Meningitis zerebrospinalis oder Enzephalitis [2]; Schimpfen bei Meningitis [2/1]. *Delusion,* hält sich für schwer [1]. *Gedächtnisschwäche,* wie mehrere Buchstaben zu bilden sind [1/1]. *Ruhelosigkeit* während der Schmerzen [1]. *Träume*, von Harnentleerung [1]; von Harnentleerung, einen Anfall von Strangurie zu haben, was sich am folgenden Morgen als real herausstellt, kam zwei Stunden lang nicht darüber hinweg [1/1]; auf Pferden durch einen Bach oder Fluss zu reiten [1/1]; vergiftet zu werden, obwohl man an dem Verbrechen unschuldig ist [1/1]; einen Wasserlauf zu Pferde zu durchqueren, und das Wasser gefror [1/1].

SCHWINDEL: Mit Neigung, im Gehen auf die rechte Seite zu *fallen* [1].

KOPF: *Völlegefühl* nachts [1]; mit eigenartigem Leichtigkeitsgefühl am Herzen [1/1].

AUGEN: Schneidende *Schmerzen* am Abend [1]. *Vergrößerungsgefühl* [1/1].

OHREN: Empfindung von *Wasser* im rechten Ohr, das plötzlich auftritt und wieder vergeht [1/1].

NASE: *Tumor*, Retronasalraum [1].

GESICHT: *Hitze* nachts, 22 Uhr [2/1].
MUND: *Epitheliom* der Zunge [1]. Fauliger *Geruch* beim Essen [1/1]. Metallischer *Geschmack* während des Mittagessens [1/1]. *Prickeln* der Zunge [2]. *Ranula,* periodisch [1].
ZÄHNE: *Schmerzen*, mit Ausdehnung zum Ohr [2]; mit Ausdehnung zur Stirn [1].
HALS: Ständiger Drang zu *Schlucken*, wegen dicken Schleims [1].

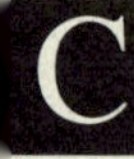

MAGEN: *Erbrechen*, Frühstück [1]. *Übelkeit* > Gehen [1]; vorübergehende Übelkeit, wenn der Magen leer ist [1/1].
ABDOMEN: *Ruhelosigkeit* am Morgen > Aufstehen [1/1]; morgens vor dem Aufstehen [1/1]. *Rumoren* morgens beim Erwachen [1]; morgens > Flatusabgang [1].
STUHL: *Wässrig* [2].
FRAUEN: Übelriechende, stinkende *Lochien* [2].
AUSWURF: Wie feine *Zwirnfäden* [1].
BRUST: *Leeregefühl* in der Herzgegend [1].
RÜCKEN: *Schmerzen* im Dorsalbereich, am inneren Winkel der linken Scapula [1]; unbestimmte anhaltende Schmerzen im Lendenbereich morgens im Bett [Chr-o.].
SCHLAF: *Erwachen* mit Herzsymptomen [1].
ALLGEMEINES: *Morgens,* 5 - 9 Uhr [2]. *Wunden,* Bisse von tollwütigen Hunden [2].

NAHRUNG

Schlimmer: Kalte Getränke [1]; Tee [1; = plötzlicher Stuhldrang].

NOTIZEN

CIMEX **Cimx.**

ZEICHEN

Cimex lectularius. Acanthia lectularia. Bettwanze.
Insekten der Hemiptera [Halbdecker], die Häuser und Betten verseuchen.
Bettwanzen sind kosmopolitische, blutsaugende Insekten, deren Vorkommen an Menschen sowie an zahlreiche Tiere gekoppelt ist, insbesondere an Vögel und Fledermäuse. Normale Bettwanzen treten gewöhnlich als Parasiten der Menschen auf. Die ausgewachsene Wanze ist flach und hat eine mehr oder weniger ovale Form. Sie ist etwa 5 mm lang und 3 mm breit. Der Körper ist mit feinem kurzem Haar bedeckt und normalerweise braun. Kurz nachdem sie Blut getrunken hat, ist sie jedoch rötlich oder dunkelrot bis violett, wenn der Magen noch Blut von einer vorangegangenen Mahlzeit enthält. Wenn Bettwanzen Blut brauchen, sind sie dünn wie Papier, nach einer guten Mahlzeit sind sie viel dicker, ja sie können sogar kugelrund werden. Sie haben ihre Fähigkeit zu fliegen verloren und besitzen nur noch rudimentäre Stümpfe am mittleren

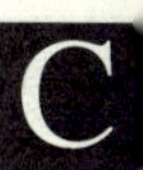

Abschnitt des Brustbereichs.
Diese Insekten waren den alten Griechen und Römern bekannt, die ihnen, eingenommen in einem Glas Wasser oder Wein, vielerlei Heilkräfte zuschrieben.
Das Weibchen legt täglich zwei oder drei Eier, insgesamt bis zu 150 bis 200 Stück. Die Eier werden in Ritzen und Sprünge gelegt und mit einer leimartigen Substanz festgeklebt. Bei 28° C schlüpfen die jungen Wanzen nach fünf bis sechs Tagen. Das Insekt pumpt Speichel in die Wunde und saugt gleichzeitig Blut aus. Der Speichel gewährleistet, dass das Blut des Wirtes nicht gerinnt. Die hochgradige Reizung, die auf den Biss einer Bettwanze folgt, ist höchstwahrscheinlich ausschließlich dem Speichel zuzuschreiben, weil die Wunde selbst zu klein ist, um irgendwelche Beschwerden zu verursachen. Nach ihrer Mahlzeit, für die sie maximal 12 Minuten braucht, hat die Wanze etwa das sechsfache ihres Eigengewichts konsumiert, bei kalter Witterung etwas weniger.
Bettwanzen werden ausschließlich nachts aktiv. Man sieht sie nur dann bei Tageslicht, wenn sie völlig ausgehungert sind. Laborstudien haben gezeigt, dass eine Bettwanze sich weigert, geeignete Nahrung zu saugen, wenn sie nicht zuerst in eine Haut einstechen kann. Ausgewachsene Bettwanzen können ein Jahr lang fasten. Große Kolonien überleben am besten in zentral beheizten Gebäuden, in denen besonders die Schlafräume im Winter nie sehr niedrige Temperaturen haben. In unbeheizten Gebäuden dezimiert sich die Kolonie im Winter drastisch.
Bettwanzen werden durch die Körperwärme und den Geruch des Wirtes angezogen. Sie neigen auch dazu, sich an Orten zu versammeln, an denen Vertreter ihrer Art bereits anwesend sind. Sie werden durch den Geruch der Drüsensekretion und Ausscheidungen ihrer Artgenossen angezogen. Wie viele Wanzen sondern sie einen durchdringenden Geruch ab.
Die homöopathischen Arzneimittelprüfungen mit Cimex sind unklar und produzieren wenig spezifische Symptome. Die Verrufenheit der Bettwanze in Verbindung mit Malaria ist etwas unerklärlich, zumal damals die Menschen noch nicht wussten, dass Insekten pathogene Organismen übertragen können. Abgesehen davon verursacht die Reizung der Bisse zahlreiche Symptome, insbesondere nachts, worauf das Arzneimittelbild wahrscheinlich basiert, v.a. Juckreiz und Schlaflosigkeit.
Geprüft von Wahle an 3 Personen [2 Frauen und 1 Mann] und von Berridge [1 Mann].

VERGLEICHE

Arsenicum. Natrium muriaticum. Phosphor. Pulsatilla. Sepia. Coccus cacti.

WIRKUNGSBEREICH

Rektum. Leber. Haut.

RUBRIKEN

GEMÜT: *Angst* nach Trinken [1]. *Destruktivität* [2]. *Rage* bei Frostgefühl [2]. *Reizbarkeit* bei Frostgefühl [1]. *Zerreißt* Dinge [2].
KOPF: *Schmerzen,* Kopfweh nach Frostgefühl [2]; durch Trinken [2], Schmerzen in den Seiten mit Ausdehnung zum Arm [1]; stechender Schmerz in den Seiten bei Husten [1].
NASE: *Schnupfen*, der auf die Stirnhöhlen übergreift [1]; Fließschnupfen &

Druck in den Stirnhöhlen [1]. *Schweiß* auf der Nase [1].
GESICHT: Stechende *Schmerzen* in den Kiefern [1].
MUND: Brennende *Schmerzen* im Zahnfleisch nach Kratzen [1]; Schmerzen wie verbrannt im Gaumen [1]; im Zahnfleisch [2]; in der Zunge [2].
MAGEN: Vermehrter *Appetit* nach Fieber [2]; bei Schweiß [1]. *Durst* bei Apyrexie, wenig bei Frostgefühl, weniger bei Hitze und kein Durst bei Schweiß [1/1]; nach Frostgefühl, aber kann nicht trinken, macht Kopfschmerzen unerträglich [1/1]. *Durstlosigkeit* & Bedürfnis zu trinken [2]; bei Hitze [2]. *Ruktus,* knoblauchartiger Geruch [1].
ABDOMEN: Wund*schmerz* im Hypochondrium beim Husten [1].
STUHL: Wie *Hundekot* [2; **Phos**.].
BLASE: Häufiger *Harndrang* bei Fieber nach Trinken [1].
ATMUNG: Atem*stillstand* durch Trinken [2]. Bedürfnis, *tief* zu atmen bei Frostgefühl [1/1].
RÜCKEN: *Schmerzen* im Lendenbereich, mit Ausdehnung über das Abdomen, & Auftreibung des Abdomens [1/1]; Sakralbereich, muss sich hinlegen [1; **Agar**.].
EXTREMITÄTEN: *Kälte* der Knie, wie durch kalten Wind [2]. *Kontraktion* der Muskeln und Sehnen bei Frostgefühl [3/1]; der Oberschenkel, Kniesehnen [2]; Kontraktionsgefühl [1]. *Schmerzen* in den Oberschenkeln beim Strecken der Glieder [1]. *Schweregefühl* der Beine oder Unterschenkel vor Frostgefühl [2/1]. *Taubheitsgefühl* in den Händen bei Frostgefühl [2], der Finger bei Frostgefühl [2]. Empfindung als seien die Kniesehnen *verkürzt* [1].
FROST: Frostgefühl im *Liegen* [2].
SCHWEISS: Lang anhaltende muffige *Nachtschweiße* [2/1].
ALLGEMEINES: *Mattigkeit* & Neigung sich zu strecken [1/1]. Bedürfnis, sich zu *strecken* [1].

NOTIZEN

CINNABARIS — Cinnb.

ZEICHEN

Cinnabaris. Rotes Quecksilbersulfid. [Mercurius sulfuratus ruber. Hydrargyrum sulfuratum rubrum.]
Quecksilbersulfid ist ein Mineral, das als Pigmentstoff verwendet Zinnober genannt wird. Cinnabaris tritt gewöhnlich in feinkörnigen bis dichten, oft stark verschmutzten hellroten bis dunkelroten Aggregaten auf. Die gut entwickelten Kristalle sind Kochenillerot und transparent und haben einen diamantähnlichen Glanz. Æthiops

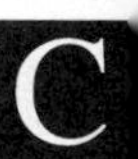

mineralis [Quecksilbermohr] ist die schwarze Variante derselben Substanz. Mit einem Quecksilbergehalt von 86% ist Cinnabaris das einzige verbreitete Quecksilbererz. Mehrere hundert Jahre lang waren Almadén, Spanien und Idria, Italien die wichtigste Abbauorte. Das Erz kommt zusammen mit Realgas [AsS] und Pyrit [FeS_2] in der Nähe von heißen Quellen und Vulkanen vor.
Zinnober ist in Wasser und verdünnten Säuren löslich und praktisch ungiftig. Es wurde häufig verwendet, um Pulvern und Tinkturen in Verbindung mit einem braunen Pulver [Crocus] oder einer braunen Flüssigkeit [Ichthyol] eine Hautfarbe zu verleihen.
„Die schönen, feurig-roten Zinnoberkristalle zeigen nichts Metallisches mehr und erinnern eher an Halbedelsteine. Ein ganz besonderer Naturprozeß, diese *Begegnung von Sulfur und Merkur!* Die scharlachfarbene Röte, die sich dabei offenbart, ist als ein Phänomen eigentümlicher Art zu werten; denn Quecksilber ist in seinen Salzen und Verbindungen sonst kein farbiges Metall, wie etwa Chrom, Kupfer oder Nickel. Nur dem Schwefel gegenüber steigert es sich zu solch einer «mineralischen Inflammatio». In dieser «schwefeligen Entzündung» verliert der Schwefel seine Flüchtigkeit, das Quecksilber seine flüssige Metallität. Es offenbart nur mehr Farbigkeit, allerdings der intensivsten Art, in dem dichten, schweren, leidenschaftlichen Rot, das sich gewaltsam ins Auge einzubohren scheint. Achtet man aber darauf, mit welcher Gegenfarbe das Auge sich diesem Gelbrot gegenüber ins Gleichgewicht zu setzen sucht, indem man Zinnober auf einer grauen Fläche einige Zeit mit dem Blick fixiert, so erlebt man ein kräftiges Blaugrün. Eine solche Farbe hat aber der glühende Metalldampf der Quecksilberlampe; beide Farben sind zu einander komplementär. *Der Schwefel bringt das Metall in einen Zustand, in dem es sich nicht mehr durch Glanz, große Schwere* [also die Art, wie es sich vom Licht abschließt, Dunkelheit in sich einschließt, der Erdenschwere unterliegt] *charakterisiert, sondern zur reinen Farbe wird.* Diese Farbe ist die energischste Steigerung der aktiven Seite des Spektrums, des Gelb zum Gelbroten, die uns die mineralische Natur als Farbstoff bietet. Im Sinne der Goetheschen Farbenlehre gesprochen: das aus dem Licht als Urphänomen geborene Gelb ist durch wirkende Finsternis auf seinen höchsten Grad gesteigert – ohne dass diese selbst farbschöpferisch wird; denn es fehlt diesem Gelbrot gänzlich an violetten oder blauen Tönen. Zinnober ist die bevorzugte Farbe kräftiger, gesunder aber primitiver Naturen, die Farbe im Malkasten, die Kinder am wenigsten schonen, wenn sie zu malen beginnen – wie Goethe im Kapitel über sinnlichsittliche Wirkungen in der Farbenlehre ausführt." [Pelikan]
Eingeführt und geprüft von Hahnemann.

VERGLEICHE

Mercurius. Sulfur. Acidum nitricum. Thuja. Aurum muriaticum. Mercurius corrosivus.

WIRKUNGSBEREICH

Blut. Schleimhäute. Nasopharynx. Nacken. Knochen. * Linke Seite. Rechte Seite.

LEITSYMPTOME

G *Geistige Erschöpfung vor der Menses.*
G Leicht zu provozieren.

Verlangen allein zu sein.

G Delusionen; hält sich für gesund."

„Gefühl von Erhebung beim Gehen im Freien; hat sich nie im Leben besser gefühlt; wie die Wirkung von einem Stärkungslikör." [Allen]

A Mattigkeit.
< vor dem Essen.
> Reiten oder Fahren an der frischen Luft.

A *Mangel an Lebenswärme.*
Aber allgemein > frische Luft.
Auch > Sonnenwärme.

A *Schweiß verschafft keine Erleichterung.*
> während und nach Schweiß.

A GESTEIGERTER APPETIT.

A *Gesteigertes sexuelles Verlangen* [aus geringstem Anlass] [bei Männern].

A < NACHTS.

A < *Bewegung.*

A < *Berührung.*
> Druck [Kopfschmerzen].

„Allgemeine Berührungsempfindlichkeit: Schädelknochen, Kopfhaut, Haarwurzeln; Nasensattel; Warzen bluten bei Berührung." [Clarke]

A < Rechtsseitenlage.

A *Vermehrte Ausscheidungen.*
Vermehrter Speichelfluss & vermehrte Harnentleerung.

A FEUERROTE FÄRBUNG.
[Warzen; Kondylome; Ulzera; Infektionen]

A Feuerrote Pusteln um die Gelenke und im Nacken.

A KONDYLOME [REKTUM; VORHAUT]; fächerförmig.

A Entzündungen der Schleimhäute.
& Hyperämie und Periost darunter druckempfindlich [Orbitæ; Schädel; Mund].

K HYPERÄMIE und VÖLLEGEFÜHL im SCHEITELS.
< nach dem Essen.
> an frischer Luft.

„Ein Stauungsgefühl über den ganzen Kopf, aber vor allem über der Stirn ist ständig vorhanden." [Choudhuri]

K *Chronische Entzündung der Stirnhöhlen.*
Schmerzen < nachts, Feuchtigkeit und extreme Temperaturen.
& Druckgefühl am Nasensattel [wie durch Tragen einer Brille].
Diese Empfindung dehnt sich häufig zum Jochbein und zu den Schläfen aus.
& gerötete Augen. [Voisin]
& Schmerz um die Augen.
& Ansammlung von fädigem Schleim, der durch den Retronasalraum in den Hals dringt.

K Schnupfen.

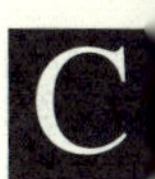

& Lahmheit der Oberschenkel.
& unbestimmte anhaltende Schmerzen im Kreuz.
Schmutziggelbe Schleimklumpen aus dem Retronasalraum.

K Hitze, Rötung und Schwellung im Gesicht, v.a. um die Augen.

K Wundheitsschmerz im Magen.
& Schwindelgefühl und Leichtigkeitsgefühl im Kopf.
& Engegefühl in den Schläfen.

K Begleitsymptom: Schmerzen im Nacken.
< Kopf nach hinten neigen; Kopf drehen.

K Taubheitsgefühl im linken Arm, vom Ellenbogen zur Spitze des kleinen Fingers, als sei der komische Knochen angestoßen.

K Schmerzen im Schienbein.
& Feuerrote Flecke auf der Haut.

RUBRIKEN

GEMÜT: *Aktivität* extrem gesteigert [2]. *Delusion*, meint ein Bein sei verkürzt im Gehen [1/1]; hält sich für gesund [1]. *Ekstase* beim Gehen an frischer Luft [1/1]. *Gedanken*, kann nicht lange denken [1]. *Geistestrübung* > an frischer Luft [1]; unfähig, lange zu denken [1]. *Heiter* am Morgen [1]; beim Gehen an frischer Luft und danach [1]. *Konzentrationsschwierigkeiten* > an frischer Luft [1]. Mentale *Prostration* vor der Menses [2/1]. *Reizbarkeit* durch Lärm oder Geräusche [1]. *Spotten* [1]. *Träume* von Spinnen [1]; von Studium und Geschäften [1].

SCHWINDEL: Schwindel am *Morgen*, > Frühstück [1].

KOPF: *Hyperämie* in der Stirn [2]. *Schmerzen* in der Stirn und kalte Stirn [2]; Schmerzen in der Stirn > nach dem Aufstehen [2]; Schmerzen in der Stirn < Linksseitenlage [1]; Schmerzen in der Stirn > Rechtsseitenlage [1]; Schmerzen in der Stirn in Rückenlage [1]; Schmerzen in einer Kopfseite vor der Menses [1]; Schmerzen im Scheitel < Linksseitenlage [2/1]; reißender Schmerz in der Stirn vor der Menses [2]; während der Menses [2]. *Völlegefühl* durch geistige Anstrengung [1]; > im Freien [1]; in der Stirn [3]; am Scheitel nach dem Essen [2/1]. *Zittergefühl* während der Menses [1].

AUGEN: Empfindung wie *eingesunken* [1]. *Juckreiz* an den inneren Augenwinkeln [2]. *Schmerzen* um die Augen [2]; in inneren Augenwinkeln mit Ausdehnung um die Augenbrauen [1/1]; stechende Schmerzen in inneren Augenwinkeln [2]; stechende Schmerzen umgeben die Augen [2/1]. *Schwäche* während der Menses [2/1]. Empfindung als würden die Augen *tränen* [1].

SEHKRAFT: *Getrübte* Sicht vor der Menses [1].

NASE: *Epistaxis* bei Kopfschmerzen [2]. Empfindung von einem *Sattel* auf der Nase [1] *Schmerzen* < Druck der Brille [1]. *Trockenheit* im Retronasalraum [2].

MUND: *Schmerzen* in der Zungenwurzel beim Schlucken [1]. Reichlicher *Speichelfluss* bei Kopfschmerzen [1].

HALS: *Hitze* nachts [1]. Ständiges Bedürfnis zu *schlucken* durch Völlegefühl im Hals [2; **Lach.**]. *Schmerzen* nachts [2; **Bar-c.**] *Trockenheit* nachts [2]; beim Erwachen [2].

MAGEN: *Hitzewallungen* nachts im Bett [1/1]; Hitzewallungen, die sich zum Hals ausdehnen [1].
REKTUM: *Diarrhœ* vor der Menses [2].
URETHRA: Brennende *Schmerzen* nachts [1; *Merc*.].
HARN: *Reichlicher* Harn bei Kopfschmerzen [2; **Lac-d**.].
FRAUEN: Drückende *Schmerzen* in der Vagina bei Leukorrhœ [1/1].
BRUST: *Beklemmungsgefühl* beim Erwachen [2; **Kali-bi**.]. Blutzustrom in den Kopf, gefolgt von *Flattern* [1/1].
RÜCKEN: *Dislokationsgefühl* der Halswirbel [1]. *Schmerzen* > äußere Wärme [1]; Schmerzen im Zervikalbereich mit Ausdehnung zum Hinterkopf [2].
EXTREMITÄTEN: *Juckreiz* an der Innenseite der Oberschenkel [2]. *Schmerzen* in der Achillessehne beim Gehen [2]. *Schweiß* zwischen den Oberschenkeln im Gehen [2].
SCHLAF: *Schlaflosigkeit* vor Mitternacht, ohne Schwäche am Morgen [1/1].
FROST: *Schweiß*, je mehr man schwitzt, desto kälter wird man [2/1].
ALLGEMEINES: *Schwäche* durch Hitze in einem heißen Zimmer [1; *Puls*.]; > durch Reiten oder Fahren an frischer Luft [1/1].

NAHRUNG

Abneigung: Kaffee [1].
Verlangen: Kalte Getränke [1].
Schlimmer: Tee [1; metallischer Geschmack im Mund].

NOTIZEN

CINNAMOMUM **Cinnm.**

ZEICHEN

Cinnamomum zeylanicum. Laurus cinnamomum. Ceylon-Zimtbaum. Fam. nat. Lauraceæ. Dieser 7-10 m hohe Baum gedeiht am besten auf nahezu reinem Sandboden, denn er braucht nur 1% Pflanzenstoffe. Er bevorzugt einen geschützten Standort, ständigen Regen, Hitze und gleichmäßige Temperaturen. Die Wurzelrinde riecht nach Zimt und schmeckt nach Kampfer, welches bei der Destillierung daraus gewonnen wird. Die im Handel erhältliche Zimtrinde ist die getrocknete innere Rinde junger Triebe.
Zimt und Cassia [Cinnamomum cassia] sind zwei der ältesten dem Menschen bekannten Gewürze. Sie sind mehrfach in der Bibel erwähnt, z.B. im Exodus Kap. 30, 23-25.
Die Rinde wird mit gebogenen Messern in Streifen von den beschnittenen Trieben geschält; diese Streifen werden gebündelt und 24 Stunden lang zur Fermentierung gelagert. Die

korkähnliche äußere Schicht wird dann vorsichtig abgeschält, so dass die saubere helle Innenschicht zurückbleibt. Diese rollt sich beim Trocknen auf und nimmt die Form einer Röhre an. Bei Cassia sind die Röhren recht dick, weil das korkähnliche Harz noch daran klebt. Beim echten Ceylon-Zimt wird der Kork entfernt und die Röhren ineinander geschoben. Die beste Qualität ist hellbraun und sieht aus wie eine Rolle vertrocknetes Papier. Zimtrindenpräparate wirken auf das vasomotorische Zentrum, was zu Gefäßkonstriktion führt. Mäßige Dosen erhöhen die Herzfrequenz, beschleunigen die Atmung, steigern die Peristaltik und fördern die Absonderung von Schweiß, Tränen und Nasensekret. Hohe Dosen verursachen Depressionen, Schläfrigkeit und Krämpfe. In der Allopathie werden Zimtpräparate für Verdauungsstörungen verwendet, insbesondere als Digestivum, Tonikum und Karminativum.

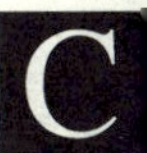

VERGLEICHE

Phosphor. Ipecacuanha. Belladonna. Acidum nitricum. Sabina. China. Millefolium. Erigeron. Trillium.

WIRKUNGSBEREICH

Weibliche Geschlechtsorgane. Kreislauf; Blut.

LEITSYMPTOME

A Lymphatische, schwache, kachektische Frauen mit schlaffem Gewebe und trägem Kreislauf. [Hering]

A Jeder hysterische Anfall klingt mit einem Dutzend Mal Aufstoßen ab, kehrt jedoch bald zurück.
Hysterische Anfälle klingen ab, sobald Erbrechen einsetzt.

A *Fehlgeburt.*
„Die vermutlich häufigste mechanische Ursache für eine Fehlgeburt ist Überheben. Seltsamerweise reagieren Abortfälle mit dieser Ursache nicht annähernd so gut auf Arnica, wie man dies erwarten würde.
Die Patientinnen klagen gewöhnlich über recht starke herabdrängende Schmerzen – ein Gefühl, als habe sich alles ins Becken verlagert, und recht hohe Empfindlichkeit im Bereich der runden Ligamente sowie möglicherweise etwas Blutverlust. Fälle dieser Art reagieren sehr gut auf Cinnamomum. Ein Differenzierungspunkt ist, dass die Cinnamomum-Patientin gewöhnlich unruhig ist. Sie fühlt sich extrem unbehaglich; sie findet es schwierig irgendeine bequeme Stellung zu findet und wirft sich unruhig hin und her. Arnica-Patientinnen haben sehr starke Verschlimmerung durch jede Bewegung.“ [Borland]

A Menses zu früh und zu reichlich,
besonders bei Frauen, die unter Juckreiz der Nase und nächtlicher Ruhelosigkeit leiden, starker Blutfluss, rotes Blut.

RUBRIKEN

GEMÜT: *Delusionen*, meint, alles sei kleiner [1]; linke Körperseite kleiner [1/1]. *Hysterie* nach Flüssigkeitsverlust [2; *Chin.*]; > Ruktus [1/1]. *Vergesslich* [2].
NASE: Stechende *Schmerzen* im Nasenseptum [2].

MAGEN: *Schluckauf* während Diarrhœ [1].
REKTUM: *Hämorrhagie* aus dem After [2].
FRAUEN: *Abort* durch Gewitter [1]; durch Überbelastung [2; *Rhus-t.*]. *Leukorrhœ* nach der Menses [2]; ständig [3]. *Menses,* häufig, zu früh [2]; häufig und reichlich [2]; hellrot [2]; reichlich [2]; unregelmäßig [2]. *Metrorrhagie*, aktiv [2]; während und nach der Entbindung [2]; einige Tage nach der Entbindung [3/1]; < Fehltritt [1/1]; hellrot [2]; nach Entfernung der Plazenta [1; **Ip.**]; während der Schwangerschaft [2]; strömend [2]; durch Überanstrengung während der Schwangerschaft [2; *Erig., Nit-ac.*]; durch Arme zu sehr strecken [1/1]; durch Überheben [1; *Podo.*]; durch Verletzungen [2]. *Schmerzen*, Wehen hören völlig auf [1]. Gesteigerter *Sexualtrieb* [2].
EXTREMITÄTEN: *Schwellungsgefühl* in den Fingern [1].
ALLGEMEINES: *Zuckungen* während der Entbindung [1].

NOTIZEN

C

CISPLATINUM **Cisplat.**

ZEICHEN

Cisplatin. Cis-Diammindichloroplatin.
Zytostatikum. Chemotherapeutisches Medikament mit antineoplastischer Wirkung; es bindet DNS und greift in die DNS Synthese ein. Mischung aus Platin und Natriumchlorid. Inaktiv nach oraler Verabreichung; sollte intravenös verabreicht werden. Cisplatin wird hauptsächlich über die Nieren ausgeschieden. Nach der Verabreichung wurden hohe Konzentrationen in Nieren, Leber, Darm und Hoden nachgewiesen, nicht aber im zentralen Nervensystem. In der Schulmedizin wird es vor allem, häufig als Palliativum, bei Lungenkarzinom [bes. der kleinen Zellen], Hodenkarzinom, Mammakarzinom, Magenkarzinom und Lymphom verwendet. Kontraindikationen sind Niereninsuffizienz, Gehörschäden und Dehydrierung.
Als Nebenwirkungen kommt es zu allergischen Reaktionen, v.a. zu Hautausschlägen und anaphylaktischen Reaktionen [akute Rötung, Gesichtsödem, Keuchen mit Tachykardie und Hypotonie]. Hat stark toxische Wirkung auf das Nervensystem, v.a. mit sensorischen und manchmal lokomotorischen Störungen. Es kann zu einer irreversiblen Gehörschädigung kommen. Die Myelosuppression kann Leukopenie und Thrombozytopenie verursachen.
Beinahe alle Patienten leiden unter Cisplatin-Übelkeit und Erbrechen innerhalb einer Stunde nach Verabreichung des Medikaments. Diese Symptome halten normalerweise 4 bis 6 Stunden lang an, können aber bei empfindlichen Patienten eine Woche lang andauern. Aus diesem Grunde müssen Patienten vor der Verabreichung des

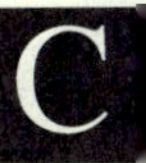

Medikaments eine zusätzliche Flüssigkeitszufuhr bekommen.
Die Lösung [1 Teil Cisplatin zu 1 Teil Wasser] muss im Dunkeln und bei Zimmertemperatur gelagert werden und ist dann 20 Stunden lang stabil. Wenn sie abkühlt oder mit Aluminiumnadeln [oder Instrumenten] in Berührung kommt, tritt Niederschlag auf. Haut- und Augenkontakt sollten vermieden werden.
Anfang 1996 veröffentlichten mehrere Zeitungen Artikel über die Behandlung von Frauen mit Ovarialkarzinom mit einer Verbindung von Cisplatin und Paclitaxel [Taxol]. Diese Behandlung sei wesentlich wirkungsvoller und praktischer als Chemotherapie mit Cisplatin und Cyclophosphamid. Die Schlussfolgerung basierte auf einer umfangreichen amerikanischen Studie, die zeigte, dass die Kombination mit Taxol die Lebensdauer um etwa ein Jahr erhöht. Die Personen, die für diese Studie ausgewählt wurden, waren 400 Frauen mit Ovarialkarzinom in sehr fortgeschrittenen Stadien. Die Kombination von Taxol und Cisplatin [Platinol] sollte in solchen Fällen die neue Standardbehandlung sein. Der amerikanische Enthusiasmus wird vor allem durch die Tatsache hervorgerufen, dass Ovarialkarzinom in etwa 70 % der bekannten Fällt einen tödlichen Ausgang hat. Die Studie zeigt auch, dass die Zeitspanne, in der sich der Tumor nicht weiterentwickelt, von etwa 5 Monaten auf 18 Monate verlängert, wenn die neue Kombination anstelle der üblichen Chemotherapie gegeben wird. Zusätzlich verkleinert sich der Tumor in 73 % der Frauen, die mit Cisplatin-Taxol behandelt wurden, gegenüber 60 % unter der herkömmlichen Behandlung. Taxol hat jedoch mehr Nebenwirkungen, wie Haarausfall, allergische Reaktionen und niedrige Leukozytenzahl. Den Forschern zufolge halten die Nebenwirkungen nicht sehr lange an.
Geprüft 1981-82 von Julian an 34 Personen [24 Männern, 10 Frauen].
Diese Prüfung ist **nicht** identisch mit derjenigen, die in Julians 'Dictionary of Homœopathic Materia Medica' unter *Platina 1980* beschrieben ist.

VERGLEICHE

Platinum. Nux vomica. Anacardium. Aurum. Natrium muriaticum. Medorrhinum. Cobaltum nitricum.

WIRKUNGSBEREICH

GEMÜT. *Nerven. Kreislauf.* Muskeln. * Rechte Seite.

LEITSYMPTOME

G *Wechselnde Stimmungen.*

G Bedürfnis nach geistiger Tätigkeit [aber nur für kurze Zeiträume].
Besonders abends.
Geschwätzigkeit am Abend.

G REIZBARKEIT, v.a. *morgens beim Erwachen.*
Innere Gereiztheit.
Leicht verletzt und gekränkt.
„Gänsehaut, wenn man eine nicht liebenswürdige Person sieht."
KANN SICH NICHT BEHERRSCHEN.
Unausstehlich.

G Verlangen allein zu sein.

C

G Fühlt sich extrem *nervös.*
Bedürfnis zu weinen und Dampf abzulassen.
Nägelkauen.

G Beschwerden durch *Zorn / Reizbarkeit + Abgespanntheit.*
[= Mangel an Selbstbeherrschung]

G *Fürchterliche Träume von Suizid und Unfällen.*
Träume von Reisen und Aktivität.

A *Gestörter Wärmehaushalt.*
Fühlt sich entweder zu warm oder zu kalt.

A > *Schweiß* [durch geringe Anstrengung].

A *Bewegungsdrang* [wegen Ruhelosigkeit und Konzentrationsschwierigkeiten].

A Verlangen nach Milch und Milchprodukten.

A Verlangen nach Tabak und Alkohol.
[Alte Süchte traten während der Arzneimittelprüfung wieder auf!]

A Schlaflosigkeit nach 3 Uhr,
aber kein Müdigkeitsgefühl am Morgen.
Oder:
Schwierigkeiten wach zu werden und aufzustehen, wenn man länger schläft.
[vgl. *Cob-n.*]

A Sexualtrieb *vermindert* [bei Männern und Frauen].

K Kopfschmerzen; frontal und temporal.
Als ob man einen Helm auf dem Kopf hat.
< Rückenlage; Dunkelheit.
< Bewegung; *vornüber beugen.*
& Auftreibung mit Gasansammlung im Abdomen.
Hitzegefühl im Kopf.
> *kalte Anwendungen.*

K *Bluten* [und *Eiterung*] des *Zahnfleischs.*

K *Blaue Hände.*

K Schwierigkeiten, Hände zu kontrollieren, wenn man nach irgendetwas greift.

K *Schweregefühl* in den Beinen.
< im Stehen; wenn man die Beine herabhängen lässt.
> im Liegen.

K *Kribbelgefühl* im Sitzen.
Taubheitsgefühl in den Armen im Liegen.

K Krämpfe in den Fußsohlen.
< Liegen; Bewegung.

[Quelle: Julian, 'Eine Arzneimittelprüfung von Cisplatinum', *Zeitschr. für Klass. Hom.* 3/1983]

NAHRUNG

Verlangen: Alkohol [1]; Milch [1]; Tabak [1].

NOTIZEN

CLADONIA PYXIDATA Clad.

ZEICHEN

Cladonia pyxidata.
Flechten sind duale Organismen, die sich aus einer Alge – dem Phykobiont – und einem Pilz – dem Mykobiont – zusammensetzen. Der Korpus besteht aus Algenzellen, die mit den Zellfäden des Pilzpartners vermischt sind; es gibt keine echten Blätter, Stengel oder Wurzeln. Alge und Pilz leben voneinander abhängig in einer symbiotischen Verbindung; sie brauchen einander zum Überleben.
„Flechten siedeln sich an Orten an, die für jedes andere Pflanzenwachstum ungeeignet sind. Nackte Steine und Baumrinden sind ihr Lebensraum. In den Polargebieten und im Hochgebirge dehnen sich die Flechten weiter aus als Moose dies jemals könnten. Manche bilden eine graugrüne oder gelbe Kruste, andere sehen eher schuppig aus, wieder andere hängen fadenförmig in wirrem Durcheinander von Bäumen. Das Durchhaltevermögen der Flechten ist nahezu unglaublich. Sie können viele Monate lang ohne Wasser leben und nehmen auch keinen Schaden, wenn sie völlig austrocknen. Wenn sie zerfallen, kann jedes Einzelstück der Anfang für eine neue Flechte sein. Ihre Vermehrung beruht sogar darauf, dass kleine Stücke abbrechen und einen neuen Ort zur Besiedelung finden. Das formgebende Prinzip scheint bei den Flechten von außen wirksam zu sein, nicht von innen.“ [Grohmann]
Die lebenslängliche Partnerschaft von Alge und Pilz lässt sich weder durch Pilz noch durch Alge allein erklären. Beide sind nur die Elemente, die die Natur zur Schöpfung eines Dritten benutzt. Wo Flechten wachsen, könnten weder Pilz noch Alge allein überleben. Die Alge lässt sich wohl allein züchten, was mit dem Pilzpartner sehr viel schwieriger zu bewerkstelligen ist. Der Pilz erreicht nur das Stadium der Sporenbildung, wenn er als Teil der Flechte lebt, d.h. in Verbindung mit der Alge. Eigentlich ist der Pilz ein Parasit der Alge, und diese lebt in einer Form der Sklaverei: die Alge genießt in gewissem Maße die Anwesenheit des Pilzes, doch hat sie viel mehr Nachteile aus der Verbindung. „Diese Interaktion zwischen Algenplatte und unten und dem Pilz oben scheint weniger der Algenplatte als dem Pilz Vorzüge zu bieten. Es könnte in gewisser Hinsicht als Form der Gefangenschaft einer Spezies betrachtet werden, die auch gut allein zurechtkäme.“ [Grohmann] Andererseits entstehen durch die Verbindung chemische Zusammensetzungen, die jeder einzelne Partner allein nicht produzieren könnte [z.B. Flechtensäuren] und die Steine und sogar Glas korrodieren.
Cladonia pyxidata ist eine gemeine blaugraue Flechte, die in Europa in unbebautem, nicht mit Schadstoffen belastetem Gebiet weit verbreitet ist.
1994 von Izzie Azgad und Rosalind Floyd an 9 Personen [3 Männern, 6 Frauen] geprüft.

VERGLEICHE

Opium. Natrium carbonicum. Kalium bichromicum. Ammonium carbonicum. Carboneum sulfuratum. Cetraria Islandica. Sticta. Usnea barbata.

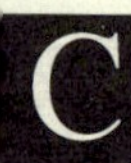

„Obwohl Cladonia nicht die Schmerzlosigkeit von Opium hat, sind die Trägheit und Trockenheit, Schlaflosigkeit oder lebhafte Träume überraschend ähnlich. Opium und Cladonia haben das Verlangen nach frischer Luft und das Glücksgefühl und Wohlbefinden gemeinsam."

„Carbn-s. ist, interessanterweise, mit Opium verwandt. Wir konnten keinerlei Empfindlichkeit gegen Feuchtigkeit bei Cladonia feststellen, aber viele der körperlichen Symptome waren recht ähnlich, einschließlich der trockenen brennenden Lippen, Hautausschläge im Gesicht, bitterer und metallischer Geschmack, schmerzhafte Knötchen auf der Kopfhaut und allgemeine Vergrößerung der Drüsen, mit Schweregefühl und quälender Auftreibung im Magendarmtrakt, Obstipation und Diarrhœ und Krämpfe nachts im Bett. Die Periodizität, alle 4-6 Wochen 1-2 Tage lang, war ebenfalls ähnlich. Ähnlichkeiten auf der geistig-emotionalen Ebene sind u.a. Geistesabwesenheit, Geistestrübung und ein Gefühl von Eile."

➡ *Andere Flechten:* Cetraria Islandica [Isländisches Moos], Sticta pulmonaria [Lungenmoos], Usnea barbata [Rindenflechte].

⇨ *Cetraria* ist als Dekokt und als Nahrung verwendet worden und hat empirisch bei Erkrankungen wie Katarrh, Diarrhœ, Phthise, skrofulöser Abmagerung und Geschwüren eine Heilwirkung gezeigt. Symptome, die auf seine Anwendung hinweisen, sind: bitterer schleimiger Geschmack. Völlegefühl und Sättigung nach geringer Nahrungsaufnahme. Habituelles Erbrechen. Chronische Diarrhœ [bei Schwindsüchtigen]. Häufiger Katarrh. Kitzeln und Krampfgefühl in der Luftröhre beim Erwachen. Reichlicher Auswurf. Stinkender Geschmack und Geruch verursachen Übelkeit. Abgemagerte Personen.

⇨ *Usnea:* „Schmerzen im ganzen Kopf oder Stirn, mit Empfindung als würden die Schläfen bersten oder die Augen aus den Höhlen springen." [Anshutz]

⇨ Ein charakteristischer Zug von *Sticta* ist TROCKENHEIT, z.B. 'trockener Husten nachts,' 'Nasenkatarrh mit Verstopfung; wenn Nasensekret besteht, trocknet es schnell und bildet Krusten oder Borken.' 'Ständiger Drang die Nase zu putzen, aber wegen der Trockenheit kommt es zu keiner Absonderung.' Stictas großes Charakteristikum sowohl bei Kopfschmerzen als auch bei Katarrh ist ein 'dumpfer, schwerer Druck [oder Verstopfungsgefühl] in der Nasenwurzel.'

WIRKUNGSBEREICH

Magendarmtrakt. Schleimhäute. Haut.

LEITSYMPTOME

G Gefühl von Eile.

„Heute Nachmittag hatte ich das Gefühl, hektisch umherhasten zu müssen. Vergaß

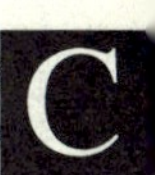

Dinge in einem Laden und musste zurückgehen, um sie zu holen. Ich empfand ein Gefühl als ob ich in mich hineinsänke und war mir der Menschen in meiner Umgebung nicht bewusst."
„Glücksgefühl, weniger ängstliche Besorgnis, obwohl heute viel los war."
„Weniger besorgt als sonst wegen unzähliger Aufgaben."
„Ich fühlte mich ruhig – als sei ich nicht richtig da."
[vgl.: 'Magen ist vielbeschäftigt.']

G Lebhafte Träume; über Kommunikation und Kommunikationsmangel.

A *Müdigkeit*, den ganzen Tag über.
Schwierigkeiten morgens aufzuwachen.
„Fühlte mich sehr schwach; schwach und schwindelig den ganzen Tag lang; sehr müde und entnervt."
„Ständiges Müdigkeitsgefühl, und manchmal wirken Gegenstände verschwommen."
„Erschöpfung im Tagesverlauf änderte sich plötzlich drastisch um 15 Uhr."

A *Verlangen nach frischer Luft.*
Verlangen, unbedeckt zu sein.

A > *Frische Luft; Kälte.*
Verstopfung der Nebenhöhlen und Nasenwurzel, > frische Luft.
Atembeschwerden in heißen Räumen.

A Symptome treten auf der rechten Seite auf und verlagern sich nach links.
[Halsschmerzen; scharfe Schmerzen in der Brust; Wadenkrämpfe nachts]

A TROCKENHEIT.
[Lippen; Mund; Hals; Rektum; Haut]
„Zunge so trocken, dass sie mir beim Erwachen am Gaumen klebte."

K GASTROINTESTINALE BESCHWERDEN.
Blähungsgefühl, Völle- und Schweregefühl, beeinträchtigt den Appetit, mit Empfindlichkeit gegen fette Speisen.
Anfälle von Flatulenz, Aufstoßen, gurgelndem Ruktus und Flatusabgang; < nach Nahrungs- und Flüssigkeitsaufnahme.
„Fühlte mich sehr voll, aufgeblähter Unterleib nach kleinem Mittagessen, genau wie bei meiner Schwangerschaft."

*Zitate und Rubriken aus 'A Small Proving of Cladonia Pyxidat' von Izzie Azgad und Rosalind Floyd.

RUBRIKEN

GEMÜT: *Delusion*, meint jmd. sei hinter ihm [1]. *Eile* beim Gehen [2]. *Furcht* durch Ansehen von Filmen [1/1]. *Gedanken*, quälende [1], unangenehme [1]. *Reizbarkeit* [3]. *Stimmungswechsel* [1]. Alles erscheint *unwirklich* [1]. *Vergesslich*, lasst Einkäufe liegen [1]. *Zorn* mit Schwäche [1/1].
SCHWINDEL: *Anhaltender* Schwindel [1]. Schwindel mit *Sehstörungen* [1].
KOPF: *Schmerzen,* Kopfweh > tief atmen [1/1], > Druck [2]; > Rückenlage [1], dumpfer Schmerz in den Schläfen [3].

AUGEN: Brennende *Schmerzen* [2]. *Schwere* Augenlider [2]. *Tränenfluss* [2].
NASE: *Juckreiz* an der Nasenwurzel [1]. *Katarrh*, Absonderungen laufen hinten im Hals hinunter [1/1]. *Niesen* ohne Schnupfen [1]. *Verstopfung* > frische Luft [1], < warme Räume [2].
GESICHT: *Aufgesprungene* Lippen [3]. Lippen *empfindlich [1]. Kribbelnde* Lippen [1].
MUND: Metallischer *Geschmack* im Mund [1]; übelkeiterregender Geschmack [1]. *Trockenheit* der Zunge morgens beim Erwachen [1].
HALS: *Trockenheit,* Trinken bessert nicht [1].
MAGEN: *Appetit* vermindert [1]. *Ruktus* unablässig [1], übelkeiterregend [1]. *Störungen* [3]. *Übelkeit* nach Fetten [1]; nach dem Schwimmen [1/1]; nach Speiseeis [1].
ABDOMEN: *Auftreibung* [2]. *Fermentieren* [2]. *Gurgeln* [3]. *Rumoren* [3]. *Sprudeln* [2]. *Völlegefühl* [3].
REKTUM: *Trockenheitsgefühl* [1].
FRAUEN: *Leukorrhœ* gelb [1], mild [1]. *Menses* veränderlich im Aussehen [1].
ATMUNG: *Atembeschwerden* in warmen Räumen [2].
BRUST: *Schmerzen* > Ruktus [1]; drückende Schmerzen rechts vom Sternum, als ob ein Gegenstand unter dem Sternum steckt [1/1].
EXTREMITÄTEN: *Entzündung* um die Fingernägel [1]. *Krämpfe* nachts [1]. *Schweregefühl* in den unteren Extremitäten morgens im Bett [1].
SCHLAF: *Schlaflosigkeit* trotz Erschöpfung [1/1].
HAUT: *Aufgesprungen* [1]. *Hautausschläge*, Furunkel [1], kleine Furunkel [1]. *Juckreiz* > Kratzen [2]. *Trocken* [2].

NAHRUNG

Schlimmer: Fette [1]; Speiseeis [1].

NOTIZEN

COBALTUM — Cob.

ZEICHEN

Cobalt. Kobalt.

Kobalt gehört der Gruppe 8B des Periodensystems an, gemeinsam mit Rhodium und Iridium. Man trifft Kobalt nie in reiner Form an, sondern normalerweise gebunden an Arsen und Schwefel. Kobalt ist auch ein Bestandteil vieler Meteoriten und kommt in der Sonne und den Atmosphären der Sterne vor.

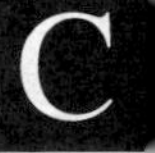

Der Name ist abgeleitet von Kobold, dem gespenstischen Bergmännchen, den Bergleute für Probleme beim Bergbau und beim Schmelzen von Kobalt verantwortlich machten. Das 'boshafte' Wesen dieser Berggeister wurde erkennbar, wenn sich vielversprechend aussehende Erze mit giftigem Gestank [wegen toxischer Arsentrioxi-Dämpfe] verflüchtigten, sobald sie geschmolzen wurden. Beide Nachbargruppen enthalten die Metalle, mit denen Kobalt eng verwandt ist: Eisen und Nickel. Diese lassen sich beinahe als unzertrennliches Trio bezeichnen. Die drei Metalle sind stark magnetisch, verbinden sich leicht und kommen in der Natur gemeinsam vor. Sie sind auf derselben Linie im Periodensystem, [der sog. 4. Periode] und unter den bekannten Elementen gibt es wenige, die einander in ihrer Elektronenstruktur so stark ähneln. Diese Geschwistermetalle sind einander bezüglich der Dichte ebenso wie in ihrem Schmelzpunkt nahe. Ebenso wie Eisen lassen sich Kobalt und Nickel schmieden und schweißen. Beide sind beträchtlich widerstandsfähiger als Eisen gegenüber atmosphärischen Einflüssen. Dies ist eine Eigenschaft, die ihren höchsten Intensitätsgrad bei den Platin-Metallen erreicht, was diese zu den wertvollsten Metallen macht [die zwei sog. Platinumtriaden sind: Ruthenium, Rhodium, Palladium und Osmium, Iridium, Platinum; sie gehören denselben Gruppen an wie Eisen, Kobalt und Nickel]. Ein kosmischer Abdruck von besonderer Art ist hier der Eisennatur hinzugefügt.
Ebenso wie Eisen und Nickel geht Kobalt sowohl zwei- als auch dreiwertige Verbindungen ein, allerdings bevorzugt es Zweiwertigkeit. Zweiwertige Kobaltsalze sind wunderschön blau in wasserfreien Zustand, aber nehmen nach Wasseraufnahme eine Pfirsichblütenfärbung an. Die Cobalt[III]-Verbindungen haben eine besondere Beziehung zu Stickstoff und, mit Ammoniak, bilden sie eine außerordentlich große Zahl an interessanten Kobaltamminen von orangener, orangeroter und violettroter Färbung. Kobaltsalze werden beim Trocknen von Leinöl zugefügt, um daraus Lack zu oxidieren. Blaue Kobaltsalze werden seit Jahrhunderten als Farbstoff für Porzellan, Fliesen und Glasuren verwendet.
„Co-59 ist das einzige natürlich vorkommende Kobalt-Isotop. Weitere Isotope, alle radioaktiv, wurden künstlich hergestellt. Von den Isotopen ist Co-60 besonders wichtig, normalerweise wird es hergestellt, indem man Co-59 in einem Atomreaktor mit Neutronen durchstrahlt. Natürlicher Kobalt wird oft Wasserstoffbomben beigefügt; bei der Explosion werden viele Neutronen freigesetzt, die den Cobalt in Co-60 verwandeln, was eine beträchtliche Zunahme in der Gesamtmenge des radioaktiven Niederschlags verursacht. Co-60 wird auch in der Krebsforschung verwendet sowie als Quelle für Röntgenstrahlen bei Bestrahlungstherapie.“ [Grolier]
Die Kobaltsalze sind in feuchtem Zustand rosa; ohne Wasser sind sie blau. Sie werden für die 'Wettermännchen' zur Wettervorhersage verwendet. Dies ist eine kleine Steinfigur, der Kobalt hinzugefügt wurde. Bei feuchtem Wetter wird die Figur rosa, weil der Kobalt auf die Luftfeuchtigkeit reagiert, bei trockenem Wetter wird der Mann blau. Eine rosafarbene Lösung von Kobaltchlorid stellt eine 'unsichtbare' Tinte dar. Sie ist in trockenem Zustand praktisch farblos; wenn sie erhitzt wird, verdampft das kristallisierte Wasser, und die Tinte wird blauviolett.
Von den drei ferromagnetischen Metallen – Eisen, Nickel und Kobalt – besitzt Kobalt den höchsten Curiepunkt, d.h. die Temperatur, bei der ein Metall seinen Magnetismus verliert. Während bei Nickel der Curiepunkt 358° C und bei Eisen 770° C beträgt, liegt er für Kobalt bei 1130° C. Zumal Magneten in unterschiedlichsten Bedingungen funktionieren müssen, auch bei sehr hohen Temperaturen, war Kobalt dazu prädestiniert, der Hauptbestandteil für magnetischen Stahl zu werden.

Kobalt kommt in der Bauchspeicheldrüse vor, doch besonders hoch ist der Kobaltspiegel in Thymusdrüse und Leber. Es ist der metallene Bestandteil des lebenswichtigen Vitamin B12 und für die gesunde Blutbildung unerlässlich. Bei Arteriosklerosepatienten ist der Kobaltspiegel erhöht, bei Krebspatienten hingegen ist fast aller Kobalt [und Mangan] aus dem Organismus verschwunden. Die besten natürlichen Lieferanten sind Fleisch [Leber und Nieren], Muscheln [Austern und Miesmuscheln] und Milch.
Übermäßige Kobaltmengen oder Verbindungen können Übelkeit verursachen und zur Schädigung von Herz, Nieren und Nerven und sogar zum Tod führen.
Geprüft von Hering an 5 männlichen Prüfern.

VERGLEICHE

Sulfur. Lycopodium. Sepia. Calcium carbonicum. Phosphor. Cobaltum nitricum.

WIRKUNGSBEREICH

Wirbelsäule. Männliche Geschlechtsorgane. Augen. Kopf. Pankreas.

LEITSYMPTOME

G *Beschwerden durch emotionale Erregung.*

G Verteidigung und Darstellung.

„Ein Gefühl, als ob andere Menschen in ihr Territorium geraten und das Bedürfnis, sie draußen zu halten. Die Notwendigkeit, sich gegen Angriffe von außen zu wehren und gleichzeitig, etwas nach außen hin darzustellen." [Sankaran]

„Gefühl wie verurteilt, böse, als sei man irgendeiner Tat schuldig, wovon andere wüssten; als könne man niemandem ins Gesicht sehen." [Allen]

G Schuldgefühle. Selbstvorwürfe.

Zu geringes Selbstwertgefühl. Muss fehlerlos sein.

„Verdammt, böses Gefühl, wie einer Tat schuldig, von der andere wüssten; als könne er einem nicht ins Gesicht sehen." [Allen]

G *Emotionale Stärke.*

Nicht zu brechender Wille.

„Zuverlässigkeit, bodenständiger Realismus, kann Schmerzen und Belastungen ohne Klagen aushalten. Der Cobaltum-Patient lässt sich nicht klein kriegen, sondern bleibt immer positiv und heiter. Entbehrungen und Notlagen hinterlassen keine Spuren, weder im Gesicht noch auf der Seele." [Springer]

A Schwäche während und nach Kopfschmerzen & Übelkeit.

Kopfschmerzen [Völle- und Vergrößerungsgefühl] < Kopf vornüber beugen.

„Beim Auftreten Empfindung, als bewege sich das Gehirn auf und nieder." [Lippe]

A UNSTILLBARER DURST; WÜRDE AM LIEBSTEN DEN GANZEN TAG LANG TRINKEN. [Dorcsi]

A Erwacht nachts durch trockene und wunde Lippen. [Dorcsi]

A Abneigung gegen Bewegung am Morgen [Rückenschmerzen], aber anhaltende Bewegung >.

A *Impotenz.*

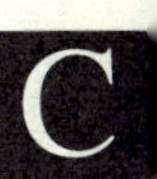

A *Sauerkeit* [saurer Geschmack im Mund; Pyrosis; saurer Fußschweiß].
A Rucken beim Einschlafen und im Schlaf.
A Schwindel.
< Stuhlentleerung.
& Empfindung als würde der Kopf größer.
K Kopfschmerzen, besonders in der Stirn.
& Verdauungsbeschwerden [als enthielte der Magen unverdaute Nahrung; Völlegefühl im Magen, wie mit Luft gefüllt; Übelkeit].
K Tränenfluss in kalter Luft und wenn man in die Sonne kommt.
K Photophobie im Frühling.
K Juckreiz an der Nasenspitze.
K Sprünge über die Zungenmitte. Weißer Belag auf der Zunge.
K Ständiger Stuhldrang im Gehen, < beim Stillstehen, gefolgt von Diarrhœ.
K Vagina wund und aufgeschürft, wenn Menses einsetzen sollte.
< Berührung.
& Schmerzen während des Koitus. [Dorcsi]
K RÜCKENSCHMERZEN.
& NÄCHTLICHE SAMENERGÜSSE.
K Rückenschmerzen oder Ischialgie.
< im *Sitzen.*
> *Herumlaufen, Liegen* [auf dem Rücken].
K Rückenschmerzen.
& *Schwäche der Knie.*
K Prickeln in den Füßen wie durch Nadeln.

RUBRIKEN

GEMÜT: Verlangen nach geistiger *Anstrengung* [1]. Verlangen zu *arbeiten* [1]. *Beschwerden* durch Gemütserregung [2]. *Delusion*, hält sich für einen Verbrecher [1]; hält sich für einen Verbrecher, meint andere wüssten davon, als könne er niemandem ins Gesicht sehen [1/1]; meint verschmäht zu werden [1]. Schnelle *Gedanken* [1]. *Kränkung*, beleidigt sich selbst [1/1]. *Selbstvorwürfe* [1].
KOPF: Empfindung von *Aufsteigen* und Herabsinken im Kopf [1; **Bell**.]. *Juckreiz* der Kopfhaut nachts [1]. *Pulsieren* am Morgen [2]. *Schmerzen,* Kopfweh beim vornüber Beugen des Kopfes [2]; durch Einhüllen des Kopfes [2]; nach unangenehmen Träumen [1; Sulf.]; & Schmerzen im Kreuz [1]; bei jeder Erschütterung Schmerzen als ob sich der Oberkopf löst [1]. *Vergrößerungsgefühl* während Schwindel [1/1]; während der Stuhlentleerung [1].
AUGEN: *Kälte* < [1; **Merc**.]. *Schmerzen*, nur tagsüber [1]; brennende Schmerzen < Licht [1]; im hinteren Teil der Augen, mit Stirnkopfschmerzen [1]. Empfindung als würden kleine *Schnüre* die Lider zusammenhalten beim Öffnen der Lider schnappen [1/1].
SEHKRAFT: *Flackern* beim Lesen [1].
MUND: Will den Mund *geschlossen* halten [1/1]. Wundheits*schmerz* im

Zahnfleisch < kalte Luft [1].
ZÄHNE: Ständige Neigung, die Zähne *zusammenzubeißen* [1].
HALS: Empfindung von einem *Fremdkörper* im Hals am Morgen [1]. *Räuspern* > [1; Lach.]. *Schmerzen,* beim Gähnen [1]; roh, beim Räuspern [1].
MAGEN: Gefühl als enthielte der Magen *unverdaute* Nahrung, während Kopfschmerzen [1/1].
ABDOMEN: *Leeregefühl* in der Nabelgegend [1]. *Schmerzen* im rechten Hypochondrium, mit Ausdehnung den Oberschenkel abwärts [1]; Schmerzen in der Milz < tiefes Einatmen [1]. *Verfärbung*, braune Punkte oder Flecken [2]; gelbbraune Punkte oder Flecken [2; **Lyc**.]. *Völlegefühl* nach dem Essen [2].
REKTUM: *Stuhldrang* im Gehen [1].
BLASE: *Harndrang* nach Kaffee [1]. Häufige *Harnentleerung* nach Kaffee [1].
URETHRA: *Schmerzen* im Stehen [1; Sanic.].
HARN: *Farbe* wie Kaffee [1]. Scharfer *Geruch* [2]; knoblauchartiger Geruch [1].
MÄNNER: Vorzeitige *Ejakulation* [2]. Schwäche, Rückenschmerzen, schwache Beine durch *Samenergüsse* [2]; Samenergüsse bei Rückenlage [1]. *Schmerzen* im rechten Hoden, > nach Harnentleerung [1/1].
LARYNX: *Schmerzen* im Larynx < kaltes Wasser [1].
RÜCKEN: *Schmerzen,* Rückenschmerzen nach dem Koitus [1; **Nit-ac**.]; Rückenschmerzen mit Ausdehnung zu den Füßen [1]; Schmerzen im Lendenbereich beim Aufstehen vom Sitzen [2].
EXTREMITÄTEN: Saurer, übelriechender *Fußschweiß* [1]; saurer, übelriechender Schweiß zwischen den Zehen [1/1]. *Zittern* der Oberschenkel [2].
HAUT: *Juckreiz* am ganzen Körper beim Warmwerden im Bett [1].
ALLGEMEINES: Sonnen*wärme* < [1].

NAHRUNG

Schlimmer: Kaffee [1 = ständiger Harndrang].

NOTIZEN

COBALTUM NITRICUM **Cob-n.**

ZEICHEN

Cobaltonitrat. Cobalt[II]-nitrat.
Rote, hygroskopische Kristalle; leicht löslich. Der Schmelzpunkt liegt bei etwa 55°C, es entsteht eine rote Flüssigkeit, die grün wird und über 75°C in ihr Oxid zerfällt.
1955 von G. Maring an 15 Personen [7 Männern und 8 Frauen] geprüft.

VERGLEICHE
Sulfur. Nux vomica. Argentum nitricum. Natrium muriaticum. Phosphor. Cobaltum.

WIRKUNGSBEREICH
Pankreas. Blut. Schleimhäute [Augen; Nase]. Wirbelsäule. Gelenke. Männliche Geschlechtsorgane.

LEITSYMPTOME

G Angst nachts, wie gelähmt; kann nicht rufen oder sich bewegen.
& Hitze im Kopf. [Mezger]

G Höhenangst.
Träume vom Fallen.

G Konzentrationsschwierigkeiten wegen stechender Schmerzen in den Schläfen oder Tinnitus [wie durch fließendes Wasser].

G Empfindung als seien Entfernungen vergrößert [Gegenstände erscheinen doppelt so weit entfernt; Stimmen wirken weit entfernt].

G Zwei Phasen mentaler Verfassung: erste Periode Erregung und Überaktivität, gefolgt von einer Periode von Geistestrübung und Schlappheit. [Vgl. Schlafmuster.]

A Frostig aber Hitze im Kopf.

A Verminderter Appetit.

A *Schlaf.*
Schläft tief und lang aber Schlaf erfrischt nicht.
Oder: „Auffallend wenig Schlafbedürfnis; je später er ins Bett geht, desto weniger schläft er und umso frischer fühlt er sich am Morgen beim Erwachen.“ [Mezger]

A *< Morgens. < nach Schlaf.*
[Schwindelgefühl; Taumeln; dumpfe Kopfschmerzen; als hätte er Schlaftabletten genommen oder bis in die frühen Morgenstunden gefeiert.]

A < Geistige Anstrengung.

A > Ruktus und Flatus.

A Trockenheit [Mund; Lippen; Hals].
Erwacht durch Trockenheit in Mund und Lippen.

K Kopfschmerzen; wie durch ein Eisenband von einer Schläfe zur andern.
> Absonderungen aus der Nase.
> Gewitter.
& Niesen.
& Schwindel.
& Magenschmerzen.
& Rückenschmerzen und Übelkeit.

K *Heftiges Jucken der Nasenspitze; häufiges Niesen.*
Nasenspitze auffallend *kalt.*

K Nagende Schmerzen im Magen.
> Essen [zeitweilig]; leeres Aufstoßen und Absonderung von

übelriechendem Flatus [faulig].
K Harn riecht nach Knoblauch.
K *Rückenschmerzen [lumbosakraler Bereich].*
< Sitzen.
> Herumgehen.
K *Untere Extremitäten wie gelähmt und schwer.*

RUBRIKEN

GEMÜT: *Aktivität*, hyperaktiv [1]. *Angst*, beim Einschlafen [1]; wie gelähmt [1]; vor [zeitl.] Schlaf [1]. *Delusion*, meint Entfernungen seien vergrößert [1]; meint alles werde fehlschlagen [1]. *Träume*, aus der Höhe hinabzustürzen [1]. *Vergesslich* beim Erwachen [1].
SCHWINDEL: Schwindel wie von einer *Kugel* in der linken Schläfe [1/1]. Schwindel bei schmerzhafter *Stuhlentleerung* [1/1].
KOPF: *Kloßgefühl* in der Stirn [1]. *Schmerzen*, Kopfschmerzen > Gewitter [1/1]; drückender Schmerz morgens beim Erwachen [1]. *Taubheitsgefühl* morgens beim Erwachen [1/1].
AUGEN: Empfindung wie von einem *Schleier* über den Augen [1/1]. Brennende *Schmerzen* > Druck [1].
SEHKRAFT: Worte *verschwinden* bei Nahsicht [1/1].
NASE: Unerträglicher *Juckreiz* der Nasenspitze [2]. *Kälte* der Nasenspitze [1]. Heftiges *Niesen,* fünf Minuten lang [1/1]. *Schwellungsgefühl* im Naseninnern [1].
MUND: *Schwellungsgefühl* [1]. *Wundheitsgefühl* an der Innenseite der Lippen [1/1].
MAGEN: *Leeregefühl* nach dem Essen [1]. *Schmerzen* > Essen [1], > Flatus [1], > Ruktus [1].
FRAUEN: *Sexualtrieb* fehlt [1].
AUSWURF: In Form von *Kugeln* [1].
BRUST: *Herzklopfen* morgens beim Erwachen [1]; erwacht davon [1].
EXTREMITÄTEN: *Hautausschläge*, Bläschen auf den Handflächen [1]. *Schweregefühl* in den Gliedern am Morgen [1]. Schwarze *Verfärbung* des Fingers unter dem Ehering [1/1].
SCHLAF: *Unerquicklicher* Schlaf nach Siesta [1].
HAUT: *Hautausschläge*, Urtikaria mit bläulich weißen Rändern [1/1].

NAHRUNG

Verlangen: Bratkartoffeln [aber nach wenigen Bissen angewidert] [1/1]; flüssige Nahrung [1].
Schlimmer: Wein [1].

NOTIZEN

COCCUS CACTI Coc-c.

ZEICHEN

Dactylopius coccus cacti. Cochenillelaus, die auf Kakteen in Mexiko, den westindischen Inseln usw. lebt. Sie bevorzugt Arten des Feigenkaktus ebenso wie die Cochenillepflanze, Nopalea cochenillifera.
Der Name ist abgeleitet vom spanischen Wort *cochinilla*, der Diminutivform des lateinischen *coceineus*, scharlachrot, von *coccus*, einer Beere, zumal das Insekt früher für die Beere oder den Samen einer Eiche gehalten wurde. Cochenille ist ein karminroter Farbstoff, der aus den getrockneten Körpern der weiblichen Laus besteht. Er wird verwendet als Lebensmittelfarbstoff, in medizinischen Produkten, Kosmetika, Tinten und Künstlerfarben. Die Insekten werden durch Hitze getötet in heißem Wasser, Dampf, Sonnenlicht oder im Ofen. Das leuchtende purpurrote, sehr trockene Pulver bleibt an trockener Luft unverändert, ist in Wasser und Alkohol löslich und unlöslich in Äther. Der Farbstoff Karmin ist das Aluminiumsalz der Cochenille. Wegen seiner hohen Kosten wird dieser Zusatz [E 120] kaum noch verwendet und ist weitgehend im Handel durch E 124, Cochenillerot A, ersetzt. Dies ist eine synthetischer roter Farbstoff, der Rosinen- und Korinthenbrot, Fischsoße, gebrauchsfertigen Suppen, Geliermitteln und konserviertem Obst [bei roten Früchten] zugesetzt wird.
Das Insekt gehört zur Familie der Schildläuse und ist für Menschen unschädlich. Seltsamerweise enthält der von dem Insekt produzierte Farbstoff einen Bestandteil, der auch in Pflanzen vorkommt, die als ‚Hustenmittel‘ bekannt sind: *Drosera, Rumex crispus* und *Sticta pulmonaria.*
1848 von Wachtel an 28 Personen geprüft.

VERGLEICHE

Pulsatilla. Phosphor. Sulfur. Lycopodium. Bryonia. Lachesis. Kalium bichromicum. Rumex.

WIRKUNGSBEREICH

SCHLEIMHÄUTE [Hals; *Larynx;* Brust; Urogenitalbereich]. * *Einseitig.* Linke Seite.

LEITSYMPTOME

G Geistige Anstrengung = Schmerzen im Hinterkopf und Tinnitus.

A HITZEGEFÜHL.

A > FRISCHE LUFT.
> *kalte Luft.*
< WÄRME [Luft; Bett; Zimmer; Umschläge].

A < *Winter.*
„Katarrh vom Herbst an bis das Wetter warm wird.“ [Voisin]

A Neigung zu Schwitzen und Husten durch geringste Anstrengung.

A Heißhunger, selbst bald nach dem Essen.

A *Durst.*

Durst auf große Flüssigkeitsmengen und häufig.

A < *Rauchen.* [bei drei Prüfern]
[Zahnschmerzen; metallischer Geschmack im Mund; brennende Schmerzen in Hals und Lippen; Sodbrennen]
„Brennen im Hals und Lippen beim Rauche, nahm so stark zu, dass er das Rauchen aufhören musste." [Allen]

A > Erbrechen [Ansamlung von fadenziehendem Schleim].

A Schmerzen *brennend; stechend; wie geschabt.*

A Empfindung von REIZUNG.
[Augen; Hals; Larynx; Atemorgane; Harnorgane; Genitalien]
Empfindung als säße ein Haar oder Krümel hinten im Larynx fest, und als ob ein Faden hinten im Hals hängt. Von einem Haar in Augen und Nasenlöchern.

A Schleimhäute *berührungsempfindlich.*
Übelkeit, Würgen oder Husten durch Zähneputzen, Zahnbehandlung, Anpassen oder Tragen einer Zahnprothese, Berühren der Zungenränder. [Voisin]
Schmerzen in der Vagina beim Koitus.
Unterwäsche unerträglich [Empfindlichkeit der Vulva]. [Voisin]

A Schleimabsonderungen *dick, fädig, zäh.*

K Kopfschmerzen & Tinnitus.
< geistige Anstrengung.

K *Augen.*
„Nach der Entfernung eines Fremdkörpers aus dem Auge, wenn der Patient erklärt, es sei noch etwas darin, so verschreibe man einige Dosen Coc-c. Dies beseitigt das Fremdkörpergefühl wegen Abrasion." [Borland]

K Schwellung der Nase.
& HÄUFIGES NIESEN.

K Wechsel von Krämpfen, Kälte und Hitze in der Blase.

K Brennen in der Urethra *während* der Harnentleerung, hält *danach* weiter an.

K KATARRH und Reizung des LARYNX, durch SCHLEIMansammlung.
 > *frische Luft.*
& ständiges KITZELN, und WÜRGENDER Husten.

K REICHLICHER [muköser, weißer und klebriger] Auswurf nach Hustenanfall.

K Hustenanfall beim *Erwachen am [frühen] Morgen.*

RUBRIKEN

GEMÜT: *Angst* nach Mitternacht, 2-4 Uhr [1/1]. *Gemütserregung* nach Bier [1/1]. *Lasziv* am Morgen [1/1]. Drang zu *Spucken* [2]. *Trübsinn* beim Erwachen [2]. *Verwirrung* nach dem Frühstück [1]; im Gehen [1].

KOPF: *Ameisenlaufen* beim Gehen [2/1]. Empfindung wie von einem heißen einschnürenden *Band*, das sich von einem Prozessus mastoideus quer über den Hinterkopf zum anderen ausstreckt [1/1]. *Hitze* des Kopfes in warmen Räumen [2]. *Hyperämie* > frische Luft [2; **Apis**]; in warmen Räumen [2]. *Schmerzen,* Kopfweh durch Bier [2; **Acon**.]; drückende Schmerzen in warmen Räumen [2];

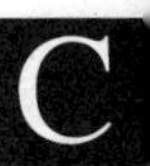

Schmerzen in der Stirn beim Drehen des Kopfes [1]; Schmerzen in der Stirn beim Schütteln des Kopfes [1]; Schmerzen in den Schläfen > kaltes Wasser [1].
AUGEN: *Fremdkörpergefühl* zwischen Oberlidern und Augäpfeln [1/1]. *Haargefühl* im Auge [2]. *Schwellungsgefühl* in den Lidrändern [1].
OHREN: *Juckreiz* beim Eintreten in einen warmen Raum aus kalter Luft [2/1].
GESICHT: Empfindung als sei die Unterlippe von beiden Seiten her zur Mitte *gezogen* [1/1]. Bläuliche *Verfärbung* bei Husten [2]; rot bei Husten [2].
ZÄHNE: Zähne im linken Oberkiefer wie aus ihren Zahnhöhlen *gepresst* [1/1]. Untere Zähne wie von kalten Fingern ergriffen und mit Gewalt nach oben *gezogen* [1/1].
HALS: *Schleim* schwierig abzulösen [2]; gallertartig [2]. Ständiger Drang zu *schlucken* durch Kloß im Hals [2; **Lach**.]. *Schmerzen* im warmen Bett [2]; durch Wärme im Allgemeinen [2; **Lach**.]. *Würgen,* Einschnürung beim Räuspern [2].
MAGEN: *Durst* während der Menses [2]. *Erbrechen* bei Auswurf [2; *Sil.*]; von Speisen durch Husten [2]; bei lautem Sprechen [2/1]. *Übelkeit* beim Gedanken zu trinken [1/1]. *Würgen* bei Berührung des Halsinnern [2/1]; durch warme Getränke [2].
FRAUEN: *Leukorrhœ* fadenziehend [2]. Reichliche *Menses* nur abends [2/1]; reichlich nach dem Hinlegen [1/1]; Menses setzt aus beim Gehen [1]; unterdrückte Menses durch Kälte [2].
LARYNX: *Schleim* im Kehlkopf nach jedem Hustenanfall [3]; Schleim, der in der Speiseröhre auf- und absteigt [2; *Lach.*]. *Schmerzen,* roh durch Husten [2]. *Stimme,* Heiserkeit durch Reden [2]; wenn man aus warmen Räumen an die frische Luft geht [2/1].
ATMUNG: *Atembeschwerden* < Erregung [2]; Atembeschwerden nach dem Aufstehen [2/1]; > Gähnen [1]; beim Gehen gegen den Wind [1]; > im Sitzen, vornübergebeugt mit dem Kopf auf den Knien [1; **Kali-c**.].
HUSTEN: Husten*anfall* gefolgt von reichlichem Schleim [3]. Muss sich *aufsetzen* [2]; sobald der Husten einsetzt [2; **Con**.]. Husten bei *Erhitzung* [2; **Puls**.]. Husten beim *Erwachen* [3]. *Kalte Getränke* > [2]. *Krampfartiger* Husten < im Liegen [3]. Frische *Luft* > [3]. *Nachts,* Husten vor Mitternacht, um 23.30 Uhr [3/1]. *Trockener* Husten > nach Trinken [2; **Spong**.]. Husten in *warmen* Räumen [3; **Puls**.]; beim Eintreten in warme Räume von draußen [2].
EXTREMITÄTEN: *Kälte* der Oberschenkel nachts [1]. *Schwellung* der Hände am Morgen [1].
HAUT: *Schrunden,* aufgesprungen < Sommer [1/1].

NAHRUNG

Abneigung: Fleisch [2]; Kaffee [1]; Tabak [1]; Wasser [1].
Verlangen: Bier [1]; Branntwein [1]; kalte Getränke [1].
Schlimmer: Warme Speisen [2]; Bier [1]; Tabak [1]; Wein [1; = Sodbrennen und Druck im Magen].
Besser: Kalte Getränke [1]; kalte Speisen [1]; Wein [1; > Erbrechensneigung].

NOTIZEN

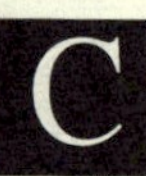

COLIBACILLINUM **Coli.**

ZEICHEN

Escherichia coli. Kolibakterium.

Escherichia ist eine Gattung ærober, fakultativ anærober Bakterien, die kurze bewegliche oder unbewegliche gram-negative Stäbchen enthalten. Glukose und Laktose fermentieren, und dabei entstehen Säure und Gase. Diese Organismen kommen im Kot vor; gelegentlich in pathogenen Mengen, wodurch sie beim Menschen Enteritis, Peritonitis, Zystitis usw. verursachen können. Die Spezies, *E. coli*, tritt normalerweise im Darm des Menschen und anderer Wirbeltiere auf. Sie ist in der Natur weit verbreitet und gilt als häufige Ursache für Infektionen des Urogenitalsystems und Diarrhœ bei Säuglingen und Kleinkindern. [Stedman's]

Dieses Bakterium neigt zur Virulenz, da es sich sowohl in saurer wie auch in basischer Umgebung rasch vermehren kann und selbst bei Temperaturen über 42°C überlebt.

Eine pathologische Kolibakterieninfektion ist eine Reaktion des Organismus auf die beiden Endotoxine von E. coli. Eines greift den Darm, die Leber und das Ausscheidungssystem an, das andere beeinträchtigt das Nervensystem und kann manchmal sogar zu einem psychotischen Symptomenbild führen. [Neagu] Infektionen mit *E. coli* sind nachweislich die häufigste Ursache für Diarrhœ bei Reisenden.

Eine Eigenheit bestimmter Bakterien wie *E. coli* ist es, dass sie sich durch Begattung vermehren, die der geschlechtlichen Reproduktion ähnelt, indem sich zwei Bakterien vereinigen und ihre Gene austauschen. In einer normalen Darmflora unterstützen die *E. coli* im Dickdarm den Körper bei der Kontrolle des Wasserhaushalts, und sie liefern bestimmte Vitamine. Unter besonders belastenden Umständen kann dieses Bakterium in Ausnahmefällen bei Kleinkindern, älteren Menschen und Personen mit angegriffenem Immunsystem eine Lebensmittelvergiftung verursachen.

Die Gattung der Escherichiæ [benannt nach dem deutschen Kinderarzt Theodor Escherich] gehört zur Familie der Enterobacteriaceæ, zu denen u.a. auch *Klebsiella* zählt.

1933 von Vannier eingeführt.

VERGLEICHE

China. Kalium phosphoricum. Acidum phosphoricum. Silicea.

WIRKUNGSBEREICH

Verdauung. Harnwege. Gemüt

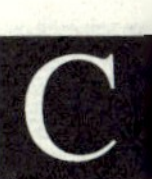

LEITSYMPTOME

G Trübsinn & Abgespanntheit.
& Verdauungsstörungen.
& Harnwegsbeschwerden.

G *Furchtsamkeit und Mangel an Selbstvertrauen* [wegen Abgespanntheit].

G *Gedächtnisschwäche,*
v.a. bezügl. kurz zurückliegender Ereignisse.

G *Unterdrückung.*
Neagu erläutert, dass ein auf Repressalien beruhendes politisches Umfeld und staatliche Kontrolle, aus der es kein Entrinnen gibt, wie dies in seinem Geburtsland Rumänien der Fall war, hohe Ziffern von Kolibakterieninfektionen verursacht. Diese spirituelle Unterdrückung findet in der physischen Unterdrückung der Kolibakterieninfektion durch Antibiotika eine Parallele. Er vertritt die Ansicht, dass Colibacillinum am besten bei Menschen wirkt, die in einer kommunistischen oder rechtsextremen Diktatur leben, bzw. bei solchen, die sich einbilden, in einer solchen Situation zu stecken.
[Neagu, Colibacillinum, Homöopathische Einblicke, 15/1993]

A *Tuberkulinismus.*
Tuberkuläre Erkrankungen in der Krankengeschichte des Patienten oder der Eltern stellen eine starke Prädisposition für eine Kolibakterieninfektion dar.
[Vannier]

A ERSCHÖPFUNG.
< geringste geistige oder körperliche Anstrengung.

A < *Kaltes, feuchtes Wetter.*

A < Meer.

A > Wärme.

A LANGSAME VERDAUUNG.
Auftreibung des Magens/Abdomens nach dem Essen.
Schweregefühl im Magen/Abdomen.
& Allgemeines Frostgefühl.
& Allgemeine Verschlimmerung durch feuchte Kälte.

A < *Milch und Milchprodukte, v.a. fermentierter Käse.*
< Eier.

A < *Während der Verdauung.*

K Stirnkopfschmerzen, über den Augen.
< Emotionale Erregung.

K Zunge gelblich weiß belegt, mit rotem, freiem Streifen in der Mitte.
[Neagu beobachtete dieses Symptom bei der Mehrzahl der Patienten, die auffallend gut auf Colibacillinum reagierten. Bei den meisten war auch das rechte oder linke Oberlid geschwollen.]

K CHRONISCHE BLASENINFEKTIONEN.
Häufige, etwas schmerzhafte Harnentleerung.
Harn getrübt und übelriechend.
& Körperliche Erschöpfung.

& Schwellung eines oberen Augenlides.
K Schmerzen in Fingergelenken – kleine Gelenke.

NAHRUNG
Schlimmer: Eier [1]; Milch [1]; Milchprodukte [1].

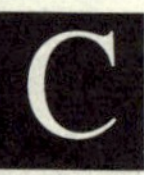

NOTIZEN

COLLINSONIA

Coll.

ZEICHEN
Collinsonia canadensis. Kanadische Collinsonie. Fam. nat. Labiatæ.
Wie alle Labiatæ hat Collinsonia [nach Peter Collinson, dem Entdecker der Pflanze] einen vierscitigen Stengel. Sie wächst in feuchten Wäldern und blüht von Juli bis September. Der Wurzelstock ist braungrau, etwa 10 cm lang und sehr hart. Die ganze Pflanze hat einen starken unangenehmen Geruch und einen scharfen würzigen Geschmack.
Der englische Name 'Stone Root' ist sowohl ein Bezug zur Härte der Wurzel, die in älteren Pflanzen völlig verholzt ist, als auch auf die empirische Anwendung bei Nierensteinen. Sie wird auf dem Land als Wundheilmittel bei Prellungen, Zerrungen, Wunden usw. benutzt, ähnlich wie Arnika in Deutschland.
„Die Kanadische Collinsonie hat diuretische und tonisierende Eigenschaften und wird hauptsächlich zur Behandlung von Nierensteinen verwendet. Sie wird auch gegen Flüssigkeitsretention verschrieben. Sie wurde zur Reduzierung von Rückstau in den Venen verwendet, was dazu beiträgt die Bildung oder Verschlimmerung von Hämorrhoiden und Varizen zu verhindern. Als Adstringens wirkt die Kanadische Collinsonie kontrahierend auf die Darmschleimhaut und kann bei der Benahdlung von Störungen des Verdauungssystems nützlich sein, wie etwa Colon irritabile und muköse Kolitis." [Chevallier]
Arzneimittelprüfungen von Burt als Tinktur und später von Dowla als Verreibung.

VERGLEICHE
Nux vomica. Sulfur. Sepia. Pulsatilla. Aesculus. Aloe. Podophyllum.

WIRKUNGSBEREICH
Becken [*Anus; Rektum;* Uterus; Darm]. ADERN. Pharynx. Leber.

LEITSYMPTOME
G Beschwerden durch *emotionale Erregung.*

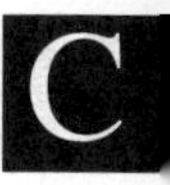

A „Was *Sepia* bei den chronischen Krankheiten ist, bewirkt Collinsonia in akuten Fällen.“ [Hale]

A < SCHWANGERSCHAFT.
[Hämorrhoiden; Varizen; Obstipation; Übelkeit].
Auch: chronische Diarrhœ nach der Entbindung; Stühle schleimig und schwarzer Kot, mit Kolik und Tenesmus.
„Vaginalprolaps in der Schwangerschaft, mit Hämorrhoiden; kann nicht liegen.“ [Bhanja]

A < Kälte.
> Wärme.

K Dumpfer Stirnkopfschmerz.
& Obstipation oder Hämorrhoiden.
„Dumpfe Schmerzen im Kopf mit Obstipation und Kopfweh in Begleitung von hämorrhoidalen Beschwerden sind, meiner Meinung nach, zwei sehr charakteristische Eigenschaften von *Coll.,* woran der Homöopath immer denken sollte.“ [Choudhuri]

K Plötzliche Schwellung und Hitze in Gesicht und Lippen, die sich zur Innenseite der Lippen und in den Mund ausbreiten.

K Verdauungsstörung & Obstipation und Hämorrhoiden.

K Pfortaderstauung, die zu *Dysmenorrhœ, Obstipation* und/oder *Hämorrhoiden* führt.
„Dysmenorrhœ durch Hämorrhoiden und Obstipation.“ [Bhanja]

K HÆMORRHOIDEN als BEGLEITSYMPTOM, insbesondere bei: Uterusprolaps; Pruritus vulvæ; ödematöser Schwellung der Genitalien; Harnwegsbeschwerden.
„Es ist wertvoll bei Pruritus während der Schwangerschaft, mit Schwellung und dunkelroter Verfärbung der Genitalien, wenn die Patientin wegen Heraustreten und schmerzhafter Empfindlichkeit der betroffenen Partien nicht sitzen oder gehen kann, mit Hämorrhoiden als Begleitsymptom. Und laut Hughes ‘eignet es sich für Frauen, die während oder nach der Schwangerschaft an Hämorrhoiden leiden’.“ [Pierce]

K HÆMORRHOIDEN # Kopfschmerzen; Herzklopfen; unterdrückte Menses.
„Dewey heilte mit *Coll.* Schwere einschnürende Herzschmerzen bei einem Mann, der habituell Blut im Stuhl entleerte. Die Herzsymptome traten auf, wenn die Blutungen aufhörten und verschwanden, wenn die Blutung wieder einsetzte. Dieser Wechsel ist eine wichtige Eigenschaft von *Coll.*, und wenn er vorliegt, sollte *Coll.* sehr ernsthaft in Betracht gezogen werden.“ [Choudhuri]

K Beschwerden nach HÆMORRHOIDEKTOMIE oder Operation am Rektum [Obstipation; Schwellungsgefühl im Rektum; Sticheln wie von Nadeln; Tenesmus].

K „*Aesc.* und *Coll.* haben beide die Empfindung als sei das Rektum voller Stöckchen; *Aesc.* hat *Völlegefühl* im Rektum, was *Coll.* nicht hat; *Aesc.*-Hämorrhoiden bluten in der Regel nicht, bei *Coll.* bluten sie ständig; *Aesc.* hat Wundheitsgefühl, Empfindlichkeit und Schmerzen im Rücken; *Coll.* hat hartnäckigere Obstipation und infolgedessen Koliken.“ [Clarke]

K *Husten durch Überbelastung der Stimme.* [Bhanja]

K „Hammond empfiehlt es bei Herzklopfen in der Menopause." [Burt]

RUBRIKEN

GEMÜT: *Beschwerden* durch emotionale Erregung [3]. *Delusion*, meint, ihre Beine gehörten nicht zu ihr [1]. *Gemütserregung*, erregbar [3]; durch Herzklopfen [2/1].

KOPF: *Schmerzen,* Kopfweh bei Obstipation [2; **Bry**.].
GESICHT: Gelbe *Verfärbung* um die Augen [1].
MAGEN: *Ohnmacht* & Magenschmerzen [2; **Bism**.]. *Ruktus* & Magenschmerzen [2]. Krampf*schmerzen* während der Schwangerschaft [1; *Con.*].
ABDOMEN: Erweiterte *Adern* [2]. Krampf*schmerzen* durch Zorn [1].
REKTUM: *Hämorrhoiden* < während der Menses [2]. Hartnäckige *Obstipation* & Flatulenz und Hämorrhoiden [3/1].
STUHL: Stuhl *hart* [3]; mit Schleim bedeckt [2]. Stuhl wie helle *Kugeln* [1/1]. *Mukös*, schleimig [3]. *Schwarz* [3].
FRAUEN: *Jucken* während der Schwangerschaft [3]. Juckende *Leukorrhœ* [2]. Schmerzhafte *Menses,* Dysmenorrhœ nach der Entbindung [1/1]; lanzinierende Schmerzen in den Ovarien während der Menses [1; *Bor.*].
BRUST: *Herzklopfen* & Flatulenz [1]; # Hämorrhoiden [1/1]; Herzklopfen & unterdrückte Menses [1/1].
EXTREMITÄTEN: *Kalte* Oberschenkel nach der Menses [1].

NAHRUNG

Abneigung: Käse [1].
Verlangen: Käse [1].

NOTIZEN

COMOCLADIA — Com.

ZEICHEN

Comocladia dentata. Fam. nat. Anacardiaceæ.
Der Name 'Comocladia' ist von zwei griechischen Worten abgeleitet: *kome*, Haar und

klados, Zweig, ein Bezug zu den dichten offenen Blättern an der Spitze der Äste. Der Arten Name *dentata* bedeutet 'gezahnt'.
Der Baum enthält einen gelblich weißen, milchig-klebrigen Saft, der an der Luft schwarz wird und die Haut oder Wäsche ebenso färbt und sich nicht auswaschen lässt. Das Holz ist rot, die Blumen bläulichbraun. Der Baum ist in Kuba und Südamerika heimisch und gilt unter Einheimischen als so giftig, dass sie nicht wagen, ihn auszudünnen oder darunter zu schlafen. Insbesondere sanguinische oder fettleibige Personen sollen dafür besonders anfällig sein. Die Früchte sind essbar und haben nach Ansicht der Einheimischen eine immunisiserende Wirkung. Hautkontakt mit der Rinde verursacht eine schwere Dermatitis und sogar Verbrennungen. Sogar der Pollen, der von Fliegen übertragen wird, verursacht allergische Reaktionen, insbesondere der Augen. Es kommt zu Schwellung, Juckreiz und Brennen mit Blasenbildung um die Augen herum. Geprüft von Hyde [1876] und von Houard [an 5 Personen].

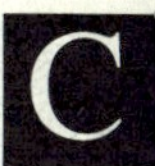

VERGLEICHE

Rhus toxicodendron. Mercurius. Sulfur. Croton tiglium. Pulsatilla.

WIRKUNGSBEREICH

Haut. Augen. Nase.

LEITSYMPTOME

G Selbstgefällige Gedanken und Geringschätzung anderer.
„Streitlustige, rachsüchtige Haltung eine ganze Woche lang, und Geringschätzung gegenüber den Widersachern.“ [Allen]

A Comocladia zeigt seine botanische Verwandtschaft mit der Rhus-Familie durch die Virulenz seiner Wirkung auf die Haut sowie durch seine rheumatischen Schmerzen.
Aber ihm fehlt die Ruhelosigkeit von Rhus-t.

A > Frische Luft.
< Hitze.
[Gegenteil von *Rhus-t.*]

A > Bewegung.
< Ruhe.
[ähnlich wie *Rhus-t.*]

A SCHWELLUNGSGEFÜHL [Augen; *ein Auge*; Gesicht; Kopf; Hals; Abdomen].

A Heftiger, beißend-brennender Juckreiz.
< Ruhe; warme Räume; *Strahlungshitze; Sommer.*
> Kratzen [Juckreiz wechselt den Ort beim Kratzen].

A Wandernde rheumatische Schmerzen in Muskeln und Gelenken; brennend.
< Nachts; Ruhe; Hitze.
> Bewegung; frische Luft.

K Vergrößerungsgefühl in EINEM AUGE.
Schmerzen im rechten Auge, mit Empfindung als sei es größer und träte

stärker hervor als das linke.

K Asthenopie, Orbitalneuralgie, Ziliarneuralgie oder Glaukom, v.a. Wenn ein oder beide Auge[n] als vergrößert und hervortretend empfunden werden; wie von oben herausgedrückt.

K Hochgradige Entzündung von Zellgewebe und Haut um die Augen & Schwellung. Empfindung als seien die Augen vergrößert und würden durch Druck von oben nach außen gepresst. Starke stechende Schmerzen durch die Augäpfel, die sich zum Hinterkopf ausdehnen.
< Augenbewegung; Hitze; nachts.
> Frische Luft.

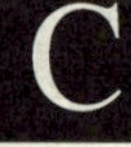

K Heuschnupfen.
< Warme Räume.
> Frische Luft.
& Unerträglicher Juckreiz und Schwellung der Nase, und beißende Tränen. Hitze in der Nase beim Niesen.

K „Ein Husten mit Schmerzen unter der linken Brust, der zum linken Schulterblatt durchgeht, wurde mehrfach mit *Comocladia* geheilt.“ [Clarke]

K Herpes zoster mit Gangränneigung [Schorfbildung].

RUBRIKEN

GEMÜT: *Beschwerden* durch enttäuschte Liebe [1]. *Fleißig* vor der Menses [1]. *Geringschätzig* gegenüber Widersachern bzw. Gegenspielern [1/1]. *Gleichgültigkeit* gegenüber gewöhnlichen Dingen [1/1]; & Schläfrigkeit [1]. *Hellsichtigkeit* im Schlaf [1/1]. *Redet* im Schlaf von geschäftlichen Dingen [1]. *Träume* von Gärten [1]; von Vogelgesang [1/1]; von Wäldern [1]; Waldlandschaft [1/1].

KOPF: *Schmerzen,* Kopfschmerzen nach dem Essen [2]; liegt bei Kopfweh mit hochgelagertem Kopf [2]; Kopfweh durch Lärm oder Geräusche [2]. *Vergrößerungs-* und Schweregefühl [1].

AUGEN: *Schmerzen* > frische Luft [1]; < warmer Ofen [2; *Apis*.]; Schmerzen mit Ausdehnung nach hinten [2]. *Tränenfluss* beim Bücken [1/1].

SEHKRAFT: *Trübe* Sicht, linkes Auge [2]. *Verlust* des Sehvermögens beim Aufstehen aus dem Bett [1]; beim Bücken [1].

OHREN: Klingende *Ohrengeräusche* & Schwindel [1].

NASE: *Hitze* in der Nase beim Niesen [1].

GESICHT: *Schweiß* nach Stuhlentleerung [1/1].

ZÄHNE: *Schmerzen* > warme Dinge [2]; > äußere Wärme [2].

HALS: *Vergrößerungsgefühl* [1].

MAGEN: Stechende *Schmerzen* nach Hinlegen auf die linke Seite [1/1].

HUSTEN: Husten beim Eintreten in *warme* Räume vom Freien [2].

BRUST: *Schmerzen* in der linken Mamma mit Ausdehnung zur Scapula [1/1].

EXTREMITÄTEN: *Juckreiz* der oberen Gliedmaßen > Bewegung [1]. *Kälte*, kalte Füße & heiße Hände [1; *Nux-m., Sep.*]. Wundheits*schmerz* in den Gelenken > Bewegung [3; **Rhus-t.**, **Tub**.]. *Taubheitsgefühl* in den oberen

Gliedmaßen, wenn man etwas in der Hand hält [1].
HAUT: *Juckreiz,* ändert den Ort, > Reiben oder Kratzen [2]; > frische Luft und Bewegung; < warme Räume, warmes Wetter, und während Ruhe [1]. *Kratzen* > [1]. *Wolle* < [1].

NOTIZEN

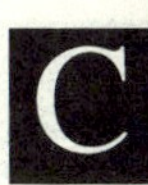

CONVALLARIA **Conv.**

ZEICHEN

Convallaria majalis. Maiglöckchen. Maiblume. Fam.nat. Convallariaceæ [Liliaceæ].
Das Maiglöckchen stammt aus Europa und hat sich auch über Nordamerika und Nordasien verbreitet. Es wächst vor allem in schattigeren, eher trockenen Bereichen der Wälder – v.a. in Eschenwäldern – häufig in ausgedehnten Flecken. Der Name stammt vom Lateinischen *convallis*, ein geschütztes Tal, dem natürlichen Lebensraum dieser Lilie. *Majalis* bedeutet 'dem Mai zugehörig'. Die alten astrologischen Bücher stellen die Pflanze unter die Herrschaft von Merkur, zumal Maja, die Tochter des Atlas, die Mutter von Merkur bzw. Hermes war.
Der blattlose Stengel trägt 3-10 weiße, duftende, glockenförmige Blüten [mit umgeschlagenen Lappen], die als Traube an einer Seite herabhängen. Runde erbsengroße Beeren, anfangs grün und später rot, mit zwei blauen Samen.
Die Herzglykoside – Convallaria enthält derer 20 – haben eine ähnliche Wirkung wie diejenigen von Digitalis. Sie haben eine deutliche Wirkung auf den Herzmuskel und den Blutkreislauf; zusätzlich die Saponinmischung zur Reizung des Magendarmtrakts.
Die Einnahme [von Teilen] der Pflanze hat Schwindelgefühl, Erbrechen, Übelkeit, Kolik und Diarrhœ zur Folge. Bei großen Mengen kommt es zu: Herzrhythmusstörungen, stark vermehrter Harnausscheidung, kalter klammer Haut, erhöhtem Blutdruck. Eine Überdosis führt schließlich zu: verlangsamtem unregelmäßigem Puls und erniedrigtem Blutdruck, Ohnmacht und Herzstillstand.
Im Altertum war Convallaria den Griechen und Römern unbekannt. In mittelalterlichen Kräuterbüchern ist es als *Lilium convallium* aufgeführt. Dort heißt es, man solle die Blüten in ein Glas legen und einen Monat lang in einen Ameisenhaufen stellen. So entwickele sich eine Flüssigkeit in dem Glas, die bei äußerlicher Anwendung sehr wirksam gegen Gicht sei. Wenn dies stimmt, so hat die Ameisensäure höchstwahrscheinlich ihren Teil zur Heilung beigetragen.
Der französische und belgische Brauch, am ersten Mai Verwandten oder Freunden einen Strauß Maiglöckchen zu schenken ist vermutlich ein Relikt einer alten germanischen Sitte. Die Pflanze war Ostara geweiht [Schwester des Donar], der Göttin des herannahenden Frühjahrs und aufgehenden Lichtes. Maiglöckchen wurden in

Osterfeuer geworfen. Dieser Brauch wurde teilweise zur Verehrung der Jungfrau Maria eingeführt [Monat Mai = Marienmonat, Maiglöckchen auf Marienbildern oder -statuen]. In manchen Legenden galten die roten Beeren der Pflanze als Abschiedstränen des dahinscheidenden Frühlings ['Tränen unserer Lieben Frau'].
Die Menge der Wirkstoffe in der Pflanze, v.a. in den Blüten, nimmt unter Sonneneinstrahlung zu.

Geprüft von Lane an drei Personen [einschl. sich selbst] [*The Homœopathic Physician,* Mai 1884]. Arzneimittelprüfung 1994 von Peter König und Uta Santos-König, Österreich, an 28 Personen [20 Frauen, 8 Männer].

VERGLEICHE

Arsenicum. Lilium tigrinum. Digitalis. Phosphor. Aurum. Cactus. Lycopus. Lachesis. Spigelia. Cratægus.

WIRKUNGSBEREICH

HERZ. Nieren. Rektum. Uterus.

LEITSYMPTOME

G Depression; Geist schweift beim Lesen ab; gereizt, wenn ihm eine Frage gestellt wird.

G „Stellen Sie sich ein junges Mädchen vor, kurz vor der Pubertät, gerade im Begriff zur Frau zu erblühen, ihren Körper und Emotionen wahrzunehmen, sich zu verwandeln und der Welt des Eros zu öffnen. Wenn in dieser empfindlichen Zeit alles glatt, behütet und respektvoll verläuft, wird das junge Mädchen in der Lage sein, zu ihren erotischen Empfindungen und ihrem Herzen Zugang zu finden und kann eine glückliche, liebende Frau werden. Es scheint, dass die junge Convallaria Dame nicht dieses Glück gehabt hat. Aus irgendeinem Grund hat sie gelernt, ihr Herz zu beschützen, was den natürlichen Fluss der Gefühle unterbricht. Sie [bzw. er!] wirkt vielleicht gleichgültig, teilnahmslos in Situationen, in den man eine emotionale Reaktion erwarten würde, und, was besonders typisch ist, sie kann sich betäuben, schläfrig oder müde werden, um schmerzhafte Emotionen oder sogar körperliche Schmerzen nicht wahrnehmen zu müssen. Im Laufe der Jahre kann sie zunehmend distanzierter gegenüber dem Leben werden, sie wird rigide, niedergedrückt mit einer Art Schlafsucht, Schwäche, ... Farben verblassen…"
[König, Convallaria majalis, eine Arzneimittelprüfung, *Homoeopathic Links,* 2/97]

A *Rechtsseitige Beschwerden.*
„Dumpfer anhaltender Schmerz rechts in Auge und Schläfe, mit Schmerz, der sich vom Auge über den Oberkopf und zur rechten Seite des Nackens herab ausdehnt, etwa jede Viertelstunde."
„Beim Schlucken scheint sich das Trommelfell des rechten Ohrs vorzuwölben, gelindert durch Druck auf die Schläfenarterie vor dem Ohr."
„Scharfe Schmerzen in der rechten oder linken Brustwarze; scharfe ausstrahlende Schmerzen unter der oberen Brustbeinpartie."
„Herabdrängende Empfindung schlimmer auf der rechten Seite."
„Empfindung in der rechten Brust als ob Milch einschießt, gefolgt von scharfen

stechenden Schmerzen, die sich in der Brustwarze konzentrieren."
„Scharfe Schmerzen im Bereich der rechten Niere."
„Krämpfe in der Innenseite des rechten Oberschenkels, gelindert, wenn man den Fuß gegen etwas drückt."
„Krämpfe in der rechten Wade im Sitzen, gelindert im Stehen; verging rasch, kehrte wieder beim Hinsetzen; als sie nach dem Liegen Gewicht auf den Fuß verlagerte, empfand sie ein Taubheitsgefühl, dann eine Empfindung als seien die Fußsohlen voller Nadeln [oder wie eingeschlafen]."

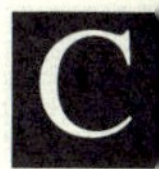

[Alle Zitate: Lane, *Hom. Phys.*, Mai 1884]

A < Warme Räume [v.a. Schläfrigkeit].
> Frische Luft.

A Appetit.
„Speisen die im Restaurant gegessen wurden, erschienen unsauber und zum Verzehr ungeeignet; selbst Nahrung, die zu Hause gegessen wurde, erschien unsauber, sah nicht gut aus und schmeckte nicht, v.a. gekochtes Fleisch; Schwächegefühl in der Magengegend; Speisen hatten nicht ihren natürlichen Geschmack; Appetit veränderlich; Ruktus nach Gurken, mit Geschmack nach Gurken; Verlangen nach Limonade oder etwas Saurem; durstig, v.a. abends. Beim Trinken, Wasser fühlte sich kalt an, die ganze Speiseröhre entlang; Wasser schmeckt bei Fieber bitter." [Lane]

A Viele Symptome gehen mit Schläfrigkeit einher.

A < Sich aufrecht hinsetzen oder zurücklehnen.
> Sich im Sitzen nach vorn lehnen.

A *Rohsein.*
Rohe Empfindung im hinteren Hals beim Einatmen.
Lippen mit sehr schmerzhaften Bläschen bedeckt, als seien die Lippen roh.
Zunge roh und empfindlich; & kupferartiger Geschmack im Mund.

K Haar schmerzhaft bei Berührung.

K Zähneknirschen sobald man morgens aufwacht.

K *Trockene, erstickende Empfindung im Hals.*

K *Übelkeit und Schwächegefühl am Morgen*, gefolgt von Erbrechen von etwas klarer Substanz, die nach Schleim schmeckt. [Lane]

K Kolikartige Schmerzen, die im rechten Abdomen beginnen und nach links gehen.

K Weibliche Genitalien.
„*Wehenartige Schmerzen in der sakroiliakalen Synchondrose, wie in der ersten Phase der Geburt*; herabdrängende Empfindung schlimmer auf der rechten Seite; schläfrig zwischen den Schmerzen; Schmerzen kommen schnell und lassen langsam nach; *wehenartige Schmerzen, die sich entlang der Innenseite des rechten Oberschenkels ausdehnen;* alle o.g. Schmerzen < Bewegung, aufrecht hinsetzen oder zurücklehnen; > nach vorn beugen." [Lane]

K „Nash hat es in der dreißigsten Potenz mit sehr zufriedenstellendem Ergebnis bei Frauen verwendet, die über großes Wundheitsgefühl im Uterusbereich mit sympathischem Herzklopfen klagten." [Clarke]

K Dyspnœ im Stehen oder Sitzen.
„Bei der Linderung von Dyspnœ erreicht *Convallaria* seine brillantesten Ergebnisse.

Bei Ödemen und Wassersucht hingegen hat es nur ungewisse und geringfügige Kräfte, und es hat oft gerade in den Fällen Erfolg, in denen *Digitalis* versagt." [Hale]

K *Herz.*

„Es ist nützlich bei rheumatischer Karditis und Endokarditis, wenn eine Empfindung besteht, als schlüge das Herz durch die Brust, mit extremer Orthopnœ und zeitweiligen Anginaschmerzen. Es ist hilfreich bei Herzparese, wenn diese mit Herzklopfen einhergeht, bei Mitralstenose und Mitralinsuffizienz, wenn als Begleiterscheinung eine Kompensationsschwäche vorliegt, die zu Lungenstauung und Dyspnœ führt. Es hilft dabei, eine Herzerweiterung mit oder ohne Hypertrophie unter Kontrolle zu halten. Patienten, die an einem Tabakherzen leiden, verschafft es große Erleichterung. Dasselbe gilt für überstrapazierte Herzen." [Blackwood]

„Der Patient, der Convallaria braucht, wird oft über eine Empfindung klagen, als schlüge das Herz durch die Brust. Es besteht auch eine Empfindung, als ob das Herz aufhört zu schlagen und dann plötzlich wieder anfängt. Die Zunge ist gewöhnlich breit und dick mit schmutzigem Belag. Patienten haben einen metallischen Geschmack nach Kupfer. Das Abdomen ist empfindlich. Kleider fühlen sich eng an. Die Blase fühlt sich voll an. Bei Frauen Wundheitsschmerz im Uterusbereich mit sympathischem Herzklopfen. Generalisierte unbestimmte anhaltende Schmerzen in Rücken, Handgelenken, Händen, Fußgelenken und Zehen. Die Modalitäten sind besser im Freien und schlimmer in warmen Räumen." [Charles Bœricke, *Pacific Coast Journal of Homœopathy,* Juli 1935]

RUBRIKEN

SEHKRAFT: *Farbensehen*, graue Punkte oder Flecke vor den Augen [1].

MUND: Zunge wirkt zu *breit* [1]. Zunge fühlt sich *dick* an [1].

MAGEN: Fettiges *Aufstoßen* [1].

ABDOMEN: *Bewegungen* wie Faust eines Fötus, in Rückenlage [1/1]. Empfindung von etwas *Lebendigem*, wie die Faust eines Kindes [1/1].

NIEREN: *Schmerzen* im Liegen [1]; Schmerz dehnt sich zur linken Schulter aus [1/1]. Chronische passive *Stauung* durch Herz- oder Nierenerkrankung [2].

FRAUEN: *Schmerzen* im Uterus & Herzklopfen [1/1]. *Völlegefühl* des Uterus [1].

BRUST: Empfindung als habe das Herz *aufgehört* zu schlagen [2]; Empfindung als habe die Herztätigkeit aufgehört und dann plötzlich wieder eingesetzt [1; *Aur.*]. *Herzneurose* durch Tabak [2]. Herz*schmerzen* # Uterusschmerzen [1; *Lil-t.*]; Herzschmerzen durch Rauchen [1/1].

RÜCKEN: *Schmerzen* in der rechten Scapula > Schultern nach hinten neigen [1/1]; Schmerzen in der Lendengegen < tief Atmen [1]; Schmerzen in der Lendengegend in aufrechter Sitzhaltung [1].

EXTREMITÄTEN: Ödematöse *Schwellung* [2].

ALLGEMEINES: *Höhenkrankheit* [1]. Schmerzhafte Empfindlichkeit im Uterusbereich & *Hydrops* [1/1]. *Kalte* Luft [1]. Frische *Luft* > [2]. Hoch *steigen* < [2]. *Völlegefühl*, innerlich [1]. *Wärme* < [1]; warmer Ofen > [1]; warmes Zimmer < [1]. *Wetter,* bei Aufziehen eines Gewitters < [1].

NAHRUNG
Verlangen: Saures [1].
Schlimmer: Fette [1; = Ruktus]; Tabak [1].

NOTIZEN

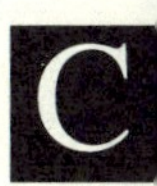

COPAIVA **Cop.**

ZEICHEN
Copaifera officinalis. Kopaivabalsambaum. Fam. nat. Leguminosæ.
Großer dornenfreier Baum mit breiter Krone. Er ist in den tropischen Gegenden Südamerikas heimisch und wird dort als Kulturpflanze gepflanzt. Im Amazonasgebiet hat das Harz einen guten Ruf als Heilmittel bei diversen Störungen wie Husten, Psoriasis, Gonorrhœ und Geschwüren.
In Südamerika gibt es etwa 25 Arten, die alle Kopaivabalsam liefern. Aus einem Baum lassen sich angeblich etwa 40 Liter gewinnen. Beim ersten Anzapfen ist der Balsam klar, farblos und sehr dünn, doch an der Luft wird er bald dicker und gelber. Die Substanz, der er am stärksten ähnelt, ist Terpentin. Er enthält keine Benzœsäure.
Der Name ist von *copalli* abgeleitet, dem aztekischen Wort für Harz. Das Harz von verschiedenen Arten wird von lebenden Bäumen gesammelt und aus dem Boden unter den Bäumen ausgegraben, sogar an Orten, an denen seit langem kein Baum mehr gestanden hat. Die Fossilien dieses Harzes haben eine viel bessere Qualität als das Harz der lebenden Bäume. Das Harz sieht aus wie Bernstein und wird zur Herstellung von Lacken verwendet, die Temperaturen von bis zu 310°C standhalten. Das ätherische Öl, das durch Dampfdestillierung des Kopaivabalsams gewonnen wird, findet in der Herstellung von Kohlepapier und Keramikfarben Verwendung. Das parfümierte Harz wird auch in der Seifen- und Kosmetikindustrie verarbeitet.
„Copal spielt in der modernen Zahnbehandlung eine Rolle. Beim Bohren legt der Zahnarzt verlängerte Zahnkanäle bloß, die Zahnschmerzen verursachen können, wenn sie nicht behandelt werden. Um dies zu vermeiden, wird eine Schicht eines Copal-Präparats aufgetragen. Noch überraschender als die Tatsache, dass die Bevölkerung der westlichen Länder mit einem Harz aus dem Regenwald im Mund herumlaufen ist vermutlich die Möglichkeit, dass *Copaifera* – der Lieferant für Copal – eines Tages als Benzinpumpe genutzt werden wird. Ende der 70er Jahre führte der Biologe und Nobelpreisträger Dr. Melvin Calvin Untersuchungen durch, die ergaben, dass ein einziger Baum 45 Liter Kopaivaöl produzieren kann. Dieses kohlehydratreiche Öl kann in reiner Form als Treibstoff für Dieselmotoren verwendet werden, die damit sauber und effizient laufen. Obgleich die Testergebnisse vielversprechend sind, ist die Produktion gegenwärtig zu gering, als dass ein Handel mit dem Öl wirtschaftlich rentabel wäre.“ [Dr. Mark J. Plotkin, *Tales of a Shaman's Apprentice,* New York, 1993]
Geprüft von Teste an 7 oder 8 Personen.

VERGLEICHE

Pulsatilla. Sulfur. Sepia. Thuja. Mercurius. Cubeba. Chimaphila. Kalium sulfuricum.

Differenzierung

➜ Urtikaria.

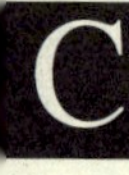

⇨ *Copaiva:* Isolierte Stellen von Nesselausschlag mit unerträglichem Juckreiz.

⇨ *Apis:* Urtikariaartiges Exanthem, von etwas konischem Aussehen, tritt gewöhnlich unter den Knien auf, manchmal auf den Armen, aber selten an irgendwelchen anderen Körperteilen.

⇨ *Arsenicum:* Urtikaria verursacht durch Verzehr von Muscheln.

⇨ *Calcium carbonicum:* Chronische Urtikaria, die immer durch geringste Einwirkung von frischer Luft verschwindet.

⇨ *Chloralum:* Urtikariaausschlag, großflächig und erhaben wegen ödematöser Schwellung an der Basis des Ausschlags. Er wird verursacht durch plötzliche Einwirkung von Frost.

⇨ *Rhus toxicodendron:* Vesikulärer Nesselausschlag, der nach Durchnässung und an behaarten Partien auftritt.

WIRKUNGSBEREICH

SCHLEIMHÄUTE [Urogenitaltrakt; Bronchien; Stirn- und Kieferhöhlen].
Haut. Rektum.

LEITSYMPTOME

G Reizbarkeit und verträgt keinen Widerspruch.
& Blutwallungen, Hitze im Kopf und Gliederzittern.

G Absurde Gegenbeschuldigungen wegen Bagatellen, die längst der Vergangenheit angehören.

G Periodisch auftretender Trübsinn.

G Extreme Empfindlichkeit des ganzen Nervensystems; Zusammenzucken und Zorn durch das geringste Geräusch; Weinen beim Hören von Klavierklängen.

A Große Ähnlichkeit mit *Sepia*.
„Teste sagt, er könne keinerlei Unterschied zwischen den therapeutischen Eigenschaften von Cop. und Sepia feststellen.“ [Clarke]

A KATARRHALISCHE ERKRANKUNGEN [Urethra; Blase; Bronchien; Rektum; Atemwege].
„Die vielleicht deutlichste Wirkung zeigte die Droge in den Atemwegen. Dies schien ihr besonderer Wirkungsbereich zu sein. In der Nasenhöhle erzeugte sie viel Rohheit und Wundheit in den Nasenlöchern mit Verstopfungsgefühl und beträchtlicher Schleimsekretion und v.a. Trockenheit und Unbehagen im Retronasalraum. An den Knochen der Nasenmuschel bildeten sich Krusten, die starkes Unbehagen erzeugten. Brennen und Trockenheit standen im Vordergrund. Dieser Zustand breitete sich in den Hals aus, hier bestand Reizung, Wundheit, Rohheit und Trockenheit. An der gesamten Schleimhautoberfläche der oberen Atemwege wurde ein deutlicher

katarrhalischer Zustand erzeugt. Auch in den Augen entstand Brennen und Beißen, was zeigte, dass der katarrhalische Zustand die Schleimhäute der Konjunktivæ in Mitleidenschaft zog.“ [*The Medical Advance*, Juli 1910]

A SCHLEIMsekretionen; vermehrt; *eitrig; übelriechend; dick,* schleimig, gelb.
„Mit zunehmendem Alter nimmt der *Balsam* eine gelbere Färbung an, wird dicker und verliert etwas von seinem aromatischen Duft.“ [Grieve]

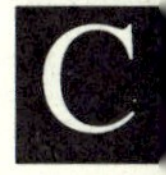

A Starker SCHWEISS mit scharfem Geruch.

A < STÄRKEHALTIGE NAHRUNG.

A < Muscheln [= Urtikaria].

K Hemikranie.
& Kältegefühl auf der betroffenen Seite.
„Stirnkopfschmerzen, dumpf mit Pulsieren in Intervallen, schlimmer bei jeder Bewegung, schlimmer auf der rechten Seite, mit Tendenz, vom Stirnbereich zum Hinterkopf und wieder zurück zu wandern, und so weiter vor und zurück, dies schien die charakteristische Eigenschaft zu sein.“ [*The Medical Advance*]

K Sinusitis.
& drückende Schmerzen an der Nasenwurzel, ohne Absonderung oder mit dicker eitriger Absonderung.

K Magenkatarrh.
& große Schleimmengen, manchmal Schleimerbrechen.
Magenbeschwerden während der Menses.

K Kolitis MUKOSA; Schleimmassen; Stuhl mit Schleim bedeckt, v.a. morgens und abends.
& Brennen im Anus.
& Kolik und Frostigkeit.

K Reizblase; bei älteren Frauen.

K Harn riecht nach Veilchen [*Ter.*].

K Häufige Harnentleerung, *vorangehender* und *nachfolgender* Juckreiz, Beißen und Brennen in der Urethra.

K Chronischer Schleimauswurf bei Bronchialkatarrh [erweiterte Bronchien]
& reichlicher Auswurf von grünlichem, eitrigem, stinkendem Schleim.
& Brennen und Trockenheit der Nasenschleimhaut.

K Urtikaria.
& Obstipation und Fieber.
Nesselausschlag, bestehend aus isolierten Flecken am ganzen Körper, beginnt im Gesicht. [Jahr]

RUBRIKEN

GEMÜT: *Angst* um die Gesundheit [1]. *Delusion*, hält sich für groß, hoch gewachsen [1]. *Geringschätzung* gegenüber sich selbst [1]. *Laszіv* & heftige Emotionen [1/1]. *Misanthropie* [1]. *Ruhelosigkeit* nach dem Koitus [1]. *Stöhnen* bei Hemikranie [1/1]. *Streitsucht* wegen Kleinigkeiten [1/1]. *Verweilt* bei vergangenen unangenehmen Ereignissen [1]. *Weinen* durch Klaviermusik [1;

C

Nat-c.]. *Zorn* & Zittern [1].
SCHWINDEL: Schwindel mit vorangehenden *Hautausschlägen* [1/1]. *Vorübergehende* Anfälle bei aufrechtem reglosem Stehen [1/1].
KOPF: *Hitze* durch Widerspruch [1/1]. *Völlegefühl* > Druck des Hutes [1]; Völlegefühl beim Lesen [1].
OHREN: *Geräusche* > im Gehen [1]. *Schmerzen* durch scharfe Geräusche [2].
NASE: Gelbe *Absonderung* [2]. *Zupfen* an der Nase [2].
GESICHT: *Stauung,* Hyperämie beim Essen [2/1].
ABDOMEN: *Schmerzen* bei Diarrhœ [2]; Schmerzen > Zusammenkrümmen [2].
BLASE: *Entzündung,* chronische [2]; durch Gonorrhœ [2]. *Harndrang* im Stehen [1]. *Harnretention* durch Verkühlung [2]. *Schmerzen* im Blasenhals beim Versuch der Harnentleerung [2/1]; krampfartige Schmerzen am Morgen [2/1].
PROSTATA: *Entzündung* durch unterdrückte Gonorrhœ [2].
MÄNNER: *Sexualtrieb* fehlt [2].
FRAUEN: *Juckreiz* an Genitalien und Anus [1/1]. *Menses* übelriechend, starker Geruch [1]. *Pulsieren* in den Ovarien im Stehen [1].
LARYNX: *Spannung* während der Menses [1/1]. *Stimme,* Heiserkeit morgens während der Menses [1/1].
HUSTEN: *Trockener* Husten morgens & unterdrückte Menses [2/1].
EXTREMITÄTEN: *Hautausschläge* zusammenfließend [2]; Urtikaria nachts [2]; chronische Urtikaria [2]. *Kälte* der Knie während der Menses [1]; Kälte der Füße während der Menses [1; **Sil**.]. *Taubheitsgefühl* im Arm, auf dem man in der Nacht gelegen hat [1]; der unteren Gliedmaßen, im Sitzen [1].

NAHRUNG

Verlangen: Rohe Zwiebeln [1].
Schlimmer: Fisch, verdorbener [3]; stärkehaltige Nahrung [3]; Muscheln [1].

NOTIZEN

CORTICOTROPINUM

Cortico.

ZEICHEN

ACTH. Adrenocorticotropes Hormon.
Hormon des Hypophysenvorderlappens, das die Nebennierenrinde zur vermehrten Produktion von adrenocorticoiden Hormonen anregt.

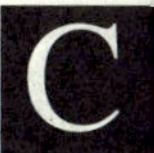

„Wenn die Notreaktion extrem oder lang genug ist, um das allgemeine Anpassungssyndrom auszulösen, stimuliert der Hypothalamus die Hypophyse zur Ausschüttung von ACTH in das Blut. ACTH regt die Nebennierenrinde zur Ausschüttung anderer Hormone an, der Mineralocorticoide und Glucocorticoide. Wenn hauptsächlich Mineralocorticoide ausgeschüttet werden, hat der Körper sich entschlossen zu kämpfen. Diese Hormone regen das Immunsystem an, gegen den Stressfaktor vorzugehen. Wenn vor allem Glucocorticoide produziert werden, hat der Körper sich für eine friedliche Koexistenz mit den Stressoren entschieden.“ [Ornstein & Sobel, *The Healing Brain,* 1987]
„Alle Körperfunktionen, die von diesen Hormonen reguliert werden unterliegen somit indirekt der Kontrolle der Hypophyse durch die Wirkung des ACTH. Zu diesen Funktionen gehören der Stoffwechsel von Salz, Wasser, Kohlehydraten, Fett und Protein; neuromuskuläre Funktionen; sexuelle Funktionen; Widerstandskraft gegen Infektionen und andere Stressfaktoren; und die Wirkung anderer Hormondrüsen. Wenn ACTH fehlt, kann die Nebennierenrinde weiterhin Hormone ausschütten, die Menge liegt jedoch unter dem normalen Spiegel. Weil die ACTH-Sekretion als Reaktion auf Stressfaktoren und verschiedene äußere Stimuli zunimmt, ist die daraus folgende Zunahme von Nebennierenrindenhormonen für einige der Störungen verantwortlich, die sich im Körper unter Stressbelastung bemerkbar machen. Synthetisch hergestelltes ACTH wird bei der Behandlung von Asthma, Arthritis und mehreren anderen Störungen verwendet.“ [Grolier]
1953 von Templeton an 4 Personen geprüft.

LEITSYMPTOME

G Einzelgänger; traurig, furchtsam; will allein sein.
Verlassenheitsgefühl; beim Reden, „als ob die Menschen mich nicht hören.“
Schüchtern, furchtsam bei Parties.

G Mit allem unzufrieden.
Unternimmt vielerlei Dinge, führt nichts zuende.
Seufzen im Schlaf.

G Extrem wechselhafte Stimmung.

G Gedächtnisschwäche; vergisst, was er gerade tun wollte; vergisst Namen.
Fehler beim Buchstabieren; gebraucht falsche Wörter.
Zögerndes Sprechen.

A Adipositas.
Fett in Gesicht, Nacken, Schultern.

A Fettige Haut. Anfällig für Akne.
Oder: trockene Haut & Schrunden.
„Spezifische Wirkung auf die Haut und spezifische Lokalisierung an den Händen, v.a. Handrücken.“ [Templeton]

A < Wärme; heiße Räume; Bettwärme [Juckreiz].

A Appetitlosigkeit.

A *Milch* und *Fett* werden schlecht verdaut [= Übelkeit].

A > Schlucke kalten Wassers.
[splitterartige Schmerzen im hinteren Hals; Übelkeit]

A < Morgens.
> Nachmittags.

K Pulsierende Schmerzen in der *rechten* Schläfe [mit Ausdehnung zum rechten Auge] und in die rechte Seite des Hinterkopfes.
< Husten; Stehen; Gehen.

K Hitzegefühl in Kopf und Gesicht, nachts im Bett.

K Trockener Hals. Schmerzen im hinteren Hals wie von einem Splitter.
< Bewegung.
> Schlucke kalten Wassers.

K Schmerzen im Abdomen < Sorgen und Gemütserregung.

K Starker Fußschweiß.

RUBRIKEN

GEMÜT: *Fehler* beim Buchstabieren [2]. *Furcht* vor Personen gleichen Alters [1/1]. *Furchtsamkeit*, Schüchternheit in Gesellschaft [1]. *Reizbarkeit*, wenn man allein ist [1]. Hellsichtige, prophetische *Träume* [1]; prophetische Träume von zukünftigen Ereignissen [1]; Träume vom Sterben [1]. *Unschlüssigkeit* bei Projekten [1; **Bar-c.**].

KOPF: *Schmerzen* in der Stirn > Gesellschaft [1/1]; Pulsieren im Gehen [1/1]; Pulsieren im Stehen [1/1]; Pulsieren, mit Ausdehnung in das rechte Auge [1/1].

AUGEN: *Agglutinations*gefühl [1]. Brennende *Schmerzen* < kalter Wind [1; **Sep.**]; > Reiben [1]; > Schließen der Augen [1]; Fremdkörpergefühl in Canthi [1].

NASE: *Hyperämie* in der Nase [1]. *Kälte*gefühl [1/1]; der Nasenspitze.

GESICHT: *Trockenheit* der Gesichtshaut & Hitzegefühl nachts [1/1].

MUND: *Schmerzen* in der Zungenwurzel [1].

HALS: Splitterartige *Schmerzen* < erste Bewegung [1/1]; > Schlucke kalten Wassers [1/1]. *Schwellungs*gefühl in den Tonsillen [1/1].

MAGEN: *Übelkeit* > Schlucke kalten Wassers [1/1].

ABDOMEN: *Einschnürungs*gefühl [oder Spannungsgefühl] im linken Hypochondrium, < tagsüber [1]; < nachts [1]; < Gemütserregung [1/1]; < Sorgen [1/1]. *Rumoren* wie durch Flüssigkeit im Darm [1].

FRAUEN: *Menses* abwesend, Amenorrhœ, bei jungen Mädchen [1].

ATMUNG: *Seufzen* im Schlaf [1].

BRUST: *Herzklopfen* < Anstrengung [1]; < Konversation [1/1].

EXTREMITÄTEN: Ödematöse *Schwellung* der Waden [1/1].

HAUT: *Behaart*, maskulin, bei Frauen [1/1].

NAHRUNG

Abneigung: Salz [1].

Schlimmer: Milch [1]; fette und gehaltvolle Nahrung [1].

Besser: Kalte Getränke [1].

NOTIZEN

CORTISONUM

Cortiso.

ZEICHEN

Cortison [vom lat. *cortex, corticis,* Rinde].
'Compound E', ein natürliches Corticosteroid isoliert aus der Nebennierenrinde oder aus Rindergalle etc., verwendet als entzündungshemmendes Mittel und in der Behandlung von Morbus Addison.
Endogen ist es vermutlich ein Stoffwechselprodukt von Hydrocortison aber weist keine biologische Aktivität auf, bis es in Hydrocortison [Cortisol] umgewandelt ist; es wirkt auf den Kohlehydratstoffwechsel und nimmt Einfluss auf Ernährung und Wachstum von [kollagenem] Bindegewebe. [Stedman's]
Zur Klasse der Steroide gehören Sterine [z.B. Cholesterin], Gallensäuren, Nebennierenhormone [z.B. Cortison], Sexualhormone [z.B. Testosteron und Progesteron], Vitamin D. Corticosteroide sind gegenwärtig in der Schulmedizin weit verbreitet, sowohl zur inneren als auch äußeren Anwendung. Wegen ihrer ausbreitungshemmenden Wirkung werden sie bei der Behandlung von allergischen Reaktionen, verschiedenen Hautkrankheiten, rheumatoider Arthritis und anderen entzündlichen Erkrankungen eingesetzt. Das Ausmaß der Nebenwirkungen ist verhältnismäßig groß. Eine der negativen Eigenschaften dieser Präparate ist, dass sie latente Infektionen reaktivieren und akute Störungen verschleiern können, wenn u.U. ein chirurgischer Eingriff erforderlich wäre. Sie vermindern ferner die Widerstandskraft gegen Infektionen und können Störungen im Wasser- und Hormonhaushalt sowie Blutdruckstörungen, Osteoporose, Diabetes, peptisches Ulkus, Hirsutismus, Akne, Amenorrhœ und psychische Störungen herbeiführen.
Die stark unterdrückende Wirkung verursacht oft eine Blockade, v.a. der Ausscheidungsfunktionen der Haut und Schleimhäute. Das Ergebnis davon ist, dass die Lebenskraft sich ein Ventil auf tieferen Krankheitsebenen sucht.
Bei Patienten mit Corticosteroidbehandlung [innerl. oder äußerl.] in der Vorgeschichte ist daher Cortisonum in homöopathischer Potenz notwendig, um die Reaktionsfähigkeit des Organismus wiederherzustellen und infolgedessen dem passenden Konstitutionsmittel seine Wirkung zu ermöglichen.
1953 von W.L. Templeton an 8 Personen geprüft [s. James Stephenson, *A Materia Medica and Repertory*, und O.A. Julian, *Dictionary of Homœopathic Materia Medica*], und von B.K. Sarkar [s.: B.K. Sarkar, *Up-to-date with nosodes,* Calcutta, 1966]

VERGLEICHE

Sulfur. Psorinum. Sepia. Pulsatilla. Acidum ribonucleinicum.

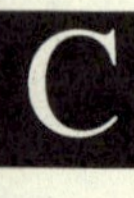

WIRKUNGSBEREICH
Hormonsystem. Verdauung.

LEITSYMPTOME

G Stimmungsschwankungen,
Wechsel zwischen Euphorie, Melancholie und Erregung.
Erregbarkeit und gesteigerte Aktivität wechseln mit Müdigkeit und Abgespanntheit.

G *Reizbar und ungeduldig;* > Beschäftigung.
Reizbarkeit, wenn die Reise zu langsam vonstatten geht.
Delusion, meint der Bus führe zu langsam.

A Fette Personen mit rundem Gesicht [Vollmondgesicht], traurige Stimmung, *grundloses Weinen.* [Julian]
Adipositasneigung mit Wasserretention.

A Langsame reizbare Personen mit geistiger Schwerfälligkeit.

A Vermehrtes Haarwachstum an ungewöhnlichen Stellen.

A Reaktionsmangel.
Schwäche nach akuten oder kräftezehrenden Krankheiten.
& Erkältungsneigung. [Voisin]
Körperlich und geistig langsam & Reizbarkeit.

A < *Wärme; warme Räume; Sonne; Hitze.*
[Schwindel; Kopfschmerzen; Dyspnœ; juckender Ausschlag auf den Handrücken; rauhe Haut in Gesicht und Händen]

A Heißhunger.
„Flattergefühl im Magen, wenn er nichts isst." [Murphy]
Schwächeanfall oder Ohnmacht bei Hunger, v.a. gegen Mittag.

A *Milch* und *Fett* werden schlecht verdaut [= Übelkeit].

A > Menses.

A Trockenheit der Haut und Schleimhäute.
Trockener Mund am Morgen.
Haut im Gesicht und an den Händen stellenweise [größere umschriebene Flecken] rauh, < Hitze.
Haut an den Handrücken stellenweise rot und rissig.

A *Flüssigkeitsretention.*

K Begriffsstutzigkeit und Schweregefühl im Kopf, bei *leerem* Magen, > Essen.

K *Rechtsseitige* Kopfschmerzen, über dem rechten Auge.
< Bewegung; Druck; warme Räume; Sonne.
\> Frische Luft.
Oder Kopfschmerzen wie Bandgefühl um den Kopf.

K Allergische Rhinitis.
& Allergische Konjunktivitis.

K Akne in Gesicht, Schultern, Rücken.

K Völlegefühl im Hypogastrium.

> Menses; Gehen.

K Schmerzen im sakroiliakalen Bereich, < *rechte Seite.*
< Sitzen; Aufstehen vom Sitzen.
> Liegen; Stehen; Druck; anhaltende Bewegung. [Voisin]

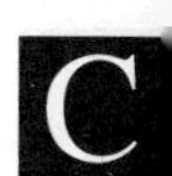

RUBRIKEN

GEMÜT: *Erregung* # Unschlüssigkeit [1]. *Euphorie* # Trübsinn [1]. *Heiterkeit* # Verärgerung [1]. *Männliche* Verhaltensweisen bei Mädchen [1]. Geistreiches *Reden* [1]. Blasses Gesicht & *Wahnsinn* [1; **Stram**.].
KOPF: *Schmerzen,* Kopfschmerzen < Wärme [1].
AUGEN: *Entzündung* der inneren Augenwinkel [1]. Stechende *Schmerzen* < Druck [1]; stechende Schmerzen < daran Denken [1/1].
NASE: *Niesen* morgens > Waschen [1/1].
MUND: *Trockenheit* > warme Getränke [1/1].
HALS: *Trockenheit* > warme Getränke [1]; < leer Schlucken [1/1].
MAGEN: *Übelkeit* nach fetten Speisen [1]; nach Milch [1].
ABDOMEN: *Gurgeln* wie durch Wasser [1].
NIEREN: *Schmerzen* im Liegen [1]; im Sitzen [1].
FRAUEN: *Menses* bleibt aus bei Mädchen [1]; schmerzhaft, Dysmenorrhœ, > Gehen [1/1].
HUSTEN: *Entkleiden* oder den Körper abdecken [1].
RÜCKEN: *Schmerzen* > Druck durch ein Kissen [1].
EXTREMITÄTEN: *Hautausschläge,* Ekzem auf den Handrücken [1; **Mez**.]; < Wärme [1/1]. Handrücken *rissig,* schrundig [1; **Sep**.]. *Ruhelosigkeit* der Beine nicht > durch Bewegung im Bett [1]. *Schmerzen* in den Kniekehlen im Stehen [1]; Ausdehnung zu den Oberschenkeln [1]. Rote *Verfärbung* der Handrücken, größere Flecke [1/1].
HAUT: *Hautausschläge* durch Sonne [1]; durch Wärme [1/1]. *Übermäßig* starker Haarwuchs [1/1].
ALLGEMEINES: *Abgespanntheit* am Morgen [1]. *Adipositas* [1]. *Gehen* > [1]. *Hypertonie* bei Kindern [1/1]. *Hypothyreose* [1]. Während der *Menses* > [1]. *Ruhe* < [1]. *Wunden* heilen langsam [1].

NAHRUNG

Abneigung: Brot [1]; Fisch [1]; Fleisch [1].
Verlangen: Eier [1]; Essiggemüse [1]; Gewürztes [1]; Saures [1].
Schlimmer: Milch [1]; fette und gehaltvolle Speisen [1].
Besser: Warme Getränke [1].

NOTIZEN

CORYDALIS BULBOSA

Cory-b.

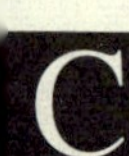

ZEICHEN

Corydalis cava. Hohler Lerchensporn. Fam. nat. Papaveraceæ.
Corydalis cava ist eng mit Dicentra canadensis ['Flammendes Herz'] und Corydalis formosa verwandt. Diese Pflanzengattung wurde den Fumariaceæ zugeordnet aber gehört gegenwärtig zu den Papaveraceæ.
Der Name ist vom griechischen Wort *korydalis,* Haubenlerche, abgeleitet. *Korys* bedeutet 'Helm' und bezieht sich auf die Blütenform.
Die Pflanze ist in Europa heimisch, mit Ausnahme von Skandinavien, Russland, Irland und der Schweiz [zu kalt], und hat eine schalenförmige ausgehöhlte, manchmal vollkommen hohle Knolle [*cava* = hohl oder höhlenartig]. In Großbritannien wächst sie wild nur in Südengland. Die Art hat sich von Süd- und Mitteleuropa aus über den ganzen Kontinent ausgebreitet. Sie wächst in Gruppen an leicht schattigen Standorten und bevorzugt insbesondere Buchenwälder. Sie mag Lehmboden. Seltsamerweise blüht Corydalis erst von ihrem vierten oder fünften Lebensjahr an. Die Knolle war früher in der Pharmacopeia offiziell unter dem Namen 'Radix Aristolochiæ cavæ' bekannt. In China gelten verschiedene Corydalisarten – sog. Jen-hu-so – seit Jahrhunderten als Heilmittel gegen Dysmenorrhœ und Kreuzschmerzen.
Ihre Alkaloide haben eine narkotische Wirkung. Protopin, zuerst aus Opium isoliert, wurde in mehreren Corydalisarten gefunden.
Von den acht untersuchten Alkaloiden hat Bulbocapnin eine morphiumähnliche Wirkung auf Kaltblüter. Bei Warmblütern ruft es katalepsieähnliche Symptome hervor. Die willkürlichen Muskeln und Reflexe werden paralysiert, während Muskeltonus und Wahrnehmung unverändert bleiben. Atem und Herzschlag verlangsamen sich, Tränen- und Speichelsekretion werden vermehrt. Hunde und Katzen reagieren empfindlicher auf Bulbocapnin als Schafe und Ziegen. Bis vor kurzem war das Alkaloid das einzige Narkotikum für Katzen, und es war einer der Bestandteile von Medikamenten gegen Morbus Parkinson.
1951 von Mezger und Mayer an 14 Personen geprüft [12 Männer, 2 Frauen].

VERGLEICHE

Papaveraceæ [Opium; Chelidonium; Sanguinaria].

WIRKUNGSBEREICH

ZNS. Herz. Haut. Schleimhäute. Gelenke. * Rechte Seite.

LEITSYMPTOME

G Trübsinn ohne Grund. Gleichgültigkeit.

A Katarrhalische und entzündliche Beschwerden der Schleimhäute mit brennenden Schmerzen [Konjunktiva; Mund; Magen; Larynx; Anus; Vulva; Urethra].

A Furunkulose [bei 4 Personen während der Arzneimittelprüfung].

A Riesenappetit; erwacht nachts vor Hunger.

A Verlangen nach sauren und scharfen Dingen.

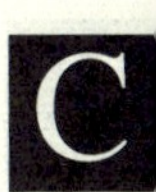

A Abneigung gegen Wein.
A Schwindel, als würde der Boden nachgeben.
< Schließen der Augen.
K Rechtsseitige Kopfschmerzen [Stirn, Schläfen, Hinterkopf]; Schmerz drückend oder durchzuckende Stiche.
< Bewegung.
> Frische Luft.
& Hitze des Kopfes.
K Verstopfte Nase; gelblich schleimige Absonderung.
< Ruhe; Wärme.
K Schwellungsgefühl im [äußeren] Hals im Liegen; als sei die Schilddrüse vergrößert.
K Drückender Schmerz im Magen.
< Nach dem Essen; Kaffee; Zusammenkrümmen.
> Strecken.
& Übelkeit, Würgen und Diarrhœ.
Epigastrium druckempfindlich.
K Herzklopfen; anfallsartig.
< Linksseitenlage; Steigen.
< 3 Uhr [Dyspnœ; Angst; Herzklopfen; kalter Schweiß auf der Stirn].
& Angst und Dyspnœ.
K Rheumatische Schmerzen, v.a. in Händen und Fingern.
< Bewegung.
> Wärme.

NAHRUNG
Verlangen: Saures [1]; Scharfes [1].

NOTIZEN

COTYLEDON — Cot.

ZEICHEN
Cotyledon umbilicus. Nabelkraut. Fam.nat. Crassulaceæ.
Die Crassulaceæ sind eine weit verbreitete Pflanzenfamilie, die aus 37 Gattungen fleischiger Kräuter und Sträucher besteht, wovon Sedum und Sempervirum wohlbekannt sind. Ebenso wie Kakteen öffnen sie ihre Poren nicht während der heißen Tageszeit, wodurch sie viel Wasser verlieren würden, sondern nur während der kühlen

Nachtstunden zur Aufnahme von Kohlendioxid, das in organische Säuren umgewandelt wird, das sich in der Pflanze ansammelt, um dann wiederum in Kohlendioxid zurückverwandelt am folgenden Tag in der Photosynthese verwendet werden kann.
Der Name Cotyledon stammt vom griech. *kotyle,* ein Becher, wegen der runden, leicht konkaven Blätter. Umbilicus bezieht sich auf die nabelartige Vertiefung in der Blattmitte. Manche der englischen Pflanzennamen 'Wall Pennywort', 'Wall Pennyroyal' und 'Penny Pies' beziehen sich auf die runde Blattform, die an eine Münze erinnert. Die meisten Cotyledonarten sind in Südafrika heimisch, sie brauchen Sonne, einen Boden, in dem das Wasser ablaufen kann und eine Temperatur, die nicht unter 5-10° C fällt. Die dicken fleischigen Blätter sind oft blass grün mit mehligem Belag. In magerem Boden und trockenen Verhältnissen verfärben sie sich oft rot. *C. umbilicus* ist eine unscheinbare, strauchartige, immergrüne Pflanze von etwa 20 cm Höhe. Der Wurzelstock ist eine kleine rundliche Pfahlwurzel. Die gelbgrünen kleinen strahlenförmigen Blüten wachsen in lang herabhängenden Büscheln. Die Pflanze wächst auf Felsen und in Gesteinssprüngen im Mittelmeer-Atlantikgebiet von Madeira bis Kleinasien, kommt aber auch in nördlicher gelegenen Ländern wie Irland und England vor.

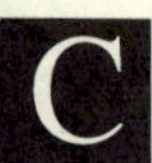

C. umbilicus wurde früher unter dem Namen Folia Umbilicus Veneris gegen Epilepsie verwendet. Ein eng verwandte Pflanze, *Sedum*, wurde ebenfalls als Antiepileptikum eingesetzt. Der Name hängt vermutlich mit dieser Anwendung zusammen, da er vom lat. *sedare*, beruhigen, stammt. Die Römer pflanzten Sedumarten auf Dachgärten in dem Glauben, dass es das Haus vor Blitzschlag schütze.
Mitte des 19ten Jahrhunderts von Craig an 11 Personen geprüft. Hale maß dem nicht viel Bedeutung bei: „Ich bin überrascht, dass so viele wichtige Symptome von einer unbedeutenden Pflanze verursacht wurden. Ich vermute stark, dass sie durch die Einbildungskraft der Prüfer hervorgerufen sind, wie die Phantasmagorien, die durch Houatts notorische Pathogenese gleiten."
Als sei die Größe einer Pflanze ein Kriterium!

VERGLEICHE

Ignatia. Asafœtida. Rumex. Sulfur.

WIRKUNGSBEREICH

Nerven. Herz. Schleimhäute [Pharynx; Larynx; Trachea]. Gelenke.

LEITSYMPTOME

G Delusion, meint ein Körperteil fehle.

„Kopf fühlte sich für einige Zeit überaus leicht, als habe sei der Kopf kein Festkörper; konnte sich eine Zeit lang nicht ausdrücken, obwohl sie sich darum bemühte." [Clarke]

G Entfremdungsgefühl morgens beim Erwachen.

„Erwachte früh am Morgen mit einem Gefühl, als würde sie den Verstand verlieren. Es war nicht unangenehm, zumal sie sich in einem erhabenen sorglosen Zustand empfand."
„Fühlt sich verloren, bevor die Kopfschmerzen einsetzen. Nach Einnahme des Arzneimittels fühlt sie sich verloren; kann sich nicht sammeln; vergisst, was sie tut und sagt; Schwierigkeiten, sich auszudrücken [sechster Tag]. Kopf klar beim Aufstehen, aber gegen Mittag wurde er sehr stumpf, so dass ich mir Mühe geben musste, mich zu sammeln [neunter Tag]. Sie muss sich anstrengen, um zu erkennen,

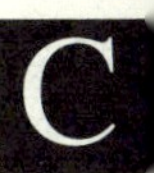

wo sie ist und mit wem sie redet. Vergisst das Thema des Gesprächs.“ [Allen]

G Starkes Verlangen nach Gesellschaft und Aufregung.
Hochgradige Lebhaftigkeit, Neigung zu singen und glücklich zu sein.

G Gefühl als würde er in Tränen ausbrechen.
& Empfindung von Würgen im Hals.
& Seufzen.

G „Es scheint den Gemütsbereich anzugreifen, indem es, wie Ignatia, wechselnde Zustände von Ausgelassenheit und Depression verursacht.“ [Hale]

A Sexuelle Erregung; laszive Gedanken.

A > Tee.
[Schmerzen in den Schläfen; Hitze im ganzen Körper]

A > *Bewegung.*

A > *Frische Luft.*

A Empfindung, als ob kalte Luft von den Beinen aus hochsteigt.
Wenn sie die Brust erreicht, Beklemmungsgefühl und Empfindung als werde ein weiterer [epileptischer] Anfall einsetzen.
< Wenn man still steht und daran denkt.
> Anhaltende Bewegung.

K Dumpfe schwere Kopfschmerzen [abwechselnd in Stirn und Scheitel].
< Kopf schütteln; bücken; aufstehen.
> Frische Luft.
& Starke Neigung nach draußen an die frische Luft zu gehen [was >].
& Dunkelrotes Gesicht.
& Getrübte Sicht und Jucken der Augen.
& Herzklopfen.
& Kalte Füße.

K Heftiger krampfartiger Husten beim Erwachen.
Heftiges Kitzeln in der Kehle.
& Erstickungsgefühl.
& Spärlicher Auswurf von weißlichem, schaumigem Schleim.

K Stiche durch den Brustkorb.
Mit Ausdehnung in die Arme und zwischen die Scapulæ.
& Kälte der Hände und Füße.
& Schwindel und Übelkeit.

K *Herzbeschwerden & Speichelfluss.*
Vernehmbares Herzklopfen, Emotionen < stärker als Bewegung. [Kass]

K „Seit dem Klimakterium, und insbesondere einige Monate vor der Arzneimittelprüfung, hatte sie an einem schmerzhaften Kribbeln in den Händen gelitten, v.a. nachts, was sie am Schlafen hinderte, und Kribbeln den Arm entlang, wie wenn der Nerv getroffen wird. Während der Einnahme von *Cotyledon* verschwand dies und ist nie wiedergekehrt. Seither ist nun über ein Jahr vergangen.“ [Allen]

NAHRUNG
Besser: Tee [1].

NOTIZEN

C

CRATÆGUS Crat.

ZEICHEN
Cratægus oxyacantha. Cratægus lævigata. Weißdorn. Hagedorn. Fam. nat. Rosaceæ.
Der Name Cratægus, vom griechischen *krataigos,* ein blühender Dorn, soll von *kratos,* Stärke, herstammen, mit Anspielung auf die Härte des Holzes. Oxyacantha bedeutet 'scharfer Dorn'. Traditionell nahm man an, dass Weißdorn für die Dornenkrone verwendet wurde. Es ist ein Symbol der Hoffnung, vermutlich der Hoffnung, dass niemand zu einem Ort Zugang findet, der durch Weißdorn abgegrenzt ist. In früherer Zeit waren dies insbesondere Opferstätten, heilige Orte, aber auch Zitadellen und Burgen.
Menschen haben lange an die Zauberkraft des Weißdorns geglaubt: Als Joseph von Arimathea am Heiligabend seinen Stab in den Boden stieß, fand man am darauf folgenden Morgen einen blühenden Weißdornzweig an derselben Stelle. In Glastonbury, England, wuchs ein Weißdorn an der Stätte eines alten keltischen Heiligtums, von dem die Leute annahmen, dass er am Heiligabend blühe. Es hieß, der Strauch stamme von dem Stab des Joseph von Arimathea, und bis zur Zeit von Charles I. wurde alljährlich in einer Prozession ein blühender Zweig von dem Strauch mitgeführt.
Im alten Griechenland wurde der Weißdorn als Hochzeitsfackel verwendet. Griechische Bräute verwendeten oft Weißdornzweige, und der Hochzeitsaltar wurde mit den Blüten geschmückt, um Braut und Bräutigam eine gesegnete Zukunft zu bescheren. Bei den Römern war der Weißdorn der Cratea, Schützerin des körperlichen Wohlbefindens, geweiht. Cardea war eigentlich die Schutzgöttin der Türschwelle und wachte somit auch über Heim und Familie. Aus diesem Grund wurde es oft mit der Göttin Carna identifiziert, die auch den Raum schützte in dem Kinder geboren wurden und vertrieb die bösen Strigæ, die nachts das Blut von Neugeborenen saugen. Um ihr zu helfen wurden Weißdornblätter in die Wiege gelegt. Die Symbolik ist offensichtlich. Cardea bezieht sich auf gr. *kardia*, Herz, Schützer des Wohlbefindens, und Carna auf lat. *carnis,* Fleisch, wie Inkarnation, verkörpert in Fleisch.
„Der Name *Hagedorn,* von *hag* = Gehege, Einfriedung aus Heckenwerk, zeigt, dass die Germanen schon sehr früh ihr Land durch Hecken in Parzellen unterteilten; das Wort *hag* ist auch ein altes Wort für Gehege bzw. Hecke." [Grieve]
Weil die Pflanze als heilig galt, trugen Menschen auf dem Lande Zweige des Strauches bei sich, um sich gegen Krankheit zu schützen, und sie pflanzten Weißdornbäume in

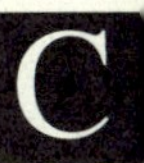

der Nähe der Häuser, um sich vor Bösem [Hexen] zu bewahren und Glück zu bringen. Hexen verwendeten diese Zauberpflanze, indem sie einen Gegenstand hineinhängten, der einem Menschen gehörte, dem sie Schaden zufügen wollten. Die betroffene Person hatte dann kein Glück mehr. Wenn ein Gegenstand hineingehängt wurde, der einem Feind gehörte, hatte dieser keinen Erfolg mehr.
Cratægus wird mit mehreren verschiedenen Namen bezeichnet – Hagedorn, zweigriffeliger Weißdorn, Christdorn. Der Baum ist in den gemäßigten Zonen der nördlichen Hemisphäre heimisch. Er kann bis zu 10 m hoch und sehr alt werden. Er bevorzugt lehmhaltige Böden, mäßige Feuchtigkeit und Gegenden, die nicht allzu extremen Temperaturen ausgesetzt sind. Die leuchtend roten Früchte enthalten ein gelbliches Mark und bleiben nach dem Abfallen der Blätter im Herbst am Baum hängen. Sein schwerer narkotischer Duft nimmt schnell einen fauligen fischartigen Geruch an.
„Die Blüten werden hauptsächlich durch Aasinsekten befruchtet, der an Verwesung erinnernde Geruch zieht solche Insekten an, die ihre Eier in verwesende Tiersubstanzen legen und deren Larven dort schlüpfen. Das Holz ist ausgezeichneter Brennstoff, es erzeugt das heißeste aller bekannten Holzfeuer und war früher für die Ofenfeuerung noch begehrenswerter als Eichenholz. Holzkohle aus Weißdornholz kann angeblich Roheisen ohne Zuhilfenahme eines Blasebalgs zum Schmelzen bringen." [Grieve]
Die kompakten Blätter zeigen nur den Ansatz einer Teilung in drei Lappen und drücken dadurch zurückgehaltene Vitalität aus.
Cratægus hat einen guten Ruf als Herztonikum bei anfänglicher Herzschwäche. Es wird auch als Diuretikum, Adstringens, Tonikum bei Halsschmerzen, Wassersucht und Nierenbeschwerden verwendet. Seine Fähigkeit zur Blutdrucksenkung ist eine indirekte Folge der verbesserten Herzfunktion. Während des Zweiten Weltkrieges entdeckte man, dass die Beeren einen hohen Vitamin C-Gehalt haben, und sie wurden den britischen Truppen zur Verhütung von Skorbut und Wassersucht gegeben. Die Asche ist reich an Kalzium, Kalium und Phosphor. Wie alle Rosengewächse enthält Cratægus Blausäureverbindungen.
„Das Ringen seiner Ätherkräfte mit Verhärtung und Verdornung wird wie bei der Schlehe in Heilmittel aus dem Weißdorn übergehen, den menschlichen Ätherleib anregen, Verhärtungstendenzen, die vom Nervensinnespol ausgehen und das rhythmische System mit Erstarrung bedrohen, zu bekämpfen; die starke Spannung zwischen ätherischen und astralischen Wirkungen wird den zu stark abbauenden, im Rhythmischen sich verkrampfenden Astralleib herauszulösen imstande sein; Entkrampfung, Belebung wird Vertrocknungs-, Verhärtungsprozesse überwinden können, insbesondere im Gebiet des Herzens." [Pelikan]
Eingeführt von Green. Arzneimittelprüfungen: 1900 von Cowperthwaite und Brown an 14 Personen; 1910 von Hinsdale an 3 Personen; 1929-30 von Assmann an 9 Personen; 1992-93 von Stoschitzky an 6 Personen [4 Männer, 2 Frauen].

VERGLEICHE

Cactus. Prunus spinosa. Lycopus. Magnolia. Iberis. Digitalis. Convallaria. Apocynum.

WIRKUNGSBEREICH

Blutgefäße. HERZ. Nieren. Magendarmtrakt. * *Linke Seite.*

LEITSYMPTOME

G *Beschwerden durch Kummer, Trauer, Sorgen.*

A *Kälte.*
Kälte der Hände und Füße durch Gemütserregung und Anstrengung.

A Starkes Schwitzen.

A Kapriziöser Appetit.

A *Schlafstörungen.*
„Ist abends hellwach; unruhiger Schlaf, dreht und wendet sich unablässig. Schläft bis in den späten Morgen und fühlt sich beim Erwachen nicht ausgeruht.“ [Hinsdale]

A < *Bewegung.*

A > Menses.
[Schmerzen im lumbosakralen Bereich; Unterleibsschmerzen; Stimmung; Auftreibung des Abdomens]
[bei beiden Prüferinnen in Stoschitzkys Arzneimittelprüfung]

A Schmerzen *scharf, durchzuckende Stiche.*

K *Linksseitiger* Stirnkopfschmerz.
& Flackern vor dem linken Auge.

K *Trockenheit in der Nase.*
Erwacht mit verstopfter Nase.

K HERZBESCHWERDEN; Herzklopfen; *Dyspnœ.*
< Warme Räume; Bewegung.
> Frische Luft; Ruhe.
& Stauung in den Kopf mit Verwirrung.
& Schmerzen unterhalb der linken Clavicula.
& ANGST.
HYPERTROPHIE durch Überanstrengung, durch übermäßigen Alkoholkonsum oder Exzesse beliebiger Art

K Auftreibung des Abdomens.
Heißer, übelriechender Flatus. [Stoschitzky]

K Übermäßiges Schwitzen an den Handflächen. [von allen Prüfern Hinsdales berichtet]

K Scharfe durchzuckende Stiche im *linken* Bein, Hüfte, Knie und Fußgelenk.
< Gehen.
> Bein vollständig ausstrecken.

RUBRIKEN

GEMÜT: *Beschwerden* durch emotionale Erregung [1]. *Gemütserregung* bei Herzsymptomen [1/1]; bei Kopfschmerzen [1/1]; bei Schmerzen im Hinterkopf und Nacken [1/1]. Mentale *Prostration* bei Herzversagen [1/1]. *Reizbarkeit* bei Herzsymptomen [1/1]; bei Schmerzen im Hinterkopf und Nacken [1/1]. Bedürfnis nach *Ruhe* und Stille [1].

GESICHT: Blasse *Verfärbung* des Gesichts [1].

MAGEN: *Störung* bei Herzversagen [1/1].

ATMUNG: *Atembeschwerden* durch geringste Anstrengung, ohne starke Zunahme der Pulsfrequenz [1/1].
BRUST: Herz*beschwerden* nach Rheumatismus [1]. Chronische *Herz*beschwerden & extreme Schwäche [1]; & nervöse Entkräftung [1/1].
EXTREMITÄTEN: *Kälte,* kalte Hände bei geringster Anstrengung [1/1]; durch Gemütserregung [1]; kalte Finger < Anstrengung [1/1]; < Gemütserregung [1/1]; kalte Zehen durch geringste Anstrengung [1/1]; bei Gemütserregung [1/1]. Blaue *Verfärbung* der Finger < Anstrengung [1/1]; < Gemütserregung [1/1].
FROST: Frost nach *Anstrengung* [1]; nach *Gemütserregung* [1].

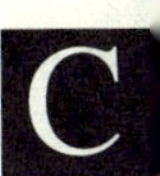

NOTIZEN

CROTALUS CASCAVELLA Crot-c.

ZEICHEN

Crotalus durissus. Cascabel. Schauerklapperschlange. Südamerikanische Klapperschlange. Die einzige Crotalusart, die man außerhalb der zentralen und südlichen Vereinigten Staaten antrifft, ist die südamerikanische Klapperschlange, die bis unten in Brasilien und Argentinien vorkommt. Die Schlange kann bis zu 1,5 m lang werden. Sie hat ein sehr eckiges Maul und zwei kleine Schilder [dachziegelartig übereinander liegende Kopfschuppen] an der Stirn. Der Bauch ist gleichmäßig hellgelb mit kleinen braunen Punkten. Sie hat einen schwarzen Schwanz und einen schwarzen Streifen, der vom Auge zum Hals verläuft. Die Südamerikanische Klapperschlange, die hauptsächlich nachts aktiv ist, ruht tagsüber zu einer Spirale aufgerollt. Wenn sie nicht gestört wird, bleibt sie unbeweglich. Die Klapperschlange gewöhnt sich in Gefangenschaft rasch ein und wird dort sanftmütig. Sie kann in Gefangenschaft über 20 Jahre alt werden.
Alle Klapperschlangenarten nördlich von Mexiko haben ein weitgehend hæmotoxisches Gift, bei den südlicheren Arten hingegen ist das Gift weitgehend neurotoxisch. Klapperschlangen haben Augen, die sie Tag und Nacht benutzen. Alle Arten sind lebendgebärend, die Jungen sind bereits giftig. Klapperschlangen sind nicht besonders aggressiv, außer wenn sie bedroht werden. In solchen Fällen rollen sie sich auf, bilden mit dem Vorderteil des Körpers eine Z-Form, angriffsbereit, und klappern lautstark. Sie können ihr Opfer in einem Umkreis von ihrer halben bis zur ganzen Körperlänge erreichen und mehrfach hintereinander zubeißen. Es wird angenommen, dass die Klapper oder Rassel die Funktion hat, potentielle Angreifer fernzuhalten – insbesondere

große Weidetiere wie Bisons. Dies wird durch die Tatsache bestätigt, dass bei Klapperschlangen, die außerhalb derartiger Gefahrenzonen leben, beispielsweise auf Inseln, die Klapper verschwunden ist. Eine weitere Vermutung ist, dass die Klapper als Instrument verwendet wird, um das andere Geschlecht anzulocken. Die Klapper funktioniert nur, wenn sie trocken ist. Ein nasse Klapper ist geräuschlos. „Früher nahm man an, dass jedes Jahr eine neue Klapper hinzukäme und dass man das Alter einer Klapperschlange anhand der Anzahl der Klappern bestimmen könne. Mittlerweile weiß man, dass sich Klapperschlangen durchschnittlich dreimal im Jahr häuten, aber selbst wenn man die Anzahl der Klappern durch drei teilt, ergäbe dies nur ein Mindestalter, weil Klapperschlangen ständig Klappern am Schwanzende abstoßen und verlieren."
„Klapperschlangen paaren sich im Frühling in wärmeren Klimazonen und in kälteren Gebieten im Herbst. Weibchen können das Sperma für einen beträchtlichen Zeitraum in ihren Eileitern behalten und ohne weitere Paarung mehrfach werfen. Die Trächtigkeit beträgt in der Regel 140 bis 200 Tage und wird anscheinend stark von der Witterung beeinflusst. Alle Klapperschlangen sind lebendgebärend, die Weibchen gebären durchschnittlich 8 bis 15 Junge bei einem Wurf." [Grolier]
Zumal diese Art einen subtropischen Lebensraum hat, muss sie im Winter kein Versteck suchen. Das bedeutet auch, dass sie über ein weiteres Gebiet verbreitet ist.
Geprüft von Mure.

VERGLEICHE

Lachesis. Phosphor. Belladonna. Arsenicum. Nux vomica. Crotalus horridus.

WIRKUNGSBEREICH

NERVEN [motorisch, sensorisch]. Augen. Magendarmtrakt. Blut. * RECHTE SEITE.

LEITSYMPTOME

G Eifersucht wegen Verlassenheitsgefühl [*Lach.; Cench.*].

G Plappernde Geschwätzigkeit, oder *eingeschränktes Sprechvermögen* [Aphasie; schwieriges Sprechen durch Schweregefühl der Zunge].
Liebt Menschenmengen, geschäftiges Treiben.

G TOD und Sterben.
Gedanken verweilen beim Thema Tod. Furcht vor dem Tod, sobald er allein ist. Gedanken an den Tod, wenn man allein ist. Träumt von Leichnamen.
Hört nichts, und sieht wiederum das Phantombild des Todes als riesenhaftes schwarzes Gerippe.

G *Verfolgungsgefühl.*
„Das Verfolgungsgefühl haben alle Schlangenmittel miteinander gemeinsam. Bei Crot-c. bezieht sich das Verfolgungsgefühl auf Geister, Gespenster, Ungeheuer. Sie sind wirklich überzeugt davon, dass niemand etwas für sie tun kann, dass es unmöglich ist, sie zu heilen. Es ist eine der am stärksten hypochondrischen Schlangenmittel. *Manc.* hat stärker das Gefühl der Einsamkeit mit Kummer als Ursache. Bei *Manc.* bestehen häufiger Hautbeschwerden, bei Crot-c. eher Kreislaufstörungen." [Mangialavori]

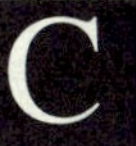

„Ungeheure Furcht vor dem Alleinsein, verfolgt zu werden, dass jmd. hinter ihm sei. Hört Stimmen, denen er folgen muss.“ [Clarke]

G Zentrales Thema: *Furcht vor Vergeltung.* [Sankaran]
„Ich bin schwach und im Nachteil. Ich muss meinen Zorn im Zaum halten, sonst wird mich die ganze Welt oder Gruppe zermalmen, selbst wenn ich den kleinsten Fehler mache.“ [Sankaran]
Es betrifft Kinder, die nicht in der Lage waren sich gegen die zur Wehr zu setzen, die sie aus lange angestautem Zorn belästigt haben, die mit ihrem Aggressor nicht rasch und endgültig kurzen Prozess machen können.
Ein weiteres Beispiel dafür ist der Wunsch, Mitglied einer mächtigen Organisation zu werden, z.B. der Mafia. Dies reflektiert das Bedürfnis nach Schutz und Kameradschaft, das sich unter denen findet, mit denen man dieselben Ideale teilt, aber gleichzeitig schließt dies auch das Risiko ein, Feinde zu haben und die Gefahr, unerwartet angegriffen zu werden. Die Furcht von hinten angegriffen zu werden kann als Leitsymptom von Crot-c. angesehen werden.

G Hellsichtig, magnetischer Zustand. Hört Stimmen. Empfindlich gegenüber Sinneseindrücken.
„Magnetisierter Zustand, in dem sie keinerlei Fragen beantwortet, aber sie hört eine seltsame Stimme zu ihrer Linken und hinter sich; sie folgt der Stimme, wirft sich gegen verschlossene Türen und kratzt daran mit ihren Nägeln. Drei sehr ähnlich Angriffe folgen aufeinander; sie werden gelegentlich unterbrochen von albernem Lachen und enden immer mit einer Tränenflut. Sie schreit wieder auf: ‘Er ist in der Grube, aber die Löwen werden ihn nicht fressen the lions will not eat him’.“ [Allen]
Delusionen und Träume von *Gespenstern, Geistern, Stimmen.*
„Starkes Bedürfnis nach einem spirituellen Lehrer.“ [Shah]

A „*Crot-c.* unterscheidet sich insofern von *Crot-h.* als es die Gewebe weniger stark, aber *Gemüt* und *Empfindungen* wesentlich stärker angreift.“ [Tyler]

A FROSTIG, aber > im Freien.

A < MENOPAUSE.

A Einschnürungsgefühl.
Nasenspitze wie von einer Schnur hochgezogen; als sei eine Schnur um die Schilddrüse gebunden; Bandgefühl um das Abdomen; Kopf und Brustkorb wie von einer eisernen Rüstung komprimiert.

A KLEIDUNG UNERTRÄGLICH [Hals; Magen; Abdomen].

A Paralyse oder Lähmungsgefühl; *rechtsseitig* oder < rechte Seite.
Taubheitsgefühl. Prickeln.

A Hæmorrhagien; Blut gerinnt nicht.

K Augen wie herausgezogen, herausgepresst, herausgeschnitten.

K Sonderbar: Krankenhausgeruch. [Clarke]

K Brennende Urtikaria herdförmig über einem Körperbereich.

RUBRIKEN

GEMÜT: *Antwortet*, einsilbig, nicht auf alle Fragen [1]. *Delusion,* meint die Augen würden herausfallen [1/1]; meint aus dem Bett zu fallen [1]; meint jmd.

gehe hinter ihm [1]; hört Ächzen [2/1]; hört Schritte hinter sich [1/1]; hört Stimmen, denen er folgen muss [1]; sieht Skelette [1]. *Furcht* vor dem Alleinsein [3]; dass jmd. hinter ihm ist [1]. *Geschwätzigkeit* [2]. *Gesten*, spielt mit den Fingern [1]. *Hellsichtigkeit* [2]. *Ruhelosigkeit* < Trinken [2/1]. Gedanken vom *Tod* [2]; wenn man allein ist [2/1]. *Träume* von Geistern [2]; von toten Körpern [2]; von Spinnen [1]. *Trübsinn,* aber kann nicht weinen [1].

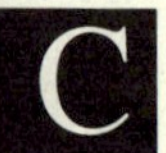

KOPF: Empfindung als würde etwas *Lebendiges* im Kopfinnern im Kreis herum gehen [1/1]. Empfindung von einer *Schädelkappe* [2]. *Schmerzen*, Kopfweh < Kleidung um den Hals [1]; Schmerzen in der Stirn, mit Ausdehnung nach hinten [2]; berstender Schmerz in der Stirn nachts [2/1].

AUGEN: Empfindung als würde das linke Auge zur linken Schläfe *gezogen* [1/1]. *Schmerzen* wie von Sand in den äußeren Augenwinkeln [1]; schneidende Schmerzen um den Augapfel, als würde das Auge mit einem Taschenmesser herausgeschnitten [1/1].

SEHKRAFT: *Farbensehen*, blau [2].

OHREN: *Geräusche,* Summen beim Treppabgehen [1/1].

NASE: *Epistaxis* im Schlaf [2]. *Geruch,* schal, ekelerregend, wie im Krankenhaus [1/1]. Nasenspitze wie von einer Schnur *hochgezogen* und in der Stirnmitte befestigt [1/1].

MUND: *Geschmack* faulig [1]; salzig, nicht > Zuckerwasser trinken [1/1]; nach Zwiebeln [1]. Brennen, rohe *Schmerzen* an der Zungenwurzel [2].

HALS: *Fremdkörpergefühl* [3; **Lach**.]; Schlucken > nicht [2]. *Kloßgefühl* im Schlaf [2]. *Schluckbeschwerden,* kann nur Flüssigkeit schlucken, würgt bei fester Nahrung [2]; kann ausschließlich Flüssigkeit schlucken [2]. *Schmerzen* im Ösophagus mit Ausdehnung zum Magen [2].

ÄUSSERER HALS: *Einschnürung* der Schilddrüse [3]. *Kleidung* < [3]. Ziehende *Schmerzen* in den Seiten beim Drehen des Kopfes [2].

MAGEN: *Appetit* gesteigert, aber verschwindet beim Anblick von Speisen [2; **Sulf**.]. Jeder Bissen Nahrung *fällt* plötzlich in den Magen, wie ein Stein, der Schmerz wurde sogar im Rücken empfunden [1/1]. *Kälte* nach dem Essen [2]. Empfindung als ob *Luft* durch eine Öffnung in der Magengrube strömt [1/1].

ABDOMEN: Empfindung wie *Bänder* um das Abdomen [1]; wie ein Band um das Abdomen, am Nabel befestigt [1/1]. *Schmerzen* quer über die Nabelgegens, mit abwechselnd Gefühl von Ausbreitung und Zusammenkneifen [1/1].

FRAUEN: Lanzinierende *Schmerzen* in Uterus und Anus, beim Waschen mit kaltem Wasser [1/1].

BRUST: Empfindung wie von einem *Eisenband* um die Brust [1]. *Hautausschläge*, Pusteln in der Axilla [1]. Schneidende *Schmerzen* in der rechten Axilla [2]; stechender Schmerz in der rechten Axilla [2]. Empfindung als schlage das Herz von oben nach *unten* [1/1]. Empfindung von *Wasser* in der Brust, mit Bemühung es auszuspucken, und Schwächegefühl, als sei das Herz in Flüssigkeit getaucht [1/1].

EXTREMITÄTEN: Letzte Fingerglieder wie *gebrochen* [1/1]. Eisige *Kälte* der

Füße [3]. Rechtsseitige *Paralyse,* Hemiplegie [3; **Caust**.]. *Schmerzen* < Trinken [3/1]. Blaue *Verfärbung* der Fingerspitzen [1]; gerötete Fingernägel [1]. Empfindung als sei das rechte Bein *verkürzt* [1].
HAUT: *Empfindlichkeit* [3]. *Hautausschläge,* purpurfarbenes Karbunkel mit kleinen Bläschen in der Umgebung [2; **Lach**.].
ALLGEMEINES: *Schwäche* durch Vergnügen, Annehmlichkeiten [1].

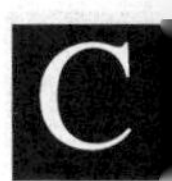

NAHRUNG
Abneigung: Fleisch [1]; Rindfleisch [1]; Wein [1].
Schlimmer: Kalte Getränke [1; = Schmerzen im Hypogastrium].

NOTIZEN

CROTALUS HORRIDUS **Crot-h.**

ZEICHEN
Crotalus horridus. Waldklapperschlange.
Crotalus horridus erreicht eine Länge von 120 bis 180 cm. Im Unterschied zu anderen Klapperschlangenarten ist bei ihr das Maul mit kleinen Schuppen bedeckt. Die Schuppen auf dem Rücken sind graubraun mit unregelmäßigen Flecken und dunkleren Querstreifen. Junge Schlangen sind blasser als ihre älteren Artgenossen. Die Schlange lebt in den Vereinigten Staaten, v.a. im Südosten. In noch unbesiedelten Gegenden kann man diese Klapperschlange häufig auf sonnigen steinigen Anhöhen antreffen, wo immergrüne Büsche wachsen und durch die Flüsschen und Bergbäche fließen. Sie badet gern im Morgentau und streckt sich anschließend faul in der Sonne aus. Gegen Mittag, wenn die Temperaturen ansteigen, sucht sie sich ein schattiges geschütztes Plätzchen. Crotalus horridus ist sehr empfindlich gegenüber Temperaturveränderungen. Gegen Herbstende ziehen sie sich in Gruppen in tiefe geschützte Höhlen zurück, aus denen sie bei den ersten Vorboten des Frühlings wieder auftauchen. Im Winter wird sie steif und sieht aus wie tot. Im Frühjahr erwacht das Tier wieder zum Leben und beginnt sofort mit der Paarung. Obgleich die Schlange so faul und träge wirkt, richtet sie sich ganz plötzlich auf, wenn sie eines potentiellen Opfers oder Angreifers gewahr wird, und schlägt mit einer solchen Geschwindigkeit zu, dass es schwer fällt den Bewegungen zu folgen.
Die Klapperschlange hat nur wenige Feinde. Eigentlich haben nur Menschen und Wildschweine, denen anscheinend eine Aversion gegen die Schlangen angeboren ist, den Mut, es mit ihr aufzunehmen. Die Schweine, durch ihre dicke Fettschicht gegen

den Biss geschützt, liefern sich erbitterte Kämpfe mit der Klapperschlange.
Geprüft von Hering.

VERGLEICHE
Lachesis. Phosphor. Arsenicum. Belladonna. Carbo vegetabilis. Baptisia. Secale.

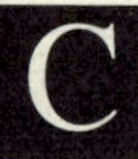

Differenzierung
➡ Differentialdiagnose mit *Lachesis.*

Crotalus und Lachesis haben die folgenden ähnlichen Symptome:
⇨ Eine Verschlimmerung beim Erwachen [nach Schlaf] – bei Lachesis stärker.
⇨ Enge Kleidung ist unerträglich [insbesondere um den Hals] – Lachesis stärker.
⇨ Beides sind hämorrhagische Mittel: Crotalus stärker.
⇨ Beide haben blaue Verfärbung von Körperpartien: Lachesis stärker.
⇨ Beide haben gelbe Verfärbung und Gelbsucht, Crotalus stärker.
⇨ Beide sind geschwätzig, Crotalus murmelt und stammelt und kann leise Selbstgespräche führen. Lachesis redet schnell, klarer und nimmt anderen Leuten das Wort aus dem Mund [Crotalus kann dies auch tun], erzählt Geschichten und ist wilder und aufgeregter.
⇨ Beide reden vom Tod, Lachesis hat mehr Angst, Crotalus ist apathischer.
⇨ Beide haben Einschnürungsgefühl, Engegefühl um den Hals mit Schluckschwierigkeiten. Crotalus hat Schwierigkeiten beim Schlucken fester Nahrung, Lachesis hat mehr Schwierigkeiten mit Flüssigkeiten als mit fester Nahrung [und noch größere Schwierigkeiten bei leerem Schlucken als bei Flüssigkeiten].
⇨ Beide können einseitige Symptome haben. Crotalus ist mehr rechtsseitig; Lachesis ist mehr linksseitig.
⇨ Crotalus hat eine kalte, trockene Haut [v.a. kalte Extremitäten]; Lachesis hat eine kalte klamme Haut.
⇨ Crotalus hat < in kalter Luft [Atemwegssymptome]; Lachesis hat < Hitze.
⇨ Beide haben Zittern der Zunge beim Herausstrecken; Lachesis stärker.
[Miranda Castro]

WIRKUNGSBEREICH
KREISLAUF. BLUT. *Leber.* Hals. Nerven. * RECHTE SEITE.

LEITSYMPTOME
G *Sozial.*
Von den sozial angepassten Schlangenmitteln [Lach., Cench., Crot-c., Crot–h.] ist Crotalus horridus am geselligsten. Sie können stark Phosphor ähneln, mit Furcht vor Donner und Blitz. Sie sind sehr mitfühlend. Vermutlich kommen sie auch ohne Gesellschaft zurecht. Crot-h. ist nicht sehr aggressiv. In der Regel

unterwerfen sie sich einer starken Person. [Mangialavori]
ODER: Abneigung gegen Familienmitglieder.
Eine Kombination der beiden ist es, dass sie das Gefühl haben, helfen zu müssen, aber es eigentlich nicht wollen. In diesem Fall wird die Familie als eine unvermeidliche Pflicht angesehen. Das Verfolgungsgefühl, dann Themen im Zusammenhang mit der Idee, dass sie zu Sozialverhalten verpflichtet sind und Familienkontakte pflegen müssen. [Mangialavori]

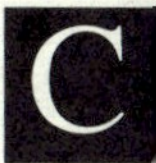

G MITFÜHLEND # HERRISCH.

G *Geschwätzigkeit.*
„Bei Lachesis hat die Geschwätzigkeit eine solche Geschwindigkeit, dass wenn irgendjemand im Raum anfängt, etwas zu erzählen, wird der Patient das Thema aufgreifen und die Geschichte zuende führen, obgleich er nie davon gehört hat. Niemand darf in Gegenwart eines *Lachesis*-Patienten eine Geschichte zuende erzählen. *Crotalus* tut dies ebenfalls, aber er wird anfangen zu murmeln und zu stammeln und über die Worte stolpern… ein gedämpfter passiver Zustand wie ein Rauschzustand; bei *Lachesis* ist es wilde Erregung." [Tyler]

G Extreme Empfindsamkeit.
Leicht zu Tränen gerührt; durch Lesen.

G Delusionen; meint von grässlichen Tieren umgeben zu sein; umgeben von Feinden. Grauenhafte Träume von Mord, Tod, toten Körpern; sogar von Kadavergeruch wird geträumt.
Kämpfe [im Traum] mit Feinden und Tieren. [Dorcsi]
„Eine meiner Patientinnen hatte das Gefühl, gegen ihren Willen irgendwo eingesperrt zu sein und verbrachte ihr Leben mit Versuchen zu entfliehen zu, welches ein Verhaltenszug von Crot-h. ist." [Blackie]
Träume von toten Menschen bei [septischen] Halsentzündungen.

G Reizbarkeit.
„Crotalus Patienten sind im Gemütsbereich sehr bissig und reizbar. Sie sind so hässlich in ihrem Temperament, dass sie stark an *Nux-v.* erinnern; bei *Nux-v.* fehlt bloß der verminderte Vitalitätszustand von Crotalus. Sie geraten bei dem geringsten Ärgernis fast außer sich vor Wut." [Choudhuri]
Aber weniger aggressiv als *Lachesis.*

A Äußere Erscheinung.
„Crot-h. scheint fette Personen stärker anzugreifen als dünne und weiße mehr als farbige Menschen." [Jahr]

A Maligne Entartung.
Streptokokkeninfektionen.

A Besonders in Fällen indiziert, in denen Erysipel zu den Hirnhäuten metastasiert.

A FROSTIG; mit Hitzewallungen.
Hitzewallungen und Schwindel im Klimakterium.

A Frostig, aber Wärme und warme Umschläge <, aber Sonnenwärme kann >.
Frische Luft > Kopf- und Magensymptome.
Kalte Luft < Hals- und Atemwegssymptome.

A < *Kaltes, trockenes Wetter.*

< *Heißes Wetter.*

A < *Frühling.*

A < HUNGER [= Zittern; Schwäche; Hinterkopfschmerz].

A *Brennender Durst auf kaltes Wasser in großen Mengen.*

A < WEIN, ALKOHOL.
Chronische Hepatitis und Alkoholismus.

A < SCHLAFBEGINN.
< *Nach Schlaf.*

A Schwellungsgefühl.
Schwellung der BETROFFENEN Partien.

A KLEIDUNG UNERTRÄGLICH [Hals; Magen; Hypochondrium].

A Übler Geruch [aller Absonderungen; Atem riecht schimmelig].

A *Ohnmacht bei Herzklopfen.*

A Hæmorrhagien; Blut gerinnt nicht.

A PLÖTZLICHE BESCHWERDEN.
[Schwäche; Schmerzen; Kälte; Herklopfen; kalter Schweiß]
Schmerzen treten plötzlich auf, halten eine Weile an und verschwinden plötzlich.

K Schmerzen im Hinterkopf, in Wellen von der Wirbelsäule.
< Erschütterung; Stellungswechsel.

K Migräne.
& Erbrechen von Galle in großer Menge; kann nicht auf der rechten Seite oder auf dem Rücken liegen, ohne sofort schwarze biliöse Substanz zu erbrechen.
„Dumpfe, schwere, pochende Kopfschmerzen & Hitze im Kopf vor der Menses." [Dorcsi]

K Dysmenorrhœ.
& Herzschmerzen und Herzschwäche. [Dorcsi]

K „Ich muss sagen, wir können nicht Herzkranzbeschwerden besprechen ohne *Crotalus*, *Cenchris* und *Naja* zu erwähnen. Ich finde *Crotalus* ausgezeichnet, wenn der Patient über das Gefühl klagt, als ob etwas unter dem Sternum bersten wolle, insbesondere wenn sie sagen 'es fühlt sich da so voll an,' dass sie nicht wagen, sich zu bewegen. Crotalus lindert dies besonders gut." [Hubbard Wright]

K *Empfindung, als ob das Herz umkippt.*

RUBRIKEN

GEMÜT: *Abneigung* gegen Familienmitglieder [2]; gegen bestimmte Personen [1]; gegen den eigenen Verstand oder Psyche [1/1]. *Angst* & kalter Schweiß [2]. *Antwortet* unzusammenhängend [2]. *Aphasie* nach Apoplexie [3]. *Delusionen*, meint, von Feinden umgeben zu sein [2]; meint, unterwegs auf einer Reise zu sein [1]; meint Tiere zu sehen [2]. *Ekstase* morgens beim Erwachen [1/1]. *Fehler* beim Schreiben, ältere Menschen [2]; & Schwindel [2]. *Geistestrübung* # Lebhaftigkeit [1/1]. *Geschwätzigkeit* [1]. *Misstrauisch* [2]. *Somnambulismus* [1]. Gedanken vom *Tod* [2]. *Vergesslichkeit,* vergisst wohlbekannte Straßen [2]. *Weinen,* wenn man befragt wird [1]; beim Lesen [2].
SCHWINDEL: Schwindel durch *Blitz* [1/1]. Schwindel nach *Schreck* [1].

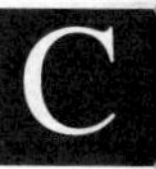

KOPF: *Hitze* vor der Menses [2]. *Pulsieren* vor der Menses [2]. *Schmerzen* in der Stirn mit Ausdehnung zu den Augen [2]; drückende Schmerzen im Scheitel tagsüber [2; **Carbn-s.**]; Wundheitsgefühl, Prellungsschmerz im Hinterkopf bei Bewegung [2; **Cimic.**]. *Schweregefühl* vor der Menses [1].
AUGEN: *Bluten* aus den Augen [3]. *Schwellung* am Morgen [2]. Augen nach außen *verdreht* [2].
NASE: *Krampfadern* [2]. Hartnäckiges *Nasenbluten* [2]. Bläuliche *Verfärbung* der Nasenspitze [2]; gerötete Nasenspitze [2].
GESICHT: Erweiterte *Adern,* wie marmoriert [2; Lach.]. Rezidivierendes *Erysipel* [2; **Apis**]. *Pulsieren,* klimakterisch [2/1]. *Taubheitsgefühl* der Lippen [2]; der Lippen während Halsentzündung [1/1].
MUND: Leichtes Zahnfleisch*bluten* [3]. Muffiger *Geruch* [2]. *Klebrig,* morgens [2].
HALS: *Schluckbeschwerden*, kann nur Flüssiges schlucken, würgt bei fester Nahrung [2]; kann nichts anderes als Flüssiges schlucken [2]. Wundheits*schmerz* beim Erwachen [2; *Lach.*]. *Würgen* beim Einschlafen [2].
ÄUSSERER HALS: *Kleidung* < [3].
MAGEN: *Erbrechen* bei geringster Bewegung [2]; Erbrechen bei Betrunkenen [2]; Erbrechen in Rechtsseiten- oder Rückenlage [2/1]; Erbrechen von Galle & Angst [2/1]. Tödliche *Übelkeit* & Angst [3].
FRAUEN: *Menses* schmerzhaft zu Beginn der Menses [2]. *Metrorrhagie* während der Menopause [3].
BRUST: *Herzbeschwerden* im Klimakterium [2]. *Herzschmerzen* < Linksseitenlage [2]; < Steigen [2]; Ausdehnung zur linken Hand. *Verfärbung,* fleckige Stellen [3].
EXTREMITÄTEN: *Kälte,* kalte Füße während der Menses [2; Sil.]. *Taubheitsgefühl* der unteren Gliedmaßen beim Übereinanderschlagen der Beine [2]. *Zittern* der Hände > Bewegung [2].
SCHWEISS: Schweiß vermehrt im *Klimakterium* [2].
ALLGEMEINES: *Wunden*, Narben gehen wieder auf [2]; Wiederöffnen alter [2]. *Zucken* bei Dipsomanie [2; *Phos.*].

NAHRUNG

Abneigung: Fleisch [1]; Tabak [1].
Verlangen: Alkohol [3]; Schweinefleisch [3]; Gewürze [1]; Saures [1]; Stimulantien [1]; Süßigkeiten [1]; Wein [1]; Zucker [1].
Schlimmer: Alkohol [2]; Brot [1]; Brot, Weißbrot [1]; Wild [1].
Besser: Branntwein [1]; Kaffee [1].

NOTIZEN

CROTON TIGLIUM Crot-t.

ZEICHEN

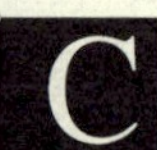

Croton tiglium. Crotonsamen. Fam. nat. Euphorbiaceæ
Die Familie der Wolfsmilchgewächse liefert der Homöopathie 20 Arten aus ihrem umfangreichen Arsenal. Für die meisten sind keine Arzneimittelprüfungen durchgeführt worden, und die Symptome sind nur Vergiftungserscheinungen von dem ätzenden Saft. Dieser milchige Saft kann so destruktiv sein, dass der Pflanze sogar Heilkräfte gegen Syphilis zugeschrieben wurden [Ulcus causticum], z.B. bei *Stillingia* und *Hura*. Die extrem stimulierende Wirkung der verschiedenen Arten der Crotongattung lässt sich in diesem Zusammenhang sehen, zwei davon werden in der Homöopathie verwendet: *Croton tiglium* und *Croton eleuteria*.
Der Name stammt vom griechischen *kroton*, Zecke, wegen der Ähnlichkeit der Samen mit diesem Insekt. Die Rinde von Croton eleuteria, in der Homöopathie Cascarilla genannt, wird zur Herstellung aromatischer Tonika verwendet, die u.a. als Aromastoffe für Tabakwaren verwendet werden. Ein auffallendes Symptom in diesem Zusammenhang ist „Abneigung gegen Tabakrauch“, das als Symptom von Cascarilla verzeichnet ist. Mit Ausnahme der heftigen gastrointestinalen Störungen hat dieses Arzneimittel jedoch nur wenig individuelle Symptome.
Das Arzneimittelbild von *Croton tiglium* ist klarer.
Es ist ein stämmiger Strauch oder kleiner Baum aus Südostasien, mit einem ausgezeichneten und langjährigen Ruf als Kathartikum. Es gibt wahrscheinlich kein Laxativum, das seine Wirkung drastischer und rascher tut als dieses, mit Ausnahme von *Ricinus communis*, welches das bekannte Rizinusöl liefert und ebenfalls zur Wolfsmilchfamilie gehört.
Ein Crotonsamen wirkt innerhalb von einer Stunde. Mehr als zwei Samen haben letale Wirkung. Das aus dem Samen gepresste Öl hat kathartische, stimulierende und blasenbildende Eigenschaften. Bei äußerer Anwendung, gewöhnlich als Salbe mit Olivenöl, verursacht es Hautinfektionen mit pustelähnlichen Infektionen und wurde für Gicht, Rheumatismus und Nervenschmerzen verwendet. Dieser Methode liegt der Gedanke zugrunde, dass die ‘Unreinheiten’ durch Stimulierung der Haut aus dem Körper gezogen werden.
„Crotonöl ist karzinogen; eine zu große Dosis verursacht Schock [1 ml kann tödlich wirken] Hautkontakt sollte vermieden werden. Zu den Nebenwirkungen gehören Blasenbildung an Haut und Schleimhäuten, Ödem, Hypotonie, und Leibschmerzen.“ [Bown]
1834 eingeführt von Buchner. Geprüft von Hencke [an sich selbst], Brentzer [an sich selbst] und Berridge [„an einem Mann mit mehreren Dosen der C 200.“].

VERGLEICHE

Sulfur. Arsenicum. Mercurius. Rhus toxicodendron. Podophyllum.

WIRKUNGSBEREICH

SCHLEIMHÄUTE [Darm; Augen]. Haut [GESICHT; SKROTUM]. Blase. Mammæ. Uterus. * *Linke Seite*.

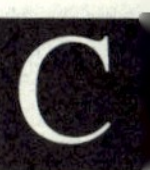

LEITSYMPTOME

G Verwirrung.
& Druck und Schweregefühl in der Stirn.
& Prickeln in den Augen.
< Gehen ins Freie.

G „Inhalt *unter Druck. Der Geist dieses Mittels ähnelt seiner charakteristischen Diarrhœ.* Croton tiglium Personen sind Leute die Kümmernisse anhäufen und dann plötzlich explodieren. Wenn Kinder wütend werden,.sind sie stark *erregt* und *gewalttätig.*" [Grandgeorge]

A *Frostig.*
„Kälte der Hände und Füße & glühende Hitze in Gesicht und Kopfhaut." [Dorcsi]

A < *Nachts,* aber > nach [Mittags-] Schlaf.
Kopfweh, Kolik und Schmerzen > nach Schlaf.

A < *Berührung.*
< Druck.
[Augen; Haut; Abdomen]
„Bei Druck auf den Nabel, wird eine schmerzhafte Empfindung bis hinab in den After wahrgenommen, mit ständigem Druck nach außen dort." [Allen]

A GELBLICH [Ausscheidungen; Krusten].

A ENG-STIRNIG.
„Als sei die Haut eng. Auch engstirnig; kann nicht über seinen Horizont hinaus denken, fühlt sich innerlich gestaut, und die Gedanken haben keine Gelegenheit herauszufließen." [Clarke]

A ZIEHENDE Schmerzen, wie *durch eine Schnur nach hinten gezogen* [Brustwarzen; Augen].
Bei dem charakteristischen Kopfweh dehnen sich die Schmerzen von den Augäpfeln durch den Kopf nach hinten aus.

A BRENNENDE Schmerzen und HITZEGEFÜHL [innerlich].

A GURGELN [Kopf; Mammæ; Abdomen].

K Kontraktionen im Magen.
& Druck in der Magengrube, und wässrige Sekretion aus Augen und Nase.

K Starke Übelkeit.
& Schwinden der Sehkraft und Schweiß auf der Stirn.
& Trockenheit, Brennen und gerötete Zunge.
Übermäßiges Würgen & Schwindel.
< Nach Trinken.

K Darmkolik [im transversalen Kolon] vor der Stuhlentleerung.
< Berührung; Druck; Bewegung.
> Warme Getränke; äußere Hitze.

K GURGELN oder *Schwappen wie Wasser* im Darm, v.a. LINKE Seite, gefolgt von herausströmender Diarrhœ.

K PLÖTZLICHER STUHLDRANG;
EXPLOSIONSARTIGE Entleerung, IN EINEM SCHWALL.

& *Plötzliche Anfälle von Erbrechen* gelblich weißer, schaumiger Flüssigkeit.
& Trockene, pergamentartige Lippen.
& Schweiß während der Stuhlentleerung.
Gefolgt von extremer Entkräftung und Ohnmacht.

K Diarrhœ < UNMITTELBAR nach dem Essen oder Trinken.

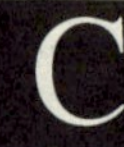

„Starke Verschlimmerung durch beliebige Nahrungsaufnahme in den Magen, und Stuhlentleerung tritt unmittelbar nach dem Essen oder Trinken auf; feste oder flüssige Nahrung scheint direkt durchzurutschen; es ist, als würde Wasser durch eine gewundene Röhre gegossen, die an beiden Seiten offen ist, mit der Empfindung von Kneifen bei jeder Biegung, die Flüssigkeit in der Röhre passiert. Wenn ein Künstler den *Croton tig.* Zustand darstellen wollte, so würde er den Patienten zeichnen, wie er Essen zu sich nimmt, während er auf der Toilette sitzt.“ [Pierce]

K Diarrhœ & Erbrechen [gleichzeitig].

K Schmerzen von der Brustwarze zum Rücken, als würde die Brustwarze nach hinten gezogen, wenn das Kind saugt.
Gereizte Brustwarzen durch Milchmangel.

K Traubenförmige Bläschen auf dem Skrotum oder Gesicht, die zerplatzen und gelbe Krusten bilden.

K Völliger Stimmverlust durch Trinken von kaltem Wasser bei Überhitzung. [Edwards]

K Jede beliebige Hauterkrankung, dic stark juckt, aber der Patient kann nicht sehr stark kratzen, zumal es schmerzt; ein sehr LEICHTES Kratzen, ein bloßes Reiben genügt, um den Juckreiz zu lindern. [Guernsey]

K Heftig juckende Bläschenausschläge # Diarrhœ.

K Urtikaria, v.a. wenn die Bauchhaut Sitz der Erkrankung ist. [Teste]

RUBRIKEN

GEMÜT: *Angst* > im Freien [2]. *Argwohn* & Verlangen nach Einsamkeit [1; Cic.]. *Furcht* bei Diarrhœ [2]. *Geistestrübung* & Bedürfnis nach Einsamkeit [1]. *Mürrisch* nach Schmerzen [1]. *Verwirrung* durch Bier [1]; < Brot [1/1]. Vergeudet seine *Zeit* [1].

SCHWINDEL: Beim *Hochsehen,* kann kaum sitzen bleiben [1]. *Paroxysmal,* beim Gehen im Freien [1].

KOPF: *Bewegungen,* Rollen des Kopfes [2]. *Gurgeln* [2]. *Hautausschläge,* Krusten [3]. *Schmerzen* durch Druck des Hutes [2]. *Schweiß* der Kopfhaut an der Stirn während der Stuhlentleerung [1]; nach der Stuhlentleerung [1].

AUGEN: *Hitze* nachts [2]. *Schmerzen* während der Stuhlentleerung [2]. *Tränenfluss* bei feuchtem Wetter [1].

GESICHT: *Hautausschläge*, Bläschen [3]; Ekzem [3]. Blasse *Verfärbung* nach der Stuhlentleerung [2].

MUND: Zungenspitze *empfindlich* [2]. *Geschmack* nach süßen Mandeln [1]; nach Nüssen [1]; nach Schokolade [1/1]. Zunge wie *geschwollen* [1].

MAGEN: *Leeregefühl* nach Wasser trinken [1/1]. *Übelkeit* bei Kälte [1]; nach Milch [1].

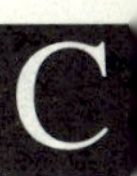

ABDOMEN: *Flatulenz* in der linken Seite [2]. *Gurgeln* vor der Stuhlentleerung [3]; nach der Stuhlentleerung [3]. *Schmerzen* dehnen sich zum After aus [3]; Schmerzen am Nabel mit Ausdehnung zum After [3].
REKTUM: *Diarrhœ* < Bewegung [2]; > heiße Milch [1; Chel.]; plötzlich [2]; nach dem Stillen [2]; durch Wasser [3]; bei heißem Wetter [3]. *Schmerzen* beim Drücken auf den Nabel [3/1]. *Stuhldrang* bei Bewegung [2].
STUHL: *Schießt* heraus [3].
MÄNNER: *Hautausschläge* auf dem Skrotum, jucken nachts [2; *Calad.*]. *Juckreiz* des Skrotums > Gehen [2/1]; < Stehen [2].
BRUST: *Gurgeln* in Mammæ [1/1]. *Juckreiz* der Brustwarzen [2]. Ziehende *Schmerzen* in den Brustwarzen, wie von einer Schnur, wenn das Kind trinkt [3]; Wundheitsschmerz in den Brustwarzen < Berührung der Kleidung [3; **Cast-eq**.].
SCHLAF: *Schläfrigkeit*, Ohnmacht im Freien [2].
HAUT: *Hautausschläge* # Asthma [2]. *Juckreiz*, wenn der Schmerz aufhört [2].
ALLGEMEINES: *Knochen,* Beschwerden von Knochenvorsprüngen [2]. Sanftes *Reiben* > [1].

NAHRUNG

Abneigung: Bier [1]; Milch [1; = Furcht vor Diarrhœ].
Schlimmer: Obst [2]; Wasser [2]; Bier [1]; Brot [1]; Brot und Butter [1]; kalte Getränke [1]; Milch [1]; Muttermilch [1; = Diarrhœ]; flüssige Nahrung [1]; kalte Speisen [1]; Zucker [1; = Diarrhœ].
Besser: Heiße Milch [2]; Haferschleim [1]; Kaffee [1; > Diarrhoea]; warme Milch [1]

NOTIZEN

CUBEBA Cub.

ZEICHEN

Piper cubeba. Kubebenpfeffer. Fam. nat. Piperaceæ.
Eine mehrjährige Kletterpflanze mit stachelförmigen Blüten. Die Frucht ist eine kugelförmige gestielte Steinfrucht. Sie wird viel in Kaffeeplantagen angebaut, überschattet und gestützt von den Kaffeebäumen. Aromatischer, charakteristischer Geruch; Geschmack stark aromatisch, scharf und leicht bitter.
Die Pfefferpflanze darf nicht mit Pflanzen der *Capsicum*-Gattung [Paprika und Cayennepfeffer] verwechselt werden, die den Solanaceæ angehören, auch nicht mit *Piment,* Nelkenpfeffer oder Jamaica Pfeffer, den unreifen getrockneten Beeren eines westindischen Baumes aus der Familie der Myrtaceæ. Der Name *Pfeffer* ist von Sanskrit *pippali* abgeleitet, was den langen Pfeffer bezeichnet.

Die Blüten von *Piper cubeba* sind größer und individueller als diejenigen von *Piper nigrum*. Die Beeren werden mit dem Stiel gepflückt, wenn sie noch gelb sind. Während des Trockenvorgangs werden sie hart wie Glas. Die Pfefferpflanze gedeiht in einem feuchten, warmen Klima, von Meeresspiegelhöhe bis auf etwa 500 Meter in den Tropen, mit gleichmäßig verteilten Regenfällen. Die besten Ergebnisse werden auf fruchtbarem, flachem oder abschüssigem humusreichem Boden erzielt, an leicht schattigen Standorten, wo das Wasser gut abfließt.

Die holzige Kletterpflanze wird bis zu 10 Metern lang oder mehr. Sie hat einen grauen Stamm von etwa 1,5 cm Durchmesser. Der Stamm hat dicke Knoten, aus denen kleine Wurzeln wachsen, mit denen sich die Pflanze an einem Baum oder anderen Stützpfeilern festhalten kann.

Kubebenöl, das durch Destillation gewonnene Öl der Kubebe, ist eine farblose, blassgelbe oder bläulichgrüne Flüssigkeit mit einem warmen charakteristischen Geruch und kampferartigem Geschmack.

In der Umgangssprache gibt es viele Worte und Ausdrücke, die den feurigen, heißen, scharfen Charakter des Pfeffers widerspiegeln.

Pfeffer [1) Gewürz allgemein - 2) scharfe Kritik - 3) Schießpulver]; jdm. Pfeffer geben [jdn. reizen]; pfeffern [scharf werfen]; gepfefferte Preise [sehr teuer]; gepfefferte Witze [derb, obszön]; Pfeffernuss [Schlag mit dem Stock auf zusammengedrückte Fingerspitzen, früher beliebte Schulstrafe].

Für alle drei in der Homöopathie verwendeten Piperaceæ-Arten – *Piper nigrum, Piper methysticum* und *Cubeba* – ist die extrem verschlimmernde Wirkung auf die Schleimhäute charakteristisch. *Piper methysticum* wirkt außerdem auf das zentrale und periphere Nervensystem. *Cubeba* hat dies in geringerem Maße, *Piper nigricum* überhaupt nicht. Die Asche des Kubebenpfeffers enthält viel Kalzium, Magnesium, Ammonium und Phosphor.

Als Gewürz ist der Kubebenpfeffer heutzutage fast völlig vom schwarzen und weißen Pfeffer verdrängt.

Kubebenpfeffer ist unter Sängern zur Linderung von Völlegefühl im Hals recht weit verbreitet. Zu diesem Zweck werden die Beeren gegessen.

Geprüft und eingeführt von Broughton. Auch von Houat geprüft.

Alle Gemütssymptome wie auch die meisten der unten aufgeführten Allgemein- und Körpersymptome stammen aus Houats Arzneimittelprüfung. Allen merkt zu dieser Prüfung folgendes an: „Diese wahrhaft erstaunliche Sammlung von Symptomen steht für sich, da es keine Möglichkeit gibt zu bestimmen, was pathogen und was klinisch ist, und da es keinerlei Angaben gibt wie diese Symptome zustande kamen; heutzutage muss jedem Bericht von wissenschaftlichen Experimenten eine vollständige und detaillierte Aufzeichnung der Methoden beigefügt werden, um sie zu verifizieren.“

VERGLEICHE

Pulsatilla. Thuja. Sepia. Sulfur. Mercurius. Cannabis sativa. Cantharis. Copaiva. Petroselinum.

WIRKUNGSBEREICH

Schleimhäute [URETHRA; Blase; Vagina; Nase; Darm].

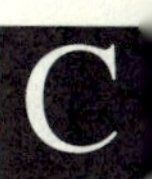

LEITSYMPTOME

G Delusion, hält sich für einen Pechvogel [„sehr beunruhigt über seine Gesundheit und gesellschaftliche Stellung“]. [„im Pfeffer liegen“ = Pech haben, in der Patsche sitzen]

„Hält sich für schwerer krank als er tatsächlich ist.“ [Allen]

G Aggressives Verhalten [Destruktivität; Beißen; Schlagen; Fluchen].

„Impuls, Menschen zu beschimpfen, sie zu schlagen und ihnen ins Gesicht zu spucken, sogar sie zu beißen.“ [Allen]

„Tobsüchtiger Wahnsinn, mit Boshaftigkeit; zerstört alles, was er in die Hände bekommen kann, aus reiner Bosheit.“ [Allen]

„Neigung zu Ausschweifung und jeder Art von Übermaß … Schamlos unanständig in Gedanken, Worten und Gesten.“ [Allen]

G „Neigung zu Aufenthalt in Sumpfgegenden voller Schlamm und Wasserpflanzen; Verlangen nach stagnierendem Wasser, als würde es die Schmerzen lindern; … er ist schlecht gelaunt und beneidet andere die bei guter Gesundheit sind.“ [Allen]

A Wirkt gut bei Personen mit galligem Temperament mit Obstipationsneigung.

A KATARRHALISCHE Zustände; DICK, GELB, eitrig, STINKENDE Absonderung. Hartnäckiger Ohrenfluss mit übelriechender Absonderung. Katarrh in Nase und Hals mit stinkendem Geruch und Auswurf, stinkend, grünlich gelb. Der Schleim rinnt von der Nase in den Hals und verursacht Rohheit im Hals und Heiserkeit.

Dicke, gelbe, eitrige Absonderung aus der Urethra, nach dem das Entzündungsstadium bei Gonorrhœ vorbei ist.

Übelriechende, scharfe, gelbe oder grüne Leukorrhœ & Pruritus; auch bei Mädchen.

„Bei *Pulsatilla* ist die Absonderung dick, gelb oder grün und dabei eher *mild*. *Merc.* hat ähnliche Absonderungen, aber alle Symptome sind *nachts schlimmer*.“ [Nash]

A Verlangen nach Leckereien, gehaltvollen Speisen, Stimulantien, *Nüssen*.

A *Durst,*

durch Trockenheitsgefühl im Mund und Brennen im Hals.

A Sexuelles Verlangen gesteigert durch Juckreiz in der Vulva.

A < Ruhelage.

„Die Anzahl der Stuhlentleerungen und die Schmerzen sind in Ruhelage verschlimmert. Linderung durch Bewegung. Bei der Stuhlentleerung besteht häufig ein dumpfer, schwerer Schmerz im Rücken und Darm.“ [Medley]

A BRENNEN.

[Hals; Magen; Abdomen; Rektum; Urethra]

A Hitzegefühl.

& Kribbeln [Handflächen und Fußsohlen].

Hitzewallungen.

& Eine Art elektrischer Schwingungen, welche die Gedankentätigkeit stören.

A Hauterkrankungen.

& Nierenbeschwerden.

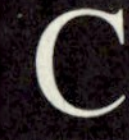

K Gesicht abwechselnd rot und blass.
Hitzewallungen im Gesicht & Brennen der Handflächen und Fußsohlen.
K Sonderbar: „Außerordentliches Verzerren des Mundes zu einer Seite jedes Mal, wenn er zu sprechen oder zu lächeln versucht." [Hering]
Ständiger Drang Speichel zu schlucken.
K Stuhlentleerungen und Koliken.
< Nachts im Bett.
> Aufstehen und Herumlaufen.
K Stühle bestehen aus gelbem transparentem Schleim vermischt mit weißlichen, glänzenden reisartigen Partikeln.
K Schneiden und Einschnürung nach der Harnentleerung.
K Husten & Schnupfen während der Menses.
K Hauterkrankungen & Nierenbeschwerden.

RUBRIKEN

GEMÜT: *Angst* um die soziale Stellung [1]. Drang zu *beißen* [1]. *Delusion,* hält sich für einen Pechvogel [1]. *Furcht* zu fallen, während Schwindel oder Kopfschmerzen [1]. *Neid* [1]. *Obszön* [2]; obszöne Sprache [1]. *Ungeduld* [1].
KOPF: *Adern* an der Stirn erweitert [1]. Gefühl an verschiedenen Stellen, als sei das Gehirn *eingetrocknet* [1/1]. *Schüttel*gefühl während der Menses [1].
GEHÖR: *Eingeschränkt* < unterdrückte Menses [2/1].
GESICHT: *Glänzende* Lippen [1/1]. Einseitiges *Zucken* des Mundes beim Sprechen oder Lächeln [1/1].
MUND: Öliger *Speichel* [1; Aesc.].
MAGEN: Scharfes *Aufstoßen* bei Fieber [1]. *Hitze* in Magengrube im Fieber [1/1].
REKTUM: *Diarrhœ* > Aufstehen aus dem Bett [1]; > Bewegung [1].
STUHL: *Kalt* [1]. Weiße *Körner* oder Partikel [1; *Cina, Phos.*].
BLASE: *Einschnürung* nach der Harnentleerung [1; *Nat-m.*]; im Blasenhals [1; *Cann-s.*]. *Reizung,* Reizblase bei Frauen [1].
URETHRA: *Absonderung,* dick [2]; eitrig [2]; gonorrhoisch [2]; grünlich gelb [2]; mukös [2]; reichlich [2]. *Entzündung* & viel Schleimabsonderung, v.a. bei Frauen [1/1]. *Leukorrhœ* & Harnsymptome [1]. Spärliche *Menses,* besteht hauptsächlich aus Leukorrhœ [1/1]. *Schmerzen* an der Harnröhre nach der Harnentleerung [3]; brennende Schmerzen während der Harnentleerung [3]; stechende Schmerzen nach der Harnentleerung [2].
MÄNNER: *Gonorrhœ,* chronisch, subakutes Stadium [2]. Gesteigerter *Sexualtrieb* [2].
FRAUEN: Gesteigertes *sexuelles* Verlangen vor der Menses [1].
ATMUNG: *Schwierig,* nach dem Koitus [1].
HUSTEN: Husten & Schnupfen während der *Menses* [1; *Graph.*].
BRUST: Herz wie *geschwollen* [1]. Stichelnde *Schmerzen* in den Lungen, wie von tausend Nadeln, beim Atmen [1/1]. Herz wie in *Wasser* getaucht [1].
RÜCKEN: Kalter *Schweiß* bei Fieber [1/1]; kalter Schweiß während und nach

Husten [1/1].
EXTREMITÄTEN: *Schweregefühl* der Oberschenkel während der Menses [1].
ALLGEMEINES: *Abgespanntheit* nach der Menses [1].

NAHRUNG

Verlangen: Brot [1]; Delikatessen [1]; kalte Getränke [1]; Knoblauch [1]; Mandeln [1]; Nüsse [1]; Obst [1]; saures Obst [1]; Orangen [1]; Saures [1]; rohe Speisen oder Salate [1]; Wein [1]; Weinbrand [1]; Whisky [1]; rohe Zwiebeln [1].
Schlimmer: Obst [1]; Saures [1].

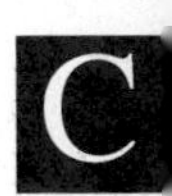

NOTIZEN

CUCURBITA CITRULLUS **Cuc-c.**

ZEICHEN

Citrullus lanatus. Citrullus vulgaris. Wassermelone. Fam. nat. Cucurbitaceæ.
„Melonen sind eine beliebte und erfrischende Frucht in Ägypten und Palästina, v.a. die Wassermelone, die ursprünglich aus den tropischen Gegenden Afrikas und den ostindischen Inseln stammt. Sie erreicht einen beträchtlichen Umfang und kann bis zu 30 Pfund schwer werden. Sie stillt sowohl den Durst als auch den Hunger. Sie hat eine glatte Rinde und obwohl in der Regel länglich und ca. 35 cm lang, können Form und Farbe stark variieren, das Fruchtfleisch rot oder blass, die Kerne schwarz oder rötlich sein. Es gibt mehrere aufeinanderfolgende Ernten von Mai bis November. Wegen seiner kühlen und erfrischenden Frucht ist es seit frühester Zeit in Ägypten und dem Osten angebaut und war in Südeuropa und Asien bereits vor christlicher Zeit bekannt. Von den in der Kalahari in Südafrika wachsenden Pflanzen, in Bechuanaland, ist die Wassermelone die bemerkenswerteste, im Übermaß vorhanden, sie versorgt Mensch und Tier mit Wasser."
„Die Frucht sollte von Europäern mit Vorsicht genossen werden, besonders wenn sie in der heißen Tageszeit gegessen wird, aber wird in den Tropen und in Italien viel gegessen. In Ägypten ist sie praktisch das einzige Heilmittel, das gewöhnliche Menschen gegen Fieber verwenden; wenn sie reif ist oder beinahe faulig, sammeln sie den Saft und mischen ihn mit Rosenwasser und etwas Zucker. Die Samen sind in beträchtlichem Maße als Hausmittel gegen Strangurie und andere Beschwerden der Harnwege eingesetzt worden und man schreibt ihnen diuretische Eigenschaften zu. Die *vier größeren kalten Samen* der alten Materia Medica waren die Samen des Kürbis [Cucurbita pepo], des Flaschenkürbis [C. maxima], die Melone und die Gurke. Diese wurden zerschlagen und mit Wasser zu einer Emulsion verrieben, die viel bei katarrhalischen Beschwerden, Darm- und Harnwegsstörungen, Fieber usw. verwendet wurden." [Grieve]
Die Wassermelone gehört zu derselben botanischen Familie wie *Colocynthis, Elaterium, Bryonia, Luffa* und *Momordica.* Wassermelonen bestehen zu etwa 96% aus Wasser, haben einen hohen Gehalt an Kalium, Vitamin B und Vitamin C.

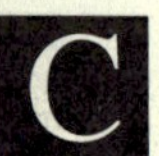

Wassermelonenkerne gelten dem Kürbissamen als etwa gleichwertig in ihrer Fähigkeit zur Bandwurmausscheidung. Kürzlich haben russische Wissenschaftler herausgefunden, dass Wassermelonensamen eine Flüssigkeit enthalten, die Bandwürmer und Spulwürmer in Katzen paralysiert.
Die Cucurbitaceæ produzieren die größten und schwersten Früchte im Pflanzenreich. Würden sie in die Höhe wachsen, so wären die so hoch wie große Bäume, aber die Schwere ihrer Früchte hält sie am Boden und die Ranken der Pflanze wachsen wild wuchernd. Das Wasserelement ist vorherrschend. Sie sind sehr erfrischend, haben aber wenig Geschmack. Medizinisch liegt das Schwergewicht auf dem Stoffwechsel. „Es ist beobachtet worden, dass der Konsum von Wassermelonen Flatulenz und Völlegefühl im Abdomen erzeugt, bei manchen Personen auch Galligkeit. Überreife Wassermelonen können Schleim, Gasansammlung und Obstipation erzeugen. Es ist nicht ratsam, sie nachts zu essen, da dies Verdauungsstörungen verursacht." [Vakil]
1985 von Prakash Vakil geprüft. Methode: Zehn Prüfer aßen an sechs aufeinanderfolgenden Tagen täglich eine Wassermelone; 20 Prüfer bekamen 15 Tage lang eine Dosis der C6 bzw. C30. Außerdem wurden Symptome von 4 Patienten mit aufgenommen, die gegen Wassermelone empfindlich waren.

VERGLEICHE

Colocynthis. Sulfur. Natrium sulfuricum. Bryonia.

WIRKUNGSBEREICH

Verdauungsorgane. Gelenke. * *Linke Seite.*

LEITSYMPTOME

* Alle Personen mit hydrogenoider Konstitution und solche die an rheumatischen Beschwerden litten, wurden nach unserer Beobachtung am stärksten angegriffen.

G *Reizbar,* bei der geringsten Provokation oder Kontroverse.
Reizbar, v.a. mit Kindern.
Heftiger Zorn.
Will kämpfen, aber ihm fehlt die körperliche Kraft, also kann er es nicht.

G Depressionsgefühl am Morgen.
Wünscht sich den Tod.

A LINKE SEITE.
[Kopf; Gesicht; Hals; Abdomen; Brust; Rücken; Extremitäten]

A Eiterneigung.

A Erkältungsneigung.

A Innere Hitze aber äußere Kälte.

A *Vermehrter Schweiß.*
< Sonne.
Reichlicher Schweiß im Nacken nachts.

A *Vermehrter Appetit.*
„Muss essen, kann Hungergefühl nicht ertragen, was vorher möglich war."

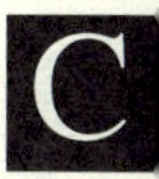

Hungergefühl nachts und auch am Morgen.
Appetitzunahme nach Stuhlentleerung.
A Verlangen nach *gewürzten* Speisen; *kalten Getränken; Speiseeis.*
A < Reisen.
[Ohnmachtsgefühl, Schwindel; mehr Schlaf mit Schläfrigkeit].
K Linksseitige Kopfschmerzen [Stirn; Schläfen; Kieferhöhlen].
Berstende Schmerzen; Schweregefühl.
< Nach 16 Uhr; abends.
< Druck; Kopfbewegung; Sonne; Lesen; Hinlegen.
> Warmes Bad; frische Luft; Ruhe; nachts; Sitzen.
& Würgen von fädigem Schleim [dies > Kopfschmerzen].
& Niesen.
& Schläfrigkeit.
K Schnupfen.
Wässrige, scharfe Absonderung, gefolgt von klebriger grünlicher Absonderung.
< morgens und abends.
> Sonne; Schweiß.
Halsschmerzen, mit Schmerzen in umschriebenen Stellen, hauptsächlich linksseitig.
< Leer Schlucken.
< Nachts; Reden.
> Warme Getränke.
Geschwollenes Gesicht am Morgen.
Schwellung der linken Wange am Morgen [Kieferhöhle].
K Vermehrter Speichelfluss; fädiger Speichel.
K Schmerzen in der linken Seite des Abdomens.
< Druck.
> Rechtsseitenlage; Flatusabgang; Wärme.
Völlegefühl, Aufblähungsgefühl.
Schmerzen im Abdomen < Milch; < Kaffee.
K Plötzlicher Stuhldrang am frühen Morgen [3-6 Uhr].

NAHRUNG

Abneigung: Süßigkeiten ['Verlangen nach Süßem abgenommen'] [1].
Verlangen: kalte Getränke [2]; Speiseeis [2]; gewürzte Speisen [2].
Schlimmer: Kaffee [1]; Milch [1].
Besser: Warme Getränke [1].

NOTIZEN

CUNDURANGO

Cund.

ZEICHEN

Marsdenia condurango. Geierpflanze. Fam. nat. Asclepiadaceæ.
Diese Liane aus der Familie der Asclepiadaceæ, die in Equador und Südamerika heimisch ist, erreicht eine Länge von 9 Metern und einen Durchmesser von 10 cm. Sie hat herzförmige Blätter und trichterförmige weißgrüne Blüten. Wie die meisten Angehörigen dieser Familie enthält die Pflanze einen milchigen Saft. Der Name ist von einem indianischen Wort abgeleitet, das 'Kletterpflanze' bedeutet und mit dem die Einheimischen verschiedene Arten von Lianen bezeichnen. Es gibt etwa 100 Arten. Mehrer davon gelten als extrem toxisch, mit strychininartiger Wirkung.

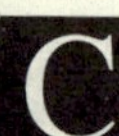

Früher wurde die Pflanze als Medizin bei Magenkrebs angesehen. Jüngere Forschungen zeigen, dass der Magen tatsächlich das Zielorgan der Pflanze ist, aber das Fortschreiten von Magenkrebs kann sie nicht aufhalten. Die homöopathischen Arzneimittelprüfungen sind bisher noch nicht ausreichend, als dass sie eine eindeutige Antwort darauf geben könnten; auch wenn in der Literatur Heilungsberichte von Krebsfällen dokumentiert sind. In der Allopathie werden Condurango-Präparate, insbesondere Vinum Condurango, gern bei Schwangerschaftserbrechen, akuten und chronischen Magenschmerzen und als Tonikum in Rekonvaleszenzzeiten gegeben. Höhere Dosen können Störungen des zentralen Nervensystems verursachen.
Forschungen, die seit den siebziger Jahren durchgeführt wurden, haben gezeigt, dass Marsdenias ungewöhnliche Glykoside enthalten, denen man ein Potential in der Krebsbehandlung zuschreibt. „Die Condurangogenine in Condurango wirken womöglich Tumoren entgegen. Die ganze Pflanze jedoch, scheint die Krebsentwicklung nicht zu behindern. Die Hauptwirkung der Rinde besteht darin, die Magensekretionen zu stimulieren. In südamerikanischer Volksmedizin wird es oft als Magenbitter und Verdauungstonikum verwendet. Condurango ist ein spezifisches Heilmittel bei Verdauungsstörungen und Anorexia nerviosa, da die Bitterkeit auch langsam den Appetit steigert, ebenso wie die Fähigkeit des Magens, mehr Nahrung zu verarbeiten. Man nimmt auch an, dass das Kraut die Leber und Bauchspeicheldrüse anregt, und es kann bei Leberstörungen verwendet werden. Condurango wirkt auch menstruationsfördernd. Der ätzende weiße Milchsaft wird zur Entfernung von Warzen verwendet." [Chevallier]
Geprüft von Burnett und Dinsmore.

VERGLEICHE

Silicea. Calcium carbonicum. Arsenicum. Graphites. Acidum nitricum. Hydrastis.

WIRKUNGSBEREICH

Magen. Anus. *Mukokutane Körperöffnungen.*

BESONDERHEITEN

A Kachektische Zustände; gewöhnliche Wunden und Ulzera neigen dazu, sich schlimm zu entwickeln. [Hering]

A RHAGADEN an MUKOKUTANEN Körperöffnungen [Nase; Mund; Vagina; Anus].

„Burnett, der es geprüft hat, und dessen Symptome sehr schwerwiegend waren, beobachtete, dass es 'einen schmerzhaften Riss im Mundwinkel' erzeugte. Diese Risse hat er bei mehreren Patienten gesehen, die das Mittel einnahmen; und er hat ähnliche Risse damit geheilt. Er betrachtet sie als Schlüsselsymptom und hat Patienten mit Tumoren geheilt, manche zweifellos karzinomatöser Natur, bei denen dieses Begleitsymptom vorlag." [Clarke]

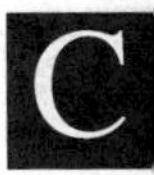

A Alte, chronische Ulzera; übelriechende Sekretion; nicht schmerzhaft [manchmal brennende Schmerzen]; nicht berührungsempfindlich; nicht blutend. [Voisin]

K Chronische anazide Gastritis.
& Risse in den Mundwinkeln.

K Rhagaden am Anus, entsetzliche Schmerzen während der Stuhlentleerung.

K Brennende Schmerzen hinter dem Sternum [Ösophagusstriktur]; Empfindung als bliebe Nahrung hinter dem Brustbein stecken.

RUBRIKEN

GEMÜT: *Angst* im Brustkorb nach der Stuhlentleerung [1]. *Delusion*, meint schwarze Schlangen seien in ihr und um sie herum [1/1].
SCHWINDEL: Beim *Bücken* [1]. Beim *Drehen* des Kopfes [1].
KOPF: *Schwellungsgefühl,* wie erweitert, Stirn fühlt sich breit und hoch an [1/1]. Linke Stirnhälfte wie *vergrößert* [1/1]; als sei die linke Hälfte *höher* tals die rechte Hälfte [1/1].
AUGEN: *Ulzeration* der Cornea [2].
SEHKRAFT: *Farbensehen,* schwarze Kugeln [1]; schwarze Hörner [1/1]; schwarze Schlangen [1/1], springt in alle Richtungen [1/1].
NASE: *Steifheitsgefühl* in der Nase [1]. *Völlegefühl* an der Nasenwurzel [1].
GESICHT: *Hautausschläge*, Pickel auf der Nasenspitze [1]. *Nodosität,* knotige Schwellungen [1]. *Warzen* am Kinn [1].
MUND: *Pusteln* an der Zungenspitze [1].
BRUST: *Schrundige* Brustwarzen [2].
RÜCKEN: *Schmerzen* in der linken Scapula, dann rechts [1]; brennender Schmerz unter der linken Scapula [2].
HAUT: *Tumoren,* Sarkom [2].
ALLGEMEINES: *Karzinomatöse* Erkrankungen, Epitheliom [2].

NAHRUNG

Schlimmer: Gemüse [1; = Verdauungsstörungen].

NOTIZEN

CUPRUM ARSENICOSUM **Cupr-ar.**

ZEICHEN

Kupferarsenit.
Scheeles Grün ist ein giftiger gelblichgrüner Farbstoff, der früher in Tapeten verwendet wurde. Scheele war ein schwedischer Chemiker, der es als erster hergestellt hat.
„Die Berichte von Vergiftungen durch Schlafen in Räumen, die mit Scheeles Grün gefärbte Tapeten an den Wänden hatten, lieferten mir viele ausgezeichnete Indikationen … Ich kann es empfehlen bei *Cholera infantum, krampfartigen und neuralgischen Schmerzen im Darm, begleitet von Schreien, und Krämpfe in den Fingern und Zehen,* begleitet von großer Schwäche und drohendem Kollaps.“ [Hale]
Cuprum arsenicosum unterscheidet sich von anderen Kupfersalzen, die zwar in ihrer Wirkung alle mehr oder weniger dem Arsenicum ähneln, doch das Arsenit besitzt mehr von den deutlichen Eigenschaften jener Droge.
Geprüft von Blakely an 4 Personen.

VERGLEICHE

Arsenicum. Nux vomica. Sulfur. Cuprum. Belladonna. Phosphor. Veratrum album. Acidum carbolicum. Bismuthum.

WIRKUNGSBEREICH

VERDAUUNGSSYSTEM. Muskeln. Nerven. Nieren. Atemwege.

LEITSYMPTOME

G Hochgradige Ruhelosigkeit und Nervosität.
„Ruhelosigkeit mit Angst um sein Leben.“
„Sehr ruhelos; nervös [oder eher nervenlos].“
„Wesentlich nervöser als zuvor.“ [Allen]

A Beschwerden durch *unterdrückte Hautausschläge.*

A „Eisige Kälte des ganzen Körpers.
& Krämpfe und hartnäckiger Schluckauf in choleraartigen Zuständen.“ [T.G. Roberts]

A Sehr charakteristisch: SCHUBWEISE auftretend KALTER KLAMMER SCHWEISS.
„Kalter und klebriger, beinahe schleimiger Schweiß am ganzen Körper mit oder ohne die schrecklichen Schmerzen von Arsenicum album, bildet eine wertvolle Indikation in vielen Krankheitszuständen.“ [T.G. Roberts]

A Intensiver DURST [auf kaltes Wasser].
„Durst, und trinkt kaltes Wasser, um wie Arsenicum das Trockenheitsgefühl zu lindern, und wieder heftiger Durst, aber sofern ich dies feststellen konnte, wurde *Cuprum arsenicosum* nie durch kaltes Wasser gelindert.“ [T.G. Roberts, *The Medical Advance,* Juni 1902]

A < Bewegung.
> Ruhe und Wärme.

A < Berührung. < Druck.

Epigastrium sehr empfindlich gegen geringste Berührung.
Haut empfindlich gegen Berührung mit der Haut, was ein Frostgefühl verursacht
Wundheit < Druck.
> Fester Druck.

A KONVULSIONEN;
epileptisch; während der Entbindung; während der Schwangerschaft; im Schlaf; *urämisch; Aura fehlt;*
mit vorangehenden gastrischen Symptomen.

A *Heftige Krämpfe.* Kolikartige Schmerzen. Neuralgische Schmerzen.
Wadenkrämpfe.
< nach Mitternacht.
Nur > nachdem man aus dem Bett aufsteht und im Stehen.

A Schmerzen treten plötzlich auf.

K Kopfschmerzen.
„Kopfschmerzen zwischen den Schläfen; die Schmerzen scheinen mitten in der Stirn zusammenzulaufen und die Nase herab zu wandern. Kopfschmerzen besonders in der Stirn, aber der ganze Kopf fühlt sich wie zerschlagen an.“ [T.G. Roberts]
Auch:
Empfindung als sei das Gehirn vergrößert und würde gegen die Stirn gepresst.

K *Zunge stark weiß belegt,*
'was häufig vorliegt, wenn dieses Mittel indiziert ist.'

K Übelkeit & *brennende Schmerzen im Magen und Darm.*

K Heftige [Darm-] Kolik.
& GROSSE RUHELOSIGKEIT.
& Kalter Schweiß.
& Intensiver Durst.
& Häufiges Erbrechen und Darmentleerung.
& Krämpfe in Fingern und Zehen.
„Krämpfe in Händen und Füßen sollten einen an dieses Mittel denken lassen, ebenso wie an Cuprum metallicum.“ [T.G. Roberts]

K Starke Krämpfe im Hypogastrium.
& Tenesmus von Blase und Rektum.

K Krampfartiges Asthma.
& Blaues Gesicht, Einschnürung im Hals, Würgen und Erbrechen.

K Herzrhythmusstörungen.
„*Chorea cardialis;* diese Störungen der Herztätigkeit sind durch einzelne Abweichungen der Herzrhythmustätigkeit gekennzeichnet; einmal ist der Herzschlag sehr unregelmäßig und *schwach;* ein anderes Mal *heftig* und unregelmäßig. Die Anfälle treten paroxysmal auf, mit Unterbrechungen, in denen weder Auskultation noch Perkussion irgendeine abnorme Tätigkeit des Organs zeigen. In manchen Fällen wechselt die unregelmäßige Herztätigkeit über in choreische Bewegungen anderer Körperteile.“ [Hale]

K Ulcus varicosum mit Gangränneigung bei Diabetespatienten.

K Übermäßige Empfindlichkeit und Reizbarkeit der Haut sind Charakteristika dieses Arzneimittels. [T.G. Roberts]

RUBRIKEN

GEMÜT: *Alkoholismus* [2]. *Angst*anfälle [2]. *Rennt* herum [1]. *Ruhelosigkeit* [3]. *Verwirrung* & Schwindel [2].
KOPF: Empfindung wie von sanfter drehender *Bewegung* im Gehirn, nach Studium [1/1]. Als würde das Gehirn nach vorn *fallen*, nach geistiger Anstrengung, > Gehen an frischer Luft und Reden [1/1]. *Juckreiz* der Kopfhaut nachts [1]. *Schmerzen,* Kopfschmerzen > Ruhe [2]; Schmerzen scheinen in der Stirnmitte zusammenzutreffen und verlaufen von dort die Nase herab [1]; Wundheitsschmerz morgens beim Erwachen [2]; Wundheitsschmerz < Druck [1].
NASE: *Schmerzen* < Druck durch die Brille [1].
MAGEN: *Erbrechen* bei Trinkern am Morgen [2]; zyklisches Erbrechen bei Säuglingen [1]. *Übelkeit* durch geistige Anstrengung [1]; während der Schwangerschaft [2].
ABDOMEN: Ausstrahlende *Schmerzen* [2].
REKTUM: *Diarrhœ* in heißem Wetter [2].
NIEREN: *Entzündung,* akute parenchymatöse [2]; während der Schwangerschaft [2].
HARN: *Eiweiß* im Harn in der Schwangerschaft [2]. *Geruch* nach Knoblauch [1]; nach Zwiebeln [1].
FRAUEN: Krampf*schmerzen* im Uterus während der Schwangerschaft [2].
HUSTEN: *Keuchhusten* & Diarrhœ [2; *Rumx.*].
RÜCKEN: *Schmerzen,* Rückenschmerzen nach langem Sitzen [2]. *Steifheit* bei Bewegung [2].
EXTREMITÄTEN: *Krämpfe* in den unteren Gliedmaßen > Fuß auf den Boden pressen [1]; Wadenkrämpfe nachts & Schlaflosigkeit [2; *Verat.*]. Kann die Finger nicht *strecken* [1].
SCHLAF: *Erwacht* wie vor Schreck [2].

NAHRUNG

Abneigung: Warme Speisen [1].
Verlangen: Kalte Getränke [2]; Leckereien [1]; Saures [1]; kalte Speisen [1].
Schlimmer: Fleisch, verdorbenes [2]; Alkohol [1].

NOTIZEN

CURARE Cur.

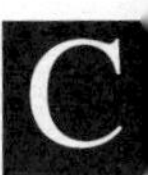

ZEICHEN

Strychnos toxifera und andere südamerikanische Strychnosarten. Fam. nat. Loganiaceæ. Pfeilgift, das von den südamerikanischen Indianern in den Becken des Orinoco und Amazonas für die Jagd verwendet wurde. Das Gesicht lähmt die Muskeln, ohne die Empfindsamkeit zu beeinträchtigen.
Das Wort *Curare* ist direkt vom Dialekt eines Indianerstammes im Amazonasgebiet übernommen. In anderen Stämmen gibt es geringfügige Variationen über das Wort, z.B. *woorari, wourali, urari,* usw. Es ist eigentlich ein kollektiver Name für alle Pfeilgifte, die diese Waldstämme aus Pflanzen zubereiten.
Die verschiedenen Curarearten, die im Amazonasgebiet verwendet werden, unterscheiden sich durch das Material, mit dem sie von den Indianern verpackt werden: Calebassencurare und Tubocurare. Calebassencurare wird im östlichen Amazonasgebiet bevorzugt und enthält häufig *Strychnos toxifera* als toxischen Wirkstoff. Tubocurare dagegen wird aus *Chondodendron tomentosum* [Menispermaceæ] und wird im westlichen Amazonasgebiet bevorzugt. Das Curare, das in der modernen Medizin verwendet wird – für Muskelentspannung während chirurgischer Eingriffe – gehört zu der zweiten Art. In der Homöopathie wird *Chondodendron tomentosum* ebenfalls verwendet, allerdings unter dem Namen Pareira brava.
In der Homöopathie gibt es **fünf** *Strychnos*-Arten: *Nux vomica, Ignatia, Hoang Nan, Upas tieuté* und *Curare.* Die ersten vier stammen aus der Alten Welt [Malaiisches Archipel, ehem. Ostindien], und in allen ist als Hauptwirkstoff *Strychnin* enthalten. Letzteres stammt aus der Neuen Welt [Westindien] und unterscheidet sich insofern drastisch von den ostindischen Strychnosarten als seine Wirkung nicht auf Strychnin beruht, sondern vielmehr auf Alkaloiden, die der Indol-Gruppe angehören.
Das Hauptcharakteristikum der vier ostindischen Typen – einschließlich *Strychninum* – besteht aus diesem Grunde darin, die *Reflexe zu erhöhen.* Bei *Curare* finden wir das genaue Gegenteil: die Reflexe *verschwinden* vollkommen. Es erzeugt Muskellähmung ohne Einschränkung von Empfindungsvermögen und Bewusstsein.
Geprüft von Wesselhœft, Houat und Macfarlan.

VERGLEICHE

Phosphor. Sulfur. Arsenicum. Lachesis. Carboneum sulfuratum. Anacardium.

WIRKUNGSBEREICH

Muskeln. *Atmung*. Haut. * Rechte Seite.

LEITSYMPTOME

G Unentschlossenheit; will nicht länger für sich selbst denken oder handeln.
Abneigung zu denken.
Verworrenes Sprechen; nasale Stimme; kann nicht mehr sprechen; er weint.

G MISSHANDLUNG. Selbstmisshandlung; beißt oder schlägt sich selbst, zerreißt ihre Kleider.
„Tobsucht, boshafte Veranlagung; will darauf lauern, andere anzugreifen, ja sogar

sie zu töten und auszurauben." [Allen]

„Fühlt sich von anderen misshandelt und reagiert darauf mit Misshandlung anderer." [Louis Klein]

„Furchterregende Träume; er bildet sich ein, verfolgt und bedroht zu sein; er ist agitiert, schreit, versucht sich zu verteidigen, oder zu verstecken." [Houat]

„Anfälle von Verrücktheit, gegen sich selbst gerichtet; er schlägt, kratzt und reißt sich mit einer Art Vergnügen, ohne das geringste Anzeichen von Schmerzen zu zeigen." [Houat]

„Jähzorn; Böswilligkeit; Kampflust, Drang zu töten und zu stehlen, lauert im Verborgenen darauf, eine böse Handlung auszuführen." [Houat]

G Abneigung gegen Gesellschaft; vermeidet den Anblick von Menschen; verschließt sich.
Gleichgültigkeit gegen alles, was um sie herum geschieht.

G Verlangen nach Einsamkeit.
Bedauert Dinge, die der Vergangenheit angehören.
Sehr entmutigt; fühlt sich untröstlich.

G Liebe zu Luxus und Großartigkeit. [Houat]
„Er würde gern in großem Stil reisen." [Houat]

G „*Verweigerung der Selbstverantwortung.* Dieses Arzneimittel is nützlich für Kinder, die wenn sie älter werden nicht selber machen wollen. Die Mutter muss immer noch ihre Schuhe zuschnüren, ihnen den Hintern abputzen, und so weiter." [Grandgeorge]

A Beschwerden WÄHREND DER REKONVALESZENZ.
Schwäche, SCHWERE-, Taubheitsgefühl.
Als hingen schwere Gewichte an den Körperpartien.
„Empfindung als hinge ein Gewicht an jeder Hand, und als würden die Arme beinahe ausgerenkt." [Houat]
Kann nichts in den Händen halten.
Schweregefühl und paralytische Schwäche der Arme; es ist unmöglich, sie zu heben oder ihre Lage zu verändern.
Curare passt bei Schwäche, die an Paralyse grenzt, wie wir sie bei älteren Menschen und infolge von Flüssigkeitsverlust finden.

A Allergien gegen Curarederivate [Anästhetika]. [Grandgeorge]

A PARALYSE; muskulär; der Streckmuskeln; schmerzlos; allmählich; fortschreitend.
Paralyse beginnt im oberen Teil des Körpers, insbesondere in den Augen oder im Nacken. [Voisin]

A Paralytische Schwäche; Schwäche älterer Menschen; nervöse Schwäche durch Flüssigkeitsverlust.

A < *Kälte.*
[Feuchtigkeit; kalte Luft; kaltes Wetter; kalter Wind; Wetterveränderung].

A Vermehrter Appetit.
„Hunger, selbst nach herzhafter Mahlzeit." „Krankhafter Hunger mit Fieber und

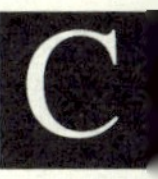

Schwächegefühl." „Anorexie, aber Appetit kehrt beim Essen wieder." [Houat]
Großer Durst.

A *Unruhiger Schlaf.*
Will die Füße aus dem Bett strecken, besonders gegen Morgen.
Seltsame Visionen; Somnambulismus; spricht und steht im Schlaf auf.
Träume von Feuer und Brandanschlägen.

A < Bewegung; Gehen; Steigen.
„Bei der geringsten Bewegung Empfindung von Dröhnen und Kochen im Kopf." [Houat]
Bewegung < krampfartige und reißende Schmerzen.

A *Menses.*
Vorher Brennen und Kontraktionen im Uterus.
Während der Menses, Kolik, Kopfschmerzen, Nierenschmerzen, Schmerzen im Hypochondrium, und allgemeines Krankheitsgefühl.

A Curare ist sehr wichtig bei *plötzlichem Schwindel*, wenn dieser mit *Schwäche in den Beinen* einhergeht. Früher oder später folgt darauf Erbrechen von Galle. [Farrington]

A Schwindel beim Sehen auf Gegenstände, die sich bewegen.
Schwindel bei unverwandtem Sehen, z.B. beim Lesen.
„Schwindel & Druck auf die Schläfen und Einschnürung im Hals." [Houat]

K Empfindung, als sei das Gehirn voll mit Flüssigkeiten.

K Neuralgische Kopfschmerzen, beginnen in der Stirn und strahlen zum Nacken und in das Gesicht aus.

K Unfähig, feste Nahrung zu schlucken; muss Flüssigkeit trinken, um die Nahrung herunterzuschieben.

K Muskellähmung im rechten Deltoideusbereich.

K Ekzem bei Säuglingen und Kleinkindern, schlimmer im Gesicht und hinter den Ohren, v.a. bei skrofulösen Kindern.

* Ein beeindruckender Curare-Fall ist in *Proceedings of the 1991 Professional Case Conference* veröffentlicht worden: Louis Klein, Ein Fall von Myasthenia gravis.

RUBRIKEN

GEMÜT: Drang zu *beißen* [1]. *Bösartige* Neigungen [1]. *Delusion*, meint, jemand wolle ihn aufwecken [1/1]; hält alles für schmutzig [1/1]. *Ekstase* nachts [1]. *Furcht* vorwärts zu fallen beim Aufstehen [2/1]. Abneigung gegen *Gesellschaft*, vermeidet den Anblick von Menschen, verschließt sich [1/1]; nervöse Schwäche & Abneigung gegen Gesellschaft [2/1]. *Grausamkeit* [1]. *Jagt* eingebildete Personen [1/1]. *Kleptomanie* [2]. *Reiselust* [1]. *Reißt* sich selbst [1]. *Schlagen*, schlägt sich selbst [1]. Drang zu *töten* [1]. *Träume* von Feuer [2]; von Geschäften [2]. *Unschlüssigkeit* & nervöse Schwäche [2/1]. *Verlangen* nach Großartigkeit [1]. *Waschen,* wäscht sich ständig die Hände [1].
SCHWINDEL: Schwindel beim *Anblick* von Gegenständen, die sich bewegen [2]. Schwindel bei *angestrengtem* Sehen [2]. Schwindel durch *Erschöpfung* [1].

Schwindel beim *Lesen* [2].
KOPF: *Haar* verliert seinen Glanz und wird schließlich weiß [1/1]. Empfindung von *Kochen* und Sieden im Kopf, < geringste Kopfbewegung [1/1]. Stechende *Schmerzen* über dem rechten Auge [2].
AUGEN: *Beben*, Lider [2]. *Paralyse*, rechtes Oberlid [2].
SEHKRAFT: *Farbensehen,* schwarze Flecke oder Punkte nach dem Lesen [2]. *Zittern*, Gegenstände [2].
OHREN: Als ob Seifenblasen im Ohr *bersten* [1/1]. *Geräusche,* Pfeifen und Tierschreie [1].
GEHÖR: *Behindert,* & hochgradige Geräuschempfindlicheit [1].
NASE: Wie *abgerissen* [1/1].
GESICHT: *Schmerzen* & Paralyse [2]. *Vergrößerungsgefühl* der Gesichtsknochen [1/1].
HALS: Empfindung von einem engen *Eisenkragen* um den Hals, & Stauung und hochgradiges Schweregefühl im Kopf [1/1]. *Schlucken* behindert, muss bei jedem Bissen trinken, um das Essen hinunterzuspülen [1].
MAGEN: *Erbrechen,* grün, nachts [2]. Magen wie mit Gewalt zum Abdomen *gezogen* [1]. *Übelkeit* bei Harnretention [1/1].
ABDOMEN: Leber wie angehoben und zum Herzen *geschoben* [1/1].
STUHL: Wie *gehackte* Eier [2]. *Geruchlos* [2].
NIEREN: *Schmerzen* während der Menses [1].
FRAUEN: *Menses* abwesend, Amenorrhœ, nur Menstruationsschmerz [2].
ATMUNG: *Atembeschwerden* beim Einschlafen [2]; Atembeschwerden & Schwindel [1; Kali-c.].
HUSTEN: Nach dem *Essen* [1]. Bei *Hunger* [1]. *Lachen* < [1]. Kalte *Luft* < [1]; Temperaturveränderung < [1].
BRUST: Bronchien wie *geschwollen* und gerissen, & glühende Hitze in der Brust [1/1]. *Schmerzen* in Mammæ dehnen sich in die Achselhöhlen aus [1]. *Taubheitsgefühl* der linken Seite [2].
RÜCKEN: Empfindung von *Kontraktion* Winden in Scapulæ und Schultern [1]. Unbestimmte anhaltende *Schmerzen* im Liegen [2; *Berb.*].
EXTREMITÄTEN: Fingernägel wie verdreht und *ausgerissen* [1/1]. *Hitze* der Füße, deckt sie ab [2]. Patellar*reflex* vermindert [2]. *Schweregefühl* der oberen Gliedmaßen < Klavierspielen [2; *Gels.*]; Empfindung von einem Gewicht an jeder Hand, so dass die Arme aus den Gelenkpfannen gerissen werden [1/1]; Schweregefühl in den Füßen, als schleifen sie Kanonenkugeln, & Varizen in den Beinen und glühende Hitze [1/1].
SCHLAF: *Ruhelose* Füße, gegen Morgen, streckt Füße aus dem Bett [2/1].
FROST: Frostgefühl bei *Bewegung* [2].
HAUT: Braune *Verfärbung,* Leberflecke [3].
ALLGEMEINES: *Abusus* von Strychnin [1]. Alle Knochen wie *gebrochen* [1]. Schmerzen wandern zu der Seite, auf der man nicht *liegt* [1]. *Seiten*, Schmerzen nur auf einer Seite oder über kreuz [1].

NAHRUNG
Abneigung: Brot [1]; Gemüse [1]; starke Liköre [1].
Verlangen: Fleisch [1]; süße Getränke [1]; Milch [1]; Säuren [1]; Wein [1].
Schlimmer: Milch [1]; Wein [1] ['fühlt sich dadurch unbehaglich'].

NOTIZEN

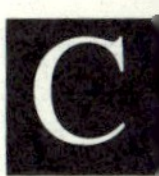

CYNODON DACTYLON **Cyn-d.**

ZEICHEN
Cynodon dactylon. Bermuda Gras. Fam. Gramineæ.
Der Name *cynodon* ist abgeleitet vom griech. *kynos,* Hund und franz. *dent*, Zahn, ein Bezug auf die Hüllspelzen. Der Artenname 'dactylon' stammt vom griech. *daktylos,* Finger, in Anspielung auf die Form der Pflanze, die wie eine Hand mit fünf gespreizten Fingern wächst. Das Gras ist in Südeuropa und den wärmeren Gebieten Westeuropas weit verbreitet. Es ist auch in Nordafrika und Indien heimisch. Es hat einen kriechenden Wurzelstock, von dem über- und unterirdisch Triebe aussprießen. Die darin enthaltenen Wirkstoffe, Cyanidin [ähnl. Asparagin] und Blausäure, vermehren sich stark nach dem Trocknen und Gefrieren. Rinder, die zuviel von diesem Gras fressen, können Vergiftungserscheinungen zeigen.
C. dactylon hat einen hohen Stickstoffgehalt. Die Asche enthält viel Kalium. In Indien wird es in manchen religiösen Zeremonien verwendet. Man glaubt, dass es Hunderte von Sünden auslöschen und das Leben um Hunderte von Jahren verlängern kann. In der Natur kommt es so üppig vor, weil die Menschheit dieses Gras braucht. Blutungen aus Schnittwunden können durch Einreiben der Wunde mit dem Gras gestillt werden. Schnupfen des Pflanzensaftes kann Nasenbluten stillen.
1969 von Kishore an 3 Personen [2 Männer, 1 Frau] geprüft.

VERGLEICHE
Aloe. Podophyllum. Veratrum album.

WIRKUNGSBEREICH
Magendarmtrakt. Harnorgane. * Rechte Seite.

LEITSYMPTOME
G Reizbar und streitsüchtig.
Abneigung gegen Lärm.
Will nicht angesprochen werden.
Aber hat Bedürfnis nach fröhlicher Gesellschaft.

A *Frostig.*
A Appetitverlust,
der beim Essen wiederkehrt.
Kann keine sauren oder gewürzten Dinge essen [wegen Trockenheit des Gaumens].
A Schlaf gestört durch Schmerzen und Ruhelosigkeit in den Beinen.
Beine > Aufstehen oder straffes Einbinden.
A < Nachmittags und abends.
A > Wärme.
K Hitze und Schweregefühl in der Stirn.
Nach Zorn.
Durch geistige Anstrengung.
K Dringender Stuhldrang am frühen Morgen.
Drang hält den Tag hindurch an.
Geräuschvolle Stuhlentleerung, Stühle riechen *sauer.*
& viel Flatulenz.
K Häufige und reichliche Harnentleerung.
Empfindung wie nach der Harnentleerung nicht fertig zu sein.
& Schmerzen in der Urethra.
Unfreiwillige Harnentleerung beim Niesen.
K Empfindung von großer Schwäche in den Unterarmen und Händen.
K Hitzegefühl in den Fußsohlen.
Bedürfnis, sie abzudecken.

NAHRUNG
Schlimmer: Gewürze [1]; Saures [1].

NOTIZEN

CYPRIPEDIUM **Cypr.**

ZEICHEN
Cypripedium pubescens. Amerikanischer Frauenschuh. Fam. nat. Orchidaceæ.
Die Wurzeln mehrerer Arten, hauptsächlich *Cypripedium pubescens* und *Cypripedium parviflorium*, werden als sanftes nervenstimulierendes und krampflösendes Mittel bei Hysterie angewandt; die Wirkung ist weniger intensiv als bei Baldrian.
Der Name stammt vom griech. *kypris*, einer der Namen der Venus, und *poidon,* ein kleiner Fuß oder Schuh, wörtl. Schuh der Venus, später umgewandelt zu Frauenschuh.

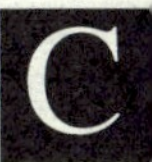

Pubescens bedeutet 'weichhaarig'. Die Pflanze ist in den östlichen Gebieten der vereinigten Staaten und in Kanada heimisch, sie gedeiht an schattigen, torf- und humusreichen Standorten.
In Amerika ist sie seit langem ein Volksheilmittel gegen Nervosität [*Amerikanischer Baldrian*]. Die Drüsenhaare sondern eine purpurne Substanz ab, die Hautreizungen verursacht. Bei Gärtnern kann sie zu einer Berufskrankheit mit Hautrötung und Dermatitis führen.
„Diese Vertreterin der Orchideenfamilie wurde seit dem Altertum als Tonikum für das Nervensystem gebraucht, v.a. in Bezug auf die Sexualfunktionen. Die hodenförmigen Wurzeln legten diese Anwendung nahe. Der Name 'Orchidee' stammt von dem lat. Wort für Hoden. Paracelsus sagte, dass der Frauenschuh, wie seine Signatur erkennen lässt, 'bei einem Mann die Lüsternheit wiederherstelle.' ...Die Signatur der Blüte unterscheidet sich von der Wurzel. Der Frauenschuh hat seinen Namen von der Ähnlichkeit der Blüte mit einem Schuh. Mehrere verwandte Arten werden 'Mokassinblume' genannt. Paracelsus hat gesagt, wenn eine Pflanze aussieht wie ein Fuß, so ist es ein Heilmittel für einen Fuß.... Der Fuß steht für das Vermögen zu wandern, der Schuh hingegen stellt den Schutz des Fußes [des Wanderers] dar. Er repräsentiert ferner die Idee des sich Niederlassens. Ein altes Sprichwort heißt, 'wenn der Schuh passt, soll man ihn tragen'. Wenn die richtige Sache auf einen zukommt, kann man nichts anderes tun, als sich dieser Sache widmen. Wenn sich Menschen einer Sache widmen, die sich nicht für sie eignet, werden sie unruhig und voller Zweifel. Das Leben ist nicht stabil, Emotionen gleiten auf und ab. Es gibt bestimmte Kandidaten für Frauenschuh. Wenn sich eine Frau mit Zweifeln herumträgt, ob sie den richtigen Mann geheiratet hat, ob sie hätte Kinder haben sollen usw., wird Frauenschuh ihre Nerven wieder ins Gleichgewicht bringen. Es ist ein ausgezeichnetes Mittel bei Puerperaldepression, wenn sich die erschöpfte Mutter fragt, ob sie genügend Energie hat, den Neuankömmling zu lieben... Orchideen sind für ihren verfilzten Bestäubungsmechanismus bekannt. Manche gehen sogar so weit, eine weibliche Wespenart nachzuahmen, um von dem Wespenmännchen bestäubt zu werden. Das hat Ähnlichkeit mit Menschen, die in romantischer Hinsicht flatterhaft sind und von einer Liebesbeziehung zur nächsten wandern, ohne sich jemals tiefer einzulassen. Frauenschuh wird hier die Nerven stabilisieren und den Menschen in die Verfassung versetzen, in der er sich niederlassen kann... Der Frauenschuhtyp ist oft empfindlich gegen versteckte Anspielungen und lässt sich leicht beeindrucken." [Wood]
Von Hale eingeführt.

VERGLEICHE

Belladonna. Chamomilla. Kalium bromatum. Calcium carbonicum. Nux vomica. Scutellaria.

WIRKUNGSBEREICH

Gehirn. Nerven. Haut.

LEITSYMPTOME

G Nervöse Störungen durch mentale Übererregung oder Abusus von Tee oder Kaffee.

G *Tiefgreifende Gleichgültigkeit allem gegenüber,* selbst gegenüber seinen Studien, Pflichten und den gewöhnlichen Artigkeiten des Lebens. [Hale]

G Übererregung [< nachts] abwechselnd mit oder gefolgt von Schwäche und Gleichgültigkeit [< tagsüber].

G Sehr kluge Kinder, wie *Jalapa,* aber kindlicher als Jal. Spielt gern mit Spielzeug von jüngeren Kindern. Verschlossen; will allein spielen. Zerstörungsdrang. Lachzwang. [Mangialavori]

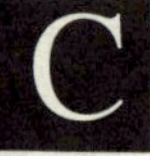

A Nervöse Schwäche nach Grippe oder langwieriger Krankheit.

A Schlaflosigkeit durch Heiterkeit. Bedürfnis zu reden, ständiger Zustrom angenehmer Gedanken.
& körperliche Ruhelosigkeit.

A Kinder wachen nachts aus dem Schlaf auf; HELLWACH, unnatürlich verspielt, OHNE das Bedürfnis wieder einzuschlafen. Kind will die ganze Nacht lang spielen.

A < Zahnung.

RUBRIKEN

GEMÜT: *Beschwerden* durch emotionale Erregung [1]; Erwartensspannung, Lampenfieber [2]; durch Kummer, Trauer [1]. *Ekstase* nachts beim Erwachen [2/1]. *Lachen* im Schlaf [1]. *Launenhaft* [2]. *Trübsinn* bei Amenorrhœ [2]. *Weinen*, während man Reden hält [1/1].

KOPF: *Schmerzen,* Kopfschmerzen im Klimakterium [2]; Kopfschmerzen älterer Menschen [1].

MAGEN: *Verdauungsstörungen* durch Angst [1/1]; nach geistiger Erregung [1]; nach Kummer [1].

SCHLAF: *Schlaflosigkeit* & Bedürfnis zu sprechen [2/1]; nach Fehlgeburt [2/1]; bei Neugeborenen [1]; während der Rekonvaleszenz [1]; durch Schwäche [1]; durch Unruhe in den Beinen [1]; während der Zahnung [2]; durch Zucken der Glieder [2].

ALLGEMEINES: *Schwäche* durch Schlaflosigkeit [2; *Kreos.*]

NAHRUNG

Schlimmer: Kaffee [1].

NOTIZEN

CYTISUS LABURNUM Cyt-l.

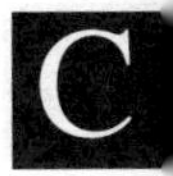

ZEICHEN

Cytisus Laburnum. Laburnum anagyroides. Traubiger Goldregen. Bohnenbaum. Fam. nat. Leguminosæ.
Cytisus [vom griech. *kytisos,* dreiblättrig, wegen der Blätter vieler Arten] ist ein Strauch oder kleiner Baum, der höchstens 7 m hoch wird, mit gelben Blüten, die in üppigen Trauben herabhängen. Er ist in höheren Berglagen in Frankreich, der Schweiz, Italien, Süddeutschland und dem Balkan heimisch. Wegen seiner Blüten wird er überall in der zivilisierten Welt gezüchtet.
Das Kernholz ist dunkel und trotz seiner Grobkörnigkeit sehr hart und beständig, lässt sich polieren und ebenholzartig beizen. Bei Drechslern ist es sehr beliebt und wird zu vielerlei Artikeln verarbeitet, für die Stärke und Glattheit erforderlich ist.
Goldregen sollte nicht über Viehweiden hängen, denn die Blätter und Schoten wirken bei Rindern und Pferden tödlich. Vergiftungssymptome durch Laburnumschoten und -Samen [schwarz] sind intensive Schläfrigkeit, Erbrechen, konvulsive Bewegungen, Koma, leichte Schaumbildung am Mund und ungleich dilatierte Pupillen. In manchen Fällen tritt sehr hochgradige Diarrhœ auf, und die Konvulsionen sind manchmal deutlich tetanischer Natur.
Die physiologischen Eigenschaften des Hauptalkaloids ähneln denen von Nikotin. Dasselbe Alkaloid, Cytisin, ist aus den Samen mehrerer Leguminosen isoliert worden. Es ist in acht Arten der Gattung *Cyticus,* zweien der Gattung *Genista,* zwei Vertretern der Gattung *Sophora,* in *Ulex europæus* sowie in zwei Arten der Gattung Baptisia festgestellt worden.
C. laburnum ist eine hochgiftige Pflanze und die Ursache zahlloser Vergiftungen, v.a. bei Kindern: 2 bis 3 gekaute Samen können bei einem Kind bereits eine giftige Wirkung haben. Die tödliche Dosis wird auf 8 bis 20 Samen geschätzt. Da es recht schnell zum Erbrechen kommt, wird jedoch häufig ein Großteil des Giftes rasch wieder ausgeschieden. Schwere Vergiftungen mit tödlichem Ausgang sind daher selten. Tiere reagieren unterschiedlich auf Cytisin. Pferde und Esel sind sehr empfindlich dagegen, Rinder und Schweine zeigen wesentlich schwächere Reaktionen. Bei Schafen, Kaninchen, Ziegen, Katzen, Hunden, Enten und Tauben besteht weniger Gefahr einer tödlichen Vergiftung, weil sie sehr bald erbrechen.
Es gab einmal eine bulgarische Substanz auf dem Markt, die gegen Nikotinsucht wirksam sein sollte. Sie enthielt Cytisin.
Clarke beschreibt Cytisus laburnum unter dem Namen *Laburnum.* „Unsere Kenntnisse der Pflanze entstammen hauptsächlich Vergiftungsunfällen bei Kindern, die von den erbsenähnlichen Samen und Schoten gegessen haben.“
Dr. Joseph Schier führte im Jahre 1900 eine Arzneimittelprüfung mit 16 Prüfern unter Anwendung niedriger Potenzen und der Urtinktur durch. [Allgemeine Homöopathische Zeitung, 143, 1901]

VERGLEICHE

Belladonna. Nux vomica. Baptisia. Zincum. Cocculus. Tabacum. Petroleum. Lachesis. Sanguinaria. Veratrum album.

WIRKUNGSBEREICH

ZNS. Magendarmtrakt. * Linke Seite.

LEITSYMPTOME

G Trübsinn.
 & Überempfindlichkeit gegen alle äußeren Eindrücke. [Mezger]

G Nervöse Ruhelosigkeit und Erregung.
 & Magendarmbeschwerden.

A So große Ähnlichkeit mit TABACUM, dass die beiden Arzneimittel beinahe identisch sind. [Mezger]

A *Beschwerden & Kälte.*

A Mangel an Lebenswärme.
 Oder: Hitzegefühl, Hitzewallungen.

A Übermäßiger Durst. Gierig beim Trinken.

A < Kalte Luft.

A < Nachmittags und abends.

A > Absonderungen [Flatus; Diarrhœ; Harn].

A Seekrankheit.

A Schwindel.
 & Übelkeit, Würgen, blasses Gesicht, Frostschauer und kalter Schweiß.

K Gehirnerschütterung und deren Folgen.

K Blutandrang in das Gehirn.
 & Zyanose [oder Blässe] des Gesichts; Nacken extrem empfindlich und steif; Pupillen ungleich dilatiert; Anurie.

K Migräne, linke Schläfe.
 > Liegen mit geschlossenen Augen.
 & Steifheit im Nacken.

K Heftiges Erbrechen und Darmentleerung; kolikartige Schmerzen und Rumoren; Brennen in Mund und Hals; Kollaps und Kälte.

K Herzklopfen.
 & Pulsieren in den Gliedern, im Klimakterium; Kälte, kalter Schweiß.

K Schwäche und Schmerzhaftigkeit der Hände; kann kaum die Hände bewegen.

NAHRUNG

Besser: Kaffee [1]; Stimulantien [1].

NOTIZEN

DAPHNE INDICA **Daph.**

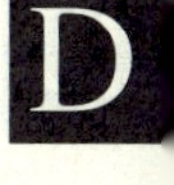

ZEICHEN

Daphne indica. Indischer Lorbeer. Fam. nat. Thymelæaceæ
Ein Strauch aus Südostasien und Australien, der bis zu 3 Metern hoch wird. Verwandt mit Daphne mezereum, der in Europa und Kleinasien heimisch ist.
Der Name *Daphne* stammt aus der griechischen Mythologie. Die Nymphe Daphne, Tochter des Flussgottes Peneus floh vor Apollo, der sich in sie verliebt hatte. In die Ecke gedrängt flehte sie die Götter um Hilfe an und wurde in einen Lorbeerbaum verwandelt. Seither ist der Lorbeer [*Laurus nobilis*] dem Apollo geweiht und der Lorbeerkranz ist eines der Attribute, mit denen der Gott immer wieder dargestellt wird. Wegen der Ähnlichkeit der Blätter und Früchte von *Daphne* und *Laurus* wurde der Name später auf die *Daphne*-Gattung übertragen.
In der Volksmedizin wurden die Blätter von Daphne indica als Laxativum verwendet. Die hochgradige Toxizität des Stammes hat zahlreiche Todesfälle verursacht.
Im Vergleich zu ihrer nahen Verwandten *Mezereum* sind die Hautsymptome geringer und die rheumatischen Symptome stärker ausgeprägt.
1837 von Bute eingeführt und geprüft.

VERGLEICHE

Phosphorus. Sepia. China. Mercurius. Sulfur. Nux vomica. Mezereum.

WIRKUNGSBEREICH

Augen. Muskeln. Knochen. Schleimhäute. * *Linke Seite.*

LEITSYMPTOME

G Reizbar und zittert bei Schmerzen.

G Delusion, wie in Stücke zerbrochen und verstreut. Als seien Teile vom Körper *abgetrennt* [Kopf; Arme; Hände].
„Empfindung als seien die Halsdrüsen stark geschwollen und die Arterien übermäßig ausgedehnt, mit Erstickungsgefühl, als sei der Kopf vom Körper abgetrennt, nachts." [Allen]

A *Raucher.* Gelüste auf Tabak.

A FROSTIG.
< Kalte Luft; frische Luft.

A „Diese Patienten leiden unter großer Schlaflosigkeit wegen Knochenschmerzen; wenn sie überhaupt schlafen, ist der Schlaf durch grauenhafte Träume von schwarzen Katzen und Feuer gestört." [Choudhuri]

A < Abends und nachts; Bettwärme.
[Lokale Symptome; Schmerzen; Juckreiz]

A Vergrößerungsgefühl, Schwellungsgefühl.
[Kopf; Augen; Gesicht; Halsdrüsen; Füße]

A Abstoßender Geruch [Atem; Harn; Schweiß].

A *Umherwandernde Schmerzen*; wie Stromstöße [in Muskeln und langen Knochen].

„Durchzuckende Schmerzen, schockartig, in verschiedenen Körperpartien, häufig und wandern plötzlich von einer Körperpartie zur anderen, < kalte Luft." [Jahr]

A NEURALGISCHE SCHMERZEN.

„Durchzuckende Stiche, erst in einem, dann im anderen Arm, die in die Hände und Füße zu gehen scheinen, wo sie plötzlich mit leichtem elektrischem Schock enden." [Allen]

A *Zuckungen,* wie durch Stromschlag.

K Schmerzen in den Augen, als würden sie *in* den Kopf *hinein*gepresst.

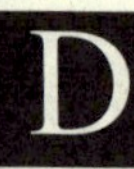

& Angst.

Oder: Empfindung als würden die Augen herausgedrückt.

K Zahnschmerzen.

& Anfälle von Frostgefühl und Neigung zu schwitzen.

K *Zunge einseitig belegt.*

K Erstickungsgefühl nachts, als würde der Kopf vom Körper abgetrennt [wegen Empfindung als seien die Halsdrüsen geschwollen und die Arterien stark geweitet].

K Kalte Gesäßbacken; subjektive Empfindung oder objektiv.

RUBRIKEN

GEMÜT: *Delusion* meint Körperpartien seien fortgenommen [1]. *Sinne* verworren & Verärgerung [1/1]. *Träume,* von Feuer [1]; von schwarzen Katzen [1]; von Tieren gebissen zu werden [1]. *Zorn* & Zittern [1].

KOPF: *Klopfen* im Kopf, als würde das Gehirn gegen den Schädel klopfen [1; **Chin**.]. *Schmerzen,* Kopfschmerzen & Rückenschmerzen [1]; Kopfschmerzen, wenn man sich vom Bücken aufrichtet [1]; Schmerzen in den Schläfen < Berührung [1]; < Druck [1]; Wundheitsschmerz nach geistiger Anstrengung [1; **Chin**.]; im Scheitel, mit Ausdehnung in die Stirn [1]. *Völlegefühl*, als würde der Kopf bersten [1]. Kopf fühlt sich an wie *zusammengeschraubt*, von unten nach oben, als seien Kinn und Scheitel in einem Schraubstock, & hochgradige Hitze im Kopf [1/1].

AUGEN: Empfindung von *Hervorquellen* [1; **Par**.]. Nach innen drückender *Schmerz* [1]. *Schweregefühl* der Lider am Morgen [1].

MUND: *Speichel* stinkend und heiß [1]. *Speichelfluss* bei Zahnschmerzen [1]. Empfindung als sei die Zunge *weich* [1; Mez.].

ZÄHNE: *Schmerzen,* Zahnschmerzen nach Koitus [1/1].

MAGEN: *Biliäre* Störungen [1].

ABDOMEN: Als würde etwas *Glattes* von rechts hinüber zum linken Hypochondrium gleiten, in Rückenlage [1/1].

HARN: *Farbe,* gelb, dick und trübe wie faule Eier [1/1].

BRUST: *Herzklopfen* in Linksseitenlage [1].

RÜCKEN: *Schmerzen* im Nackenbereich, die sich zur Stirn ausdehnen [1].

EXTREMITÄTEN: *Hitze* in den Fingerspitzen [1]. *Schmerzen* durch kalte Luft [1; **Ars**.].

SCHLAF: *Schlaflosigkeit* durch Schmerzen in den Knochen [1]; durch Schmerzen in den Unterschenkeln [1].
ALLGEMEINES: Abnehmender *Mond* < [2].

NAHRUNG
Verlangen: Tabak [2].
Schlimmer: Alkohol [1; < gastrische Symptome; = Gichtschmerzen].

NOTIZEN

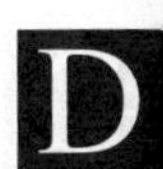

DERRIS PINNATA **Der.**

ZEICHEN
Derris pinnata. Tubawurzel. Fam. nat. Leguminosæ.
Derris [vom Griechischen *derris,* ein Ledermantel] pinnata ['Flügel haben'] gehört zur Derrisgattung, einer Pflanzengattung mit etwa 200 Arten von Lianen und Bäumen, die in allen tropischen Gebieten heimisch sind. Die ledrige Schote hat an beiden Seiten Flügel und springt nicht auf. Zumal 'geflügelte Schoten' für die Gattung charakteristisch sind, ist der spezifische Name 'pinnata' fragwürdig. Höchstwahrscheinlich sind *D. elliptica* oder *D. malaccensis* gemeint. Von allen Derrisarten haben diese beiden den höchsten Rotenongehalt, ein Insektizid und Fischgift, das hauptsächlich in den Wurzeln enthalten ist. Rotenon wird gegen Parasiten bei Haustieren und in Insektenvertilgungsmitteln wie Moskitosprays u.ä. verwendet.
Die Staubpartikel des Pulver verstopfen die Luftröhre der Insekten. Das Rotenon erreicht die Nerven, was Krämpfe und Lähmung zur Folge hat. Derrispulver ist für warmblütige Tiere nur in höheren Dosierungen tödlich. Geringe Dosen reizen jedoch die Schleimhäute und verändern die Blutzusammensetzung. Derrispulver wird manchmal als Fischgift verwendet; es beeinflusst die Sauerstoffaufnahme in dem Kiemenepithel, so dass der Fisch an die Oberfläche schwimmt und nach Luft schnappt und aus dem Wasser gehoben werden kann.
Bei Menschen wurde das Pulver gegen Krätze verwendet. Das Medikament, das später durch synthetische Stoffe ersetzt wurde, kann zur Reizung der Schleimhäute in Nase und Augen führen.
Eingeführt von Roussel.

VERGLEICHE
Nux vomica. Anacardium. Ignatia. Cocculus. Sticta.

WIRKUNGSBEREICH
ZNS. Schleimhäute. Gemüt. * Linke Seite.

LEITSYMPTOME

G Drang [Impuls] mit einem Messer zu *töten.*
„Drang die Eltern zu töten, bei einem Kind." [Vithoulkas]
„Furcht, jemanden mit einem Messer zu töten." [Allen]

G Drang, seine engsten Freunde zu schlagen und zu schmähen.
„Tadelsüchtig gegenüber den engsten Freunden." [Allen]
Schmäht, schimpft, verbale Misshandlung.

G Weinen # Singen.

G Delusion, hält sich für seekrank.
Furcht zu fallen beim Drehen des Kopfes.
Schwanken; gehen, als liefe man über Federn.

G Täuschungen des Geruchsinnes.
„Nimmt himmlische Gerüche wahr." [Clarke]
„Unerträgliche Gerüche, nach häufigem Niesen." [Clarke]

A *Tics.*

A Großer Durst morgens beim Erwachen.

A < Nachts.

A < Berührung.

A *Krampfartige Schmerzen.*
[Œsophagus; Magen; Abdomen; Uterus; Thorax; Deltoideusbereich; Finger; Beinmuskeln]

A *Fremdkörpergefühl.*
Nadeln und Nägel in den Kopf.
Kugel im Œsophagus.
Fremdkörper im Anus.

A *Zähklebrige* Ausscheidungen.
[Harn und Speichel]

K Speichelfluss.
& Schwellung der Submaxillardrüsen.
& Aphthen.

K Krampfschmerzen, Greifen im Abdomen.
> Bauchlage.

K Erstickungsgefühl nachts.
& Stinkender Atem.
Muss sich im Bett aufsetzen.

K Empfindung als schlüge das Herz in Wasser.

K Krämpfe in den Fingern.
& Weiße Verfärbung der Fingerspitzen.

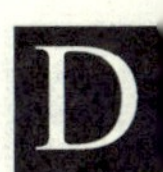

RUBRIKEN
GEMÜT: Bedürfnis zu *spucken* am Morgen [1]; nach dem Essen [1].
KOPF: Kopfhaut übermäßig *empfindlich,* geringste Berührung < Schmerzen [1]. Kann die Augenbrauen nicht *heben* [1/1]. Empfindung als würden *Nadeln* und Stecknadeln in den Kopf gestochen [1]; abends, während der Mahlzeit [1/1].
AUGEN: *Glänzend* und starr [1]. Gelbe *Verfärbung* der Skleren [1].
SEHKRAFT: *Schwarze* Punkte [1].
OHREN: Knackende *Geräusche* in den Ohren beim Schlucken [1]; Geräusche wie entfernte Glocken [1]. Empfindung als würde ein kleiner *Wasserbach* von einem Ohr über den Nacken zum andern rinnen und dabei schreckliche Schmerzen verursachen [1/1].
GEHÖR: *Eingeschränkt* [1]. Übermäßig *geschärft* [1].
NASE:*Gerüche,* nimmt himmlische Gerüche wahr [2]; unerträglich, nach häufigem Niesen [1/1]. Rote *Verfärbung* der Nasenspitze [1].
GESICHT: *Schmerzen* unter dem linken Auge [1]; unter dem rechten Auge [1]. *Schwellung* im Gesicht [1]. Schmerzhafte *Stauung* zur linken Wange [1]. Lippen *trocken,* schwarz und rissig [1].
MUND: *Formicatio* und Zittern der Zunge [1]. Zunge *trocken,* rissig [1].
ZÄHNE: *Schmerzen* als würden die Zähne ausgezogen [1]; Schmerzen in lockeren Zähnen [1]. *Schmerzen,* Zahnschmerzen < nachts [1], > Hitze [1], < Kälte [1].
HALS: *Kloßgefühl* [Kugel] im Œsophagus & Krämpfe im Œsophagus [1/1].
ÄUSSERER HALS: Sichtbares *Pulsieren* der Karotiden [1].
MAGEN: Bitteres *Aufstoßen* [1]. *Schluckauf,* & Bangigkeit und Brennen im Magen [1/1].
ABDOMEN: *Schmerzen,* krampfartig, > Bauchlage [1]; Drücken, um den Nabel [1]. *Schwellungsgefühl* in der Leber [1]; der Milz [1].
REKTUM: *Diarrhœ* nachts [1]; nach Erbrechen [1]. *Unfreiwillige* Stühle nachts; weiße oder gelbliche Stühle [1].
BLASE: Häufiges erfolgloses *Drängen* [1]. Häufige *Harnentleerung* & Schmerzen in Nieren [1].
HARN: *Geruch,* stinkend [1]. *Klar,* durchsichtig [1]. *Viskös* [1].
MÄNNER: Vermehrter *Sexualtrieb* [1].
FRAUEN: *Menses* zu häufig, alle vierzehn Tage [1]. Krampfartige *Schmerzen* während der Menses [1]. *Schweregefühl* hinter dem Uterus [1]; als würde der Uterus herausfallen [1].
LARYNX: Kurzzeitiger *Stimmverlust* [1].
ATMUNG: *Asthmaanfälle* [1]. Kurz und *schwierig,* Erstickungsgefühl, muss sich nachts im Bett aufsetzen [1].
BRUST: Krampfartige *Schmerzen* hinter dem Sternum [1]. *Schwellungsgefühl* nach dem Essen, muss die Kleidung lockern [1/1].
RÜCKEN: *Schmerzen* im Lumbalbereich nachts, & starker Schweiß [1/1].
EXTREMITÄTEN: Rheumatische *Schmerzen* in der Schulter, die sich in die Fingerspitzen ausdehnen, & Empfindung als ob eine eiskalte Flüssigkeit in dieselbe

Richtung fließt [1/1]; wund, wie zerschlagen, in großen Oberschenkelmuskeln [1]. *Schocks* in den Beinmuskeln [1]. *Schwanken*, geht wie auf Daunen [2]. Vorübergehendes *Taubheitsgefühl* in den unteren Gliedmaßen [1].
SCHLAF: *Schläfrigkeit* nach dem Essen [1].

NAHRUNG

Abneigung: Fleisch [1].
Verlangen: Saures [1].

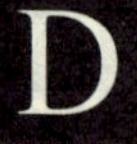

NOTIZEN

ACIDUM DESOXYRIBONUCLEINICUM

Des-ac.

ZEICHEN

Desoxyribonukleinsäure. DNS. DNA.
Die Art von Nukleinsäure, die Desoxyribose als Zuckerbestandteil enthält und hauptsächlich in den Kernen [Chromatin, Chromosomen] von Tier- und Pflanzenzellen vorkommt, gewöhnlich locker gebunden an Eiweiß; wird als selbstreproduzierende Komponente von Chromosomen und vielen Viren angesehen sowie als Lager für erbliche Charakteristika. [Stedman's]
DNS kommt in der lebenden Zelle nicht als Einzelschnur vor, sondern als zwei parallele Schnüre, die einander spiegelbildlich gegenüberstehen. Röntgenforschungen haben gezeigt, dass die beiden nicht gleichweit voneinander entfernt, sondern spiralig umeinander gewunden sind. Die genetische Information, die in der DNS enthalten ist, wird bei der Zellteilung in die beiden Tochterzellen übertragen. Zu diesem Zweck fertigt die DNS eine Kopie ihrer selbst an: aus einem einzelnen DNS-Molekül entstehen zwei vollkommen identische DNS-Moleküle. Die Reihenfolge der Basen [Adenin, Thymin, Guanin, Cytosin] in der DNS bestimmt die Erbcharakteristika einer Zelle, eines Organs oder eines Menschen. Diese Abfolge enthält einen Code für die Eiweißsynthese. Zu diesem Zweck wird die DNS auf die sogenannte Transmitter-RNS übertragen. Die Reihenfolge der Basen in der DNS bestimmt die Reihenfolge der Basen in der RNS, die wiederum die Abfolge der Aminosäuren im Eiweiß bestimmt.
1970-72 von Julian an 30 Ärzten [26 Männern, 4 Frauen] geprüft.

VERGLEICHE

Argentum nitricum. Platina. Nepenthes. Nux vomica. Pulsatilla.

WIRKUNGSBEREICH

Gemüt. Nerven. Hormonsystem. Geschlechtsorgane.

LEITSYMPTOME

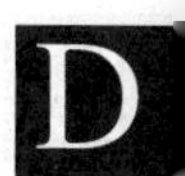

G Undefinierbare Angst [gefolgt von Ruhelosigkeit].
> Bewegung.
> Fahren in einem Wagen.

G *Reizbarkeit* mit allgemeinem Gefühl von Unbehagen am Morgen.

G Schübe von dualer Persönlichkeit
Narzisstische Neurose.

G „Die DNS Kinder und Jugendlichen sind geistig idiotisch aber sexuell frühreif. Sie sind nervös und emotional instabil. Begriffsvermögen ist schwierig. Sie verwechseln Themen miteinander und bleiben daher in der Schule weit zurück. Trotz der geistigen Retardierung sind sie körperlich ruhelos, sie wollen immer beschäftigt sein. Aber wegen ihrer geistigen Retardierung gelingt es ihnen nicht, ihre Arbeit durchzuführen. Diese Fehlschläge behindern sie, und sie wenden sich nach innen.“ [Aleem]

A „DNS ist in der pädiatrischen Praxis von großem Nutzen. Ich finde dieses Arzneimittel am meisten bei Jugendlichen und jungen Erwachsenen indiziert. Ich habe dieses Mittel auch bei einigen Männern in mittlerem Alter verwendet, die sich wie Jugendliche verhalten.“ [Aleem]

A Schlappheit.
& Allgemeine Überempfindlichkeit.
Psychische Besserung sobald die Mattigkeit nachlässt.
Schwierigkeiten, morgens aufzustehen [durch Schweregefühl im Körper].

A Appetit*zunahme.*
Hungerschübe zwischen den Mahlzeiten.

A < Wein.
[Kopfschmerzen; Übelkeit]

A *Schlafstörungen.*
Schläfrigkeit am Abend aber schlaflos unmittelbar nach dem Hinlegen.
Ruheloser Schlaf; häufiges Erwachen.
„Erwacht mehrmals, deckt sich ab, schwitzend, erwacht wie im Nebel.“
„Steht mitten in der Nacht aus dem Bett auf, nach Schockgefühl oder Gefühl zu ertrinken“
„Bleibt fünf Minuten lang im Dunkeln stehen; erkennt seine Umgebung nicht.“ [Julian]
Erwacht mit Ermüdungsgefühl, das nach den ersten Bewegungen verschwindet.
Erotische Träume gegen Ende der Nacht.

A *Sexualität.*
„Diese duale Persönlichkeit spiegelt sich auch in der Sexualität wider. Sie sind sexuell frühreif und neigen zum Verführen. Aber ihre instabile überempfindliche, gereizte Haltung hat zur Folge, dass ihre Liebesbeziehungen fehlschlagen. Die

Fehlschläge führen zu einer reservierten Haltung. Sie isolieren sich und geben sich der Masturbation hin.“ [Aleem]

A < Nachmittags; 15 Uhr.
[Allgemeiner Zusammenbruch]

A > *Bewegung.*
[Angst; Frostigkeit; Ermüdungsgefühl am Morgen]
Kopfschmerzen < Bewegung.

A *Menses.*
Spät und spärlich.
Setzt nach einem halben Tag aus und fängt nach zwei Tagen wieder ein, mit gelblicher Leukorrhœ in den Intervallen. [Aleem]

K Pochende Kopfschmerzen, schlimmer in Stirn und Schläfen.
& Beißen in den Augen.
& Stuhldrang [aber Stuhl > nicht].
Kopfschmerzen *beginnen über dem linken Auge.*
< Bewegung; Reden; Licht.
> Liegen in dunklem Raum [mit den Händen unter dem Nacken].

K Helle Punkte vor den Augen, > Schließen der Augen.

K Zunge weiß belegt; weißer Belag ist schwer zu entfernen.

K Splitterartige Schmerzen im Hals beim Erwachen am Morgen, schlimmer auf der linken Seite.
> Schlucken.
> Kaltes Wasser trinken.

K Obstipationsneigung.
Stühle trocken und dunkel.

K Schmerzen in der *linken Schulter.*
< Armbewegung.
< Hand über den Kopf heben.
< Feuchtkaltes Wetter.
< Fahren [Auto].

NAHRUNG

Schlimmer: Wein [1].

NOTIZEN

DICHAPETALUM **Dicha.**

ZEICHEN
Dichapethalum mombuttense. Fam. nat. Dichapetalaceæ.
Immergrüne Kletterliane ohne jegliche Verwandtschaft mit europäischen Pflanzen. In den Tropen und Subtropen der alten und neuen Welt weit verbreitet [insbesondere in Ostafrika]. Die Äste sind dunkelrot und glatt.
Die Dichapetalaceæ umfassen hochgiftige Arten; die Blätter und Samen werden als Rattengift verwendet. Im Jahre 1944 durchgeführte Forschungen zeigen, dass die Toxizität auf einem Fluorgehalt beruht. Dies war auch das erste Mal, dass eine organische Fluorzusammensetzung in einer Pflanze gefunden wurde.
Geprüft von Maring an 7 Personen [4 Frauen, 3 Männern]; veröffentlicht in Allgemeine Homöopathische Zeitung, 205, 1960.

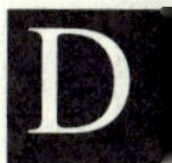

VERGLEICHE
Lycopodium. Phosphorus. Acidum fluoricum. Calcium fluoricum. Mephitis. Picricum acidum.

WIRKUNGSBEREICH
Wirbelsäule [HWS und Sakralbereich]. Bindegewebe. * Rechte Seite.

LEITSYMPTOME
G Arbeitswut trotz Abgespanntheit.
Allgemeine körperliche Mattigkeit trotz euphorischen Zustandes während der Arbeit.

G *Gesteigerte geistige und körperliche Energie.*
Wechselt mit Abneigung gegen jede Anstrengung. Muss sich mit Kaffee als Stimulans zur Arbeit zwingen.
Träume von körperlicher Anstrengung.

A Plötzlicher Energiemangel.
> Essen, Alkohol.
& Schlappheit und Hunger.

A Frostigkeit.
„Empfindung von Erkältung." [Maring]
„Frost- und Kältegefühl selbst in einem warmen Raum." [Maring]
Aber auch: Aufsteigende Hitze wie durch Fieber [*Fl-ac.*], v.a. am Morgen beim Erwachen.

A > *Essen, Kaffee, Alkohol.*
[Allgemein; Stimmung; Gemüt; Kopf]

A *Gestörter Schlaf.*
Ruhelosigkeit stundenlang nachts wegen Zuckungsgefühl in Fingern und Füßen.
„Eine Art Angst, die vom Herzen kommt und Ruhelosigkeit, mit Einschlafschwierigkeiten am Abend, < Rechtsseitenlage." [Maring]
Ruhelos gegen Morgen, nach 5 Uhr.

„Morgens beim Erwachen steigende Hitze, schwitzt stark, so dass Unterhemd und Nachthemd nicht wieder getragen werden können." [Maring]

A Rheumatische Beschwerden [der Muskeln].
< Sitzen und Stehen.
> Menses; Ruhe; Liegen; langsam Gehen.

K *Pochende* Kopfschmerzen.
> Ruhe; frische Luft.
& Schmerzen im Nacken.
Kopf fühlt sich zu schwer an wegen steifem Nacken.

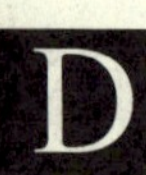

K *Aphonie > nach zuviel reden.*

K Brennendes Schwächegefühl im Magen.
> Essen.

K Schmerzen hinter dem Sternum beim Schlucken.

K Herzklopfen.
& aufsteigende Hitze.

K *Extreme Steifheit des Nackens, dehnt sich sogar in den Dorsalbereich aus.*
Schmerzen im Dornfortsatz des. 7. Halswirbels, mit Ausdehnung nach oben.
& Schmerzen über dem rechten Auge.
Heftige Schmerzen im Sakralbereich, wie verstaucht.
< Sitzen und Gehen.
Ziehende Schmerzen im Sakralbereich.
< Stehen.
> Flatusabgang, Harnentleerung, vornüber Beugen.

K Aufgesprungene Haut an den Handflächen.
Juckreiz und Abschuppung.

K Empfindung als seien die Beine aus Gummi.

RUBRIKEN

GEMÜT: Gesteigerte *Fähigkeit* zu arbeiten [1]. *Gemütssymptome* > Alkohol [1]; > Essen [1]; > Kaffee [1].

KOPF: *Schmerzen,* Kopfschmerzen am Morgen > Essen [1]; > Kaffee [1]; drückende Schmerzen in der Stirn über dem linken Auge, wie herausgepresst [1]; dumpfe Schmerzen über dem rechten Auge < in geschlossenen Räumen [1]. Empfindung als sei zuviel *Wasser* im Kopf [1/1].

AUGEN: Umgebung der Augen *gerötet,* ohne Juckreiz [1/1]; ohne Schmerzen [1/1]. Verlangen die Augen zu *schließen* [1].

NASE: *Niesen* ohne Schnupfen [1]. Ziehende *Schmerzen* in der Nasenwurzel an konvergierenden Augäpfeln [1/1].

GESICHT: Gesichts*haut* fettig [1]. *Lippen* aufgesprungen [1]; bluten [1]; trocken [1].

MAGEN: *Hunger*gefühl nach dem Frühstück [1/1].

ABDOMEN: Kneifende *Schmerzen* im Abdomen > essen [1/1]; stechende Schmerzen > Flatusabgang [1]. Ziehende *Schmerzen* in der Leistengegend > während der Menses [1/1]; < Sitzen [1].

RÜCKEN: *Steifheit* des Nackens, Ausdehnung zu den Scapulæ [1/1]; < abends [1]; > Beginn der Menses [1/1].
EXTREMITÄTEN: *Juckreiz* der Oberarme beim Einschlafen [1/1]; der Oberschenkel, beim Einschlafen [1/1]. *Müdigkeitsgefühl* in den Unterschenkeln [1]. *Schwellung* der Füße [1]; der Fußrücken [1].
SCHWEISS: *Profuser* Schweiß am Morgen beim Erwachen [1].
ALLGEMEINES: Rheumatische *Schmerzen* in den Muskeln < Beugen [1]; > Gehen [1]; > Hinlegen [1]; < Liegen auf der schmerzhaften Seite [1]; > Beginn der Menses [1]; > Ruhe [1]; < Sitzen [1]; < Stehen [1]; < Strecken [1].

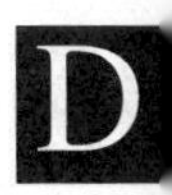

NAHRUNG

Besser: Alkohol [1]; Kaffee [1].

NOTIZEN

DOLICHOS PRURIENS **Dol.**

ZEICHEN

Mucuna pruriens. Juckbohnen. Fam. nat. Leguminosæ.
Name vom Griechischen *dolikos,* lang; pruriens vom lat. prurire = jucken. Mucuna ist der brasilianische Name.
Tropenreisende kennen die Pflanzen gut wegen ihrer lästigen Samenschoten, die mit brennenden Härchen bedeckt sind, die sich leicht abschütteln lassen und starke Reizung verursachen. Die langen Schoten erinnern stark an behaarte Raupen.
Auf den westindischen Inseln standen die Schoten – bzw. nur die Haare der Schoten – in dem Ruf, Würmer auszutreiben. Sie wurden mit Honig vermischt und mehrmals täglich in kleinen Dosen verabreicht. Man stellte sich vor, dass die Haare die Würmer stechen und töten würden, so dass sie später mit einem Kathartikum ausgespült werden könnten. Die jungen Schoten – vor dem Erscheinen der Haare darauf– werden gekocht und als Gemüse gegessen.
„Alte Sanskrit Texte weisen darauf hin, dass es als Aphrodisiakum verwendet wurde. Samen von *M. pruriens,* oder möglicherweise einer Art davon, enthalten L-dopa, welches die Behandlung von Parkinson Syndrom in den sechziger Jahren revolutioniert hat. Sie enthalten auch halluzinogene, toxische Zusammensetzungen." [Bown]
Eingeführt und geprüft von Jeanes.

VERGLEICHE

Mercurius. Arsenicum. Sulfur. Mezereum. Hepar sulfuris. Rhus toxicodendron.

WIRKUNGSBEREICH

Leber. Haut. * Rechte Seite.

LEITSYMPTOME

G Verzweiflung oder Suizidgedanken, durch unerträglichen Juckreiz [nachts].
A Psorische und allergische Konstitutionen.
A JUCKREIZ OHNE HAUTAUSSCHLAG,
v.a. als Begleiterscheinung von Beschwerden der LEBER oder GALLENBLASE oder *Obstipation*.
A Pruritus während der SCHWANGERSCHAFT oder bei ÄLTEREN Menschen.
A Herpes zoster, wenn der Juckreiz [der neuralgischen Schmerzen] anhält.

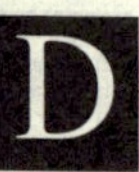

A Juckreiz.
< Nachts; Bettwärme; Kratzen.
A Kaltes Wasser brennt auf der juckenden Haut.
K [Oberes] Zahnfleisch extrem empfindlich während der *Zahnung*; Zahnfleisch scheint zu jucken [will es ständig reiben].
< Nachts.
K Schmerzen im Hals [rechte Seite], wie von einem *Splitter*.
Empfindung als säße ein Splitter vertikal unter dem Winkel des rechten Unterkiefers; Schmerzen < Schlucken.
K *Obstipation* & *Juckreiz* während der Schwangerschaft oder Zahnung.
Abdomen gebläht, geschwollen.

RUBRIKEN

AUGEN: *Offene* Lider [2].
MUND: Wundheits*schmerz* im Zahnfleisch [2]. *Schwellung* des Zahnfleischs [2]. Rote *Verfärbung* des Zahnfleischs [2].
HALS: *Schmerzen* wie durch einen Splitter, mit Ausdehnung zum Ohr [1].
ABDOMEN: Empfindlich gegen *Kleidung*, will sich entblößen [1]. Krampf*schmerzen* durch nasse Füße [1].
REKTUM: *Obstipation* bei Kindern & Würmer [2/1]; während der Schwangerschaft [3]; während der Zahnung [1; *Kreos., Mag-m.*].
FRAUEN: *Juckreiz* [2].
SCHLAF: *Schlaflosigkeit* durch Juckreiz während der Schwangerschaft [2/1]; durch Schmerzen im Zahnfleisch [2; Stann.].
HAUT: *Juckreiz* der behaarten Körperpartien [1]; muss kratzen bis es blutet [1; **Ars.**].
ALLGEMEINES: Schwierige *Zahnung* [2].

NOTIZEN

DUBOISINUM Dub.

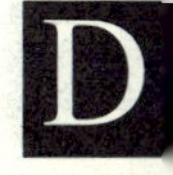

ZEICHEN

Duboisia myoporoides. Fam. nat. Solanaceæ.
Diese Gattung relativ großer Sträucher oder kleiner Bäume, die man in Australien und Neuseeland findet, wurde nach dem im Jahre 1812 verstorbenen französischen Botaniker Dubois benannt.
Bevor die Weißen nach Australien kamen, verwendeten die Ureinwohner, die im Innern des Kontinents lebten, die geruchlosen aber bitter schmeckenden Blätter als eine Art Narkotikum, welches sie Pituri nannten. Die Blätter, mit Wasser befeuchtet, zu kleinen Kugeln gerollt und dann gekaut, wurden wegen ihrer stimulierenden Wirkung verwendet, vor allem gegen Hunger und Mattigkeit. Die Blätter enthalten Alkaloide, die mit denen von *Hyoscyamus* und *Datura metel* [Scopolamin] verwandt sind. Die Eingeborenen verwenden die Blätter immer noch, um Wild zu fangen, indem sie die Wasserlöcher vergiften, an denen die Tiere trinken.
„Anfangs war es nur den Ältesten des Stammes gestattet Pituri zu kauen. Die kraftvolle Pflanze half ihnen, ihre privilegierte Stellung in der Gemeinschaft zu halten. Unter dem Einfluss von Pituri, so behaupteten sie, konnten sie mit den Geistern ihrer Vorfahren kommunizieren und auch die Zukunft vorhersagen. ... Wer in der Nähe von Pituribäumen lebte, verwendete die Blätter nicht, um die Wirkung der Pflanze zu erleben. Es war Brauch, ein kleines Loch in den Stamm zu machen, etwas Wasser hineinzugießen und das Loch zuzustöpseln. Ein starker Likör bildete sich über Nacht in dem Loch und war am folgenden Tag trinkbereit. ... Emus waren eine wichtige Nahrungsquelle in vielen Stämmen, und sie verwendeten die Pflanze um die Tiere zu fangen, indem sie die Blätter in ein Wasserloch taten, von dem sie wusster, dass die Emus dort gewöhnlich tranken. Sobald die Emus das vergiftete Wasser tranken, starben sie nicht, aber sie konnten nicht fortlaufen, weil sie in einem starke Rauschzustand waren. Sie verhielten sich wie ein Betrunkener, liefen langsam im Kreis herum anstatt geradeaus, und waren so leicht zu fangen." [Talalaj]
In kleinen Dosen haben sie eine beruhigende Wirkung, in großen Dosen verursachen sie Schwindelgefühl, Zittern, psychischen Aufruhr, Sprachstörungen, Dilatierung der Pupillen, Übelkeit, Erbrechen und Herzklopfen.
In der Allopathie wird das Alkaloid *Duboisinsulfat* manchmal als Atropinersatz verwendet. Das Duboisin und seine Bromwasserstoff- Chlorwasserstoff und Schwefelsäurezusammensetzungen werden bei denselben Indikationen verwendet wie Atropin und Hyoscyamin, z.B. im Wechsel mit Letzterem bei Parkinsonsyndrom [zur Linderung von Tremor, Rigidität und übermäßigem Speichelfluss]; als Wirkstoff zur Pupillendilatierung und als Sedativum für Geisteskranke.
Wegen des Mangels an Arzneimittelprüfungen ist das Arzneimittelbild nicht sehr spezifisch. Die Halluzinationen allerdings sind insofern bemerkenswert als sie nicht mit Bangigkeit und Gewalttätigkeit einhergehen. Die Symptome sind aus Intoxikationsberichten zusammengetragen: „Die Anwendung im Auge hat ausgeprägte konstitutionelle Symptome hervorgerufen wie Fieber, Delirium, Stupor und trockenen Mund."
Geprüft von Norris [A.J. of Medical Science, 447, 1879]

VERGLEICHE

Gelsemium. Pulsatilla. Belladonna. Nux vomica. Onosmodium.

WIRKUNGSBEREICH

Nervensystem. *Augen.* Obere Atemwege.

BESONDERHEITEN

D

G „Blickt misstrauisch unter Bettwäsche und hinter sich; allein gelassen bringt er in wenigen Augenblicken das Zimmer in Unordnung; Handtücher, Bürsten, Schuhe werden auf das Bett gelegt und Stiefel auf den Toilettentisch; insgesamt humorvolle und spaßige Stimmung; bei Genesung erinnert er sich an nichts von alledem, was er getan hat.“ [Clarke]

A Trockenheit der Schleimhäute [Mund und Hals]. [vgl. *Bell.* und *Atro.*].
Leer schlucken sehr schwierig.

A Vergrößerungsgefühl [Augen; Zunge].

A Schwindel.
& Blasses Gesicht.
Unmöglich, mit geschlossenen Augen zu stehen, Neigung, hintenüber zu fallen.
Starke Tendenz hintenüber zu fallen, besonders beim Treppensteigen.

A Empfindung als würde man ins Leere treten; unsicherer Gang, hält sich fest aus Furcht zu fallen. [Parkinson Syndrom?]
„Wankte, musste seine Energien sammeln und direkt geradeaus sehen, denn wenn er zu einer Seite sah, bestand die Gefahr, dass er auf die andere fiel.“ [Clarke]

A Hauptunterschied zu *Belladonna*:
Bei Bell. sind die Augen berührungsempfindlich, bei Dub. nicht; Bell hat stark ausgeprägte Photophobie, Dub. nicht.

K Kopfschmerzen.
& Schläfrigkeit.

K *Rote Punkte* schweben vor dem Gesichtsfeld, bewegen sich mit den Augen.
„Kann sich als Leitsymptom erweisen.“ [Clarke]

K Ataxie.
& Augensymptome [Bell.; Con.; Phos.].

NOTIZEN

DYSENTERY COMPOUND Dys-co.

ZEICHEN

Bacillus Dysenteriæ. Shigella. Ruhr-Bakterien. Darmnosode.
Eine Gattung, die bei Menschen und Affen Dysenterie verursacht und die man nur im Kot von erkrankten Individuen vorfindet. Shigellen sind eine Gattung unbeweglicher, ærober bis fakultativ anærober Bakterien [Familie Enterobacteriaceæ], die gramnegative sporenlose Stäbchen enthalten. Diese Organismen können nicht Zitrat als einzige Kohlenquelle verwenden; ihr Wachstum ist durch Kaliumcyanid eingeschränkt und ihr Metabolismus ist fermentativ; sie fermentieren Glukose und andere Kohlehydrate und erzeugen dabei Säure aber keine Gase. Laktose wird gewöhnlich nicht fermentiert, allerdings manchmal langsam angegriffen. Der normale Lebensraum ist der Darmtrakt von Menschen und Menschenaffen; bei allen Arten wird Dysenterie erzeugt. [Stedman's]
Dys-co. ist eine der von Paterson und Bach entwickelten Darmnosoden.
„Gegen 1912 wurde erkannt, dass in dem Darminhalt sowohl anscheinend gesunder wie auch kranker Menschen eine Art von Bazillen vorkamen, die bis dahin als unwichtig gegolten hatten, über die dann jedoch der Nachweis erbracht wurde, dass sie mit chronischer Krankheit zusammenhingen. Diese Organismen waren die verschiedenen Arten von nicht-Laktose fermentierenden Bazillen, die der Koli-Typhus Gruppe angehören, sehr eng verwandt mit Organismen wie den Typhusbazillen, Dysenteriebazillen und Paratyphusbazillen, die aber keine akute Krankheit auslösen und mit keiner spezifischen deutlichen Beschwerde verbunden sind. Zwar werden diese Organismen häufig als nichtpathogen betrachtet, hauptsächlich deshalb, weil sie bei Versuchstieren im Labor keine aktiven Symptome hervorrufen und weil sie im Menschen lange Zeit vorhanden sein können, ohne eine Erkrankung zu erzeugen, die offensichtlich damit im Zusammenhang steht – nichtsdestoweniger sind sie so unablässig anwesend, dass die Hartnäckigkeit ihrer Toxine die relativ schwache Virulenz aufhebt und zu Krankheit führt, die – emphatisch – chronisch ist... Das Vorliegen von nicht-laktose-fermentierenden Bazillen im Darm geht mit Symptomen von schlechter Gesundheit einher, die verschwinden, wenn der Darmzustand verändert wird und die Bazillen verschwinden. An dieser Stelle soll nicht erörtert werden, ob diese nicht-laktose-fermentierenden Bazillen die Ursache oder das Ergebnis der Krankheit sind, aber es scheint festzustehen, dass sie eindeutig mit Krankheit im Zusammenhang stehen..." [Paterson]
„Eine Arzneimittelprüfung im üblichen Sinne, das heißt der Versuch am gesunden Menschen, ist nicht durchgeführt worden, somit war das Symptomenbild nicht verfügbar. Um von jeder Nosode ein Bild zu erhalten, wurden Aufzeichnungen darüber gemacht, welche Symptome entstanden oder geheilt wurden, wenn der entsprechende Organismus im Stuhl nachgewiesen wurde." [Paterson]
„In der Natur, wo Gleichgewicht herrscht, gibt es kein *Un*-wohlsein und der Keim, in diesem Falle der *Kolibazillus* im Darmtrakt, hat eine nützliche Funktion. Wenn die Darmschleimhaut gesund ist, so ist der *Kolibazillus* nicht pathogen. Jede Veränderung im Organismus des Wirtes, die die Magenschleimhaut angreift, stört das Gleichgewicht und hat eine Veränderung in den Gewohnheiten und der Biochemie des *Kolibazillus* zur Folge, der dann pathogen werden kann. Aber es sei zu bemerken, dass die primäre Veränderung, das *Un*-wohlsein, das im Wirt seinen Ursprung hat, den Bazillus gezwungen hat, seine Gewohnheiten zu verändern, um zu überleben." [Paterson]
„Das Auftreten von nicht-laktose-fermentierenden Bazillen *folgte* häufig auf ein zuvor

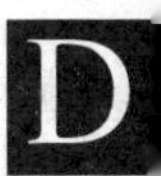

verabreichtes homöopathisches Arzneimittel und schien damit im Zusammenhang zu stehen – die Wahl des Arzneimittels war nach dem 'Ähnlichkeitsprinzip' getroffen und das Mittel durch 'Potenzierung' hergestellt worden… Zumal die nicht-laktose-fermentierenden Bazillen nach einer eindeutigen Latenzzeit von 10 bis 14 Tagen nach der Verabreichung des Arzneimittels auftraten, schien es, dass das *homöopathisch potenzierte Mittel* die Darmflora verändert und das *Un*-wohlsein verursacht hat. Der pathogene Keim war in diesem Falle das *Ergebnis* der vitalen Aktivität, die in dem Patienten durch das potenzierte Mittel hervorgerufen wurde. Der Keim war *nicht* die Ursache der Erkrankung." [Paterson]

„Nach meinen Beobachtungen war ich in der Lage eine Liste von Darmorganismen zusammenzutragen mit ihren verwandten homöopathischen Arzneimitteln und ein klinisches Bild damit zu assoziieren." [Paterson]

Darmnosoden sind in der Behandlung von chronischen Krankheiten indiziert. Die Verschreibung von Darmnosoden basiert auf folgenden Grundlagen:

a. Ähnlichkeit zur Gesamtheit der Symptome.

b. Das anscheinend indizierte Arzneimittel wirkt nicht oder ist in seiner Wirkung unzureichend. Die Liste der Arzneimittelbeziehungen kann verwendet werden, um die relevante Darmnosode aufzufinden.

c. Verschiedene Arzneimittel sind indiziert, von denen alle dieselbe Essenz haben, ohne klare Indikation für ein bestimmtes Mittel.

VERGLEICHE

Arsenicum. Argentum nitricum. Anacardium. China. Tuberculinum. Veratrum album.

WIRKUNGSBEREICH

Nerven. Verdauung. Herz und Kreislauf.

LEITSYMPTOME

G *Nervöse Anspannung.* VORGEFÜHL.

„Sie tragen eine Last, die sie nicht tragen müssen, und diejenigen die eher dazu neigen Dys-co. Symptome zu entwickeln, sind die übersensiblen Seelen, die mit übermäßiger Gewissenhaftigkeit belastet sind… Dies führt zu ständiger Spannung, und sie verlieren die Fähigkeit zu entspannen, und selbst in ihrer Erholung besteht geschäftiges Treiben und Fiebrigkeit… Depressionen treten auf durch Müdigkeit durch die ständige Anspannung und durch ein Gefühl zu Versagen, bei dem, was man erreichen will, und wenn Niedergeschlagenheit vorliegt, besteht der Wunsch allein gelassen zu werden und in Tränen zu schwelgen, Trost verschlimmert das Weinen und bringt Reizbarkeit hervor. Es ist ihnen nicht nach Geselligkeit zumute, und sie haben eine Abneigung, Fremden zu begegnen, nicht nur wegen der Depression, sondern wegen der Anstrengung, die das Reden mit Menschen bedeutet. Übelkeit, Diarrhœ und Schweiß durch Erregung." [Wyne, *Pacific Coast Journal of Homeopathy,* Juli 1935]

G Überempfindlich gegen Kritik.
Schüchternheit und Unbehagen unter Fremden.
Angst auszugehen, unbekannten Personen zu begegnen.

G KLAUSTROPHOBIE.
Harn- oder Stuhldrang in Bahn, Flugzeug, Straßenbahn, Bus usw.

G Ängste und Phobien, die zu Magendarmbeschwerden führen.

G Angst, nicht zuendeführen zu können, was sie begonnen hat, führt zu Eile und Ungeduld. Daher immer gestresst und fieberhaft tätig in ihrer Freizeit.

G Wandertrieb.

G *Kinder.*

„Das *Dys-co.* Kind hat ein überempfindliches Wesen, das sich als Schüchternheit oder Furchtsamkeit ausdrückt und man kann nicht umhin, dies im typischen Gesichtsausdruck des Kindes zu bemerken. In Anwesenheit Fremder drückt die ganze Haltung des Kindes nervöse Anspannung aus, die es empfindet, und man wird die Spannung von Furcht im Gesichtsausdruck beobachten, aber mit einem Ausdruck von Wachheit, ein Aufdrehen der Nervenzentren auf volle Kraft der Erwartung, um eine sofortige Reaktion zu ermöglichen, wenn der geringste äußere Reiz empfangen wird. Wenn man zum Beispiel das Kind anspricht oder ein Kompliment macht, wird fast unmittelbar eine Hyperämie der Oberflächenkapillargefäße der Wangen folgen, ein Erröten der Haut, das besonders deutlich hervortritt weil die übrige Haut im Hintergrundbereich seltsam weiß bleibt. Die Instabilität der Kapillarzirkulation unter dem Einfluss des sympathischen Nervensystems ist ein Charakteristikum, das man in der klinischen Prüfung von Dys-co. im Gedächtnis behalten muss. Wenn man seine Beobachtungen fortsetzt, das heißt das Kind weiter unter Spannung hält, wird man vielleicht Zuckungen der Muskelfibrillen im Gesicht oder an den Lippen feststellen, was auf einen Symptomenkomplex hinweist, der in solchen Kindern sehr häufig ist, und zwar Veitstanz bzw. Chorea.“ [Griggs]

A Nervöse, tuberkulinische Personen mit einem *ruhelosen Geist*, ruhelos und voll ängstlicher Anspannung.

A Psychisches Unbehagen zeigt sich durch körperliche Ruhelosigkeit, zappelt, choreische Bewegungen der Gesichtsmuskeln oder Glieder.

A > Essen.

„Der Appetit ist in der Regel morgens schlecht. Die Magenbeschwerden hängen mit einem hypotonischen Magen zusammen sowie mit Zuständen, die zu Zwölffingerdarmgeschwüren führen. Verzögerte Verdauung mit Schmerzen, die durch Essen gelindert werden. Leere zwischen den Mahlzeiten, und Leere und manchmal Übelkeit am Morgen beim Erwachen, gelindert durch Essen.“ [Wyne]

A Durst und Verlangen nach *kalten Getränken,*
aber Verschlimmerung der Magensymptome danach.

A < Nachts. [gegen 2 bis 3 Uhr]
< 3 bis 6 Uhr.

K Kopfschmerzen, Stirnkopfschmerz über den Augen, oder im Scheitel, hervorgerufen durch Gemütserregung; tritt oft in regelmäßigen Zeitabständen alle 7 oder 14 Tage auf.

K Heftige Kopfschmerzen.
& Diarrhœ.

K Ulcus duodeni.

& Nervöse Spannung, die der Patient empfindet und auf den 'Herz- und Magenbereich' bezieht.

Tendenz zu *Verdauungsstörung* und *reger Darmtätigkeit*.

K Funktionsstörungen der Herztätigkeit.

& Nervöse Anspannung.

Herzklopfen vor wichtigen Ereignissen.

„Dys-co. könnte als Herznosode bezeichnet werden, nicht indiziert wegen des Vorliegens einer Herzklappenerkrankung, sondern für diejenigen Symptome von quälender Anspannung [psychisch und physisch]." [Wyne]

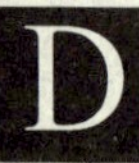

K Ruhelose Hände. Gesichtstics. Zuckungen.

K Handflächen trocken, aufgesprungen und schmerzhaft.

RUBRIKEN

GEMÜT: *Angst,* die aus dem Magen aufsteigt [1]. *Beschwerden* durch Vorwürfe [1]. *Furchtsamkeit*, schüchtern beim Auftreten in der Öffentlichkeit [1].

SEHKRAFT: *Farbensehen*, schwarz, schwebend [1].

OHREN: Plötzliche *Schwellung* um das Ohr [1/1].

GESICHT: Wacher *Ausdruck* [1/1]. Rote *Verfärbung* bei Erregung [1].

MAGEN: *Befürchtung* im Magen [1]. *Schmerzen* nach Mitternacht [1]; zwei oder drei Stunden nach dem Essen [1].

MÄNNER: *Masturbations*neigung bei Kindern [1].

FRAUEN: *Masturbations*neigung bei Kindern [1].

LARYNX: Stotterndes *Sprache* bei Gemütserregung [1].

EXTREMITÄTEN: *Hautausschläge,* Ekzem an den Gelenkbeugen [1]; Abschuppung der Handflächen [1]. Flache *Warzen* an den Händen [1].

SCHWEISS: *Kopf,* generalisierter Schweiß außer am Kopf [1].

HAUT: *Hautausschläge,* Urtikaria durch Emotionen [1]; Urtikaria kommt und geht plötzlich [1].

ALLGEMEINES: *Abdecken,* tritt Decken oder Kleider von sich [1]. *Zittern* vor Erregung [1]; Intentionstremor [1].

NAHRUNG

Verlangen: Fette und gehaltvolle Speisen [1]; Milch [1]; Salz [1]; Süßigkeiten [1]; Zucker [1].

NOTIZEN

ECHINACEA ANGUSTIFOLIA **Echi.**

ZEICHEN

Echinacea angustifolia. Schmalblättriger Sonnenhut. Fam. nat. Compositæ.
Von Linné *Echinacea* genannt und *Rudbecka* nach Rudbeck, Vater und Sohn, seinen Vorgängern in Uppsala. Der Name Echinacea kommt vom griechischen Wort *echinos*, Igel, mit Bezug auf den stacheligen Blütenstand. Angustifolia bedeutet 'schmalblättrig'. Heimisch in den südlichen Teilen Nordamerikas. Die Pflanze gedeiht am besten in trockenem Kalkboden.
Die Blüten sind tief purpurfarben, und die Blütenblätter sitzen um einen hohen Zapfen. Die Blüte hat einen schwach aromatischen Geruch mit süßlichem Geschmack, und hinterlässt ein Kribbelgefühl im Mund, ähnlich wie Aconitum napellus, jedoch ohne die Wirkung von anhaltendem Taubheitsgefühl.

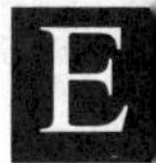

Echinacea verstärkt die körperliche Widerstandskraft gegen Infektion und wird für Furunkel, Erysipel, Septikämie, Krebs, Syphilis und andere Blutunreinheiten verwendet, es hat antiseptische Wirkung.
„Die breit gefächerte chemische Zusammensetzung dieser Arzneipflanze lässt mögliche synergistische Wirkungen unter den Bestandteilen vermuten. Zum Beispiel stimulieren die wasserlöslichen Polysaccharide von Echinacea in manchen Modellversuchen das zelluläre Immunsystem stärker als die fettlöslichen Komponenten, welche die Phagozytose der Makrophagen unterstützen. ... Eine Reihe immunostimulierender und milder entzündungshemmender Polysaccharide wurden von *Echinaecea* Arten isoliert. Besonders zu erwähnen ist Inulin, das sich in hoher Konzentration in der Wurzel von *E. angustifolia* findet. ... Ein kommerzielles Produkt, das Echinacea enthält, wurde um 1870 herum von H.C.F. Meyer, einem deutschen Heilpraktiker, in Amerika eingeführt, der es als Wunderheilmittel unter dem Namen 'Meyer's Blutreiniger' in Umlauf brachte. Meyer empfahl es gegen beinahe jede Erkrankung, und es gab zahlreiche Fallberichte von erfolgreicher Behandlung bei Schlangengiften, Typhus, Diphtherie, und anderen Infektionen. *E. angustifolia* wurde bei kirchlichen Ärzten ein Favorit, da man annahm, dass es wirkungsvoller sei als andere *Echinacea* Arten. ... Der frischgepresste Saft von *E. purpurea,* ebenso wie die darin enthaltenen Polysaccharide aller *Echinacea* Arten, fördert Geweberegeneration und wirkt in Experimentalversuchen entzündungshemmend. Dies ist anscheinend weitehend der Hemmung der Enzymhyaluronidase zuzuschreiben. Hyaluronidase wird als der 'Ausbreitungsfaktor' bezeichnet. Es wird von Microorganismen ausgeschieden und man findet es in Schlangengift; es hat den Zweck Hyaluronsäure abzubauen, ein Hauptbestandteil der Grundsubstanz [intrazellulärer Zement] der die Körperzellen zusammenhält. Echinacea enthält die Struktur und Integrität des Bindegewebes und der Grundsubstanz. ... Echinacea übt eine milde, direkte, cortisonartige Wirkung aus und verstärkt die Sekretion der Nierenrindenhormone.“ [Murray]
Geprüft von Fahnestock [25 Prüfer, alles männliche Medizinstudenten bzw. Ärzte], mit zusätzlichen Symptomen beigesteuert von Duncan.

VERGLEICHE

Lachesis. Arsenicum. China. Sulfur. Phosphor. Anthracinum. Pyrogenium.

WIRKUNGSBEREICH

Blut. Kreislauf. Zahnfleisch. Lymphknoten; Lymphgefäße.

LEITSYMPTOME

G Verwirrung; Schläfrigkeit; Geistestrübung.
Unfähig die Geisteskräfte zu nutzen.
Will nicht denken oder lernen.

G *Eignung*.
„Zusammenfassend kann man sagen, dass Echinacea eine ausgezeichnete Arznei für erschöpfte, entkräftete, müde Personen ist, die durch körperliche oder geistige Überarbeitung ausgelaugt sind. Ich nenne es die 'Arznei der Landwirte', weil es für Personen indiziert ist, die sich nie eine Ruhepause gönnen, die durch eine Saison hindurch hart arbeiten müssen, und dann aus Erschöpfung krank werden, wenn sie einen kurzen Urlaub haben. Man könnte sie ebensogut die 'Studentenarznei' nennen, oder sogar eine Medizin gegen schlechte Arbeitsgewohnheiten." [Wood]
⇨ *Blütenessenz von Echinacea* [***purpurea***]
„Echinacea *Blütenessenz* stimuliert und weckt das wahre innere Selbst. Dies ist ein fundamentales Heilmittel für vielerlei seelische und körperliche Erkrankungen, besonders wenn der Mensch erschütternde und zerstörerische Kräfte erlebt hat. ... Gefühl der Erschütterung durch schweres Trauma oder Misshandlung, was die Empfindung vom Selbst zerstört hat; bedroht durch körperliche oder emotionale Disintegration. ...
Positive Eigenschaften: Integrität im Kern, kommt mit einem integrierten Empfinden für das Selbst in Kontakt und ist in der Lage, diesen zu erhalten, insbesondere in Situationen, die eine starke Herausforderung darstellen." [Kaminski & Katz]

A SEPSIS und PYÄMIE.
Abszesse. Eiterung. Blutvergiftung.
„Wenn Furunkel zu dem Stadium fortschreiten, an dem sie 'reif' zu werden scheinen, aber dann aufhören und nicht eitern, ist *Echinacea* das Mittel der Wahl." [Anshutz]

A Verbrennungen. [ersten oder zweiten Grades]
„Bringt die Schmerzen wie durch Zauberkraft zum Verschwinden, stellt den Schlaf wieder her und beschleunigt die Heilung." [Stauffer]

A SCHWÄCHE [in Magen; Darm; Herz; Knien; & Schwindel].

A FROSTIG; empfindlich gegen Kälte.

A FROSTIGGEFÜHL & ÜBELKEIT.

A *Appetitverlust*.
Verlangen nach kaltem Wasser.

A > *Ruhe*.

A < Körperliche und geistige Anstrengung.

A *Langsamkeit* [Sprechen; Antworten; Gang; Genesung].
„Mit der schnellen Herztätigkeit und Völlegefühl im Kopf liegt keine Zunahme der geistigen Aktivität vor, zweifellos wegen der verstopften Nase ist die Atmung [und Oxydation] unzureichend, daher rasche Venosität und Lethargie." [Duncan]

A STINKENDE Absonderungen.
[Nasenkatarrh; Flatus; Diarrhœ; Leukorrhœ; Lochien]

K Schmerzen im Abdomen kommen und gehen *plötzlich.*
> Zusammenkrümmen.
K Zunge geschwollen und trocken trotz vermehrtem Speichelfluss.

RUBRIKEN
GEMÜT: Abneigung zu *denken* [2]. *Geistestrübung* durch Kopfschmerzen [2]. *Prostration,* Hirnmüdigkeit & Schwindel [2].
KOPF: *Schmerzen* in der Stirn beim Niesen [1; *Nat-m.*]; Schmerzen in den Schläfen bei Bewegung [2]; Pulsieren [2]. *Vergrößerungsgefühl* [2]; im Gehirn mit jedem Herzschlag [1/1]. *Völlegefühl* in den Schläfen [2].
GESICHT: *Taubheitsgefühl* der Lippen [1]. Blasse *Verfärbung* bei Kopfschmerzen [2]; gerötet durch Kopfschmerzen [1/1].
MAGEN: *Auftreibung,* Ruktus > nicht [1; **Chin**.].
ABDOMEN: *Entzündung*, Appendizitis [2]. Krampf*schmerzen* > Flatusabgang [2].
EXTREMITÄTEN: Rheumatische *Schmerzen* nach Tonsillitis [1].
SCHLAF: *Schläfrigkeit* nach dem Essen [2]; & Schwäche [2]; & Verwirrung [2/1].
FROST: *Frostgefühl* während Übelkeit [1].
HAUT: *Hautausschläge,* Neigung zu rezidivierenden Furunkeln [1].
ALLGEMEINES: *Schwarze* Verfärbung äußerlicher Partien [2]. Schnitt*wunden* [2].

NAHRUNG
Verlangen: Kalte Getränke [2].

NOTIZEN

ELATERIUM **Elat.**

ZEICHEN
Ecballium elaterium. Spritzgurke. Eselsgurke. Fam. nat. Cucurbitaceæ.
Lebensraum: Mittelmeergebiet auf trockenem steinigem Boden. Der Name Ecballium ist von dem griechischen Wort *ekballein,* auswerfen, abgeleitet, mit Bezug darauf, dass die Samen aus den reifen Früchten gewaltsam herausgeschleudert werden. Elaterium hat dieselbe Bedeutung.
Diese mehrjährige Pflanze hat eine große fleischige Wurzel, aus der mehrere runde dicke Stengel aufsteigen, die sich wie die gewöhnliche Gurke verzweigen, jedoch ohne zu ranken. Die Wurzeln wachsen bis zu 30 cm tief in die Erde. Die kriechenden Stengel können bis zu 2 Metern lang werden. Stengel und Blätter sind mit borstigen Haaren bedeckt, wodurch sich die Pflanze sehr rauh anfühlt. Die walnussgroße gelbgrüne rauhe Frucht springt bei der geringsten Störung auf und versprüht ihre bräunlich-schwarzen Samen, vermischt mit Schleim durch eine kleine Öffnung an der Spitze in einer Entfernung von

bis zu 4 Metern [!]. Wenn die Samen im Wasser landen, schwillt die Samenhülse an und wird zu einer halbtransparenten, geleeartigen Masse.
Die Spritzgurke ist seit Hippokrates Zeiten als Kathartikum verwendet worden. Bei der Einnahme muss man sehr vorsichtig sein, denn der Saft hat eine extreme Reizwirkung auf die Aktivität des Magendarmtraktes. Der aktive Bestandteil Elaterin verschwindet aus dem Saft, wenn die Frucht reif wird. Sie ist am wirkungsvollsten im Juli und ist im September verschwunden.
Geprüft von Matthews und Cooper.

VERGLEICHE

Arsenicum. Sulfur. Pulsatilla. Veratrum album. Nux vomica. Gambogia. Iris. Leptandra.

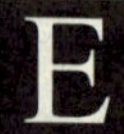

WIRKUNGSBEREICH

Schleimhäute. MAGENDARMTRAKT.* *Rechte Seite.*

LEITSYMPTOME

G Unwiderstehlicher Drang, von Zuhause fortzuwandern, sogar nachts.
„Wenn Frostschauer unterdrückt wurden, entwickelte sich Urtikaria an der ganzen Körperoberfläche, mit einem gestörten Geisteszustand, gekennzeichnet durch einen unwiderstehlichen Drang, von Zuhause fortzuwandern, sogar nachts, und im Wald umherzustreifen." [Allen]

A „*Elat.* muss für schmerzhafte muskuläre und besonders neuralgische Erkrankungen in Betracht gezogen werden, vor allem nach Scharlach oder großem Flüssigkeitsverlust durch übermäßige Diarrhœ." [Roberts]

A Frostgefühl.
& Ständiges Gähnen. [mit 'einem Geräusch, das an das Wiehern eines Pferdes erinnert.']
Frostschauer, denen Anfälle von Gähnen und Strecken *vorangehen;* die während der Frostschauer anhalten.

A < Feucht und kalt.

A > Schweiß [lindert alle Symptome]

A Neuralgische Schmerzen DEHNEN SICH ZU ENTFERNTEN PARTIEN AUS.
Ischiassyndrom mit Schmerzen, die sich bis zu den Zehenspitzen ausdehnen.
Schmerzen, die sich von den Schultern zu den Fingerspitzen ausdehnen.

A Verlangen sich zu strecken.

A *Reichliche schaumige Absonderungen.*

A „Fördert die Öffnung von Abszessen und Furunkeln." [Clarke]

A „Wenn nach der Unterdrückung von Wechselfieber am ganzen Körper Urtikaria auftritt, ist *Elaterium* das angezeigte Arzneimittel. Schneidende Schmerzen im Darm, die in die Fingerspitzen und Zehen durchzucken." [Allen]

K Magendarmbeschwerden, v.a. Unterleibskolik, nach *Verkühlung bei feuchtem Wetter oder Stehen auf feuchtem Grund.*

K Erbrechen grünlicher, galliger Substanz, die gewaltsam ausgespuckt wird.

K Akute oder subakute DIARRHŒ; reichliche Stühle, *wässrig,* schaumig, *stumpf olivgrün,* EXPLOSIV.
„Hier spritzt der Stuhl heraus wie Wasser, wie durch eine kleine Öffnung am Boden eines Gefäßes." [Roberts]

RUBRIKEN

GEMÜT: *Wandertrieb* nachts [2; *Calc.*]; Drang von Zuhause fortzugehen und im Wald umherzustreifen [2/1].
AUGEN: *Schmerzen* wie durch einen Splitter im linken Auge [1]; stechender Schmerz im inneren Canthus des linken Auges [1]. *Tränenfluss* bei Frostgefühl [1].
NASE: Empfindung als seien die Choanen und die obere Partie des Œsophagus *vergrößert* [1/1].
MAGEN: *Ruktus* riecht nach verdorbenen Eiern [1]. *Übelkeit* > niesen [1/1].
ABDOMEN: *Schmerzen* nach Anstrengung [2]; vor Frost [1].
REKTUM: *Diarrhœ* nach Überhitzung [1]; durch Wasser trinken [2]. *Frostgefühl* im Rektum vor der Stuhlentleerung [1].
STUHL: *Gegoren* [2]. *Gewaltsam,* plötzlich, strömend [3]. *Grün,* olivgrün [2; **Sec.**]. *Häufig* [3]. *Reichlich* [3]. *Schaumig,* weiß [3].
RÜCKEN: *Schmerzen* unter den Scapulæ [2; **Calc.**].
SCHLAF: *Gähnen* während Frost [3]; vor Hitze [2]; während Hitze [2].
FIEBER: Schübe *ändern* sich häufig [2]. Fieber nach *Diarrhœ* [1].
HAUT: *Hautausschläge,* Urtikaria nach Frost [2]; > Reiben [1/1].

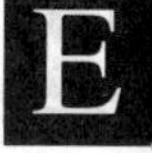

NOTIZEN

EPIPHEGUS **Epiph.**

ZEICHEN

Epiphegus virginiana. Orobanche virginiana. Fam. nat. Scrophulariaceæ.
Parasitäre Pflanze an Buchenwurzeln. Der Name *Epiphegus* kommt von *epi* auf und *fegos* Buche.
Die Basis des Stammes wächst dergestalt, dass sie vollständig mit den Wurzeln der Buche verhaftet ist, in die sich der Samen hineingebohrt hat. Die Wurzeln verwachsen ebenfalls mit dem Wirt. Die Stämme sind nicht grün, sondern tragen weißliche oder braune Schuppen anstelle von Blättern und einen Fortsatz von stengellosen Blüten an der Spitze mit einer doppellippigen Krone. Die Samen sind extrem klein und ihr Keim ist nicht sehr stark entwickelt. Sie werden vom Wind leicht verstreut und der Regen zwingt sie in den Boden, wo sie keimen. Der Samen kann sich jedoch nur dann weiterentwickeln, wenn er mit den Wurzeln einer Buche in Berührung kommt. Nur die

Buche eignet sich als Nährboden für die Pflanze. Die Pflanze hat einen bitteren, ekelerregenden, adstringierenden Geschmack, der sich in getrocknetem Zustand verringert. Wegen der Fähigkeit ihres Wurzelsystems, die Luftzirkulation durch den Boden zu unterstützen und durch die Menge an Kalium in den Blättern konserviert die *Buchen* die Produktivitätskapazität des Bodens besser als jede andere Baumart und verbessert das Wachstum anderer Bäume, wenn sie zusammen gepflanzt werden.
Geprüft von Morden und eingeführt von Jones. Teilprüfung von Goldsmith im Jahre 1900 [*Hom. Rec.,* Dec. 1900].
„Ich war enttäuscht, so wenig Kopfsymptome zu erhalten, zumal sich die Droge bei einer bestimmten Art von Migränekopfschmerzen als nützlich erwiesen hatte; aber die Symptome zeigt unzweifelhaft, dass das Mittel hauptsächlich den Verdauungstrakt angreift, woraus zweifellos die Kopfsymptome entstehen." [Goldsmith]

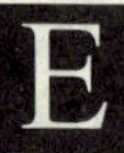

VERGLEICHE

Sepia. Phosphorus. Sanguinaria. Natrium muriaticum. Nux vomica. Scutellaria. Calcium carbonicum [nächste Analogie laut Mangialavori].

WIRKUNGSBEREICH

Kopf. Nerven. Magen. Leber.

LEITSYMPTOME

G Furchtsam und schüchtern.
G Fehler beim Schreiben.
„Kann nicht lesen, weil die Worte verschwommen erscheinen." [Clarke]
G Furcht vor dem Tod wegen Herzklopfen.
„Fühlt sich wegen Herzklopfen sehr schwach." [Clarke]
G Furcht vor Dunkelheit. [Mangialavori]
G Träume zu fallen.
A < Mattigkeit.
A < Kälte.
A *Sehr durstig.* [Mangialavori]
A Schweißsymptome ähnlich wie bei *Calc.*
A Schläfrigkeit.
& Magenbeschwerden.
A > Guter Schlaf.
> Nachmittagsschlaf.
A Schmerzen [Kopfschmerzen] nehmen allmählich zu und ab. [Mangialavori]
K MIGRÄNE durch jede *ungewohnte Anstrengung* [Einkaufen, Aufregung, Nervenbelastung, Besuch, Arbeiten oder Spaziergang an der frischen Luft, Anstrengung der Augen, usw.].
Migränekopfschmerzen treten auf, wenn Dinge außerhalb der gewohnten Beschäftigungen unternommen werden. [Bœricke]
„Sein homöopathischer Gebrauch war fast ausschließlich auf die Behandlung von Kopfschmerzen vom neurasthenischen Typ beschränkt, hervorgerufen durch jede

Kopfschmerzen vom neurasthenischen Typ beschränkt, hervorgerufen durch jede zusätzliche Anstrengung, gelindert durch guten Schlaf." [Clarke]

K Kopfschmerzen, denen *Hunger vorangeht*.

K Kopfschmerzen [in der Stirn, mit Ausdehnung zu den Augen].
& *Spucken von zähklebrigem Speichel.*
„Wenn dieses Symptom in Verbindung mit Kopfschmerzen auftritt, wird *Epiphegus* fast mit Sicherheit heilen." [Clarke]
Übermäßiger Verzehr von Bucheckern verursacht angeblich Kopfschmerzen & Speichelfluss.

K Drückende Schmerzen in den Schläfen, 'wie Druck mit den Fingerspitzen in die Schläfen'; Schmerzen treten plötzlich auf; < bis 16 Uhr, dann >.

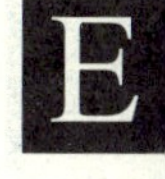

K Migräne *ohne* oder mit spärlichem Erbrechen; meist *nur* Übelkeit.

K Wöchentliche Kopfschmerzen.

NOTIZEN

EQUISETUM **Equis.**

ZEICHEN

Equisetum hyemale. Winterschachtelhalm. Fam. nat. Equisetaceæ.
Equisetum stammt vom lat. *equus*, Pferd und *seta,* eine Bürste durch die seltsame bürstenartige Erscheinung der verschachtelten Stengel der Pflanze. *Hyemale* bedeutet 'blüht im Winter'. Der Schachtelhalm ist vor allem in gemäßigten nördlichen Zonen verbreitet.
Schachtelhalme, Farne und Bärlappsporen sind die ältesten Pflanzenfamilien auf der Erde. Große Pflanzen dieser Familie machten vermutlich einen Großteil der Vegetation während der Steinkohlenzeit aus, die wohlbekannten fossilen Kalamiten sind die Stämme riesenhafter fossiler Schachtelhalme, welche in jener Zeit ihren höchsten Entwicklungsstand erreichten – die heutigen sind nur zwergenhafte Vertreter.
Schachtelhalme sind vor allem Bewohner wässriger Gegenden und gedeihen dort, wo sie ihre mehrjährigen Wurzeln in Wasser oder Lehm versenken können. Zuweilen bevorzugen sie Sand- und Kiesboden mit hohem Grundwasserspiegel.
Mehrjährige Pflanzen mit einem Wurzelstock, oft tief im Boden und aus dem Stengel oberhalb des Bodens hochwachsen, die sich bei jedem Abschnitt oder Segment leicht auseinanderziehen lassen und gewöhnlich unzählige Längsrippen oder Kerben haben. Jeder Saum [die Kante zwischen zwei Segmenten] hat einen Kranz von gezähnten Scheiden, welche die Blätter darstellen. „Die Sporenbehälter enthalten mikroskopische Sporen, die an elastischen Fäden haften, welche spiralig um die Sporen gewunden sind, solange sie feucht sind, und die sich in trockenem Zustand aufwickeln.
In den Stengeln ist eine Menge Kieselsäure gelagert, besonders in der Epidermis oder äußeren Haut. Bei *Equisetum hyemale* enthält die Epidermis soviel Kieselsäure, dass die Stengel bündelweise verkauft wurden, um damit Metall zu polieren. Sie wurden zu diesem Zweck aus Holland [nach England] importiert, daher im Volksmund der Name 'Dutch rushes' [= holländische Binsen]. Equisetum-Arten, die man auch 'Pflanzen-Kieselsäure' nannte, wurden früher von Schmieden und Zimmerleuten benutzt. Es

wurde auch zum Scheuern von Zinn und hölzerner Küchenutensilien verwendet. Linné berichtet, dass diese Gattung unter anderem, in manchen Teilen Schwedens eine ausgezeichnete Nahrung für Pferde darstellt, aber dass Kühe ihre Zähne verlieren und an Durchfall erkranken können, wenn sie damit gefüttert werden." [Grieve]
„Zumal Equisetum sehr widerstandsfähig gegen Pilzbefall ist, verwendet die biodynamische Methode eine Infusion [eine 0,5-2,0% Lösung, die 15-20 Minuten lang gekocht wird] als biologisches Sprühmittel gegen Mehltau und andere Pilze auf Trauben, Gemüse, Rosen und Obstbäumen. Dieser Tee wirkt nicht so stark wie kupfer- oder arsenhaltige Sprühmittel, hat aber eine sehr sanfte und rasche Wirkung, ohne störend auf das Leben im Boden einzuwirken." [Pfeiffer]
Mehrere Vertreter dieser Gattung wurden als Heilpflanzen verwendet, in der Kräuterheilkunde galten sie früher als nützliche Wundheilmittel und wurden bei Schwindsucht und Dysenterie empfohlen. Der giftige Wirkstoff scheint Thiaminase zu sein, ein Enzym, das Vitamin B[1] zerstört.
1876 von Smith an 4 Personen geprüft.

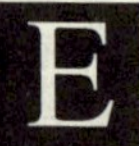

VERGLEICHE

Pulsatilla. Cantharis. Belladonna. Nux vomica. Silicea. Uva ursi. Chimaphila. Pareira brava. Terebinthium.

WIRKUNGSBEREICH

UROGENITALTRAKT. * Rechte Seite.

LEITSYMPTOME

G Abnorme Verhaltensweisen, die bestehen bleiben, weil man es sich zur Gewohnheit gemacht hat, z.B. Nägelkauen. [Vrijlandt]

A *Gesteigerter Appetit.* [bei drei Prüfern!]
„Appetit während der gesamten Arzneimittelprüfung stark gesteigert, und manchmal übermäßig."
„Appetit sehr stark gesteigert; weiß kaum, wann man aufhören soll zu essen." [Allen]

A Schlaf sehr gestört durch ermüdende Träume von vielen Personen, Orten und Dingen. [Clarke]

K Kopfschmerzen.
& intensive Schmerzen im oberen Teil der Augen oder Dach der Orbita. [Clarke]
Wellenartige Schmerzen im Kopf & Leichtigkeitsgefühl im Kopf.
„Völlegefühl im Stirnbereich, & dumpfe Schmerzen, und Integument der Stirn, fühlt sich an wie *straffgezogen,* bes. beim Hochsehen, & Hitze im Gesicht, keine Rötung." [Allen]

K Harnblase schmerzhaft, voll, empfindlich.
Nicht > Harnentleerung.

K Ständiger Harndrang; entleert große Mengen klaren hellen Harns ohne Erleichterung zu verspüren.
„Dieses Arzneimittel ist manchmal erfolgreich in Fällen, die durch *Canth.* nicht gelindert werden. Es besteht soviel Neigung zu Harnentleerung wie bei *Canth.* und es bestehen Schmerzen in der Harnblase, als sei sie zu voll mit Harn, der geleert

werden muss, um sich Erleichterung sowohl von dem Druck wie von den Schmerzen zu verschaffen. Aber die Harnentleerung bleibt unbefriedigend, und er muss bald wieder gehen. Er verspürt *Brennen* in der Harnröhre bei der Harnentleerung, aber es werden größere Harnmengen ausgeschieden als bei *Canth.*, für welches sehr geringe Harnmengen *charakteristisch* sind, die häufig entleert werden, manchmal nur wenige Tropfen." [Nash]

K Harnretention und Dysurie; v.a. bei *Frauen während der Schwangerschaft* und *nach der Entbindung.*

K NÄCHTLICHE HARNENTLEERUNG; v.a. im *ersten Schlaf.*
Nächtliche Harnentleerung bei frostigen [energielosen] Kindern, die an Mineralmangel leiden. [Voisin]

K Blase schmerzhaft bei Druck.

K Trüber Harn; *Schleim.*

K DUMPFE SCHMERZEN in der *rechten Niere.*
< *Druck,* Bewegung. [Voisin]

K Schmerzen im Iliosakralbereich.
> Anhaltende Bewegung und Rückenlage.

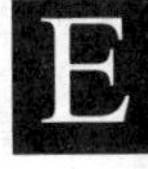

RUBRIKEN

GEMÜT: Neigung zu *Stirnrunzeln*, zornig [1/1]. *Träume* von Menschenmengen [3].
BLASE: *Auftreibungsgefühl* [2]. Häufiger *Harndrang*, Drang nimmt mit abnehmender Harnmenge zu [2/1]. Unfreiwillige *Harnentleerung* tagsüber [1]; unfreiwillige Harnentleerung nachts, Harninkontinenz im Bett, wenn kein ersichtlicher Grund vorliegt außer Gewohnheit [3/1]; schmerzhaft < nach der Harnentleerung [3]; verzögert, muss warten bis der Harnstrom einsetzt, in der Schwangerschaft [1; Plb.]. *Retention* nach der Entbindung [2]. Drückende *Schmerzen* nach der Harnentleerung [2]. *Völlegefühl* [2].
NIEREN: *Schweregefühl* [1].
URETHRA: *Schmerzen* gegen Ende der Harnentleerung [2; **Nat-c.**, **Sars**.].
MÄNNER: Wundheits*schmerz*, Prellungsschmerz in den Hoden, mit Ausdehnung die Samenstränge entlang aufwärts [2; **Rhod**.].
RÜCKEN: *Schmerzen,* < morgens, > Gehen, > Rückenlage, < Sitzen [1].

NOTIZEN

ERIGERON **Erig.**

ZEICHEN

Erigeron canadensis. Conyza canadensis. Kanadisches Berufskraut. Fam. nat. Compositæ. Erigeron [vom gr. *eri,* früh und *geron*, alt] ist eine einjährig amerikanische Pflanze, die in den nördlichen und mittleren Staaten weit verbreitet ist, ebenso in Kanada. Sie wächst auf Feldern und Wiesen und an Wegrändern. Der Name ist höchst angemessen, denn viele Vertreter der Pflanze sehen, selbst in Blüte welk aus und vermitteln den Eindruck eines Unkrauts, das seinen Höhepunkt überschritten hat.

Erigeron invadiert relativ gutes Land. „Das kanadische Berufskraut ist eines der wenigen 'Geschenke' des amerikanischen Unkrautkontinents an Europa. Gegen 1655 wurde es in einem ausgestopften Vogel in die alte Welt eingeschleppt und verbreitete sich in ungeheurem Maße, besonders auf steinigen Böden. Es kam gerade rechtzeitig für die letzten Hexenzeremonien, wobei man glaubte, dass es Krankheiten der Brustorgane heilen und Kinder vor Verzauberung schützen könne und wurde vermutlich als Räuchermittel verwendet.“ [Pfeiffer]

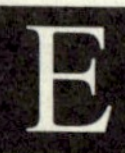

In Kanada findet es eine rationalere Anwendung. Das scharfe Öl ist ein Betäubungsmittel für Moskitos, daher der englische Name 'Fleabane' [=Flohgift], laut Culpepper allerdings hat die Pflanze diesen Namen erhalten, weil die Samen so stark an Flöhe erinnern.

Die Pflanze enthält ein irritierendes Öl [mit Terpenen], das Tränenfluss, Heiserkeit und allgemeine Reizung bei Menschen verursachen kann, die mit der Pflanze arbeiten. Das Öl ist sehr eigenartig, flüssig wie Wasser, von blassgelber Farbe, hat einen seltsamen Geruch, ein wenig wie Zitronen aber stärker und einen sehr scharfen Geschmack.

„Die neuen Siedler, die zur Kultivierung des Landes den Urwald fällten und den Boden zum Himmel hin öffneten, trugen so vermutlich zur starken Verbreitung der Pflanze bei, die vor der Ankunft der Kolonialsiedler gar nicht so häufig war. Erigeron liebt offenes Gelände und strahlende Sonne. ... Es wächst häufig auf ausgebranntem Boden; daher auch der Name 'fireweed' [Feuerkraut]. Dieser Name deutet auf eine seiner selten bemerkten aber wichtigen Eigenschaften hin. Obgleich Erigeron eine grobe Pflanze ist, die aussieht wie ein echtes Unkraut aussehen sollte, sind seine Gewohnheiten ebenso bescheiden wie seine Blüten. Sie überlebt am besten in Brachland, wo wenig anderes wächst, und sobald der Boden kräftiger wird und aggressivere mehrjährige Pflanzen ankommen, verschwindet Erigeron. Zu dem Zeitpunkt hat die Pflanze ihren Zweck erfüllt, der darin besteht eine vorübergehende Bodenbedeckung zu bieten, mit Wurzeln die den Boden zusammenhalten und Blättern, die der Erde Schatten bieten, so dass die Feuchtigkeit darin erhalten bleibt. Wenn sie am Ende der Saison abstirbt, hat sie dem Boden Nährstoffe zugeführt, die den Pflanzen im folgenden Jahr zugute kommen. Wer die Folgen von Erosion gesehen hat und beobachten musste, wie fruchtbare Erde vom Wind fortgetragen wird, kann anerkennen, dass Erigeron eine Art pflanzlichen Verbandstoffes für Muttererde darstellt.“ [Sanders]

1865 von Burt geprüft. 1950-51 von Mezger an 16 Personen geprüft.

VERGLEICHE

Phosphorus. Sabina. Secale. Belladonna. Ipecacuanha. Trillium. Cinnamomum. Millefolium.

WIRKUNGSBEREICH

Urogenitaltrakt. Gelenke. Gallenblase. Blutgefäße.

LEITSYMPTOME

A HÄMORRHAGIEN; HELLROTES FLÜSSIGES BLUT; *starke Blutungen.*

Durch aktive Stauung in Uterus, Ovarien, Harnblase, Rektum.

A Hyperämie [und Hämorrhagie] in UTERUS und OVARIEN.
& Auftreibung des Hypogastriums, und *Reizung von Blase und Rektum.*
„Das einzige deutliche Symptom zusätzlich zu der Hämorrhagie, das zu seiner Wahl vor anderen Arzneimitteln dieser Klasse führen sollte, vor allem bei Hämorrhagien der Beckenorgane, ist die ausgeprägte heftige *Reizung von Rektum* und Blase. Hier müssen wir auch an *Canth., Lil-t* und *Nux-v.* denken." [Nash]

A < Schwüles Wetter. [Mezger]

A < BEWEGUNG; Anstrengung [Hämorrhagien].

A < Morgens.
> Nachmittags und abends.

A > Bewegung an frischer Luft.
[Stimmung; Kopfschmerzen; Magendarmbeschwerden] [Mezger]

K Kopfschmerzen; Stirn; kongestiv und pulsierend.
< Bücken; rasches Drehen des Kopfes; Husten; Anstrengung.
< Morgens und vormittags.
> Frische Luft; kalte Luft.

K Gallenkolik nach fetter Nahrung.
& Erbrechen und Obstipation.
Gallenblasengegend druckempfindlich.
> Leichtes Reiben.

K Dysenterie.
& Wundheit und Brennen in der Blase.

K *Blasensymptome* [Dysurie; Reizung].
während der Menses [reichlich hellrotes Blut].
oder Leukorrhœ.

K Blasensymptome.
& Hämorrhoiden.

K Starke quälende Schmerzen in Ellenbogen und Handgelenken bei Regenwetter. [Hale]

RUBRIKEN

GEMÜT: *Schreien* vor der Harnentleerung während der Zahnung [2/1]. Furchterregende *Träume*, durch die man erwacht [2].
NASE: *Epistaxis,* flüssig [3]; hellrotes Blut [2]; anstelle der Menses [1].
GESICHT: Rote *Verfärbung* > Epistaxis [1].
MAGEN: *Erbrechen,* hellrotes Blut [2]; Bluterbrechen bei Bewegung [2/1]; dünnes Blut [2/1].
ABDOMEN: *Schmerzen* in der Gallenblase, Gallenkolik > Reiben [1; Podo.]; brennende Schmerzen im Bereich der Gallenblase, wie durch einen Feuerball [1/1].
REKTUM: *Hämorrhagie* aus dem After [2]. *Hämorrhoiden* & Blasensymptome [1].
BLASE: *Hämorrhagie* [2]. *Reizung,* gereizte Blase während der Entbindung [1/1]. *Schmerzen* & Metrorrhagie [1/1]; Schmerzen dehnen sich während der

Harnentleerung zu den Hoden aus [1; *Berb.*].
HARN: *Blutig,* chronisch [2].
FRAUEN: *Abort* durch Anstrengung [3]; & Diarrhœ [1]; & schmerzhafte Harnentleerung [1]. *Leukorrhœ* & Harnwegssymptome [2]. *Menses* hellrot [3]; stark < Anstrengung [3]; reichlich durch Bewegung [3]; Anstrengung löst den Blutfluss aus [2]; schwallartig [2]. *Metrorrhagie,* anhaltend [2]; während und nach der Entbindung [3]; bei plethorischen Frauen [2]; während der Schwangerschaft [2]; plötzlicher Schwall und hört wieder auf [1/1]; durch Überanstrengung während der Schwangerschaft [2].
EXTREMITÄTEN: *Taubheitsgefühl* beim Erwachen [1].
SCHLAF: *Erwachen* mit Taubheitsgefühl [2].

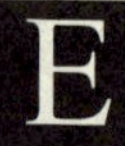

NAHRUNG

Abneigung: Fette und gehaltvolle Nahrung [1]; Süßigkeiten [1].
Verlangen: Fleisch [1]; Saures [1].
Schlimmer: Bohnen und Erbsen [1]; fette und gehaltvolle Speisen [1]; Weißkohl [1].

NOTIZEN

ESPELETIA GRANDIFLORA **Esp-g.**

ZEICHEN

Espeletia grandiflora. Espeletia schultzii. Fam. nat. Compositæ.
Heimisch in den südamerikanischen Anden, vor allem in Kolumbien, Venezuela und Nordequador. Weit verbreitet auf Bergwiesen in 2500 bis 4000 Metern Höhe.
Dieses Staudengewächs hat die stattliche Haltung von Verbascum mit großen hängenden Blattrosetten. Die ungeteilten Blätter sind etwa 30 Zentimeter lang und 7 Zentimeter breit. Stengel und Blätter haben graue samtige Haare. Die 8 bis 15 goldenen Blütenköpfe haben einen Durchmesser von 2 bis 3 Zentimetern. Die Pflanze wurde im Jahre 1971 von Dr. Willmar Schwabe nach Deutschland gebracht. Pharmakologische Studien ergaben, dass die Pflanze eine starke Wirkung auf den Kreislauf ausübt [die Hauptwirkstoffe sind Diterpen-Derivate].
Therapeutisch wurden in Deutschland mit dem Arzneimittel bei Angina pectoris und arteriellen Kreislaufstörungen in den Beinen [Claudicatio intermittens] gute Ergebnisse erzielt. Patienten, die das Arzneimittel in der D3 Potenz erhielten, empfanden Druck im Magen mit Rülpsen. Ein ähnliches Phänomen trat in den Arzneimittelprüfungen auf.
1968-70 von Klunker an 13 Ärzten [11 Männer, 2 Frauen] geprüft.

VERGLEICHE
Secale. Argentum nitricum. Causticum. Rauwolfia.

WIRKUNGSBEREICH
Blutkreislauf [Brust; *untere Gliedmaßen*]. *Magendarmtrakt*. Rücken [Lendenbereich].

LEITSYMPTOME
G Konzentrationsschwierigkeiten.
& *Gefühl von Eile.*
'Ist früh alt geworden.'
G Neigung zu widersprechen.
Fehler beim Sprechen.
A Kältegefühl.
Inneres Zittern.
Kalter Schweiß tagsüber.
A < Feuchtkaltes Wetter.
> Heißes Bad.
A Appetitverlust.
Leicht gesättigt.
Abneigung gegen *Milch*.
A Angstträume von Würmern im Darm.
Wacht nachts schweißgebadet auf.
K Rechte Kiefernhöhlenentzündung.
Absonderung von dünnem gelbem oder grünlichem Schleim.
& Grippegefühl.
K Nachts Empfindung als sei der Gaumen geschabt.
K Völlegefühl und Rumoren im Abdomen nachmittags.
Stinkender Flatus und stinkender Ruktus.
Krämpfe in der linken Seite des Abdomens, mit Ausdehnung zur Blase.
'Krämpfe in der Blase, > Bewegung.'
Tiefer dumpfer Schmerz im mittleren und linken Abdomen, morgens, < Stehen und Gehen.
K Schmerzen in der Herzgegend bei Ruhe, > Bewegung.
K *Steifheitsgefühl in der Kreuzgegend in Ruhelage.*
Lumbosakrale Schmerzen am Morgen.
< Wetterwechsel.
< Bücken.
> Heißes Bad.

NAHRUNG
Abneigung: Milch [1].

E

NOTIZEN

EUGENIA JAMBOSA Eug.

ZEICHEN

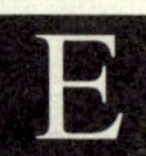

Eugenia Jambos. Syzygium jambos. Jambulbaum. Rosenapfelbaum. Fam. nat. Myrtaceæ. Kleiner Baum aus Südostasien und Australien, der auch anderswo in den Tropen wegen seiner purpurroten Steinfrucht angebaut wird. Diese ist olivgroß und nimmt später eine bräunlichschwarze Färbung an. Die hornigen Samen riechen nach Pfeffer und haben einen adstringierenden Geschmack. Die reifen Samen werden zur Herstellung eines trüben Getränkes verwendet. In Indien werden die pulverisierten Samen als Volksheilmittel gegen Diabetes gebraucht.
Eugenia aromatica [auch *Syzygium aromaticum* genannt] der Nelkenbaum, ist ein wohlbekanntes Mitglied derselben Familie.
Beide Arten enthalten Eugenol, ein Duftöl, das auch in Muskatnussöl und Zimtblattöl vorkommt. Eugenol ist das Basisprodukt zur Herstellung von Vanillin und wird auch in der Parfumindustrie und der Zahnmedizin verwendet.
Der Name *Eugenia* stammt von Eugenius von Savoye, Prinz von Savoye-Carignan und österreichischer General und Staatsmann [1663-1736], der ein großer Liebhaber und Schirmherr der Botanik war. *Syzygium* kommt von syzygos, 'gepaart', ein Bezug auf die Blätter, die zusammen wachsen und dabei eine Hutform bilden.
Der in der Homöopathie verwendete *Syzygium jambolanum*, der zur Reduzierung des Blutzuckerspiegels bei Diabetes empfohlen wird, ist vermutlich mit Eugenia jambos identisch. „Die Samen senken den Bluzuckerspiegel und sind bei der Behandlung von Diabetes und ähnlichen Erkrankungen nützlich.“ [Chevallier]
Eingeführt und geprüft von Hering.

VERGLEICHE

Sepia. Graphites. Lycopodium. Calcium carbonicum. Psorinum.

WIRKUNGSBEREICH

Haut. Augen und Sehvermögen. Schleimhäute

LEITSYMPTOME

G *Faul & geschwätzig.*
„Wie *Eukalyptus* verursacht *Eugenia* einen Zustand von Trunkenheit. Es macht den Prüfer sehr gesprächig aber träge.“ [Clarke]

G Rauschzustand > NACH DER HARNENTLEERUNG.
„Plötzliche große Veränderung in ihm nach der Harnentleerung. Alles erscheint

schöner und leuchtender, Himmel und Bäume wurden freundlicher und klarer; aber eine Viertelstunde später wurde alles wieder düster." [Allen]

G „Nichts schien richtig zu sein; im Sitzen wollte er liegen; wenn er lag, wollte er wieder aufstehen." [Hering]

A Starkes Verlangen nach Tabak.
„Will nichts tun als den ganzen Tag lang rauchen." [Hering]

A Großer Durst.
[Durch Trockenheit tief im Hals; nachts; während Kopfschmerzen; nach Koitus]

A Sexuelle Beschwerden [bei Männern].
„Schmerzhafte Erektionen, mit Juckreiz, ohne Sexualdrang."
„Der Samenerguss findet zu früh statt und beinah ohne Erregung am Morgen."
„Verzögerter Samenerguss; der Orgasmus klingt mehrfach ab, bevor es zu einer Ejakulation kommt."
„Während des Koitus erreicht er keinen Samenerguss; der Penis erschlafft."
[all Zitate von Hering]

A < Abends und nachts.

A *Schmerzen* [*Drücken, Kneifen, Kontraktion*] *in* [*sehr*] *kleinen Stellen.*

A Schwindel mit Wirbeln im Kopf im Sitzen; Häuser in der Ferne sehen aus wie auf den Kopf gestellt.

K Dunkelheit und Doppeltsehen; bei zielgerichtetem Sehen verschwindet das Doppeltsehen.
„Bei unaufmerksamem Sehen schwanken Gegenstände oder purzeln übereinander, bei scharfem Sehen ist alles in Ordnung." [Hering]

K Sonnenlicht = Tränenfluss.

K *Tränenfluss,* abends und nachts.
& Empfindung als würde *Feuer aus den Augen strömen.* [Jahr]

K Brennen in den Augen [wie durch Pfeffer].
< Schließen der Augen; verhindert Schlaf nachts.

K AKNE WÄHREND DER MENSES oder < MENSES.
Akne vulgaris; Akne indurata; Akne rosacea.
Pickel im Gesicht, Umgebung schmerzhaft.

K Reichliche Ansammlung von schaumigem und zähem Speichel im Mund, besonders vor einer Mahlzeit und beim Reden.

K Übelkeit > Rauchen.
Husten = Schlucken, Schlucken = Husten.
„Nach Husten muss er immer schlucken, wenn der Hustenreiz nachlässt; aber sobald er schluckt, muss er wieder husten." [Hering]

K Krämpfe in den Fußsohlen bei Bewegung nachts.

K Heiße Hände [„während der ganzen Arzneimittelprüfung" - Hering].

RUBRIKEN

GEMÜT: Alles erscheint *falsch* [1]. *Geistestrübung*, schwieriges Denk- und Begriffsvermögen nach Siesta & verwirrte Träume [1/1]. *Trübsinn* >

Harnentleerung [1]. *Verdrießlich* # Fröhlichkeit [2].
SCHWINDEL: Nach dem *Aufstehen* vom Liegen, verursacht durch Blutstauung in den Kopf [1].
KOPF: Juckende *Hautausschläge* auf der Stirn während der Menses [1]. *Hyperämie* beim Aufstehen [1]. *Schmerzen,* Kopfschmerzen als würde im Kopf etwas rollen, mit Brennen darin, das aus den Augen herauskommt [1/1]; Drücken, Kneifen in einer kleinen Stelle tief in der Stirn [1/1]; drückende Kneifen auf dem Scheitel [1].
AUGEN: *Photophobie* abends [1]. *Rötung* am Morgen [1]. Brennende *Schmerzen* während Kopfschmerzen [2]. *Tränenfluss* in Strömen [1].
SEHKRAFT: *Funken* vor Kopfschmerzen [2]. *Trübe* > nach Harnentleerung [1/1].
GESICHT: *Hautausschläge,* Akne & sexuelle Ausschweifungen [1]; Komedonen [2].
MAGEN: *Sodbrennen* nachts[1].*Übelkeit* während Kopfschmerzen [2]; > Rauchen [2; Sanic.].
ABDOMEN: *Schmerzen* wie durch ein Band von einem Darmbeinkamm zum andern [1].
REKTUM: Lauter *Flatus* bei spritzendem Stuhl [1].
BLASE: Häufige *Harnentleerung* nachts [2].
HUSTEN: *Schlucken* < [1]; oder > [1].
EXTREMITÄTEN: *Hautausschläge* um die Fingernägel [1].
SCHLAF: Schwieriges *Erwachen* nach Siesta am Nachmittag [1/1]. *Gestört* durch Kopfschmerzen [1].
SCHWEISS: Schweiß nach *Koitus* [2].
ALLGEMEINES: Nach der *Harnentleerung* > [2]. Gelbe *Schleimsekretion* [2]. *Schwäche* > Kaffee [1/1].

NAHRUNG

Verlangen: Kalte Getränke [1]; Tabak [1].
Besser: Kaffee [1].

NOTIZEN

EUPHORBIUM **Euph.**

ZEICHEN

Euphorbium officinarum. Euphorbia resinifera. Fam. nat. Euphorbiaceæ.
Die Euphorbiaceæ sind nach Euphorbus benannt, Arzt von Juba, König von Mauretanien. Der traditionellen Überlieferung zufolge war dieser Arzt der erste, der

den Saft von den Euphorbiaceen für medizinische Zwecke verwendete.
Diese riesige Pflanzengattung umfasst mehr als 1000 Arten von ein- oder mehrjährigen Sträuchern und Bäumen, die in gemäßigten und tropischen Zonen vorkommen. Die meisten Arten enthalten einen milchigen, extrem scharfen und hochgiftigen Saft.
Euphorbia resinifera ist eine mehrjährige Pflanze, die ursprünglich aus Marokko und dem Atlasgebirge stammt. Es ist eine blattlose kakteenartige Pflanze, die bis zu 1 Meter hoch wird und kleine leuchtend gelbe Blüten trägt. Den aktiven medizinischen Wirkstoff, den Saft, erhält man, indem man in die Stengel schneidet und die Pflanze bluten lässt. Nachdem der Saft an der Sonne zu einer wächsernen gelben oder braunen Masse getrocknet ist, wird diese in Lederbeutel gesammelt und zu Pulver gemahlen. Das Endprodukt, ein sehr scharfes, sehr leicht entzündliches Gummi oder Harz besitzt eine sehr kräftige Wirkung. Der Staub hat eine so starke Reizwirkung auf die Schleimhäute, dass Personen beim Umgang damit einen Mund- und Nasenschutz tragen müssen.

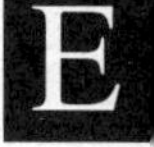

Das Harz wurde früher als drastisches Kathartikum und Wirkstoff zur Blasenbildung verschrieben. Heute wird es kaum noch verwendet, weil es in einigen Fällen letale Folgen hatte. Das harzartige Gummi wird nach wie vor zur Farbenherstellung, bei der Instandhaltung von Schiffen und zur Imprägnierung von Schiffsrümpfen verwendet. Das scharfe Harz ist in Alkohol löslich, brennt ausgezeichnet und sondert dabei ein starkes Aroma ab.
„Beim Kauen scheint es Anfangs geschmacklos zu seyn, verbreitet aber später ein äußerst ätzendes Brennen im ganzen Munde, welches sehr lange anhält, und bloß durch Ausspülen desselben mit Oel sich wieder tilgen läßt. Die vielen Species von Euphorbium scheinen an Arzneikräften einander sehr ähnlich zu seyn.“ [Hahnemann]
Alle in der Materia Medica beschriebenen Euphorbiumarten sind durch entzündliche Magendarmstörungen, brennende Schmerzen und Hautreizung gekennzeichnet. In den meisten Fällen sind nur die Vergiftungssymptome bekannt. Zusätzlich zu 13 *Euphorbien* gehören auch *Acalypha, Cascarilla, Croton tiglium, Hura, Jatropha, Mancinella, Mercurialis, Ricinus* und *Stillingia* zu dieser großen Familie.
1837 von Hahnemann geprüft und eingeführt.

VERGLEICHE

Lycopodium. Pulsatilla. Sulfur. Arsenicum. Rhus toxicodendron. Asarum. Capsicum.

WIRKUNGSBEREICH

Schleimhäute. Haut. Knochen. Zähne. * LINKE SEITE. Rechte Seite.

LEITSYMPTOME

G Zusammenfahren nachts, während man wach im Bett liegt; wie elektrisiert.
G Ruhige Stimmung, selbst in Gesellschaft.
A *Kamele.*

„Euphorbia ist eine Pflanze/Baum, die Kamele in der Wüste lieben. Sie stellt einen Teil ihrer Nahrung in der Wüste dar. Das Arzneimittel hat etwas vom Kamel an sich. Hebt den Fuß sehr hoch, während man über kleine Gegenstände steigt – dies ist typisch für den Gang des Kamels. Delusion, meint alles sei vergrößert – offensichtlich die Ursache dafür, dass man den Fuß so hoch anhebt, aber auch die Tatsache, dass die Wüste eine sehr stark vergrößerte Landschaft ist, und die eine Fülle von ‘

Delusionen' birgt.
Meint, derselbe Mann ginge hinter ihm, den er vor sich hergehen sieht – Kamele durchqueren die Wüste in Karawanen, indem sie hintereinanderhergehen.
> Kälte, < Hitze, brennende Schmerzen.
Schläft auf Knien und Ellenbogen – wie könnte ein Kamel auch sonst schlafen!
Flatulenz am Morgen – Kamele sind für Flatulenz bekannt, wahrscheinlich, weil sie Euphorbia fressen!" [Jenni Tree]

A KÄLTE.
Aber < *Wärme* [warme Luft; warmes Bett; Ofen].

A > *Kälte.*

A Großer Hunger.
& Flaues Gefühl in Magen und Abdomen [„als habe sie überhaupt keinen"].

A Großer Durst auf kalte Getränke.

A Schläft mit den Armen über dem Kopf ausgestreckt. [Lippe]
Oder: schläft auf Knien und Ellenbogen.

A < *Liegen.*
< *Ruhe.*
< *Sitzen.*

A < BEGINN VON BEWEGUNG [paralytische Schwäche in den Gelenken].
< ANHALTENDE BEWEGUNG.
Erinnert an *Rhus-t.* bei den allgemeinen Verschlimmerungen, aber es fehlt die deutliche Verschlimmerung durch feuchtkaltes Wetter.

A < *Berührung.*

A < *Herumdrehen im Bett.*

A > Dunkelheit.

A *Starke Sekretion, aber & Trockenheitsgefühl.*

A BRENNENDE Schmerzen [bei Krebs; in *betroffenen Partien*].
„Eine starke Indikation für dieses Arzneimittel sind brennende Schmerzen in den Knochen, und dieses Symptom allein wird uns dabei helfen, es gegenüber *Acidum fluoricum*, *Silicea* und anderen Arzneimittel zu differenzieren, die ebenfalls einen degenerativen Einfluss auf die Knochen haben. Ich habe es mit Erfolg bei Knochenkaries des Hüftgelenks verwendet, indiziert durch die brennenden Schmerzen nachts, die es dem Patienten nahezu unmöglich machten, Ruhe zu finden." [Choudhuri]
„Hochgradige brennende Schmerzen, als sei eine glühende Kohle auf oder in der Partie und wenn *Arsenicum* oder *Anthracinum* versagen." [Choudhuri]
„Bei alten trägen, indolenten Geschwüren mit lanzinierenden, beißenden, lazerierenden Schmerzen, die morgens schlimmer sind, *wenn man sich in Feuernähe erhitzt*, beim Hinlegen, Stellungswechsel, zu Beginn von Bewegung, im Sitzen, durch Berührung; besser durch Bewegung und Gehen. Hier wird *Rhus* häufig höchstens mit Teillinderung gegeben. Wenn Rhus keine Heilung bringt und das Brennen von *Euphorbium* beginnt, wird es in der Regel gefolgt von *Ars.* oder *Carb-v.* Wir therapieren im *Zickzackkurs* mit Rhus, Arsenicum oder Carb-v., wenn womöglich *Euphorbium* allein die Arbeit besser und schneller tun könnte." [Allen]
„Brennen in Hals und Magen, als ströme eine Flamme daraus hervor; musste den

Mund öffnen.“ [Allen]

K Pharyngitis.

& Empfindung als sei die ausgeatmete Luft eine brennende Flamme.

K Stuhl wie Klebstoff, mit *vorangehendem* Juckreiz im Rektum.

K Empfindung in der Brustmitte *als habe man heiße Nahrung geschluckt.*

K Steißbein schmerzhaft.

< Aufstehen vom Sitzen und zu Beginn der Bewegung.

K *Brennende Schmerzen in den Gelenken, v.a. in den unteren Gliedmaßen.*

< Berührung; Ruhe; Sitzen; Beginn der Bewegung.

> Anhaltende Bewegung; kalte Anwendungen.

K Akute vesikuläre Dermatitis.

< Berührung; Wärme.

> Kalte Anwendungen.

& Neigung zu Geschwürsbildung; brennende Schmerzen; Bläschen enthalten scharfen gelben Eiter; Bullæ; Pemphigus.

„Die Beschwerde, bei der es am besten gewirkt hat, ist erysipelatöse Entzündung der Wange. Der betroffene Bereich wird übersät mit erbsgroßen Blasen voll gelber Flüssigkeit. Der brennende Schmerz ist schier unerträglich.“ [Choudhuri]

RUBRIKEN

GEMÜT: *Angst* & Brennen im Hals [1/1]. *Delusion,* meint Kleidung sei zu schwer [1]; meint derselbe Mann gehe hinter ihm, den er vor sich hergeh en sieht [1/1]; alles erscheint vergrößert [1]. *Ernsthaft* [2]. Nicht geneigt zu *reden,* Bedürfnis still zu sein [2].

SCHWINDEL: Neigung auf die rechte Seite zu *fallen* [1].

KOPF: *Schmerzen,* Kopfschmerzen > kalte Anwendungen [2]; Schmerzen im Hinterkopf > Bewegung [1]; < Hitze [2]; > kalte Luft [1].

AUGEN: *Exkoriation* der Canthi [1; **Ars**.]. Brennende *Schmerzen* in den Augenbrauen [3].

SEHKRAFT: *Getrübte* Sehkraft > an dunklen Tagen [2; Sep.]. Gegenstände erscheinen *groß,* hebt den Fuß unnötig hoch, wenn er beim Gehen über kleine Gegenstände steigt [1; **Onos**.]. Gegenstände erscheinen *näher* [2].

OHREN: *Geräusche* beim Niesen [1]; Summen nachts [2; **Dulc**.].

NASE: *Katarrh* > im Freien [1; **Puls**.].

GESICHT: *Erysipel,* vesikulär [3; **Rhus-t**.]. *Formicatio* nach Schmerzen [1/1].

MUND: Bitterer *Geschmack* nach Bier [1; *Puls.*]; salziger Geschmack [2]. *Schleim* salzig [2]. Nagende *Schmerzen* im Zahnfleisch [2; *Puls.*]. *Speichel* salzig [2; **Cycl**.]. Reichlicher *Speichelfluss* [2].

ZÄHNE: *Schmerzen* bei Berührung [2]; & Frostgefühl [1]; & Schwellung der Wange [2].

ABDOMEN: Krampfartige Blähungs*kolik* morgens im Bett[1]; > Herumdrehen [1/1]; > Kopf auf Ellenbogen und Knie stützen [1/1]; < Liegen [1]. *Leeregefühl* am Morgen [1].

REKTUM: *Juckreiz* vor der Stuhlentleerung [1; *Spong.*]; während Stuhldrang [1/1].
MÄNNER: Störende *Erektionen* im Sitzen [1].
FRAUEN: Milchige *Leukorrhœ* [2].
ATMUNG: *Schwierige* Atmung beim Drehen auf die rechte Seite im Bett [1/1].
BRUST: Brennende *Schmerzen* in den Seiten > Bewegung [2; *Seneg.*]; Spannungsschmerzen im rechten Brustmuskel oder in der linken Brustseite, wenn man den Oberkörper nach rechts dreht [1]; stechende Schmerzen > bei Bewegung [2; **Rhus-t.**].
RÜCKEN: *Schmerzen* im Steißbein beim Aufstehen von einem Sitz [2]; bei Berührung [2]; bei Bewegung [1]; durch Druck [2]; nach der Stuhlentleerung [1]; Ausdehnung zur Wirbelsäule, hindurch zum Scheitel, während der Stuhlentleerung, zieht den Kopf nach hinten [1; *Phos.*].

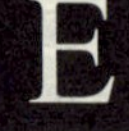

EXTREMITÄTEN: *Hitzegefühl* in den Fußgelenken [1; *Kali-bi.*]. *Kältegefühl* und wie abgestorben im linken Bein im Sitzen [1]. *Schmerzen* in den unteren Gliedmaßen, Ischiassyndrom > Bewegung [2]; Ischiassyndrom & paralytische Empfindung, Schwierigkeiten vom Sitz aufzustehen [2/1]; Ischiassyndrom & drückende Schmerzen [2; *Plb.*]; brennende Schmerzen in der Hüfte nachts [2]; brennende Schmerzen in den Oberschenkeln nachts [2]; Spannungsschmerzen in der rechten Schulter, < Strecken zur linken Seite [1/1]. *Schwäche* der Gelenke zu Beginn der Bewegung [2/1]. *Taubheitsgefühl* in den Füßen im Sitzen, mit Bewegungsunfähigkeit [1/1].
SCHLAF: *Schlaflosigkeit* durch Zittern [1]. *Stellung*, liegt auf Ellenbogen und Knien [1]; hat im Liegen die Arme hoch über den Kopf ausgestreckt [1].
FROST: Frost während *Schmerzen* [2].
HAUT: *Hautausschläge,* Geschwüre nach Herpes zoster [1]. *Kälte* & innere Hitze [1]. Beißende *Schmerzen* nach Kratzen [2].

NAHRUNG

Verlangen: Kalte Getränke [1]; kalte Speisen [1].
Schlimmer: Heiße Speisen [2]; warme Speisen [2]; Bier [1]; Butter [1]; Fisch, verdorbener [1]; heiße Getränke [1]; Muscheln [1]; fette und gehaltvolle Speisen [1]; stärkehaltige Speisen [1].
Besser: Kaffee [2]; kalte Speisen [2].

NOTIZEN

EUPIONUM **Eupi.**

ZEICHEN

Eupion. Holzteerdestillat.
Bei der Destillierung von Holzteer wird ein flüchtiges Öl gewonnen, das sich in ein leichteres und ein schwereres Öl trennt. Das schwerere Öl ist Kreosotum, das leichtere Eupion.
Weitere in der Homöopathie verwendete *Teerprodukte*:
Pix liquida, ein Produkt trockener Destillierung von verschiedenen Koniferen.
Ichthyol, ein Destillationsprodukt von bituminösen Gesteinsablagerungen mit fossilen Einschlüssen von Fischen; Vorkommen in Tirol und mit einem Schwefelgehalt von 10%.
Cresol – Kresolum – eine Verbindung, die man in Teer und Kreosot findet, ähnlich Phenol.
Naphthalin, zusammengesetzt aus zwei miteinander verbundenen Benzolringen, ein Bestandteil von bituminösem Teer.
Paraffin, gesättigter Kohlenwasserstoff aus der Methanreihe.
Acidum carbolicum, Phenol, steht Kreosotum in seiner Wirkung sehr nahe.
Carboneum sulfuratum.
Geprüft und eingeführt von Wahle.

E

VERGLEICHE

Calcium carbonicum. Sepia. Sulfur. Lycopodium. Natrium muriaticum
Rhus toxicodendron

WIRKUNGSBEREICH

Schleimhäute. *Weibliche Geschlechtsorgane.*

LEITSYMPTOME

G Empfindung als sei der ganze Körper aus Gelee [„mit Zittern am ganzen Körper, nur bei Ruhe empfunden" - Allen];
oder aus Glas, Holz usw.
G Reizbarkeit [und Nasenbluten] während aussetzender Menses.
G Furchterregende Träume; erwacht schweißgebadet.
A Fröstelt.
A *Starker Schweiß durch geringste Anstrengung und nachts.*
A > Warme Getränke [Husten; Frost].
A Empfindung als würden sich Furunkel bilden oder Ulzerationsgefühl.
< Berührung; Einatmen.
A < Während der Menses [große Reizbarkeit, Kopfschmerzen und Frostgefühl].
Menses mit *vorangehenden* zusammenziehenden Schmerzen und Winden im Abdomen,
> vornüber beugen.
Menses *gefolgt* von Leukorrhœ und Rückenschmerzen,
> nach hinten neigen.
ODER: Einsetzen der Menses verursacht Besserung des Allgemeinzustandes.

A Starker Menstruationsfluss, aber nur wenn die schneidenden Schmerzen im Abdomen aufhören.

K Brennende Schmerzen in der Stirn & herabdrücken der Lider und Feuchtigkeit in den Augen wie durch Tränen.
Augen schwach, wie nach Weinen.

K „Niesen; jedesmal wenn er sich schneuzt, tritt das Niesen wieder auf." [Clarke]

K Uterusbeschwerden & Krämpfe in den Waden; muss nachts aufstehen und herumlaufen.
Krämpfe in den Waden > *Bewegung.*

K Brennen, Beißen, Jucken und Schwellung zwischen den Labien.
Für einen Moment > Reiben, danach Brennen und <.
Nach Waschen mit kaltem Wasser fühlen sich die Genitalien steif und taub an.
& Empfindung von Wundheit und Rohheit.

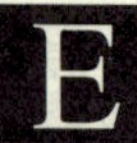

K LEUKORRHŒ STARK, DUNKEL [bräunlich], SCHARF und wundmachend.

K Leukorrhœ.
& starke Rückenschmerzen; muss sich gegen etwas lehnen, um Erleichterung zu bekommen; wenn die *Rückenschmerzen aufhören, fließen die Ausscheidungen im Schwall heraus.*
Rückenschmerzen > Liegen auf harter Unterlage.
Oder: *starke Leukorrhœ*, danach Linderung der Rückenschmerzen.

K Leukorrhœ.
& Schmerzen im *rechten Ovar.*

K Schmerzen im Sakrum, wie gebrochen; wenn man sich bückt, kann man sich kaum wieder aufrichten.

K Taubheitsgefühl in den Fußsohlen; als gehe man auf Nadeln.

RUBRIKEN

GEMÜT: *Delusion,* meint sie sei aus Glas [1]; sie sei aus Holz [1]. Abgeneigt zu *reden* während aussetzender Menses [1/1]. *Träume,* in einen Abgrund zu fallen [1]; von nackten Männern [1]; von wilden Tieren verfolgt [1]; sich wiederholende Träume [1]; ins Wasser zu fallen [1].

SCHWINDEL: *Gegenstände* scheinen sich im Kreis zu drehen, wenn man sich im Bett aufsetzt [1/1]. Schwindel > *Ruhe* [1].

KOPF: *Bewegungen* des Kopfes, vor und zurück, mit Kopfschmerzen und Schwindel, im Gehen, > Ruhe [1/1]; Empfindung als ob der Kopf ständig von einer Seite zur andern schwankt, & ziehende Schmerzen in den Schläfen [1/1]. *Hitze* am Scheitel, & Empfindung als würde an den Haaren gezogen [1/1]. *Schmerzen* in der Stirn, &Wärmegefühl in den Augen [1/1]; im Hinterkopf morgens im Bett [1]. *Verwirrung* im Kopf > Druck [1/1]. *Völlegefühl* während der Menses [1].

AUGEN: Drückende *Schmerzen,* als würden die Augen herausgeschoben [1]. *Tränenfluss* > in geschlossenen Räumen [1/1]. Neigung zu *wischen* [1].

SEHKRAFT: Gegenstände erscheinen *blass* [1].

OHREN: Empfindung als ob *Wind* in das Ohr bläst [1].
GEHÖR: Geräusche wirken *entfernt* [1; **Lac-c.**].
NASE: *Niesen* beim Schneuzen [1]. *Schmerzen* beim Einatmen [1].
GESICHT: Oberlippe *aufgesprungen* [1]. *Schweiß* im Stehen [1/1].
MUND: *Speichelfluss* während der Menses [1]. *Trockenheit* der Zungenspitze [1].
ZÄHNE: Empfindung als würden die oberen vorderen Zähne *ausfallen* [1]. Empfindung als seien die Zähne in weiche Masse *eingebettet* [1/1]. Reißende *Schmerzen*, Ausdehnung in die Stirn [1/1]; reißende Schmerzen, Ausdehnung in die Nase [1/1]; reißende Schmerzen, Ausdehnung in die Schläfe [1].
MAGEN: *Erbrechen* von Wasser morgens beim Erwachen [1]. *Ruktus* nach Sardinen [1/1].
ABDOMEN: *Schmerzen* beim Niesen [1]; beim Schneuzen [1]; Schmerzen, mit Ausdehnung zum Rektum [1]; kann nicht sitzen [1].
REKTUM: *Schmerzen,* die nach oben und unten ausstrahlen [1/1]; Ausdehnung zur Vulva [1; Ars.]. *Stuhldrang* vor der Menses [1/1].
BLASE: Häufiges *Drängen*, > Sitzen, < Stehen [1].
HARN: *Farbe,* brauner Harn vor der Menses [1/1]; zitronenfarben [1].
FRAUEN: *Menses,* Spuren von Menstruationsblut zwischen den Perioden [1; *Bov.*]. Brennende *Schmerzen* während der Harnentleerung [2]; Wundschmerz zwischen den Labien bei der Harnentleerung [1/1]. *Taubheitsgefühl* nach Waschen mit kaltem Wasser [1/1].
HUSTEN: *Warme* Flüssigkeit > [1].
AUSWURF: *Geschmack* nach faulen Eiern [1].
BRUST: Empfindung als sei alles in der Brust zu *eng,* kann Druck der Kleidung nicht ertragen [1]; Engegefühl in der Brustmitte beim Bücken [1/1]. Empfindung als würde das Brustzentrum nach innen *gepresst*, bei Ruhe [1]. *Herzklopfen* vor der Menses [1]; > während der Menses [1/1].
RÜCKEN: *Schmerzen* > nach hinten beugen [1]; & Harndrang [1]; stechende Schmerzen im Lumbarbereich, die sich durch die Ober- und Unterschenkel zu den Zehen ausdehnen [1], Ausdehnung zum Abdomen, wehenartig [1], vor der Menses [1]; Sakrum wie gebrochen [1].
EXTREMITÄTEN: Zehen *hochgezogen*, während starker Krämpfe in den Waden [1/1]. Muskeln und Haut der Oberschenkel erscheinen zu *kurz* [1]. *Schweregefühl* in den Oberschenkeln, kann sie bei Bewegung nicht gut heben [1]. Brennende *Schmerzen* in den Waden, wie nachdem man lange gelaufen ist [1/1]; reißende Schmerzen in distalen Oberschenkelmuskeln, < Steigen, Bücken oder Sitzen [1/1].
SCHLAF: *Schläfrigkeit* während der Menses [1; **Nux-m.**]. *Schlaflosigkeit* während der Menses [1; *Pitu-a.*].
FROST: Frost > warme *Getränke* [1].
ALLGEMEINES: *Hitzewallungen* im Bett [1/1]. Rechte Körperseite wie *kalt* [1]. *Pulsieren* am ganzen Körper, in ruhiger Sitzhaltung [1].

NAHRUNG
Schlimmer: Sardinen [1].
Besser: Warme Getränke [1].

NOTIZEN

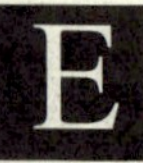

FAGOPYRUM **Fago.**

ZEICHEN
Fagopyrum esculentum. Polygonum fagopyrum. Buchweizen. Heidekorn. Fam. nat. Polygonaceæ.
Fagopyrum kommt ursprünglich aus China und der Mongolei und wird heute in großem Stil in den Vereinigten Staaten angebaut. Es ist ein in der Landwirtschaft genutztes Getreide mit sehr kurzer Wachstumsdauer [etwas über drei Monate], aber es ist extrem empfindlich gegen Nachtfrost. Weil es ein so anspruchsloses Getreide ist, wurde es früher auf mageren torfigen und sandigen Böden angebaut. Wegen seiner relativ geringen und unzuverlässigen Erträge hat der Buchweizen jedoch an Beliebtheit verloren. Die Tatsache, dass er keine künstlichen Düngemittel verträgt macht ihn zu einem großen Favoriten in der organischen Landwirtschaft. Nach Mais und Hafer hat Buchweizen von allen Getreidearten die meisten Kalorien. Er wächst so dicht, dass er sich wie ein Unkraut vermehren kann, wenn man zulässt dass sich die Samen verbreiten. Da er auf magersten Böden gedeiht und viel Kalzium ansammelt, verbessert er, als grüner Dünger untergepflügt, die Bodenqualität für andere Getreidearten.
Der Name *Fagopyrum* ist von den griechischen Wörtern *fagos,* Buche, und *pyron,* Weizen abgeleitet = Buchweizen. Die Anspielung auf die Buche beruht auf der Ähnlichkeit der dreiseitigen Buchweizenkörner mit Bucheckern.
Die Blüten sind pollenreich und ziehen viele Insekten an. Buchweizenhonig hat ein starkes Aroma. Obgleich die Pflanze häufig den Getreiden zugerechnet wird, gehört sie botanisch gesehen zur Rhabarber [Rheum] und Ampfer [Rumex] Familie. Gemahlener Buchweizen ist ein ausgezeichnetes Bindemittel als Zutat zu Mehl.
Alle Teile der Pflanze besitzen eine Substanz, die Photosensibilisierung erzeugen kann. Alle Vieharten mit unpigmentierter Haut scheinen für Buchweizenvergiftung [Fagopyrismus] anfällig zu sein, wenn sie, nachdem sie Buchweizen gefressen haben, direktem Sonnenlicht ausgesetzt sind. Fagopyrismus ist gekennzeichnet durch Reizung der Haut, Ödeme und ein seröses Exsudat. Es beginnt mit Entzündung und Schwellung von Ohren, Gesicht und Augenlidern, begleitet von Juckreiz. Die Infektion kann sich auf unpigmentierte Teile der Haut ausweiten. In schweren Fällen können sich Bläschen bilden, die eine gelbliche Flüssigkeit enthalten und bei Ruptur gelbe oder braune Krusten bilden. Wenn Tiere, kurz nachdem sie Buchweizen gefressen haben, im Schatten gehalten werden, erholen sie sich innerhalb weniger Stunden. Wenn sie jedoch in der Sonne

bleiben, sterben sie bald. Buchweizen enthält Vitamin P [Rutosid], das Flavonoid, das die Permeabilität und Brüchigkeit der Kapillargefäße herabsetzt. Bemerkenswerterweise hängt der Rutosidgehalt im Buchweizen von der Tages- und Jahreszeit [bzw. Entwicklungsstand] ab. Der Gehalt vermehrt sich zunehmend bis zum Höhepunkt der Blütezeit und erreicht seinen Höchststand am *Abend*. Nach der Blüte nimmt er ab.
Manche Menschen reagieren sehr empfindlich auf Buchweizen. Sie entwickeln ein Exanthem, wenn sie Nahrungsmittel essen, die Buchweizenmehl enthalten. In seltenen Fällen kommt es bei Einzelpersonen zu einer Dermatitis nach Kontakt mit Buchweizenblättern.
1873 von Hichcock eingeführt und an 9 Personen geprüft [8 Männer, 1 Frau].

VERGLEICHE

Sulfur. Sepia. Lycopodium. Thuja.

WIRKUNGSBEREICH

Verdauungsorgane. Schleimhäute. Haut. Kapillargefäße.

LEITSYMPTOME

G REIZBARKEIT.
„Habe mich soweit ich mich erinnern kann nie so ärgerlich und reizbar gefühlt." [Allen]

G Appetitmangel, aber nachdem man angefangen hat zu essen übermäßiger Appetit.
Oder: Heißhunger, aber leicht gesättigt durch geringe Nahrungsmenge.

A *Übermäßiger Durst.*

A Hitze und Ruhelosigkeit, nachdem man sich zur Ruhe begeben hat.

A Schläfrigkeit am frühen Abend und charakterisiert durch Strecken und Gähnen.
„Sie ist nicht tief, und wenn geistig abgelenkt ist der Patient hellwach, fällt aber bald zurück, wenn die Unterhaltung nicht fortgeführt wird." [Perkins]

A < *Sonne* [Juckreiz].

A < HITZE.

A < Milch [saures Aufstoßen].

A > Bewegung an kalter Luft und *kalte Anwendungen* [Haut].

A > Kaffee [Kopf; Magen; Juckreiz]. [Voisin]

A > Essen [Verwirrung; Kopf; Übelkeit].

A JUCKREIZ.
[Kopfhaut; Augen; Lidränder; Ohren; Nase; Choanen; Anus; tief in den Händen; Beine].
Ekzem. Erythem. Intertrigo. *Allergien.*
Oder Juckreiz *ohne Ausschlag.*
Juckreiz der Arme und Beine, < gegen *Abend.*
Juckreiz *ohne Rötung der Haut.* [Voisin]

A *Trockenheit und Hitze. Brennen und Wundheit.*

K Stauungskopfschmerz mit Einbeziehung der Augen, Nasenwurzel und Nacken.
< Kopf nach vorn beugen; Wärme.
> Kopf nach hinten neigen; *Kaffee; frische Luft.*
Sichtbares Pulsieren der Karotiden; Hitze im Kopf.

& Gefühl als würden die Augen herausgepresst [aber von Schnüren zurückgehalten].

Stauungskopfschmerzen; die Schmerzen können ihren Sitz in der Stirn haben, hinter den Augen, durch den Schläfenbereich rechts oder links, sind aber immer drückend oder berstend.

„Leichte Übelkeit nach dem Mittagessen, zuerst geringfügig, aber nimmt zum Abend hin zu; wurde beim Zusehen bei einer Operation übermäßig stark, da die Sympathien stark angeregt wurden. Übelkeit dehnte sich in den Darm aus, mit greifenden schneidenden Schmerzen, gefolgt von durchfallartigem Stuhl. Essen linderte die Übelkeit." [Allen]

K Nase abwechselnd *verstopft* und *laufend.*

K *Gesicht.*

„Das Gesicht ist blass oder ungleichmäßig gerötet mit dunklen Ringen unter den Augen. Später schwillt das Gesicht an, wird heiß und trocken, wie bei einem schweren Sonnenbrand, und die Lippen sind aufgesprungen und wund." [Perkins]

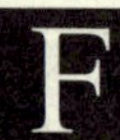

K Parotis und Submaxillardrüsen geschwollen, wund und schmerzhaft; während Kopfschmerzen.

K *Morgenübelkeit.*

„Es liegt eine hartnäckige Morgenübelkeit vor, die uns dazu führen sollte, dieses Arzneimittel bei Schwangerschaftserbrechen zu studieren. Im Gegensatz zu *Lycopodium* und *Nux moschata*, der Appetit wird durch Essen gebessert. Das Leere- oder Schwächegefühl im Magen entspricht dem von *Sepia.*" [Perkins]

K Juckende Hautausschläge im *Axilla-* und *Schambereich.*

< Nachts.

> Kalte Anwendungen.

& Übelriechender [saurer] Schweiß.

K *Herz.*

„In *Fagopyrum* haben wir ein wertvolles Arzneimittel, an das die Mehrzahl der Homöopathen wenig denkt, mit einer Anfälligkeit für entzündlichen Rheumatismus, der eine Herzschädigung hinterlässt. Dieses Arzneimittel ist besonders geeignet bei Zuständen, die bei einer Perikarditis entstehen. Es bestehen Schmerzen um das Herz > Rückenlage. Die Schmerzen dehnen sich zur linken Schulter und in den Arm aus; oder sie können sich durch die ganze Brust ausbreiten. Die Schmerzen können in einem Zerschlagenheitsgefühl, Schweregefühl, dumpfen anhaltenden Schmerzen oder scharfen Schmerzen bestehen und < Einatmen. Scharfes feststeckendes Stechen in der linken Seite, das plötzlich kommt und geht – eine Art 'Knick' in der Seite, durch Einatmen nicht beeinflusst. Die Schmerzen sind < durch Bücken wie beim Schreiben und Sitzen. Es besteht viel Pulsieren in den Arterien. Dieses Pulsieren kann am Hals, im Gesicht und an den Lippen sichtbar werden und kann sogar durch den Raum hörbar sein. Dies ist besonders der Fall, nachdem sich der Patient zur Ruhe begeben hat, dann kommt es zu einem Ausbruch von saurem Schweiß. *Fagopyrum* hat viel Beklemmung und Herzklopfen. Die Beklemmung ist durch Druck <, selbst durch Druck der Hand über der Brust; aber der Schmerz um das Herz kann > durch Unterstützung über der Herzgegend durch die Hand. Diese Patienten sind gewöhnlich < von 15-18 Uhr und nachdem sie sich zur Ruhe begeben haben. Es besteht < durch

Wärme und Bewegung, aber > durch sanfte Bewegung.“ [Roberts, *Hom. Rec.*, Mai 1931]
⇨ Buchweizen enthält *Oxalate* in großer Menge; daher sollten die Herzsymptome von Fagopyrum mit denen von *Acidum oxalicum* verglichen werden.

K Hände und Füße abwechselnd heiß und kalt.

*„Es gibt vielleicht in der Materia Medica kein gut geprüftes Arzneimittel, das in seinem Wert, dem hier in einer kurzen Studie vorgestellten Mittel gleichkommt, das von dem homöopathischen Berufsstand so vollständig übersehen worden ist.“ [Dr. D.C. Perkins, Artikel veröffentlicht in 'Transactions of the Homœopathic Society of Maine' 1895, in: Anshutz, *New, Old and Forgotten Remedies,* S. 155 ff.]

RUBRIKEN

GEMÜT: *Geistestrübung* > Essen [1]. *Ruhelosigkeit* im Bett [1; **Puls**.]. *Träume* von Fehlschlägen [1]; unangenehme Träume am Morgen [1]. *Verwirrung* > nach dem Essen [1].

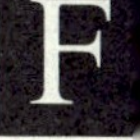

KOPF: *Juckreiz* am Hinterkopf < Zimmerwärme [1; Sulf.]. *Pulsieren* in der Stirn nachts [1]. *Schmerzen,* Kopfschmerzen nachts im Bett [1]; < Mund öffnen [1]; > beim Neigen des Kopfes nach hinten [1]; drückende Schmerzen im Scheitel [2]. *Völlegefühl* in der Stirn am Morgen [1]; der Stirn > Stuhlentleerung [1/1].

AUGEN: *Geschwollene,* tränende Augen morgens beim Erwachen [1]. *Juckreiz* morgens [1]. *Rötung* am Morgen [1]. Brennende *Schmerzen* morgens beim Aufstehen [1; *Sulf.*]; nachts [1]; > sehr langsame Bewegung der Lider [1/1]. *Tränenfluss* < Lesen [1]. *Trockenheitsgefühl* und Beißen am äußeren Augenwinkel [1].

NASE: *Aufgesprungene* Nasenflügel [1]. Nase empfindlich gegen kalte *Luft* [1]. *Schmerzen* in der Nase, die sich hinter die Augen ausdehnen, beim Einatmen [1/1]; Schmerzen in der Nase durch Atmen kalter Luft [1]. *Sekret,* Krusten, bluten wenn sie entfernt werden [1]. Schmerzhafte *Trockenheit* in der Nase [1]. *Verstopfung,* beim Aufstehen, Nase abwechselnd verstopft und frei tagsüber [1].

GESICHT: Gesicht wie *heiß* und trocken, als würde es sich vollständig abschälen [1/1]. *Juckreiz* am Schnurrbart [1; **Nat-c**.].

MAGEN: *Ruktus* > nach Kaffee [1/1]. Wundheits*schmerz* am Morgen [1]; > Bewegung [1/1]; > im Gehen [1/1]. *Schweregefühl* > Ruktus [1]. *Übelkeit* vor dem Frühstück [1; **Sep**.].

ABDOMEN: *Kleidung* < [1]. *Schmerzen* > Gehen [1]; im Stehen, wenn sich der Magen leert [1/1]; Schmerzen mit Ausdehnung in das Kreuz [1].

STUHL: *Fettig,* ölig [1]. *Geruch,* kadaverartig [1]; stinkend, wie nach faulen Eiern [1].

MÄNNER: Übelriechender *Schweiß* [1].

FRAUEN: *Juckreiz* > kaltes Wasser [1]. *Leukorrhœ*, bland < Ruhe [1/1]; > Gehen [1; *Cocc.*]; im Sitzen [1]; > Stehen [1/1].

BRUST: *Herzklopfen* beim Zubettgehen [1]. *Schmerzen* in der Herzgegend > Aufstoßen [1]; > sanfte Bewegung [1]; < Bücken [1]; < weit gehen oder lang sitzen [1]; > Rückenlage [1]; scharfe Schmerzen an der Herzspitze, < tief Einatmen, > Linksseitenlage [1]; scharfe Schmerzen in der Herzgegend, die sich

in die linke Schulter und Arm ausdehnen [1]; stechende Schmerzen in der Brustwarze, mit Ausdehnung nach hinten, > Druck [1/1].
RÜCKEN: *Schwäche* des Halswirbelbereichs bei Kopfschmerzen [1/1].
EXTREMITÄTEN: *Hitze* der Fingerspitzen [1]; Hitze der Füße im Bett [1]. *Juckreiz* der unteren Gliedmaßen beim Entkleiden [1]; im Sitzen [1]. *Ruhelosigkeit* der unteren Gliedmaßen, nachts im Bett, durch Brennen in den unteren Gliedmaßen [1]. *Taubheitsgefühl* wenn man einige Minuten lang in einer Stellung bleibt [1/1]. Rote *Verfärbung* der Fingerspitzen [1].
SCHWEISS: *Kalter* Schweiß nachts [1; **Sep.**]. *Klammer* Schweiß nachts [1].
HAUT: *Hautausschläge* auf behaarten Partien [1; **Rhus-t.**]; wie Flohstiche [1; **Jug-r.**]. *Juckreiz* > kalte Luft [1; *Kali-bi.*]; bei älteren Menschen [1].
ALLGEMEINES: *Hitzewallungen* > Gehen [1/1].

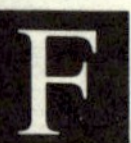

NAHRUNG
Schlimmer: Äpfel [1; = Magenschmerzen]; Milch [1].
Besser: Kaffee [1].

NOTIZEN

FERRUM IODATUM **Ferr-i.**

ZEICHEN
Eiseniodid.
Große rotviolette Kristalle oder schwarze Blättchen; stark hygroskopisch.
Ferr-i. ist nicht häufig indiziert. Es wirkt am besten in Fällen, in denen man eine Jodwirkung vom Ferrumtyp wünscht, zum Beispiel bei Kropf. Die Arzneimittelprüfung mit der reinen Substanz und bis zur dritten Verreibung hat auch viele Jodsymptome an Schleimhäuten der oberen Atemwege, darüberhinaus Reizzustände der Harnwege und im Rektum. [Leeser]
Ferr-i. entspricht stärker skrofulösen Leiden, Drüsenvergrößerung und Tumoren. [Clarke]
Geprüft von Müller [1851], Gosewitsch [1854], Farrington [an einer weiblichen Prüferin]; und Bossiére [Wirkungen auf 27 Schwindsuchtpatienten].

VERGLEICHE
Calcium carbonicum. Phosphorus. Sulfur. Lycopodium. Arsenicum iodatum. Calcium iodatum. Ferrum arsenicosum.

WIRKUNGSBEREICH
Drüsen. Schleimhäute. Leber. Milz. Weibliche Organe. Schilddrüse.

LEITSYMPTOME

G *Arbeit.*
„Gefühl, dass sie auf festem Boden stehen müssen, um sich zu versorgen. Arbeiten hart und effizient. Der sehr kompetente Sekretärtyp. Arbeitet hart und schnell, schaltet von einer Aufgabe zur nächsten um und erledigt alles." [Scholten]

G *Reizung.*
„Gereizt wenn die Bewegungsfreiheit eingeschränkt ist. Will dort stehen, wo er gern stehen möchte. Abneigung gegen Verpflichtung, angebunden zu sein. Bleibt lieber allein." [Scholten]

A *Anwendung.*
Mischung von Ferrumsymptomen [Anämie und lokale Hyperämie] und Iodumsymptomen [Abmagerung, Nervosität, Hypertrophie und Drüsenverhärtung]. [Voisin]

A Frauen mit Uterusbeschwerden und Kropf.
Exophthalmischer Kropf folgt auf unterdrückte Menses.

A *Allgemeine körperliche Ruhelosigkeit.*
Aber: *körperliche Anstrengung* <.

A Schwellung und Verhärtung der DRÜSEN.

A Hyperämie und Blutrausch. PULSIEREN.

A < Wärme.
> Frische Luft.

A < NACHTS.
< IM BETT LIEGEN.

K Gesicht abwechselnd blass und rot.
Gerötetes erhitztes Gesicht nach Wein.

K Nase *nachts verstopft; Absonderung am Morgen.*

K Speisen scheinen sich im Hals hochzuschieben, als seien sie nicht geschluckt worden. [Clarke]

K Harter Kropf.
& Kongestive Hitzewallungen, Abmagerung und Nervosität.

K Süß riechender Harn [scheint ein Leitsymptom zu sein].

K Hyperämie und Verhärtung des Uterus [oder Fibrom].
& Amenorrhœ [oder spärliche, dünne, blasse Menses].

K Uterusprolaps.
& Schwierigkeiten den Harn zurückzuhalten.

K Empfindung als würde etwas in der Vagina hochgedrückt, *im Sitzen.*

RUBRIKEN

GEMÜT: *Demenz* von Epileptikern [2]. *Träume* das Bett sei zu klein [1]; von Kämpfen mit Einbrechern [1]; sehr groß zu sein [1/1]; Dinge wirken klein [1/1]; lebhafte Träume [2]. *Verwirrung* nach Rauchen [1]; beim Schreiben [1].
SCHWINDEL: Durch *Wein* [1].
KOPF: *Hitze* nach der Menses [1; Iod.]. *Schmerzen,* Kopfweh > äußerer Druck

[2]; beim Einhüllen des Kopfes [2]; Schmerzen in der Stirn > frische Luft [2]. *Schweregefühl* in warmen Räumen [1].
AUGEN: *Blaue* Skleren [1]. *Hervortreten,* Exophthalmus [3]. *Schwellung* der Lider [2].
NASE: *Absonderung* dick [2]; eitrig [2]; gelb [2]; grün [2]; wässrig [2]; wundmachend [3]. *Katarrh* am Morgen [2]. *Niesen* nachts [1]. *Verstopfung* nachts [2].
GESICHT: *Verfärbung*, blasses Gesicht wird nach Wein rot [1].
ÄUSSERER HALS: *Kropf* durch unterdrückte Menses [1; Ferr.]
MAGEN: *Appetit,* leicht gesättigt [2]; unersättlich [2]. *Völlegefühl* nach Essen geringster Mengen [2].
ABDOMEN: *Schmerzen* in der Leistengegend, die sich quer über das Hypogastrium ausdehnen [2/1]. Empfindung als seien Anus und Nabel durch eine *Schnur* verbunden & Schneiden, wenn man sich aus vornüber gebeugter Haltung aufrichtet [2/1]. *Völlegefühl* nach Essen geringster Mengen, konnte sich nicht nach vorn lehnen [1/1].
REKTUM: Empfindung als würde sich etwas im Kreis herum *drehen* [1/1]. *Prolaps* im Stehen [2/1]. Empfindung als würde eine *Schraube* nach oben und unten bohren [1/1].
FRAUEN: *Kältegefühl* im linken Ovar [1/1]. *Leukorrhœ* während der Stuhlentleerung [1]; Leukorrhœ scharf, wundmachend [2]; Leukorrhœ wie gekochte Stärke [2]. Herabdrängende *Schmerzen* im Uterus im Sitzen, als würde sich etwas hochschieben [2/1].
ATMUNG: *Schwierige* Atmung wegen Lungenödem [2].
BRUST: *Herzklopfen* nachts [3]; bei der geringsten Anstrengung [2]; beim Herumdrehen im Bett [2]; beim Treppensteigen [2].
RÜCKEN: *Schmerzen* im Lendenbereich, wie gebrochen, nachts [1; *Mag-c.*].
EXTREMITÄTEN: *Lähmungsgefühl*, Schulter [2]. *Ruhelosigkeit* der Füße beim Erwachen [1/1]. Ödematöse *Schwellung* der Füße [2].
SCHLAF: *Erwachen* mit Lähmungsgefühl [1].
ALLGEMEINES: Bläuliche *Schwellung* der Drüsen [1].

NAHRUNG

Abneigung: Eier [1]; Fleisch [1]; Tomaten [1].
Verlangen: Salziger Fisch [2]; Hühnchen [2]; Sardinen [2]; Fleisch [1]; Tomaten [1].
Schlimmer: Alkohol [1]; Fleisch [1]; Tabak [1; = Kopfschmerzen]; Wein [1].

NOTIZEN

FERRUM MURIATICUM Ferr-m.

ZEICHEN

Eisenchlorid.
Bräunlich gelbe stark hygroskopische Massen mit leichtem Geruch nach Salzsäure.
In der Allopathie wird Eisenchlorid für anämische Patienten verwendet, die zu wenig Salzsäure im Magen haben. Das Präparat sollte folglich ebensogut wirken, und zwar ohne das lästige Aufstoßen zu erzeugen. Dennoch gibt es Nebenwirkungen: Übelkeit, Schmerzen im Magen, manchmal Diarrhœ, häufig jedoch leichte Obstipation. Der Stuhl ist schwarz.
Geprüft und eingeführt von Rabuteau, Drumond und Murray.

VERGLEICHE

Ferrum. Sulfur. Pulsatilla. Calcium carbonicum. Rhus toxicodendron. Ferrum phosphoricum.

WIRKUNGSBEREICH

Blut. Magendarmtrakt. *Rechte Seite.

LEITSYMPTOME

G *Überfordert.*
„Fühlt sich gezwungen oder zwingt sich selbst, was ihn leicht gereizt macht. Gefühl stark sein zu müssen, um für die Kinder zu sorgen. Kann keine Opposition oder Kritik vertragen.“ [Scholten]

G *Unwillkürliches Seufzen.*

A *Rechte Seite.*
[Neuralgie und Kopfschmerzen der rechten Seite in Gesicht und Kopf; Rheumatismus der rechten Schulter]

A Abmagerung.
& schlaffes Gefühl der Muskeln.

A Hämorrhagien; Blut bemerkenswert schwarz und dick.

A Stark riechender Nachtschweiß.

A SAURE Speisen [Abneigung oder Gelüste].

A Unstillbarer Durst,
oder Durstlosigkeit.

A < *Eier* [Verdauungsstörungen; Erbrechen].

K Blasses Gesicht, rote Flecke auf blassen Wangen.
Blass nach der Stuhlentleerung.
Rot nach Wein.

K Saures Aufstoßen nach fester Nahrung.
Bitteres Aufstoßen nach fetter Nahrung.

K Schmerzen in der rechten Schulter, < Arm heben.
„Lähmender Lazerationsschmerz vom Schultergelenk zum Oberarm und

Schlüsselbein, dabei unfähig, den Arm zu heben, und verschwindet durch geringe Bewegung." [Jahr]

K Häufige plötzliche Krämpfe in den Gliedern, tagsüber.
Krämpfe in den Waden, besonders nachts im Bett.

RUBRIKEN

GEMÜT: Beinahe unerträgliche *Angst* in der Brust, in der Herzgegend, bei Herzerkrankung [2/1]; nach dem Essen [1]; & kalter Schweiß [1]. *Optimistisch* [1]. Abgeneigt zu *reden* nach dem Essen [1]. *Redseligkeit* [1]. Unwillkürliches *Seufzen* [2]. *Unschlüssigkeit* [1].
SCHWINDEL: Durch *Wein* [1].
KOPF: *Schmerzen* im Hinterkopf beim Husten [2].
OHREN: *Pulsieren* in den Ohrläppchen [1; Phos.].
NASE: *Epistaxis* beim Bohren mit dem Finger [2; *Lach., Sil.*].
GESICHT: *Verfärbung,* blasses Gesicht wird nach Wein rot [1].
MAGEN: *Durst* nach Gehen [2]. *Erbrechen* unverdauter Nahrung, zwei oder drei Stunden nach dem Essen [2; **Kreos**.]. Bitterer *Ruktus* nach fetten Speisen [2]. *Verdauungsstörungen* und Erbrechen nach Eiern [1].
ABDOMEN: *Schmerzen* in der gesamten Länge des Kolons [2/1]. *Schwächegefühl,* als würde Diarrhœ einsetzen [1; **Aloe**].
NIEREN: *Schmerzen* im Sitzen [1].
HARN: *Reichlicher* Harn in der Pubertät [1/1].
FRAUEN: *Koitus*, Vergnügen fehlt [2]. *Schmerzen* in der Vagina während des Koitus [2]. *Unempfindlichkeit* der Vagina [2].
HUSTEN: *Krampfartiger* Husten am Morgen > Essen [1; Ferr.].
BRUST: *Herzklopfen* > Bewegung [1].
EXTREMITÄTEN: Plötzliche *Hitze* der Hände [1]. Reißende *Schmerzen* in der Schulter bei Bewegung [2]; > langsame Bewegung [2]; paralytischer Schmerz [2]; kann den Arm nicht heben [2]; > langsam gehen [2]; Schmerz dehnt sich zum Ellenbogen aus [2]. *Verletzungen* der Schultern & rheumatische Lahmheit [2/1].
ALLGEMEINES: Transparente *Schleimsekretionen* [1; **Nat-m.**].

NAHRUNG

Abneigung: Eier [1]; Fleisch [1]; Obst [1]; Saures [1]; Tee [1]; Tomaten [1].
Verlangen: Fleisch [2]; Brot [1]; Saures [1]; Tomaten [1].
Schlimmer: Fette und gehaltvolle Speisen [2]; Eier [1]; Saures [1]; Wasser [1]; Wein [1].

NOTIZEN

FOLLICULINUM

Foll.

ZEICHEN

Estron. Östron. Follikelhormon.

„Obgleich es keine systematischen Arzneimittelprüfungen nach der traditionellen Methode gibt, haben es Millionen von Frauen seit der Entdeckung synthetischer Hormone in den vierziger Jahren des zwanzigsten Jahrhunderts geprüft.... Es wurde bald klar, dass viele Frauen Symptome zwischen der Ovulation und der Menses hatten, und die meisten von ihnen hatten in irgendeinem Zeitraum die Pille genommen... Eine weitere erstaunliche Tatsache, die zum Vorschein kam, war, dass viele junge Frauen diese Beschwerden hatte, ohne die Pille genommen zu haben, aber ihre Mütter hatten vor ihrer Empfängnis die Pille genommen. Immerhin gibt es die Pille nunmehr seit dreißig Jahren. Anfangs verwechselte ich das Bild mit *Medorrhinumsymptomen* wie frühe Sexualität, Harnwegsinfektionen, Weggetreten sein usw. Aber je besser ich das *Folliculinum*-Bild kennenlernte, desto mehr dämmerte es mir, was die Ursache sein könnte... Der andere Indikator in Richtung erblicher Krankheit durch Hormonabusus weist auf ein Medikament namens Diethylstilbestrol [DES], ein synthetisches Östrogenpräparat. Von 1940 an wurde es schwangeren Frauen gegeben, bei denen Fehlgeburten, Frühgeburten, Diabetes oder Hypertonie in der Krankengeschichte vorlagen oder die Anzeichen von Blutung in den Frühstadien der Schwangerschaft zeigten... Eine zuvor seltene Form von Krebs, Adenokarzinom der Vagina trat in zunehmender Zahl bei Töchtern von Frauen auf, die DES erhalten hatten... Die Nachweise mehren sich, dass bei DES-Töchtern die Zahlen von Mammakarzinom drastisch angestiegen Zervikaldysplasien um das Fünffache zugenommen haben ... Abnormitäten der Genitalien wurden nun auch bei männlichen Kindern gefunden, mit kleinen Hoden, Unfruchtbarkeit, Fruchtbarkeitsminderung; und bei 40% der DES Söhne ist die Spermienzahl verringert oder es liegen Abnormitäten der Spermienformer vor." [Melissa Assilem, *Folliculinum: Dunst oder Miasma?,* The Homœopath Bd. 11, Nr. 1, 1991]

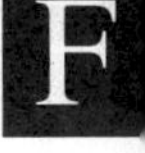

VERGLEICHE

Calcium carbonicum. Sepia. Lac caninum. Lachesis. Lilium tigrinum. Kalium carbonicum. Asterias rubens. Carcinosinum.

Differenzierung

Sepia ist sehr ähnlich, aber die Zyklusmodalitäten sind bei *Folliculinum* stärker.
Pulsatilla; aber *Folliculinum* kann keine Berührung ertragen.
Lachesis laugt aus, *Folliculinum* wird ausgelaugt.
Zincum hat viele gemeinsame Symptome, aber ist > durch festen Druck und warme Luft.
Thyroidinum hat einen anderen Schwerpunkt aber kann ähnlich aussehen.
Aristolochia clematitis hat Beschwerden seit Einnahme der Pille und rezidivierende Zystitis.
Natrium muriaticum stellt die Periodizität des Zyklus wieder her.
„Das nächste Arzneimittel ist *Lachesis:* Erregung im Wechsel mit Depression; extreme Berührungsempfindlichkeit; Symptome > Absonderungen; Unterschiede zu Lach.:

Foll. fehlt die Lateralität und die Verschlimmerung durch Schlaf; Foll. hat Verschlimmerung während des Eisprungs.“ [Julian]

WIRKUNGSBEREICH

Weibliche Organe. Kreislauf.

LEITSYMPTOME

G *Kontrolle.*

„Sie hat das Gefühl, von jemand anderem kontrolliert zu werden. Sie ist nicht im Einklang mit ihren Rhythmen. Sie lebt nach den Erwartungen eines anderen. Sie verliert ihren Willen. Sie überschätzt ihre Energiereserven. Sie ist voller Selbstverleugnung. Sie wird eine Retterin mit der Sucht, andere zu retten. Sie wird ausgelaugt. Sie ist zu einer Fußmatte geworden. Sie hat vergessen, wer sie ist. Sie besitzt keine Individualität.“ [Assilem]

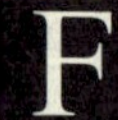

„Hier besteht eine sehr starke Verbindung mit *Carcinosinum,* und es ist nicht überraschend, dass *Folliculinum* gut wirkt, wenn *Carc.* indiziert ist aber nicht wirkt.“ [Assilem]

G Patienten [unter extremem Druck], die nicht auf homöopathische Behandlung reagieren.

⇨ Druck einer Persönlichkeit oder Gruppe auf ein Individuum; ein dominanter oder besitzergreifender Elternteil, Freund oder Ehepartner; und sicherlich dort wo intolerante religiöse Dominanz vorliegt.

⇨ Druck durch Arbeitsplatzbedingungen, wie bei Personen, die über einen gewissen Zeitraum bis zur Erschöpfung gearbeitet haben und anscheinend unfähig sind, sich zu erholen oder auch nur auf das indizierte homöopathische Mittel zu reagieren.

⇨ Druck bei Erwachsenen mit anhaltendem schlechtem Gesundheitszustand oder langsamer Genesung nach rezidivierender oder hochgradiger Infektion. Dies betrifft, v.a. nach meiner Erfahrung, junge Männer nach Pfeifferschem Drüsenfieber oder mit einem Zustand der als ‘Postvirales Syndrom’ identifiziert wird. In diesen Fällen beginne ich immer mit *Carcinosinum,* füge aber *Folliculinum* hinzu, wenn *Carcinosinum* keine anhaltende Wirkung erzielt. Dasselbe gilt für Patienten, die nach Kortisonbehandlung nicht reagieren.

[Dorothy Cooper, *British Homœopathic Journal*, April 1990]

G Erregbarkeit # Depression.

< vor der Menses.

A *Klinische Situationen:*

Abusus in der Anamnese, ganz gleich ob sexuell, körperlich oder psychisch.

Fibrome.

Raynaudsyndrom.

Kardiovaskuläre Beschwerden.

Essstörungen.

Postnatale Störungen. Schwierigkeiten eine Bindung mit dem Baby herzustellen und Kinder, die sich nicht von der Mutter trennen können.

Beschwerden der weiblichen Brust. [Der französischen Gynäkologin Léa de Mattos zufolge ein Leitsymptom.]

A CANDIDA ALBICANS.

Gelüste vor allem auf Zucker und Weizen.

Rumoren, Blähungen, Gewichtzunahme und Juckreiz.

A SYMPTOME von der OVULATION bis zur MENSES:

Alle Symptome > Menses bis auf spezifische Menstruationsbeschwerden.

< Hitze; Lärm, Geräusche; Berührung; Ruhe.

> Frische Luft.

Ziehende, brennende, greifende Schmerzen.

Schmierblutungen.

Eierstockszysten.

Kreuzschmerzen < Ovulation. [Julian]

Rezidivierende Zystitis, die zu dieser Zeit wiederkehrt.

A **PMS** – PRÄMENSTRUELLE SYMPTOME:

Brüste geschwollen und schmerzhaft < Berührung [Lac-c.].

Migräne [Nat-m.].

Übelkeit und Erbrechen.

Diarrhœ # Obstipation [Puls.].

Diarrhœ zehn Tage vor der Menses.

Sehr schwache oder sehr starke Libido.

Weinerlich und deprimiert.

Hyperaktiv.

Unentschlossenheit, mit

Panikanfällen, mit

Riesige Stimmungsschwankungen von Aggression in

Apathie, und

Lärm, Berührung oder Hitze sind unerträglich.

„Abdominaler Meteorismus, < 3 oder 4 Tage vor der Menses." [Julian]

A MENSTRUELLE BESCHWERDEN:

Schmerzhafte Perioden mit Schwerpunkt auf den Ovarien.

Lang anhaltende und starke Blutung mit

Hellrotem Blut und dunklen Klumpen.

Zyklusbeschwerden aller Art, entweder zu kurz, zu lang oder überhaupt nicht.

A KLIMAKTERIUM.

„Folliculinum ist ein ausgezeichnetes Arzneimittel um das Klimakterium. Es deckt das gesamte Spektrum von Körper- und Gemütssymptomen ab, die wir in diesem Zeitraum antreffen können." [Assilem]

Unregelmäßiger Zyklus.

Starke Blutungen.

Hitzewallungen.

Hyperaktivität < Ruhe [heiß und ärgerlich].
Nachtschweiße.
Lufthunger.
Schwindelgefühl und Ohnmacht.
Schweregefühl im Unterleib.
Fibrome.
Trockenheit der Vagina.
Langsame Bewegung und weggetretenes Denken.
Überempfindlich gegen Lärm und Geräusche, Hitze und Berührung.

A Kontraindikation.
Foubister rät in allen Fällen, in denen Hautbeschwerden vorliegen, von der Verordnung von *Foll.* ab.

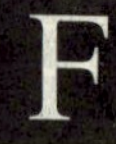

*siehe auch: O.A. Julian, *Dictionary of Homœopathic Materia Medica,* S. 117 ff.

RUBRIKEN

GEMÜT: *Bangigkeit* am Abend [1]. *Beschwerden* durch lang anhaltende Beherrschung durch andere [1; Carc., Lyc., Sep.]. *Empfindlich* gegen Berührung [1]; gegen Geräusche [1]. *Erregung* # Trübsinn [1].
FRAUEN: *Leukorrhœ,* braun [1]; zwischen den Menses [1]. *Menses* zu Beginn schmerzhaft [1].
BRUST: *Schmerzen* in Mammæ vor der Menses [1]. *Schwellung* der Mammæ vor der Menses [1].
ALLGEMEINES: *Ovulation,* bei der < [1; Granit.].

NAHRUNG

Verlangen: Süßigkeiten [2]; stärkehaltige Speisen [1].

NOTIZEN

FORMICA RUFA **Form.**

ZEICHEN

Rote Ameise.
Ameisen sind kleine Insekten mit 3500 nachgewiesenen Arten. Sie leben alle in Kolonien, die aus wenigen Tieren bestehen können, so bei primitiven Ameisen

[Ponerinæ], oder aus 100 000 Tieren, wie bei der roten Waldameise [*Formica rufa*]. Männchen und Weibchen haben Flügel, wenn sie das Nest verlassen, sonst aber sind sie flügellos. Geflügelte Ameisen, die zu bestimmten Zeiten des Jahres in riesigen Wolken umherfliegen, sind keine andere Spezies, sondern die geschlechtsreifen Mitglieder der Ameisenkolonie beim Paarungsflug.

Fast alle Ameisenarten haben ein Arbeiterkaste, bestehend aus unfruchtbaren Weibchen, die für die Ernährung der Larven sowie die Konstruktion und Instandhaltung des Baus verantwortlich sind. Sie sind flügellos und haben manchmal sehr kleine Augen. Die Arbeiterinnen legen normalerweise keine Eier. Die kleineren bleiben meist im Bau, die größeren beschützen den Bau und sammeln Nahrung.

Die Ameisenkönigin hat keine männlichen Begleiter, wenn sie mit der Konstruktion eines Baus beginnt. Sie ist normalerweise größer als die Männchen und die Arbeiterinnen und besitzt eine voll entwickelte Mundpartie. Nach der Paarung, die normalerweise in der Luft stattfindet, kehrt die Königin zur Erde zurück und streift ihre Flügel ab, indem sie ihre Kiefer zuhilfe nimmt oder gegen einen harten Gegenstand reibt. Dann gräbt sie eine kleine Kammer, in der sie bis zum darauffolgenden Jahr residiert. Sie legt rasch einige Eier, die Arbeiterinnen hervorbringen. Diese kleinen Eier versorgt sie selbst, und wenn die Larven schlüpfen, füttert sie diese mit Speichelsekretion. Eine Königin kann bis zu 15 Jahre lang leben und kann in dieser Zeit Eier legen die mit Samen befruchtet sind, die während des Paarungsfluges in die Samenblase eingeführt wurden.

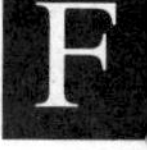

Die Eier werden von den Arbeiterinnen ständig geleckt, was sie vor Pilzinfektionen schützt. Ob sich die Ameisen zu Arbeiterinnen, Männchen oder Königinnen entwickeln, wird durch die Nahrungsmenge und -art bestimmt, die sie als Larven erhalten. Die Tiere, die zur Reproduktion bestimmt sind, erhalten eiweißreiche Nahrung, die Ernährung der zukünftigen Arbeiterinnen besteht aus Kohlehydraten.

Die rote Waldameise gräbt kein tiefes Nest; sie baut einen Teil des Nestes über der Erde und schichtet Kiefernnadeln, Zweige usw. darüber, zwischen denen die Eingänge zu dem Bau liegen. Die Eingänge werden wenn nötig verschlossen, um Wärme zu konservieren und werden wieder geöffnet, wenn die Temperatur zu hoch steigt.

Der Geruchsinn einer Ameise ist nicht nur ein Kommunikationsmittel, sondern auch überlebensnotwendig. Die geordnete Koloniestruktur, in der die Ameise lebt, wird durch den kollektiven Geruchsinn gewährleistet. Um die verschiedenen Routen zu erkennen, die sie benutzen, scheiden Ameisen ständig Ameisensäure aus, während sie sich bewegen. Die Ameisensäure wird von den zwei Fühlern an der Vorderseite des Körpers verteilt. Die Route, die eine Ameise als Jagdgebiet vom Bau aus mit Hilfe des Geruchsinnes der Position der Sonne und der Windrichtung festlegt, wird so gut im Gedächtnis der Ameise registriert, dass sie sich noch nach dem Winter daran erinnert.

„In alten Zeiten wurde Spiritus Formicarum, destilliert aus Ameisen, verwendet um Mut zu steigern, stumpfe Geister zu beleben, die Harnmenge zu erhöhen und die träge Libido zu reizen… Nach Ameisenbissen treten Schwellungen in flachen Flecken auf, sie ähneln in keiner Weise den Quaddeln, die auf einen Bienenstich folgen, und es entsteht ein Kriechen, Jucken und Brennen hier und dort im Körper; manchmal ein kühles Brennen, wie Schneeflocken, die auf die Körperpartie fallen, dieses letztere Symptome ist, so glaube ich von einem Ihrer Prüfer verifiziert worden.“ [Boger, *Hom. Rec.,* Mai 1904]

Geprüft von Lippe und Hering.

VERGLEICHE

Sulfur. Pulsatilla. Phosphorus. Nux vomica. Calcium phosphoricum.

WIRKUNGSBEREICH

Gelenke. Wirbelsäule. Leber. Nieren. *Rechte Seite. *Linke Seite dann rechts.*

LEITSYMPTOME

G „Den ganzen Tag sehr glücklich und zum Fröhlichsein aufgelegt." [Allen]
„Tagsüber bemerkenswert glücklich und kann studieren; alles schien leicht von der Hand zu gehen [zweiter Tag]. Derselbe glückliche Zustand von Körper und Geist, aber leicht deprimiert, und durch geringe Ursache schlug dieser glückliche Zustand für kurze Zeit in Niedergeschlagenheit um; plötzliche aber vorübergehende Schübe von Unglücklichsein; alles erschien dunkel [geistig], [dritter Tag]." [Allen]

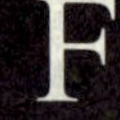

G „Plötzliches und unerwartetes Wiederauftreten eines Gefühls von Kränkung und Kummer, mit lebhafter Erinnerung an die Umstände, die lange Zeit zurücklagen, welche Kränkung und Schmerzen verursacht hatten, und die ihn mehrere Jahre seines Lebens lang unglücklich gemacht hatten; dies war verursacht worden durch die Transaktionen eines nahen Verwandten; dieser Kummer kehrt wieder und tritt immer dann auf, wenn er nicht beschäftigt ist [nach mehreren Wochen]." [Allen]

A *Eignung.*
„Gelegentlich wird man einen Fall sehen, der wie *Apis* aussieht, aber die Modalitäten passen nicht; sie erscheinen mehr wie *Rhus-t.;* bei näherer Betrachtung ist keines der beiden Mittel genau gleich, aller Wahrscheinlichkeit nach rufen die Symptome hier laut nach *Formica rufa,* zumal es in der Mitte zwischen den beiden steht." [Boger]

A Große Anfälligkeit für Erkältung.

A < KÄLTE und FEUCHTIGKEIT.

A < Vor *Schneestürmen.*
„... und was besonders sonderbar und wertvoll ist, die chronischen und subakuten Beschwerden sind schlimmer vor einem Schneesturm aber nicht vor Gewitter." [Boger]

A < Kalte Anwendungen [Kopfschmerzen; brennende Schmerzen].

A > *Wärme und Reiben.*

A STARKER SCHWEISS OHNE LINDERUNG.
„Wenn Schweiß ausbricht, dann normalerweise profus, und entgegen aller Erwartung lindert er nicht." [Boger]

A < *Morgens.*

A *Plötzliche rheumatische oder gichtige Schmerzen;* die Schmerzen springen von einem Ort zum andern; links, dann rechts; rechts, dann links.
< Bewegung [trotz Bedürfnis nach Bewegung].
\> Druck.
Plötzlicher Rheumatismus, vor allem in den Gelenken.
& Ruhelosigkeit; Bedürfnis nach Bewegung, obwohl dies die Schmerzen <. Rheumatismus.

„Gelenke sind angegriffen, besonders das rechte Knie, und wird steif und starr. Schmerzen werden in kleinen Stellen empfunden, sind schlimmer durch Bewegung und wenn man daran denkt, und besser durch Wärme und Druck. Es kommt zu Verschlimmerung durch Kälte und Nässe, und macht sich deutlich bemerkbar bei Schnee. Schmerzen können von einer Seite zur andern gehen, und sind oft von Taubheitsgefühl begleitet. Es besteht starker Schweiß, die Beine sind schwach und ruhelos. Es können Harnsymptome vorliegen.“ [Gibson]

A Schmerzen in Gelenken oder Muskeln.
< *Kaltes, nasses Wetter;* vor Schneefall; kalt Baden.
> *Wärme;* Ruhe; Reiben.
& Übelriechender, trüber Harn.

K Kopfschmerzen > Haarekämmen.

K „Kopfschmerzen rechtsseitig, linksseitig, wechselnde Seiten.
& Übelkeit beim Drehen des Kopfes im Bett.
< leises Geräusch; Bewegung.
Kopfschmerzen, die vom Hinterkopf aufsteigen und sich festsetzen über dem rechten Auge, linken Auge, beiden Augen.“ [Malik]

K Nasenpolypen.
< Nasskaltes Wetter; vor Schneefall.
& Verstopfungsgefühl in der Nase.

K Chronische Obstipation # Perioden übelriechender Diarrhœ.
Diarrhœ < morgens beim Erwachen oder nach dem Essen. [Voisin]

K Enuresis bei Kindern im ersten Schlaf oder nach Mitternacht.
Schlaf nicht gestört.

F

RUBRIKEN

GEMÜT: *Gedächtnis* aktiv für vergangene Ereignisse [1]. *Gemütserregung* nach schlechten Nachrichten [1]. *Träume* von Begräbnissen [1]; von Särgen [1]. *Verweilt* bei vergangenen unangenehmen Ereignissen [1].

SCHWINDEL: Schwindel > nach dem *Aufstehen* [2]. Schwindel *morgens* im Bett [1]. Schwindel > im *Sitzen.* [1].

KOPF: Gehirn wie zu *groß* und schwer [1]. *Schmerzen,* Kopfweh < kalte Anwendungen [1]; > Haarekämmen [1/1]; durch Kaffee [1]; > Reiben [1]. *Sprudelgefühl* in der Stirn, als würde eine Blase platzen [2/1].

AUGEN: *Schmerzen* morgens beim Erwachen [2]; morgens, > Arbeiten [2/1]; > kaltes Wasser [2]; kühles Brennen in den Augen, als würden Schneeflocken darauf fallen [1/1].

OHREN: Ohren*geräusche* bei Kopfschmerzen [1; **Chin**.].

NASE: *Verstopfungsgefühl* [1].

GESICHT: *Steifheit* der Kiefer durch Lachen [1/1].

MAGEN: *Erbrechen,* bitter, bei Kopfweh [1]; Erbrechen, Schleimerbrechen morgens beim Erwachen [1].

ABDOMEN: *Rumoren* morgens beim Erwachen [1].

REKTUM: *Diarrhœ* am Morgen, erwacht mit Stuhldrang [1; **Sulf**.].

MÄNNER: Empfindung wie *eingeschlafen* beim Treppensteigen [1/1]. Störende *Erektionen* nach der Harnentleerung [1]; beim Reiten [1].
BRUST: *Juckreiz* in der Axilla am Morgen [1/1].
RÜCKEN: *Schmerzen* im Halswirbelbereich beim Fahren im Wagen [1/1]; < Gurgeln [1/1]; beim Hochsehen [1; **Graph**.]; < Kauen [1]; bei Kopfbewegung [1]; < Räuspern [1/1]; Schmerzen im Halswirbelbereich, als würde der Rücken brechen [1; **Bell**.].
EXTREMITÄTEN: *Krämpfe* in den Hüften während der Menses [1/1]. *Kribbeln* der Hände am Morgen [1]. Rheumatische *Schmerzen* & Schweiß [3; **Merc**.].
SCHWEISS: Schweiß durch *Schmerzen* [1].

NAHRUNG

Schlimmer: Fette [1; = langer Nachgeschmack]; Kaffee [1]; Tee [1; = starker Schweiß].

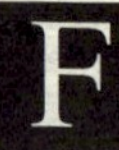

NOTIZEN

FUMARIA OFFICINALIS **Fum.**

ZEICHEN

Fumaria officinalis. Erdrauch. Krätzheil. Fam. nat. Papaveraceæ.
Früher den Fumariaceæ zugeordnet wird Fumaria nun den Papaveraceæ zugerechnet. Es ist ein Gattung, die *Corydalis* stark ähnelt, mit vielen europäischen Vertretern, oft unkrautartig. Allgemein als Erdrauch bekannt, besitzt die Pflanze zusammengesetzte Blätter mit länglichen ovale Abschnitten, normalerweise mit einer weißlichen Schicht überzogen. Die kleinen rosa, weißlichen oder rötlich purpurnen Blüten wachsen in dichten Dolden. Bei Kent werden sie Wachspuppen genannt wegen ihres puppenartigen Aussehens. Landwirte betrachten die Pflanze als Zeichen für einen guten nährstoffreichen Boden.
Der Name ist vom lateinischen *fumus,* Rauch, abgeleitet, wegen des rauchigen Geruchs mancher Arten. Eine andere Erklärung ist der alte Glaube, dass die Pflanze außer durch Samen auch durch Rauch oder Dämpfe aus dem Boden wachsen kann. Früher wurde die Pflanze verbrannt, weil dem Rauch reinigende Kräfte zugeschrieben wurden. Exorzisten im Altertum glaubten, der Rauch habe die Kraft, böse Geister auszutreiben. Zauberer und Hexen glaubten unsichtbar zu werden, wenn sie in dem Rauch standen. In Deutschland wurde die Pflanze ins Feuer geworfen, um Gewitter abzuwenden.
„Ärzte und Schriftsteller von Dioscorides bis Chaucer und vom vierzehnten Jahrhundert bis Cullen und in die moderne Zeit schätzen seine reinigende Wirkung. Französische und deutsche Ärzte bevorzugen es gegenüber den meisten anderen

Medikamenten als Blutreinigungsmittel. Die getrockneten Blätter werden manchmal bei Beschwerden des Kopfes wie Tabak geraucht. Ein Dekokt stellt eine heilende Lotion für Milchschorf auf der Kopfhaut eines Säuglings dar.“ [Grieve]
Die Pflanze enthält ein Alkaloid, Fumarin, das Schwächezustände hervorruft und bei äußerer Anwendung, ebenso wie andere Papaveraceæ, eine anästhetische Wirkung hat. Bei warmblütigen Tieren senken kleine Fumarindosen den Blutdruck, große Dosen hingegen erhöhen den Blutdruck. Es hat auch eine regulierende Wirkung auf Funktionsstörungen der Gallenblase. In der Phytotherapie wird es daher bei Gelbsucht und biliöser Migräne verordnet. Der hohe Anteil von Kaliumsalzen [Chlorid, Nitrat] bedeutet, dass das Kraut auch harn-, schweiß- und stuhltreibende Wirkung besitzt.
Geprüft von David S. Riley; 17 Prüfer [12 Frauen und 5 Männer], von denen 2 Placebo erhielten [*Homœopathic Links* 2/94, S. 18 - 20]

VERGLEICHE
Lycopodium. Chelidonium.

WIRKUNGSBEREICH
Magendarmtrakt. Kreislauf. Haut.

LEITSYMPTOME

G VERWIRRUNG und GROSSE KONZENTRATIONSSCHWIERIGKEITEN.
Weggetretenes Gefühl.
Delusion, meint außerhalb ihrer selbst zu stehen und das Leben zu beobachten.

G *Trübsinn; Gefühl weinen zu müssen.*

G Gefühl wie außer sich, mit psychischem Aufruhr, < nachts.
Drang zu fluchen.

G FURCHT [Zukunft; Herzanfall].

G Schamgefühl bezüglich sexueller Identität.

G LEBHAFTE TRÄUME.
Träume vom Kämpfen, Gewalt, toten Leibern.
Sexuelle Träume.
Schläft über längere Zeiträume.
Erwacht unausgeruht.

A MÜDE und MATT, ABGESPANNT.
Schweregefühl im Körper.

A Frostgefühl & Gänsehaut.

A Schwankungen des Appetits, manchmal gesteigert, manchmal vermindert.

A Verlangen nach Süßigkeiten und Schokolade.

A Durst auf kleine Schlucke.

A < Viele Dinge, Licht [besonders Sonnenlicht], Hinlegen.

A < *16 Uhr.*

K *Engegefühl* in der Stirn.
Schmerzen hinter den Augen.

> Druck.
Hyperämie der Nebenhöhlen. Niesen.
Schweregefühl in den Lidern; Schwierigkeiten die Augen offen zu halten.
Engegefühl im Hals.
K ABDOMEN AUFGEBLÄHT MIT GASEN.
Krampfschmerzen.
K Stühle haben einen süßlichen Geruch.
Stühle sind lang und dünn.

RUBRIKEN

GEMÜT: *Aufruhr* nachts [1]. *Außer sich* [1]. *Delusion* ,beobachtet sich selbst [1/1]; von einem Erdbeben [1]. Drang zu *fluchen* [1]. *Frustriert* [1]. *Furcht* vor einem Herzinfarkt [1]; vor der Zukunft [1]. Negative *Gedanken* [1]. Abneigung gegen *Gesellschaft* [1]. *Nervös* > Gesellschaft [1/1]. *Ruhig* [1]. *Trübsinn,* traurig, will weinen [1]. *Wechselnde* Stimmung, hohe und niedrige Energie [1/1].

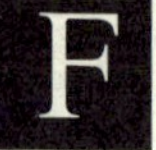

KOPF: *Schmerzen,* Kopfweh > Druck [1]; hinter den Augen [1]; im Nackenbereich, zu den Schläfen ausstrahlend [1]; Engegefühl in der Stirn [1].
AUGEN: *Schwellung* [1]. *Schweregefühl*, kann die Augen nicht offenhalten [1].
MUND: Metallischer *Geschmack* [1]. Wundheits*schmerz* in der Zungenspitze [1].
HALS: *Schmerzen,* eng [1]; kratzend [1; wund [1].
ABDOMEN: *Aufgebläht* [2]. *Schmerzen,* Krampfschmerz [2]; scharf [1]; am Solarplexus [1].
REKTUM: *Diarrhœ,* strömt heraus wie Wasser [1]. *Flatus* riecht nach Schwefel [1].
STUHL: Süßer *Geruch* [1]. *Klebrig* [1]. *Lang* und dünn [2]. *Vermehrt* bis zu 3-4 Mal täglich [1].
HARN: Starker *Geruch* [1].
FRAUEN: Weiße *Leukorrhœ* [1]. *Menses,* verspätet [1]; starker Fluss, & Krämpfe [1].
BRUST: Scharfe *Schmerzen* in der linken Seite [1].
RÜCKEN: *Hautausschläge,* rote Beulen [1/1]. *Spannung* im Halswirbelbereich, schlimmer rechte Seite [1]. *Steifheit,* nicht gelindert durch Strecken [1/1].
EXTREMITÄTEN: *Schmerzen* in rechter Schulter und Arm [1]; Empfindung wie eingeschlafen in den oberen Gliedmaßen [1].
HAUT: *Trocken,* schuppig und schmerzhaft empfindlich bei Berührung [1].

NAHRUNG

Verlangen: Schokolade [1]; Süßigkeiten [1].

NOTIZEN

GAERTNER Gaert.

ZEICHEN

Bacillus Gärtner. Salmonella enteritidis. Darmnosode.
Salmonella ist eine Art ærober bis fakultativ anærober Bakterien, die bewegliche oder unbewegliche gramnegative Stäbchen enthalten. Bewegliche Zellen sind peritrich begeißelt. Diese Organismen erzeugen weder Gelatineverflüssigung noch Indol, und sie produzieren Schwefelwasserstoff in unterschiedlicher Menge. Zitrat ist ihre einzige Kohlenstoffquelle. Sie haben einen Gärungsstoffwechsel und erzeugen Säure und gewöhnlich Gase aus Glukose, Laktose hingegen greifen sie nicht an. Die meisten sind ærogen, *S. typhi* jedoch produziert keine Gase. Salmonellen haben für Menschen und einige Tiere pathogene Wirkung.
Salmonella enteritidis ist eine weit verbreitete Art, die bei Menschen, Haustieren und wilden Tieren vorkommt, v.a. bei Nagetieren. [Stedman's]

VERGLEICHE

Silicea. Phosphorus. Tuberculinum. Bacillinum. Mercurius. Calcium carbonicum. Carcinosinum.

WIRKUNGSBEREICH

Ernährung. Bindegewebe.

LEITSYMPTOME

G Überempfindlich gegen alle Eindrücke, psychisch oder körperlich; überaktives Gehirn mit unterernährtem Körper.

G *Angst.*
< Beim Alleinsein; Geräusch oder Lärm; Überqueren der Straße.
Möchte Licht im Zimmer [nachts].
Wunsch nach Gesellschaft; schläft nicht allein, will bei der Mutter schlafen.
Ruheloser Schlaf; nächtliche Panikanfälle.

G Nervös und erregbar. Nägelkauen.

G > *Gesellschaft.*

A Deutliche Abmagerung.

A Verdauungsbeschwerden, die beginnen, wenn der Säugling mit künstlicher Nahrung gefüttert wird.
Alles wird erbrochen.
Erbrechen < nach Süßigkeiten.
Azidoseanfälle. Kopfweh und Erbrechen.
Diarrhœ; Anfälle alle paar Wochen.

A *Unterernährung.*
„Das Schlüsselsymptom für diese Nosode ist '*Unterernährung*', was impliziert, dass diese Nosode bei der Behandlung vieler Krankheiten in der Kindheit anwendbar ist. Doch auch am anderen Ende des Lebens hat sie ihren Wert, und zwar in Verbindung mit malignen Erkrankungen." [Paterson]

A *Unfähigkeit Fett zu verdauen.*
A Zöliakie [Resorption der Nährstoffe verhindert durch Empfindlichkeit gegen Gluten – Gluten ist der stickstoffhaltige Bestandteil von Weizenmehl und anderen Getreidesorten].
K Herpes um den Mund.
K *Ruhelose Hände und Füße.*
K Aufgesprungene Hände im Winter.

NAHRUNG

Abneigung: Brot [1]; Butter [1]; Fisch [1]; Fleisch [1].
Verlangen: Eier [1]; Haferbrei [1]; Käse [1]; Milch [1]; Süßigkeiten [1]; Zucker [1].
Schlimmer: Fette [2]; künstliche Nahrung [1]; Süßigkeiten [1].

NOTIZEN

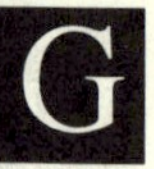

ACIDUM GALLICUM

Gal-ac.

ZEICHEN

Gallussäure. Trihydroxybenzœsäure.
Gallussäure ist eine kristalline Substanz, die in Galläpfeln, Tee und verschiedenen Pflanzen vorkommt und durch Hydrolyse aus Tannin gewonnen wird, verwendet als Gerbstoff und zur Herstellung von Tinte und Farben.
Tannin ist eine farblose, amorphe, bittere Substanz, gewonnen aus Galläpfeln, Sumach, vielen Rinden und anderen Pflanzenstoffen, kommt vor in Wein [v.a. Rotwein], und gibt ein bestimmtes Aroma.
Galläpfel sind Wucherungen auf Ästen oder Blättern von Bäumen und Pflanzen, die durch den Stich oder andere Reizung von Insekten [Gallwespen] verursacht sind, die ihre Eier hineinlegen. Die Gallmilbe zum Beispiel besitzt scharfe, nadelartige Bohrwerkzeuge, die durch die Zellen der Wirtpflanze hindurchbohren und Verdauungsenzyme injizieren, welche anschließend das Pflanzengewebe auflösen. Um den so verursachten Schaden zu kompensieren wuchert die Pflanze in übertriebenem Maße um die Verletzung, was zur Bildung von Pflanzengalle führt. Der Gallapfel ist daher eine abnorme Wucherung, produziert von der Pflanze selbst als Ergebnis einer positiven Reaktion auf den physischen oder chemischen Stimulus des Gallenerzeugers. Die bekanntesten Beispiele sind vermutlich die runden Knubbel an Eichenblättern. Diese runden Knoten enthalten die wurmartigen Larven der Eichengallwespe, die sich von dem proteinreichen Gewebe der Galle ernährt.
In der Allopathie wird eine Verbindung von Gallsäure und Bismut als Pulver bei Wunden [Dermatol] angewendet.
Geprüft und eingeführt von Kimball.

VERGLEICHE
Phosphorus. Lycopodium. Arsenicum. Lachesis. Belladonna. Stramonium.

WIRKUNGSBEREICH
GEMÜT. Verdauungsorgane. Schleimhäute. Haut.

LEITSYMPTOME
G FURCHT VOR DEM ALLEINSEIN.
G GEWALT und AGGRESSION.
Außer Kontrolle, destruktiv und bösartig.
Beißt, tritt, schlägt, flucht, zerstört Dinge.
„Der Gallicum acidum Patient sieht oft verspannt und zornig aus. Man kann Verspannungen im Körper oder um den Kiefer wahrnehmen. Die Kieferbewegungen sind oft mechanisch, als würde er sich versperren und lösen. Dies ist ein Hinweis auf den Zorn, der für das Mittel charakteristisch ist. Der heftige Zorn der Gallussäure liegt immer vor. Er tritt nicht gelegentlich in episodenhaften Ausbrüchen auf. Der Zorn hat keine hysterische Qualität und ist typischerweise nicht mit Angstzuständen. Der Zorn ist nach außen gegen andere gerichtet. Er wendet sich nicht nach innen, und führt nicht zu Eigenverletzung. Gallicum acidum Personen können ihren Zorn unterdrücken, um andere dazu verführen, ihnen näher zu kommen. Sie verhalten sich ruhig und friedlich, bis sich die Beziehung gefestigt hat, und dann sind sie unfähig den Ausdruck der Feindseligkeit zu verhindern. Wenn der Zorn schließlich ausgedrückt wird, kommt er in Form von Angriffen auf andere Menschen zum Vorschein.“ [Zaren, *Hom. Links* 3/93]
G Unbeherrscht, unverschämt, unbesonnen und manipulierend.
G *Gewalt.*
„Kann in vielerlei Hinsicht wie eine Kreuzung zwischen Tuberculinum und Stramonium aussehen, aber es ist keines von beiden.“
„Zur Differenzierung gegenüber Stramonium, die Furcht allein zu sein tritt nicht nur nachts auf. Sie ist immerzu vorhanden. Bei Tuberculinum ist Unzufriedenheit das zentrale Thema, was sich von der Gallsäure völlig unterscheidet.“
G *Plötzlicher Schock.*
„Die ursprüngliche Ursache ist ein plötzlicher Schock. Der Zustand kann aufgrund einer Trennung von der Hauptbezugsperson eintreten. Wenn das Kind für Acidum gallicum prädisponiert ist, fühlt es sich verlassen, wenn die Mutter beispielsweise arbeiten geht. Von dieser Zeit an besteht das Kind darauf, ständig beachtet zu werden und lässt die Eltern nie außer Sichtweite.“
G *Fordert viel Aufmerksamkeit, anstrengend.*
„Im Spiel mit anderen Kindern wollen sie im Mittelpunkt der Aufmerksamkeit stehen. Sie sind starke Führungspersonen. Sie verursachen Aufruhr bei anderen Kinder, und als Abwehrreaktion werden die Kinder aufgedreht. Sie müssen immer gewinnen und mogeln bei Spielen und in der Schule. Sie stehlen Spielzeug und leugnen es.“
G *Verlangt Verherrlichung.* [Gibson]
G *Zwangsverhalten.*
„Zwangsverhalten, wie Syphilinum, wo sie Dinge berühren und riechen. Häufig

G

sieht man die Zunge hervorschnellen und kleine Blasen aus dem Mund kommen, wenn sie reden. Sie sprechen mit lauter Stimme, selbst wenn sie nicht zornig sind, und sie schneiden viele Grimassen."

A Schwäche & Reizbarkeit.

A Starke Nachtschweiße.

A Verlangen nach GERÄUCHERTEN SPEISEN.

A Abneigung gegen *Hering.*

K Absonderung aus der Nase dick, gelb und fädig.

K Übermäßige Trockenheit in Mund und Hals.

K Bronchitis; Schmerzen in der Brust; Husten & profuser klebriger Auswurf.
< Nachts; Winter.
Husten < morgens.

K Starker Fußschweiß.

*Zitate von: Ananda Zaren, *Zwei Fälle von Verhaltensstörungen in der Pädiatrie,* in: 1990 IFH Professional Case Conference.
Siehe einige zusätzliche körperliche Symptome: Proceedings of the 45th Congress of the International Homœopathic Medical League, Barcelona, 1990, S. 130 + 144.

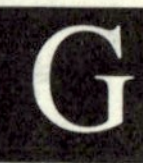

RUBRIKEN

GEMÜT: *Delirium,* springt plötzlich aus dem Bett auf und entflieht [1]. *Eifersucht* [1]; streitsüchtig, vorwurfsvoll, schimpft [1]. *Fluchen* [1]. *Furcht* vor Gespenstern [1]. Verlangen nach *Gesellschaft,* beim Alleinsein < [3]; will ständig unter Aufsicht sein [1/1]. *Herrschsüchtig* [1]. *Misshandlung*, verbal u.a., beschimpft [1]; sogar seine besten Freunde [1/1]. *Reizbarkeit* bei Kindern [1]; haarsträubend, maßlos [1; Hep.]. Seltsame *Sprache* [1]. *Tritt* [1]. *Zorn* durch Widerspruch [1].
KOPF: *Hautausschläge,* Pickel am Scheitel [1/1].
AUGEN: *Photophobie* & Brennen der Lider [1/1]. Brennende *Schmerzen* in den Lidern [1].
NASE: *Rauhheit* in den Choanen [1]. *Schnupfen,* Heuschnupfen & asthmatische Atmung [1]. *Trockenheit* in den Choanen [1].
MUND: Schleckende *Bewegung* der Zunge [1]; vor und zurück schlecken mit der Zunge [1]. *Geschmack* adstringierend [1]; schlecht nachts [1/1].
HALS: *Trockenheit* nachts [1; **Lach.**].
ABDOMEN: *Leere* am Morgen [1]. Nagende *Schmerzen* am Morgen [1/1]; nach der Stuhlentleerung [1/1].
HARN: *Farbe,* gelb, strohfarben [1]. *Klar* [1].
LARYNX: Seltsame *Sprache* nachts [1/1].
BRUST: *Schmerzen* beim Gähnen [1].
RÜCKEN: *Schmerzen* im Halswirbelbereich am Morgen [1]; beim Drehen des Kopfes [1].
EXTREMITÄTEN: Profuser Fuß*schweiß* [1].
ALLGEMEINES: *Wunden,* kleine Wunden bluten stark [1].

NAHRUNG
Abneigung: Hering [1].
Verlangen: Geräucherte Speisen [1].

NOTIZEN

GAMBOGIA Gamb.

ZEICHEN
Garcinia morella. Gamboge. Gummi-Guttibaum. Fam. nat. Guttiferæ.
Garcinia ist eine Pflanzenart die zu den Guttiferæ gehört, einer Familie mit etwa 200 Arten von [kleinen] Bäumen in den afroasiatischen Tropen. Die Frucht ist beerenartig, mit einer [essbaren] Samenschachtel, die mit einer weißen Glasur überzogen und im Mangostan saftig sind [*Garcinia mangostana*]. G. morella und *G. hanburyi* [Asien] werden für ihr Gummiharz 'angezapft', ein Färbemittel und Laxativum.
Gummi gutti ['Harztropfen', wegen der Extraktionsmethode in Tropfen] ist ein Färbeharz, das von *Garcinia morella* und *G. hanburyi* stammt, zwei einander sehr ähnlichen Bäumen aus Südostasien. Das Gummi besteht aus zylinderförmigen, bräunlich-roten oder orangenen Stücken, die Wasser zitronengelb färben. Es wird als Farbstoff für die Seidengewänder buddhistischer Priester, als goldgelbe Tinte und Wasserfarbe verwendet. Wegen der Brillanz seiner orangenen Farbe wird es als Pigmentstoff hochgeschätzt. Es ist geruchlos und hat wenig Geschmack, aber wenn es im Mund gehalten wird, verursacht es nach kurzer Zeit eine scharfe Empfindung.
Die Bäume müssen zehn Jahre alt sein, bevor sie angezapft werden, und das Gummi wird in der Regenzeit von Juni bis Oktober gesammelt.
Die Pflanze ist eng mit *Hypericum* verwandt und wurde früher einer anderen Familie zugeordnet [Hyperiaceæ], heute aber rechnet man sie zu den Guttiferæ. Die von der Familie erzeugten Pigmente, haben angeblich eine deutliche antibiotische Wirkung.
Geprüft von Nenning und Jeanes 1840; auch von Hering und Husmann.

VERGLEICHE
Pulsatilla. Arsenicum. Nux vomica. Croton tiglium. Senega. Teucrium. Bismuthum. Spongia.

WIRKUNGSBEREICH
Magendarmtrakt. Schleimhäute [Augen; Nase; Hals; Larynx].

LEITSYMPTOME
G *Trübsinn während* [chronischer] *Diarrhœ; oder seit Unterdrückung von Diarrhœ.*
G Reizbarkeit am Morgen beim Erwachen; heftig beim Aufstehen.

„Schlecht gelaunt, verärgert, ängstlich, mit anhaltendem Arbeitsdrang, obgleich die Arbeit nicht so vorangeht, wie er sich wünschen würde.“ [Allen]

A Heftiger Durst abends und nachts, verhindert Einschlafen.

A < *Sommer.*

A > *Bewegung im Freien.*

A > *Frische Luft.*

A Starker Sexualtrieb, besonders bei Patienten mit Kolitis.

A > *Bewegung.*

A < Tagsüber.
[Diarrhœ; Photophobie; Niesen; hackender Husten]

A < VOR DER STUHLENTLEERUNG.
< oder > NACH DER STUHLENTLEERUNG.
Die Stühle haben *drei Charakteristika:*
1. Es kommt alles auf einmal heraus mit einer einzelnen und etwas langwierigen Anstrengung.
2. Der Stuhldrang tritt sehr plötzlich ein.

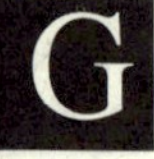

3. Nach der Stuhlentleerung tritt sofort ein Gefühl von großer Erleichterung im Abdomen auf.

A GURGELN und STRÖMEN.

A *Brennende Schmerzen.*
Hitzewallungen.

K Schweregefühl im Kopf.
> Frische Luft; Bewegung.

K *Juckreiz der Augenlider und Niesen, v.a. während Diarrhœ.* [Horvilleur]

K Konjunktivitis; brennende Schmerzen und Jucken der inneren Canthi, Bedürfnis die Augen zu reiben.
< Abends und nachts.
> Frische Luft.

K *Trockenheitsgefühl* in der Nase; heftiges Niesen.
< Starke Gerüche.

K Magenschmerzen.
> Essen.
& Brennen und saures Aufstoßen.

K Schmerzen im Nabelbereich.
> Bewegung; nach der Stuhlentleerung.

K Reichliche, wässrige Diarrhœ, besonders bei älteren Personen.
Übermäßige schneidende Schmerzen um den Nabel vor der Stuhlentleerung.
„Stuhl auf einmal ausgestoßen nach beträchtlichem Drängen und gefolgt von einem Gefühl großer Erleichterung, „als würde eine irritierende Substanz entfernt.“ [Nash]
„Ähnelt *Crot-t.*, aber *Crot-t.* hat Verschlimmerung durch geringste Nahrung oder Getränk, was bei *Gamb.* nicht der Fall ist.“ [Nash]

K Diarrhœ durch Bier; durch Süßigkeiten, Zucker.

K Schmerzen im Kreuz, wie zerschlagen oder gestaucht. [vgl. *Hyper.!*]

K Wadenkrämpfe.
& Kontraktion der Zehen.

RUBRIKEN

GEMÜT: *Angst* durch Wärme [1; **Kali-s.**]. *Gesten,* seltsame Haltungen und Körperstellungen [1]. *Hochfahren* wegen durchzuckender Stiche im Magen [1], wegen plötzlicher durchzuckender Stiche in der rechten Leiste [1]. *Träume,* ängstlich [2]; ärgerlich [2]; vom Tanzen [1].
SCHWINDEL: Schwindel am *Morgen* beim Aufstehen [2].
KOPF: *Pulsieren* über der Nasenwurzel [1].
AUGEN: Empfindung, als würden die Augäpfel an den Lidern *kleben* beim Niesen [1/1]. *Photophobie* > Gehen an frischer Luft [2/1]. Brennende *Schmerzen* > an frischer Luft [2; **Puls.**]; brennen an den Lidrändern am Morgen [2; **Sulf.**].
NASE: *Juckreiz* nachts [2]. *Niesen* tagsüber [1]; beim Schließen der Augen [1/1].
ZÄHNE: *Kälte* [2]; an den Zahnrändern [1/1].
MAGEN: *Erbrechen* während Diarrhœ [3]. *Pulsieren* im Magen < gegen etwas lehnen [1/1]. *Übelkeit,* & Empfindung als würde sich der Magen nach außen kehren, im Gehen im Freien [1/1].
ABDOMEN: *Gurgeln* vor der Stuhlentleerung [2]. *Schmerzen* > nach der Stuhlentleerung [3]; schneidende Schmerzen in der Nabelgegend vor der Stuhlentleerung [2; **Nux-v.**].
REKTUM: *Diarrhœ* nur tagsüber [2]; nach Bier [2; **Sulf.**]; nach dem geringsten Diätfehler [2]; bei älteren Personen bei warmem Wetter [2/1]; bei heißem Wetter [3]; nach Zucker oder Süßigkeiten [2]. *Drängen* > nach der Stuhlentleerung [3].
STUHL: Stuhl wie *geronnene Milch,* gewaltsam ausgestoßen [2]. *Gewaltsam,* plötzlich, schwallartig, alles auf einmal mit etwas langwieriger Anstrengung [3/1]. *Schleim,* grün [3].
HARN: *Geruch* nach Zwiebeln [1].
HUSTEN: *Hackender* Husten tagsüber [1].
RÜCKEN: Nagende *Schmerzen* im Steißbein [2].
EXTREMITÄTEN: *Hitze* der Hände bei stechenden Schmerzen [1]. *Schweiß* während der Stuhlentleerung [1/1].
SCHLAF: *Erwachen* durch Juckreiz [1]. *Schläfrigkeit* während Kopfschmerzen [2].

NAHRUNG

Schlimmer: Ale [1]; Suppe [1; = Übelkeit]; Süßigkeiten [1].
Besser: Brot [1; > Übelkeit]; Kaffee [1].

NOTIZEN

G

GINKGO BILOBA Gink.

ZEICHEN

Ginkgo biloba. Ginkgobaum. Fächerblattbaum. Fam. nat. Ginkgoaceæ.
Chinesischer Zierbaum mit fächerartigen Blättern. Der Name ist eine Verunstaltung des chinesischen Namens 'yin kuo', 'Silberfrucht.' Es ist die einzige Art der Ginkgoaceæ, eine von den Koniferen getrennte Gruppe. Sie gehört nicht zu den Taxaceæ wie manchmal irrtümlicherweise angegeben. Es besteht eine enge Beziehung zu den Koniferen, aber Ginkgo unterscheiden sich durch seine weiten, fächerförmigen flachen Blätter und seine Befruchtungsmethode.
Der Ginkgobaum ist das letzte Bindeglied in der langen Evolutionskette der Ginkgoaceæ. Er existierte vermutlich bereits im Devon, mit Sicherheit aber im Perm. Seinen Höhepunkt erreichte er in der Triasformation und dem jurassischen Zeitalter. Nur eine Art dieser Pflanzenfamilie hat bis heute überlebt: *G. biloba.* Der Baum gilt als das älteste lebende Fossil der Erde, eine Eigenschaft, die auch *Sequoia* für sich in Anspruch nimmt. Er stammt aus einer Ära vor mehr als 200 Millionen Jahren. Im Tertiär bedeckte der wilde Ginkgo die gesamte nördliche Hemisphäre, ein Gebiet, das jetzt auf einen Bereich in Südostchina eingeschränkt ist. Er ist eine uralte Kulturpflanze im Fernen Osten, wo der Baum seit undenklichen Zeiten Gegenstand der Verehrung ist und in der Nähe von Wohnhäusern und Tempeln gepflanzt wird. Seine Kultivierung als Tempelbaum hat sich von China nach Japan ausgebreitet, wo der Baum heilig ist. Der Baum kann 2000 Jahre alt werden. In Europa ist er als Zierpflanze in den vergangenen Jahrhunderten beliebt geworden. Der Baum der 1754 von Kew Gardens in London gekauft wurde, ist dort immer noch zu besichtigen. Weil die Samen so sehr stinken [allerdings reifen sie selten in westlichen Ländern], werden männliche Bäume als Zierbäume bevorzugt.

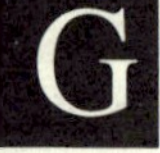

Die Verabreichung eines Ginkgopräparates an Studenten in einer Großstadt, führte zu bemerkenswerten Verbesserungen ihrer schulischen Leistungen innerhalb kürzester Zeit. Atemwegsbeschwerden verursacht durch Luftverschmutzung in der Stadt, zeigten eindeutige Besserung. Ginkgoextrakte verbessern die Sauerstoffaufnahme.
Die fächerartigen Blätter haben zwei Lappen [daher *bi*-loba]. Ginkgo biloba, getrenntgeschlechtlich und wechselgrün, blüht im Juni. Die weiblichen Blüten sind paarig angeordnet. Nur einer der beiden Samen reift. Der ölhaltige bräunlichgelbe Samen ähnelt einer kleinen Pflaume und stinkt nach ranziger Butter. Bei alten Bäumen ist die Rinde grau und sieht aus wie Elephantenhaut; bei jungen Bäumen ist die Rinde braun mit korkartigen Rissen.
Bei Berührung der Haut mit der Samenhülle [besonders wenn er verrottet] tritt eine hochgradige Hautreizung auf, manchmal erst nach ein oder zwei Tagen, was in Japan *ginnan-kabur* genannt wird. Sie verschwindet gewöhnlich spontan nach einer Woche. Weitere Vergiftungssymptome sind unter anderem Atemwegsstörungen.
In China und Japan wird die Samenschale durch Fermentierung entfernt. Das verbleibende Nährgewebe wird anschließend gekocht, geröstet oder gebacken. In Japan werden die Samen auch gegen Würmer verwendet. Die Blätter werden zwischen Buchseiten gelegt, um Parasiten zu vertreiben. Die Kosmetikindustrie verwendet die Blätter als Haarfärbemittel [um jünger auszusehen] und die Allopathie als Mittel gegen Ödeme. „Aufregung wegen Ginkgo in medizinischen Kreisen stammt grundsätzlich von der Fähigkeit der Pflanze, die Wirkung einer Substanz im Körper zu stören, die

Plättchen aktivierender Faktor [PAF] genannt wird. PAF wurde 1972 entdeckt und ist an einer enormen Anzahl biologischer Vorgänge beteiligt: Asthmaanfälle, Abweisung von Organtransplantaten, arterieller Blutstrom, und innere Blutgerinnsel, die an Herzinfarkten und manchen Apoplexen beteiligt sind. Durch die Verhinderung von PAF hat Ginkgo sich als Pflanze mit ungeheurem Heilpotential erwiesen, insbesondere bei Beschwerden, die mit Alterungsprozessen im Zusammenhang stehen. ... Erste Berichte stellen die Vermutung an, dass Ginkgo helfen könnte, die Abstoßung von Organtransplantaten zu verhindern. Es könnte auch gegen Allergien, Bluthochdruck, Nierenbeschwerden, und Alzheimerkrankheit wirksam sein." [Castleman]
Ginkgo biloba ist besonders reich an Säuren und Fettsäuren [Chinasäure, Ascorbinsäure, Benzoesäure, Oxalsäure, Buttersäure, Propionsäure, Kapronsäure, Kaprylsäure, Linolensäure].
1933 von Maury an 7 Personen [5 Männern, 2 Frauen] geprüft. Auch 1987-89 von Swoboda und König an 50 Personen geprüft. McIvor führte 1971 eine Prüfung an sich selbst durch.

VERGLEICHE

Rhus toxicodendron. Selenium. Spigelia. Cocculus. Gelsemium. Acidum muriatium. Sulfur.

Differenzierung

➡ Kopfschmerzen in der linken Schläfe oder über dem linken Auge.

⇨ *Ginkgo*: Linksseitige temporale oder supraorbitale Kopfschmerzen < kalte Luft, < Kälte, > Ruhe und Hinlegen; & Schmerzen im linken Auge; & Schwindel; & eingeschränktes Sehvermögen.

⇨ *Niccolum*: Nervöse Kopfschmerzen oder Migräne bei Intellektuellen & Verdauungsstörung oder Obstipation; Kopfschmerzen beim Erwachen, < gegen Mittag, > frische Luft, kalte Anwendungen und nach dem Essen.

⇨ *Spigelia*: Neuralgische oder durch Herzbeschwerden bedingte Kopfschmerzen mit Ausdehnung vom Hinterkopf zum linken Auge, > Kälte, < Bewegung und gegen Mittag.

⇨ *Selenium*: Linksseitige supraorbitale Kopfschmerzen bei erschöpften Personen, < Sonne und starke Gerüche.

WIRKUNGSBEREICH

*ZNS. Kreislauf. Haut. *Linke Seite. Rechte Seite.*

LEITSYMPTOME

G Geistig schwach und erschöpft.
Schwaches Konzentrationsvermögen.
Gedächtnisverlust und unfähig, geistige Aufgaben durchzuführen.
Geistesabwesend und vergesslich.
Gleichgültigkeit wegen Schwäche.
„Die Prüfer bemerkten, dass sich alles anfühlte, als sei es zuviel. 'Ich kann es nicht

tun, ich fühle mich völlig erschöpft.' Ein dumpfes Gefühl im Kopf, Konzentrationsschwierigkeiten. Vermeidet Menschen und Unterhaltung. Rückzug. Steht um 7 Uhr auf, sitzt und wartet, dass die Zeit verstreicht. Macht sich nicht die Mühe zu essen; kocht nicht oder wenn sie es tut, dann schlecht." [Swoboda

G Verschiebt alles auf später.

„Nichts spielt eine Rolle, weder zur Arbeit zu gehen, noch eine Verabredung einzuhalten." [Swoboda]

G Irrationale Ängste & schnelles Sprechen.

G Unterdrückter Zorn & Neigung, etwas zu zerreißen.
Neigung andere zu kritisieren oder Selbstkritik.

G „Die *Träume* blieben klar im Gedächtnis. Träume von *Wasser, Überflutung* und ein charakteristisches ängstliches Erwachen aus den Träumen. Träume von Einbrechern und Kämpfen. Eine Prüferin träumte von einem Sturz, bei dem ihr Kopf in drei Teile zerbrach. Es waren alles Angstträume, aus denen die Prüfer mit Schrecken erwachten und sich am Morgen unausgeschlafen fühlten. Träume von Bombenexplosionen, vom Entfliehen und Tod in der Familie; von Friedhöfen, von Unglück. Träume von Millionen von Ameisen, von Leichnamen und seziert zu werden." [Swoboda]

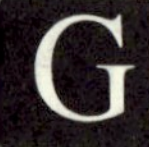

G *Delusion, hält sich für alt,* [Vgl. *Sequoia,* ein weiterer 'fossiler' Baum ebenso alt wie Ginkgo.]

„Eine Prüferin beschrieb, dass sie sich 'fühlte wie ein altes Mutterl,' und die Mutter einer anderen Prüferin sagte: 'Du siehst aus wie ein altes Weiberl.' Sitzt am Morgen da, vornübergebeugt, ohne Kontakt mit der Umgebung und mit Konzentrationsschwierigkeiten, müde und abgestumpft, vergisst zu kochen [was sie sonst gern tut], und träumt, dass ihr Haar ergraut. Das vollständige Bild eines einsamen, zurückgezogenen, an Demenz leidenden alten Menschen." [Swoboda]

A Blass, frostig, trockene, schwache Personen.

A Hochgradige *körperliche Mattigkeit.*

„Zum Zeitpunkt der Zubereitung [der Urtinktur von Ginkgo biloba] empfand ich eine bestimmte Schweregefühl im Kopf, aber beschloss, die Empfindung sei unwichtig. Innerhalb von ein oder zwei Tagen jedoch fühlte sich mein Kopf unerträglich schwer an. Die Nackenmuskeln fühlten sich so schwach an, dass ich meinen Kopf mit einer Hand abstützen musste. Die Halswirbel fingen an, bei Kopfbewegungen zu knacken, besonders wenn ich den Kopf nach links drehte, und ich fühlt mich von Erschöpfung überwältigt. Die Armmuskeln fingen an, sich unerträglich schwer anzufühlen, so dass jede Art von Manipulation eine große Anstrengung bedeutete. Selbst Bewegung der Finger und Heben der Arme war erschöpfend." [McIvor]

A FROSTIG.
Eisige Kälte der Füße und Fingerspitzen. [Unger]
Schubweise auftretende symmetrische Blässe der Hände.

A < *Feuchtkaltes Wetter.*
< Feuchtes Wetter oder warme Atmosphäre [McIvor]

A Verlangen nach kalten Getränken [wegen Trockenheit im Hals].

A < *Alkohol.* [Unger]

A Unverträglichkeit von *Fetten.* [Unger]

A Unfähigkeit zu schwitzen.

Haut trocken, wie Pergament [wie bei Hypothyreose].
[McIvor bemerkte ebenfalls Trockenheit: „Die Haut fühlte sich trocken an, aber es bestand kein Durst.“]
Oder: übelriechender klebriger Schweiß.

A Schlaflosigkeit, oder Erwachen, zwischen 2 und 3 Uhr.
Alpträume; *Träume von Leichnamen.*

A TROCKENHEIT.
[Nase; Mund; Hals; Haut]

K Linksseitige temporale oder supraorbitale Kopfschmerzen.
< Kälte.
> Ruhe; Hinlegen.
& Schwindel.
& Schwäche im Nacken.
& Schmerzen im linken Auge.
& Eingeschränktes Sehvermögen.
DUMPFE *Schmerzen in den Schläfen.*

K Schmerzhafte Schwäche im Halswirbelbereich.
Starke Schmerzen beim Drehen des Kopfes nach links.
Steifheit und Knacken beim Drehen des Kopfes nach rechts.

K MYASTHENIE.
MUSKELSCHWÄCHE < KÄLTE.
Dupuytren Kontraktur.
Schreibkrampf.
Zunehmende Muskelatrophie & Fibrillation und Abnahme der Reflexe.
[Unger]

G

[Quellen: H. Unger, Ginkgo biloba, in: Leesers Lehrbuch der Homöopathie, Pflanzliche Arzneistoffe I, S. 296-304.
F. Swoboda und P. König, A Proving of Ginkgo biloba D 30, *Homœopathic Links* 1/92.
F. Swoboda und P. König, Ginkgo biloba, *Documenta Homœopathica* 11/1991 + 13/1993.
E.G. McIvor, Ginkgo biloba – a proving, *British Homœopathic Journal* 64/2, 1975.]

RUBRIKEN

GEMÜT:

Abscheu gegenüber sich selbst [1]. *Angst* beim Erwachen aus furchterregenden Träumen [1]. Abneigung *auszugehen* [1]. *Delusion*, hält sich für alt [1]; hält sich für arm [1]; hält sich für schwanger [1]. *Furcht* vor Armut [1]. *Geistesabwesend* [2]; Unaufmerksamkeit [1]. *Heiterkeit* trotz juckenden Hautausschlags [1]. Abneigung gegen *Gesellschaft* [2]; meidet Menschen [2]. *Konzentration* schwierig [3]; beim Reden [1]; beim Schreiben [1]. Abneigung zu *Reden* während Trübsinn [1]. *Reizbarkeit* [3]; durch Kleinigkeiten [2]. Bedürfnis nach *Ruhe* [1]. *Selbstmitleid* [1]. Abneigung gegen *Störung* [2]. Abneigung gegen *Unterhaltung* [2]. *Weinen* > [1]; leicht [1]; vor der Menses [1]; beim Sprechen über ihre Krankheit [1]. *Zerstreutheit* beim Autofahren [1]. *Zorn* wenn man

andere reden hört [1]; über sich selbst [1].
SCHWINDEL: Schwindel & *Verdunkelung* der Sicht [1].
KOPF: *Hitze* im Kopf nach Wein [1]. *Schmerzen,* Kopfweh [4]; & Geistestrübung [1]; durch Gerüche [1]; > Kaffee [1]; & Empfindung als sei der Schädel zu klein [1]; > Schlaf [1]; durch Schlafverlust [1]; & Bedürfnis ihn einzuhüllen [1]; ständig [1]. Empfindung von *Schweiß* [1].
AUGEN: *Tränenfluss* bei Schmerzen in den Augen [1]; bei unverwandtem Sehen [1]. *Schmerzen* wie durch Anstrengung der Augen [1]; > frische Luft [1]; > kalte Luft [1]; brennende Schmerzen > Reiben.
OHREN: *Geräusche* in den Ohren & Schwindel [1]; & Übelkeit [1]. Rote *Verfärbung* der Ohren & Hitze im Kopf nach Wein [1].
GESICHT: Mundwinkel *eingerissen* [1]. *Hautausschläge,* Herpes an den Nasenflügeln bei einsetzender Menses [1]. *Schmerzen* < Luftzug [1]; > Wärme [1]; > Wärme und Einhüllen [1].
MUND: *Geschmack* wie von Tabak im Mund [1].
ZÄHNE: *Schmerzen* > zusammenbeißen der Zähne [1]; beginnen lange nach dem Zahnziehen [1].

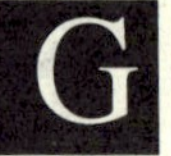

HALS: *Schmerzen* nachts [2]; < leer Schlucken [3]; > Trinken [2].
MAGEN: Empfindung als sei der Magen mit *Ameisen* gefüllt [1/1]. *Durst* nachts [1]. *Völlegefühl* [2]; nach essen geringster Menge [1]; & Durst [1].
ABDOMEN: *Schmerzen* nachts, erwacht aus dem Schlaf während der Menses [1]; < Kleidung [1]; > Wärme [1].
REKTUM: *Flatus,* abstoßender Geruch nach faulen Eiern [1]. *Obstipation,* schwierige Stuhlentleerung, Stuhl schlüpft zurück [1]. Plötzlicher *Stuhldrang* am Morgen [1]; erwacht nachts davon [1].
BLASE: Unfreiwillige *Harnentleerung* bei Husten [1].
HARN: *Reichlich* morgens bei frühem Erwachen [1].
FRAUEN: *Menses,* kurze Dauer [3]; zu häufig [2]; stärker nachts [1]; stark und kurz [2].
BRUST: *Herzklopfen* [2]; abends im Bett [1]; > Bewegung [1]; > Bewegung der Beine [1]; < Linksseitenlage [1]. Übelriechender *Schweiß* in der Axilla [1].
EXTREMITÄTEN: *Exkoriation* zwischen den Zehen wie durch Schweiß [1]. *Formicatio* in den Unterschenkeln im Sitzen, > Bewegung [1]. Brüchige *Nägel* [1]. *Schmerzen* lange nach einer Verletzung [1]; Schmerzen in den Gelenken bei Regen und feuchtkaltem Wetter [1]. *Unbeholfenheit,* Hände, lässt Dinge fallen während Kopfschmerzen [1].
SCHWEISS: Beim *Reden* mit jdm. [1]
ALLGEMEINES: *Abends* [3]. *Abgespanntheit* [3]; morgens beim Erwachen [2]; > Gehen im Freien [1]. Mangel an *Lebenswärme* abends im Bett, verhindert Schlaf [1]. *Morgens* [4]. *Nachts* [2]. *Schlappheit* # Aktivität [1].

[Entnommen von Swoboda und König]

NAHRUNG

Abneigung: Alkohol [1]; Bier [1]; Eier [1]; Kaffee [1]; Milch [1]; Tabak [1].
Verlangen: Alkohol [1]; Bier [1]; kaltes Bier [1]; Fleisch [1]; kalte Getränke [1]; Kaffee [1]; Salz [1]; Schokolade [1]; Süßigkeiten [1]; Thunfisch [1]; Zucker [1].
Schlimmer: Alkohol [2]; Fett [2]; kaltes Bier [1]; Kaffee [1]; Tabakgeruch [1].
Besser: Kaffee [1].

NOTIZEN

GINSENG Gins.

ZEICHEN

Panax ginseng. Aralia quinquefolia. Panax quinquefolius. Ginsengwurzel. Kraftwurzel. Fam. nat. Araliaceæ.
Mit 55 Gattungen und 700 Arten ist die Pflanzenfamilie der Araliaceæ relativ groß. Sie umfasst hauptsächlich Bäume und Sträucher, oft stachelig oder Kletterpflanzen. Sie wachsen hauptsächlich in tropischen Gegenden. Eine wohlbekannte Gattung ist *Hedera* [Efeu].
Der Name 'Panax' ist abgeleitet vom gr. *pan,* alles, und *akos,* Heilmittel, in Anspielung auf die Wurzel dieser Pflanze, der Wunderkräfte zugeschrieben wurden [panacea]. Die amerikanische Art, Panax quinquefolius genannt, ist in den kühlen Wäldern im Osten Nordamerikas heimisch. Der asiatische Ginseng ist in der Mandschurei, Korea und Japan heimisch. Seit undenklichen Zeiten haben die Chinesen geglaubt, der Ginseng sei ein Heilmittel für alle Krankheiten und Beschwerden. Das Wort 'Ginseng' bedeutet angeblich 'Weltwunder'. Weil es so langsam wächst, dauert es etwa fünf bis sieben Jahre bis die Ginsengpflanze vom Samen zur ausgewachsenen Pflanze reift. Je älter die Pflanze, desto wertvoller ist sie.
„Der Grund, aus dem wilder Ginseng sehr viel teurer ist als angebauter Ginseng liegt darin, dass ersterer eine stärkere Wirkung hat und schwerer zu bekommen ist. Der Glaube, dass radioaktive Substanzen aus der Erde dort stärker in der Wirkung sind, wo Ginseng wild wächst, erhöht ebenfalls den Preis für die wild wachsende Pflanze. Allerdings ist es schwieriger, wilden Ginseng zu finden, denn man glaubt, dass die Ginsengpflanze so empfindlich ist, dass sie bei dem leisesten Geräusch die Blüten zusammenfaltet und sich verstellt, um das Aussehen anderer Pflanzen anzunehmen.“ [Twitchell]
In Tibet wird das Kraut in der frühen Saison des Jahres gesammelt, unmittelbar nachdem der Schnee am Boden geschmolzen ist. Man muss sie in den dunklen Einbuchtungen der Hügel suchen, wo sie sich vor dem Auge der Menschen verbirgt. Dafür gibt es eine einfache Erklärung. Das natürliche Habitat des Ginseng sind schattige Wälder, wo kein direktes Sonnenlicht durchdringt. Daran sollte man denken, wenn man die Pflanze anbaut. Sonnenlicht muss vermieden werden; darum wird die Pflanze bei klarem Mondlicht behandelt und geerntet.
Im Zweiten Weltkrieg führten die Russen umfangreiche Forschungen an der Pflanze

durch und entdeckten dabei, dass die Wurzeln viele radioaktive Eigenschaften besitzen. Im Orient wird der Ginseng als 'Junghalte'-Elixier gepriesen, im Fernen Osten wird er zur Wiederherstellung der Sexualkraft hoch geschätzt. Chinesische Heiler beteuern, dass Ginseng die Sexualdrüsen nicht zu unnatürlicher Aktivität anregt, sondern die normale gesunde Sexualfunktion, die 'geschwächt' ist, wiederherstellt. Russische Wissenschaftler haben angeblich Substanzen im Ginseng gefunden, welche die endokrinen Sekretionen stimulieren und als Tonikum für das Herzkreislaufsystem wirken.

Man braucht nicht viel Vorstellungsvermögen, um in der ungewöhnlich geformten Wurzel eine menschliche Form mit Kopf, Rumpf, armen und Beinen zu erkennen. Dies erklärt zum Teil den Glauben, dass die Ginsengwurzel auf den ganzen Menschen einwirkt. *Mandragora* 'der Drachen, der dem Menschen ähnelt,' ist zum Sammelpunkt ähnlicher Mythen und Gerüchte geworden.

Die Bestandteile der Pflanze sind gründlich erforscht. Fest steht, dass Ginseng viel Saponine enthält, ebenso die Vitamine B1, B2, B12 und C sowie eine große Anzahl an Mineralien und Spurenelementen wie Magnesium, Aluminium, Phosphor, Kalium, Kalzium, Vanadium, Manganum, Eisen, Kobalt, Kupfer, Germanium, Arsen und besonders Schwefel. Östrogenartige Substanzen findet man nur in wilden Pflanzen.

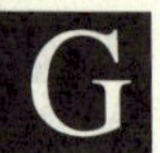

Die Ginsengwurzel hat folgende Wirkungen:

1. Sie wirkt stimulierende auf das zentrale Nervensystem, ohne jedoch ein subjektives Erregungsgefühl zu erzeugen, wie dies bei Amphetaminen der Fall ist.
2. Sie schützt den Organismus vor äußeren Faktoren wie Kälte, Wärme, ultravioletten Strahlen.
3. Sie senkt den Blutdruck. Diese Wirkung hält jedoch nur etwa 5 bis 15 Minuten lang an.
4. Sie senkt den Blutzuckerspiegel und regt die Insulintätigkeit an.
5. Sie verbessert den Appetit bei chronischer Gastritis.
6. Sie stimuliert die Nebennierenrinde, was vermutlich die Fähigkeit der Infektionsabwehr und die gonadotropen Eigenschaften der Pflanze erklärt.

Wegen des geringen Toxizitätsgrades der Pflanze sind keinerlei Vergiftungssymptome bekannt.

1836 von Jouve geprüft [Zahl der Prüfer unbekannt] und 1848 von Lembke an 3 Personen.

VERGLEICHE

Gelsemium. Acidum phosphoricum. China. Aralia racemosa. Agnus castus. Zincum. Onosmodium.

WIRKUNGSBEREICH

Lendenbereich. ZNS. Genitalien. Schleimhäute. **Rechte Seite.*

LEITSYMPTOME

G Gemüt in der Regel ruhig; allerdings Schübe von Ungeduld und Furcht vor Unfällen, manchmal mit Neigung zu weinen oder Ängstlichkeit in Bezug auf die Zukunft. [Allen]

G Geistige und nervöse Erschöpfung durch Überarbeiten.

A *Neurasthenie nach schwächender Krankheit.*

A Allgemeine Schwäche & Steifheit im Lendenbereich.

> Anhaltende Bewegung [Steifheit].
< Anhaltende Bewegung [Kräfteverfall].

A Hochgradige *Kälteempfindlichkeit.*

A Hochgradige Schläfrigkeit.
Erwacht mit Schwierigkeiten oder fährt aus dem Schlaf hoch.

A *Sexuelle Schwäche.*
& Rheumatische Schmerzen in den Hüften, Leisten und Rücken.

A *Lichtempfindlichkeit.*
„Empfindung von Abgespanntheit in den Augen bei Lichteinwirkung; Gegenstände erscheinen doppelt, wenn man den Blick darauf gerichtet hält; beim Lesen werden die Buchstaben verworren.“ [Clarke]

A Enge Kleidung ist unerträglich [Magen und Abdomen].

A Große Trockenheit von Mund, Zunge, Lippen und Gaumen.
„Speichel schlucken sehr schwierig; ein Schluck Wasser befeuchtet nur für einen Augenblick.“ [Clarke]
„Die extrem quälende Trockenheit der Lippen, die rauh sind, sowie von Mund und Schlund,verschlimmert sich durch frische Luft und reden; gleichzeitig besteht eine stark schabende Wundheit im Schlund, verschlimmert durch leer Schlucken und Luft durch die Nase einziehen. Die Nase ist ebenfalls trocken.“ [Allen]
„Alle Mundteile kleben zusammen; keine Speichelansammlung möglich; er kann nur mit Schwierigkeiten sprechen.“ [Allen]
Trockenheit < frische Luft und bei geringster körperlicher Anstrengung.

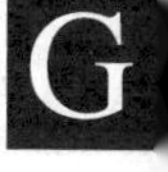

A Schwindel beim treppab Steigen einer Wendeltreppe.
Im Stehen scheint der Boden zu schwanken.
Empfindung von Wanken im Hinterkopf, & graue Punkte oder Flecken vor den Augen.

K Schweregefühl und Zufallen der Oberlider.
Druck auf den Augen nach innen.

K Gesicht *abwechselnd blass und rot.*

K Verdauungsstörung & SCHLUCKAUF.

K Kreuzschmerzen, Ischiassyndrom und chronischer Rheumatismus.
& Häufiger Harndrang.
& Sexuelle Erregung.

K *Rheumatismus.*
„Prellungsschmerzen greifen den unteren Rücken und die Oberschenkel an, einhergehend mit Brennen, Steifheit, Taubheitsgefühl, Schweregefühl. Die Gelenke fühlen sich steif und kontrahiert an und knacken bei Bewegung. Die Hände fühlen sich geschwollen an, und die Haut erscheint eng. Kältegefühl im Bereich der Wirbelsäule. Die Fingerspitzen brennen.“ [Gibson]

K Kälte, Zittern und Taubheitsgefühl in den Händen, mit abgestorbenen Fingern.

RUBRIKEN

GEMÜT: *Eile* in Bewegungen [1]. Voller *Sorgen* [1].

SCHWINDEL: Empfindung nach hinten zu *fallen,* im Sitzen [1]. *Okzipitaler*

Schwindel [1]. Schwindel & Verdunkelung der *Sicht* [1].
KOPF: *Pulsieren* durch Anstrengung [1]. *Schmerzen,* Kopfweh durch geistige Anstrengung [1]; Kopfschmerzen in der Stirn, wechselnde Seiten [1]. *Schwellungsgefühl* [1].
AUGEN: *Kältegefühl* an der Oberfläche des Augapfels [1]. *Juckreiz* und Beißen in den Lidrändern [1]. *Pupillen* abwechselnd groß und klein, aber häufig vergrößert [1].
SEHKRAFT: *Diplopie* bei unverwandtem Sehen auf Gegenstände [1].
NASE: Empfindlich gegen eingeatmete *Luft* [1]. *Schmerzen* beim Luft Einatmen [1].
MUND: Bitterer *Geschmack* nach Trinken [2].
ABDOMEN: *Schmerzen* im rechten Hypogastrium mit Ausdehnung in die Leisten [2]; Kolik beginn in der rechten Seite und dehnt sich nach links aus, und steigt dann in die Herzgegend hoch [1/1].
ATMUNG: *Schwierige* Atmung im Sitzen [1]; > Gehen [1].
BRUST: *Beklemmung* > Gehen [1].
RÜCKEN: *Hitze* nach Wein [1]. Hochgradiges *Kältegefühl,* das sich in die Wirbel ausdehnt, & kalte Hände und blaue Nägel [1/1]. *Knacken* in den oberen Halswirbeln bei Kopfbewegung [1]. Lanzinierende *Schmerzen* zwischen den Scapulæ wenn man sich aufrichtet [2], & Atembeschwerden [1].
EXTREMITÄTEN: Gefühl der *Leichtigkeit* und Flexibilität der Glieder, morgens [1/1]. *Schwellungsgefühl* in den Händen, beim Schließen [1]. Weiße *Verfärbung* der Finger bei Kälte [1]; blaue Fingernägel [1]. Empfindung von innerem *Zittern* [1].
SCHLAF: *Schläfrigkeit* während Kopfschmerzen [1].

NAHRUNG

Verlangen: Alkohol [1]; Stimulantien [1].
Schlimmer: Wein [1; = Hitze im ganzen Körper, bes. Rücken, mit erweiterten Venen].

NOTIZEN

GNAPHALIUM **Gnaph.**

ZEICHEN

Gnaphalium polycephalum. Gnaphalium obtusifolium. Vielköpfiges Ruhrkraut. Fam. nat. Compositæ.
Der Name Gnaphalium stammt vom gr. *gnaphalion,* wollig, in Anspielung auf die wolligen Blätter; polycephalum bedeutet 'vielköpfig' und bezieht sich auf die

zahlreichen Blütenköpfe. Die Pflanze ist in den östlichen Staaten Nordamerikas heimisch und wächst auf alten Feldern und trockenem Brachland.
Die Blätter haben einen angenehmen aromatischen Geruch und einen aromatischen, leicht bitteren, adstringierenden, angenehmen Geschmack. Die getrockneten Blüten werden als sedierende Füllung für Kissen für Tuberkulosepatienten verwendet.
Geprüft von Banks, Fuller und Woodbury.

VERGLEICHE

Colocynthis. Chamomilla. Natrium muriaticum. Phosphorus.

Differenzierung

➔ Ischiassyndrom

⇨ *Gnaphalium:* Schmerzen beginnen in den Hüften und schnellen abwärts zum hinteren Fuß; Krampfgefühl im Unterschenkel, muss hochgezogen werden.

⇨ *Colocynthis:* Schmerzen dehnen sich von der Hüfte aus, den hinteren Bereich der Hüfte abwärts in das Gesäß; Schmerzen scharf, durchzuckende Stiche; Patient muss vollkommen ruhig bleiben, da jede Bewegung <.

⇨ *Ammonium muriaticum:* Schmerzen stark und lang anhaltend; oft linksseitig; Sehnen auf der linke Seite fühlen sich an wie zu kurz, Patient muss sich im Gehen seitwärts lehnen; Schmerzen < Sitzen; > Gehen, Hinlegen.

⇨ *Calcium carbonicum:* Ischiassyndrom verursacht durch Arbeiten im Wasser; Schmerzen < Unterschenkel herabhängen lassen; muss ständig das Knie heben.

⇨ *Euphorbium:* Reißende und kribbelnde Schmerzen > Bewegung.

⇨ *Kalium phosphoricum:* Beinahe ein Spezifikum für Neuralgie, wenn der Schmerz am meisten in der Fußsohle empfunden wird; Patient ist sehr ruhelos.

⇨ *Plumbum:* Chronisches Ischiassyndrom & Muskelatrophie.

[Choudhuri]

⇨ *Dioscorea:* Rechte Seite; ziehende, reißende Schmerzen in der rechten Hüfte mit Ausdehnung den Oberschenkel abwärts; < Bewegung, Gehen, Aufstehen; > ruhig Liegen, Stehen auf den Zehen.

⇨ *Indigo:* Heftige Schmerzen von der Mitte des rechten Oberschenkels zum Knie & Steifheit des Unterschenkels; < Ruhe, Sitzen; > Gehen.

⇨ *Palladium:* Rechte Seite; durchzuckende Schmerzen von den Zehen zur Hüfte, oder abwärts vom Trochanter in den Gesäßbereich; Patient kann nicht liegen bleiben, muss fortwährend aufstehen.

⇨ *Stillingia:* Linke Seite; heftige [Knochen]schmerzen von der Hüfte zum mittleren Oberschenkel und zu den Zehen.

⇨ *Tellurium:* Rechte Seite; Schmerzen vom Kreuzbereich zum Oberschenkel & Empfindlichkeit der Wirbelsäule; < geringste Anstrengung, Lachen, Husten, Liegen auf der schmerzhaften Seite.

⇨ *Viscum album:* Schwere Fälle; reißende, pochende Schmerzen in beiden

Oberschenkeln; Empfindung als würden die Muskeln mit heißen Kneifzangen verdreht; Unterschenkel fühlt sich bleischwer an; < Berührung, geringste Bewegung; > Ruhe.

⇨ *Rhododendron:* Schmerzen wie verstaucht in Hüfte und Kniegelenken; Kältegefühl in der Haut über dem betroffenen Bereich; < Ruhe, stürmisches Wetter.

[Charette]

WIRKUNGSBEREICH

NERVEN [ISCHIAS; *cruralis;* abdominalis]. Prostata. Schleimhäute [Darm].

LEITSYMPTOME

A < *Nasskaltes Wetter* [neuralgische Beschwerden].

A < Sommer [Diarrhœ].

A Appetitmangel.
„Gleichgültigkeit, beinahe Ablehnung, gegen Speisen, zwei oder drei Tage lang, nach der Diarrhœ [alle drei Fälle]." [Allen]

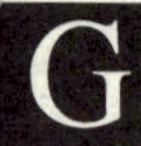

A SCHMERZEN & oder # TAUBHEITSGEFÜHL.
[Ischias; Dysmenorrhœ; Prosopalgie; Kolik; Kreuzschmerzen]
< Bewegung; nasskaltes Wetter.

K Schmerzen im Hinterkopf.
& durchzuckende Stiche in den Augäpfeln.

K Wässrige übelriechende Diarrhœ am Morgen.
& Große Schwäche.
„Eines der wenig verwendeten Arzneimittel, das Diarrhœ mit morgendlicher Verschlimmerung hat." [Choudhuri]
„Gereizte Stimmung, hält sogar weiterhin an, nachdem die Diarrhœ abgeklungen ist." [Choudhuri]

K Völlegefühl und Spannungsgefühl in der Blase, selbst wenn sie gerade geleert wurde. [Hale]

K Dysmenorrhœ bei spärlicher und sehr schmerzhafter Menses am ersten Tag.
Blut schokoladenbraun; neuralgische Schmerzen oder Blähungsschmerz im Abdomen; *Schwere- und Völlegefühl im Becken, oder Taubheitsgefühl im Becken.* [Voisin]
& Krämpfe in den Waden und Füßen.

K ISCHIASSYNDROM; rechte Seite stärker betroffen als die linke.
< Nachts; im Liegen; Bewegung; das Bein strecken; nasses Wetter.
> Das Bein beugen, auf das Abdomen hochziehen; mit gebeugten Knien sitzen.
& Taubheitsgefühl [lokalisiert].
& Krämpfe in der Wade; im Fuß [im Bett].
Ausdehnung zum Fuß; oder & *Taubheitsgefühl* im Fuß.

RUBRIKEN
GEMÜT: *Reizbarkeit* bei Diarrhœ [2].
SCHWINDEL: Schwindel > nach dem *Aufstehen* [1].
KOPF: *Schmerzen* > Waschen mit kaltem Wasser [1]. *Völlegefühl* in den Schläfen [1].
GESICHT: *Schmerzschübe* [1].
MUND: *Pelzig*, Zunge, entfernt durch gründliches Waschen mit kaltem Wasser [1/1].
MAGEN: *Erbrechen* während Diarrhœ [2].
REKTUM: *Diarrhœ* am Morgen, & rheumatische Beschwerden [1/1].
BLASE: *Völlegefühl,* nach der Harnentleerung [1].
MÄNNER: Störende *Erektionen* beim und nach dem Erwachen [1]. Gesteigerter *Sexualtrieb* morgens beim Erwachen [1; *Puls.*].
FRAUEN: *Menses,* schmerzhaft am ersten Tag [1; Lach.]; schmerzhaft, & spärlicher Fluss, aber Fluss > [1].
BRUST: *Schmerzen* in den Seiten, wechselnde Seiten [1; **Phos**.].
RÜCKEN: *Schmerzen* im Lendenbereich > Rückenlage [1]; & Taubheitsgefühl im unteren Abschnitt des Rückens [1/1].
EXTREMITÄTEN: Beschwerden der *Gelenke,* als ob Gelenkschmiere fehlt [1; Lil-t.]. Hochgradige *Schmerzen* in den unteren Gliedmaßen, Ischiassyndrom, folgt dem größeren Nervenzweig [2/1]; gichtige Schmerzen im Gelenk der großen Zehe [2]; rheumatische Schmerzen in den Zehen [2; **Aur**.]. *Taubheitsgefühl* in den Oberschenkeln [2].
SCHLAF: *Unausgeruht* nach Schlaf am Morgen [2; **Sulf**.]

NOTIZEN

GOSSYPIUM **Goss.**

ZEICHEN
Gossypium herbaceum. Baumwolle. Fam. nat. Malvaceæ.
Der Name ist abgeleitet von *gossum,* Haarknoten, wegen der flauschigen Frucht der Pflanze. Es gibt über 30 bekannte Arten wilder Baumwolle, aber die Art, welche die besten Fasern zum Spinnen erzeugt, ist *Gossypium herbaceum* var. *africanum*, die in Südafrika heimisch ist. In prähistorischen Zeiten benutzten die Menschen sie, um die beiden in der alten Welt landwirtschaftlich genutzten Arten zu entwickeln, *G. herbaceum* und *G. arboreum*. Ihre Faser ist jedoch rauh und relativ kurz, so dass das Erzeugnis nur als grober Füllstoff verwendet werden kann. Die Kultivierung wurde daher allmählich durch den Anbau besserer Sorten ersetzt: *G. hirsutum* und *G. barbadense*, die Baumwollarten der Neuen Welt.
Baumwollpflanzen brauchen ein warmes sonniges Klima mit einer Trockenzeit, in der

die Samen reifen können. Die Blütezeit dauert 60 Tage und die Blüten gehen *von unten nach oben* auf. Die gesamte Entwicklung der einjährigen Sorten nimmt in warmem Klima 5 bis 7 Monate in Anspruch. Nach der Entfernung der Fasern, des kostbarsten Teils, und der [kurzen] Haare bleiben die Samen übrig, die Baumwollöl und Eiweiß enthalten. Die Fasern werden gewaschen, gebleicht und [zur Festigung] mit Sodalösung behandelt und schließlich gesponnen. Die Haare werden zu Nebenprodukten wie Papier, Kunstseide und Schießbaumwolle verarbeitet. Nach Auspressen des Öls bleibt das Baumwollmehl übrig, von dem das meiste zu Viehfutter verarbeitet wird, nur ein kleiner Teil wird für den menschlichen Konsum genutzt. Das Öl wird in Seifen und Margarine verarbeitet. Nach der Raffinierung lässt es sich auch in essbaren Ölen verwenden.
Trotz des Wettbewerbs mit Kunstfasern wächst der Gebrauch von Baumwolle weiterhin an. Der große Vorteil der Baumwolle gegenüber Kunstfasern ist die Fähigkeit Feuchtigkeit aufzunehmen. Die Asche der Pflanze enthält 0,02% Titan.
Gossypium wird hauptsächlich als Abtreibungsmittel anstelle von Ergot [*Sec.*] verwendet, es ist in seiner Wirkung nicht so stark aber dafür sicherer; seine diesbezügliche Verwendung war unter den Sklaven im Süden weit verbreitet. Ein Präparat aus Baumwollsamen vermehrt den Milchfluss bei stillenden Müttern.

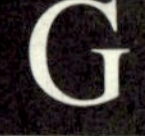

Gossypol, ein toxischer Wirkstoff, der aus den Samen der Baumwollpflanze extrahiert wird, reduziert die Anzahl der Spermien. Nach einer täglichen Einnahme von 20 mg Gossypol wurde bei Versuchspersonen nach 2 Monaten Unfruchtbarkeit festgestellt. In China wird es als orales Kontrazeptivum für Männer verwendet. Im Westen werden diesbezüglich weitere Forschungen durchgeführt, besonders weil die Nebenwirkungen sehr begrenzt sind.
Geprüft von Williamson.

VERGLEICHE

Pulsatilla. Kalium carbonicum. Sepia. Belladonna. Nux vomica. Aletris. Caulophyllum. Lilium tigrinum.

WIRKUNGSBEREICH

Uterus und Ovarien. Nieren.

LEITSYMPTOME

A SCHWANGERSCHAFT:

Übelkeit & vermehrter Speichelfluss am Morgen; Morgenübelkeit in der Schwangerschaft.

Morgenübelkeit in den *frühen Schwangerschaftsmonaten.*

& Heftiges Würgen, Ohnmachtsneigung, Wundheitsgefühl über dem Bereich des Hypogastriums.

„Die Übelkeit tritt auf beim *Erwachen,* und das Erbrechen beim ersten *Heben des Kopfes;* nur eine dicke Flüssigkeit und etwas gallige Substanz wird abgesondert mit Windabgang in beide Richtungen." [Hale]

„Die Symptome von Morgenübelkeit haben in manchen Fällen vielerlei Formen. In den Fällen, die durch *Gossypium* gelindert werden, stehen die folgenden im Vordergrund:

Empfindlichkeit über dem Hypogastrium, Entkräftung des Nervensystems beinahe bis zur Synkope, und am Morgen durch geringste Bewegung, bald nach dem Erwachen, Übelkeit mit quälendem Unbehagen in der Magengrube und unmittelbar beim Anheben des Kopfes Würgen und heftige Bemühungen zu erbrechen; zuerst kommt sehr wenig hoch bis auf Wind, mit einem lauten Geräusch; bald danach werden Speichel und etwas dicke Flüssigkeit abgesondert und gelegentlich, nach starkem Würgen, ein wenig gallige Flüssigkeit, aber selten Nahrungsreste. Häufig geht beim Erbrechen Wind aus dem Darm ab. In manchen schweren Fällen folgt auf die morgendlichen Anfälle Ohnmacht, so schwerwiegend dass es beinahe zur Synkope kommt, und die Patientin unfähig ist aufzustehen und das Bett zu verlassen. In solchen Fällen ist Gossypium das indizierte Arzneimittel.“ [Williamson]

A „Die entscheidende Überlegung zugunsten von Gossypium war für mich das Vorliegen von sympathischen Symptomen in Magen, Brüsten, Kopf und Nervensystem, entstanden durch Störung der Gebärmutterfunktionen, verbunden entweder mit Menstruation oder Schwangerschaft.“ [Williamson]

A Frostig.
Erkältungsneigung.

A < *Bewegung.*
> *Ruhe.*

A WANDERNDE SCHMERZEN.
Schmerzen wandern in der Regel *von oben nach unten*
„Es lässt sich womöglich beobachten, dass die Schmerzen beißend, ziehend, reißend und manchmal brennend sind, sich von einem Punkt zum andern ausdehnen oder von einer Stelle zur andern überspringen und von einem Glied zum gegenüberliegenden.“ [Williamson]

A EMPFINDUNG ALS WÜRDE DIE MENSES EINSETZEN; *aber Menses setzt nicht ein.*
Vor der Menses: Schmerzen im Sakralbereich; Schmerzen in den Ovarien; Schweregefühl im Becken; Schmerzen in den Brüsten. [Voisin]
Menses zu spät und spärlich.

K Geschmack nach faulen Eiern, > nach dem Frühstück.

K *Übelkeit* und *Anorexie* während der Menses.

K Menstruationsschmerzen *veränderlich;* während der Menses;
oder einen Monat starke Schmerzen und im anderen wenig oder keine. [Mezger]

K *Aussetzende Schmerzen in den Ovarien.*

K Schweregefühl in beiden Händen.
< Bettwärme.
> Herabhängen der Arme.

RUBRIKEN

GEMÜT: *Angst* in der Magengrube [1]. *Brüten* [1]. *Essen* > Gemütssymptome [1]. Drang zu *Reisen* [1]. Amouröse *Träume* während der Menses [1; Calc.]; Träume von toten Menschen während der Menses [1/1]. *Verweilt* bei

vergangenen unangenehmen Ereignissen [1; **Nat-m.**].
MUND: *Geschmack* nach faulen Eiern, am Morgen [1]. *Speichelfluss* während der Schwangerschaft [3; **Kreos.**].
MAGEN: *Appetit* fehlt während der Menses [1]. *Übelkeit* bei Bewegung [1]; vor dem Frühstück [1; **Sep.**]; während Ruktus [1].
FRAUEN: *Abort* bei schwachen Frauen [1; *Kali-c.*]. Plazentaretention nach der *Entbindung* [1]. Fadenziehende *Leukorrhœ* [1]. *Menses* vor dem normalen Alter [1]; Menses braun [1]. *Schmerzen* in den Ovarien mit Ausdehnung die Beine herab [1]. *Sterilität* [2].
BRUST: *Tumoren* der Mammæ & Schwellung der Achseldrüsen [1/1].
EXTREMITÄTEN: *Exkoriation* zwischen den Oberschenkeln [1].
SCHLAF: *Dösen* während der Menses [2]. *Erwachen* durch Übelkeit [2]. *Ruhelos* während der Menses [1]. *Schlaflosigkeit* vor der Menses [1]. *Träumen* am Morgen [1].
SCHWEISS: Ranziger *Geruch* [1].

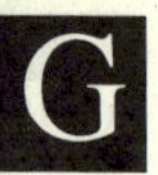

NOTIZEN

GRANATUM **Gran.**

ZEICHEN

Punica granatum. Granatapfel. Fam. nat. Lythraceæ.
Der Granatapfel stammt vermutlich aus dem Iran. Der Baum wird in den Mittelmeerländern und in Westasien angebaut, vor allem in Gegenden, die für Zitrusfrüchte zu trocken sind. Der Granatapfel braucht viel Sonne. Die Frucht hat die Form einer Orange. Die äußere Schale ist glatt und ledrig, zunächst grün bis purpurrot, später gelblich braun. Die Frucht ist voller Samen umgeben von transparentem gelbrosa Fruchtfleisch. Die Vielzahl der Samen verleiht der Frucht ihren Namen [Granatum = hat viele Körner]. Der Saft, Grenadine, hat einen erfrischenden süßsauren Geschmack. In den bildenden Künsten war der Granatapfel jahrhundertelang ein Motiv [als Symbol für Harmonie]. Die Vielzahl der Samen machen die Frucht auch zu einem Fruchtbarkeitssymbol. Außer dieser Signatur zeigen jüngere Forschungsergebnisse, dass die Samen eine Substanz enthalten, die mit Östron [Follikulin] identisch ist!
Der Name *Punica* ist vom Lateinischen *puniceus* abgeleitet, was sowohl purpurn als auch punisch bedeutet. Die erste Bedeutung ist mit der Farbe der Blüten und Früchte des Baumes assoziiert, die zweite bezieht sich auf *Pœni*, die Karthager. Punisch bedeutet 'treulos, verräterisch, trügerisch', eine Eigenschaft, welche die Römer den Karthagern zuschrieben. Der Baum ist angeblich in der Gegend von Karthago sehr verbreitet, und von dort nahmen die Römer ihre Granatäpfel.

Der Baum des Wissens [von Gut und Böse] im Garten Eden trug die verbotene Frucht, die von Adam und Eva gegessen wurde. Der Legende nach war dies ein Granatapfelbaum. Mit dem Essen der verbotenen Frucht wurde Disharmonie gesät. Adam und Evas Verhalten war treulos und trügerisch. Worte wie 'punish' [engl. bestrafen] [von lat. *punire*] und 'penalty' [engl. Strafe] [von *pœna*] haben denselben Stamm wie 'punica'.
Als Persephone als junges Mädchen die Blüten des Baumes pflückte, öffnete sich plötzlich die Erde. Aus dem klaffenden Abgrund tauchte Hades auf, der Gott der Unterwelt, der Persephone entführte. Ihre Mutter, Demeter, hörte von Helius, dem Allsehenden, was geschehen war und zog sich erzürnt in die Einsamkeit zurück, mit dem Ergebnis, dass alle Fruchtbarkeit von der Erde verschwand. Schließlich sandte Zeus einen Boten zu Hades mit der Bitte, Persephone die Rückkehr zur Erde zu gestatten. Hades willigte ein, gab jedoch Persephone zuvor einen Granatapfel zu essen, der sie für alle Zeiten an Hades und sein Reich band, und von da an musste sie ein Drittel jeden Jahres mit ihm verbringen. Seither ist der Granatapfel eines ihrer ständigen Attribute.
„Im Mittelmeergebiet glaubt man, der Baum gebe Schutz gegen böse Geister. Die abgefallenen Blüten werden häufig zu Ketten aufgefädelt und Kindern zur Linderung von Magenbeschwerden um den Hals gehängt. Es herrscht der Glaube, dass jeder Granatapfel einen Samen enthält, der aus dem Paradies kommt. Früher glaubte man, dass Auspeitschen mit dem Zweig eines Granatapfelbaumes den Teufel austreiben könne." [Perry]
Die Rinde des Baumes enthält Alkaloide, von denen Pelletierin das wichtigste ist. Pelletierin besitzt strychninähnliche Eigenschaften. Große Dosen verursachen Schwindelgefühl, Sehstörungen und Muskelkrämpfe. Durch Lähmung des Atemzentrums kann der Tod eintreten.
1839 von Müller geprüft und eingeführt.

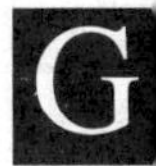

VERGLEICHE

Nux vomica. Sulfur. Calcium carbonicum. Lycopodium. Colocynthis. Gratiola.

WIRKUNGSBEREICH

Nerven. Magendarmtrakt. Zirkulation.

LEITSYMPTOME

G Große Empfindlichkeit und Beeindruckbarkeit.
Reizbar, streitsüchtig und arrogant.
Streng, tadelsüchtig. Vorwurfsvoll gegenüber anderen.
⇨ *Blütenessenz:*
„Positive Qualitäten: Warmherzige, weibliche Kreativität, aktiv produktiv und nährend zuhause oder in der Gesellschaft. Ungleichgewichtsmuster: Ambivalent oder verwirrt bezüglich des Schwerpunktes der weiblichen Kreativität, besonders zwischen Werten von Karriere und Heim, Kreativität und Fortpflanzung, persönlich und global." [Kaminski & Katz]

A SONNENSTICH; Beschwerden durch.

A Hochgradige Schlappheit und Abgespanntheit, v.a. in den Beinen.
& Unfähigkeit stehen zu bleiben.

& Brennende Hitze in den Händen.

A Verlangen nach kalter Luft.

A *Riesenhunger.*

A Appetit abwechselnd vermindert und gesteigert.

A Gelüste auf *saure* und saftige Dinge; Obst; Kaffee.

A Hartnäckiger Schwindel, < nach oben sehen.

A Verdauungsbeschwerden.
& Speichelfluss, Übelkeit, Schmerzen im Nabelbereich, *Juckreiz der Handflächen.*
Ruktus nach flüssiger Nahrung, und vor allem nach *Kartoffeln.* [Allen

A *Würmer.*
„Die homöopathische Arzneimittelprüfung bringt viele Symptome von Helminthiasis zum Vorschein, wie:
Blassblaue Ringe um die Augen.
Juckreiz, Krabbeln, Kitzeln der Nase.
Heißhunger.
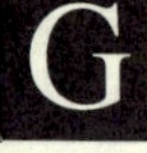
Juckreiz und Kitzeln im Anus.“ [Clarke]

K *Leeregefühl im Kopf.*

K *Speichelfluss.*
[Während Schwindel; während Übelkeit; während Schmerzen; während der Schwangerschaft]

K Übelkeit und Ruktus durch flüssige Nahrung und Kartoffeln.

K Schmerzhafter Druck und Schwellung in den Leisten, als sei eine Hernie im Begriff aufzutreten.

K Prellungsschmerz in und zwischen den Schultern, wie nach Tragen einer schweren Last; sogar die Kleidung wird als bedrückend empfunden.

RUBRIKEN

GEMÜT: *Angst* beim Erbrechen [1]. *Beschwerden* durch Beleidigungen, Kränkung [1]. *Träume* von verschiedenen Dingen [2]; von Tieren [1]; vom Spielen mit Tieren [1/1]; viele Träume [2]. *Verwirrung* nach Zecherei [1; **Nux-v.**].
SCHWINDEL: Schwindel bei *älteren Menschen* [2]. Schwindel < *geistige* Anstrengung [1]. Schwindel beim *Herumdrehen* im Bett nach links [1]. Schwindel beim *Lesen* [1]. Schwindel beim *meditieren* [1]. Schwindel nach der *Stuhlentleerung* [1]. Schwindel nach *Übelkeit* [1].
KOPF: *Schmerzen* durch aufwärts sehen [1]; unbestimmte anhaltende Schmerzen tief im Gehirn im Gehen [1/1]; drückende Schmerzen im Hinterkopf, & heiße Ohren [1/1].
SEHKRAFT: *Trübe* Sicht während Schwindel [2].
OHREN: Dröhnende *Geräusche* während Schwindel [1]. *Hitze* während Druck im Hinterkopf [1/1].
GESICHT: *Hitze* während der Stuhlentleerung [1]. *Taubheitsgefühl* in den Kiefern [1].
MUND: *Speichelfluss* während Schmerzen [1]; während der Schwangerschaft

[2]; während Schwindel [1]; während Übelkeit [1].
ZÄHNE: Stechende *Schmerzen* in den Schneidezähnen nachts im Bett [1]. *Verlängerungsgefühl,* wenn man auf etwas Hartes beißt [1/1].
MAGEN: *Krampfschmerzen* am Morgen [1; *Nux-v.*]; beim Fasten [1; *Calc.*]. *Übelkeit* während Schmerzen im Abdomen [2].
ABDOMEN: *Bewegungen* im Abdomen [2]. *Schwellung* in der Leistengegend [1]; des Nabels [1].
REKTUM: *Schmerzen* dehnen sich die Oberschenkel abwärts aus [1]; stechende Schmerzen im Sitzen [1].
FRAUEN: *Prolaps* der Vagina [1].
BRUST: *Beklemmung* < Kleidung [1]. Nach außen drückende *Schmerzen* im Brustbein [1].
RÜCKEN: *Schmerzen,* wie verstaucht, in Lumbalbereich, im Sitzen [1]; zerren, Ausdehnung zum After [1]; wie zerschlagen, im Dorsalbereich, wie nach Tragen schwerer Lasten, < Druck der Kleidung [2/1]. *Schweregefühl* im Lumbarbereich [1].
EXTREMITÄTEN: *Hitze* der Beine, muss sie abdecken [1]. Unerträgliches Beißen und *Juckreiz* in den Handflächen [2]. *Kälte* der Hände während Übelkeit [1/1]. Zerschlagenheits*schmerzen* in der rechten Schulter, < den Arm heben [1]. Bleiernes *Schweregefühl* in unteren Gliedern, > Beine auf einen Stuhl legen [1/1]. *Zittern* der Hände durch Schwindel [1/1].
SCHLAF: *Schlaflosigkeit* durch Schweregefühl in den Gliedern [1; *Caust.*].

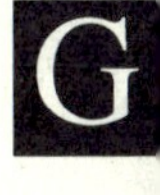

NAHRUNG

Verlangen: Saftige Dinge [1]; Kaffee [1]; Obst [1]; Saures [1].
Schlimmer: Alkohol [1]; Fette [1; = Ruktus]; Kartoffeln [1]; flüssige Nahrung [1]; warme Speisen [1].
Besser: Kalte Getränke [1; > Leibschmerzen].

NOTIZEN

GRANITUM **Granit.**

ZEICHEN

Granit.
Granit besteht hauptsächlich aus Kalium Feldspat, Quarz, Plagioklase und Eisenglimmer. Die typische chemische Zusammensetzung von Granit ist 70-77% Kieselsäure, 11-13%

Aluminium, 3-5% Kaliumoxid, 3-5% Natron, 1% Kalk, 2-3% Eisen und weniger als 1% Magnesium und Titan.
Quarz ist das zuletzt koagulierte Mineral und füllt die Lücken zwischen den anderen Mineralen. In Granit kommen häufig helle Flecken vor. Sie bestehen aus Feldspat und Quarz. Granit ist das weitaus am meisten verbreitete koagulierte Gestein. Es wird auf vielerlei Weise als Baumaterial genutzt. Es ist ein sehr starkes Material, das auf Hochglanz poliert werden kann, aber ansonsten lässt es sich nicht sehr gut verarbeiten, weil es brüchig und hart ist.
Rosafarbener Granit wurde von den Ägyptern für ihre riesigen Obelisken hoch geschätzt. Er wurde in dem Tempel von Luxor verwendet; ein ungeschnittener Obelisk steht immer noch in dem Steinbruch bei Assuan.
Für die Arzneimittelprüfung wurde Connemara Granit verwendet, er gehört zu den Granitarten in England und Irland mit dem höchsten Radioaktivitätsgehalt. Im Granit sind drei radioaktive Elemente enthalten: Kalium, Uran, Thorium. Der rosa Granit hat einen besonders hohen Gehalt an Radioaktivität.
Geprüft von Nuala Eising an 15 Personen [8 Frauen, 7 Männern] im Alter von 20 bis 40 Jahren. 1986.

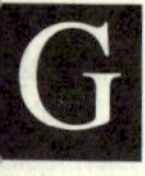

Alle Prüfer bekamen die C30. „Die Wirkung hielt etwa zwei Monate lang an. Die meisten Prüfer hatten in unterschiedlichen Phasen das Gefühl, sie seien 'wieder normal' und zwei oder drei Tage darauf traten alle Symptome erneut auf. Die Menstruationssymptome hielten zwei, in manchen Fällen drei Zyklen lang an." [Eising]

VERGLEICHE

Lycopodium. Phosphorus. Nux vomica. Platina. Sepia. Natrium muriaticum. Plutonium.

WIRKUNGSBEREICH

Gemüt. Verdauungssystem; Leber. Haut.

LEITSYMPTOME

G TIEFGREIFENDE INTROVERTIERTHEIT und RÜCKZUG von allem und jedem;
& Schwäche.

„Introvertiertheit mit Arroganz; ein sich selbst wichtig nehmen mit dem Gefühl oder dem Glauben, andere seien belanglos oder unbedeutend. Gleichgültigkeit gegenüber allem und jedem außer ihrem eigenen Dasein und ihren Gefühlen. Keine Schwierigkeit grob oder unhöflich zu sein; sie kümmerten sich nicht um die Verletzung, die sie anderen zufügen könnten." [Eising]

Von jedem abgetrennt – wie ein außenstehender Beobachter.
Nachdem er einmal Granit 200 geschnupft hatte, bemerkte Folias die folgenden Symptome:

„Innerhalb von einer Woche verfiel ich in eine seltsame Depression. Ich sage seltsam, weil sie sich ganz anders anfühlte als die Art der Depression, die ich sonst haben kann. Gewöhnlich verliere ich das Vertrauen, fühle mich schwach und hoffnungslos und ziehe mich von Kontakt mit anderen zurück; kurzum eine ziemlich normale Art

von deprimiertem Zustand. Dieser andere Zustand war sehr schwarz, aber gleichzeitig war ein starkes Element von Selbstüberhebung und Misanthropie vorhanden, sehr ähnlich dem, was ich manchmal bei Sulfur-Patienten beobachtet habe. Dies jedoch, so fühlte ich, war viel dunkler. Ich fühlte mich stark
und völlig selbstgenügsam in der Dunkelheit. Es bestand Zorn gegenüber anderen; eine Art siedender Zorn. Ich empfand nichts sonst für andere als Zorn und Böswilligkeit. Es machte mir nichts aus, mich zurückzuziehen und ich machte mir auch nichts aus Gesellschaft. Es bestand ein eindeutiges Empfinden von Überlegenheit gegenüber anderen. Sehr leicht gereizt, wurde schnell zornig mit dem Gefühl recht zu haben; ein gerechtfertigter Zorn. Ich schlug niemanden, aber hatte das Gefühl es machte mir nichts aus, wenn ich es täte." [Greig Folias, An inadvertent proving of Granite, *Homœopathic Links* 2/93]

G *Abneigung gegen Gesellschaft, Geselligkeit, genießt stattdessen mit sich selbst allein zu sein.*
Aber: gelegentlich Verlangen nach Gesellschaft *eines engen Freundes*, wo keine sozialen Anstrengungen gemacht werden müssen, ein Verlangen, mit jemandem zusammen zu sein, ohne reden oder aufpassen zu müssen.

G Streitlustig, provoziert Streitgespräche und Kämpfe.

G PLÖTZLICHE FURCHT und PANIKANFÄLLE ohne erkennbare Ursache und verschwinden ebenso plötzlich.
„Mit Ruhelosigkeit, muss in Bewegung bleiben, suche nach Ablenkung, Zittern am ganzen Körper, Hände zittern und schwitzen." [Eising]

A SCHWÄCHE & gelegentliche Energieschübe [die nicht lange anhalten].
„Das erste Wort, das alle Prüfer erwähnten, war Schwäche. Die Schwäche von Granit war manchmal eine hochgradige Erschöpfung – 'unfähig sich zu bewegen', 'sich aus dem Bett schälen', 'sich im Haus herum schleppen', 'muss sich hinlegen'. Zu anderen Zeiten erlebten sie allgemeine Schwäche ohne Neigung, irgendetwas zu tun, was manchmal als angenehm und entspannt empfunden wurde." [Eising]
Aktiv nachts mit hoher Energie.

A < Kälte; selbst wenn heiß.

A *Starkes Schwitzen.*

A Appetitverlust.

A *Gelüste auf Süßigkeiten.*

A > Alkoholische Getränke.
„Sie entdeckte, dass Trinken sie 'wild' und 'verwegen' und sehr glücklich machte. Also trank sie weiter durch die Arzneimittelprüfung, Tag und Nacht. Sie bekam keinen Kater." [Eising]
„Ich fand, dass ich viel mehr trank als sonst, aber ohne irgendwelche Nebenwirkungen. Ich fühlte mich dadurch gut, aber noch stärker isoliert und herablassend. Ich fuhr auch gefährlich, besonders wenn ich unter dem Einfluss von Alkohol stand. Ich wusste, was ich tat, aber es kümmerte mich nicht im geringsten." [Folias]

A Ausgeruht nach schlechtem oder unterbrochenem Schlaf.
Unausgeruht nach Tiefschlaf.

A Sexualtrieb vermindert oder verloren.

G

A > Hinlegen.
K Drückende Schmerzen in der Stirn.
& Hitze; Brennen in den Augen.
K Druck und Knallen in den Ohren.
K *Kreuz.*

„Gleichzeitig rastete mein Kreuz ein. Es rastete völlig ein und wurde steif. Es war extrem schmerzhaft. Es war die ganze Zeit steif und straff, und zuerst war ich gezwungen, vornüber gebeugt zu gehen, was allerdings den Schmerz nicht linderte. Die Hauptmodalitäten waren wie folgt: > heiße Dusche, Liegen auf harter Unterlage, Rückenlage, langsam Umhergehen; < Erschütterung, Verdrehen, Anstrengung, nachts im Bett [außer in Rückenlage]." [Folias]

K Rote Flecken trockener Haut mit intensivem Juckreiz und Brennen.

RUBRIKEN

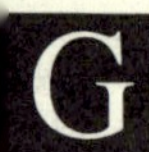

GEMÜT: *Angst* & Schweiß an den Händen [1]; & Zittern der Hände [1]. *Asozial* [1]. *Beschäftigung* > [1; **Sep**.]. *Beschwerden* durch Aufenthalt in einer Menschenmenge [1]. *Delusion* von Angriffen und Beleidigungen, verteidigt sich gegen eingebildete [1/1]; hält sich für besser als andere [1]; hält jeden für einen Feind [1]; hält andere für kleiner [1]; meint Unrecht getan zu haben [1]; Verlassenheitsgefühl [1; **Arg-n.**, **Mag-c**.]. *Geringschätzig* [1]. *Gleichgültigkeit* gegenüber der eigenen Familie [1], gegenüber dem Leben [1]; gegenüber dem Wohlergehen anderer [1]. *Hass* auf Personen, die einen beleidigt haben [1]. *Herrschsüchtig* [1]. *Intoleranz,* duldet nicht angesprochen zu werden [1]; gegenüber Behinderung [1/1]; duldet keine Störung [1]. Will *kämpfen* [1]. Stiller *Kummer, Trauer* [1]. *Machthunger* [1]. Ohne *Mitgefühl* [1; **Dig**.]. Mangel an *Moralgefühl* [1]. Geistige *Prostration* durch reden [1]. *Reizbarkeit* ohne Grund [1; *Nat-m.*]. *Selbstmitleid* [1]. Mangel an *Selbstvertrauen* in Gesellschaft [1/1]. *Träume* vom Gebären [1/1]; von Gewalt [1]; von toten Säuglingen [1]; von Vergewaltigung [1; *Cench.*]. *Verwirrung* beim Reden [1]. *Weinen,* wenn man allein ist [1]; weinen > Symptome [1; **Hell**.]. *Zorn* & Introvertiertheit [1/1].
SCHWINDEL: Schwindel durch plötzliche *Bewegung* [1; **Calc.**, **Con**.].
KOPF: *Einschnürung* der Stirn > Alkohol [1/1]; wie durch ein Band [1]; wie durch ein Band > Hinlegen [1/1]. Unbestimmte, dumpfe *Schmerzen* in der Stirn und hinter den Augen [1]; < Bewegung [1]; > Hinlegen [1]; > frische Luft [1]; Kopf fühlt sich an, als würde er abheben [1]. *Völlegefühl* während der Menses [1].
AUGEN: *Öffnen*, schwierig die Augen offen zu halten [1; **Gels**.]. Brennende *Schmerzen* während Kopfweh [1; *Coff., Eug.*]. *Tränenfluss* am Morgen [1].
OHREN: *Völlegefühl* gefolgt von einem Knall [1/1].
NASE: Reichliche *Absonderung* am Morgen [1]; wässrige Absonderung am Morgen [1/1]. *Niesen* am Morgen [1].
MAGEN: *Appetit* vermindert am Morgen [1]; vermehrter Appetit, essen aus emotionalen Gründen, obgleich nicht hungrig [1/1]. *Übelkeit*, > Hinlegen [1]; nach Rauchen [1]; ständige [1].

STUHL: *Weiß* wie Kreide [1].
FRAUEN: *Menses* schmerzhaft, je stärker der Fluss, desto stärker die Schmerzen [1; *Cimic.*]. *Sexualtrieb* vermindert während des Eisprungs, & Schwäche [1/1]; gesteigert vor der Menses [1]; gesteigert während der Menses [1].
BRUST: *Schwellung* der Mammæ vor der Menses [1]. *Schweregefühl* in den Mammæ vor der Menses [1].
SCHLAF: *Erwacht* häufig durch Träume [1]. Ausgeruht nach *kurzem* Schlaf [1].
ALLGEMEINES: *Aktiv* nachts mit hoher Energie [1]. *Liegen,* schläft auf der Seite, zusammengerollt mit den Händen zwischen den Oberschenkel [1]. *Schwäche* < Besucher [1/1]; Schwäche tritt wellenartig auf [1/1].

NAHRUNG

Verlangen: Alkohol [1]; Süßigkeiten [1]; Tabak [1].
Schlimmer: Tabak [1].

NOTIZEN

GRINDELIA **Grin.**

ZEICHEN

Grindelia robusta. Grindeliakraut. Fam. nat. Compositæ.
Der Artenname Grindelia stammt von dem deutschen Botaniker David Grindel [1766-1836]. Die Pflanze ist in den südlichen Vereinigten Staaten heimisch sowie in Zentral- und Südamerika. Charakteristisch für die Gattung sind die Drüsen, die einen klebrigen Lack absondern; daher die Namen im Volksmund. Es gibt kaum einen Unterschied zwischen Grindelia robusta und *G. squarrosa*; beide werden auf der Basis derselben Indikationen verwendet.
Die Pflanze enthält viel Harz [10 bis 20%], Tannin, Bitterstoffe, Saponine und einen Stoff mit einer atropinähnlichen Wirkung.
Als Steppenpflanze gedeiht Grindelia auf Schutthalden und sogar auf salzhaltigem Boden.
„Jüngere Nachforschungen haben ergeben, dass bestimmte einheimische Freilandpflanzen Selenzusammensetzungen aus Böden von Kreide- oder Eozänschichten in so großer Menge aufnehmen können, dass sie für Tiere giftig werden. Die 'Alkalikrankheit' und die Krankheit, die als 'Dummkoller' bei Vieh und Pferden bekannt ist, wurde auf die Fütterung mit Pflanzen zurückgeführt, die durch Selenaufnahme toxisch geworden sind. *G. squarrosa* ist eine der Arten, die durch Selenaufnahme aus dem Boden giftig werden.“ [Muenscher]
Geprüft von Bundy und Hale.

VERGLEICHE
Lachesis. Arsenicum. Carbo vegetabilis. Stramonium. Belladonna. Aralia.

WIRKUNGSBEREICH
Atmung; Bronchien; Lungen. Vagusnerv. Milz.

LEITSYMPTOME
G Furcht vor Erstickung wegen angehaltener Atmung beim Einschlafen.
Bedürfnis nach Licht.
Sehnsucht nach Sonnenschein, Licht und Gesellschaft.
A Frostig.
A < *Herbst* [Husten; Asthma]. [Dorcsi]
K Intensive Empfindung von *Völlegefühl* im Kopf, wie nach Chinin.
K Konjunktivitis; Schmerzen in den Augäpfeln mit Ausdehnung in den Hinterkopf.
< Bewegung der Augen.

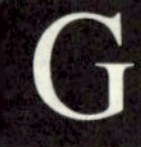

K Vergrößerte Milz, Schmerzen dehnen sich zur linken Hüfte aus.
K DYSPNŒ und ERSTICKUNGSANFÄLLE.
< EINSCHLAFEN; oder während des Schlafes.
< HINLEGEN.
> SITZEN; STEHEN.
& Furcht wieder einzuschlafen.
& Grobes Schleimrasseln in der Brust.
& Herzklopfen.
K Herzasthma.
Emphysem & erweitertes Herz.
Cheyne-Stokes Atmung.
K SCHLEIMANSAMMLUNG in [kleineren] Bronchien.
Reichlich Schleim, weißlich, schaumig und *zäh.*
Schleim *schwierig abzuhusten.*
< Liegen; Bewegung.
> Auswurf.
& Grobes Schleimrasseln in der Brust.
K Begleitsymptom [bei älteren Menschen mit Herzschwäche oder Emphysem]: variköses Ulkus mit dunklem [bläulich-schwarzem] Hof und übelriechender Absonderung. [Mezger]

RUBRIKEN
GEMÜT: *Furcht* im Dunkeln [2]. *Verwirrung* wie nach Rausch [1; **Dig.**]. *Zusammenfahren* im Schlaf [2].
AUGEN: *Absonderung* von eitrigem Schleim oder Eiter [2]. *Schmerzen* im linken Auge, mit Ausdehnung nach rechts [1; Lach.].
ABDOMEN: Schneidende *Schmerzen* in der Milz [1]. *Schwellung* der Milz [1; **Chin.**].

ATMUNG: *Asthmatische* Atmung abends nach dem Hinlegen [2]; & Bronchitis [2]; durch Erregung [1]; feucht [1]. *Atemstillstand* beim Einschlafen [3; **Lach**.]. *Schwierige* Atmung > Auswurf [2; **Ant-t**.]. *Unregelmäßige* Atmung, einmal langsam, ein anderes Mal beschleunigt [1; *Ign.*].
BRUST: *Bronchiektasen* [1; **Ant-t**.].
EXTREMITÄTEN: *Ulzera* an den unteren Gliedmaßen [2]; an den Unterschenkeln [2].
SCHLAF: *Schlaflosigkeit* in dunklen Räumen [1].
HAUT: *Ulzera* umgeben von Pickeln [1].

NOTIZEN

GUARANA **Paull.**

ZEICHEN

Paullinia sorbilis. Guarana. Fam. nat. Sapindaceæ.
Diese Kletterpflanze hat ihren Namen von C.F. Paullini erhalten, einem deutschen Mediziner und Botaniker, der 1712 gestorben ist. Der Begriff Guarana ist von dem Namen eines Indianerstammes abgeleitet, die zwischen den Flüssen Parama und Uruguay verstreut leben.
Die kleinen Samen, die Rosskastanien ähneln, werden geschält, gewaschen und geröstet, anschließend zu einem feinen Pulver zerstoßen und mit Wasser zu einem Teig verarbeitet und in zylindrische Stücke gerollt. Diese werden dann an der Sonne oder über kleinem Feuer getrocknet. Das Endprodukt ist sehr hart, rauh und von rötlichbrauner Farbe. Es besitzt wenig Geruch, schmeckt adstringierend, bitter wie Schokolade aber nicht ölig, und es hat die Farbe von Schokoladepulver.
Der Hauptwirkstoff, Guaranin genannt, ist mit Koffein identisch. Er hat dieselbe chemische Zusammensetzung wie Koffein, Thein und Kokain und dieselbe physiologische Wirkung.
Es wird als Nervenmittel, Tonikum, leicht narkotisierendes Stimulantium, Aphrodisiakum und fiebersenkendes Mittel benutzt. Auf die Verabreichung folgt häufig Dysurie.
„Sein Wirkungsbereich scheint im sympathischen Nervensystem zu liegen, wobei die Primärwirkung sedierend ist. In dieser Hinsicht ähnelt es Baldrian, Scutellaria, Pulsatilla, Coffea und vielleicht den Bromiden. Womöglich wird sich eine Ähnlichkeit mit Iris und Dioscorea feststellen lassen." [Hale]
In größeren Mengen erregt es das ganze Nervensystem, verursacht Diplopie, Funken vor den Augen, Insomnie, eine ungewöhnliche Erregung und andere ähnliche Zustände.
Geprüft von Macdowell.

VERGLEICHE
Arsenicum. Calcium carbonicum. China. Nux vomica. Veratrum album.

WIRKUNGSBEREICH
Nerven. Kopf.

LEITSYMPTOME
G Fröhlichkeit. Extravagantes Verhalten. Intellektuelle Erregung.

G *Trübsinn während Kopfschmerzen.*

A Langsame Rekonvaleszenz; nach schwächenden Krankheiten.
Nervöse Erschöpfung.
Nervöse Kopfschmerzen.
Schläfrigkeit.

K Kopfschmerzen [Stauungskopfschmerz] nach Abusus von *Alkohol, Wein, Kaffee oder Tee.*

K Schweregefühl und Hyperämie im Kopf nach dem Essen.

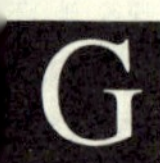

„Es wurde empfohlen gegen die unangenehme und unkontrollierbare *Schläfrigkeit, Übermüdung* und *Schweregefühl im Kopf,* mit *erhitztem gerötetem Gesicht,* die bei Personen mit sitzender Lebensweise *nach dem Essen* auftritt." [Hale]

K Kopfschmerzen nach Ausschweifung, geistiger Erschöpfung, Depression oder als Begleiterscheinung der Menstruation. [Blackwood]

K Hartnäckige Zuckungen der Augenlider [vgl. *Codeinum*].

K Diarrhœ und Dysenterie, die von Erkältungen oder Emotionen herrühren oder allgemein von Zuständen, in denen eine krankhaft erhöhte Empfindlichkeit des Solarplexus vorliegt. [Stæger, *Hom. Recorder,* Oktober 1898]

RUBRIKEN
GEMÜT: *Extravaganz* & harte Arbeit [1/1]. *Furcht* vor Schwindsucht [1]. Bedürfnis sich zur *Ruhe* zu begeben [1]. *Träume* von Hunden [1]; an Lepra erkrankt zu sein [1/1]; traurige Träume [1]. *Trübsinn* & Schläfrigkeit [1]; während Kopfschmerzen [2].

KOPF: *Schmerzen,* Kopfweh durch Ernährungsfehler [1]; durch Kaffee [2], durch Trübsinn [3/1]; pochende Schmerzen [2]; pochende Schmerzen in den Schläfen [1; Aur-m.].

GESICHT: Rote *Verfärbung,* aufwallendes Erröten während Kopfschmerzen [1/1].

MAGEN: *Erbrechen* nach Kopfschmerzen [1/1].

REKTUM: *Diarrhœ* nach ungeeigneter Nahrung [1/1]; bei heißem Wetter [1]; während der Zahnung [1].

STUHL: *Geruchlos* [1; **Verat**.]. Leuchtend *grüne* Flocken [1/1]. *Wässrig* mit Flocken [1].

BRUST: Empfindung wie *offen* [1/1].

ALLGEMEINES: Bedürfnis zu *Gehen* [1].

NAHRUNG
Verlangen: Delikatessen [1]; Kaffee [1]; Obst [1].
Schlimmer: Alkohol [1]; Kaffee [1]; Tee [1].

NOTIZEN

GUAREA

Guare.

ZEICHEN
Guarea trichiloides. Sycocarpus Rusbyi. Fam. nat. Meliaceæ.
Großer bolivianischer Baum; Blüten in axillären Dolden; Rinde aschgrau an den älteren Bäumen wegen Flechtenbewuchses. Die innere Rinde ist in der Regel dicker als die äußere. Alle Teile sondern einen starken moschusartigen Geruch ab. Geschmack deutlich, adstringierend und ekelerregend.
Die Rinde verursacht Erbrechen und häufig Kräfteverfall und Übelkeit. In der Wirkung sehr ähnlich wie Ipecacuanha, aber stärker ein stimulierendes Expectorans.
Der Baum ist verwandt mit *Swietenia mahagoni,* dem tropischen Baum, der Mahagoni liefert.
Geprüft und eingeführt von Petroz.

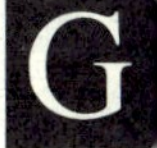
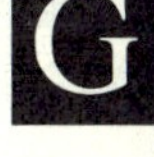

VERGLEICHE
Arsenicum. Lycopodium. Nux vomica. Colchicum. Kalium phosphoricum. Secale.

WIRKUNGSBEREICH
Augen. Schleimhäute [Larynx; Atemorgane]. Gehirn und Rückenmark.

LEITSYMPTOME
A Hitze des Oberkörpers.
& Kälte der Knochen.
& Kälte der unteren Körperpartie. [Hale]
A Schweiß, hauptsächlich beim Essen oder nach dem Essen.
A Schweiß riecht *aromatisch.*
Mund riecht nach Käse.
A < Kaltes Wasser und Säuren.
A > Heiße Getränke und warme Umschläge.
A *Einschnürungsgefühl* [Hinterkopf; Nasenwurzel; Hals; Magen; Brust; Rücken; Rektum; Anus].
A *Empfindung wie nach außen gedrückt* [Gehirn; Augen; Ohren].
A Schwindel beim Bücken.

& Empfindung als seien Gegenstände auf den Kopf gestellt.
& Empfindung als würde das Gehirn nach vorn fallen.

K Konjunktivitis [oder Chemosis],
v.a. nach Traumata, Operation [Katarakt], Zugluft, Schnupfen. [Voisin]
Augen rot und entzündet; reichlicher und anhaltender Tränenfluss.

K Augensymptome # vermindertes Hörvermögen.

RUBRIKEN

GEMÜT: *Angst* bei Fieber [2]. *Furcht* vor dem Wahnsinn [1]. *Geschwätzigkeit* [1]. *Träume* von Gräbern [1]; von Streben, Ringen [1]; unzusammenhängend [1]. *Unschlüssigkeit* [1]. *Vergesslich* bei Hitze [2].
SCHWINDEL: Schwindel beim *Bücken* [2].
KOPF: Gelbliche *Flecken* an den Schläfen [1]. *Schockgefühl* [1]; in der Stirn [1].
AUGEN: *Chemosis* [2]; nach Kataraktoperation [1; Phyt.]. *Schmerzen* bei Hitze [2]; wie nach Weinen [1].
SEHKRAFT: *Farben,* Gegenstände erscheinen grau [1]; graue Flecken [1].
GESICHT: *Schwellung* unter den Augen [1]. Gelbe *Verfärbung* der Schläfen [1; *Caust.*]. *Zuckungen* um den Mund [1; **Op**.].
MUND: *Kältegefühl* in der Zunge [1]. *Schweregefühl* der Zunge [1]. *Trockenheit* der Zunge ohne Durst [1].
HALS: *Schmerzen* > warme Getränke [1].
MAGEN: *Übelkeit* während Fieber [2; **Nat-m**.].
REKTUM: *Obstipation* während der Zahnung [1].
FRAUEN: *Leukorrhœ* nach der Menses [2]. *Metrorrhagie* zwischen den Menstruationsperioden [1].
HUSTEN: Husten < *Hände* am Hals [1/1]. Husten < *weinen* [1; **Arn**.].
BRUST: *Leeregefühl* [2].
EXTREMITÄTEN: *Hitzegefühl* in den Gelenken [1; **Led**.].
ALLGEMEINES: *Schwellung* der betroffenen Partien [2].

NAHRUNG

Abneigung: Fisch [1]; fette und gehaltvolle Nahrung [1]; Milch [1]; gekochte Speisen [1]; warme Speisen [1].
Schlimmer: Kalte Getränke [1]; Säuren [1]; heiße Speisen [1; < Zahnschmerzen].
Besser: Warme Getränke [1].

NOTIZEN

GUATTERIA GAUMERI Guat.

ZEICHEN

Guatteria gaumeri. Guatteria leiophylla. Fam. nat. Annonaceæ.
Südamerikanische Baumart [benannt nach Prof. Guatteria und Dr. Gaumer; daher ist der offizielle Name *G. gaumeri* und nicht gaumeria] gehört zu den Annonaceæ, einer Pflanzenfamilie mit 2000 Arten, klassifiziert in etwa 125 Gattungen, alles Bäume, Sträucher oder Lianen, die in den Tropen und Subtropen weit verbreitet sind. Sie haben ganze einzelne Blätter und hängende mattfarbene Blüten mit zahllosen Staubgefäßen und Fruchtknoten.
Eine verwandte Art aus derselben Familie ist Asimina triloba [Custard Apple].
Guatteria ist ein Baum von 10-15 Metern Höhe. Er hat eine schwarze Rinde und aufrechte Äste. Blätter oval, lanzettförmig, spitz, unbehaart, dunkelgrün. Blüten einzeln, weiß, von 4 cm Durchmesser. Früchte in Trauben mit zahllosen kleinen Beeren wie Kaffeebohnen an langen schlanken Stengeln, die einen abstoßenden Geruch verbreiten.
Die Rinde von G. gaumeri wird in Südamerika für Gallensteine und Nierensteine verwendet. Günstige Wirkungen sind auch bei Hypercholesterinämie verzeichnet. Die aktiven Wirkstoffe sind weitgehend unbekannt mit der Ausnahme von Kalziumoxalat, Alpha-Asaron und einer Reihe anderer aromatischer Substanzen. Das toxische Asaron kommt in Asarumarten vor. Es verursacht eine brennende Empfindung auf der Zunge, Niesen, reizt die Schleimhäute und hat eine abortive Wirkung.
Elemuy gauteria, das bei Bœricke in einer einzelnen Zeile unter Chelidonium erscheint, ist vermutlich dieselbe Art, zumal 'elemuy' ein mexikanischer Name ist, der dort im Volksmund für den Baum verwendet wird. 'Gauteria' ist wahrscheinlich eine Verunstaltung oder fehlerhafte Buchstabierung von Guatteria.
1944 von Castro an 17 Personen geprüft.

VERGLEICHE

Chelidonium. China. Lycopodium.

WIRKUNGSBEREICH

LEBER; GALLENBLASE. *Nieren. Pankreas. *Rechte Seite.*

LEITSYMPTOME

G Unschlüssigkeit; Gedächtnisschwäche.
Zwangsvorstellungen.

A „Es gibt Grund zu der Annahme, dass *Guatteria* einen der vordersten Ränge unter den klassischen homöotherapeutischen Arzneimitteln für Leberbeschwerden einnehmen wird.“ [Julian]

A Appetitverlust.
Verdauungsstörung.
Übelkeit und Erbrechen [Galle] durch heiße Speisen.
Brennen im Magen mit Ausdehnung in den Œsophagus, durch Gewürze und Süßigkeiten.
Schmerzen im Magen mit Ausdehnung in das rechte Hypochondrium, die Nieren, die Basis der rechten Lunge.

G

Essen <, aber geringe Mengen >.

„Besser durch Speisen, wenn in geringen Mengen wiederholt eingenommen." [Julian]

A *Extremer Durst.*

A Schläfrigkeit tagsüber.

& Schlaflosigkeit nachts.

A < *Nach [üppigen] Mahlzeiten.*

[Magen/Abdomen; Herzklopfen; Husten]

A < Bewegung.

> Ruhe.

A *Gelbe oder dunkelbraune Verfärbungen.*

[Konjunktiva; Stirn; Zungenbasis; Schweiß verfärbt die Bettwäsche gelb; Stühle intensiv gelb]

[dunkelbraune Flecke auf den Wangen; dunkelbraune Flecke auf den Handrücken]

A Stinkender Geruch.

[Atem; Stühle]

K Schweregefühl im Kopf, v.a. *okzipital*, & Schwindel.

Schmerzen im Hinterkopf < warme Räume und < Hinlegen.

K Gelbe Verfärbung der Konjunktiven.

Photophobie.

Juckreiz in den Augen, > Reiben.

K Fauliger Geruch aus dem Mund.

& Zahneindrücke an der Zunge.

& Speichelfluss im Schlaf; dicker Speichel.

& Gelber Belag an der Zungenbasis.

& Bitterer Geschmack im Mund.

K Schmerzen im Abdomen.

& Auftreibung.

Ausdehnung in die rechte Niere, in den Rücken, in die rechte Scapula.

< Bewegung.

K Husten & Leberstauung.

< Liegen auf der *rechten* Seite.

& Schmerzen in der rechten Niere.

K Juckreiz der Haut am frühen Morgen.

NAHRUNG

Schlimmer: Gewürze [1]; scharfe Speisen [1; = brennende Schmerzen im Magen]; Süßigkeiten [1; < brennende Schmerzen im Magen].

NOTIZEN

GYMNOCLADUS Gymn.

ZEICHEN
Gymnocladus canadensis. Gymnocladus dioicus. Kentucky-Kaffeebaum. Geweihbaum. Fam. nat. Leguminosæ.
Der Name Gymnocladus kommt vom griechischen *gymnos,* nackt, und *klados*, ein Zweig, als Hinweis darauf, dass die Blätter sich im Frühjahr spät öffnen und im Herbst früh abfallen.
Die Amerikanische Art ist ein Zierbaum von etwa 30 Metern Höhe. Die Silhouette erinnert an ein Hirschgeweih. Nach der Blüte bilden sich aus den kleinen weißen Blüten dicke braune Schoten, die etwa 25 cm lang sind. Der Baum ist in den östlichen Vereinigten Staaten heimisch und wächst gern an Flussufern und in feuchten Wäldern.
Die Chinesische Art ist kleiner und hat purpurne Blüten, die vor dem Erscheinen der Blätter aufblühen. Die seifigen Schoten werden als Seifenersatz verwendet.
Ein wässriger Extrakt der Schoten reduziert die Empfindsamkeit und Ruhelosigkeit bei Tieren. Zusätzlich zu der Muskelsteifheit sind auch Parese und Muskelkrämpfe indiziert. Herzschlag und Blutdruck nehmen ab.
Die Bohnen werden geröstet und in manchen Teilen Kentuckys als Kaffeesurrogat konsumiert. Das Mark, das die Bohnen in der Schote umgibt, wird als Fliegengift verwendet.
Eingeführt und geprüft von Hering.

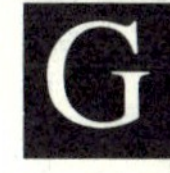

VERGLEICHE
Belladonna. Nux vomica. Mercurius. Natrium arsenicosum. Bromium. Sanguinaria.

WIRKUNGSBEREICH
Kreislauf. *Linke Seite.

LEITSYMPTOME
G Gleichgültig gegenüber allem, was um ihn geschieht.
Kann nicht denken, begreifen oder lernen; vergisst alles. [Lippe]

A *Linksseitige Beschwerden.*
„Ein Viertel aller Symptome liegen auf der linken Seite und nur ein Zwölftel auf der rechten.“ [Hering]

A *Fröstelt.*
Verlangen nach Hitze; will nahe am Feuer sein.

A *Vermehrter Schweiß.*
v.a. im Achselbereich und an den Handflächen.

A > Ruhe.

K Völle- und Engegefühl in der Stirn, wie eingebunden.
& Empfindung als würden die Augen nach vorn gedrückt.
Über den Augen empfindet der Patient eine seltsame Empfindung als würden Fliegen darüber krabbeln.
„Völlegefühl und Druck in und über den Augen mit Ausdehnung in den Oberkopf.“ [Lippe]

K Häufiges heftiges Niesen,

kommt von sehr hoch oben in der Nase. [Lippe]

K *Bläulichweißer* Belag auf der Zunge.

K *Charakteristisch* und von mir bestätigt, 'Brennen an einer kleinen runden Stelle' im Magen, < nach dem Essen, aber anhaltend.
& Lautes Rülpsen, Aufstoßen von Nahrung eine Weile nach dem Essen, auch Aufstoßen von sehr saurem Wasser nach dem Essen oder wenn Erbrechen einsetzt. [Pease]

K Husten begleitet oder gefolgt von Tonsillitis. [Hering]
Halsschmerzen mit bläulichem Aussehen oder dunkle livide Rötung.

RUBRIKEN

SCHWINDEL: Schwindel während *Ruktus* [1].
KOPF: *Formicatio* wie durch krabbelnde Fliegen auf der Stirn [1/1]. *Schmerzen* > beim Anlehnen an etwas [1; **Bell.**]. *Schweregefühl* & Bedürfnis sich anzulehnen oder abzustützen [1; *Bell.*]. *Völlegefühl* während Schwindel [1].
AUGEN: Bedürfnis zu *reiben* [1]. *Völlegefühl* [1].

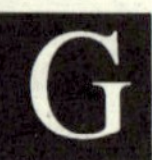

GESICHT: Empfindung als würden *Fliegen* durch das Gesicht krabbeln [1]. *Schwellungsgefühl* [2].
MUND: Brot *schmeckt* trocken [1]. Bläulichweiße *Verfärbung* der Zunge während Kopfschmerzen [1/1].
ABDOMEN: Milz wie *geschwollen* [1]. *Schmerzen*, drückend, Flatus, nach unten, Druck auf die Blase [1; *Coloc.*]; Drücken in der linken Seite des Abdomens, > Flatus [1].
EXTREMITÄTEN: *Schmerzen*, linker Unterarm, als seien die Knochen gebrochen oder zermalmt [1].
HAUT: *Formicatio* wie durch Fliegen [1].

NAHRUNG

Schlimmer: Kalte Getränke [1].

NOTIZEN

HALOPERIDOL **Halo.**

ZEICHEN

Haloperidol. Haldol.
Ein Butyrophenon, das als Neuroleptikum verwendet wird, auch bei Huntington-Chorea und Gilles-de-la-Tourette-Syndrom.

Nebenwirkungen: extrapyramidales Phänomen; Leberbeschwerden; kardiovaskuläre Störungen [hypotonische Reaktionen]; Magenbeschwerden; Depressionen; Dyskinesia tarda.
1974-1975 von O.A. Julian an 26 Personen [20 Männer; 6 Frauen] geprüft.

VERGLEICHE

Phosphorus. Lycopodium. Pulsatilla. Zincum. Medorrhinum. Cocculus. Hydrogenium. Anhalonium.

WIRKUNGSBEREICH

Gemüt. ZNS. Verdauung. Haut

LEITSYMPTOME

G Depersonalisation, Ich-Erlebensstörung.
Anhaltendes Gefühl *außerhalb seiner selbst zu sein.*
Empfindung wie *in einem Dunst zu sein, von Unwirklichkeit.*
Verlust des Zeitgefühls.

G Sehr vergesslich.
Vergisst Dinge, die getan werden müssen.
Verwechselt alles: 'Sein und Fakten, Dinge und Zeit.'

G Empfindung von ständigem Stress; schwierig mit der Willenskraft abzuwehren.
Erträgt keinen Stress.

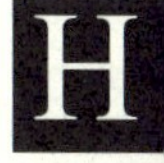

G *Wellen von Pessimismus, von grundloser Nervosität.*
Verlangen im Bett zu bleiben und nichts zu tun.
Empfindung als seien die Beine abgeschnitten.

G Euphorie am Abend.

A *Starker Schweiß.*

A Appetitverlust, besonders mittags.
Leichte Sättigung.

A *Verlangen nach salzigen Speisen.*

A Schlafstörungen.
Schläft besser in Bauchlage.
Erwacht mit der Empfindung, nicht genügend geschlafen zu haben, selbst nach einer durchgeschlafenen Nacht.
Unausgeruht nach Schlaf.

A < *Morgens* [Gemüt; Allgemeines; Kopfweh; schlechter Atem; Übelkeit].
> Abends [Gemüt].

A > Gehen.
> In einer Menschenmenge.

A Muskelsteifheit; Kontraktionen.
Steifheit im Nacken.
Einschnürungsgefühl in Hals und Brust.
Grimassen um den Mund.

K Gesicht *ausdruckslos*.
K Starker Speichelfluss.
K Hitze der Handflächen.
& Kälte der Fingerspitzen.
K *Ruhelose Beine.*
Kann nicht sitzen oder liegen bleiben.

** Fall in Homœopathic Links 1/95 S. 25 f.

RUBRIKEN
GEMÜT: *Delusion,* meint Beine seien abgeschnitten [1]; alles erscheint unwirklich [1]. *Fehler* in der Zeitwahrnehmung [1]. Abneigung gegen *Gesellschaft,* allein > [1]. *Pessimistisch* [1]. Fähigkeit zum *Philosophieren* am Abend [1]. *Ruhelosigkeit* im Bett [1]. *Träume* von Krebserkrankung [1/1].
EXTREMITÄTEN: *Raynaud*-Syndrom [1].
ALLGEMEINES: *Strecken* > [1].

NAHRUNG
Verlangen: Salzige Dinge [1]; Senf [1].
Besser: Salz [1].

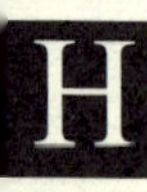

NOTIZEN

HECLA LAVA

Hecla.

ZEICHEN
Lava des Hecla, eines isländischen Vulkans.
Hecla [isländisch: 'Umhang, Schleier, Deckmantel'] erhebt sich auf 1557 Meter über dem Meeresspiegel und ist einige Hundert Meter höher als die Umgebung. Die größten Ausbrüche stammen aus den Jahren 1104 und 1766, die beiden letzten fanden 1947 und 1970 statt. Die Krater sind normalerweise mit Schnee gefüllt und gewöhnlich schwebt eine Wolke darüber.
Die Lava dieses isländischen Vulkans ist ein Silikat von Kalzium, Magnesium und Aluminium und enthält auch Eisenoxyd. Dieses Präparat wurde von Wilkinson eingeführt, weil er an den Schafen, die in der Nähe des Hecla grasten massive Exostosen am Kiefer beobachtete. Außerdem versiegte bei Tieren, die in dieser Region weideten, die Milch. Die feinere Asche, die auf Weiden in einiger Entfernung fiel, war am schädlichsten, die grobe Asche in der Nähe des Berges war unwirksam.
Hecla lava hat bei verschiedenen Knochenerkrankungen erfolgreich Anwendung

gefunden, ebenso wurde es bei Sarkom verwendet sowie bei Drüsenschwellungen wie denjenigen von *Silicea.*

VERGLEICHE

Silicea. Calcium carbonicum. Calcium fluoricum. Mercurius. Phosphorus. Hepar sulfuris. Acidum fluoricum. Staphisagria.

WIRKUNGSBEREICH

Knochen. Gelenke. Drüsen. *Rechte Seite. *Linke Seite* [Julian].

LEITSYMPTOME

G Intensive Nervosität am Morgen.
> gegen 15 Uhr.

G Ausbrüche von heftigem Zorn [& Gefühl der Hilflosigkeit].
„Sehr ruhiger und gelassener Mensch, aber bei Provokation brach er in heftigen Zorn aus. Keine Beherrschung. Schreit andere an, ganz gleich wen, und gebraucht kränkende Worte.“ [Aleem, The Rhythm of the Volcano, *Homœopathic Links* 1/94]
„Sanfte Gemütsverfassung aber hochempfindlich gegenüber Ermahnung, Kritik und Ungerechtigkeiten, die ihm und anderen zugefügt werden, was zu Reizbarkeit führt. Unterdrückt den Zorn, aber wenn sein Zorn außer Kontrolle geriet, wurde er gewalttätig.“ [Aleem]

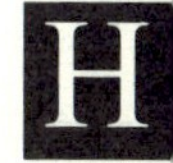

G Beschwerden durch *Schock, Empörung* und *Unterdrückung der Emotionen, v.a. Zorn.* [Aleem]
„Vulkane sehen gewöhnlich sanft aus, aber wenn sie anfangen auszubrechen, verhalten sie sich sehr gewalttätig, sie lodern und rauchen, und die heiße Lava zerstört und verletzt alles im Umkreis.“ [Aleem]

A *Neigung zu Eiterung und Fisteln.*
Periodontitis, Periostitis oder Ostitis; chronische Gingivitis.
Abszess, Vergrößerung des Knochens oder neuralgische Schmerzen, die nach Zahnextraktion bestehen bleiben.

A Schwellung und Verhärtung der Drüsen.
Halsdrüsen ‘wie eine Perlenkette.’

A EXOSTOSE; KIEFER; *Tibia.*

A KNOCHENERKRANKUNGEN; *brüchige Knochen.*

A < Ruhe.
< Beginn der Bewegung.

A < Berührung und Druck [Schwellungen].

A Symptome treten plötzlich auf und verschwinden plötzlich.
Alle Symptome sind von heftigem Charakter.
Intensives Brennen. [Aleem]

K Akkommodationstörung des *linken Auges.*
Sehschwäche im linken Auge.
Schmerzen in der Basis des linken Auges und im oberen Bereich der linken Orbita.

K Nekrose des Prozessus mastoideus nach Mastoiditis [Operation].
K Zahnkaries [v.a. wenn die Zähne sehr druckempfindlich sind].
& Gesichtsneuralgie.
K Juckreiz am Thorax bleibt bestehen nach Herpes Zoster.
K Arthrose der Halswirbel.
K Schmerzen im *linken Sakroiliakalbereich.*
< Sitzen; Beginn der Bewegung.
> Anhaltende Bewegung.
K *Hallux vagus* [Abknickung der Großzehe im Großzehengrundgelenk zur Außenseite des Fußes hin].

RUBRIKEN

KOPF: *Schmerzen,* Kopfschmerzen & Zahnschmerzen [2; **Lach**.].
OHREN: *Exostose* im Meatus [2]. *Karies* des Prozessus mastoideus nach Operation [1/1].
NASE: *Epistaxis* [2]. *Ulzera* [2].
GESICHT: *Exostose* [2; *Aur-m.*]. *Schmerzen* nach Zahnextraktion [1]. *Schwellung* der Wangen & Zahnschmerzen [2; *Merc., Sil.*].
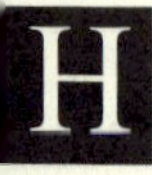
MUND: *Abszess* im Zahnfleisch [2]. *Furunkel* im Zahnfleisch [2]. *Schmerzen* im Zahnfleisch nach Zahnextraktion [2].
ZÄHNE: *Empfindlich* gegen Druck [2; *Kali-bi.*]. Vorzeitige *Karies* bei Kindern [1]. Schwierige *Zahnung* [2].
EXTREMITÄTEN: *Arthritische* Verdickungen [2]. *Exostose* der Finger [2; *Calc-f.*]; Tibia [2; **Nit-ac**.]. *Tumoren,* gutartig, knochenartige Auswüchse [2; *Calc-f.*].
HAUT: Schwarze *Warzen* [1; Calc.].
ALLGEMEINES: *Entzündung,* chronische Sinusitis [1; **Sil**.].

NOTIZEN

HEDERA HELIX **Hed.**

ZEICHEN

Hedera helix. Gewöhnlicher Efeu. Fam. nat. Araliaceæ.
Der Name *Hedera* ist von *Efeu* abgeleitet, dem alten lateinischen Namen für Efeu.
Helix bedeutet 'Spirale' oder 'verdreht'.
Es ist eine immergrüne Kletterpflanze mit dunkelgrünen, glänzenden eckigen Blättern, die

in großen Teilen Europas sowie in Nord- und Zentralasien vorkommt. Sie klettert mit Hilfe wurzelähnlicher Fasern, die aus jedem Teil des Stengels schießen und am Ende kleine Platten haben, die sich an die Rauhheit der Rinde oder der Wand anpassen, an der die Pflanze wächst und sich fest daran anklammern. Wenn sie die Spitze eines Baumes oder einer Wand erreicht, wächst sie in buschiger Form weiter, und die Blätter sind nicht mehr fünffingrig und eckig wie unten, sondern werden oval mit einheitlichen Rändern. Efeu bringt seine duftenden, grünlichgelben Blüten nur dann hervor, wenn die Zweige über ihr Stützwerk hinauswachsen. Die erbsgroßen, beerenartigen Steinfrüchte, die 3 bis 5 rosa Samen enthalten, sind anfangs grün und werden nach dem Winter blauschwarz. Die Frucht schmeckt bitter. Die Pflanze kann das stattliche Alter von 400 Jahren erreichen! Sie wächst am einfachsten an Bäumen mit einer rauhen Rinde [z. B. Ahorn, Eiche].
„Die Triebe wenden sich zu der dunkleren der beiden Seiten, wie zu beobachten ist, wenn der Efeu das obere Ende der Wand erreicht. Wo die Sonne hinscheint, liegen die Triebe flach auf. Die eigentlichen Wurzel kommen nur an der dunkleren Seite der Triebe heraus, so dass beide dieser Angewohnheiten ihren Zweck haben. Wenn der Efeu kurz vor der Blüte steht, *dann* wenden sich die Triebe zum Licht und stehen frei in die Luft; darüberhinaus verändert sich die Blattform von einem fünfzackigen in ein viel kleineres ovales Blatt. Da der Trieb sich jetzt selbst halten muss, zeigt ein Querschnitt verglichen mit dem Querschnitt eines Triebes an dem gestützten Teil des Stengels, dass die nicht unterstützten Triebe mehr Holz und wendiger Mark haben. Der Trieb *spürt* sozusagen die Belastung und produziert genügend Holz, um ihr zu begegnen.“ [Henslow]
Efeu wurde im Altertum hoch geschätzt. Die Blätter bildeten den Kranz des Dichters ebenso wie den Kranz des Bacchus [Dionysos], dem die Pflanze gewidmet war, wahrscheinlich wegen des Brauchs, sich Efeu um die Stirn zu binden, um einen Rausch zu verhindern, eine Eigenschaft, welche der Pflanze früher zugeschrieben wurde.
Die griechischen Priester überreichten neu verheirateten Personen ein Gewinde aus Efeu, und der Efeu wurde durch die Jahrhunderte als Wahrzeichen der Treue angesehen. Früher hatten englische Wirtshäuser das Zeichen eines Efeubusches über der Eingangstür, zum Zeichen der guten Qualität der Spirituosen die innen ausgeschenkt wurden: daher der Ausspruch ‘Good wine needs no bush’ [guter Wein benötigt keinen Busch].
Die Pflanze enthält Saponinglukoside und Stoffe mit einer östrogenähnlichen Wirkung. Die Asche enthält viel Kalium, Mangan, Zink, Eisen und besonders Iod. Das Iod ist hauptsächlich in den alten Blättern und Stengeln enthalten, aber es ist zu wenig, um es in Fällen von Jodmangel zu verwenden. Die Beeren in großer Menge eingenommen können zu Erbrechen, Diarrhœ, Fieber, Konvulsionen und Schläfrigkeit führen und sogar in einem Koma enden. In der Phytotherapie werden den jungen frischen Blättern schmerzstillende Eigenschaften zugeschrieben und eine krampflindernde und menstruationsfördernde Wirkung betont. In der Kosmetikindustrie ist Efeu in allerlei Arten von kräuterhaltigen Badezusätzen und Massagecremes enthalten.
Manche Personen sind empfindlich gegen Efeu und entwickeln bei Kontakt mit den Blättern eine Dermatitis mit starker Blasenbildung und Entzündung.
Botanisch gehört Efeu zu derselben Familie wie Aralia racemosa und Ginseng. Die Arzneimittelprüfung, die 1932 von Mezger mit 17 Personen durchgeführt wurde, erzeugte Hyperthyreosesymptome. Die chemische Analyse hat gezeigt, dass die Blätter der blühenden Pflanze tatsächlich Iod enthalten, allerdings wurden in den jungen Blättern nur sehr geringe Spuren nachgewiesen.
Die Produktion des jodhaltigen Schilddrüsenhormons hängt von der Jahreszeit ab. Im

Frühjahr nimmt es zu, erreicht seinen Höhepunkt im Sommer und nimmt im Herbst wieder ab. Bemerkenswert ist hier, dass die Blütezeit des Efeus im September bis Dezember ist und die Blätter in dieser Zeit den höchsten Jodgehalt haben. Auch der erste Frost kann die Blüte nicht aufhalten. Bemerkenswert ist ferner die blauschwarze Farbe der Beeren im Vergleich mit der schwarzen Farbe von Iod im festen Zustand und der violetten Farbe im gasförmigen Zustand. Iod hat keine intermediäre flüssige Phase; es geht direkt vom festen in den gasförmigen Zustand über oder umgekehrt. Darüberhinaus birgt die besondere Beziehung des Efeu zu Dunkelheit und Licht und die Veränderung der Blattform viele Geheimnisse.

VERGLEICHE

Pulsatilla. Phosphorus. Calcium carbonicum. Natrium muriaticum. Iodium. Lachesis. Aralia racemosa.

Differenzierung

⇨ Hyperthyreose und vegetative Dystonie mit < am Morgen: *Calc-f.; Fl-ac.; Mag-f.*

⇨ Magen- und Gallenblasenbeschwerden & < leerer Magen: *Anac.; Fl-ac.; Ign.; Iod.; Mand.*

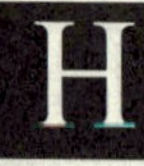

⇨ Abmagerung & Heißhunger: *Fl-ac.; Iod.; Lyc.; Nat-m; Sulf.*

⇨ Rheumatische Beschwerden > anhaltende Bewegung, Reiben und Massage: *Puls.; Rhus-t.*

⇨ Karpaltunnelsyndrom: *Aesc.; Aran.; Puls.; Sec.*

⇨ Husten < morgens und Eintreten in einen warmen Raum: *Bry.; Nat-m.; Puls.*

⇨ Links nach rechts; allgemein < Frühjahr und Herbst: *Lach.*

WIRKUNGSBEREICH

ZNS. *Drüsen* [Lymphdrüsen; Schilddrüse]. *Schleimhäute* [Nebenhöhlen; Nase; Augen; Larynx; Bronchien; Magen; Darm; Vagina]. Haut. *Linke Seite.

LEITSYMPTOME

G *Lebt ständig in einem Zustand von Angst und Sorge.*
Unkontrollierbare Angst.
Angst & Einschnürungsgefühl im Hals; & Herzklopfen.
Alle Gemütsymptome > *im Freien.*

G Ruhelosigkeit trotz Abgespanntheit.
< Warten.

A Katarrhalische Beschwerden.
< Warme Räume [= vermehrte Absonderungen, v.a. aus der Nase].
> Frische Luft.

A Hyperthyreose.
Schwellung der Schilddrüse.
& Herzklopfen, Exophthalmus, Würgen und Angst.

„Höchst wichtiges Arzneimittel für Hyperthyreose; große Ruhelosigkeit; kann in der Schule oder Kirche keine Minute lang stillsitzen." [Dorcsi]

A Abmagerung.
& gewaltiger Appetit [nervösen Ursprungs].
# Appetitmangel.
„Magen schmerzhaft wenn leer, > Essen." [Julian]

A Hitze, Schweiß und Zittern.
Doch kann im Bett nicht warm werden; braucht Wärmflaschen.
Empfindlich gegen Kälte. [Dorcsi]

A < *Heißes Sommerwetter; Sonnenhitze.*
< *Warme, geschlossene Räume.* [Dorcsi]

A > FRISCHE LUFT.
[Gemüt; Allgemeinzustand; Kopfweh; Schnupfen; Husten]
> Kalt Baden.
Aber: Erkältungsneigung und empfindlich gegen kalte Luft.

A < Frühling und Herbst.

A Vermehrter Schweiß [v.a. in den Achselhöhlen], trotz Frösteln, oder mit vorangehendem Frösteln.
Schweiß während Herzklopfen und Angst.

A > *Essen.*

A Erwachen um und Schlaflosigkeit nach 3 Uhr.
Muss etwas essen, um wieder einschlafen zu können.
Erwacht zwischen 3 und 5 Uhr morgens mit der Empfindung wie von Nadeln in der Brust.

A < Morgens.
> Nachmittags und abends.

A > Menses.
„Fühlt sich besser während der Menses; weniger müde." [Mezger]

A Schmerzen [Kopf und Gelenke] beginnen auf der *linken Seite* und dehnen sich zur rechten Seite aus. [Mezger]

A Rheumatische Beschwerden.
< Nach Ruhe; morgens.
> Anhaltende Bewegung; Reiben; Massage.

K *Sehen.*
„Hedera helix, Efeu, hat sich für Künstler, Dichter und Weihnachtskartenhersteller als lukrativ erwiesen, aber es hat noch einen anderen Nutzen, der durch viele Generationen von der Landbevölkerung geschätzt wurde. Er verleiht klare Sicht. Ich habe es mit zeitweiligem Nutzen in jenen hoffnungslosen Fällen von Verschlechterung der Sehkraft im Alter gegeben, wenn der Sehapparat abgenutzt ist." [Balfour]

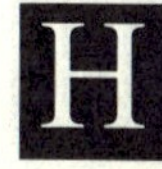

K Schwellung der Schilddrüse.
& Angst.
& Herzklopfen.

K Übelkeit, Erbrechen, drückende und krampfartige Schmerzen im Magen, wenn der Magen leer ist.

> Essen.

K Karpaltunnelsyndrom.

„Erwacht nachts 3 Uhr mit furchtbaren Schmerzen und Eingeschlafensein des linken Armes, besonders im Ellenbogen, Handgelenk und allen Fingergelenken, hält es im Bett nicht mehr aus, besser vom *Schwingen und Schütteln des Armes*, im Bett wieder schlimmer, tagsüber besser; in den folgenden Nächten auch im *rechten* Arm.“ [Mezger]

RUBRIKEN

GEMÜT: Extreme *Furcht* [1]; Furcht vor Herzerkrankung [1].

SCHWINDEL: Schwindel beim *Beugen* des Kopfes nach vorn [1; *Sulf.*]. Schwindel bei rascher *Kopfbewegung* [1].

KOPF: *Schmerzen,* Kopfweh > nach kaltem Baden [1].

NASE: *Schmerzen* in den Stirnhöhlen [1]. *Schnupfen* > frische Luft [1; **Nux-v.**]; beim Eintreten in einen warmen Raum [1]; > Baden in kaltem Wasser [1; Calc-s.].

ÄUSSERER HALS: *Schwellung* der Schilddrüse [1]. *Spannung* [1; *Nux-m.*].

MAGEN: *Erbrechen* > nach dem Essen [1]. Krampfartige *Schmerzen* > nach dem Essen [1]; drückende Schmerzen > nach dem Essen [1]. *Übelkeit* > beim Essen [1].

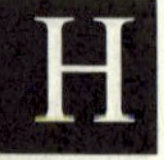

ABDOMEN: *Pankreasbeschwerden* [1].

FRAUEN: *Leukorrhœ* vor der Menses [2]; scharf [2].

ATMUNG: *Asthmatische* Atmung bei Kindern [3]. *Schwierige* Atmung in warmen Räumen [1].

HUSTEN: Erwachen *nachts* um 3 Uhr durch den Husten [1]. Husten > durch kaltes *Baden* [1/1]. Husten beim *Warmwerden* [1].

EXTREMITÄTEN: *Taubheitsgefühl* der Hände beim Erwachen [1]; der Hände > Bewegung [1].

SCHLAF: *Schlaflosigkeit* > nach dem Essen [1; *Phos.*].

ALLGEMEINES: *Abgespanntheit* > frische Luft [1]; > körperliche Anstrengung [1/1]; > während der Menses [1/1].

NOTIZEN

HELODERMA **Helo.**

ZEICHEN

Heloderma suspectum. Gila-Ungeheuer.

Eine der beiden bekannten giftigen Echsen. Diese Art und die einzige enge Verwandte

Heloderma horridum bilden zusammen die Familie der Helodermatidæ. Sie kommen in Mexiko und den angrenzenden Staaten vor, Fossilien von verwandten Arten wurden in Colorado gefunden. Sie wird *Heloderma* genannt, weil die Haut [derma] mit nagel- oder tuberkelartigen Köpfen übersät ist. Der Name Gila-Ungeheuer stammt von dem Gilabecken in Arizona. Im Unterschied zu anderen Echsen sind bei dem Gila-Ungeheuer die Füße nicht spezialisiert. Sie sind weder reduziert, um eine wellenförmige Bewegung auszuführen, noch verlängert zur schnelleren Fortbewegung. Es ist ein recht gedrungenes Tier mit dickem kurzem Schwanz, Kopf und Körper. Der sich auswölbende Körper hat einen großen Oberflächenbereich im Verhältnis zu seiner Masse um Flüssigkeitsverlust und Überhitzung in der Wüste zu bekämpfen. Die Art wurde 1859 entdeckt und *H. suspectum* getauft, wegen der Vermutung, dass es sich um eine giftige Echse handelte, ebenso wie die länger bekannte bärtige Echse [*H. horridum*]. Das Tier ist schwarz mit gelben oder rosa Tupfen. Der kurze Schwanz wird verwendet, um Fettreserven zu speichern. Wenn nötig, kann sie monatelang ohne Nahrung auskommen.
Das primitive Giftorgan besteht aus einer Anzahl von gefurchten Zähnen in der vorderen Partie des Unterkiefers. Wenn ein Gila-Ungeheuer seine Beute kaut, fließt Gift durch Kanäle in den Unterkiefer zwischen Zähnen und Lippen und mittels Kapillareffekt durch die Rillen in den Zähnen in die Wunde der Beute. Das Gift wird daher in das Opfer hineingekaut und nicht injiziert wie bei Schlangen. Das Gift wird nicht gebraucht, um die Beute zu überwältigen, zumal diese Echse meist Eier oder wehrlose Beute wie junge Säugetiere frisst. Die Echse benutzt das Gift als Abwehrmaßnahme, da ihre Trägheit sie für zahlreiche Raubtiere angreifbar machen.
Obwohl sie nicht fortrennen kann wie andere Echsen, kann sie den Kopf extrem schnell zur Seite drehen. Menschen werden selten gebissen, es sei denn, sie sind so dumm, das Tier aufzuheben. Der Biss verursacht eine lokale Schwellung, starke Schmerzen und kann auch zu Erbrechen und Schwindelgefühl führen. Die mechanische Schädigung durch die Zähne und Kiefer kann beträchtlich sein. Der Biss eines Gila-Ungeheuers kann minutenlang anhalten, und währenddessen wird ununterbrochen das Gift abgesondert.
In Arizona, wo das Tier das Wahrzeichen des Staates ist, steht es unter Tierschutz. In Gefangenschaft ist das Gila-Ungeheuer träge, anders als in freier Wildbahn, wo es ein Leben im Verborgenen führt, aber dennoch zu bestimmten Zeiten des Jahres extrem aktiv ist. In Gefangenschaft besitzt Wasser eine starke Anziehungskraft für das Tier, und es kann stundenlang darin liegen. In der Wildnis bringt es viel Zeit in seinem Bau zu, und es ist extremen Temperaturen ausgesetzt. Nur in den kühleren Monaten und an bewölkten Tagen ist es tagsüber aktiv.
Geprüft von Boocock.

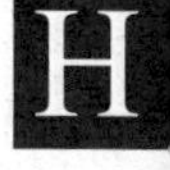

VERGLEICHE

Arsenicum. Veratrum album. Carbo vegetabilis. Camphora. Calcium carbonicum.

WIRKUNGSBEREICH

Gehirn. Rückenmark. Nerven. Kreislauf.

LEITSYMPTOME

G Wiederholte Träume.

„Schlief sehr tief aber träumte davon, viele Fälle von schwarzer Diphtherie zu behandeln. Erwachte, schlief wieder ein, träumte immer wieder denselben Traum, drei Mal unabhängig voneinander. Während dieser Arzneimittelprüfungen ist mir dies drei Mal passiert. Drei Träume in einer Nacht – derselbe Traum, dieselbe Krankheit, dieselben Familien in meinem Traum."

A Hochgradige Schwäche, als habe man keine Kraft sich zu bewegen und kein Verlangen danach.

„Aber seltsamerweise war ich nicht beunruhigt, sondern passiv gleichgültig."

A HOCHGRADIGE KÄLTE; ARKTISCHE Kälte.

„Innere Kälte vom Herzen aus, wie innerlich erfroren."

„Kälte von innen nach außen."

Die Kälte dieses Arzneimittels ist intensiver als bei jedem anderen Mittel.

„Gefühl als hätte ich Löcher in meiner Kleidung und kalte frostige Winde bliesen hindurch und brächten mein Fleisch zum erfrieren. Keine andere Empfindung außer Kälte."

A Empfindung von *kalten Ringen um den Körper.*

A KÄLTEWELLEN, die von den Füßen aufsteigen oder von der Gehirnbasis absteigen.

A Kälte # Hitzewellen und Brennen.

A < Nach Schlaf.

Oder Erwachen vom Schlaf mit kriechender Kälte oder mit Zittern.

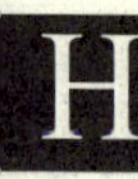

A Schwindel.

& Tendenz zur rechten Seite zu fallen; Schwanken zur rechten Seite.

„Eine gute Fahrt im Schneesturm heute morgen; und empfand ein Bedürfnis, mich nach rechts zu lehnen, konnte deswegen nicht gerade gehen und musste wiederholt anhalten oder einen Schritt nach links machen, um geradeaus zu gehen."

A Empfindung von Mangel an Gleichgewichtskraft.

„Schwäche von meiner Schädelbasis – Cerebrum – wo sehr hartnäckige Schmerzen bestanden, in der Nähe des Atlas mit Ausdehnung nach unten. Und beim Gehen fällt mir auf, dass ich meine Füße höher hebe als sonst oder höher als nötig, und ich setze den Fuß fest auf, als sei ich nicht sicher, dass ich am Boden bleibe. Mir fallen Zuckungen auf, als wollten meine Füße hochspringen, laufe dadurch im Hahnentritt wie beschrieben."

A *Trockenheit.*

„Keine Feuchtigkeit; alles ist ausgetrocknet; Speichel, Tränen, Nasenlöcher, Ohrenschmalz."

K Kalter Druck vom Inneren des Schädels her.

K Atembeschwerden.

„Mein Atem ging schwer, und es hörte sich an, als zöge ich die Luft durch Eisenröhren."

K Empfindung wie auf einem Schwamm zu laufen oder als seien die Füße geschwollen. [Lac humanum hat ebenfalls die Empfindung als seien die Fußsohlen schwammig.]

Oder Schmerzen in den Fußsohlen, als sei man auf einen Stein gesprungen.

* Zitate von der Originalprüfung in der 30. Potenz; s. Anshutz, *New, Old and Forgotten*

Remedies, S. 190-204.
** Interessanter Helodermafall in: *Small Remedies Seminar,* Fall 3, Locomotor Ataxia, S. 40-56

RUBRIKEN
GEMÜT: *Fleißig* [2].
SCHWINDEL: Schwindel bei schneller *Bewegung* des Kopfes [1; **Calc**.]. Schwindel mit Empfindung als würde man sich im Kreis *drehen* [1]. Schwindel & Neigung nach hinten zu *fallen* [1]; & Neigung nach rechts zu fallen [1]. Schwindel & Empfindung wie auf einem Schwamm zu *gehen* [1/1].
KOPF: *Kälte,* wie Berührung durch kalte Hände [1]; des Gehirns, mit Ausdehnung nach unten [1/1]; des Hinterkopfes [2]; des Hinterkopfes, mit Ausdehnung zu den Füßen in kalten Wellen [1/1]. Empfindung von einer *Schädelkappe* [1]. *Schmerzen* als würde sich der Oberkopf ablösen [1]. *Steifheitsgefühl* im Hinterkopf [1].
GESICHT: *Kälte* [2].
MUND: *Kältegefühl* in der Zunge [1].
MAGEN: *Schmerzen,* die sich nach hinten ausdehnen [1]; ausstrahlende Schmerzen [1].
ABDOMEN: *Gurgeln* im Milzbereich [1/1].
NIEREN: *Schweregefühl* [2].
HARN: *Geruch* nach fauligen Früchten [1/1].
FRAUEN: *Trockenheit* der Vagina [1].
ATMUNG: *Atembeschwerden* als sei der nächste Atemzug der letzte [1].
BRUST: *Kälte* im Herzbereich [2]; Empfindung als sei das Herz kalt [2; **Acon**.]. *Schmerzen* in der Herzgegend mit Ausdehnung zum rechten Arm [1].
RÜCKEN: *Hitze* in der Wirbelsäule [1]. *Schmerzen,* dehnen sich in die unteren Gliedmaßen aus [1]; Schmerzen strahlen von der Lendengegend aus [1].
EXTREMITÄTEN: Empfindung als seien die Fußgelenke *einbandagiert* [1]. Hebt die Füße höher als gewöhnlich beim *Gehen* [1]. *Hitze* der Füße im Bett [1]; glühende Hitze der Füße, deckt sie ab [1]. *Kälte* # Hitze [1]; Kälte der Füße mit Ausdehnung nach oben [1/1]. *Schmerzen* > Ausstrecken [1/1]. *Schwellungsgefühl* in den Füßen [1; **Apis**]. Empfindung, als seien die Fußsohlen *weich* [1; **Alum**.]. Empfindung wie auf *Wolle* zu treten [1; *Xanth.*]. *Zittern* kann durch Willenskraft unterdrückt werden [1/1].
ALLGEMEINES: *Hitzewallungen* # arktische Kälte [1/1]; Hitzewallungen bei Müdigkeit [1/1]. *Kältegefühl* im Körper [2]. *Kälte,* kalte Ringe um den Körper [3/1]. Empfindung von *Zugluft,* wie zugefächelt [1].

NOTIZEN

HELONIAS **Helon.**

ZEICHEN

Helonias dioica. Veratrum luteum. Chamælirium luteum. Falsches Einkorn. Teufelsbisswurzel. Fam. nat. Melathiaceæ [Liliaceæ].
Ein Staudengewächs, das auf tief gelegenem feuchtem Boden [Name vom gr. *helos*, ein Sumpf] im Osten des Mississippis wächst und im Mai und Juni blüht. Nicht zu verwechseln mit der *Leuchtsternwurzel*, Aletris farinosa.
Dioica bedeutet diözisch, bzw. getrenntgeschlechtig. Die gelben Blüten der männlichen Pflanzen wachsen in dichten Dolden, die der weiblichen in einzelnen Dolden. Der graubraune Wurzelstock verzweigt sich in unzählige weißlichgelbe Wurzeln. Der Name *Teufelsbiss*wurzel basiert auf einer Eigenart der Wurzel. Wenn sie quer durchschnitten wird, zeigt sie die kleinen Würzelchen frei beweglich in ihren Kanälen [wie ein Faden im Nadelöhr], als seien sie von der übrigen Wurzel abgetrennt. Der Legende nach gibt es dafür folgenden Grund: Der böse Geist war erzürnt, dass diese Wurzel heilende Kräfte besitzen sollte – die man ihr damals nachsagte – und biss einen Teil ab, um ihren Nutzen zu beschneiden, daher der Name Teufelsbisswurzel. [Pierce]
Nahezu alle Lilien sind Knollengewächse, die in allen Teilen der nördlichen Hemisphäre vorkommen. Sie wachsen meist in recht gutem Boden in der Nachbarschaft von Sträuchern und anderen Pflanzen, die ihren Wurzeln Schatten spenden und helfen, die Knollen kühl und einheitlich feucht zu halten. Lilien sind keine Blattpflanzen.

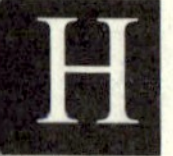

Gewöhnlich haben sie eine Rosette von länglichen einfachen Blättern. Das auffallendste Merkmal sind die prächtigen oft duftenden Blüten. Wenn wir die archetypische Pflanze als dreifaltigen lebenden Organismus [Wurzeln, Blätter und Blüten] betrachten, so beobachten wir, dass bei den meisten Lilienarten der mittlere Teil [Blätter] unterentwickelt ist. Es ist, als würde diese Pflanzenfamilie zwei der drei Symbole der Alchemie betonen: einerseits Erde und Dichte [Wurzeln, Knollen], andererseits Reproduktion und Stoffwechsel [Blüten]. In der Alchemie wird die Erde 'sal' genannt. Auf der körperlichen Ebene ist 'sal' mit dem Kopf verbunden, auf der spirituellen Ebene mit Geist und Identität. Unsere Wurzeln liegen darin, wer wir sind, unsere Wurzeln sind unsere Identität. In der Blüte ['Schwefel' in der Alchemie] drückt der Mensch das Wesen seines Seins aus. Blühen, Aufblühen, Florieren ist der Höhepunkt oder die höchste Perfektion von allem. Lilien besitzen viel 'sal' und viel 'Schwefel', Aber sie sind nicht sehr gut geerdet: die Wurzeln selbst wachsen nicht tief in die Erde; daher können Lilien sehr leicht entwurzelt werden. Die Betonung liegt auf der Knolle, dem Wurzelstock, dem Speicher für Nahrung und Wasser. Das Gegengewicht zu dieser Dichotomie [Knolle im Gegensatz zur Blüte] besteht mehr oder weniger in der *Dreiheit* der Kelchblätter, Blütenblätter und Filamente.
Lilien speichern organischen Schwefel. Dafür sind besonders Zwiebeln und Knoblauch bekannt, die seit dem Altertum als Reiniger des physischen Körpers verwendet wurden. Auf der geistigemotionalen Ebene scheint *Verwirrung bezüglich der eigenen Identität* ein Charakterzug der Lilien zu sein, ob wegen Geistestrübung [*All-c.*], Wildheit [*Lil-t.*], Überschätzung der eigenen Person [*Verat.*], Langeweile und Untätigkeit [*Helon.*] oder aus anderer Ursache.
Eingeführt von Parr. Geprüft von Tully.

VERGLEICHE

Sepia. Calcium carbonicum. Belladonna. Natrium muriaticum. Nux vomica. China. Kreosotum. Aletris farinosa. Lilium tigrinum.

Differenzierung

➡ Reizbarkeit.

⇨ *Lilium tigrinum:* Psychische Reizbarkeit ist bei beiden Arzneimitteln deutlich ausgeprägt, beide wollen allein gelassen werden. Die Tigerlilie hat eine hitzige tigerhafte Ärgerlichkeit, wodurch sie den Impuls hat, Kraftworte zu gebrauchen oder in profanen Sphären zu schwelgen, die schlechte Laune des *Helonias*-Leidenden aber ist von hoffnungsloser und melancholischer Art, die man so oft bei müden abgespannten Frauen sieht, die an Gebärmutterbeschwerden leiden; mit anderen Worten, die eine ist vom erethistischen die andere vom atonischen Typ. [Boger]

WIRKUNGSBEREICH

WEIBLICHE ORGANE. *Nieren. Gemüt. Muskeln.*

H

LEITSYMPTOME

G *Eignung.*

„Es eignet sich für zwei große Gruppierungen von Frauen; für diejenigen, die ermüdet sind durch Nichtstun und die irgendeine neue und unversuchte Form von Aufregung brauchen, um weiter zu machen; und für alle diejenigen, die durch Überarbeitung ausgelaugt sind, so verbraucht, dass sie weder ruhen noch schlafen können." [Pierce]

G *Besser wenn* BESCHÄFTIGT; durch geistige Ablenkung [wenn sie nicht an ihre Krankheit denkt].

„All meine Schmerzen und Leiden hören sofort auf, wenn ich herumlaufe; wenn ich stillsitze, kommen sie sofort wieder; dies kommt mir vor wie ein physisiologisches Paradoxon, denn die Empfindungen, die durch Bewegung gelindert werden, fühlen sich an wie Folgen von übermäßiger Erschöpfung, aber das *schlimmste* Gehen vertreibt sie." [Jones]

„Denken Sie daran bei Frauen mit Prolaps durch Atonie, entnervt durch Untätigkeit und Luxusleben und *besser wenn die Aufmerksamkeit in Anspruch genommen ist, daher wenn der Arzt kommt.*" [Bœricke]

Lilium tigrinum findet immer eine Beschäftigung [nötigenfalls ergebnislos]; sie will, dass ihr alle aus dem Weg gehen, während *Helonias* beschäftigt werden muss.

„Helonias passt zu der welken, deprimierten Frau der oberen Gesellschaftsschichten, die sich ständig bei ihrem Mann und ihren Kindern beklagt und nicht einmal die Energie hat zu reden, oder durch irgendetwas angeregt zu werden, weil ihr Kopf völlig 'leer' ist, die aber, sobald eine Freundin zu Besuch kommt, stundenlang ohne eine Spur von Ermüdung reden und tratschen kann. Wenn sie dann am Abend wieder auf ihre Beschwerden zu sprechen kommt, wird sie reizbar und duldet keine Kritik, wenn ihr Ehemann Bemerkungen darüber macht, dass sie am Nachmittag reden und lachen konnte." [Voisin]

G Duldet keinen Widerspruch oder Trost.

Unzufrieden und tadelsüchtig; sitzt den ganzen Tag herum, findet an jedem etwas auszusetzen.

„Reizbar; konnte keinerlei Vorschlag zu irgendeinem Thema annehmen; jede Unterhaltung war unangenehm." [Hale]

G „Einer der Prüfer empfand zunächst ein *Wohlbefinden,* bevor er in eine psychische Hölle stürzte." [Clarke]

„Alle Schmerzen und Leiden verließen mich, und ich fühlte mich so, wie ich mir vorstelle, dass sich ein starker Mann bei perfekter Gesundheit fühlen muss; die Veränderung im Zustand meines täglichen Lebens war so ausgeprägt, dass es mir auffallen musste, obgleich ich aufgehört hatte, nach 'Symptomen' zu suchen; ich kenn jetzt nicht im Einzelnen sagen, wie ich mich fühlte, ich weiß nur dass ich voll allgemeinen *Wohlbefindens* war, was das Leben zum Luxus machte [vom zwanzigsten bis zum sechsundzwanzigsten Tag]; am siebenundzwanzigsten Tag begann die Reaktion, und ich befand mich bis zum einundvierzigsten Tag in psychischer Hölle; es war die tiefste Depression, die ich je erlebt habe; ich war in abgrundtiefe Verzweiflung gestürzt." [Jones]

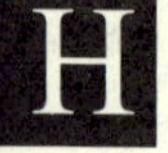

Wenn 'zu häufige Schwangerschaften' als Ursache erwähnt werden, ist es möglich, dass sich Helonias-Patientinnen vor den Schwangerschaften gut fühlten.

G Spüren von Nieren und Uterus.

„Wundheitsgefühl und Gewicht im Uterus, & müdes schmerzendes Gefühl, und etwas Brennen in Rücken und Beinen." [Farrington]

„Gefühl als ob sich der Uterus bewegt, wenn sie sich bewegt."

„Spürt ständig die Gebärmutter, sie ist so wund und empfindlich. Nun findet man diesen Zustand häufig in der Pubertät, während der Schwangerschaft und nach der Entbindung, und hier ist *Helon.* wahrhaftig ein Segen." [Nash]

„Die Nieren fühlen sich an wie Taschen gefüllt mit heißem Wasser." [Boger]

G „Diese Patienten sind in der Regel sehr lethargisch und benommen, wenn sie mit irgendeiner Arbeit beginnen, aber sehr bald weicht die Lethargie einer Fülle von Energie und Tätigkeit." [Choudhuri]

A Schlimme Folgen von Aborten und Fehlgeburten.

A *Verhindert Fehlgeburten.*

„Es ist vor allem in Fällen von Nutzen, die von einer uterinen Atonie herrühren, wobei die Leibesfrucht nicht gehalten werden kann, so dass sie zum Termin des früheren Menstruationsflusses abgeht; oder wenn die Tendenz besteht, dass die geringste Überanstrengung oder irritierende Gefühlserregung zum Verlust des Fötus führt. In dieser Hinsicht ähnelt es Aletris und ist das genaue Gegenteil von Caulophyllum und Viburnum, die zu dem *Reizuterus* passen, der eine solche Empfindlichkeit des Organs hat, dass bei dem geringsten Anlass eine krampfartige und austreibende Tätigkeit ausgelöst wird. Sabina, Secale, Ustilago und Cimicifuga stehen in der Mitte zwischen den beiden soeben erwähnten Gruppen." [Hale]

A *Müdigkeit.*

„Es ist dienlich bei Frauen, deren Nervensystem ausgelaugt ist; die durch jede beliebige Arbeit leicht erschöpft sind und die über müde Rückenschmerzen klagen, wobei sich dieses Müdigkeitsgefühl in die Glieder ausdehnt. Es scheint dass sie sich beim arbeiten besser fühlen als vor Beginn der Arbeit. Dies ist nicht der *Rhus tox.*-Zustand. Die Ursache ist nicht eine Lockerung der versteiften Gelenke wie unter letzterem Arzneimittel. Die Ursache für das Symptom ist, dass ein Teil der Schlappheit vergeht, während die Patientin ihre Arbeit fortsetzt. Die Rückenschmerzen sitzen gewöhnlich im Lendenbereich unmittelbar über den Nieren, oder sie können tiefer unten erscheinen und den Sakralbereich angreifen. Schmerzen in einer dieser Regionen können die uterine Störung begleiten." [Farrington]

„Jeder kennt die übermüdeten depressiven Frauen, die akute Anfälle von 'Putzdrang' bekommen. Genau zu der Tageszeit, in der sie erschöpft sind, haben sie das Gefühl, den Fußboden bohnern und die Vorhänge waschen zu müssen, aber solange sie scheuern und putzen können, scheinen sie nicht darunter zu leiden. Abends jedoch sind sie vollkommen ausgelaugt." [Voisin]

A Fröstelt.
Abneigung gegen frische Luft.
Frische Luft <.

„Die Nierenschmerzen wurden durch Entkleiden ausgelöst; die Brust ist empfindlich gegen kalte Luft und Frostgefühl breitet sich beim Bewegen der Arme vom Solar Plexus aus; nur ausnahmsweise besteht Hitzegefühl, und dann tritt es durch jede Bewegung auf, wie Hitzewallungen im Klimakterium." [Boger]

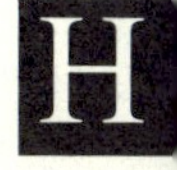

A < Geringster Widerstand.
< Geringster Druck [auf Brüsten, Brustwarzen, Nieren usw.].

A *Brennende Schmerzen.*

A Hitzewallungen bei Bewegung.

A Amenorrhœ oder Menorrhagie durch aktive Uterusstauung.
Amenorrhœ & Nierenstauung.

A Sterilität oder Impotenz, Verlust der Sexualkraft.
& Nierenerkrankung und eine stark geschwächte Konstitution.

K „Okzipitale Kopfschmerzen mit Pochen im Scheitel, vermehrt durch Bücken und begleitet von Schwindel. Diese Form von Kopfschmerzen ist häufig eine Begleiterscheinung von Uterusbeschwerden." [Hale]

K *Diarrhœ.*

„Die Darmsymptome sind in keiner Arzneimittelprüfung zum Ausdruck gekommen. Es heißt, dass es *abführend* wirkt, aber die spezifischen Symptome fehlen. Ich denke, Sie werden es vielleicht in manchen Fällen von Diarrhœ nützlich finden, die mit Nieren- oder Uterusbeschwerden einhergehen. In der Arzneimittelprüfung von Dr. Jones hat es eine gelbe und breiige Diarrhœ verursacht." [Hale]

K Völlegefühl, Brennen und unbestimmte anhaltende Schmerzen der Nieren; wegen venöser Stauung.

K „Bei lokalen *Uterussymptomen,* bei Verlagerung oder chronischer Entzündung usw. bestehen in der Regel Schmerzen im Lendenbereich, dumpfe anhaltende Schmerzen, manchmal Gewicht auf der Brust, Druck auf dem Kopf, Pruritus der Vulva und Vagina, die heiß und geschwollen sind, mit Hautabschilferung." [Lewis

Van Tine, *Hahnemann Monthly*, März 1898]

K Schmerzhafte Brüste und *empfindliche Brustwarzen* während der Menses; kann geringsten Druck durch Kleidung nicht ertragen.

K *Lumbago nach Fehlgeburt.* [Charette]

K Wundheitsschmerz in der Außenseite der Oberschenkel. [Boger]

RUBRIKEN

GEMÜT: Geistige *Anstrengung* > [2]. *Beschäftigung,* Ablenkung > [2]. *Denken* an die Beschwerden < [2]. Abneigung gegen *Gesellschaft,* gegen Anwesenheit Fremder [2]. Sehen, dass andere *glücklich* sind < [1; Hell.]. *Trübsinn* & Abneigung gegen Gesellschaft, Verlangen nach Einsamkeit [2].

KOPF: *Einschnürung* während der Menses [1]. *Schmerzen* im Hinterkopf am Morgen [2]; drückende Schmerzen, wenn man daran denkt [2]; aufwärts drückende Schmerzen im Scheitel [1; **Cimic**.]. *Völlegefühl* in Scheitel und Hinterkopf durch geistige Anstrengung [1; **Cact**.]; beim Lesen [1].

SEHKRAFT: *Sehverlust* durch Anstrengung [1/1]; bei plötzlichem Drehen des Kopfes [1/1].

GESICHT: *Trockenheit* der Lippen [2]. Empfindung als würden die Lippen *zusammenwachsen* oder seien zusammengeklebt [1].

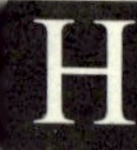

MUND: *Entzündung* bei stillenden Frauen [2]. Bitterer *Geschmack* morgens beim Erwachen [2]. *Speichelfluss* während der Schwangerschaft [2; **Goss**., **Kreos**.].

ABDOMEN: *Vergrößertes* Abdomen bei Müttern, durch Entbindung [2; **Sep**.]. Empfindung als sei das Abdomen zwischen Nabel und Schambereich mit warmem *Wasser* gefüllt [1/1].

BLASE: *Harnentleerung* unvollständig [2]; unfreiwillig wenn sich die Blase leer anfühlt [1/1].

NIEREN: *Empfindlichkeit* in der Nierengegend [2]. *Hitze* in der Nierengegend [2]. *Schweregefühl* in der Nierengegend [2]. Empfindung als seien die Nieren zwei Taschen mit heißem *Wasser* [1/1]. *Wundheitsschmerz* in der rechten Niere [2].

HARN: *Albuminöser* Harn in der Schwangerschaft [2]. *Wolkig*, weiße Wolken, trübe, wird zunehmend stärker mit fortgesetzter Entleerung, so dass die letzten Tropfen aussehen wie weiße Flocken [1; *Sars., Sep.*].

FRAUEN: *Juckreiz* während der Schwangerschaft [2]; Juckreiz der Vagina während der Menses [1]. *Leukorrhœ,* flockig [2]; & Schwäche [2]. *Menses* fehlt, Amenorrhœ, Sexualtrieb fehlt [2/1]; spärlich & Schläfrigkeit [2/1]; stark [3]; stark < Anstrengung [2]; unterdrückt & Nierenstauung [1/1]. *Schmerzen* in den Ovarien mit Ausdehnung in den Rücken [2]; Schmerzen im Uterus mit Ausdehnung in den Rücken [2]; Wundheitsschmerz im Uterus, empfindlich gegen Erschütterung [2; **Bell**., **Lil-t**.]. *Sexualtrieb* vermindert [2]; unterdrückt [2].

BRUST: Äußere Brust empfindlich gegen kalte *Luft* [1]. *Schmerzen* in den Mammæ während der Menses [2]; Schmerzen in den Brustwarzen während der Menses [2/1]. *Schwellung* der Mammæ während der Menses [1].

RÜCKEN: *Schmerzen* durch geistige Anstrengung [2]; Schmerzen im

Lendenbereich mit Ausdehnung in den Uterus [1]; Schmerzen im Sakralbereich mit Ausdehnung in das Schambein [1; **Sabin.**]; drängende Schmerzen mit Ausdehnung in das Gesäß [1/1]. *Schwäche* & Leukorrhœ [2]; Schwäche im Lendenbereich im Sitzen [1; *Phos.*].
EXTREMITÄTEN: *Taubheitsgefühl* in den Füßen > Bewegung [1].
SCHLAF: *Schläfrigkeit* während der Schwangerschaft [2; *Nux-m.*]. *Schlaflosigkeit* nach körperlicher Anstrengung [1; **Ars.**]; während Fehlgeburt [2/1].
FROST: *Beginn* in der Herzgrube und Ausdehnung von dort aus [2].
ALLGEMEINES: *Schwäche* durch Abort [2]; durch Prolaps [2]; in der Schwangerschaft [2]. *Tagsüber* > [1]. Beschwerden durch *Untätigkeit* und Luxus [1].

NOTIZEN

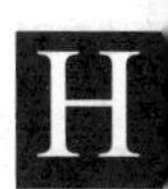

HERACLEUM SPHONDYLIUM **Hera.**

ZEICHEN

Heracleum sphondylium. Bärenklau. Wiesenbärenklau. Fam. nat. Umbelliferæ.
Die Gattung Heracleum, benannt nach Herakles, der angeblich die Heilkräfte der Pflanze entdeckt haben soll, versorgt das Pflanzenreich mit Riesen, so groß wie die heroischen Taten der griechischen Helden. Herakles [mit römischem Namen Herkules] war berühmt für seinen Mut und seine Stärke. Kurz nach seiner Geburt vollzog er seine erste Heldentat indem er die beiden Schlangen erwürgte, die ihm von Hera in die Wiege gesandt worden waren. Hera, die Frau des Zeus war erzürnt über die Tatsache, dass Zeus Alkmene verführt hatte, indem er sich selbst als ihr Mann verkleidete. Herkules ließ es nicht bei diesem einzigen Beweis an Kaltblütigkeit bewenden. Nach einem Leben als junger Schafhirte fand er sich an einem Kreuzweg in der Einöde des Cithaeron-Gebirges. Er wählte den schwierigen Weg der Tugend anstelle der breiten Straße der fleischlichen Genüsse. Aber Hera versuchte weiterhin, Rache an ihm zu üben. Wegen ihrer Feindseligkeit musste er zwölf Arbeiten für den griechischen König Eurystheus ausführen. Er bewältigte sie alle und gewann Deianeira zur Frau. Von Eifersucht getrieben verwendete sie später einen Zaubertrank aus dem Blut eines Zentauren, den Herakles getötet hatte, vermischt mit dem Gift der Hydra. Hydra hatte ihr gesagt, dass sie es benutzen könne, um Herakles Liebe zu ihr wieder zu entfachen. Sie sandte ihrem Ehemann ein Gewand, das in das Blut getaucht worden war. Als Herakles es anzog, hatte er das Gefühl, sein Körper stünde in Flammen. Er erkannte, dass er dem Tod nahe war und warf sich auf einen Scheiterhaufen. Der

Scheiterhaufen wurde brennend auf den Olymp getragen, wo Herakles zu einem Gott wurde und Hebe heiratete. In ägyptischen und orientalischen Geschichten und Volkslegenden wird Herakles als Symbol des höchsten tugendhaften Mutes geehrt, der über alles Böse siegen kann. Er war der einzige Mensch, dem der vollständige Übergang von der Sterblichkeit zur Unsterblichkeit gelungen ist, und er ist daher der Archetyp des Menschen, der durch Anstrengung und Durchhaltevermögen die Unsterblichkeit erlangen kann.
Heracleum hat es soweit nie gebracht, mit einer Höhe von etwa drei Metern kommt es allerdings dem Himmel recht nah. Dieses Heracleum ist *H. mantegazzianum*, eine Art aus dem Kaukasus, die in Westeuropa als Zierpflanze in Gärten gehalten wird. *H. sphondylium* [vom gr. *sphondylos*, ein Wirbel, mit Bezug auf die knotige Verbindung zwischen Blatt und Stengel], das in ganz Europa heimisch ist, wird nicht so hoch, aber ist ebenso gefährlich als Auslöser für einen schmerzhaften Ausschlag. Nach dem Kontakt mit dem Pflanzensaft – Reiben entlang der Stengel oder Blätter genügt häufig bereits – entsteht ein rotes Erythem, das zu großen Blasen führen kann. Der Pflanzensaft enthält Cumarine und Furanocumarine mit photosensitivierender Wirkung. Die Haut wird überempfindlich gegen Sonnenlicht und Verbrennungen. Der schmerzhafte Ausschlag tritt nur dann auf, wenn die Person nach Berührung mit der Pflanze in der prallen Sonne bleibt.
Ein alter Name für die Pflanze ist Branca ursina. Branca bedeutet 'eine Tatze' und ursina kommt von lat. *ursa*, Bär. Bärentatze bezieht sich auf die Blattform und die Form der Anordnung der Samen.

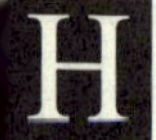

Außer Cumarin und Furanocumarin enthält die Pflanze auch ein ätherisches Öl mit Butyrat sowie Campherol, Rutin, Kaffeinsäure, Chlorogensäure.
Die Pflanze wirkt blutdrucksenkend, stimulierend und verdauungsfördernd. Heracleum wird außerdem eine eindeutige aphrodisiakische Wirkung nachgesagt. Nach einem Volksglauben lassen sich Krankheiten verhüten, indem man ein Wurzelstück um den Hals trägt. Dem Nektar wird eine anästhetische Wirkung auf Wespen zugeschrieben, so dass diese kaum fliegen können und zu Boden fallen.
In manchen osteuropäischen Ländern werden die fermentierten Blätter zur Herstellung von Bier ['Parst'] verwendet. Auch manche Liköre und Magenbitter werden aus dieser Pflanze hergestellt.
1838 von Rosenburn eingeführt und an 4 Personen [einschließlich sich selbst] geprüft. 1986 von Mattitsch und Krassnig an 13 Personen und 1987 von Tscherteu an 14 Personen geprüft.

VERGLEICHE

Conium. Aegopodium. Kalium bichromicum. Natrium sulfuricum. Sulfur.

WIRKUNGSBEREICH

Schleimhäute. Verdauung. Geschlechtsorgane. Haut.

LEITSYMPTOME

G Trübsinn mit Verlangen zu weinen.
> Weinen.
G > Ablenkung.
[Körperliche Symptome ebenfalls > Ablenkung]

G Unerklärliche Angst und Mangel an Selbstvertrauen in einer Menschenmenge.
„Delusion, meint unter Fremden zu sein."

A „Es wurde eine ausgeprägte Wirkung auf die Verdauung festgestellt, es erzeugte Hungergefühl mit Unfähigkeit zu essen, Übelkeit, Erbrechen, Kolik, Diarrhœ und Schmerzen in der Milz." [Clarke]

A SYKOTISCHES Mittel.

A GROSSE MÜDIGKEIT.
< MORGENS.
< *Nach dem Mittagessen.*
> Hinlegen; Schlaf.
> Bewegung.
& SCHWEREGEFÜHL in den Gliedmaßen [wie mit Blei gefüllt].

A < *Kälte,*
v.a. NASSKALTES WETTER und KALTER WIND.
Aber: > frische Luft [wenn der Kopf bedeckt ist].

A > *Wärme.*

A Übelriechender *Schweiß,* v.a. nachts.

A *Gewaltiger Appetit* oder Appetitverlust.
Manchmal Bulimie abends [v.a. Brot, Käse].
Durst.

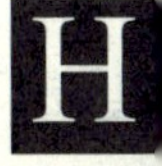

A Gelüste auf SÜSSIGKEITEN. [bei 4 Prüfern]

A Verlangen nach Rauchen *vermindert.* [bei 2 Prüfern]

A < Lesen.
[Schwindel; Tränenfluss, Anstrengung der Augen]

A < Vollmond.
[Einschlafschwierigkeiten; ruheloser Schlaf; erwacht häufig]

A Schmerzen *drückend* [Kopf; Augen; Magen]
stechend [Kopf; Augen; Ohren; Hals; Herz; Milz; Leber; Hypogastrium; Rücken]
brennend [Augen; Mund; Hals; Urethra; Glieder; Haut].

A ZÄHE, KLEBRIGE *schleimige Absonderungen.*
[Nase; Hals; Bronchien]

K *Kopfschmerzen,* v.a. in Stirn und Hinterkopf.
[Mehr auf der *linken* Seite]
< Gehen im Freien.
> Kopf mit einem Tuch einbinden.
& Schlaftrunkenheit.
& Übelkeit.
[Von Clarke als Charakteristikum angesehen]

K Heftiger Juckreiz auf der Kopfhaut.
& Viel fettiger Schweiß.
Finger werden fettig beim Kratzen.
Bei den österreichischen Prüfungen wurden ebenfalls Seborrhœ und Akne beobachtet.

K *Tränenfluss.*
< Lesen. [Clarke]
< Lesen; nasses Wetter; Wind. [Tscherteu]
Gerstenkörner.
K *Nasenkatarrh.*
Absonderung erst wässrig und wundmachend, dann zäh und gelblichgrün.
Katarrh breitet sich zu den Stirn- und Kieferhöhlen aus.
Kann auch auf den Hals übergreifen.
& Kopfweh.
< Bewegung.
> Liegen; frische Luft [Kopf muss bedeckt sein!].
K Häufiges Niesen.
& Stiche im Milzbereich. [Clarke]
K LEEREGEFÜHL IM MAGEN. [Bei fast allen Prüfern!]
< Daran denken.
< Enge Kleidung.
& Übelkeit.
K *Häufige Stuhlentleerung;* voluminös und weich.
& Exkoriation, Juckreiz und Feuchtigkeit des Anus.

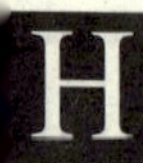

K *Häufiger Harndrang und -entleerung.*
< Kälte.
> Wärme.
& Brennen nach der Harnentleerung.
Ziehende Schmerzen in der Nierengegend, wechselnde Seiten.
K *Kitzelhusten morgens im Bett.*
& Zäher Schleim im Pharynx/Larynx.
K Brüste geschwollen und empfindlich vor der Menses.
Brustwarzen empfindlich und schmerzhaft, wenn das Kind zu trinken beginnt [bei einer Prüferin, die stillte. Das Kind wurde ruhelos, trank zu wenig und schlief viel.]
K *Ungesunde Haut.*
Seborrhœ und Akne [Gesicht, Rücken, Brust].
Oder Haut trocken und schuppig.

[Quelle: R. Tscherteu, Arzneimittelprüfung von Heracleum, *Documenta Homœopathica* 9/1988]

NAHRUNG

Abneigung: Tabak [1].
Verlangen: Brot [1]; Kaffee [1]; Käse [1]; Süßigkeiten [2]; kaltes Wasser [1].
Schlimmer: Kaffee [1; Magen, Juckreiz an Armen und Beinen]; Süßigkeiten [1; Kopfweh].

NOTIZEN

HIPPOZÆNINUM **Hippoz.**

ZEICHEN
Malleinum. Nosode von Rotz bzw. Maliasmus.
„Die Krankheit wird 'Rotz' genannt, wenn die katarrhalischen Symptome stark im Vordergrund stehen; 'Maliasmus' wenn diese nicht so stark betont sind, sondern hauptsächlich die Haut betroffen ist mit Deposita in den Lungen.
Rotz ist eine chronische schwächende Krankheit, die Pferde und andere Einhufer und auch manche Mitglieder der Katzenfamilie befällt, verursacht durch *Pseudomonas mallei* und auf den Menschen übertragbar. Sie greift die Schleimhäute der Nüstern des Pferdes an, begleitet von vermehrter und verunreinigter Schleimsekretion und -absonderung sowie Vergrößerung und Verhärtung der Drüsen des Unterkiefers.
Maliasmus ist die Form von Malleus, welche die Haut angreift. Mallein ist ein Allergen, analog dem Tuberkulin, hergestellt aus dem Produkt von *Pseudomona mallei,* dem Rotzerreger; es wird als diagnostischer Wirkstoff verwendet, um Reaktionen bei Tieren hervorzurufen, die mit Rotz infiziert sind." [Stedman's]
„Bei einer Reihe von Fällen, bei denen Tiere auf die ersten Injektionen reagiert haben, hat eine Wiederholung des 'Tests' keine Reaktion hervorgerufen und damit den Beweis erbracht, dass *Mallein* ein Heilmittel ebenso wie ein Diagnostikum ist." [Clarke]
Rotz zeigt sich vor allem an der Nasenschleimhaut, an den Lungen und am Lymphsystem und führt bei Pferden und Eseln häufig zum Tod.
Eingeführt von Drysdale.

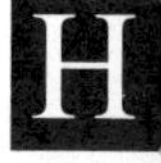

VERGLEICHE
Pulsatilla. Sulfur. Calcium carbonicum. Nux vomica. Sepia. Ignatia.

WIRKUNGSBEREICH
Schleimhäute [Nase; Lunge]. Drüsen. Haut.

LEITSYMPTOME
A Zu schnelles Wachstum bei jungen Menschen. [*Ph-ac.*]
A Schwach ausgeprägte Formen von Eiterung und Katarrh, maligner Ulzerationen und Schwellungen, Abszessen und vergrößerten Drüsen.
A Chronische Erkältungsneigung.
„Hemmt die Neigung zu katarrhalischen Beschwerden." [Hering]
A Übermäßiger Durst, v.a. bei Diarrhœ. [Hering]

A Abneigung gegen Süßigkeiten.
K Hartnäckiger Nasenkatarrh, der in Ozæna, Ulzeration der Nasenknorpel und -knochen übergehen kann.
Absonderung: häufig einseitig, albuminös, zäh, klebrig, verfärbt, grau, grünlich, sogar blutig und übelriechend; scharf, fressend. [Hering]
„Oberer Teil der Nase besonders berührungsempfindlich und zeigt eine diffuse erysipelatöse Schwellung." [Hering]
K Alte oder hartnäckige Fälle von Sinusitis.
K Alte Fälle von Bronchitis, v.a. bei alten Leuten, wo Erstickung durch übermäßige Sekretion zu drohen scheint.

RUBRIKEN

KOPF: *Schmerzen,* Kopfweh & Ohnmacht [1].
NASE: *Geschwüre* um die Nasenscheidewand [2]. *Karies* des Septums [2]. *Schorfige* Nasenlöcher [2]. *Schwellung* der Nase, Nase berührungsempfindlich [1].
ATMUNG: *Atembeschwerden* durch Schleim in der Trachea [3]. *Rasselnde* Atmung bei älteren Menschen [3].
EXTREMITÄTEN: *Aufgesprungene* Haut an den Gelenkbeugen [1; **Graph**.]. Ödematöse *Schwellung* der unteren Gliedmaßen [2].
HAUT: *Aktinomykose* [1]. *Ulzera,* fistulös [2]; karzinomatös [2]; schmerzlos [2]; tief [2].

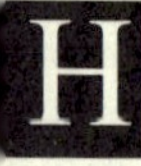

NAHRUNG

Abneigung: Süßigkeiten [1].
Schlimmer: Alkohol [1].

NOTIZEN

HIRUDO MEDICINALIS — Hir.

ZEICHEN

Hirudo officinalis. Sanguisuga officinalis. med. Blutegel.
Blutsaugender Ringelwurm, gewöhnlich aquatisch. „Burnett war der erste, der *Sanguisuga* als homöopathisches Arzneimittel verwendete. Gefährliche Hämorrhagien folgten nicht selten auf die Anwendung von Blutegeln, und es ist bestätigt, dass der Blutegel nicht nur beißt, er vergiftet die gebissene Partie derart, dass er das Blut darin wässrig macht." [Clarke]
„Seit undenklicher Zeit ist der gewöhnliche Blutegel zum Blutschröpfen verwendet

worden. Die Besonderheit dieses Tieres ist, dass wenn es beißt und Blut saugt, sich das Blut mit dem Speichel dieses Geschöpfes verbindet und nicht gerinnt. Die Entfernung des Blutegels ist ein schwieriges Unterfangen; daher der Ausspruch, dass jemand an einem klebt wie ein Egel. Selbst nach der Entfernung des Egels blutet die Stelle, an der er gesessen hat, noch lange nach, vermutlich wegen der Speichelwirkung, welche die Blutgerinnung hinauszögert." [P. Sankaran]

Blutegel haben die Fähigkeit, sich mit Blut prall zu füllen und eine proportional ebensolche Fähigkeit zwischen Mahlzeiten über längere Zeiträume zu fasten. Dies ist zweifellos eine Anpassung an ihre normalen Lebensverhältnisse in freier Natur, wo Blutmahlzeiten nur in langen Intervallen verfügbar sind, und auch dann nur unregelmäßig und unvorhersehbar.

Der medizinische Blutegel hat scharfe Zähne, die eine charakteristische Wunde in Form eines dreizackigen Sterns verursachen. Der Mund des Blutegels geht über in einen enormen Muskelmagen, in dem das Blut gespeichert werden kann. Der Muskelmagen hat eine ungeheure Ausdehnungskapazität, die es ermöglicht, große Blutmengen zu saugen. Er enthält Bakterien, die eine wesentliche Rolle bei der Verdauung zu spielen scheinen; sie leben symbiotisch und verdauen das Blut in dem Muskelmagen, anschließend werden ihre Verdauungsprodukte von dem Blutegel durch die Darmwände absorbiert. Ein ausgewachsener therapeutisch verwendeter Blutegel kann von einer Blutmahlzeit bis zu ein Jahr lang leben. Wenn der Muskelmagen voll ist, schwillt der ganze Körper an. Das Tier kann das bis zu Fünffache seines Körpergewichts an Blut trinken. Es ist unklug, den Versuch zu unternehmen, einen saugenden Blutegel loszureißen, aber man kann ihn dazu zwingen loszulassen, indem man ein brennendes Streichholz oder eine glühende Zigarette an seinen Körper hält. Die meisten Blutegel sind lichtempfindlich, obgleich diese Reaktion nicht ersichtlich ist, wenn sie Hunger haben. Manche Blutegel sind durch Tarnung vor Raubtieren geschützt, und sie können ihre Farbe bei Tageslicht, wenn auch langsam, ihrer Umgebung anpassen. Egel, die Blut von warmblütigen Tieren saugen, zeigen oft positive Reaktion auf Wärme, insbesondere wenn sie hungrig sind. Auf diese Art kann der Egel Temperaturschwankungen von mehreren Graden unterscheiden.

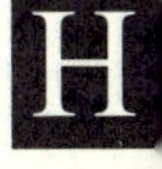

Egel sind Hermaphroditen. Jedes Tier produziert sowohl Eier als auch Spermien; dies geschieht jedoch nicht gleichzeitig, so dass Selbstbefruchtung vermieden wird. In der Regel hat der Egel zuerst männliche und später weibliche Funktionen. Der Körper des Egels besteht bemerkenswerterweise aus 34 Abschnitten.

Früher hatte fast jeder Arzt einen Aderlassschnäpper und einen Blutegel bei sich. Der Arzt wurde so stark mit diesen identifiziert, dass Ärzte selbst als Blutsauger bezeichnet wurden. Gegenwärtig wird der Nutzen von Proteinen im Speichel des Blutegels für die Behandlung von kardiovaskulären Erkrankungen erforscht. Die Auswirkungen auf den Kreislauf stehen möglicherweise im Zusammenhang mit dem histaminartigen Stoff, der im Speichel des Blutegels enthalten ist.

„Es ist eine seltsame Tatsache, dass der Egel häufig Nase und Mund von Menschen oder Tieren anfällt, die an stehenden Gewässern trinken. Die Landegel heften sich an die Beine, die medizinischen Egel bevorzugen Nase und Mund. Sie bahnen sich sogar ihren Weg in den Mund, Hals oder durch die Nase in die Nebenhöhlen, wo sie sich festsetzen und bei kleinen Vögeln oder Tieren zum Tod führen können. Es ist darum gar nicht so sonderbar, dass unsere Arzneimittelprüfung ein starkes Schwergewicht auf Symptomen in diesen Körperteilen zeigt, d.h. insbesondere Nase, Gesicht und Mund." [Raeside]

Der Beiname 'Blutsauger' wird Personen verliehen, die sich zum Zweck der persönlichem Bereicherung an andere Personen heften.
Geprüft von P. Sankaran an 12 Personen, 7 jungen Männern und 5 Frauen [s. Dr. P. Sankaran, *Some New Provings*], und 1961-62 von Raeside an 18 Personen [9 Männern, 9 Frauen].

VERGLEICHE

Lachesis. Phosphorus. Acidum nitricum. Thlaspi. Ustilago.

WIRKUNGSBEREICH

Blut und Kreislauf. Schleimhäute. *Haut.* * Linke Seite.

LEITSYMPTOME

G Sehr reizbar ohne Grund oder über Kleinigkeiten. [Sankaran]
Reizbar und streitsüchtig. [Raeside]

G Kein Interesse an irgendeiner Arbeit, nicht einmal Lust zu essen.
Wollte allein bleiben und in Ruhe gelassen werden. [Sankaran]
Deprimiert; nervös; Energiemangel; Konzentrationsschwierigkeiten. [Raeside]

G Wach, lebhaft und fühlt sich wohl # Schlappheit und Depression.

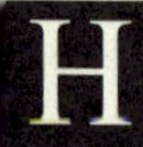

A Allergische und psorische Konstitutionen.

A *Durst.*
Auf große Mengen kalten Wassers [Raeside]; *auf kleine Mengen* [Sankaran].

A < Fette und gehaltvolle Speisen [= Verdauungsstörungen]. [Raeside]

A Plötzliches Erwachen nachts mit Erstickungsgefühl.
> Aufsitzen und Husten. [Raeside]
Plötzliches Erwachen aus dem Schlaf nachts. [Sankaran]
Erwacht nachts durch Einschnürungsgefühl im Hinterkopf. [Julian]

A > *Kaltes Wasser,* äußere Anwendung oder Trinken.
[Augen; wunder, roher Hals; Heiserkeit; Brennen der Handflächen und Fußsohlen] [Sankaran]

A Empfindung [im Becken], als würde die Menses einsetzen.
Zwei Wochen vor der richtigen Zeit.

A *Flecken, wunde Stellen, Pusteln und Furunkel.*
[Nase; Lippen; Augen; Kinn und andere Partien]

A HÄMORRHAGIEN.
[Nase; Zahnfleisch; Rektum; Vagina]

A Schwindel nach Anstrengung oder beim Hinsetzen.
& Furcht nach hinten zu fallen, wenn man hoch sieht. [Julian]

K Dumpfe Kopfschmerzen; Stirn und Scheitel.
< Hitze; Gehen; Bewegung.
> Frische Luft; Druck. [Sankaran]
Pulsierende Schmerzen in der Stirn. [Raeside]

K Wundheitsschmerz in den Augen.

Brennende Empfindung.
< Schließen der Augen; Sehen in grelles Licht.
> Frische Luft; Anwendungen mit kaltem Wasser. [Sankaran]
& Rötung und Photophobie. [Raeside]

K *Epistaxis.*
„Ich habe Hirudo in 3 Fällen von rezidivierendem Nasenbluten verwendet. Ein Fall hatte klare Indikationen für *Lachesis* [mit Symptomen wie Epistaxis < im Schlaf, < im Sommer usw.] reagierte aber nur begrenzt auf *Lachesis*, doch wurde mit *Hirudo* geheilt. Zwei dieser Fälle zeigten einen Blutplättchenmangel – einer quantitativ, der andere qualitativ. Alle drei Fälle besserten sich unter *Hirudo* D12 täglich über einen längeren Zeitraum und wurden geheilt.“ [Sankaran]

RUBRIKEN

GEMÜT: *Träume,* verfolgt zu werden [1]. *Trübsinn* # körperlicher Energie [1; *Aur.*].
SCHWINDEL: Schwindel beim aufwärts *Sehen,* mit Furcht nach hinten zu fallen [1].
KOPF: *Schmerzen,* Kopfweh im Scheitel & Übelkeit [2].
AUGEN: Nervöse *Zuckungen* der unteren Lides [1].
MUND: Zahnfleisch empfindlich und *blutet* beim Zähneputzen [2].
REKTUM: *Schmerzen* im Rektum eine Stunde nach der Stuhlentleerung [1/1].
FRAUEN: Braune *Leukorrhœ* vor der Menses [1]. *Menses* stark und protrahiert [1]. *Metrorrhagie* im Klimakterium [1].
BRUST: *Aneurysma,* Aorta [1]. *Herzklopfen* im Liegen [1].
EXTREMITÄTEN: *Thrombose* der unteren Gliedmaßen [1].
ALLGEMEINES: *Hämorrhagie*, Blut gerinnt nicht [2]. *Wunden,* bluten stark [2].

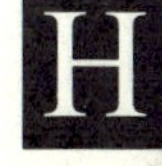

NAHRUNG

Schlimmer: Fette und gehaltvolle Speisen [1].

NOTIZEN

HISTAMINUM MURIATICUM **Hist.**

ZEICHEN

Histaminum hydrochloricum.
Histamin, eine in der Medizin verwendete Basis, wird aus Ergot gewonnen, aus Histidin [einer Aminosäure, die aus Proteinen gewonnen wird]. Es ist auch in allen Geweben des Körpers vorhanden und wird in das Blut freigesetzt, z.B. wenn die Haut geschnitten oder verbrannt ist.
„Es wirkt stark stimulierend auf die Magensekretion, konstriktiv auf die glatte Bronchialmuskulatur und vasodilatatorisch [Kapillaren und Arteriolen], was einen

Blutdruckabfall verursachen kann.“ [Stedman’s]
Die erhöhte Permeabilität der Kapillaren kann Ödeme verursachen. Histamin stimuliert auch die Sekretion der Tränendrüsen, Speicheldrüsen und der Verdauungssäfte. Die Adrenalinsekretion wird ebenfalls angeregt. Histamin spielt eine Rolle bei anaphylaktischem Schock und allergischem Phänomen. Man nimmt auch an, dass Histamin bei Asthma sowie manchen Migräneformen eine Rolle spielt [Horton-Syndrom, Erythroprosopalgie].
1950 von J. Grigauz aus Buenos Aires an 39 Personen geprüft.

VERGLEICHE

Sulfur. Thuja. Graphites. Pulsatilla. Nux vomica. Arsenicum.

WIRKUNGSBEREICH

Schleimhäute [Augen; NASE; Mund; Hals; Bronchien]. Haut. * Linke Seite.

LEITSYMPTOME

G Streitsüchtig; *zänkisch;* schimpft.
Empfindlich gegen geringste Kleinigkeiten.

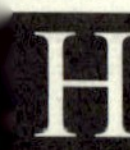

G Ruheloser Drang umherzuwandern.
> Nach einem langen Gang.
Warten macht ihn besonders nervös, muss auf und ab gehen.
„Erregung und Aktivität, die sich als Verlangen nach anstrengendem Gehen, Ruhelosigkeit beim Warten, Gemütssymptome gebessert durch Wandern ausdrückt. Es ist einer der ruhelosesten Arzneimittelzustände, die ich je erlebt habe. Es besteht ein Element der Zerstörung in Form von abrupter und streitsüchtiger Haltung in Beziehungen. In den zwei Fällen von Histamin, die ich erfolgreich behandelt habe, war der Intellekt sehr geschärft, und dabei diese Art von aufbrausendem Temperament.“ [Jayesh Shah, *Hom. Links* 3/97]

G Ängstliches, nervöses Gefühl in der Magengrube; *durch schlechte Nachrichten oder wenn man sich unangenehme Erinnerungen ins Gedächtnis ruft.*
„Dinge liegen ihm auf dem Magen.“ [Julian]

A ALLERGIEN.

A > *Kälte* [Schleimhäute; Kopfschmerzen].

A *Schlaflosigkeit* bis 2-3 Uhr morgens.
& Ideenfülle.

A < Bewegung.
< Erregung.
< Tief Atmen.

A > Druck.

A *Brennende Schmerzen und Hitzegefühl.*

A Trockenheit der Schleimhäute. Empfindung von Hitze und Brennen.
& Hyperästhesie in umschriebenen Bereichen.
Empfindung von Ameisenlaufen, von Kribbeln, in kleinen Stellen.

K Kopfschmerzen; drückende, einschnürende Schmerzen.
< Bewegung; den Kopf neigen; Sonnenhitze.
> Kälte; frische Luft; Druck.
K *Ohren abwechselnd verstopft und frei.*
K Niesen durch geringsten Staub.
K *Tic. Zuckungen um Auge und Augenlider; krampfhaftes Schließen der Augenlider.*
< Zugluft.
> Kälte.
K *Dumpfe, ziehende, neuralgische Schmerzen in einer Gesichtseite.*
Ausdehnung in Ober- oder Unterkiefer und in die Zähne.
K *Unerträgliches Hitzegefühl in der Blase.*
& Heftiger Harndrang und nur tropfenweise Harnentleerung.
& Suizidale Verzweiflung und ruheloses Herumlaufen.
K Juckreiz und Erythem, wie durch Sonnenbrand.
< Waschen.
> Kratzen.

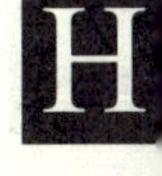

RUBRIKEN

GEMÜT: *Angst* > im Gehen [1]; bei Ruhe [1]. *Ruhelosigkeit,* treibt ihn von einem Ort zum andern [2]; beim Warten [1/1]. *Streitsucht,* schimpfen [2]. *Träume* von Insekten [1]. Gemütssymptome > *Wandern* [1/1].
SCHWINDEL: Empfindung zu *Balancieren* [1]. Schwindel beim *Beugen* des Kopfes nach vorn [1].
KOPF: *Formicatio* in umschriebenen Stellen [1/1]. Brennende *Schmerzen* im Hinterkopf [1]. *Ziehende* Empfindung der Kopfhaut [1/1].
AUGEN: *Hitze* der Lider [1]. *Schmerzen* beim Ansehen leuchtender Gegenstände [1/1]; < den Kopf beugen [1/1]; > Kälte [1]; durch Zugluft [1/1]; stechende Schmerzen als würde ein Nagel in das Auge getrieben [1/1].
OHREN: *Verstopfungsgefühl* [2]; # frei werden, öffnen [1/1].
NASE: Empfindung als sei die Nasenwurzel *gekniffen* [1/1]. *Kontraktionsgefühl* der Haut an der Nasenwurzel [1/1], & Juckreiz in der Nase [1/1]. *Nässegefühl,* aber keine Sekretion [1/1]. *Niesen* durch Staub [1]. *Schnupfen*, Heuschnupfen, jährlich [4]. *Spannung* an der Nasenwurzel [1]. Schmerzhafte *Trockenheit* in der Nase [1; **Graph**.].
GESICHT: Einseitige *Hitze* [1]. Einseitiges *Taubheitsgefühl* [1/1].
MUND: *Juckreiz* [1]. Wein *schmeckt* nach Parfum [1/1]. *Trockenheit* [2].
HALS: Empfindung von *Druck* oder Einschnürung, wie von einem Band eingebunden [1/1].
MAGEN: *Übelkeit* bei dem Gedanken an Nahrung [1].
STUHL: *Teerartiges* Aussehen [1; *Chion., Lept.*].
BLASE: *Hitze* in der Blase [1].
MÄNNER: *Schmerzen* abwechselnd in beiden Hoden [1]; abwechselnd in beiden

Hoden & Schmerzen im Hinterkopf [1/1].
FRAUEN: Übelriechende *Leukorrhœ* wie verbranntes Blut [1/1]. *Menses* riecht extrem faulig [1]. *Schmerzen* im linken Ovar, dehnen sich den Unterschenkel abwärts und in das linke Hypochondrium aus [1].
BRUST: Bronchial*spasmen* [1]. Empfindung als würden Tropfen kalten *Wassers* in das Herz fallen [1/1].
EXTREMITÄTEN: Empfindung wie *bandagiert* [1; **Plat**.]. Empfindung von *elektrischem* Strom [1]. *Formicatio* # Taubheitsgefühl [1/1]. Brennende *Schmerzen* in umschriebenen Stellen [1].
HAUT: *Juckreiz* ohne Hautausschlag [1]. *Sonnenbrand* [1].
ALLGEMEINES: *Allergie* [1]. Empfindung von äußerer *Einschnürung* kleiner Bereiche [1/1]. Bedürfnis nach *Fächelung* [1]. *Kälte* > [1]. *Schmerzen* in kleinen Stellen [1].

NOTIZEN

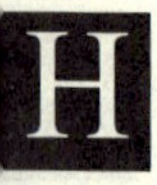

HOMARUS **Hom.**

ZEICHEN

Homarus vulgaris. Hummer.
Hummer leben gewöhnlich in flachem Wasser, wo man sie auf dem sandigen Meeresboden zwischen Steinen und Felsen findet. Sie leben in Löchern, die sie nur zur Futtersuche verlassen. Sie graben sich ihre Löcher unter großen Felsbrocken. Lebende Hummer sind immer mehr oder weniger stark blau gefärbt wegen eines aus einer Protein-Karotin-Verbindung bestehenden Pigmentstoffes. Wenn ein Hummer gekocht wird, bricht jedoch die chemische Verbindung zwischen den beiden Substanzen und die Farbe verändert sich von blau zu rot.
Hummer leben von Aas, kleinen Krustentieren, Würmern, Fisch und allen möglichen essbaren Tierstoffen. Tiere mit hartem Skelett werden mit den großen Kneifzangen geknackt, die kleinen Zangen ziehen Fleischstücke aus der Beute und führen es in das Maul. Die Zangen des männlichen Tieres sind größer als bei dem weiblichen.
Geprüft und eingeführt von Cushing.

VERGLEICHE

Magnesium carbonicum. Hepar sulfuris. Natrium muriaticum. China. Sulfur. Bovista.

WIRKUNGSBEREICH

Magendarmtrakt. Haut.

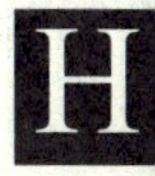

LEITSYMPTOME

G *Empfindung als könnte sie sich nicht bewegen* [beim Erwachen am Morgen]; bei Bewegung keine Schmerzen; > Bewegung.

A < *Milch.*
„Sollte eine starke Indikation für seine Anwendung sein." [Clarke]

A „Erwachte nach Schlaf von wenigen Minuten mit *starkem Stuhldrang* und erfuhr Erleichterung durch Abgang von viel Wind." [Clarke]
„Für Patienten, die in der Nacht durch das Bedürfnis nach Windabgang geweckt werden, ist *Hom.* das indizierte Arzneimittel." [Clarke]

A < Morgens beim Erwachen.
„Ein weiteres wichtiges Symptom ist ein seltsames mattes Müdigkeitsgefühl am Morgen, das uns an *Nux-v.* erinnert. Dieses Müdigkeitsgefühl lässt jedoch nach, kurz nachdem man mit seinen gewohnten täglichen Pflichten beginnt." [Choudhuri]

A > Bewegung.

K Stauungskopfschmerz in Stirn oder Schläfen.
< Beim Erwachen am Morgen.
> Nach dem Essen.
& Rötung und Schmerzhaftigkeit der Augen. [Voisin]

K Magenschmerzen oder Dyspnœ.
< Milch; Erwachen am Morgen.
> *Nach dem Essen.* [Voisin]

K Abwechselnd Diarrhœ und Obstipation, wechselt alle drei oder vier Tage.

K URTIKARIA in großen Flecken; mit heftigem Juckreiz.

K Juckreiz, nach dessen Abklingen folgt sofort Anschwellen von Lippen, Nase, Augen und Hals [nach Verzehr von Hummer]. [Clarke]

RUBRIKEN

GEMÜT: *Delusion,* meint sich nicht bewegen zu können [1/1].
KOPF: *Schmerzen*, Kopfweh & Wundheit der Augen, vorher oder gleichzeitig Blindheit oder Sehstörungen [1].
AUGEN: *Schmerzen* wund oder wie zerschlagen während Kopfweh [1].
MAGEN: *Schmerzen* mit Ausdehnung nach hinten, um die Rippen [1/1]; mit Ausdehnung zu den Nieren [1]. *Verdauungsstörungen* nach Milch [1].
ABDOMEN: *Schmerzen* > Essen [1]; Schmerzen mit Ausdehnung in die Nieren [1]; Krampfschmerzen > nach dem Essen [1].
REKTUM: *Flatus* nachts [1; **Sulf**.].
HAUT: *Hautausschläge*, Urtikaria durch Salzwasserfisch [1/1]. Plötzlicher *Juckreiz* [1].
ALLGEMEINES: *Schwäche* morgens im Bett [1].

NAHRUNG

Schlimmer: Fisch [1]; Milch [1].

NOTIZEN

HURA BRASILIENSIS Hura

ZEICHEN

Hura brasiliensis. Hura crepitans. Fam. nat. Euphorbiaceæ.
Stattlicher Baum mit rauher warziger Rinde und einhäusigen Blüten. Die männlichen Blüten sind in gestielten dicken Ähren angeordnet, die weiblichen Blüten in den oberen Blattachseln oder am Fuß der männlichen Ähren. Die größeren hölzernen Kapseln platzen explosionsartig auf und enthalten flache gelbbraune Samen. „Die eigenartigen, gerundeten, hartschaligen Früchte haben etwa die Größe einer Orange und soviel tiefe Furchen wie Zellen, wobei jede Zelle einen einzelnen abgeflachten Samen enthält. Wenn die Frucht reif und in trockener Atmosphäre ist, platzt sie mit großem Nachdruck auf, begleitet von einem lauten und scharfen Krachen wie dem Knallen eines Revolvers, weswegen sie oft die Essensglocke der Affen genannt wird. Die Samen haben eine emetische und im frischen Zustand eine stark abführende Wirkung, doch laut Lunan verlieren sie im getrockneten Zustand diese Eigenschaft. Ein giftiger milchiger Saft ist in allen Teilen der Pflanze reichlich vorhanden und verursacht bei Augenkontakt beinahe sofortige Blindheit.“ [Clarke]

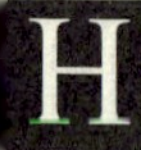

Die Kapseln wurden früher verwendet, um Sand über nasse Tinte zu streuen; daher der Name ‘Sandbüchsenbaum’.
Mure vergleicht sein *Hura* mit *H. crepitans.* Vermutlich sind es Varianten derselben Art, da die Eigenschaften der Milch identisch sind. Bei *H. crepitans* wurden die Wirkungen vom Essen der *Samen* beobachtet, bei *H. brasiliensis* durch Einzeldosen der fünften Verdünnung.
Botanisch ist es tatsächlich dieselbe Art. Die verschiedenen Namen sind lediglich eine Frage verschiedener Botaniker: der Name *Hura crepitans* stammt von Linné [1707-1778], und Willdenow [1765-1812] nannte dieselbe Art *Hura brasiliensis.*
Das drastische Wesen der Symptome ist charakteristisch für die Familie der Wolfsmilchgewächse. Die ‘sofortige Blindheit’ von *Hura* ähnelt beispielsweise der von *Mancinella* und alle Euphorbiaceæ haben die heftige gastrointestinale Reizung gemeinsam.
Geprüft von Mure an 4 Personen [2 Männern und 2 Frauen].

VERGLEICHE

Sulfur. Lycopodium. Natrium muriaticum. Sepia. Graphites.

WIRKUNGSBEREICH

ZNS. Magendarmtrakt. Schleimhäute. Haut.

LEITSYMPTOME

G *Fluss trauriger Gedanken.*

Hält sich für verloren. Delusionen, meint von den eigenen Verwandten verschmäht zu sein; meint sie sei allein auf der Welt; meint, seine Freunde hätten ihr Vertrauen in ihn verloren; meint die Zuneigung von Freunden verloren zu haben; meint, sie sei im Begriff einen nahestehenden Menschen zu verlieren.

„Weint jeden Augenblick, und mehrere Tage danach bildet sie sich ein, den toten Menschen vor ihren Augen zu sehen." [Clarke]

„Das unglückselige Gefühl, dass irgendein Unglück geschehen ist. Was könnte das für ein Unglück sein, das veranlasst hat, dass ihn seine Verwandten hassen, ein Unglück, von dem er sich nicht erholen kann? Wenn ich mich in dieses Gefühl hineinversetze, bekomme ich einen starken Eindruck von Lepra. Ein Leprakranker ist ein Mann, der durch einen unglückseligen Schicksalsschlag in eine Situation gerät, in der ihn alle seine Freunde im Stich gelassen haben. Sie hassen ihn, verschmähen ihn, verlieren ihre Zuneigung zu ihm, und so sehr er sich auch bemüht, es lässt sich nicht wiedergutmachen. Das alte Gefühl ist nicht wiederherstellbar, wenn man einmal Aussatz hat, ist man für immer zum Aussätzigen abgestempelt… Wenn dieses Gefühl bei einem Menschen auftritt, der weder an Aussatz leidet noch ein AIDS-Patient ist, dann wird *Hura* das indizierte Arzneimittel sein, denn dies ist sein Grundzustand, der nicht auf irgendeiner Situation beruht." [Rajan Sankaran]

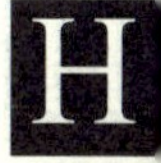

„Ein Fall von Lepra, der mit *Hura* geheilt wurde, führte zu dessen ausgiebiger Anwendung bei dieser Krankheit, allerdings, so sagt Mure [der es geprüft hat], ohne jegliche weitere Heilerfolge. Zwei seiner Prüfer hatte früher an Lepra gelitten, schienen aber unter homöopathische Behandlung genesen zu sein." [Clarke]

G Übertriebene Gewissenhaftigkeit.

Vergleiche: „Erstickungsgefühl, v.a. wenn man an irgendetwas denkt, was schiefgelaufen ist." [Clarke]

Seufzt und gähnt viel.

G Lachen gefolgt von Frostgefühl.

Bei jedem Schmerzanfall lacht er nervös.

G *Träume von Zerstörung.*

[Demolierte Gebäude; abgeschnittene Köpfe; tote Körper mit abgeschnittenen Armen; Verstümmelung; Gräber; Herumlaufen in Ruinen; Revolution; Attentäter]

G Liebevoll.

„Die Zuneigung ist sehr aktiv [fünfzehnter Tag]. Während und nach dem Schwächeanfall geneigt, jeden zu lieben, besonders die Menschen in seiner Nähe; er denkt häufig an den Tod, aber fürchtet ihn nicht; er hat sogar das Gefühl, ohne Reue sterben zu können." [Allen]

G *„Tod des Kindes."*

„Hura ist eine Art Latex. Diese Personen erleben Liebe als eine Art elastische Kraft, ähnlich wie ein Gummiband. Je größer die Entfernung von dem geliebten Menschen, um so mehr werden sie versuchen, diese Person mit Gewalt anzuziehen.

Wenn das Gummiband reißt, ist das katastrophal, und sie kommen nie darüber hinweg.“ [Grandgeorge]

A Schweben und Fallen.

„Beim Einschlafen Empfindung, als hinge sie einen Meter über dem Boden. Sie hat das Gefühl, vom Himmel herabzuhängen.“

„Empfindung als würde sie zu Boden fallen.“

„Gefühl wie in eine Grube zu stürzen.“ [Allen]

A *Schwäche;* durch Diarrhœ; durch Schmerzen; durch Schweiß.

A Ruheloser Schlaf [mit häufigem Erwachen] oder Schlaflosigkeit.

A *Kältegefühl in inneren Partien.*

A Zittern [innerlich]; durch Schreck; durch Lärm.

A Schleimabsonderungen *übelriechend.*

K Schmerzen im Magen wie durch Hunger; muss essen.
Hunger beim Essen sofort gestillt.

K Furchterregende Kolik mit Diarrhœ und Schaudern; stößt Schreie aus.
& Brennen und Einschnürungsgefühl im Anus.
& Scharfer, brennender, schwächender Stuhl.

K Schmerzhafte Steifheit im unteren Rücken.

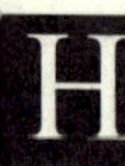

„Unfähigkeit sich nach vorn zu lehnen; er kann nur nach hinten gebeugt laufen; wenn er sich auch nur wenig nach vorn beugt, empfindet er ein Ziehen in der Lendengegend, so dass er gezwungen ist sich aufzurichten.“ [Allen]

„Quälende Schmerzen im Lumbosakralbereich, am Gelenk zwischen letztem Lendenwirbel und Kreuzbein, beim Versuch, ein Gewicht zu heben. … Muss zu Bett gehen; unfähig aufzustehen, oder sich im Bett zu bewegen, und muss auf dem Rücken liegen bleiben. … Schmerzen scheinen sich über einen großen Bereich auszubreiten, steigen ein wenig zu den Muskeln im Lumbar- und Dorsalbereich, und zu den Brustwirbeln hoch.“ [Allen]

K Splittergefühl unter den Daumennägeln.

K Hitzegefühl in den *Nägeln.*

K Rote Blasen, v.a. auf vorspringenden Knochenteilen, wie etwa der Haut über den Wangenknochen.

K Bläschen, die so prall sind, dass ihr Inhalt herausspritzt, wenn sie angestochen oder gedrückt werden.
Spannung der Haut; Engegefühl in der Stirn. [*Crot-t.;* dieselbe botanische Familie]

* Eine eindrückliche Beschreibung des Zustandes des Aussätzigen [der *Hura*-Zustand] findet sich in Stephen Donaldson’s *Lord Foul’s Bane,* Teil 1 der *Chronicles of Thomas Covenant,* Ballantine Books, 1977.

RUBRIKEN

GEMÜT: *Beißt* Hände [1]; sich selbst [1]. *Reizbarkeit* während Widerspruch [1; *Ign.*]. *Ruhelosigkeit* im Bett [1; **Puls**.]. Gedanken an den *Tod* ohne Furcht [1]. *Ungeduld* durch Schmerzen [1]. *Verlassenheitsgefühl,* Isolationsgefühl [1].

Verwirrung, verirrt sich in wohlbekannten Straßen [1]. Drang, Dinge zu *zerbrechen* [1]. *Zusammenzucken,* Auffahren morgens nach dem Erwachen [1].
SCHWINDEL: Schwindel beim *Gehen* im Freien, Empfindung wie in der Luft zu gleiten, als würden die Füße nicht den Boden berühren [1].
KOPF: *Engegefühl* der Stirnhaut [1/1]. Empfindung als ob eine *Kugel* im Gehirn rollt [1]. *Schmerzen,* Kopfweh als würde ein Nagel in den Scheitel getrieben [1; **Thuj**.]. *Taubheitsgefühl* in den Seiten [1].
AUGEN: *Kältegefühl* in den Augen [2; **Mez**.]; in den Lidern, beim Schließen der Augen [1]. *Sticheln* wie durch Staub [1].
SEHKRAFT: *Funken* im Sitzen [1/1]; im Gehen [1/1]. *Zickzacklinien* [1; **Nat-m**.].
OHREN: *Verstopfungsgefühl,* gefolgt von Empfindung, als ob Luftblasen in das linke Ohr gelangen [1/1].
NASE: *Epistaxis* im Liegen [1; Puls].
GESICHT: *Schwellung* morgens beim Erwachen [1]. Rote *Verfärbung* beim Erwachen [1; **Cina**]; Rötung der Stirn [1].
MUND: Blutiger *Geschmack* im Mund während des Koitus [1/1]; rauchiger Geschmack des Wassers beim Frühstück [1].
MAGEN: *Schmerzen* bei Hunger [1; *Petr., Psor.*]. *Schweregefühl* durch langes Stehen [1/1].
ATMUNG: *Seufzen,* durch Erstickungsgefühl [1].
BRUST: *Schmerzen* in der linken Mamma, die sich gelegentlich nach rechts verlagern, < Bewegung der Arme [1/1]. *Schwäche,* nach Diarrhœ [1/1].
RÜCKEN: *Schmerzen* im Dorsalbereich, zwischen den Scapulæ, < Drücken gegen das Sternum [1/1]; im Lendenbereich nach vorn lehnen [1]; > nach hinten neigen [1]; im Lumbosakralbereich, wenn man versucht ein Gewicht zu heben [1/1]; im Sakralbereich, mit Ausdehnung zu den Halswirbeln [1/1]; im Sakralbereich, < Bauchlage [1/1], < Sitzen [1]. *Schweregefühl* im Sakralbereich im Sitzen [1; **Rhus-t**.]. *Taubheitsgefühl* im Halswirbelbereich [1].
EXTREMITÄTEN: *Kälte* der Füße, ein Fuß kalt der andere heiß [1; **Lyc**.]. *Schmerzen* im rechten Arm, wie durch heftiges Zerren oder als sei er lange Zeit ausgestreckt gewesen [1/1]; Prellungsschmerzen in den Gesäßmuskeln, wechselnde Seiten [1/1]. *Taubheitsgefühl* der Handgelenke [1].

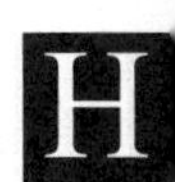

NOTIZEN

HYDRANGEA ARBORESCENS **Hydrang.**

ZEICHEN

Hydrangea arborescens. Wilde Hortensie. Fam. nat. Saxifragaceæ.
Der Name *Hydrangea* kommt von dem griechischen Wort *hydor,* Wasser, und *angeion,* ein Gefäß oder Vase, mit Bezug auf die Form der Samenkapsel oder den ungeheuren 'Durst' der Pflanze. Laut Cooper ist es die durstigste Pflanze überhaupt. *Arborescens* bedeutet 'baumartig'.
Die Hortensien wachsen auf sumpfigen oder wasserreichen Böden. Sie sind äußerst beliebt für Blumendekorationen im Sommer, besonders in kühlen – nicht kalten – Klimazonen, denn sie blühen den ganzen Sommer und frühen Herbst hindurch mit großen Dolden von rosa, blauen oder weißen Blüten. Alle benötigen viel Feuchtigkeit.
Die Rinde von *H. arborescens* ist rauh, mit einer Tendenz sich abzuschälen, jede Schicht hat eine andere Farbe, woher vermutlich der Name 'sieben Rinden' stammt. Im frischen Stadium sind die Wurzeln und Stengel sehr saftig, enthalten viel Wasser und lassen sich leicht schneiden. Im trockenen Zustand sind sie hart und widerstandsfähig.
Die Wurzel enthält zwei Harze, Gummi, Zucker, Stärke, Albumin, Natron, Kalk, Kalium, Magnesium, Schwefelsäure und Phosphorsäure, ein Eisensalz und ein Glykosid, Hydrangin.
„Die Beschaffenheit des Bodens beeinflusst die Farbe, denn in alkalischen Böden werden die Blüten rosa oder rot, in sauren Böden blau oder violett. Kalk im Boden hat die Wirkung, Aluminium und andere Elemente einzuschließen, so dass die Pflanzen sie nicht bekommen können, aber wenn Aluminiumsulfat im Wasser um die Wurzeln gelangt, werden die roten Farbpigmente blau. Es herrscht ein weit verbreiteter Glaube, dass Eisen das Element ist, das diese Veränderungen verursacht [Tonnen von rostigen Nägeln und Dosen müssen unter Hortensien vergraben liegen. In sehr kalkhaltigem Boden kann jedoch das Blattwerk unter Eisenmangel leiden und chlorotische Wirkungen erzielen, so dass die Blätter nahe den Adern grün, im übrigen aber gelb sind." [Perry]

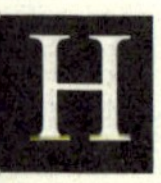

Wie andere Mitglieder der Saxifragaceæ [vom lat. *saxum,* ein Fels oder Stein, und *frango,* brechen], steht *Hydrangea* traditionell in dem Ruf, ein 'steinbrechendes' Mittel zu sein und wurde viele Jahre lang gegen Steinbildung verwendet. [Clarke]

VERGLEICHE

Berberis. Lycopodium. Calcium carbonicum. Nux vomica. Pareira brava.

WIRKUNGSBEREICH

Harnorgane. Prostatadrüse.

LEITSYMPTOME

G „Die wenigen Personen, denen ich mit Hydrangea helfen konnte, waren nervös und machten sich um alles viel Sorgen. Die Hauptbeschwerde war ein Calculus im Harnleiter mit Prostatavergrößerung. Der Calculus lässt sich behandeln, wenn sie viel trinken. Die Prostatahypertrophie kann nur behandelt werden, wenn sie in den Anfangsstadien abgefangen wird." [Vrijlandt]

G Heftige Wutanfälle. [Pulford]

A *Großer Durst.*

& Unterleibssymptome und vergrößerte Prostata.

K Wertvoll in bestimmten Formen von 'Grieß,' besonders nützlich bei reichlichen Ablagerungen von weißen amorphen Salzen im Harn. [Hansen]

K Hat die Neigung zu Steinbildung in der Blase aufgehalten und Beschwerden durch Nierensteine gelindert, mit Wundheit über dem Bereich der Nieren und blutigem Harn. [Hansen]

K Scharfe Schmerzen in den Lenden, v.a. links.

RUBRIKEN

BLASE: *Entzündung* & Fieber, bei Strangurie [1]. Stechende *Schmerzen* während der Harnentleerung [1].
NIEREN: *Entzündung,* Pyelitis durch Calculus [2]. *Schmerzen* in der linken Niere [1]; Kolik durch Grieß [1/1]; Kolik, Behandlung in symptomfreien Intervallen [1]; ausstrahlende Schmerzen [2]; Schmerzen im linken Ureter [1].
PROSTATA: *Vergrößerung* [2].
HARN: *Sediment,* gelber Sand [1].

NOTIZEN

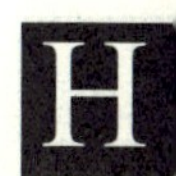

HYDROCOTYLE **Hydrc.**

ZEICHEN

Hydrocotyle asiatica. Centella asiatica. Asiatischer Wassernabel. Fam. nat. Umbelliferæ. Hydrocotyle [vom gr. *hydor,* Wasser, und *kotyle,* eine Tasse, mit Bezug auf den Lebensraum der Pflanze bzw. die tassenartige Höhlung in der Mitte des Blattes] ist eine kleine doldenblütige Sumpfpflanze, die in Südafrika und Südostasien heimisch ist. Die Blättchen sind gestielt, nierenförmig, gekerbt, siebennervig und nahezu unbehaart. Enthält eine ölige flüchtige Flüssigkeit, Vellarin genannt, mit einem starken Geruch, ähnlich wie die Pflanze, und einem bitteren, scharfen, aufdringlichen Geschmack. In großen Dosen verursacht Vellarin intensiven Juckreiz am ganzen Körper, Schmerzen in den Ovarien und Reizung der Harnröhre. Ein wertvolles Mittel wegen seiner diuretischen Eigenschaften und als Heilmittel für Lepra, Rheumatismus und Ichthyosis verzeichnet. Wirkt in kleinen Dosen stimulierend, in großen Dosen narkotisierend und verursacht Stupor, Kopfweh und bei manchen Menschen Schwindel und Koma.

„Eines der wichtigsten Heilkräuter, und seit Jahrhunderten bekannt ist *fo-ti-tieng,* oder *Hydrocotyle asiatica,* eine Pflanze mit außerordentlicher verjüngender Wirkung auf die menschlichen Gehirnzellen und Hormondrüsen. Die Pflanze wächst in sumpfigen Dschungelgebieten von Ceylon, Südchina und Südwestasien. Fo-ti-tieng wird 'Lebenselixier' oder auch 'Elixier des langen Lebens' genannt. Die Pflanze ist nicht besonders auffallend oder anziehend, dennoch ist sie unter chinesischen und indischen Gelehrten als Nahrung bekannt geworden, die großartige lebenserhaltende Eigenschaften besitzt. Sie ist aromatisch, regenerierend, diuretisch und nahrhaft und wird auch wegen ihrer stimulierenden und tonisiserenden Wirkung verwendet. Außer der Alterungsverzögerung besitzt sie noch weitere therapeutische Eigenschaften. Sie wird zur Bekämpfung von Fieber, Hämorrhoiden, Darmbeschwerden und skrofulösen Zuständen verwendet. Angeblich stärkt und kräftigt sie das Gehirn. Man nimmt einige Blätter täglich ein, aber anscheinend werden sie gekaut und nicht als Tee aufgebrüht und getrunken. Die Pflanze wächst nur einige Zentimeter hoch und hat eine ziemlich stumpfe grüne Farbe. Die Wurzeln scheinen sehr lang zu sein, vielleicht doppelt so lang wie der Stengel der Pflanze über der Erde." [Twitchell]
Die Art ihres Wachstums hängt vom Standort der Pflanze ab. In flachem Wasser entwickelt sie schwimmende Blätter, in trockenen Standorten bildet sie mehr Wurzeln und die Blätter sind kleiner und dicker.
Eine indische klinische Studie hat eine bedeutsame Zunahme der geistigen Fähigkeiten bei dreißig geistig retardierten Kindern gezeigt. Nach einem Zeitraum von 12 Wochen waren die Kinder aufmerksamer und konnten sich besser konzentrieren. Andere pharmakologische Studien haben gezeigt, dass die Centellaextrakte eine sedative Wirkung haben, ähnlich der von Meprobamat und Chlorpromazin.
In *Drugs of India* [Calcutta, 1934, p. 120] schreibt Chatterjee über die Wirkung der Pflanze bei Lepra. Das Anfangsstadium ist durch eine Empfindung von Wärme und Kribbeln der Haut charakterisiert, insbesondere an Händen und Füßen. Nach mehreren Tagen besteht ein Wärmegefühl, das sich kaum ertragen lässt. Die Kapillarzirkulation wird stimuliert und nach einigen Wochen beginnt sich der Appetit zu bessern. Die Haut wird allmählich weicher, die Schwellung beginnt sich zurückzubilden und die Fähigkeit der Schweißbildung kehrt langsam wieder. Anderen Autoren zufolge ist die Wirkung bei Ekzem, Lupus, Psoriasis und skrofulösen Geschwüren ähnlich.
„Der standardmäßige Extrakt von *Centella asiatica* wurde bei der Behandlung von Patienten mit Verbrennungen zweiten und dritten Grades, verursacht durch kochendes Wasser, elektrischen Strom oder Gasexplosion wirksam eingesetzt. Tägliche lokale Anwendung und/oder intramuskuläre Injektionen des Extraktes erbrachten ausgezeichnete Ergebnisse, wenn mit der Behandlung unmittelbar nach dem Unfall begonnen wurde. Der Extrakt verhinderte oder verringerte das Schrumpfen oder die Schwellung der Haut, verursacht durch Hautinfektion, und er hemmte die Narbenbildung, förderte din Heilung und verringerte Fibrose. … Der standardmäßige Extrakt [orale Verabreichung; tatsächliche Dosis, 60 bis 90 mg] hat eindrucksvolle klinische Resultate bei der Behandlung von Keloiden und hypertrophischen Narben gezeigt. Sein Wirkungsmechanismus basiert grundsätzlich auf der Reduktion der entzündlichen Phase der Narbenbildung und verstärkt gleichzeitig die Reifungsphase der Narbenbildung." [Murray]
1857 von Andouit geprüft und eingeführt.

VERGLEICHE
Arsenicum. Acidum nitricum. Sulfur. Sepia. Conium. Silicea. Graphites.

WIRKUNGSBEREICH
Harnorgane. Genitalien. *Haut.*

LEITSYMPTOME
G Träume vom Schlafen.
„Einer meiner Patienten, der *Hydrc.* mit Erfolg gegen ein Ekzem nahm, klagte darüber, dass er ständig träumte zu schlafen; außerdem über ein unangenehmes Gefühl im Mund morgens beim Erwachen." [Clarke]

G *Düstere Gedanken.* Neikung zu Einsamkeit. Misanthropie.
Geschwätzigkeit und hemmungslose Kommunikationsneigung [Reaktionswirkung]. [Allen]

A Heißhunger.
Abneigung gegen flüssige Nahrung.
Starkes Verlangen nach Limonensaft.

A Empfindung, als ob heißes Wasser durch das Knochenmark fließt.

A *Infiltration und Induration von Zellgeweben.*
& lokale oder generalisierte Verdickung und Trockenheit der Haut. [Voisin]

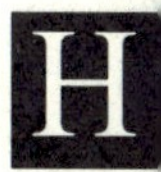

A Schwellung und Induration der Drüsen.

A Verdickung der Haut.
< Sommer.

A Juckreiz.
< Nachts; morgens; Hitze.

K Einschnürung im hinteren Teil des Schädels sowie der Deckhaut.
Hinterkopf sehr empfindlich, v.a. gegen Berührung.

K Nagende Schmerzen in der Schläfe, in der Regel auf einer Seite, wenn eine Seite befallen ist, ist die andere gelindert. [Ghose]

K Magen: „Empfindung als seien Gase in eine Kugel *gesammelt.*"
„Hitze in der Magengegend, die sich wie ein Balken *ausbreitet.*"

K Reizung im Blasenhals.
& Hitze und Juckreiz der Vagina und roter Gebärmutterhals. [Farrington]
Leukorrhœ dick, gelb, stark, klebrig, übelriechend.

K Reichliche Harnentleerung < nachts.

K Schmerzen in den Gelenken und Wadenmuskeln.
< Bewegung; Wetterwechsel.

K Unerträglicher Juckreiz in den *Fußsohlen* [manchmal auch Handflächen].
& Verdickung der Haut und reichliche [*lokale*] Schweißbildung. [Voisin]

K DERMATOSE MIT ABSCHUPPUNG; kreisrunde Stellen oder Flecken, *mit erhabenen schuppigen Rändern;* mit oder ohne Juckreiz.
Große Schuppen.
Arsenicum hat feine Schuppen und *mehr Brennen.*

* Siehe für bestätigte und zusätzliche Symptome: *Proceedings of Academia Medico Homeopatica de Barcelona,* 45. Kongress der Internationalen homöopathischen medizinischen Liga, Barcelona, 10.-13. Mai 1990, Jain Publishers, S. 131 + 144.

RUBRIKEN

GEMÜT: *Extravertiert* [1]. *Mitteilsam* [1; *Lach.*]. *Optimistisch* [1]. *Vertrauensselig* [1]. *Vertrauensvoll* [1].

OHREN: *Geräusche,* Blasen [1]; Klingen [1]. *Verstopfungsgefühl*, linkes Ohr [1].

NASE: *Lupus* [2]; auf den Nasenflügeln [2; *Aur-m.*]. Gefühl als würde *Nasenbluten* einsetzen [1].

GESICHT: *Hautausschläge,* kupferfarben [2]; papulär [2]; Tuberkel an den Seiten der Nase [2]. *Krebs,* Lupus [3]. Gelbe *Verfärbung* um den Mund [1].

ABDOMEN: Empfindung als seien alle abdominalen Organe in *Bewegung* [1]. *Hautausschläge,* Frieselausschlag [1]. *Hitzegefühl* im Hypogastrium [1].

REKTUM: Empfindung von einem *Gewicht* im Perineum [1].

NIEREN: *Formicatio* [1].

PROSTATA: *Schweregefühl* [1].

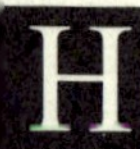

FRAUEN: Leichte *Blutungen* der Zervix & Leukorrhœ [1]. *Hitze* am Grund der Vagina [1]. *Schmerzen* im Uterus [1]. *Schweregefühl* im Uterus [1].

EXTREMITÄTEN: *Kälte* des linken Fußes [1]. *Elephantiasis* [2]. *Juckreiz* der Fußsohlen [2].

HAUT: *Elastizitätsmangel,* Sklerodermie [2]. *Hautausschläge,* herpetisch, kreisrund [2]; papulär [2]; schuppig, Ichthyose [2]; schuppige Flecken oder Stellen [1]. Kupferfarbene *Verfärbung* [1].

ALLGEMEINES: Im *Sitzen* < [1]. *Schmerzen,* Wundheitsschmerz, Prellungsschmerz beim Erwachen [1]. *Schwäche* durch Reden [1].

NAHRUNG

Abneigung: Flüssige Nahrung [1]; Tabak [1].
Verlangen: Limonensaft [1].

NOTIZEN

HYDROCYANICUM ACIDUM Hydr-ac.

ZEICHEN

Acidum hydrocyanicum. Cyanwasserstoffsäure. Blausäure.
Farblose, hochgiftige Flüssigkeit mit Geruch nach Bittermandeln, Vorkommen in Bittermandeln [Amygdalin], den Steinen von Pfirsichen, Pflaumen und anderen Früchten sowie Lorbeerblättern. Sie wird Blausäure genannt, weil sie zuerst aus Berliner Blau hergestellt wurde, einem Farbpigment, dass in Berlin entdeckt wurde.
„Die Blausäure HCN ist als Gift von rapider Wirkung bekannt. Und doch kommt sie physiologisch ziemlich häufig in Pflanzen verschiedener Familien, meist Rosaceen, vor, meist in Form von sogenannten Glykosiden, wie z.B. Amygdalin. In Kirschen, Pflaumen, Pfirsichen, Aprikosen, in der Rangoonbohne [Phaseolus lunata] und im Leinsamen [Linum usitatissimum] hat der Gehalt keine arzneiliche Bedeutung erlangt, in den bitteren Mandeln nur sehr wenig, im Kirschlorbeer [Prunus Laurocerasus], im Weißdorn [Crataegus oxyacantha] und im Holunder [Sambucus nigra] ist die Blausäure wahrscheinlich an der Arzneiwirkung beteiligt… Der fast schlagartige Verlauf der Vergiftung mit Blausäure oder Zyankali [aus dem HCN leicht, schon durch Kohlensäure frei wird] zeigt das außerordentliche Eindringungsvermögen in den Organismus bis zu den vitalen Zentren: das Atemzentrum wird gelähmt. Ebenso schnell wie die Vergiftung einsetzt, können ihre Symptome aber auch verschwinden, wenn die Ausscheidung der Blausäure, hauptsächlich auf dem Atemwege ausreichend ist. Bei langsamerer Vergiftung mit kleineren Dosen werden Atem- und Vasomotorenzentrum zuerst erregt, die Atmung wird vertieft, die Herztätigkeit verlangsamt, der Blutdruck steigt, dann erfolgt plötzliche Blutdrucksenkung, die Atmung wird unterbunden; die Herztätigkeit bleibt verhältnismäßig lange verschont. Daneben geht die Wirkung auf die Zellatmung, die Atmungsfermente werden für ihre katalytische Tätigkeit untauglich, der Sauerstoff des Blutes kann von den Zellen nicht aufgenommen werden, das Blut bleibt arteriell. Die ersten Zeichen bei Blausäureeinatmung sind Reizerscheinungen an den Augen, Kratzen im Hals und Kehlkopf, Brennen der Zunge, Rötung der Schleimhäute, dann treten Unruhe und Angst, Kopfschmerzen, Übelkeit und Brechreiz auf. Verlangsamung von Puls und Atmung mit Beklemmung und Zusammenschnüren in der Herzgegend und im Halse, Dyspnoe und krampfhafte Atmung [kurze Ein- und lange Ausatmung] leiten dann über zu tonisch-klonischen Krämpfen, die sich bis zu Tetanus steigern, und Bewusstlosigkeit. Plötzlich setzt dann das asphyktische Stadium mit Blutdrucksenkung ein und endigt in Atemlähmung. Nach Wiederherstellung von der Vergiftung bleibt zuweilen noch lange Schwäche der Muskeln und des Herzens zurück.“ [Leeser]
In der Industrie wird Blausäure in großen Mengen bei der Produktion von Acrylglas, Nylon und Acrylstoffen verwendet. Wegen seiner raschen Wirkung wird Blausäuregas in den Vereinigten Staaten zur Vollstreckung der Todesstrafe eingesetzt.
1825 von Jörg an 5 Personen geprüft.

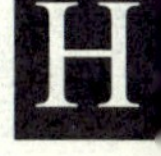

VERGLEICHE

Arsenicum. Cuprum. Belladonna. Lachesis. Laurocerasus. Nux vomica. Opium. Cicuta. Tabacum.

WIRKUNGSBEREICH

Gehirn. Herz; *Kreislauf; Atmung*. Epigastrium.

LEITSYMPTOME

G Gefühl, als ob sich alles um einen herum langsam bewegt.
Vergleiche mit: *Langsamkeit* der Gedanken mit Trübungsgefühl im Kopf.
Gedankenloses Starren.
Plötzliche Bewusstlosigkeit.

G HYSTERIE.
& *Drang sich selbst zu verletzen. Viel Kraft muss aufgewendet werden, um dies zu verhindern.*

G WAHNSINN.
& Allgemeine *Empfindungslosigkeit*, Schmerzlosigkeit.

G Furcht vor eingebildeten Sorgen.

A KÄLTE.
„Marmorne Kälte innen und außen." [Clarke]

A Oberfläche *blau* und *kalt*.
Zyanose, v.a. LIPPEN und *Nägel*.
Kälte, v.a. GESICHT und *Hände*.

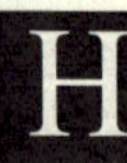

A *Plötzlichkeit* [Kollaps; Spasmen; Apoplexie].
„Ein Arzneimittel für Anfälle." [Verma]
„Immer wenn ein plötzlicher Bewusstseinsverlust, plötzliche Rigidität der Gliedmaßen, plötzliche Krampfanfälle und plötzliches Aussetzen der Herztätigkeit auftreten, sollte man an *Acidum hydrocyanicum* denken, bevor man irgendwelche anderen Maßnahmen ergreift." [Choudhuri]

A Konvulsionen.
„Plötzlich wird ein Schock empfunden, der die Person wie ein Blitzschlag von Kopf bis Fuß durchzuckt, und dann kommt der Spasmus. Die Oberfläche ist blassblau, die Muskeln von Gesicht, Kiefer und Rücken sind betroffen." [Farrington]
„Ausgeprägter Risus sardonicus." [Clarke]

A Epileptische Anfälle:
Vorher: Aura fehlt; Kreischen.
Während: Augen nach oben rechts gedreht; Schaum aus dem Mund; Kreischen; Schwindel; Bewusstlosigkeit.
Nachher: Prostration.
„Bei hysterischen oder epileptischen Konvulsionen ist es dienlich in Fällen, in denen hauptsächlich die Rücken-, Gesichts- und Kiefernmuskulatur betroffen ist und sich der Körper bläulich färbt." [Blackwood]

K Empfindung als stünde das Gehirn in Flammen.

K Supraorbitalneuralgie.
& Wallungsartige [rote oder bläuliche] Verfärbung derselben Gesichtsseite.

K *Getränke rumoren durch Hals und Därme.*
„Getränke rollen hörbar im Magen. *Cina* hat dies bei Keuchhusten, aber wenn es

bei bevorstehender Lungen- und Hirnlähmung auftritt, ist *Hydr-ac.* das beste Mittel.“ [Farrington]

K Gastralgie.
< Wenn der Magen leer ist.
> Essen.

K Nervöse Verdauungsstörung durch Überarbeiten und Angst.
& Hochgradiges Schwächegefühl im Epigastrium.
„Zwei oder drei Stunden nach dem Essen klagt der Patient über einen brennenden Schmerz in der Nabelgegend, der sich in Œsophagus und Hals ausdehnt.“ [Choudhuri]

K *Cholera.*
Bei Cholera ist *Hydr-ac.* neben *Camph.* einzuordnen, es ist indiziert bei ausgeprägtem Kollaps mit plötzlichem Aussetzen aller Absonderungen wie Erbrechen und Diarrhœ. [Farrington]

K Jüngeres und unkompliziertes Asthma.
& Schwierige und krampfhafte Atmung, Zusammenziehen im Hals und Erstickungsgefühl. [Hansen]

K Schmerzen im *Nacken* und in den Lenden vor der Menses. [Dorcsi]

K *Rasche* Ermattung und Schwäche der Gliedmaßen, v.a. der *Oberschenkel.*

RUBRIKEN

GEMÜT: *Delusion*, meint von Freunden umgeben zu sein, denen er die Hand schüttelt und die er beim Namen ruft [2/1]. Mangel an *Empfindsamkeit* [2]. *Furcht* einzuschlafen [2]; vor einstürzenden Häusern [1/1]; vor Homosexualität [1]; treibt ihn von einem Ort zum andern, bei Dyspnœ [1; **Spong**.]. *Kreischen* bei Angina [2/1]; beim Erwachen [2; **Zinc**.]. *Seufzen* bei Hysterie [2; **Ign**.]. Gedankenloses *Starren,* richtet sich im Bett auf und stiert ins Leere [2/1].
SCHWINDEL: *Gegenstände* scheinen sich während Schwindel zu bewegen [2]. Schwindel & *Magensymptome* [1].
KOPF: *Gurgeln* [2]. Empfindung als ob das Gehirn gegen den Schädel *klopft* [1; **Chin**.]. *Schmerzen* im Hinterkopf durch Steigen [1; **Cimic**., **Gels**.]. *Wellengefühl* [2].
AUGEN: *Starren* während Konvulsionen [1].
NASE: Bläuliche *Verfärbung* der Nasenflügel [1/1].
GESICHT: *Zuckungen* während Konvulsionen [1].
MUND: Zunge *herausgestreckt* bei Hirnerkrankungen [1]. Unablässiges *Spucken* [1].
ZÄHNE: Zähne nachts fest *zusammengebissen* [2].
HALS: *Würgegefühl* & Asthma [2; *Mosch.*].
ÄUSSERER HALS: Erweiterte *Adern* [1].
MAGEN: *Erbrechen* vor Konvulsionen [1; *Cupr.*]; Erbrechen grüner Masse vor Konvulsionen [1]. *Schluckauf* > Kaffee [1/1]. *Schwächegefühl* während Klimax [1; *Ign., Sep.*]. *Übelkeit* vor Konvulsionen [1/1].
STUHL: *Grün* während Konvulsionen [1/1].
LARYNX: *Stimme,* Heiserkeit & Herzbeschwerden [1]; Stimmverlust bei

Herzbeschwerden [1].
ATMUNG: *Beschleunigte* Atmung beim Einschlafen [2/1].
BRUST: *Hält* die Hände über das Herz [1]. *Herzklopfen* bei Schmerzen in der Herzgrube [2]; aus nervöser Ursache [1]; & Verdauungsstörung [1].
SCHLAF: *Erwachen* bald nach dem Einschlafen am Abend [1]. *Schwerer* Schlaf am Morgen [1; *Lach.*].
HAUT: *Kälte* während Konvulsionen [1; **Oena.**]. Bläuliche *Verfärbung* während Konvulsionen [1; Laur.].
ALLGEMEINES: Plötzliche *Schwäche* [2].

NAHRUNG

Abneigung: Fleisch [1].
Besser: Kaffee [1; > Schwindel].

NOTIZEN

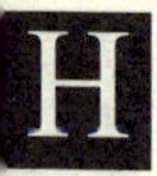

HYDROGENIUM

Hydrog.

ZEICHEN

Hydrogen. Wasserstoff.
Ein gasförmiges Element, Symbol H, Ordnungszahl 1, das in Verbindung mit Sauerstoff Wasser produziert. Der leichteste aller bekannten Stoffe und hochentzündlich. Sehr wichtig zur Moderation [Verlangsamung] von Neutronen.
Wasserstoff hat drei Isotope: Hydrogen-1, Protrium, ist das gewöhnliche Wasserstoffisotop und macht 99,985% der in der Natur vorkommenden Wasserstoffatome aus. Das Wasserstoffisotop mit dem atomaren Gewicht 2 ist schwerer Wasserstoff oder Deuterium, ein stabiles natürliches Isotop und wird erzeugt indem ein Neutron in seinen Kern gebracht wird. Deuterium [von *deux*, zwei oder doppelt] macht 0,015% der Wasserstoffatome aus, die in der Natur vorkommen. Indem andere Neutrone in den Kern gebracht werden, wird Deuterium in Tritium umgewandelt [von *tres*, drei], ein Wasserstoffisotop mit der Massenzahl 3, ist schwach radioaktiv und strahlt Betapartikel aus, um das stabile Helium-3 zu werden.
„Die Mischung der drei wird 'Wassertoff' genannt, H. Zumal die elektronischen Konfigurationen der drei Isotope identisch sind, besitzen sie dieselben chemischen Eigenschaften, aber wegen ihres unterschiedlichen Gewichts sind die Reaktionsraten unterschiedlich. Deuterium wird zur Herstellung von schwerem Wasser verwendet, welches in Uranreaktoren benutzt wird.“ [Sherr]
Wasserstoff ist einzigartig unter den Elementen; keine einzige Familie ist ihm

gleichgestellt. Sein Nukleus besteht aus einem einzelnen Proton, um das ein einzelnes Neutron dreht. Manchmal wird es den Alkalimetallen zugeordnet [die ebenfalls ein äußeres Atom haben], der Gruppe 1A des Periodensystems, aber es könnte ebensogut den Halogenen zugeordnet werden, den Salzbildern, Gruppe 7B, da jedes der Halogene, ebenso wie Hydrogen, nur eine Stelle vor einem 'Edelgas' in dem Periodensystem liegt.
Wasserstoff ist ein aktives Gas, bi-atomar. Mit anderen Worten, Wasserstoffmoleküle bestehen aus zwei Atomen, die miteinander verbunden sind. Bei hohen Temperaturen verschmelzen die Kerne und dies setzt große Energiemengen frei, wie bei der Wasserstoffbombe.
Wasserstoff findet man auf der Erde fast nie in freiem Zustand. Die Sonne und andere Sterne bestehen aus beinahe reinem Wasserstoff. Die thermonukleare Fusion von Wasserstoffkernen versorgt das Universum mit Licht und Hitze. Man schätzt dass Wasserstoff mehr als 90% aller Atome und drei Viertel der Masse des Universums ausmacht. Die wichtigste natürlich vorkommende Wasserstoffverbindung ist Wasser, welches die Hauptquelle des Elements ist. Freier Wasserstoff ist eine Zusammensetzung von Gasen, die aus Vulkanen ausgestoßen werden. Der Wasserstoffgehalt der Erdatmosphäre beträgt jedoch weniger als ein Millionstel, weil Wasserstoff ständig in das Weltall diffundiert.
„Der *Wasserstoff* in molekularer Form hat im Stoffwechsel höherer Organismen keinen Platz und eine arzneiliche Aktivierung dieses leichtesten Gases ist wohl auch nicht möglich. Der Wasserstoff ist nur als Ion, d.i. als positiv geladenes, dissoziiertes Atom im Organismus aktiv. Dabei ist immer sein Verhältnis zum anderen Bestandteil des Wassers zum OH–Ion entscheidend. [Das Hydroxylion OH ist gewissermaßen einwertig gemachtes Sauerstoff-Ion]. Übergewicht des H^+ [verstärkte H^+-Ionenkonzentration, pH<7] bedeutet saure Reaktion, Übergewicht des OH^- [verstärkte OH–Ionenkonzentration, pH>7] alkalische Reaktion. Dieses Verhältnis wird der einfacheren Schreibweise wegen gewöhnlich mit dem negativen Logarithmus als pH ausgedrückt, so dass pH=7 neutrale Reaktion, ein pH unter 7 Überwiegen der H^+-Ionen, also saure Reaktion, ein pH über 7 Überwiegen der OH–Ionen, also alkalische Reaktion bedeutet. Die Stärke einer Säure [bzw. Base] ist durch die Konzentration der abdissoziierten H^+- [bzw. OH–] Ionen bestimmt. Der Säure-Basen-Haushalt wird durch mannigfaltige Regulierungsmittel physiologisch sehr konstant gehalten. Die physiologische Abwehr gegen eine Änderung der optimalen [H^+, OH^-]-Ionenkonzentration hat eine solche Breite, dass eine krankhafte Störung im intermediären Stoffwechsel durch Beibringung von Säuren oder Laugen auf dem normalen Weg so gut wie unmöglich ist. Erst wenn der Stoffwechsel nach der acidotischen oder alkalotischen Seite hin schon gestört ist, wenn die sonst symptomlos funktionierenden Regulierungseinrichtungen mangelhaft sind und Krankheitssymptome machen, ist die Situation für eine arzneiliche Beeinflussung des Säure-Basen-Gleichgewichts gegeben.“ [Leeser]
1991 von Sherr geprüft.

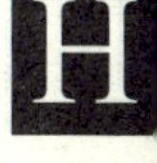

VERGLEICHE

Sulfur. Lycopodium. Phosphorus. Calcium carbonicum. Kalium sulfuricum. Ferrum arsenicosum. Natrium arsenicosum. Natrium phosphoricum.

LEITSYMPTOME

G *Abneigung gegen Gesellschaft; besser allein.*

G Delusionen:
ABGETRENNT VON DER WELT.
ALLES IST FREMDARTIG
ALLES ERSCHEINT UNWIRKLICH.
Todesnahe Erlebnisse.

G SPACED OUT, Empfindung wie weggetreten.

G Alles erscheint *lächerlich.*
Lachen über ernste Angelegenheiten.

G Konzentrationsschwierigkeiten.
Beim Rechnen; Fahren; Lesen; Arbeiten; Schreiben.
Fehler beim Sprechen, Buchstabieren, Schreiben; in räumlicher und zeitlicher Orientierung.

G Interessiert an *esoterischen Themen, Astrophysik.*

G Schwierigkeiten, in der Welt leben zu müssen wegen einer Empfindung von universellem Bewusstsein und Erleuchtung.
Keine Grenzen oder schmerzhafte Erfahrung von weltlichen Einschränkungen.

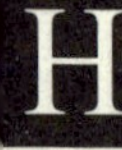

G Verwirrung bezüglich der sexuellen Identität.

G TRÄUME VOM TOD.

A Symptome auf einer Seite:
< *Linke Seite.*
< RECHTE SEITE.

A Bedürfnis und Neigung sich hinzulegen.
Schlappheit nach dem Essen.
Zittrige Schwäche.

A > *Frische Luft.*
Aber: < KALT WERDEN; und Erkältungsneigung [3].

A Abneigung gegen Gewürze, stark gewürzte Speisen.

A < SCHLAF; MORGENS BEIM ERWACHEN.

A < TAGSÜBER.

A < NACHTS und MORGENS [21-9 Uhr].

A Schmerzen BRENNEND; SCHNEIDEND; STECHEND.

A TROCKENHEIT.
Gesicht; MUND; HALS; Nase [1].

A *Jährliche Periodizität.*

A Schwindel in Wellen.
Schwindel während Kopfweh [2].

K Kopfschmerzen; in der Stirn; über den Augen; rechtem Auge [2]; linkem Auge [2]; hinter den Augen [2].
Ausdehnung zur Nasenwurzel.

K Nasenkatarrh.

Absonderung am Morgen [3]; klar [3]; reichlich [2]; flockig [2]; grün [3]; dick [3]; dünn [2]; wässrig [3]; weiß [3]; gelb [3].
Verstopfung der Nase morgens beim Erwachen.
Niesen nach Kribbeln in der Nase [3].

RUBRIKEN
GEMÜT: *Argwöhnisch* [2]. *Beißt* Finger [1]. *Beschwerden* bei Vollmond [1]; durch Streit [1]. *Delusion,* abgetrennt [1; Granit]; meint Insekten auf dem Hinterkopf zu haben [2/1]; Körper sei zu klein für die Seele oder von der Seele getrennt [2]; meint der Körper sei vergrößert [1]; schmutzig [1]; Trennung zwischen sich selbst und anderen [1], als würde man abwärts gezogen [2/1];Übertreibung der zeitlichen Wahrnehmung [1; **Cann-i**.]; hält sich für verachtet [1]; verkleinert [1]; verfolgt zu werden [2]. *Eile* [2]. *Fleißig* [2]. *Gedanken* an tote Körper [2/1]. *Geistesabwesend* am Morgen [1]; am Abend [1/1]. *Mitfühlend* [2]. *Liebe*, liebeskrank [1]; überfließende Liebe für die Menschheit [1/1]. *Seufzen* [2]. *Singen* [2]. Gedanken an den *Tod* [2]. *Träume,* amouröse [2]; von Autoreisen [3]; beschäftigt zu sein [3]; von Flucht [2/1]; von Kindern [3]; von toten Menschen [2]; von Mord [2]; von hochgelegenen Orten [2]; von leidenden Tieren [2]; vom Tod [3]; von Verbrechen [2]. *Überdruss* [3]. *Verletzlich* [2]. *Verwirrung* bezüglich der sexuellen Identität [2/1]. Grundloser *Zorn* [1]; abgeneigt zu reden, wenn man zornig ist [1]; wirft Dinge fort im Zorn [1].
KOPF: *Formicatio*, Krabbeln wie von Insekten [2/1]. *Schmerzen* in kleinen Stellen [2]; Kopfweh > Reden [1]; > Schreiben [1]; unbestimmte anhaltende Schmerzen tief im Gehirn [2]; Schmerzen im Hinterkopf [3]; Scheitel [3]; rechte Seite des Scheitels [2]; pochende Kopfschmerzen mit Ausdehnung zur Nasenwurzel [2/1].
AUGEN: *Schmerzen,* wie durch Sand [1]. *Tränenfluss,* & Schmerzen in der Nase [1].
NASE: *Niesen* tagsüber [1]; während Frostgefühl [1/1]; in kalter Luft [1]. *Schnupfen* < Essen [1]. *Trockenheit* morgens beim Erwachen [1/1].
GESICHT: *Haarwuchs* auf der Oberlippe [2]. *Kältegefühl* über dem Mund [1/1]. *Kribbeln* in der linken Gesichtsseite [2]; in den Lippen [2]. *Taubheitsgefühl* in den Lippen [2]. Rote *Verfärbung* nach Zorn [1].
MUND: Nahrung *schmeckt* trocken [1]; Wasser schmeckt metallisch [1/1]. *Taubheitsgefühl* der Zungenspitze [1]. *Trockenheitsgefühl* & feuchter Mund [1].
HALS: *Schleim* aus den Choanen in den Hals gezogen [3]; Empfindung von Schleim [1; Rhod.]. *Schmerzen* morgens beim Erwachen [2; Lach.]; Wundheitsschmerz morgens beim Erwachen [2]; Wundheitsschmerz > Essen [1]; Wundheitsschmerz durch kalte Luft [1]; Wundheitsschmerz beim Niesen [1]; Wundheitsschmerz mit Ausdehnung zu den Ohren [2; Podo.]; Wundheitsschmerz in der linken Seite, mit Ausdehnung nach rechts [1; Lach; Sabad.]. Trinken verschafft keine > der *Trockenheit* im Hals [1].
MAGEN: *Durstlosigkeit* während Kopfschmerzen [1/1]. *Übelkeit* > tief atmen [1/1]; < nach vorn beugen [1/1]; > Bewegung [1]; nach dem Essen [2]; > in Rechtsseitenlage [1]; in Rückenlage [1]; bei Speisengeruch [2].

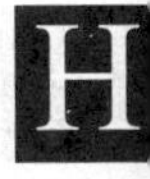

REKTUM: *Diarrhœ* nach Kopfschmerzen [1/1]. *Feuchtigkeit* mit fischartigem Geruch [1; Sanic.].
STUHL: Helle *Färbung* [3]. *Fischgeruch* [1/1]. *Gewaltsam,* plötzlich, schießend [2].
FRAUEN: *Menses*, aussetzend [2]; setzt ein beim Erwachen [1/1]; klumpig [2]; reichlich [3].
HUSTEN: Husten > *Diarrhœ* [1]. *Kitzeln* hinter dem Brustbein [2]. Husten > *Schlucken* [1].
BRUST: *Einschnürung* beim Erwachen [1]. *Kitzeln* in der Brust [3].
RÜCKEN: *Schmerzen* bei Bewegung [2]. *Spannung* im Halswirbelbereich während Kopfschmerzen [1/1].
EXTREMITÄTEN: *Kälte* im rechten Unterschenkel [2]; im rechten Fuß [2]. *Ruhelosigkeit* der Beine nachts [2]. *Schweregefühl* der unteren Gliedmaßen wie durch Ermüdung [3]; der Unterschenkel nachts [1; Caust.].
SCHWEISS: Schweiß bei *Kälte* [1; Verat.]. *Kalter* Schweiß durch Angst [1/1]; & Delusionen [1/1]; beim Erwachen von einem Alptraum [1/1].
ALLGEMEINES: *Hitzegefühl* beim Erwachen [2]. *Plötzliches* Auftreten von Beschwerden [2]. Übermäßige *Schwäche* [2]; Schwäche wie Ohnmacht [2]; Schwäche & Übelkeit [2].

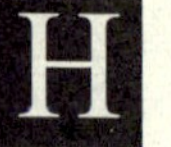

NAHRUNG
Abneigung: Gewürze [2]; heiße Getränke [1]; warme Getränke [1]; Kaffee [1]; heiße Speisen [1]; warme Speisen [1]; Tabak [1]; Tee [1].
Verlangen: Kalte Getränke [2]; Alkohol [1]; Ananas [1]; kohlensäurehaltige Getränke [1]; Süßigkeiten [1]; Tabak [1].
Schlimmer: Essig, Geruch nach [1; = Reizbarkeit]; Knoblauch [1]; Knoblauch, Geruch nach [1; = Übelkeit]; Tee [1; = Übelkeit].
Besser: Warme Getränke [1].

NOTIZEN

HYDROPHIS CYANOCINCTUS **Hydroph.**

ZEICHEN
Hydrophis cyanocinctus. Ruderschlange. Seeschlange.
Die Seeschlangen sind eine Familie von Giftschlangen, die sich an das Leben im Meer gut angepasst haben. Die signifikanteste Anpassung ist eine vertikale Abflachung des Körpers und eine noch stärkere Abflachung des Schwanzes; sie bewegen sich fort, indem sie den Schwanz vor und zurück bewegen. Seeschlangen leben vor allem in den

oberen Meereschichten, aber sie können auch in größere Tiefen tauchen und verschließen in diesen Fällen die über der Schnauze gelegenen Nasenlöcher. Sie atmen durch Lungen und müssen daher regelmäßig an die Oberfläche kommen. Andererseits können sie über lange Zeiträume unter Wasser bleiben, weil sie ein ausgedehntes Netzwerk von winzigen Kanälen in den Schleimhäuten des Zahnfleischs besitzen, durch die sie den Sauerstoff im Wasser aufnehmen können. Sie pumpen ihre Lungen voll, um über längere Zeiträume an der Oberfläche zu treiben. Wenn sie tiefer tauchen wollen, atmen sie aus und pumpen damit die Lungen leer. Dadurch können sie sehr tief tauchen. Manche Arten können bis zu etwa 3 Metern lang werden, die meisten allerdings werden nicht mehr als 1,5 Meter lang. Alle Arten besitzen Giftdrüsen und eine Reihe von hohlen aufgerichteten Fängen, die vorn im Mund sitzen.
Die 50 verschiedenen Arten findet man nur in den Tropen, hauptsächlich in Küstengewässern des ostindischen Ozeans und Westpazifiks. Im Atlantischen Ozean kommen sie nicht vor.
Der dünne Kopf und die schmale Vorderpartie des Körpers ermöglichen es der Schlange, mit blitzartiger Geschwindigkeit abwärts und seitwärts nach einer Beute auszuschlagen. Das Gift, das einen kleinen Fisch innerhalb weniger Sekunden lähmen kann, tötet die Beute. Die Mitglieder der Unterfamilie Hydrophinæ bringen ihren Nachwuchs lebendgebärend unter Wasser zur Welt.
Seeschlangen werden von Seevögeln und Raubfischen gefressen.
Obgleich das Gift von Seeschlangen eine sehr starke Wirkung auf kleine Fische hat, kommen Angriffe auf Fischer mit tödlichem Ausgang nur selten vor. Dies liegt weniger daran, dass das Gift für den Menschen nicht giftig ist, sondern hat eher den Grund, dass Seeschlangen keine so aggressiven Angreifer sind.

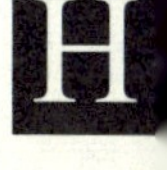

„An Gefangenen hat man beobachtet, daß das Auge einer bedeutenden Ausdehnung und Zusammenziehung fähig ist, also in sehr verschiedenen Tiefen seine Dienste tun kann. Volles, d.h. nicht durch Wasser gebrochenes Tageslicht wirkt so heftig an die Auge ein, daß sich der Stern bis zu einem Pünktchen zusammenzieht, und die Tiere, wie aus ihren ungeschickten Bewegungen hervorgeht, förmlich geblendet sind.“
[Brehms Thierleben, Bd. VII, S. 448, Leipzig 1878]
Geprüft von Raeside an 10 Personen, 8 Männern und 2 Frauen [British Hom. Journal, 48, 1959].

VERGLEICHE

Phosphorus. Calcium carbonicum. Rhus toxicodendron. Lachesis. Gelsemium.

WIRKUNGSBEREICH

ZNS. Augen; Sehkraft. Kreislauf. *Muskeln.* * *Linke Seite.*

LEITSYMPTOME

G Auffahren aus dem Schlaf, wie vor Schreck [bei 3 Prüfern].

G Euphorischer Zustand gefolgt von einem Zeitraum von Trübsinn mit Tränen und > *Trost.* [Julian]

A „Seine wahren Platz erhält dieses Arzneimittel wahrscheinlich in Fällen von neuromuskulären Erkrankungen, sicherlich bei Poliomyelitis – wegen der auffallenden klinischen Ähnlichkeit, aber vielleicht auch bei Muskeldystrophien.“ [Raeside]

A < *Linke Seite.*

„Mit so vielen linksseitigen Symptomen und trockenem Brennen im Hals war es höchst aufregend, die Wirkung von Schlangengiften bestätigt zu finden und zu sehen, dass eine Arzneimittelprüfung, dies aufzuzeigen, vermag." [Raeside]

A Allgemeine Kälte [Häufig beobachtet nach Bissen, aber nicht in der Arzneimittelprüfung].

A < Wärme. [Arzneimittelprüfung]
> Frische Luft.

A Starke Schweißbildung.

A *Durst auf kalte Getränke.*

A Empfindung wie auf Luft zu gehen; wie durch die Luft zu gleiten.

A Schmerzen in einzelnen Muskelgruppen.

K AUGEN und SEHVERMÖGEN:
Juckreiz der Augenlider.
Schweregefühl der Augenlider; kann sie nicht offenhalten.
Plötzliche Trübung des Sehvermögens.
Hemiopie; *linke Hälfte verloren.*

K *Trockenheit im Hals.* [beobachtet bei 5 Prüfern, ebenso bei Opfern im ersten Stadium nach einem Biss der Schlange]

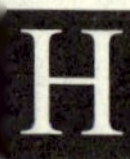

< Erwachen; vor der Menses; beim Sprechen. [Julian]
Heiserkeit.
< Morgens; nach dem Sprechen. [Julian]

K Erstickungsgefühl, < Hinlegen.

K Schmerzen in der Brust beim Schlucken.

K Kälte der Füße, < nachts.

RUBRIKEN

GEMÜT: Mangel an *Initiative* [1]. *Trübsinn* nach Euphorie [1].
AUGEN: Heiße *Tränen* [1/1].
SCHLAF: *Erwachen* nach Mitternacht, 2.30-4.30 [1/1].
ALLGEMEINES: *Liegen* auf der linken Seite < [1]. Stechende *Schmerzen* [1]. *Septikämie* [1]. *Wärme* < [1].

NAHRUNG

Verlangen: Kalte Getränke [1].

NOTIZEN

HYPOTHALAMUS Hypoth.

ZEICHEN

Der Hypothalamus, der unter dem Thalamus liegt, bildet den Boden und einen Teil der seitlichen Wände des dritten Hirnventrikels. Er ist wesentlich an den Funktionen des autonomen Nervensystems und an hormonellen Mechanismen wie dem Wasserhaushalt, Temperatur, Schlaf usw. beteiligt. Er spielt auch eine Rolle bei neuralen Mechanismen, die Stimmungen und motivationalen Zuständen zugrundeliegen.
Das homöopathische Arzneimittelbild basiert ausschließlich auf den klinischen Befunden von Vannier und ist in Julians *Dictionary of Materia Medica* aufgenommen. Es sind keine Arzneimittelprüfungen durchgeführt worden. Das Arzneimittel ist von dem Hypothalamus eines Stieres hergestellt. Daraus entsteht ein Bild, bzw. ein Spiegelbild vom Stier, das dem Zeichen des Stiers in der Astrologie stark ähnelt. Das Zeichen wird durch einen Stierkopf mit Hörnern symbolisiert. Der harmonische Stier wird als eine ungekünstelte zuverlässige Person mit freundlicher Aura beschrieben, die ihr Ziel durch reine Anstrengung erreicht. Er verfolgt sein Ziel hartnäckig, ganz gleich wie lang es auch dauert, bis er es erreicht. Er hat ein Bedürfnis nach Harmonie, Farbe, Musik, angenehmer Umgebung, gutem Essen usw. Beide Geschlechter sind loyal und unkompliziert. Dem unharmonischen Stier fehlt die Fähigkeit zu Ausdauer und Durchhaltevermögen. Er ist untätig und hedonistisch. Seine Liebe zum Essen macht ihn zum Vielfraß. Einmal gefasste Einstellungen werden nie wieder aufgegeben, selbst dann nicht, wenn sie sich als falsch herausstellen. Auch wenn es ‘Stier’ heißt, so schließt das astrologische Bild auch die Signatur der Kuh mit ein. Als Tiertypus könnte man es daher den ‘Lac-Mitteln’ zurechnen.

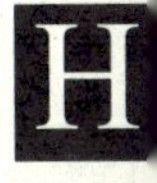

VERGLEICHE

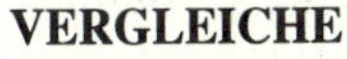

Calcium carbonicum. Pulsatilla. Mercurius. Natrium muriaticum. Cocculus. Mandragora.

WIRKUNGSBEREICH

Gemüt. Geschlechtsorgane. Metabolismus. * Rechte Seite.

LEITSYMPTOME

G Sanftheit und Umgänglichkeit.

G Instabilität; Stimmungswechsel.
Lächeln # Weinen. Weinen über Kleinigkeiten.
Leicht entmutigt.

G Unschlüssigkeit; kann keine Entscheidung treffen.

G Sexuelle Impulse.
„Entweder krankhafte Furcht vor dem anderen Geschlecht oder im Gegenteil unwiderstehliche Anziehung.“ [Julian]
Homosexualität.

G < Dunkelheit.
Furcht vor dem Einschlafen aus Angst nie wieder aufzuwachen.

A Adipositasneigung wegen Wasserretention.
A < Kälte.
> Wärme.
[Gegenteil von *Puls.*].
A Bulimie # Anorexie.
A Schlaflosigkeit # Somnolenz.
„Plötzliches unwiderstehliches Schlafbedürfnis, in der Regel von kurzer Dauer, aber tritt mehrmals am Tag auf." [Julian]
A Unregelmäßige Menses; Blut dunkelrot, mit Klumpen.
Stark > Liegen.
Weiße Leukorrhœ während des Eisprungs.
A Absenzen für einige Minuten & große Blässe des Gesichts.
Besonders während der Pubertät.
K Okzipitale Kopfschmerzen.
< Abends.
& Intensives Gefühl der Traurigkeit.
K Haarausfall [v.a. Stirn] im Klimakterium.
K Schnupfen mit dicker, gelblicher, wundmachender Absonderung. [*Puls.* mild]
< Kälte.
> Wärme.

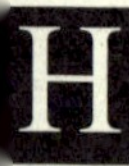

K Hartnäckige Kälte und blaue Verfärbung der Hände und [manchmal] der Füße.

RUBRIKEN

GEMÜT: *Angst* im Dunkeln [1]. *Entmutigt* [1]. *Furcht* vor Männern [3]. *Trübsinn* nach Anstrengung [1]. *Umgänglichkeit* [1; Apis]. *Willensverlust* [1].
FRAUEN: *Menses,* dunkel mit Klumpen [1]; fehlt nach psychischer und physischer Anstrengung [1/1].
ALLGEMEINES: *Hitzegefühl* [1]. *Kälte* < [1].

NAHRUNG

Schlimmer: Rohe Speisen [1]; Süßigkeiten [1].

NOTIZEN

IBERIS AMARA Iber.

ZEICHEN

Iberis amara. Bitterer Bauernsenf. Bittere Schleifenblume. Fam. nat. Cruciferæ.
Eine aufrechte, ziemlich steife, sehr bittere [amara = bitter] Einjahrespflanze von 15-30 cm Höhe, mit milchig weißen Blüten, die am Ende eine flache Doldentraube bilden. Der Name ist möglicherweise von *Iberia* abgeleitet, dem alten Name für Spanien, wo viele Arten vorkommen. Laut Galen, hat sie sich den Namen verdient, indem sie einen Mann aus Iberien geheilt hat. .
Die Pflanze stammt ursprünglich aus dem Mittelmeerbereich, hat sich aber über Europa verbreitet, und zwar als einjährige Pflanze. In ihrer ursprünglichen Heimat ist es eine mehrjährige immergrüne Pflanze, sie hat aber die westeuropäischen Winter nie bewältigt. Weil sie ihre Samen weit verstreut, kommt sie jedes Jahr wieder. Ein auffallender Zug ist die gekrümmte Form der quaternären Blütenkrone. Weil die beiden unteren Blütenblätter stark vergrößert sind, sieht die Blüte aus, als sei sie völlig krumm gewachsen.
Das natürliche Habitat von Iberis sind Gebiete, in denen der Untergrund des Bodens aus Kalkstein und Dolomit [Magnesiumkalk] besteht.
Die Pflanze enthält ein schwefelhaltiges ätherisches Öl, das dem Senföl ähnelt [Sinapis, ebenfalls eine Crucifere]. Eine bemerkenswerte Tatsache ist die, dass Iberis einen winzigen *Silber*gehalt hat, der durch Fermentierung mit Wasser zunehmen kann.
In hohen Dosen kann die Pflanze Schwindelgefühl, Erbrechen und Diarrhœ verursachen.
Eingeführt von Hale und geprüft von Sabin.

I

VERGLEICHE

Spigelia. Digitalis. Lachesis. Cactus. Arsenicum. Natrium muriaticum.

WIRKUNGSBEREICH

Herz; Kreislauf. Magendarmtrakt.

LEITSYMPTOME

G Undefinierbare Angst mit Zittern.

G Erregung, Angst & kalter Schweiß im Gesicht.

G Furchterregende Träume mit ruhelosem Schlaf.

G „Spüren der Herztätigkeit kann sich als Leitsymptom für seine Anwendung herausstellen.“ [Clarke]

„Die übermäßige Nervosität und der erschreckte Zustand, den man so häufig in Verbindung mit Herzbeschwerden antrifft, war in den Arzneimittelprüfungen ausgeprägt.“ [Clarke]

A *Anwendung.*

„Theoretisch würde ich Ihnen empfehlen, es bei manchen *Kongestionen im Kopf* bei jungen Menschen in der Pubertät, bei älteren Personen oder Frauen in den Wechseljahren auszuprobieren.“ [Hale]

A Zittrige Schwäche [v.a. der unteren Gliedmaßen]; Bedürfnis sich hinzulegen.

A < Geringste Anstrengung, sogar Lachen oder Husten [Herzklopfen].
> Stillsitzen.

A < Warme Räume.
> *Frische Luft.*

A < *Liegen auf der linken Seite.*

A Schwindel beginnt im Nacken oder Hinterkopf.
„Als würde sich der Hinterkopf herumdrehen." [Hale]

K *Würgegefühl im Hals während Schwindel oder Herzklopfen.*

K Druck und Völlegefühl im Magen.
> Aufstoßen.
Krampfartige Schmerzen im Abdomen mit Blähungen.
> Windabgang. [Mezger]

K Stuhl *weiß, lehmfarben.*

K *Herzklopfen.*
& Völlegefühl und Hitze im Kopf und Nacken und rote Augen.
* Empfindung, als würden die Augen *herausgeschoben.*
& Schwindel und Übelkeit.
„Ein Kribbeln und Taubheitsgefühl, das in den Fingern der linken Hand beginnt und sich allmählich den *linken* Arm hoch ausbreitet; außerdem dumpfe schwere anhaltende Schmerzen im linken Arm." [Hale]

K HERZBESCHWERDEN.
Keine Stellung > Herzschmerzen.
< Gehen.
< Hinlegen.
< Anstrengung.
< Tabak.
< Treppensteigen.
< Bücken.
> Stillsitzen.
> Nach dem Essen.
& Erschreckt, verängstigt.
[Roberts, *Comparative Study of the heart remedies,* 1937]

K Ein häufiges Symptom war:
„Beim Drehen auf die linke Seite wurde ein scharfer stechender Schmerz empfunden, als stecke eine Nadel quer in den Ventrikeln und versetze bei jeder Kontraktion einen Stich." [Hale]

RUBRIKEN

GEMÜT: Leicht *erschreckt* am Abend [1]. *Kummer,* Trauer [2], stiller Kummer [2]. *Reizbarkeit* am Morgen [2; **Staph**.]. *Seufzen* [1]. *Träume,* lächerlich [1]; von verschiedenen Dingen [1].

KOPF: *Schmerzen* in der Stirn nach dem Aufstehen [1].

AUGE: Nach außen drückende *Schmerzen* in den Augen [1].

GESICHT: Rote *Verfärbung* während Herzklopfen [1].
HALS: *Fülle* [2]. Neigung zu *Räuspern* > nach dem Essen [1/1]. *Schwellungsgefühl* der Tonsillen [1]. *Trockenheit,* Hals wie voller Staub [1].
ATMUNG: *Schwierige* Atmung > vornüber gebeugt sitzen [1; **Lach**.].
BRUST: Empfindung als würde das Herz *flattern* [2]. *Herzklopfen* beim Treppensteigen [2]. *Herzneurose* [2]; durch grippalen Infekt [1]. *Herzschwäche* nach grippalem Infekt [1/1]. *Hypertrophie* des Herzens [2].
SCHLAF: *Schwerer* Schlaf am Morgen [1].
ALLGEMEINES: *Liegen* auf der linken Seite < [2].

NAHRUNG

Verlangen: Alkohol [1]; Stimulantien [1].
Schlimmer: Tabak [1]; Wein [1].

NOTIZEN

ICHTHYOLUM **Ichth.**

ZEICHEN

Ichthyol. Bitumol. Ammoniumbituminosulfonat. Ammonium sulfoichthyolicum.
Ichthyol [vom gr. *ichthys,* Fisch] ist ein Destillationsprodukt aus bituminösen Ablagerungen mit fossilen Fischeinschlüssen, das im österreichischen Tirol gewonnen wird und 10% Schwefel enthält.
Es ist eine viskose Flüssigkeit von rötlich brauner bis bräunlich schwarzer Farbe mit einem starken, charakteristischen empyreumatischen Geruch, löslich in Wasser und in Glyzerin. Äußerlich angewandt verursacht Ichthyol eine Kontraktion der Kapillargefäße. Infektionsherde, einschließlich solcher, die unter der Haut liegen und noch nicht eitern, können unter dem Einfluss von Ichthyol zur Resorption veranlasst werden. Andererseits kann die Abszessbildung, wenn sie bereits begonnen hat, durch Ichthyol beschleunigt werden. Aus diesem Grund ist Ichthyol in der Schulmedizin sehr wertvoll im Anfangsstadium von Phlegmonen, bei Frostbeulen, Furunkeln und Panaritium, wird allerdings zunehmend durch Cortisonpräparate verdrängt. Seine günstige Wirkung beruht auf seinen leicht reizenden, stimulierenden, antiseptischen und analgesischen Eigenschaften.
1901 von Dieffenbach an 10 Personen geprüft. Die Dosierungen umfassten die D2 bis zur C30. „Weitere und ausführlichere Prüfungen werden das Mittel zweifellos zu einem Juwel der Materia Medica machen." [s.: Anshutz, *New, Old and Forgotten Remedies,* S. 204-218]

VERGLEICHE
Sepia. Silicea. Caladium. Kreosotum.

WIRKUNGSBEREICH
Schleimhäute [Nase; Hals]. Muskeln. Haut. Harnorgane.

BESONDERHEITEN
A „Ein mattes, müdes Gefühl mit geistiger Stumpfheit während der Einnahme der Arznei wurde gewöhnlich gefolgt von einem Gefühl verbesserter kräftiger Gesundheit, wenn die Arznei abgesetzt wurde, was sich bei erneuter Einnahme des Mittels wiederholte." [Dieffenbach]

A Vermehrter Appetit.

A Abstoßender Geruch [Flatus; Stuhl].

K Dumpfe Kopfschmerzen im Stirn- und Supraorbitalbereich.
& Brennen und Trockenheit der Nasenschleimhaut.
& Heiße Augenlider und Empfindung von Überanstrengung in den Augen.

K *Heuschnupfen.*
Milde Absonderung aus Augen und Nase mit unablässigem Niesen.
< Jede Temperaturveränderung, ob zu heiß oder kalt.
> Lokale Wärmeanwendung.
oder:
< Warme Räume. > Frische Luft.

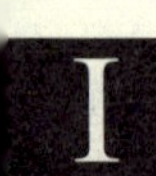

K Gesichtshaut fühlt sich trocken an und juckt extrem stark.
< Kratzen; Wärme.
> Anwendung von sehr heißem Wasser [zeitweilig]; kaltes Wasser.

K Vermehrte Harnentleerung [in allen Fällen verzeichnet] mit einer farblichen Veränderung von der gewohnten Strohfarbe zu dunkler Strohfarbe oder rötlicher Färbung.
„Unter therapeutischem Gesichtspunkt hat es den Anschein, dass wir in Ichthyol ein wirksames Arzneimittel für die *Harnsäurediathese* mit ihren verschiedenen Erscheinungsformen und Symptomen zur Verfügung haben." [Dieffenbach]

K Chronische Bronchitis mit *trockenem* hackendem Husten bei älteren Menschen.
< Winter. [Voisin]

RUBRIKEN
NASE: Kalte *Absonderungen* [1].
GESICHT: *Hautausschläge,* Akne auf dem Kinn [1].
MAGEN: *Erbrechen* am Morgen, vor der Menses [1]. *Übelkeit* am Morgen vor der Menses [1].
REKTUM: *Diarrhœ* am frühen Morgen [1].
FRAUEN: *Juckreiz* in der Vagina während der Schwangerschaft [1; **Calad.**]; Juckreiz der Vulva während der Schwangerschaft [1].

BRUST: *Entzündung* der Bronchialkanäle bei älteren Menschen [1].
HAUT: *Hautausschläge*, Furunkel [2]. Furunkelgruppen [1]; Urtikaria [2]; chronische Urtikaria [1]. *Juckreiz* in der Schwangerschaft [1].

NOTIZEN

ICTODES FŒTIDA Ictod.

ZEICHEN

Symplocarpus fœtidus. Dracontium fœtidum. Drachenkraut. Kugelkolben. Fam. nat. Araceæ. Mehrjährige stengellose Pflanze mit fleischigem Wurzelstock mit gestielten, herzförmigen, venösen Blättern, 20 cm lang und 10 cm breit. Die rötlichweißen Blüten sitzen, wie bei allen Arums, an einem Blütenstandkolben, umgeben von einem bräunlichrot gefleckten Tragblatt. Der Blütenstandkolben erscheint im Frühling vor den Blättern. Die Pflanze sondert einen intensiven Verwesungsgeruch ab. Naturforscher Neltje Blanchan beschreibt den Geruch als eine Kombination von „Verdacht auf Stinktier, verdorbenes Fleisch und Knoblauch. Nach den Blüten kommen die Blätter, die bis zum Mittsommer gewöhnlich riesig sind – Trauben, die manchmal mehrere Fuß breit sind. Diese natürlichen Schirme bieten verschiedenen Kreaturen Schutz, unter anderem Vögeln, Fröschen und Echsen. Das Goldkehlchen, eine Grasmückenart, baut manchmal ihr Nest in der Höhlung eines Drachenkrauts, und verwendet den fauligen Geruch zur Tarnung des Vogelgeruchs, um vierbeinige Raubtiere nicht zum Nachstöbern zu ermutigen." [Sanders] Der Name *Symplocarpus* stammt vom gr. *symploke*, Verbindung, und *karpos,* Frucht; die Fruchtknoten verbinden sich zu einer einzelnen Frucht. *Ictodes* bedeutet 'Stinktieröl.'
Sie wächst üppig an feuchten Stellen in den nördlichen und mittleren Gebieten der Vereinigten Staaten. Sämtliche Pflanzenteile haben einen starken, stinkenden Geruch, beruhend auf einer ätherischen Substanz, die durch Hitze rasch verfliegt. Die Pflanze enthält Salze von Kalk, Kieselsäure, Eisen und Mangan. Die Blätter enthalten Serotonin. Große Dosen verursachen Übelkeit, Erbrechen, Kopfschmerzen, Schwindel und Trübung der Sicht.
„Die Leute von Winnebago und Dakota verwendeten das schleimlösende und krampflösende Drachenkraut zur Behandlung von Asthma und Bronchitis. Die Wurzel wurde auch in Breiumschlägen zum Ausziehen von Splittern und Dornen, zur Wundheilung und Linderung von Kopfschmerzen angewendet. Im 19. Jahrhundert war es in Amerika weit verbreitet. … Der Umgang mit frischem Drachenkraut kann Blasenbildung auf der Haut verursachen." [Chevallier]
„Eine der eher ungewöhnlichen medizinischen Anwendungen der Pflanze bestand im Tätowieren, eine Maßnahme, die beispielsweise vom Stamm der Menomini als Heilkunst praktiziert wurde. Drachenkrautpulver wurde mit Pigmenten und anderen

Zutaten vermischt und dann mit einem scharfen Fischzahn unter die Haut geritzt. Die Zeichen hatten weniger dekorative Zwecke, sondern sie galten als magische Formel, welche die Rückkehr von Krankheiten verhüten sollten.“ [Sanders]
Das Drachenkraut gehört zur Familie der Aronstabgewächse. Es ist eine Familie, die ein dreifach aktives Signalsystem hat, um bestäubende Insekten zu fangen. Das große Hochblatt ist zu einer Art Beutel zusammengefaltet, der als Signalflagge fungiert. Der Verwesungsgeruch, den manche Araceen verbreiten, informiert die Fliegen, dass eine Nahrungsquelle in der Nähe ist. Fliegen können den Geruch aus großer Entfernung aufspüren. [In diesem Zusammenhang wird das Symptom „süßlicher Schweißgeruch zieht Fliegen an“ der Aracea *Caladium* noch interessanter.] Eine Ausnahme ist *Acorus calamus,* Süßes Riedgras, bei dem alle Pflanzenteile einen angenehmen süßlichen Geruch verströmen. Die Familie der Aronstabgewächse hat eine Verbindung zu Hitze. Viele Arten enthalten brennende scharf schmeckende Substanzen, die in den Schleimhäuten von Mund, Magen und Darm stark beißen. Als weit verbreitete Hauspflanzen ist die Aronstabfamilie durch *Dieffenbachia* und *Philodendron* vertreten. Die giftigen Bestandteile dieser Pflanzen jedoch werden durch Kochen zerstört, daher werden die Knollen und Pfahlwurzeln mancher Araceenarten als Nahrung verwendet. Ein typisches Charakteristikum der Aronstabgewächse, eines das sie mit tropischen Seerosen gemeinsam haben, ist dass die Infloreszenz die Sonneneinstrahlung im Frühling dazu verwendet, die Temperatur im Spadix weit über die umgebende Lufttemperatur zu erhöhen. Dieser Temperaturunterschied kann plötzlich ansteigen und bietet im kühlen Frühjahr vielen Moskitos und Fliegen einen guten Schutz. Dies wiederum gereicht der Pflanze zum Vorteil, denn wegen eines Mechanismus, der die Flucht verhindert, können die Besucher ihre Freiheit erst dann wiedererlangen, wenn sie die Pflanze bestäubt haben. Die glatte und rutschige Innenseite des Hochblattes verhindert, dass Fliegen und Käfer auf den pollenlosen Pflanzenteilen herumkrabbeln. Diese einmalige Verbindung bei den Aronstabgewächsen zwischen Bestäubung und Insekten ist durch eine in Indien durchgeführte Untersuchung noch stärker erhellt worden. Es hat sich herausgestellt, dass die Dämpfe des Öls von Acorus calamus verursacht, dass Insekten sterilisiert werden, ohne das ausgewachsene Insekt zu schädigen.
Homöopathisch gesehen kann die Impotenz von *Caladium* nun in einem anderen Zusammenhang betrachtet werden. In ihrem anscheinend nur mangelhaft erfüllten Vergeltungsdrang üben die Insekten Rache: „Insektenstiche brennen und beißen stark,“ wie dies bei Caladium beschrieben wird.
Geprüft von Hering.

VERGLEICHE

Calcium carbonicum. Silicea. Arsenicum. Pulsatilla. Bromium.

Differenzierungen

⇨ *Ipecacuanha, Lycopersicum, Sambucus:* Asthma < Staub, aber *ohne* Blähungen und Auftreibung des Unterleibs und ohne > Stuhl- oder Windabgang.

WIRKUNGSBEREICH

Schleimhäute [Nase; *Lungen*]. Nerven.

LEITSYMPTOME

G Ungestüm; Neigung zu widersprechen.

G Hysterische Nervosität.
& Auftreibung mit Gasansammlung oder Darmstörungen [vgl. *Asaf.*].

G Plötzliche Angst.
> Stuhlentleerung.
& Dyspnœ und Schweiß.

A Kälteempfindlich.

A < STAUB [Allergie; Asthma].
< Rauch.

A Schmerzen; wandernd; allmähliches Auftreten und Abklingen: plötzliches Auftreten und Abklingen.
Schmerzen 'hier und da in einzelnen Stellen' [Kopf; Abdomen].

K Stauungskopfschmerz bei nervösen Personen.
> Kalte Luft; kalte Anwendungen.
& Heftiges Pulsieren der Schläfenarterien.
„Drücken in den Schläfen, einmal stärker in einer, dann stärker in der anderen, & heftiges Pulsieren der Arterien." [Clarke]

K Allergisches Niesen.
& „Schmerzen in Gaumen, Schlund und Œsophagus bis zum Magen, schmerzt noch eine Weile nach am Mageneingang." [Clarke]
& Rote Schwellung, wie ein Sattel über Nasenrücken und -wurzel.

K Taubheitsgefühl in der Zunge, kann die Zähne nicht damit berühren. [Lippe]

K *Schwierige, asthmatische Atmung.*
< Staub; Rauch.
> Frische Luft; *Abgang von Gasen oder Stuhl.*
& Aufgetriebenes Abdomen mit Gasansammlung.

RUBRIKEN

GEMÜT: *Bangigkeit* vor der Stuhlentleerung [2]. *Gewalttätig, heftig* [1]. *Streitsüchtig* [1]. *Unaufmerksam* [1]. Duldet keinen *Widerspruch* [1].

KOPF: *Schmerzen* in der Stirn, zwischen den Augen [1]; drückende Schmerzen in kleinen Stellen [1].

NASE: *Katarrh* bei älteren Menschen [1]. Wundheits*schmerz* in der linken Seite im Innern der Nase [1; **Arum-t.**]. Rote *Verfärbung,* roter Sattel [1; Syph.].

GESICHT: *Verfärbung,* gelber Sattel über den Wangen [1; **Sep.**, *Carb-an.*].

MUND: *Schmerzen,* Wundheitsschmerz an den Seiten der Zunge [1]; Wundheitsschmerz in der Zungenspitze [1].

ABDOMEN: Empfindung von innerem *Schütteln* beim Gehen [1].

FRAUEN: *Flatus* aus der Vagina [1].

ATMUNG: *Schwierige* Atmung vor der Stuhlentleerung [1]; > Stuhlentleerung [1/1].

NAHRUNG
Neigung zu rauchen, aber es schmeckt nicht gut.

NOTIZEN

INDIGO TINCTORIA **Indg.**

ZEICHEN
Indigofera tinctoria. Indigoblau. Fam. nat. Leguminosæ.
Indigofera [von *indigo,* der blaue Farbstoff, und *fero,* erzeugen] ergibt einen wunderschönen blauen Farbstoff. Das Wort *indigo* ist abgeleitet von *indicum,* 'aus Indien.' *Tinctoria* bedeutet 'von Färbern.' Der Strauch, der eine Höhe von bis zu 1,5 Metern erreichen kann, hat hellrote Blüten und hängende Schoten mit zahlreichen vierseitigen Samen. Er ist in Indien heimisch.
„Indigo wurde in Indien und Ägypten bereits lange vor der christlichen Zeitrechnung verwendet; Marco Polo beschrieb die Herstellung im 13. Jahrhundert. Im 16. Jahrhundert wurde es von den Portugiesen, Holländern und Engländern nach Europa gebracht und Mitte des 18. Jahrhundert nach Südkarolina ausgeführt, wo es das Hauptanbauprodukt der Kolonie wurde. Exporte nach England erreichten zu Kolonialzeiten einen Umfang von 453.000 kg im Jahr. [Später führten die Engländer besseres und billigeres Indigo aus Indien ein und Indigofera als Devisenpflanze wurde in Südkarolina durch Reis und Baumwolle ersetzt.] Im 18. und 19. Jahrhundert war Indigo der am meisten verbreitete Farbstoff in den Vereinigten Staaten." [Grolier]
Natürlicher Indigo wurde vollständig im Freien hergestellt. Die Pflanzen wurden knapp über der Erde abgeschnitten, gebündelt und in großen Bottichen zerstampft, so dass das Indican, ein Glucosid, freigesetzt wurde. Im Verlauf eines Fermentierungsprozesses [bei etwa 35° C] spaltet sich das Indican in Indoxyl und Glukose. [Indoxyl ist in der lebenden Pflanze farblos, wird aber während der Fermentierung leuchtend gelb und später durch Oxydation indigoblau]. Daraufhin wurde Luft unter die abgezapfte Flüssigkeit geschlagen [mit Zweigbüscheln], wodurch das Indoxyl zu dem unlöslichen rohen Indigo oxydiert. Um das Blau in allen Jeansstoffen zu erhalten, wird das Garn durch ein Indigo-Farbbad geführt und die Farbe anschließend durch Lufteinwirkung fixiert.
Indican hat einen ekelerregenden bitteren Geschmack mit saurer Reaktion.
Außer in Indigofera tinctoria kommt Indican oder Indoxylglucosid in weiteren Leguminosæ vor, wie etwa in Baptisia tinctoria [dessen blauer Farbstoff von minderwertiger Qualität gegenüber Indigofera ist und daher 'wilder Indigo' genannt wird] und Robinia pseudacacia. Er ist auch enthalten in Orchideen, Polygonaceæ, Cruciferæ, Polygalaceæ [z.B. Senega], Apocynaceæ, Asclepiadaceæ sowie Compositæ.
Geprüft von Hartlaub und Trinks [1832], Lembke [Eigenprüfung 1853] und Martin [1859 an 13 Personen].

I

VERGLEICHE

Sulfur. Lycopodium. Pulsatilla. Rhus toxicodendron. Calcium carbonicum. Agaricus.

Differenzierung

➡ Konvulsionen mit Aura vom Solarplexus aber ohne Gemütserregung vor dem Anfall.

⇨ *Cicuta:* Hitze im Gesicht; Konvulsionen < Berührung und Geräusche; Konvulsionen gefolgt von Erschöpfung; sanfte Personen.

⇨ *Nux vomica:* Konvulsionen < geringste Berührung; *keine* Stauung im Gesicht vor dem Anfall.

⇨ *Bufo:* Konvulsionen mit vorangehender Mydriasis; Konvulsionen < nachts und vor der Menses; *keine* Stauung im Gesicht vor dem Anfall.

➡ Konvulsionen mit vorhergehender Gemütserregung aber ohne Aura vom Solar plexus.

⇨ *Absinthium:* Schreckenerregende Halluzinationen.

⇨ *Argentum nitricum:* Konvulsionen durch Nervosität oder während der Menses; Konvulsionen mit vorangehender Mydriasis und gefolgt von Ruhelosigkeit.

⇨ *Coriaria myrtifolia:* Kopfschütteln vor Konvulsionen; Schreien währenddessen.

➡ Würmer:

⇨ *Cina*: Mehr Reizbarkeit und Zorn; < Berührung und Vollmond; Schlaf ruheloser; *kein* Nasenbluten durch Husten oder Niesen.

WIRKUNGSBEREICH

Nerven. Kopf; Gesicht. Muskeln. Magendarmtrakt. * *Rechte Seite.*

LEITSYMPTOME

G Aktive Personen. [Voisin]

G *Zorn, Erregung, Nervosität* **vor** *epileptischem Anfall.*
Sanftheit **nach** *epileptischem Anfall.*

G „Sie fühlen sich melancholisch, traurig und niedergeschlagen. Wir können sagen dass sie stark zur Melancholie neigen." [Choudhuri]

G Träume von Streitereien und Kämpfen.
Traum, mehrere Meter über dem Boden auf dem Rücken zu fliegen.

A *Frostgefühl.*
Aber < warme Luft.
Frostgefühl & kalte Hände.
& Ständiger Harndrang.

A *Hitzewallungen.*

Hitze steigt vom Magen in das Gesicht auf; im Sitzen.

„Wärme strömt in den Kopf und verursacht lange Zeit großes Unbehagen, sobald sie nach einem Gang an kalter Luft ins Haus kommt; Die Stauung kehrt ebenfalls häufig im Tagesverlauf wieder, besonders wenn man sich plötzlich vom Sitzen oder Bücken aufrichtet, sie verschwindet jedoch im Freien.“ [Allen]

A < Nach dem Essen.

[Kopfschmerzen; Zahnschmerzen; drückende Schmerzen im Nacken; Wundheitsschmerz in den Gliedern; Juckreiz im After; Ischiassyndrom; Brachialgie]

Diese Modalität steht vermutlich mit der vorhergehenden in Verbindung oder ist sogar identisch:

A < *Ruhe; Sitzen.*

[alle Schmerzen; Beklemmung im Herzen; Zuckungen im äußeren Hals; Steifheit im Nacken; Ischiassyndrom; Brachialgie]

> *Bewegung.*

A > Druck und Reiben.

„Schmerzen, die vollkommen verschwinden oder nur wieder auftreten, in stark abgeschwächter Form, nachdem man sich auf den betroffenen Körperteil gestützt hat oder nach Kratzen.“ [Clarke]

Zahnschmerzen > Zusammenbeißen der Zähne. [Hartlaub]

A Rheumatische und gichtige Beschwerden.

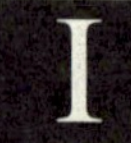

< Nach jeder Mahlzeit [Schmerzen in den Gliedmaßen].

& Leichtes Fieber und hochgradige Schwäche.

„Das große Charakteristikum ist, dass man *wegen der Schmerzen in den Oberschenkeln nicht auf dem Stuhl sitzen kann.*“ [Roberts]

A Epileptische Konvulsionen.

Vorher: Hitze vom Magen [oder Abdomen] zum Kopf; Hitze im Gesicht; Wellengefühl im Gehirn von hinten nach vorn & verdunkelte Sicht; Schwindelgefühl; Schmerzen zwischen den Schulterblättern.

A Konvulsionen durch Furcht [2]; durch Schreck [3]; nach Kummer [1]; periodisch, alle sieben Tage [2]; durch Würmer.

A *Würmer.*

„Teste hat es mit großartiger Wirkung in Fällen von Wurmfieber verwendet. Die Patienten waren Kinder im Alter von zehn bis zwölf Jahren, lymphatisch, apathisch, verdrießlich, die viel aßen.“ [Clarke]

K Drückende Kopfschmerzen.

< Ruhe.

> Bewegung; Druck; Reiben.

& Gerötetes und heißes Gesicht.

„Druck tief im Gehirn, wie auf der Hirnbasis, gefolgt von einem Ausdehnungsgefühl, das sich von der Hirnmitte zu den Schläfen hin ausdehnt.“ [Allen]

K „Kopfschmerzen mit Empfindung als sei der Kopf erfroren, & Anorexie.“ [Clarke]

„Empfindung im Scheitel als würde ein Büschel Haare ausgerissen.“ [Clarke]

K Niesen endet in Nasenbluten. [Voisin]
Trockener Husten & Nasenbluten.

K Starke Hitze im Gesicht & vermehrte Harnentleerung.

K *Leichtes Erbrechen.*
„Das Erbrechen findet ohne große Anstrengung, Leiden, oder Ermüdung statt."
„Frauen erbrechen leichter als Männer."
Das Würgen und Erbrechen unterscheidet sich etwas von demjenigen, das von gewöhnlichen Brechmitteln hervorgerufen wird, insofern als die Kontraktionen der Bauchmuskeln und des Diaphragmas weniger heftig sind und auf den Brechakt nicht das gewohnte Gefühl von Qualen und Schwäche folgt." [Wirkung von Grandosen bei Epilepsiepatienten] [Allen]

K Ständiger Harndrang.
Vermehrter Harnfluss.

K *Juckreiz im After; durch Würmer.*
< Nach dem Essen; nachts [verursacht Erwachen oder Schlaflosigkeit]; bei Obstipation.
> Bewegung. [Voisin]

K Beklemmung in der Brust und Herzklopfen.
& Kongestion und Hitze im Kopf; Empfindung wie von einem straffen Band um die Stirn.
& Nasenbluten [hellrotes Blut].

RUBRIKEN

GEMÜT: *Introvertiert* [2]. Stiller *Kummer* [2]. *Rage* vor epileptischen Anfällen [2/1]. *Träume* von Aufständen [1]; vom Fliegen [1]. *Trübsinn* & Epilepsie [2]; & Seufzen [2]. *Weinen* während epileptischer Anfälle [2; **Cupr**.].

KOPF: Empfindung als würde eine *Haarsträhne* am Scheitel gezogen [1/1]. *Hitze* des Kopfes im Gehen [1]; in warmen Räumen [1]. Empfindung wie von *kochendem* Wasser im Kopf im Hinterkopf [1]. *Schmerzen* als seien Kopf und Gehirn eingefroren [2/1]; Druckgefühl in der Stirn wie von einem Band [1]; drückender Schmerz am Scheitel, wie von einem schweren Gewicht, beim Bücken [1/1]. Einseitiger *Schweiß* auf der Kopfhaut [1]. *Sprudelgefühl* im Hinterkopf [1].

AUGEN: *Juckreiz* im inneren Augenwinkel, wechselnde Seiten [1/1].

OHREN: *Pulsieren* im Sitzen [1]. Plötzliches *Verstopfungsgefühl*, mit Empfindung als sei der Kopf auf beiden Seiten erweitert [1/1].

NASE: *Epistaxis* nach Niesen [1]; & Verlust des Sehvermögens [1; Ox-ac.].

GESICHT: Bläuliche *Verfärbung,* bläuliche Ringe um die Augen [2].

MUND: Suppe *schmeckt* süß [1]. *Taubheitsgefühl* im Mund morgens beim Erwachen [1].

ZÄHNE: *Schmerzen,* Empfindung als würden die Zähne ausgezogen [1].

MAGEN: *Leeregefühl,* mit aufsteigender Hitze [1/1]. *Ruktus* schmeckt nach Tinte [1/1]. Drückende *Schmerzen* < Druck [1]; nach Suppe [1].

ABDOMEN: *Schmerzen* in der Nabelgegend im Sitzen [1; *All-c.*].
STUHL: *Bläulich* wie Lehm [1/1].
ATMUNG: *Schwierige* Atmung > Gehen [1].
BRUST: *Herzklopfen,* & Blutzustrom in den Kopf [1]. Beißende stechende *Schmerzen* in den Mammæ, kurzfristig > Reiben [1]; stechende Schmerzen im Sternum im Sitzen, Ausdehnung durch die Brust, im Sitzen [2; *Con.*].
RÜCKEN: *Schmerzen* im Sakralbereich > nach der Stuhlentleerung [1; Berb.].
EXTREMITÄTEN: *Schmerzen* in den unteren Gliedmaßen nach dem Essen [2]; > Bewegung [2]; im Sitzen [2]; Prellungsschmerz in den Gelenken, der plötzlich den Ort wechselt [1/1].
SCHWEISS: *Bläulich* [2].
ALLGEMEINES: *Konvulsionen* durch kalte Luft [2].

NAHRUNG

Schlimmer: Suppe [1].

NOTIZEN

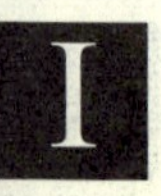

INDIUM METALLICUM Ind.

ZEICHEN

Das weiche formbare silberweiße Metall *Indium* hat seinen Namen daher dass es im Spektrum eine *indigoblaue* Linie erzeugt. Indiumsalze verleihen Flammen eine intensive indigoblaue Farbe. Durch diese blaue Linie wurde sein Vorkommen in Zinkblende entdeckt. Indium kommt in der Natur am häufigsten in geringer Konzentration verbunden mit Sulfidmineralen von Zink und Blei vor. Es gehört zur Gruppe 3A des Periodensystems, einer Gruppe die von Bor angeführt wird und der auch Aluminium, Gallium und Thallium angehören. Das Metall ist sehr widerstandsfähig gegen allerlei Witterungsbedingungen und wird daher in besonderen Fällen als Überzug in bestimmten Legierungen verwendet. Es wird außerdem in Solarzellen, Transistoren, Diahalterungen, metallische Kitt- und Klebmassen usw. benutzt.
Geprüft von Bell und von Mohr; 14 Prüfer [13 Männer, 1 Frau].

VERGLEICHE

Sulfur. Phosphorus. Alumina. Lycopodium.

Differenzierung

➜ Obstipation.

⇨ *Bryonia:* Weniger angestrengtes Pressen bei der Stuhlentleerung oder aber

schwierige Stuhlentleerung wegen voluminösen Stuhls und Trockenheit im Rektum; Kopfschmerzen weniger stark; Schwäche nicht so ausgeprägt; *kein* Schwächegefühl im Magen.
⇨ *Hydrastis:* Schwäche & Anorexie; weniger angestrengtes Pressen; Schwächegefühl im Magen anhaltender.

WIRKUNGSBEREICH
Männliche Geschlechtsorgane. Kopf. Hals. Rektum. * Linke Seite.

LEITSYMPTOME
G Stupides achtloses Gefühl.
& Kopfschmerzen im Hinterkopf.
& Schläfrigkeit.
Grundloser Trübsinn.
G Ruhelos, kann nicht stillsitzen, muss herumlaufen.
A > Frische Luft.
> *Kälte* [kalte Luft; kalt Waschen; kaltes Wasser trinken].
A < *Wärme; warme Räume.*
A Alpträume durch Rückenlage; sehr benommen beim Erwachen.
A Vorzeitige Ejakulation.
& Schmerzen in den Samensträngen oder im Dorsolumbarbereich. [Voisin]
A *Menses.*
Verspätete Menses.
& Herabdrängende Schmerzen.
& Ausgeprägte Reizbarkeit.
& Rotes Gesicht.
& Laszive Träume.
A < *Bewegung.*
[gehen; aufstehen; sich aufsetzen; leicht bücken; drehen, Kopf kreisen; bewegen der Augen]
„Andererseits besteht Ruhelosigkeit, die einen dazu zwingt, sich zu bewegen." [Clarke]
A < *Morgens* [beim Erwachen]. [vgl. *Alum.*]
[Kopfschmerzen; Beißen in den Augen; verstopfte Nase; schlechter Geschmack im Mund; Heiserkeit]
A Schwächegefühl, Ohnmacht um 11 Uhr.
K *Heftige Schmerzen im Kopf beim Pressen zur Stuhlentleerung.*
& Chronische, atonische Obstipation.
K Kopfschmerzen; dumpfe Schmerzen in Stirn und Schläfen.
> Kalte Luft; kalte Anwendungen; fester äußerer Druck.
& Rötung und Hitze im Gesicht. [vgl. *Bell.*]
& Schläfrigkeit , Übelkeit, Schwäche und Leeregefühl um 11 Uhr im Magen.
& Juckreiz der Kopfhaut.
& Tränenfluss, und Trockenheit im Mund.

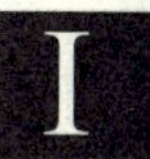

& Heiße Handflächen.

K „Menschen und Gegenstände sehen scheußlich blass oder safrangelb aus." [Clarke]

K Halsschmerzen.
< Abends.
> Essen; kaltes Wasser trinken.

K Grauenhaft *übelriechender Harn, wenn er eine Weile gestanden hat.* [Hering]

K Unterschenkel und Füße fühlen sich schwer an wie vollgeladen.
Reizbare Schwäche in den Beinen, extrem müde vom Gehen.

K Starker Fußschweiß, aber die Füße fühlen sich kalt an.

RUBRIKEN

GEMÜT: *Arbeit* scheint ihn verrückt zu machen, wegen der geistigen Kraftlosigkeit [1; *Kali-p.*]. *Reizbarkeit* und Schlaftrunkenheit [1/1]. Drang zu *spucken* bei Kopfschmerzen in den Schläfen [1/1]. *Träume,* amourös, pervers [1/1]; von erfolglosen Bemühungen, einer drohenden Gefahr zu entfliehen [1]; von erfolglosem Koitus [1; Iod.]; von erfolglosem Koitus mit Männern [1; Iod.]; von Reisen in fremde Länder [1/1]; von Stieren gejagt zu werden [1]; sich in den Bergen verlaufen zu haben [1/1]. *Unbesonnen,* achtlos, kann die Gedanken nicht konzentrieren [1/1].

SCHWINDEL: Beim *Aufsitzen* im Bett, 3-4 Uhr morgens [1]. Beim *Drehen* des Kopfes auf dem Kissen [1]. *Nachts* im Bett [1]. Empfunden in der *Stirn* [1]. Mit *Übelkeit* [2].

KOPF: *Fülle* durch geistige Anstrengung [1; **Cact.**]. *Schmerzen,* Kopfweh < Bewegung [1]; > fester äußerer Druck [1]; & Erschöpfung, Asthenie [1]; Kopfschmerzen durch Fasten [1]; heftige Kopfschmerzen [1; *Sep.*]; Schmerzen als würde der Kopf abbrechen, von einer Schläfe zur anderen [1/1]; Schmerzen, als würde sich der Oberkopf ablösen beim Pressen zur Stuhlentleerung [1/1]; berstende Schmerzen beim Pressen zur Stuhlentleerung [1/1]; drückende Schmerzen in der rechten Schläfe, wenn man die Zähne fest zusammenbeisst [1/1]; dumpfe Schmerzen > Essen [1/1].

AUGEN: *Rötung* der unteren Lidränder [1]. Brennen und *Trockenheit* morgens beim Erwachen [1]. Brennende *Schmerzen* bei unverwandtem Sehen [1]; stechende Schmerzen in den Augäpfeln von vorn nach hinten, < Augen drehen oder bewegen [1/1].

SEHKRAFT: *Getrübt,* > für kurze Zeit unverwandt Sehen [1/1].

NASE: *Epistaxis* durch leichte Berührung [1].

GESICHT: *Schweregefühl* über Nase und Wangen in Rückenlage, > den Kopf auf eine Seite drehen [1/1]. Rote *Verfärbung* während der Menses [1]; gerötetes Gesicht während der Stuhlentleerung [1].

MUND: *Speichelfluss* & Trockenheitsgefühl [1; **Merc.**]. *Trockenheit* der Zungenspitze [1].

MAGEN: *Übelkeit* nach dem Hinlegen nachts [1]; plötzliche Übelkeit [1; **Hep.**]; Übelkeit, die vom Nabel ausgeht [1; *Cocc.*].

ABDOMEN: *Schmerzen* > Bauchlage [1; **Bell.**]; beim Niesen [1].

REKTUM: *Diarrhœ* nach Bier [1; **Sulf.**].
LARYNX: *Stimme,* Heiserkeit morgens nach dem Aufstehen [1].
ATMUNG: *Schwierige* Atmung > in Rückenlage [1; **Cact.**]. Bedürfnis *tief* zu atmen im Liegen [2/1]; < Linksseitenlage [1/1], > Rückenlage [1/1].
RÜCKEN: *Schmerzen* im Dorsalbereich beim Drehen des Kopfes [1; *Bry.*]. *Steifheit* beim Aufstehen vom Sitzen [1]; zu Beginn der Bewegung [1]; nach dem Sitzen [1].
EXTREMITÄTEN: Muss sich hinlegen wegen *Schmerzen* in den unteren Gliedmaßen, bei Ischiassyndrom [2/1]. *Schwäche* der Knie nach Gehen [1]. *Spannung* in den Oberschenkeln im Gehen [1]. *Ruhelosigkeit* der Beine, die einen um 3.30 Uhr aus dem Schlaf weckt und Wiedereinschlafen verhindert [1/1]. *Schweregefühl* in den Unterschenkeln [1]. *Zittern* der Knie im Gehen [2].

NOTIZEN

IRIDIUM

Irid.

I

ZEICHEN

Iridium [vom gr. *iris,* Regenbogen, wegen seiner verschiedenfarbigen Salze] ist ein sehr schweres stahlgraues Metall der *Platingruppe* mit einem sehr hohen Schmelzpunkt. Es gehört zur Gruppe 8B des Periodensystems. Es ist unlöslich in Säuren, in Säuremischungen, selbst in Königswasser. In der Natur kommt es nicht in reiner Form vor, sondern als Osmiridium, einer Legierung mit Osmium und Platin.
Diese Gruppe besteht aus drei Triaden. Die erste Triade - Eisen, Kobalt und Nickel - ist stark magnetisch. Sie vermischen sich leicht und eine Legierung von allen dreien mit Aluminium und Kupfer bildet das Metall Alnico, das für Magneten verwendet wird, welche die zwölffache Kraft eines Stahlmagneten derselben Größe besitzen. Die folgenden Dreiergruppen, die sog. leichten und schweren Platinmetalle, lassen sich ebenfalls gut mischen. Die erste Trias - die *leichten* Platinmetalle - besteht aus Ruthenium, Rhodium und Palladium. Die zweite Trias - die *schweren* Platinmetalle - besteht aus Osmium, Iridium und Platin.
Alle werden bei der Herstellung von Schmuck und Präzisionsinstrumenten verwendet. Besondere Anwendungen: Federn von Füllfederhaltern [Rhutenium, Rhodium, Osmium, Iridium], elektrische Kontaktpunkte [Ruthenium] Präzisions-Schichtwiderstände [Ruthenium], Abgaskatalysatoren [Rhodium, Platinum], Flugzeugzündkerzen [Rhodium, Palladium], Zahnkronen [Palladium, Platinum], Kompassnadeln [Osmium] und Injektionsnadeln [Iridium]. Wenn Platin 10% Iridium beigefügt wird, ist diese Legierung noch widerstandskräftiger gegen chemische Einwirkungen als Platin allein. In der Medizin wird Iridium in der Bestrahlungstherapie bei Krebsbehandlung verwendet.

Interessanterweise ist Iridium mit dem Aussterben der Dinosaurier in Verbindung gebracht worden. „Eine kontroverse Aussterbenstheorie wurde in den Achtziger Jahren von den Physikern Luis und Walter Alvarez vorgestellt. Sie fanden einen höheren Iridiumgehalt in Proben von Sedimentschichten zwischen Felsen der Kreidezeit und des Tertiärs und schlossen daraus, dass das Iridium aus dem Weltall stamme, höchstwahrscheinlich von einem Asteroid, der zu jener Zeit in die Erde eingeschlagen ist. Ihrer Theorie nach hat der Aufprall eine enorme Staubwolke ausgelöst, welche die Erde eingehüllt und die Nahrungsmittelkette [einschließlich der Dinosaurier] beeinflusst und viele Pflanzen getötet hat. Forschungen zu dieser Theorie werden immer noch durchgeführt und ein möglicher Ort für den Krater, der sich durch den Aufprall des Asteroiden gebildet hat, ist auf der Yucatan Halbinsel von Mexiko gefunden worden. Viele Geologen akzeptieren zwar den Iridiumnachweis, vertreten jedoch die Auffassung, dass das Iridium aus Vulkanausbrüchen stammt, die über einen längeren Zeitraum hinweg die klimatischen Bedingungen verändert haben.“ [Grolier]

Die Geschichte der Entdeckung der anderen Mitglieder der Platingruppen ist sehr bemerkenswert. Ansehnliche Überreste von Platinerzen - das Abfallprodukt der Münzprägung - hatten sich in dem Laboratorium der Münzanstalt von St. Petersburg angesammelt. 1841 bat Professor Karl Karlovich Klaus von der Universität von Kazan die Münzanstalt, ihm zwei Pfund des Abfallprodukts zu schicken. Der Wissenschaftler war sehr überrascht, als er darin bis zu 10% Platin sowie geringe Mengen von Osmium, Iridium, Palladium und Rhodium fand. *Die 'Überreste', für die sich bis dahin niemand interessiert hatte, waren plötzlich zu einem Schatz geworden.*

I

Homöopathisch betrachtet sieht Platin sich selbst als den Standard an, das Maß aller Dinge: als festgesetzte Ebene von erworbener Exzellenz oder Angemessenheit, als [selbst] ernanntes Vorbild zur Gradmessung. Die Signatur wird noch auffallender, wenn man bedenkt, dass eine Legierung von Platin mit Iridium [10%] das Material war, aus dem 1833 der Kilogrammstandard hergestellt wurde. Dieser Standard - der sog. internationale Kilogrammprototyp - wird in Paris aufbewahrt und stellt die SI [Système International] Grundeinheit der Masse dar. Während der ersten einhundert Jahre seiner Existenz hat das Kilogramm nur 0,017 Milligramm Gewicht verloren!

Darüberhinaus dient die Entfernung zwischen zwei Markierungen auf einem anderen Platin-Iridiumstab, der ebenfalls in Paris aufbewahrt wird, als *der* Meter, die Grundlängeneinheit im metrischen Maßsystem. Er trägt die erhabene Inschrift: „Für alle Zeiten, für alle Menschen.“ Doch dies sollte nicht sein. In jüngerer Vergangenheit wurde der Meter in Begriffen von Wellenlänge im Vakuum der orangenen Strahlung des Krypton-86 Atoms festgesetzt. Niemand ist unersetzlich!!

In der griechischen Mythologie war Iris die Göttin des Regenbogens und eine Botin von den Göttern zur Menschheit. Der Regenbogen war ihre Brücke zwischen Himmel und Erde. In der Kunst wurde sie als schöne junge Frau dargestellt mit goldenen Flügeln und einem Stab [Caduceus] in der Hand. Homer schreibt, dass sie so außerordentlich schnell war, dass sie wie Hagelkörner oder Schneeflocken aus den Wolken von einem Ende der Erde zum andern flog. Sie stieg sogar hinunter auf den Meeresgrund oder in die Tiefen der Unterwelt, um die Botschaften der Götter zu überbringen. Iris hat viel Ähnlichkeit mit Hermes [Merkur], mit dem Unterschied, dass Hermes aus eigener Initiative handeln kann und Iris nicht. Iris vollzog hauptsächlich Aufgaben für Hera, die Gemahlin des Zeus. Die Griechen porträtierten Hera als *stolze, stattliche, majestätisch ehrwürdige* Frau, die unzähligen Liebesabenteuer des Zeus hinnehmen musste. Als Wächterin von

Ehe und Geburt benahm sie sich wie eine eifersüchtige Ehefrau, die an den Geliebten des Zeus und deren Kindern Rache übte. Die heiligen Attribute der Hera waren Pfau, Krähe und Granatapfel. Auf einem Thron sitzend, mit Zepter und Granatapfel in der rechten Hand, betrachtete Goethe sie als *das Ideal der weiblichen Schönheit und Würde.* Zeus benutzte den Blitz, um diejenigen zu strafen, die ihm gegenüber ungehorsam waren, Hera benutzte den Regenbogen, um der Menschheit ihren Willen aufzuzwingen. Im Alten Testament [Genesis 9:13-17] heißt es, der Regenbogen sei das Symbol des Bundes zwischen Gott und der Menschheit. Im Volksglauben sagt der Regenbogen schlechtes Wetter vorher, doch an seinem Ende wartet auch ein Topf mit Gold auf denjenigen, der es finden kann.
„Ein Regenbogen ist die Darstellung der gewöhnlich verborgenen Lichtfarben die die Gesamtheit des weißen Lichts ausmachen. Es gibt sieben solcher sichtbaren Farben. Die Zahl sieben ist für Iridium nicht ohne Bedeutung – sein atomares Gewicht beträgt 77, und es steht in der Rangordnung der seltensten Metalle auf der Erde an 77. Stelle. Interessanterweise ist der Asteroid Nummer sieben ebenfalls nach der Iris benannt." [Sherr]
1853 von Hering eingeführt. Geprüft von Tafel [Eigenprüfung]. 1996 von der Sheffielder Homöopathieschule geprüft; 17 Prüfer [6 Männer; 11 Frauen]; Arzneimittelprüfung veröffentliche in Sherr's *Dynamic Provings,* Bd. eins, 1997.

VERGLEICHE

Ferrum. Platinum. Causticum. Palladium. Kalium ferrocyanatum.

WIRKUNGSBEREICH

Nerven. Blut. Gelenke.

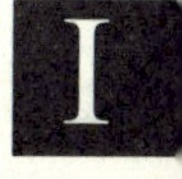

LEITSYMPTOME

G Gefühl von *Selbstzufriedenheit* und Selbstvertrauen [sekundär; nach Primärwirkung von schmerzhafter Schwäche der unteren Gliedmaßen und Nierengegend].
⇨ vgl.: „Fühlt sich extrem groß. Empfindung als sei der Küchentisch zu niedrig." [Sherr]

G Empfindung als sei der Geist leer.

G *Stille.*
„Gefühl im Wasser zu sein oder wie im Schlaf, wie beinahe im Schlaf oder in Trance, bei Bewusstsein, aber schwimmend im inneren Selbst, nicht mitteilsam, nach innen gekehrt; wie eine Erlebnis an der Schwelle des Todes, das innere Selbst steht im Vordergrund und ist abgetrennt."
„Äußerst kontemplativ. Sehr mächtiges Gefühl."
„Scheine entweder umherzuhasten und alles zu organisieren oder sitze wie angenagelt auf meinem Stuhl, damit zufrieden, in den leeren Raum zu starren."
„Wenn ich mich hinsetze, neige ich immer noch dazu, mich nach innen zu kehren und in die Stille zu gehen. Dies fällt immer ab, wenn ich aufstehe und etwas tue."
„Fühlte mich wie an einer Stelle festgewurzelt."
„Bin es zufrieden zu sitzen, eine leere Wand anzustarren und die äußeren Einflüsse zu reduzieren." [Sherr]

G *Abgetrennt/distanziert.*

„Prüfer sah benommen aus. Als gehörten die Augen nicht zu ihr, beinahe als sei niemand da."

„Gefühl wie außen zu sein."

„Gefühl wie ein am Rande stehender Beobachter, wie am eigentlichen Geschehen unbeteiligt. Fühlte Distanziertheit und Selbstzweifel. Ich sprach nicht, weil ich das Gefühl hatte, keine Fragen beantworten zu können [obgleich das Thema zu meinem Spezialbereich gehörte]."

„Gefühl als habe ich an den Dingen in meiner Umgebung keinen Anteil."

„Gefühl wie weit-von-andern-entfernt-tief-in-mir-selbst."

„Gefühl als sei ich in meiner eigenen kleinen Kapsel und säße dort ganz still, werde aber dennoch bewegt. Denke an nichts, fahre nur und starre auf die Straße."

„Sie kamen mir vor wie Fremde." [Sherr]

G Verlangen nach Gesellschaft. Gesellschaft >.

G *Raumwahrnehmung.*

„Ein plötzliches, sehr tiefes Verlangen nach Wildnis, Raum und Luft und hochgelegenen Orten."

„Mir kam vor als sei die Welt zu klein für mich."

„Ich fühlte mich eingeschlossen, als könne ich mich nicht bewegen, Ich konnte nicht atmen. ... Viele Wolken waren am Himmel, und ich hatte das Gefühl, als kämen sie auf mich herunter."

„Fühle mich eingezäunt von den Bedürfnissen meines ehemaligen Partners, empfinde mich wie in die kleinen Räume in seinem Leben eingezwängt."

„Ich brauchte Ruhe und Platz im Bett für mich allein."

„Fehleinschätzung von Entfernungen beim Fahren, nicht in gefährlichem Grad. Remple häufig gegen Gegenstände und Menschen im Haus und auf der Straße." [Sherr]

I

A Kinder wachsen zu schnell [übertreffen das Standardmaß].**

A Anämie oder Schwäche nach Grippe. [Voisin]

A Scheint eine Kombination von *Ferr.* [Anämie, Schwäche] und *Plat.* [Taubheitsgefühl, krampfartige Kontraktionen]*

A Appetit vermindert.

Oder: Hunger nach dem Essen.

A < *Morgens.*

[Augen; Mund; Magen; Frauen; Stuhl; Harn; Husten; Schlaf; Haut]

A *Taubheitsgefühl* [Ohren; Gesicht; durch den ganzen Körper].

K Neuralgische Kopfschmerzen in den Schläfen; machen ihn verrückt.

„Frische Luft und Geräusche scheinen Zerschlagenheit im Kopf zu verursachen." [Clarke]

'Hölzerne' Empfindung in der rechten Kopfseite. [Bœricke]

K Reichlich wässriger Schnupfen.

> In geschlossenen Räumen.

oder:

Choanen fühlen sich roh, entzündet an.

& Reichlich dicke, gelbliche Absonderung. [Bœricke]

K Empfindung wie von einem Dreieck auf dem Gesicht, dessen Basis von den beiden Wangenknochen gebildet wird, die Spitze liegt im Scheitel.

K Schwellung der Ovarien ohne Wassersucht.

K Chronischer Kehlkopfkatarrh.
& Heiserer Husten, < Reden. [Bœricke]

K Spannungsgefühl in beiden Oberschenkeln im Gehen; < links.
Krampfartige Kontraktionen in der rechten Wade und in der Mitte der Fußsohle.

* In der 8B-Gruppe ist Eisen das *erste* Element der ersten Trias und Platin das *letzte* Element der letzten Trias.
** Möglicherweise: Jugendliche, die zu schnell wachsen, körperliche Schwäche mit Selbstbegeisterung.

RUBRIKEN

GEMÜT: *Angst* beim Erwachen, als würde etwas Schlimmes geschehen [1]*. *Anklammern* an Personen [1]*. *Delusion,* meint aufwärts zu schweben [1]; die Rolle eines Boten zugeteilt bekommen zu haben [1/1]; Flügel zu haben [1/1]*; vielfarbig zu sein, während andere grau aussehen [1/1]. *Eile,* alle bewegen sich zu langsam [1]*. *Fehler*, beim Schreiben [1], beim Sprechen [1]*. Abneigung *gestört* zu werden [1]*. *Lachen,* kicherndes, albernes Gelächter [1]*. Verlangen nach *Licht,* Tageslicht [1]*. *Liebevoll* [1], offenherzig [1]*. *Nägelkauen* [1]*. *Träume* von Babies und Froschbeinen, Glattheit der Haut [/1]; Familie und Freunden [1]; Meer [1]; Wasser [1]*. *Reizbarkeit* [1], durch Geräusch [1]*. *Sprechen,* langsam [1]; monoton [1]*. *Trübsinn* > Beschäftigung [1]; > gehen im Freien [1]*. *Vergesslich* [1]*. *Verspielt* [1]*. *Verwirrung,* verläuft sich in wohlbekannten Straßen [1]*. *Weinen* nach Zorn [1]*. Gefühl als besäße man zweierlei *Willen* [1]. *Zahlen,* sieben [1/1]*. *Zeit* vergeht zu schnell [1]; zu langsam [1]*.

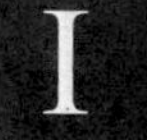

KOPF: *Schmerzen,* als ob kaltes Metall quer über die Stirn drückt, abwechselnd über jedem Auge, < Licht, > Druck [1/1]*. *Schwappende* Empfindung [1]. *Schwere* des Kopfes wie flüssiges Blei [1/1]. *Taubheitsgefühl* im Hinterkopf [1].

AUGEN: *Jucken* morgens beim Erwachen [1]*. Verlangen die Augen zu *schließen* [1]*. *Schweregefühl* der Augäpfel [1]*.

SEHKRAFT: *Farben,* alles sieht golden aus [1/1]*; Farben wirken sehr grell, v.a. grün [1/1]. *Zickzacklinien,* kreisförmig [1/1]*.

OHREN: *Hitze* in den Ohren im Hinlegen [1]*. *Taubheitsgefühl* [1].

GEHÖR: Geräusche erscheinen weit *entfernt* [1]*.

GESICHT: Lebhafter *Gesichtsausdruck* [1/1]*. *Schwellungsgefühl* morgens beim Aufstehen [1]*. *Taubheitsgefühl* der Lippen [1]*. *Verlängerungsgefühl* der linken Seite, Unterkiefer [1/1]*.

MUND: Einseitige weiße *Verfärbung* der Zunge [1].

ABDOMEN: Herabdrängende *Schmerzen* als würde die Menses einsetzen [1]*.

NIEREN: *Entzündung* während der Schwangerschaft [1].

FRAUEN: *Tumoren* im Uterus [1].

HUSTEN: Laut *Lesen* < [1].
RÜCKEN: *Schwäche* im Zervikalbereich, als könne der Hals das Gewicht des Kopfes nicht tragen [1]*.
EXTREMITÄTEN: *Dislokationsgefühl* in der linken Hüfte [1].
ALLGEMEINES: Frische *Luft* bessert [1]*. *Schwäche* während akuter Krankheiten [2]; durch geistige Anstrengung [2].

* Symptome der Arzneimittelprüfung der Sheffield School of Homoeopathy.

NAHRUNG

Abneigung: Braunes Brot [1].
Verlangen: Kohlensäurehaltige Getränke [1].
Schlimmer: Kalte Getränke [1; < abdominale Kolik]; Orangen [1; = scharfe Magenschmerzen]; Thunfisch [1; = Übelkeit und Verdauungsstörungen].
Besser: Kalte Getränke [1; > Husten].

NOTIZEN

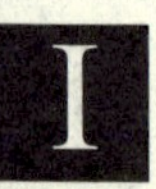

JABORANDI Jab.

ZEICHEN

Pilocarpus jaborandi und Pilocarpus pennatifolius. Fam. nat. Rutaceæ.
Pilocarpus [gr. *pilos,* Filz, eine Filzkappe und *karpos,* Frucht, in Anspielung auf die daunenartigen Kappen, welche die Früchte bedecken] ist im Amazonasbereich und Ostbrasilien heimisch. Der baumartige Strauch erreicht eine Höhe von 1-3 Metern. Die graubraune Rinde, die sich leicht abschälen lässt, ist mit dichten Haaren bedeckt. Die ledrigen Blätter, die an der Spitze kahl sind, haben zahlreiche durchscheinende Punkte [Öldrüsen]. Die nierenförmigen Samen sind schwarz und glänzend. Der Name jaborandi ist der Kollektivname für eine riesige Anzahl von Pflanzen, die in Brasilien vorkommen und die als schweiß- und harntreibende Mittel verwendet werden.
Die Blätter von Pilocarpus enthalten verschiedene Alkaloide, wovon Pilocarpin das Hauptalkaloid ist. Als Parasympathomimetikum [Erreger des parasympathischen Nervensystems] ähnelt Pilocarpin den Alkaloiden Physostigmin [Physostigma] und Muscarin [*Agaricus*]. Pilocarpin wird als Diaphoretikum, Sialagogum und Mittel zur Anregung der Darmtätigkeit, sowie äußerlich als Miotikum und bei der Glaukombehandlung verwendet. Äußerliche Anwendung der Blattextrakte gegen Haarausfall.
Die in der Homöopathie kleine Familie der Rutaceæ liefert eine Reihe von interessanten Arzneimitteln: *Angustura, Jaborandi, Ptelea, Ruta, Xanthoxyllum.* Im Alltag ist sie ebenfalls wohlbekannt, zumal alle Zitrusfrüchte aus dieser Pflanzenfamilie stammen.
1874 von Coutinho eingeführt, sowie von Watkins.

VERGLEICHE

Sulfur. Phosphorus. Natrium muriaticum. Calcium carbonicum. Belladonna. Pulsatilla. Natrium arsenicosum. Senega. Tabacum.

WIRKUNGSBEREICH

DRÜSEN. Augen. Nerven. *Linke Seite.

LEITSYMPTOME

G Extreme nervöse Erregung

„Eine Frau, deren Milch versiegt war, erhielt alle vier Stunden Tropfen der Urtinktur von dem flüssigen Auszug. Die Milchsekretion wurde wiederhergestellt, aber die Patientin begann unter extremer nervöser Erregung zu leiden, begleitet von der Zwangsvorstellung, dass sie ihre ganze Familie mit einem Beil ermorden sollte. Die Arznei wurde abgesetzt, und diese Symptome verschwanden und mit ihnen die Tätigkeit der Brustdrüsen." [Clarke]

A VERMEHRTE SEKRETIONEN.

[Augen; Speicheldrüsen; Nase; Schleimdrüsen in Rachen, Luftröhre und Bronchien; Schweißdrüsen]

„Der Speichelfluss, wenn er stark ausgeprägt war, begann gleichzeitig mit dem Schwitzen, war am stärksten wenn der Schweiß am stärksten auftrat und dauerte ebenso lang wie dieser." [Hale]

Die beiden deutlichen Wirkungen sind SCHWEISS & SPEICHELFLUSS.

„Wenn der Patient zu schwitzen beginnt, fängt der Mund an, wässrig zu werden, und der Speichelfluss tritt so schnell und so stark ein, dass er nicht sprechen kann; und, innerhalb der ein oder zwei Stunden, während der die Sekretion anhält, wird oft mehr als ein Liter Speichel ausgeschieden." [Burt]

oder: SCHWEISS # SPEICHELFLUSS.

„Es scheint irgendeine Beziehung zwischen dem Speichelfluss und der Schweißproduktion unter dem Einfluss von *Jaborandi* zu bestehen; wenn der eine sehr stark ist, tritt die andere häufig, aber nicht immer, entsprechend spärlich auf. Manchmal ersetzt der Speichelfluss beinahe den Schweiß; sehr häufig beginnt er vor dem Schweiß, und häufig ist er hartnäckiger. Während des Speichelflusses ist der Mund warm, und es besteht häufig ein Spannungsgefühl im Bereich der Maxillardrüsen." [Wood]

A HITZEWALLUNGEN im KLIMAKTERIUM.

„Das Gesicht wird rot; die Schläfenarterien pochen stärker; dann entsteht ein eigenartiges Hitzegefühl in Mund und Gesicht, und der Speichelfluss beginnt. Nach einer kurzen Zeit wird die Stirn feucht und das Gesicht stärker gerötet. Gleichzeitig mit dem Speichelfluss bricht Schweiß auf Stirn, Wangen und Schläfen und am ganzen Körper aus; er dehnt sich zu den Gliedmaßen aus, ist aber am Rumpf am stärksten." [Hale]

⇨ Schweiß und Speichelfluss gefolgt von *Prostration* und *Schläfrigkeit*.

⇨ Übermäßige Sekretion gefolgt von abnormer *Trockenheit* und großem Durst.

A Fröstelig.

Erkältungsneigung.

A Menses mit vorangehender *Eiseskälte* und kaltem Schweiß. [Voisin]

„Wenn die Periode mit Kälte und Ohnmacht und neuralgischem Pochen in Kopf und Becken mit Rückenschmerzen einsetzt, werden ein oder zwei Tropfen *Jabor.* in heißem Wasser sofort Linderung verschaffen." [Cooper]

A Appetitverlust.
& Bitterer Geschmack im Mund.

A Intensiver Durst.

A *Reiseübelkeit.*
Schwindel und Übelkeit durch Schauen auf Gegenstände, die sich bewegen.
& Schweiß und Speichelfluss.

A Ödem [Gesicht, Lippen und Glieder] in der Schwangerschaft.

K Vorzeitiges Ergrauen.

„Bei einer Reihe von Patienten, die es einnahmen, wurde beobachtet, dass weißes und blondes Haar schwarz wurde." [Clarke]

K Parotitis oder Mumps.
& Hitzegefühl im Mund.
& Starker Speichelfluss und Schweiß.

K *Akkommodationstörung.*
& Tränenfluss, Kontraktion der Pupillen, Schwindel, Empfindung von Überanstrengung der Augen und weiße Flecken vor den Augen.

„Am Höhepunkt des Schweißausbruches und Speichelflusses wurde das Sehvermögen so sehr getrübt, dass er kaum den Spucknapf vor seinem Mund sehen konnte [nach einer halben Stunde]." [Allen]

Sehvermögen ändert sich ständig, wird plötzlich alle paar Augenblicke mehr oder weniger trübe. [Allen]

J

K Harnentleerung.
Schmerzen, oftmals hochgradig, über dem Schambereich.
> *Sofort* bei Entleerung der Blase.
& Unwiderstehlicher Harndrang.

RUBRIKEN

GEMÜT: *Delusion,* meint, ihre Familie mit einer Axt zu ermorden [1/1]. *Heiterkeit,* Fröhlichkeit # Geistestrübung [1/1]. Drang, nahestehende Personen zu *töten* [1]. *Träume* von Kämpfen [1]; von Unfällen [1].

SCHWINDEL: Bei *angestrengtem* Sehen [1].

KOPF: *Leeregefühl,* hohle Empfindung im Kopf [1]. *Pulsieren* in den Schläfengefäßen [2]; im Scheitel [1]. *Schmerzen,* Kopfweh durch Überanstrengung der Augen [1].

AUGEN: *Hervortreten,* Exophthalmus [1]. *Hitzegefühl* in den Augen bei Anstrengung [1; **Ruta**.]. Leicht *müde* beim Lesen [2; *Ruta.*]. *Schmerzen* durch angestrengtes Sehen bei feiner Arbeit [2; **Ruta**.]; nach Strabismusoperation [1/1]. Periodischer *Strabismus* [1]. *Tränenfluss* während Kopfschmerzen [1]; bei Schnupfen [1].

SEHKRAFT: *Bilder* bleiben zu lange erhalten [1]. *Brennweite* verändert sich beim

Lesen [1]. *Flecke,* Punkte beim Lesen [1]. *Trübe* > seitwärts Sehen [1; Chin-s.].
OHREN: *Geräusche* & Schwindel [1].
NASE: *Schnupfen* & Schweiß [1; *Merc.*].
GESICHT: *Entzündung* der Parotisdrüse, Metastase zu den Hoden [1].
MUND: *Speichelfluss* während der Schwangerschaft [2].
ÄUSSERER HALS: Exophthalmischer *Kropf* [1].
MAGEN: *Durst* am Morgen beim Erwachen [1]. *Schluckauf* vor Erbrechen [1; Cupr.]; beim Erbrechen [1]; endet mit Erbrechen [1]. *Übelkeit* < Augenbewegung [1]; bei Gebrauch der Augen [1; *Ther.*]; im Klimakterium [1]; nach angestrengtem Sehen [1].
ABDOMEN: Beschwerden des *Pankreas* [1].
REKTUM: *Diarrhœ* nur tagsüber, & erhitztes und gerötetes Gesicht und profuser Schweiß [1/1]; > Essen [1].
FRAUEN: *Hitze* in der Vagina während der Entbindung [1]. *Schmerzen,* Geburtswehen setzen aus [1]; träge [1]. *Trockenheit* der Vagina während der Entbindung [1].
BRUST: *Herzklopfen* während Schweiß [1]. *Milch* fehlt [1]; vermehrt, zu reichlich [1].
SCHWEISS: Schweiß & Abneigung sich *abzudecken* [1]. Schweiß im *Bett*, im Klimakterium [1]. Schweiß & *Diarrhœ* [1; **Verat**.]. *Seiten,* einseitig [1]; links [1].
ALLGEMEINES: Allmähliches Auftreten und Nachlassen von *Schmerzen* [1]. Ziehende *Schmerzen* in den Gelenken während Schweiß [3].

NOTIZEN

J

JALAPA

Jal.

ZEICHEN

Convolvulus Jalapa. Ipomoea purga. Ipomoea jalapa. Fam. nat. Convolvulaceæ.
Jalapa, in Südamerika und Mexiko heimisch, hat ihren Namen von Xalapa übernommen, einer mexikanischen Stadt, aus der die Arznei exportiert wurde. Es ist eine hübsche Kletterpflanze aus der Familie der Windengewächse mit roten Blüten und knollenförmiger Wurzel. Die Wurzelknollen von der Größe einer Walnuss bis zu der einer Orange sind dunkelbraun und stark gerunzelt. Sie haben lange Fasern, die von dem unteren Abschnitt ebenso wie von den oberen Wurzelstielen ausgehen. Der Name Convolvulus kommt vom Lat. *convolvo,* ineinander schlingen, mit Bezug auf die Angewohnheit mancher Arten, sich zu verschlingen.[1]
Die Droge Jalapa wird aus einem Harz hergestellt, das in der Wurzel enthalten ist. Es hat einen leicht rauchigen Geruch und der Geschmack ist unangenehm, gefolgt von einer brennenden Schärfe. Sie hat eine stark abführende und emetische Wirkung und

beschleunigt die Wirkung von Rhabarber.
Die Nomenklatur der Familie der Convolvulaceæ, die 55 Gattungen umfasst, ist sehr verwirrend, zumal sie zusätzlich zu Linné von mindestens 20 weiteren Botanikern stammt. Auf diese Art wird zum Beispiel die Ipomoea von Pflanzenzüchtern unter fünf verschiedenen Namen angeboten. Insgesamt umfassen die 55 Gattungen etwa 1600 Arten. Die Gattungen *Convolvulus* mit über 200 Arten und *Ipomoea* mit etwa 300 Arten machen die Mehrzahl aus. Der Unterschied zwischen Convolvulus und Ipomoea ist unwesentlich und besteht nur aus einem Unterschied in der Narbe.
Die Familie der Convolvulaceæ ist in tropischen Gebieten sehr weit verbreitet und findet demzufolge unterschiedliche lokale Verwendung. Der Anwendungsbereich erstreckt sich vom Hauptnahrungsmittel [*Ipomœa batatas,* Süßkartoffel] bis zu halluzinogenen Drogen. Dasselbe trifft auf die Solanaceæ zu, die Nachtschattengewächse, die Gemüse [Kartoffeln, Tomaten, Paprika] und Halluzinogene [Belladonna, Hyoscyamus, Stramonium] produzieren.
Aus *Ipomœa purpurea,* auch *Pharbitis purpurea* genannt, lassen sich Alkaloide isolieren, die chemisch mit LSD verwandt sind. Eine weitere Art, *I. violacea* oder *I. rubrocærula,* wird im Süden Mexikos als Halluzinogen zur Wahrsagerei und für magische religiöse und medizinische Rituale geschätzt. Diese Verwendung, die bereits lange Zeit vor Kolumbus' Zeiten gebräuchlich war, wurde den Azteken, Zatopeken und Mazateken zugeschrieben. Die Dosis besteht gewöhnlich in 7 Samen oder einer durch 7 teilbaren Zahl, manchmal werden 13 genommen. Typisch ist, dass die Droge nachts verwendet wird und im Unterschied zu Peyote und Pilzen wird sie nur an einem ruhigen und abgelegenen Ort genommen, wo der Benutzer nicht gestört werden kann und darf. Da dieselben Alkaloide auch in anderen Ipomoea Arten vorkommen, und daher nicht mit der einen Art verbunden sind, kann man erwarten, dass Jalapa mehr ist als ein bloßes Abführmittel.
Für einen interessanten Bericht soll hier auf das Buch *'Plants of the Gods'* von Richard Evans Schultes und Albert Hofmann verwiesen werden.
Eingeführt von Noack und Trinks. 1844 von Jeanes geprüft.

VERGLEICHE

Sulfur. Chamomilla. Arsenicum. Psorinum. Rhus toxicodendron. Rheum.

Differenzierung

➜ Ruhelosigkeit bei Kindern.
Chamomilla, Cina und *Rheum:* Kind ist bei *Tag und Nacht* unruhig und weint.

WIRKUNGSBEREICH

Nerven. Schleimhäute [Nase; Magen; Darm].

LEITSYMPTOME

G Sehr kluge Kinder, wie *Cypr.*
Ruheloses Wesen; wollen tagsüber beschäftigt sein; bevorzugen Lesen, Lernen, Computer. Kein Verlangen mit Spielzeug zu spielen; wollen erwachsen sein. Frühreif; neugierig. [Mangliavori]

G Singen. [Mangialavori beobachtete dieses Symptom in vier Jalapa-Fällen.]
Vergleich mit der *Blütenessenz derWinde* [*Ipomoea purpurea*]:
„Positive Qualitäten: sprühende Lebenskraft, fühlt sich wach und frisch, mit dem Leben in Berührung. Ungleichgewichtsmuster: stumpf, toxisch, oder 'verkatert,' unfähig ganz in den Körper einzutreten, insbesondere Morgens; Suchtverhalten." [Kaminski & Katz]

A Kälte.
& Blaues Gesicht.

A Erkältungsneigung.
Ständiger nasaler Katarrh. Verstopfte Nase.

A Abneigung gegen Muttermilch.
Erbrechen nach Milch.[2]

A Verlangen nach Schokolade; Salz; Essig; Öl. [Mangliavori]

A *Schweiß* [v.a. am Kopf und Oberkörper].

A < NACHTS.
„Kind kann den ganzen Tag über ziemlich ruhig sein, aber es *schreit und wirft sich die ganze Nacht lang herum.* In einem solchen Fall ist *Jalap.* höchstwahrscheinlich das passende Mittel, *ganz gleich ob* das Kind unter Diarrhœ oder einer anderen Beschwerde leidet." [Clarke]

K Schmerzen & „Ständige Verdrehungen des Körpers, neigt sich abwechselnd nach vorn hinten und seitwärts." [Clarke] [vgl. *Rheum*]
Schmerzen > Aufstoßen von schaumiger Substanz und Blähungen.

K „Man sollte bei der *Enterokolitis* von Erwachsenen daran denken, wenn schneidende Schmerzen v.a. im Colon sigmoideum vorliegen. Es besteht eine allgemeine Kälte und blaue Verfärbung im Gesicht, Entkräftung und Ohnmacht." [Blackwood]

K „Typisch schlammige Art von Diarrhœ, die Blut enthalten und sauer riechen kann. Eines der ersten Mittel bei Säuglingen und Kleinkindern."[3]
Stühle haben die Färbung von Kaffee mit Sahne. [Voisin]
& Trockene und glänzende Zunge.

[1] Muss mit *Ipomoea stans. cav.* verglichen werden. Günstigerweise ist sie nicht mit einem eindeutigen Artennamen versehen, geschweige denn klar ersichtlich, welche Art gemeint ist, doch Stephensons Bemerkung, dass die Pflanze „Tausende von Jahren lang von den Azteken, Chichimeken und Akolhuas in Mexiko verwendet wurde," legt die Vermutung nahe, dass es sich um eine halluzinogene Art handelt. Die Prüfung wurde von H. Castro durchgeführt und ist sowohl in Stephensons als auch in Julians Arzneimittellehre beschrieben. Die Prüfungssymptome zeigen einige auffallend ähnliche Züge mit dem rituellen Gebrauch der Ipomoea-Art: *Bedürfnis nach Einsamkeit, nächtliche Ängste* [bei Kindern] und nächtliche Verschlimmerung. Auf ähnliche Art können diese Symptome auch zu Jalapa führen.

[2] Proceedings of the 45th Congress of the International Homœopathic Medical League, S. 132.

[3] *Small Remedies Seminar,* Hechtel 1990, Fall 13, S. 137.

RUBRIKEN

GEMÜT: *Angst* während der Stuhlentleerung [1]. Verlangen *getragen* zu werden [1]. *Ruhige* Gemütsverfassung bei Säuglingen, Kleinkindern mit Diarrhœ [2/1].

Schreien bei Kindern, anhaltendes Schreien ohne Ursache, < nachts [1]. *Untröstlich* [1].
KOPF: *Schweiß* der Kopfhaut [1].
GESICHT: *Kälte* [1]. *Trockenheit* der Lippen [1]. Bläuliche *Verfärbung* [1].
MUND: Rote, glänzende *Verfärbung* der Zunge [1].
MAGEN: *Verdauungsstörungen* bei Säuglingen [1].
ABDOMEN: *Schmerzen* im rechten Hypochondrium [1]; Krampfschmerzen & Diarrhœ [1].
REKTUM: *Diarrhœ* während der Zahnung [1].
STUHL: Saurer *Geruch* [2]. *Gewaltsam*, plötzlich, schießend [1]. *Schlammig* [1].
EXTREMITÄTEN: Glühende *Hitze* der Fußsohlen [1]. Unbestimmte anhaltende *Schmerzen* in der Nagelwurzel der großen Zehe [1].

NAHRUNG

Abneigung: Milch, Muttermilch [1].
Verlangen: Essig [1]; Öl [1]; Salz [1]; Schokolade [1].
Schlimmer: Milch, Muttermilch [1].

NOTIZEN

J

JATROPHA CURCAS **Jatr.**

ZEICHEN

Jatropha curcas. Curcasnuss. Purgierstrauch. Fam. nat. Euphorbiaceæ.
Die Curcasnuss aus den amerikanischen Tropen wird oft zum Kochen verwendet sowie zur Herstellung von Seife und Kerzen. In den haselnussgroßen schwarzen Nüsse sitzen drei Samen, die ein starkes abführendes Öl enthalten.
Ihrer leuchtend roten Blüten wegen wird die Pflanze, die bis zu 3 Metern hoch wächst, häufig in tropischen Gärten angepflanzt.
Die Art ist eng mit *Jatropha Manihot* verwandt, besser bekannt als Kassava, Maniok oder Tapioka. Ursprünglich aus Südamerika ist Kassava heute ein unverzichtbares Nahrungsmittel in vielen tropischen und subtropischen Ländern, ganz besonders in Südamerika und Westafrika. Die Wurzeln enden in großen essbaren Knollen. Die etwa 200 Kassavaarten lassen sich in zwei Kategorien einteilen: süß und bitter. Sie enthalten fast alle Blausäure, eine toxische Verbindung, die auch in Bittermandeln, Prunus laurocerasus und anderen Rosacea-Arten vorkommt. Die Blausäure wird durch Kochen unschädlich gemacht.
Ein Drittel der reifen Samen von *J. curcas* besteht aus fettigen Ölen, die für die extreme

Drainagewirkung verantwortlich sind. Außer Stickstoffverbindungen [eine davon ist Blausäure] ist auch ein kontrazeptiver Wirkstoff in der Pflanze nachgewiesen worden. Der Zusatz von einigen Samen im Futter führt bei weiblichen Ratten zu Unfruchtbarkeit. Die Asche der Pflanze hat einen hohen Magnesiumanteil.
1848 von Hering geprüft und eingeführt.

VERGLEICHE

Croton tiglium. Colocynthis. Crotalus horridus. Dioscorea. Cytisus.

WIRKUNGSBEREICH

Magendarmtrakt. Haut.

LEITSYMPTOME

G Angst.
Nachts. Nach der Stuhlentleerung.
& Brennen im Magen und Kälte des Körpers.
„Angstanfälle nachts, mit Einschnürung der Brust und die bis zum Morgen am Schlafen hindern.“ [Allen]

G Apathie.
Gleichgültigkeit gegenüber Schmerzen.

G Ekstase.
„Eine Ekstase, als sei einem poetischen Maler ein Ideal erschienen, oder wie sie manchmal einen Menschen der im Sterben liegt überkommt, mit glänzenden aufwärts gerichteten Augen, ein Gefühl lieblicher Wärme und eine ätherische Leichtigkeit, während der schmerzhaften Durchfälle.“ [Prüfung mit der 24sten Verdünnung] [Allen]

A „*Jatropha* ist eine der aktivsten der Euphorbien und ähnelt in seiner Wirkung stark *Croton,* besonders was den starken Stuhldrang und die schwallartige Entleerung sowie die Hautreizung und Pickel angeht.“ [Clarke]
„Erzeugt ein perfektes Bild von Cholera asiatica, mit hochgradiger Entkräftung und gleichzeitigem Erbrechen und Durchfall. Die erbrochene Substanz sieht aus wie Reiswasser oder wie Eiweiß. Es bestehen auch Wadenkrämpfe und Kälte des Körpers.“ [Farrington]

A Ausgeprägte Frostigkeit.
Kalter Schweiß.
Patient will sich abkühlen, indem er die Decken abwirft und sich auf den Fußboden legt.
Durch Brennen im Abdomen.

A Unstillbarer Durst.
„Nicht gestillt durch kaltes Wasser.“ [Hering]
Oder: „Furcht zu trinken wegen der Übelkeit.“ [Allen]

A *Hochgradige Schlaftrunkenheit.*
„Schlaftrunkenheit stark ausgeprägt, viele Patienten schlafen im Krankenwagen auf dem Weg zum Krankenhaus ein, und viele nicken wiederholt im Wartezimmer ein,

J

aber alle ließen sich sofort wecken." [Allen]

„Er ist kaum in der Lage, aus dem Schlaf aufzuwachen; am Morgen und später; er muss sich zu Bewegung zwingen, und fühlt sich anschließend besser." [Allen]

A < Berührung und Druck.

A > Hände in kaltem Wasser.

[Krämpfe]

A KRÄMPFE.

Greifende schneidende Schmerzen.

Empfindung als würden Kugeln im Abdomen zusammenrollen.

Patient windet sich vor Schmerzen im Bett.

Erstes Stadium einer Cholera & Wadenkrämpfe.

A Schmerzhafte Schwäche der gebrauchten Muskeln, bei geringster Anstrengung.

A Ausscheidungen [Erbrochenes und Stühle] *dick, albuminös, klumpig,* anstelle von dünn und wässrig,

was es von allen anderen Arzneimitteln unterscheidet. [Kent]

K *Plötzliche* Schnupfenanfälle.

„Plötzliche Schnupfenanfälle, mit Niesen, laufender Nase, häufig starke Schleimsekretion, Sekret wird sehr rasch abwechselnd gelb und weiß, lange Zeit anhaltend, mit seltenen Hustenanfällen, Auswurf löst sich nur unter Schwierigkeiten; in den Intervallen jedoch, häufig leichtes Abhusten großer Schleimklumpen, zusammen mit vorübergehenden Kopfschmerzen mal hier mal dort." [Allen]

K PLÖTZLICHER Stuhldrang.

& Gurgelgeräusch im Abdomen, v.a. auf der linken Seite.

„Als würde eine Flasche geleert."

„Ständige Geräusche wie von Flüssigkeiten im Abdomen."

„Wir können es auch mit dem glucksenden Geräusch vergleichen, das entsteht, wenn man ein leeres Gefäß plötzlich unter Wasser taucht." [Choudhuri]

„Dieses Gurgeln ist laut und hört sich an, als ob eine volle Flasche im Abdomen geleert wird. Sobald das Gurgeln aufhört, oder wenn die Flasche scheinbar geleert ist, tritt Stuhldrang auf. Der Schließmuskel kann zu diesem Zeitpunkt, nach persönlicher Erfahrung, die Entleerung kontrollieren, und gewöhnlich kann der Patient bis zu einem zweiten Drängen warten, bevor er darauf reagiert." [Pierce]

K DIARRHŒ.

& Kälte.

& Gefleckt blaue Haut.

& Kalter Schweiß.

K Heftige drückende Schmerzen in den Schläfen.

> Frische Luft.

Aber treten wieder auf, wenn man das Zimmer betritt.

K Blasses Gesicht.

& Blaue Ränder um die Augen.

K Fersen sehr empfindlich [wund] beim Gehen.

RUBRIKEN

GEMÜT: *Antwortet* abrupt [1]. *Furcht* vor Cholera [1]; vor Wasser [1]. Abgeneigt zu *reden* [1]. *Ruhelosigkeit* nachts [1].

SCHWINDEL: Beim *Anheben* des Kopfes [1]. Im Hinterkopf, & brennende Hitze in den Ohren [1].

KOPF: *Hitze* im Kopf bei Schnupfen [1]; & Hitze im Gesicht [1]. Einwärts drückende *Schmerzen* an den Schläfen [1], mit Ausdehnung zum Scheitel [1], > frische Luft [1].

AUGEN: Augen nach oben *gedreht* [1]. *Zuckungen* des linken Oberlids [1].

NASE: *Jucken* der Nase beim Essen [1]. Eingeatmete *Luft* erscheint kalt [1].

MAGEN: *Erbrechen* albuminös [2]; eiweißartig [2]; schleimig [2]; während der Schwangerschaft [3]; unmittelbar nach dem Trinken [1]; nach kaltem Wasser [2]. *Schluckauf* vor, während oder nach dem Erbrechen [1]. *Schmerzen,* < Druck [1]; brennende Schmerzen beim Erbrechen [1]; Krampfschmerzen beim Bücken [1]. *Übelkeit* während der Schwangerschaft [2]; während der Stuhlentleerung [1].

ABDOMEN: *Rumoren* nach der Stuhlentleerung [3]. Krampfartige *Schmerzen* beim Gehen im Freien [1]; vor der Stuhlentleerung [2].

REKTUM: *Diarrhœ* nach Erkältung [2]; schmerzlos [2]; bei warmem Wetter [2].

EXTREMITÄTEN: *Hitze* der Hände & Kälte in Mund und Hals [1/1]. *Schmerzen* in den Fersen beim Auftreten darauf [1]; wund, Prellungsschmerzen in den Knien im Sitzen [1]. *Steifheit* in den Waden beim Auf- und Abgehen im Zimmer [1].

SCHLAF: *Schlaflosigkeit* nach Erkältung [2].

NAHRUNG

Abneigung: Wein [1].
Verlangen: Limonade [2].
Besser: Kalte Getränke [2].

NOTIZEN

JUGLANS CINEREA **Jug-c.**

ZEICHEN

Juglans cinerea. Butternuss. Graue Walnuss. Fam. nat. Juglandaceæ.
Juglans ist der alte lateinische Name für den Walnussbaum, vermutlich von *Jovis glans,* der Nuss des Jupiter, in Anspielung darauf, dass Nüsse im Altertum als Nahrung der Götter angesehen wurden. *Cinerea* kommt vom lat. *cinereus*, aschfarben, und bezieht sich auf die graue Farbe der jungen Zweige.

Der Baum hat einen hohen ästhetischen Wert und erzeugt ausgezeichnetes Holz. Es ist einer der widerstandsfähigsten nördlichen Nussbäume, hat aber wegen seiner Anfälligkeit für virale Erkrankungen und Pilzbefall häufig nur eine kurze Lebensdauer. Die Frucht, die eine klebrige behaarte Oberfläche besitzt, wächst gewöhnlich in Trauben. Die Nuss ist eiförmig mit vier sichtbaren und einigen weniger deutlichen Adern. Sie hat eine sehr harte Schale; die beiden Hälften lassen sich nicht voneinander trennen. Sie werden zur Herstellung von modernem Schmuck verwendet. Der Baum ist im Osten der Vereinigten Staaten verbreitet, wo er seit 1833 angebaut wird. Er wird nie höher als 30 Meter, die schwarze Walnuss hingegen kann eine Höhe von bis zu 50 Metern erreichen. Die Butternuss gedeiht auf nährstoffarmen Böden besser als die schwarze Walnuss. Die Blätter besitzen weitgehend dieselben Eigenschaften wie die schwarze Walnuss. Die Butternuss ist ein mildes Abführmittel, ebenso wie Rhabarber; sie wirkt nicht verstopfend und wird häufig als habituelles Laxativum auch bei Dysenterie und Leberstauung verwendet. Es wurde als eines der mildesten Laxativa geschätzt, das uns die Natur geschenkt hat, zumal es keine Übelkeit, Reizung, oder Schmerzen verursacht, und es schränkt die Verdauungsfunktionen nicht ein. Die halbreife Frucht wird in Essig eingelegt, die reife Frucht ist ein wertvoller Diätartikel. Die Rinde wird verwendet, um Wolle dunkelbraun zu färben, ist aber im Vergleich zur schwarzen Walnuss als Färbemittel von minderer Qualität. Die innere Rinde ist anfangs nach dem Schälen reinweiß, nimmt aber an der Luft sofort eine schöne zitronengelbe Färbung an. Der süße Saft des Baumes wird manchmal zur Herstellung von Zucker und Sirup mit dem Saft des Ahorns, *Acer saccharinum* vermischt. Geprüft von Paine, Clark, Cressor und Hale.

VERGLEICHE

Sulfur. Arsenicum. Lycopodium. Sepia. Mercurius. Calcium silicata.

Differenzierung

⇨ *Juglans regia:* Ähnlich, aber Leberstörungen weniger ausgeprägt und Lymphadenitis stärker ausgeprägt; Hautausschläge, Juckreiz < nachts.

⇨ *Mercurius:* Hautausschläge und Lymphopathie ähnlich aber mehr Schweiß.

⇨ *Nux vomica: Juglans cinerea* ist ein ebenso wichtiges Lebermittel wie unsere Nux-v. Wir haben auch die Morgenverschlimmerung wie bei Nux-v.; aber bei Juglans sind es vor allem Kopfschmerzen im Hinterkopf, die dem Patienten Beschwerden bereiten und die ihn häufig gegen 3 Uhr aufwecken und daran hindern wieder einzuschlafen, gefolgt von einem gelblich grünlichen ikterischen Stuhl. [Choudhuri]

WIRKUNGSBEREICH

Haut. Drüsen. *Axilla.* Kopf [*Hinterkopf*]. Verdauung. *Leber.*

LEITSYMPTOME

G Benommen; geistesabwesend; mürrisch; Bedürfnis allein zu sein.

„Will nichts anderes tun als essen und schlafen; kann mich auf nichts konzentrieren." [Allen]

A „Bei beiden [Jug-c. und Jug-r.] ist zuerst die Verdauung gestört, und gleichzeitig treten andere Symptome wie Kopfschmerzen auf. Diese nehmen einen akuten Verlauf, dann treten die Hautsymptome auf, und diese nehmen einen chronischen Verlauf." [Clarke]

A < *Früher Morgen.*

A Dunkle, klumpige Hämorrhagie [aus den Lungen].

A Schleimsekretionen *wässrig.*

K SCHMERZEN im HINTERKOPF; *scharfe durchzuckende Stiche* oder dumpfer Schmerz.
< Morgens beim Erwachen.
< Sprechen.
> Aufstehen.
& Leberstörung.
& Verdauungsbeschwerden.
& Gelb belegte Zunge am Morgen.
& Häufige brennende Harnentleerung am Morgen.

K Schwächegefühl im Magen mit Ausdehnung zum Abdomen.
& Kopfschmerzen oder Schwindel.
& Scharfe stechende Schmerzen in der Lebergegend mit Ausdehnung zur rechten Scapula.

K Stechende Schmerzen in der Leber.
& Schmerzen unter der rechten Scapula.
„Der Patient erwacht um drei Uhr morgens und kann nicht wieder einschlafen; diese Symptome gehen oft mit den Kopfschmerzen im Hinterhaupt einher." [Farrington]

K Rege Darmtätigkeit, Kot riecht nach Zwiebeln.

K Hydrops in der Brust.
& Rote Flecke auf der Haut, die aussehen wie Flohstiche. [Farrington]

K „Beide wirken auf die Axilla, *Jug-c.* verursacht akute Schmerzen und Taubheitsgefühl." [Clarke]

K *Akute oder chronische Lymphadenitis,* v.a. in der AXILLA.
& Neigung zu Eiterbildung.
& Lebererkrankungen.
Bei Juglans regia wird die Leber weniger stark in Mitleidenschaft gezogen. [Voisin]

K HAUTAUSSCHLÄGE mit *Juckreiz und Sticheln.*
< Wenn überhitzt durch Leibesübungen.
> Kratzen.
Erwacht durch Juckreiz; v.a. an der Kopfhaut. [Voisin]

K *Aufgesprungene Haut an Händen und Fingern.*

RUBRIKEN

GEMÜT: *Gedächtnisschwäche* für das, was man gerade tun wollte [1]; für was man gelesen hat [1]. *Träume,* furchterregend [1]; lächerlich [1]; von Problemen [1].
SCHWINDEL: Bei jedem *plötzlichen* Geräusch [1/1].

KOPF: *Hautausschläge* [2]; Pusteln [1]; Tinea tonsurans [1]. *Leichtigkeitsgefühl* [2]. *Schmerzen,* Kopfweh & Leberstörungen [1]; Schmerzen in der rechten Schläfe [2]. *Vergrößerungsgefühl* [1].
AUGEN: *Gerstenkörner* [2]. *Hautausschläge,* Pusteln auf den Lidern [1]. Augen fühlen sich an wie *zusammengezogen* [1].
SEHKRAFT: Plötzlicher *Verlust* des Sehvermögens durch Emotionen [1/1].
OHREN: *Hautausschläge* hinter den Ohren, Tinea favosa [1/1].
NASE: *Schnupfen* mit vorangehenden Schmerzen im Sternum [1/1]. *Taubheitsgefühl* an der Nasenwurzel [1], > Reiben [1].
GESICHT: *Hautausschläge,* Akne [1]; juckend [2]; krustig [1]; Pusteln [1].
MUND: *Geschmack* nach Kupfer [1].
ÄUSSERER HALS: *Schmerzen,* Tonsillenbereich, äußerlich [1/1].
MAGEN: *Übelkeit* nachts [1].
ABDOMEN: *Schmerzen* in kleinen Stellen [1]; im rechten Hypochondrium, mit Ausdehnung in den Rücken [1].
BLASE: Häufige *Harnentleerung* während Kopfschmerzen [1].
AUSWURF: Muffiger *Geruch* [1; **Bor**.].
BRUST: *Schmerzen* in den Axillæ mit oder ohne Schwellung [1/1]; in den Achseldrüsen, mit Ausdehnung die Arme abwärts [1; *Nat-ar.*]; im Sternum beim Steigen [2/1]; im Sternum nach dem Essen [2/1]; im Sternum beim Gehen [2].
RÜCKEN: *Schmerzen* in der rechten Scapula beim Bücken [1/1].
EXTREMITÄTEN: *Hautausschläge* auf den Handrücken [2]; Pusteln auf den Gesäßbacken [1]; Pusteln auf den Oberschenkeln [2]. *Juckreiz* > Kratzen [1]. *Krämpfe* in den Hüften nachts [1]. *Taubheitsgefühl* im linken Fuß im Sitzen [1].
HAUT: *Hautausschläge,* mit feuchter Absonderung [2]; Ekzem [3]; Exanthem [2]; Flecke [1]; herpetisch, eiternd [1]; Impetigo [2]; juckend [2]; krustig [2]; noduläre Urtikaria [2]. *Juckreiz* am ganzen Körper, in umschriebenen Stellen, die den Ort ändern [1].

NOTIZEN

JUGLANS REGIA

Jug-r.

ZEICHEN

Juglans regia. Walnussbaum. Fam. nat. Juglandaceæ.
Die Römer nannten den Baum *nux* wegen seiner Früchte. Der englische Name *walnut* ist zum Teil teutonischen Ursprungs, der deutsche Name *Walnuss, Welsche Nusz* weist auf die ausländische Herkunft der Nuss hin. Es hieß, dass in dem 'goldenen Zeitalter,'

als Menschen von Eicheln lebten, da lebten die Götter von Walnüssen, und daher stammt der Name *Juglans, Jovis glans* bzw. Jupiters Nuss. *Regia* bedeutet königlich.
Die Walnuss ist eine sehr alte Kulturpflanze mit ebenso altem Ursprung. Der Baum kam bereits in der Kreidezeit und im Tertiär im Gebiet des heutigen Nordeuropas vor, wurde aber von der Eiszeit überholt. Die Walnuss wurde zuerst in Kleinasien angebaut, wanderte von dort in das Mittelmeergebiet und dann gen Norden zu den Alpen.
Das Holz wird in der Möbelindustrie hochgeschätzt. Die Nüsse, die aus den weiblichen Blüten stammen, sind mit einer grünen, bitteren, fleischigen Schale überzogen. Die harte Schale lässt sich in zwei Hälften teilen. Der Kern der Nuss ist der Samen, er ist dick, gelappt und ölhaltig. In frischem Zustand besteht er zu 50% aus Öl, getrocknet zu 65%. Die Nüsse sind außerdem reich an Phosphor, Natrium, Kalium und Kalzium. Das Öl wird als Nahrungsmittel und zur Herstellung feiner Ölfarben verwendet.
Das Holz ist viel genutzt worden, nicht nur für Möbel und Vertäfelungen, sondern auch für Räder und Karosserien von Kutschen, Gewehrkolben und für Einlegearbeiten in der Möbelschreinerei. Wegen seiner Brüchigkeit eignet es sich nicht zur Verwendung von Balken.
Kein Insekt berührt die Blätter der Walnuss. Sie enthalten einen braunen Farbstoff, der von Zigeunern zur Färbung der Haut verwendet wird und angeblich einen Jodgehalt hat. Rinde und Blätter haben umstimmende, abführende, adstringierende und reinigende Eigenschaften und werden zur Behandlung von Hautleiden verwendet. Die frischen grünen Blätter in Weißwein wurden bei Darmbeschwerden und zur Austreibung von Würmern angewandt. Die älteren Blätter waren schwer verdaulich und manchmal schädlich für den Magen, da sie die Galleproduktion stimulieren und intensive Kopfschmerzen hervorrufen. Wegen ihrer Heilwirkung bei Ekzemen und anderen Hautkrankheiten ist die Walnuss als 'Pflanzenarsen' bezeichnet worden. William Cole, ein Vertreter der Signaturenlehre, sagt in *Adam in Eden,* 1657:
„Walnüsse besitzen die perfekte Signatur des Kopfes: Die äußere Schale oder grüne Hülle stellt das Pericranium dar, bzw. die äußere Haut des Schädels, auf der das Haar wächst, und daher sind Salze aus diesen Schalen oder Rinden überaus gut für Kopfwunden. Die innere holzige Schale besitzt die Signatur des Schädels, und die kleine gelbe Haut oder Hülse, die den Kern bedeckt, die der harten *Meningen* und *Pia mater,* welche die dünnen Häute sind, die das Gehirn umhüllen. Der Kern hat die Form des Gehirns und ist daher sehr gut für das Gehirn und widersteht Vergiftungen; denn wenn der Kern zerstampft und mit Weingeist befeuchtet und auf den Scheitel gelegt wird, so tut dies dem Gehirn und dem Kopf äußerst gut." [Grieve]
Eine so alte Kulturpflanze kann nicht umhin, das Thema zahlloser Gerüchte zu sein. Zum Beispiel nahm man an, dass die Nuss die sexuelle Liebe stimuliert, und daher wurden in Griechenland bei Hochzeiten Walnüsse verteilt. Verbunden mit diesem Brauch ist der Glaube, dass Walnussbäume keine Früchte tragen, wenn nicht ein Baum von derselben Art in der Nähe steht. Aus diesem Grund trifft man Walnussbäume gewöhnlich paarweise an. In Deutschland konnte ein junger Bauer im 17. Jahrhundert erst heiraten, wenn er ein paar Walnussbäume gepflanzt und gezogen hatte.
In abgelegenen Gebieten Italiens steht der Baum in schlechtem Ruf. Dort herrscht der Aberglaube, dass Dämonen in den Bäumen leben und nachts bei Mondlicht um sie herum tanzen.
Es heißt auch, dass Walnüsse Leute nüchtern halten, wenn sie große Mengen Wein trinken. Früher gab man, wenn man Wein schenkte, immer Walnüsse dazu. Dieser Brauch besteht in Österreich heute noch. „Bei Clotar Müller, dem ersten Prüfer von *Jug-r.*,

rief es das folgende eigenartige Symptom hervor: 'Erregt, wie berauscht, abends im Bett und ein Gefühl, als ob der Kopf in der Luft schwebt'; was eine eindeutige Wirkung auf das Gehirn zeigt, wie wir sie in der Regel eher mit dem 'Wein' als mit den 'Walnüssen' zum Dessert assoziieren." [Clarke]
1845 eingeführt und geprüft von Müller. Auch 1870 geprüft von Sook.

VERGLEICHE

Sulfur. Calcium carbonicum. Lycopodium. Nux vomica. Kalium sulfuricum.

WIRKUNGSBEREICH

HAUT. *Drüsen.* AXILLA. Kopf [Stirn]. Verdauung. Milz.

LEITSYMPTOME

G Abneigung gegen Unterhaltung.

G Abneigung gegen Unterhaltung.

⇒*Blütenessenz*

„Positive Qualitäten: Freiheit von einschränkenden Einflüssen, führt gesunde Übergänge im Leben durch, Mut seinem eigenen Pfad und Schicksal zu folgen. Ungleichgewichtsmuster: übermäßig leicht beeinflusst von den Überzeugungen und Werten der Familie oder Gemeinschaft oder von vergangenen Erfahrungen. … Walnussblütenessenz ist ein Arzneimittel für Zeiten großer Veränderungen im Leben; es unterstützt die Seele dabei, metamorphische Wandlungen durchzuführen. … Walnuss ist besonders hilfreich für Menschen, die sich von Familienbanden, Gemeinschaftskodex, sozialen Normen, starken Persönlichkeiten, oder vergangenen Gewohnheiten leicht beeinflussen lassen, und die unfähig sind die Kraft zusammenzunehmen, mit der Vergangenheit abzuschließen und sich von den Ideen anderer zu lösen. Es ist insbesondere kraftvoll auf der mentalen Ebene, wo es hilft, jegliche Art von Bann, Illusion oder Zauber zu lösen, welche die Seele an die Vergangenheit binden könnten. Dieses Arzneimittel hat einen weiten Anwendungsbereich und ist für alle Überganszeiten im Leben wertvoll, einschließlich Geburt und Tod, Umzug, berufliche Veränderungen, und Beendigung oder Beginn von Beziehungen." [Kaminski & Katz]

A „Bei beiden [Jug-c. und Jug-r.] ist die Verdauung zuerst gestört, und gleichzeitig treten andere Symptome wie Kopfschmerzen auf. Diese nehmen einen akuten Verlauf, dann treten die Hautsymptome auf und nehmen einen chronischen Verlauf." [Clarke]

A „Indiziert bei Mädchen, die in der Pubertät zu schnell wachsen und an Stirnkopfschmerzen & Schwere und Verwirrung leiden.
< Nach dem Essen; Bewegung; Menses." [Dorcsi]
Akne im Gesicht und am Kinn bei jungen Mädchen.

A < Linke Seite [Kopf; Gesicht; Abdomen].

A *Großer Appetit.* [bei 6 Prüfern]

A Guter Appetit,
aber am Essen gehindert durch volles und geblähtes Abdomen.
> Aufstoßen.

A Übermäßiger Durst auf kaltes Wasser, sogar im Winter.
[Proc. of 45th Congress of the LMHI]
Aber: Durstlosigkeit beim Essen. [Lippe
A < Fette und gehaltvolle Speisen.
A < Bewegung [Kopfschmerzen; Leibschmerzen].
Migräne < Sprechen.
Leibschmerzen < Lachen.
A > Stuhlentleerung und Windabgang.
A Menses tritt zu früh ein,
und besteht aus nichts als schwarzen Klumpen.
A Dunkle, klumpige Blutung [aus dem Uterus].
A *Hauterkrankungen & Lymphopathie* [Schwellung, Entzündung, Eiterung].
Hautausschläge und Borken auf der Kopfhaut hinter dem Ohr, auf den Armen und in den Axillæ.
Der Juckreiz ist nachts so stark, dass der Patient kaum schlafen kann.
K SCHMERZEN in der STIRN.
< Bewegung; nach dem Essen; Kopfschütteln oder Bewegung der Augen.
> Frische Luft.
& Gähnen und Schläfrigkeit.
K *Milchschorf oder Tinea favosa mit Wundheitsgefühl auf oder hinter den Ohren.*
& Klebrige Absonderung, < Kratzen.
K Mitesser und Akne im Gesicht, v.a. auf dem *Kinn;* bei Jugendlichen. [Mezger]
& Juckreiz.
K „Scheint die Milz stärker zu beeinflussen als die Leber [im Ggs. zu *Jug-c.*]." [Clarke]
K „Es gibt wenig Arzneimittel, die deutlichere Flatulenz und Aufblähung des Abdomens verursachen als *Jug-r.*" [Clarke]
K Juckreiz im Anus abends im Bett, & Stiche.
Zwingt den Patienten herumzulaufen.
K „Beide wirken auf die Axilla, *Jug-r.* beeinflusst Haut und Drüsen." [Clarke]
Juckreiz, brennende Bläschen; Ekzem; Exanthem; Furunkel; Abszesse.

RUBRIKEN

GEMÜT: *Gemütserregung* wie durch Weintrinken [1]. *Konträr* [1]. *Verwirrung* am Morgen [1]; > nach dem Essen [1].
KOPF: *Hitze* beim Hinlegen [1]; & Kälte der Glieder [1]. *Schmerzen* in der Stirn > frische Luft [1]; in geschlossenen Räumen [1]. *Schweregefühl* nach dem Essen [1].
OHREN: *Völlegefühl* [1].
NASE: *Epistaxis,* dunkles Blut [1].
GESICHT: *Aphthen* auf den Lippen [3].
ZÄHNE: *Wurzelabszess* [1].
ÄUSSERER HALS: *Hautausschläge*, Pickel [2].
MAGEN: *Schluckauf* nach fetten Speisen [1/1].

REKTUM: *Juckreiz* um den Anus durch Bettwärme [1; *Petr.*]. *Windabgang* im Liegen [1/1]. Stechende *Schmerzen* im After, nachts im Bett, muss aus dem Bett aufstehen [1/1].
FRAUEN: *Menses,* klumpig, geronnen, dunkel [1]; klumpige fleischige Klumpen [1]; klumpig, groß [1]; stark und protrahiert [1].
BRUST: *Entzündung* der Achseldrüsen [1; **Nit-ac**.]. *Hautausschläge,* Ekzem [1]; feucht [1; *Sep.*]; Krusten in der Axilla [1; **Nat-m**.]; schuppig [1/1]. *Juckreiz* in der Axilla < Schweiß [1/1].
RÜCKEN: *Hautausschläge,* Akne im Halswirbelbereich [1]. Heftige vorübergehende stechende *Schmerzen* in Sakralbereich, die einen hochfahren lassen [1].
EXTREMITÄTEN: *Stöße* in beiden Vorderarmen und Händen, die einen beim Einschlafen aufwecken [1/1].
HAUT: *Hautausschläge,* Ekzem [3]; wie Flohstiche [3]; Furunkel [1]; Impetigo [1]; Juckreiz [2]; Karbunkel [1].
ALLGEMEINES: Beschwerden in der *Pubertät* [2].

NAHRUNG

Abneigung: Tabak [1]; Wein [1].
Schlimmer: Fette und gehaltvolle Speisen [1].

NOTIZEN

JUSTICIA ADHATODA **Just.**

ZEICHEN

Justicia adhatoda. Adhatoda vasica. Malabarnuss. Fam. nat. Acanthaceæ.
Justicia ist nach James Justice benannt, einem bekannten schottischen Gärtner.
Adhatoda ist der einheimische Name des Baumes.
Der kleine Baum ist in Südostasien heimisch. Er blüht in der kalten Jahreszeit. Die Blätter, die getrocknet stumpf bräunlich grün sind, pulverisiert heller, schmecken bitter und riechen wie starker Tee. Sein Holz ist weich und liefert ausgezeichnete Holzkohle für Schießpulver. Acidum adhatodicum hat, so wird angenommen, eine stark toxische Wirkung auf niedere Tiere und Pflanzen, ist aber für höhere Tiere ungiftig.
In Indien wurde Justicia jahrhundertelang als Medizin für akute und chronische katarrhalische Atemwegsstörungen verwendet. Gemäß der ayurvedischen Medizin muss niemand an solchen Beschwerden verzweifeln, solange es diesen Baum gibt.
„Kürzliche Untersuchungen haben gezeigt, dass es verschiedene Alkaloide enthält, einschließlich Vasicin [auch als Peganin bekannt], das die Kontraktion der

Uterusmuskulatur anregt, und somit die Wehen auslöst oder fördert." [Bown]
1904 von Roy und Mookherjee geprüft. Weitere Arzneimittelprüfung von Ghose.

VERGLEICHE

Pulsatilla. Belladonna. Sulfur. Nux vomica. Arsenicum. Arsenicum iodatum.

Differenzierung

➡ Katarrh < warme Räume.

⇨ *Allium cepa:* Husten weniger erstickend aber mit reißenden Schmerzen in der Kehle; Völlegefühl in der Brust weniger stark ausgeprägt.

⇨ *Aconitum:* Stauung stärker; Husten & Schmerzen in der Kehle; Haut heiß und trocken.

⇨ *Arum triphyllum:* Stärkere Schmerzen in der Kehle; Husten weniger erstickend, aber mit Wundschmerz in der Kehle.

⇨ *Beryllium:* Weniger Stauung; stärkere Atemnot [bei jeder Anstrengung]; Schmerzen nur hinter dem Brustbein; keine < Staub.

⇨ *Ipecacuanha:* Bei *Ip.* ist die Blutungsneigung und die saubere Zunge mit Übelkeit stark ausgeprägt; bei *Just.* die hochgradige Obstipation.

„In manchen Fällen habe ich gezögert, die Entscheidung zwischen *Euphrasia* und *Allium cepa* zu treffen und habe dann mit Erfolg *Justicia* gegeben. Es hat nicht so deutlich die Augenbeschwerden von *Euphrasia,* noch die sehr scharfen Nasensekretionen von *Allium cepa,* kann aber beide Zustände bis zu einem gewissen Grad einbeziehen, mit zusätzlichen Atembeschwerden, die vielleicht nicht stark genug ist, dass der Patient darüber klagt, weil sein Geist auf andere Züge der Beschwerde gerichtet ist. Aber Husten mit erschwerter Atmung, mit der Empfindung, dass die Atmung normal und leicht wäre, wenn der Husten nicht wäre, oder dass der Husten die Atemnot verursacht ist ein deutlicher Zug und kann als Leitsymptom des neuen Arzneimittels betrachtet werden." [Yingling]

WIRKUNGSBEREICH

Schleimhäute [Nase; Hals; Lungen].

LEITSYMPTOME

G Empfindlich gegen äußere Eindrücke, v.a. gegen *Geräusche.*
Abneigung gegen Unterhaltung.
Neigung zu Zorn.

A „Scheint zwischen *All-c.* und *Euphr.* zu liegen." [Bœricke]

A < Warme Räume.
[Patient kann es wegen Atemwegsbeschwerden und Husten in geschlossenen warmen Räumen nicht aushalten]

A Übermäßiger Durst auf kaltes Wasser [wegen trockenem Mund].
Starker Appetitverlust.

A TROCKENHEIT der SCHLEIMHÄUTE [Nase; Mund; Larynx].

K Kopfweh.
Kopf voll und schwer mit Druck zur Stirn hin.
„Kopfschmerzen scheinen durch ein verlagertes Gehirn aufzutreten und verschwinden beim Aufstehen, wenn das Gehirn in die normale Lage zu schnappen scheint." [Yingling]

K Verstopfte Nase.
< Nachts.
Wechselt mit Trockenheit.

K Schnupfen mit Kongestion und Spasmen. *Heuschnupfen.*
& *Reichliche, dünne wundmachende Absonderungen.*
& *Niesen* und Tränenfluss; Schmerzen in der Stirn und über der Nasenwurzel.
& Verlust des Geruch- und Geschmacksinnes.
< Morgens; abends; geschlossene warme Räume.
KATARRH STEIGT IN DIE BRONCHIEN HERAB und führt zu:

K Hustenanfällen mit Erstickungsgefühl.
& Völlegefühl und Einschnürung in der Brust; Empfindung als würde die Brust bersten.
& Rasseln in der Brust [v.a. hinter dem Sternum] aber *kein* Auswurf oder nur *geringe* Mengen von dickem, zähem gelblichem Schleim.
& Niesen, Stiche in der Brust und rotes Gesicht.
& Schleimerbrechen.
„Mit dem Husten kommt es normalerweise zu Erbrechen, keine Nahrung oder Getränke werden im Magen behalten." [Ghose]
< Warme Räume; Staub; nachts.

K Asthmaanfälle.
< Gegen Mitternacht.
< Hinlegen; Leibesübungen; Staub; Gas.
< Warme Räume [muss ans Fenster gehen, um zu atmen].
> Bei Ruhe.
& Zäher Schleim in der Trachea [nur gelockert durch wiederholtes Räuspern].

K *Habituelle Obstipation.*

K Hände und Füße aufgedunsen und geschwollen.
< Morgens.
> Reiben.

RUBRIKEN

KOPF: Durchzuckend stechende *Schmerzen* in der Stirn [1].
Vergrößerungsgefühl [1].
AUGEN: *Tränenfluss* & Niesen [1].
NASE: *Absonderung,* ständig [1]; wundmachend [3]. *Schnupfen* steigt in die Atemwege hinab [1; **Am-c.**]; & Husten [2]. *Verstopfung* # Absonderung [1].
GESICHT: Rote *Verfärbung* bei Husten [1].

HALS: *Schmerzen* bei leerem Schlucken [2].
LARYNX: *Stimme,* Heiserkeit tagsüber [1].
ATMUNG: *Asthmatische* Atmung, < warme Räume [1]; nach Schnupfen [1].
HUSTEN: Husten & Niesen [1]; Husten endet mit *Niesen* [2].
EXTREMITÄTEN: *Geschwollene* Hände morgens [1]; Schwellungsgefühl in den Händen [1]; geschwollene Füße morgens [1]; Schwellungsgefühl in den Füßen [1].

NOTIZEN

KALIUM FERROCYANATUM **Kali-fcy.**

ZEICHEN
Kaliumhexacyanoferrat. Kalium ferrocyanatum. Cyankaliumeisen. Gelbes Blutlaugensalz. Ein leuchtend gelbes, wunderschön kristallines Salz, löslich in Wasser bei Zimmertemperatur. Wurde früher in großen Mengen als Nebenprodukt der Reinigung von Kohlenmonoxid gewonnen.
Das Salz wird zur Herstellung von Kaliumcyanid, Berliner Blau, in der industriellen Textilfärberei, zur Härtung von Zement und Stahl sowie in der Fotografie verwendet. In der Medizin findet es als Gegenmittel gegen Kupfersulfat Anwendung.
Geprüft von Bell.

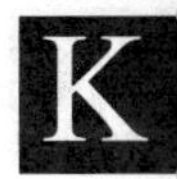

VERGLEICHE
Pulsatilla. Natrium muriaticum. Kalium carbonicum. Sepia. Ferrum. Kalium phosphoricum.

WIRKUNGSBEREICH
Nerven. Weibliche Organe. Verdauung. Herz.

LEITSYMPTOME
* Gemeinsame Merkmale aller Kaliummittel: konservativ, durchschnittlich, korrekt, bodenständig. Betonung auf Moral.

G Weinen über Kleinigkeiten. Abneigung gegen Trost.
„Gefühl von Traurigkeit und Weinerlichkeit, verursacht durch den Eindruck, dass er bald sterben und seine Freunde zurücklassen werde; Neigung zu trubsinniger Sichtweise der herbstlichen Schönheiten; die nervöse Vorahnung einer drohenden Krankheit und Tod lässt sich durch Vernunft überwinden, kehrt aber bald wieder [nachmittags, dritter Tag].“ [Allen]

G Furcht vor Herzerkrankung; sucht zahlreiche Spezialisten auf.

A *Anwendung.*

„Ein Arzneimittel, das im uterinen Bereich mit *Sepia* konkurriert und mit *Kali-c.* bezüglich der Wirkung auf das Herz. Die *Kaliumelemente* scheinen die vorherrschende Kraft in diesem Mittel zu sein." [Clarke]

„Wenn man die Bestandteile der Droge berücksichtigt, so wird klar, dass die erste allgemeine Indikation für seinen Gebrauch ein *verdorbener und mangelhafter Zustand des Blutes* ist." [Hale]

A *Leiden wegen übermäßiger Laktation.*

Schwäche; Verdauungsschwäche; saurer Magen mit Flatulenz; Schlaflosigkeit; kalte Hände und Füße.

A Eisenmangelanämie, mit Herzschwäche, bei ziemlich adipös wirkenden Patienten ohne Plethora.

A SCHWÄCHE.

& Blasse Lippen, Zahnfleisch und ganze Haut.

& Kalte Hände und Füße.

& Häufige, starke und wässrige Harnentleerung.

A Fröstelt.

Empfindlich gegen kalte Luft. Frostgefühl durch geringsten Luftzug.

A < 2-4 Uhr.

A *Taubheitsgefühl in einzelnen Partien.*

K Neuralgie im Kopf, *folgt der Sonne.* [Bell.]

K *Herabdrängende Empfindung & Schwächegefühl im Magen.*

„Besonders wenn sich das Herabdrängen in den Rücken ausdehnt." [Hering]

„Untere Partie des Abdomens druckempfindlich und Gebärmutter sehr empfindlich gegen Berührung der Finger."

Gebärmutterleiden & Druck im Magen nach dem Essen.

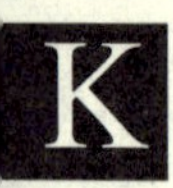

K Passive Blutung aus dem Uterus; SCHMERZLOS; natürliche Farbe.

K Leukorrhœ gelblich, cremig, stark, nicht reizend.

< nach der Menses, gewöhnlich tagsüber.

& Schmerzen im Kreuz.

& Untere Partie des Abdomens druckempfindlich.

& „Gebärmutter sehr empfindlich gegen Berührung durch die Finger." [Bell.]

RUBRIKEN

GEMÜT: *Beschwerden* im Herbst, geistige oder emotionale Symptome [1; *Stram.*]; Kummer, aber kann nicht weinen [1]. *Furcht,* das Baby könnte im Uterus sterben [1]. *Reizbarkeit,* leicht gereizt [1]; gegenüber der Familie [1; Thuj.]; vor der Menses [1]. *Trübsinn* # Zorn [1]. *Zorn* vor der Menses [1].

NASE: Glühende *Hitze* in der Nase [1].

GESICHT: *Ausdruck,* sieht alt aus [1].

FRAUEN: *Menses,* häufig, zu früh [2]; schmerzhaft > Blutfluss [1]; zu spät [2]; stark [2]. *Metrorrhagie,* passiv [3]; schmerzlos [3]. *Tumoren* im rechten Ovar [1]; ovarielle Zysten [1].

BRUST: *Schwächegefühl* am Herzen oder in der Herzgegend [1].
SCHLAF: *Erwacht* nach Mitternacht, 2-4 Uhr [1; **Kali-c**.].
ALLGEMEINES: *Berührung* < [1]. Wandernde *Schmerzen* [2]. *Taubheitsgefühl* in einzelnen Partien [2].

NOTIZEN

KALIUM NITRICUM **Kali-n.**

ZEICHEN

Nitrum. Kaliumnitrat. Salpeter.
Kaliumnitrat wird häufig als Konservierungsmittel für Fleischwaren verwendet. Es ist einer der ältesten und wirkungsvollsten Stoffe zur Konservierung von Fleisch. Nitrat ist bei Lebensmittelzusätzen unter der Nummer E 252 und Nitrit unter der Nummer E 249 aufgeführt; Nitrat kann in wesentlich größerer Menge beigefügt werden als das Nitrit. Eine Überempfindlichkeit gegen diesen Zusatz kann zu Magen und Darmstörungen führen mit starken Schmerzen, Erbrechen, Schwindelgefühl, Muskelschwäche und unregelmäßigem Herzschlag. Von allen färbenden Salzen werden Nitrat und Nitrit am häufigsten verwendet, 'um die Qualität zu steigern und dem Fleisch seine natürliche rote Farbe zu verleihen.' Nitrit ist giftig, ebenso wie Nitrat [da es in Nitrit umgewandelt wird]. Nitrit verbindet sich im Blut mit Hämoglobin, wodurch das Blut seine Fähigkeit verliert, sich mit Sauerstoff zu verbinden. Insbesondere Kinder können durch Nitrate gefährdet sein, beispielsweise in Wasser, Gemüse und Nitrit in Fleisch. Zumal sich Nitrat im Kindermagen viel schneller in Nitrit umwandelt, reagieren Kinder auf diesen Lebensmittelzusatz wesentlich empfindlicher. Das kindliche Blut enthält nicht nur weniger Hämoglobin als das eines Erwachsenen, sondern der kindliche Organismus besitzt auch einen weniger gut entwickelten enzymatischen Erholungsmechanismus, um die Wirkungen von Nitriten wieder aufzuheben.

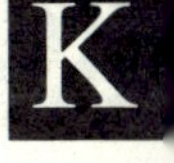

Im 17. Jahrhundert endeckte der Alchemist Johann Glauber eine Methode zur Zubereitung von Salpeter und schrieb einen Kommentar zu seiner Verwendung als Düngemittel. Sein 'fettmachendes Salz', das Kalk, Kalium, Phosphorsäure und Stickstoff enthält, kann als das erste vollständige mineralische Düngemittel bezeichnet werden. Düngemittel, die zwei der primären Pflanzennährstoffe enthalten, werden multiple Nährstoffsubstanzen genannt. Ein Beispiel ist Kaliumnitrat.
Kaliumnitrat wird zur Herstellung von Schießpulver, in der Glasindustrie, bei Gefriermischungen, zur Imprägnierung von Kerzendochten und bei der Behandlung von Tabak verwendet. In Feuerwerken enthalten Kaliumnitrat und andere Kaliumverbindungen den Sauerstoff der zur Zündung der pyrotechnischen Mischung nötig ist.
Bœricke erwähnt, dass *Schießpulver* als homöopathisches Arzneimittel gegen Wundinfektionen schützt und Herpes facialis, Karbunkel und Furunkelgruppen heilt.

Schießpulver ist eine mechanische Mischung von 10% Schwefel, 15% Holzkohle und 75% Salpeter.
Geprüft von Hahnemann.

VERGLEICHE

Phosphor. Kalium carbonicum. Natrium muriaticum. Natrium carbonicum.

WIRKUNGSBEREICH

Körperhöhlen [*Blutgefäße;* Herz; *Nieren*]. Vasomotorik. *Atemorgane. * Rechte Seite.*

LEITSYMPTOME

* Gemeinsame Merkmale aller Kaliummittel: konservativ, durchschnittlich, korrekt, bodenständig. Betonung auf Moral.
Verbunden mit dem Nitricumelement: Ressentiments, Groll, Angst um die Gesundheit, Gelüste auf Fett.

G Bedürfnis sich zu amüsieren.
Unzufriedenheit und Ressentiments, weil man benachteiligt ist. [Scholten]

G Träume von *Reisen; Streit;* visionär.
„Träume von Reisen; aber sie machte keine Fortschritte, was sie ärgerte." [Allen]

G *Zorn & Paranoia.*
„Kalium nitricum hat eine dicke Wand von Zorn. Der Zorn liegt an der Oberfläche und ist häufig eines der Merkmale, die sich nach außen zeigen. Dieser Zorn geht oft mit einem Verfolgungswahn einher. Viele Patienten haben Gedanken wie, dass die Polizei kommt, dass Leute kommen, um sie zu holen usw. Diese Personen können verschlagen, misstrauisch und rigide sein. Sie können etwas Mürrisches an sich haben, oder auf eine Art hinterlistig wirken, die Thuja ähnelt. Manche wirken feige oder furchtsam, aber innerlich ist sehr viel Zorn gestaut." [Zaren]

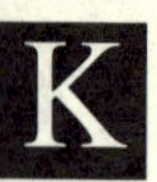

G *Arbeit.*
„Obgleich häufig eine geistige Abneigung gegen Arbeit besteht, so werden sie doch hart arbeiten, sobald sie ein Projekt begonnen haben und es zuende führen. Sie sind gewissenhaft in Bezug auf Ordnung, alles muss an seinem Platz sein. Es ist nicht ungewöhnlich dass Kalium-n.-Personen Berufe im Polizei- oder Militärdienst wählen." [Zaren]

A *Schwäche.*
< Im Sitzen stärker als bei sanfter Bewegung.

A < Nasskaltes Wetter.
'Hydrogenoide Konstitution.'
„Deutliche Empfindlichkeit gegen Kälte und feuchtkaltes Wetter; = Kältegefühl in der Brust und Herzgegend und rheumatische Schmerzen, besonders in Hüft- und Kniegelenken, und in den Lenden." [Dorcsi]

A FRÖSTELT WÄHREND SCHMERZEN.

A *Äußere Kälte & inneres Brennen.*

A *Schweiß.*

Starker Schweiß durch geringste Anstrengung.
Nachtschweiß am stärksten an den unteren Gliedmaßen.
Morgenschweiß am stärksten auf der Brust.
„Sie haben große Furcht vor dem Tod. Sie können einen Schweißausbruch haben, wenn sie an den Tod denken.“ [Zaren]\

A Großer Appetit am *Abend.*

A NAHRUNG:
< Kalbfleisch [Kopfschmerzen; Leibschmerzen; Diarrhœ].*
< Bier [Schwindel; leicht berauscht].
< Wein [leicht berauscht].
< Brot [Husten].
< Kaffee [Kopfschmerzen].

A < *Wässrige Gemüse und Früchte; Fisch, Austern, Hummer.* [Dorcsi]

A < 3 Uhr.

A > Sanfte Bewegung [Schlappheit].
< Sitzen [Schlappheit].

A STECHENDE SCHMERZEN.
Beinahe gleich wie *Kali-c.* was das Erzeugen von stechenden Schmerzen angeht.
Stechende Schmerzen, die dazu neigen die *Atmung* zu *behindern.*

A Betroffene Partien fühlen sich taub an, als seien sie aus Holz.

A *Äußere Empfindlichkeit* [Kopfhaut; Abdomen; Hoden].

A PLÖTZLICHE ödematöse [lokale] Schwellungen am ganzen Körper; durch Verkühlung.
Hände und Finger fühlen sich geschwollen an, als seien sie aus *Holz.*

A *Starke Menses;* Blut *schwarz wie Tinte.*
& Starke Schmerzen im Sakralbereich *vor* und *nach* der Menses. [Leeser]

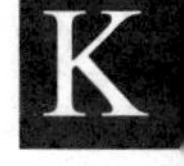

K Stauungskopfschmerz mit Völlegefühl und Schwindel. [*Aml-n., Glon., Nit-ac.*]
< Bücken; Kopfbewegung.

K Chronische Rhinitis.
& Verstopfung der Nase, gerötete Nasenspitze, Polypen.
„Das schmerzartige Zusammenziehen in Augen, Stirn und Gesicht konzentriert sich in der Nasenspitze.“ [Clarke]
Schnupfen & wunde Nase; Absonderung im Freien, Verstopfung in geschlossenen Räumen; & trockener Husten um 3-5 Uhr.

K Hochgradige [asthmatische] Atemnot nachts; muss sich aufsetzen.
< 3 Uhr; Bewegung; Liegen mit tief gelagertem Kopf.
> *Ruhig sitzen;* Auswurf; zugefächelte Luft.
Die Dyspnœ ist so stark, dass der Patient den Atem nicht lang genug anhalten kann, um seinen Durst zu stillen
Auswurf *fehlt* oder spärlich.

K Heftiges Herzklopfen nachts, weckt ihn [2-4 Uhr]; muss sich aufsetzen.
< Rückenlage, *mit tief gelagertem Kopf.*

K *Stechende Schmerzen zwischen den Schulterblättern in Rückenlage;* weckt

ihn vom Schlaf.
> Rechtsseitenlage.
Stiche behindern die Atmung.

* Muskelfleisch enthält viel Kalium, besonders bei jungen Tieren.

RUBRIKEN

GEMÜT: *Angst* & Herzklopfen [2]; & Kongestion in die Brust [1; *Nit-ac.*]; bei Kopfweh [1]; & Schweiß [1]. Abneigung zu *denken* am Morgen [1; Ambr.]. *Furcht* vor dem Tod [2]. *Musik* < [1]. *Träume* von Abmagerung des Körpers [1]; von Gefahr [1]; geschlagen zu werden [1]; Schwellung des Gesichts [1]; von Kämpfen [1]; dass den Kindern etwas zugestoßen ist [1; Hydrog.]; von toten Menschen [1]; von hochgelegenen Orten zu fallen [1]; vergiftet zu werden [1]; verfolgt zu werden mit dem Ziel der Vergewaltigung [1]; einen Zahn abzubrechen [1]. *Trübsinn* wenn man allein ist [1]. *Vorsichtig,* auf der Hut [1].
KOPF: *Kälte* im Hinterkopf [2]. *Schmerzen,* Kopfweh durch Hochbinden der Haare [2]; < warme Räume [2]; Ausdehnung in den Hals [2]; Schmerzen im Hinterkopf < Berührung [2; *Nit-ac.*]; Schmerzen im Hinterkopf < Berührung der Haare [2; *Carb-v., Nit-ac.*]; Schmerzen im Hinterkopf durch Hochbinden der Haare [2; *Nit-ac.*]; Schmerzen im Hinterkopf während der Menses [2]; Schmerzen im Hinterkopf < Druck des Hutes [2; **Carb-v**.]; Schmerzen im Hinterkopf nach Schlaf [2].
AUGEN: *Juckreiz* am Orbitalbogen [1/1]. *Kontraktion* der Augenlider bei Kopfschmerzen [1]. *Kontraktionsgefühl* während Kopfschmerzen [1; *Carb-v.*].
SEHKRAFT: *Farben* vor den Augen, Regenbogen [2].
NASE: *Entzündung* der Nasenspitze [2; **Caust**.]. *Epistaxis,* dunkles Blut [2]. *Formicatio* an der Nasenspitze [1].

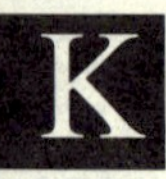

GESICHT: *Hitze* im Gesicht während Herzklopfen [1; *Calc-ar., Glon.*].
HALS: *Kältegefühl* [2; **Arg-m**.]; Ausdehnung zum Magen [1/1].
MAGEN: *Empfindlichkeit* während der Menses [1/1]. *Übelkeit* & Kälte im Magen [1/1].
ABDOMEN: *Schmerzen* < Flatusabgang [2].
FRAUEN: *Menses,* klumpig, fleischige Klumpen, wie Pech [2; *Cact.*].
HUSTEN: Husten beim Gehen in kalter *Luft* [2]. Husten durch *schneidende* Schmerzen in betroffenen Partien [3].
BRUST: Stechende *Schmerzen* in den Seiten beim Reden [2; **Bor**.]. *Schwitzen* der Mammæ morgens [1].
RÜCKEN: *Schmerzen* im Lendenbereich bei Leukorrhœ [1/1].
EXTREMITÄTEN: *Hölzerne* Empfindung in den unteren Gliedmaßen beim Gehen [3; *Thuj.*]. *Schmerzhafte* Empfindung wie *Dislokation* der Fingergelenke [2; **Graph**.]. *Taubheitsgefühl* der unteren Gliedmaßen im Gehen [2]; während der Menses [2; **Puls**.].
SCHWEISS: *Starker* Schweiß, jede zweite Nacht [1; *Nit-ac.*].
ALLGEMEINES: *Ohnmacht* durch enge Kleidung [1/1].

NAHRUNG

Abneigung: Eier [1]; Fleisch [1]; Kalbfleisch [1]; Rindfleisch [1].
Schlimmer: Kalbfleisch [3]; fette und gehaltvolle Speisen [2]; kalte Speisen [2]; Austern [1]; Bier [1]; Brot [1; = Husten]; Fisch [1]; wässrige Früchte [1]; wässrige Gemüse [1]; Hummer [1]; Kaffee [1]; Milch [1]; Reis [1]; Rindfleisch [1]; Suppe [1]; Wein [1].
Besser: Heiße Nahrung [2].

NOTIZEN

KALIUM SILICATUM **Kali-sil.**

ZEICHEN

Kaliumsilicat. Kieselsaures Kalium. Kaliumwasserglas.

VERGLEICHE

Kalium carbonicum. Silicea. Alumina.

WIRKUNGSBEREICH

Drüsen. Schleimhäute. Kreislauf. Haut.

LEITSYMPTOME

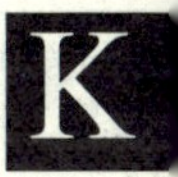

G Gemeinsame Merkmale aller Kaliummittel: konservativ, durchschnittlich, korrekt, bodenständig. Betonung auf Moral.
„Kalium silicatum-Menschen unterdrücken sich selbst. Wie andere Arzneimittel in der Kalium-Familie neigen sie dazu, sich an Grundsätze anzupassen, aber Kalium silicatum hält sich an mehr Regeln und ist rigider als viele der anderen Arzneimittel in dieser Gruppe." [Zaren]

G „Das Silicea-Element ist stark ausgeprägt, und sie idealisieren und verehren bestimmte Dinge und Personen. Das Arzneimittel besteht aus einer eigenartigen Mischung von Rigidität, Korrektheit, Schuldgefühlen, Furchtsamkeit, Fügsamkeit und Rückzug. Möglicherweise werden sie Autoritätspersonen idealisieren. Sie können auch sehr religiös sein, so dass religiöse Aktivitäten einen Großteil des Lebens in Anspruch nehmen. Gleichzeitig lassen sich Züge von kritischer Skepsis und Zynismus beobachten." [Zaren]
„Will das Image der Familie aufrechterhalten. Ängstlich darum bemüht, den Ruf der Familie nicht zu trüben." [Scholten]

G Mangel an SELBSTVERTRAUEN.

G NACHGIEBIG und PFLICHTBEWUSST.

„Fügsam; führt ihre Arbeit durch, selbst wenn ihre Pflichten mit ihrer inneren Überzeugung in Konflikt geraten. Diese Personen wurden als Kinder nicht genährt und neigen dazu, sich als Erwachsene zu vernachlässigen." [Zaren]

G Konträr.

< Trost. „Schlimmer durch jede Bemühung ihn zu trösten." [Kent]
Hartnäckig; wenig Flexibilität im Denken.

G *Gleichgültigkeit und Unschlüssigkeit.*

„Gleichgültig gegenüber Freunden und Vergnügen; nichts macht ihm Spaß. Er scheint sich nicht darum zu kümmern, wie Dinge verlaufen, eine Art ist so gut wie die andere. Er hat keine Meinung zu aktuellen Fragen." [Kent]

„Die stark ausgeprägte Kieferpartie, die sich oft bei Kalium silicatum-Patienten beobachten lässt, ist ein Hinweis auf ihre Entschlossenheit und Aggressivität und dient auch dazu, ihre Furcht und Traurigkeit im Innern zu halten." [Zaren]

G Große Trägheit.

Will stillsitzen oder herumsitzen und nichts tun. [Kent]

„Aktiv und produktiv. Vernünftig, logisch, ernsthaft, Neigung, sich auf Fakten und Einzelheiten zu konzentrieren. Wenn sie auf Widerstand stoßen, behindert oder herausgefordert werden, empfinden sie große Frustration. Sie wollen ihre Ziele erreichen, um für ihre Errungenschaften bewundert zu werden. Diese Menschen finden es schwierig, mit den zarten und weichen Gefühlen im Leben umzugehen. Sie können sich nicht entspannen, Dinge aufnehmen oder flexibel und empfänglich werden. Die Frauen wirken häufig asexuell oder etwas maskulin. Sie präsentieren eine Maske der Unabhängigkeit, sind aber behindert durch Schwäche und Erschöpfung." [Zaren]

G *Äußere Erscheinung und Darstellung.*

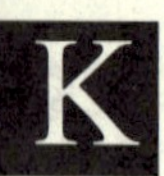

„Kalium silicatum-Personen können die schmalen zusammengepressten Lippen haben, die man häufig bei Silicea-Patienten sieht. Wenn sie von ihren Symptomen sprechen, berichten Kalium silicatum-Personen 'die Daten' mit ernstem, sorgsamem Tonfall, dem es an jeder Gefühlsregung mangelt. Sie erstatten Bericht und haken dabei die Hauptpunkte ab, aber stellen eigentlich keinen Kontakt zu dem Homöopathen her." [Zaren]

A SCHLAPPHEIT

„Schlappheit ist sehr ausgeprägt und recht anhaltend. Ständig das Bedürfnis sich hinzulegen. Lang anhaltende Schwäche nach Muskelanstrengung. Ihm graut davor, sich zu bewegen oder zu gehen und es geht ihm schlechter durch Bewegung." [Kent]

A *Starkes Frostgefühl.*

Sehr empfindlich gegen Kälte und Verkühlung.
Beschwerden nach Verkühlung.

A < KALTES, TROCKENES WETTER.

< ZUGLUFT.
< *Winter.* > *Sommer.*

A Beschwerden durch *unterdrückten Schweiß* [durch Zugluft oder durch ungenügende Kleidung].

A < *Kalte Getränke; kalte Speisen.*
A Großer DURST.
A < Milch und fette Speisen.
A Schmerzen *stechend, brennend, drückend.*
A VERMEHRTE *Schleimabsonderungen.*
Schleim dick, gelb, übelriechend [Geruch nach altem Käse], schwer abzulösen.

RUBRIKEN
GEMÜT: *Angst* um die Gesundheit [1]; um Kleinigkeiten [1]; während der Menses [1]. *Delusionen,* sieht furchterregende Bilder [1]; meint blind zu werden [wegen Sehschwäche] [1]; sieht Gespenster und Diebe [1]. *Geistestrübung* morgens beim Erwachen [1]; beim Lesen und Schreiben [1]; bei Schulkindern [1]. Große *Geräuschempfindlichkeit* [2]. Abneigung zu *reden* [2]; redet im Schlaf [1]. *Reizbarkeit* < nach Koitus [2]. *Träume* von toten Menschen [1]; vom Tod [1]. *Trost* < [1]. *Unschlüssigkeit* [2]. *Verwirrung* morgens beim Aufstehen [1]; nach geistiger Anstrengung [2]. *Zorn* über Kleinigkeiten [1]. Leichtes *Zusammenfahren* [2]; durch Geräusche [1]; durch Schreck [2].
SCHWINDEL: Beim *Bücken* [2]; & Neigung nach hinten zu *fallen* [1]; im *Sitzen* [2].
KOPF: Kopf empfindlich gegen *Kälte,* muss bedeckt sein [1]. *Schmerzen,* Kopfweh < Bücken [2]; > Hitzeanwendung [2]; < kalte Luft [2]; durch einen Luftzug [1]; durch Überanstrengung der Augen [2].
OHREN: *Schmerzen* > Wärme [2]. *Verstopfungsgefühl* [1].
GEHÖR: *Taubheit* durch Katarrh der Eustachischen Röhre und des Mittelohrs [1].
NASE: Rezidivierender *Katarrh* durch ständige Erkältung [1].
GESICHT: Leidender *Ausdruck* [2]. *Schweiß* auf dem Gesicht [1]. *Ulzeration* der Lippen, auf der Unterlippe bilden sich immer wieder harte Krusten [1/1].
MAGEN: *Engegefühl* im Magen durch Flatulenz [1]. *Erbrechen* während Kopfweh [1]; nach kaltem Wasser [2]. *Ruktus* < nach dem Essen [2]; > Magensymptome [1]. *Übelkeit* während Kopfweh [1]; & Schwindel [1].

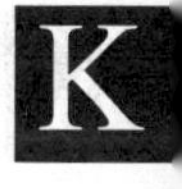

REKTUM: *Obstipation* während der Menses [1].
FRAUEN: *Leukorrhœ* wundmachend und gelb [2]. *Metrorrhagie* zwischen den Menstruationsperioden [1].
HUSTEN: Husten bei tiefem *Einatmen* [1].
BRUST: *Hohle* Empfindung in der Brust [2]. *Schmerzen* in den Seiten der Brust bei tiefem Einatmen [2]. Gefühl von großer *Schwäche* in der Brust [2; **Stann**.]. *Schwellung* der Achseldrüsen [1].
RÜCKEN: *Schmerzen,* Rückenschmerzen während der Menses [2], im Sitzen [1].
EXTREMITÄTEN: Hände *aufgesprungen,* rauh bei kaltem Wetter [1]. *Schweiß* in Handflächen [2]; starker, kalter, übelriechender Schweiß der Füße und zwischen den Zehen [1].
FROST: *Einseitig* [2].
SCHWEISS: Schweiß während der *Nacht* [2].
ALLGEMEINES: Beschwerden durch unterdrückten *Schweiß* [2].

NAHRUNG

Abneigung: Fleisch [1].
Schlimmer: Kalte Getränke [2; = Erbrechen]; Fette [1]; Milch [1].

NOTIZEN

KALMIA **Kalm.**

ZEICHEN

Kalmia latifolia. Berglorbeer. Lorbeerrose. Fam nat. Ericaceæ.
Kalmia ist benannt nach Peter Kalm, einem der Schüler von Linné. *Latifolia* bedeutet 'breitblättrig.' Dieser immergrüne 1-5 Meter hohe Strauch ist im Osten der Vereinigten Staaten heimisch; hauptsächlich im Appalachengebirge; in felsigen oder steinigen Bergwäldern und Wiesen, auf saurem Boden. In voller Blüte bildet er ein dichtes Dickicht, mit gekrümmten Ästen und rauher Rinde. Die zahlreichen sehr auffallenden leuchtendrosa Blüten liefern einen Honig, der angeblich eine schädliche Wirkung hat. Die Blütenkrone hat eine bemerkenswerte Schalenform, gegen welche die Staubbeutel der zehn Staubgefäße in zehn Rillen gepresst sind. Die Blüten besitzen eine explosive Vorrichtung, wodurch Pollen für Insekten auf Honigsuche freigesetzt wird. Die Staubgefäße sind in den offenen Blüten gespannt wie Bögen, und streuen bei Berührung Pollen über den Eindringling.

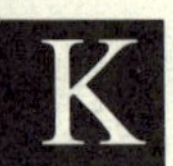

Das starke, schwere, harte, feinkörnige braune Holz des Berglorbeers eignet sich als Griff für Werkzeuge, zum Drechseln und als Feuerholz. Manchmal werden Tabakspfeifen aus den Wurzeln hergestellt. Dass zuweilen Gebrauchsgegenstände wie Löffel aus dem Holz geschnitzt werden, hat der Pflanze den indianischen Namen 'Löffelholz' eingebracht.
Indianer benutzen angeblich den aus den Blättern gepressten Saft oder einen starken Aufguss derselben zur Vollstreckung des Freitods. Whisky ist das beste Gegenmittel bei Vergiftungen durch diese Pflanze.
Kalmia ist eng verwandt mit *Rhododendron*. Andromedotoxin, der aktive Wirkstoff beider Arten, übt eine strychninartige Wirkung auf die gestreifte Muskulatur aus, zunächst stimulierend, dann hemmend. Es kann die folgenden Vergiftungssymptome hervorrufen: Schwindelgefühl, Kopfschmerzen, Sehstörungen, vermehrter Speichelfluss, Erbrechen, Atembeschwerden, schwacher, unregelmäßiger, langsamer Puls, kaltes Gesicht und Erschöpfung.
Manchen Quellen zufolge hat *Kalmia angustifolia* eine stärker toxische Wirkung als *K. latifolia*, und Vergiftungen die letzterem zugeschrieben wurden, beruhten auf einer Verwechslung. In Nordamerika wird die Pflanze wegen ihrer tödlichen Wirkung auf

Rinder und Schafe auch 'lambkill' [Lammtöter] genannt.
Auffallend ist, dass in Europa angepflanzter Berglorbeer kein Andromedotoxin [der Wirkstoff] enthält. Dies scheint nahezulegen, dass Pflanzen, von denen homöopathische Arzneimittel hergestellt werden, ihrem natürlichen Lebensraum entnommen werden sollten und nicht einem künstlich angelegten Kräutergarten.
Geprüft und eingeführt von Hering.

VERGLEICHE

Nux vomica. Rhus toxicodendron. Calcium carbonicum. Arsenicum. Colchicum. Guaiacum.

Differenzierung

➡ Herpes zoster mit neuralgischen Schmerzen.
⇨ *Mezereum:* Sehr ähnlich aber Schmerzen < nachts und durch Bettwärme; Taubheitsgefühl und Steifheit weniger stark ausgeprägt.
⇨ *Ranunculus bulbosus:* Schmerzen < Berührung, Wetterwechsel.
⇨ *Hypericum:* Schmerzen < Berührung, Erschütterung.

➡ Magen.
⇨ *Kalmia:* Magenschmerzen < nach vorn beugen, > liegen und aufrecht sitzen; < Bewegung, > Essen.
⇨ *Dioscorea:* Sehr ähnlich, aber Schmerzen > Bewegung und *nicht* > Essen; Schmerzen gehen oft einher mit Ruktus, welcher >.

WIRKUNGSBEREICH

NERVEN [SPINAL; Augen; Gesicht]. HERZ. *Kreislauf.* Gelenke. *Haut.* *
Rechte Seite [Kopf; Deltoideus]. Linke Seite [Brust; Arm].

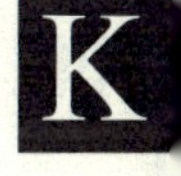

LEITSYMPTOME

G Verwirrung und Geistestrübung durch Bewegung.
Beim Hinlegen, geistige Fähigkeiten und Gedächtnis perfekt.
G Abneigung angesprochen zu werden.
Reden von anderen <.
A *Übermäßige Abgespanntheit.*
Insbesondere in den unteren Gliedmaßen.
A < *Kälte.*
< *Winter.*
< WINDIGES und STÜRMISCHES WETTER.
A > Essen [neuralgische Schmerzen].
A Extremer DURST.
A < *Bewegung.*
< *Körperliche Anstrengung.*
A > *Reichliche Harnentleerung* [Kopfweh, Augenschmerzen; Gesichtschmerzen].

A > *Strecken.*
Magenschmerzen > aufrecht sitzen, aufrecht stehen.
Schmerzen hinter dem Sternum > aufrecht sitzen.
Leibschmerzen > Rückenlage und Sitzen.
Schwierige Atmung > Rückenlage.
Herzklopfen > Rückenlage.

A SCHMERZEN & *Taubheitsgefühl oder Steifheit der betroffenen Partie.*

A ABWÄRTS.
SCHMERZEN DEHNEN SICH ABWÄRTS AUS. [Kopf; Gesicht; Uterus; Rücken; Gliedmaßen]
Abwärts sehen <.

A *Schwindel.*
< Bewegung; abwärts sehen [=Verdunkelung der Sicht]; Bücken.
& Kopfweh, Übelkeit und Verdunkelung der Sicht.

K Kopfweh; *Stirn.*
Schmerzen kommen und gehen mit der Sonne.
< Treppensteigen; Erhitzung; Sonneneinwirkung.
> Kalte Anwendungen; äußerer Druck; trübes Wetter [bedeckt].
& Nackenschmerzen.
Schmerzen in kleiner Stelle.

K AUGENSCHMERZEN.
BEGINNEN AM MORGEN, NEHMEN BIS ZUM MITTAG ZU UND HÖREN AM ABEND AUF.
< Frische Luft; Augenbewegung; AUGEN ZUR SEITE DREHEN.
> *Reichliche Harnentleerung.*

K Geschärfter Geruchsinn bei Schnupfen.

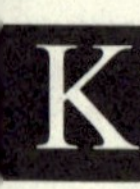

K Anfälle von Gesichtsneuralgie *gefolgt von Steifheit der Augenlider und der Muskeln um die Augen.*
Die für *Kalmia* charakteristische Schlappheit wird zuerst in den Kaumuskeln empfunden.

K Magenschmerzen; *Drücken.*
< Gebeugt sitzen.
> Aufrecht sitzen.

K Besonders nützlich bei *Herzbeschwerden & akute arthritische Schmerzen.* [Mezger]

K *Herzbeschwerden.*
Dritter oder vierter Schlag lauter, gefolgt von einmal aussetzen.
Sehr beschwerliches Herzklopfen bei jedem Versuch sich zu bewegen.
& langsamer kleiner Puls.
& Ohnmachtneigung.
& Ödeme in Füßen, Unterschenkeln; Abdomen, Skrotum, Penis.
[Roberts, Comparative study of heart remedies, 1937]

K HERPES ZOSTER; am RUMPF oder GESICHT; mit NEURALGISCHEN SCHMERZEN.

< Bewegung; erster Teil der Nacht oder kommen und gehen mit der Sonne.
> Essen.
& Lokales Taubheitsgefühl.
& *Steifheit* der betroffenen Partie. [Voisin]

RUBRIKEN
GEMÜT: *Angst* in der Herzgegend während eines Anfalls [2/1]; Angstanfälle [3]. *Träume* furchterregend [1]; von Mord [1]; von Schlangen [1]; vielbeschäftigt zu sein [1]; von Wasser [1]; wilde Träume [1].
SCHWINDEL: Mit *Herzsymptome* [2; **Spig**.]. Beim abwärts *Sehen* [1].
KOPF: *Schmerzen,* anfallsartige Schmerzen [2]; Ausdehnung zum Gesicht [2]; Schmerzen in der Stirn mit Ausdehnung in die oberen Molaren [2/1]; Schmerzen in der Stirn mit Ausdehnung in die Schulter [2/1]; Schmerzen im Scheitel wie von einer Schnur straff eingebunden [1/1]; durchzuckende Stiche Schmerzen in den Schläfen mit Ausdehnung in die Augen [1]. Empfindung von etwas *Lockerem*, diagonal quer über den Scheitel, beim Drehen [1/1].
AUGEN: *Juckreiz* < Reiben [2]. *Schmerzen* von Sonnenaufgang bis Sonnenuntergang [2]. *Steifheit* der Lider [3]; der Muskeln um die Augen [3].
SEHKRAFT: *Getrübt,* < Dunkelheit [1/1]; beim Erbrechen [1/1]. *Verlust* des Sehvermögens beim Abwärtssehen [1/1].
NASE: Reißende *Schmerzen* an der Nasenwurzel [2].
GESICHT: *Gürtelrose,* Herpes zoster & Gesichtsneuralgie [2/1]. *Schmerzen* > nach dem Essen [2]; nach unterdrücktem Hautausschlag [2]*; durch Kälteeinwirkung [2; **Sil.**]; & Taubheitsgefühl [2; **Cham**.]; Ausdehnung zum rechten Arm [3/1]. *Schwellung* der Lippen [2]. Rote *Verfärbung* während Kopfweh [2].
*[=Herpes zoster]
MUND: *Kribbeln* in den Speicheldrüsen, unmittelbar nach dem Essen [1/1]. *Schmerzen* in der Zunge beim Reden [2; *Fl-ac.*]; Schneidende Schmerzen in der rechten Seite der Zunge, > darauf Beißen [1/1].

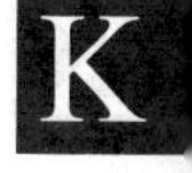

ZÄHNE: *Schmerzen,* Zahnschmerzen als sei der Nerv bloßgelegt [2/1].
HALS: *Pulsieren* in den Tonsillen [1].
MAGEN: *Schmerzen* > nach dem Essen [2; **Graph**.]; in gekrümmter Sitzhaltung [2; **Lyc**.]. *Übelkeit* & Augensymptome [2]; durch Leeregefühl in Magen [1].
ABDOMEN: *Schmerzen* bei Bewegung [2]; in Seitenlage [2; *Carb-v.*]; > im Sitzen [2]. *Schwächegefühl,* das sich aufwärts in den Hals ausdehnt [1/1].
ATMUNG: *Asthmatische* Atmung # Hautausschläge [2]. *Schwierige* Atmung während Herzschmerzen [2].
BRUST: *Schmerzen* < Bewegung [2]; kehren jeden Winter wieder [2; *Arg-m.*]; Herzschmerzen, die sich in den Rücken ausdehnen [2]; Ausdehnung in die linke Hand [3]; Ausdehnung in die linke Schulter, Arm und Finger [2]; drückende Schmerzen im Sternum < Bücken [2]. Empfindung wie *Überdehnt* in der Brust [1].
RÜCKEN: *Schmerzen* im Halswirbelbereich mit Ausdehnung in Arm und Finger [2]; Ausdehnung zum Scheitel [2]; Schmerzen zwischen den Scapulæ mit

Ausdehnung über den Kopf in die Schläfen [2/1].
EXTREMITÄTEN: *Schmerzen* durch kalte Luft [2]; durch Verkühlung [2]; Schmerzen in den Gelenken im Winter [2].
SCHLAF: *Schlaflosigkeit* durch Knochenschmerzen [2; *Merc*].

NAHRUNG

Besser: Wein [1; > Erbrechen].

NOTIZEN

KRESOLUM

Kres.

ZEICHEN

Cresol. Methylphenol. Hydroxytoluol.
Gewonnen aus Kohlenteer mit Eigenschaften ähnlich wie Phenol, aber weniger giftig.
Anwendung als Antiseptikum und Desinfektionsmittel.
1958 von Julian an 5 Personen [3 Männern, 2 Frauen] geprüft.

VERGLEICHE

Kreosotum. Plumbum. Acidum nitricum. Cuprum arsenicosum.

WIRKUNGSBEREICH

Nerven. Nieren. Kreislauf. Schleimhäute. Haut. * Rechte Seite.

LEITSYMPTOME

G Euphorie & ernste organische Erkrankungen [Paralyse; Polyneuritis].
Wie betrunken. [sieht Käfer und hört Glocken]
Redselig; überschwengliches Gestikulieren.
Will die ganze Welt umarmen.
Kindisches Verhalten.
& Ständiges Bedürfnis nach Bewegung und Gehen. [Mezger]

G *Verwirrung,* aber vermittelt den Eindruck, dass er tief in Gedanken ist.
Wiederholt sich sehr häufig.

A < Wärme [warme Räume].
> Frische Luft.

A *Hitzewallungen.*

A *Kribbeln; Taubheitsgefühl; Ameisenlaufen.*

A *Vermehrte Pigmentierung.*

[Haut; Schleimhäute]
Braune Flecken im Gesicht. Chloasma.

A Abmagerung und *Muskelatrophie.*

K Hinterhauptkopfschmerzen morgens beim Erwachen.
Ausdehnung zu den Schläfen.
Pochen in den Schläfen.
Kongestion und Schweiß.

K SPEICHELFLUSS.
Zahnfleischbluten.
Bitterer Geschmack im Mund und schlechter Atem beim Erwachen.

K Trockener Husten & Erstickungsgefühl.
& Scharfer Auswurf.

K Ledrige Haut, wie Pergament.
Gelbbraune Verfärbung.

RUBRIKEN

GEMÜT: *Außer sich* wegen Kleinigkeiten [1]. *Küsst* jeden [1]. *Manie* # Depression [1]. *Vertrauensselig* [1].
ATMUNG: *Schwierige* Atmung empfunden in der Nase [1].
ALLGEMEINES: *Arteriosklerose* [1]. *Karzinomatöse* Beschwerden [1]. *Hypertonie* [1]. *Paralyse,* Paralysis agitans [1]; spastische Spinalparalyse [1]. *Schwarze* Verfärbung äußerer Partien [1]; diabetisch [1].

NOTIZEN

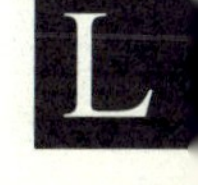

LAC CAPRINUM **Lac-cp.**

ZEICHEN

Ziegenmilch.
Die Ziege, *Capra hircus,* ist ein Huftier, das zur Familie der Horntiere [Cavicornia] gehört und eng mit dem Schaf verwandt ist. Die Ziege unterscheidet sich vom Schaf bezüglich der anders geformten Hörner, des Bartes und einer kleinen Drüse unter dem Schwanz des Bocks, die einen scharfen charakteristischen Geruch absondert.
Die Wildziege wird auch *Bezoarziege* genannt, wegen der steinigen Konkremente, die man im Magen von Ziegen, Antilopen, Lamas usw. findet. Früher hielt man diese für ein Heilmittel gegen alle Gifte. Wildziegen leben in trockenen felsigen Gebieten mit wenig Wasser. Im Unterschied zum Ibex, einem weiteren Mitglied der *Capraart* sind sie keine ausgesprochenen Bergbewohner. Sie können jedoch bis in große Höhen klettern.

Sie sind agile und aktive Tiere; morgens und abends gehen sie auf Futtersuche, nachts ruhen sie. Die Geschlechter leben in Herden von 10 bis 30 Tieren voneinander getrennt; im späten Frühling nimmt der Umfang der Herde zu. Die Brunftzeit ist im November; die Böcke fordern einander zur Formation und Verteidigung des Harems heraus.
Die Hausziege und die Wildziege sind eng verwandt. Manche Spezialisten rechnen alle Ziegen, einschließlich des Steinbocks zu derselben Art.
Obgleich allgemein geschätzt, werden die Ziegen immer noch als die 'destruktivsten' und daher gefährlichsten Haustiere betrachtet. Sie fressen Gras bis zu den Wurzeln und häufig die Wurzeln selbst und lockern dabei die oberste Erdschicht, so dass diese leicht fortgeweht oder ausgewaschen wird. Manchmal klettern sie sogar auf Bäume und fressen die Rinde und die Blätter. Ebenso wie sie sich an die Gefahren der Wüste anpassen mussten um in der Wildnis zu überleben, so neigen sie als Haustiere dazu, ihre Umgebung übermäßig auszuplündern und sie in eine Wüste zu verwandeln. Auf diese Art sind Lebensraum und Tier untrennbar miteinander verbunden. Das wohlbekannte unbeherrschte Verhalten der Ziegen, insbesondere der Böcke spiegelt sich in dem Wort kapriziös wider, welches von *Capra* abgeleitet ist.
In der griechischen Mythologie sind *Satyre* Waldgeister, die ebenso bösartig wie störend sind. Sie sind halb Mensch, halb Tier haben zottiges Haar, Ziegenbeine, Hörner und Schwanz. Es sind die Nachfahren des Dionysos und sie personifizieren die sinnliche Seite des Lebens. Trinken, Spielen und den Nymphen nachstellen war ihr liebster Zeitvertreib. In der Ikonenkunst werden sie gewöhnlich in sinnlichen und manchmal obszönen Szenen dargestellt. Das Wesen dieser Waldgeister ist immer noch in Worten wie Satire und Satyriasis reflektiert. Pan, ein Satyr mit göttlichem Status und Entdecker der Panflöte konnte ahnungslosen Passanten einen bösen Schrecken einjagen [Panik]. Von ihm organisierte Zechgelage enden häufig in Chaos.
Eine Imitation des griechischen Satyr, des Teufels im Mittelalter, wurde häufig mit Ziegenhörnern, Schwanz und Hufen dargestellt, oder man sagte ihm nach, dass er nachts auf einem Ziegenbock durch die Luft flog. Zumal Theologen damals glaubten, dass Engel oder Geister Frauen schwängern konnten, war nicht auszuschließen, dass Dämonen, ja sogar Satan persönlich sexuellen Verkehr mit Menschen aus Fleisch und Blut hatten. Ein Besuch des Teufels mit der daraus folgenden Intimität blieb niemals unbemerkt, zumal allgemein bekannt war, dass sich sein Penis und Samen eiskalt anfühlten.

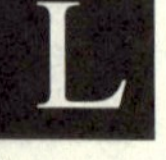

Die 'Lacs' liefern der Homöopathie drei Elemente mysteriösen Ursprungs - sofern wir uns gestatten, Ernsthaftigkeit mit ein wenig Zauberei zu mischen. Lac caprinum hat einen Bezug zu Satyr, *Lac felinum* zu dem treu ergebenen Begleiter der Hexen [eine schwarze Katze] und *Lac caninum,* doch vermutlich stärker noch *Lyssinum,* zum Werwolf [der Held, der sich nach Einbruch der Dunkelheit in ein Geschöpf verwandelt, das Menschen zerfleischt und tagsüber wieder seine normale Gestalt annimmt]. Über die Kuhmilch [*Lac-d.*] ist weniger zu sagen. Eine letzte Information ist noch erwähnenswert, und zwar dass die Homöopathie einem Mann namens *Swan* [Schwan] die drei Lacs zu verdanken hat.

LEITSYMPTOME

„Das Grundgefühl, das gleich zu Beginn der Arzneimittelprüfung entsteht [Prüfer Nr. 1] ist: SCHRECK und Furcht vor messerscharfen, treffsicheren, tödlichen Zähnen und einem sehr verletzlichen Gefühl an den Seiten des äußeren

Halses [wo die Blutgefäße verlaufen].
FURCHT VOR EINEM ÜBERRASCHUNGSANGRIFF; ANGESPRUNGEN ZU WERDEN und keinerlei Gelegenheit zu haben zu entfliehen: es ist aus [todsicher].
Die erste Reaktion [zwanghaft] ist: Zurückweichen aus Schreck und den Hals an den Seiten mit den Händen zu schützen.
Die Analogie der Ziege als Beute für den Wolf ist ziemlich eindeutig."

„Diese Furcht vor einem Überraschungsangriff oder angesprungen zu werden drückt sich in der übrigen Prüfung auf vielerlei Weise aus. Offensichtliche Ausdrucksformen: Furcht vor Geräuschen, vor jeder Bewegung von Personen oder Gegenständen und insbesondere: FURCHT WENN AUF EINEN GEZEIGT WIRD [mit einem Finger - ein messerscharfer treffsicherer Zahn]. Diese Furcht schlägt nach innen [ZURÜCKWEICHEN], kommt nicht heraus [vgl. *Stram.*] und belastet den Organismus, v.a. das Herz. Das Herz kann den plötzlichen Schreck nicht länger aushalten und gibt auf: FURCHT VOR HERZINFARKT DURCH SCHRECK."

„Diese Furcht und der Schreck sind unerträglich, man kann sich buchstäblich zu Tode erschrecken. Mechanismen, den Schreck zu überwinden, sind die folgenden:
1. Einen sicheren Ort finden, das bedeutet bei diesem Arzneimittel eine HOHE STELLUNG haben. Niemand ist über einem, der einen durchbohren oder durchstechen kann; man hat selbst die Kontrolle.
Träume von Treppenhäusern; man fühlt sich sicher während man nach oben geht. Eine HOHE GESELLSCHAFTLICHE STELLUNG ist ebenso sicher, man muss sie nur um jeden Preis aufrecht erhalten, weil sie lebensrettend ist. Beweggründe sind nicht Ehrgeiz oder Machthunger!
Eine starke Analogie mit Ziegen ist wieder, dass sie sich immer die höchst gelegene Stelle aussuchen und dass eine Hierarchie in der Herde eine ungeheuer starke Rolle spielt.
Wenn man diese hohe [= sichere] Stellung erreicht hat [oder sogar noch stärker wenn man auf dem Weg nach oben ist, aber die Spitze noch nicht erreicht hat noch nicht sicher ist] dann taucht eine andere Furcht auf:
FURCHT ZU FALLEN und FURCHT vor VERLUST DER GESELLSCHAFTLICHEN STELLUNG. Hier fließt das Thema des Sündenbocks ein. Dieses Fallen und Degradierung müssen verhindert werden. Eines der Mittel es zu verhindern ist:
a. Ihm einen Schritt voraus sein und es VERBERGEN, KASCHIEREN, ÜBERSPIELEN, Täuschen, Lügen, so dass man nicht bei der Handlung selbst erwischt werden kann.

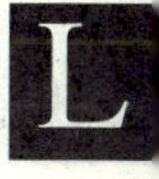

2. Selbst wenn man Maßnahmen wie unter 1 und 1a ergriffen hat, kann man unvorbereitet angesprungen und geschnappt werden. Der Organismus wird nicht

in der Lage sein, lange mit diesem Zustand fertig zu werden. So kann das Pendel zur anderen Seite der GLEICHGÜLTIGKEIT als Bewältigungsmechanismus schwingen.
Prüfer haben diese Gleichgültigkeit im Sport erlebt - nicht so fanatisch wie sonst; keine Erwartensspannung bzw. Lampenfieber vor dem Auftritt vor einem Publikum; kamen überall zu spät, nahmen die Dinge leicht, vertrödelten ihre Zeit. Von manchen Prüfern wurde dies als ein sehr entspanntes Gefühl erlebt.

3. Eine kindliche Hilflosigkeit, eine Begleitperson anspringen und sie umarmen kann auch eine Art der Bewältigung sein. Prüfer Nr. 2 bemerkte, dass er überall zu spät kam und gleichzeitig eine Art dummes Lachen hervorbrachte. Ein Prüfer träumte, dass er ungeschickt eine Dose Farbe verschüttete. Er wollte die Schweinerei aufwischen, machte es aber nur noch schlimmer. Willig aber unfähig. Man bemüht sich nicht um eine hohe Position, man bleibt einfach unten; somit hat man keine Angst zu fallen. Schutz, den man von außen bekommt [Begleitpersonen, Institutionen usw.].“

Sexualität
„Ein wichtiges Thema bei Lac caprinum ist Sexualität [‘geiler Bock’] doch auf eine ganz besondere Art: er springt einen an. Wie bei einem Überraschungsangriff durch ein Raubtier springt einen diese Sexualität an. Und dieses Tier macht, dass man sein ‘Opfer’ völlig unkontrolliert anspringt. Von der Taille abwärts, das ist das Einzige was zählt. Es ist offensichtlich, dass diese Art von Sexualität ausschließlich in Träumen, Phantasien, Geschichten oder Filmen ausgelebt werden kann. In der Wirklichkeit muss sie unterdrückt oder getarnt werden. Prüde oder verschämt sein ist eine Art der Unterdrückung. Wenn der Drang immer stärker wird, entwickelt sich eine entsetzliche FURCHT vor den EIGENEN SEXUELLEN IMPULSEN.
Diese Furcht ist nicht auf Mitgefühl mit dem Opfer oder moralischen Skrupeln begründet, sondern nur auf den möglichen Folgen, dass man dabei erwischt werden und dadurch seine Stellung verlieren könnte. BRÜSTE sind ein sehr herausragendes Thema bei der Sexualität und ebenso oraler Geschlechtsverkehr. Die Analogie mit der Sexualität von männlichen Ziegenböcken ist auffallend. In der Mythologie ist der Satyr ein Ziegenbock und sehr lasziv, was sich in dem Begriff ‘Satyriasis’ ausdrückt.“

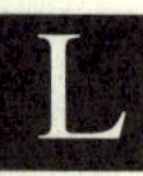

BESONDERHEITEN

A FROSTGEFÜHL.
Eiskalte Füße im Bett hindern am Schlafen.

A WANDERNDE SCHMERZEN.
SCHARFE STECHENDE SCHMERZEN [rufen Schreckreaktion hervor]
KNACKEN in den Gelenken.
Steifer, schmerzhafter Nacken, < Drehen des Kopfes, < Zugluft, kalt; mit

dumpfem Schweregefühl im Kopf.

A VERDAUUNGSSTÖRUNGEN.
Magenschmerzen, sehr angespannt; Gurgeln gegen 11 - 12 Uhr; als sei ein Ausgang verstopft; < nach dem Essen [als würde sich der Magen ausdehnen].

A Stinkender Geruch [Axilla; Genitalien; Füße].

A Schwindel > Liegen.

K Kopfweh über dem linken Auge, lässt rasch nach; später auf der rechten Seite.

K Herzklopfen; < Kaffee, Schreck [Furcht vor Herzerkrankung].

* Alle Zitate aus der Zusammenfassung der Arzneimittelprüfung von Lac caprinum aus Bombay, durchgeführt von Rajan Sankaran mit Lac-cp. * Zusammenfassung der Arzneimittelprüfung aus Bombay, durchgeführt von Rajan Sankaran mit Lac-cp. 30K in Indien und Holland [Kees Dam]. Gemeinsame Themen mit der holländischen Arzneimittelprüfung waren die schamlose Sexualität [als sei dies die normalste Sache der Welt]. Unbeherrschbare Sexualität, die einen [bzw. die Karriere] zerstören kann. In der Prüfung von Bombay war das vorherrschende Thema der Gedanke der Übervölkerung [in Straßenbahnen, Bussen, Häusern] was einen Kampf um den eigenen Platz auslöst, bei dem man nicht nachgeben will. Zorn und Reizbarkeit waren herausragende Merkmale.
Diese Charakteristika von Lac-cp. traten bei der holländischen Prüfung nicht in Erscheinung. Doch wahrscheinlich sind es zentrale Themen des Arzneimittels [bei Ziegen gibt es viel 'Territorialkämpfe'].

Mögliche Erscheinungsformen im klinischen Bereich

* Bei Lac caprinum mit seinen Impulsen [v.a. sexuell orientiert] könnten wir, vom klinischen Gesichtspunkt her, sehr beherrschte, prüde Personen erwarten, die ihre sexuellen Bedürfnisse unterdrücken.

* Sehr nervöse, furchtsame Kinder, die sich an die Mutter klammern mit Alpträumen von Wölfen und Furcht vor scharfen Dingen. Weniger aggressiv als Stramonium, vielleicht mehr wie Gelsemium.

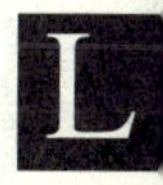

* Retardierte Kinder [oder Erwachsene] in Heimen. Hier ist die Sexualität möglicherweise nicht mehr unter Kontrolle. Es kann ein Mangel an Unterscheidungsvermögen vorliegen, was zu einer Art von Gier führt [anspringen]. Dummes Lachen.

* Gleichgültige Personen, nehmen Dinge leicht, immer verspätet, entspannt; nicht sehr kompetent aber mit gutem Willen; niedrige soziale Stellung, ohne Sorgen, das Gesicht zu verlieren.

* Sexuelle Perversionen.

* Erwartensspannung, Angst vor einem Ereignis.

* Personen in hoher sozialer Stellung oder ähnlicher Situation, die etwas [sexuelles] zu verbergen haben, die, wenn sie erwischt und von den Skandalblättern öffentlich gezeigt werden, gezwungen sind, ihr Amt niederzulegen oder zurückzutreten und ihre Stellung verlieren. Um nicht erwischt zu werden, müssen sie lügen und sich tarnen.

Fallen

Das Thema 'Fallen' ist ein deutliches Symptom bei den 'Lac-Mitteln'. Clarke verzeichnet zum Beispiel Folgendes bei Lac felinum: „Furcht die Treppe herunterzufallen, aber ohne Schwindel." Und er führt „Folgen von einem Sturz" als Ursache für Lac caninum auf, bei Lac caprinum hingegen spielt der drohende Sturz von einem Podest eine Rolle.

Adam und Eva symbolisieren den 'Sturz'. Sie sind aus dem göttlichen Zustand, dem Zustand der Gnade gefallen und auf der Erde unter den Tieren gelandet. Obgleich sie unter den Tieren gelandet sind, hat das Christentum sich von Anfang an größte Mühe gegeben, die Menschen zu verblenden und ihnen die Idee einzugeben, dass sie ganz anders seien als die Tiere. Die Furcht, in einen bestialischen Zustand zu verfallen, hat über Tausende von Jahren eine Rolle gespielt. Das menschliche Äquivalent zu dem Verhalten von Tieren scheint die Schicht zu sein, die 'Zivilisation' genannt wird. Der Mensch erhebt sich selbst [etwas] über seine Instinkte, um auf den Rest 'herabzublicken'.

'Tiere sind, was Menschen haben,' heißt es bei einem Philosophen mit anthroposophischem Einschlag. Menschen sehen ihre Instinkte im Tierreich reflektiert. Ein großer Teil der menschlichen Charakteristika, und nicht immer die positivsten, werden mit Tierattributen assoziiert. Schlauer Fuchs, bärenstark, aalglatt, hundeelend, dumme Gans, störrischer Esel, Katzenjammer, mäuschenstill - die Liste ließe sich endlos fortsetzen. Ob das Bild oder die Metapher tatsächlich dem entspricht, was wir gern annehmen - ob die Bienenkönigin beispielsweise tatsächlich eifersüchtig im menschlichen Sinne ist, oder ob die Hackordnung unter Tieren auf anderen Motiven basiert als Notwendigkeit und ob Raubtiere tatsächlich das zeigen, was wir Aggression nennen - ist eine ganz andere Sache. Die Antwort auf die Frage, ob der Mensch ein 'nackter Affe' oder ein 'bekleideter Engel' ist, liegt buchstäblich vermutlich in der Mitte. Das ändert nichts an der Tatsache, dass das Tierreich eine perfekte Art ist, Dinge in uns selbst zu identifizieren, erkennen und akzeptieren, die wir lieber nicht wahrhaben wollen. Auf diese Art vereinigen wir das gesamte Tierreich in uns auf dieselbe Weise wie das Mineral- und das Pflanzenreich. Ein 'Tierelement' kann in einer Person stärker sein als in einer anderen, man *besitzt sie alle* aber *ist nicht dasselbe wie sie.* In der Krankheit ist das dynamische Gleichgewicht gestört und nur ein solches Element kann den Zustand bestimmen, in dem man ist, wohingegen: „Im gesunden Zustande des Menschen waltet die geistartige, als Dynamis den materiellen Körper [Organism] belebende Lebenskraft [Autocratie] unumschränkt und hält alle seine Theile in

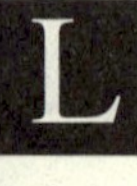

bewundernswürdig harmonischem Lebensgange in Gefühlen und Thätigkeiten, so daß unser inwohnende, vernünftige Geist sich dieses lebendigen, gesunden Werkzeugs frei zu dem höhern Zwecke unsers Daseins bedienen kann."
[Hahnemann, Organon § 9] Für den Menschen ermöglicht es uns das Tierreich auf unterschiedliche Art, eine bessere Kenntnis von uns selbst zu erlangen. Wenn Mineral, Pflanze und Tier ihr rechtmäßiger Platz im Menschen zugewiesen wird, so ist er von dem Fall aus dem göttlichen Zustand geheilt und wird daher *er selbst.*
Das Bild von Lac caninum ist eigentlich ein kurzer historischer Abriss des menschlichen Dramas. Nach dem man Bekanntschaft mit der Schlange gemacht hat ['Delusion von Schlangen'], die sich als schlechter Berater herausgestellt hat [seither 'Furcht vor Schlangen'], ist er gefallen ['Folgen von einem Sturz'] und hört von oben, dass er nur Staub ist ['Asche zu Asche, Staub zu Staub', Delusion, hält sich für schmutzig] aber wie Pontius Pilatus will er daran nicht beteiligt sein ['ständiger Drang sich die Hände zu waschen'].
Es wird nicht die letzte 'Lac' aus dem Land sein 'wo Milch und Honig fließt', die getrunken werden muss, um zu sich selbst zurückzukehren. Und so bleiben wir bei den Signaturen, weil auch mit dem Honig etwas los ist. Als eines der wenigen Mittel mit einem 'Verlangen nach Honig' leidet *Sabadilla* an 'irrigen Vorstellungen bezüglich seiner körperlichen Verfassung.' Es ist offensichtlich schwierig herauszufinden, ob wir nackte Affen oder bekleidete Engel sind, oder besser beides.

NOTIZEN

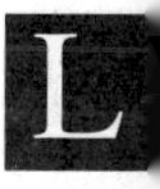

LAC FELINUM

Lac-f.

ZEICHEN

Katzenmilch.
Die Katze, die treue Hausgefährtin in so vielen Familien in der ganzen Welt, ist angeblich zuerst von den Ägyptern domestiziert worden. Obwohl alle Arten von kleineren Katzenarten seit prähistorischer Zeit gezähmt wurden, stammt die gegenwärtige kurzhaarige Hauskatze [mit dem wissenschaftlichen Namen *Felix domestica*] vermutlich von der nubischen Katze in Afrika ab, möglicherweise gekreuzt mit der europäischen Wildkatze [*F. silvestris*]. Hauskatzen in Indien können sich völlig unabhängig von denen in Europa entwickelt haben und stammen vielleicht von der Steppenkatze ab.
Anders als die Wildkatze hält die Hauskatze ihren Schwanz im Gehen waagerecht,

außer wenn sie menschliche Hausgefährten begrüßt, dann steht der Schwanz beinahe senkrecht. Die Flagge wird auch gehisst, wenn die Katze ihr Fressen erwartet. Wenn sie mit dem Kopf stößt und sich an dem Bein der Person reibt, die das Fressen zubereitet, so ist dies ein klarer Hinweis auf die Zufriedenheit der Katze damit, dass ihr Teller gefüllt wird. Ob sie ihren Besitzer mit einem vollen Magen genausosehr liebt, hängt vollkommen von ihrer Laune ab, denn sie bleibt ein etwas eigenwilliges Geschöpf. Wenn man sitzt und darauf wartet, dass sich die Katze in den Schoß kuschelt, ist sie nirgends zu sehen, wenn es einem aber gerade nicht gelegen ist, kann man sie nicht los werden.
Eine Katze jagt nachts nach Sicht und Gehör, wobei die Schnurrhaare sehr nützlich sind. Sowohl das Gehör als auch die Sicht sind sehr gut entwickelt. Ihr Gehör ist auch sehr empfindlich für Geräusche in höheren Frequenzen außerhalb der Kapazität des menschlichen Ohrs. Dies ermöglicht ihr, die Geräusche zu hören, die Mäuse machen, die vom menschlichen Ohr nicht wahrgenommen werden können. Die Katzenaugen sind für ihre Aufgabe perfekt geeignet. Tagsüber sind sie von einer Iris geschützt, die Strahlen des Tageslichts abschirmt. Die Pupillen werden dann kleiner, bis es nur noch schmale Schlitze sind. Nachts und im Zwielicht öffnen sich die Augen vollständig, und die runde Pupille absorbiert jedes Licht, das vorhanden ist. Wie bei den meisten Nachttieren werden die Katzenaugen im Dunkeln und bei schwachem Licht glasig. Dies wird durch eine Zellschicht hinter der Retina verursacht, die das Licht reflektiert, so dass die Retina zweifach stimuliert wird.
Die Hauskatze ist weniger entfernt von ihren wilden Vorfahren als zum Beispiel der domestizierte Hund, und sie ist von Menschen unabhängiger geblieben als dieser. Ihre Jagdmethode ist auch anders. Hunde folgen ihrer Beute in der Regel nach dem Geruch und jagen sie. Katzen benutzen hauptsächlich Gehör und Sicht und stellen ihrer Beute mit unendlicher Geduld nach, bis der richtige Augenblick erreicht ist, an dem sie zuschlagen. Katzen werden auch schneller wild als Hunde. Verwilderte Katzen neigen dazu größer zu werden als sonst, vermutlich weil es eine Fülle an natürlicher Nahrung gibt und weil sie ein gesünderes Leben führen. Darüberhinaus wurde beobachtet, dass wilde Katzen nicht nur größer und bösartiger sind als Hauskatzen, sondern dass ihre Nachkommen wieder die getigerte Färbung annehmen, die Farbe ihrer Vorfahren.
„Weibliche Katzen können bereits im Alter von 5 Monaten die sexuelle Reife erlangen; normalerweise mit 7–10 Monaten. Kater erreichen die sexuelle Reife etwa mit 8–12 Monaten, in Ausnahmefällen mit 6–7 Monaten. Die Paarung findet gewöhnlich im Februar–März und August–September statt, in Einzelfällen kann sie auch länger dauern. Paarungsbereite Katzen ovulieren erst, wenn die Paarung stattgefunden hat, daher besteht die Neigung der wechselhaften Läufigkeit. Diese kann über mehrere Wochen hinweg anhalten, bis die Periode vorüber ist, sofern keine Paarung stattfindet. Katzen können oft während der Säugungsperiode bereits 2-3 Wochen nach dem Werfen läufig werden. Die Paarung selbst scheint bei Katzen eine Mischung von Vergnügen und Schmerz zu sein; der Kater ergreift die Katze im Nacken und hält sie dort fest, während er sie besteigt. Der Penis des Katers hat dornenartige Auswüchse, welche die Vagina stimulieren, was zum Eisprung führt. Die Katze lässt die Paarung zwar zu, doch gewöhnlich schreit sie im Verlaufe dessen laut; und es klingt nicht besonders nach Vergnügungsschreien. Daran lässt sich die Mischung von sexuellem Verlangen, ja sogar Bedürfnis [die Paarung ist notwendig, um die Läufigkeit zu beenden] mit dem Gefühl der Vergewaltigung und Prostitution ersehen. Ich vermute, dass sich *Lac-f.* möglicherweise in die Rubrik 'sexuelles Verlangen gesteigert währen der Stillzeit' nachtragen

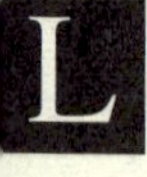

ließe. Ebenso in Rubriken wie 'Koitus, schmerzhaft'." [Don Hamilton, DVM]
Im alten Ägypten wurden Katzen zu Ehren der Bast als heilig behandelt. „Diese katzenköpfige Göttin wurde als freundliche Göttin betrachtet, welche die wohltuenden Kräfte der Sonne repräsentierte, welche die Zwei Länder beschützte und manchmal galt sie als Personifizierung des Mondes. Bast nahm auch einige der Eigenschaften von Hathor an, die als die Göttin von Freude, Musik und Tanz bekannt war. Ihr Kult wurde in fröhlichen Bootsprozessionen und orgiastischen Zeremonien begangen." [Ions]
Seit den Zeiten im alten Ägypten hat es allerlei Aberglauben und seltsame Geschichten über Katzen gegeben. In manchen Teilen Asiens wurde angenommen, dass Menschen sich nach dem Tod in Katzen verwandelten. Die Chinesen glaubten, dass sich Katzen, sobald sie ein bestimmtes Alter erreicht hatten, in andere Geschöpfe verwandeln konnten. Auch in China, wie in Japan, glaubten Menschen, dass Katzen sprechen könnten, sobald sie das Alter von zehn Jahren erreichten. Im Mittelalter wurden schwarze Katzen in Europa verfolgt und wegen ihrer angeblichen Beziehung zu Hexen entsetzlich misshandelt. Der Teufel wurde oft als eine schwarze Katze dargestellt. Wenn einem eine schwarze Katze über den Weg läuft, so bringt das angeblich Unglück, allerdings ist es als Zeichen für Glück ebenso verbreitet! Die Aussage, dass eine Katze neun Leben hat, stammt vermutlich auch aus der Zeit, da der Katze Zauberkräfte zugeschrieben wurden. „Ich glaube, dass sich dies ebensogut aus den überdurchschnittlichen Selbstheilungskräften der Katze herleiten lässt. Höchstwahrscheinlich haben unsere Vorfahren beobachtet, wie Katzen aus den Fängen des Todes wieder ins Leben zurückkehrten und kamen daher zu der Überzeugung, dass es sich um eine Wiederauferstehung handeln müsse. Ein orthopädischer Tierchirurg hat die Wiederherstellungsfähigkeit von Katzenknochen mit der Aussage beschrieben 'wenn sich die Bruchstücke im selben Raum befinden, wird der Knochen heilen'." [Don Hamilton]
1882 von Swan geprüft. Auch von Divya Chhabra geprüft; 10 Prüfer, eine Dosis C30 [*Homœopathic Links,* 1/95].

VERGLEICHE

Spigelia. Sulfur. Lycopodium. Rhus toxicodendron. Belladonna. Bryonia. Sepia. Asarum. Marble.

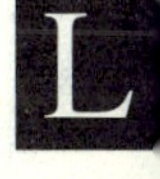

WIRKUNGSBEREICH

Nerven. Weibliche Organe. Kopf. *Augen.* * Linke Seite.

LEITSYMPTOME

G Krankhafte Gewissenhaftigkeit; jeder kleine Fehler erschien wie ein Verbrechen [klinisch verifiziert von Swan].

G Furcht, die Treppe hinunterzufallen, aber ohne Schwindel.

G Furcht vor spitzen Dingen.

„Geistige Illusion, dass Kanten von Möbelstücken oder irgendwelche spitzen Gegenstände in ihrer Nähe, ihr in die Augen stächen; es ist ein rein psychisches Symptom; die Gegenstände erscheinen ihr nicht von der Sicht her zu nah." [Clarke]
„Sie ertragen nichts Spitzes in Augennähe, aber auch die Vorstellung, eine Spritze zu bekommen oder punktiert zu werden, oder die Vorstellung, sich einer Operation

[besonders im Kopfbereich] unterziehen zu müssen, ist unerträglich. Auch Angst vor chemischen Medikamenten wurde beobachtet." [Müller]

G „Stolzes Verhalten der Katze; Sinnlichkeit; erträgt keinen Hunger [findet man in vielen Tiermitteln, da Kontrolle über instinktiven Drang fehlt]." [Chhabra]

G Träume von Geschlechtsverkehr; viele Träume von Verfolgung zum Zweck der Vergewaltigung, sogar von Verwandten.

„Seither habe ich gefunden, dass es eines der Arzneimittel ist, das bei Patienten mit einer Inzestthematik in der Anamnese indiziert ist." [Chhabra]

G „Dies war ein Tiermittel mit einem schmutzigen Gefühl in Bezug auf sich selbst, ein Gefühl nicht respektiert zu werden und geringschätzig behandelt zu werden. Der Konflikt, sich zu unterwerfen oder sich zu degradieren um die Beziehung zu retten oder für Geld… Um ihr Futter zu bekommen wurde die Wildkatze die Hauskatze von heute. 'Der Trick bestand darin, die Furcht vor den Menschen zu beherrschen, um zu lernen, damit umzugehen und es sogar zu genießen, als notwendigen Preis, der für ein leichtes Leben gezahlt werden musste. Auf gewisse Weise mussten sie sich prostituieren, aber sobald sie die Kunst beherrschten, war die Belohnung beeindruckend. Sie ermöglichten der Hauskatze ein längeres und gesünderes Leben als das ihrer wilden Vorfahren.' Sie trafen eine Wahl, gaben ihre Unabhängigkeit, ihre Wildheit, ihre Freiheit, ihren Respekt auf - zugunsten der Nahrung, zugunsten des Überlebens." [Chhabra]

G Konflikt zwischen Abhängigkeit und Unabhängigkeit.

Verlangen verhätschelt zu werden im Gegensatz zu dem Bedürfnis nach Unabhängigkeit.

Intoleranz gegen Pflicht und Druck. [Alize Timmerman]

Furcht hängen gelassen zu werden wegen vergangener Erfahrung der Vernachlässigung.

Sie hassen Unehrlichkeit.

„Ein Grundmuster ist es meiner Beobachtung nach, dass sich viele Frauen missbraucht und vernachlässigt gefühlt haben und mit Rebellion und Streben nach Unabhängigkeit reagierten. Sie legen eine Haltung von 'Ich brauche niemanden' an den Tag." [Wirtz]

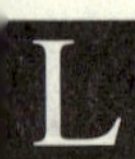

„Große Abneiging, etwas gegen den Willen aufgezwungen zu bekommen. Abneiging gegen Fremdbestimmung." [Müller]

G Sehr sinnliches Verhalten; leidenschaftlich, ausdrucksvoll [Augen!].

Farbenfrohe, geschmackvolle Kleidung und Schmuck und/oder anderer Zierrat. [Wirtz]

G Kritisch bezüglich der eigenen Erscheinung.

Wählerisch bezüglich der Nahrung.

Verlangen nach Sauberkeit, ordnungsliebend, nur im dekompensierten Zustand perfektionistisch. [Wirtz]

G Läuft schreiend von einem Zimmer ins andere [wegen quälender Kopfschmerzen]. [Klinisch von Swan verifiziert]

G „Träume von Erdbeben." [Allen]

G *Enttäuschung – Zorn*

„Die Enttäuschung durch Mitmenschen, von denen der *Lac felinum*-Patient oft wie von einer fremden Rasse spricht [ein Zug bei allen homöopathischen Mittlen, die aus den Tierreich stammen] kann bis zu Haßgefühlen mit Tötungsimpulsen führen. Zwangsweises Zusammenleben, beispielsweise im Beruf, ist von aggressiven Ausbrüchen and heftigem Zorn geprägt. Die Erfahrung, gehaßt worden zu sein und die Angst, selbst umgebracht zu werden [oder – übertragen – das Gefühl 'die Beschwerden bringen mich um'] sind die passive Form dieses Symptoms. *Lac felinum* erträgt es night, wenn andere sich über den Tod lustig machen, insbesondere den Tod einer Katze oder eines Tier generell.“ [Müller]

G *Gefühl unfähig zu sein.*

„*Lac felinum* hat nicht nur das Gefühl, sondern die feste Überzeugung, dumm zu sein. Es ist die Selbstwahrnehmung, nur mangelnd oder mittelmäßig intelligent zu sein, es besteht der Wunsch, mehr zu wissen und zu können. Von den Eltern wurde vermittelt er/sie sei 'nur ein kleines dummes Kind'. Gefühl, 'unfähig, bescheuert und blöd' zu sein, nichts zu können. Gefühle, wie zu nichts zu taugen und nichts oder weniger wert zu sein [wie bei *Lac equinum*] stehen an zweiter Stelle. An dritter Stelle ist das Gefühl von Häßlichkeit mit Abscheu vor sich selbst [wie bei *Lac caninum*]. Diese Art von Minderwertigkeitsgefühlen scheinen ein Charakteristikum der Milch zumindest aller domestizierten Tiere zu sein. Gefühl, sie sieht schlecht aus beim Sehen in den Spiegel. Entsprechend dem niedrigen Selbstwertgefühl bestehen ein Mangel an Selbstvertrauen mit Erwartungsspannungen vor Prüfungen. Angst vor 'dummen' Fehlern. Angst, etwas Verkehrtes zu sagen oder etwas nicht zu können mit dem Gefühl, daß alle anderen es besser können. Angst, ausgelacht zu werden. Selbstzweifel und innerer Zwiespalt. Als Kompensation dient der eingangs erwähnte Wunsch, stark, schön und frei zu sein wie eine Großkatze und die Vorstellung, das Leben wie ein Spiel bewältigen zu können. *Lac felinum* paßt zu sehr verspielten Menschen.“ [Müller]

A Ständiges nervöses Zittern, v.a. der Hände, wie bei Trinkern.
& Trockenheit des Mundes.
& Empfindung, als sei die Zunge verbrüht.

A < *Linke Seite.*
[Kopf; Augen; Magen; Ovarien; Handgelenk; Fuß]

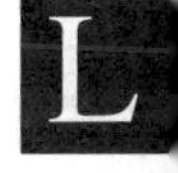

A „Kälte und Hitze abwechselnd, jede dauert nur kurze Zeit an.“ [Allen]
„Es besteht ein Mangel an Lebenswärme, wenn auch nicht so ausgeprägt wie bei *Lac humanum* und *Lac defloratum.* Der *Lac felinum*-Patient hat ein Verlangen in warme Länder zu Reisen und die Wunschvorstellung, dort einmal zu leben. Zimmerwärme hingegen verschlechtert die Symptomen in auffallender Häufigkeit.“ [Müller]

A Kein Appetit.
Auftreibung des Abdomens nach Essen geringster Mengen.

A Gelüste auf Papier.
„Das Verlangen nach Papier ist ein eigenartiges Symptom, insofern als Papier tatsächlich auf viele Katzen eine Faszination ausübt; sie spielen mit Papier, besonders wenn es zu einer Kugel gerollt ist; sie können sogar auf Papier herumkauen. Sie kriechen gern in Papiertüten. Dies hängt zum Teil mit dem Drang zusammen sich zu verstecken, ein normaler Bestandteil des Paarungsrituals. Es würde mich keineswegs überraschen, Lac-f. auch in der Rubrik 'Verstecken, Drang nach' wiederzufinden. Extreme Furchtsamkeit mit Verstecken kommt bei Katzen häufig vor. Hier hilft häufig Arsenicum album. Man kann

sich die Katze, die sich immerzu wäscht, leicht als Arsenicum-Typ vorstellen! Ich überlege auch, ob *Lac-f.* nicht in die folgenden Rubriken im Gemüt gehört: 'Waschen, wäscht sich immer die Hände; Manie zu baden,' etc." [Don Hamilton]

A Gelüste auf oder Abneigung gegen Milch.
Abneigung gegen Fett.
Verlangen nach gesunden, sauberen Speisen. [Anne Wirtz, *Hom. Links,* 3/96]
„Aus Mitgefühl für Tiere kann eine vegetarische Ernährung resultieren. … Wie bei allen homöopathischen Milchmitteln besteht eine Abneigung gegen oder eine Unverträglichkeit von Milch, selten taucht das polare Verlangen nach Milch auf. Ebenfalls bei allen Milchmitteln besteht Verlangen nach Salzigem [selten Abneigung]. Die Kombination von Milch- und Salzbezug ist ein Charakteristikum von *Natrium muriaticum.* Wie dieses hat auch *Lac felinum* Verlangen nach Fisch." [Müller]

A < *Nachts.*

A < Linksseitenlage.

A Scharfe lanzinierende Schmerzen [Kopf; Augen].

K Kopfschmerzen; < linke Seite [Schläfe und über dem linken Auge].
< Lesen.
& Asthenopie.
& Speichelfluss.
& Gewicht auf dem Scheitel; oder Krabbeln auf dem Gehirn.
& Einschnürungsgefühl entlang des Nasensattels.

K Augenbeschwerden.
& Durchzuckende Stiche von den Augen nach hinten.
< Linksseitenlage. [Berridge]
Gerstenkörner.
Empfindung, als würden die Augen *nach hinten gezogen.*
„Die Augenschmerzen können die Seite wechseln [wie bei *Lac caninum*] und besonders vor den Menses auftreten [wie bei *Folliculinum*]. Das Gefühl wie ein Schleier vor den Augen hat *Lac felinum* beseitigt. Fremdkörpergefühl im Auge, wechselseitige Augenentzündung. Schwellung der inneren Canthi, der Augenbrauen und vor beiden Ohren, immer auftretend vor den Menses, wurde von *Lac felinum* geheilt." [Müller]

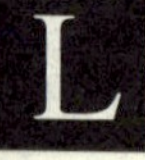

K Scharfe lanzinierende Schmerzen durch die Mitte des linken Augapfels, der danach innerlich sehr wund bleibt und was starken Tränenfluss verursacht. [klinisch verifiziert von Swan]

K Partien des Mundes schienen zusammenzukleben, brauchte Luft oder Speichel, um sie zu trennen.

K Hals.
„Die Neigung zu Tonsillitis mit eitrig belegten Mandeln, verbunden mit Speichelfluß im Schlaf kann zu einer Verwechslung mit *Mercurius* führen, besonders wenn in der Gemütssymptomatik selbst- und fremddestruktive Elemente erscheinen. Halsschmerzen, die sich durch die Tonsillektomie verstärkt haben. Halsschmerzen beginnen auf der rechten Seite [*Merc-i-f.*]." [Müller]

K *Thorax.*

„Im oberen Thoraxbereich liegt ein Symptomenschwerpunkt. Verspannungen, Brustbeklemmung, Beklemmung in der Herzgegend. Schwere auf der Brust. Empfindung, die Brust sei gepanzert oder von einem eisern Band um die Brust. Furcht zu Ersticken. 'Katzen rauben den Atem' ist ein alter Volksglaube; viele Katzen legen sich Menschen über den Hals oder auf's Herz." [Müller]

K Großes Gewicht und Herabdrängen im Becken, wie Herabfallen der Gebärmutter, als könnte sie nicht gehen.
< Stehen.

RUBRIKEN

GEMÜT: *Abneigung* gegen eine zu enge Beziehung [2/1]; gegen Frauen [2]; gegen Männer [1].* *Angst,* when angebunden [1/1]; when festgehalten [1/1].* *Beschwerden* durch Erwartungsspannung [1]; durch Tod einer Katze [1/1]* *Eigensinnig,* erträgt keine Fremdbestimmung [1/1]* *Fauchen* [1].* *Furcht* ausgelacht zu werden [1]*; vor Blinden [1/1]*; vor Eindringlingen in die Wohnung, verriegelt alle Türen [1]*; vor dem Ersticken [1]*; zu viel Medikamenten einzunehmen [1/1]*; in engen Räumen [1]*; vor spitzen, scharfen Dingen, Nadeln [1]. *Gewissenhaft* in Bezug auf Kleinigkeiten [1]. Gefühl der *Hilflosigkeit* [1].* Verlangen Tierquäler zu *quälen* [1/1].* Verlangen nach *Reisen* [1].* *Reisen* > [1].* *Wahnidee,* er sei dumm [1]*; sie würde elend/schlecht aussehen beim Blick in den Spiegel [1]*; das Leben sei ein Spiel [1]*; Körperteile seien in Watte gepackt [1/1].*
KOPF: *Formicatio* am Scheitel [1]. *Hitze* vor Kopfweh [1]. Empfindung als sei das Gehirn *locker* [1]. *Schmerzen* über dem linken Auge [1]; stechende Schmerzen über dem linken Auge [2].
AUGEN: Empfindung wie *eingesunken* [1]. *Photophobie* [1]. *Schmerzen* im rechten Auge in Linksseitenlage [1/1]; > Linksseitenlage [1; Nat-ar.]; neuralgisch, ziliar [1]; Schmerzen in den Augäpfeln [1]; ständig, beissende Schmerzen über dem linken Auge [3/1]; stechende Schmerzen beim Lesen [1]; stechende Schmerzen bei unverwandtem Sehen [1; Arund.]; stechende Schmerzen, die sich nach hinten ausdehnen [1; **Spig**.]; stechende Schmerzen, die sich nach hinten ausdehnen & Empfindung als würden sich die Augen nach hinten ausdehnen [1/1]. *Tränenfluss* durch Schmerzen im Auge [1].
NASE: Eisige *Kälte* vor Kopfschmerzen [1].
MUND: Empfindung, als sei die Zunge *verbrüht* [1].
ABDOMEN: Empfindung wie von einem kalten *Band* um die untere Partie des Abdomens [1/1].
FRAUEN: *Menses* schmerzhaft [1]; unterdrückt & Stirnkopfschmerzen [1/1]. Herabdrängende *Schmerzen* im Uterus < Stehen [1]. *Wollüstiger* Juckreiz [1].
EXTREMITÄTEN: *Berührung* der Füße < [1/1]. *Empfindliche* Füße [1]. *Kälte* im Fuß, einer kalt, der andere heiß [1].
ALLGEMEINES: *Speisen* und Getränke, Verlangen nach Papier [1/1].

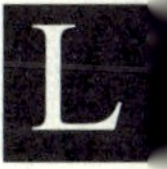

* Karl-Josef Müller & Gerhard Ruster – *Lac felinum - Ein synthetisches Arzneimittelbild aus klinischen Beobachtungen.* [Eigenverlag, Dezember 1995]

NAHRUNG

Abneigung: Fett [1]; Milch [1]; Venusmuscheln [1].
Verlangen: Fisch [1]; Milch [1]; Papier [1]; Salz [1]; gesunde, saubere Speisen [1].
Schlimmer: Milch [1].

NOTIZEN

LAC HUMANUM

Lac-h.

ZEICHEN

Muttermilch

Muttermilch enthält viel Eiweiß, einschließlich Antikörper, und sie hat die richtige Temperatur. Kolostrum, die gelbliche Flüssigkeit, die in den ersten Stunden oder Tagen nach der Entbindung abgesondert wird, besteht hauptsächlich aus Lymphozyten und Immunglobulinen. Sie geht der Milchproduktion voran. Das Stillen fördert den körperlichen und emotionalen Kontakt zwischen Mutter und Kind. Die Muttermilch ist daher der künstlichen Ernährung vorzuziehen.

„Die Milch ist die Nahrung von frühem Tierleben und entspricht daher dem Beginn unseres innersten physischen Wesens." [Kent]

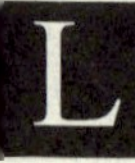

„Die Menschheit wiederholt die Geschichte der Ernährung der gesamten Menschheit in einem einzigen Erdenleben: von dem Säugling der Milch trinkt, über den rohen geriebenen Apfel und dergleichen, zu den gesalzenen und gewürzten Speisen der Erwachsenen. Dies bestätigt sich in der Tatsache, dass sich die Persönlichkeit in jungen Menschen zu manifestieren beginnt, wenn das Verlangen nach salzigen und gewürzten Speisen auftritt. Wenn der Säugling Muttermilch trinkt, d.h. einfache menschliche Substanz aufnimmt, wird der Verdauungsapparat am wenigsten belastet... Milch ist die ursprünglichste und älteste Nahrung des Menschen. Die Menschen haben Milch als himmlische Nahrung getrunken, als die Erdatmosphäre von einer milchigen Eiweißsubstanz durchdrungen wurde, wovon der Stickstoff in der Luft als rudimentärer Rest verblieben ist. Milch begleitete den Menschen durch die lange Entwicklungsphase hindurch... Milch kräftigt unseren physischen Körper als Gefährt für Seele und Geist. Milch bringt uns zur Erde zurück und ermöglicht es uns, uns in die gesamte Menschheit einzufühlen. Ebenso wie wir die Luft atmen, die für alle Menschen vorhanden ist, können wir uns vorstellen, dass es im kollektiven Unbewussten eine uralte Erinnerung an diese gemeinsame kosmische Milch gegeben hat, was uns ein Gefühl der sozialen Solidarität vermittelt. Milch macht aus menschlichen Wesen Erdenbürger, bringt uns in

Kontakt mit der Situation der Erde, ohne uns daran zu hindern, gleichzeitig ein Bürger des gesamten Sonnensystems zu sein. Wenn es uns an Milch fehlte, würde dies in uns die Neigung fördern, alles zu lieben, was von der Erde kommt. Wir würden die Verbindung zu den Dingen auf der Erde verlieren, die den menschlichen Zustand ausmachen. Um keine Fanatiker zu werden und uns von den menschlichen Gefühlen und der menschlichen Aktivität auf der Erde nicht zu entfernen, ist es gut, dass wir uns als Bewohner dieser Erde durch die Aufnahme von Milch schwerer machen – auch als Erwachsene.“ [Hauschka]
Geprüft von Elizabeth Hanahan und Jackie Houghton 1992 an 13 Personen [4 Männern, 9 Frauen].

VERGLEICHE

Calcium carbonicum. Ferrum. Sepia.

WIRKUNGSBEREICH

Schleimhäute [Mund; Hals; *Magen*]. Weibliche Organe.

LEITSYMPTOME

G BEDÜRFNIS NACH KONTROLLE.
„Ein Bedürfnis, in der eigenen Umgebung Ordnung zu schaffen. Unordnung verschlimmert.“

G Gleichgültigkeit gegenüber allem. *Distanziert,* abgetrennt.
Gleichgültigkeit gegenüber Leiden anderer.

G Isolationsgefühl.
„Sie fühlen sich von der Welt isoliert. Vielleicht stammt dieses akute Gefühl von Alleinsein aus dem Verlust der Zufriedenheit, die man einst erlebt hat. Sie werden distanziert und empfinden eine Art Taubheitsgefühl dem Leben gegenüber.“ [Assilem]

G Träume von Babies und vom Tod.

G Unabhängigkeit # Abhängigkeit.
Abhängiger Zustand charakterisiert durch:
Verlangen, etwas im Mund zu haben [z.B. Daumenlutschen]; *periodisches* Bedürfnis, der Mutter auf den Schoß zu klettern und zu schmusen; regressives Verhalten.

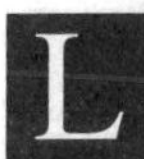

A *Energie vermehrt.* [Beinahe alle Prüfer empfanden verstärkte Energie]

A Essstörungen und gewaltige Schwankungen im Körpergewicht.

A Verlangen nach *süßen Dingen; warmen Dingen; Schokolade; Ingwer.*

A *Abneigung gegen saure Nahrung.*

A *Milch.*
Verlangen, Abneigung oder Verschlimmerung.

A Verlangen nach Salz. [Müller]

A *Vermehrter Appetit.*

A MENSES DUNKEL, BRAUN oder beinahe SCHWARZ.

K Halsschmerzen oder Wundschmerz im Mund.

& Empfindung, als würde die Zunge nach hinten gezogen.
& Schrunden an der Seite des Mundes.
& Flüssigkeiten laufen aus dem Mund oder in die Kehle [verursachen Würgen].

K Übelkeit.
> Essen; Bewegung.
& Ständiges Aufstoßen.
Milch schmeckt sauer [oder sehr süß].

K „Fußsohlen weich und schwammig, als sei man zu lange im Wasser gewesen.
MANGEL an EMPFINDUNG." [Hanahan]
[Gefühlsmangel auf der körperlichen Ebene]

[Zitate aus: Melissa Assilem, *The Mad Hatter's Tea Party,* 1994]

NAHRUNG

Abneigung: Saures [2]; Milch [1].
Verlangen: Warme Dinge [2]; Ingwer [2]; Schokolade [2]; Süßigkeiten [2]; Milch [1]; Salz [1].
Schlimmer: Milch [1].

NOTIZEN

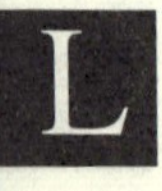

LACHNANTHES **Lachn.**

ZEICHEN

Lachnanthes tinctoria. Wollnarzisse. Fam. nat. Hæmodoraceæ.
Lachnanthes [vom gr. *lachne,* Daunen, und *anthos,* Blume, unter Bezug auf die wolligen Blumen] ist in den Vereinigten Staaten von Amerika heimisch und wächst in sandigen Sümpfen entlang der Atlantikküste. Mehrjährige Pflanze, oberer Teil weiß-wollig, daher eine der lokalen Namen: Wollblume. Der Wurzelstock trägt eine große Zahl langer, grober, etwas wächserner tiefroter Wurzeln, die einen roten Farbstoff enthalten, worauf die volkstümlichen Namen Färbewurzel und Rotwurzel zurückgehen. Die Wurzel erzeugt eine eigenartige Form von zerebraler Stimulation oder Narkose. Die Hæmodoraceæ Familie, alles Pflanzen mit Wurzelstöcken oder Wurzelknollen, besteht aus 14 Gattungen, die in Südafrika, Neuguinea, Australien und der Neuen Welt heimisch sind. Laut Hering kauen die Indianer die Pflanze, wenn sie dem weißen Mann begegnen, um den Redefluss zu fördern.
1864 von Lippe geprüft und eingeführt; 4 Prüfer [2 Männer, 2 Frauen].

VERGLEICHE
Sulfur. Lycopodium. Calcium carbonicum. Phosphorus. Carboneum sulfuratum. Chininum arsenicosum.

WIRKUNGSBEREICH
Kopf; Nacken. Brust. Kreislauf.

LEITSYMPTOME
G *Redseligkeit [deliriös]* und *Heiterkeit* [singt und pfeift] *nachts.*
& Heißer Kopf und kalter Körper.
& Strahlende, funkelnde Augen.
& Nahezu völlige Taubheit.
„Erzeugt einen Rededrang; einen Redefluss und den Mut eine Rede zu halten.“
[Bœricke] Erwartensspannung, Lampenfieber?

A Fröstelt.
> *Äußere Wärme.*
> *Bettwärme.*

A *Viel Durst.*

A < Hinlegen.
> Herumlaufen.

A Brennen [Wirbelsäule; Scapula; Nierenbereich; Iliosakralbereich; Beine; Haut].
Empfindung von Kochen [Brust; Abdomen].

A *Schmerzen wechseln die Seiten.* [bei 3 Prüfern!]
Von links nach rechts oder von rechts nach links.

A Begleiterscheinung: Eisige Kälte zwischen den Scapulæ
und/oder
brennende Hitze von Händen und Füßen.

A Während der Menses; *Auftreibungsgefühl* im Abdomen;
fühlt sich an, *als ob es kocht.*

A Schwindel.
& Hitzegefühl in der Brust und um das Herz.
& eiskalte Stirn.
Vorher Ohrengeräusche.

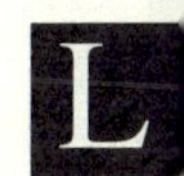

K *Scheitel fühlt sich an wie vergrößert* und als ob er sich nach oben ausdehnt.
< Geringstes Geräusch.

K Migräne.
Berstende Schmerzen; rechte Seite.
& Körper eiskalt und Frostschauer.
& Vergrößerungsgefühl im Kopf [Scheitel].
< Geräusche, Lärm; [Überbeanspruchung beim] Erbrechen.
Geringste Geräusche, selbst Schritte auf einem Teppich, wirken schrecklich störend auf den Patienten.
> Stuhlgang.

K Zuckungsgefühl in den oberen Augenlidern.
< Augen fest schließen.

K TORTICOLLIS.
„Wenn Torticollis in Verbindung mit Halsschmerzen auftritt, so ist dies eine starke Indikation.“ [Clarke]
Halsschmerzen mit vorangehender Trockenheit < nachts [beim Erwachen].
& Trockener Husten.

K Empfindung von Kochen im Abdomen während der Menses.

K Hitzegefühl, Sprudeln und Kochen in der Brust und Herzgegend, das in den Kopf aufsteigt.
& Schwindelgefühl.
& Schweiß.

K NACKENBESCHWERDEN.
„Steifheit und Schmerzen im Nacken, die sich über den ganzen Kopf hinunter in die Nase ausdehnen, und Empfindung als seien die Nasenflügel zusammengekniffen.“
„Verstauchungsgefühl im Nacken, wenn man den Kopf dreht oder nach hinten neigt.“
„Steifer Nacken; Kopf zu einer Seite gezogen.“ [Clarke]
Bei Folgen von *Schleudertrauma* in Betracht zu ziehen.
Insbesondere wenn es mit einer *Empfindung von eisiger Kälte zwischen den Scapulæ* einhergeht.

RUBRIKEN

GEMÜT: *Delusion* von Schlangen in sich und um sich herum [1]. *Fröhlichkeit* abends [2; **Lach**.]. *Gemütserregung* bei Kleinigkeiten [1]. *Redseligkeit,* wechselt rasch von einem Thema zum andern [1]; & Hitze [1; **Teucr**.]; hält Reden [1]; dann dumm und reizbar [1/1]. *Reizbarkeit* während Kopfschmerzen [1]; & Schläfrigkeit [1]. *Träume* fiebrig [1]; spinnen [1]. *Trübsinn* während Kopfschmerzen [2]. Anfallsartiges *Weinen* während Kopfschmerzen [2/1].

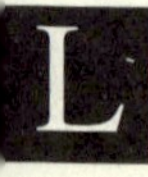

KOPF: *Empfindlichkeit* der Kopfhaut gegen Berührung [1]; durch Bürsten der Haare [1]. Empfindung als würden die *Haare* am Scheitel gezogen [1]; Empfindung als stünden die Haare am Hinterkopf zu Berge [1/1]. *Kälte* der Stirn wie durch Eis [1]. *Schmerzen,* Kopfweh > Diarrhœ [1]; > nach dem Essen [1]; Schmerzen mit Ausdehnung zur Nase [1]; Schmerzen in der Stirn [oder Schläfen], rechte Seite, dann links [1], linke Seite, dann rechts [1]; Schmerzen am Scheitel, wie von einem Keil von außen nach innen aufgespalten [1/1].

AUGEN: Unfähig die Augen zu *schließen*, Lider gehen ständig wieder auf [1]. *Schwere* der Lider am Morgen, als könnte man die Augen nicht offenhalten [1; *Sep.*]. Empfindung wie von *Staub* in den Augen [1]. *Trockenheit* am Morgen [1].

SEHKRAFT: Gelbe *Farben* vor den Augen, wenn man lange auf dieselbe Stelle sieht [1/1]; starre graue Ringe bei unverwandtem Sehen [1/1]. *Getrübte* Sicht bei schneller Kopfbewegung [1]; > Gehen im Freien [1/1]; wenn man für einige Zeit auf eine Stelle sieht [1/1].

OHREN: *Geräusche,* Singen, & Verstopfungsgefühl im Ohr [1/1]. *Juckreiz* > Bohren mit dem Finger [1]; beim Essen [1/1]. Empfindung von kalter *Luft,* die in das rechte Ohr einströmt, nachdem man den Finger herausnimmt [1/1].
ZÄHNE: *Verlängerungsgefühl* nachts im Bett [1].
MAGEN: Empfindung von eisiger *Kälte* [1; **Caps**.].
ABDOMEN: *Gärung* während der Menses [1; **Lyc**.]. *Hitzegefühl,* > nach der Stuhlentleerung [1/1]. Schneidende *Schmerzen,* die von der linken zur rechten Seite gehen [1].
BLASE: Drückende *Schmerzen* während der Harnentleerung [1].
MÄNNER: Brennende *Schmerzen* in der linken Hälfte des Skrotums, mit Ausdehnung in die rechte Seite [1/1].
FRAUEN: *Menses* wie verdorbenes Fleisch [1]; übelriechend, faulig [1].
BRUST: Krampfartige *Schmerzen,* die sich von der rechten zur linken Seite ausdehnen [1/1].
HUSTEN: Husten während der *Menses* [1].
RÜCKEN: *Schmerzen* wie ausgerenkt im Halswirbelbereich beim Drehen des Kopfes [1].
SCHWEISS: Schweiß während *Kopfweh* [1].

NAHRUNG

Abneigung: Fleisch [1].
Schlimmer: Warme Getränke [1; < Zahnschmerzen]; Kaffee [1; = Zahnschmerzen]; warme Speisen [1; < Zahnschmerzen].

NOTIZEN

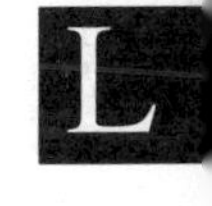

ACIDUM LACTICUM **Lac-ac.**

ZEICHEN

Acidum lacticum. Milchsäure.
Normale Zwischenstufe bei der Gärung von Zucker. In reiner Form eine sirupartige, geruchlose und farblose Flüssigkeit, die durch die Wirkung des Milchsäurebazillus auf Milch oder Milchzucker entsteht; in konzentrierter Form ein Ätzmittel, das angewandt wird, um Gärung im Magendarmtrakt zu verhindern. Milchbazillen stellen komplexe organische ernährungsbedingte Anforderungen; sie erzeugen Milchsäure, indem sie Tier- und Pflanzenprodukte zum Gären bringen, wenn Kohlehydrate verfügbar sind; sie finden sich auch im Mund, in der Vagina und im Darm [wo sie einen Teil der normalen Flora darstellen] verschiedener warmblütiger Tiere einschließlich des Menschen. Sie kommen vor in Milchprodukten, Getreide und Fleischprodukten, Wasser, Abwässern,

Bier, Wein, Obst und Fruchtsäften, Essiggemüse, Sauerteig und Brei. In seltenen Fällen sind sie pathogen. Wohlbekannte Arten sind: *L. acidophilus,* der im Kot von Säuglingen vorkommt, die mit Milch ernährt werden, ebenso wie im Kot von älteren Menschen, deren Diät zu einem Großteil aus Milch, Laktose oder Dextrin besteht. *L. bifidus,* kommt im menschlichen Kolostrum und der Muttermilch, in der Milch anderer Säugetiere sowie im Kot von gestillten Säuglingen vor; *L. bulgaris* wird in der Herstellung von Joghurt verwendet; *L. casei* kommt in Milch und Käse vor; *L. fructivorans* ist eine Art, die aus verdorbener Mayonnaise und Salatsaucen isoliert wurde; *L. helveticus* kommt in Sauermilch und Schweizerkäse vor. [Stedman's]
Milchsäure ist ein Bestandteil der Magensäfte. Je nach der Art der Bakterien erzeugt die Milchgärung linksdrehende Milchsäure oder eine Mischung von rechts- und linksdrehender Milchsäure. Die rechtsdrehende Form entwickelt sich in arbeitenden Muskeln durch die enzymatische Spaltung von Glykogen und spielt mit Phosphorsäure eine wichtige regulierende Rolle bei der Erzeugung von Muskelkontraktionen. Sie wird freigesetzt, wenn die Muskeln aktiv betätigt werden. Vgl. *Natrium phosphoricum:* „Nat-p. ist das Arzneimittel für Beschwerden, die durch einen Überschuss an Milchsäure entstehen, häufig als Ergebnis von zuviel Zucker. Beschwerden durch *Übersäuerung.*" [Bœricke]
„Die Muskelfunktionen können für einen kurzen Zeitraum ohne Sauerstoff aufrecht erhalten bleiben; die Milchsäure wird in die Blutbahn ausgeschüttet. Wenn die Muskelzelle für längere Zeit von der Sauerstoffzufuhr abgeschnitten ist, verhindert die Säuerung den weiteren Stoffwechsel und die Zelle beginnt zu sterben. Ein Schock bewirkt, dass weniger Sauerstoff zu den Geweben befördert wird; wegen des Sauerstoffmangels sammelt sich Milchsäure in den Geweben an. Die Untersuchung des Milchsäurespiegels im Blut gibt daher einen adäquaten Hinweis auf die Schwere des Schocks: je höher der Spiegel, desto irreversibler die physiologischen Schäden." [Grolier]
Produkte, die durch Milchgärung entstehen, sind Buttermilch, Joghurt, Quark, Biojoghurt, Sauerkraut und Essiggemüse wie etwa Saure Gurken [heutzutage häufig künstlich gesäuert]. Der hohe Säuregehalt schränkt das Wachstum anderer Bakterien ein, von denen manche pathogen sind, und fungiert als eine Art Konservierungsmittel. Manche Fleischprodukte [z.B. Zervelatwurst] haben einen Teil ihrer Haltbarkeitsdauer der Milchsäure zu verdanken, die durch die Milchsäurebakterien in der Wurst erzeugt wird. Milchsäure wird auch in der Lederverarbeitung zum Gerben verwendet, um die Häute schmiegsamer zu machen. Sie findet ebenso in der Textilindustrie und zur Herstellung von Limonaden Verwendung. In der Naturmedizin nimmt Biojoghurt einen hohen Stellenwert in der lokalen Behandlung von Vaginalinfektionen ein sowie zur Verbesserung der Darmflora nach der Einnahme von Penizillin. „Während der Schwangerschaft ist der Milchsäurespiegel im Blut erhöht, was vermutlich die Müdigkeit und die Muskelschmerzen erklärt, die in dieser Zeit auftreten." [Leeser]

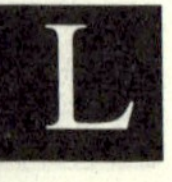

Die vermehrte Anwendung von zunehmend stärkeren Antibiotika und die daraus folgende Störung der Darmflora und des Immunsystems hat in den vergangenen Jahrzehnten zu einer explosionsartigen Zunahme von *Candida albicans* geführt. Der übermäßige Zucker- und Kohlehydratkonsum ist ein weiterer Grund dafür. Doch die meisten Menschen haben einen natürlichen Abwehrmechanismus, der die Hefe unter Kontrolle hält. Manchen Gesundheitsfachleuten zufolge besteht dieser Abwehrmechanismus in einer gesunden Kultur von Milchsäurebazillen im Kolon. Es scheint, dass die Milchsäureproduktion ein Faktor ist, der den normalen Hefegehalt im Körper auf einer kontrollierbaren Ebene hält.

Milchsäure wird als Konservierungsmittel und Geschmacksstoff unter der Nummer E270 den folgenden Lebensmitteln zugesetzt: Margarine, Halvarine, Limonade, Salatsaucen, Brot, Kuchen, fritierten Lebensmitteln, Konfekt, Salaten, Fleischprodukten und Speiseeis. Es gibt keine bekannten schädlichen Wirkungen auf Erwachsene, aber Säuglinge haben Schwierigkeiten, Milchsäure zu verdauen, darum ist der Zusatz in Säuglingsnahrung unzulässig.
Geprüft und eingeführt von Reisig und Swan.

VERGLEICHE

Sulfur. Phosphorus. Pulsatilla. Nux vomica. Natrium arsenicosum.

Differenzierungen

➡ Abmagerung & gewaltiger Appetit und Durst.

⇨ *Natrium muriaticum:* Sehr ähnlich, aber mit mehr Angst und Empfindlichkeit.

⇨ *Aqua marina:* Sehr ähnlich, doch mit stärker ausgeprägter Entzündung und Eiterung der Halsdrüsen.

⇨ *Iodum:* Warmblütig; keine < morgens; Schweiß bei Bewegung; Bewegungsdrang.

⇨ *Sanicula:* Keine < morgens; fettige Haut, vergrößertes Abdomen, Obstipation mit großem Stuhl.

⇨ *Petroleum:* Haut trockener und rauher; < Kälte und Winter.

WIRKUNGSBEREICH

VERDAUUNG. *Verdauungstrakt.* Muskeln; Gelenke; Knochen.

LEITSYMPTOME

G *Scharf.*

[Tadelsüchtig; geringschätzig; sarkastisch]

Verdrießliche, mürrische Kinder.

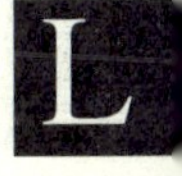

G Mädchenhaft, kindisch und abhängig.

„Das offensichtlichste Wort für Acidum lacticum ist mädchenhaft. So werden sie als Kinder von ihren Eltern beschrieben. Die Kombination von weiblich und kindlich sieht man auch im Typ der Kindfrau. Sie finden es schwierig, eine unabhängige Haltung einzunehmen. Dies kann Schwierigkeiten verursachen, wenn Veränderungen eintreten, wie der Beginn einer Universitätsstudiums, von Zuhause ausziehen, eine Arbeitsstelle suchen usw. Sie wollen weiterhin unterstützt werden, sind aber andererseits empört, wenn sie als kleines Mädchen behandelt werden." [Scholten]

A HYPOGLYKÄMIE.

„Dies ist ein sehr starkes Symptom für Acidum Lacticum. Hypoglykämie symbolisiert das Kindliche und Unreife. Sie sind immer noch wie Babies, die stündlich gestillt werden müssen. Ihr eigener Stoffwechsel ist noch nicht genügend im Gleichgewicht, um es für längere Zeit ohne Nahrung auszuhalten. Es ist häufig bei Säuglingen indiziert, die nachts mehrmals gefüttert werden müssen. Probleme können auch während des Überganges vom Stillen oder Flaschennahrung zu fester

Nahrung auftreten." [Scholten]

A [Akute] *rheumatische Beschwerden.*
[flüchtige Schmerzen; Schwellung, Steifheit und Empfindlichkeit der Gelenke].
< Bewegung.
& *Starker Schweiß.*
& Reichliche, häufige Harnentleerung.

A *Diabetes & Rheumatismus.*
„Diabetes und rheumatische Beschwerden sind der Hauptanwendungsbereich für Lac-ac. Wenn beide Indikationen zusammen auftreten, vielleicht bei diabetischem Ischiassyndrom, dann kann man mit diesem Mittel angreifen." [Clarke]
„Viele wertvolle Beobachtungen wurden bei Patienten gemacht, die umfangreiche Dosen für Diabetes einnahmen. In diesen Fällen wurden die Symptome von rheumatischem Fieber direkt auf die Säure zurückgeführt." [Clarke]

A Abmagerung und Schwäche trotz gewaltigen Appetits.
& Durst.
& Abneigung gegen körperliche Anstrengung.

A Starker Schweiß, saurer Geruch.
[Axillæ; Hände; Füße]

A Gefräßiger Appetit und großer Durst.

A < FASTEN.
> ESSEN [Übelkeit; Schwäche]. [Mezger]

A *Abneigung gegen Milch* [Ghegas]; gegen Tabakrauch.

A *Gelüste* auf MILCH, Haferbrei, *Saures, Buttermilch,* Süßigkeiten. [Scholten]

A > SÜSSIGKEITEN. [Scholten]

A < Rauchen.
[Aufstoßen; Übelkeit; Brennen und Druck im Magen; Husten; zäher Auswurf]

A Wandernde Schmerzen [Gelenke; Stirn # Hinterkopf].

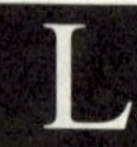

A VERDAUUNG.
„Die wohlbekannten Folgen von Milch, die im Magen sauer geworden und unverdaut geblieben ist, wurden erzeugt - Übelkeit, Erbrechen, Brennen und Empfindung von einem Gewicht; und diese haben sich alle als nützliche Indikationen für die homöopathische Anwendung der Droge erwiesen." [Clarke]

K ÜBELKEIT BEIM ERWACHEN AM MORGEN.
Bei empfindlichen Frauen; Trinkern; Rauchern.
Bei Diabetes; bei Rheumatismus. In der SCHWANGERSCHAFT.
> Essen; Erbrechen.
& Sauer, heiß, ätzend, scharf brennendes Aufstoßen und unablässiges Bedürfnis aufzustoßen.
& Dicker weißgelber Belag auf der Zunge.
& Übermäßiger Speichelfluss*; Speichel schmeckt salzig.
„Ein großes Charakteristikum von *Acidum lacticum* ist Übelkeit und Erbrechen, so

unablässig, dass wir daran denken, *Ipecacuanha* zu verschreiben, mit dem dieses Mittel häufig verwechselt wird. Mit dieser Übelkeit geht ständiges Sodbrennen einher mit anhaltender Absonderung von profusem Speichel. Der Speichel, der sekretiert wird, fühlt sich heiß an und ist so stark sauer und fressend, dass er bei seinem Verlauf nach oben ein akutes Brennen entlang der gesamten Passage vom Magen zum Mund hinterlässt. Anhand dieser Indikation habe ich es häufig mit großem Erfolg bei Morgenübelkeit verwendet." [Choudhuri]

* Speichelfluss ist ein Charakteristikum aller Acidums.

K HÄUFIGE und VERMEHRTE HARNENTLEERUNG, insbesondere nachts.
Versuche, den Harn zurückzuhalten verursacht Schmerzen.
& Trockenheit im Mund mit ständigem Schluckdrang.
„Schien sich rasch in Harn umzuwandeln, und lief durch seinen Penis aus; musste die Prüfung abbrechen; eine erneute Prüfung löste es wieder aus, zusammen mit dem wunden Dehnungsgefühl in der Blase." [Allen]

K Scharfe Schmerzen in den Mammæ mit Ausdehnung in die Axilla; Axilla schmerzhaft bei Berührung; Achseldrüsen vergrößert. [Mezger]
Mastitisneigung.
Empfindliche Brüste [v.a. Brustwarzen] vor der Menses.
Laktationsstörungen; Milch fehlt oder zu reichlich.
Brüste unempfindlich und klein wie bei Mädchen. [Scholten]

K Starker Fußschweiß, aber nicht übelriechend. [Vgl. *But-ac.*, eine verwandte Säure]

K Urtikaria durch Kälteeinwirkung. [Dorcsi]

RUBRIKEN

GEMÜT: *Entmutigt* in der Schwangerschaft [2/1]. *Pedantisch,* spitzfindig, wählerisch [1]. *Träume* von Abgründen [2]; amourös [1]; von Koitus [1].

SCHWINDEL: Bei raschem *Drehen* oder Bewegen des Kopfes [1].

KOPF: Beschwerden der *Haare,* fettiges Haar [1]. *Hitzegefühl* im Kopf während Schwindel [1]. *Kongestion,* Empfindung als würde Epistaxis auftreten [1]; im Sitzen [1; *Phos.*]. *Schmerzen* in der Stirn morgens beim Erwachen [1; **Nux-v**.]; in warmen Räumen [1]. *Schweregefühl* im Hinterkopf [1], geht nach dem Hinlegen zur Stirn über [1/1].

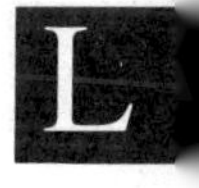

AUGEN: Neigung während der Kopfschmerzen die Augen zu *schließen* [1]. Berstende *Schmerzen* < Bücken [1/1]; < Drehen des Kopfes [1/1]; bei unverwandtem Sehen auf einen Gegenstand, v.a. bei grellem Licht [1/1].

OHREN: *Geräusche* beim Aufstehen von einem Sitz [1; *Verat.*].

NASE: *Verstopfungsgefühl* in den Choanen [1; Hydr.].

MUND: Saurer *Geschmack* im Mund während der Schwangerschaft [2; *Mag-c.*]; Geschmack nach Tabak [1]. *Speichelfluss* nach dem Aufstoßen [1/1]. *Trockenheit* an den Zungenrändern [1/1]. Zunge wie *vergrößert,* füllt den ganzen Mund aus [1].

HALS: *Kloßgefühl,* Schlucken > nicht [1]; im Œsophagus nach dem Essen [2]. Ständiger *Schluckdrang* durch Fülle im Hals [1; **Lach**., *Cinnb.*]. Schwierigkeiten beim *Schlucken* fester Nahrung [1].

ÄUSSERER HALS: Empfindung wie zu *kurz* [1/1].
MAGEN: *Reiseübelkeit* [1]. *Ruktus* heiß, fressend [2/1]; < Rauchen [1]. Brennende *Schmerzen* mit Ausdehnung in den Hals [2]; < Rauchen [1]. *Sodbrennen* beim Räuspern [2]; bei Bewegung [2]; während der Schwangerschaft [1].
ABDOMEN: *Schmerzen* im Hypogastrium, wenn bei Harndrang die Entleerung hinausgezögert wird [2]; Schmerzen in der linken Leistengegend, wenn bei Harndrang die Entleerung verschoben wird [2/1].
BLASE: *Schmerzen* wenn bei Harndrang die Entleerung verschoben wird [2; *Puls., Sul-ac.*].
HARN: *Reichlich,* mehr als getrunken wird [2].
FRAUEN: *Juckreiz* während der Menses [1].
HUSTEN: *Ruktus* löst Husten aus [1; *Ambr.*].
BRUST: *Schmerzen* in den Mammæ & Vergrößerung der Achseldrüsen [1/1].
RÜCKEN: *Schweiß* im Gehen [1].
EXTREMITÄTEN: *Krämpfe* in den Waden morgens im Bett [1]; in den Waden morgens beim Aufstehen [1; Ferr.]. *Schmerzen* in den Gelenken bei Bewegung [2]; nach Gehen [2]. *Schwäche* in den Knien beim Abwärtsgehen; tastet am Boden nach einer weiteren Stufe, & Schwindel [1/1].
SCHLAF: *Schlaflosigkeit* durch Schmerzen im Rücken [1]; durch Schwindel [1].
HAUT: *Hautausschläge,* Ekzem bei rheumatischen, gichtigen Personen [1; *Rhus-t.*]. *Juckreiz* < kalte Luft [1].

NAHRUNG

Abneigung: Milch [2]; Tabakrauch [1].
Verlangen: Milch [3]; Buttermilch [2]; Haferschleim [2]; Saures [2]; Süßigkeiten [1].
Schlimmer: Tabak [1].
Besser: Süßigkeiten [3].

NOTIZEN

L

LACTUCA VIROSA Lact.

ZEICHEN

Lactuca virosa. Giftlattich. Fam. nat. Compositæ.
Der Name *Lactuca* ist vom lat. *lac*, Milch, abgeleitet, mit Bezug auf den milchigen Saft; *virosa* bedeutet 'giftig' oder 'abstoßend'. Das deutsche Wort *Lattich* ist eine Abwandlung des lateinischen *lactuca*.
Zweijährige Pflanze mit einem aufrechten Stengel, der aus einer braunen Pfahlwurzel

entspringt. Stengelblätter spärlich, wechselseitig und klein, umklammern den Stengel mit zwei kleinen Lappen. Köpfe zahlreich und mit kurzen Stielen. Früchte schwärzlich purpurfarben, mit einem breiten Flügel am Rand entlang und oben verlängert in eine lange weiße Anthere, die silbrige Haarbüschel trägt. Der milchige Saft fließt reichlich aus jeder Wunde, hat einen bitteren Geschmack und einen narkotischen Geruch. Wenn er trocken ist, wird er hart und braun und ist als Lactucarium bekannt.
Wächst an Ufern und Schutthalden und ist in West- und Südeuropa und in Nordafrika verbreitet. Die Pflanze hat narkotisierende Eigenschaften. Vergiftungsfälle bei Menschen sind auf eine Verwechslung mit Gartenlattich [L. sativa] zurückzuführen oder aber auf eine Überdosis bei arzneilichem Gebrauch. Folgende Symptome wurden verzeichnet: intensives Schwitzen, starkes Herzklopfen, Kopfweh, Sehstörungen, Schläfrigkeit.
Die narkotische Wirkung von Lactuca ist bereits im Altertum entdeckt worden. Wegen der sedierenden Eigenschaften nannten die alten Griechen sie die 'Pflanze der Eunuchen'. Dioscorides empfahl ihre Anwendung zur Bekämpfung von übermäßig starkem Sexualtrieb. Vor der Entdeckung von Chloroform [als Narkotikum 1847 eingeführt] war Lactucarium, der konzentrierte Saft, zusammen mit *Hyoscyamus,* das in der Chirurgie verwendete Narkosemittel. Galenus berichtet, dass er nachts nicht schlafen konnte, wenn er keinen Lattich gegessen hatte. Lactuca wird in der Schulmedizin nicht mehr gebraucht, allerdings waren in England 'Keating's Hustenpastillen' bis vor kurzem noch im Handel. Diese Lutschpastillen enthalten Lactucarium, pulverisierte Ipecacuanhawurzel und Squilla.
„Alle Lattiche besitzen etwas von diesem narkotisierenden Saft, *Lactuca virosa* am meisten, die anderen in der folgenden Reihenfolge: *L. scariola,* der Stachellattich, *L. altissima, L. canadensis,* der amerikanische Wildlattich, und *L. sativa,* der Gartenlattich. Die Züchtung hat die narkotisierende Wirkung des letzteren verringert, aber er wird immer noch zur Herstellung einer Lotion verwendet, die bei Sonnenbrand und rauher Haut nützlich ist. Im Altertum wurde der Lattich wegen seiner kühlenden und erfrischenden Eigenschaften hochgeschätzt." In seinem Buch *Herbs, The Magic Healers* [*Kräuter, die Zauberheiler*] warnt Twitchell den 'Calcium-Typ' davor Lattich zu essen: „Essen Sie keinen Kopfsalat oder Eichenblattsalat, da beide eine opiumartige Verbindung enthalten, die man Lactucarium nennt, sie lähmt den Darm und trägt zu Stuhlverstopfung bei."

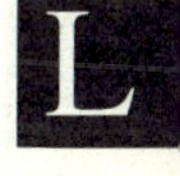

VERGLEICHE

Nux vomica. Phosphor. Sulfur. Carboneum sulfuratum. Laurocerasus.

WIRKUNGSBEREICH

Gehirn. Kreislauf. *Atemorgane.* Extremitäten.

LEITSYMPTOME

G Singen oder Seufzen.

G Trübsinn mit übertriebenen Hirngespinsten, so dass durch bloße Kleinigkeiten die schlimmsten Ängste und Befürchtungen ausgelöst werden. [Lippe]

G *Anwendung.*

„Giftlattich ist das Arzneimittel für Personen, die harte und widrige Erfahrungen durchgemacht haben. Innere Kälte kann das Ergebnis der Kälteinvasion aus der Umgebung sein. Gewöhnlich liegt jedoch die Ursache in langwierigem emotionalem

Leiden, was schließlich zu emotionaler Kälte oder Abgestorbenheit führt. Der *Lactuca* Patient hat rauhe, menschenunwürdige, abtötende Erfahrungen hinter sich. Sie sind jedoch nicht vollständig abgestorben – das würde Wordwood oder Sagebrush indizieren. … Dies ist ein großartiges Arzneimittel gegen negatives Denken im Allgemeinen, Leute die sagen, 'das kann nie gut gehen'." [Wood]

A 'Ermüdung während der Stuhlentleerung' oder 'Schläfrigkeit beim Stuhlgang' [könnte sich als Charakteristikum erweisen].

A Frostgefühl in warmen Räumen.
& Kälte der Hände und Füße.

A > Leibesübungen im Freien.
< Warme Räume.

A Starker Schweiß.

A Vermehrter Appetit und Durst.

A Empfindung von *Leichtigkeit.*
Außergewöhnliche Leichtigkeit des Körpers, stärker ausgeprägt im Freien.
Gefühl wie im Bett zu schwimmen.
Träume davon, in der Luft zu schwimmen oder über dem Boden zu laufen.

A *Engegefühl.*
„Betrifft mehr oder weniger den ganzen Körper, aber v.a. die Brust: muss gähnen und sich strecken, um das Klemmen im unteren Brustkorb zu lindern." [Clarke]
„Hochgradiges Beklemmungsgefühl in der Brust nachts, weckt ihn aus dem Schlaf auf und zwingt ihn, sich plötzlich ängstlich aufzusetzen; Erstickungsgefühl und findet sich plötzlich im Raum auf den Füßen stehend wieder." [Lippe]
⇨ Acht Prüfer empfanden das Engegefühl um die Brust!

A < Berührung und Druck.

A Schwindel.
& Schweregefühl im Kopf und den unteren Gliedmaßen.
& Verdunkelung der Sicht.
& Vergrößerungsgefühl im Kopf.
< *Nach Schlaf.*

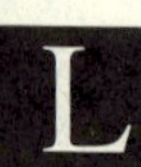

K Hitze im Gesicht.
& Schwellungsgefühl in den Lippen [Oberlippe].

K Vermehrter Speichelfluss [scharfer Speichel].

K Bitterer Geschmack im Hals wie durch Galle.

K Magenschmerzen mit Retraktion der Magengrube.
< Drücken der Körperpartie.
> Sitzen; Beugen; Ausscheidung von stinkenden Gasen.

K Kneifen in der Nabelgegend.
< Übereinanderschlagen der Beine.

K Trockener Erstickungshusten.
& Kältegefühl im Magen.

K Empfindung in den Beinen, als sei der Kreislauf unterbrochen.
< Sitzen.

RUBRIKEN

GEMÜT: *Angst* & Schlafstörungen [1]. *Furcht* treibt einen von einem Ort zum andern [1]. *Gedächtnisverlust,* sich selbst auszudrücken [2; **Plb**.]. *Konträr* [1]. *Närrisches* Verhalten [1]. *Ruhelosigkeit* & Schläfrigkeit [1].

SCHWINDEL: *Okzipital* [1].

KOPF: *Bewegungen* im Kopf beim Husten [1]; durch Kopfbewegung [1]; in warmen Räumen [1/1]. *Hitze* & Kälte der Hände [1]; Hitze in der Stirn, abwechselnd in beiden Stirnhöckern [1/1]. *Leeregefühl* [1]. Empfindung von *Lockerheit* im Gehirn, während drückender Stirnkopfschmerzen [1/1]. *Schmerzen,* benommenmachende Kopfschmerzen nach Kummer [1]; Drücken in der Stirn nach geringfügiger geistiger Anstrengung [1]. *Schweregefühl* im Hinterkopf [1]. *Vergrößerungsgefühl* [1].

AUGEN: *Bewegung,* aufwärts rollen der Augäpfel [2]. Augen nach oben *gedreht* [2]. *Gerötete* Augen durch Lesen [1]. Unfähig die Augen zu *schließen*, Lider gehen ständig wieder auf [1].

SEHKRAFT: *Neblig,* > angestrengtes Sehen [1/1].

MUND: *Schmerzen,* Zungenspitze wie verbrannt [1].

HALS: *Kältegefühl* im Œsophagus [1], durch Aufstoßen [1].

MAGEN: *Drehgefühl* [1]. *Engegefühl* in der Lebergegend [1/1]. Empfindung von eisiger *Kälte* im Magen [1]. *Schmerzen* > Flatusabgang [1].

ABDOMEN: *Bewegungen* im Abdomen [1]. *Drehgefühl* [1]. *Engegefühl* in der Lebergegend [1/1]. *Krampfschmerzen* > Flatusabgang [1]; stechende Schmerzen im rechten Hypochondrium, Ausdehnung in den Rücken [1]. *Völlegefühl,* in der rechten Seite, behindert die Atmung; > Aufstoßen oder Windabgang [1].

REKTUM: *Obstipation* # Diarrhœ [1].

BLASE: Drückende *Schmerzen* während der Harnentleerung [1].

URETHRA: Empfindung von *herausfallen* aus der Urethra [1; **Sel**.]; im Sitzen [1/1].

HARN: Süßlicher *Geruch* [2]; nach Veilchen [1]. *Wässrig,* klar wie Wasser [1].

FRAUEN: *Menses* zu früh [2].

LARYNX: *Völlegefühl* in der Trachea > nach hinten neigen [1/1].

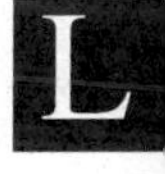

HUSTEN: Muss den Brustkorb mit beiden Händen *halten* [1]. Husten wie durch *Staub* [1].

BRUST: *Einschnürung* beim Erwachen [2]. *Kleidung* < [1]. *Milch* fehlt [3]; vermehrt, zu reichlich [1]. *Schmerzen* > Hände auf die Brust legen [1]; beim Niesen [1]; beim Vorbeugen [1]; berstende Schmerzen beim Husten [1]; berstende Schmerzen, Empfindung als sei das Herz zu voll [1]. *Schütteln* der Brust beim Husten [2]. *Wärmegefühl* [1].

RÜCKEN: *Schmerzen* im Halswirbelbereich beim Husten [1; **Sulf**.].

EXTREMITÄTEN: *Blutstrom* in die unteren Gliedmaßen [1; **Aur**.]; in die Knie [1]; in die Unterschenkel [1]. *Spannung* in der Kniekehle beim Aufstehen von einem Sitz [1]; im Gehen [1]. *Taubheitsgefühl* im Sitzen [1]. Empfindung als sei die *Zirkulation* in den Unterschenkeln unterbrochen [1/1]. Krampfartige *Schmerzen*, vorübergehend, wechseln den Ort [1/1].

SCHLAF: *Schlafstörungen* durch Angst [1]; durch Beklemmungsgefühl in der Brust [1]; durch Hitze [1]; durch Husten [1]; durch Kopfweh [1]; durch Herzklopfen [1]; durch Pollutionen [1]. *Stellung,* Rückenlage unmöglich [1]. *Tiefschlaf* tagsüber [2].
ALLGEMEINES: *Schmerzempfindlichkeit* [1].

NAHRUNG

Abneigung: Brot [1]; Fleisch [1]; Wein [1].
Verlangen: Essiggemüse [1]; Milch [1]; Saures [1].
Schlimmer: Milch [1].
Besser: Brot [1]; Kaffee[1]; pflanzliche Säuren [1].

NOTIZEN

LAPIS ALBUS

Lap-a.

ZEICHEN

Fluorcalciumsilicat. Gneis.
Eine Art Gneis, die in den Mineralquellen von Bad Gastein in Österreich vorkommt. Dies ist ein vielbesuchtes Kurbad mit 18 radioaktiven Mineralquellen [Rheumatismus, nervöse Störungen, Kreislaufbeschwerden].
Es wurde durch von Grauvogel eingeführt, weil er das Quellwasser und das Gestein, aus dem es entsprang, mit endemischem Kropf und Kretinismus in Verbindung brachte.
Lapis albus hat sich tatsächlich in mittleren und hohen Potenzen bei harter Struma als nützlich erwiesen. Hier erinnert man sich an denselben Nutzen von Calcium fluoricum.
Im Übrigen sind die klinischen Indikationen von Lapis albus dieselben wie für Silicea, insbesondere Knochenkaries und Drüsenschwellungen. Bei Myom und Uteruskarzinom ebenso wie Epitheliom und anderen szirrhösen Tumoren wird man Lapis in vielen Fällen der reinen Kieselsäure den Vorzug geben. [Leeser]

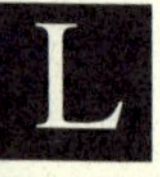

VERGLEICHE

Silicea. Calcium carbonicum. Conium. Phosphorus. Calcium iodatum. Calcium fluoricum.

WIRKUNGSBEREICH

DRÜSEN; *Schilddrüse. Bindegewebe. Knochen. Weibliche Organe.*

LEITSYMPTOME

A *Elastische Schwellungen.*
[*Bindegewebe; Lymphdrüsen; Mammæ; Schilddrüse; Uterus*].

„...Ich habe das Arzneimittel in vielen Fällen von skrofulöser Vergrößerung der Halsdrüsen verwendet und finde, dass es beinahe ein Spezifikum ist, wenn die Drüsen einen bestimmten Grad an Elastizität und Geschmeidigkeit besitzen anstatt steinhart zu sein, was nach *Calc-f., Cist.* oder *Carb-an.* verlangen könnte.“ [Anshutz]

A Chronische Lymphadenitis bei Personen, die in *feuchten Tälern* leben. [Voisin]

A Abneigung gegen Fleisch.

A Brennende Schmerzen und durchzuckende Stiche [Epigastrium; Mammæ; Uterus].

„Die Arzneimittelprüfungen von *Lapis albus* waren nur fragmentarisch, die konstantesten Symptome waren ein hartnäckiges Brennen und beißendes Stechen in der Brust, im Kardiabereich des Magens und im Uterus. Diese Schmerzen waren zeitweise sehr intensiv. Darüberhinaus wurde eine deutliche Wirkung in der Schilddrüse hervorgerufen.“ [Dewey]

A Vermehrte Schleimsekretion; fädiger Schleim, zäh.

A Dysmenorrhœ, sogar noch schmerzhafter als bei *Lach.*
> Wenn starker Blutfluss einsetzt.
& Brennende, beißend stechende Schmerzen in den Mammæ.
& Schwächegefühl.

„Dysmenorrhœ bei lymphatischen Personen mit verhärteten Drüsen und, manchmal, Schwellung der Mammæ.“ [Dewey]

K Fibrome im Uterus.
& Brennende, stechende, beißende Schmerzen im Uterus.
& Juckreiz der äußeren Genitalien.

„Die hartnäckigen Schmerzen im Mammabereich in Verbindung mit Drüsenverhärtung könnte die Anwendung des Mittels in Anfangsstadien von Brustkrebs nahelegen.“ [Dewey]

K Eitrige Otitis media, wenn *Sil.* indiziert scheint aber nicht wirkt.

RUBRIKEN

GEMÜT: *Abergläubisch* [1]. *Kretinismus* [2]. *Somnambulismus* durch Fasten [1/1].
NASE: *Schnupfen* mit Ausdehnung zur Brust [1].
GESICHT: *Karzinom,* Epitheliom der Lippen [1]. *Schwellung* der Parotisdrüse [1].
ÄUSSERER HALS: *Schwellung* der Halsdrüsen [1]. Weiche *Struma* [1/1].
MAGEN: Gewaltiger *Appetit* [1]; bei anämischen Säuglingen [1/1].
ABDOMEN: *Schmerzen* während der Menses, > bei freiem Blutfluss [2].
FRAUEN: *Metrorrhagie* durch Fibrome [1]; zwischen den Menses [1]. *Schmerzen* im Uterus zu Beginn der Menses [3].
BRUST: *Retraktion* der Brustwarzen [1; **Sars.**].
RÜCKEN: *Steifheit* der Halsdrüsen [1; Astac.].
ALLGEMEINES: *Abszess* der Drüsen [2]. *Adipositas* bei Kindern [1]; fette anämische Säuglinge mit gewaltigem Appetit [1/1]. *Verhärtung* der Drüsen [2].

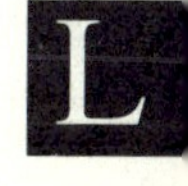

NAHRUNG

Abneigung: Fleisch [2].
Verlangen: Kalte Getränke [1].

NOTIZEN

LATHYRUS SATIVUS Lath.

ZEICHEN

Lathyrus sativus. Deutsche Kichererbse. Gemeine Platterbse. Fam. nat. Leguminosæ. Theophrastus gebraucht das Wort 'lathyros' als Name für Gemüse. Der Name ist vermutlich eine Kombination des gr. *la,* stark, und *thuros,* erregend, in Anspielung auf den Gebrauch von Lathyrus als Aphrodisiakum.
Lathyrus sativus ist eine Kletterpflanze mit lanzettförmigen, spitzen Blättern. Drei Längsnerven verlaufen durch die Blätter. Am Grund endet der senkrechte Stengel in einzelnen Trieben und an der Spitze in dreifachen Trieben. Die starke Wurzel ist eckig und scharfkantig.
Die Pflanze ist in allen Teilen Europas und Kleinasiens im Mittelmeerraum heimisch. Sie wird als Futterpflanze hauptsächlich in Südeuropa und in Teilen Indiens angebaut, wo die Samen in Zeiten der Knappheit auch für menschliche Nahrung verwendet werden. Die jungen Pflanzen von *L. sativus* scheinen ungiftig zu sein, reife Pflanzen hingegen, vor allem die Samen, führen zu Vergiftungserscheinungen bei Pferden, Rindern und Schweinen.
Wenn sie von Menschen über einen längeren Zeitraum gegessen werden und einen Großteil der Nahrung ausmachen, so verursachen die Samen eine Krankheit, die man *Lathyrismus* nennt. Das Hauptsymptom dieser Krankheit ist eine Lähmung der Beine.
Die Samen enthalten bestimmte Aminosäuren mit neurotoxischer Wirkung, manche Fachleute machen allerdings den hohen Mangangehalt dafür verantwortlich. Es gibt zweierlei toxische Wirkungen bei Menschen und Tieren. Die eine wird *Osteolathyrismus* genannt und ist durch Störungen des Skeletts gekennzeichnet. Vergiftungserscheinungen treten auf bei Hühnern, Ratten und Wiederkäuern. Die Tiere erscheinen zunächst erregt und nervös, werden später allmählich lahm und schließlich setzt Paralyse ein. Bei Rindern kommt es zu Deformierungen des Skeletts, bei Hühnern verkrümmen sich Krallen und Schnabel, und die Federn verfärben sich. Die andere Art der Vergiftung wird *Neurolathyrismus* genannt, oder einfach Lathyrismus, und schädigt das Nervensystem. Die Vergiftung geht oft einher mit einem steifen erschwerten Gang, Tremor, Parästhesie und Lähmung [einschließlich des Larynx]. Pferde sind am empfindlichsten gegen diese Art der Vergiftung. Die Samen sind nur dann gefährlich, wenn sie in großen Mengen über einen längeren Zeitraum gegessen werden. Im Zweiten Weltkrieg trat Lathyrismus häufig in Konzentrationslagern in den südlichen Ländern auf. Wegen Nahrungsmittelknappheit waren Gefangene gezwungen, sich von einem Brei aus Wasser und gemahlenen Kichererbsenschoten zu ernähren. Zur toxischen Wirkung kommt es nur in Fällen, in denen die Ernährung *ausschließlich* in dieser Pflanze besteht, wobei eine kumulative Wirkung eintritt. [Wenn die Schote nur ein Teil der Ernährung ist, tritt keine Vergiftung ein].
„Wenn die Weizenernte schlechte Erträge bringt," so Clarke, „wird *Lat. cic.* von der

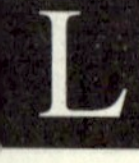

ärmeren Bevölkerung im Verhältnis von drei zu eins mit einem der anderen beiden Getreide gebraucht [Weizen- und Gerstenmehl].“ Man kann daraus den Schluss ziehen, dass das Arzneimittelbild von Zwangssituationen [Hungersnot, Zeiten der Knappheit] oder erzwungenen Umständen [Konzentrationslager, Gefangenschaft] abgeleitet ist - insbesondere wenn diese Situationen über einen längeren Zeitraum anhalten. Auffallend ist, dass Männer und männliche Tiere besonders empfindlich auf die Lathyrustoxine reagieren. Folgendes scheinen die Schlüsselsymptome von Lathyrus zu sein: *Entbehrungen, Zwänge, Hoffnungslosigkeit* und *Fortbestand, längere Dauer.*
Die Papilionaceæ, eine Unterfamilie der Leguminosæ, sind wirtschaftlich von weitreichender Bedeutung. Sie erzeugen eiweißreiche Nahrung, Fette, Holz, Farbstoffe, Arzneistoffe, Dünger, Zierpflanzen, Viehfutter usw. Die häufigsten Nahrungsmittel, die von Menschen genutzt werden, sind: Linsen [*Lens*], Erbsen [*Pisum*], Bohnen [*Phaseolus*], Sojabohnen [*Glycine*], Erdnuss [*Arachis*] und Kichererbse [*Cicer*]. Sie sind auch wichtige Honig- [z.B. Klee und Akazie] und Lakritzlieferanten [*Glycyrrhiza*].

VERGLEICHE

Nux vomica. Phosphorus. Arsenicum. Causticum. Rhus toxicodendron. Calcium carbonicum. Physostigma.

Differenzierung

➜ Spastische Lähmung der unteren Extremitäten.

⇨ *Causticum:* [Intention] Tremor geringer; Paralyse der Streckmuskeln vorherrschend; Sehnenkontraktion; > feuchtes Wetter; Romberg-Zeichen fehlt.

⇨ *Strychninum:* Stärkere Schmerzen; Romberg-Zeichen negativ.

⇨ *Oxytropis:* Stärker ausgeprägte Ataxie, Schmerzen und geistige Schwäche; weniger Muskelkontraktionen.

⇨ *Guaco:* Schmerzen in Rücken und Extremitäten < Bewegung; Romberg-Zeichen negativ.

WIRKUNGSBEREICH

WIRBELSÄULE. Untere Gliedmaßen.

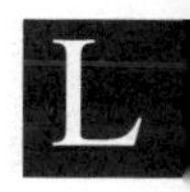

LEITSYMPTOME

G Emotionale Gefangenschaft. Gefangen in den Umständen; kann weder vor noch zurück.
Innere Unfähigkeit der Situation zu entfliehen. [Vithoulkas]
Unüberwindbare Situationen ohne jegliche emotionale Kompensation.

A *Paralyse, v.a. wenn sie in den unteren Extremitäten beginnt.*
Beginnt mit bloßem Schweregefühl oder Schwäche in den Beinen bzw. Unterschenkeln.
Normalerweise *schmerzlose* Lähmung.
Lateralsklerose und spastische Paraplegie mit stark übertriebenen Reflexen. [Dewey]

A *Allmähliche* Verschlimmerung der Symptome.

Oder plötzliches Einsetzen nach einer Latenzperiode.

A *Reflexe* [Patellar- und Achilles-] *gesteigert.*

A Glühende Hitze mit > Abdecken, v.a. der Beine.

„Füße objektiv und subjektiv eiskalt; im Sitzen werden sie zyanotisch und geschwollen; nachts objektives und subjektives Brennen der Füße und Bedürfnis sie abzudecken." [Intoxikationssymptom; Leeser]

A < Kalter, feuchter Wind.

„Scheint nach dem gegenwärtigen Wissensstand die führende Modalität zu sein." [Clarke]

„Die Erkrankung setzt plötzlich ein und tritt häufig *nach einer feuchtkalten Nacht auf.*" [Clarke]

„Die Paralyse tritt in bemerkenswertem Grad nach Leibesübungen, Einwirkung von feuchtkaltem Wetter oder Aufenthalt in sumpfigen Gebieten ein." [Leeser]

A > Hinlegen.

A Verlust der propriozeptiven Reize; Romberg-Zeichen:
Schwindel im Stehen mit geschlossenen Augen.*

A Begleitsymptom, v.a. bei neurologischen Beschwerden: GÄHNEN.

K *Knie schlagen im Gehen zusammen.*

K Beine übereinanderschlagen unmöglich, ohne die Hände zu Hilfe zu nehmen.

„Im Liegen im Bett können sie die unteren Extremitäten mit beträchtlicher Leichtigkeit bewegen, sie ausstrecken und anziehen, aber das Beugen war schwierig; v.a. das Anheben der Glieder." [Clarke]

Vgl. Fall 3 in Oliver Sacks Buch *The man who mistook his wife for a hat.* [*Der Mann der seine Frau für einen Hut hielt*]

RUBRIKEN

SCHWINDEL: Im *Stehen* mit geschlossenen Augen [1/1]. Mit *Taumeln* [2].

GESICHT: *Taubheitsgefühl* der Lippen [1].

MUND: Brennende *Schmerzen* in der Zungenspitze [1]; & Kribbelgefühl und Taubheitsgefühl [1/1]. *Taubheitsgefühl* der Zunge [1].

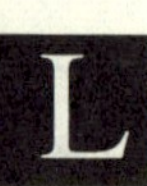

MAGEN: *Würgen* durch geringste Bewegung, & Lumbago [1/1].

ABDOMEN: *Kältegefühl* um die Taille als würde man kaltes Wasser aus einem Tuch auswringen [1/1].

BLASE: Plötzlicher *Harndrang,* muss sich beeilen, die Toilette zu erreichen, da andernfalls Harn unfreiwillig abgeht [1].

RÜCKEN: Empfindung von einem *feuchten* Tuch um den Lendenbereich [1/1]. *Schmerzen* strahlen vom Lendenbereich aus [1; *Kreos.*].

EXTREMITÄTEN: *Ausstrecken* der Beine unmöglich im Sitzen [1/1]. Fersen berühren den Boden nicht im *Gehen* [1; Crot-h.]; geht nur auf den Zehenspitzen [1; Nit-ac.]. Beine *gekreuzt* im Gehen [1/1]; Kreuzen der Beine unmöglich [2/1]. Kann die Beine im Liegen nicht *heben* [1/1]. *Hitze* in den Beinen nachts [1; *Meph.*]. *Krämpfe* in den Unterschenkeln < Kälte [1/1]. Unwillkürliches *Krümmen* der Finger [1]; unwillkürliches Krümmen der Zehen [1]. *Schleifen,* schleift die

Füße hinterher [1; *Mygal.*]. *Schwellung* der Unterschenkel, wenn die Beine herabhängen [1/1]. *Steifheit* der unteren Gliedmaßen bei feuchtkaltem Wetter [2/1]. Blaue *Verfärbung* der Unterschenkel, wenn die Beine herabhängen [1/1].
ALLGEMEINES: *Paralyse,* Parkinson-Syndrom [1]; Landry Paralyse [1]; spastische Paraplegie [2]; Poliomyelitis [1]; spastische Spinalparalyse [1]; infantile Zerebralparese [1]. *Sitzt* vornübergebeugt, Aufrichten schwierig [1/1]. *Sklerose,* Amyotrophische Lateralsklerose [1]; Multiple Sklerose [1].

NOTIZEN

LAUROCERASUS **Laur.**

ZEICHEN

Prunus laurocerasus. Kirschlorbeer. Fam. nat. Rosaceæ.
Prunus laurocerasus, nicht zu verwechseln mit *Laurus nobilis,* Lorbeer, wird in Europa häufig für Hecken und Schutzgürtel benutzt. Er hat cremefarbene Blütenähren, die auf unbeschnittenen Bäumen 15 cm lang sind und glänzende, ovale längliche, ganzrandige Blätter und wächst in tiefem Schatten. Das zerquetschte Blatt wird manchmal verwendet, um gekochte Milch zu aromatisieren, aber zuviel kann gefährlich sein, denn die Blätter sind giftig. Die Frucht erinnert an schwarze Kirschen, aber sie wächst in Trauben wie Weintrauben. Die Frucht ist zunächst rot und wird später bläulichschwarz. Ursprünglich aus den feuchten schattenreichen Wäldern Kleinasiens und auf dem Balkan hat sich die Pflanze der kälteren Umgebung Westeuropas als Kulturpflanze gut angepasst, allerdings erträgt sie keine *plötzlichen Temperaturveränderungen.* Gezüchtet aus Stecklingen wächst sie zu einem Baum von etwa sechs Metern Höhe; aus dem Samen gezüchtet hingegen bleibt er gewöhnlich klein. Laurocerasus ist eng verwandt mit Prunusarten wie Kirsche, Pflaume, Aprikose, Mandel und Schlehe. Alle diese Arten haben mehr oder weniger hohen Blausäuregehalt. Die Blätter von P. laurocerasus enthalten durchschnittlich 0,1% Blausäure, wobei der Gehalt in den jüngeren Blättern höher ist als in den älteren. Trocknen zerstört den aktiven Wirkstoff. Die Blätter sind höchst giftig im Sommer, besonders an regnerischen Sommertagen. Der Name *Prunus* ist der klassische Name für Pflaume. *Laurocerasus* kommt von *laurus,* Lorbeer [vielleicht abgeleitet vom keltischen *laur,* grün] und *cerasus,* Kirsche [vermutlich von Cerasunt, einem Ort in Pontus, Asien, von wo die Kirsche zuerst von dem römischen Helden Lucullus nach Italien gebracht wurde].

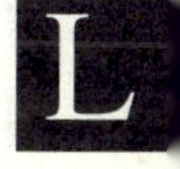

Die Prunus Gattung gehört zur Familie der Rosaceæ, von denen die Rose der Prototyp ist. In der Homöopathie beeinflusst die Pflanze das Herz, das Blut und den Kreislauf, was für die Rosaceæ typisch ist. Die Rose ist die Signatur der Sonne.
Sie haben eine ganz andere Beziehung zur Erde als die Lilien, ihre großen Gegenspieler. Sie entwickeln sich in mächtige Bäume, mit Blüten, die als fünfzackige Sterne

aufleuchten in weiß, rosa und lavendelblau. „Licht und Dunkelheit …“ [Hauschka]
Aqua laurocerasi, ein Wasserdestillat aus frischen Lorbeerblättern, wurde in der Medizin als Hustenarznei angewendet. Später wurde es durch künstlich hergestellte Präparate ersetzt. Mehrere Spurenelemente wurden in der Asche der Pflanze gefunden: Arsen, Kupfer, Zink, Mangan, Aluminium und Lithium.
1828 geprüft und eingeführt von Jörg, Hartlaub und Nenning.

VERGLEICHE

Belladonna. Nux vomica. Phosphorus. Lachesis. Opium. Cuprum. Acidum hydrocyanicum.

Differenzierung

➡ Asphyxie

⇨ *Acidum hydrocyanicum:* Dyspnœ stärker; kontrahierte Pupillen; nicht > Liegen.

⇨ *Carbo vegetabilis:* Verlangen nach zugefächelter Luft.

⇨ *Antimonium tartaricum:* Mehr Schwäche und Somnolenz; < Hitze, > Aufsitzen.

➡ Herzschwäche.

⇨ *Ammonium carbonicum:* Zyanose und Kälte weniger stark ausgeprägt; Erstickungsgefühl < warme Räume.

⇨ *Carbo vegetabilis:* Dyspnœ heftiger und anhaltender; < Hitze.

⇨ *Veratrum album:* Akute Anfälle & Kälte des Körpers und kalter Schweiß.

WIRKUNGSBEREICH

GEMÜT. GEHIRN. *Herz. Atmung. Nerven. Brust. Kehle.*

LEITSYMPTOME

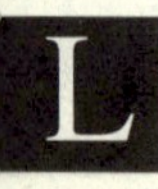

G *Plötzlicher Gedächtnisverlust* und Sprachlosigkeit, durch Schmerzen, Schreck, Schwindel. [Boger]

G Gemütssymptome > frische Luft.

G Fröhlich trotz Schwäche.

G Phantasievorstellungen und Träume.
Phantasievorstellung im Wachzustand, sah alte Männer mit langen Bärten und verzerrten Gesichtern und Feuerfunken.
Furchterregende Träume von Feuer [erwacht davon] und von toten Männern.
Träume, dass er auf einer hohen und nicht sehr sicheren Leiter bzw. auf einem hohen Gerüst stand, ohne Angst zu empfinden. [Allen]
„Bemerkenswerte optische Täuschung; alles erscheint übermäßig groß, mit größter Angst; zum Beispiel, die Stühle erscheinen einem als käme man nicht davon herunter; die Treppenstufen, als könne man nicht herabgehen; doch sobald die Gegenstände berührt wurden, verschwand die Illusion, und alles nahm seine natürliche Form an [Kaffee ist ein Gegenmittel].“ [Allen]

G – *Freude an Aktivität.*

„Hier ist ein weiterer aktiver, hart arbeitender Typ, der zusammenbricht, wenn es Zeit ist, in den Ruhestand zu treten, *zumal seine Arbeit sein Leben ist.* Dies erzeugt einen plötzlichen Bruch im Gleichgewicht, und nichts scheint mehr Freude zu machen, alles erscheint als zu belastend. Die Laurocerasus Person ist in ihren *Aktivitäten* mit dem Herzen nicht mehr bei der Sache [Digitalis]; sie hat ein *schweres Herz* [Herzkrankheit - Cardiomyopathie]." [Grandgeorge]
vergleiche: „Seine Arbeit macht ihm große Freude." [Allen]

A Chorea.
< Gemütserregung.
& Muskelzuckungen im Gesicht und Zyanose.

A Nervöse Beschwerden mit charakteristischem NACH LUFT SCHNAPPEN.

A Reaktionsmangel, v.a. bei *Brust- und Herzbeschwerden.*

A *Plötzliches* Versagen der Kraft.
Vgl.: Empfindung von Herabfallen [im Gehirn, Herz, Abdomen].

A *Erträgt keine Kälte.*

A *Kälte und blaue Verfärbung.*

„*Laur.* hat Zyanose sowohl der Säuglinge als auch bei Herzerkrankung. Ein eigenartiges 'nach Luft schnappen' ist hier ein Hinweis - nach Luft schnappen, ohne richtig zu atmen." [Clarke]

„Sie nehmen einen plötzlichen keuchenden Atemzug, dann zwei oder drei lange Atemzüge, dann wird die Atmung allmählich flacher, dann eine Pause, gefolgt von zwei oder drei keuchenden Atemzügen, und dieses Atemmuster setzt sich fort. Es geht ihnen besser in halb liegender Stellung." [Borland]

A Innere Kälte & äußere Hitze.
Somit: Kälte des Körpers mit Abneigung zugedeckt zu sein.
Kälte *nicht* > äußere Wärme.

A Völliger Appetitverlust.
& Saubere Zunge.

A Schweiß nach dem Essen.

A INTENSIVE SCHLÄFRIGKEIT.
„Schlaf verschafft *allgemeine* Linderung."

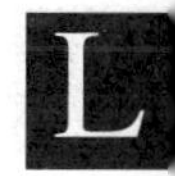

A < *Aufsitzen;* körperliche Anstrengung.
> *Liegen;* frische Luft.
[Zyanose; Dyspnœ; Herzklopfen; asthmatische Atmung].

„Beim Hinlegen ist der Husten schlimmer, aber Aufsitzen ruft ein extremes Einschnürungsgefühl in der Brust hervor, so dass die halbliegende Stellung gewählt wird." [Borland]

„Es ist eine wohlbekannte Tatsache, dass Patienten, die wegen irgendeiner Erkrankung der Lungen oder Bronchien an Dyspnœ leiden, in der Regel durch Hinlegen eine Verschlimmerung erfahren. Wenn man aber einen Fall antrifft, in dem der Patient 'nach Luft schnappt sobald er sich hinsetzt', sollte man sofort an *Laurocerasus* denken." [Carleton Smith]

A GELEE-artige Sekretionen.
[gallertartige Absonderung aus der Nase; gallertartiger Auswurf; hellrotes

Blut vermischt mit gallertartigen Klumpen].
A Taubheitsgefühl der Partien, auf die man drückt.
K DRÜCKENDE KOPFSCHMERZEN; Schweregefühl; Umwölkung.
K GERÄUSCHVOLLES Schlucken, gefolgt von *gurgelnder Flatulenz.*
K Trockener Kitzelhusten < 3 Uhr [Unger]
K Erweiterung der Adern an den Händen.
K Füße schlafen ein im Sitzen oder beim Übereinanderschlagen der Beine. Steifheit der Füße nach dem Aufstehen von einem Sitz.

RUBRIKEN

GEMÜT: *Abscheu* vor allem [2]. *Delusion,* meint beschuldigt zu werden [1; Zinc.]. *Fröhlichkeit* & Schwäche [3]. *Gefühllos* [2]. *Träume* von hochgelegenen Orten [1]. *Zorn,* wenn man mißverstanden wird [1; *Bufo*].
KOPF: *Hitze* > Schlaf [1/1]. *Kälte* wie durch Verkühlung [2]; > im Freien [2; Sep.]; Kälte in der Stirnmitte, wie durch einen Luftzug [2]; Kälte am Scheitel in warmen Räumen [2/1]; wie durch Eis auf dem Scheitel, später auch auf der Stirn, und dann im Nacken [1/1]. Gehirn wie in einen *Nebel* gehüllt [1]. *Schmerzen,* Kopfweh durch Schlafverlust, durch lange Nächte [2]; reißende Schmerzen im Hinterkopf > Reiben [1/1]; reißende Schmerzen im Hinterkopf mit Ausdehnung in den Hals [1/1]; reißende Schmerzen im Scheitel während der Menses [2]. *Schweregefühl* > Schlaf [1/1]; Schweregefühl im Scheitel on Bücken, > Aufstehen [1]. Gehirn wie *vergrößert,* drückt nach allen Seiten [1/1]. Sehnen im Hinterkopf wie *verkürzt,* als würde der Kopf nach hinten gezogen [1/1].
AUGEN: Empfindung von einem *Band* um die Augäpfel [1; *Lac-d.*]. Innerer Augenwinkel *blutunterlaufen* [1; Nat-p.]. Augen nach oben *gedreht* [2]. Augen *geöffnet* vor einem Anfall [2/1]. Augäpfel wie *vergrößert,* während drückender Stirnkopfschmerzen [1/1].
SEHKRAFT: Gegenstände erscheinen *groß* [2]. *Hemiopie,* Gegenstände zu groß [2].
NASE: *Absonderung* gallertartig [3]. *Geruch* nach Bittermandeln [1/1]. *Kältegefühl,* wie durch Eis, nahe der Nasenflügel [1/1]. *Niesen* & Gähnen [1]. Nach innen drückende *Schmerzen* an der Nasenwurzel, abwechselnd mit Stichen [1/1]. *Schweiß* auf der Nase [1].

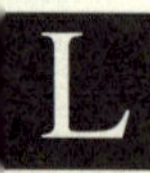

MUND: *Geschmack* nach Bittermandeln [1/1]. *Taubheitsgefühl* der Zunge nach dem Essen [1/1].
ZÄHNE: Empfindung als seien die Zähne *erhaben* [1].
MAGEN: *Leere* nach dem Essen [2]. *Ruktus,* Aufstoßen mit Geschmack nach Mandeln [2; *Caust.*]. *Schmerz* & Sprachverlust [1/1]; Krampfschmerzen > Rückenlage [1/1]. *Übelkeit* & Augensymptome [1; *Kalm.*]; durch warmen Ofen [2/1]. Empfindung als sei der Magen voller *Wasser,* & Übelkeit [1]. *Widerwillen* gegen Speisen während der Schwangerschaft [2/1].
REKTUM: *Schmerzen,* Krampf im After, Ausdehnung nach oben [1].
BLASE: *Harnentleerung,* schwacher Strahl & Atembeschwerden und Herzsymptome [3/1].

LARYNX: *Sprechen* beeinträchtigt durch Spasmen von Körperteilen [2]; mangelndes Sprechvermögen nach Apoplexie [2].
ATMUNG: *Atembeschwerden* > Arme abgespreizt [1; *Psor.*]; & nach Luft schnappen vor, während oder nach Spasmen [1; Caust.]; während der Schwangerschaft [1].
AUSWURF: *Geschmack* nach Pfirsichkernen [1/1].
HUSTEN: Husten & *Herzbeschwerden* [2]. *Ständiger* Husten > Aufsitzen, < Liegen [2].
BRUST: *Angst* in der Herzgegend, greift sich ans Herz [1/1]; legt die Hände aufs Herz [1/1]. *Herzklopfen* während der Schwangerschaft [2]; & Harnwegsbeschwerden [1/1]. *Schmerzen* im Herzen beim Aufstehen aus einer Ruhelage [2/1]. *Schwäche* bei lautem Sprechen [2; **Sulf.**].
EXTREMITÄTEN: Rechte Hand wie *geschwollen* [1].*Kälte* & Diarrhœ [2]. *Knotige* Fingerspitzen [2/1]. Gelenke wie nur *locker* verbunden [1/1]. *Steifheit* wenn man sich einem warmen Ofen nähert [2/1]. *Taubheitsgefühl* der Fußsohlen, im Sitzen [1]. *Vergrößerung* der Zehen [2/1].
HAUT: *Schwellungsgefühl* [2].
ALLGEMEINES: *Kältegefühl* in inneren Partien [2]. Empfindung von einem *Luft*zug, wie von zugefächelter Luft [2]. Schmerzrichtung nach innen [2]; nach innen stechende *Schmerzen* [2]. *Schwächegefühl* während der Menses & Kälte [1]; lang anhaltendes Schwächegefühl [2; *Hydr-ac.*]. Empfindung wie von elektrischen *Stößen* vor Konvulsionen [2; *Bar-m.*].

NAHRUNG

Abneigung: Brot, während der Schwangerschaft [2].
Verlangen: Alkohol [1].
Schlimmer: Heiße Speisen [2]; Bier [1; = Brennen im Magen und Wärme im Abdomen].
Besser: Warme Speisen [2]; Brot [1]; kalte Getränke [1; > Zahnschmerzen]; Suppe [1; > ziehende Schmerzen in Hals].

NOTIZEN

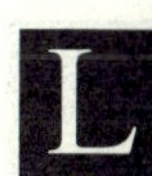

LECITHINUM **Lec.**

ZEICHEN

Lecithin.
Lecithin [vom gr. *lekithos,* Eigelb] ist ein Glycerophospholipid, das in Nervengewebe vorkommt, v.a. in den Myelinscheiden, in Eigelb, Samen und als wesentlicher Bestandteil von Tier- und Pflanzenzellen. Es ist eine gelbliche oder braune wächserne

Substanz, die in Wasser aufquillt. In kochendem Wasser schwillt sie enorm an. Medizinisch ist es ein wichtiger phosphorhaltiger Bestandteil des Gehirns, des Nervensystems und der Nahrung von jungen Organismen [Eigelb, Samen] und hat sich als nützlich erwiesen bei Schwäche, Rachitis, Rekonvaleszenz, Impotenz und Tuberkulose. Es wird auch in der experimentellen Behandlung von Demenz verwendet und zur Senkung eines hohen Cholesterinspiegels. Die Nahrungsmittelindustrie ist ein großer Konsument von Lecithinen, die kommerziell aus Sojabohnen, Eigelb, Erdnüssen und Mais hergestellt werden. Es wird hauptsächlich als Emulgator und Stabilisator verwendet, als Lebensmittelzusatz [E 322] zu Schokolade, Milchpulver, Margarine, Konfekt, Pudding, Maronenpüree und Dessertpulver. Es hat keinerlei bekannte schädliche Wirkung.
Geprüft von Fahnestock.

VERGLEICHE
Phosphorus. Arsenicum. Sulfur. Natrium muriaticum. Chininum arsenicosum. Natrium arsenicosum.

WIRKUNGSBEREICH
Gehirn. Ernährung. Blut.

BESONDERHEITEN
G KONZENTRATIONSSCHWIERIGKEITEN. ABNEIGUNG ZU DENKEN.
Somit *Gemütserregung in Gesellschaft.*

A Beschwerden während der Rekonvaleszenz.
Abmagerung.

A Allgemeines nervöses Gefühl und Beben am ganzen Körper.
Nervosität und Schwäche verhindern Schlaf.

A *Durst.*
[durch Trockenheit im Mund; während Übelkeit].

A Verlangen nach Kaffee und Wein.

A Abneigung gegen Milch.

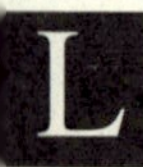

A *Unausgeruht nach Schlaf.*

A Zittern während der Menses.

K DUMPFE Schmerzen in Stirn und Hinterkopf.

K Spannung der Gesichtshaut; wie mit Lack überzogen; als sei Eiweiß auf dem Gesicht getrocknet.

K Kloßgefühl [im Hals; Magen; steigt vom Magen in den Hals auf].

K Schweregefühl der Glieder im Gehen.
Schwäche der Knie im Gehen.

RUBRIKEN
GEMÜT: *Beschwerden* durch Vorgefühl, gespannte Erwartung [1]. *Furcht* vor drohender Krankheit [2]. *Verwirrung* wie im Traum [2].

SCHWINDEL: Beim *Drehen* oder Bewegen des Kopfes [1]. Beim *Sehen* nach rechts oder links [1].

KOPF: *Schmerzen,* Kopfweh > Kopf nach hinten neigen [1]; Schmerzen im Hinterkopf [2]; stechende Schmerzen in den Schläfen, die sich in die Augen ausdehnen [1].
OHREN: *Pulsieren* im Liegen auf dem Ohr nachts [1].
NASE: Wund*schmerz* in den Choanen [1].
GESICHT: Drückende *Schmerzen* im Jochbein [1].
HALS: *Erstickungsgefühl* durch Herzklopfen [1].
MAGEN: *Appetit* mangelhaft am Morgen [1]; mangelhaft & Durst [1; **Sulf**.].
Wundheits*schmerz* < Druck [1]; > nach dem Essen [1; *Nat-c.*].
ABDOMEN: *Schmerzen* in der Leber im Gehen [1]. *Völlegefühl* in der Milz [1; Kali-i.].
HARN: *Sediment,* Phosphate [1].
MÄNNER: *Sexualtrieb* mangelhaft [1].
FRAUEN: Stechende *Schmerzen* im rechten Ovar [1]. *Sterilität* [1].
BRUST: *Kloßgefühl* unter dem Sternum [1].
RÜCKEN: Wundheits*schmerz* im Lendenbereich beim Bücken [1].
EXTREMITÄTEN: *Schweregefühl* der unteren Gliedmaßen am Morgen [1; *Sil.*]; im Gehen [2].

NAHRUNG

Abneigung: Milch [2]; Alkohol [1]; Kaffee [1].
Verlangen: Wein [2]; Alkohol [1]; Kaffee [1].

NOTIZEN

LEPROMINIUM Lepr.

ZEICHEN

Lepranosode.
In biblischer Zeit war Lepra eine Bezeichnung für verschiedene Hautkrankheiten, v.a. chronische und ansteckende Krankheiten, die vermutlich auch Psoriasis und Leukodermie einschlossen. Heutzutage versteht man unter Lepra eine chronische granulomatöse Infektion verursacht durch *Mycobacterium lepræ,* das die kühleren Partien des Körpers wie etwa die Haut angreift. Es gibt verschiedene Formen der Lepra:
Anästhetische Lepra, die hauptsächlich die Nerven angreift, gekennzeichnet durch Hyperästhesie, gefolgt von Anästhesie und durch Paralyse, Ulzeration und verschiedene trophische Störungen, mit Gangrän und Verstümmelung im Endstadium.
Lepromatöse Lepra, bei der knotige Hautläsionen infiltriert werden, schlecht umgrenzte Ränder und bakteriologisch positiv; der Lepromintest ist negativ.
Tuberkuloide Lepra, kutane, glatte oder knotige Lepra; eine gutartige, stabile und resistente Form der Erkrankung, bei der die Leprominreaktion stark positiv ist und bei

der die Läsionen erythematös, unempfindlich sind, infiltrierte Flecken mit scharf umrissenen Rändern. [Stedman's]
„Obgleich Lepra vielen Krankheiten ähnelt, produziert es dennoch einen Depressionszustand, direkt oder indirekt, der recht einzigartig ist. Dies bietet uns die klinische Aussicht, unseren Gebrauch der Nosode sorgfältig zu individualisieren." [Vakil]
Geprüft und eingeführt von Prakash Vakil.

VERGLEICHE

Syphilinum. Tuberculinum. Carcinosinum.

Differenzierung

➡ Syphilinum und Leprominium:

⇨ Depression: *Syph.:* führt zu Suizidneigung; *Lepr.:* führt dazu, dass man sein Schicksal akzeptiert und sich Gott und der Religion zuwendet.

⇨ Genesung; *Syph.* Verzweiflung; *Lepr.* hoffnungsvoll.

⇨ Pedantisch; *Syph.* zwanghaftes Waschen; *Lepr.* übergenau, muss Dinge in Ordnung haben und halten.

⇨ Schlaf; *Syph.* schlaflos; *Lepr.* normaler Schlaf, erwacht ausgeruht.

⇨ Allgemeines; *Syph.* < nachts; *Lepr.* < Sonne. *Syph.* Gelüste auf Alkohol; *Lepr.* Gelüste auf würzige Speisen, grüne Pfefferschoten, Fleisch, Fisch. *Syph.* Speichelfluss; *Lepr.* kein Speichelfluss.

➡ Tuberculinum und Leprominium:

⇨ Äußere Erscheinung; *Tub.* schöne Erscheinung mit langen Wimpern, rundem Gesicht und funkelnden Augen; *Lepr.* hässliche Erscheinung, mit hässlichem Gesicht, fettiger Haut und wächserner Nase.

⇨ Religion; *Tub.* nicht besonders religiös; *Lepr.* religiös.

⇨ Verhalten; *Tub.* Kleptomanie; *Lepr.* würde nicht stehlen.

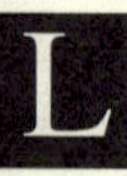

⇨ Stimmung; *Tub.* sehr reizbar; *Lepr.* gewöhnlich sanfte Art, manchmal reizbar.

⇨ Reisen; *Tub.* Reiselust; *Lepr.* keine besondere Reiselust.

⇨ Ängste; *Tub.* Furcht vor Hunden; *Lepr.* furchtlos.

⇨ Schweiß; *Tub.* starker Schweiß, v.a. auf Gesicht, Nase und Oberlippe; *Lepr.* Schweiß nicht ausgeprägt, Trockenheit der Haut.

➡ Carcinosinum und Leprominium:

⇨ Arbeit; *Carc.* fleißig; *Lepr.* untätig wegen körperlicher Unfähigkeit.

⇨ Beschwerden durch; *Carc.* Vorgefühl, Schreck und Vorwürfe; *Lepr.* chronischen Kummer.

⇨ Stimmung; *Carc.* Zorn über seine eigenen Fehler; *Lepr.* normalerweise sanft in seiner Art.

⇨ Emotionen; *Carc.* Weinen durch Ermahnung und Musik und beim Berichten der Symptome; *Lepr.* Weinen nicht ausgeprägt.

⇨ Trost; *Carc.* Trost <; *Lepr.* Trost >.

⇨ Ängste; *Carc.* Furcht vor Tieren, Hunden, Dunkelheit, Menschenmengen, Prüfungen; *Lepr.* furchtlos.

⇨ Reisen; *Carc.* Reiselust; *Lepr.* keine besondere Reiselust.

⇨ Haut; *Carc.* Tendenz zu Leberflecken; *Lepr.* Tendenz zu Ichthyose und Psoriasis.

⇨ Augen; *Carc.* blaue Skleren; *Lepr.* Augen übermäßig trocken und glanzlos.

WIRKUNGSBEREICH

HAUT. *Schleimhäute* [AUGEN; *Nase;* Mund; Hals]. *Gemüt.*

LEITSYMPTOME

G RELIGIÖSE MELANCHOLIE. SCHREIBT DIE KRANKHEIT DEM SCHICKSAL ZU und WENDET SICH ZU GOTT.
VERABSCHEUT DAS LEBEN ABER WÜRDE KEINEN SELBSTMORD BEGEHEN.

G *Hoffnungsvoll bezüglich der Genesung.*

G FÜHLT SICH ZURÜCKGEWIESEN und NIEDERGESCHLAGEN.
Aber BETTELT NICHT GERN. Würde eher sterben als betteln.

G *Übergenau, exakt.*

G BEDÜRFNIS WEISSE KLEIDUNG ZU TRAGEN.
Abneigung gegen schwarze Kleidung.

G Mitfühlend und Verlangen nach Mitgefühl.
„Aber schließt sich in den Anfangsstadien ab, denn er will nicht, dass andere von seiner Krankheit wissen."

A Neigung zu *Blutungen,* Erkältung und Eiterung.

A Familienanamnese: Tuberkulose, LEPRA, oder keine Lepra.

A Medizinische Vorgeschichte:
Würmer. WIEDERHOLTE IMPFUNGEN. *Pocken. Krätze.*

A Nützlich bei Beschwerden, die sich langsam entwickeln aber irreversible pathologische Veränderungen hervorrufen.

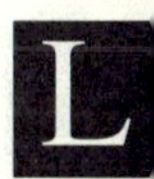

A *Günstige Wirkung von Lepr.*
„In den meisten Fällen, in denen Leprominium günstig gewirkt hat, wurde beobachtet, dass die Patienten eine rege Darmtätigkeit mit Schleim nach Verabreichung der Nosode hatten."

A < Strahlungshitze und Sonne.

A Spärlicher Schweiß. *Trockenheit des ganzen Körpers.*

A Verlangen nach EISKALTEM WASSER; GEWÜRZTEN SPEISEN; FLEISCH; FISCH; *Peperoni; Saurem;* Süßigkeiten.

A *Abneigung gegen Süßigkeiten und Milch.*

A < *Saures.*

A Kein Sexualtrieb [bei Männern und Frauen].

A > Ruhe.

K *Vorzeitiges Ergrauen der Haare.*

K PHOTOPHOBIE.

Tränenfluss mild oder scharf, < Licht und SONNE.

K ABGEFLACHTE NASENSPITZE.

Verstopfte Nase.

Beeinträchtigter Geruchsinn.

K GESICHT WÄCHSERN oder FETTIG.

Äußeres Drittel der Augenbrauen verloren.

FACIES LEONTINA.[1]

Verdickte Gesichthaut mit permanenter quer und senkrecht verlaufender Faltenbildung.

„Hässliches Aussehen aber im Innern ein sehr netter Mensch."

K *Empfindung als stecke etwas im Hals.*

K *Schmerzen in den Gelenken,* v.a. *Kniegelenken und Rücken.*

K *Hitze in Handflächen und Fußsohlen.*

K *Depigmentierte Flecke; verdickte, gut umrissene, erhabene Flecke.*

Ringflechtenartige Läsionen.

* Alle Symptome aus *The Emerging Picture of Lepromininum: The Leprosy Nosode,* vorgestellt von Prakash Vakil in: *Proceedings of the 1991 Case Conference.*

„Für den größten Teil wurden die Symptomenbilder vieler Nosoden im klinischen Umfeld von den symptomatischen Reaktionen von Patienten der in Frage stehenden Krankheit unterschieden. Der klinische Nachweis hat gezeigt, dass Nosoden recht effektiv sein können, wenn sie anhand dieser symptomatischen Indikationen verschrieben werden. Um Leprominium zu entwickeln haben wir Zeichen und Symptome von 100 Patienten gesammelt, die unter verschiedenen Arten von Lepra litten. Wir haben auch Zeichen und Symptome aus anderen zuverlässigen Quellen mit aufgenommen… Zwei homöopathische Bereitungen der Nosode wurden hergestellt: [1] Leprominium-H, hergestellt aus einem leprösen Knoten vom Ohr eines Patienten, wo Leprabazillen mikroskopisch nachgewiesen waren und [2] Leprominium-A, zubereitet aus dem Leprabazillus, kultiviert auf der Schwimmhaut des Gürteltiers. Leprominium-A wird verwendet, um die Reaktionsfähigkeit von Patienten zu bestimmen."

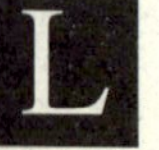

[1] *Facies leontina* ist eine Lepraform, bei der das Gesicht ein löwenartiges Aussehen bekommt, gekennzeichnet durch Furchen und Einschnitte auf Stirn und Wangen.

NAHRUNG

Abneigung: Milch [2]; Süßigkeiten [2].

Verlangen: Eiskaltes Wasser [3]; Fisch [3]; Fleisch [3]; gewürzte Nahrung [3]; Peperoni [2]; Saures [2]; Süßigkeiten [1].

Schlimmer: Saures [2].

NOTIZEN

LEPTANDRA **Lept.**

ZEICHEN

Leptandra virginica. Veronica virginica. Virginianischer Ehrenpreis. Fam. nat. Scrophulariaceæ.
Der Name *Leptandra* kommt wahrscheinlich vom gr. *leptos,* weich, wegen des glatten samtigen Stiels. Die mehrjährige Pflanze ist in den nördlichen und südöstlichen Bereichen der Vereinigten Staaten heimisch, wo sie auf Bergwiesen und in nährstoffreichen Wäldern wächst.
Rhizom und Wurzel sind nahezu geruchlos, der Geschmack ist bitter und ziemlich scharf, sie werden in der Regel getrocknet verwendet. V. virginicum enthält Saponine, hormonelle Substanzen, Tannine, und ätherische Öle, einschließlich Dimethoxyzimtsäure, und ein Glycosid ähnlich Senegin [ebenso wie in *Polygala senega*].
Die frische Wurzel ist ein starkes Abführmittel und kann auch Erbrechen bewirken. Die getrocknete Wurzel ist milder und weniger zuverlässig. Leptandrin, der aktive Wirkstoff ist eine tiefschwarze harzige Substanz, die an reinen Asphalt erinnert; oder es hat eine graubraune Farbe mit einem eigenartigen schwach blausäureartigen Geruch und Geschmack. Pulverisiert hat es ein schwarzes, glänzendes, rußartiges Aussehen und verschmilzt an warmer und feuchter Luft.
In Westeuropa wird die Pflanze als Zierpflanze wegen ihrer 'gothischen Stattlichkeit' und wunderschönen Blüten angebaut. In gezüchteter Form ist der Stiel nicht weich und flaumig, sondern stämmig und etwas scharfkantig.
Eingeführt von Hale. Geprüft von Bart.

VERGLEICHE

Sulfur. Nux vomica. Bryonia. Chelidonium. Mercurius. Podophyllum.

Differenzierung

➡ Diarrhœ & Leberstauung.
⇨ *Podophyllum:* Schmerzen vor der Stuhlentleerung; Diarrhœ < morgens; Stühle stärker strömend, schwallartig, erschöpfend.
⇨ *Mercurius:* Beide < Rechtsseitenlage, aber bei Merc. bestehen Schmerzen und Tenesmus während und nach der Stuhlentleerung.
⇨ *Chionanthus:* Diarrhœ und Leberstauung stärker begleitet von Übelkeit.

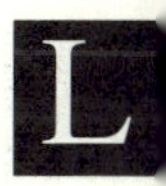

➡ Diarrhœ & Prostration.
⇨ *Baptisia:* Adynamie; genereller Fœtor.
⇨ *Arsenicum: Heftiges Brennen und erschöpfende Diarrhœ; Ruhelosigkeit und Furcht.*
⇨ *Pyrogenium:* Schmerzen während der Stuhlentleerung; Diskrepanz zwischen Herzschlag und Pulsrate.

WIRKUNGSBEREICH

Leber. Magendarmtrakt. * Rechte Seite.

LEITSYMPTOME

A *Rechte Seite.*

„Frostgefühl die Wirbelsäule und den rechten Arm abwärts; Schmerzen in der rechten Schulter und dem rechten Arm." [Clarke]

A *Galligkeit* [= stupider, schläfriger Zustand einhergehend mit Pfortaderstauung].

A Schmerzen *nach der Stuhlentleerung* [Leber; Nabelgegend und Hypogastrium]

Die Schmerzen von *Podo.* treten *vor* der Stuhlentleerung auf, die von *Merc. während und nach der Stuhlentleerung.*

„Man wird auch bemerken, dass auf die Entleerungen kein *Tenesmus* folgt. Es wird in den Arzneimittelprüfungen nicht erwähnt, und ich finde es auch in keinem Artikel über die Wirkung des Mittels erwähnt." [Hale]

„Auf die Entleerung der schwarzen und teerartigen Stühle *folgt* eine Empfindung von großer Schwäche in der Nabelgegend. Schmerzen an der rechten Schulterhöhe." [Blackwood]

A < Nasses Wetter.

A < Bewegung [Übelkeit; Schwächegefühl].

A < Kaltes Wasser trinken [Brennen im Magen; Schmerzen im Abdomen; Diarrhœ].

A > Bauchlage.

< Rechtsseitenlage.

A Kleidung ist unerträglich.

K Zunge gelb belegt in der Mitte.

& Schmerzen in den Submaxillardrüsen.

K *Wunde oder dumpfe anhaltende Schmerzen über der Gallenblase oder Leber, herab über den Darm zum Nabel oder zur linken Scapula.* [Boger]

K *Leberstörungen.*

& *Dumpfer Stirnkopfschmerz* [kann sich zu den Schläfen ausdehnen].

& Schwindel.

& Schläfrigkeit.

& Zunge gelb belegt.

& Schwarze, teerartige und stinkende Stühle.

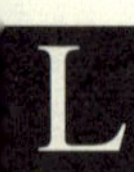

K Schmerzen im *rechten Hypochondrium mit Ausdehnung zur linken Scapula.* Kann *nur auf dem Bauch liegen.*

K Stühle TEERARTIG oder SCHWÄRZLICH, FAUL; *fädig*, wächsern; spritzend.

& Schmerzen im Nabel.

„Ein Gegensatz zu ihrer botanischen Verwandten *Dig.*, die *weiße* Stühle hat." [Hale]

„In Krankheitsfällen jeder Art, wenn diese charakteristischen schwarzen Stühle vorliegen, muss man an *Lept.* denken." [Clarke]

„*Lept.* verursacht schwarze, teerige, biliöse Stühle [*primär*], gefolgt von lehmfarbenen Stühlen mit Gelbsucht [*sekundär*]." [Hale]

K *Diarrhœ.*

„Wenn wir ein Arzneimittel gegen Diarrhœ verordnen müssen, sollten wir die Vorgeschichte untersuchen; wenn die Geschichte in *Reihenfolge* und *Wesen* mit der Leptandrakrankheit übereinstimmt, dann ist diese Arznei das indizierte Mittel. Die *Katharsis,* die dadurch verursacht wird, lässt sich in vier Stufen einteilen:

1. Absonderung schwarzer, dicker, teerartiger, stinkender Substanzen.
2. Dünnere, bräunliche oft stinkende Entleerungen.
3. Stühle mit Schleim vermischt, flockig, und wässrige Substanz mit gelber Galle oder Blut.
4. Schleim, blutiger Stuhl, vermischt mit fetzenartigen Substanzen - häufig wird reines Blut ausgeschieden.“ [Hale]

K Nägel sehr dünn; weich und spalten sich. [Boger]
Nägel schwarz.

RUBRIKEN

GEMÜT: *Angst* im Abdomen nach der Stuhlentleerung [1]. *Empfindlich* gegen durchdringende Geräusche [1]. *Trübsinn* bei Lebererkrankungen [2; *Chel., Podo.*].
KOPF: *Schmerzen,* Kopfweh & Leberstörungen [1]; Kopfweh & Schläfrigkeit [1]; Schmerzen in der Stirn [2]; Schmerzen in den Schläfen [2]; Schmerzen als würden die Haare gezogen [1].
MUND: Zungenmitte *rissig* [1]. Schwarze *Verfärbung* in der Zungenmitte, Streifen wie Tinte [1]; gelbliche Verfärbung der Zungenmitte [1].
MAGEN: *Erbrechen* von Galle bei Kopfweh [2]; Erbrochenes pechartig [2; **Ip**.]. *Schmerzen,* die sich nach hinten ausdehnen [1]; brennende Schmerzen nach kalten Getränken [1]. *Übelkeit* während Kopfweh [2].
ABDOMEN: Erweiterte *Adern* [1]. *Leber* und Lebergegend empfindlich gegen Berührung oder Druck [1]. *Pfortaderstauung* [1]. *Schmerzen* & Kopfweh [1; Con.]; kann nur auf dem Bauch liegen bei Schmerzen im rechten Hypochondrium [2; *Phyt.*]; rechtes Hypochondrium empfindlich gegen Berührung, Druck [2]; Schmerzen dehnen sich zum Nabel aus [1]; zur linken Scapula [2].

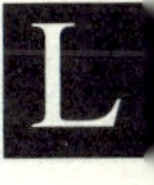

REKTUM: *Diarrhœ* durch Fleisch [1]; nach Gemüse [1]; nach kalten Getränken [1]; durch feuchtes Wetter [2]. Empfindung als sei der Anus *erschlafft* nach der Stuhlentleerung [1; Podo.].
STUHL: *Teerartiges* Aussehen [2; *Chion.*].
FRAUEN: *Leukorrhœ,* fließt die Oberschenkel herab [1]; fließt die Oberschenkel herab wie warmes Wasser [1/1].
EXTREMITÄTEN: *Schmerzen* in der rechten Schulter [2].
SCHLAF: *Schläfrigkeit* & Leberbeschwerden [2; **Chel**.].

NAHRUNG

Verlangen: Eiswasser [1]; Kalte Speisen [1]; rohe Speisen oder Salate [1].
Schlimmer: Fette und gehaltvolle Speisen [2]; Fleisch [1]; Gemüse [1]; kalte Getränke [1]; kalte Speisen [1].

NOTIZEN

LEVOMEPROMAZINUM Levo.

ZEICHEN
Levomepromazin. Neurocil.
Neuroleptikum mit stärkerer Wirkung als Chlorpromazin. Anwendung in der Schulmedizin für Psychosen wie Schizophrenie, Übererregung oder Spannung mit Angst und Agitiertheit, aber auch bei endogenen Depressionen. Auch als Schmerzmittel bei intensiven Schmerzen, die anders schwer zu bekämpfen sind, wie bei Herpes zoster, Krebs, Trigeminusneuralgie, postoperativen Schmerzen. Auch als Prämedikation für Anästhetika gebraucht. Nebenwirkungen: Hypothermie und Hypotonie. Parkinsonähnliche Symptome, graue Gesichtsfarbe.
1967-68 von Julian an 16 Personen [9 Männer, 7 Frauen] geprüft.

VERGLEICHE
Phosphorus. Sepia. Natrium muriaticum. Tuberculinum. Chlorpromazinum.

WIRKUNGSBEREICH
Gemüt. Nerven. Hormondrüsen.

LEITSYMPTOME
G *Furcht, etwas werde passieren.*
ANGST durch VORGEFÜHL.
Panikanfälle mit Drang, um Hilfe zu rufen.
Bangigkeit, < in Raum mit heller Beleuchtung und vielen Menschen.

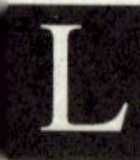

G *Furcht vor dem Wahnsinn* [durch Nervosität].
G Furcht vor Menschenmengen und Furcht vor offenen Plätzen [Überqueren].
G Träume vom Tod von Verwandten.
G Drang, jmd. zu verletzen.
Während Kopfweh.
G Unbeholfenheit; lässt Dinge fallen.
G Konzentrationsschwierigkeiten; Mattigkeit.
> Kaffee.
> Rauchen.
A Müdigkeit und Energiemangel am Morgen.
Schlappheit, Müdigkeit, Schläfrigkeit gegen 17 Uhr.
A > Mäßige Wärme.

A *Anorexie # Bulimie.*
A *Durstlosigkeit* [trotz Trockenheit des Mundes].
„Levomepromazinum ist ein *Phosphorus* ohne Durst." [Julian]
A Kann keine Milch, Milchprodukte, Muscheln verdauen.
A Verlangen nach alkoholischen Getränken [die schlecht vertragen werden].
A Verminderte Libido und neurotische Impotenz bei Männern.
K Bitterer Geschmack im Mund. Übelriechender Atem.
K Auftreibung des Abdomens nach stärkehaltigen Speisen.

NAHRUNG
Verlangen: Alkohol [1].
Schlimmer: Milch [1]; Milchprodukte [1]; Muscheln [1]; stärkehaltige Speisen [1].
Besser: Kaffee [1]; Tabak [1].

NOTIZEN

LILIUM TIGRINUM Lil-t.

ZEICHEN
Lilium tigrinum. Lilium lancifolium. Tigerlilie. Große Türkenbundlilie. Fam. nat. Liliaceæ.
Ursprünglich aus China und Japan sind Lilien gegenwärtig eine beliebte Zierpflanze. Die Tigerlilie hat orangefarbene Blüten mit dunklen Punkten und Streifen, die entfernt an ein Tigerfell erinnern.
Lilien wachsen meist in recht gutem Boden in der Nähe von Sträuchern und anderen Pflanzen, die ihren Wurzeln Schatten bieten und helfen, die Knollen kühl und in gleichmäßig feuchtem Zustand zu halten. Sie brauchen einen Boden mit recht viel Humus und vermoderter Pflanzensubstanz.

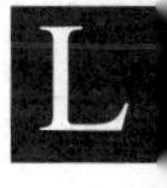

In der Wachstumsphase benötigen sie reichlich Feuchtigkeit. Wenn sie diesbezüglich vernachlässigt werden, bringen sie nicht die großartigen Blütenähren hervor, zu denen sie fähig sind; eine Lilie die einmal eine Trockenheit erlitten hat oder auf irgendeine Art im Wachstum ernstlich behindert und geschwächt wurde, wird sich selten wieder erholen. *Lilium tigrinum* und einige andere Lilien erzeugen kleine Knollen an den Blattachseln, die eine Maßnahme zur Vermehrung darstellen. Lilien, die aus Samen gezüchtet werden, brauchen zwei bis sechs Jahre bevor sie Blüten hervorbringen. Viele Lilien keimen außerordentlich gut in Kälteperioden, wenn sie im März, April oder Mai ausgesät werden.
„Es [L. candidum] war eine Pflanze, die das Herz erfreute und die Vorstellungskraft selbst barbarischer Menschen anregte. Die Lilie spielte eine Rolle in der Minoischen Religion im alten Kreta. Sie war ein besonderes Attribut der großen minoischen Göttin.

Diese Göttin, Britomaris [liebliche Maid] hatte ihren Ursprung in neolithischen Zeiten. Ihre Höchststellung in Kreta war bis zu der mysteriösen Verheerung, von der die Bevölkerung von Minoa im sechzehnten Jahrhundert vor christlicher Zeitrechnung heimgesucht wurde unangefochten. Danach wurde ihr Kult allmählich in die Religion der Griechen assimiliert, und sie wurde zu einer Vorläuferin der griechischen Artemis. Die Religion von Minoa war monotheistisch. In der griechischen Mythologie wurde die Lilie eindeutig der Hauptgöttin Hera zugeordnet. Von Griechenland wurde sie als Symbol an Heras römische Entsprechung Juna weitergereicht. In christlicher Zeit jedoch wurde sie mit der Jungfrau Maria assoziiert, von der sie den modernen Namen Madonnalilie erhalten hat. Somit hat die Lilie über Jahrtausende in der menschlichen Geschichte eine Rolle als religiöses Symbol gespielt und stand mit ihren Farben weiß und gold als Sinnbild für alles, was sich der Mensch an Güte und Reinheit vorstellen konnte. Dass man so häufig Lilien auf den Wappen von Bildungsanstalten findet, erinnert an die Zeit als alle Schulen und Fortbildungsstätten dem Recht der Kirche unterstanden und die Lilie der Jungfrau erschien als natürliches Symbol für Institutionen, die der Jugend gewidmet waren. Nach der Mythologie hat der Anblick der Weißheit eine solch heftige Eifersucht in Aphrodite entfacht, die selbst aus dem Weiß des Meerschaums entstiegen war, dass sie aus reiner Boshaftigkeit einen riesigen Stempel in die Mitte der Blüte setzte." [Buckner Hollingsworth]
„Die Madonnalilie war alten Kräuterheilkundigen als Reinigungsmittel des weiblichen Genitalsystems wohlbekannt. Das Arzneimittel wird Abfallmaterial aus den Organen entfernen, die den Fötus erhalten. Häufig hat die Osterlilie auch eine Veränderung in der Einstellung bewirkt und zu einer Versöhnung zwischen Idealvorstellungen und der Realität des Lebens geführt, insbesondere bezüglich sexueller Dinge. Ebenso wie die Osterlilie die körperlichen Fortpflanzungsorgane reinigt, so reinigt sie die entsprechenden Organe der spirituellen Fortpflanzung... Wenn wir uns die Blütenblätter der Madonna oder Osterlilie ansehen, werden wir sehen dass die Vereinigung von Gegensätzen in der Struktur der Pflanze selbst porträtiert ist. Die Blütenblätter sind von wunderschönem, leuchtendem milchigem Weiß und verkörpern damit das Ideal der Reinheit. Gleichzeitig treten die sexuellen Pflanzenteile über die Blütenblattränder auf offensichtliche Art und ohne Scheu hervor. Die männlichen Teile, die Staubbeutel, sind reichlich bedeckt mit schwerem goldenem Pollen. Der weibliche Teil, die Narbe, sondert ein weißes triefendes Exsudat ab. Die weiße Lilie präsentiert ein Bild von zwei Prinzipien, die man normalerweise als Gegensätze erachten würde: Reinheit und Sexualität." [Wood]

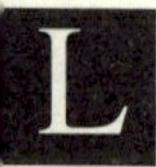

Mit einer Lilie und einer Rose kann man das Geschlecht eines ungeborenen Kindes vorhersagen. Man bietet der Schwangeren eine Lilie in der einen und eine Rose in der anderen Hand an. Wenn sie die Rose wählt, ist das Kind ein Mädchen - wählt sie die Lilie, so wird sie einen Sohn bekommen.
Orchidee, Rose und Lilie, stellvertretend für Körper, Seele und Geist sind die drei Hauptblumen, die Liebe ausdrücken. Andere Blumen drücken spezifische Gefühle aus: die Anemone [Pulsatilla] steht für Verlassenheit, die Butterblume [Ranunculus bulbosus] für Sarkasmus, das Veilchen [Viola] für Bescheidenheit, das Stephanskraut [Staphisagria] für Offenheit, der Majoran [Origanum] für Trost, das Gänseblümchen [Bellis perennis] für Unschuld usw. Die reine spirituelle Liebe von Lilium tigrinum ist sozusagen befleckt durch die dunklen Flecken auf den Blütenblättern.

VERGLEICHE

Sepia. Belladonna. Pulsatilla. Lachesis. Sulfur. Platina. Ustilago.

Differenzierung

➡ Körperliche und geistige Ruhelosigkeit & sexuelle Erregung.

⇨ *Platinum:* Hochmut; starke Menses; überempfindlich gegen Berührung der äußeren Genitalien.

⇨ *Gratiola:* Menses stark; keine reflektorischen Herzstörungen.

⇨ *Medorrhinum:* Reizbar aber weniger streitsüchtig und unzufrieden; Kälte der Nase; allgemein > abends.

⇨ *Cantharis:* > Wärme.

⇨ *Lachesis:* Redseligkeit stärker ausgeprägt; Kleidung unerträglich; > Menses.

➡ Ohne sexuelle Erregung.

⇨ *Sumbul:* Stimmungsschwankungen; Verwirrung am Morgen; < Kälte; Schmerzen im linken Ovar; kein Herabdrängen, keine Blasenreizung.

⇨ *Palladium:* Bedürfnis nach Anerkennung; rechtes Ovar; Herabdrängen weniger stark ausgeprägt; keine Herzstörungen.

⇨ *Cimicifuga:* Beschwerden mehr spasmodischer als kongestiver Natur; < während der Menses; Herabdrängen weniger stark ausgeprägt.

WIRKUNGSBEREICH

VENÖSER KREISLAUF [WEIBLICHE ORGANE; *Uterus; Ovarien;* HERZ; *Rektum; Blase*]. *Nerven.* * *Linke Seite.*

LEITSYMPTOME

G KONFLIKT zwischen SEXUALITÄT und RELIGIÖSEN IDEALEN.

„Sexuelle Erregung wechselt mit beklommenen Gedanken um religiöse Dinge." [Kent]

„Im geistigemotionalen Bereich sehen wir gewöhnlich den Nachweis der Auseinandersetzung zwischen Idealismus und der Notwendigkeit, persönliche Bedürfnisse zu befriedigen. Weibliche Patienten leiden häufig unter einem 'Nonne/Hure-Komplex'. Sie kann sexuell unkritisch sein, sich unsauber fühlen oder das Gefühl haben, ihr Partner mache sie unsauber. Andererseits kann sie eine puritanische Zurückhaltung ausüben, was sie an einer gesunden Beziehung hindert. Bei Männern besteht die Neigung, Frauen entweder zu idealisieren oder das Gegenteil - daraus entspringt schließlich der 'Nonne/Hure-Komplex'." [Wood]

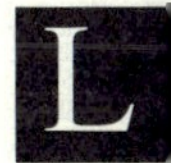

„Obszöne *Gedanken.*" [Knerr]

G STRAFE.

„Delusion, hält sich für verdammt, für ihre Sünden und diejenigen ihrer Familie zu sühnen." [Kent]

„Kummer, jagt nach etwas, das einem Kummer bereitet." [Kent]

„Drang, sich an den Haaren zu ziehen." [Kent]

G *Hochmütig und undankbar.*

„Gleichgültigkeit gegenüber allem, was für sie getan wird.“ [Kent]

„Bewusstsein eines unnatürlichen Zustandes des Geistes und der Gefühle, woraus sich schließlich ein exaltierter Zustand entwickelt, in dem der Prüfer dazu neigt, an Dingen und Personen Fehler zu finden, ihre eigene Wichtigkeit und Exzellenz zu übertreiben und auf andere herabzuschauen; verbunden damit eine Überspanntheit des Sexualtriebs.“ [Dunham]

G < Trost.

G VIELBESCHÄFTIGT und EILIG.

„Ständiges Gefühl der Eile, wie durch dringende Pflichten und äußerste Unfähigkeit sie auszuführen. Fühlt sich zur Eile angetrieben aber unfähig, als hätte sie viel zu tun aber könnte es nicht tun.“ [Allen]

Bedürfnis mehrere Dinge gleichzeitig zu tun.

Träume, dass man vielbeschäftigt ist.

„Immer in Eile, aber wegen der körperlichen Schlaffheit unfähig, irgendetwas zu erledigen.“ [Boger

G > BESCHÄFTIGUNG.

„Muss sich beschäftigen, um den Sexualtrieb zu unterdrücken.“ [Lippe]

G HEFTIGKEIT, GEWALT.

FLUCHEN und SCHIMPFEN.

„Während der Teilnahme an einer Vorlesung Drang den Redner zu schlagen, und am Abend begehren zu fluchen und Dinge allgemein zu verdammen, in obszönen Begriffen zu denken und zu sprechen; neigt dazu, Personen zu schlagen; als diese Gefühle aufkamen, ließen die Gebärmutterschmerzen nach.“ [Allen]

G Furcht VERRÜCKT zu werden, durch *wildes Gefühl im Kopf.* Wilder Blick.

„Drang, sich an den Haaren zu ziehen.“ [Kent]

„Kopf wird wild, nachdem man für kurze Zeit ruhig war.“ [Clarke]

„Gefühl verrückt zu werden, wenn sie sich nicht stark zusammennimmt.“ [Knerr]

A Geistige und körperliche HITZE.

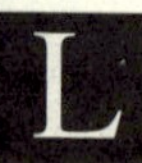

A Bedürfnis nach FRISCHER LUFT.

A > *Frische Luft.*

> *Kalte Luft.*

A < WARME RÄUME.

< *Raum voller Menschen.*

A Großer Appetit. [in 2 Prüfern]

„Großer Hunger, empfunden im *Rücken,* und Ausdehnung aufwärts zum Hinterkopr und über den Scheitel; sie aß enorme Mengen, doch fühlte sich, als müsse sie Hungers sterben.“ [Allen]

Appetitverlust oder leicht gesättigt. [bei 5 Prüfern]

A *Gesteigerter Durst, aber Abneigung gegen Kaffee und Tee.*

A Starker SEXUALTRIEB.

„Das Sexualverlangen, bis dahin schlummernd, war so stark angeregt, dass der Prüfer sagte, ‘Ich fürchte mich vor mir selbst, Ich bin anscheinend von einem Dämon besessen;’ diese Erregung dauerte beinahe drei Wochen lang an, nahm an Intensität zu, bis ein Orgamus, der so stark war, dass ihn der Prüfer nicht beherrschen konnte, ihm plötzlich ein Ende setzte.“ [Allen]

A < oder > DRUCK.
Herabdrängende Schmerzen im Hypogastrium und Uterus, > Druck der Hand.
Kann Gewicht der Decken auf dem Abdomen und Uterusbereich nicht ertragen.
Berührung des Epigastriums = Drang zu erbrechen.
> *Reiben.*

A Schmerzen strahlen aus und wandern *von links nach rechts.*
[Ovarien; Herz]

A Schmerzen, *Brennen* oder DRÜCKEN [wie durch ein Gewicht].

A *Schmerzen nach hinten gerichtet.*
[um die Augen; zum Hinterkopf; von den Brustwarzen durch den Brustkorb; vom Herzen zur linken Scapula].

A *Wundmachende* Ausscheidungen [Stuhl; Harn; Leukorrhœ].

A *Menses nur bei Bewegung; hören im Liegen auf.*

K HERABDRÄNGEN.
„Abwärtsdrängen von den Schultern, vom Thorax, von der linken Brust, vom Epigastrium hinab in das Becken.“ [Clarke]
< Während der Menses; im Stehen; während der Stuhlentleerung; im Gehen [v.a. auf unebenem Boden, = Erschütterung].
> Übereinanderschlagen der Beine; mit der Hand gegen die Vulva pressen.
& Druck im Rektum [= Stuhldrang, < am frühen Morgen]; Dysurie.
Ausdehnung in die [Innenseite der] Oberschenkel; die Beine herab.

K HERZ [Kreislaufstörungen; Flattern; Herzklopfen; Empfindung von Greifen].
< Nach vorn beugen; nachts; warme Räume; lang Stehen; Rechtsseitenlage.
> Gehen an frischer Luft; Beschäftigung; Linksseitenlage; Reiben und Druck.
& Schmerzen und *Taubheitsgefühl* im *rechten* Arm; Schwächegefühl in warmen Räumen; klammer Schweiß; Abneigung gegen Rauchen.
& Gefühl von Eile und Reizbarkeit. [Voisin]

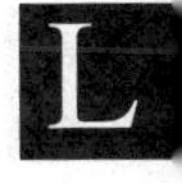

K *Brennende Handflächen und Fußsohlen.*
Hitze beginnt in Handflächen und Fußsohlen, dann über den Körper, < im Bett; Bedürfnis einen kühlen Ort zu finden.

RUBRIKEN

GEMÜT: *Angst* um geschäftliche Dinge [2]; um die Erlösung [3]. *Delusion,* meint an einer unheilbaren Krankheit zu leiden [2]; Unrecht getan zu haben [2]. *Eile,* aber verspürt keinen Ehrgeiz [2/1]. *Entfremdet* im Klimakterium [2]. *Furcht* zu fallen [2]; etwas Falsches zu sagen [2]. Leicht *gekränkt*, fasst Rat als Kritik auf [1/1]. *Gemütserregung* & heftiges Herzklopfen [2]. *Gleichgültigkeit,* Apathie, aber will nicht stillsitzen [2/1]. Will dass jemand mit ihr *redet* und sie unterhält [1/1]. *Reizbarkeit,* wenn man angesprochen wird [2]. *Selbstquälerei* [2; *Ars.*]. *Unternimmt* viele Dinge, hält nichts durch [3]. *Wahnsinn* im Klimakterium [2].

KOPF: *Hitze* steigt aus der Brust auf [2; *Phos.*]; > Niesen [1/1]. Empfindung von einer *Schädelkappe* [2]. *Schmerzen,* Kopfweh in der Stirn über den Augen, wechselnde Seiten [2; **Lac-c**.]; Schmerzen in den Seiten, rechts dann links [2]. *Wilde*, verrückte Empfindung im Scheitel [1/1].
AUGEN: *Astigmatismus* [3]. *Myopie,* dreht den Kopf seitwärts, um klar zu sehen [1/1]. *Schmerzen,* dehnen sich nach hinten in den Kopf aus, < nachts [1].
SEHKRAFT: *Verschwommen,* & Hitze in Lidern und Augen [2/1].
GESICHT: *Schwellungsgefühl* [2].
MAGEN: *Appetit* unersättlich [2]. *Übelkeit* beim Gedanken an Kaffee [1/1].
ABDOMEN: Brennende *Schmerzen* über das Hypogastrium [2/1]; drückende Schmerzen im Hypogastrium während der Stuhlentleerung [3]. *Sprudelgefühl* im rechten Hypochondrium [1]. *Zittern* im Hypogastrium [2; Calc-p.].
REKTUM: *Diarrhœ* am Morgen, treibt einen aus dem Bett [2]; nach dem Mittagessen [2; **Grat**., **Mag-c**.]. *Hæmorrhoiden* < Entbindung [2; **Kali-c**.]. *Kloßgefühl* < Stehen [2/1].
BLASE: Ständiger *Harndrang* nachts [2]; ständiger Harndrang & Uterusprolaps [3; **Sep**.].
HARN: *Reichlicher* Harn während Kopfweh [2; **Lac-d.**].
FRAUEN: *Juckreiz* vor der Menses [2; **Graph**.]; wollüstiger Juckreiz der Vagina [2]. *Menses* < morgens und tagsüber [2]; starke Menses < Gehen [2]; Menses nur im Gehen [2]. Herabdrängende *Schmerzen* in den Ovarien im Stehen [3/1]; drückende Schmerzen in der Vagina während der Menses [2]; empfindlich gegen Erschütterung durch Wundheitsschmerz im Uterus [3; **Bell**.]. *Schwellungsgefühl* der inneren Sexualorgane [1]. Heftiger *Sexualtrieb* mit unfreiwilligen Orgasmen [2; **Plat**.].
ATMUNG: *Schwierige* Atmung in warmen Räumen [2].
BRUST: *Flattern* bei Ruhe [3/1]. *Herzklopfen* durch unterdrückte Menses [2]; > in Rückenlage [2]; während der Schwangerschaft [3]. *Hitzewallungen* [2]. *Kongestion* wenn dem Harndrang nicht Folge geleistet wird [3/1]. *Schmerzen* in der Herzgegend, < Bücken, nach vorn lehnen, oder Hinlegen [1]; in den Mammæ am Morgen [2/1]; berstende Schmerzen, Empfindung als sei das Herz zu voll [2]; drückende Schmerzen in der Herzgegend nach dem Essen [2]; Schmerzen als werde das Herz mit Gewalt gepackt, > Reiben und Druck [1/1]. Ständiges *Schweregefühl* in der linken Seite, in der Herzgegend [1].

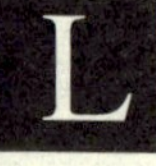

RÜCKEN: Haut im Lendenbereich *empfindlich* [2; *Cimic.*]. *Schmerzen* im Brustwirbelbereich als würde der Rücken brechen [2; Allox.]; wehenartige Schmerzen im Kreuz [2; **Puls**.].
EXTREMITÄTEN: *Kälte* der Hände durch Gemütserregung [1/1]. Klammer *Schweiß,* wenn die Menses einsetzen sollte [2/1].
SCHWEISS: Schweiß während *sexueller* Erregung [1/1].
SCHLAF: *Erwachen* durch Durst [2; **Coff**.]. *Schlaflosigkeit* durch wildes Gefühl im Kopf [1/1].

NAHRUNG
Abneigung: Brot [1]; Kaffee [1]; Tee [1].
Verlangen: Fleisch [2]; Saures [1]; Süßigkeiten [1].
Schlimmer: Schokolade [1].

NOTIZEN

LIMESTONE Lime.

ZEICHEN
Kalkstein von der Quelle von St. Fachanan in Carran, Co. Clare, Irland.
Irland, physisch ein abgetrenntes Fragment vom europäischen Hauptland, ist zumeist ein Tiefland, mit unterliegenden Kalksteinfelsen aus der Steinkohlezeit.
„Kalkstein ist ein Sedimentgestein, das zu über 50% seines Gewichts aus Kalziumkarbonat besteht. Kalzit ist das vorherrschende Mineral, Aragonit und Dolomit sind allerdings auch vorhanden. Annähernd 20% aller Sedimentgesteine sind Kalksteine. Kalksteine sind aus einer Mischung von Kalziumkarbonatkörnern, klarem kristallinem Kalzit und Karbonatschlamm zusammengesetzt. Kalkausscheidende Organismen, die Hauptquelle dieser Bestandteile, produzieren Karbonatsediment (sowohl Schlamm als auch gröbere Partikel) und sedimentäre Strukturen - letztere durch Wühlen und Bohren. Weitere Quellen sind unter anderem kalkhaltige Algen und fadenförmige blaugrüne Algen, die Karbonatschlamm, Körner und Strukturen wie Stromatoliten erzeugen. Die meisten Kalksteine wurden in subtropischen bis tropischen Zonen abgelagert, und die Ablagerung fand in flachen Gewässern statt [weniger als 15 Meter Tiefe]. In diesen Bereichen sind die Variablen, die das Leben kontrollieren [Temperatur, Lichtpenetration und Nährstoffversorgung] am vorteilhaftesten. Zusätzlich zu dem Fossiliengehalt weisen auch die klastische Beschaffenheit mancher Kalksteine, Schräglagerung und andere Anzeichen für die Strömungstätigkeit auf den Flachwasserursprung von Kalkstein hin. Kalkgestein ist als Reservoir für Petroleum und Erdgas von Bedeutung. Es ist auch ein Reservoir für Grundwasser und Erzablagerungen wie Blei und Zink. Kalkstein wird für Nutzung in der Landwirtschaft, Zement, Baumaterial und Betonmischungen verwendet.“ [Grolier]

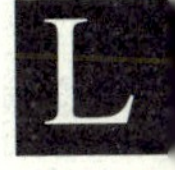

„Metamorphismus tritt als Reaktion auf Zustände auf, die man normalerweise nicht auf der Erdoberfläche antrifft, wie extreme Temperaturen oder Druck. Regionaler Metamorphismus kann als Ergebnis von größeren Bewegungen in der Erdkruste auftreten wie Formation von Bodenfalten oder Bergen. Kontaktmetamorphismus tritt unmittelbar angrenzend an eruptive Einwirkungen auf. Der umgebende Stein wird durch die Eruption erhitzt, und es findet eine Rekristallisierung statt. Durch diesen Prozess werden u.a. Sandstein zu Quarz transformiert, Schichtgestein zu Schiefer und *Kalkstein* zu *Marmor.*“ [Eising]
Frühe Hochöfen zum Schmelzen von Eisen waren im wesentlichen Steinhaufen. Der

Kalkstein diente zum Sammeln der Asche und Erzrückstände und bildete eine Schlacke, die sich leicht von dem geschmolzenen Eisen trennen und aussortieren ließ.
1994 von Nuala Eising an 9 Prüfern [6 Frauen, 3 Männer] geprüft.

RUBRIKEN

GEMÜT: *Absorbiert* [1]. *Angst* durch jede plötzliche Veränderung [1]. *Beschäftigung* > [1]. *Dämmerung,* Zwielicht < Gemütssymptome [1]. *Delusion,* meint nicht geschätzt, anerkannt zu sein [1]; meint elend auszusehen [wenn man in den Spiegel sieht] [1]; meint in der Falle zu sitzen [1]; meint Geist und Körper seien getrennt [1]; sieht Bilder von Hunden [1]; hält den Kopf für vergrößert [1]; Körper habe sich aufgelöst [1]; Körper sei leichter als Luft [1]; hält Körperpartien für vergrößert [1]; hält sich für schmutzig [1]; hält sich für verlassen [1]; meint er sei im Begriff, jdn. zu verletzen [1]; meint zu verschwinden [1]; meint versklavt zu sein [1]. Fühlt sich ohne *Ego* [1]. *Entfremdet* von ihrer Familie [1]; vergisst Familie und Freunde [1]; entfremdet von der Gesellschaft [1]. *Furcht* durch plötzliches Geräusch [1]; durch plötzliche Veränderung [1]; dass andere ihren Zustand beobachten [1]. *Gedächtnisschwäche,* für Daten [1]; für das was geschehen ist [1]; für das, was man gerade tun wollte [1]; für das, was man gerade getan hat [1]; für die Vergangenheit [1]. *Grauenhafte* Dinge, traurige Geschichten greifen einen stark an [1]. Bedürfnis nach *Hause* zu gehen [1]. *Konzentrationsschwierigkeiten* < Unterhaltung, Konversation; beim Reden [1]. Am *Meer* > Gemütssymptome [1]. *Monomanie* für das Meer [1]; für die Natur [1]; für Wasser [1]. *Redet* immer von ein und demselben Thema [1]. *Reizbarkeit,* wenn man gestört wird [1]; plötzlich, grundlos [1]. *Sorge* um die Natur, Tiere, Pflanzen usw. [1]; kümmert sich um andere [1]. Macht *Späße,* wenn man traurig ist [1]. *Sprechen,* wiederholt dasselbe [1]. Geistige *Verwirrung,* kann nicht sagen, was real ist und was nicht [1].

KOPF: *Haar* wird grau [1]. *Kongestion* in der Stirn [1]. *Schmerzen,* Kopfweh beim Husten [1]; > frische Luft [1]. *Vergrößerungsgefühl* [1]. *Völlegefühl* in der Stirn [1].

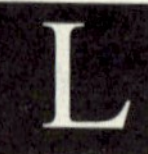

AUGEN: Wie *eingesunken* [1]. Bedürfnis die Augen zu *reiben* [1]. *Spannung* um die Augen [1].

NASE: *Absonderung* gelb [1]; gelblich grün [1]; hart, trocken [1]; orangefarbener Krusten [1]; wässrig [1]. *Bohren* in der Nase [1].

HALS: *Schwellungsgefühl* der hinteren Zunge [1].

MAGEN: *Abneigung* gegen Fisch [1]. *Durst* [1]. Brennende *Schmerzen* > Ruktus [1]. *Verlangen* nach Brot [1]; Butter [1]; Fleisch [1]; Kartoffeln [1]; Milch [1]; Süßigkeiten [1].

ABDOMEN: *Schmerzen,* als hätte sich etwas abgelöst [1]; als seien heiße Steine im Abdomen [1].

STUHL: *Geruch* süß [1].

HUSTEN: Husten durch Empfindung von *Krümeln* im Hals [1]. Husten < *Lachen* [1]. Husten < *Rauch* [1].

RÜCKEN: Drückende *Schmerzen* im Halswirbelbereich am Morgen [1]; < Liegen [1]; drückende Schmerzen im Lendenbereich < morgens [1]; > Bewegung [1].
EXTREMITÄTEN: *Juckreiz* der Handrücken [1]. *Kälte* der Hände [1]; der Füße [1]. *Krämpfe* in den Waden [1]. *Unbeholfenheit* der Hände, lässt Dinge fallen [1]. Blaue *Verfärbung* der Füße [1].
SCHLAF: *Erwachen* wie durch Schreck [1]. *Schläfrigkeit* morgens beim Erwachen [1]. *Stellung,* schläft auf der rechten Seite [1]. *Verlängerter* Schlaf [1].
HAUT: Brennender *Juckreiz* in umschriebenen Flecken, < nachts [1].
ALLGEMEINES: Mangel an *Lebenswärme* [1]. Frische *Luft* > [1]. *Nahrung*, kalte Speisen < [1]. *Schwäche* am Morgen [1]; > Bewegung [1]; > frische Luft [1]; < Sitzen [1].

NAHRUNG

Abneigung: Fisch [1].
Verlangen: Brot [1]; Butter [1]; Fleisch [1]; Kartoffeln [1]; Milch [1]; Süßigkeiten [1].
Schlimmer: Kalte Speisen [1].

NOTIZEN

LOLIUM TEMULENTUM **Lol.**

ZEICHEN

Lolium temulentum. Taumellolch. Schlafweizen. Schwindelhafer. Fam. nat. Gramineæ. Der Gattungsname *temulentum* bedeutet berauscht, benommen. Der Name *Lolium* wurde von den Römern geprägt und bedeutet eine schädliche Getreideart.

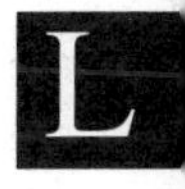

Das Gras findet sich auf der ganzen Welt und hat eine große Zahl volkstümlicher Namen, die alle die anästhetisierende und schwindelerzeugende Wirkung betonen. Es hat einen steifen aufrechten Stengel von blaugrüner Farbe und eine separate Ähre, die 30 cm hoch wird. Es bevorzugt feuchte Felder und regenreiche Jahre, es wächst häufig in Kornfeldern. Die Pflanze ist seit langem wegen ihrer narkotisch-toxischen Wirkung bekannt. Im Altertum nahm man an, dass sie Blindheit erzeugt, daher nannten die Römer eine schwachsichtige Person 'jemanden der auf Lolium lebt', *lolio victitare.* Vergiftungserscheinungen kamen häufig vor, gewöhnlich durch die Kontaminierung von Mehl mit Loliumsamen. Der Same wurde Bier beigefügt, um die berauschende Wirkung zu verstärken. In der Türkei und Arabien wurde Lolium als anästhetisierender Wirkstoff bei Katarakt und Blasenoperationen verwendet.
Über die toxische Wirkung ist wenig bekannt. Nach manchen Autoren sind die Wirkungen auf einen parasitären Fungus zurückzuführen, der auf Lolium vorkommt. In diesem Falle würde das Gras zu derselben Kategorie gehören wie *Secale* [*Claviceps*

purpurea] und *Ustilago*. Beides sind Arten von Getreidebrand. *Secale* ist ein Roggenparasit, *Ustilago* wächst auf Mais und *Lolium* hat angeblich eine Beziehung zu Hafer oder Gerste. „Zumal die Verwendung von Lolium im sechzehnten Jahrhundert derjenigen des Mutterkorns ähnelte - ein Krankheitszustand des Roggens - ist Professor Henslow ebenfalls der Ansicht, dass die schädliche Natur von Lolium wahrscheinlich auf einen ergotisierten Zustand zurückzuführen ist, besonders da Experimente gezeigt haben, dass völlig gesunde Loliumsamen keine schädliche Wirkung erzeugen." [Grieve] Ein besserer Grund, den Fungus für die schädliche Wirkung verantwortlich zu machen ist, dass Lolium vor allem in feuchten Sommern in Getreidefeldern vorkommt. Der Giftgehalt ist sehr instabil und wird erst dann aktiv, wenn die Samen reifen. Die Asche enthält etwa 50% Kieselsäure, doch dies kann nicht die Ursache für die Wirkung sein, da alle Gräser einen hohen Kieselsäuregehalt haben.
Vergiftungen scheinen das ZNS anzugreifen, beginnend mit Schläfrigkeit und dilatierten Pupillen, gefolgt von unsicherem schwierigem Gang mit stolpern ['Stolperkrankheit'], Muskelkrämpfen, verminderter Körpertemperatur, Schwächegefühl, Konvulsionen und in den schlimmsten Fällen werden die Rückenmarkszentren angegriffen, was zum Tod führt. „Die Symptome sind das Ergebnis der Beobachtungen, die an Personen gemacht wurden, die durch eine Mahlzeit vergiftet wurden, die *Lol tem.* enthielt," schreibt Clarke. Die Symptome stimmen mit einer von J. Schier an 10 Prüfern durchgeführten Arzneimittelprüfung überein. Die Prüfung wurde Ende 1800 unter Verwendung der Urtinktur durchgeführt. Trotz der hohen Dosen zeigten 4 Personen keinerlei Reaktion. [Mezger]

VERGLEICHE

Nux vomica. Phosphorus. Belladonna. Conium. Cocculus. Morphinum. Strychninum.

WIRKUNGSBEREICH

ZNS. Magendarmtrakt. Herz.

LEITSYMPTOME

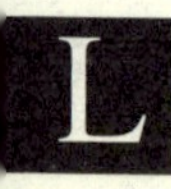

G ÜBEREMPFINDLICHKEIT [bei einzelnen Prüfern wochenlang anhaltend]
FROSTSCHAUER bei Berührung von *Samt, Papier, Kohle,* durch *Quietschen einer Tür, Kratzen auf Glas, Verschieben von Möbelstücken* usw.

A Ständiges *Kältegefühl.*

A > Essen [Kopfweh; Krampfschmerzen im Magen]. [Leeser]
„Wacht nachts auf mit starkem Magenkrampf, so dass er sich krümmen muss. Auflegen der Hand bessert den Schmerz vorübergehend. Jede Bewegung < den Schmerz; durch Abgang von Blähungen wieder >." [Mezger]

A Schwindel.
< Bewegung; Gehen.
> Ruhe; Sitzen; Schließen der Augen.
& Taumelnder Gang.
„Wenn sie einen Schritt geht, glaubt sie wieder ebensoweit zurückzukommen." [Mezger]
& Übelkeit und Verlust des Sprechvermögens.

K „Gefühl im Kopfe, wie wenn er ausgestopft wäre mit einer dicken Masse, die sich durch Ohren und Stirn einen Ausweg suchte.“ [Mezger]
Empfindung, als seien die Ohren mit Wolle verstopft. Gehör beeinträchtigt.
K Empfindung wie von einem Eisklumpen auf dem Hinterkopf. [Mezger]
K Speisen schmecken grauenhaft, wie Erbrochenes.
Übelkeit besonders nach gesüßtem Kaffee. [Mezger]
K *Hände.*
Unbeholfenheit und Zittern der Hände.
Empfindung, als seien die Hände *vergrößert.*
K Steifheit, Rötung und Schwellung der Fingergelenke; druckempfindlich, schmerzhaft beim Bewegen der Finger; wie von Insekten gestochen.
Heftiger Juckreiz am zweiten oder dritten Tag. Abends stecknadelkopfgroße Bläschen an den befallenen Gelenken, welche die ganze Nacht durch heftig jucken. [Mezger]
K Wadenkrämpfe; wie mit Schnüren gebunden.

RUBRIKEN
GEMÜT: *Unbeholfen* [2]. *Wahnsinn* & Paralyse [1].
SCHWINDEL: *Schwanken* [2].
OHREN: *Geräusche,* Klänge von Zimbeln und Trommeln [1; Lob.].
MAGEN: *Ruktus,* Sodbrennen mit abscheulichem Geschmack [3/1].
EXTREMITÄTEN: *Einschnürung* der Unterschenkel wie mit einem Strumpfband [1]. *Unbeholfenheit* der Hände, lässt Dinge fallen [1]. *Zittern,* kann ein Wasserglas nicht halten [1/1]; kann nicht schreiben [1/1].
SCHLAF: *Gähnen* & Ruktus [1]; & Übelkeit [1].
ALLGEMEINES: *Schmerzen*, allmähliches Einsetzen und Abklingen [1].

NAHRUNG
Abneigung: Kaffee [1]; Süßigkeiten [1].
Schlimmer: Gesüßter Kaffee [1].

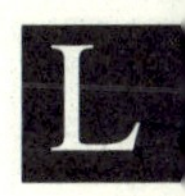

NOTIZEN

LUFFA OPERCULATA **Luf-op.**

ZEICHEN
Luffa operculata. Luffa. Esponjilla. Fam. nat. Cucurbitaceæ.
Luffa operculata ist eine einjährige, zarte, blattlose Schlingpflanze mit leuchtend gelben

achselständigen, einhäusigen Blüten. Die leuchtend grüne Frucht von der Größe einer Pflaume ist schnabelförmig und hat eine papierdünne spröde Schale mit zehn Rippen, die mit kurzen dicken Stacheln besetzt sind. Das faserartige Geflecht der Frucht wird als harter rauher Schwamm benutzt, daher im Volksmund der Name 'esponjilla' (Schwämmchen) oder 'Schwammgurke'. Diese kleine Luffaart hat toxische Eigenschaften und ist in Kolumbien und anderen Ländern Zentralamerikas heimisch. „Es ist eine Schlingpflanze, die am besten in feuchtem Boden im Wald an Sträuchern und Bäumen entlang wächst. Die Pflanze scheint große Ähnlichkeit mit unserer Bryoniapflanze zu haben, die ebenfalls eine Kletterpflanze an Hecken und Zäunen ist. Der Stengel von Esponjilla ist schlanker und haariger, aber wie Bryonia besitzt sie Ranken, mit denen sie sich beim Klettern an anderen Pflanzen festhält. Die Blattform erinnert an ein Ahornblatt mit fünf spitzen Lappen oder so. Die Blüten sind lang und schlauchförmig, und in dem Schlauch wächst die Frucht, bis sie zu einer eiförmigen gerippten stacheligen Kugel von 7-10 cm Länge wird." [Raeside]
„Luffa ist eine erstaunlich nützliche Pflanze. Die Fasern voll ausgereifter Luffafrüchte sind in der traditionellen chinesischen Medizin seit dem 10ten Jahrundert gebräuchlich. Vor dem Zweiten Weltkrieg wurden 60 Prozent der Ernte in den USA dazu verwendet, in Schiffskesseln Öl aus dem Wasser zu filtern. Heute werden Luffakürbisse arzneilich und auch als Gemüse, Trockenschwämme sowie Material zur Schockabsorption in Sturzhelmen verwendet. Hauptproduzent ist derzeit Japan. Luffastücke werden in Wasser gekocht, um einen starken Aufguss zum inneren Gebrauch herzustellen oder sie werden in einem luftdicht verschlossenen Behälter behutsam erhitzt, bis sie zu Holzkohle niedergebrannt sind. Diese findet äußere Anwendung. Luffaschwämme werden gern zur Hautexfoliation verwendet. ... Seine Wirkung ist adstringierend, schmerzstillend, blutstillend, heilungsfördernd, es verbessert den Kreislauf, und steigert die Milchproduktion. Es wirkt hauptsächlich auf die Lungen, Leber und Magen." [Bown] Die in China verwendete Art ist Luffa cylindrica.
Die Familie der Cucurbitaceæ liefert der Homöopathie eine Reihe von Arzneimitteln: *Bryonia, Colocynthis, Elaterium, Momordica* [zwei Arten], *Cucurbita* [zwei Arten] und *Luffa.* Am stärksten in warmen Ländern vertreten besteht die Familie hauptsächlich aus einjährigen Pflanzen, die mit Hilfe von Ranken klettern. Im Westen wird eine Reihe von Arten in Treibhäusern gezüchtet. Die Frucht der essbaren Arten haben eine harte Schale [Kalebasse, Kürbis] oder eine weiche Haut [Gewürzgurken, Salatgurken]. Charakteristische Merkmale sind das extrem schnelle Wachstum [Bryonia klettert beispielsweise in jeder Saison mehrere Meter weit], Abhängigkeit von Hitze und das Speichern von Wasser. Die Ranken sind ebenfalls charakteristisch, insofern als sie extrem aktiv und empfindlich sind. Der krampfartige und explosive Charakter der Familie findet seinen Ausdruck in der explosiven Diarrhœ von *Elat.*, den explosiven Emotionen bei Schmerzen von *Coloc.*, der Verschlimmerung durch Berührung und Störung von *Bry.*, und der Blutzustrom während der Menses von *Momordica balsamina.* Bei Bry. sind die großen wässrigen Früchte der Familie auf eine [relativ große] rote Beere von etwa 7 Millimetern reduziert. Umgekehrt kann der große Pfahlwurzelstock riesenhafte Dimensionen annehmen. Die Früchte ihrer nächsten Verwandten - *Colocynthis* - sind viel kleiner, von der Größe eines Apfels, der mit einer dünnen aber *extrem harten* Schale reift, die mit großen Schwierigkeiten aufplatzt. Dieser Vorgang ist bei *Elaterium*, der Spritzgurke, einfacher. Wenn die Frucht dieser Pflanze reif wird, genügt eine leichte Berührung und der Same wird meterweit von der Stammpflanze entfernt gespritzt und

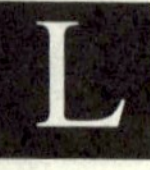

somit sichergestellt, dass eine neue Kolonie in guter Entfernung wächst.
Luffa operculata wurde Anfang der Sechziger Jahre von Willmar Schwabe eingeführt. Bei einer Expedition durch Kolumbien sah er die Einheimischen einen wässrigen Auszug aus der Frucht als Medizin gegen Nasenkatarrhe und Nebenhöhleninfektionen inhalieren. Wenn ein Teil der Frucht in die Nase eingeführt wurde, erzeugte es eine starke wässrige Nasensekretion. Schwabe bestätigte, dass Luffa als Purgans, Emetikum, Diuretikum und Antiasthmatikum verwendet wurde. Nach Deutschland zurückgekehrt, führte er eine Arzneimittelprüfung an 11 Personen [6 Männer und 5 Frauen] unter Verwendung niedriger Potenzen durch. Insgesamt 90 Patienten mit Stirn- und Kiefernhöhlenentzündung wurden mit dem Arzneimittel behandelt. Neun der 15 akuten Sinusitisfälle reagierten gut auf die Behandlung, die anderen 6 zeigten nur eine geringfügige Besserung. Diejenigen mit chronischer Sinusitis reagierten besser, 80% entwickelten innerhalb weniger Tage eine milde Sekretion aus der Nasenschleimhaut, einhergehend mit subjektiver symptomatischer Besserung. Vier von neun Asthmafällen stellten eine auffallende Besserung fest. Rhinitiden und Sinusitiden, sowohl allergischer als auch vasomotorischer Natur, schienen gut auf das Arzneimittel anzusprechen. Heuschnupfenpatienten, die vor der Zeit des Pollenfluges behandelt wurden, zeigten einen wesentlich milderen Verlauf ihrer normalerweise schwerwiegenden Symptome. Laut Mezger ist *Jod* einer der Hauptwirkstoffe der Pflanze.
Zuerst von Schwabe geprüft, später vom Deutschen Zentralverein [1986]. Auch 1962-63 von Raeside an 13 Personen [4 Männer, 9 Frauen].

VERGLEICHE
Bryonia. Colocynthis.

WIRKUNGSBEREICH
Nase. Stirnhöhlen; Kiefernhöhlen. Larynx.

LEITSYMPTOME
G Heftiger Zorn durch Kleinigkeiten; < Lärm.*
G Furcht vor Krebs; Delusion, meint einen Darmtumor zu haben.*
G Starke Angstträume von Musik und Lärm.*

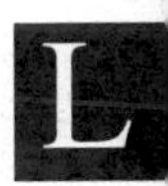

A Abgespanntheit, Gleichgültigkeit und Schlappheit.
A *Großer Durst und gewaltiger Appetit.*
Magen fühlt sich leer an.
& Abmagerung; Haarausfall.
A Schmerzhaftes Durst- und Hungergefühl,
schwer zu befriedigen.
A *Trockenheit.*
K Dumpfe Kopfschmerzen, die sich von der Stirn zum Nacken ausdehnen.
& Schwindel und Flackern vor den Augen.
Stirnkopfschmerzen.
< Warme Räume.
& Photophobie.
& Trockene brennende Augen.

K Heftiges Niesen, und Juckreiz der [inneren] Nase.
Sekretion weiß oder gelblich am Morgen, tagsüber durchsichtig.
& Nase trocken und verstopft.

K Schmerzhafte Trockenheit der Nasenschleimhäute, Krusten in der Nase.
< Stickige Räume.
> Frische Luft.
„Mehrere Prüfer hatten eine verstopfte Nase, Laufnase, Niesen, Nasenkatarrh und Sinusschmerzen. Die Nasensymptome gingen einher mit Stirnkopfschmerzen, normalerweise dumpfen Schmerzen < warme Räume und oft < linksseitig. Diese Kopfschmerzen wiederum beeinträchtigten die geistigen Funktionen, so dass die Prüfer über Geistestrübung, geistige Müdigkeit, Erschöpfung und Konzentrationsmangel berichteten. Sie fühlten sich schläfrig und 'weit fort' und wollten nicht lernen." [Raeside]

K „Einhergehend mit den Nasensymptomen einer Erkältung war das Gesicht heiß und gerötet und Mund und Augen trocken." [Raeside]

K Trockenheitsgefühl im Hals.
& Empfindung als würde der hintere Teil der [trockenen] Zunge nach oben pressen.
Würgegefühl wie durch Druck auf den äußeren Hals.*

K Hypertrophie der Schilddrüse.

K *Obstipationsneigung.*

K Krampfartiger Husten < kalte Luft, *Staub, Nebel.*

K Ausgeprägte Schmerzen und Schwäche in den Gliedern.
„Alle Gliedermuskeln schmerzten wie bei einem grippalen Infekt. Manche hatten Schmerzen in den Gelenken wie in den Muskeln, und die Schmerzen und Schwäche war schlimmer in den unteren Gliedmaßen. Krämpfe waren recht häufig. Taubheits- und Schweregefühl der Glieder häufig begleitet von Schwäche und unbestimmten anhaltenden Schmerzen." [Raeside]

* Symptome entnommen der Prüfung von 1986 durch den Deutschen Zentralverein. siehe: C. Böttcher-Haase, H. Lido und M. Stübler - Arzneimittelprüfungen von Luffa operculata bis 1986, Allg. Hom. Zeitung, 233/3, 1988.

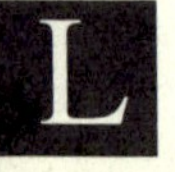

Raeside, A proving of Esponjilla [Luffa operculata], *British Homœopathic Journal,* Jan. 1965.

RUBRIKEN

KOPF: *Schmerzen,* Stirnkopfschmerz in geschlossenen Räumen, < morgens, > abends [1].*

AUGEN: *Photophobie* bei Kopfschmerzen [1].*

NASE: *Katarrh* mit Ausdehnung in die Stirnhöhlen.

MUND: *Trockenheit* & bitterer Geschmack im Mund [1].*

HALS: *Vergrößerte* Tonsillen [1].

MAGEN: *Übelkeit* & Durst [1].*

BLASE: Häufige *Harnentleerung,* v.a. an kalten Tagen [1/1].*

RÜCKEN: *Schmerzen* in der sakroiliakalen Symphyse, beidseitig; wie gebrochen; < Sitzen und bei Ruhe; > Druck, Bewegung und Reiben [1/1].

EXTREMITÄTEN: Brennende *Schmerzen* in den Fingerspitzen [1].
HAUT: *Hautausschläge,* Furunkel [1].
ALLGEMEINES: *Kalte* Luft > [1]. *Reaktionsmangel* [1].

NAHRUNG

Abneigung: Fette [1]; gewürzte Speisen [1].*
Verlangen: Essig [1]; Zitronen [1].*

NOTIZEN

LUNA

Luna

ZEICHEN

Mondstrahlen.
„Goullon erwähnt dass Somnambulismus eine Auswirkung des Mondes ist; dass Wurmerkrankungen bei Vollmond die größten Beschwerden verursachen und dass ein Kropf, mehr oder weniger stark, bei abnehmendem Mond zurückgeht… Weitere Erkrankungen, die u.a. vom Mond beeinflusst werden, sind Epilepsie, und Epilepsie < bei Vollmond verlangt in der Regel nach *Sil.* Hauterkrankungen werden laut Menuret häufig vom Mond beeinflusst. Krätze < bei Vollmond… Nervöse Beschwerden, vor allem bei sykotischen Personen, werden häufig vom Mond beeinflusst… Gale bemerkte, dass es bei schwächlichen Personen zwei Zeiträume gibt, in denen die Erregbarkeit besonders stark ausgeprägt ist - bei Neumond und bei Vollmond.“ [Clarke]
Die alten Griechen hatten eine Reihe von Mondgöttinen. Die wichtigste ist Selene, die später Artemis, Persephone und Hekate genannt wurde. Selene war die Zwillingsschwester des Helios und stieg jeden Abend in ihrer von zwei weißen Pferden gezogenen Kutsche aus dem Ozeanus auf [der griechischen Personifizierung des großen Ozeans, der um die Erde floss]. Sie ist sanft und scheu und hegt eine geheime Liebe für hübsche junge Männer, die sie küsst, während sie schlafen. Wenn Selene die ‘Lichtseite’ des Mondes repräsentiert, so steht Hekate für die unsichtbare Seite, d.h. den Neumond. Sie kontrollierte die geheimen Mächte der Natur. Begleitet von schwarzen bellenden Hunden schwebte sie mit den Geistern der Toten an Kreuzwegen und Gräbern. Als Göttin der Hexenkunst und Zauberei rief sie Geister aus der Unterwelt an und erschreckte Menschen bei Nacht. Bei den Römern wurde Selene ‘Luna’ genannt.

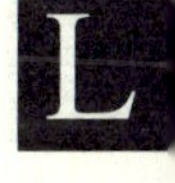

Seit langem ist bekannt, dass Ebbe und Flut, ebenso wie der Regen durch den Mond kontrolliert werden. Die Römer wussten, dass man Getreide am besten bei Vollmond erntete, weil es dann am meisten wog. Zur Zeit des Neumonds war das Getreide am trockensten und wurde daher niemals zu dieser Zeit geerntet. Die Bewegung von Wasser [und den Mineralien, die es enthält] findet in Pflanzen ebenso statt wie in Ozeanen und Meeren. Bei Vollmond nimmt es zu und bei abnehmendem Mond ab. Der Vollmond

führt zu Ausdehnung und Wachstum, der abnehmende Mond bringt Zusammenziehen und Konzentration. Auch die Seele hat einen inneren Strom der Gezeiten, der zwischen Licht und Dunkel fließt. Bei Vollmond gibt es mehr Unfälle, die Blutungsneigung nimmt zu [v.a. Magenblutungen] und die 'grausamsten und bizarrsten Verbrechen' werden begangen. Die negativen Aspekte kommen zu der Zeit stärker zum Vorschein. „Die verzweifelte Situation, in der sich unsere Gesellschaft befindet, ist bei Mondlicht sichtbarer," schreibt Leiber. „In früheren Jahrhunderten wurden Personen, die extreme Zustände emotionaler Impulse zeigten als 'lunatics' (=Verrückte, Wahnsinnige) abgestempelt, und der Begriff wird noch heute im Volksmund für Personen gebraucht, die als geistig gestört gelten." [King & Lawrence]
Das Wort *Menses* [vom lat. mensis, Monat, *Mond*] drückt eindeutig die Beziehung zwischen *Mondes*-fluss und Mond aus. Ein gutes Beispiel ist das prämenstruelle Syndrom, charakterisiert durch Nervosität, Depression, Flüssigkeitsretention und Gewichtszunahme während mehrerer Tage vor der Menstruation. Alles kommt an die Oberfläche, mit plötzlichen Stimmungsschwankungen, zunehmender Hydrierung [Neigung zu weinen] und irrationalem emotionalem Verhalten.
Entsprechend ist die Zunahme der Geburtenzahlen bei Vollmond ein Beweis für die Beziehung des Mondes zur Fruchtbarkeit. Manche Menschen erleben die Periode um den Vollmond als eine besonders fruchtbare Zeit und sehen sie als beste Zeit für ein passives Unterfangen an wie etwa Meditation. „Die Sonne ist das Motiv für jedes Geschöpf sich auszudrücken und sich zu seinem vollen Potential zu entwickeln. Andererseits symbolisiert der Vollmond Unbewusstes und Vergangenheit und ist das Motiv für die Hingabe an die Emotionen. Wenn die Sonne nach Vielfalt strebt, verlangt der Mond nach Beziehungen, Bindungen und dem Verschmelzen von Identitäten." [Liz Greene]
Somit repräsentieren Selene und Hekate die Dualität der *Nachtseite* des Menschen [des Unbewussten], mit der hellen Seite, in Form etwa von Inspiration und Fruchtbarkeit, und der dunklen Seite, mit irrationalem destruktivem Verhalten und furchterregenden Dingen. [s.: Dr. A. Lieber & Jerome Agel, *The Lunar Effect*, 1979]
Geprüft von Lesley King und Bob Lawrence als Abschlussarbeit in ihrem letzten Studienjahr. Für die Arzneimittelprüfung wurde Luna, zubereitet aus den Strahlungen des Herbstvollmondes am 7. Oktober 1987 verwendet. Die Prüfung wurde mit 20 Erwachsenen [5 Männer, 15 Frauen] durchgeführt. Die Prüfung dauerte mindestens 3 Tag und höchstens 28 Tage, bei einer durchschnittlichen Dauer von 14 Tagen. Die Zitate sind dieser Prüfung entnommen. Die von Clarke beschriebene Arzneimittelprüfung wurde an einer Person, einer Ärztin durchgeführt.

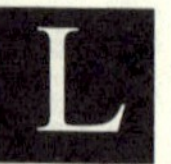

VERGLEICHE

Sepia. Phosphorus. Natrium muriaticum. Pulsatilla.

WIRKUNGSBEREICH

Gemüt. Weibliche Organe. Kopf. Magen. Haut.

LEITSYMPTOME

G Verwirrung. Konzentrationsschwierigkeiten.

G *Fühlt sich abgeschnitten, abgelöst.*

„Kommunikation ist gezwungen; alles ist so anstrengend, denken, sprechen, Dinge kontrollieren.“

„Eine Art schwebender Orientierungslosigkeit, ein Gefühl von Auflösung oder Verlust des Gefühls für Struktur.“

G MANGEL an MOTIVATION.

G ZORN, Ausbrüche, durch Frustration über persönliche Umstände;
Ressentiments gegenüber Ehemann oder Partner.
Reizbar gegenüber den eigenen Kindern.
Weinen nach Zorn.

„Der gemeinsame Nenner ist nach Meinung der Autoren ein Gefühl von Frustration und Unzufriedenheit mit den Einschränkungen und Grenzen der eigenen Umstände, unabhängig vom Geschlecht und den Umständen.“

G Extreme Stimmungsschwankungen in kurzer Zeit.

A Extreme Kälte oder Wärmegefühl, selbst bei kaltem Wetter.

A VERMEHRTER DURST.
Verlangen nach kalten Getränken.

A *Vermehrte Empfindlichkeit gegen Alkohol.*
Übermäßiger Kater.
oder: Katergefühl [ohne vorherigen Alkoholkonsum].

„Ob das Arzneimittel die Symptome früher Katerstimmungen ‘zum Vorschein gebracht’, d.h. systemisches Residualtrauma durch Alkoholtoxizität stimuliert hat, oder ob dies einfach die Charakteristika von Luna sind, ohne Bezug zu einem solchen Trauma, ist nicht klar. Klinische Untersuchungen in diese Richtung könnten sich dahingehend entwickeln, dass das Mittel [in Fällen in denen zentrale und allgemeine Symptome passen] verwendet wird, um die Wirkung von Alkoholschäden rückgängig zu machen.“

A *Unausgeruht nach Schlaf; Schwierigkeiten zu erwachen.*
LEBHAFTE TRÄUME [„angenehm, euphorisch; romantischer oder sexueller Inhalt; unangenehm, aufwühlend“].

A < MORGENS BEIM ERWACHEN.
< SPÄTER NACHMITTAG [17 - 19 Uhr].

A *Trockenheit* [Augen; Nase; Lippen; Hals; Haut].

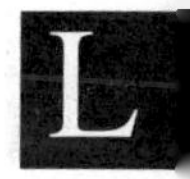

„Der Kopf war stark angegriffen, besonders Bereiche des Kopfes, die normalerweise feucht sind [Augen, Nase, Mund, Lippen].“

A *PMS und Dysmenorrhœ.*
Unbestimmte anhaltende Schmerzen im Beckenboden oder Krampfschmerzen im Uterus.
Menses *stark und lang anhaltend.*
& Aufgeblähtes Abdomen; schmerzhafte Brüste.
& Hautausschläge, v.a. im Gesicht.

„Es besteht eine ausgeprägte allgemeine Verschlimmerung vor und während der Menses.“

K Kopfschmerzen *kommen und gehen, ändern den Ort.*
In Stirn oder Hinterkopf.
< Beim Erwachen.
< Während der Menses.

K Müde und schmerzende Augen. Wunde, trockene und juckende Augen.
< Künstliches Licht.

NAHRUNG
Verlangen: Kalte Getränke [2].
Schlimmer: Alkohol [2].

NOTIZEN

LYCOPERSICUM

Lycpr.

ZEICHEN
Solanum lycopersicum. Lycopersicon esculentum. Liebesapfel. Paradiesapfel. Tomate. Fam. nat. Solanaceæ.
Solanum ist der Name, den Pliny einem der Nachtschattengewächse gegeben hat; möglicherweise abgeleitet von lat. *solanum,* ein Trost, wegen seiner medizinalen Kräfte. *Lycopersicon* kommt vom gr. *lykos,* Wolf, und *persicon,* Pfirsich, vermutlich unter Bezugnahme auf mutmaßliche giftige Eigenschaften.
Die Tomate stammt ursprünglich aus Mexiko und wurde dort bereits seit Jahrhunderten angebaut, als Columbus darauf stieß und sie nach Europa verschiffte. Es heißt, die Spanier hätten sie auch verwendet, allerdings wurde die Tomate eher als ein giftiges Kuriosum betrachtet. Dies liegt vermutlich an der Tatsache, dass sie eindeutig zu derselben Familie gehört wie die giftigen Nachtschattengewächse sowie daran dass die grünen Teile der Pflanze tatsächlich giftig sind.

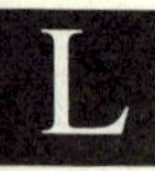

Heutzutage wird die Tomate auf der ganzen Welt angebaut. Trotzdem ist sie nicht ganz leicht zu züchten. Die Boden- und Lufttemperaturen, der Feuchtigkeitsspiegel und die Lichtmenge sind besonders wichtig. Die Pflanze ist anfällig für viele Krankheiten, welche die Ernte beträchtlich einschränken können. Seltsamerweise gedeiht die Tomate am besten auf ihren eigenen Abfallprodukten. Grüne oder ungleichmäßig gefärbte Tomaten enthalten geringe Mengen toxischer Substanzen [bis zu 0,2% Solanin]. Solanin hat eine Reizwirkung auf den Magendarmtrakt und verursacht den Zusammenbruch der roten Blutzellen. Anfangs erzeugt es Erregung und später eine Behinderung des zentralen Nervensystems, wodurch es zu Atem- und Herzstillstand kommen kann. Symptome: übermäßiger Speichelfluss, Erbrechen, Diarrhœ, Steifheit, Koordinationsstörungen, übermäßiges Schwitzen, Krämpfe, Schläfrigkeit, dilatierte Pupillen, Exanthem [besonders bei Tieren] und unregelmäßige Atmung.
S. tuberosum [Kartoffel], S. dulcamara, S. nigrum, und S. lycopersicum [Tomate] enthalten Glykoalkaloide. Diese haben eine interessante biologische Wirkung, und manche dieser Pflanzen werden von der Pharmaindustrie als Basissubstanz für Steroide verwendet. Man findet sie nur in bestimmten Pflanzenfamilien: Solanaceæ und Liliaceæ

[besonders *Veratrum*]. Sie werden auch Solanumalkaloide genannt, weil sie besonders charakteristisch für die Solanumgattung sind. Die Wurzen der Solanumarten enthalten immer eine Mischung verschiedener Alkaloide; hingegen in der Pflanzenteilen über der Erde ist ein Alkaloid vorherrschend. Die unreife Frucht enthält diese Substanz ebenso, aber sie verringert sich im Verlauf des Reifungsprozesses, wie beispielsweise bei der Tomate und S. dulcamara.
Geprüft von Gross und von H.A. Roberts.

VERGLEICHE

Sulfur. Belladonna. Phosphorus. Dulcamara. Capsicum. Ferrum.

⇨ Ferrum [Verlangen nach Tomaten; geräuschempfindlich; Anämie].

WIRKUNGSBEREICH

Schleimhäute. Rechte Schulter. * Rechte Seite.

LEITSYMPTOME

G Überempfindlich gegen Geräusche bzw. Lärm.
Reizbarkeit in Bezug auf Kleinigkeiten [< Gedächtnisschwäche].
Delusion, hält sich für eine hochgestellte Persönlichkeit.

G Ungewöhnlich aktiv für einen kurzen Zeitraum,
gefolgt von längeren Zeiträumen von Geistestrübung.
„Bei Grippe ist es nicht ungewöhnlich zu hören, dass der Anfall sehr unerwartet kam, weil sich der Patient unmittelbar vorher körperlich und geistig ungewöhnlich aktiv und wohl fühlte. Diese Empfindung von Wohlbefinden tritt auch bei bestimmten chronischen Zuständen auf, besonders in Perioden vor einem Migräneanfall. Dies ist vermutlich folgendermaßen zu erklären. Der Patient ist bereits infiziert. Zur Zeit des Wohlbefindens sind nur geringe Dosen des Giftstoffes im Blut und wirken als Stimulans. Mit zunehmender Menge geht die Stimulation in Depression über.“ [Wheeler]

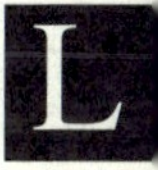

A *Influenza.*
Unbestimmte anhaltende Schmerzen in den Muskeln & große Ruhelosigkeit.
Schmerzen, v.a. *Prellungsgefühl,* bleiben nach grippalem Infekt bestehen.
„Die Schmerzen in Rücken und Gliedern können hochgradig sein und recht unerwartet auftreten. *Lycopersicum* ist ein wertvolles Mittel bei Grippe. In Fällen, auf die zunächst *Gelsemium* oder *Eup-per.* zu passen scheint, *und wenn der Fall nicht reagiert, dann sollte man sich an dieses Arzneimittel erinnern.* Insbesondere bei hochgradigen anhaltenden Schmerzen im ganzen Körper, die nach dem akuten Grippestadium auftreten, kann *Lycopersicum* wertvoll sein.“ [Wheeler]

A Frösteln.

A < Frische Luft.
> Warme Räume [Kopfschmerzen; Schnupfen; Schwäche].

A Starker Schweiß, hauptsächlich auf einen etwa 10 cm breiten Streifen den Rücken hinab beschränkt.

A Großer Durst [auf große Mengen].
& Polyurie.

A *Schlaf.*
„Liegt die ganze Nacht auf dem Rücken, durch Lähmungsgefühl." [Clarke]
„Häufiges Erwachen und Umherwerfen, Glieder fühlen sich gelähmt an, wenn sie gedrückt werden." [Clarke]

A < Bewegung.
< Erschütterung.

K Kopfschmerzen; berstende Schmerzen.
Beginn im Hinterkopf, Ausdehnung nach oben zum Scheitel und setzen sich in den Schläfen fest.
> Warme Räume; äußere Hitze.
> Kopf gegen etwas Hartes drücken; Rauchen.
„Tabak ist für diese Patienten ein großer Trost, selbst Tabakrauch im Zimmer lindert die Kopfschmerzen." [Wheeler]
& Nur mäßig dilatierte Pupillen, oder verengte Pupillen.
⇨ Kopfhaut sehr schmerzhaft empfindlich, nachdem die Schmerzen nachgelassen haben.
„Kopf zeigt immer Zeichen von akuter Kongestion." [Verma]

K Heuschnupfen oder Allergie.
Starke, wundmachende, wässrige Nasensekretionen.
< Staub; frische Luft.
> Warme Räume.
& Juckreiz in der Nase; Tränenfluss; Kratzen in der Kehle; asthmatische Atmung.

K *Hals.*
„Der Rachen ist wund und brennt bei *Lycopersicum* Fällen. Das erste Anzeichen einer Beschwerde sind gewöhnlich Schmerzen beim Schlucken. Doch obgleich sie anhalten, entwickelt sich keine Ulzeration, Eiterung oder Tonsillitis. Wenn man daran denkt, wie oft der Rachen der Ort der Infektion bei rheumatischen Beschwerden ist, sieht es eher aus, als würde sich der *Lycopersicum*-Patient dieser Schwachstelle bewusst, obgleich die Hauptbeschwerde anderswo liegt. Es ist normal, dass er berichtet, dass er häufig seinen 'Hals spürt', obgleich die körperliche Untersuchung wenig mehr ergibt als eine lokale Rötung." [Wheeler]

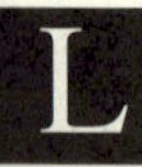

Vergleiche *Capsicum* - ein weiteres Nachtschattengewächs - bei 'Hals spüren'.
Brennende Trockenheit mit ausgeprägter Neigung von der rechten auf die linke Seite des Halses überzugehen.

K *Unfreiwillige Harnentleerung - Tröpfeln - im Freien.*
„Das Harntröpfeln im Freien und Aufhören im warmen Raum hat sich als wertvolle Indikation bei Enuresis erwiesen." [H.A. Roberts, *Medical Advance,* Nov. 1910]

K Scharfe Schmerzen im rechten Deltoideus.
< Arm nach oben und außen heben.
< Bewegung.
> Wärme; warme Räume; äußere Hitze.

Ausdehnung zum M. pectoralis.

„Sollte aus Lycpr. einen Begleiter von *Sang.* bei Schulterschmerzen machen.“ [Clarke]

RUBRIKEN

GEMÜT: *Angst* & langsamer Puls [1/1]. *Delusion,* hält sich für eine hochgestellte Persönlichkeit [2]. *Empfindlich* gegen Lärm, Geräusch [1].
KOPF: *Empfindlichkeit* der Kopfhaut nachdem die Schmerzen aufgehört haben [1/1]. *Schmerzen,* Kopfweh > Tabakrauchen [1].
AUGEN: *Zusammenziehende* Empfindung [1].
NASE: *Juckreiz,* Krabbeln, Kitzeln im Innern < Atmen und Staub [1/1]. *Niesen* durch Staub [1].
BLASE: *Harnentleerung,* Tröpfeln im Freien [2/1].
LARYNX: Unaufhörliches *Kratzen* [1; *Phos.*].
HUSTEN: *Explosiv* [1; *Caps., Osm.*].
SCHLAF: *Schlaflosigkeit,* keine Stellung ist richtig [1].
ALLGEMEINES: *Gesichtsfarbe* dunkel, brünett [1].

NAHRUNG

Schlimmer: Tomaten [1].
Besser: Tabak [1]; Tabakrauch [1].

NOTIZEN

LYCOPUS **Lycps.**

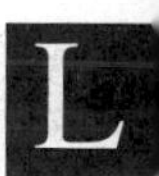

ZEICHEN

Lycopus virginicus. Virginischer Wolfsfuß. Fam. nat. Labiatæ.

Lycopus [vom gr. *lykos,* Wolf, und *pous,* Fuß] ist in den östlichen Staaten Nordamerikas heimisch und wächst an stehenden Gewässern oder Flüssen mit schwacher Strömung. Aus der mehrjährigen kriechenden Wurzel erhebt sich der viereckige glatte Stengel zu einer Höhe von 15 bis 60 cm mit paarig gegenüber angeordneten Blättern an kurzen Stielen, die oberen sind gezackt und lanzettförmig, die unteren keilförmig und glattrandig. Die Blätter sind an der Unterseite unbehaart und mit Drüsen bedeckt. Das Bemerkenswerte an der Pflanze ist, dass sie sowohl in relativ tiefem Wasser als auch auf Ödland wächst. Im Wasser blüht die Pflanze nicht; sobald das Wasser zurückweicht, verwandelt sie sich jedoch in die spärlich verzweigte blühende Landart. Im Herbst lässt Lycopus die Blüten, die sich an den Trieben gebildet haben, unter die Erde gleiten; dort findet die Selbstbefruchtung und Samenbildung statt. In der Asche sind Fluorspuren nachgewiesen worden. Studien haben gezeigt, dass ein Lycopusextrakt die Wirkung von

thyreotropen und gonadotropen Hormonen schwächt oder blockiert.
„*L. virginicus* war in der *U.S. Pharmacopeia* im späten 19. Jahrhundert als wirksames Antihämorrhagikum aufgeführt. *L. europaeus* [gemeiner Wolfstrapp] und *L. americanus* [Wasserandorn] haben eine sehr ähnliche Wirkung wie *L. virginicus* und ersetzen den Virginischen Wolfsfuß häufig. *L. lucidus* wurde über 2000 Jahre lang on der chinesischen Medizin gegen Menstruationsschmerzen, schmerzhafte Verletzungen und Harninkontinenz verwendet. Lycopus ist ein bitteres, schwach aromatisches Kraut, das Blutungen stillt, Husten unterdrückt und den Blutzuckerspiegel senkt. Es verlangsamt und kräftigt die Kontraktionen des Herzmuskels und hemmt schilddrüsenstimulierende Hormone." [Bown]
Geprüft von Chandler und Morrison. Laut Mezger sind die Ergebnisse des letzteren nicht zuverlässig, da Morrison unter Herzbeschwerden litt.

VERGLEICHE

Arsenicum. Phosphorus. Natrium muriaticum. Pulsatilla. Lachesis. Cactus.

Differenzierung

➡ Herzbeschwerden & Blutungsneigung und Verschlimmerung durch Hitze.
⇨ *Iodium:* Hyperthyreose, Ruhelosigkeit; > frische Luft und Essen.
⇨ *Iberis:* Schmerzen [Völlegefühl] in der Herzgegend stärker ausgeprägt; < Liegen auf der *linken* Seite.
⇨ *Belladonna:* Stärkere Kongestion; Puls voll und hart; < Hitze, v.a. Sonnenhitze.

➡ Hyperthyreose.
⇨ *Iodium:* Angst stärker, < leerer Magen.
⇨ *Calcium fluoricum:* Stärkere Schwellung der Schilddrüse, weniger Exophthalmus; niedrigere Herz- und Pulsrate; > Essen.
⇨ *Kalium iodatum:* Schilddrüse schmerzhaft bei Berührung; niedrigere Herz- und Pulsrate.
⇨ *Ferrum iodatum:* Hyperthyreose & Anämie und unregelmäßiger Kreislauf.
⇨ *Belladonna:* Kongestion in den Kopf stärker ausgeprägt; Herzbeschwerden mehr anfallsartig und heftiger.

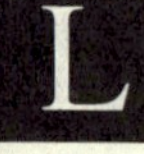

WIRKUNGSBEREICH

HERZ. *Schilddrüse. Kreislauf.* * Linke Seite.

LEITSYMPTOME

G Instabilität.
„Geist wandert von einer Sache zur andern." [Clarke]
„Während dieser Teilprüfung der Arznei habe ich meine Lebensgewohnheiten nicht verändert, mein Ernährungsplan ist einfach und vielfältig. Ich war nie abhängig von Tabakkonsum in jeglicher Form, noch von alkoholischen Getränken oder sonstigen Getränken; trinke selten Kaffee, gelegentlich Tee. Während der Arzneimittelprüfung

verlor ich mehr oder weniger meine Geisteskontrolle, indem mein Geist von einem Ding zum andern wanderte. Die Symptome waren jeden zweiten Tag ausgeprägter." [Chandler]

G „Reizbarkeit, außer wenn man sehr sanft angesprochen wird." [Knerr]

G Benommenheit, wie berauscht, während der Menses.

G Erhöhte geistige und körperliche Tätigkeit am Abend.

A *Hyperthyreose mit Beginn im Klimakterium.* [Mezger]

A *Hyperthyreose.*
< Anstrengung; Steigen; Hitze; nach Schlaf.
& Herzklopfen; schmerzhafter Druck in den Augäpfeln; dumpfe Schmerzen über den Augen.

A *Blutungsneigung.*
Beschwerden durch unterdrückte Blutungen, v.a. aus Hämorrhoiden.
„Die Herztätigkeit ist schwach, der Patient ist allgemein nervös, reizbar und hat kalte Extremitäten. In diesem Zustand sind geringfügige Blutungen nicht selten." [Hale]

A Ein deutliches Symptom ist ein starkes Verlangen nach Speisen und insbesondere nach *Speisengeruch.* [Blackie]

A Extremer DURST; auf große Mengen.
Verlangen nach *kalten Getränken.*
KEINE Veränderung des Appetits.

A *Wandernde Schmerzen;* Muskelschmerzen, rheumatische Schmerzen, Gelenk- und Sehnenschmerzen.
< Bewegung; kalte Luft.
> Zimmer- oder Bettwärme [Allgemeinzustand und Kreislauf jedoch < Hitze].
Schmerzen nehmen gegen Sonnenuntergang zu.
„Lycopus ist ein Arzneimittel für *Begleitsymptome.* Die Herzerkrankung hat viele Begleitsymptome, die nicht direkt mit dem Herzen zusammenhängen. Wenn Lungenbeschwerden mit reger Darmtätigkeit einhergehen, wird *Lycps.* sehr wahrscheinlich das indizierte Mittel sein." [Clarke]

A Anhaltendes Schwindelgefühl, beginnt im Freien, *hält an im Sitzen.*
& Einschnürung des Larynx [im Sitzen].
& Neigung nach rechts oder nach vorn zu schwanken.

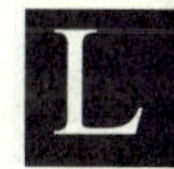

K *Blase.*
„Solange die Blase voll ist, bereitet sie dem Patienten keinerlei Beschwerden, aber sobald er Harn entleert und die Blase leer wird, empfindet er ein starkes Auftreibungsgefühl in dem Organ." [Choudhuri]

K Dyspnœ, Beklemmung der Brust, < *Rechtsseitenlage.*

K *Herzbeschwerden.*
< Bewegung; Leibesübungen; Gehen.
< Morgens und abends.
< Gegen Sonnenuntergang.
< Warme Räume.
> Reibung.

& Kalte Extremitäten.
& Deutliche allgemeine Nervosität.
& Große Ruhelosigkeit nachts mit unruhigen Träumen.
& Hervortreten der Augen.
& Übermäßige Flatulenz.
& Reichlicher Fluss von wässrigem Harn.
Erstes Geräusch [Herz] ersetzt durch blasendes Geräusch, dann erstes Geräusch abwesend.
Zweites Geräusch betont.
Blasendes Geräusch im Klavikularbereich.
[Roberts, Comparative study of heart remedies, 1937]

K Herzklopfen.
< Bewegung, Anstrengung; Steigen; Wärme; daran denken.
& Brustbeklemmung.

K Herzklopfen # ödematöse Schwellung im Schambereich.

RUBRIKEN

GEMÜT: *Argwöhnisch* [2]. Gezwungen Dinge zu *berühren* [1]. *Delusion,* hält sich für schmutzig [1]. *Geistestrübung* während Kopfschmerzen [2]. Mangel an *Ideen* während der Menses [2/1]. *Reizbarkeit* bei Diabetes, es sei denn man wird sehr sanft angesprochen [2/1].

KOPF: *Schmerzen,* Kopfweh # Lumbago [1]; # Zahnschmerzen [2]; Kopfschmerzen & Herzsymptome, mühselige Herztätigkeit [1/1]; Kopfweh > durch Tabak Rauchen [1].

GESICHT: *Ausdruck,* maskenhaft [1]. Blasse *Verfärbung* bei Herzbeschwerden [1/1].

MAGEN: *Ruktus* im Gehen [1].

ABDOMEN: *Rumoren* morgens beim Erwachen [1].

BLASE: *Völlegefühl* nach der Harnentleerung [2].

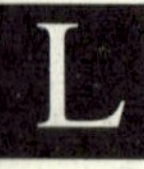

MÄNNER: *Schmerzen* in den Hoden, abwechselnd im einen oder anderen Hoden [1]; & supraorbitale Schmerzen [1/1].

ATMUNG: *Schwierige* Atmung bei Herzbeschwerden, und Harnwegsbeschwerden [2; **Laur**.].

BRUST: *Herzklopfen* am Morgen [2]; am Abend [2]; wenn man daran denkt [2]; während Träumen [1; *Cact., Iod.*]; durch nervöse Ursachen [2]. *Kleidung* < [2].

RÜCKEN: *Schmerzen* unter dem rechten Schulterblatt [2].

EXTREMITÄTEN: Ödematöse *Schwellung* der Füße [2]. *Varizen* während der Schwangerschaft [2].

SCHLAF: *Erwachen* bei Tagesanbruch [1; Lyc.].

ALLGEMEINES: *Abdecken* < [2]. Körperliche *Aktivität* am Abend [1/1]. Schmerzen bleiben bestehen nach *Influenza* [1/1]. *Luftzug* > [1]. Nach der *Menses* > [1; *Zinc-p.*]. *Schwäche* & Ruhelosigkeit [1]. *Varizen* erweitert und blau [2; **Puls**.]; entzündet [2].

NAHRUNG

Abneigung: Speisengeruch [1].
Verlangen: Austern [3]; Wein [3]; Gemüse [2]; kalte Getränke [2]; Milch [2]; rohe Speisen oder Salate [2]; Salz [2]; Sauerkraut [2]; Speisengeruch [2].
Besser: Tabak [1].

NOTIZEN

MAGNESIUM FLUORATUM **Mag-f.**

ZEICHEN

Magnesiumfluorid.
Fluor, ein blassgelbes, giftiges, stark ätzendes Gas, ist das leichteste Mitglied der Halogene und das reaktionsfähigste aller Elemente. Der Name stammt von dem Mineral Fluorit, hergeleitet vom lat. *fluo,* Fluss, weil es bis 1500 als Flussmittel in der Metallurgie verwendet wurde.
„Fluor ist im Universum relativ weit verbreitet. Manchen Theoretikern zufolge lässt sich dies der Bildung des Elements durch Supernovaexplosionen zuschreiben, in deren Verlauf Neutronen ein Neonisotop in ein Fluorisotop umwandeln. Auf der Erde ist Fluor in natürlichen Verbindungen weit verbreitet, aber seine extreme Reaktivität schließt sein Vorkommen als reines Element aus. Fluor macht zwar nur 0,065 Prozent der Erdkruste aus, doch er kommt in Ozeanen, Seen, Flüssen und allen anderen Formen natürlicher Gewässer vor; in Knochen, Zähnen und Blut aller Säugetiere; sowie in allen Pflanzen und Pflanzenteilen. Trotz dieser Verbreitung existiert bisher noch kein universell anerkannter Nachweis, dass Fluor ein notwendiger Bestandteil von Lebewesen ist. Am weitesten ist Fluor in der Natur in Form der Mineralien Flussspat [Fluorit], Cryolit und Fluorapatit verbreitet.“ [Grolier]

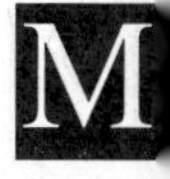

Magnesium, ein stark reaktives Metall steht an Häufigkeit seines Vorkommens auf der Erde an achter Stelle und mach etwa 2,5% der Erdkruste aus. Meerwasser besteht zu etwa 0,13% aus Magnesium und ist die wichtigste Quelle von Magnesiummetall. In Süßwasser sind gelöste Magnesium- und Kalziumsalze für die Wasserhärte verantwortlich. Fein gespaltenes Magnesium brennt an der Luft mit gleißendem weißem Licht; daher wird das Metall für Blitzlichtbirnen und Feuerwerke verwendet. Strukturell ist es nicht sehr kräftig und muss in Legierung mit anderen Metallen verwendet werden, wenn es Belastungen ausgesetzt werden soll. Magnesium kommt in vielen Nahrungsmitteln vor wie etwa in Fleisch, Getreideflocken, Gemüse und Milch. Der durchschnittliche Erwachsene nimmt etwa 300 mg Magnesium pro Tag ein. Magnesiummangel führt zu Schwäche, Schwindelgefühl und Konvulsionen. Die Nieren

regulieren die Magnesiummenge im Körper, zu einer Überdosis an Magnesium kann es durch Nierenversagen, hormonelle Störungen oder medikamentöse Einnahme von Magnesium kommen. [Grolier]
Auf der Grundlage klinischer Überlegungen beschloss Mezger, Mag-f. als homöopathisches Arzneimittel einzuführen. Er hatte bemerkt, dass Fluor von allen Halogenen, die stärkste Wirkung auf das Bindegewebe, das Lymphsystem und die Schleimhäute hat und daher geeignet war, Bindegewebe, das durch chronische Infektionskrankheiten geschwächt und 'verunreinigt' war, wieder aufzufrischen und zu stimulieren. Anhand von Experimenten hatte er erkannt, dass Magnesium die Kraft hat, durch verschiedene Gifte im Organismus verursachte Schäden zu verhüten oder zu heilen. Er entdeckte auch, dass Magnesium ein unerlässliches Element bei der Infektionsabwehr ist. Der Bedarf nach einem Arzneimittel, das fokale Infekte, die durch Viren, Streptokokken, Enterokokken, Staphylokokken und andere pathogene Organismen verursacht werden, die den HNO-Bereich angreifen, veranlasste ihn dazu, die beiden Elemente miteinander zu verbinden. Er glaubte, dass das neue Arzneimittel Mag-f. zu den *Nachwirkungen* [Restintoxikation] von grippalen Infekten, Sinusitiden und Tonsillitiden passte. Zu den Symptomen gehören Müdigkeit, nervöse Reizbarkeit, Appetitverlust und Rückenbeschwerden. Er hielt Mag-f. für ein Drainagemittel, das einen wichtigen Platz in der Reihe von *Sulfur* und *Hepar sulfuris* verdiente. Im Verlauf der Behandlung mit Drainagemitteln und Nosoden, so Mezger, werde sich das Konstitutionsmittel zeigen und die Behandlung zum Abschluss bringen. Mezger führte mit dem neuen Präparat keine Arzneimittelprüfung durch. Diese Lückc wurde 1986 von Swoboda und König geschlossen, die eine Arzneimittelprüfung mit 18 Prüfern [9 Männern, 9 Frauen] durchführten.
Die Symptome von Mezger aus klinischer Erfahrung sind mit einem * gekennzeichnet. Die Zitate stammen aus der Arzneimittelprüfung von Swoboda und König.

VERGLEICHE

Silicea. Magnesium carbonicum. Acidum fluoricum. Calcium fluoricum.

WIRKUNGSBEREICH

Schleimhäute. Verdauungsorgane. Pankreas. Drüsen. *Muskel-, Skelett- und Bewegungsapparat.*

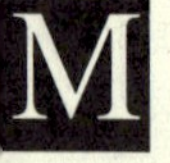

LEITSYMPTOME

G Quintessenz: die Vorstellung, dass Aggressionen dazu führen, dass sie ihren Arbeitsplatz, ihr Geld oder ihre Ehefrau verlieren können.

„Gemüt: Leben mit dem Gedanken, mit der Gesellschaft Schritt halten zu müssen, viel erreichen zu müssen. Ein guter Arbeitsplatz mit viel Geld ist wichtig. Insbesondere Arbeitsplätze in der Geschäftswelt, im Bank-, Verkaufs- oder Marketingbereich, ein Beruf mit Prestige ist das, was für sie zählt.
Ziemlich erzwungene Bemühungen um einen sozialen Status. Sie müssen stark und bestimmt auftreten, sonst können andere ihnen ihren hart erkämpften Raum streitig machen. Andererseits dürfen sie nicht zu aggressiv sein, sonst könnten sie ihre Kundschaft verschrecken, was sie ihren Arbeitsplatz kostet. Somit steckt eine aggressive entschlossene Seite in ihnen, zugleich aber haben sie Angst, diese zu

zeigen. Auch Aggressionen anderer Menschen machen ihnen Angst, weil sie denselben Zorn in ihnen wachrufen zum Vorschein bringen könnten. Wenn sie es nicht beherrschen können, schweben sie in Gefahr, ihren Arbeitsplatz oder ihr Geld zu verlieren.
Eine schöne Frau, wie etwa ein Fotomodell, passt ebenfalls in dieses Bild. Das ist eine Frau, mit der sie angeben können. Wenn sie zufällig eine Ehefrau haben, die diesem Standard von glamouröser Erscheinung nicht ganz entspricht, beginnen sie vielleicht zu zweifeln, ob sie die richtige Wahl getroffen haben. Dies ist der unterschwellige Grund für die Furcht, womöglich die eigene Ehefrau nicht zu lieben." [Scholten]

G „Schlanke bis extrem dünne Menschen. Kältegefühl. Beschreibt sich selbst als beherrscht, diszipliniert, gewissenhaft. Innere Ruhelosigkeit ausgedrückt in erhöhter Aktivität. Sensibel, gedankenvoll, recht leistungsorientiert. Kritisch, insbesondere gegenüber anderen. Zieht sich zurück, wenn die Menschen in seiner Umgebung seinen Anforderungen nicht entsprechen. Fleißig, korrekt, ordentlich. Mag keine Sentimentalität, 'übertriebenen sentimentalen Müll' und Schwäche. Wenn sie deprimiert sind, versuchen sie mittels Therapie die Ursache zu finden und das Problem zu lösen. Sie lassen sich nicht gehen. Stark ausgeprägter Sinn für eine gesunde Lebensweise. Leben so gesund wie möglich und achten darauf, was sie essen [vegetarisch, Gesundheitskuren usw.]." [Lesigang]

G STIMMUNGSSCHWANKUNGEN.

„Stimmungsschwankungen zeigen eine deutliche Ambivalenz. Dieselben Personen berichteten von auffallend guter Laune mit Aktivität, Geduld bei der Arbeit, selbstbewusst [Fluor], andere fühlten sich reizbar, verdrießlich, ungeduldig [Magnesium]."

G *Fehler beim Schreiben.*

G „Menschen kommen ihr bekannt vor, wenn sie diese anspricht, stellt sich der Irrtum heraus."

[Symptom, dass in einer Prüferin ab dem zwanzigsten Prüfungstag häufig auftrat]

G Aktivitätsdrang; will Dinge erleben.

G *Erotische Träume.*

Träume von Grausamkeiten.

G Laszive Gedanken.

Sexuelle Gedanken drängen sich auf.

A CHRONISCHE ENTZÜNDUNGEN.

[Adern; Nebenhöhlen; Tonsillen; Drüsen]

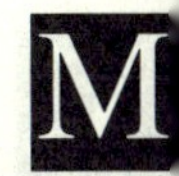

A *Fokale Infektionen.*

„Auffallend ist, dass sich bei unserer Arzneimittelprüfung durchaus Symptome entwickelten, die von Fokusbelastungen her bekannt sind bzw. selbst von einem Herd ausgehen können: Die hartnäckige, noch nach 1 Jahr rezidivierende Sinusitis maxillaris von Prüfer 17, die erst nach Absetzen der Prüfarznei auftrat...; die Zahnschmerzen von Prüfer 8 (Ausstrahlung in die linke Kieferhöhle), ebenso bei Prüfer17 und 18. Die Prävalenz von rheumatischen Symptomen passt ebenfalls gut in das Bild des Fokusgeschehens. Weiters auffallend ist, dass die Prüfarznei länger zurückliegende entzündliche Vorgänge zu reaktivieren vermochte: Ohrenbeschwerden bei Prüferin 4 nach einer 6 Jahre zurückliegenden Otitis media, Prostatismus bei Prüfer 17 nach jahrelanger diesbezüglicher Beschwerdefreiheit!"

A *Frösteln.*

A Gesunde Ernährung und Ernährungsbewusstsein.
Gelüste auf gewürzte Speisen, Gemüse, Früchte, Brot und Milchprodukte. [Lesigang]

A Kein übermäßiger Appetit.
Manchmal wenig Appetit wegen Völlegefühl. [Swoboda]

A Sexualtrieb *veränderlich*; Sexualtrieb *gesteigert* oder *vermindert.*
„Fünf von dreizehn Prüfern berichteten von deutlich gesteigertem oder vermindertem Sexualtrieb. Manche berichteten von beidem, d.h. gesteigerte Libido konnte gefolgt sein von Libidoverlust und umgekehrt."

A > *Gehen im Freien.* *

A < *Früher Morgen* [3 Uhr] und in den ersten Stunden nach dem Aufstehen. *
[Trübsinn; Nervosität; Appetitverlust; Übelkeit; Dumpfheit im Kopf; Schwindel]

A < *Nachmittagsschlaf.* *

A *Umschriebene Schmerzen.*
[„Heftige Schmerzen in der großen Zehe, wie von einem eingewachsenen Zehennagel."]

K *Kopfschmerzen.*
„Mehrere Personen verzeichneten eine ähnliche Art Kopfschmerzen. Die Schmerzen traten *plötzlich* ein, waren scharf, pulsierend, heiß, wellenartig und hörten plötzlich auf."
Schmerzen auf einen kleinen Bereich begrenzt.
„Empfindung von einem Hohlraum zwischen Gehirn und Schädel."

K MUSKELSCHMERZEN.
„Zehn von dreizehn Prüfern verzeichneten Symptome im Bewegungsapparat. Manche dieser Schmerzen waren recht ungewöhnlich, zumal sie 'tief in den Knochen' und 'in den Gelenken' empfunden wurden. Die Schmerzen waren pulsierend, tiefsitzend und intensiv. Bei einer Prüferin traten sie wiederholt *vor Schneefall* auf."

[Quelle: Swoboda & König, Magnesium fluoratum, *Documenta Homœopathica* 9/1988]

NAHRUNG

Abneigung: Alkohol [3]; Gewürze [3]; Branntwein [2]; erfrischende Dinge [1]; Fleisch [1]; Saures [1]; Zitronen [1]. [Scholten]

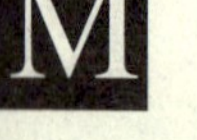

Verlangen: Brot [1]; Früchte [1]; Gemüse [1]; Milchprodukte [1]; gewürzte Speisen [1]. [Lesigang]

Schlimmer: Milch [1].

NOTIZEN

MAGNESIUM SULFURICUM Mag-s.

ZEICHEN

Magnesiumsulfat. Bittersalz. Sal catharticum.
„Aktiver Wirkstoff der meisten natürlichen abführenden Wasser; verwendet als prompt wirkendes Kathartikum bei bestimmten Vergiftungen, bei der Behandlung von erhöhtem interkranialen Druck und Ödem, als Antikonvulsivum bei Eklampsie [wenn intravenös verabreicht], und als entzündungshemmendes Mittel [lokal angewendet]." [Stedman's]
Bittersalz wurde ursprünglich aus den Quellen bei Epsom in Surrey, England, gewonnen. Es wurde auch zum Färben von Textilien , Gerben von Leder, Keramik, Sprengstoff und zur Streichholzherstellung verwendet.
Wenn es in die Dura mater des Rückenmarks injiziert wird, wirkt Magnesiumsulfat als Anästhetikum, mit einer curareähnlichen Wirkung auf die Muskeln, so dass es zu Atemstillstand kommen kann.
„Es steht Natrium sulfuricum sehr nahe. Der weiche Stuhl bald nach dem Aufstehen, Diarrhœ, welche durch den massiven Umfang der Stühle auffällt, sind gleich oder noch charakteristischer für Nat-s." [Leeser]
Magnesiumsulfat wird in Bleichmitteln, Düngemitteln, Streichhölzern, Sprengstoffen und feuerfesten Textilien verwendet. In der Medizin wird es bei der Behandlung von Arthritis und Verbrennungen sowie als lokales Analgetikum verwendet.
Geprüft von Nenning und Hencke [Eigenprüfung]. 1944 von Mezger an 14 Personen geprüft.

VERGLEICHE

Sulfur. Magnesium carbonicum. Natrium muriaticum. Pulsatilla. Magnesium muriaticum. Alumina. Gratiola. Kalium nitricum.

WIRKUNGSBEREICH

Magendarmtrakt. Gallenblase. Harnorgane. Weibliche Organe.

LEITSYMPTOME

G „Verbindet die Gefühle von Magnesium und Sulfur. Das Hauptgefühl ist es, von der Person, von der man bezüglich Liebe, Versorgung und Ernährung abhängig ist [Mag.], beleidigt, nicht geschätzt, blamiert zu werden [Sulf.]."

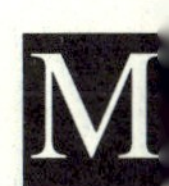

G „Sehr unabhängig, effizient, gewissenhaft und ruhig. Sorgfältig bezüglich der äußeren Erscheinung und gut gekleidet. Sehr empfindlich gegen Hautflecken und andere auffallende Hautveränderungen."

G „Sehr ängstlich besorgt um die Gesundheit. Selbst triviale Beschwerden verursachen irrationale Angst. Kann sehr zornig und reizbar werden. Das Gefühl ist. 'Wenn ich soviel für sie tue, warum tun sie nichts für mich? Warum werde ich nicht geschätzt?' Es besteht eine unterschwellige Furcht vor Zurückweisung. Sie haben das Gefühl, wenn sie nicht gut genug aussehen, hart genug arbeiten usw., werden sie zurückgewiesen. Träume von erfolglosen Bemühungen." [Sankaran]

G *Furchterregende Träume* [verwundet zu werden; Verletzungen; Feuer; Tod von Verwandten].

Erwacht erschreckt.

G „Sulfur-Typen, die zu Trübsinn, Reizbarkeit und Überempfindlichkeit neigen." [Voisin]

Neigung zu Wutanfällen, nimmt alles übel.

Versteht alles falsch.

Reizbar & Furcht vor dem Sterben.

Depression & Überempfindlichkeit. [Mezger]

G Überempfindlich gegen Schmerzen.

A *„Intermittierendes Auftreten der Beschwerden, oft mit langen beschwerdefreien Pausen."* [Mezger]

A Frostgefühl.

„Frostgefühl & Durst, frühmorgens nach dem Erwachen."

„Frostgefühl am Abend, lässt im Bett nach." [Lippe]

A *Wechsel* von Hitze und Frostgefühl.

& Gesicht abwechselnd gerötet und blass.

A > *Frische Luft.*

> Kalte Luft.

„Alle nervösen Beschwerden und Gemütssymptome > im Freien."

A < Seeluft.

A > *Gehen im Freien.*

[Weinerlichkeit; Nervosität; Kopfschmerzen; Schmerzen in den Gesichtsknochen; rheumatische Schmerzen].

A Verlangen nach rohem Gemüse [v.a. Salate] und Obst.

A Abneigung gegen fette und gehaltvolle Speisen und gegen Fleisch.

A Großer *Durst,* v.a. während Diarrhœ [weiche Stühle früh nach dem Aufstehen].

„Durst am frühen Morgen, lässt nach dem Frühstück nach."

„Durst am Abend, insbesondere während der Menses." [Lippe]

A < *Nachts.*

A < Frühmorgens.

A < REISEN, v.a. mit der Bahn oder im geschlossenen Wagen, weniger im offenen Wagen oder auf dem Motorrad.

[Magendarmbeschwerden: Übelkeit und starke Diarrhœ]. [Mezger]

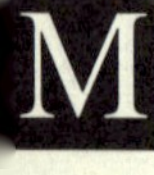

A KRÄMPFE und SPASMEN [insbesondere der Hohlorgane].

A *Schleimsekretionen dick und schleimig.*

A < Während der Menses.

[Starkes Schweregefühl im Kopf; Prellungsschmerzen im Kreuz; Schmerzen in den Lenden]

Blut dunkel, klumpig.

Blutausscheidung zwischen den Menses.

A Schwindel.

Während und nach dem Mittagessen.

& Schweregefühl des Kopfes.

& Unfreiwilliges Schließen der Augen.

K REICHLICHE STÜHLE. Saurer Geruch.
Neigung zu Diarrhœ.
Diarrhœ nach Pfannkuchen.
K Starke Harnentleerung am Morgen.
K Erwachen aus dem Schlaf [durch Alpträume] mit Herzklopfen.

RUBRIKEN
GEMÜT: *Auffahren* aus Träumen [2]. *Furcht* morgens beim Erwachen [1]; vor dem Bösen [2]. *Schüchternheit* [2]. *Streitlustig* [1/1]. *Verwirrung* > Stuhlentleerung [1]. *Zorn* beim Erwachen [1; **Lyc**.]. *Zufrieden* mit sich selbst [1].
KOPF: *Bewusstes* Spüren des Kopfes [1/1]. *Kälte* während der Menses [1]. Empfindung als sei das Gehirn *locker* im Gehen [1; **Spig**.]. *Schmerzen* Kopf wie eingebunden oder zusammengeschraubt, bei Bewegung morgens im Bett [1/1]; Kopfschmerzen & Hitze in Kopf und Rötung of Gesicht [1]; in der Stirn im Liegen [1]; nach außen drückende Schmerzen in der Stirn beim Aufstehen nach Bücken [1]; Schmerzen als würde ein Haar am Scheitel gezogen [1]. *Schweregefühl* morgens nach dem Aufstehen [1]; während der Menses [2].
AUGEN: Empfindung als würde das rechte Auge aus seiner Höhle *heraustreten*, beim Sehen nach rechts oder links [1/1]. *Kondylome,* Warzen auf den Augenlidern [1; **Thuj**.].
SEHKRAFT: *Getrübte* Sicht am Morgen [1].
OHREN: Schmerzhafte Empfindung als würde die rechte Ohrmuschel mit Gewalt herum *gedreht*, morgens [1/1]. *Geräusche* Quaken im linken Ohr wie von Fröschen, im Sitzen [1/1]; wie von strömendem Wasser [1; **Cham**.].
HALS: Kann weder schlucken noch *Schleim* hochräuspern [1].
MAGEN: *Kältegefühl* morgens im Bett [1]. *Ruktus* wie faule Eier morgens beim Aufstehen [2; **Arn**.]. *Übelkeit* nach Frostgefühl [2].
ABDOMEN: *Schmerzen* nach Kartoffeln [1]; nach Milch [1]; Krampfschmerzen nach Milch [1].
FRAUEN: Brennende *Leukorrhœ* < Bewegung [2/1]; stark nach der Menses [2].
BRUST: *Schmerzen* morgens [1]; > Auswurf [1]; < warme Räume [1]; Schmerzen in den Mammæ < Bewegung [1; Aster.].
RÜCKEN: *Schmerzen* zwischen den Scapulæ nach Mitternacht [1/1]; Schmerzen im Lendenbereich in Rückenlage [1]. *Spannung* im Halswirbelbereich am Morgen [1]; > im Gehen [1].

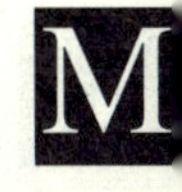

EXTREMITÄTEN: *Formicatio* in den Fingerspitzen > Reiben [1/1]. *Kälte* der Füße tagsüber [1]. *Schmerzen* in den unteren Gliedmaßen, Ischialgie, > Gehen [1]; < Ruhe [1/1]. *Spannung* in der Kniekehle im Gehen [1; **Sulf**.].
SCHLAF: *Einschlafen* schwierig nach dem Erwachen [1]. *Stellung,* schläft mit den Armen auf dem Bauch [1].

NAHRUNG
Abneigung: Fette und gehaltvolle Speisen [1]; Fleisch [1]; Frühstück [1]; Gewürze [1]; gebratene Speisen [1]; Speisen, tagsüber [1]; warme Speisen [1].

Verlangen: Früchte [2]; rohe Speisen, Salate [2]; Erfrischende Dinge [1]; Gewürze [1]; Scharfes [1].
Schlimmer: Milch [2]; fette und gehaltvolle Speisen [2]; Kartoffeln [1]; Pfannkuchen [1; = Diarrhœ].

NOTIZEN

MAGNETIS POLI AMBO

M-p-a.

ZEICHEN

Magnet [beide Pole].
Hahnemann [1755-1843] stand den Methoden des Österreichers Franz Anton Mesmer [1734-1815] nicht ablehnend gegenüber. Mesmer hatte 1766 in Wien sein Studium mit einer Doktorarbeit abgeschlossen, in der er den Einfluss der Planeten auf Tierorganismen behandelte. Das Mittel dazu war angeblich eine mysteriöse Flüssigkeit, die alles durchdringt, die er ursprünglich *gravitas animalis* nannte und später als Tiermagnetismus bezeichnete. Mesmer etablierte sich in Wien, wo er mit Mozart befreundet war und an einer Séance teilnahm, bei der ein 'Astronom' Magenkrämpfe mittels eines großen Magneten heilte. Der Widerstand gegen seine ungewöhnliche Heilmethode war so groß, dass er 1778 Wien verließ und nach Paris übersiedelte, wo er rasch eine große Anhängerschaft gewann, wenn auch die Akademien sich weigerten, irgendetwas mit ihm zu tun zu haben.
Mesmer organisierte Séancen, bei denen die Pariser Elite mit gespreizten Fingern um einen mit Wasser gefüllten Bottich saß [das *baquet*], in den die Anwesenden Stäbe und Drähte hielten. Wenn dann Mesmer hochzeremoniell auftrat und einen der Anwesenden berührte, begann diese Person sich so stark zu schütteln und zu erschauern, dass der ganze Kreis zu zittern anfing. Negative Berichte aus den Reihen der intellektuellen Prominenz minderten Mesmers Beliebtheit nicht. Während der Französischen Revolution floh er nach London, wo die Bewegung ebenfalls innerhalb kurzer Zeit wuchs.

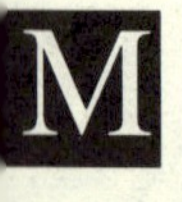

Hahnemann schloss sein Organon mit einem lobenden Kommentar auf den Mesmerismus ab. Gegen 1833 unternahm er drei Prüfungen mit 'Magnes' [Magnet], die erste 'ohne Unterschied der Pole' und die beiden anderen mit dem Nord- bzw. Südpol des Magneten. Obgleich sich diese von seinen anderen Arzneimittelprüfungen unterschieden, so wollte er zweifellos zeigen, dass „Abänderungen des Seyns lebender Wesen [die Krankheiten] als rein dynamische Affectionen der Lebenskraft" betrachtet werden müssen. In den Wirkungen der Anwendung „der Art *Geist*, der aus dem Magnetstabe in den lebenden Körper einfließt" sah er eine Bestätigung seiner Grundannahme, dass Krankheiten als „immaterielle Abänderungen des Lebens, als rein dynamische Verstimmungen unsers Befindens, die Arzneikräfte aber als bloß virtuelle, fast geistige Potenzen" zu begreifen seien und nicht als materiell.
Er verwendete die folgende Arbeitsmethode. „Die nachgängigen, von den beiden Polen

beobachteten Symptome entstanden durch Berührung gesunder Personen von einer kräftigen Magnetstange, 8 bis 12 Minuten lang auf einmal, seltner mehrmals wiederholt. Obgleich jeder der beiden Pole…etwas Eignes in seiner Veränderungskraft des menschlichen Befindens hat, so scheint doch jeder bei zwei und mehrmaliger Anbringung Wechselwirkungen zu äußern, die mit denen des entgegengesetzten Pols Aehnlichkeit haben."
Hahnemann benutzte den Magneten in dieser Kapazität auf der Grundlage der Ähnlichkeit. „Zur Heilung muß man Magnet weit milder anbringen, da er homöopathisch wirken soll. Dazu ist ein 18 Zoll langer Magnetstab, welcher an jedem Pole ein Viertel Pfund zieht, überflüssig kräftig, wenn man den nach Aehnlichkeit der Symptome für einen Krankheitsfall gewählten Pol auch nur eine Minute den Kranken berühren, oder *fast berühren* läßt mit dem kranken Theile oder auch nur mit der Fingerspitze." Auf diese Weise hielt er sich streng an das Ähnlichkeitsprinzip. „Fände man aber bei der Anbringung dieses Pols fast augenblickliche Verschwindung der zu heilenden Beschwerden [auch wohl ein Entstehen andrer, noch nicht da gewesener Symptome] wohl eine halbe Stunde, auch nur eine Viertelstunde über, so war es nicht der heilende [homöopathische], sondern der palliative [enantiopathische] Pol gewesen." Der korrekt gewählte Pol wird „eine kleine homöopathische Verschlimmerung des ursprünglichen Uebels erregen und dann die vollkommene dauerhafte Heilung durch Homöopathie bewirken, wie es mit allen andern, nach Symptomen-Aehnlichkeit [homöopathisch] gewählten Arzneien geschieht."
Hahnemann ist es offenbar nicht eingefallen, aus den Strahlungen des Magneten Potenzen herzustellen, denn die „entfernten Kranken" bekamen „ein Stück Leiste von Tannenholz, welches die Länge des Stäbchens hat" zugeschickt. Darin war vom Tischler „eine Nuhde gezogen, in welche Vertiefung dann das Magnetstäbchen passend fest eingelegt wird." Gemäß den Anweisungen musste der Kranke „auf eine Gabe, den nöthigen Pol eines solchen [allenfalls auch in der Leiste liegen bleibenden] Magnetstäbchens eine halbe, ganze, bis anderthalb Minuten lang" berühren, „je nachdem der Krankheitsfall und die Kräfte des davon ergriffenen Kranken beschaffen sind."
In späteren Jahren wurden Potenzen von den verschiedenen Magneten hergestellt. Sie liefern ein interessantes Bild. Nichtsdestoweniger sind die Erfahrungen mit ihnen begrenzt, um nicht zu sagen nichtexistent geblieben.
Geprüft von Hahnemann.

VERGLEICHE
Sulfur. Phosphorus. Nux vomica. Pulsatilla. Sepia.

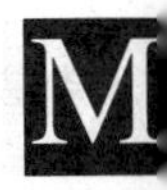

WIRKUNGSBEREICH
Gemüt. Nerven. Gelenke.

LEITSYMPTOME
G „*Er redet,* am Tage in Geschäften, *laut vor sich hin,* [wie ein Gemüthskranker], *ohne es zu wissen.*"

G „Er ist matt und doch übertrieben sorgsam und eifriger in pünktlicher Vollendung seines Geschäftes."

G „Uebereilte Unbesonnenheit mit Vergeßlichkeit."
„Rastlose und gleichsam angestrengte übereilte Thätigkeit."

„Er bestrebt sich, Dinge zu thun, und verrichtet sie ganz wider sein eigenes Vorhaben, wider seinen eigenen Willen."

G „*Sehr geneigt, böse zu werden und sich zu ereifern,* und wenn er sich erbost hat, thut ihm der Kopf mit Wundheitsschmerze weh."

A Schaudernde Bewegung durch den ganzen Körper. [Jahr]

A *Hunger, insbesondere abends.*

A *Schlafstörungen*

„Erwachen die Nacht um 3 Uhr - nach einigen Stunden träumevolle Schlummersucht, dann *ohne Durst, Hitzeempfindung in den Gliedmaßen, welche anfänglich entblößt, nachgehends sorgfältig zugedeckt sein wollen.*"

A *Fehlen des Sexualtriebes.*

A < Bewegung. [Clarke]

A < MORGENS BEIM ERWACHEN.

K Kopfschmerzen als würde ein Nagel hineingedrückt.
< Zorn.

K *Schweiß auf dem Gesicht ohne Hitze, am Morgen.*

K Speichelfluss jeden Abend mit geschwollenen Lippen. [H.C. Allen]

K *Sehr lautes Rasseln und Rumoren im Abdomen,* morgens im Bett; gefolgt von Kolik, wie durch verlagerte Blähungen.

K *Schmerzen im Sakralgelenk morgens im Bett, in Seitenlage, und tagsüber durch längere nach vorn gebückte Haltung.*

K *Prellungsschmerzen in allen Gelenken, morgens beim Erwachen.*
> *Nach dem Aufstehen und Bewegen des Körpers.*

Sofern nicht anders vermerkt, wurden die Prüfungssymptome wörtlich zitiert, die von Hahnemann besonders hervorgehoben wurden.

RUBRIKEN

GEMÜT: *Benommenheit,* wie berauscht, im Schlaf [2]; im Schlaf nach Sonnenaufgang [2]. *Entrüstung* [2]. *Herumwälzen* im Schlaf [2]. *Geistesabwesend* [1]. *Träume* schwer [2]; historisch [3].

SCHWINDEL: *Abends* im Bett [1].

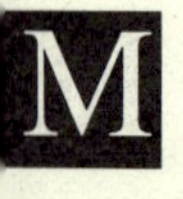

KOPF: *Schmerzen* wie von einem Nagel [2]; Wundheitsschmerz morgens beim Erwachen [1].

AUGEN: *Kältegefühl* in den Augen [1].

NASE: *Gerüche*, Rauchgeruch [1; *Sulf.*]. Rote *Verfärbung* der Nasenspitze [1].

MAGEN: *Appetit,* leicht gesättigt [1].

ABDOMEN: *Schmerzen* nach geistiger Anstrengung [1/1]. *Völlegefühl* durch geistige Anstrengung [1/1].

MÄNNER: *Retraktion* der Vorhaut [1].

FRAUEN: *Klimakterium* [1].

ATMUNG: *Schnarchen* beim Einatmen im Schlaf [1; **Nux-v.**; **Op.**]. *Schweratmigkeit* durch Schleim in der Trachea [1].

EXTREMITÄTEN: *Herabhängenlassen* der Gliedmaßen < [1; **Calc**.]. *Krämpfe* in den Waden morgens nach dem Erwachen [1/1]. *Schmerzen,* Empfindung als seien die Gelenke gebrochen [2].
SCHLAF: *Erwachen,* erwacht spät [3]. *Schläfrigkeit* am Morgen, benommen machender Schlaf am Morgen [2]. *Stellung,* schläft mit den Armen auf dem Abdomen [1]; mit den Armen unter dem Kopf [1]; auf Knien und Ellenbogen [1]; mit gespreizten Knien [1]; mit dem Kopf nach hinten geneigt [2]; auf dem Rücken [2].
SCHWEISS: *Einzelne* Partien.
ALLGEMEINES: *Pulsieren,* innerlich, Drüsen [1]. *Schmerzen,* Drüsen [1].

NAHRUNG

Abneigung: Tabak [1].
Verlangen: Bier [1]; Milch [1]; Tabak [1].

NOTIZEN

MAGNETIS POLUS ARCTICUS — M-arct.

ZEICHEN

Nordpol des Magneten.
„Die Symptome von *M-arct.* wurden erhalten, indem man den Pol vier bis fünf Finger breit vom Körper entfernt über den Bereich der 4. bis 6. Brustwirbel hielt.“ [Clarke]
Es ist nicht eindeutig klar, ob Hahnemann mit seinen Experimenten mit den beiden Polen des Magneten einen Unterschied zwischen ‘positivem Mesmerismus’ und ‘negativem Mesmerismus’ aufzeigen wollte. Im ersteren Falle wird etwas hinzugefügt, was homöopathisch wirkt „durch das Erzeugen von Symptomen, die dem zu heilenden Krankheitszustand ähnlich sind.“ Im letzteren Falle betrifft es eine „Ausscheidung mittels negativen Mesmerismus der in einzelnen Partien des Systems ungeschwächter Personen übermäßig stark angesammelten Lebenskraft.“

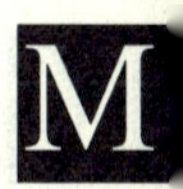

Hahnemann war beinahe fanatisch in seiner Art, die Rationalität seines Systems zu betonen. Die Tatsache, dass er Begriffe wie ‘Lebenskraft’ und ‘Dynamis’ in ein rationales Denksystem einführte, legt die Vermutung nahe, dass er mit esoterischen Lehren vertraut war, die zu seiner Zeit mit Stirnrunzeln betrachtet wurden und die als Geheimlehren studiert werden mussten. Bei seinen Überlegungen zu dem Magneten nimmt er darüberhinaus eine Position ein, die nicht immer die rationalste ist. In einer Fußnote zu Magnetis polus australis bemerkt er beispielsweise: „Der Südpol scheint die Blutflüsse, und den Mutterblutfluß insbesondere, in erster Wirkung zu erregen, folglich homöopathisch zu heilen, der Nordpol scheint das Gegentheil zu thun.“
Sehr wahrscheinlich war Hahnemann mit den älteren Vorstellungen vom Magnetismus

vertraut. Die Wiederentdeckung der Magnetismustheorie, die bereits Hermes und Pythagoras bekannt war, ist schlussendlich nicht Mesmer zuzuschreiben, da sowohl Paracelsus wie auch Descartes den Weg für diese Wiederentdeckung bereitet haben und ersterer Magnetismus auch zu Heilzwecken angewendet hat.
„Es gibt Eigenschaften in einem Magneten, die nicht jedem Unwissenden bekannt sind." verkündete Paracelsus, „und eine der Eigenschaften ist die, daß der Magnet alle kriegerischen Säfte in dem menschlichen System anzieht." Er beschreibt den Magneten mit einem vorderen, nördlichen Pol und einem hinteren, südlichen Pol, der erste zieht an, der zweite stößt ab. „Mit seinen Magneten konnte Paracelsus den kriegerischen Teil der Aura kontrollieren, sie ausdehnen oder zusammenziehen, je nachdem, ob der positive oder der negative Magnetpol bei der betreffenden Aura angewendet wurde." [Hall]
„Kircher, Paracelsus, Fludd, Descartes, Mesmer usw. hatten lange mit den 'Magnes' experimentiert, bevor sie feststellten, dass alle natürlichen Körper Pole besitzen. Diese Pole sind magnetisch und nicht physisch, obgleich ein Nachweis einer natürlichen Tendenz in der Form besteht, sich nach diesen Polen auszurichten, wie im Falle des menschlichen Rückenmarks und der Wirbelsäule." [Hall]
Zusätzlich zu der Tatsache, dass Hahnemann den alten Namen 'Magnes' verwendete, ist auch auffallend, dass er die Prüfung des Nordpols durchführte, indem er den Magneten in die Nähe des oberen Bereichs der Wirbelsäule hielt.
Geprüft von Hahnemann.

VERGLEICHE

Sulfur. Pulsatilla. Nux vomica. Phosphorus. Belladonna. Natrium muriaticum. Crocus. Coffea.

WIRKUNGSBEREICH

Gemüt. Nerven. Augen. Unterkiefer.

LEITSYMPTOME

G „*Aengstliches, niedergeschlagenes, zagendes, untröstliches, sich selbst Vorwürfe machendes Gemüth.*"

G „*Aengstliche Bedenklichkeit,* übertriebene, allzu gewissenhafte Sorgfalt."

G „Er möchte gern viel arbeiten, und thut sich nicht genug; es geht ihm zu langsam von statten."

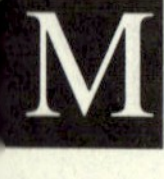

G Unschlüssigkeit gefolgt von prompter Ausführung, wenn einmal ein Entschluss gefasst wurde. [Clarke]

„Ein empfindlicher Mensch mit langsamem und vorsichtigem Verhalten. Während Konflikten ist er sanft und unterwürfig: wie ein Kartoffelsack. Er ist nervös bevor er etwas Neues versucht. Er verschiebt alles, was schwierig oder gefährlich erscheint. Aber wenn er sich zu etwas durchgerungen hat, macht er es gut, als habe er es bereits lange Zeit gemacht." [Roukema, *Hom. Links* 4/97]

G *Hastig, übereilt.*

A Erkältungsneigung.

A *Kältegefühl* [an der Stelle der Anwendung].

„Kälte des schwachen Auges, als wenn ein Stück Eis, statt des Auges, in der

Augenhöhle läge.“
Kalter Schweiß auf den Händen und Fußsohlen.

A *Große Schläfrigkeit; er muss gähnen;* tagsüber.

A Wässrig schleimige Sekretionen.

K AUGEN.
Stiche in den Augenlidern.
Juckreiz in den Augenlidern.
Morgens beim Erwachen, im Bett, schmerzhaft trockene Empfindung der Augenlider. Tränenfluss am frühen Morgen. [H.C. Allen]
Übermäßiger Tränenfluss; Sonnenlicht ist unerträglich. [H.C. Allen]

K Rötung und Hitze der Nasenspitze, gefolgt von heißen, roten, umschriebenen Flecken auf den Wangen. [Jahr]

K Starker Speichelfluss nachts, im Schlaf.

K *Flatulenz.*
„Glucksen im Unterleibe, als ob viel Blähungen eingesperrt wären, was auch ein Umherwinden verursacht, welches bis in die Herzgrube heraufsteigt und Aufstoßen bewirkt.“

K *„Harter, dick geformter, selten und schwierig abgehender Stuhlgang.“*

Sofern nicht anders vermerkt sind die Zitate diejenigen Prüfungssymptome, die Hahnemann besonders hervorgehoben hat.

RUBRIKEN

GEMÜT: *Eile* [2]. *Entmutigt [2];* Selbstvorwürfe [2/1]. *Fröhlichkeit* # Trübsinn [2]. Empfindung wie *magnetisiert* beim Erwachen [1; *Phos.*]. *Seufzen* im Schlaf [2; **Croc**.]. *Träume* wecken den Patienten auf [2]; lebhaft [2]; von Mord [2]. *Unschlüssigkeit* [2]. *Unterwürfig* [1; **Puls**.].

AUGEN: *Kältegefühl* in den Augen [2].

NASE: *Gerüche,* Geruch nach faulen Eiern [1/1]; nach Kalk und Tünche [1]; nach Staub [1].

GESICHT: Schmerzhaftes *Dislokationsgefühl* im Kiefer [3]. Drückende *Schmerzen* in den Unterkiefern [3]. *Zucken* im Unterkiefer [3].

MUND: *Juckreiz* der Zungenspitze [1]. *Taubheitsgefühl* wenn Zahnschmerzen aufhören [1].

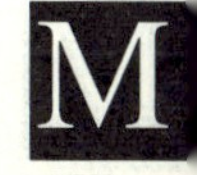

ABDOMEN: Empfindung von *Herabfallen* [1].

EXTREMITÄTEN: Erkrankungen der *Nägel,* empfindliche Nägel [2]. *Schmerzen,* Empfindung als seien die unteren Gliedmaßen gebrochen [1]; als seien die Hüften gebrochen [1]. Kalter *Schweiß* der Fußsohlen [1; *Sulf.*]. *Schweregefühl* in den Fingern [1].

SCHLAF: *Gähnen* & Unterleibssymptome [1].

HAUT: *Kälte* bei Fieber [1].

ALLGEMEINES: *Schleimsekretionen,* wässrig [2]. *Trockenheitsgefühl* in den Gelenken [1]. *Zittern* im Traum [1].

NOTIZEN

MAGNETIS POLUS AUSTRALIS **M-aust.**

ZEICHEN
Südpol des Magneten.
„Die akkurate Reaktion auf diese Symptome [Nagel der großen Zehe] durch den potenzierten *M-aust.* hat mir den Beweis geliefert, dass es möglich ist, diese 'Imponderabilie' zu verdünnen und somit zur Verwendung als gewöhnliches homöopathisches Arzneimittel zu fixieren." [Clarke]
Geprüft von Hahnemann.

VERGLEICHE
Sulfur. Nux vomica. Phosphorus. Calcium carbonicum. Silicea.

WIRKUNGSBEREICH
Gemüt. Nerven. *Zehen.*

LEITSYMPTOME
G „Wild, hastig, barsch, heftig in Reden und Handeln [was er selbst nicht merkt]; er behauptet sich mit Heftigkeit und schmäht Andre, mit entstellten Gesichtszügen."
„Gesellschaft ist ihm zuwider, er will einsam sein."
„Heitre Gesichter sind ihm zuwider."
„Will etwas Hasserfülltes sagen oder eine entsprechende Grimasse ziehen." [E.E. Case]
„Abneigung gegen jeden, der in seine Nähe kommt, selbst gegen Personen, die er mag." [Case]

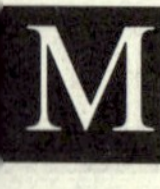

G *„Träume von Feuersbrunst."*

G < Geräusche, Lärm.
Geräusche wie das Knallen einer Tür verursachen Vibrationen im ganzen Körper.
Laute Stimmen verursachen schmerzhaftes Vibrieren, gefolgt von Schwäche.
Geräusch von Papierrascheln verschlimmert.
Geräusch und Musik < Kopfschmerzen. [Case]

A *Abneigung gegen frische Luft.*
„Große Abscheu vor freier Luft, selbst wenn sie nicht kalt ist, dringt sie ihm durch Mark und Bein."
& Schlechte Laune und Weinerlichkeit. [Clarke]

A „*Wärmegefühl im ganzen Körper,* besonders im Rücken."
Kältegefühl im ganzen Körper, ohne dass man tatsächlich kalt ist. [Jahr]
„Nase, Ohren, Hände und Füße neigen dazu bei gemäßigter Kälte zu erfrieren." [Clarke]
A Leichtigkeit oder Schweregefühl des Körpers.
A Prellungsschmerzen.
A Empfindungen von Kneifen oder Klemmen.
A Schwindel beim Hinlegen und beim Aufrichten im Bett.
& Übelkeit; Stuhldrang im Rektum. [Case]
K Starker Blutzustrom in das Gehirn frühmorgens im Bett. [Clarke]
K „*Eine schmerzhafte, schründende Trockenheit der Augenlider, vorzüglich bei Bewegung derselben fühlbar, am meisten Abends und früh.*"
K Empfindung, als sei der Oberkopf *weich.* [Case]
K „*In den Armen schnelles schmerzhafte Zucken, unterwärts.*"
K EINGEWACHSENE ZEHENNÄGEL.
„Ich habe so viele Fälle von eingewachsenen Zehennägeln mit *M-aust.* 2M geheilt, dass ich es immer als erstes gebe, wenn keine Symptome vorliegen, die eindeutig ein anderes Mittel indizieren." [Clarke]
Schmerzen in den Unterschenkeln.
< Gliedmaßen herabhängen lassen.
K „*Stechen in den Fußsohlen,* vorzüglich bei Bewegung."

Sofern nicht anders vermerkt stammen die Zitate aus den Prüfungssymptomen Hahnemanns und sind von diesem besonders hervorgehoben.

RUBRIKEN

GEMÜT: *Delusion,* meint Pferde zu sehen [1]. *Träume,* von Aufständen [1]; von Pferden [1]; von Tieren gebissen zu werden [1]. *Weinen* durch Verärgerung [1]. *Widerwillen* gegen Heiterkeit anderer [1/1]. *Zusammenfahren* bei Berührung [1].
KOPF: *Kongestion* morgens [1].
AUGEN: *Kälte* wie durch einen Eisklumpen [1].
MAGEN: *Schmerzen* > Bauchlage [1]; > Menstruationsfluss [1]. *Übelkeit* > Bauchlage [1/1].
MÄNNER: *Erektionen* verschwinden während des Koitus [1].
FRAUEN: *Menses,* nur bei der Harnentleerung [1/1]; häufig [2]; protrahiert [2].
ATMUNG: *Kurzatmig* & unfreiwilliges Schlucken [1/1].
BRUST: *Kälte* beim Atmen [1].
EXTREMITÄTEN: Leichte *Dislokation* der Fußgelenke [2/1]. *Eingewachsene* Zehennägel [3].
SCHLAF: Plötzliche *Schläfrigkeit* [1]. *Stellung,* schläft auf dem Rücken mit aufrechtem Kopf [1/1]; liegt nicht gern mit tief gelagertem Kopf [1/1]; ändert häufig die Lage [1].
ALLGEMEINES: Juckende Krampf*adern* [1]. *Schmerzen* Wachstumsschmerzen in Beinen bzw. Unterschenkeln [1].

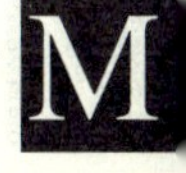

NAHRUNG

Abneigung: Milch [1]; Weißwein [1].
Schlimmer: Warme Speisen [1].

NOTIZEN

MAGNOLIA GRANDIFLORA **Magn-gr.**

ZEICHEN

Magnolia grandiflora. Großblütige Magnolie. Fam. nat. Magnoliaceæ.
„Unter Botanikern zählen die Magnolien zu den ältesten Pflanzen der Welt, denn fünfmillionen Jahre alte Fossilien sind über weitere Gebiete verbreitet als die Bereiche, in denen die Pflanze heute heimisch ist. Zu den amerikanischen Magnolien gehören die wohlbekannte *M. grandiflora,* die großblütige Magnolie, und die einzige immergrüne Art, die in England heimisch ist. Sie ist die Staatsblume von Louisiana und Mississippi. Ein gut verwurzelter Baum kann eine Höhe von 20m oder mehr erreichen, mit großen, länglich-ovalen, glänzend grünen Blättern, die eine rostbraune Unterseite haben und enormen, 20-25 cm großen, kugelförmigen, cremeweißen, Blüten mit dicken Blütenblättern, die ein starkes Zitronenaroma absondern. Die Blätter lassen sich leicht skelettieren und sind für Wintersträuße um die Weihnachtszeit beliebt. Die Rinde ist als Stimulans und als Tonikum verwendet worden." [Perry]
„Ein Vergleich zwischen der DNS-Folge eines Magnolienblattgens, das 20 Millionen Jahre alt ist und demselben Gen einer modernen Magnolienpflanze hat gezeigt, dass sich von 820 DNS Basispaaren nur 17 unterschieden. Das weist darauf hin, dass dieses Gen in einem sehr großen Zeitraum nur eine sehr geringfügige evolutionäre Wandlung durchgemacht hat." [Grolier]

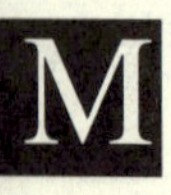

Magnolien haben die größten Blätter und Blüten aller Bäume in der gemäßigten Zone. Die Art wurde von Linné Magnolie genannt, im Gedenken an Pierre Magnol, einen Professor der Botanik und Medizin in Montpellier im achtzehnten Jahrhundert. 'Grandiflora' bedeutet 'großblütig'.
Die Magnoliaceæ enthalten hauptsächlich eine Gruppe ätherischer Öle, die auch in den Myristicaceæ [z.B. *Nux moschata* und *Myristica sebifera*] und den Lauraceæ [*Camphora* und *Cinnamomum*] vorkommen. Zusätzlich enthalten sie Substanzen mit einer curareähnlichen Wirkung.

VERGLEICHE

Kalmia. Kalium bichromicum. Lithium carbonicum. Rhus toxicodendron. Dulcamara.

WIRKUNGSBEREICH
Gelenke. Herz. * Linke Seite.

LEITSYMPTOME
G Schlechte Laune.
& Brennen in den Händen.
G *Ängstlich*, nervös, leicht erschreckt.
G Trübsinn im Klimakterium.
A Rheumatische Beschwerden.
Allgemeine Schwäche und Steifheit, wenn man auch nur im geringsten feuchter Luft ausgesetzt ist.
Linderung bei warmem und trockenem Wetter. [Blackwood]
< Morgens beim Aufstehen.
< Feuchtes Wetter.
> Anhaltende Bewegung.
> Trockenes Wetter.
A *Rheumatische Beschwerden & Hitzewallungen [Kongestion].*
Rheumatische SCHMERZEN.
& Allgemeine Prostration.
& Frostgefühl.
& Befürchtungen, schlimme Vorahnungen; Furcht vor dem Tod.
& Stauungskopfschmerzen.
& Juckreiz der Füße.
A Schmerzen ändern rasch den Ort oder alternieren.
Wechselnde Schmerzen zwischen Milz und Herz.
A *Schwäche.*
& Bewusstseinsverlust bezüglich Tätigkeiten, beeinträchtigtes Hörvermögen und Empfindung als sei alles in großer Entfernung. [Clarke]
A Schlafstörungen.
Erwacht häufig durch brennende Schmerzen im Hals.
Erwacht häufig durch Stiche im Herzen.
Schlaflosigkeit durch Befürchtungen und Steifheit.

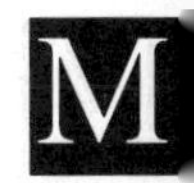

A < Linksseitenlage. [Herz]
> Hinlegen nachts. [Husten]
Vergleiche *Nux moschata.*
A *Vor der Menses:*
Schmerzen im Kreuz, Hypogastrium und Oberschenkeln; Kopfschmerzen, Hitzewallungen in das Gesicht; Übelkeit; Frostgefühl.
Intermenstruelle Blutungen
A Schwindel.
Beginnt mit verschwommener Sicht.
Gefolgt von Appetitverlust.
& Leeregefühl im Magen.

& Gerötetes, erhitztes Gesicht.
> zu Bett gehen.

K Schweregefühl in den Augenlidern wie nach Weinen.

K „Man sollte bei *Pleurodynie* daran denken.
Es bestehen flüchtige Schmerzen in der Brust. Sie wechseln von einer Seite zur andern und sind so stark, dass sie die Atmung beeinträchtigen; zeitweilig scheint es als kämen die Schmerzen vom Herzen her, was Furcht und Herzklopfen verursacht.“ [Blackwood]
„Die rheumatische Tätigkeit der Arznei manifestiert sich besonders in der Brust und im Herzen. Rheumatische Schmerzen in den Claviculæ.“ [Clarke]

K *Herzschmerzen.*
& Einschnürung im Hals mit Erstickungsgefühl.
& Einschnürung wie von einem Band unmittelbar unterhalb der Axillæ.

K Unbehagen in den Händen, zwingt zu ständigem Reiben.

NOTIZEN

MALANDRINUM **Maland.**

ZEICHEN

Nosode von Maliasmus, ‘Rotz’, Err. Pseudomonas mallei.
„Die Krusten variieren in Form und Art, und die Erscheinung unterscheidet sich bei Tieren so sehr wie viele Hautkrankheiten derselben Familie bei Menschen… Von Jenner wissen wir, dass der Ursprung von Kuhpocken eine Infektion der Kuheuter durch Kontakt mit Gras ist, über das ein an Rotz erkranktes Pferd gelaufen ist; der andere historische Ursprung von einer ähnlichen Infektionsquelle ist, ebenfalls von Jenner, dass es von den ungewaschenen Händen der Stalljungen kam, welche die Kühe melkten, nachdem sie die mit Rotz infizierten Pferde gestriegelt hatten.

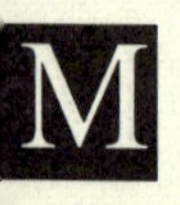

Diese Behauptungen sind zu einem gewissen Grad durch die klinische Erfahrung vieler Homöopathen bestätigt, die Malandrinum erfolgreich gegen Pockeninfektionen und gegen die schlimmen Folgen einer [Pockenschutz]impfung verwendet haben.“ [Wesselhoeft]
Eingeführt und zuerst verwendet von Boskowitz. 1900 und 1901 von Wesselhœft, H.C. Allen u.a. geprüft.

VERGLEICHE

Sulfur. Silicea. Arsenicum. Mercurius. Calcium sulfuricum.

WIRKUNGSBEREICH

HAUT. Magendarmtrakt.

LEITSYMPTOME

G Träume von Problemen, von Streit.

G Verwirrung und Schlappheit der geistigen Fähigkeiten, dabei Grauen vor jeder geistigen Anstrengung und Konzentrationsmangel.
„Eine völlig neue und ungewöhnliche Erfahrung, die noch mehrere Wochen nach Absetzen des Arzneimittels anhielt.“ [H.C. Allen]

A SCHLIMME IMPFFOLGEN.
„Ungesunde, trockene, rauhe Haut, hält jahrelang nach einer Impfung an.“ [Clarke]
„Für schlimme Impffolgen, insbesondere die trockenen, schuppigen, juckenden Hautausschläge mit Neigung zu Rhagaden an Händen und Füßen bei kaltem Wetter und durch Waschen, kann *Malandrinum* Thuja und Silicea den ersten Platz streitig machen.“ [H.C. Allen]

A „Fettige Haut und fettige Hautausschläge; an der unteren Körperhälfte; langsame Pustelbildung, nie endend, wenn eine abheilt, tritt die nächste auf.“ [Burnett]

A Pustuläre oder impetiginöse [*krustige*] Hautausschläge, fettig und nässend.
< Kaltes Wasser, Waschen. [Voisin]

A *Linke Seite.*
Oder Schmerzen [v.a. im Hals] beginnen in der linken Seite und dehnen sich nach rechts aus.

A Sehr hungrig.
Leeregefühl mit Schwächegefühl und Zittern, nicht gelindert durch Essen, trotz eindeutigen Verlangens nach Nahrung. [H.C. Allen]

A *Abstoßender Geruch.*
[Stuhl; Atem; Fußschweiß]

K Kopfschmerzen im Hinterkopf.
& Blasses Gesicht.

K Halssymptome und Halsschmerzen beginnen auf der linken Seite und dehnen sich nach rechts aus.

K Leere-, Schwächegefühl im Magen.
Nicht > essen, ‘trotz sehr starken Verlangens nach Speisen.’
& Schwächegefühl und Zittern.

K *Aufgesprungene Haut* an Händen oder Füßen.
< Kaltes Wetter; kaltes Wasser; Waschen. [Voisin]
& Juckreiz < abends.

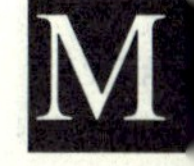

K *Fußschweiß.*
Starker Fußschweiß mit aasartigem Geruch; Zehen so wund, dass man nicht laufen kann.
Nur gelindert, wenn die Füße entblößt und hochgelagert werden.
Juckreiz und Schweiß kehren wieder, wenn man die Füße bedeckt oder herabhängen lässt.
Fußsohlen in Schweiß gebadet, glühen und brennen stärker wenn bedeckt oder warm. [H.C. Allen]

RUBRIKEN

GEMÜT: Macht *Gesten,* greift an die oder in Richtung der Genitalien [1].
GESICHT: *Fettig* [1]. Krustiger *Hautausschlag* auf der Oberlippe [1]. Erdige *Verfärbung* um die Augen [1]; Rötung um die Augen [1].
REKTUM: Schmerzlose *Diarrhœ* [1].
MÄNNER: Kinder *greifen* sich an die Genitalien [1].
LARYNX: *Stimme,* Heiserkeit nach Masern [1]; nach Pocken [1/1].
EXTREMITÄTEN: *Abmagerung* der oberen Gliedmaßen nach Impfung [1; Thuj.]. *Aufgesprungene* Hände durch Arbeiten in Wasser [1]. *Hautausschlag,* chronische Psoriasis der Handrücken [2; **Graph**., **Petr**.]. *Rissige* Haut an den Händen durch Kälte [1]; der Füße < kaltes Wetter [1/1]; der Füße < Waschen [1/1]. *Schwitzen* der Fußsohlen [1].
HAUT: *Fettig,* insbesondere behaarte Partien [1/1]. *Hautausschläge,* Ekzem nach Impfung [1]. *Trocken,* Unfähigkeit zu Schwitzen [1]. *Ungesund,* jeder Kratzer eitert oder heilt nur schwer [1].

NOTIZEN

MANGIFERA INDICA **Mangi.**

ZEICHEN

Mangifera indica. Mango. Fam.nat. Anacardiaceæ.
Tropische Frucht, die seit mindestens sechstausend Jahren angebaut wird. Ursprünglich aus Indien wird sie jetzt in jedem tropischen Land angebaut. Im schlimmsten Fall ist sie eine kleine faserige Frucht mit terpentinartigem Geschmack. Im besten Fall ist es eine große robuste Frucht, die im Mund zergeht und einen köstlichen süßsauren Geschmack hat. In der Mitte hat die Frucht einen großen flachen Stein, der sich nur löst, wenn sie völlig reif ist. Unreife oder grüne Mangos werden in Chutneys verwendet oder süßsauer eingelegt. Die reife Frucht ist reich an Vitamin C und Eisen.

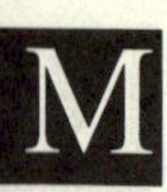

Mangobäume können zu einer Höhe von 25 Metern wachsen und haben eine auffallend ausladende Krone und große dunkelgrüne Blätter. Mangowälder in Indien sind immer kühl und voller Vögel.
„Im Sanskrit hat die Mango viele Namen, wie 'Kamang,' etwas das den Sexualtrieb vermehrt, 'Madhudoot,' Frühlingsbote, und 'Pikavallabha,' Freund des Kuckucks. Reife Mangos helfen bei Gewichtzunahme, spenden Kraft, schenken Glücksgefühl, sind schwer verdaulich, beseitigen schlimme Folgen von 'Vata' [Rheumatismus], steigern den Appetit usw. Unreife Mangos können die gegenteilige Wirkung mancher dieser Zustände haben. Übermäßiger Mangokonsum kann die Schleimproduktion vermehren, belastet das Herz, kann Übersäuerung und Fieber jeder Art hervorrufen, das Blut

verunreinigen und eitrige Zustände wie Furunkel erzeugen.“ [Vakil]
Geprüft von Prakash Vakil. „Die Studie wurde in vier Phasen durchgeführt: 1. Beobachtung von 150 Patienten, die nach Mangokonsum eine Verschlimmerung erlebten. 2. Prüfung reifer Mangos an 10 Prüfern. 3. Arzneimittelprüfung in den Potenzen D 6 und D 30 an 30 Prüfern. 4. Mangifera indica wurde in Anlehnung an Beobachtungen in den vorhergehenden Schritten 40 Patienten in der D 30 Potenz verabreicht.“

VERGLEICHE

Ignatia. Kalium bichromicum. China. Belladonna. Sulfur. Hamamelis.

WIRKUNGSBEREICH

Verdauung. Schleimhäute.

LEITSYMPTOME

G Leicht gekränkt. Beschwerden durch Zorn.
Verspürt den Drang, die Person, die einem lästig ist, schlagen zu wollen.

G Seufzen [unwillkürlich].

G Weint leicht, Melancholie; fühlt sich gelangweilt.
< Allein.

G Will beschäftigt bleiben.

A Unbestimmte anhaltende Schmerzen in der linken Körperseite.

A *Frösteln.*

A Verlangen nach Süßigkeiten.
Gelüste auf Saures; *Mango.*

A < Saure Speisen.

A < Morgens.

A < Beginn der Bewegung.
> Anhaltende Bewegung.

A *Klebrige Schleimabsonderungen.*
Eiterungsneigung.
„Rhinitis, Niesen, Pharyngitis und andere akute Halsbeschwerden, Erstickungsgefühl, als würde sich der Hals schließen.“ [Bœricke]

A Schmerzen in kleinen *Stellen* - verlagern sich plötzlich oder kommen und gehen plötzlich.

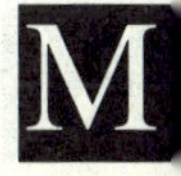

K Heuschnupfen mit weißlicher, klebriger und fädiger Absonderung.

K ÜBERSÄUERUNG.
< Eruktationen.
> Kaltes Wasser trinken.
Brennen hinter dem Sternum um 2-3 Uhr.
Übelkeit und Erbrechen am Morgen.

K SCHWERER LEIB NACH DEM ESSEN.

K Dyspnœ [erschwertes Einatmen], beginnt mit Schnupfen.
< *Anstrengung; Klettern;* 1-2 Uhr; Wetterwechsel; durch Klimaanlage

gekühlte Räume; geschlossene Räume; Bücken, vornüber Beugen.
> *Erbrechen; frische Luft;* nach vorn gebeugt oder aufrecht sitzen; kalte Getränke.
& Schweiß.
K Haut wie sonnenverbrannt, geschwollen.

RUBRIKEN

GESICHT: *Schwellung* der Lippen [1].
HALS: *Erstickungsgefühl* [1].
FRAUEN: *Metrorrhagie,* dunkles Blut [1]; profus [1]; schmerzlos [1].
EXTREMITÄTEN: *Juckreiz* der Handflächen [1].
ALLGEMEINES: *Hämorrhagie,* venöses Blut mit dunklen Klumpen [1].

NAHRUNG

Verlangen: Mango [2]; Saures [1]; Süßigkeiten [1].
Schlimmer: Gewürztes [1]; Saures [1].
Besser: Kalte Getränke [1].

NOTIZEN

MARBLE

Marb.

ZEICHEN

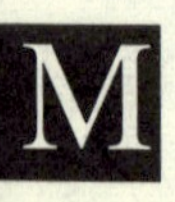

Weißer Marmor aus dem Inaghtal, Irland.
Marmor, Kalkstein und Kreide sind alles Formen von Kalziumkarbonat.
„Marmor, ein Gestein gebildet durch Metamorphose von Kalkstein oder Dolostein, Sedimentgestein, das vor allem aus Karbonatmineralien wie Kalzit oder Dolomit zusammengesetzt ist. Marmor ist eher grobkörniger als der Stein von dem er stammt. Kalzitmarmor hat eine mosaikartige Beschaffenheit, Dolomitmarmor hingegen ist körnig. Während der Metamorphose reagieren Unreinheiten wie Lehm und Quarz im Ursprungsgestein mit dem Kalzit und Dolomit und lassen andere Mineralien wie Granat, Speckstein und Chrysolith entstehen. Das Gehalt an anderen Mineralien gibt dem Marmor seine vielen Farben: Eisenoxyd produziert rot; Chlorit und Epidot erzeugen grün; Graphit erzeugt blau. Marmor kann einfarbig sein oder viele farbige Streifen oder spiralige Muster haben.
Marmor kommt in den Kernzonen junger Bergketten und in den ungeschützten Wurzeln der stärker erodierten alten Gebirgsketten der kontinentalen Schutzwälle vor. In Nordamerika stammt kommerzieller Marmor aus den Appalachien und den Rocky Mountains. New York und Quebec besitzen wohlbekannte Marmorsteinbrüche, ebenso Proctor, Vermont und Sylacauga, Alabama, berühmt für seinen reinweißen Marmor.

Seines dekorativen Aussehens und seiner Härte wegen wurde Marmor lange als Baumaterial in der Architektur und für Statuen hochgeschätzt. Die Griechen haben Marmor auf der Insel Paros und in den Bergen Pentelicus und Hymettos abgebaut. Das Parthenon [447-432 v. Chr., Athen] ist aus pentelenischem Marmor erbaut. Einer der berühmtesten Steinbrüche, der Steinbruch von Carrara in den italienischen Apenninen, liefert seit Jahrhunderten feinen Marmor. Der Apollo Belvedere [Vatikanmuseum, Rom], der Bogen des Konstantin [315 n. Chr., Rom] und das Marcellustheater [13 v. Chr., Rom] sind alle aus Carraramarmor erbaut. 1498 wählte Michelangelo Carraramarmor für seine Pieta [Basilika des Petersdom, Rom]." [Grolier]
„Metamorphose tritt als Reaktion auf Zustände auf, die normalerweise nicht auf der Erdoberfläche stattfinden, wie extreme Temperaturen oder Druck. Zu regionaler Metamorphose kann es durch Bewegungen in der Erdkruste kommen, wie durch die Bildung von Bodenfalten oder Bergen. Kontaktmetamorphose tritt unmittelbar angrenzend an eruptive Störungen auf. Das umgebende Gestein wird durch das Eruptionsgeschehen erhitzt und es tritt eine Rekristallisierung ein. Hier einige der Steine, die durch diesen Prozess eine Transformation durchmachen: Sandstein wird zu Quarz, Schichtgestein zu Schiefer und *Kalkstein* wird zu *Marmor*." [Eising]
„1993 wurde ich eingeladen, mit einer Gruppe von 12 Kindern aus Gomel in Belarus zu arbeiten, etwa 40 km entfernt von Tschernobyl. Diese Kinder waren für einen Zeitraum von 6 Monaten nach Irland gebracht worden, in erster Linie um eine homöopathische Behandlung zu erhalten. In der Nacht nach meiner Begegnung mit diesen Kindern hatte ich einen weiteren Traum. Ein Mann tritt hinter meiner linken Schulter auf mich zu und hält mir einen Vortrag. 'Die Kinder aus Belarus werden zuerst Granit benötigen, aber dann müssen sie Marmor bekommen. Granit ist immer angemessen für die anfänglichen und peripheren Folgen von Radioaktivität. Diese haben eine Metamorphose durchgemacht. Sieh dir Kalkstein und Marmor an. Beide sind Kalziumkarbonat. Die intensive Hitze und der große Druck, unter denen sich Granit bildet, verwandelt Kalkstein in Marmor. Zwar ist Marmor Kalzium, doch es ist metamorphisches Kalzium. Wenn Menschen sich in der Nähe einer großen Radioaktivitätskatastrophe wie der von Tschernobyl aufhalten, entsteht zuerst intensive innere Hitze, und allmählich beginnen ihre Kalziumzellen sich zu verändern. Diese Kinder sind die metamorphische Version ihres Originalzustandes und als solche benötigen sie Marmor, der ihnen am ähnlichsten ist. Sieh die Kinder an, ihre Blässe, ihre durchschimmernde Erscheinung - genau wie weißer Marmor. Marmor zerkrümelt von innen - der Glanz an der Außenseite hält ihn zusammen. Dasselbe geschieht mit Menschen, die hohen Strahlungen ausgesetzt sind - sie desintegrieren von innen." [Eising]
1993 von Nuala Eising an 9 Personen [5 Frauen, 4 Männer] geprüft.

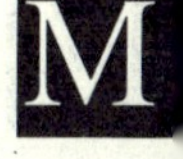

LEITSYMPTOME

G Sehr kalt, sowohl emotional als auch körperlich.
Selbstbezogen, hochmütig und sehr selbstsüchtig.
Anspruchsvoll, aber auf ruhige Art.
„In dem Traum stehen drei der Kinder aus Belarus vor mir - sie sehen mich unverwandt an. Mein Mann kommt hinter meine Schulter und sagt, 'Nuala, sieh diese Kinder an. Du warst eine Katze, als du die Marmorprüfung gemacht hast. Diese Kinder sind immer Katzen. Sie brauchen Marmor, und sie brauchen es jetzt.

Marmormenschen können aussehen wie Phosphor, arrogant sein wie Platinum und so bezaubernd und trügerisch wie Thuja. Platina kann mit Besitztümern, prominenten Namen usw. blenden. Marmormenschen hingegen blenden nur mit ihren Augen und Körpern. Diese Kinder brauchen Marmor, und zwar jetzt." [Eising]

G „Ich schnurrte und hielt mich für eine Katze. Ich streckte mich und wand mich im Bett und hielt mich für das hübscheste Geschöpf, das es jemals auf dem Planeten gegeben hat. Jeder liebt mich, ich bin so bezaubernd. Besessen von meinem eigenen Charme… Ich bin wie eine Katze vor dem Sahnetopf… Fühle mich sehr abgehoben, selbstzufrieden, beherrscht, ruhig, und ich bin gern allein… Meine Augen fühlen sich weit an. Ich fühle mich eindeutig katzenartig. Ich kann meinen Körper und meine Augen so einsetzen, dass andere Menschen werden alles für mich tun. Alle werden helfen, und ich genieße es, dass man sich um mich kümmert… Ich genoss es, Katz' und Maus zu spielen. Empfinde Kälte gegenüber anderen. Will allein gelassen werden. Stelle Menschen auf die Probe - argwöhnisch… Gestern sah ich in den Spiegel und dachte, 'ich bin so schön.' Ich schneide mir ständig die Haare. Ich nehme Vögel extrem stark wahr. Beim Gehen muss ich stehen bleiben und sie beobachten oder nach ihnen Ausschau halten, wenn ich sie höre. Ich singe die ganze Zeit. Ich bin schrecklich heuchlerisch; Straßenengel, Hausteufel. Die Art, wie ich mich verhalte, hat nichts mit meinen Gedanken oder Gefühlen zu tun. Ich bin anscheinend mehr auf ein Image bedacht - nett und charmant sein und bekommen was ich will. Ich sollte eine Prinzessin in einem exotischen warmen Land sein. Ruhig, fein und kultiviert, mit vielen Personen, die sich um mein Wohlergehen kümmern - stillschweigend und diskret… Ich empfinde ein starkes Verlangen, mich neben meinem Mann zusammenzukauern und gestreichelt zu werden. Es muss sein, wenn ich es will - nicht umgekehrt… Ich habe das Gefühl, dass ich den äußeren Schein wahre aber innerlich auseinanderfalle. Ich zerfalle, kann aber niemanden sonst sehen lassen, wie ich mich fühle. Ich will andere Menschen glauben machen, dass ich nett und liebenswürdig bin. Unterschwellig hatte ich Gefühle von Boshaftigkeit, Selbstsucht und ein wenig Gehässigkeit." [mehrere Prüfer]

A MANGEL AN LEBENSWÄRME.
„Sehr kalte Hände. Fingerspitzen sehr kalt, eisig. Füße sehr kalt, taub, weiß. Ständig eiskalt. Kann nicht warm werden."

A Abneigung gegen Baden.
Entkleiden verschlimmert.

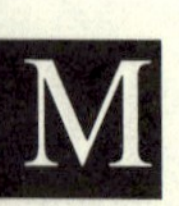

A *Gesteigerter Appetit.*

A Gelüste auf *Fleisch;* rohes Fleisch.

A *Gesteigerter Sexualtrieb.*

A *Blähungen.* [Magen; Abdomen]

K Zähne zusammenbeißen im Schlaf.
Drang auf etwas zu beißen.
Bedürfnis auf die Zähne zu drücken.

RUBRIKEN

GEMÜT: Verlangen, von anderen *abhängig* zu sein, auf Kosten anderer unterhalten zu werden [1/1]. *Abneigung* zu baden [1]; sich zu entkleiden [1]. *Angst*

bei Kälte [1]. *Bedürfnis* nach Dienern [1/1]; nach Ordnung [1/1]; nach Reichtum [1]; umsorgt zu werden [1/1]. *Boshaftes* Lachen [1]. *Delusion*, hält sich für distinguiert [1]; hält sich für ehrlich [1/1]; meint von Feinden umgeben zu sein [1]; hält sich für eine Katze [1/1]; ein neugeborenes Kätzchen [1/1]; meint kritisiert zu werden [1]; meint vernachlässigt zu sein [1]; hält sich für vornehm [1]. Drang, andere zu *faszinieren* [1/1]. *Furcht* < Fernsehen [1/1]. *Furcht,* alt zu werden [1/1]; ihr Zustand könnte beobachtet werden [1]. Ehebrecherische *Gedanken* [1/1]. *Gefühllos,* hartherzig [1]. *Geheimnistuerisch,* verschlossen [1]. *Geiz,* aber verschwenderisch sich selbst gegenüber [1/1]. *Gleichgültigkeit* gegenüber dem Wohlergehen anderer [1]. *Grausamkeit* [1]. *Hemmungslos,* genießerisch [1]. *Kommunikativ,* mitteilsam [1/1]. *Liebkosungen,* Neigung zu Liebkosungen [1/1]. *Rage* & Kratzen [1].
Bedürfnis nach *Schmeichelei* [1/1]. Impuls in die Tiefe zu *springen* [1]. *Trübsinn,* aber kann nicht weinen [1]. *Trügerisch* [1]. Bewusste *Wahrnehmung* von Vögeln [1/1]; verstärktes Körperbewusstsein [1/1]; der Augen [2/1]. *Zorn* wenn missverstanden [1]; durch Unterbrechung [1]. *Zufrieden* mit Zeit für sich selbst [1/1].
KOPF: Drückende *Schmerzen* im Scheitel [1]; < Bewegung [1]; > frische Luft [1]; < Sitzen [1].
AUGEN: Empfindung wie *geweitet* [1]. *Härtegefühl* [1/1]. *Lichtempfindlich* [1].
NASE: Geschärfter *Geruchsinn* [1]. *Verstopfung* am Morgen [1].
MAGEN: *Abneigung* gegen Fisch [1]. *Ruktus* > [1].
ABDOMEN: Muss sich zusammenkrümmen vor *Schmerzen* [1]; Krampfschmerzen > Schaukeln, Wiegen [1/1].
REKTUM: *Flatusabgang* > [1].
RÜCKEN: Drückende *Schmerzen* im Zervikalbereich > Liegen [1].
EXTREMITÄTEN: *Steifheit* der Beine nach dem Aufrichten [1]; < Knien [1]; < Sitzen [1].
ALLGEMEINES: *An der Küste* >.

NAHRUNG
Abneigung: Fisch [1].
Verlangen: Fleisch [2]; rohes Fleisch [1].

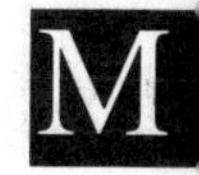

NOTIZEN

MEDUSA

Medus.

ZEICHEN

Meduse [verschiedene Arten]. Qualle. Nesseltier.
Meduse, vom gr. *Medusa* [wörtl. 'Herrin', die schrecklichste der drei Gorgonen] ist ein Individuum der frei beweglichen sexuell reproduktiven Generation der Quallen. Die andere Generation ist der Polyp. Die Medusa entsteht durch horizontales Abschnüren von dem Polyp oder von bestimmten Polypen in einer Polypenkolonie. Die Medusa ist der schwimmende Vertreter, der Polyp ist festsitzend. Die Medusa kommt in unterschiedlicher Größe vor, von der Hydromedusa mit einigen Millimetern Durchmesser bis zu der großen Qualle, von denen die größte einen Durchmesser von einem Meter hat. Die meisten Mitglieder der Klasse Hydrozoa durchlaufen eine dominante Polypenphase und eine Medusa, die recht klein ist. Die Hydrozoa besitzen keine Reproduktionsorgane. Die Körper der Hydraspezies besitzen Blasen, die eine Eizelle enthalten. Wenn eine männliche Zelle im Wasser mit einer Eizelle in Berührung kommt, bildet sich ein Embryo. Das Embryo erzeugt eine Schale, indem es eine klebrige Substanz absondert. Wenn das Embryo aus der Schale ausbricht, bildet es Fangarme. Eine weitere Form der Reproduktion findet statt, indem sich Knospen bilden, Ausbuchtungen am Körper, die in Fangarme wachsen. Diese Auswüchse lösen sich schließlich ab, haften sich an irgendeinen Gegenstand am Meeresgrund und wachsen zu neuen Hydren heran.
Große Quallen gehören der Klasse der Scyphozoa an, einer Gruppe, deren Polypenstadium klein und unauffällig ist. Diese Klasse wird auch die Gattung der echten Quallen genannt. Auch hier werden neue Medusen asexuell im Polypenstadium erzeugt. Ein typisches Charakteristikum der echten Quallen ist ihre Doppelsymmetrie. So besitzt sie beispielsweise vier Magensäcke, vier Mundlappen, und alle Arten von kleinen Sinnesorganen treten vierfach oder in durch vier teilbaren Mengen auf; sie haben auch vier Sexualorgane.
Die Quallen lähmen ihre Beute durch stechende Zellen. Sie verwendet Härchen in der Nähe der Lippen, um die Beute in den Mund zu führen.
Die Struktur der Qualle ähnelt der des zylindrischen Polyps. Der Polyp hat eine lange Kopföffnung mit dem Fuß an einem Ende und dem Mund und den Fangarmen am anderen. Daraus entwickelt sich die Medusa: sie hat eine kürzere Kopföffnung, und der Fuß ist horizontal ausgedehnt, wodurch sich die Form einer umgekehrten Untertasse ergibt. Der Mund befindet sich in der Mitte der nach unten gerichteten hohlen Seite und ist mit dem zentralen Magen verbunden. Am Rand der 'Untertasse' befindet sich eine variable Anzahl an Fangarmen und Sinnesorganen. Diese Sinnesorgane, eigentlich Gleichgewichtsorgane, dienen teilweise dazu, die richtige Entfernung von der Umgebung der Medusa beizubehalten. An demselben Rand befindet sich ein Ring von Muskelfasern und ein Nervenring. Durch Kontraktionen der Muskelfasern drückt sich die Medusa selbst zusammen und presst dabei Wasser aus dem hohlen Unterkörper. Auf diese Weise bewegt sie sich mit Hilfe von Wasserkraft fort. Die Kolonienbildung der Medusa ist ein Hauptwesenszug im Verhalten dieses Geschöpfes.

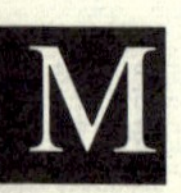

Unklar ist, welche Art der Quallen 'Medusa' genannt wird. Die oben beschriebene Medusa ist nur die frei bewegliche sexuelle Generation einer Polypenkolonie. Medusa ist daher nicht ein Artenname, sondern ein Name für ein Entwicklungsstadium!
Verschiedene Hersteller homöopathischer Arzneimittel sind der Ansicht, dass sich der

Name 'Medusa' auf eine Qualle mit Namen *Aurelia aurita* bezieht. Diese gehört zu den Scyphozoen und ist eine blaue oder rosafarbene Qualle. Das Tier wird Ohrenqualle genannt, weil seine Sexualorgane die Form eines Ohrs haben. Das 5 bis 10 cm lange Geschöpf hat einen freistehenden flachen Schirm, der mehr oder weniger durchsichtig ist und lebt in den oberen Wasserschichten des Meeres entlang der westeuropäischen Küsten. *Physalia* ist von Clarke gesondert beschrieben worden. Physalia physalis ist eigentlich keine Qualle, sondern eine Kolonie von polypenartigen und medusenartigen Einzeltieren, die an einer gasgefüllten schwebenden Membran haften. Die herabhängenden Fangarme können bis zu 12 Metern lang werden. Mythologisch gibt es einige interessante Beobachtungen zu den Meerestieren.
Von den drei Gorgonen, geflügelten weiblichen Ungeheuern von grauenhafter Erscheinung, die den Betrachter vor Entsetzen erstarren ließen, war Medusa die einzige Sterbliche aber gleichzeitig am meisten gefürchtet. Mit zischenden Schlangen als Haar verwandelte Medusa jeden, der sie ansah zu Stein. Sie zeigte sich mit ihrer schwärzesten Seite. Der griechische Held Perseus schlug ihr das Haupt ab. Dies gelang ihm, indem er den Kopf abwendete und Athenes Schutzschild als Spiegel benutzte. Aus dem Blut, das aus dem Hals der Medusa spritzte, entsprang das geflügelte Pferd Pegasus. Perseus benutzte das Haupt der Medusa, um Atlas zu versteinern [daher das Atlasgebirge]. Später übergab er das Haupt Athene, und diese setzte es in die Mitte ihres Schildes.
Vor einigen Tausend Jahren kämpfte ein anderer griechischer Held, Herakles, mit dem neunköpfigen Ungeheuer *Hydra,* der Wächterin der Unterwelt. Während er die Köpfe des Ungeheuers abschlug, entdeckte er, dass jedesmal, wenn er einen Kopf abschlug, zwei neue erschienen. Dies scheint zu bedeuten, dass der Kampf gegen das Böse ein verlorener Kampf ist und unvermeidlich darauf hinausführt, dass Menschen überwältigt werden.

VERGLEICHE

Sepia. Natrium muriaticum. Asteria rubens. Murex. Urtica urens.

WIRKUNGSBEREICH

Haut. Urogenitaltrakt. Drüsen.

LEITSYMPTOME

G Ästhetische Erscheinung ist wichtig; es ist ihnen wichtig, schön zu sein.

G Kalte Menschen in Beziehung zu anderen.
Leicht gekränkt.
Hass gegenüber Personen, die das Leben genießen. [Blackie]

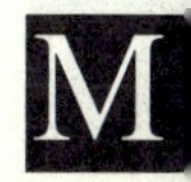

G „Bei der Betrachtung von Medusa muss man die beiden Typen von *Sepia* berücksichtigen: (1) ziemlich aufgeweckte Patienten, die bei der geringsten Provokation in die Luft gehen, extrem reizbar sind und (2) ziemlich abgestumpft und erschöpft. Medusa ist keines von beiden, sondern passt irgendwo dazwischen. Sie können ruhig sein und wollen nicht reden. Sie erzählen ihre Geschichte nie an einem Stück und wollen keine Fragen beantworten. Ihnen fällt immer noch etwas ein, was sie zu ihrer Geschichte hinzufügen wollen.“ [Blackie]

G Mag nicht viele Veränderungen, bevorzugt angenehme Routine.

G Schwierige sexuelle Beziehungen [wie bei anderen Meeresmitteln].

G Liebt Musik und Tanz [Gemeinsamkeit aller Meeresmittel].
Medusa und *Sepia* tanzen gern allein.
Liebt weiche Musik mit ein oder zwei Instrumenten.
G Abneigung gegen Veränderung. [Blackie]
A Sehr dünn; isst nicht gern viel.
A Verträgt keinen *Fisch.*
A Gelüste auf *Salz.*
A Braucht viel Schlaf, fühlt sich sonst nutzlos. [Blackie]
A > *Schlaf, Bewegung und Speisen.*
[Doch in geringerem Maße als Sepia.] [Blackie]
A *Vermehrte* Sekretionen.
[Milch; Harn]
oder: Mangel an Milchproduktion in den Brüsten.
K *Urtikaria über große Bereiche - und Bläschen.*
Brennen stärker als Juckreiz.
K Ekzem am Ohr.

* Alle Symptome von Mangliavori, sofern nicht anders vermerkt.

NAHRUNG
Verlangen: Salz [1].
Schlimmer: Fisch [2].

NOTIZEN

MELILOTUS **Meli.**

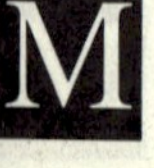

ZEICHEN
Melilotus officinalis. Steinklee. Honigklee. Bärenklee. Fam. nat. Leguminosæ.
Der Name *Melilotus* stammt vom griech. *meli,* Honig, und *lotos,* Klee, da die Pflanze bei Bienen sehr beliebt ist. Steinklee lässt sich von den anderen Kleearten leicht anhand ihrer langen bespornten Blüten unterscheiden. Der Steinklee ist in Europa, Asien und Nordafrika heimisch. In Westeuropa ist er auf Schutthalden, an Wegrändern, Deichen und Eisenbahngleisen weit verbreitet. Weißer Klee wird auch als Futterpflanze angebaut. Im Nordwesten der Vereinigten Staaten und in Kanada wird Steinklee für Heu und auf Weiden angepflanzt, um den Stickstoffgehalt im Boden zu erhöhen.
Die frische Pflanze ist harmlos, zumal sie vor allem gebundenes Cumarin und sehr wenig freies Cumarin enthält. Trockene Pflanzen [Heu] jedoch setzen sehr viel Cumarin frei [der süße Heugeruch]. Wenn das Heu in die Speicher gebracht wird, während es

noch feucht ist, kann es schimmeln oder faulen und ein Teil des freigesetzten Cumarins wird in das giftige Cumarol oder sogar Dicumarol umgewandelt. Die Wirkungen dessen wurden in den zwanziger Jahren unseres Jahrhunderts entdeckt, als Kühe an inneren Blutungen verendeten, nachdem sie faulen Steinklee gefressen hatten.
Cumarol und Dicumarol verlangsamen den Gerinnungsprozess des Blutes, so dass selbst die kleinste Wunde - z.B. durch einen Stoß gegen irgendetwas - zu lebensgefährlichen Blutungen führen kann.
In der Allopathie wird Dicumarin verwendet, um der Blutgerinnung bei manchen Herz- und Thrombosepatienten entgegenzuwirken. Diese Cumarinderivate werden auch häufig in Rattengift verwendet. In der Industrie wird der Steinklee als Kräuterzusatz in Kautabak und in kosmetischen Hautcremes verwendet. Zwischen Pelze gelegt wirkt Steinklee angeblich wie Kampfer, indem er Motten fernhält und sondert dabei einen angenehmen Duft ab. Melilotuspflaster wurden seit der Antike in Griechenland bis in das 19. Jahrhundert verwendet, um Toxine aus dem Körper zu ziehen und Entzündungen zum Abklingen zu verhelfen.
Der Name Melilotus ist in manchen Teilen der Niederlande zu *Malloot* korrumpiert worden. Dies ist ein amüsanter Zufall, zumal *malloot* im Englischen 'Idiot' oder 'Schwachkopf' bedeutet.
1852 von Bowen eingeführt und geprüft. Auch von H.C. Allen geprüft. 1950 von Müller-Touraine an 23 Personen geprüft [alle Prüfer waren Ärzte; bei 13 von ihnen verursachte Melilotus Kopfschmerzen].

VERGLEICHE

Belladonna. Sulfur. Lachesis. Pulsatilla. Aconitum. Sepia. Glonoinum. Ferrum phosphoricum.

Differenzierung

➡ Stauungskopfschmerz > Blutfluss [Nasenbluten oder Menses].

⇨ *Lachesis:* Gesicht eher purpurfarben als leuchtend rot; Blut dunkler; deutlich < durch Hitze; Kleidung um den Hals unerträglich; stärker ausgeprägte Erregung und Geschwätzigkeit.

⇨ *Hamamelis:* Passive venöse Stauung; chronische Kopfschmerzen & schmerzhafte blutunterlaufene Augen; Epistaxis mit dunklem Blut.

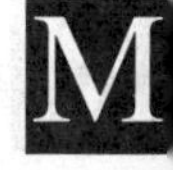

➡ Stauungskopfschmerz.

⇨ *Aconitum:* Kopfschmerzen durch Sonneneinwirkung, Sonnenstrahlen; Stauung ebenso heftig und Empfindung sehr ähnlich wie bei Melilotus; aber das livide Aussehen von *Meli.* fehlt bei Acon., wo das Gesicht zwar gerötet ist doch verglichen mit der aufgedunsenen Erscheinung von Meli. blass wirkt.

⇨ *Ailanthus:* Passive Kongestion in den Kopf und > durch Nasenbluten; die Abneigung zu denken und zu handeln steht jedoch in auffallendem Gegensatz zu *Meli.*, bei dem die geistigen Fähigkeiten und das Gehirn aktiver sind als sonst.

⇨ *Amylum nitrosum:* Deutliche Stauungskopfschmerzen und Hemikranie, doch die betroffene Seite sieht *blasser* aus als die andere.

⇨ *Belladonna:* Deutliche Blutstauung in den Kopf; Kopfschmerzen nicht > durch flaches Liegen, sondern durch hoch gelagert Sitzen.

⇨ *Ferrum metallicum:* Stauungskopfschmerzen bei geschwächten und anämischen Personen, & plötzlicher Schwindel; Kopfschmerzen kurzzeitig > durch Druck, und vollständig an frischer Luft.

⇨ *Gelsemium:* Passive Hirnstauung; Schwindelgefühl und verschwommene Sicht vor oder als Begleiterscheinung von Kopfschmerzen.

⇨ *Glonoinum:* Stauungskopfschmerzen charakterisiert durch Empfindung von zermalmendem Gewicht quer über die Stirn; Kopfschmerzen durch Sonne, nehmen mit der Sonne zu und ab.

⇨ *Sanguinaria:* Kongestion & Schwindelgefühl im Kopf; > Ruhelage in abgedunkeltem Raum; > Kopf tief in das Kissen drücken. [Choudhuri]

WIRKUNGSBEREICH

KOPF. *Vasomotorische Nerven. Kreislauf.*

LEITSYMPTOME

G Religiöse Melancholie.
& Drang fortzulaufen oder umherzuwandern.
& Hochrotes Gesicht.

G Starke Ähnlichkeit mit *Stramonium*, mit dem es sehr leicht verwechselt werden kann.
Sieben wichtige Aspekte:
1. Delusion, meint angefeindet/verfolgt zu werden.
2. Versuche zu entfliehen, fortzulaufen.
3. Delusion, meint beobachtet zu werden; Furcht angesehen zu werden.
4 Spricht im Flüsterton [wegen der Strategie, dass man sicher ist, solange man anonym bleibt].
5. Furchtsamkeit.
6. Erkennt sein eigenes Haus und seine Verwandten nicht. Will nach Hause gehen.
7. Drang zu töten, droht zu töten, sich selbst oder diejenigen, die sich ihr nähern.

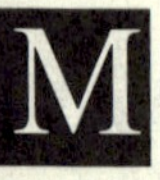

Laut Rajan Sankaran ist die Situation von *Melilotus* so, dass sich der Betreffende in *großer Gefahr befindet, ständig beobachtet, angefeindet oder verfolgt wird,* man ist nicht einmal sicher in seinem eigenen Heim und muss anonym bleiben [furchtsam, flüstern], um zu überleben. Dies wäre eine Situation, wenn man in einem Land lebt, das durch eine fremde Armee besetzt ist oder von einem repressiven Regime beherrscht wird.

„Die Gefühle von Melilotus entsprechen denen einer Minderheit, die schweren Repressalien und Folter durch eine andere Gruppe oder Gruppen ausgesetzt ist, in dieser Situation werden viele Angehörige der Gruppe in einen Melilotus-Zustand verfallen als Mittel zum Schutz und zum Überleben. Die Pathologie entwickelt sich jedoch erst, wenn die Bedrohung entfällt, aber sie verhalten sich, als bestünde sie weiterhin." [Grinny, *The Homœopath,* Bd. 53, 1994]

G *Einige auffallende Gemütssymptome aus Bowens Arzneimittelprüfung.*
Das lateinische Sprichwort *'quos Deus perdere vult, dementat prius'*, wen Gott zerstören will, den macht er erst verrückt - war ihm ständig im Sinn.
Dachte, es läge etwas Übernatürliches darin, immer einige Minuten vor 3 Uhr aufzuwachen.
Von panikartiger Angst befallen; dachte, das ganze Land sei ruiniert.
Befürchtungen, dass ihn persönliche finanzielle Katastrophen ereilt hätten; dass er ins Armenhaus gehen müsse; Roastbeef, Weißbrot, Erdbeeren waren zu teuer, kaufte sie nicht.
Schweigsam, sprach nur einsilbig, obgleich er ein guter Gesprächspartner war, wenn es ihm gut ging; ständig auf der Hut aus Furcht verhaftet zu werden, verschloss die Türen und verriegelte die Fenster.

A KONGESTION [Kopf; Brust; Beckenorgane]
> RUHE; HÄMORRHAGIE].
„Schmerzen werden gelindert durch starkes Nasenbluten oder das Einsetzen der Menses." [Boger]

A HITZEWALLUNGEN während der Menopause.
& Gerötetes Gesicht.
& Inneres Völlegefühl.

A < Regnerisches, veränderliches Wetter [Kopfweh; Gelenkschmerzen].

A > *Frische Luft.*

A Konvulsionen während der Zahnung.
& Gerötetes Gesicht.

A Konvulsionen oder epileptische Anfälle, denen Kongestion der Blutgefäße im Gehirn *vorangeht.*
Epilepsie durch Schlag auf den Kopf.

K Kongestive, PULSIERENDE oder BERSTENDE KOPFSCHMERZEN; v.a. in der *Stirn.*
< Heißes Wetter; durchnässte Füße; vor einem Gewitter; schwüles Wetter.
< Warme Räume.
> Frische Luft; Epistaxis; Menses; starke Harnentleerung.
> Ruhe; Hinlegen.
> Anwendung von Essig.

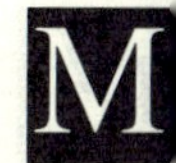

& Feuerrotes, heißes Gesicht; blutunterlaufene Augen, pochende Karotiden.
& Schwarze Punkte vor den Augen; Erbrechen; kalte Füße.
& Häufiger Harndrang.
[vgl. *Indigo*, eine Pflanze aus derselben Familie.]
„Bei *Glonoinum* fühlt sich der ganze Kopf an, als wolle er bersten, so voll ist er. Bei Melilotus fühlt es sich an, als wollten die Gefäße im Kopf bersten." [Borland]
⇨ „Reden verursacht, dass die Schmerzen aus der Stirn verschwinden und sich im Hinterkopf festsetzen. Aber wenn man aufhört zu reden, kehrten die Schmerzen in der Stirn sofort wieder; man konnte deutlich spüren, wie sie wanderten." [Carleton Smith]

K Plötzliche Kopfschmerzen abends bei Ruhe, nach körperlicher Anstrengung tagsüber. [Mezger]

K Periodische Kopfschmerzen; die wöchentlich auftreten oder einmal in vier Wochen. Häufiger in den Wintermonaten.

K Pochende Stirnkopfschmerzen, *vorher* hochgradiger Kräfteverfall.

K Schmerzen im lumbosakralen Bereich; akut oder subakut; wie gebrochen.
< Sitzen, v.a. aufrecht sitzen.
> Stehen; gehen; Druck.
& Bedürfnis, die Partie zu schlagen oder zu drücken.
# Stauungskopfschmerz.

K Rheumatische Schmerzen in allen Gelenke bei Aufzug eines Gewitters oder bei veränderlichem bzw. Regenwetter. [Clarke]

RUBRIKEN

GEMÜT: *Delirium* bei Kopfschmerzen [2; *Colch.*]; Delirium mit Geschwätzigkeit nachts [1]. *Delusion*, meint dass jeder sie ansieht [1]; meint beobachtet zu werden [1]; meint alle Menschen seien vom Teufel besessen [1/1]; meint von Zuhause fort zu sein [1]. *Fehler* beim Schreiben, lässt Endbuchstaben aus [2]. *Furcht,* wenn man angesehen wird [1]; vor Armut [1]. Plötzlicher Impuls, sich zu *töten* [1; *Nat-s.*]; droht diejenigen zu töten, die sich einem nähern [1].
KOPF: *Kongestion* vor der Menses [2; **Apis**]. *Schmerzen,* Kopfweh > Anwendung von Essig [1; Op.]; Schmerzen in der Stirn, verlagern sich beim Sprechen in den Hinterkopf [1/1]. *Vergrößerungsgefühl* [2]. *Wellengefühl* [2].
NASE: *Trockenheit,* innen, muss durch den Mund atmen [1/1].
GESICHT: Rote *Verfärbung* des Gesichts vor Hämorrhagie [1/1].
MAGEN: Vermehrter *Appetit* um 10 Uhr, während Einsetzen von Stirnkopfschmerzen [1/1]. *Übelkeit* am Morgen, vor der Menses [1].
REKTUM: Pulsierende *Schmerzen* [2]; stechende Schmerzen im Gehen [1].
FRAUEN: *Schmerzen* in den Labien [2]. *Schweregefühl* in den Ovarien [1].
BRUST: *Beklemmung* < Kleidung [1; **Ars.**; **Chel.**; **Lach.**].
EXTREMITÄTEN: *Taubheitsgefühl* in den Knien [1].

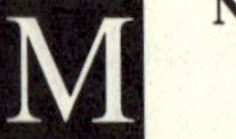

NOTIZEN

MENYANTHES **Meny.**

ZEICHEN

Menyanthes trifoliata. Bitterklee. Sumpfklee. Fam. nat. Menyanthaceæ.
Der Bitterklee oder Sumpfklee wächst in schwammigen Sümpfen, Moorgebieten und

flachen Gewässern in ganz Europa. Der Name *Menyanthes* setzt sich aus dem griech. *men,* Monat, und *anthos,* Blume zusammen, da die Blütezeit des Bitterklees angeblich nur einen Monat beträgt. Tatsächlich blüht er häufig drei Monate lang. *Trifoliata* bedeutet 'dreiblättrig'. Eine weitere Erklärung des Namens ist die, dass die Blüte im Sumpf oder Moor auffällt: griech. *menyo,* Aufmerksamkeit erregen, und *anthos* Blüte. Bevor synthetische Substanzen in der pharmazeutischen Industrie Einzug hielten, waren die Blätter in der offiziellen Pharmacopeia als *Folia Trifolii fibrini* registriert. Aus dem letzten Wort [febris, Fieber] lässt sich ableiten, dass sie als Fiebermittel angewendet wurden. Nichtsdestoweniger wurde Menyanthes vor allem als Bitterstoff zur Verdauungsförderung verwendet, eine Wirkung, die allen Enzianen gemein ist. Die Pflanze besitzt einen recht hohen Vitamin C Gehalt sowie Jodspuren.
Hahnemann war gegen derart oberflächliche Signaturen. „Auch folgt aus jener Behauptung, wenn wir von Bitterkeit auf magenstärkende Wirkung zu schließen thörigt genug seyn wollten, lauter Ungereimtheit und Unsinn. Denn warum sollten dann [sie sind ja bitter genug!] nicht eben so gut das Ohrschmalz, die Galle der Thiere, die Squille, der Lerchenschwamm, die Staphisagria, die Krähenaugen, die Ignazbohne, die Koloquinte, das Elaterium usw. tonische, Magenstärkende Arzneien sein, wovon doch mehrere den Menschen in mäßigen Gaben um's Leben zu bringen im Stande sind?"
[Reine Arzneimittellehre Bd. V, S. 16]
Die Blütenkrone von Menyanthes ist so konstruiert, dass der Honig vor Regen geschützt und nur bestäubenden Insekten zugänglich ist. Die Pflanze ist eine der Pioniere im Übergang von Teichen und Seen zum Festland durch die Bildung von Moorland.
1826 von Hahnemann eingeführt und geprüft.

VERGLEICHE

Pulsatilla. Sepia. Calcium carbonicum. Sulfur. Taraxacum.

Differenzierung

➔ Migräne & eisige Kälte.

⇨ *Lachnanthes:* Häufige Frostschauer; rechtsseitige Kopfschmerzen; Kälte stärker generalisiert; keine Sehstörungen; nicht > durch festen Druck.

⇨ *Veratrum album:* Während Kopfschmerzen: Steifheit im Nacken, reichliche Harnentleerung und allgemeine Kälte [einschließlich Kopf].

⇨ *Silicea:* Kopfschmerzen, die vom Nacken aus hochsteigen, > Wärme. [Meny. > Druck]

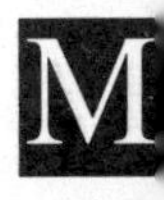

WIRKUNGSBEREICH

Kreislauf. Motorische Nerven. Scheitel. Verdauungsorgane.

LEITSYMPTOME

G Angst in der Herzgegend, als werde etwas Böses geschehen.

G „Hält sich von Vergnügungen fern [nach zwölf Stunden]; eine halbe Stunde später ist er zu Späßen aufgelegt." [Allen]

A SPASMEN; Zuckungen, Zittern oder Krämpfe.

v.a. *Gesicht* und *Lider.*
Oberschenkel, < sitzen.
Waden, < nachts [stören den Schlaf].
Thorax, mit scharfen stechenden Schmerzen, < Einatmen.

A EISIGE KÄLTE.
Hervortretender, einzelner oder betroffener Partien. [Boger]
„Ich habe Verordnungen von *Menyanthes* bei verschiedenen Beschwerden gesehen, die auf der einfachen Indikation einer extrem kalten Nasenspitze beruhten." [Choudhuri]
„Der *Menyanthes*-Patient empfindet die Kälte im Abdomen und in den Füßen, bis hoch zu den Knien, bei der geringsten Bewegung. Sobald er morgens aus dem Bett aufsteht, spürt er die Kälte über Abdomen, Rücken und Seiten kriechen. Seine Hände und Füße sind eiskalt, als habe er sie in eiskaltes Wasser gehalten. Er schaudert und gähnt. Gesträubte Haare sind deutlich über den ganzen Rücken zu beobachten." [Choudhuri]

A *Neuralgie & Kälte.*

A Hochgradige Schwäche, v.a. im Gehen, oft & Frostigkeit. [Lippe]

A Heißhunger, lässt aber nach, nachdem man ein wenig gegessen hat.
Deutliches Verlangen nach *Fleisch.*
Vermehrter starker Appetit, *vorher* Hitze im Magen.

A KEIN DURST.

A > *Druck.*

A > *Bewegung* [außer Kopfschmerzen].

A Schmerzen: DRÜCKEN oder *Stechen.*
„Die Spannung gipfelt in einer Empfindung als sei die Haut mehrere Nummern zu klein und man selbst sei hineingezwängt." [Clarke]

A Migräne. DRÜCKENDE Schmerzen.
Beginnen im Nacken, steigen zum Scheitel oder zur Stirn auf.
< Erschütterung; Bücken; Licht; Lärm, Geräusche.
> Fester Druck.
& Eiseskälte der Hände und *Füße.* [nicht > Hitze].
„Beim Steigen eine Empfindung von einem schweren Gewicht auf dem Scheitel." [Dewey]
⇨ „Es bestehen auch rechtsseitige neuralgische Kopfschmerzen, die im Hinterkopf beginnen und sich zur Stirn ausdehnen, mit Linderung durch Bücken oder durch Druck." [Pierce]

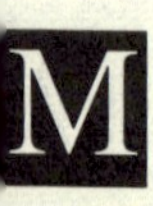

⇨ „Die Kopfschmerzen von Menyanthes bestehen in einem Druck von oben nach unten bzw., in der Stirn, von außen nach innen bzw., in den Schläfen, in einem lateralen Druck nach innen, mit Druck in den Augäpfeln. Er wird durch Zusammenpressen des Kopfes gelindert, aber weder dieses noch andere Arzneimittel außer *Silicea* haben > durch Wärme." [Dunham]
⇨ „Dumpfe Kopfschmerzen in geschlossenen Räumen & Ideenfluss erschwert; > frische Luft." [Lippe]

K Gewicht auf dem Scheitel bei jedem Schritt.

K Ekelerregender Geruch vor der Nase wie durch faule Eier. [Lippe]

K Schmerzlose, sichtbare Muskelzuckungen im Gesicht und an den Lidern.

K *Eiskalte Hände & vergrößerte Gefäße an den Händen.*
K *Heiserkeit & Verstopfungsgefühl in den Ohren.*

RUBRIKEN

GEMÜT: Verlangen nach *Gesellschaft* während Kopfweh [1/1]. *Träume* von Schlachten [2]; lebhafte Träume, aber konnte sie nicht in Erinnerung rufen [2/1]. *Verlassenheitsgefühl* [2]; während Kopfweh [1/1]. *Verweilt* bei vergangenen unangenehmen Ereignissen [1].
KOPF: *Leeregefühl* nach dem Essen [1]. *Schmerzen,* Kopfweh im Liegen [2]; beim Treppensteigen [2]; beim treppab gehen [1; **Bell**.]; Schmerzen im Scheitel > Druck [2]; drückende Schmerzen beim Treppensteigen [3]; drückende Schmerzen > Druck [2; **Thuj**.]. *Schwere* beim Steigen [1]; beim abwärts Steigen [1/1].
AUGEN: Empfindung von *Strabismus* [1; **Con**.].
SEHKRAFT: *Bewegen,* Gegenstände scheinen zu springen [1/1]. *Getrübt,* im Freien [1]. *Verloren,* beim Nachdenken beim Lesen [1/1].
OHREN: *Geräusche* > Reiben [1/1]. Empfindung als sei *Kälte* in den Ohren [1/1]. *Verstopfungsgefühl* beim Reden [1/1].
GESICHT: *Zuckungen* bei Ruhe [1/1].
ÄUSSERER HALS: *Schweregefühl* in den äußeren Halsmuskeln, muss den Hals nach hinten neigen [1/1].
MAGEN: Vermehrter *Appetit* beim Beginn zu essen [1].
ABDOMEN: *Kälte* bei Druck [1/1]. Drückende *Schmerzen* > Flatusabgang [1]; > Stuhlentleerung [1]. *Völlegefühl*, wie nachdem man zuviel gegessen hat [2]; Völlegefühl durch Rauchen [3/1].
MÄNNER: Klemmende *Schmerzen* in den Hoden [1; **Spong**.].
BRUST: *Pulsieren* in der linken Brustseite, nur im Liegen [1/1].
RÜCKEN: *Schweregefühl* zwischen den Scapulæ, im Gehen, muss sich ständig nach vorn und zurück neigen, um sich Linderung zu verschaffen [1/1]. Prellungs*schmerzen* im Lumbalbereich, > Berührung [1]; < Stillsitzen [1]; reißende Schmerzen zwischen den Scapulæ, die sich nach unten ausdehnen, < tief Atmen [2], < Gehen [1], > Sitzen [1].
EXTREMITÄTEN: *Kälte* der Füße mit Ausdehnung zu den Knien [2]; der Zehenspitzen [2; Aloe]. *Rucken* des rechten Oberschenkels > Unterschenkel hochziehen oder Stehen [2/1].

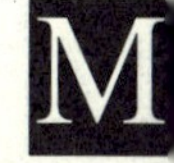

SCHLAF: *Stellung,* schläft mit den Händen unter dem Kopf [2].
ALLGEMEINES: *Druck* über eine harte Kante > [2].

NAHRUNG

Abneigung: Olivenöl [2]; Brot und Butter [1]; Butter [1]; Fleisch [1]; fette und gehaltvolle Speisen [1].
Verlangen: Fisch [2]; Fleisch [2]; Süßigkeiten [2].
Schlimmer: Öl [2]; Tabak [2]; Brot [1]; Fett [1].
Besser: Essig [1].

NOTIZEN

MEPHITIS

Meph.

ZEICHEN

Mephitis mephitis. Skunk; Sekret der Stinkdrüsen.
Stinktiere, fleischfressende Säugetiere, die der Familie der Marder angehören, sind für ihren durchdringenden Gestank berüchtigt. Es gibt etwa zehn verschiedene Arten, von denen alle in Amerika leben. Am besten bekannt ist das gestreifte Stinktier [Mephitis mephitis] aus den Vereinigten Staaten, Kanada und Mexiko. Mit einer Länge von 45 cm ist dieses Tier etwa so groß wie eine kleine Katze und hat einen etwa ebenso langen Schwanz wie diese. Es hat zwei deutlich sichtbare weiße Streifen auf dem Rücken, die am Oberkopf zusammenlaufen. Wenn es sich bedroht fühlt, hebt das Stinktier als erstes den Schwanz. Alle Mitglieder der Marderfamilie haben Duftdrüsen unter der Schwanzbasis, und sie verwenden diesen Duft, um ihr Territorium abzustecken. Beim Stinktier sind diese Drüsen zu Verteidigungszwecken besonders stark entwickelt: die abgesonderte Flüssigkeit verursacht einen entsetzlichen Gestank sowie hochgradige Hautreizung. Das Stinktier kann diese Flüssigkeit in dünnem Strahl über eine Entfernung von vier Metern verschießen und das Manöver wenn nötig mehrfach wiederholen. Wenn es dies tut, krümmt es seinen Körper zusammen und zielt mit beeindruckender Genauigkeit, um anschließend schnell das Weite zu suchen. Das Stinktier scheint sich der Wirksamkeit seiner Verteidigungswaffe wohl bewusst zu sein, denn es bewegt sich furchtlos im offenen Gelände und wird von Raubtieren in der Regel nicht belästigt.
Der Gestank ist so stark, dass er sich aus Kleidern auch durch gründliches Waschen mit Seife nicht entfernen lässt. Angeblich mussten Häuser, in denen das Stinktier seine Waffe eingesetzt hat, für mehrere Monate verlassen und gelüftet werden. Allerdings lassen sich Stinktiere leicht zähmen, wobei sie trainiert werden, ihren gefürchteten Duft nicht einzusetzen. Um ganz sicher zu gehen, werden die Drüsen jedoch bei Stinktieren in zoologischen Gärten operativ entfernt.

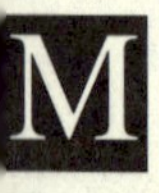

Das Stinktier ist ein Nachttier und Allesfresser, es ernährt sich von Insekten, Mäusen, Fröschen und Obst. Es ist ein recht heimliebendes Tier und verlässt nie die Gegend, in der es seinen Bau gräbt - bevorzugt in Lichtungen in dichten Wäldern. Im Winter ist es viel weniger aktiv, vor allem in den nördlichen Gebieten, aber es hält keinen richtigen Winterschlaf. Die jungen, die Anfang des Frühjahrs geboren werden, bleiben einen Großteil des Sommers über bei ihren Eltern und machen sich im Herbst selbständig.
Wenn sie bedroht wird, stellt sich die kleinere Sorte, *Mephitis putorius,* auf seine Vorderpfoten, um größer zu erscheinen; dieses Verhalten ist bei Säugetieren einmalig.
In seinem Buch *Animal-Speak* [Tier-Sprich] schreibt Ted Andrews dem Stinktier die folgende Essenz zu: *Sinnlichkeit, Respekt und Selbstachtung*. Er bemerkt weiter: „Diese

Marderart ist ein mächtiger Totem voller mystischer und magischer Assoziationen. Denken Sie allein daran, wie Menschen auf dieses Geschöpf reagieren. Sie bringen ihm großen Respekt entgegen und haben große Achtung vor dem, wozu er fähig ist. Es lehrt uns sowohl stärkere Selbstwahrnehmung als auch bessere Selbstbehauptung. Das Stinktier geht keinem anderen Tier aus dem Weg. ... Obgleich sie keine Angst haben, sind sie sehr friedliche Tiere. Sie bewegen sich langsam und ruhig und versprühen ihr Sekret nur wenn ihnen keine andere Wahl bleibt. Stinktiere sind so rücksichtsvoll, dass sie immer ein Warnsignal geben bevor sie sprühen. ... Manchmal tritt ein Stinktier als Totem in unser Leben, um uns beizubringen, wie wir mehr Aufmerksamkeit auf uns selbst lenken können, ohne arrogant oder lästig zu sein. Oder es hilft uns bei der Selbstbehauptung gegenüber Menschen in unserem Leben, gegenüber denen wir uns machtlos fühlen. ... Tomatensaft ist nach wie vor das einzige Mittel, das den unerträglichen Gestank zu verringern hilft. Personen, die das Stinktier als Totem haben, sind möglicherweise allergisch gegen Tomaten, oder aber sie sollten viele Tomaten essen. ... Seit undenklichen Zeiten wurden Düfte als Aphrodisiaka verwendet. Menschen, deren Totem das Stinktier ist, werden beobachten, dass sie durch Düfte starke Reaktionen bei anderen hervorrufen können. Mit dem Stinktier als Totem kann man normalerweise erwarten, dass man die sinnlichen Reaktionen auf andere und anderer Menschen auf einen selbst verstärkt sind. ... Menschen mit dem Stinktier als Totem müssen lernen, ein Gleichgewicht zwischen Anziehen und Abstoßen anderer zu finden. Stinktiere lehren uns, dass sich manche Momente zur Anziehung und andere zur Abstoßung anderer Personen eignen. Das perfekte Gleichgewicht ist genau das, worum es hier geht."
1837 von Hering eingeführt und geprüft. Auch 1853 von Cowley geprüft. 1976 von Schindler erneut an 8 Frauen [einschl. sich selbst] geprüft sowie 1977 von Dorcsi an 42 Personen [31 Männer, 11 Frauen]

VERGLEICHE

Sulfur. Lycopodium. Phosphorus. Arsenicum. Pulsatilla. Drosera.

WIRKUNGSBEREICH

Nerven. Atmung. Kreislauf. Harnorgane. * Linke Seite

LEITSYMPTOME

G Nervöse, zappelige Personen, die leicht würgen.

G Überwältigendes Unbehagen.

„Sie fühlen sich schrecklich unwohl, wissen nicht, was sie mit sich, ihren Gefühlen, ihrem Körper anfangen sollen." *

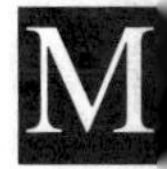

G Redseligkeit und Gemütserregung, wie betrunken, durch zu lebhafte Vorstellungskraft.

& Hitze des Kopfes.

„Hirngespinste so lebhaft, dass er für geistige Arbeit nicht zu gebrauchen ist." [Lippe]
„Mir fiel auf, dass die Unterhaltungen zwischen den sechs Prüferinnen von Woche zu Woche derber wurden und regelmäßig mit Kichern und Albernheiten endeten." [Schindler]

G „Zorn über eingebildete Dinge." [Knerr]

Grundloser Zorn oder Zorn über Kleinigkeiten.

A Beschwerden durch nervöse Erschöpfung.
Widersprüchliche, hysterische Zustände.
„Während der ersten Tage wechseln die Symptome häufig mit den entgegengesetzten, oder mit völlig anderen Symptomen, werden anschließend permanenter und verschwinden nach einigen Wochen völlig." [Jahr]

A Empfindung von [LOKALER] *Hitze* [Kopf; Augen; Ohren; Genitalien; Unterschenkel; Füße].

A *Fröstelt aber kann extreme Kälte aushalten.* [wegen *verminderter Empfindlichkeit.*]
„Fröstelt weniger bei kaltem Wetter; angenehme Empfindung nach Waschen mit eiskaltem Wasser." [Hering]
„Vermehrte Hitze, v.a. morgens, Haut weniger empfindlich gegen Kälte und kaltes Wasser." [Clarke]
aber: Eiswasser trinken < Asthma.
„Frostgefühl am Abend, & Harndrang und Kolik, als würde Diarrhœ einsetzen."
„Vermehrte Wärme, v.a. am Morgen."
„Wärme nachts [Genitalien; Kopf; Unterschenkel]." [Lippe]

A Verlangen nach *Zucker* und nach Schokolade.
„Überall lagen Schokoladepapier und Schokolade herum; keine der sechs Prüferinnen schien sich Sorgen um ihre Figur zu machen." [Schindler]
Hypoglykämie.
„Erwacht mit Zittern, sofort besser nach Einnahme von etwas Zucker." [Julian]

A Durst mit Verlangen nach Mineralwasser. [Julian]

A Schläfrigkeit, Gähnen und Strecken tagsüber; Einschlafen in Gesellschaft.

A *Kurzer* Schlaf erholsam.

A < *Abends und nachts.*

A < *Morgens.*

A Fliegende, wandernde Schmerzen.
& Harndrang.

A Lahmheitsgefühl während der Schmerzen.

A Hochgradiges Unbehagen, v.a. in den Gliedern, durch feines, nervöses Vibrieren, das sich ins Innere der Knochen auszudehnen scheint.

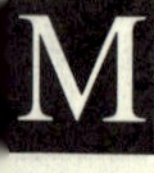

A Leichtes Ersticken [Würgen] beim Trinken oder Reden.

A Unbeholfenheit mit Ruhelosigkeit der Hände.

K Stirnkopfschmerzen & Schmerzen in den Augen. [bei 5 von 7 Prüfern]

K *Vergrößerungsgefühl* im Kopf.
& Schwindel.
& Reizbarkeit.

K Drücken auf die Lider & Brennen an den Lidrändern, als würde sich ein Gerstenkorn bilden.

K Akkommodationsmangel.
„Bei Änderung von Weitsicht in Nahsicht und umgekehrt; braucht einige Sekunden, bis die Bilder klar werden." [Julian]

K Übelkeit.
& Vergrößerungsgefühl im Kopf.
& Leere im Magen.
K *Krampfhusten.*
< Nachts; Liegen.
< Sprechen; trinken.
& Erstickungsgefühl [wegen schwierigen Ausatmens]; blaues Gesicht; Auswurf spärlich oder fehlt.
& Schmerzen [Hitze] in den Genitalien [greift sich an die Genitalien während Hustenanfall]. [Voisin

K *Blutstrom in Unterschenkel oder Füße; nachts.* [weckt ihn vom Schlaf auf]
& Drang sich abzudecken oder ein eiskaltes Fußbad zu nehmen.

* Beachtenswerter Mephitis-Fall in *Small Remedies Seminar,* 1990, S. 369-384.

RUBRIKEN

GEMÜT: Abneigung gegen geistige *Arbeit* & Neigung sich zu strecken [2/1]. *Beschwerden* durch Mondlicht [1]. Vollführt zornige *Gesten* während Somnambulismus [1/1]. *Redseligkeit*, wechselt rasch von einem Thema zum anderen [1]; über unwichtige Themen [1]. *Reizbarkeit* über eingebildete Ereignisse [1/1]. *Träume* von Feuer [2]; erwacht durch furchterregende Träume [2]; von entmutigendem Verlust [2]; von Wasser [2].
SCHWINDEL: Beim *Abwärts* gehen [1]. Beim *Umdrehen* im Bett [1].
KOPF: *Schweregefühl* im Hinterkopf [2]. *Schmerzen,* Kopfweh beim Drehen des Körpers im Bett [1]; Schmerzen im Hinterkopf wie durch Druck durch den Finger [1/1]. *Völlegefühl* durch geistige Anstrengung [1]; Völlegefühl am Scheitel [1].
AUGEN: Empfindung wie von *brechendem* Glas beim Öffnen der Augen [1/1]. Drückende *Schmerzen* am Morgen [1; **Zinc**.].
OHREN: *Verfärbung,* gerötete Ohren nachts [1/1]; einseitig gerötet [1].
NASE: *Niesen*, häufig, am Morgen, ohne Schnupfen [2].
GESICHT: Bläuliche *Verfärbung* während Husten [1].
MUND: *Geschmack* nach Zwiebeln [1].
ZÄHNE: *Schmerzen* in den Wurzeln [1].
HALS: Schwierigkeiten beim *Schlucken* fester Nahrung, gelangen in die falsche Bahn [2; *Anac.*]. *Würgen* beim Essen [2]; bei Kropf [1]; beim Sprechen [1; *Manc.*].
MAGEN: *Erbrechen* von Speisen lange nach dem Essen, bei Keuchhusten [1/1]. *Übelkeit* beim Fasten [1].
LARYNX: *Fremdkörper* fallen in die Kehle beim Trinken oder Reden [2/1].
ATMUNG: *Asthmatische* Atmung < Husten [2; Nux-v.]; < Reden [1]; < kaltes Wasser [2/1]; < Wein [1]. *Lautes* Ausatmen [1; *Nux-v.*]. *Rasseln* in der oberen Partie der Brust [1]. *Schwieriges* Ausatmen [2]; Atembeschwerden während und nach Reden [1]; beim Reiten [2/1].

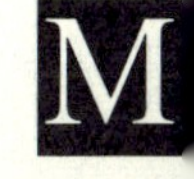

HUSTEN: Kind muss *hochgehoben* werden, wird blau im Gesicht, kann nicht ausatmen [1/1]. *Trockener* Husten bei lautem Lesen [1; **Phos.**, *Mang.*].
EXTREMITÄTEN: *Blutstrom* in die unteren Gliedmaßen [1]; in die Unterschenkel nachts beim Erwachen [1/1]. *Hitze* in den Unterschenkeln nachts [2; Lath.]. Fühlt sich gezwungen, die Fingergelenke *knacken* zu lassen [1; Indol.].
SCHLAF: *Einschlafen* in Gesellschaft [1]. *Kurzer* Schlaf erholsam [1]. *Schlaflosigkeit* durch Schwäche [1]. *Schläfrigkeit* am Morgen > Umdrehen im Bett [2/1].

NAHRUNG

Abneigung: Tabak, morgens [1].
Verlangen: Salz [2]; Süßigkeiten [2]; Gewürze [1]; Schokolade [1]; geräucherte Speisen [1].
Schlimmer: Kalte Getränke [2]; Wein [1].
Besser: Kalte Getränke [1].

NOTIZEN

MERCURIUS CORROSIVUS Merc-c.

ZEICHEN

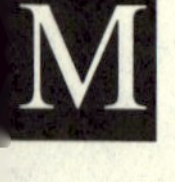

Mercurius sublimatus corrosivus. Hydrargyrum bichloratum. Quecksilber(II)-chlorid. Hydrargyrum [vom griech. *hydor,* Wasser, und *argyros,* Silber, flüssige Silber], bildet mit Zink und Kadmium die Gruppe 2B des Periodensystems. Es ist das einzige flüssige Metall und wird erst bei -39°C fest. Gruppe IB und Gruppe IIB bilden gemeinsam eine Gruppe von Übergangsmetallen, die alle in größerem oder geringerem Maße schwer, hart und chemisch inaktiv sind. Gruppe IB [Kupfer, Silber und Gold] stellt den edlen und Gruppe 2B den armen Zweig dar. Innerhalb der Gruppen liegen Gold und Quecksilber auf derselben Linie.
Quecksilber ist für die meisten Metalle ein gutes Lösungsmittel. Eine solche Lösung wird Amalgam genannt. Quecksilber wird mittels Amalgambildung verwendet, um Gold und Silber aus ihren Erzen zu extrahieren. Anschließend wird das Quecksilber wieder durch Destillierung abgestoßen. Amalgamverbindungen werden in der Zahnmedizin für Zahnfüllungen verwendet. Quecksilber wird auch als Füllung für Thermometer und Barometer benutzt sowie in Quecksilberlampen [ultraviolette Lampen, Sonnenlampen] und Batterien. Organische Quecksilberverbindungen werden zur Desinfektion von Samen sowie in der Schulmedizin angewendet. Der Farbstoff Vermilion, der aus Zinnober [Quecksilbersulfid] gewonnen wird, ist heute durch synthetische Farbstoffe ersetzt. Knallquecksilber [Quecksilbercyanat] hingegen ist in der Herstellung von Explosionsmaterial nach wie vor unerlässlich. Es war die erste in

einer Reihe von durch Zusammenprall explosionsfähigen Verbindungen.
Seine starke keimabtötende Wirkung hat zur Folge, dass Quecksilberchlorid als Antiseptikum und Desinfektionsmittel für Instrumente verwendet wird. Seine Anwendung am Menschen hat zu schwerwiegenden Vergiftungen geführt, zum Teil mit tödlichen Folgen. Symptome nach Einnahme sind unter anderem: metallischer Geschmack, Schmerzen beim Schlucken, Erbrechen von weißen, später blutigen Substanzen, sehr schwerwiegende Nephritis und Kolitis, blutige Diarrhœ.
„So ist Quecksilber das einzige Metall, das wir vor allem ein europäisches nennen dürfen... Europa ist also bei weitem der Quecksilberreichste Kontinent, und dagegen treten die übrigen Vorkommen der Erde, im südlichen Nordamerika - Nevada, Texas, Kalifornien, Mexiko - weit zurück. Die wichtigste Quecksilberzone der Erde findet sich also in einer Mittellage zwischen Ost und West, aber auch Nord und Süd.... Das Metall folgt den Wegen des Schwefels. Den starken Schwefelbeziehungen steht die völlige Abneigung entgegen, sich mit Sauerstoff, Kohlensäure, Wasser und anderen Prozessen zu verbinden, die uns in der Bildung der mannigfachen Eisen-Kupfer-Blei-Zinnerze so charakteristisch erscheinen. Das Quecksilber hält sich für sich, meidet die anderen wichtigen Metallformationen... Der reine metallische Zustand ist dem Quecksilber durchaus wesensgemäß. Die Naturprozesse bringen ihn selbst hervor, er erhält sich in fast edel zu nennender Beständigkeit: wäre Quecksilber fest, könnte man es dem äußeren Ansehen nach neben das Silber stellen. Leicht entringt sich auch das Metall seinen Verbindungen...
Es ist eines der großen Naturwunder, dass Quecksilber, obwohl fast doppelt so dicht wie Eisen, vierzehnmal schwerer als Wasser, mit einem der höchsten Verbindungsgewichte ausgezeichnet, trotzdem flüssig ist! Dies ist ein Hauptphänomen des Quecksilbers, aus dem vieles Weitere verständlich werden kann. Beim kleinsten Anstoß zerstiebt es in Tropfen und kleinste Tröpfchen. Aber das Zerstobene fließt ebenso leicht wieder zur Einheit zusammen. Seine Kohäsionskraft ist sehr groß... Hingegen ist seine Adhäsion an die äußere Umgebung sehr gering. Es benetzt sie nicht und kehrt darum, wenn es erst in unzählige Tröpfchen auseinanderfuhr, sogleich wieder völlig in sich selbst zurück. Ganz anders verhielte es sich jedoch, wenn seine Umgebung aus Metallen bestünde. Die würde es benetzen, an sie sich hingeben, Adhäsionskräfte entwickeln. Denn es ist für die Welt der Metalle in vieler Hinsicht, was Wasser für die Erdenwelt ist. Es löst Metalle wie Wasser die Salze. Vor allem die plastischen, geschmeidigen, weichen wie Gold, Silber, Zinn, Blei, Kupfer, Zink, Kadmium, die Alkali-Metalle nimmt es lösend in sich auf und bildet mit ihnen die Amalgame...

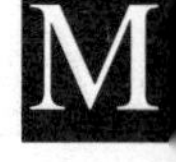

Einst sind alle Metalle flüssig gewesen, in Jugendstadien der Entwicklung des Erdenwesens, als diese noch lebensdurchdrungener war und weich und unverhärtet. Mit seinem Altern ergaben sich Verfestigungs- und Erstarrungsprozesse, die auch die Metallnatur ergriffen. Das Quecksilber allein unterlag ihnen nicht, es hielt jene früheren Zustände fest: es ist gleichsam geblieben, früheren, kosmischeren Erscheinungsformen des Erdenwerdens ähnlich. Erst in der Kälte des Polarwinters, bei -39 Grad erstarrt es zu einem silberglänzenden, geschmeidig-weichen, hämmer- und dehnbaren Metall, das sich als guter Wärme- und Elektrizitätsleiter erweist....
Aber nicht nur dem sich als zelliges Sonderleben eigensinnig abgliedernden Sein gegenüber wirkt das Quecksilber so, dass es eine solche Sonderexistenz wieder zur Eingliederung ins Ganze bringt. Es gilt dies *allen* Prozessen gegenüber. Diese abgesonderten Kräfte bringt es wieder zur Resorption. Wo immer im Organismus sich

absondernde Prozesse bilden, Merkur führt sie wiederum in die Herrschaft des ganzen Organismus zurück." [Pelikan]
Geprüft von Buchner, Nusser, Berridge und anderen.

VERGLEICHE

Mercurius. Acidum nitricum. Arsenicum. Lachesis. Sulfur. Apis. Cantharis.

Differenzierung

➡ Akute Nephritis oder Zystitis.

⇨ *Cantharis:* Schmerzen eher schneidend als brennend; < vor, während und nach der Harnentleerung; > äußere Wärme.

⇨ *Mercurius:* Ähnlich aber weniger intensiv; stärkere Eiterneigung.

⇨ *Terebinthia:* Heftiges Brennen, aber weniger Tenesmus; Harn bräunlich, blutig, wolkig und übelriechend.

WIRKUNGSBEREICH

REKTUM. *Blase. Augen.* HALS. Nieren. Knochen. DRÜSEN. **Linke Seite.*

LEITSYMPTOME

* „*Merc-c.* ist *Merc.* mit einer viel größeren Wirkungsgeschwindigkeit. Die Hauptwirkung des *Chlorelements* in diesem Salz scheint darin zu bestehen, die Quecksilberwirkung zu intensivieren. „Die beste Art, die Quecksilbersalze zu betrachten ist es, *Merc. sol.* als typisch für alle anzunehmen." [Borland]

* Allgemeines Gemütsbild von Mercurius:
Instabilität auf allen Ebenen; innere Eile & langsames Handeln; extrem verschlossen; Bedürfnis Ordnung zu schaffen, daher konservativ, oder aber, aus Frustration, anarchistisch; alles oder nichts.

G Unzusammenhängende, umherschweifende Gedanken beim Reden.
„Starrt Menschen an, die mit ihm reden und versteht sie nicht." [Lippe]

G Angst hindert am Schlafen.
„Heftiges Auffahren, während man versucht einzuschlafen." [Lippe]

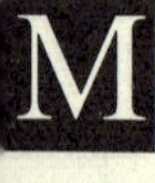

A MANGEL AN LEBENSWÄRME.
< *Frische Luft.*
„Frösteln durch geringste Bewegung und an frischer Luft, in der Regel mit Kolik." [Lippe]

A *Schwitzt durch jede Bewegung.*
Lokal; < Stirn und untere Partien.
Fauliger Schweiß nachts.
„Gegen Morgen wird der Schweiß stinkend." [Lippe]

A Unstillbarer DURST auf KALTE Getränke. [durch trockenen Mund]
Aber Trinken <.

A < *Seitenlage.*
> RÜCKENLAGE.

A < *Ruhe.*

> *Bewegung.*

A < DRUCK.

< *Berührung.*

A Intensives BRENNEN.
[Hals; Magen; Rektum; Blasenhals; Nieren]

A EINSCHNÜRUNG.

A *Fressende Absonderungen.*

A Schwindel.
& Kälte; kalter Schweiß.
& Taubheit beim Bücken.

K *Amalgam*
Quecksilberhaltige Zahnfüllungen zwingen zu ständigem Kontakt mit Chlor und Quecksilber, somit wird unaufhörlich Quecksilberbichlorid gebildet und der Organismus ständig mit diesem Gift gesättigt. Merc. cor. ist ein spezifisches Reizmittel für lebendes Gewebe, wobei ihm an Intensitätsgrad und Wirkungsbereich nur Arsen gleichkommt. Es hat eine besondere Affinität zum Magen und Darm, den Schleimhäuten der Atemwege und Lungen, den Nieren, Urogenitalorganen und dem Peritoneum. Es kann bestimmte oder ausgewählte Partien angreifen, Mund, Hals, Magen, Darm, Blinddarm usw. Es greift die Schleimhäute der Augen, Nase, Bronchien und Lungen an.
Manche Menschen reagieren stärker auf dieses Gift als andere und erleiden schwerwiegende Gesundheitsschäden, von denen sie sich niemals erholen. Es ist schleichend aktiv und anhaltend progredient. Personen, die von diesem Quecksilbersalz vergiftet werden, können durch keine Behandlungsmethode geheilt werden, bevor nicht die Ursache entfernt wird. Der Mund ist ein wahres Laboratorium für die besondere Herstellung von Quecksilberbichlorid. Viele Fälle chronischer Krankheiten aus unklarer Ursache und weit vom Mund entfernt sind völlig oder teilweise diesem Gift zuzuschreiben.
[Bray, *Provings of Bichloride of Mercury from Fillings of the Teeth,* Hom. Rec., Juli 1912]

K Akute ulzerative Stomatitis oder Angina.
Schleimhäute *dunkelrot.*
Heftiges *Brennen und einschnürende Schmerzen.* Schlucken nahezu unmöglich.
„Unfähig irgendeine Flüssigkeit zu schlucken; Würgen und Erbrechen sobald er sich bemüht zu schlucken.“ [Lippe]
< Abends und nachts; geringste Berührung am äußeren und inneren Hals; warme Getränke.
& Durst; starker, übelriechender Speichelfluss; spärliche Harnentleerung; Blässe um den Mund; Schweiss nachts.

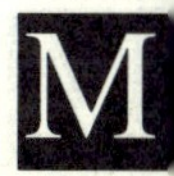

K Heftiger Schluckauf im Schlaf.

K *Unablässiger Stuhl- und Harndrang.*
EMPFINDUNG NIEMALS FERTIG ZU WERDEN. ['lange nach vollständiger Entleerung noch das Empfinden als käme mehr']
& *Spärliche Absonderungen.*

K HEISSER HARN, TROPFENWEISE ENTLEERT.

< Sitzen.

K Akute Nephritis oder Zystitis.
Heftiges *Brennen* und anhaltender *Tenesmus.*
< Nachts; Wärme.
& Schweiß nachts und bei Bewegung; brennender Durst; Tenesmus im Rektum.

RUBRIKEN

GEMÜT: *Angst* im Schlaf, nach der Menses [2; **Cocc.**]; hindert am Schlaf [2]. *Schaukeln,* Wiegen > [2]. Gedankenloses *Starren,* starrt Personen an, die mit ihm reden, versteht sie nicht [2/1].

SCHWINDEL: Mit *Taubheit* [1/1].

KOPF: *Schweiß* an der Stirn [3].

AUGEN: *Schmerzen* nachts [3]. *Spasmen* der Lider nachts [2/1]. Scharfe *Tränen* nachts [2/1].

NASE: *Absonderung* wie Klebstoff [2]; wie Klebstoff aus dem Retronasalraum [2]. *Epistaxis* im Schlaf [2; **Merc.**]. *Katarrh* mit Ausdehnung in den Sinus maxillaris [2; *Mag-c.*]. *Verstopfungsgefühl* & wässrige Absonderung [2; **Ars.**].

GESICHT: *Aphthen,* Lippen [3]. *Aufgedunsen* um die Augen [2]. *Erysipel* um die Augen [2]. *Schwellung* während der Schwangerschaft [2; *Phos.*]. Lippen geschwollen und *umgestülpt* [3/1].

MUND: Zunge kann nicht *herausgestreckt* werden [2]. *Speichelfluss* & Aphthen [3]; während geistiger Arbeit [2].

HALS: Empfindung als würde Schleim im Hals *hängen* [2; *Carb-an.*]. Ständige Neigung zu *Schlucken* durch Würgen [3; **Graph.**]; > Essen [3]. *Schmerzen* beim Herabdrücken der Zunge [1/1]; brennende Schmerzen bei Druck [3/1]. *Spasmen* beim Schlucken, zwingen zum Würgen [3; **Graph.**]. *Würgen* beim Trinken [2]; beim Essen [2].

ABDOMEN: Empfindung als *fiele* der Darm beim Umdrehen im Bett von einer Seite zur andern [2; *Bar.; Merc.*].

REKTUM: *Diarrhœ* bei Schweiß [3]. *Stuhldrang* vor der Stuhlentleerung [3]; nach der Stuhlentleerung [3].

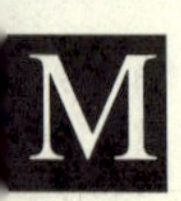

BLASE: *Harndrang* nach der Harnentleerung [3]. *Harnentleerung,* gespaltener Strahl [3].

NIEREN: *Entzündung* während der Schwangerschaft [2].

URETHRA: Stechende *Schmerzen* mit Ausdehnung nach hinten [3].

HARN: *Albuminöser* Harn während und nach der Entbindung [2]. *Farbe* braun [3]; grünlich [3]. *Geruch* ölig [3/1].

MÄNNER: *Hitze* in der Eichel [3; Sep.].

BRUST: *Bluten* der Brustwarzen bei dem Versuch zu Stillen [1/1]. *Schmerzen* in den Brustwarzen beim Stillen [2].

RÜCKEN: *Schmerzen* im Sakralbereich & Stuhldrang [2; **Nux-v.**].

EXTREMITÄTEN: *Hochziehen* der Gliedmaßen > [3].

SCHLAF: *Schlaflosigkeit* während Diarrhœ [2]; durch Schwindel [2]. *Stellung,*

schläft auf dem Rücken mit angezogenen Beinen [3/1].
FROST: Frost bei *Bewegung* [3].
SCHWEISS: *Kalter* Schweiß & Schwindel [2].
ALLGEMEINES: *Hitzewallungen* beim Bücken [1/1].

NAHRUNG

Abneigung: Heiße Speisen [2]; warme Speisen [2]; Wasser [1].
Verlangen: Kalte Getränke [3]; Cayennepfeffer [1]; Eis [1]; warme Getränke [1]; Gewürze [1]; Kaffee [zur Abgewöhnung von habituellem Konsum; 1]; kalte Speisen [1].
Schlimmer: Äpfel [1]; saure Äpfel [1; = Magenschmerzen]; Bier [1]; Birnen [1]; Butter [1]; Eier [1]; Essig [1]; Kartoffeln [1]; Kirschen [1]; Obst [1]; Roggenbrot [1; = Magenschmerzen]; Saures [1]; fette und gehaltvolle Speisen [1]; Suppe [1; = stechende Magenschmerzen.
Besser: Süße Äpfel [1]; Milch [1; > Magenschmerzen].

NOTIZEN

MERCURIUS IODATUS FLAVUS Merc-i-f.

ZEICHEN

Quecksilber(I)-iodid. Hydrargyrum iodatum flavum. Mercurius iodatus viridis.
Ein starkes, gelbliches, amorphes Pulver; geruch- und geschmacklos. Es ist instabil und zersetzt sich bei Lichteinwirkung.
Äußerliche Anwendung als Tinktur bei Augenkrankheiten.
1856 von Lord und 1866 von Blakely geprüft.

VERGLEICHE

Mercurius. Lycopodium. Sulfur. Arsenicum. Kalium bichromicum. Phytolacca.

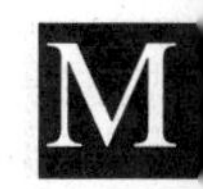

WIRKUNGSBEREICH

HALS [rechte Seite]. *Drüsen.* * *Rechte Seite.* Linke Seite.

LEITSYMPTOME

* „Die beste Art, die Quecksilbersalze zu betrachten ist es *Merc. sol.* als typisch für alle anzunehmen." „*Merc-i-f.* und *Merc-i-r.* verstärken die Affinität von Mercurius zum Hals. *Merc-i.r.* ist das akutere von den beiden Mitteln."
* Allgemeines Gemütsbild von Mercurius:
  Instabilität auf allen Ebenen; innere Eile & langsames Handeln; extrem

verschlossen; Bedürfnis Ordnung zu schaffen, daher konservativ, oder aber, aus Frustration, anarchistisch; alles oder nichts.

G Delusion, meint es sei ein Mann im Raum, der ihm mit einem Bohrer den Hals durchbohren will.

„Diese Rubrik zeigt die Qualität von Iod. in dem die Eigenschaft plötzlicher, hochgradiger Gefahr durch Gewalt und Verrat steckt. 'Furcht, wenn sich andere einem nähern.' Krankhafte Impulse, 'Impuls zu töten.' Gefühl [Furcht] von einem plötzlichen Mordangriff, der eine impulsive heftige Reaktion erfordert. Merc., andererseits meint 'ermordet zu werden' und 'von Feinden umgeben zu sein.' Bei Merc. ist die Plötzlichkeit des Angriffs nicht vorhanden. Wenn wir Merc. und Iod. miteinander kombinieren, taucht das Gefühl auf, dass man in einem plötzlichen Angriff [Iod.] ermordet wird [Merc.]." [Sankaran]

G Gewalttätige, destruktive und impulsive Eigenschaften, aber die Destruktivität ist nicht so stark ausgeprägt wie bei Merc-sol. Extrem energiegeladen [wie Iod.]; sehr starke Reiselust [Merc., Iod.] und Bedürfnis beschäftigt zu sein. Ergreifen daher Berufe, bei denen sie reisen können. Sehr fröhlich und redselig; kann sogar singen und pfeifen - eine Art erheiterter, manischer Zustand. Gleichzeitig können sie sehr zornig werden, v.a. wenn sie sich betrogen/angegriffen fühlen. [Sankaran]

G Heiter im Freien; gedrückt und niedergeschlagen im warmen Raum.

G Träume von Harndrang; gefolgt von einer Entleerung. [Lippe]

A DRÜSENSCHWELLUNG. [Hals; Parotiden; Brustdrüsen]

A Beschwerden durch *kalte Zugluft beim Schwitzen.*

A *Rechte Seite dann links.* [Hals; Abdomen; Brust]

A < Kaltes und feuchtes Wetter.
< Frühling.

A < *Wärme.* [Zimmer; Bett]
> Frische Luft.

A DURST; 'gelegentlich auf saure Getränke.'

A < NACHTS.
< Ruhe.
> *Bewegung.*

„Besser bei aktiven Leibesübungen." [Burt]

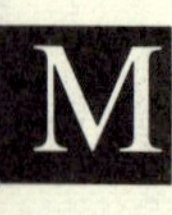

A < Berührung und Druck.

A < *Linksseitenlage.* [Müdigkeitsgefühl in allen Gliedern]

A > Rechtsseitenlage. [Müdigkeitsgefühl in allen Gliedern]

A *Klumpige Ausscheidungen.*

K Dumpfe Stirnkopfschmerzen durch Stirnhöhlenkatarrh, mit übelriechender Absonderung.
< Ruhe.
> Beschäftigung; Aufregung.
& Schmerzen an der Nasenwurzel. [< morgens beim Erwachen, etwas > Druck]
& Schmerzhafte Empfindlichkeit im Gesicht, v.a. der Gesichtsknochen.

K *Feuchter dünner Belag auf der Zunge* oder GELB AN DER BASIS. [vordere Partie sauber und rot]

K Unwiderstehlicher Drang, die Zähne zusammenzubeißen; Kiefer steif und Muskeln müde durch Zusammenbeißen der Zähne im Schlaf. [Clarke]

K HALSSCHMERZEN, Ausdehnung von *rechts nach links.*
< Warme Getränke; leer Schlucken; nachts.
> Kalte Getränke.
& Ansammlung von [zähem] Schleim im Hals; ständiger Schluckdrang; stinkender Atem; schlaffe Zunge mit Zahneindrücken.
Tonsillitis & Verlangen nach Säuren.

K Schmerzen in der Leber, & Schwindelgefühl den ganzen Tag lang. Schmerzen gehen von rechts nach links und verursachen Schwindelgefühl und Übelkeit. [Burt]

K Brusttumor
& Neigung zu viel warmem Schweiß und Magenstörungen. [Blackwood]

K Herzklopfen; Gefühl als sei das Herz von seinem Platz gesprungen.
< Rückenlage.
& Dyspnœ.

RUBRIKEN

GEMÜT: *Beschäftigung* > [2]. *Empfindlich* gegen Gerüche [2]. *Furcht* vor Ersticken bei Kropf [2/1]. *Launenhaftigkeit* [2]. *Reizbarkeit* bei Tonsillitis, durch Schmerzen [2/1]. *Trübselig* nach Schmerzen [2; **Cham**.]. *Träume* von einem riesigen Bogen Briefpapier erstickt zu werden [1/1]; vom Ertrinken [1]; von Särgen [1].
SCHWINDEL: Mit Empfindung als würde man durch die Luft gleiten im *Gehen,* als würden die Füße den Boden nicht berühren [1].
KOPF: Als werde der Kopf von einem schweren *Gewicht* in das Kissen herabgedrückt [1/1]. Ständiges *Jucken* am Scheitel, nachts im Bett [1]. Empfindung als würde der Schädel *knacken* [1].
AUGEN: *Pulsieren* in den Augen nachts [2]. *Rötung* der Lider [2].
SEHKRAFT: *Neblige* Sicht in Linksseitenlage [1/1].
OHREN: *Schmerzen* dehnen sich in den Hals aus [2].
GEHÖR: *Eingeschränktes* Hörvermögen durch Überhitzung [1; Merc.].
GESICHT: Wundheits*schmerz* im rechten Wangenknochen [2].
MUND: Metallischer *Geruch* aus dem Mund [2].
ZÄHNE: Empfindung als säßen die Zähne *fest* in ihren Höhlen [1/1]. *Schmerzen,* Zahnschmerzen nach Süßigkeiten [1]. Empfindung als würden die oberen Zähne fest *zusammengedrückt* [1/1]. Neigung, die Zähne *zusammenzubeißen*, wegen Völlegefühl, Zähneknirschen, und Ziehen in den Zahnwurzeln [1].
HALS: *Schleim* im Hals am Morgen [2]; gallertartig [2]; zäh [2]; Empfindung als sei der Hals vollständig mit Schleim gefüllt [1]. *Schmerzen* im Bett [1; *Merc.*]: brennende Schmerzen bei leerem Schlucken [1; **Bar-c**.].
MAGEN: *Übelkeit* beim Anblick von Nahrung [1], durch Speisengeruch [1].

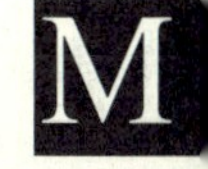

Würgen beim Hochräuspern von Schleim aus dem Schlund [2].
ABDOMEN: *Hitze* am Nabel, < Einatmen [1]. Empfindung als würden Fäden von *Luftblasen* unterhalb des Nabels quer über das Abdomen laufen [1/1].
MÄNNER: Trockene *Ausschläge* auf dem Skrotum [2].
FRAUEN: Gelbe *Leukorrhœ* bei Kindern [2; *Syph.*].
BRUST: Stechende *Schmerzen,* wie durch Nadeln, in der linken Seite der Brust, beim Drücken auf den Magen [1/1].
HUSTEN: Husten durch starke *Gerüche* [1; *Phos.*].
RÜCKEN: *Pulsieren* unter der rechten Scapula [2]. *Schmerzen* im Zervikalbereich mit Ausdehnung in die rechte Stirnseite [1/1].
EXTREMITÄTEN: Übermäßiges *Müdigkeitsgefühl* in allen Gliedern, < Linksseitenlage [1/1], > Rechtsseitenlage [1/1].

NAHRUNG

Abneigung: Anblick von Speisen [1]; Speisengeruch [1].
Verlangen: Saures + Salz [2]; Eis [1]; Salz [1]; Saures [1]; saure Getränke [1]; Teig [1].
Schlimmer: Heiße Getränke [2]; Anblick von Nahrung [1]; Speisengeruch [1]; Süßigkeiten [1; = Zahnschmerzen].
Besser: Kalte Getränke [1]; kalte Speisen [1].

NOTIZEN

MERCURIUS IODATUS RUBER **Merc-i-r.**

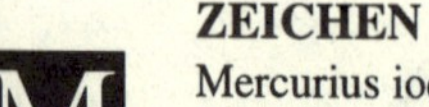

ZEICHEN

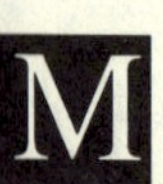

Mercurius iodatus ruber. Hydrargyrum biiodatum rubrum. Mercuriiodid. Mercurius bijodatus.
Leuchtendrotes amorphes Pulver, stabil unter 127° C; geruchlos, schwach metallischer Geschmack. Anwendung als Antiseptikum und Desinfektionsmittel für unbelebte Gegenstände.
1856 geprüft und eingeführt von der amerikanischen Arzneimittelprüfungsvereinigung.

VERGLEICHE

Mercurius. Acidum nitricum. Sulfur. Lachesis. Phytolacca.

WIRKUNGSBEREICH

HALS [linke Seite]. *Drüsen.* Zellgewebe. * *Linke Seite.*

LEITSYMPTOME

* „Die beste Art, die Quecksilbersalze zu betrachten ist es *Merc. sol.* als typisch für alle anzunehmen.“ „*Merc-i-f.* und *Merc-i-r.* verstärken die Affinität von Mercurius zum Hals. *Merc-i.r.* ist das akutere von den beiden Mitteln.“

* Allgemeines Gemütsbild von Mercurius:
Instabilität auf allen Ebenen; innere Eile & langsames Handeln; extrem verschlossen; Bedürfnis Ordnung zu schaffen, daher konservativ, oder aber, aus Frustration, anarchistisch; alles oder nichts.

A Entzündung und steinerne Verhärtungen. [Drüsen; Zellgewebe]

A < *Kalte Luft.*

A < Nass werden.

A > *Gehen im Freien.* [Verwirrung; Kopfschmerzen]

A *Starke Nachtschweiße.*

A Verlangen nach Getränken in geringer Menge.

A < Berührung und Druck.

A < Nach Schlaf.

A *Einschnürungsgefühl.* [innerlich und äußerlich]

K Taubheit und Schnupfen > warm werden durch Gehen.

K Frühstadien von Erkältungen, v.a. bei Kindern. [Verma]

K Schleimige, klebrige Lippen beim Erwachen. [Boger]

K HALSSCHMERZEN, Ausdehnung von *links nach rechts.*
< Leer schlucken; Schlucken sowohl fester als auch flüssiger Nahrung.
& Starke Schwellung; dunkelroter Schlund.
& Steifheit in Hals, Zungenwurzel und Nacken.
& Viel Hochräuspern von Schleim; Drüsenschwellungen; Heiserkeit; Husten.
& Gelblicher, dicker Belag auf der Zunge.

RUBRIKEN

GEMÜT: *Reizbarkeit* morgens beim Erwachen [2]; bei Zahnschmerzen [1]. *Träume* von Jagd und Ackerbau [1/1]; von Jagd und Reisen [1/1]; Räuber, die in Gebäude einzubrechen versuchen, aufzuspüren [1/1]; von Schwimmen und Waten im Wasser [1].
KOPF: *Einschnürungsgefühl* in der Stirn, wie durch eine Schnur [1; Nat-c.]. *Hitze* am Morgen [2]. *Kälte* in warmen Räumen [1; *Laur.*]. Kleine *Risse* und Rhagaden in der Stirnhaut, abschuppend [1/1]. *Schmerzen,* Stirnkopfschmerzen mit Ausdehnung zum Scheitel [1].

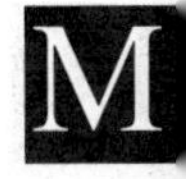

AUGEN: *Chemose,* gelb [2].
OHREN: *Juckreiz* nachts [2].
NASE: *Hitze* in der rechten Seite der Nase [2/1]. *Schmerzen,* Rohheit, Choanen [2; **Carb-v.**]. *Schnupfen* & Laryngitis [2]; Schnupfen > warm werden beim Gehen [1/1]; in warmen Räumen [2].
GESICHT: *Hautausschläge,* Ekzem am Kinn [2].
HALS: *Schleim* schwer abzulösen [2]; gallertartig [2]; weiß [2]. Brennende *Schmerzen* bei leerem Schlucken [1; **Bar-c.**].

ABDOMEN: *Auftreibung* im Nabelbereich [2; *Kali-i.*].
MÄNNER: Verstärktes *sexuelles* Verlangen beim Einschlafen [1].
FRAUEN: *Tumoren* des Uterus, Fibrom, Myom [2]. *Zellulitis,* Becken [2].
RÜCKEN: *Schmerzen* im Zervikalbereich, wie von einem Schlag [1].
EXTREMITÄTEN: *Empfindliche* Füße [2]. *Rissige* Haut an den Handflächen [2]; feucht [1/1]. *Schmerzen* abwechselnd in Armen und Beinen [1/1]; Schmerzen in der Mitte des Oberarms, als sei er im Begriff zu brechen [1]. *Steifheit,* > nach Gehen [1].

NAHRUNG

Verlangen: Salz [1].
Schlimmer: Kalte Speisen [1]; kalte Getränke [1].

NOTIZEN

METHYSERGIDUM

Methys.

ZEICHEN

Methysergid. Deseril.
Ein Serotoninantagonist, chemisch verwandt mit Lysergsäure. Lysergsäure kommt in *Claviceps purpurea* vor, in der Homöopathie als *Secale* bekannt, ebenso in *Ipomoeaarten.* Lysergsäurediethylamid [LSD] bedarf keiner weiteren Erläuterung.
Deseril wird als Prophylaktikum bei Migräne und anderen vaskulär bedingten Kopfschmerzen angewandt wie etwa bei Horton-Syndrom [Erythroprosopalgie]. Seine Wirkung ist vergleichbar mit Analgetika wie Gynergen, Ergomimet, Tonopres.
Kontraindikationen: Schwangerschaft, periphere Kreislaufstörungen, Arteriosklerose, Hypertonie, Phlebitis, reduzierte Nieren- und Leberfunktionen, Harnwegserkrankungen, septische Zustände, Kachexie.

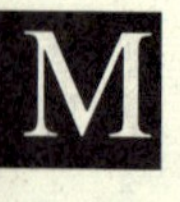

Nebenwirkungen: Übelkeit und Erbrechen, Ödeme, Schlaflosigkeit, Schwindelgefühl, Phlebitisreizung und arterielle Insuffizienz, Krämpfe der großen Gefäße. Je nachdem welche Gefäße betroffen sind, kann sich die Vasokonstriktion als Schmerzen in Brust und Magen niederschlagen oder als Kälte, Taubheitsgefühl und Schmerzen in den Extremitäten, mit oder ohne Parästhesien und vermindertem oder fehlendem Puls.
1978-79 von Julian an 27 Personen geprüft [21 Männer, 6 Frauen].

VERGLEICHE

Secale. Coffea. Spigelia. Nux vomica. Lachesis.

WIRKUNGSBEREICH

Kreislauf; Blutgefäße. Leber; Gallenblase. * Rechte Seite.

LEITSYMPTOME

G Depression & Neigung zu weinen.
Vergesslichkeit.

A Schlappheit und Somnolenz.

A *Hungergefühl.*
In Verbindung mit Emotionen.

A Erwachen nach Mitternacht; 2-3 Uhr.
Kann durch Magenschmerzen, Hitze oder Ruhelosigkeit verursacht sein.
Träume früh am Morgen.

A < Kälte. [v.a. am Abend]
< 16-17 Uhr.

A > Essen.
> Hinlegen.

A Leeregefühl.
[Kopf; Magen]

K Kopfschmerzen im *Hinterkopf.*
Ausdehnung zum rechten Auge.
['wie nach Wein']
< Anstrengung.
< Während der Menses.
& Schweregefühl im Halswirbelbereich.
& Zuckungen der rechten Gesichtseite.

K Ödeme der unteren Gliedmaßen.

K Raynaud-Syndrom.

NOTIZEN

MILLEFOLIUM **Mill.**

ZEICHEN

Achillea millefolium. Schafgarbe, Feldgarbe. Achillesgarbe. Grundheil. Fam. nat. Compositæ.
Achillea verdankt seinen Namen und seine Einführung in die Medizin dem griechischen Helden Achilles, der auf den Rat des Chiron hin das Kraut verwendete, um seine Soldaten zu behandeln, die in dem trojanischen Krieg verwundet wurden. Chiron war ein Zentaur, ein göttliches Geschöpf, halb Mensch und halb Pferd und war für sein Wissen und seine Weisheit bekannt. Apollo wies ihn in die Heilkunde ein, und im Gegenzug unterwies er griechische Helden wie Jason, Theseus und Achilles. Obgleich unsterblich, trat er, nachdem er von einem giftigen Pfeil vom Bogen des Herakles

getroffen worden war, seine Unsterblichkeit an Prometheus ab, um diesen von seinen Schmerzen zu erlösen. Er wurde als Schütze in die Sternbilder aufgenommen.
Von seiner Mutter vorherbestimmt, die Rolle eines Helden zu spielen, hatte Achilles keinerlei Schwierigkeiten seine Wahl zwischen einem langen und ruhmlosen oder einem kurzen und ruhmreichen Leben zu treffen. Er wählte letzteres in der Gewissheit, dass seine Mutter ihn unverwundbar gemacht hatte. Sie hatte ihn jede Nacht ins Feuer gelegt und anschließend in den Styx [den Fluss der Unterwelt] getaucht, um ihn zu stärken. Während sie das tat, hielt sie ihn an der Ferse, und dies wurde seine einzige Schwachstelle; die ihn schließlich das Leben kostete.
Die Erklärung für den Artennamen *Millefolium* ist prosaischer. Er bezieht sich auf die unzähligen Blätter [*mille*= tausend, *folium*= Blätter], die so fein verzweigt sind wie Kapillaren. Der Wortteil 'Garbe' der deutschen Namen im Volksmund stammt vermutl. vom ahd. *garwa,* was soviel bedeutet wie 'die Heilende' oder 'die Herstellerin'.
Die in Europa heimische Pflanze wächst überall und ihre Neigung zu wuchern bedeutet, dass sie in kurzer Zeit riesige Flächen bedecken und somit im Garten ein lästiges Unkraut werden kann. Die ersten Kolonialherren nahmen die Pflanze mit nach Amerika, wo sie bald verwilderte.
Achillea hat eine umfangreiche Tradition als Heilkraut. In alten Zeiten wurde es beispielsweise für Wunden verwendet [*Herba militaris,* Militärkraut, 'Schnitt- und Beilhiebkraut'.] In Schweden ersetzte es Tabak und Hopfen, und in Deutschland war es Brauch, am Gründonnerstag etwas Schafgarbe der Suppe beizufügen. Sie war als Mittel gegen Kopfschmerzen verbreitet, in solchen Fällen wurde das Kraut in die Nase geschoben, so dass diese anfing zu bluten und so das Kopfweh linderte. Im Mittelalter hatte die Pflanze den wunderbaren Namen 'supercilium Veneris', wörtl. 'Augenbrauen der Venus.' Es war auch eines der Kräuter, die dem Bösen gewidmet waren, manchmal bekannt als Teufelsnessel und in der Wahrsagerei und Hexenkunst verwendet. In östlichen Ländern wird das Naseninnere mit dem Blatt gekitzelt. Wenn es dadurch zu Nasenbluten kommt, so wird dies als gutes Omen dafür aufgefasst, dass 'mein Liebster mich liebt.' Die Legende, dass ein Beutel Schafgarbe unter das Kopfkissen gelegt einem im Traum den zukünftigen Liebespartner zeigt, steht zweifellos im Zusammenhang mit Venus, der Göttin, die in Herzensdingen eingreift. Auf diese Art hat *Millefolium* doppelte Bedeutung: einerseits ist sie dem Blutvergießen zu Ehren des Mars, dem Kriegsgott gewidmet, andererseits sagt sie die Gunst der Venus voraus, der Göttin der Liebe. 'Mein Herz blutet für dich.'

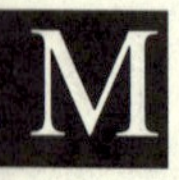

„Kolikanfälle nach einer schweren Entbindung," sind bei Hering verzeichnet.
Millefolium kann möglicherweise bei den Folgen von Blutspenden helfen - eine Form der absichtlichen Selbstverwundung aus Mitgefühl mit anderen. Und wie steht es mit Blutfehden? Oder erstes Blut, sowohl die erste Verwundung bei einem Kampf als auch die erste Menstruation.
In früheren Zeiten stand die Pflanze in dem Ruf, bei Melancholie heilend zu wirken, ein Mangel an frischem, neuem oder jungem Blut.
Hautkontakt mit dem Saft von Achillea kann bei Sonneneinwirkung ein lokales Exanthem hervorrufen [Photosensibilität]. Durch die Bitterstoffe kann Kuhmilch bitter schmecken, wenn die Kuh Schafgarbe gefressen. Schafgarbe gehört zu den wenigen Compositæ, die zyanogene Glykoside [eine Stickstoffverbindung] enthalten.
Eingeführt von Hartlaub. 1833 von Nenning und Schreter geprüft; spätere Prüfungen von Hering, Keil und Raue.

VERGLEICHE

Phosphorus. Pulsatilla. Sulfur. Erigeron. Hamamelis. Cinnamomum. Trillium.

Differenzierung

➡ Hämorrhagien mit hellrotem Blut.

⇨ *Ipecacuanha:* Aktive Stauung; < Bewegung; & Kollapsneigung.

⇨ *Sabina:* < Bewegung; Blut leicht klumpig.

⇨ *Trillium:* < Bewegung; Blutströme; & Sehstörungen, Herzklopfen, kalte Extremitäten und Schwächeanfälle.

⇨ *Aconitum:* < Bewegung weniger ausgeprägt; Hämorrhagien verursacht durch trockenen kalten Wind; & Angst und Furcht vor dem Tod.

⇨ *Melilotus:* < Bewegung weniger stark ausgeprägt; Stauung > Hämorrhagie.

⇨ *Phosphorus:* Starke häufige Hämorrhagien & Angst und Überempfindlichkeit.

⇨ *Cinnamomum:* Kongestion weniger stark ausgeprägt; Metrorrhagie < Bewegung.

WIRKUNGSBEREICH

KAPILLARGEFÄSSE und *Venen.* [LUNGEN; *Nase;* Uterus; Darm; Magen; Blase]

LEITSYMPTOME

G „Scheint etwas vergessen zu haben, weiß nicht, was er tut oder tun will; Kopf benommen und verwirrt, v.a. abends; < nach Kaffee." [Clarke]

G „Im Bett im Schlaf vor Mitternacht überkam ihn ein Anfall, als sei er von einem furchterregenden Windstoß ergriffen und im Bett hochgehoben [Ausdehnung von der Brust zum Kopf, mit einem Gefühl als heule ein Sturm durch den Kopf und schieße wie eine Flamme rechts aus dem Oberkopf hervor]; dabe schien der rechte Arm gelähmt; nach diesem Anfall meinte er im Schlaf wach zu sein und hatte große Furcht davor, einen zweiten, ähnlichen Anfall zu erleiden; doch als dieser mit vermehrter Heftigkeit eintrat, und ihn zum Aufschreien veranlasste, wie er annahm, wachte er auf." [Allen]

G Schlägt mit dem Kopf gegen Bettpfosten oder Wand.
Wegen heftiger Kopfschmerzen [alles Blut scheint in den Kopf zu steigen]
& Zuckungen der Lider und Stirnmuskeln.
& Einschnürungsgefühl der Stirnhaut.

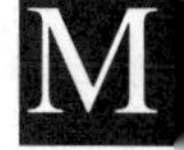

G Delusion, meint jeder sei vom Teufel besessen. [Kent]

⇨ *Blütenessenz.*

„Positive Qualitäten: Innere Ausstrahlung und starke Aura, mitfühlende Wahrnehmung, einschließlich Empfindsamkeit, wohltuende Heilkräfte. Muster von Ungleichgewicht: Extreme Verletzbarkeit durch andere und die Umgebung, leicht geschwächt, nimmt negative Einflüsse übermäßig leicht auf, psychische Toxizität. … Schafgarbe 'webt' die übermäßig durchlässige Aura buchstäblich dichter zusammen, so dass sie nicht so stark in die Umgebung 'ausblutet'." [Kaminski & Katz]

A *Eignung.*

„Geeignet für betagte Personen; atonische Personen; Frauen und Kinder." [Clarke]

A HÄMORRHAGIEN - BLUT HELLROT [teilweise klumpig].

„Es ist besonders für Hämorrhagien nach einem Sturz oder anderer Verletzung zu empfehlen. Wenn *Arnica* in einem solchen Fall versagt, würde ich an *Millefolium* denken.“ [Nash]

„Anhaltender Fluss nach einer Verletzung.“ [Nash]

„Wunden, die stark bluten, bes. nach einem Sturz.“ [Hering]

„Starker hellroter Blutfluss, ohne Schmerzen; ähnelt stark *Acon.*, aber es fehlen die Ruhelosigkeit, Angst und das Fieber von jenem Mittel.“ [Farrington]

„Die Hämorrhagie von *Millefolium* ist aktiver als diejenige von *Hamamelis,* und weniger verbunden mit auststoßender Wirkung, Husten und Ebrechen, als *Ipecacuanha.*“ [Hughes]

A HÄMORRHAGIEN nach heftiger Anstrengung, Entbindung, Abort oder Fehlgeburt.
Nach einer Blasensteinoperation.

A Beschwerden durch Überheben, Überanstrengung oder einen Sturz.

A Präventiv bei ‘Hämorrhagien durch Kämpfe,’ wo ein ‘Blutbad’ zu erwarten ist.

„Wenn eine Blutungsneigung aus der Anamnese ersichtlich ist, sollte es vor einem chirurgischen Eingriff gegeben werden.“ [Kent]

„Ein Hämorrhagiepatient sollte vor einer Zahnextraktion eine Dosis Mill. oder *Lach.* erhalten.“ [Kent]

„Eine Frau, die zu Hämorrhagien prädisponiert ist, sollte vor der Entbindung eine Dosis Millefolium erhalten.“ [Kent]

A Unterdrückte Menses oder Hämorrhoiden verursachen Husten mit Ausspucken von hellrotem Blut.
& Beklemmung und Herzklopfen.

A UNTERDRÜCKUNG [Menses; Milch; Lochien], verursacht *Spasmen* und *Kongestionen.*

A Starker SCHWEISS nach der Entbindung.
& Anurie.

A Verlangen nach *Senf.*

A Reichliche Schleimabsonderungen, v.a. wenn *Atonie* zugrundeliegt.

A Schwindel bei langsamer Bewegung,
aber nicht bei heftigen Leibesübungen.
& Übelkeit beim Bücken, nicht beim Hinlegen.
& Neigung auf die rechte Seite und nach hinten zu fallen.

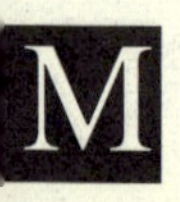

K Heftige Kopfschmerzen.
& Zuckungen der Lider und Stirnmuskeln.

K Magenkrämpfe.
& Empfindung als ob eine Flüssigkeit vom Magen zum Anus fließt.

K Wunde [rissige] Brustwarzen bei stillenden Müttern.

K Stauung, Schmerzen in Varizen.
Während der Schwangerschaft oder bei Personen, die viel stehen.
[*Bell-p.* sehr ähnlich, aber Varizen stärker berührungsempfindlich.]

*Die standardmäßige Anwendung von Arnica nach der Entbindung hat nicht immer ein zufriedenstellendes Ergebnis zur Folge. Es wird allzu häufig für 'Wundheits-, Zerschlagenheitsgefühl' gewählt. Sehr viel besser wäre es, sorgfältiger zu differenzieren und die Aufmerksamkeit auf die Ereignisse zu lenken, die eingetreten sind und wie sie von der Patientin erlebt wurden. In Fällen, in denen bei einer Operation Blutgefäße beschädigt wurden, oder in denen eine Frau eine Entbindung als ermüdenden Kampf erfahren hat, sollte Millefolium der Vorzug gegeben werden, unter der Voraussetzung natürlich, dass die Art der Blutung mit dem Arzneimittelbild übereinstimmt.

RUBRIKEN

GEMÜT: *Bittet* um nichts [1]. *Schlagen,* mit dem Kopf gegen die Wand [3]. *Verwirrung* nach Kaffee [1]; nach Siesta [1; **Con**.]; nach Wein [1].
KOPF: Gefühl als würde ein *Band* quer über die Stirn gezogen, wenn man die Stirnhaut hochzieht [1/1]. *Fülle* nach Siesta [1/1]. *Haar* verfilzt leicht [1]. *Kongestion* nachts, wie durch einen Strom von der Brust zum Kopf, wie ein Windstoß, & Epistaxis [2/1]; > beim Aufstehen [1]; im Bett [1]; durch Kaffee [1].
AUGEN: Empfindung wie zuviel *Blut* in den Augen [1/1]. *Schmerzen* dehnen sich zur Nasenwurzel aus [1/1].
OHREN: *Bohren* mit den Fingern in den Ohren [1]. Empfindung als käme kalte *Luft* aus dem linken Ohr, beim Lachen [1/1]. *Verstopfungsgefühl* nach dem Essen [1].
NASE: *Schmerzen* & Epistaxis [1]; stechende Schmerzen in der Nasenwurzel [1]. *Verstopfungsgefühl* [2].
GESICHT: *Zuckungen* & neblige Sicht [1/1].
MAGEN: *Leere* morgens beim Erwachen [1; *Lac-c.*]. Brennende *Schmerzen* beim vornüber Beugen [1; Bry.]. *Übelkeit* beim Bücken [1]; beim Hinlegen [1].
BLASE: Blasenbeschwerden nach *Steinoperation* [1; **Staph**.].
MÄNNER: *Verletzungen* des Penis [2].
FRAUEN: *Leukorrhœ* bei kleinen Mädchen [2]. Schmerzhafte *Menses* bei Mädchen mit unregelmäßiger Periode [2/1]. *Metrorrhagie,* während und nach der Entbindung [2]; hellrot, anhaltend [2]; hellrot, schwallartig durch geringste Bewegung [2]; schmerzlos [2]; schwallartig [2].
AUSWURF: *Blutig,* Blutspucken nach einem Sturz [2; *Ferr-p.*].
EXTREMITÄTEN: Drückende *Schmerzen* im Gesäß im Gehen [1/1]. *Taubheitsgefühl* im rechten Fuß, dann im linken [1; Coloc.]; im linken Fuß, dann im rechten [1; Coloc.]; im Sitzen [1].
ALLGEMEINES: *Auftreibung* der Blutgefäße am Abend [1; **Puls**.]. *Hämorrhagie* nach Anstrengung [2; **Nit-ac**.]. *Konvulsionen* nach der Entbindung [2; *Plat.*].

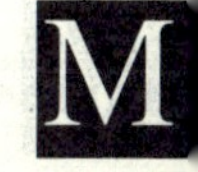

NAHRUNG

Verlangen: Mustard [1].
Schlimmer: Kaffee [1]; Suppe [1; = leeres Aufstoßen]; Wein [1].
Besser: Wein [1].

NOTIZEN

MIMOSA PUDICA Mim-p.

ZEICHEN

Mimosa pudica. Mimosa humilis. Fam. nat. Leguminosæ.

Mimosa pudica ist die empfindliche Pflanze, ein kleiner dorniger Strauch aus den tropischen Gebieten Amerikas, der wegen seiner interessanten berührungsempfindlichen Blätter angepflanzt wird. Berührung oder Schütteln der Pflanze stimuliert die Blattgelenke, so dass sich die Blattpaare zusammenfalten und schließen und der Hauptblattstengel um etwa 60 Grad senkt. Nach einer Weile dehnt sich die Pflanze wieder zu ihrer normalen Stellung aus. Nachts nimmt sie ebenfalls diese geschlossene Haltung ein. Sie verhält sich anders, wenn sie mit Chloroformdämpfen behandelt wird. Ihre Reaktion auf Berührung geht vollständig verloren, als würde sie unter Einwirkung des Anästhetikums vergessen, was sie tun muss. Die Pflanze wird etwa 30 cm hoch und hat akazienartige Blätter, stachelige Stengel und gerundete Köpfe von malvenrosafarbenen Blüten.

Der Name Mimosa ist von griech. *mimos,* Nachahmer, abgeleitet, mit Bezug auf die Empfindlichkeit der Blätter gegen Berührung oder Verletzung. *Pudica* bedeutet demütig, gehorsam.

„Am interessantesten an der empfindlichen Mimosa sind die außerordentlichen Blattbewegungen, die an die Reaktion eines Tieres erinnern, wie etwa an eine Schlange, die sich tot stellt, oder Tiere, die aus Furcht ohnmächtig werden. Sir Jagodir Chundra Bose hat in Indien viele interessante Experimente mit Mimosa durchgeführt. Er fand heraus, dass die Blätter von etwa 18-8 Uhr 'einschlafen und danach langsam zu einer normalen Stellung 'erwachen.' Unsere Zeitverschlimmerung von 6-10 oder 22 Uhr entspricht diesem Rhythmus. Bose fand auch, dass die Pflanze durch häufige Stimulierung ermüdete, sich aber durch Ruhe erholte; einige der Prüfer zeigten auch darin eine ähnliche Reaktion… Eine Arzneimittelprüfung kann nicht mehr sein als ein Abriss des Spektrums der medizinalen Wirkungen, aber der wahre Schlüssel könnte in der Pflanze selbst liegen, wenn wir bloß 'ihr inneres Wesen erfassen' können, um Margaret Tyler zu zitieren. Das Phänomen der Turgorbewegung scheint ein Chaos im Wasserhaushalt zu sein, allerdings sind nicht alle Kontrollfaktoren gründlich erforscht. Von einem anderen Standpunkt aus betrachtet entspricht die Reaktion der Blätter auf Berührung einem spinalen Reflex oder vielleicht eine allergische Reaktion, zumal in der Pflanze keine neurologische, sondern eine chemische Reaktion stattfindet.“ [Raeside]

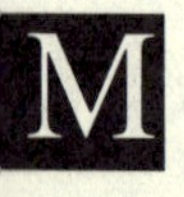

Das Alkaloid Mimosin kann für die toxische Wirkung auf Pferde und andere Tiere verantwortlich sein. Rinder können den Strauch gefahrlos fressen, aber Pferde und Schweine verlieren ihr Fell und bei Hühnern wird das Wachstum behindert. Manche glauben, die depilatorische Wirkung sei auf das Selen zurückzuführen, welches die

Mimose in toxischen Mengen aus dem Boden aufnimmt. Zu den Pflanzen, die Selen in toxischen Mengen aufnehmen, gehören einige Leguminosæ, wie etwa verschiedene Arten der Astragalusgattung und Thermopsis.
1968-69 von Sankaran an 6 Personen geprüft. Auch 1967-69 an 21 Personen von Raeside geprüft.

VERGLEICHE

Euphrasia. Sabadilla. Psorinum. Pulsatilla.

WIRKUNGSBEREICH

Schleimhäute. Magendarmtrakt. Haut. * *Linke Seite.* Rechte Seite.

LEITSYMPTOME

G Leicht erzürnt, braucht lange Zeit, bis man vergeben kann.
Kann Beleidigungen nicht vergessen.

G Befürchtungen und weinerlich mit prämenstrueller Depression.

A Allergische und psorische Konstitutionen. [Julian]

A „Mein Gefühl bei *Mimosa pudica* ist, dass sein Anwendungsbereich als homöopathisches Mittel Beschwerden wie Urtikaria, angioneurotisches Ödem und allergische Erkrankungen der Haut und anderer Gewebe abdecken wird, Störungen, bei denen sich ein Aufruhr im Flüssigkeitsmetabolismus manifestiert."

A „Die Linksseitigkeit der Prüfungssymptome und die nachgiebige Natur der Pflanze selbst könnte einen Hinweis darauf geben, dass es sich um ein Arzneimittel für Frauen handelt."

A *Empfindlichkeit.*

„Unsere Prüfungssymptome zeigten zuerst eine *Empfindlichkeit* - des Gemüts, der Augen und der Haut; zweitens zeigten sie *Aufruhr im Stoffwechselsystem* bzw. im Wasserstoffwechsel. In der Haut trat als häufigstes Symptom Trockenheit auf - genau das Gegenteil von Flüssigkeitsextravasat - doch zumindest eine Fehlverteilung des Wassers."

A < *Zugluft.*
[Augen; Ohren]

A > Wärme.
[heißes Bad; warme Getränke]

A < 6-10 Uhr oder 6-22 Uhr.

A *Verdauungssystem.*

„Die größte Symptomengruppe in unserer Arzneimittelprüfung trat im Verdauungssystem auf, wo 20 der 21 Personen, die an diesen Experimenten teilnahmen, irgendwelche Störungen verzeichneten. Übelkeit war ausgeprägt, auch Auftreibung des Abdomens mit Flatulenz und verschiedenen Schmerzen, entweder mit Obstipation oder Diarrhœ."

A Empfindung als sei der Körper stark vergrößert.

K Kopfschmerzen über den Augen, schlimmer auf der linken Seite.
Kopfschmerzen nach Streit; durch Überanstrengung der Augen.

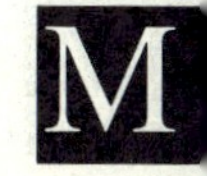

< Bewegung.
> Schließen der Augen.
> Straffes Bandagieren.
& Photophobie. [< Sonne]

K Brennen in den Augen.
< Luftzug.
Lider schwer, Augen heiß, lichtempfindlich.
> Schließen der Augen.
> Druck auf die Augäpfel.

K Plötzliche Ohrenschmerzen; kommen am Abend, halten die Nacht hindurch an.
< Rechtsseitenlage; Druck; Zugluft.
> Leichtes Bedecken des Ohrs.

K Reizung der Nasenschleimhäute.
Ständige Absonderung wässrigen Sekrets.

K *Starker Speichelfluss tagsüber.*
Speichelfluss nachts in Rechtsseitenlage.

K Schmerzen und Kitzeln im Hals.
< Sprechen und Husten.
> Warme Getränke.

K *Übelkeit beim Fahren im Bus.*
Übelkeit im Taxi oder Bus. [Raeside]

K Häufige Stuhlentleerungen [bis zu zehn Mal täglich] & kolikartige Schmerzen.
> Entleerung.
> Reiben des Abdomens.
„Lampenfieber verursacht rege Darmtätigkeit."

K *Haut.*
„Die Hautsymptome waren recht ausgeprägt, sie traten bei 12 der 21 Studenten auf. Es waren: Trockenheit der Haut mit Reizung und Juckreiz, aber kein eindeutiges Exanthem, betraf den gesamten Körper, häufiger die linke Seite. Mehrere hatten eine Berührungsempfindlichkeit der Haut, einer hatte Reizung am rechten Arm, der sich *durch Berührung* rötete."
Trockene Haut um Nägel und Finger.

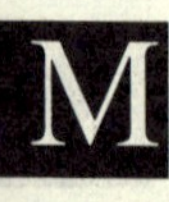

* Alle Zitate aus: Raeside, A proving of Mimosa pudica, *British Homœopathic Journal*, März 1971.

NAHRUNG

Besser: Warme Getränke [1].

NOTIZEN

MOLYBDENUM Moly.

ZEICHEN

Molybdän.

Name vom griech. *molybdaina,* ein Bleiklumpen, ein bleiartiger Stoff, von *molybdos,* Blei. Molybdän gehört der zweiten Reihe der Übergangselemente an und findet sich im Periodensystem in der Gruppe 6B. Das Metall besitzt 17 bekannt Isotope, von denen 7 stabil und 10 radioaktiv sind. Molybdän kommt in der Natur nicht gediegen vor, wohl aber in Verbindung mit Schwefel oder Blei. In geringen Mengen kommt es überall im Pflanzenreich vor. In reinem Zustand ist es ein silberweißes, hartes, schmiedbares Metall, das sich wie Eisen schweißen lässt. Es wird als Filament in Glühbirnen verwendet und als Widerstandsspirale in elektrischen Öfen. Die sehr harten Legierungen werden in der Herstellung von Bauteilen für Raketen, Flugzeuge und Atomkraftwerke verwendet. „Wie viele seiner 'Gefährten' im Periodensystem kann Molybdän nicht viele Unreinheiten ertragen und 'protestiert' drastisch dagegen, indem es seine Eigenschaften verändert. Ein Tausendstel oder sogar ein Zehntausendstel Prozent Sauerstoff oder Stickstoff machen es sehr brüchig… Vor mehreren Jahrhunderten wurde das Mineral Molybdänit zur Herstellung von Griffeln verwendet [in Griechenland wird ein Bleistift heute noch 'molybdos' genannt]. Ebenso wie Graphit besteht Molybdän aus unzähligen winzigen Flocken. Wegen dieser Flocken lässt sich Molybdän zum Schreiben und Zeichnen verwenden und hinterlässt eine grünlichgraue Spur auf dem Papier. Molybdänit-Griffel wird man jedoch heutzutage nicht mehr antreffen, weil die Bleistiftindustrie vollständig eine Domäne des Graphit geworden ist. Aber Molybdänit hat eine andere Verwendung gefunden, als zuverlässiges Gleitmittel auf den reibenden Teilen von Gangschaltungen in Fahrzeugen… Vor kurzem haben amerikanische Forscher eine ungewöhnliche Glasart entwickelt: ein Glas, dass je nach Tageszeit die Farbe verändert. Im Sonnenlicht wird es blau und bei Nacht durchsichtig. Diese Wirkung wurde durch Zusatz von Molybdän erzielt… Molybdänverbindungen finden vielerlei Verwendung: sie verstärken die Deckkraft von Emaille; Molybdänfarben werden in der Keramik- und Kunststoffindustrie verwendet, ebenso in der Leder-, Pelz- und Textilindustrie; Molybdäntrioxid wird zum katalytischen Kracken von Öl verwendet… Eine Zunahme der Härte führt gewöhnlich zu einer Zunahme an Brüchigkeit, doch dies scheint auf Samurai-Schwerter nicht zuzutreffen. Nach vielen vergeblichen Versuchen, das Geheimnis der außerordentlichen Schärfe dieser Schwerter zu entdecken wurde festgestellt, dass die mysteriöse Stahlklinge Molybdän enthält… Molybdän steht Eisen nahe, ebenso wie Chrom, Kobalt und Nickel. Legierungen mit diesen Metallen sind durch eine hohe Widerstandskraft gegen Säuren gekennzeichnet und werden in der Herstellung von chemischen Apparaten verwendet. Molybdänlegierungen mit Wolfram können Platin ersetzen… Verflüssigte Gase, v.a. Stickstoff, sind in der Kühlhaltung weit verbreitet. Extrem kalter Frost - beinahe -200° C - ist notwendig, um sie in flüssigem Zustand zu halten. Bei solchen Temperaturen wird gewöhnlicher Stahl so zerbrechlich wie Glas. Behälter für die Aufbewahrung von flüssigem Stickstoff werden aus einem besonderen kältebeständigen Stahl hergestellt. Die Legierungen waren jedoch nicht stark genug, solange bis dem Metall Molybdän hinzugefügt wurde. Früher enthielten die Zusätze, die beim Schweißen gebraucht wurden, Chrom, bis sich herausstellte, dass es zu Sprüngen in der Schweißnaht führte. Forschungen zeigten, dass ein Zusatz von 20%

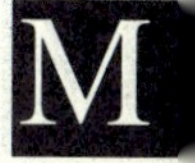

Molybdän ermöglichte, dass die Schweißstelle Temperaturen von bis zu -200° C standhielt… Vor nicht langer Zeit hat die Metallurgie eine neue bemerkenswerte Legierung entwickelt, Comochrom, aus Cobalt, Molybdän und Chrom, das sich als ausgezeichnetes Material für 'Ersatzteile' für den menschlichen Körper erwiesen hat, von Chirurgen verwendet, wenn geschädigte Gelenke ersetzt werden müssen… Wissenschaftler an der Universität von Osaka in Japan haben Menschenhaar analysiert und sind zu dem Schluss gekommen, dass die Haarfarbe von dem Vorhandensein bestimmter Metallspuren abhängt. Blondes Haar ist zum Beispiel reich an Nickel, goldenes Haar enthält Titan. Wenn sich Rothaarige über ihr Haar beklagen wollen, so müssen sie die Schuld bei Molybdän suchen - dieses Element ist es, das dem Haar seine rote Farbe gibt. " [Venetsky]

Molybdän ist ein unverzichtbarer Nährstoff für Pflanzen. Ein Mangel verursacht Stickstoffmangel bei blühenden Papilionaceæ [Erbsen, Bohnen, Klee usw.] weil die Wurzelknollen Stickstoff nur dann umwandeln können, wenn genügend Molybdän im Boden ist. Molybdänkonzentrationen in den Knollen der Pflanzen verbessern die Stickstoffassimilierung aus der Atmosphäre - ein Prozess, der für die Pflanzenentwicklung absolut essentiell ist. Manche Nahrungspflanzen, die keine Papilionaceæ sind, insbesondere Spinat, Kohlarten, Tomaten, Lattich und Rote Beete sind ebenfalls empfindlich gegen Molybdänmangel, der zu blassen Blättern und Wachstumsverzögerung führt. Molybdänmangel ist besonders häufig in Boden mit hohem Eisengehalt und niedrigem pH-Wert. Eisen in einem zu sauren Boden löst Molybdän auf.

Personen mit durchschnittlichem Körpergewicht [70 kg] benötigen 8 mg Molybdän im Körper. Chrom [2mg], Nickel [2mg] und Kobalt [1mg] kommen in wesentlich geringeren Mengen im Körper vor. Von diesen Spurenelementen ist nur Mangan [12mg] stärker vertreten. Manche Mineralien und Spurenelemente gehen verloren, wenn Nahrung verarbeitet und konserviert wird. Bei behandeltem Mehl gehen beispielsweise 98% des Chroms und etwa 90% des Mangan- und Cobaltgehalts verloren. Der Molybdänverlust ist auf 'nur' 48% beschränkt. Die Nahrungsmittel mit dem höchsten Molybdängehalt sind Rindernieren, unbehandelte Getreideprodukte, Hülsenfrüchte und Gemüse. Die Funktion von Molybdän im menschlichen Körper ist noch nicht vollkommen geklärt. Sicher ist, dass es eine Rolle im Oxidationsprozess spielt und für die Verwendung von Eisen notwendig ist. Auch bei der Verdauung von Kohlehydraten und Fetten spielt es eine Rolle.

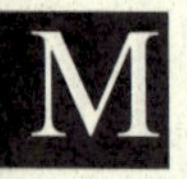

Zusammenfassung der charakteristischen Kennzeichen von Molybdän:
Beziehung zu Eisen und Stickstoff.
Fördert den Widerstand gegen extreme Kälte.
Wird in saurem Boden inaktiv.
Gleitmittel, verhindert Steifheit.
Essentiell in künstlichen Gelenken.
Wird im Sonnenlicht blau.
Rotes Haar.

Geprüft von Peter Tuminello; 15 Prüfer [*Homœopathic Links,* 1/95]
1997 von Geraldine Gill geprüft; 15 Prüfer. [*The Homeopathic Times,* Bd. 1 Nr. 11]

LEITSYMPTOME

G Bedürfnis nach Einsamkeit; unzufrieden.

G Eilig; Spannung in der Stimme.

Angst, zu spät zu kommen. Angst um andere.

⇨ Eine ähnlich Angst und nervöse Schreckhaftigkeit - „wie ein kopfloses Huhn“ - trat in der Arzneimittelprüfung von Gill auf.

„Es gibt siebzehn bekannte Isotope von Molybdän, was bedeutet, dass es in siebzehn unterschiedlichen Formen vorkommen kann. Die nervösen, schreckhaften, rappeligen Symptome reflektieren diese ruhelose Tendenz des Materials.“ [Gill]

G *Darstellung nach außen.*

„Personen, die ihren Instinkten und Gefühlen folgen wollen, aber in einer bestimmten Rolle leben müssen, die ihnen von der Tradition auferlegt wurde.“ [Tuminello]

„Gefühle von Stärke und Selbstvertrauen.“

„Ich habe anscheinend eine starke Ausstrahlung, Menschen fühlen sich zu mir hingerzogen, ersuchen mich um Rat.“

„Keinerlei Furcht, meine Meinung zu sagen. Fühle mich innerlich sehr stark. Ausgeprägtes Selbstbewusstsein.“ [Gill]

Die Thematik von Molybdän ist die Herausforderung zur Kreativität. [Scholten]

G Heimwehgefühle.

Furcht die Sicherheit des Heims zu verlassen.

„Will zuhause bleiben… fühlt sich im Haus sicherer… Träume von Aufenthalt an verschiedenen Orten, ohne sich sicher zu fühlen… ein ständiger Reisender ohne Basis, fühlt sich ungeerdet, wurzellos.“ [Tuminello]

„Die Verwundbarkeit, Furcht vor Bloßstellung und Verlangen zuhause zu bleiben sind sehr stark ausgeprägt. Jedoch besteht keine Furcht, nur ein Bedürfnis nach Sicherheit. Die Welt wird von den Prüfern als sehr unsicherer Ort beschrieben. Träume von Verbrechern, Mord und Brutalität wurden erlebt.“ [Gill]

G *Zorn. Sehr impulsiv. Streitsüchtig.*

„Kämpfe den ganzen Tag mit geballten Fäusten, wie in die Ecke gedrängt. Kann nicht vergeben.“

„Grobe Bemerkungen wie ‘halt's Maul und verrecke’ ohne Schuld- oder Reuegefühle.“

„Empfinde mich wie in einem Kokon aus Zorn, sehr streitsüchtig, äußerst impulsiv. Ein wenig wie eine Kreuzung zwischen einer Hündin und einem tollwütigen Hund, mit Schuldgefühlen, bis zum bitteren Ende gehen und mit den eigenen Zähnen spüren zu wollen – dann ein überwältigendes Reuegefühl.“

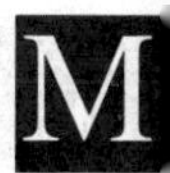

⇨ „Denken Sie daran, dass dieses Metall als Hauptbestandteil des Stahls zur Konstruktion des Artilleriegeschützes ‘Dicke Berta’ verwendet wurde, die 20 Tonnen wog und von neun Traktoren in Stellung gerückt werden musste.“ [Gill]

A Verlangen nach Wärme, aber > kalte Getränke.

In der von Geraldine Gill durchgeführten Arzneimittelprüfung erlebten **acht** Prüfer *Hitzewallungen, Rötung und Schweißausbrüche.* Nur ein Prüfer empfand Frostigkeit und Kälte, > Wärme.

„Dieses Metall erzeugte solch enorme Hitze in der potenzierten Form, dass einer der Prüfer in seinen Aufzeichnungen sich in einem gesonderten Vermerk fragte, ob er dies ausreichend hervorgehoben habe. Im Mai des Jahres, in dem die Arzneimittelprüfung durchgeführt wurde, gab es eine Hitzewelle. Es ist nicht verwunderlich, dass dieses Metall in Heizfäden für Öfen und Glühfäden für elektrische Lampen verwendet wird. Die oben aufgeführten Symptome sehen nach einer klimakterischen Indikation aus, was möglicherweise auf eine klinische Anwendung in diesem Zusammenhang hindeutet." [Gill]

A > Trockenes Wetter.

A Verlangen nach Milch; Schokolade; Kaffee; Brot.

A Schlafstellung: Bauchlage mit den Armen unter dem Kissen.

A Libido vermindert; Abneigung gegen Koitus.

K Stauungskopfschmerzen - Stirn und supraorbital, < rechte Seite.
< Kälte.
& Schmerzhafte Kongestion im rechten Auge.

K KÄLTEGEFÜHL im Kopf, wo die Schmerzen sitzen.
Schmerzzentrum fühlt sich an wie ein Eisblock. [Tuminello]

K Kopf- und Nackenschmerzen < *tagsüber.*
Beim Erwachen nur Nackenschmerzen; Kopfschmerzen kehren bei Bewegung wieder.
Knirschen im Nacken [Mangel an Gleitmittel]

K Reichliche, gelbe, stinkende Absonderung aus der Nase.
& Verminderter Geruchsinn.

K Ptyalismus mit stinkendem Speichel.

K Langsame Verdauung; trockene, harte Stühle.

K Harndrang im Stehen.
Drang verschwindet im Sitzen.
Entleerung geringer Harnmengen.

K Zäher Schleim in den Bronchien, schwierig abzuhusten.

NAHRUNG

Verlangen: Brot [1]; Kaffee [1]; Milch [1]; Schokolade [1].
Besser: Kalte Getränke [1].

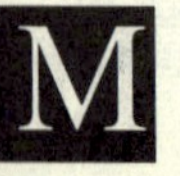

NOTIZEN

MORGAN GAERTNER **Morg-g.**

ZEICHEN

Untertyp von Proteus morganii, Bazillus Morgan.
„Der Untertyp *Morgan-Gærtner* ist oft im Stuhl von Patienten nachgewiesen worden, die an einer Nierenkolik litten, und wo sich im Röntgenbild Nierensteine gezeigt haben. Die Nosode *Morgan-Gærtner* sollte daher als mögliches Mittel in Fällen von Nierenkolik in Betracht gezogen werden. Vermutlich ist es auch wertvoll bei der Behandlung von Fällen, die eine 16-20 Uhr Verschlimmerung haben, was ebenfalls ein Charakteristikum des Gruppenprototypmittels *Lycopodium* ist. Als Prototyp hat *Morgan-Pure Sulfur,* und innerhalb der Hauptgruppe, die von *Morgan* vorgestellt ist, wird man das wohlbekannte Arzneimitteltrio finden, das bei Kent als Zyklus von *Sulfur, Calcium carbonicum* und *Lycopodium* erwähnt ist." [Paterson]

VERGLEICHE

Lycopodium. Pulsatilla. Silicea. Kalium bichromicum. Natrium muriaticum.

WIRKUNGSBEREICH

Nerven. Harnorgane [Nieren; Blase]. Magendarmtrakt. Atemwegsorgane. Haut. Leber. * *Rechte Seite.*

LEITSYMPTOME

G *Nervenzusammenbruch.*
Ängstlich; fürchtet Menschenmengen, Aufregung und Gesellschaft.
Klaustrophobie.
Angespannt; nervös.
Reizbar, leicht erzürnt, ungeduldig; < vor der Menses.
A Äußere Erscheinung:
Dunkles Haar; blasses Gesicht.
A AUFTREIBUNG MIT BLÄHUNGEN.
Verdauungsstörung mit Blähungen; übermäßiges Aufstoßen und Blähungen.
Völlegefühl im Epigastrium, unabhängig von Nahrungsaufnahme.
Auftreibungsgefühl im Abdomen.
A > FLATUSABGANG. [nach oben oder unten]
A Gelüste auf *Süßigkeiten;* Salz; heiße Speisen.
A < 16-20 Uhr
K Sinusitis frontalis und maxillaris.
& Nasaler Katarrh und retronasale Sekretion.
K Obstipation. [häufiger als rege Darmtätigkeit]
K *Nierenkolik - Nierenstein.*
K Leukorrhœ; dick, braun, fressend, übelriechend.
K Nächtliches Herzklopfen, weckt den Patienten auf,
> Aufstoßen; Windabgang; Bewegung.
K Übermäßige Hitze der Füße nachts.

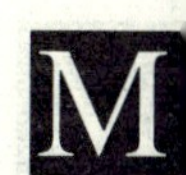

RUBRIKEN

GEMÜT: *Beschwerden* durch Erregung [1]. *Furcht,* Höhenangst [1]; Klaustrophobie [1]. Leicht *gekränkt* [1]. *Pedantisch*, übergenau [1]. *Schreien* im Schlaf [1]. *Träume,* Alptraum [1].
KOPF: *Empfindlichkeit* der Kopfhaut [1]. *Haarausfall* an umschriebenen Stellen [1]. *Hautausschläge,* feucht [1]; Krusten, Borken [1]; Risse [1]; Schuppen [1].
AUGEN: *Gerstenkörner* [1].
NASE: Trockener, chronischer *Katarrh* [1]; Katarrh der sich in die Stirnhöhlen ausdehnt [1]; retronasaler Katarrh [1]. *Schnupfen*, der auf die Brust übergreift [1].
GESICHT: *Hautausschläge,* Akne [1]; Herpes auf der Nase [1]; krustig [1]; Pusteln [1]. *Rissige* Mundwinkel [1]. Plötzliche ödematöse *Schwellung* [1/1].
MUND: *Schleimansammlung* auf der Zunge am Morgen [1]. Zähklebriger *Speichel* am Morgen [1].
MAGEN: *Völlegefühl* nach dem Essen geringster Mengen [1].
ABDOMEN: *Schmerzen* im rechten Hypochondrium mit Ausdehnung zur linken Scapula [1]; Ausdehnung zur rechten Scapula [1]; Wundheitsschmerz in der Gallenblase [1].
REKTUM: *Hämorrhagie* aus dem Anus durch harten Stuhl [1]. *Würmer* bei Kindern [2].
STUHL: *Harter* Stuhl mit Schleim bedeckt [1].
ATMUNG: *Schweratmigkeit* < Heben der Arme [1].
HUSTEN: Husten am *Morgen* und beim Erwachen [1].
BRUST: *Herzklopfen* während der Verdauung [1; **Lyc.**, *Sep.*]. *Warzen* auf den Brustwarzen [1/1].
EXTREMITÄTEN: *Hautausschläge,* Bläschen an den Fußsohlen [1]; Ekzem des Handgelenks, Kontaktallergie, Metall [1/1]; Urtikaria an den oberen Gliedmaßen, wie große Quaddeln [1/1]. *Verkrüppelte* Zehennägel [1].
ALLGEMEINES: *Allergie,* Metalldermatitis [1; Pitu-a.]

NAHRUNG

Abneigung: Butter [1]; Eier [1]; fette und gehaltvolle Speisen [1]; Fleisch [1].
Verlangen: Süßigkeiten [2]; Eier [1]; Fleisch [1]; fette und gehaltvolle Speisen [1]; heiße Speisen [1]; Salz [1].

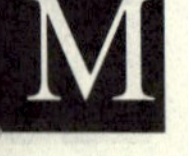

NOTIZEN

MORGAN PURE Morg.

ZEICHEN
Proteus morganii. Morgans Bazillus.
Proteus ist eine Gattung von beweglichen, peritrich begeißelten, keine Sporen bildenden, æroben bis fakultativ anæroben Bakterien [Familie der Enterobacteriaceæ]. Ihr Metabolismus ist fermentativ, indem aus Glukose Säure oder Säure und sichtbares Gas erzeugt werden; Laktose wird nicht fermentiert. Sie zersetzen sich rasch in Harnstoff und desaminieren Phenylalanin. *Proteus* kommt vor allem in Kot und faulenden Substanzen vor. Die Spezies *P. vulgaris* kommt in faulenden Substanzen und Abszessen vor. Proteus morganii ist eine Art, die im Darmtrakt sowie in normalen und durchfallartigen Stühlen vorkommt. [Stedman's]

VERGLEICHE
Sulfur. Calcium carbonicum. Pulsatilla. Graphites. Sepia. Petroleum. Psorinum.

WIRKUNGSBEREICH
HAUT. *Kreislauf.*

LEITSYMPTOME
G Angst um die Gesundheit. Introspektion.
G Vermeidet Gesellschaft, aber oft ängstlich, wenn alleingelassen.
G Depression & Suizidneigung.
A Biliöse Anfälle in der Vorgeschichte, v.a. im Klimakterium
A Wiederholte Schübe von Kongestion den Nasenschleimhaut und Lungen, v.a. bei Kindern.
Bronchitis jeden Winter.
Beschwerden seit Pneumonie oder Bronchiopneumonie.
A KONGESTION. [Haut; Lungen; Leber; Darm; Hirn]
A Kongestive Wallungen im Klimakterium.
A < *Hitze.*
< Nachts und morgens.
A *Gelüste auf Fett; Süßigkeiten; Eier; Butter.*
A *Trockenheit.* [Schleimhäute; Haut]
& Brennen.
A Schwindelgefühl nach starker nervöser Anspannung.
A *Muskelrheumatismus, v.a. Nacken und Schultern.*
Schmerzen < nachts; Hitze; Beginn von Bewegung.
> anhaltende Bewegung.
K *Stauungskopfschmerz; frontal, im Scheitel; okzipital.*
< Morgens; Hitze; Gemütserregung; Reisen in Bus oder Straßenbahn; periodisch [jede Woche]; gewittriges Wetter; vor oder zu Beginn der Menses. [& Ovarialschmerzen]

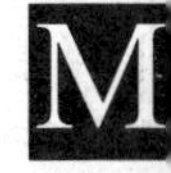

& Rotes Gesicht; Übelkeit.

K Biliöse Kopfschmerzen.

Schließlich > Erbrechen großer Mengen gallefarbenen Schleims.

K Stauung der Magenschleimhaut und Leber.

& Pyrose, schmutzige Zunge, bitterer Geschmack im Mund morgens mit Schleimansammlung, führt zu Würgen sobald der Patient vom Bett aufsteht.

K Blaue Verfärbung der unteren Extremitäten, oft bei jungen Mädchen, mit Frostbeulen an Füßen und Zehen.

K HITZE der Hände und Füße nachts.

K HAUT. [Beugen Arme; Handrücken und -flächen; Skrotum; Perineum und Leisten]

Juckende Hautausschläge, durch Kongestion der Haut.

Trocken; rissig; schuppig; rot; roh; juckend; nässend; brennend.

< Hitze; nachts; Waschen; Sonne; Wolle.

„Es gibt wenige ekzematöse Erkrankungen bei Säuglingen und Kleinkindern, die nicht während der Zahnung oder später im Leben eine Dosis dieser Nosode *Morgan* benötigen." [Paterson]

RUBRIKEN

GEMÜT: *Aktivität* [1]. *Furcht* im Dunkeln [1]; vor drohender Erkrankung [1]; vor offenen Plätzen [1]; vor dem Unbekannten [1].

SCHWINDEL: *Ménière*-Syndrom [1].

KOPF: *Haar* schmerzhaft bei Berührung [1]. *Hautausschläge* am Haaransatz [1].

AUGEN: *Hautausschläge* um die Augenbrauen [1]; auf den Lidern [1]; juckende Hautausschläge [1; **Nat-m.**]; krustige Hautausschläge um die Augenbrauen [1]. *Hordeolum* [1].

OHREN: *Geräusche* in den Ohren & Schwindel [1]. *Hautausschläge,* Risse hinter den Ohren [1]; feuchte Hautausschläge [1]; schorfig [1].

NASE: *Katarrh* mit Ausdehnung in die Stirnhöhlen [1]; retronasaler Katarrh [1]. *Risse* in den Winkeln der Nasenflügel [1; *Graph.*].

GESICHT: *Eingerissene* Mundwinkel [1]. *Haarwuchs* im Gesicht bei einem Kind [1]. *Steifheit* der Lippen [1]. *Trockenheit* der Lippen [1].

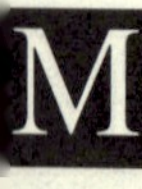

MUND: *Schmerzen* in der Zungenwurzel [1; **Kali-i.**]; brennende Schmerzen in der Zunge [1]. *Steifheit* der Zunge morgens beim Erwachen [1; Nit-ac.].

HALS: *Käsige* Ablagerungen auf den Tonsillen [1; *Chen-a.*].

MAGEN: *Schmerzen* > nach dem Essen [1]. *Sodbrennen* > Essen [1; *Sabad.*].

ABDOMEN: *Absonderung* aus dem Nabel [1]. *Hautausschläge,* Herpes zoster auf der rechten Seite [1; **Iris**]. Rote *Verfärbung* der Nabelgegend [1].

FRAUEN: *Leukorrhœ,* braun [1]; gelb [1]; grünlich [1]; scharf [1]; übelriechend [1]. *Schmerzen* in der Vagina während des Koitus [1].

BRUST: *Hautausschläge,* Ekzem der Brustwarzen [1; *Graph.*]; Herpes zoster an der Axilla [1; Dol.]; Intertrigo der Mammæ [1/1].

EXTREMITÄTEN: *Brüchige* Fingernägel [1]. *Schmerzen,* Wachstumsschmerzen in den Beinen [1]. *Schwäche* der Hände beim Greifen von Gegenständen [1; *Nat-s.*].

NAHRUNG

Abneigung: Eier [1]; fette und gehaltvolle Speisen [1].
Verlangen: Butter [2]; Eier [2]; fette und gehaltvolle Speisen [2]; Süßigkeiten [2]; Salz [1].
Schlimmer: Eier [1]; fette und gehaltvolle Speisen [1].

NOTIZEN

MORPHINUM **Morph.**

ZEICHEN

Morphium. Ein Alkaloid des Opiums.
Hypnos, die griechische Personifizierung des Schlafes, bei den Römern *Somnus* genannt, war der Zwillingsbruder des Thanatos, Gott des Todes. Beide Götter hatten ihren Ursprung in der Nacht. Sie residierten in der Unterwelt und lauerten von dort den auf der Erde lebenden Menschen auf; der eine als sanfter liebender Gott, der andere ruchlos und grausam. In der Kunst werden die beiden immer zusammen dargestellt, entweder stehend oder schlafend. Thanatos trägt eine auf den Kopf gestellte Fackel, Hypnos hält Mohnblumenstengel oder ein Horn, aus dem eine schlafeinflößende Flüssigkeit tröpfelt. Hypnos hat gewöhnlich auch Flügel auf dem Kopf.
Hypnos hat vier Söhne: Icelus, Phobetor, Phantasus und Morpheus. Hesiodos nennt sie die 'Kinder der Nacht,' bei anderen Dichtern heißen sie 'Söhne des Schlafes'. Alle vier leben im fernen Westen, nahe der Unterwelt. Ihr Heim hat zwei Tore, eines aus Elfenbein, durch das süße täuschende Träume eindringen, und ein Tor aus Horn, das nur solchen Träumen Einlass gewährt, die wahre Begebenheiten vorhersagen.
Icelus und Phobetor erscheinen den Träumern als Tiere, Phantasus als lebloser Gegenstand und Morpheus in Menschengestalt.
Einer anderen Sage nach verdanken wir die Existenz der Mohnblume der Demeter, die aus Trauer über den Verlust ihrer Tochter Persephone dringend ein schlafförderndes Mittel brauchte.

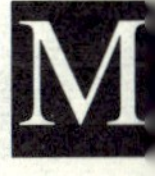

Morphium ist ein Alkaloid von Opium, einer Pflanze mit einer extrem turbulenten Geschichte von Intrigen, Täuschung und Manipulation in allen Gesellschaftsschichten. Die Briten gelangten beispielsweise als Entschädigung dafür, dass der chinesische Kaiser 20 000 Kisten Opium vernichtet hatte, die von den Briten in Canton gelagert waren, in den Besitz der Kronkolonie von Hongkong. Die Elite vieler anderer Länder zog ebenfalls ihren Nutzen aus dem lukrativen Handel mit der Droge. Die enormen wirtschaftlichen Interessen, welche die Ernten darstellten, haben Opium immer zu einem extrem wichtigen politischen Werkzeug gemacht.
Der Gebrauch von Opium reicht Tausende von Jahren weit zurück. Sumerische Tontafeln von vor 4000 Jahren geben Zeugnis davon. Vom Delta des Euphrat und Tigris

breitete sich der Konsum von Opium nach Griechenland und weiter gen Osten nach Indien und China aus. Opium wurde immer wegen seiner verschiedenartigen Kennzeichen geschätzt. Auf Java beispielsweise hielt man es für einen Liebestrank, so dass man gewöhnlich neben dem Bordell des Ortes eine Opiumhöhle fand.
Medizinisch war es für allerlei Anwendungen en vogue. In seiner 1700 veröffentlichten Arbeit *The Mysteries of Opium revealed,* schwelgt Dr. John Jones in Lobpreisungen: Opium rief ein köstliches Gefühl in der Magengegend hervor, schärfte die Wahrnehmung bei der Abwicklung von Geschäften, verlieh dem Menschen Mut und äußerste Geringschätzung gegenüber Gefahren, stellte verschiedenerlei Störungen wieder her, stillte Schmerzen und behob Furcht und Bedrängnis. Allerdings ließ er die negativen Aspekte der Droge nicht vollständig außer Acht: trockener Mund, übermäßig starkes Schwitzen und Stimulierung der animalischen Gelüste.
Anfang diesen Jahrhunderts wurde Opium in Annoncen öffentlich angepriesen. „Wenn du auch den Himmel nicht erreichen kannst, so ist doch sein Abbild greifbar - nimm Cal-orine," so lautete der Werbespruch der Sunkist Laboratorien in Beverly Hills, Californien 1905, für ein 'Rauschgetränk' bestehend aus 'Fruchtsäften [massenhaft], Opium [etwas], Kokain [viel], Hollywood Alkohol [voller Gehalt], Marihuana [gesättigt] und H2O [Spur].' „Ausdrücklich für den Export hergestellt" und 'als Tonikum nur für diejenigen gedacht, die nicht nach Kalifornien kommen können,' 'es dreht die Leber auf, lässt die Lichter heller leuchten, ölt die Blutpumpe und macht dass die Lebensgeister wie durch eine riesige Maultrommel die Wirbelsäule auf und absausen."
Morphium, das Haupt Phenanthrenalkaloid von Opium, erzeugt eine Kombination von Depression und Erregung im ZNS und einigen peripheren Geweben. Es findet Anwendung als Analgetikum, Sedativum und Anxiolytikum.
Geprüft von Charvet, Chevallier, Wibmer, Crispo und anderen.

VERGLEICHE

Phosphorus. Arsenicum. Nux vomica. Belladonna. Opium. Tabacum. Carboneum sulfuratum.

Differenzierung

➔ Lügen, Betrug und Gewalt.

⇨ *Opium:* „Bei Opium sieht man die Gewaltkomponente weniger, sondern eher Furcht als Ergebnis von Gewalt, und einen schläfrigen und ekstatischen Ausdruck und Zustand. Morphinum hat einen härteren und ernsteren Ausdruck und in geringerem Maße den Aspekt der Schläfrigkeit. Morphinum hat als Alkaloid mehr krampfartige Heftigkeit und Intensität. Opium hat eine viel stärker ausgeprägte Komponente von Anästhesie; Schmerzlosigkeit von normalerweise schmerzhaften Beschwerden." [Louis Klein]

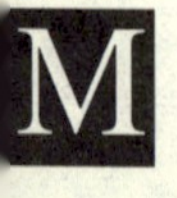

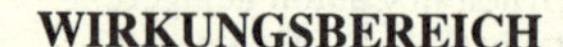

WIRKUNGSBEREICH

ZNS. GEMÜT. *Augen.*

LEITSYMPTOME

G MANIPULATION. UNAUFRICHTIG.

„Allgemein sehr eigenwillige und hinterhältige Personen. Pathologische Lügner;

wird sogar Krankheit vortäuschen, um Aufmerksamkeit zu bekommen und zu manipulieren.“ [Louis Klein]

G Mangel an moralischem Empfinden.

„Die Absicht ist es, immer zu manipulieren und andere zu übervorteilen. Chronische Spieler und borgen ständig Geld. Geben sich als Künstler aus, ohne jegliche moralische Bedenken Geld zu nehmen.“ [Klein]

G Subtil und schlüpfrig.

„Oder aggressiver, wo Lügen nicht so subtil ist. Man kann diesen Typen mit *Med.* usw. verwechseln wegen den wechselnden Zuständen und dem vorgetäuschten Verhalten. Scheint unter Schmerzen zu leiden und reagiert heftig auf alles, was Schmerzen verursacht.“ [Klein]

G GEWALT; PLÖTZLICH; durch GERINGFÜGIGE URSACHEN.

G *Argwöhnisch.*

A *Drogen.*

„Man kann annehmen, dass sie Drogen nehmen oder dass Drogeneinnahme in der Anamnese vorkommt. Ein Arzneimittel, dass man für Abusus von Opiaten und Kokain in Betracht ziehen kann.“ [Klein]

A RUHELOSIGKEIT.

„Ruhelosigkeit der Beine; will dass sie festgehalten werden.“ [Klein]

A HYPERÄSTHESIE.

Indiziert bei Neuralgie, wenn die Schmerzen so heftig sind, dass Konvulsionen drohen; Schmerzen verursachen Zucken oder Rucken der Gliedmaßen.

Extreme Schmerzempfindlichkeit.

„Ebenso große emotionale Sensibilität wie Schmerzempfindlichkeit. Kann Symptome vor lauter Tränen nicht beschreiben und schluchzt.“ [Clarke]

A PLÖTZLICHKEIT. [Schwächegefühl; neuralgische Schmerzen; Emotionen]

„Schübe von Schwächegefühl treten plötzlich auf, mit großer Angst; dachte sie werde sterben.“ [Clarke]

A Nervöse Spasmen ausgelöst durch Blitzschlag.

< Jede Hitzeeinwirkung.

> Kälte. [gezwungen an einen kühlen Ort zu gehen]

Beschwerden durch Elektroschock.

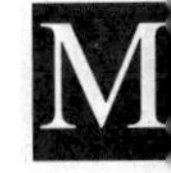

A *Zittern während Gewitter.*

A *Übermäßige körperliche Reizbarkeit.*

Zucken bei Berührung.

A < Morgens; nach Schlaf.

A > Kaffee.

A Amenorrhœ.

„Die Amenorrhœ von Morphium entwickelt sich allmählich aus einer Dysmenorrhœ, oder sie tritt plötzlich auf.“ [Allen]

A *Schwindel.*

< *Geringste Kopfbewegung;* Essen; Trinken.

Schwindel wie durch Magenstörung, nach einem Nickerchen.
& Übelkeit und Erbrechen.
& Sehverlust.

K AUGEN.
Sicht wird instabil.
Paralyse der Oberlider.
PARALYSE DER INNEREN GERADEN AUGENMUSKELN.
Akkommodationsstörungen.

K BLÄULICHES GESICHT.

K *Erbrochenes grün.*

RUBRIKEN

GEMÜT: *Angst* > nach Kaffee [1/1]. *Delusionen,* hat Visionen beim Schließen der Augen [1]. *Emotionen* leicht erregt [1; *Androc.*, Sumb.]. *Gemütserregung* bei Kleinigkeiten [1]. *Lügner* [4]; spricht nie die Wahrheit, nicht wissen was man sagt [2; **Op**.]. *Moralische* Störungen, Mangel an Moralgefühl [2; **Bell**.]. *Rennt* im Zimmer herum [1]. Bedürfnis nach *Ruhe* [1]. *Ruhelosigkeit* während Kopfschmerzen [1]; innere Ruhelosigkeit [1]. *Tadelsüchtig* [1]. *Verzweiflung* während der Schmerzen [1]. *Weint* unfreiwillig [1]; weint beim Sprechen über die Krankheit [1]. Erträgt keinen *Widerspruch* [1]. *Zorn* bei Kleinigkeiten [1].
SCHWINDEL: Mit Neigung nach vorn zu *fallen* [1]. Beim *Schütteln* des Kopfes [2].
KOPF: *Schmerzen,* Kopfweh durch Säuren [1; *Sel.*]; nach Schlaf [1]; heftige Kopfschmerzen [2]; plötzliche Kopfschmerzen [1]; Schmerzen in der Stirn am Morgen beim Erwachen [1; **Nux-v**.]; Schmerzen im Hinterkopf am Morgen beim Erwachen [2]; drückende Schmerzen, als sei das Gehirn hochgebunden [1]; drückende Schmerzen, als sei der Schädel zu klein [1; *Glon.,* Scut.].
AUGEN: *Blaue* Lider [1]. Augen nach außen *gedreht* [1; *Crot-h.*]; nach oben gedreht [1]. *Hervortreten* [1]. Divergenter *Strabismus* [1].
SEHKRAFT: Vertikale *Hemiopie* [1]. *Verlust* der Sehkraft bei Schwindel [1].
GEHÖR: *Geschäftes* Hörvermögen, scheint die Zirkulation im ganzen Körper zu hören [1/1].

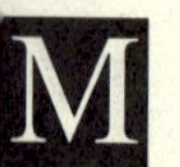

NASE: Paroxysmales *Niesen* [1].
MUND: Empfindung als sei die Zunge *dick* [1].
HALS: *Schmerzen* beim Schlucken von Nahrung [1]; > warme Getränke [1]. *Trockenheit* beim Erwachen [1].
MAGEN: *Erbrechen* bei geringster Kopfbewegung [1/1]; nach Milch [1].
ABDOMEN: *Juckreiz,* wie mit einer Feder gekitzelt [1/1]. *Schmerzen* im Abdomen # Rückenschmerzen [1; *Lyc.*]; ausstrahlende Schmerzen [1].
BLASE: *Harnentleerung,* nervöse Dysurie [1]. *Paralytische* Schwäche [2; **Sulf**.].
FRAUEN: Abneigung gegen *Koitus* [1]. Übermäßig schmerzhafte *Wehen* [1].
LARYNX: *Sprechen* erregt [1]; hastig [1]; schwierig durch Chorea [2]; schwierig den Ausdruck zu finden [1]; schwierig durch Zungenschwellung [1; **Dulc**.]; zögernd [1]. *Stimme,* Heiserkeit durch Reden [1].

ATMUNG: *Schwierige* Atmung beim Einschlafen [1].
EXTREMITÄTEN: *Kälte* und blaue Verfärbung der Hände [1]. *Rucken* im Schlaf [1].
SCHLAF: *Einschlafen* beim Reden [1; *Chel.*]; im Stehen [1]. *Stellung,* schläft auf dem Rücken [1].
HAUT: *Hautausschläge,* neuralgische Schmerzen anhaltend nach Herpes zoster [1; *Mez., Prun.*]; Urtikaria < Klimakterium [1; Ust.]. *Verfärbung,* blasse Stellen [2].
ALLGEMEINES: *Wetter,* bei Annäherung eines Gewitters < [1; **Nat-c**.].

NAHRUNG

Abneigung: Fleisch [1]; Gebäck [1].
Verlangen: Fleisch [1].
Schlimmer: Essig [1; < Schwindel]; Milch [1]; feste Nahrung [1].
Besser: Heiße Getränke [1]; Kaffee [1].

NOTIZEN

MUSA **Musa**

ZEICHEN

Musa sapientum. Musa paradisiaca. Banane. Fam. nat. Musaceæ.
Die Banane ist in den tropischen Regenwäldern Südostasiens heimisch, wo sie immer noch wild wächst. Es ist eine der ersten Kulturpflanzen, die von Südostasien über Afrika zu den Kanarischen Inseln gebracht wurde und dann um etwa 1516 von dort nach San Domingo, um sich weiter über das westindische Archipel sowie Zentral- und Südamerika zu verbreiten.
Es ist eine mehrjährige raumfordernde Pflanze mit einem schweren unterirdischen Wurzelstock. Der Stamm besteht nicht aus Holz, sondern aus überlappenden Blattschichten. Die Blätter haben dicke Stengel und können bis zu 3 Metern lang werden. Die reifen Blätter mehrerer Arten liefern eine wertvolle Faser, von bester Qualität ist der sog. 'Manila Hanf.' Die Staude entwickelt sich rasch, die ersten Früchte sind nach 14 Monaten reif. Die Blüte ist eine schwere hängende Traube, auf der Krone sitzen die männlichen Blüten, welche abfallen, und unter der Krone die weiblichen Blüten, die haften bleiben. Die Frucht ist lang, stärkehaltig, gewöhnlich kernlos und hat eine feste Schale. Es gibt vielerlei Arten, die sich in Form, Farbe und Geschmack unterscheiden. Die Frucht enthält viel Stärke und etwas Zucker.
Der Anbau von Bananen ist auf tropische und subtropische Gebiete beschrankt. Außer Wärme benötigen Bananen einen nährstoffreichen feuchten Boden. Die Frucht hält sich für einen begrenzten Zeitraum. Bei überreifen Bananen wird das stärkehaltige Fleisch zu einer dicken bräunlichen Masse, die Schale wird erst fleckig braun, später schwarz.

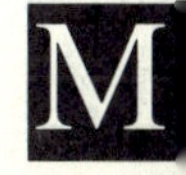

Musa sapientum, die westindische Banane ist eine der beiden Hauptarten. Die recht große, leuchtend gelbe Banane hat wenig Aroma und ist sehr anfällig für die gefürchtete Panamakrankheit. Ein Vorteil ist ihre Festigkeit, die den Transport erleichtert. Fast keine andere Bananenart wird nach Westeuropa exportiert. Die Banane ist eine außerordentlich nahrhafte Frucht mit einem besonders hohen Kaliumgehalt.
Der Ursprung des Namens *Musa* ist ungeklärt. Angeblich wurde er der Frucht zu Ehren von Antonius Musa gegeben, einem Freigelassenen des Kaiser Augustus, dessen Arzt er wurde. Der arabische Name *mauz* soll auf denselben lateinischen Ursprung zurückgehen. Der Artenname *sapientum* bedeutet 'der Weisen', *paradisiaca* bedeutet 'paradiesisch.'
„Crichton Campbell empfiehlt Bananen in der Schale gebacken als ideale Nahrung, oder sogar 'Heilmittel' für Geistesarbeiter, nervöse und anämische Personen." [Clarke]
„In Indien herrscht der Glaube, dass der Verzehr von Bananen Katarrh verursacht und verschlimmert. Somit vermeiden Personen, die an Bronchitis u.ä. leiden, diese Frucht. Auch in der ärztlichen Praxis begegnen einem eine Reihe von Patienten, die ihre Symptome und deren Verschlimmerung dem Bananenkonsum zuschreiben. Das brachte den Autoren auf den Gedanken, nach einer sorgfältigen Arzneimittelprüfung der Frucht derartige Wirkungen zu untersuchen und schließlich ein aus der Frucht zubereitetes Arzneimittel in die homöopathische Materia Medica einzuführen." [Vakil]
„Einnahme von Banane mit einem Glas Milch zur Schlafenszeit heilt Obstipation, Schlaflosigkeit, blutende Hämorrhoiden, Sprue, Zöliakiekrankheiten usw. und verhilft zu einem langen Leben bei guter Gesundheit und Kraft. Die Anwendung des Marks wird auch bei vielen Hauterkrankungen empfohlen wie Akne, Faltenbildung, Mitessern usw. Bekanntlich fördert sie Gewichtzunahme, Wurmbefall, Trägheit und Schlaf. Sie ist nützlich bei Patienten, die an spärlichem Harn, Zystitis, Pyelitis usw. leiden, doch wegen ihres hohe Kaliumgehaltes ist sie bei Patienten mit Nierenversagen kontraindiziert." [Vakil]
Jenner hat in *Fragmentary Provings of Australian Plants* [fragmentarische Prüfungen australischer Pflanzen] eine kurze Arzneimittelprüfung von Musa veröffentlicht. Auch von Prakash Vakil geprüft. Die Studie wurde in drei Phasen durchgeführt: [1] Arzneimittelprüfung der Banane, wobei 16 Prüfer über einen Zeitraum von mindestens 7 Tagen täglich 6 Bananen aßen, bei manchen Prüfern wurden die Bananen solange weiter gegeben, bis die Symptome unerträglich wurden; [2] Untersuchung von Patienten, die Verschlimmerung durch Bananen erlebten, und Verabreichung von Bananen an Patienten, die an Atemwegsbeschwerden litten, sowie Beobachtung derselben. [3] Verschreibung des Arzneimittels anhand von Indikationen, die den oben gesammelten Beobachtungen entsprachen. Später wurde außerdem eine Arzneimittelprüfung mit den Potenzen D6 und D30 durchgeführt. [Prakash Vakil, *Musa sapientum, Provings - Criteria & Experience,* in: Proceedings of 45th Congress of the International Homœopathic Medical League [45. Kongress der Internationalen Liga für Homöopathische Medizin], gehalten in Barcelona, Spanien 10-13 Mai 1990.]

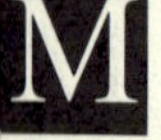

VERGLEICHE

„Drei *Sepia* und ein *Phosphorus* Patient hatten Verlangen nach Bananen. Fünf *Nux vomica* Patienten hatten Verschlimmerung durch Bananen; bei dreien verschwand sie. Drei *Thuja* Patienten hatten Verschlimmerung durch Bananen." [Vakil]

WIRKUNGSBEREICH

Schleimhäute [Nase; Pharynx; Larynx; Nebenhöhlen; Bronchien]. Drüsen [Parotiden]. Magendarmtrakt. Gemüt. * *Rechte Seite.*

LEITSYMPTOME

G PESSIMISTISCHE GEDANKEN und BRÜTEN ÜBER DIESELBEN. WILL IN DIESER ZEIT NICHT GESTÖRT WERDEN. VERLANGEN NACH EINSAMKEIT.
MAG KEIN MITGEFÜHL ODER HILFE.

G *Angst;* Gefühl der Unsicherheit.
> Essen.

G *Erträgt keine Ungerechtigkeit.*

G *Unfreiwilliges Seufzen.*

G Langsam und träge. Schlaftrunken.

A Beschwerden, die ständig von einem Organ zum andern wechseln; ein Ort zum andern, verlagern sich, flüchtig an 3 bis 4 Tagen.

A > FRISCHE LUFT.

A Vermehrter *Schweiß,* v.a. an *Fußsohlen* und *Handflächen.*

A APPETIT GESTEIGERT oder VERMINDERT.
Gesteigerter Durst; häufig; große Mengen.
Heftiger Durst zwischen 14 und 15 Uhr.
Braucht 3 bis 4 Glas Wasser. [beim Mittagessen]

A > Essen.
Essen > *Symptome, die rasch kommen und gehen, gefolgt von neuen Symptomen,* von trivialer Natur aber lästig.

A Schlaftrunkenheit den ganzen Tag lang - braucht mehr Schlaf - aber fühlt sich ausgeruht beim Aufstehen am Morgen.

A < MORGENS. [Augen; Nase; Hals]

K *Tränenfluss beim Niesen und Husten.*
Niesen am Morgen nach dem Aufstehen.
Nasensekretion wässrig, gelblich, bräunlich, mild.

K Zunge.
Brennen der Zungenspitze.
GELBER BELAG HINTEN IN DREIECKSFORM BEINAHE WIE EIN STREIFEN ÜBER GELBEM BELAG UND ROTE SPITZE.

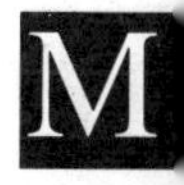

K Hals.
Reizung am Morgen; muss sich oft räuspern was >.
SCHLEIM AUS DEN CHOANEN GEZOGEN, < MORGENS.
Heiserkeit, < morgens bis 10 Uhr.
„Trockenheit, Rauheit, und extrem adstringierender Geschmack und Gefühl in Mund, Zunge und Schlund, doch später verstärkter Speichelfluss.“ [Jenner]

K Halsschmerzen
< Morgens; leer Schlucken.

> Tee; warme Getränke.

K *Rege Darmtätigkeit,* jeden zweiten Tag mit Schleim.
Flatulenz im unteren Abdomen.
Empfindung als ob Stuhl abgeht bei Flatusabgang.
„Rumoren in Magen und Darm, mit Windabgang. Obstipation [bei einer Person mit sehr regelmäßigam Stuhlgang], mit Völlegefühl um den After." [Jenner]

NAHRUNG

Abneigung: Kaltes Wasser [1].
Verlangen: Reis [2]; Tee [1].
Schlimmer: Eier [1].

NOTIZEN

MYGALE **Mygal.**

ZEICHEN

Mygale lasiodora. Avicularia Avicularia.
Die Vogelspinne gehört zur Mygalefamilie, der Ordnung der Mygalidæ. Vogelspinnen kommen hauptsächlich in den Tropen vor. Durch ihre extrem starke Behaarung sehen sie furchterregend aus, wenn auch nur wenige Arten für Menschen gefährlich sind [die australische *Trichternetzspinne*, Gattung *Atrax*]. Ihr pechschwarzer Pelz hat einen rötlich schwarzen Glanz. Die Beine sind samtig und stämmig, die Hinterbeine breit und flach. Die Beine machen bis zu zwei Dritteln der Körperlänge aus, die maximal bis zu 30 Zentimetern erreichen kann. Obgleich sie träge Tiere sind, können sie sehr schnell zuschlagen. Untersuchungen haben gezeigt, dass das Atemwegsystem einer Spinne ihre Dimensionen einschränken kann. Eine schnelle Bewegung über einen Zeitraum von mehreren Sekunden kann bei einer riesigen Spinne zu Erschöpfung und einen um das Vierfache beschleunigten Herzschlag führen.

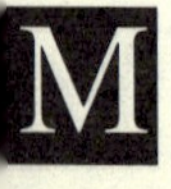

Vogelspinnen stellen keine Spinnweben her; stattdessen weben sie dichte, weiße, röhrenförmige Netze zwischen Blättern, in Spalten alter Baumstämme oder im Boden. Das Ende der Röhre dient als Beuteanzeiger. Sobald die Beute in das Netz gerät, wird sie durch ein recht starkes Gift ausgeschaltet, woraufhin sie bald stirbt. Wenn die Spinne nicht allzu hungrig ist, wird die Beute mit einem dunklen stinkenden Speichel bedeckt, um sie zu haltbar zu machen.
Bei den meisten Arten dauert es etwa zehn Jahre, bis sie voll ausgewachsen sind, danach können sie weitere zehn Jahre leben.
Der Name Vogelspinne wurde ursprünglich für die große Wolfsspinne oder Tarantel [Lycosa tarantula] gebraucht, wird aber heutzutage für die nicht mit den Wolfsspinnen verwandten behaarten Riesenspinnen verwendet, die in tropischen Gebieten leben. Sie

fressen große Insekten und kleine Wirbeltiere. Frühe Forscher, die entdeckten, dass sie Vögel fraßen, nannten sie 'mygales', eine Ableitung von Mygale, eine Spitzmaus, wegen des samtartigen Pelzes der Spinnen. Der Artenname *lasiodora*, wörtlich 'wolliges Insekt', bezieht sich ebenfalls auf die Behaarung der Spinne. Die Meinungen darüber, ob Vogelspinnen tatsächlich fressen, was ihr Name impliziert, sind geteilt. Manche Fachleute glauben, dass sie diesen Namen wegen der hohen Sprünge, die sie machen können, erworben haben, wobei sie wie ein fliegender Vogel aussehen.
In Thailand gilt eine bestimmte Vogelspinnenart als Delikatesse und wird gegessen, nachdem das Haar abgebrannt wird.
Von Houard 1869 an einer jungen Frau geprüft.

VERGLEICHE

Stramonium. Belladonna. Mercurius. Agaricus. Causticum. Latrodectus mactans. Morphinum. Tarentula.

Differenzierung

➔ Choreatische Beschwerden vornehmlich in oberen Körperpartien oder im Gesicht.

⇨ *Agaricus:* < Morgens; Rucken < geistige Anstrengung, > im Schlaf.

⇨ *Cicuta:* Keine < morgens; Rucken wie durch Stromstöße, < Berührung und Lärm bzw. Geräusche.

➔ Choreatische Beschwerden vornehmlich in den Extremitäten.

⇨ *Tarentula:* Rechte Seite oder über kreuz; körperliche Ruhelosigkeit; Rucken < Geräusche, Lärm oder Berührung.

⇨ *Cimicifuga:* Linke Seite; < Gemütserregung, Kälte oder während der Menses.

WIRKUNGSBEREICH

RÜCKENMARK. *Nerven. Harnorgane. Genitalien.* Kopf; *Gesicht.* Extremitäten. * Rechte Seite.

LEITSYMPTOME

* *Charakteristische Symptome der Spinnenmittel* [nach Mangialavori]:
Frösteln.
Empfindlich gegen Musik, Geräusche, Lärm, Vibration. Mag sehr rhythmische Musik.
Stark.
Zeitsinn verfälscht. Probleme mit Verabredungen.
Starker Sexualtrieb.
Periodizität.
Furcht in geschlossenen Räumen.
Einzelgänger; Probleme Beziehungen aufrechtzuerhalten.
Empfindliche Personen [gegen Berührung, Geräusche, Licht]. Mag nicht

berührt werden oder direkten Kontakt.
Dyskinesie. [besonders ausgeprägt bei Bodenspinnen]
Ruhelos, aktiv, aggressiv.
> Tabak.

G Drang mit Seilen zu spielen. [Mangliavori]

G Ruhelosigkeit, < nachts und morgens.
Zappelig nervöse Hände.
Ruhelose Beine im Sitzen.

A *Ungeordnete, unbeherrschbare Bewegungen.*
Kopfbewegungen. Kopf ruckt zu einer Seite.
Zucken der GESICHTsmuskeln. Blinzeln; Flattern.
TICS und TRICKS.
Zähneknirschen. Beißt sich im Schlaf auf die Zunge.
Rucken der Glieder. Ruckartiges Sprechen.

„Die Gesichtmuskeln zucken, Mund und Augen öffnen und schließen sich in rascher Folge; kann die Hand nicht zum Gesicht führen; sie hält in der Mitte an und bewegt sich ruckartig nach unten. Gang instabil; Beine bewegen sich im Sitzen und werden bei dem Versuch zu gehen nachgeschleift; ständige Bewegung des ganzen Körpers." [Howard]

⇨ Charakteristisch ist, dass der Patient im Schlaf ruhig ist, und morgens Verschlimmerung eintritt.

A Beschwerden durch [unterdrückte] Gonorrhœ.

A Chorea, v.a. Gesichtstics, durch *Imitation.*

A Agitiertheit & ruckartiges Sprechen und körperliche Ruhelosigkeit.
< Morgens.

A Sehr frostig.

A Heftiger Sexualtrieb. [sowohl bei Männern als auch bei Frauen]

A < Morgens.

A > Nachmittagsschlaf.

K Starkes Herzklopfen.
& Getrübte Sicht, Übelkeit und allgemeine Schwäche.

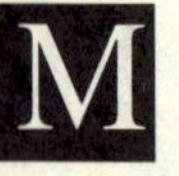

RUBRIKEN

GEMÜT: *Beten* [1]. *Empfindlichkeit* während Chorea [2; *Cupr.*]. Leicht *erschreckt* [1]. *Furcht* vor dem Tod [1]. Redet von *Geschäften* [1]. *Hass* und Rache [1]. *Ruhelosigkeit* am Morgen beim Erwachen [1].

SCHWINDEL: Mit *Taumeln* [2].

KOPF: Ständige Kopf*bewegungen* [1]; unwillkürliche Bewegungen [1]; wirft den Kopf nach hinten [1]. Dumpfe *Schmerzen* in der Stirn [1].

AUGEN: Lider *öffnen* und schließen sich in rascher Folge [1].

SEHKRAFT: *Getrübte* Sicht & Übelkeit [1].

GESICHT: *Verfärbung,* rote Wallungen [1]. *Verzerrung* am Morgen [2; *Spig.*, Olnd.]. *Zuckungen* der Lippen [1].

MUND: *Beißen* nachts im Schlaf [2]. *Herausstrecken* der Zunge schwierig [2; **Lach.**].
MAGEN: Extremer *Durst* [1]. *Übelkeit* & Herzklopfen [1; *Sil.*].
URETHRA: Chronische gonorrhoische *Absonderung* [2]. Schmerzhafte *Erektion* [2]. Stechende *Schmerzen* während der Harnentleerung [1].
HARN: *Brennend,* heiß [1].
MÄNNER: Anhaltende, störende *Erektionen,* Priapismus [1]; störend und heftig [2]; störend und schmerzhaft [1]. *Ulzera,* Schanker auf dem Penis [1].
LARYNX: *Sprechen,* spricht langsam [1]; ruckartig [1; *Agar.*]; stammelnd [1].
EXTREMITÄTEN: *Chorea* > Schlaf [2; *Agar.*]. *Rucken* der unteren Gliedmaßen im Stehen [1/1]. *Schleifen,* Nachziehen der Beine im Gehen [1]; schleift die Füße [2]. *Unbeholfenheit* der unteren Gliedmaßen, stolpert im Gehen [1].
HAUT: *Streifen* auf der Haut [1].
ALLGEMEINES: *Entzündung,* Lymphangitis [1]. Nachmittags*schlaf* > [1]; Schlafverlust < [1].

NOTIZEN

MYOSOTIS ARVENSIS **Myos-a.**

ZEICHEN

Myosotis arvensis. Vergissmeinnicht. Fam. nat. Boraginaceæ.
Myosotis [vom gr. *mus*, eine Maus, und *otes*, ein Ohr, mit Bezug auf die Blattform] gehört zur Familie der Boraginaceæ, ebenso wie *Onosmodium* und *Symphytum*.
Arvensis bedeutet 'wächst auf den Feldern'. Sie gedeiht in kühlen, teils schattigen und feuchten Standorten. Vergissmeinnicht kann sich ohne Bestäubung durch Insekten aussäen, weil sich die Blüten selbst bestäuben können. Die blaue Farbe der Blüten kommt, verglichen mit anderen Blumen, angeblich echtem Blau am nächsten. Es ist das Emblem des Staates von Alaska und wird als Zeichen liebender Erinnerung angesehen.
Außer dass sie als Heilmittel gegen Eiterung der Augen [vgl. Symphytum] sowie Hernien und Schlangen- und Skorpionbisse vermerkt ist, wird Myosotis in der Volksmedizin nicht viel gebraucht.
Von den Bestandteilen sind die ungesättigten Fettsäuren am ausgeprägtesten, insbesondere Linolsäure. Die Asche enthält viel Kalzium und Kalium.
Wenige wilde Pflanzen haben eine solche Wirkung auf die menschlichen Emotionen wie das Vergissmeinnicht. Viele Geschichten berichten, wie die Pflanze zuerst ihren Namen erhalten hat. Als der Schöpfer allen Pflanzen ihren Namen gegeben hatte, war eine darunter, die zu vergessen haben schien, wie sie genannt worden war. Sie fragte die anderen Pflanzen, die Vögel und den Wind, aber niemand wusste es. Mit ihrer Weisheit

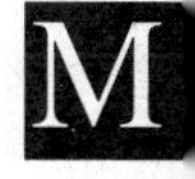

am Ende wandte sie sich an Gott, doch der sagte nur: Vergissmeinnicht. Aus Scham versteckte sich das Vergissmeinnicht an einem Bachufer, wo es immer noch wächst.
Eine Variante dieser Legende berichtet von Adam, der allen Pflanzen ihren Namen gab und dabei eine vergaß. Myosotis schluchzte darüber, dass sie vergessen worden war, woraufhin Adam ihr den Namen Vergissmeinnicht gab, und das ist in der Tat seither nie wieder geschehen.
„Einer alten weit verbreiteten Geschichte nach, ging ein Ritter mit seiner Liebsten an einem See oder Fluss entlang, als er diese Blumen auf einer Insel mitten im Wasser wachsen sah. Aus Liebe närrisch sprang er ins Wasser, in voller Rüstung, und es gelang ihm einen Strauß Blumen zu pflücken und sie seiner Liebsten zuzuwerfen, bevor er im Wasser unterging und ertrank, Seine letzten Worte waren: 'Vergiss mein nicht!'… Einer ebenso deprimierenden deutschen Legende nach wird ein junger Mann auf der Suche nach einem Schatz von einer Fee zu einer Höhle im Gebirge geleitet. Außen an der Höhle wuchsen Vergissmeinnicht, und er begann seine Taschen mit dem Gold in der Höhle zu füllen. Die Fee zeigte auf die Blumen am Höhleneingang und warnte den Jungen 'vergiss nicht das Beste.' Der junge Mann schenkte der Fee jedoch keine Beachtung, sammelte nur das Gold ein, und wurde durch einen Höhleneinsturz zerschmettert. Verwandte Fabeln schreiben dem Vergissmeinnicht die Kraft zu, Höhlen mit einem Schatz darin öffnen zu können. … Der persische Dichter Shiraz berichtet von einem goldenen Morgen in der frühen Welt, als ein Engel weinend außen vor den verschlossenen Toren zum Paradies saß. Er war aus den hohen Gefilden herab gefallen, weil er eine Erdentochter liebte through loving a daughter of earth, nun war ihm der Wiedereintritt solange versagt, bis die Frau, die er liebte, in jedem Winkel der Welt Vergissmeinnicht gepflanzt hatte. Er stieg auf die Erde herab, um ihr zu helfen, und so gingen sie zusammen, Hand in Hand. Als sie ihre Aufgabe beendet hatten, traten sie zusammen ins Paradies ein. Die holde Maid musste nicht die Bitterkeit des Todes kosten und erlangte Unsterblichkeit wie der Engel, dessen Liebe ihre Schönheit gewonnen hatte, als sie am Flussufer gesessen und sich Vergissmeinnicht in das Haar geflochten hatte. … Im Alten Ägypten herrschte der Glaube, dass der Gott Thoth Visionen erschüfe, wenn man sich im Monat des ibisköpfigen Gottes die Augen mit Vergissmeinnicht salbte. … Die Blume galt als eine Art Glücksbringer, wenn man am 29. Februar eine Reise antrat. Auch Freunde tauschten an jenem Tag die Blume untereinander aus.“ [Sanders]

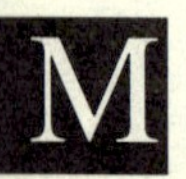

Anderen Legenden zufolge ist die Pflanze aus den Tränen eines Mädchens entsprungen, das von seinem Liebsten Abschied nahm. Wenn man von der Blume träumt, so bedeutet es, dass jemand einen liebt. Wenn einem im Traum ein Vergissmeinnicht gegeben wird, so bedeutet es, dass man bald Trost erwarten darf. Einer englischen Sage nach hat König Henry IV sie als Lieblingsblume gewählt, als er verbannt wurde. Seine Nachfolger übernahmen sie und nannten sie Vergissmeinnicht. Schließlich heißt es, dass Vergissmeinnicht in großer Zahl auf dem Schlachtfeld von Waterloo gewachsen ist, zur Erinnerung an die gefallenen Soldaten.
Geprüft von Riley an 17 Personen [5 Männer, 12 Frauen].

VERGLEICHE

Ipecacuanha. Stannum. Pulsatilla.

WIRKUNGSBEREICH

Magendarmtrakt. Schleimhäute [Augen; Nase]. * *Linke Seite.*

LEITSYMPTOME

G *Leichtigkeitsgefühl,* beinahe wie berauscht.

G Stimmungsschwankungen.
Geistige Klarheit & vermehrte Energie.

G Angst um die Gesundheit; fürchtet, dass sie oder ihre Haustiere krank sind oder bald werden.

A *Linke Seite.*
[Kopf; Hals; Magen; Brust; Nacken; Haut; muss auf der linken Seite Schlafen]

A GESTEIGERTE MATTIGKEIT.
Mattigkeit < nachmittags oder abends [21 Uhr].
Auch vermehrte Energie, insbesondere in Verbindung mit dem Gefühl von vermehrter geistiger Klarheit.

A Schweiß nachts.

A Muss auf der linken Seite schlafen.
LEBHAFTE TRÄUME.
„Viele verschiedene Träume: Träume von Tieren, die krank oder verletzt sind; Träume davon, dass man in einem Boot ist; diabolische Träume; Träume von Menschengruppen; Träume von körperlicher Aktivität wie Tanzen, Klettern oder nach etwas suchen." [Riley]

A *Plötzlichkeit.*
Plötzlicher Schwindel beim Autofahren.
Niesen in unerwarteten Momenten.
Plötzliche Hautausschläge, schlimmer auf der linken Seite.

K *Übelkeit.*
< Enge Kleidung.
< Morgens.
> Essen; Aufstoßen.
Magen sehr empfindlich, besonders auf der linken Seite.

K *Abdominale Blähungen & Flatulenz.*
Viel Windabgang mit üblem Geruch.

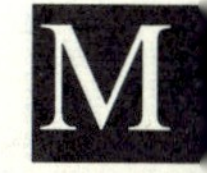

K Diarrhœ in Verbindung mit *Allergien.*

K Juckreiz der Vagina [schlimmer an den Labien].
> Einsetzen der Menstruation.

K Chronische Bronchitis.
Rasselnder Husten, führt zu Erbrechen.
< Nach dem Essen.
Reichlicher, eitrig schleimiger Auswurf.
& Nachtschweiß.
& Schmerzen an der Basis der *linken* Lunge [< Husten und Druck]. [Voisin]
[Bei zweien von Rileys Prüfern trat ein *trockener* Husten aus; bei dem einen Prüfer war der

Husten < morgens beim Erwachen. Auch Brustschmerzen wurden beobachtet, < auf der linken Seite im Bereich der linken Brust.]

RUBRIKEN

GEMÜT: *Agitiert* [1]. *Bedürfnis* zuhause zu bleiben [1]. *Furcht,* dass die Haustiere krank sind [1/1]; seine Pflichten zu vernachlässigen [1]. *Klarheit* [2]. *Leichtigkeitsgefühl* [3].
KOPF: *Schmerzen,* Kopfweh im Hinterkopf [1]; in der linken Seite [1]; < vornüber beugen [1].
NASE: *Niesen* wie bei Heuschnupfen [2].
ZÄHNE: *Empfindlich* gegen Schokolade [1/1].
HALS: *Enge* [1].
STUHL: Übler *Geruch* [1].
RÜCKEN: *Engegefühl* Halswirbelbereich [1]. *Schmerzen* < Druck, Gehen [1].

NAHRUNG

Abneigung: Schokolade [1].
Verlangen: Branntwein [1]; Fleisch [1]; kalte Getränke [1]; Reis [1]; heiße Speisen [1].
Schlimmer: Fette und gehaltvolle Speisen [1].

NOTIZEN

MYRICA CERIFERA **Myric.**

ZEICHEN

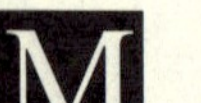

Myrica cerifera. Wachsmyrte. Fam. nat. Myricaceæ.
Der Name *Myrica* ist von dem griechischen Wort 'myrike' abgeleitet, dem ursprünglichen Namen der afrikanischen Pflanzenart Tamarix. Wegen der Ähnlichkeit in Geruch und Aroma wurde der Name später auch für die Wachsmyrte gebraucht. Der Artenname *cerifera* [von *cera*, Wachs und *fera,* tragend] bezieht sich auf die Frucht, die ein Kerzenwachs liefert.
Der Strauch wächst in Dickichten in der Nähe von Sümpfen und Marschen in dem Sandgürtel in der Nähe der Atlantikküste und an den Ufern des Eriesees. In Europa wird er als Zierstrauch angepflanzt oder wächst wild auf feuchtem Moorboden und in Marschgebieten. In wärmeren Zonen wird der Strauch 2 Meter hoch und ist immergrün. In nördlicheren Regionen bleibt er recht klein und verliert im Herbst seine Blätter. Blüten, Zweige und Blätter besitzen alle goldgelbe Drüsen, die ein stark würziges Sekret absondern, insbesondere wenn sie gerieben werden. Der Geruch erinnert etwas

an Lorbeer. Der Geschmack ist adstringierend, bitter und sehr scharf. Die Früchte haben einen außerordentlich hohen Wachsgehalt. Wenn sie in heißes Wasser gelegt werden, schwimmt das Wachs nach einer Weile oben. Das Wachs ist härter und brüchiger als Bienenwachs. Kerzen aus dem Wachs haben einen würzigen Duft, qualmen nicht und sind sehr spröde. Es stellt ein nützliches Material für chirurgisches Seifenpflaster dar und bildet einen würzigen und weich machenden Rasierschaum. Auch zur Herstellung von Siegelwachs ist es verwendet worden. Myrica ist nicht zu verwechseln mit *Myrtus,* einer Art immergrüner Sträucher mit duftenden Blättern, die ebenfalls 'Myrthe' genannt wird. Das Dekokt eignet sich gut als Gurgelmittel und für Spülungen bei chronischen Halsentzündungen, Leukorrhœ, Gebärmutterblutung usw. Es ist ein ausgezeichnetes Mittel für Zahnfleischspülungen. [Grieve] In dem Thomsonischen medizinischen Heilsystem – Samuel A. Thomson war der Heilkräuterarzt von Neu England und Erfinder der ersten Heilkräuterrezepturen im frühen 19. Jahrhunder – gilt M. cerifera als Hauptadstringens. Es wird bei „vielen Magen- oder Darmstörungen verwendet, insbesondere nach Fieber". Laut Thomson, folgt Wachsmyrte dem Rang nach unmittelbar auf roten Pfeffer als Mittel das im Körper 'Hitze' erzeugt. Myrica regt den Kreislauf an, verstärkt den Schweiß, und kontrolliert bakterielle Infektionen [die Wurzel enthält Myricitrin, eine Chemikalie mit antibiotischer Wirkung]. Sie beeinflusst außerdem das Natrium/Kalim Gleichgewicht im Körper.
„Wegen des hohen Tanningehalts der Wachsmyrte ist das Kraut bei Patienten mit Krebsanamnese von fragwürdigem Wert. In verschiedenen Studien zeigen Tannine sowohl karzinogene als auch krebshemmende Eigenschaften. Ihre krebsfördernde Wirkung hat mehr Publizität erhalten, besonders durch eine im *Journal of the National Cancer Institute* [Journal des Nationalen Krebsinstituts] veröffentlichte Studie, die zeigte, dass Tannine bei Labortieren maligne Tumore erzeugen. Aber Tannine haben auch krebshemmende Wirkung bei manchen tierischen Tumoren gezeigt. Die Wirkung von Tanninen auf Krebs beim Menschen bleibt unklar. Geringe Mengen haben nie einen Einfluss auf menschliche Tumore gezeigt, aber bei Asiaten, die tanninhaltigen Tee in großen Mengen trinken, findet man ungewöhnlich hohe Raten von Magenkrebs. Milch im Tee neutralisiert die Tannine, was der Grund dafür sein mag, dass die Magenkrebsrate bei den teeliebenden Briten niedrig ist. Personen mit Krebs in der Krankengeschichte, insbesondere Magen- oder Darmkrebs, sollten vorsichtig sein und dieses Kraut nicht verwenden. Andere sollten nicht mehr als die empfohlene Menge konsumieren, und als zusätzliche Sicherheitsmaßnahme Milch beifügen." [Castleman] 1864 von der Homöopathischen Medizinischen Gesellschaft von Massachussets geprüft; 7 Prüfer [5 Männer, 2 Frauen].

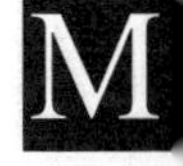

VERGLEICHE

Sulfur. Calcium carbonicum. Phosphorus. Natrium muriaticum. Sepia. Lachesis. Aesculus. Natrium arsenicosum. Hydrastis.

Differenzierung

➔ Katarrhalische Beschwerden.

⇨ *Digitalis:* Seröse oder geleeartige Sekretionen von Schleimhäuten, leicht abzulösen; *Myric.* dicke, übelriechende Schleimsekretionen, schwer abzulösen.

➡ Störungen der Leber und Gallenblase.

⇨ *Chelidonium:* Größere Berührungsempfindlichkeit der Leber; Schmerzen unter der rechten Scapula; Zungenränder rot, Zahnabdrücke; größerer Appetit, Gelüste auf warme Speisen und heiße Getränke.

⇨ *Ptelea:* Größerer Appetit; Druck der Kleidung um den Leib unerträglich; Verdauungsstörung < Fette; Gelüste auf *und* Besserung durch Säuren; Zunge weniger stark belegt; kein langsamer Puls.

⇨ *China:* Ausgeprägte Auftreibung mit Flatulenz; weniger Zungenbelag; kein deutlich verlangsamter Puls.

⇨ *Digitalis:* Leberbeschwerden & Herzbeschwerden mit langsamem Puls und hellem Stuhl; Leeregefühl im Magen < nach dem Frühstück; saubere Zunge, oder Zunge belegt mit leicht abzulösendem Schleim.

➡ Chronische Pharyngitis mit dickem zähem Schleim.

⇨ *Kalium muriaticum:* Schleim weiß oder grau; Verdauungsstörungen durch Fette.

⇨ *Hydrastis:* größere Schwäche, Abmagerung und Obstipation.

WIRKUNGSBEREICH

Schleimhäute [Mund; Hals; Magen; Atemorgane; Darm; Genitalien]. LEBER. Herz. * *Linke Seite.*

LEITSYMPTOME

G Gleichgültigkeit gegenüber allem - selbst Freunden gegenüber. [Hale]

G Reizbar, und ständiger Drang an allem etwas auszusetzen. Hält sich selbst für besser als alle anderen.

Aber: Verurteilt sich selbst wegen eingebildeter Fehler. [Hale]

„Hochgradige Depression, reizbar, will weder sprechen noch angesprochen werden." [Allen]

„Fühlt sich niedergeschlagen, *entsetzlich deprimiert;* diese Niedergeschlagenheit hielt drei Tage lang an, und zwar in so hohem Maße, dass es ihm unmöglich war zu schreiben; er kümmerte sich um nichts, selbst Freunde waren ihm gleichgültig; er befand sich in einem unbeschreiblich elenden Zustand." [Allen]

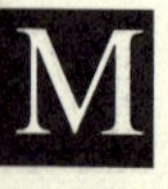

A PROFUSE KATARRHALISCHE ABSONDERUNGEN lang anhaltend, v.a. wenn sie *übelriechend, zäh und schwer abzulösen sind.*

A > Frische Luft. [Magensymptome; Kopfschmerzen]

A „Zuerst unnatürlicher Hunger, dann Verdauungsstörung, dann Gelbsucht." [Prüfungssymptom]

Appetitverlust, aber Verlangen nach Säuren.

A *Gelüste auf Säuren; Essiggemüse.*

A < Bettwärme.

A < *Nach Schlaf; am Morgen.*

[Trübsinn; dumpfe Kopfschmerzen; Schweregefühl und Schwäche in den

Augen; Hals wie geschwollen; herabdrängende Kreuzschmerzen].

A Schwindel.
& Blutzustrom in den Kopf und das Gesicht beim Bücken, gefolgt von vollem, beklemmendem Kopfweh in der rechten Seite.
& Übelkeit, Gähnen, Schlaftrunkenheit.

K Dumpfe, schwere Kopfschmerzen; Stirn und Schläfen.
< Morgens beim Erwachen; Bücken; Bewegen.
& Steifheit im Nacken; Kreuzschmerzen; Schlaftrunkenheit.
& Pochen synchron mit dem Puls.
Gefolgt von Striktur über der Nase.
Eigenartige Empfindung: „Im Oberkopf eine Empfindung als ob Schaum in eine gärende Substanz aufsteigt." [Hale]

K Stomatitis.
& Zahnfleischbluten, stinkender Schleim, haftender Belag, schwer abzulösen.

K Bitterer Geschmack, stinkender Atem und schreckliche Übelkeit wegen katarrhalischer Pharyngitis.

K *Schwächegefühl im Magen,* beinahe Übelkeit.
< Nach dem Essen.
> Schnell Gehen.

K *Leberbeschwerden.*
& *Verstopfte Nase oder retronasaler Katarrh.*
& Schlaftrunkenheit, Geistestrübung, Niedergeschlagenheit.
& Dumpfe, schwere Kopfschmerzen, < morgens.
& Ausgeprägte Rötung der Augenlider; Augenweiß schmutzig gelblich; schmutzig gelbe Zunge.
& Schmerzen unter der *linken* Scapula.
& Urtikaria.

K Schmerzen in der Herzgegend, im linken Brustkorb.
< Linksseitenlage.
& Schmerzen unter der *linken* Scapula.
„Myrica, mit seinem langsamen aber intensivierten Puls, zeigt ein System, das zeitweilig durch mit Galle vergiftetes Blut geschwächt ist, wobei die Gesundheit wiederhergestellt ist, wenn die Leberaktivität in Ordnung gebracht ist." [Hale]

K Retention von Gallensalzen & intensiver Pruritus in der ganzen Haut.

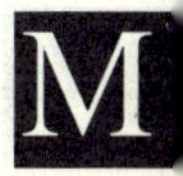

RUBRIKEN

GEMÜT: *Delusion,* meint Unrecht begangen zu haben [1]. *Reizbarkeit* am Morgen [1; **Staph**.]. *Ruhelosigkeit* am Morgen [1]. Abneigung gegen *Unterhaltung* [1]. *Trübsinn* morgens beim Erwachen [1].
KOPF: *Kälte,* Frostgefühl im Scheitel [1]. *Leeregefühl,* wie hohl im Kopf [1]. Empfindung im Scheitel als ob *Schaum* aufsteigt [1/1]. *Schmerzen,* Kopfweh > Waschen mit kaltem Wasser [1]; drückende Schmerzen nach Gemütserregung [1; Chin-s.]; drückende Kopfschmerzen & Klingen in den Ohren [1].

Taubheitsgefühl in den Schläfen [1; **Plat**.]; in der rechten Schläfe [1].
AUGEN: Wundheits*schmerzen* am Morgen [1]; Wundheitsschmerz bei Kopfschmerzen [1]. *Schwellung* der Augen am Morgen [1]. *Schwere* der Lider am Morgen [1].
OHREN: Klingen, *Geräusche* & Schwindel [1; Dig.].
MUND: Zungen*bewegung* schwierig wegen krustigen Belags auf der Zunge [1/1].
HALS: *Schmerzen* beim Schlucken ≤; beim Erwachen [1; *Kali-bi., Lach.*]; Wundheitsschmerz am Morgen [1].
MAGEN: *Leeregefühl* nach Essen [2]; > schnell Gehen [1/1]. *Sodbrennen* & Speichelfluss [1]. *Völlegefühl* beim Erwachen [1; Sulf.].
ABDOMEN: *Rumoren* am Morgen [1]. *Schmerzen* im rechten Hypochondrium & Herzsymptome [1/1], & Urtikaria [1; Astac.]; Schmerzen in der Nabelgegend nach dem Frühstück [1]; berstende Schmerzen in der Gallenblase [1]. *Völlegefühl* beim Erwachen [1].
REKTUM: *Flatus* im Gehen [1; Carbn-s.]. *Obstipation,* Stuhldrang aber nur Flatusabgang [1; **Aloe**].
SCHLAF: Häufiges *Erwachen* gegen Morgen [1]. Empfindung von *kurzem* Schlaf beim Erwachen [1; Trif-p.]. *Schläfrigkeit* am Abend, > im Freien [1; Pic-ac.].

NAHRUNG

Verlangen: Essiggemüse [2]; Saures [2].

NOTIZEN

NAPHTALINUM **Naph.**

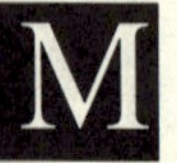

ZEICHEN

Naphtalin. Naphtalen.
Ein karzinogener und toxischer Kohlenwasserstoff aus Kohlenteer; vielfache Verwendung in der Industrie sowie in manchen Mottenabwehrmitteln. Ein wesentliches Produkt der petrochemischen Industrie, Naphtalin ist die Basis für viele Produktzusammensetzungen. Es ist der Grundrohstoff für Plastik, Farbstoffe [Harze, Lacke, Malfarben, Färbemittel], Pestizide, Isolationsmaterialien, Sprengstoffe, Gerbstoffe, Desinfektionsmittel, Bodenwachs, Schuhputzmittel und Konservierungsstoffe. Kohlenteer besteht aus einer komplizierten Mischung von etwa 10.000 Komponenten, von denen nur etwa ein Fünftel angegeben ist. Die meisten dieser Bestandteile kommen nur in sehr kleinen Mengen vor. Manche jedoch sind in Mengen von 1% oder mehr vorhanden. Naphtalin macht mit 7-10% weitaus den größten Anteil aus. Kohlenstoffverbindungen werden heutzutage in sehr großem Umfang verwendet,

und Allergien, Nahrungsmittelunverträglichkeiten und degenerative Beschwerden nehmen ständig zu. Dies würde indizieren, dass beides miteinander verbunden ist. Obgleich Naphtalin der Hauptvertreter, möglicherweise der Prototyp der Kohlenstoffe ist, heißt dies nicht, dass Naphtalinum in homöopathischer Potenz ein Allheilmittel sein könnte. Andererseits bietet es genügend Bezugspunkte für einen Platz in der Materia Medica.
Das Arzneimittel ist kaum geprüft worden. Das Symptomenbild basiert auf Vergiftungserscheinungen und klinischen Beobachtungen. Diese zeigen zwar nicht die feineren Nuancen des Arzneimittels, doch sie liefern genügend Material für ein Bild, das als Arbeitsgrundlage dienen kann.
Von Wahle geprüft.

VERGLEICHE

Sulfur. Arsenicum. Mercurius. Bryonia. Mercurius corrosivus. Sulfur iodatum. Kalium sulfuricum.

WIRKUNGSBEREICH

Schleimhäute [Augen; Nase; Mund; Larynx; Atemwege]. Haut. Nieren.

LEITSYMPTOME

A ALLERGIEN.

⇨ *Heuschnupfen,* hartnäckige Fälle.
Augen entzündet und schmerzhaft; Niesen; Hitze im Kopf.
Starke Sekretion, dünn oder schleimig, *scharf* und *wundmachend.*
> Frische Luft.
& Völlegefühl im Stirnbereich.
& Speichelfluss und scharfer Tränenfluss.

⇨ *Krampfartiger Husten;* Heuasthma.
Heftige Hustenanfälle in rascher Folge, führen beinahe zu Atemstillstand.
& Zyanose von Lippen und Gesicht.
& Fester, zäher Schleim, Auswurf schwierig.
< Druck durch Kleidung auf dem Thorax [muss Kleidung lockern].
> Frische Luft.

„Anfälle manchmal so heftig, dass sie Schweiß treiben." [Anshutz]

„Anfälle von extrem langer Dauer. Ein Einschnürungsgefühl um die Brust hindert am Einatmen, oder als könnte der Patient nicht vollständig ausatmen. Hochgradige Dyspnœ, > heftige Bewegung. Fühlt sich besser im Freien, starkes Wundheitsgefühl in Brust und Abdomen, muss die Kleidung lockern. Dieses Arzneimittel hat sich als wichtiges Heilmittel bei der Behandlung von Pertussis, Krampfhusten, Asthma, Heufieber und Lungenemphysem erwiesen." [Weaver, *Hahn. Monthly,* Jan. 1898]

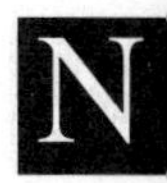

A Plötzliches Einsetzen von Symptomen. [Fieber; Kopfschmerzen; Appetitverlust; Allergien]

A Allgemeine Muskelzuckungen; taumelnder Gang, wie betrunken.

A > *Frische Luft.*

K Zystitis mit plötzlichem, heftigem Harndrang.

Harn dunkel und übelriechend [starker ammoniakartiger Geruch].

K Lungenemphysem, mit hochgradiger Dyspnœ und seufzendem Einatmen.
> Heftige Bewegung. [Hansen]

* Lippincott war der erste, der Naph. in Fällen von Heufieber verwendete, da er gehört hatte, dass Personen die an Heufieber litten durch Aufenthalt in Fabriken, in denen Naphtalin viel verwendet wurde, immer geheilt wurden. Seine positiven Erfahrungen wurde rasch von anderen Beobachtern bestätigt. [Clarke]

** Ich habe häufig beobachtet, dass die Wirkung homöopathischer Arzneimittel durch das Einatmen von Farbengeruch aufgehoben wurde. Ich habe auch Patienten gesehen, die auf diesen Geruch mit Heufiebersymptomen reagieren. Vorausgesetzt dass die Symptome übereinstimmen, könnte *Naph.* in solchen Fällen in Betracht gezogen werden. [FrV]

RUBRIKEN

GEMÜT: *Auffahren* durch und wie durch Schreck [1].
AUGEN: *Ablösung* der Retina [1]. *Entzündung* der Retina, punctata albescens [1]. *Hornhauttrübung* [1]. *Katarakt* [1].
SEHKRAFT: *Funken* [1]. *Verschwommen* [1].
GESICHT: *Hautausschläge* um den Mund [1]; in Mundwinkeln [1].
BLASE: Plötzlicher *Harndrang,* muss eilig entleert werden, um unfreiwilligen Abgang zu vermeiden [1].
NIEREN: Eitrige *Entzündung* [1]; Nierenbeckenentzündung [1].
HARN: *Farbe*, schwarzer Harn [1].
MÄNNER: *Schwellung* der Vorhaut [1].
FRAUEN: Abneigung gegen *Koitus* [1].
ATMUNG: *Asthmatische* Atmung bei älteren Personen [1].
HUSTEN: Frühstadium von *Keuchhusten* [1].
EXTREMITÄTEN: *Verfärbung*, Pigmentierung der Fingernägel [1/1].
SCHWEISS: *Klammer*, klebriger Schweiß [1].

NOTIZEN

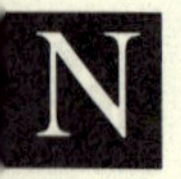

NATRIUM HYPOCHLOROSUM **Nat-h.**

ZEICHEN

Natriumhypochlorit. Eau de Labarraque. Bleichlauge.
Natriumhypochlorit ist kein reines Salz, denn es enthält Natriumkarbonat und Chlorkalk. [Farrington]
Wegen ihrer oxydierenden und bleichenden Eigenschaften werden Hypochlorite in

Waschmitteln und in der Textilindustrie verwendet. Chemische Bleichmittel sind normalerweise Oxydationsmittel. Das älteste bekannte Mittel dieser Art ist Ozon, welches immer noch in technischem Rahmen verwendet wird [wie bei der Wasserreinigung]. Die Hypochlorite sind ebenfalls seit einiger Zeit bekannt, besonders Kaliumhypochlorit als Eau de Javel und Natrium Hypochlorit als Eau de Labarraque. „Nat-h., die wohlbekannte Desinfektionsflüssigkeit, ist eine von Coopers Beiträgen zur Materia Medica. Seine Arzneimittelprüfung hat einige sehr charakteristische Züge herausgebracht, wenn auch eine allgemeine Ähnlichkeit mit *Nat-m* besteht.“ [Clarke]

VERGLEICHE

Natrium muriaticum. Kalium muriaticum. Aurum muriaticum natronatum. Nux vomica. Lithium muriaticum.

Differenzierung

➡ Passive Stauung des Uterus mit Prolapsneigung.

⇨ *Sepia:* Stärkere Gleichgültigkeit; Bedürfnis allein zu sein; keine Schmerzen im linken Ovar.

⇨ *Natrium carbonicum:* Herabdrängen < Sitzen und > Bewegung; Menses schwach und weniger schmerzhaft.

⇨ *Helonias:* > Beschäftigung und Ablenkung; Ovarien nicht schmerzhaft; Schmerzen im Brustwirbel- und Lendenbereich.

WIRKUNGSBEREICH

Harnorgane GENITALIEN [Männer; FRAUEN]. Haut. *Schleimhäute. * Linke Seite.*

LEITSYMPTOME

G „Leidet stark, lacht, schreit, redet im Schlaf; hält ihren Ehemann wach.“ [Clarke]

G Trübsinn; könnte den ganzen Tag weinen.

„Natrium hypochlorosum-Personen können eine *Wand* von stillem Kummer haben. Sie reden nur selten bereitwillig über ihre tief liegenden Probleme und bauen eine deutliche Barriere auf, mit der sie andere auf Distanz halten. *Natrium hypochlorosum*-Frauen haben viele Beschwerden im Uterus und den Fortpflanzungsorganen, aber sie halten dies geheim und können ein Leben in schweigendem Leiden zubringen und sich weigern, um ärztliche Hilfe zu ersuchen, weil dies bedeuten würde, dass sie etwas über sich selbst offenbaren müssten. Diese Menschen sind emotional verschlossen und verhüten die Möglichkeit der Verletzung, indem sie alles über sich selbst verborgen halten... In der Praxis habe ich beobachtet, dass bei diesen Frauen eine emotionale Auseinandersetzung zu Uteruskrämpfen führen kann “ [Zaren]

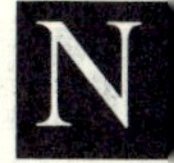

A *Schlaffe, geschwächte, hydrogene Konstitutionen.*

„Es passt zu schlaffen, trägen Kindern mit schwachen Fußgelenken und Wirbelsäulenverkrümmung, vorstehenden Scapulæ und Ekzem an der Kopfhaut und hinter den Ohren. Sie sind anfällig für eitrige Otorrhœ, Aphthen, brennenden Harn, nächtliches Bettnässen. Und wenn sie schlafen, können sie ein grauenvolles Aussehen haben, als seien sie tot." [Farrington]

A Rasche Abmagerung.
Aber ohne den guten Appetit von *Nat-m.*

A Lähmungsgefühl. [im Gehirn und in allen Gliedern]
& Taubheitsgefühl der Fingerspitzen.

A *Schwäche,* extrem, in *Fußgelenken* und Knien.
Erschöpfung vor der Stuhlentleerung, > danach.

A < Wärme.
„Leicht von Hitze überwältigt." [Farrington]

A < NASSES WETTER.

A < Essen und trinken.
[= aufgebläht, Engegefühl über dem oberen Abdomen, nicht > durch Lockerung der Kleidung]

A *Schlaftrunkenheit nach Mahlzeiten.* Kann sich nicht hinsetzen, ohne einzuschlafen.

A < Vor und während der Menses. [Kopfschmerzen; Rückenschmerzen; Herabdrängen; Schwellung im linken Ovar]
Menses dunkel und klumpig.

A Schwindel.
& Fallen; und *unbestimmte anhaltende Schmerzen quer durch die Stirn.*
& Herabdrängen des Uterus.

K Schwimmende Empfindung im Kopf, als sie die Schädeldecke im Begriff abzuheben.
< Hochblicken.

K Chronische katarrhalische Ohrenerkrankungen [v.a. Mittelohr] bei Kindern. [Hansen]
Kann auf keiner Seite liegen wegen heftiger Klopfgeräusche im Ohr.

K Wunder Mund.
Aphthen, v.a. an den Wangeninnenseiten.
& Brennende Wundheit und stinkender Atem.

K *Abdominale Plethora.*
„Die Zunge ist groß und hat Zahneindrücke; Flatulenz, Obstipation, Blähungen nach Mahlzeiten, Asthma mit Flatulenz - alles Indikationen für abdominale Plethora." [Farrington]

K WASSER IM UTERUS.

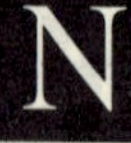

„Die Gebärmutter ist durchtränkt, schwer, tief unten im Becken; Herabdrängen im Becken, mit Prolapsneigung." [Clarke]
„Der Zustand der Subinvolution nach der Entbindung entspricht diesem sehr, und ich habe häufig gesehen, dass *Nat-h.* in solchen Fällen gute Arbeit leistet." [Clarke]
Empfindung, als würde die Gebärmutter beim Hinsetzen hochgeschoben.
Empfindung, als würde sich die Gebärmutter öffnen und schließen.
& Hochgradige Rückenschmerzen und schwimmendes Gefühl im Kopf. [< nachts]
& Ständige Sickerblutung, < jede Anstrengung.

K *Schwellung beider Hände am Morgen beim Erwachen.*

RUBRIKEN

GEMÜT: *Benommenheit* [2]. *Lachen* im Schlaf [1]. *Närrisches* Verhalten [1].
KOPF: *Lähmungsgefühl* im Gehirn [1; Stry.]. Empfindung, als ob die Schädelknochen einander *überlappen* [1/1].
OHREN: *Pulsieren,* wenn man auf dem Ohr liegt [1; *Spong.*].
NASE: *Epistaxis,* dunkel [1]; klumpiges Blut [1].
GESICHT: *Schmerzen* am Morgen [1]; stechende Schmerzen > kalte Anwendungen [1; Caust.]; stechend Schmerzen < warme Räume [1; *Mez.*]; stechende Schmerzen durch Verärgerung [1/1]; ziehende Schmerzen > kalte Luft [1]. *Schwellung* [2].
MAGEN: *Übelkeit* beim Hinlegen [1].
HARN: *Farbe,* Rauchfarbe [1; **Ter.**].
FRAUEN: Herabdrängende *Schmerzen* im Uterus als würde alles herauskommen [3]; < Gehen [3]. *Schwellung* des linken Ovars [2; **Lach.**]; Schwellung der Ovarien während der Menses [1].
RÜCKEN: Unbestimmte anhaltende *Schmerzen* während der Menses [1].
EXTREMITÄTEN: *Panaritium,* Nagelbettentzündung [2]; Umlauf [2]. *Schmerzen* in der Hüfte & ovarielle Beschwerden [2/1].
HAUT: Braune *Verfärbung*, Leberflecke [2].

NOTIZEN

NATRIUM OXALICUM **Nat-ox.**

ZEICHEN

Natriumoxalat. Oxalsaures Natrium.
Der Name *oxalis* ist vom griech. *oxys*, scharf oder sauer, abgeleitet. Oxalsäure wird gewonnen aus Sauerklee, Rhabarber u. a. Pflanzen. Sie wird zur Reinigung von Metallen und als Bleichmittel verwendet.
Geprüft von Riley an 17 Personen [12 Frauen, 5 Männer].

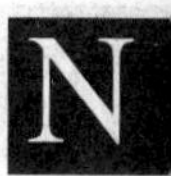

VERGLEICHE

Natrium muriaticum. Ignatia. Sepia.

WIRKUNGSBEREICH

Gemüt. *Kopf.* Verdauung. Schleimhäute [Nase; Larynx].

LEITSYMPTOME

G *Reizbarkeit.*
Reizbarkeit mit und Abneigung gegen die eigene Familie.

G *Beschäftigt.*
Empfindung, zur Eile angetrieben zu werden & Drang mehrere Dinge gleichzeitig zu tun, insbesondere bei der Arbeit.

G Unbeholfenheit.
Neigung zu linkischem Verhalten und sich in die Hände zu schneiden.

G Geistige Verwirrung < Anwesenheit anderer.
Grundlose Angst; grundloses Weinen.
Verlangen nach Gesellschaft, aber Gesellschaft <.

A *Kälte,* insbesondere der *Hände und Füße.*

A Allgemeine REIZBARKEIT, besonders *körperlich.*

A *Durst;* am Morgen.
Verlangen nach kalten Getränken.

A Abneigung gegen Käse.

A < Milch.
[Magenschmerzen]

A *Schlaflosigkeit nach Mitternacht.* [Beobachtet bei 4 Prüfern]
Durch geistige Aktivität.
LEBHAFTE TRÄUME.
„Farbenfrohe und wilde Träume. Träume von explodierenden Raketen. Träume, Dinge zu verlieren. Träume vom Fliegen in einem Flugzeug und Anfeindung. Träume von Fremden." [Riley]

A > Ruktus.
[Magen; Rücken]

A Schwindel.
< Bewegung.
& Hitzegefühl im Gesicht.
& Hitze.
& Übelkeit.

K HEFTIGE KOPFSCHMERZEN; PULSIEREN, HÄMMERN.
[Kopfschmerzen beobachtet bei 6 Prüfern]
In der *Stirn* oder wechselnde Seiten.
Empfindung, als sei der Kopf in einen Schraubstock geklemmt.
< Morgens; nach einem Bad.
< Abends.
> Hinlegen.
& Hitzewallungen.
& Kribbeln im Scheitel.

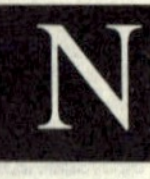

K Trockenheit der Nase.
Neigung sich zu schneuzen, aber ohne Absonderung.

K Krampfschmerzen im Magen.

< Morgen.
< Während der Menses.
> Ruktus.
> Drücken auf das Abdomen.

K Heiserkeit.
< Essen.
> Trinken.

RUBRIKEN

GEMÜT: *Abneigung* gegen Familienmitglieder [1]. Drang, Dinge zu *berühren* [1]. *Delusion* zu schweben [1]. *Eile* bei Beschäftigung, will mehrere Dinge gleichzeitig tun [1]. *Gedanken* schnell [1]; wandernd [1]; an die Zukunft [1].
KOPF: *Schmerzen* [3]; Ausdehnung zu den Augen [1]; Hinterkopf mit Ausdehnung zur Stirn [1].
AUGEN: *Verfärbung,* bläuliche Ringe um die Augen [1]. *Zuckungen* der Lider [1].
GESICHT: *Schmerzen,* rohe Empfindung an den Mundwinkeln [1].
MAGEN: *Schmerzen,* muss sich zusammenkrümmen [1]; Krampfschmerzen während der Menses [1]; > Druck [1].
ABDOMEN: Krampf*schmerzen* im Hypochondrium [1].
REKTUM: *Schmerzen* mit Ausdehnung nach oben in den Darm [1/1]. *Stuhldrang* durch plötzliches Aufstehen am Morgen [1/1].
RÜCKEN: *Spannung* zwischen den Scapulæ [1].

NAHRUNG

Abneigung: Käse [1].
Verlangen: Kalte Getränke [1].
Schlimmer: Milch [1].

NOTIZEN

NEPENTHES Nep.

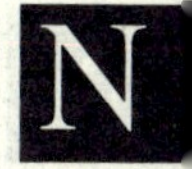

ZEICHEN

Nepenthes distallatoria. Fam. nat. Nepenthaceæ.
Die Pflanzenfamilie von Nepenthes besteht aus ca. 80 Arten von 'Becherpflanzen.' Dies sind immergrüne, insektenfressende, hauptsächlich epiphytische Pflanzen. Die Blätter haben sich in hängende farbige Becher mit einem Deckel entwickelt, mit dem Insekten eingefangen und verdaut werden. Der Becher ist teilweise mit Flüssigkeit gefüllt

[hauptsächlich Wasser, oft ergänzt durch Regen], die ein Enzym enthält. In der Nähe der Öffnung ist die Innenwand des Bechers mit einer Wachsschicht bedeckt, auf der die Insekten ihren Halt verlieren. Eine glitschige Zone unterhalb der Wachsschicht lässt das Opfer direkt in die Flüssigkeit gleiten. Wenn das Insekt erst in den Becher gefallen ist, schließt sich der Deckel. Nepenthes wächst wild von Madagaskar und den Seychellen bis zum tropischen Australien und Neu Guinea. Die Pflanzen benötigen Feuchtigkeit, Halbschatten und einen nassen, fruchtbaren sumpfigen Boden. Der Name *Nepenthes* bedeutet 'sorglos' und ist angeblich abgeleitet von einer Stelle in der Odyssee 'als Helena den Weinbecher so mit Drogen füllte, dass sein Inhalt Männer von Kummer und Sorgen befreite.' Verwandte Pflanzenfamilien sind u.a. die Droseraceæ und Sarraceiaceæ. Beide Familien bestehen aus fleischfressenden Pflanzen, aber sie bevorzugen kühlere Klimazonen. Ebenso wie *Drosera* und *Nepenthes* wachsen die zehn *Sarracenia*-Arten in nassen sumpfigen Gebieten, wo Knappheit an löslichen Nitraten herrscht, somit ist die Aufnahme von Fliegen und anderen Insekten eine wichtige Nahrungsquelle.
„Zumal die Pflanze tierische Eiweiße und Fette verdauen kann, besteht eine gewisse Analogie zu der Aktivität des menschlichen Magendarmtraktes. Die Überprüfung der Verdauungssäfte der Pflanze offenbart, dass bis zu einem gewissen Grad dieselben Enzyme gefunden werden können wie im menschlichen Magen und Darm. Wir haben eine Symbiose mit Bakterien in der Pflanze gefunden, wie sie auch im Darm vorkommt."**
Eine weitere Beziehung besteht zu den Aristolochiaceæ, von denen *Asarum* und *Aristolochia* in der Homöopathie verwendet werden. Aristolochiaceæ sind keine insektenfressenden Pflanzen, doch die Blütenstruktur ist ähnlich: glockenförmig, tubulär, flachschalige Pfeifen usw. Unglücklicherweise sondern sie in der Blütezeit einen äußerst unangenehmen Geruch ab, den selbst Igel vermeiden, aber er zieht Fliegen an, um die Befruchtung zu gewährleisten. Hier geraten die Insekten zwar nicht in ein klebriges Gebiet in den röhrenförmigen Blüten, dennoch müssen sie erst ihre Funktion erfüllen, bevor sie die Blüte verlassen dürfen. In manchen Typen, insbesondere bei Aristolochia clematitis, besitzt die Blüte an der Innenseite nach unten gerichtete Haare, die es dem Insekt ermöglichen, herabzugelangen, aber es daran hindern, wieder hoch zukommen. Während es in der Blüte 'gefangen' ist, wird es mit Pollen bedeckt. Sobald dies geschehen ist, lässt die Pflanze die Haare schlaff herabhängen, und das Insekt, das die Prozedur überstanden hat, darf gehen und zu einer anderen Blüte weiterfliegen um diese zu befruchten.
1960-61 von Julian an 21 Personen [5 Frauen, 16 Männer] geprüft.

VERGLEICHE

Calcium carbonicum. Sulfur. Lycopodium. Causticum. Opium. Aristolochia clematitis. Asarum.

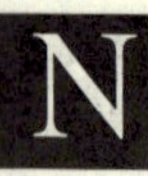

WIRKUNGSBEREICH

Magendarmtrakt. VERDAUUNG. Weibliche Organe. Haut.

LEITSYMPTOME

G PSORISCHER Schwächezustand.
Trübsinn, Reizbarkeit, Spannung, Hypochondrie in Verbindung mit VERDAUUNGSSCHWÄCHE.

G Hastig in Handlungen.

A FROSTIG.
A > *Gehen im Freien.* [stimuliert den Kreislauf, die Verdauung und die Tätigkeit des Rektums]
A *Hungerschmerzen um 6 Uhr und gegen 11 Uhr.*
Aber *leicht gesättigt.*
Hunger & Schwächegefühl.
A VERDAUUNGSSTÖRUNG.
Schlechter Geschmack im Mund; Zungenspitze kribbelt oder trocken wie Pergament [< Rauchen]; trockener Mund, spärlicher und dicker Speichel; Empfindung von einer *harten Kugel im Epigastrium;* Wundheitsgefühl im Magen.
& Schlappheit.
Abneigung gegen Speisen trotz Hunger, wegen Völlegefühl und Auftreibung des Abdomens.
< NACH DEM ESSEN.
A Abneigung gegen Rauchen.
A *Guter Schlaf,* obwohl Einschlafen wegen Auftreibung des Abdomens mühevoll sein kann.
„Schlaflosigkeit am Anfang, dann Tiefschlaf."
Morgens beim Erwachen beginnt dasselbe Muster wieder von Neuem.
A < TAGSÜBER.
Zwischen 15 und 17 Uhr kann eine kurze Phase der Besserung eintreten, häufiger aber ist der Nachmittag die Hauptzeit des allgemeinen Zusammenbruchs.
A < NACHMITTAGS. [nach dem Mittagessen]
Schlappheit, Gähnen, Schläfrigkeit aber kann kein Nickerchen machen wegen Völlegefühl und Auftreibung des Abdomen [muss die Kleidung lockern].
PLÖTZLICHE ERSCHÖPFUNG von 14-17 Uhr.
A > *Abends.*
Wenn die Stunden zwischen 15 und 17 Uhr als beste Zeit des Tages erlebt werden, kommt es zu allgemeiner < nach 17 Uhr, die bis zur Schlafenszeit anhält.
A *Trockenheit.* [Schleimhäute; Haut]
A Inneres Zittern > Essen; > Ruhe.
A Amenorrhœ. Sexualtrieb mangelt.
A *Empfindung als sei der ganze Körper geschwollen, 10 Tage vor der Menses.*

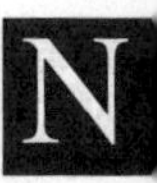

** W. Schweitzer, *Nepenthes destillatoria,* Allgemeine Homöopathische Zeitung, band 232, 1987

RUBRIKEN
GEMÜT: *Delusion,* meint Käfer, Würmer usw. zu sehen [1; *Stram.*].
MUND: Anhaltender *Geschmack* von Gewürzmischung im Mund [1/1];

Geschmack nach Eisen im Mund am Morgen [1/1]. Empfindung als sei die Zungenspitze aus *Pergament* [1/1].
MAGEN: Empfindung von einer harten *Kugel* im Epigastrium [1/1]. Empfindung von *Schweregefühl* im Magen & Bedürfnis, tief Luft zu holen [1/1].
FRAUEN: *Endometriose* [1]. Abneigung gegen *Koitus* [1]; Genuss fehlt [1]. Nadelstichartige *Schmerzen* im rechten Ovar am Morgen [1/1].
LARYNX: Larynx *empfindlich* beim Palpieren [1/1].
SCHLAF: *Erwacht* zu früh [1]. *Tiefschlaf* nach Schlaflosigkeit [2/1].
ALLGEMEINES: *Entwicklungsstillstand* [1]. *Schwäche* um 15 Uhr [1]. *Zittern* > Ruhe [1; Merc.].

NAHRUNG

Abneigung: Tabak [1].
Schlimmer: Tabak [1].

NOTIZEN

NICCOLUM **Nicc.**

ZEICHEN

Niccolum metallicum und Niccolum carbonicum. Nickel.
Der Name *Nickel* ist eine Kurzfassung von '*Kupfernickel,*' dem Kupferteufel, den die deutschen Bergleute für ihr Pech verantwortlich machten, wenn sie nach Kupfer gruben und stattdessen 'wertlosen' Nickel fanden. Sie fühlten sich hintergangen und warfen bösartigen Teufeln vor, dass diese sie um ihren Gewinn gebracht hätten. Die Bezeichnung des Erzes als 'Kupfernickel' war ein Zeichen der Geringschätzung.
„Schließlich dämmerte es ihnen: es muss der Nick sein, der böse Berggeist, der seine Ränke spielt. Er musste sich in den verfluchten Stein eingenistet haben und war entschlossen, keine einzige Unze Kupfer aus seinen Klauen zu lassen." [Venetsky]
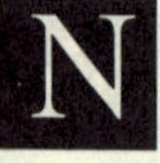

Im frühen 18. Jahrhundert waren *Nickers* eine Bande von aufständischen Jugendlichen, die Fenster zerschmetterten, indem sie *Kupfermünzen* hineinwarfen. Noch heute werden bösartige Jungen in Schottland *nickums* genannt.
„Nickel und Kobalt sind Eisengeschwister. Ihre ist so deutlich, dass man sie in einem Atem mit dem Eisen nennen möchte.… Wie das Eisen sind Kobalt und Nickel harte und zähe Metalle; das Nickel dehnbarer, das Kobalt zäher.… Gegen die Einflüsse der Atmosphäre sind die beiden Geschwistermetalle wesentlich widerstandsfähiger als das Eisen. Sie zeigen damit einen Einschlag, der bei den Platinmetallen in höchster Steigerung zur Offenbarung kommt, sie geradezu zu Edelmetallen macht. Hier kommt zum Eisenartigen also ein Weiteres hinzu, ein kosmischer Einschlag besonderer Art …

Gesteinsarten, die in den sogenannten basischen Tiefengesteinen sich finden, die 'Grünsteine,' vor allem der Olivin, nehmen als metallischen Einschlag in sich auf: Nickel, Kobalt, Chrom, die Platinmetalle. Olivin ist ein eisenhaltiges Magnesiumsilikat, durch zweiwertiges Eisen grün gefärbt. *Eisen*reiche Olivine enthalten mehr Kobalt, die fast reinen *Magnesium*olivine überwiegend Nickel ... Es folgt also das Nickel mehr dem Magnesiumprozess, das Kobalt mehr dem Eisenprozess. Das Nickel neigt hiermit mehr zu vegetativen, das Kobalt mehr zu animalischen Prozessen; denn das Magnesium ist ja das Metall des Blattgrüns, das Eisen das Metall des roten Blutfarbstoffes ... Die Chemie der Nickelverbindungen zeigt das Metall zwei- und dreiwertig wie das Eisen. Jedoch will das Nickel vor allem zweiwertig bleiben, die Nickeloxydulverbindungen sind die beständigen. Das Metall bindet und überträgt leicht den Wasserstoff, auch hierin den Platinmetallen bereits ähnlich; es dient in der chemischen Industrie durch diese Eigenschaft der Durchführung von Reduktions-Wasserstoffanlagerungs-Prozessen [zum Beispiel bei der Fetthärtung]. Die Nickelsalze sind meist schön grün und bei Ammoniakzusatz blau, erinnern dadurch etwas an das Kupfer ... Nickel ist bei Mensch und höherem Tier reichlich in der Leber gespeichert, auch das Pankreas ist relativ nickelreich; das Insulin tausendmal reicher als der exokrine Pankreasanteil ... In blonden Haaren finden sich vorwiegend Titan und Nickel; in grauen Haaren fast nur Nickel." [Pelikan]
Wenn Nickel früher wegen seiner farbgebenden Eigenschaften in Edelsteinen geschätzt wurde, wie bei Chrysopase, haben wir nun seine Marsischen Eigenschaften zur Herstellung von Verteidigungswaffen entdeckt, etwa bei der Beschichtung von Waffen. In der Vergangenheit als Edelmetall betrachtet, hat es uns jetzt seine andere Seite gezeigt. Benannt nach einem bösen Berggeist kommt vielleicht einmal die Zeit, wenn die Gerechtigkeit wiederhergestellt wird und Nickel nach einem guten Geist benannt wird. Eine der erstaunlichsten Eigenschaften von Nickel ist die einzigartige Fähigkeit, sich an seine Vergangenheit zu erinnern.
„Nach einer besonderen Behandlung wurde eine Nitinol-Drahtspirale [eine Legierung aus 55% Nickel mit Titan] auf 150° C erhitzt, dann abgekühlt, und dann ein Gewicht an ihr Ende gehängt. Die Spirale streckte sich aus, bis der Draht vollkommen glatt war. Das Wunder geschah, als der Draht wieder erhitzt wurde [auf 95° C]. Vor den Augen der verblüfften Forscher rollte sich der Draht wieder zur Spirale auf! Das Experiment wurde mehrfach wiederholt, und jedesmal wurde die Legierung in immer kompliziertere Windungen gedreht. Doch jedesmal zeigte sie ihr perfektes 'Gedächtnis' und nahm wieder ihre ursprüngliche Form an." [Venetsky]
Bei der Härtung von Ölen, wenn ungesättigte Fettsäuren in gesättigte Fettsäuren umgewandelt werden, wirkt sehr feines Nickelpulver als Katalysator. In der Folge wird in diesem Prozess der Nickel von dem gehärteten Produkt abgefiltert. Margarine verdankt sogar ihren Namen diesem Prozess: das Wort stammt vom griech. *margaron*, eine Perle, ein Bezug auf die perlartige Erscheinung von Nickelpulver.

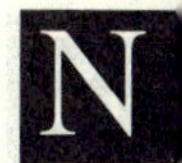

Ein Mensch mit einem Körpergewicht von 70 kg hat 0,002 g Nickel im Körper. Nickelmangel behindert die Eisenaufnahme, was zu geringerem Eisengehalt in den Organen und zu Anämie führt. Obwohl Nickel im Pankreas nachgewiesen wurde, ist seine Funktion dort nicht ganz klar.
Geprüft von Nenning.

VERGLEICHE

Sulfur. Phosphorus. Pulsatilla. Sepia. Magnesium carbonicum.

Niccolum sulfuricum, geprüft von Fahnestock, zeigt große Ähnlichkeit:

➡ Die Kopfschmerzen sind dieselben, nur ist bei Nicc-s. die Periodizität stärker ausgeprägt.

➡ Verdauungsstörungen oft identisch, mit dem Unterschied, dass Nicc-s. noch weniger Appetit hat, fette und gehaltvolle Speisen nur schlecht verträgt und noch mehr Speichelfluss hat.

Sonderliche Symptome von Nicc-s.:

⇨ Ziehende Empfindung von den Augäpfeln zum Hinterkopf. Empfindung, als würden die Augen an Schnüren nach hinten zur Hirnbasis gezogen; < den Kopf von einer Seite zur andern drehen; < nachts in Rückenlage.

⇨ Schmerzen im Hinterkopf und die Wirbelsäule abwärts, < Rückenlage [muss sich auf die Seite drehen]; > Reiben.

⇨ Erwacht nachts zwischen 2 und 3 Uhr mit brennenden Füßen.

⇨ Gesicht gerötet und Füße heiß, jeden Nachmittag.

⇨ „Ein weiterer seltsamer Zug der Arzneimittelprüfung war Schweißausbruch, wenn ein Körperteil mit einem anderen in Berührung kam, d.h. ein Bein über das andere geschlagen, die einander berührenden Partien waren sofort schweißgebadet, der übrige Körper blieb dabei trocken. Beim Händefalten wurden die Handflächen schweißnass. Wenn man die Hände löste, trockneten sie sofort. Wenn die Hände auf irgendeine Körperpartie gelegt wurden, geschah dasselbe. Konnte kaum Kleider ertragen wegen dieser Hitzewallungen und Schweißausbrüche. Konnte bei Frostwetter und schneebedecktem Boden und offenem Fenster kaum eine Decke ertragen. Zog sich bei alledem nie eine Erkältung zu." [Anshutz, *New, Old and Forgotten Remedies*]

WIRKUNGSBEREICH

AUGEN. *Kopf.* Wirbelsäule; Halswirbelbereich. Weibliche Organe. Verdauung. Pankreas.

LEITSYMPTOME

G *Pflicht und Ego.*

„Gehört zu derselben Gruppe wie *Pall.* und *Plat.*, das Hauptthema ist Darstellung, Verteidigung und eine gewisse Härte. Sowohl Pflichtgefühl als auch Ego werden zur Schau gestellt." [Sankaran]

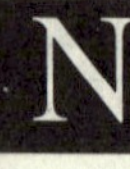

G Themen: wacht über seine Unabhängigkeit, Autorität, Kontrolle, Intellekt. Wenn sie dominieren und in Kontrolle sind, begegnen sie einem als kühl und distanziert. Will alle Probleme gelöst wissen und verstehen, was man tun muss, um Unglück zu vermeiden. Müssen fühlen, dass sie geschätzt werden. [Scholten]

G *Verärgerung durch geringsten Widerspruch.*

G Angst durch Bewegung; *als würde Schweiß ausbrechen.*

G BEGRIFFSSTUTZIGKEIT; begreift Unterhaltung nicht und kann nicht richtig Zusammenhänge herstellen.

A „Das Symptomenbild von Niccolum ähnelt den Mangelsymptomen im Zusammenhang mit der Pankreasausscheidung in den Darm. Nach der Verabreichung von Niccolum D30 verschwinden ‘Pankreassteine’ manchmal. Diese sehen aus wie grüne Erbsen mit Zellfäden. Ich nenne sie Pankreassteine, weil es den Patienten nach der Ausscheidung viel besser geht.“ [Vrijlandt]

A „Niccolum hat einen Einfluss auf Manganum, Ferrum und Cobaltum. Die rasche Müdigkeit, besonders nach der Menstruation, könnte Anämie indizieren, der Juckreiz am ganzen Körper und das Schwindelgefühl könne einen Vitamin B Mangel bedeuten und das Knacken in den Gelenken könnte mit Knorpelbeschwerden im Zusammenhang stehen.“ [Vrijlandt]

A Die Kombination von einer Wirkung auf den Pankreas, einschließlich jeder Behinderung des Ductus, und der zähe weiße Schleim indizieren, dass Niccolum bei zystischer Fibrose [mucoviscidosis] nützlich sein könnte.

A *Schwäche* vor und *während der Menses.*
& Zittern [äußerlich]; am Morgen beim Erwachen.
& Brennen der Augen; aufgetriebenes Abdomen; Flatus; Rückenschmerzen; Schweregefühl der unteren Gliedmaßen.

A > *Frische Luft.*

A > Nach dem Essen.

A > *Milch.* [= Diarrhœ und Tenesmus; = Heiserkeit]

A SCHLAF.
Ruheloser Schlaf; Umherwälzen; häufiges Erwachen.
Aber fühlt sich am Morgen ausgeruht.

A < *Morgens* und *abends.*

A Schmerzen: STECHEN.
[Kopf; Nasenwurzel; Hals; Magen; Seiten des Abdomens; Seiten der Brust; Rücken; Knie; Füße]
Reißen.
[Kopf; Nasenwurzel; Extremitäten]
Brennen
[Augen; Nasenspitze; Rektum].

A *Schweregefühl.*
„Empfindung, als sei das Gesicht geschwollen und schwer.“
„Empfindung, als seien die Hände und Füße schwer und eingeschlafen.“ [Dorcsi]

A Schleimsekretion vermehrt; dick, schleimig oder wässrig.

K Schmerzhaftes *Völle- und Schweregefühl in der Stirn.*
Periodische Kopfschmerzen [alle vierzehn Tage].
Schmerzen beginnen auf der linken Seite, können zur rechten Seite springen.
< Morgens beim Erwachen; warme Räume; *wenn man von kalter Luft in einen warmen Raum kommt.*
< Bis mittags; 10 bis 11 Uhr.
> *Frische Luft;* äußerer Druck; Reiben. [Gezwungen, die Stirn mit der Hand zu reiben.]
> Abends.

& *Reizbarkeit.* Schmerzen so intensiv, dass sie den Patienten veranlassen aufzuschreien.

K Empfindung, als würden die Augen mit einer Schnur in den Kopf nach hinten gezogen. [Dorcsi]

K Heftiges Niesen ohne Schnupfen.
Heftiges Niesen abends, nach Hinlegen.
Verstopfung der Nase nachts.
Nasenspitze geschwollen und rot.

K *Leeregefühl im Epigastrium ohne Verlangen nach Nahrung, aber > nach Essen.*

K Trockener hackender Husten; paroxysmal.
< 4 Uhr.
& Schmerzen im Kopf und Brust. [muss sich aufsetzen und den Kopf mit beiden Händen halten]
& Auswurf zähklebrig, weiß und schwer abzuhusten.

RUBRIKEN

GEMÜT: *Angst* durch Bewegung [1; **Dig**.]. *Reizbarkeit* > abends [1]; beim Reden [1]. *Träume,* dass der Arm gelähmt ist [1/1]; von Begräbnissen [1]; zu ertrinken [1]; dass der Kopf abgeschnitten ist [1]; von Tieren gebissen zu werden [1]; von selbst zugefügten Verletzungen [1/1]; dass die Zähne ausfallen [1]. Neigung zu *Widerspruch* am Abend [1/1]; > abends [1/1]. *Zorn* abends [2]; durch Widerspruch [2].

KOPF: Empfindung als sei das Gehirn locker und *falle* von einer Seite zur andern [1]. *Hitze* des Kopfes in warmen Räumen [1]. *Prickeln* wie durch Nadeln in der Stirn [1; Zinc.]. *Schmerzen,* Kopfweh > geistige Anstrengung [1]; hämmernde Schmerzen in der Stirn [1; **Ferr**.; **Lyc**.]. *Schweregefühl* beim Aufstehen [1]; im Liegen [1]; im Stehen [1].

AUGEN: Schleim*absonderung* aus inneren Canthi am Morgen [1; **Puls**.]. *Schmerzen* während der Menses [1]. *Schwellung* morgens beim Erwachen [1]. *Schwellungsgefühl* morgens beim Erwachen [1]. *Trockenheit* abends [1; **Zinc**.]. Innere Canthi *verklebt* [1; **Puls**.; Zinc.].

SEHKRAFT: *Bilder* zu lang erhalten [1]. *Getrübte* Sicht morgens [1]; nach Anstrengung der Augen am Abend [2/1]; nach Überanstrengung der Augen [2]; > kalt Baden [1; **Asar**.]. Gegenstände wirken *groß* [2].

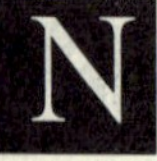

NASE: *Schnupfen* ohne Absonderung am Abend [1]; ohne Absonderung nachts, Fließschnupfen tagsüber [1; **Nux-v**.]. *Schwellung* der Nasenspitze [1].

GESICHT: *Hautausschläge,* Herpes um die Lippen [2]. *Schweregefühl* [1]. *Zucken* der Oberlippe [1].

HALS: *Schmerzen* von rechts nach links [1]; Schmerzen am Abend [1]; bei Berührung [1]; beim Gähnen [1]; beim Reden [1].

ÄUSSERER HALS: Äußerer Hals *empfindlich* gegen geringste Berührung [2]. Wundheits*schmerz* in der Schilddrüse [1; *Kali-i.*].

MAGEN: *Durst* am Abend [2; **Cycl**.]. Drückende *Schmerzen*, wie von einem

Stein, < Ruktus [1]; stechende Schmerzen, die sich bis zum Rücken ausdehnen [1]. *Übelkeit* vor der Menses [2].
ABDOMEN: *Auftreibung* während der Menses [2; **Sulf.**].
REKTUM: *Flatus* während der Menses [1]. *Obstipation* bei Kopfschmerzen [1].
FRAUEN: *Flatus* aus der Vagina während der Menses [1]. *Leukorrhœ* nach der Menses [2]; dünne, wässrige Leukorrhœ nach der Harnentleerung [1/1].
LARYNX: *Stimme,* Heiserkeit durch Gehen im Freien gegen den Wind [2; **Nux-m.**]; jährlich zur selben Zeit [1/1].
HUSTEN: Muss Arme beim Husten auf die Oberschenkel legen, oder muss sich *aufsetzen* [1/1].
RÜCKEN: *Knacken* im Halswirbelbereich [2]; beim Aufrichten vom Bücken [1/1]; bei Kopfbewegung [1]. *Schmerzen* > Flatus [1]; Schmerzen im Lendenbereich während der Menses [2]; Schmerzen, die vom Lendenbereich ausstrahlen [1]; stechende Schmerzen zwischen den Scapulæ im Stehen [1], > Bewegung [1]. *Spannung* im Halswirbelbereich bei Bewegung [1].
EXTREMITÄTEN: *Schweregefühl* der Hände > Bewegung [1]; der unteren Gliedmaßen während der Menses [1]; der Füße > Bewegung [1; Zinc.].
SCHLAF: Schlaf *gestört* durch Hitze [2]; durch Kopfschmerzen [1]; durch Schwindel [1]. *Schläfrigkeit* > Aufstehen [1]; > Bewegung [1]. *Träumen* & kalter Schweiß [1; Nat-m.].
ALLGEMEINES: *Zittern* während der Menses [1].

NAHRUNG

Abneigung: Fleisch [1]; Kaffee [1]; Milch [1]; Tomaten [1]; Weißkohl [1].
Verlangen: Lakritz [1]; Senf [1]; Spargel [1]; Süßigkeiten [1]; Tomaten [1].
Schlimmer: Milch [2]; Kaffee [1].

NOTIZEN

NIDUS EDULIS **Nid.**

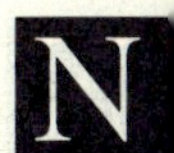

ZEICHEN

Nidus edulis. Seglernest.
Vogelnestsuppe ist eine Delikatesse der Chinesischen Küche. Sie wird aus den Nestern von Seglern zubereitet, einer Art der Apodiformes. Der Segler [Gattung *Collocalia*] erinnert stark an eine Schwalbe, ist jedoch von seiner Struktur her enger mit den Kolibris und Ziegenmelkern verwandt. Das Nest der gewöhnlichen Schwalbe lässt sich mit Sicherheit nicht als Delikatesse bezeichnen. Es besteht aus Lehm und Stroh, die das

Weibchen mit ihrem Speichel zusammenklebt, anders als das Nest des Seglers, das bis auf einige Pflanzenteile fast vollständig aus Speichel besteht.
Das Nest wird als Plattform gegen eine vertikale Wand gebaut und muss stark genug sein, um die Eltern und ihre Jungen zu tragen. Segler kümmern sich sehr gewissenhaft um ihre Jungen. Es dauert 3 Wochen bis die Jungen schlüpfen, ein relativ langer Zeitraum für kleine Vögel. Die Jungen verlassen das Nest regelmäßig und halten sich an der vertikalen Wand fest, um das Nest nicht allzusehr zu belasten. Nach 5 bis 8 Wochen verlassen die Jungen das Nest, die Nistdauer ist abhängig vom Wetter und dem zur Verfügung stehenden Futter.
Segler sind großartige Akrobaten in der Luft. Sie haben zwei einzigartige Charakteristika. Einige Arten können ihre Körpertemperatur an das Wetter anpassen und Hunger und Kälte widerstehen, indem sie eine Art Winterschlaf durchmachen. Die einzigen anderen Vögel, die dies tun sind Kolibris und Nachtschwalben. Höhlensegler der Gattung *Collocalia* haben auch eine Art Radarsystem wie Fledermäuse, das es ihnen ermöglicht, ihren Weg im Dunkeln zu finden.
Nidus [= Nest] edulis [= essbar] wurde 1974 von Engel geprüft. Er nahm zwei Gruppen von Freiwilligen. Die erste Gruppe bestand aus 20 Angestellten [meist Männer und Frauen zwischen 20 und 25] an einer Internatsschule für behinderte Kinder. Die andere Gruppe der Prüfer, ebenfalls vor allem junge Erwachsene, hatte keinen regelmäßigen Kontakt zu Kindern. Engel hatte ein bestimmtes Ziel. Er wollte ein Arzneimittel für Mütter finden, die ihre Kinder verbal misshandeln, ein Mittel, das die Kraft hat, Störungen des Mutterinstinkts zu korrigieren. Zu diesem Zweck wählte er die Segler, ein Geschöpf, das buchstäblich den Speichel aus dem eigenen Schnabel hergibt, um seine Jungen großzuziehen.
„Meine Motivation zur Durchführung dieser Arzneimittelprüfung stammt von einer intensiven und persönlichen Abneigung gegen das wachsende Unheil der Kindesmisshandlung… Es scheint auch, dass es in Momenten zu Kindesmisshandlung kommt, in denen die natürlichen elterlichen Instinkte zusammenbrechen. Solche schützenden Instinkte der Eltern stellen die einzige Sicherheit des Kleinkindes dar, und wenn die gegenwärtige Zunahme des Phänomens, dass Säuglinge und Kleinkinder geschlagen werden, einen echten Trend darstellt, kann dies ein Hinweis auf eine allgemeine Abnahme des Mutterinstinkts sein… Ein besonders eng mit dem Mutterinstinkt verbundenes Drüsensekret ist das essbare Vogelnest, das in der Chinesischen Küche verwendet wird.“ [Engel]
Das Bild ist etwas knapp. Das Arzneimittel verdient eine neue Prüfung.

VERGLEICHE

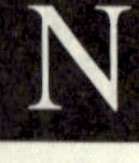

Sepia. Chocolate. Ignatia. Crocus.

WIRKUNGSBEREICH

Gemüt. Endokrine Drüsen. * Linke Seite.

LEITSYMPTOME

G *Wechselnde Stimmungen.*

Euphorie, Enthusiasmus und Überaktivität # Apathie, Gleichgültigkeit und Reizbarkeit.

Gewissenhaftigkeit und Geselligkeit # Ungeduld und Zorn.
Insbesondere gegenüber Kindern.
„Stimmungsschwankungen - zwischen sehr guter Laune, lächelnd, tolerant, Gefühl 'über allem zu schweben' - und eine reizbare intolerante Stimmung mit einem Bedürfnis nach Ruhe, nach Schlaf tagsüber. Ausgeprägte Schwankungen zwischen sehr heiterer, energiegeladener Stimmung mit zuviel Enthusiasmus, Lachen - zu plötzlicher Reizbarkeit oder Zorn, begleitet von Müdigkeit; wenig Energiereserven, keine Kraft, aus sich heraus und auf Leute zuzugehen. Ein ruhiger Rückzug von Menschen eher als Reizbarkeit. Innerlich erschöpft, obwohl körperlich voller Energie. Den Großteil des Tages heiter und wach, dann plötzliche Müdigkeit. Ruhige Resignation der Welt gegenüber, wenig Interesse an Menschen, Gleichgültigkeit. Kein Enthusiasmus für gar nichts, Untätigkeit." [Engel]
EXTREME STIMMUNGEN, WECHSEL. [Beobachtet bei 6 Prüfern]
„Brachte mechanisch die Kinder zu Bett, ohne viel für sie zu empfinden und mit dem Bedürfnis, so wenig Bezug zu ihnen zu haben wie möglich. Vermied verbalen Kontakt mit den Kindern, weil ich wusste, ich würde etwas Ungerechtes sagen oder auf ihr Verhalten überreagieren."

G Intoleranz oder Gleichgültigkeit gegenüber Kindern. 'Distanziert, losgelöst'. [Beobachtet bei 6 Prüfern]
Unbeherrschbare Reaktionen.
„Meine Selbstbeherrschung mit den Kindern scheint in letzter Zeit stärker zu schwanken; ich habe die Kinder nicht gut im Griff. Viel stärkere Selbstbeherrschung als in letzter Zeit. Zwei Tage später: fühlte mich sehr unbeherrscht, wurde manchmal mit den Kindern sehr zornig."

G Nervös und zappelig.
„Ich bemerkte eher Dinge am Rande als das Unmittelbare. Dinge gleiten vorüber, ich fühle mich sehr entfernt; ein selbstgefälliges Gefühl."

G Mangel an Willenskraft; Mangel an Interesse.
Neigung zu Weinen.

G *Zeit und Raum.*
„Zeitorientierung sehr eigenartig; muss zu beliebiger Tageszeit innehalten und überlegen, wie spät es ist. Ungeduldig ohne bestimmten Grund. Rede laut mit mir selbst, immer auf Polnisch oder Spanisch, nie auf Englisch. Vergangene Ereignisse sehr lebhaft in Erinnerung gerufen. Heute morgen setzt eine tiefe Depression ein. Während ich die Straße hinuntergehe, kommt es mir vor, als würde ich auf der Stelle gehen. Verlangen in Vergessen - Alkohol - Schlaf zu versinken. Kann mich zu nichts aufraffen. Gespannte Energie kommt mit übermäßiger Lebhaftigkeit heraus - Körper verkrampft. Zeitsinn immer noch seltsam, Augenblicke gehen einfach vorüber; Erwartungshaltung."

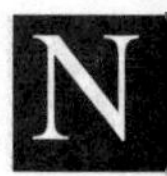

G Träume sehr lebhaft, von Familie, von Kindern.
„Kommen mir auch tagsüber ins Bewusstsein."

A Frostig.
> Wärme.

A *Anorexie # Bulimie.*
„Allgemein guter Appetit, nicht auf irgendeine bestimmte Nahrung beschränkt."

A SCHLÄFRIG, SCHLAFTRUNKEN, MÜDE. [Beobachtet von 15 Prüfern!]
Schläfrigkeit tagsüber.
Ängstliche Träume, lang anhaltend.
„Ich scheine von innen her einzuschlafen. Schwierigkeiten aufzustehen, und nahezu unmöglich, den ganzen Tag über da zu sein. Arbeit im Schneckentempo."

A Neigung zu Kopfschmerzen, erhitztes, gerötetes Gesicht und Übelkeit.

K Augen schmerzhaft bei Akkommodation.
Überanstrengt, Müdigkeitsgefühl in den Augen.

K Hitzewallungen im Gesicht. [und Stirn]
Brennende Empfindung, Trockenheit und Rötung von Gesicht und Hals.
Kribbeln, halbtaubes Gefühl um Mund, Nase und Kinn.
„Heißes gereiztes Gesicht." [Beobachtet von 6 Prüfern]

K Schweregefühl im Magen.
Kann nur geringe Nahrungsmengen auf einmal essen.

K Gelenke schmerzhaft und steif.
Hals und Rücken steif.

* Alle Zitaten von Engel.

NAHRUNG

Verlangen: Bananen [1]; stärkehaltige Nahrung [1].

NOTIZEN

NUPHAR LUTEUM **Nuph.**

ZEICHEN

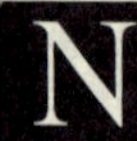

Nuphar luteum. Gelbe Wasserlilie. Fam. nat. Nymphaceæ.
Mehrjährige Wasserpflanze, wächst auf der Wasseroberfläche aus einem dicken horizontalen Wurzelstock. Wächst an langen Ranken. Die Blüten öffnen sich, sobald die Sonne aufgeht, schließen sich allmählich wieder nach einigen Stunden und sind in der Mittagshitze und nachts vollständig geschlossen. Die duftenden Blüten werden von Hummeln, Bienen, Fliegen und Käfern aufgesucht, wodurch es gewöhnlich zur Fremdbestäubung kommt. Die Früchte fallen ab, wenn sie reif sind, und sie schwimmen lange auf der Wasseroberfläche, bevor sie sich auflösen. Die Pflanze wächst in ganz Europa, Sibirien und Iran. Der Name stammt von dem persischen Wort *nufar*, Kurzform von *ninufar*, aus dem Sanskrit *nilotpala* [von *nila*, blau, und *utpala*, Lotus].
„Wasserlilien [*Nymphaeæ*] waren den primitiven Menschen wohlbekannt, die auf der Suche nach Hinweisen und Zeichen der Götter in ihren Blüten lebende Symbole der Regeneration und Reinigung sahen. Ihre Art, mit der Wiederkehr des Regens, rein und

unbefleckt aus dem Schlamm und Schleim getrockneter Wasserläufe aufzusteigen erinnerte an Unsterblichkeit, Reinheit und Auferstehung… Professor Goodyear schrieb den Wasserlilien einen hohe Stellung in den Künsten von dreißig Jahrhunderten vor Christus zu. Auf die gewundenen Blütenblätter ist der griechische Meander zurückzuführen. Verdoppelt wird daraus die Swastika, das früheste aller Symbole, das der Art entspricht, wie sie Gut oder Böse, Männlichem oder Weiblichem, Licht oder Dunkel begegnet. Die gut gefüllten Samenschoten erinnern an das Füllhorn, ein weitere Symbol aus dem Altertum und Zeichen der Fruchtbarkeit.“ [Perry]
Die Blüten von *Nuphar* sind kleiner als die der Wasserlilien. Sie wachsen in tiefen, schattigen oder fließenden Gewässern - alles Standorte, die sich für Nymphæa nicht eignen. Die Wurzelknollen sind zum Färben und als Viehfutter verwendet worden. Die Samen lassen sich wie Popcorn rösten.
Zwar kommt es der Vorstellung nicht so sehr entgegen, doch Nuphar hat eine ebenso alte Geschichte wie Nymphæa. Paracelsus hat sie als gutes Heilmittel für Uterusbeschwerden gepriesen und sie ein ‘Koagulativum’ genannt. Die französische Zubereitung der Nupharblüten, ‘Eau de Nénuphar,’ wurde als Anaphrodisiakum gehandelt. Die Bestandteile von Nuphar und Nymphæa sind beinahe identisch. Beide enthalten ein digitalisartiges Glukosid und ein Alkalois, das auf die glatte Muskulatur des Darmes und der Blutgefäße einwirkt. In Tierversuchen, die Mitte unseres Jahrhunderts durchgeführt wurden, ließ sich ein Alkaloid isolieren, das Tiere in eine Art Hypnosezustand versetzt.
Geprüft von Pitet [Eigenprüfung].

VERGLEICHE

Phosphorus. Sulfur. Lycopodium. Iris. Acidum picricum.

WIRKUNGSBEREICH

Gehirn. Magendarmtrakt; *Rektum. Geschlechtsorgane.* Haut.

LEITSYMPTOME

G Mitfühlend.
„Starke moralische Empfindsamkeit; akute Schmerzen beim Anblick leidender Tiere.“ [Clarke]

G Ungeduld bei geringstem Widerspruch.

A Schwäche nach Koitus; durch Diarrhœ.

A Völliges Fehlen der Libido.
Wollüstige Gedanken verursachen keine Erektionen.

A Wundheit, Prellungsschmerzen [Kopf; Thorax; hintere Partie der Oberschenkel].
< Erschütterung [Gehen].

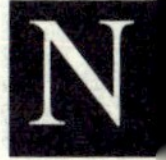

K Drückende Schmerzen in Stirn und Schläfen.
> Frische Luft.
& Dumpfe Schmerzen und Empfindung von einem Gewicht in den Orbitæ.
„Man wird es vielleicht bei manchen Kopfschmerzen nützlich finden, die mit herabgesetzten Funktionen der Fortpflanzungsorgane einhergehen.“ [Hale]

K Leuchtende Funken vor den Augen bei [starkem] Husten.

K Akute oder chronische Enterokolitis.

Gelbe Diarrhœ am frühen Morgen [zwischen 4 und 6 Uhr]; *sauer, übelriechend.*

< Geringste Diätfehler. ['Geringfügigste Exzesse jeglicher Art.']

< Nach Koitus.

& Erschöpfungsgefühl im Bereich des Epigastriums.

& *Herabgesetzte Sexualfunktionen.*

K Haut.

„An verschiedenen Körperstellen traten eine Reihe roter Flecke auf, einigermaßen regelmäßig umschrieben, oval oder rund, erhaben und mit kleinen silbrig weißen Schuppen bedeckt, ähnlich *Psoriasis;* es gab einige auf der hinteren Armfläche, doch besonders stark verbreitet waren sie auf der Vorderseite der Beine; sie juckten stark, besonders am Abend; Reibung entfernte die kleinen Schuppen, die sich rasch erneut bildeten, und die durch Kratzen wegen des Juckreizes wieder abfielen; dieser Ausschlag dauerte eineinhalb Monate; als er verschwand und sich die Schuppen nicht mehr neu bildeten, wurde die Haut an der Stelle jeden Flecks blassrot oder gelblich [nach zehn oder zwölf Tagen]." [Allen].

RUBRIKEN

GEMÜT: Wollüstige *Gedanken* [2]. Duldet keinen *Widerspruch* [1].

KOPF:*Bewegungen* im Kopf im Gehen [1]. *Haarausfall* [1]. Heftiger *Juckreiz* der Kopfhaut nachts [1]. Schmerzhaftes *Schweregefühl* in den Schläfen, morgens [1].

AUGEN: Schmerzhaftes *Schweregefühl* in der rechten Orbita [1/1].

GESICHT: Blasse *Verfärbung* [1].

MAGEN: Scharfer *Ruktus* [2].

ABDOMEN: *Schmerzen* tagsüber [1]; vor der Stuhlentleerung [1]; < nach der Stuhlentleerung [1].

REKTUM: *Diarrhœ* am Morgen, treibt aus dem Bett [1]; nach dem Frühstück [1]; schmerzlos [1]. *Drängen* < nach der Stuhlentleerung [1]. Brennende *Schmerzen* während Diarrhœ [2].

PROSTATA: *Absonderung* von Prostataflüssigkeit während der Stuhlentleerung [2]; beim Pressen [1].

MÄNNER: *Retraktion* des Penis [2]. *Samenerguss* morgens beim Pressen zur Stuhlentleerung [2]; Samenerguss ohne Erektionen [2]; im Schlaf, ohne Erektion [2; **Dios.**]. *Sexualdrang* vermindert [1].

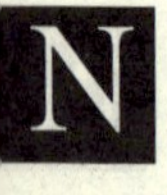

FRAUEN: Abneigung gegen *Koitus* [1].

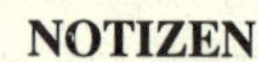

EXTREMITÄTEN: Stechende *Schmerzen* in den Oberschenkeln > Druck [1].

NOTIZEN

OCIMUM CANUM Oci.

ZEICHEN

Ocimum canum. Ocimum americanum. Basilicum album. Kampherbasilicum. Fam.nat. Labiatæ.

Die wärmebedürftige Pflanzenspezies *Ocimum* ist in den Tropen heimisch, wird jedoch auf der ganzen Welt als einjähriges aromatisches Küchenkraut angepflanzt. In der italienischen Küche ist Basilikum ein sehr beliebtes Kraut, insbesondere in Verbindung mit Tomaten.

Ocimum canum ist eine brasilianische Verwandte von Ocimum basilicum. Es ist ein kleiner Strauch mit regelmäßigen Zweigen, die unten holzig und mit kurzen wolligen silbrigen Härchen bedeckt sind. Die Pflanze verströmt einen scharfen, kampferartigen Geruch. Sie braucht einen humusreichen Boden, verträgt keine stickstoffhaltigen Düngemittel und hat einen hohen Kaliumbedarf. Wegen seines starken Duftes wird das Kraut in Brasilien verwendet, um Insekten aus Schlafräumen fernzuhalten. Der Artenname *canum* ist vermutlich eine Abkürzung von *americanum*, dem Namen, den Linné der Pflanze gegeben hat. Die hier behandelte Sorte *Ocimum canum* var. *camphoratum,* ist reich an Kampfer, weswegen sie häufig anstelle des Kampferbaumes [*Cinnamomum camphora*] gepflanzt wird.

Der portugiesische Name *Alfavaca,* der von Clarke in seiner Arzneimittellehre für Ocimum canum zitiert wird, kann zu peinlichen Fehlern führen. Ein belgischer Arzneimittelhersteller schreibt, dass es sich bei diesem Arzneimittel vermutlich um Luzerne handelt. Die Luzerne jedoch, auch *Alfalfa* genannt, gehört zur Kleefamilie und könnte niemals eine Labiata sein.

Alle Basilikumarten sind „frei von jeglichen schädlichen Sekreten; sie sind hauptsächlich duftend und aromatisch, und daher finden sie nicht nur als Tonika Verwendung, sondern sind auch als Küchenkräuter geschätzt. In Persien und Malaysia wird Basilikum auf Gräbern gepflanzt, und in Ägypten verstreuen Frauen die Blüten an den Ruhestätten ihrer Angehörigen. Diese Beobachtungen stehen in krassem Widerspruch zu der im alten Griechenland herrschenden Vorstellung, nach der Basilikum Hass und Unglück repräsentiert. Dort wurde Armut als zerlumpte Frau mit Basilikum an ihrer Seite dargestellt, und man meinte, die Pflanze wüchse nicht, wenn nicht während der Saatzeit Lästerung und Schmähungen verbreitet würden. Die Römer nahmen in ähnlicher Weise an, dass sie umso besser gedeihen würde, je mehr man sie schmähte… Doch es hieß, dass sie unter Menschen Mitgefühl erzeugte. So herrscht noch heute in Moldavia ein Brauch, dass ein junger Mann ein Mädchen liebt, wenn er einen Basilikumzweig von ihr entgegennimmt. In Kreta ist die Pflanze ein Symbol für ‘mit Tränen getränkte Liebe,’ und in manchen Gebieten Italiens gilt sie als Liebespfand.“ [Grieve]

Im Mittelalter war es weit verbreitet, Basilikum mit Skorpionen in Verbindung zu bringen. Die Menschen glaubten zum Beispiel, dass Skorpione sich unter Blumentöpfen vermehrten, in denen Basilikum wuchs, oder dass Skorpione aus zerstoßenen Basilikumblättern wuchsen, wenn man diese zwischen zwei Steine legte. Der französische Arzt Hilarius glaubte, dass durch bloßes Riechen an dem Kraut ein Skorpion im Gehirn eines Menschen entspringen könne. Das Kraut stand in einem so schlechten Ruf, dass der Gattungsname *Basilicum,* der von dem griech. Wort *basilikon,*

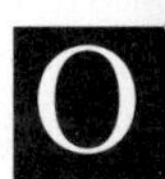

königlich, stammt, sogar zu *basiliskos* korrumpiert wurde, der Bezeichnung für ein geschopftes echsenartiges Ungeheuer, ein Fabelwesen, das einen tödlichen Blick und Atem besaß. Es dauerte mehrere Jahrhunderte, bis dieser Glaube nachließ und die Menschen begannen, dieses aromatische Kraut zu schätzen.
Basilikum, bes. *Ocimum sanctum* [daher der Name], ist eine wichtige Zutat in dem berühmten Likör des Klosters von Chartreuse.
Von Mure eingeführt und geprüft.

VERGLEICHE

Lycopodium. Nux vomica. Belladonna. Cantharis. Berberis. Pareira brava.

WIRKUNGSBEREICH

ZNS. HARNWEGSORGANE.

LEITSYMPTOME

G Drüsenschwellung. [Leistendrüsen; Mammæ]
G Beschwerden während des *Stillens.*
Mammæ voll und gespannt; Brustwarzen überaus schmerzhaft, geringste Berührung löst einen Schrei aus.
Zusammendrückende Schmerzen in den Brüsten
G < Regenwetter.
K NIERENKOLIK, v.a. der *rechten Seite* [aber nicht ausschließlich].
> Liegen in Knie-Ellenbogen-Stellung.
& Übelkeit und heftiges Erbrechen.
& Händeringen, Stöhnen und Weinen.
K „Roter Harn mit Ziegelstaub nach dem Anfall."
K HARN.
Saffranfarben.
Oder: dick, eitrig, mit unerträglichem Geruch nach Moschus.
Sorgfältiger Vergleich mit den Harnwegssymptomen von Camph. zeigt eine deutliche Ähnlichkeit.
K Akute Orchitis, linksseitig.
„Hitze, Schwellung und übermäßige Empfindsamkeit des linken Hodens"
& Dysurie oder Lithiasis.
K Vulvitis; Schwellung der ganzen Vulva und Lanzinieren in den Labiæ majoræ.
& Vaginalprolaps.
& Neigung zu Dysurie oder Herpes. [Voisin]

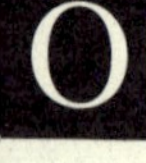

RUBRIKEN

GEMÜT: *Aphasie* [1]. Macht *Fehler* beim Sprechen [1]. *Geschwätzigkeit* [1]. Will *getragen* werden [1]. *Träume* von Kindern [1]; vergiftet zu werden [1].
BLASE: *Wundheitsschmerzen* in den Harnleitern [1]; stechende Schmerzen

dehnen sich zu den Nieren aus [1; Coc-c.].
NIEREN: *Schmerzen* > in Knie-Ellenbogen-Lage [1; Berb., Pareir.]; Ausdehnung zur Blase [1]; Schmerzen im rechten Harnleiter [2; **Lyc.**]; ausstrahlende Schmerzen [2].
HARN: Abstoßender *Geruch* [1]. *Trübung,* Harn wird im Verlauf der Entleerung zunehmend trüber, bis die letzten Tropfen aussehen wie weiße Flocken [1]; Harn feuerrot [1]; Harn safrangelb [1; Cina].
RÜCKEN: Krampfartige *Schmerzen* in der Lendengegend [1].
EXTREMITÄTEN: *Taubheitsgefühl* in den Oberschenkeln [1].
ALLGEMEINES: *Speisen und Getränke,* Verlangen nach Kalk, Griffeln, Erde, Kreide usw. [1].

NOTIZEN

OENANTHE CROCATA **Oena.**

ZEICHEN

Oenanthe crocata. Giftige Rebendolde. Safranrebendolde. Fam. nat. Umbelliferæ.
Die Familie der Umbelliferen mit etwa 3000 Arten ist wohl eine der größten Pflanzenfamilien. Doch mit nur 18 Arzneimitteln ist sie in der Homöopathie nicht sehr stark vertreten. Im Unterschied zu Pflanzenfamilien, die so vielseitig und mannigfaltig sind wie die Liliaceæ, die Nachtschattengewächse oder die Cruciferen zeigen die Umbelliferen ein auffallendes Element der Einfachheit. Sie sehen alle mehr oder weniger gleich aus. Wir finden in dieser Familie keine so auffallenden und exzentrischen Typen wie Veratrum [eine Lilie], Stramonium [ein Nachtschattengewächs] oder Cimicifuga [ein Hahnenfuß].
Obwohl die Blüte manchmal spektakulär ist, wenn auch nur in der Größe, sind soviele Mitglieder der Umbelliferen in ihrer Struktur so ähnlich, dass es schwierig ist, zwischen ihnen ohne Bezug auf spezielle botanische Einzelheiten zu unterscheiden. Wegen dieses Mangels an Vielfalt ziehen sie die Aufmerksamkeit nicht als Individuum auf sich, sondern nur als *Typus*.
Diese Tendenz des Fehlens besonderer Kennzeichen wird durch einen weiteren bemerkenswerten Mangel verstärkt, den Mangel an *Farbe.* Fast alle sind in weiß gehalten mit einem leichten Stich grün, rosa oder gelb. Als wenig farbenfrohe Mitglieder der Pflanzengesellschaft beabsichtigen sie offensichtlich ein ruhiges, neutrales *wenig engagiertes* Leben zu führen. Mit Ausnahme von *Astrantia* und *Eryngium* hat diese Pflanzenfamilie *keine Zierpflanzen. Ferula* besitzt tausende Segmente; *Heracleum* hat enorme Blätter mit monströsen Blütenköpfen an der Spitze. Diese wenigen Zierden ragen aus einer Vielzahl von eher gleichförmigen Arten heraus.

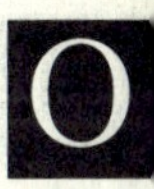

Andererseits liefert die Familie eine Reihe von wichtigen Nutzpflanzen einschließlich Karotte, Pastinake, Sellerie, Fenchel sowie vielerlei Kräuter wie Kerbel, Meerdill, Dill, Kümmel, Liebstöckel, Petersilie, Anis und Koriander.
Jede einzelne Blüte einer Umbellifere hat *fünf* Kelchblätter, *fünf* Blütenblätter und *fünf* Staubgefäße. Die Samen sind in zwei Hälften geteilt, von denen jede *fünf* äußere Rillen hat. In der Numerologie ist die Zahl fünf mit Veränderung assoziiert, was sowohl eine positive Seite als auch eine negative Seite hat. In einem gesunden Individuum führt *fünf* zu: **Freiheit**, Gleichheit und Brüderlichkeit, Vielseitigkeit, Abenteuerlust, Neugierde, Reiselust, Optimismus und emotionalem oder sexuellem **Austausch.** Auf der negativen Seite finden wir: oberflächliche Kontakte oder festhalten an einer Person gegen besseres Wissen, Libertinismus, Hinauszögern von Angelegenheiten, Abneigung gegen Herausforderungen, **vermeidet Austausch oder Veränderung**, Rückzug und Abkapselung. Routine; nichts Neues; keine Experimente.
Wenn wir nach Farben, attraktiven Blüten, spektakulären Blättern, besonderen Merkmalen suchen, so finden wir in dieser Familie nur das Gewöhnliche. Aber die Struktur und das Wachstum zeigen ein ungewöhnliches Element, das man in anderen Pflanzenfamilien nicht findet: die Blätter sind spiralförmig um den hohlen Stengel angeordnet und enden in zunehmend kleineren Blütendolden, wie Lichtstrahlen, die von winzigen sternförmigen Blüten gekrönt sind. Es ist, als seien diese Pflanzen durch Licht geformt, nach oben und außen orientiert in zunehmend kleineren Einheiten. Die wesentliche Bewegung ist *zentrifugal.* Die Schattenseite zeigt die umgekehrte Tendenz sich *zentripetal* zu verhalten, zentriert auf sich selbst.
Es ist beinahe eigenartig, dass diese luftige Familie schwere fleischige Wurzeln hat. Aber die Substanzen, die in den Wurzeln gebildet werden, sind Kohlenhydrate, Lichtelemente. In der Natur wirkt Licht zum Aufbau von Pflanzen, bei den Menschen 'erhält' es das Nervensystem. Es ist dieses Nervensystem - das Lichtsystem des menschlichen Organismus sozusagen - das hauptsächlich von den Umbelliferen beeinflusst wird.
Zusätzlich zum 'Licht' finden wir auch 'Luft'. Die unteren Blätter der Umbelliferen sind in der Regel wuchtig und können bis zu 50 cm lang werden. Die oberen Blätter sind viel kleiner und nahezu stengellos. Je höher die Blätter, desto mehr grünes Material geht verloren. Dieses Luftelement zeigt sich auch in den erweiterten fast aufgeblasenen und stengelumklammernden Blattstielen und in dem hohlen Stengel. In manchen Arten enthält der Wurzelstock sogar Lufteinschlüsse. Nach der Blüte werden kein Fleisch und kein Saft gebildet; es entstehen keine Beeren wie bei den Nachtschattengewächsen. Stattdessen bilden sich trockene harte Früchte, ähnlich wie die Warzen, verhärteten Drüsen und Tumoren, die von Umbelliferen geheilt werden können. Die Wurzeln und Blätter werden trocken, hart und schrumpeln ein. Um Versandung zu verhindern, müssen Abfallprodukte entfernt werden. Sonst wird der Organismus dunkel und schwer, und das Licht kann nicht mehr hindurchdringen. Allgemein gibt es zwei Gruppen von Umbelliferen: giftige und aromatische, letztere werden in der Küche verwendet. Das Aroma der Umbelliferen ist stärker erdverbunden, dichter als der Duft von Blüten wie Rosen, Lavendel, Datura und Lilie. Das Aroma der Umbelliferen befindet sich in den Samen, nicht in den Blüten. Dieses materialisierte Aroma lässt sich nur freisetzen, wenn die Samen fein gemahlen, gekaut oder erhitzt werden, anders als das Aroma von Blüten, das sozusagen in die Nase verdampft. Wenn duftende Blüten die höheren Prinzipien von Menschen beeinflussen, so wirken die Samen der Umbelliferen, wie etwa Anis,

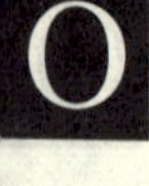

Kümmel, Fenchel und Koriander auf die Verdauung, die sie fördern und wo sie eine Ansammlung von Gasen verhindern. Darum wird Kümmel beim Kochen von Kartoffeln beigefügt, um die Verdauung dieser sehr stärkehaltigen Nahrung zu unterstützen.
Im Allgemeinen stimulieren die Umbelliferen die Ausscheidung von Schweiß, Harn, Flatus und Milch. Auf der körperlichen Ebene drückt dies dieselbe zentrifugale Tendenz aus wie die äußere Erscheinung der Pflanzenfamilie. Die Wirkung der giftigen Umbelliferen - manche enthalten tödliche Giftstoffe - ist viel tiefer als das der aromatischen. Als Prototyp dieser Gruppe drückt *Conium* alle Charakteristika der Umbelliferen aus. „Diese Pflanze ist eine der wichtigsten antipsorischen Arzneien," schreibt Hahnemann in den *Chronischen Krankheiten.* Warum ist sie antipsorisch? Wegen der Zentrifugalkraft, die das, was im Inneren verborgen ist, an die Oberfläche bringt, sie bringt ans Licht, was dunkel ist.
Oenanthe crocata ist in England weit verbreitet, insbesondere in den südlichen Gebieten, wo sie Tümpel und Wasserlöcher als Lebensraum wählt. Ursprünglich stammt sie aus wärmeren Klimazonen wie Südfrankreich, Italien und Marokko. In anderen westeuropäischen Ländern kommt sie eher selten vor. Die Früchte enthalten Lufteinschlüsse, so dass sie auf dem Wasser schwimmen.
Anders als bei den meisten Umbelliferen, die einzelne und konische Wurzel besitzen, bestehen diejenigen von Oenanthe aus Gruppen von fleischigen Knollen. Daher der Name 'Fünffingerwurzel' im englischen Volksmund. Ein weiterer volkstümlicher Name, 'tote Zunge' stammt von der lähmenden Wirkung der Pflanze auf die Sprechorgane. Der Artenname *Oenanthe* stammt vom griech. *oinos,* Wein, und *anthos,* eine Blume, in Anspielung auf den weinartigen Geruch oder die Wirkung, die an Trunkenheit durch Wein erinnert. *Crocata* bedeutet 'safrangelb,' und bezieht sich auf den gelben Saft, der in Stengel und Wurzel enthalten ist. Als extrem giftige Pflanze ist Oenanthe als Ratten- und Maulwurfsgift verwendet worden. „Interessant ist die Beobachtung, dass Tiere, die damit vergiftet wurden, sich rasch zersetzen." [Anshutz]
Eingeführt von Ray. Arzneimittelbild basiert hauptsächlich auf zahlreichen toxikologischen Berichten. 1987-88 von Lesigang an 14 Personen [10 Männer, 4 Frauen] geprüft.

VERGLEICHE

Belladonna. Opium. Nux vomica. Cuprum. Hyoscyamus. Hydrocyanicum acidum. Cicuta.

Differenzierung

➜ Konvulsionen & blasses Gesicht.
⇨ *Ignatia:* Konvulsionen v.a. nach Gemütserregung oder bei nervösen Personen; Anfall endet mit Polyurie oder Seufzen.
⇨ *Zincum:* Konvulsionen während der Zahnung bei schwachen Kindern.
⇨ *Cina:* Choreische Konvulsionen, v.a. in Verbindung mit Wurmerkrankungen bei nervösen Kindern.

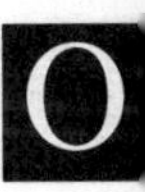

➜ Konvulsionen & blaues Gesicht.
⇨ *Cuprum:* Blasses Gesicht, Lippen bläulich; Anfälle beginnen mit

Kontraktionen der Finger oder Zehen; < vor der Menses; < Neumond.

⇨ *Acidum hydrocyanicum:* Gesicht livide und bläulich; beschleunigter Puls; kalte Haut; verengte Pupillen; Ruhelosigkeit nach dem Anfall.

⇨ *Veratrum album:* Konvulsionen < während der Menses; & ausgeprägte Kälte der Extremitäten.

WIRKUNGSBEREICH

ZNS. Magendarmtrakt. Schleimhäute. Haut.

LEITSYMPTOME

G Delusion: *Empfindung zu fliegen.*

G *Furcht bei Einmischung.*

oder: *heftig und destruktiv wenn ärgerlich. Zerreißt Dinge; reißt Knöpfe vom Kleid.*

< Während der Menses.

⇨ „Erlebt sich selbst als unberechenbar, extrem streitlustig; gereizt, Wutanfälle, kann sich kaum zurückhalten, blindlings auf andere einzuschlagen. Musste darum die Prüfung am 4. Tag abbrechen!!"

G Ruhelosigkeit, grenzt an Manie.

Bewegt sich ständig von einem Ort zum andern.

G STARK ANGESPANNT, GETRIEBEN; UNBEFRIEDIGT; > allein.

Tremor und Spannung auch für andere erkennbar.

„Denkt an viele Dinge, die sie alle gleichzeitig tun will. Viele Ideen, will vieles verändern, die Möbel umstellen; möchte gern lesen aber kann sich nicht konzentrieren, will vieles tun, aber kann nichts erledigen. Fühlt sich gehetzt; müde, aber geht nicht ins Bett; zu schade die Zeit zu vergeuden; möchte lesen und arbeiten; schläft erst nach 1 oder 2 Uhr ein."

G Furcht vor dem Wahnsinn.

„Empfindung, als seien Hände oder Stimme nicht ihre eigene. Angst verrückt zu werden; sieht oder spürt die Anwesenheit anderer Gestalten; Kaufzwang; kauft haufenweise Schmuck."

G Traurig; weinerlich; könnte ewig weinen.

Sentimental und voller Selbstmitleid.

G *Unbeholfenheit.*

Lässt Dinge fallen; tut sich immer weh.

A „Auf der Suche nach den charakteristischen Kennzeichen von *Oenanthe crocata* im Unterschied zu *Conium* oder *Cicuta* fällt vor allem die ungeheure Ruhelosigkeit und das Gefühl des Gehetztseins auf. Es ist unmöglich, irgendetwas Kreatives zu tun, oder auf ein Ziel hinzuarbeiten, da Körper und Geist ständig neuen Reizen unterworfen sind, die hineinfluten. Auf der körperlichen Ebene scheint die Reaktion darauf das unablässige Zucken, Tremor und Fibrillieren in verschiedenen Muskelpartien zu sein, mit einem Taubheitsgefühl und fehlender Empfindung in Phasen der Erschöpfung. Auf der geistigen Ebene ist die Reaktion ausgeprägte Reizbarkeit, Mangel an Kontrolle und Furchtsamkeit. Euphorische Zustände [Gedankenzustrom, Kaufzwang, gesteigerte

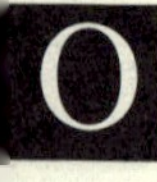

Aktivität] wechseln mit Phasen, in denen die Person zurückgezogen ist, Menschen vermeidet, deprimiert, weinerlich und voller Selbstmitleid ist. Die Umgebung fühlt sich weit entfernt an, eine Empfindung, die sich auch auf den Körper selbst ausdehnen kann [Empfindung als seien Hände oder Stimme nicht ihre eigenen]. Auf Forderungen die an ihn gestellt werden, reagiert der Patient mit Tobsucht und Verlust der Selbstbeherrschung. Er ist völlig erschüttert, wenn er sich seines Mangels an Selbstbeherrschung bewusst wird und meint, den Verstand zu verlieren, aber kann sich nicht beherrschen."

A *Kalt wie tot vor Konvulsionen; Geräusch im Hals wie erwürgt.*

A PLÖTZLICHKEIT. [epileptische Anfälle; ohne Aura]

A SCHLAPPHEIT.
Starke Abneigung gegen Aktivität am Morgen.
Unbeholfenheit.
Bleierne Müdigkeit am Morgen; auch nach dem Mittagessen.

A *Trockene Hitze # Frostgefühl.*

A > *Frische Luft.*

A Hunger aber kein Appetit oder Appetit ohne Hunger.

A Gelüste auf Essig; gewürzte Speisen.
Abneigung gegen Süßigkeiten und Obst.

A < Fette Speisen. [= Magenkrämpfe]

A Gesteigerter Durst.

A Gesteigerter Sexualtrieb.
Gesteigerter Genuss. [bei Männern]
Gesteigerter Sexualtrieb aber Erschöpfung nach dem Koitus. [bei Frauen]

A < Wasser.

A < *Menses.* [Konvulsionen; Epilepsie]
Menses unregelmäßig, spärlich, zu kurz.
oder: verlängerte Menses. [Lesigang]

A < *Schwangerschaft.* [Konvulsionen; Epilepsie]

A *Schwindel.*
& Unsicherheitsgefühl.
Empfindung wie auf Wolken zu laufen.
> Frische Luft.
Empfindung als habe man Watte in den Beinen; als sei man im Begriff umzufallen.
Schwindel und Übelkeit im Gehen.
& Empfindung von Instabilität in den Füßen.
Empfindung wie vom Körper abgetrennt.

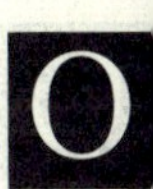

A KONVULSIONEN.
< WÄHREND DER MENSES.
& Kälte des Körpers [3].
& Speichelfluss [2].
& Gurgeln im Œsophagus [2].
& Unfreiwillige Stuhl- und Harnentleerung [2].

& Bläuliches oder rotes Gesicht [2].
& Schaum aus dem Mund [2].
& Nach hinten fallen [2].
& Beine gerade ausgestreckt.
& Erbrechen; Tympanites; Priapismus. [Clarke]
Status epilepticus.

K Hirnkongestion; *apoplektische Zustände.*
< Heiße Getränke.
> Frische Luft.
& Schwindel mit Neigung nach hinten zu fallen.
& Erbrechen.
& Gesicht blass, fahl und geschwollen [aber mit Empfindung von glühender Hitze im Kopf].
& Erweiterte Pupillen.
& Aphasie.
& Verlangen nach kalten Getränken.

K *Kopf.*
„Vergrößerungsgefühl wie aufgeblasen. Empfindung von Flüssigkeit im Kopf, die sich synchron mit den Kopfbewegungen bewegt. Hämmernde Schmerzen über den Augen. < Bewegung, > Druck, der nachts beinahe verschwindet."

K Brennen in den Augen; Druckgefühl in den Lidern oder als ob jemand von hinten gegen die Augäpfel drückt.
Ausgeprägte Photophobie.

K Empfindung als sei die Oberlippe geschwollen.

K Mund trocken trotz reichlicher Flüssigkeitszufuhr.

K Übelkeit & Schweißschübe.

K Leibschmerzen und Flatus durch längeres Hinsetzen.
> Bewegung.

K Vermehrte Harnentleerung; größere Mengen als gewöhnlich.
Schmerzen in der Blase durch nasse Füße; auch durch Hitzeanwendung.

K Zittern der Finger und Hände bei Ruhe und beim Arbeiten.

[Zitate aus: Lesigang, Arzneimittelprüfung mit Oenanthe crocata, *Documenta Homœopathica* 11/1991; gekürzte Wiedergabe in *British Homœopathic Journal,* Juli 1992.]

RUBRIKEN

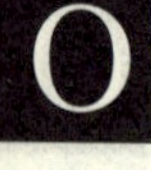

GEMÜT: *Delusion,* meint auf eine Anhöhe getragen zu werden [1/1]. *Demenz* bei Epileptikern [2]. *Furcht* während der Menses [1]. *Gedanken*leere [1; *Gels.*]. Empfindung wie *hypnotisiert* [1/1]. *Lachen* vor, während oder nach Konvulsionen [1]; grimmig [2]. *Leeregefühl*, geistiges [1]. *Rage,* Tobsucht wie betrunken [1/1]. *Ruhelosigkeit* bei Berührung [1; Nat-m.]; vor Konvulsionen [1; **Arg-n**.]; nach Konvulsionen [1; Plb.]. *Sprechen,* führt Selbstgespräche [1].
KOPF: Kopf *fällt* im Sitzen nach hinten [1; *Dig.*]; nach vorn, im Sitzen [1; Nux-m.].

AUGEN: *Bewegung* der Augäpfel, rollen nach oben [1]. Halb *geschlossen* während Konvulsionen [1; Cic.]. *Pupillen* abwechselnd kontrahiert und dilatiert bei gleichbleibendem Licht [1].
SEHKRAFT: *Verlust* des Sehvermögens beim Erwachen [1; Bell.].
GEHÖR: *Verlust* beim Erwachen [1/1].
GESICHT: Rasche *Zuckungen* während Konvulsionen [1/1].
ABDOMEN: *Hydrops* & chronische Diarrhœ [1; Apoc.].
ATMUNG: *Stertoröse* Atmung nach Konvulsionen [1; **Op**.].
EXTREMITÄTEN: *Ausstrecken,* untere Gliedmaßen [2]. *Kälte* und Zyanose der Hände [1]. *Steifheit* während Konvulsionen [2]. *Zucken* während der Menses [1; *Coff.*]. *Zusammenballen* der Finger während epileptischer Konvulsionen [2].
SCHLAF: *Tiefschlaf* zwischen Konvulsionen [3; **Op**.].
SCHWEISS: Abstoßender *Geruch* [1].
HAUT: *Kälte* während der Konvulsionen [3].
ALLGEMEINES: *Konvulsionen* durch Furcht [1]; hysterisch [1]; während der Menses [3]; anstelle der Menses [1]; durch Verletzungen [1].

NAHRUNG

Abneigung: Heiße Getränke [1]; Obst [1]; Süßigkeiten [1].
Verlangen: Essig [1]; kalte Getränke [1]; gewürzte Speisen [1].
Schlimmer: Fett [1]; heiße Getränke [1].

NOTIZEN

OLEUM ANIMALE **Ol-an.**

ZEICHEN

Oleum animale aethereum Dippeli. Knochenöl.
„*Oleum animale* ist ein empyreumatisches Öl, das in der Zubereitung von Knochenschwarz gewonnen und für medizinische Zwecke weiter destilliert und gereinigt wird. Es wurde 1711 von Johann Conrad Dippel entdeckt, dem Alchemisten und Entdecker des Preußisch Blau. Dippel gewann es im ersten Schritt durch die Destillierung von Hirschhorn: daher der Name *Oleum cornu cervi,* von dem man annimmt, dass Ol-an. mit diesem identisch ist; die wechselnden Geweihe des Hirsches nehmen mehr an der Natur des Knochens Anteil als die permanenten Hörner der Rinder. Rektifiziert ist es 'eine farblose oder leicht gelbliche dünne ölige Flüssigkeit mit durchdringendem aber nicht unangenehmem Geruch und einem scharfen, brennenden Geschmack, der in einen kühlen und bitteren Geschmack übergeht. Es verdunkelt und verdickt sich, wenn es Luft und Licht ausgesetzt ist und ist extrem flüchtig. Ein Tropfen

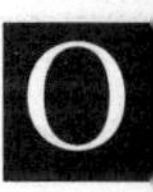

auf Papier verdampft, ohne einen Fettfleck zu hinterlassen.' Seine Zusammensetzung ist extrem komplex, aber es lässt sich der Gruppe der flüchtigen Kohlenstoffe zuordnen." [Clarke] Seine Wirkung beruht vermutlich auf einer Verbindung von Kohlenstoff, Kalium und Stickstoff.
Geprüft von Schreter, Trinks und Nenning. 1894 Eigenprüfung von Olds.

VERGLEICHE

Sulfur. Magnesium carbonicum. Phosphorus. Calcium carbonicum. Natrium muriaticum. Kalium carbonicum. Zincum. Alumina.

WIRKUNGSBEREICH

NERVEN; pneumogastrisch. Verdauungsorgane. Ausscheidungen. **Linke Seite.*

LEITSYMPTOME

G Verträumter Zustand.
Introvertiert, absorbiert in sich selbst versunken, spricht im Flüsterton.
Schwinden der Gedanken.

G Laszive Gedanken; reizbar; geringste Dinge machen ihn zornig. [Olds]

G Ruhelosigkeit.
Muss sich bewegen oder schnell arbeiten. [Olds]

G Träumt, dass er einen Mann ertrinken sieht, was ihn aber nicht beunruhigte, beobachtete ihn mit rein wissenschaftlichem Interesse; wegen Mordes vor Gericht zu stehen; hingerichtet zu werden; von Schlangen. [Olds]

A *Nervöse Störungen.* [Hysterie, Migräne, Prosopalgie]
& PROFUSER, *blasser Harn.*

A *Fettleibigkeit.*
„Dies ist ein wirksames Mittel in bestimmten Fällen von Fettleibigkeit verbunden mit Verlangen nach Fett, ein Verlangen, das die Person nicht befriedigen kann. Das Einzelsymptom, das seine Verschreibung erlaubt: **rotes GESICHT ohne Fieber** [Caps., Ferr., Phos., Psor.]. Unter der Wirkung dieses Mittels habe ich beobachtet, dass manche Kinder in den Monaten nach der Arzneimittelgabe mehrere Kilogramm Körpergewicht verloren haben; die frühere Gier nach Fett schlug über Nacht um in **Widerwille gegen Fett**." [Grandgeorge]

A Flauheit mit Faulheit; Neigung herumzusitzen.

A *Fröstelt.*
Aber > im Freien; > warme Räume.
Empfindung, als ob das Blut beim Eintreten in ein warmes Zimmer in den Hinterkopf strömt.

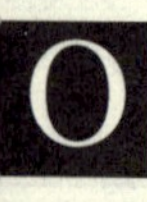

A < Essen. [Schweiß; Tränenfluss; Kopfschmerzen]
> Essen. [Halsschmerzen]

A Schweiß beim Essen.

A > REIBEN; Kratzen.
> Druck.
Drückende Kopfschmerzen > Reiben.

Augensymptome > Reiben.
Kitzeln in der Nase, hauptsächlich linksseitig, > Reiben.
Ziehende Schmerzen im Gesicht > Reiben.
Prellungsgefühl in der linken Seite des Magens > Reiben.

A BRENNENDE Schmerzen und Empfindungen.

A STECHENDE Schmerzen.
Stiche wie mit glühendheißen Nadeln.

A „Stiche und Druck können in alle Richtungen gehen, aber von *hinten nach vorn* ist besonders charakteristisch." [Clarke]

A *Wandernde Schmerzen;* hier und da; in einzelnen Stellen oder Partien.

A Menses spärlich und schwarz.
& Schmerzen im Abdomen und Kreuz.
& Linksseitige Kopfschmerzen; Schwäche der Hände und Füße.
Dysmenorrhœ.
& Schmerzhafte Empfindung, als würden Uterus und Vagina nach oben gezogen. [Voisin]

A Ohnmacht oder Schwindel durch Magenstörungen.
> Kopf nach hinten neigen.

K Druck auf dem Scheitel verlagert sich zum Hinterkopf.
Empfindung, als ob das Blut beim Eintreten ins Zimmer in den Hinterkopf strömt.
„Pochende Kopfschmerzen, nur rechte Kopfseite und rechtes Auge betroffen.
< Bücken oder Hinlegen.
Dumpfe drückende Schmerzen gehen von der rechten Hinterkopfseite zum rechten Auge.
Scharfe messerartige Schmerzen, die im linken Hinterkopf beginnen und zum linken Auge gehen." [Olds]

K Ziehende, drückende Schmerzen an der Nasenwurzel.
Gelbliches Wasser tropft aus der Nase, < Bücken.
Wässriger wundmachender Schleim tropft aus dem linken Nasenloch.
< Warme Räume; > frische Luft.

K „Schleimhaut der Mundhöhle scheint sehr erschlafft, kann beim Essen kaum verhindern, dass er darauf beißt." [Olds]

K Halsschmerzen, linksseitig, oder *starke Trockenheit im Hals.*
Verursacht viel Räuspern und Schlucken.
< Leer schlucken.
> Essen oder Trinken.
& Viel Durst.
& Ständig Verlangen zu Essen. [zur Linderung der Halsschmerzen]

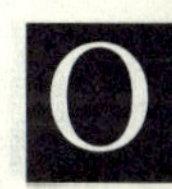

K Empfindung, als sei der Magen voll mit Wasser, das vor und zurück schwappt.

K *Fischgeruch des Harns.*

[Olds, Eine Arzneimittelprüfung von Oleum animale, *Homœopathic Recorder,* 7/1921]

RUBRIKEN

GEMÜT: *Angst* nach Suppe [1]. *Gedanken*verlust beim Erwachen, > wenn angesprochen [1/1]; Schwinden der Gedanken [1]. *Geistesabwesend* [2].
SCHWINDEL: Nach *Zorn* [1].
KOPF: *Schmerzen* in der Stirn > Reiben [1]; Schmerzen im Hinterkopf > Reiben [1]; Schmerzen in den Schläfen > Reiben [1].
OHREN: Empfindung als ob *Hitze* aus den Ohren entweicht [1]. *Ohrengeräusche* < Lärm, Geräusche [1]. *Schmerzen* > Reiben [1].
GESICHT: Aufwärts ziehende *Schmerzen* im Gesicht [2/1].
MUND: *Beißen* in die Wange beim Sprechen oder Kauen [1].
ZÄHNE: *Schmerzen,* Zahnschmerzen > Zähne zusammenbeißen [2].
HALS: *Kältegefühl* im Hals, morgens [1]. *Schmerzen* bei leerem Schlucken, > Trinken [1; Tell.]. *Trockenheitsgefühl,* > essen [1], < leer Schlucken [1].
MAGEN: *Hitze* wie Feuer im Magen [1]. Eisige *Kälte* & Schmerzen [1]. *Ruktus* schmeckt nach Harn [1/1]. *Schmerzen* > nach Kaffee [1]; Empfindung als ob an einer Stelle [1]. *Übelkeit* während oder nach dem Mittagessen, > nach Kaffee [1].
REKTUM: *Diarrhœ* während [vorzeitiger] Menses [1].
HARN: *Spärlicher* Harn gefolgt von Kopfschmerzen [1; Iod.]
MÄNNER: *Schmerzen* in den Samensträngen, wie nach oben gezogen [2]; Schmerzen wechseln zwischen den Hoden [1].
ATMUNG: *Asthmatische* Atmung durch unterdrückten Fußschweiß [1]. *Behinderte* Atmung in Rückenlage [1; *Sulf.*].
BRUST: *Schmerzen* in Mammæ, die sich nach vorn ausdehnen [2; *Bell.,* Clem.]; Schmerzen in den Brustwarzen, die sich nach außen ausdehnen [3].
SCHLAF: *Schläfrigkeit* > frische Luft [2].
HAUT: *Juckreiz* > Kratzen [3].

NAHRUNG

Abneigung: Brot [1]; Eier [1]; Fleisch [1]; Suppe [1].
Verlangen: Fette [2]; Brot [1]; Eier, weich gekocht [1]; Kartoffeln [1]; Suppe [1].
Schlimmer: Heiße Getränke [1]; kalte Getränke [1]; Kaffee [1]; Suppe [1].
Besser: Kaffee [1; > gastrische Symptome].

NOTIZEN

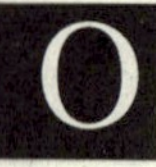

OLEUM JECORIS ASELLI Ol-j.

ZEICHEN

Gadus morrhua. Lebertran.

Gadus morrhua, der Atlantik Dorsch gehört zu einer Familie von v.a. Salzwasserfischen. Alle Fische dieser Familie haben eine große Leber, die Öl enthält. Der Dorsch ist ein olivgrüner bis bräunlicher Fisch mit einem silbrigen Bauch, einem kleinen Strang am Kinn und einem weißen Streifen den Seiten entlang. Die scharfen Zähne können recht gut entwickelt sein. Im ersten Lebensjahr wächst er rasch zu einer Länge von 20 bis 30 cm und kann maximal eine Länge von 1,5 m und ein Gewicht von 95 kg erreichen. Da er Temperaturschwankungen gegenüber nicht so empfindlich ist, findet man ihn sowohl im Polargebiet wie auch in gemäßigten Zonen. Die jungen Fische halten sich vorzugsweise in Küstengewässern auf, die ausgewachsenen Tiere mögen das offene Meer, wo sie in Tiefen von bis zu 600 Metern nach Nahrung jagen. Ein gefräßiger Allesfresser, schwimmt wie ein Staubsauger über den Meeresboden, auf der Suche nach Krustentieren. Muscheln, Würmern und Fischen. Seine Vorliebe für Heringe, die ihn veranlaßt Heringsschwärmen zu folgen, macht ihn zu einem großen Rivalen der Heringsfischer. Wenn der Winter kommt, ziehen Dorsche in riesigen Scharen in Küstennähe, um zu laichen. Sie sind extrem fruchtbar, und die Weibchen können bis zu 9 Millionen Eier produzieren. Die Befruchtung der winzigen Eier, die an der Oberfläche schwimmen, findet nur dann statt, wenn die Eier zufällig mit Fischsperma in Berührung kommen. Anschließend schwimmen die Fische wieder ins offene Meer.

Neben dem hohen Nährwert des Fleisches ist das Leberöl seit Jahrhunderten ein Lieferant für Vitamin A und D. Dorschleber-Öl enthält 15-20% gesättigte Fettsäuren und 80-90% ungesättigte Fettsäuren. Früher war es ein wichtiges Mittel gegen Rachitis und andere Vitaminmangelerkrankungen; heutzutage ist es von synthetisierten Vitaminen verdrängt. Dorschleberöl hat auch einen relativ hohen Jodgehalt. „Als traditionelle Quelle für Vitamin D war Lebertran lange der Alptraum vieler Kinder. Vitamin D ist, in kleinen Dosen, für das Wachstum notwendig; es verhindert Rachitis. *In übermäßiger Dosierung jedoch behindert es das Wachstum*, [im Mittelmeerraum, wo die Sonne besonders viel scheint, sind die Menschen relativ klein …].“ [Grandgeorge]

Obwohl Dorschleberöl als Nahrungsmittelzusatz besonders geschätzt wurde, werden pathologische Symptome in Übereinstimmung mit dem Ähnlichkeitsgesetz geheilt und nicht basierend auf dem Zusatz von Elementen, an denen ein Mangel besteht. Das Arzneimittelbild ist im wesentlichen psorisch, mit tuberkulärer Tendenz, und muss als solches auf dynamischer Ebene korrigiert werden. „Die kleinen Dosen heilten ebensogut wie die großen, und zeigten damit, dass es die medizinale Wirkung der Bestandteile des Öls war, und nicht der Nährwert, der die Heilung vollzog. … Wenn es heilt, *so liegt es daran, dass seine Zusammensetzung homöopathisch zu der Krankheit ist.*“ [Hale]

Geprüft von Neidhard

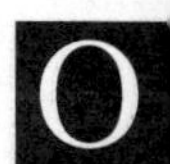

VERGLEICHE

Sulfur. Phosphorus. Calcium carbonicum. Lycopodium. Silicea. Pulsatilla. Arsenicum iodatum.

WIRKUNGSBEREICH

Drüsen; Schilddrüse. Brust. Leber. Sehnen. ERNÄHRUNG. *Linke Seite.

LEITSYMPTOME

G Empfindung wie außer sich.

G Ärgerlich; redet von sich selbst in der dritten Person.

A *Anwendung.*
„Es heilt dieselbe Gruppe von Krankheiten, für die wir Iod, Brom, Phosphorus, Acidum phosphoricum und Calcium carbonicum verschreiben, und das Öl enthält angeblich alle diese Stoffe. Der Gehalt jedes Stoffes ist so gering, dass man sagen könnte dass das Öl eine Hochpotenz von ihnen enthält." [Hale]

A *Zwergwuchs.*
Verzögertes Wachstum bei Kindert behandelt mit Vitamin D-haltigen Medikamenten.
& Ankylosing spondylitis; Lumbalgie. [Grandgeorge]

A *Anämie & Abmagerung* [& geschwollene Drüsen].
Anämie **nicht** verursacht durch Hämorrhagien, Krebs, Nierenerkrankungen oder Bleichsucht, aber durch *Assimiliationsstörungen.*
PSORA. TUBERKULINISMUS.

A *Hyperthyreodismus.*
[Schwellung der Thyroidea; Herzklopfen; glühende Hitze & Schwächegefühl und Wundheitsgefühl in der Brust; glühende Hitze der Handflächen nachts; Schlaflosigkeit nach 3 Uhr; Hitzewallungen]

A „*Muskulofibröser Rheumatismus,* erzeugt durch beengte Wohnverhältnisse, ungenügend Luft und Licht." [Grandgeorge]
Zunehmende Steifheit, mehr oder weniger permanente Rigidität von Rumpf und Gliedmaßen, *ohne* Entzündungen, aber begleitet von ödematösen Schwellungen *ohne* Rötung.
PSORA [Ernährungsmangel].
Bei Rheumatismus, v.a. Knie und Fußgelenke betroffen.

A Karies und skrofulöse Osteitis; „höchst nützlich, wenn Epiphysen der langen Knochen angegriffen sind."
Tuberkulinismus.

A Chronische Katarrhe [Nase; Larynx; Bronchien, Darm].
Erkältungsneigung bei geringster Kälteeinwirkung.
„Meint gesund werden zu können, wenn er sich nicht alle paar Tage wieder neu erkältet." [Clarke]

A *Gelbe* oder weißeSchleimabsonderungen.

A *Reichlicher Schweiß.*

A Abneigung gegen Milch.
„Kinder, die keine Milch aufnehmen können." [Clarke]

A DURST.

A Flattergefühl.

„Flattergefühl, wie die Bewegungen einer Uhr, das im Kreuzbereich beginnt und allmählich zum Hinterkopf hochsteigt; während die Empfindung den Rücken hochsteigt, greift sie Abdomen und Brust derart an, dass sie sozusagen durchstochen wird; sie kann weder Hand noch Fuß bewegen; diese Empfindungen treten im Ruhezustand oder bei Bewegung auf; wenn sie bei Bewegung auftreten, muss sie sofort mit jeder Bewegung aussetzen." [Allen]Flattergefühl, wie die Bewegungen einer Uhr, das im Kreuzbereich beginnt und allmählich zum Hinterkopf hochsteigt; während die Empfindung den Rücken hochsteigt, greift sie Abdomen und Brust derart an, dass sie sozusagen durchstochen wird; sie kann weder Hand noch Fuß bewegen; diese Empfindungen treten im Ruhezustand oder bei Bewegung auf; wenn sie bei Bewegung auftreten, muss sie sofort mit jeder Bewegung aussetzen." [Allen]

K Wachstum von dünnen kurzen Haaren an Kinn und Oberlippe.
[Vgl. mit Wachstum von daunenartiger Behaarung auf dem Rücken bei Tuberculinum.]

K Obstipation.
& Brennen der Hände und Füße; manchmal mit kalten Füßen.
oder: Diarrhœ am frühen Morgen.

K Fieber < gegen Abend & *Brennen in Handflächen.*

RUBRIKEN

GEMÜT: *Furcht* den Verstand zu verlieren [1]. *Träume* von Gespenstern [2].
KOPF: *Schmerzen* in der Stirn beim Husten [2]; über den Augen nach Husten [2].
NASE: *Epistaxis* & Amenorrhœ [1]; beim Bücken [1].
HALS: *Würgen* beim Hinlegen [1].
ÄUSSERER HALS: *Schwellung* der Schilddrüse [1].
MAGEN: Gewaltiger *Appetit* [2].
ABDOMEN: Beschwerden des *Pankreas* [1]. *Wunde,* schwere Empfindung in der Lebergegend, < Anstrengung [1].
NIEREN: *Wundheit* in der Nierengegend, < Anstrengung [1].
URETHRA: Stechende *Schmerzen* während der Stuhlentleerung [1].
FRAUEN: *Schmerzen,* Wundheit, Empfindlichkeit der Ovarien [1].
HUSTEN: Husten beim *Lachen* [1]. *Trockener* Husten nachts, < Liegen [1]; stört den Schlaf [1].
BRUST: *Herzklopfen,* Begleitsymptom [1/1]; während Husten [1]. Wandernde *Schmerzen* [2]; Wundheitsschmerz bei Bewegung [1]. *Stauung* in das Herz, & kriechende Empfindung am ganzen Körper [1/1].
RÜCKEN: *Flattern,* beginnt im Sakrum und steigt allmählich zum Hinterkopf auf [1/1]. *Kälte,* die sich den Rücken hinauf ausdehnt [1].
EXTREMITÄTEN: *Hitze* der Handflächen nachts [2; **Lach.**]; Empfindung von Hitze im Knie bei Berührung [1/1]. *Schweiß* der oberen Gliedmaßen nachts [1/1].
HAUT: *Hautausschläge,* herpetisch, zirzinär [1]; schuppig, Ichthyosis [1]. *Verfärbung,* Rötung of Haut über den ganzen Körper nachts im Bett, & starker Juckreiz, > morgens [1/1].
ALLGEMEINES: *Abmagerung,* Marasmus bei Kindern mit heißen Händen und

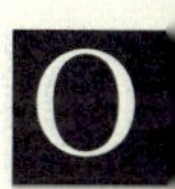

Kopf [1/1]. *Zwergwüchsig* [2].

NAHRUNG
Abneigung: Milch [1].
Schlimmer: Milch [2].

NOTIZEN

ONOPORDON ACANTHIUM **Onop.**

ZEICHEN
Onopordon acanthium. Carduus tomentosus. Gemeine Eseldistel. Fam. nat. Compositæ. Onopordon ist ein alter griechischer Name, möglicherweise abgeleitet vom griech. *onos*, ein Esel und *perdo*, konsumieren, gemeint Esel, die Distelblätter fressen. Grieve gibt eine weitere Erklärung zu dem Namen: *onos,* ein Esel und *perdon,* ich vertreibe Wind, da die Art angeblich bei Eseln diese Wirkung hervorruft.
„Es ist eine zweijährige Pflanze, die bis zu 2 m hoch wird, mit auffällig geformten Blättern, bedeckt von weißen, spinnwebartigen Haaren und mit silbrigen geflügelten Stengeln. Junge Pflanzen sind fast vollständig weiß. Die Blüten sind kräftig purpurfarben, bilden die Brosche der Stuarts und sind das Nationalzeichen von Schottland. Diese Ehre wurde ihnen nach einer Invasion durch die Dänen zuteil. In den frühen Tagen der schottischen Geschichte marschierten Armeen nur tagsüber; aber die Dänen, die den Feind überraschend ergreifen wollten, bewegten sich nachts voran und gingen barfüßig um nicht gehört zu werden. Ein Krieger, der auf eine besonders feine Distel trat, schrie vor Schmerzen auf und weckte so die Schotten auf, die sie mit großem Gemetzel vertrieben." [Perry]
„Der Distelorden, der, mit Ausnahme des Hosenbandordens, für sich in Anspruch nimmt, der älteste unserer Ordensgemeinschaften zu sein, wurde 1540 von James V. gegründet und von James VII von Schottland und dem Zweiten von England wiederbelebt, der 1687 8 Ritter schuf. Das aussagekräftige Motto des Ordens, *Nemo me impune lacessit* [„niemand greift mich ungestraft an" – was besonders gut zu der eben beschriebenen Art zu passen scheint], umgibt die Distel in der Mitte der Münze von James VI. Von damals bis heute hat die Distel einen Platz auf unseren Münzen." [Grieve]

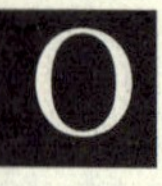

Der Blütenboden dieser Distel wird wie eine Artischocke gegessen, der Stengel Artischocken und die Wurzeln wie Haferwurz.
1974 von Elsas und Buttner an 15 Personen [10 Männer, 5 Frauen], 1975 an 10 Personen [8 Männer, 2 Frauen] geprüft.

VERGLEICHE
Aranea ixobola. Sarothamnus. Spigelia. Kalmia.

WIRKUNGSBEREICH

Herzkreislaufsystem. Verdauung. Bewegungsapparat.

LEITSYMPTOME

G Euphorie # Trübsinn.

G Empfindlich gegen äußere Eindrücke [emotional, sexuell, Sinneseindrücke].

A Die Herzrhythmusstörungen sind charakteristisch, ebenso die übermäßig depressiven Neigungen, die gesteigerten Sinneswahrnehmungen, das Kältegefühl und die Trockenheit der Schleimhäute in Nase und Hals. [Elsas]

A Geruch-, Geschmack- und andere Sinne geschärft.

A Empfindlichkeit gegen *Kälte* und Zugluft.

A < Kaltes, feuchtes Wetter.

A *Verlangen nach Süßigkeiten.*

A > Wärme und Ruhe.
[Konzentrationsschwierigkeiten; Trübsinn; Frostgefühl]
aber: Schmerzen in Rücken und Extremitäten > Bewegung, und < Sitzen und nach Schlaf.

A > Essen.

A *Trockenheit.*
[Mund; Lippen; Hals]

A Verstopfungsgefühl in Ohren und Nase.

A Kältegefühl.
Wie Eiszapfen im Rektum.
Kältegefühl im Unterleib während spärlicher Menses.

K Kopfschmerzen > Wetterumschwung [in warmes und trockenes Wetter].

K Schmerzen in der rechten Kiefernhöhle.
Geruchsinn schärfer.

K Schwellung und Rötung der Partie des Abdomens, über der ein Gürtel getragen wird.

K *Einschnürung in der linken Brustseite.*
Dumpfe Schmerzen in der Herzgegend mit Ausdehnung in den linken Arm.

K Flüchtige Schmerzen in den kleinen Gelenken.
[Große Zehe rechter Fuß; linker Daumen]
Glieder bleischwer.
Im Gehen, Füße knicken häufig um.

NAHRUNG

Verlangen: Süßigkeiten [1].

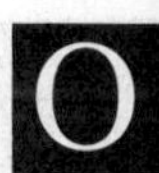

NOTIZEN

ONOSMODIUM **Onos.**

ZEICHEN

Onosmodium virginianum. Onosmodium hispidum. Falscher Steinsamen. Fam. nat. Boraginaceæ.
Mehrjährige Pflanze, 30 bis 60 cm groß mit borstigen Stengeln. An der Spitze Büschel von herabhängenden gelblichen oder grauen röhrenförmigen Blüten. Wächst an trockenen Abhängen in den östlichen Gebieten Nordamerikas. Botanisch verwandt mit Comfrey [Symphytum]. Die Prüfung von Frau Green, mit 4 Männern und 2 Frauen brachte einige bemerkenswerte Phänomene zum Vorschein. Eines davon war eine eindeutige Abnahme der Libido. Dies ist umso bemerkenswerter, als es sich auf ein Charakteristikum der Boraginaceæ zu beziehen scheint. Die fragmentarische Information über Symphytum scheint eine Wirkung auf die Sexualität zu indizieren. Noch interessanter ist, dass die Pflanze 'False Gromwell' genannt wird. Das echte Steinsame ist ein naher Verwandter derselben Familie: *Lithospermum* [vom griech. *lithos,* Stein, und *Sperma,* Samen, letzterer extrem hart]. Lithospermum ist über Hunderte von Jahren von Frauen in Afrika und manchen nordamerikanischen Indianerstämmen wegen seiner fruchtbarkeitshemmenden Wirkung verwendet worden! Jüngere wissenschaftliche Forschungen haben gezeigt, dass die Pflanze eine *anti-gonadotrope* Wirkung bei Männer hat und bei Frauen ovulationshemmend wirkt. Zusätzlich kann sie den Blutzuckerspiegel senken und die Tätigkeit der Schilddrüse einschränken.
Eine Untersuchung von Greens Prüfungsergebnissen zeigt, dass der False Gromwell dem echten gegenüber keineswegs minderwertig ist.

VERGLEICHE

Natrium muriaticum. Phosphorus. Lycopodium. Sepia. Causticum. Conium.

Differenzierung

➡ Asthenopie.
⇨ *Ruta:* < Feingedrucktes lesen oder Gegenstände bei mangelhafter Beleuchtung genau ansehen; deutliche Rötung der Augen.
⇨ *Scutellaria:* Augäpfel schmerzhaft bei Berührung; Schmerzen in der Stirn.
⇨ *Crocus:* Trübung der Sicht abends & Tränenfluss; bes. Kurzsichtigkeit.
⇨ *Strontium carbonicum:* Reizung der Augen & Tränenfluss; Stauung in Kopf und Gesicht.
⇨ *Natrium muriaticum:* Augenschmerzen durch lang anhaltendes angestrengtes Sehen.
⇨ *Physostigma:* Sehstörungen stärker ausgeprägt als Augenschmerzen.

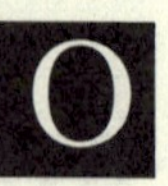

➡ Menses
⇨ *Lachesis:* Kleidung unerträglich; Schmerzen im linken Ovar, bes. *vor* der Menses.
⇨ *Cenchris:* Kleidung unerträglich; Schmerzen im rechten Ovar.
⇨ *Lilium tigrinum:* Spärliche Menses; kann Gewicht der Decke nicht ertragen;

Schmerzen im linken Ovar, < Gehen auf unebenem Boden; herabdrängende Schmerzen; hochgradige Reizbarkeit.
⇨ *Gossypium:* Schwache nervöse Frauen; intermittierende Schmerzen in den Ovarien.
⇨ *Viburnum:* Schmerzen mehr krampfartig und mit Ausdehnung in die Oberschenkel; häufig & Harndrang.
⇨ *Senecio:* Dysmenorrhœ & oder # Harnwegssymptome und Schmerzen im Sakralbereich.

➜ Langsamkeit und Trübung.
➜ *Onosmodium:* Langsamkeit der Gedanken und Begriffsstutzigkeit; > Ruhe, Schlaf, Essen; < warmes, nasses Wetter.
⇨ *Gelsemium:* Verlust der Libido; allgemeine Erregbarkeit stärker; Zittern stärker und anhaltender.
⇨ *Acidum phosphoricum:* Verlust der Libido; mehr körperliche Schwäche und Gleichgültigkeit.
⇨ *Nux moschata:* Verlust der Libido; überwältigende Schläfrigkeit; allgemein < kalte Feuchtigkeit: > warme Räume.
⇨ *Anacardium*: Kein Libidoverlust; v.a. Gedächtnisschwäche, > Essen; nicht < warme Feuchtigkeit; stärker indiziert bei Beschwerden durch geistige Anstrengung.
⇨ *Oleander:* Trübsinn & großer Appetit.
⇨ *Cocculus:* Durch Schlafmangel; Übelkeit und Schwindel stärker ausgeprägt.

WIRKUNGSBEREICH

MUSKELN und *Nerven* [AUGEN; *Hinterkopf*]. SEXUALORGANE.
Wirbelsäule. **Linke Seite.*

LEITSYMPTOME

* **Asthenie.**

„Liefert eines der besten Bilder in der Materia Medica für die allgemeinen Zeichen von vermindertem oder verlorenem Sexualleben bei Frauen, und den daraus sich ergebenden nervösen Wracks, geistig, moralisch und körperlich in dieser Altersgruppe in kinderlosen oder ein Kind-Familien." [Allen]

G **Psychasthenie.**

Alles VERLANGSAMT; < warmes feuchtes Wetter. [Voisin]
Geistige Verwirrung; Gleichgültigkeit, Apathie.
GEDÄCHTNISSCHWÄCHE.
UNSCHLÜSSIGKEIT; in Handlungen.
Zeit erscheint länger; Minuten erscheinen wie Stunden.
Ziellos [herumlaufen] *faul,* und zusammenhanglos [reden].
Wanderndes Sprechen; *lässt Worte aus*; führt Sätze nicht zuende, aber beginnt immer einen neuen.

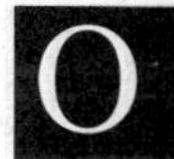

A Neurasthenie.
Äußeres und inneres Schweregefühl; obere und untere Gliedmaßen.
Koordinationsmangel; Zittern.
Hebt sein Fuß unnötig hoch beim Treten über kleine Gegenstände im Gehen.
Empfindung wie auf Watte zu gehen.
Zittrigkeit durch geringste Anstrengung.
Müdes, taubes Gefühl in den Kniekehlen.

A Sexuelle Neurasthenie.
Sexuelles Verlangen vermindert oder fehlt; bei beiden Geschlechtern.
„Sexuelles Verlangen vollkommen zunichte. Dieses Symptom habe ich mehrfach verifiziert, und in jedem Fall wurde Empfängnis verhindert." [Yingling]

A *Unbehagen;* nervöses Gefühl
Gemüt: als würde etwas schreckliches geschehen.
Nase: trocken mit Erkältungsgefühl.
Magen: Übelkeit wie in der Schwangerschaft.
Hypogastrium: als würde Diarrhœ einsetzen.
Uterus: als würde die Menses einsetzen.
Herz: als würde es aufhören zu schlagen.
Glieder: unbestimmte anhaltende Schmerzen, wie nach schwächender Krankheit.

A *Nervöser Hunger den ganzen Tag lang.*
Nervöses, zittriges Gefühl, wie durch Hunger.

A > Essen und Schlafen.

A Großer DURST auf KALTE Getränke, welche >.
Will häufig trinken; kleine Mengen.

A KLEIDUNG ist UNERTRÄGLICH.
Auftreibungsgefühl im Abdomen, > Entfernen der Kleidung.
Kolik im Hypogastrium oder Uterus, > Entkleiden [oder Rückenlage].

A TROCKENHEIT der Schleimhäute in Nase, Mund und Hals.

A *Wundheit und Steifheit* [wie nach einer schwächenden Krankheit].

A Schmerzen DUMPF, UNBESTIMMT ANHALTEND, SCHWER.

A MENSES; stark und protrahiert.
Vorher Schmerzen in Uterus und Ovarien mit ständigem Gefühl als würde die Menses einsetzen.
Während: Wundheitsschmerz in Uterus und Ovarien. [Schmerzen können zwischen den Ovarien wechseln.]
< Kleidung; Druck.
> Entkleiden oder Tragen lockerer Kleidung; Rückenlage.
& Wundheit im Rektum.
& Augensymptome.
& Geschwollene, empfindliche Brüste [< Druck der Kleidung.
& Geistige und körperliche Langsamkeit; Unschlüssigkeit.

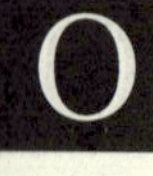

K Kopfschmerzen; *linke Seite* des Kopfes und über dem *linken Auge.*
Ausdehnung um die linke Seite zum Hinterkopf und Nacken.

< Bewegung; Erschütterung; enge Kleidung.
< Dunkelheit; Hinlegen.
⇨ Dumpfe Schmerzen im Hinterkopf, drücken nach unten.
& Dröhnen, Zischen in den Ohren.
& Unablässiger Schwindel.

K Asthenopie.
Muskulär, nervös oder akkommodativ.
< ANGESTRENGTES SEHEN [= *okzipitale Kopfschmerzen* oder Schweregefühl in der Stirn].
Kopfschmerzen durch unverwandtes Sehen auf irgendetwas.
Spannungsgefühl in den Augen, bei angestrengtem Lesen von Kleingedrucktem.
Akkommodation langsam.
Fehlbeurteilung von Entfernungen.
Entfernte Gegenstände sehen groß aus.
Dinge müssen weit entfernt sein, um sie ansehen zu können.
Aber OHNE RÖTUNG der AUGEN.

K Augen fühlen sich an als leide man unter großem Schlafmangel.
K *Erhitztes und gerötetes Gesicht* durch geringste Bewegung oder Erregung.
K Taubheitsgefühl, hauptsächlich unterhalb der Knie.
Beine fühlen sich müde an, als könnten sie das Gewicht des Körpers nicht tragen.

* „In *Onosmodium* haben wir ein Mittel mit einigen Besonderheiten und einer einzigartigen Sphäre, ein Heilungsspektrum das sich von denen jedes anderen Arzneimittels unterscheidet. Das Mittel besitzt die Kraft in einer zerrütteten Familie den Frieden wiederherzustellen und den abtrünnigen Ehemann daran zu hindern die Süße von 'gestohlenen Gewässern' zu kosten, indem die Ehefrau zur genußvollen Vollziehung ihrer ehelichen Funktionen wiederhergestellt und somit den unbefriedigten Ehemann befriedigt. Diese Generation von Familien mit einem Kind, Malthusisch, das langwährende Elend, das die lizensierte Familie belastet, mit Ehebruch als Folge von Verhütungsmaßnahmen, malum in se, hat in *Onosmodium* sein Heilmittel.“ [Yingling]

RUBRIKEN

GEMÜT: *Angst* beim Treppensteigen [1]. *Eile* bei der Arbeit [1]. *Furcht* vor Bösem [2]; zu fallen beim abwärts Sehen [1]; vor Impotenz [1]. *Gedächtnis*verlust, vergisst, was man gelesen hat [2]; was man gerade sagen wollte [2];was man gerade tun wollte [2]; was man gerade getan hat [2].
SCHWINDEL: Bei *angestrengtem* Sehen [1]. Beim *Heben* der Hände über den Kopf [1/1]. *Linksseitenlage* < [1]. *Okzipitaler* [2]. Bei unverwandtem *Sehen* [2].
KOPF: *Schmerzen* im Hinterkopf < Dunkelheit [2]; Schmerzen in Hinterkopf und Stirn morgens beim Erwachen [3; *Lach.*]. *Schweregefühl* im Hinterkopf [2]. *Völlegefühl* > nach dem Essen [1/1]; > nach Schlaf [1/1]; Völlegefühl im Hinterkopf [2].
AUGEN: Drang, die Augen weit *offen* zu halten [1/1].

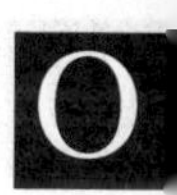

HALS: *Schmerzen,* Rohheit, > nach dem Essen [1/1].
MAGEN: Gesteigerter *Appetit* nach Siesta [1; Ang.].
ABDOMEN: *Schmerzen* > nach hinten neigen [1]; > Rückenlage [1].
MÄNNER: Lästige *Erektionen* in Rückenlage [1/1]; Erektionen fehlen durch Schreck [1].
FRAUEN: *Prolaps,* Uterus > Rückenlage [1; Nat-m.]. *Schmerzen* in der Ovarien, wechselnde Seiten [1].
BRUST: *Abmagerung* der Mammæ [2].

NAHRUNG
Verlangen: Kalte Getränke [2]; Eiswasser [1].
Besser: Kalte Getränke [2].

NOTIZEN

ACIDUM OROTICUM **Oro-ac.**

ZEICHEN
Orotsäure. Molkensäure. Uracil-4-carbonsäure.
Wichtige Zwischenstufe bei der Bildung der Pyrimidinkerne. Pyrimidine sind aromatische Stickstoffbasen, die man häufig in Kernsäuren findet, ebenso in bestimmten Coenzymen und Vitaminen. Drei von ihnen - Cytosin, Thymin und Uracil - kommen in biologischen Systemen vor. Uracil kommt nur in der Ribonukleinsäure vor, Thymin in der Desoxyribonukleinsäure und Cytosin in beiden Kernsäuren.
Von Riley an 17 Personen [7 Männer, 10 Frauen] geprüft.

VERGLEICHE
Magnesium carbonicum. Magnesium sulfuricum. Pulsatilla. Acidum ribonucleinicum.

WIRKUNGSBEREICH
Magendarmtrakt. Schleimhäute [Augen; Nase; Hals]

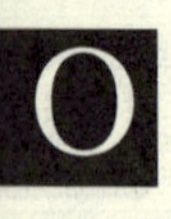

LEITSYMPTOME
G STARKE ENERGIEZUNAHME.
Energiezunahme beim Erwachen und tagsüber.
Gefühl der Zufriedenheit.
G REIZBAR und ängstlich.

Sorgen und Angst wegen Krankheit.
Verzweiflung über die Zukunft.
Bedürfnis allein zu sein.

G Delusion, meint besessen zu sein.

A Körperliche *Reizbarkeit* [Hitzewallungen, Spannung, Taubheitsgefühl, Schwäche].

A Bedürfnis nach frischer Luft.

A Verlangen nach Gemüse, salzigen Dingen, Essiggemüse und Obst.

A *Gesteigerter Durst.*

K Taubheitsgefühl und Leichtigkeitsgefühl im Gehirn.

K SCHNUPFEN mit dicker grünlicher Sekretion. Retronasales Tropfen. Linkes Nasenloch verstopft.

K Krampfschmerzen im Magen & Rumoren.
< Morgens beim Erwachen.

K Auftreibung des Abdomens & Flatulenz, Blähungen und Rumoren.
< Nachts.

RUBRIKEN

GEMÜT: *Angst* [2]; beim Erwachen [1]. *Delusionen,* wie besessen [1]; sieht Gesichter [1]. *Heimweh* [1]. Hysterisches *Lachen* [1]; unfreiwillig [1]. *Pedantisch* [1]. *Reden* anderer < [1]. Erotische *Träume* [1]. *Zufrieden* [3].
SCHWINDEL: Durch plötzliche *Bewegung* [1]. Beim *Drehen* des Kopfes [1].
AUGEN: *Hautausschläge* auf den Lidern, rote Flecken [1]. Anhaltende unbestimmte *Schmerzen* in den Augen abends [1].
OHREN: *Völlegefühl* in den Ohren abends [1].
GESICHT: Trockene *Hautausschläge* [1]; Wangen [1]; Nase [1]; rote Flecken [1]; Juckreiz [1].
HALS: Wundheits*schmerz* beim Erwachen [1].
ABDOMEN: *Flatulenz* [3]; nach dem Essen & Auftreibung des Abdomens [1]. *Krampfschmerzen* im Abdomen > nach vorn Beugen [1]; stechende Schmerzen im Hypochondrium > tief Atmen [1].
REKTUM: *Diarrhœ* morgens beim Aufstehen [1].
BLASE: Häufige *Harnentleerung* nachts [1].
NIEREN: Unbestimmte anhaltende *Schmerzen* beim Fahren oder Reiten [1].
MÄNNER: Übermäßiges *Masturbieren* [1].
FRAUEN: *Menses* kurze Dauer [1]; schmerzhaft [1]; spärlich [1]. Gesteigerter *Sexualtrieb* [1].
BRUST: Übelriechender *Schweiß* in den Axillæ [1].
SCHLAF: *Einschlafen* schwierig [1]. *Erwachen,* früh; häufig [1]. *Schlaflosigkeit* nach dem Erwachen [1].

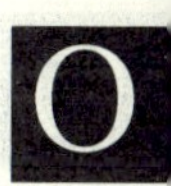

NAHRUNG

Abneigung: Fleisch [1].
Verlangen: Salzige Dinge [1]; Gemüse [1]; Essiggemüse [1]; kalte Getränke [1];

Obst [1]; Salate [1].
Schlimmer: Fette und gehaltvolle Speisen [1]; Speiseeis [1].

NOTIZEN

OSMIUM Osm.

ZEICHEN

Osmium metallicum.
Osmium leitet seinen Namen von dem scharfen Geruch der Dämpfe des Tetroxid ab; *osme* = Geruch. Gehört zu den sog. schweren Platinmetallen, zusammen mit Iridium und Platin, und gehört zur Gruppe 8A des Periodensystems [zusammen mit Eisen und Ruthenium].
Osmium ist die schwerste bekannte Substanz: ein Osmiumbrocken von der Größe eines Ziegelsteines wiegt 22,5 kg. „Das Element kommt in dem Mineral Iridosmin und in platinhaltigen Flussbetten in Russland sowie in Nord- und Südamerika vor. Osmium ist extrem hart und spröde sogar bei hohen Temperaturen. Das Metall ist zwar nur schwer bearbeitbar, doch in pulverisierter Form lässt es sich in Wasserstoffatmosphäre bei 2000° C verschmelzen. Festes Osmium wird durch Luft bei Zimmertemperatur nicht angegriffen, aber in pulverisierter oder schwammiger Form sondert es langsam Osmiumtetroxid ab, einen starken oxydierenden Wirkstoff mit scharfem Geruch. Osmiumtetroxid ist extrem toxisch und wird zum Nachweis von Fingerabdrücken und zur Färbung von Untersuchungsproben sowohl in der Elektronik als auch in der optischen Mikroskopie verwendet.“ [Grolier]
Es wird häufig zusammen mit Iridium verwendet, um unangreifbare Legierungen herzustellen, wie solche, die für Füllfederhalter, Uhrwerke, Grammophonnadeln, Katalysatoren und Schmuck gebraucht werden.
1850 von Hering, Neidhard und Raue geprüft.

VERGLEICHE

Sulfur. Phosphorus. Nux vomica. Rumex. Ferrum arsenicosum. Kalium bichromicum.

WIRKUNGSBEREICH

Atemwege. Trachea. Männliche Genitalien. Augen. **Linke Seite.*

LEITSYMPTOME

A > *Frische Luft* [Beißen in den Augen].
> Tief atmen.
A < *Kalte Luft* [Schnupfen, Husten].

Erkältungsneigung.

A < Abends.

A Empfindung von Fäden.

A GERUCH
Harn riecht nach Veilchen.
Ruktus riecht nach Radieschen.
Achselschweiß riecht nach Knoblauch.
Ekel vor Kaffee- und Tabakgeruch.
Überempfindlich gegen Gerüche
Prahlt mit seinem Wissen.

K Der bläulichgrüne Kreis um Lichtquellen legt die klinische Anwendung von *Osm.* bei Glaukom nahe.
& Photophobie.
„Heftige supra- und infraorbital Neuralgie & Tränenfluss. Grüne Farben um Lichtquellen. Das Bild von akutem Glaukom mit getrübter Sicht, intraokulärer Spannung und Photophobie." [Charles Bœricke]
„Abends, ein sehr großer regenbogenfarbiger Ring um die Flamme jeder Kerze, immer wenn er einer Atmosphäre ausgesetzt ist, die auch nur leicht nach Osmium riecht." [Allen] [vergleiche *Iridium*]

K Nase und Larynx kälteempfindlich.

K LARYNX SCHMERZHAFT.
Selbst sprechen tut weh.
< Kalte Luft; Tabakrauch.

K *Heiserkeit, durch absteigenden Schnupfen* [fädiger Schleim aus den Choanen].
< Singen; Gehen im Freien.
& Trockener, hackender Husten [durch unwiderstehliches Kitzeln im Larynx].

K Husten > Niesen.
„Nach Niesen Schleim im Larynx gelöster."

K *Atemwegsbeschwerden & Haut.*
„Wie so viele Arzneimittel, die Husten und asthmatische Symptome verursachen, hat *Osm. eine* nicht geringere Reizwirkung auf die Haut und kann lästige Hautausschläge jeden Schweregrades hervorrufen, ekzematös und herpetisch." [Clarke]

K *Juckreiz der Haut beim Einschlafen.*
Schlaflosigkeit durch Ameisenlaufen [als ob Insekten auf Rücken und Schultern krabbeln].
= Ungeduld.

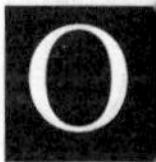

RUBRIKEN

GEMÜT: *Angst* & Atembeschwerden [1]; Angstgefühl im Magen nach dem Essen [1]; im Magen nach Essen geringer Mengen [1/1]. *Fehler* beim Sprechen, gebraucht falsche Wörter [1]; vertauscht Wörter [1]; verwechselt Wörter [1]. Hartnäckige *Gedanken* andere zu verletzen [1/1]. *Träume,* von Feuer [1];

vielbeschäftigt zu sein [1]. *Ungeduld* durch Juckreiz [1/1].
KOPF: *Schmerzen* im Hinterkopf beim Neigen des Kopfes nach hinten [1]. *Völlegefühl* beim Neigen des Kopfes nach hinten [1/1].
AUGEN: *Tränenfluss* während Kopfschmerzen [1]; bei unverwandtem Sehen [1]; & brennenden Schmerzen in den Augen [1].
SEHKRAFT: Gegenstände wirken *groß* [1]. Gegenstände wirken *näher* [1].
NASE: Klumpige *Absonderung* aus den Choanen [1]. Nase empfindlich gegen eingeatmete *Luft* [1]. *Schnupfen* & Heiserkeit [1]. *Stauung,* Empfindung als ob Blut vom Kopf in die Nase strömt [1/1]. *Völlegefühl,* & ständige Sekretion aus der Nase [1/1].*Wucherungen* [1].
MUND: Zunge *empfindlich* selbst gegen weiche Speisen [1; *Nit-ac.*].
HALS: Empfindung als habe man *Steintrümmer* verschluckt [1/1]. *Würgen* beim Räuspern [1].
MAGEN: *Erbrechen* beim Schleimabräuspern [1]; zäh [1]. Empfindung von *Steinen* [1]. *Übelkeit* beim Räuspern [1]; > Ruktus [1]; & Speichelfluss [1].
ABDOMEN: Empfindung von einem *Stein* im Abdomen [1].
REKTUM: *Diarrhœ* nach Kaffee [1].
MÄNNER: *Ejakulation* reichlich und verlängert [1/1]. *Schmerzen* in den Samensträngen dehnen sich in die Hoden aus [1]; Ausdehnung nach oben [1].
LARYNX: *Einschnürung* des Larynx bei Husten [2]. *Reizung* im Larynx durch kalte Luft [1]. *Schmerzen* als sei etwas in der Luftröhre losgerissen bei Husten [1/1]. *Stimme,* Heiserkeit durch Gehen an frischer Luft [1]; durch Singen [1].*Trockenheit* im Larynx beim Husten [1].
HUSTEN: Husten & *Niesen* [1].
BRUST: *Beklemmung* der Brust > tief einatmen [1]. Übelriechender *Schweiß,* nach Knoblauch, in der Axilla, < abends und nachts [1/1].
RÜCKEN: Drückende *Schmerzen* im Lumbalbereich, mit Ausdehnung in die Hoden beim Husten [1/1].
EXTREMITÄTEN: Beschwerden der *Nägel,* Falz bleibt mit dem wachsenden Nagel verhaftet [1/1]. *Schweregefühl,* wie von Blei, in den Knien [1]. *Völlegefühl* in den Beinen und Füßen [1].
ALLGEMEINES: Symptome gehen nach *oben und unten* [1]. Fadenziehende, zähe *Schleimsekretionen* [1].

NAHRUNG

Abneigung: Kakao [2]; Kaffee [1]; Kaffeegeruch [1]; Schokolade [1]; Tabakgeruch [1].
Schlimmer: Kaffee [1]; Kaffeegeruch [1]; Speisengeruch [1]; Tabakgeruch [1].
Besser: Wein [1].

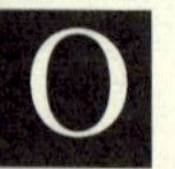

NOTIZEN

OVI GALLINAE PELLICULA Ovi-p.

ZEICHEN

Membran der Schale eines Hühnereis.
„Eierschalen wurden im Altertum frisch oder geröstet in pulverisierter Form in der Behandlung von Oxyuris vermicularis verwendet. Swan hat die Membran zubereitet. Als ovarielles Produkt ist zu erwarten, dass alle Anteile des Eis eine Wirkung auf die Ovarien haben. Es wird erkannt, dass manche Arten von Eiern als Diätartikel eine stimulierende Wirkung auf die Sexualfunktionen haben. Die Arzneimittelprüfung von *Ovi-p.* zeigt deutlich diese Beziehung.“ [Clarke]
In China werden die gebratenen Eimembrane zur Verhütung von Fehlgeburten verwendet. Vegetarier haben ihre Einwände gegen den Konsum von Eiern. Das tierische Eiweiß zersetzt sich rasch im Darm, und das tierische Fett verursacht Arteriosklerose. Darüberhinaus ist anzunehmen, dass Eier einen sehr hohen Radioaktivitätsgehalt besitzen. Offiziell wird von dem Verzehr von Eiern bei Kindern in der Pubertät wegen der stimulierenden Wirkung auf die Sexualorgane abgeraten.
Im Altertum wurden Eier mit Fruchtbarkeit in Verbindung gebracht. In den Legenden der alten Ägypter, Hindus und Griechen wird anhand des Eies erklärt, wie die Welt entstanden ist.
„Es wird jetzt anerkannt, dass das Ei eines der beiden wesentlichen Elemente der Reproduktion bei allen Wirbeltieren ist. Aristoteles basierte seine Schlussfolgerungen bezüglich des Ursprungs und der Entwicklung von Körpern auf die Untersuchung von Hühnereiern und aus seiner Entdeckung, dass das Herz das erste erkennbare Organ ist leitete er die Erklärung ab, dass dies der Sitz der Seele sei… Vor dem Anfang der Welt existierten die Götter und das Große Ei zusammen. Aber als die Stunde der Schöpfung schlug, brachen die Götter durch die Eierschale aus und kamen in all ihrem Glanz zum Vorschein. Das Aufbrechen des göttlichen Eies symbolisierte den Zerfall der Einheit und den Verlust der Identität. Die Teile der zerbrochenen Schale wurden Abschnitte der Existenz, und die Homogenität, die der Manifestation voranging, wich der Vielfalt des entstehenden Universums… In einer hinduistischen Zeichnung von dem Weltenei wird das Ei eingekreist von der großen Schlange der kosmischen Zeit, Ananta, dargestellt, die alles in ihren Windungen zermalmt, und um die Mitte des Eies windet sich das Band des Tierkreises, der Sternengürtel der Götter. Es ist auch wichtig zu bemerken, dass das Ei von fünf Öffnungen durchbohrt ist, die angeblich die Sinne repräsentieren und somit das Ei als Symbol des Mikrokosmos bzw. des Menschen identifizieren… In manchen Berichten wurde aus dem goldenen Eigelb die Sonne; in anderen wurde es als die Erde angesehen, umgeben von dem albuminösen Anteil [dem Erdenwasser].“ [Hall]
Swans Arzneimittelprüfung ist extrem interessant hinsichtlich der Signatur und Symbolik, Samuel Swan [1814-1893] hat zu diesem Thema außerordentliche Beiträge geleistet. Er führte Arzneimittel wie *Medorrhinum* und *Syphilinum* in die Homöopathie ein und ist für weitere ungewöhnliche Entdeckungen verantwortlich wie Luna, Sol, Lac caninum, Lac felinum und Lac vaccinum, Arzneimittel, die gegenwärtig großes Interesse wecken. Swan war ein Freigeist in der Homöopathie. Vor einigen Jahrzehnten führte der holländische Homöopath Vrijlandt ebenfalls eine bemerkenswert ‘Swan-artige’ Arzneimittelprüfung durch. Er tat dies auf der Basis eines Buches von Kervran [*Biological Transmutation*], in dem Experimente mit Hühnern beschrieben werden.

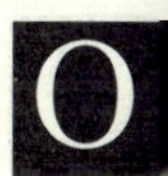

Kervran fiel auf, dass Hühner selbst in einer ungastlichen Umgebung aus reinem Granit Eier mit kalziumreichen Schalen von einem Gewicht von annähernd 7 g legen. Kervran schreibt dies dem Doppelsilikat von Aluminium und Kalium im Boden zu, zumal Untersuchungen gezeigt haben, dass Hühner auf einem Lehmboden ohne das Doppelsilikat keine Eier mit harten Schalen produzieren können. Darüberhinaus fand man, dass Hühner in der Lage waren Kalzium aus Nahrung zu bilden, die kein Kalzium enthielt, wenn das Doppelsilikat vorhanden war. Dieses Element der Transmutation von Kieselsäure in Kalzium veranlasste Vrijlandt dazu *Pullus gallinaceus* [1 Tag altes Küken] mit 12 Personen [8 Männer, 2 Frauen, 1 Mädchen, 1 Junge] zu prüfen. Die Wirkungen waren so extrem, dass die Prüfung nach einer gewissen Zeit abgebrochen werden musste, weil die Prüfer nicht mehr richtig arbeiten konnten.
Vrijlandt fasst das Arzneimittelbild wie folgt zusammen:

* Trockene, schuppige Haut, vor allem an Gesicht und Händen.
* Hochgradige Schläfrigkeit. Alle Prüfer hatten eine „gestörte Wahrnehmung, durch die Eindrücke, die vom Gehirngewebe empfangen wurden, nicht in eine verwendbare Wahrnehmung umgesetzt wurden."
* „Ein Prüfer nahm das Arzneimittel vor dem Abendessen und wachte 36 Stunden später an demselben Tisch auf. Er hatte keine Ahnung, wo er war. Ein anderer schlief 26 Stunden lang, diesmal im Bett. Ein dritter wurde in gefährlichem Maße teilnahmslos im Straßenverkehr, ein vierter wurde schwindelig und rannte gegen alles."
* Plötzliches Verlangen nach Süßigkeiten.
* Unterschenkel und Füße eiskalt [bei drei Prüfcrn].
* Besserung der Symptome nach einer gehaltvollen warmen Mahlzeit, nach einem warmen Bad und nachdem man morgens lange im Bett geblieben ist.
* Magenbeschwerden nach Fisch.

Es mag nützlich sein, Vrijlandts Ergebnisse mit Swans Arzneimittelbild von *Ovi gallinae pellicula* zu vergleichen.
1883 von Swan [partiell] geprüft.

VERGLEICHE

Calcium carbonicum. Silicea.

WIRKUNGSBEREICH

Weibliche Organe. Schleimhäute. Herz. Unterer Rücken [Lenden- und Sakralbereich].

LEITSYMPTOME

G Depression, vor der Menses.
„Verdrießlich und unzufrieden, weil der Menstruationsfluss nicht stärker war." [Swan]

G Tiefgründige Zustände von Melancholie, ohne bekannte Ursache, die rasch verschwinden, wie Wolken nach einem Regenschauer, und alles erscheint wieder hell und heiter. [Swan]

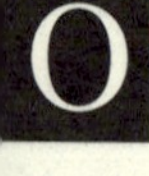

A BESCHWERDEN durch ÜBERANSTRENGUNG oder ÜBERBELASTUNG.

A Frösteln.

A < Druck und Berührung.

[Abdomen; Brüste; Ovarien]
Druck der Kleidung unerträglich.
„Bänder an Handgelenken, Armen, Taille oder Strumpfbänder unerträglich.“ [Swan]

A < Vollmond.

A Schmerzen beginnen und verschwinden *plötzlich.*

A < MENSES.
Vorher: Depression; dumpfe Schmerzen im Unterleib; kochendheiße Leukorrhœ; Kopfschmerzen.
Während: übelriechender Atem; Auftreibung des Abdomens; herabdrängende Schmerzen; Schläfrigkeit; Rucken beim Einschlafen und im Schlaf.
Nach: Harninkontinenz; Leukorrhœ; Brüste schmerzhaft empfindlich; Kleidung unerträglich.

A Schwindel beim treppab Gehen.
[Oder beim Gehen auf schmalem Streifen über dem Boden.]
& Furcht zu fallen.
& nach Luft schnappen.
[vgl. die Furcht von *Calcium carbonicum* Kindern vor dem Schwebebalken im Turnunterricht.]

K Empfindung von schwerer Erkältung, Niesen mit Katarrh.
& aufgesprungene Lippen.
Schwere Erkältung mit ungewöhnlichem Schleimfluss, drei oder vier Taschentücher voll am Tag. Verursachte Engegefühl in der Brust, starkes Beklemmungsgefühl und heftigen Husten. Ließ plötzlich nach.
[vgl. Pullus gallinaceus: „Leichtes Erkältungsgefühl mit wässrigem Sekret aus dem rechten Nasenloch. Bei einer anderen Prüferin ging die verstopfte Nase nach dem sechsten Tag mit dickem grünem Sekret und Krusten auf. Mehrere Leute hatten eine Empfindung von Offenheit in der Nase nach der Prüfung.“]

K Stark übelriechender Atem mehrere Tage lang vor der Menses.

K Geschmack nach frischen Eiern im Mund.
Überaus saurer Speichel.

K *Magen.*
Nervöse Dyspepsie & Trübsinn, Schwäche und Schlaflosigkeit.
„Empfindung von einer harten Kugel oder Kloß im Bereich des Epigastriums, mit Ausdehnung vom unteren Ende des Brustbeins hindurch in den Rücken, als hätte sie eine ganze Kartoffel verschluckt, und die habe sich dort festgesetzt - dabei starke Schmerzen im Sakralbereich.“ [Swan]

K Harninkontinenz beim Niesen oder Husten.
Nach Ende der Menses.

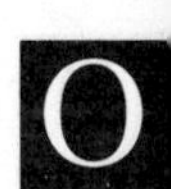

K WEIBLICHE GENITALIEN.
EMPFINDUNG von HERABDRÄNGEN im UTERUS.
„Empfindung von Schieben und Strömen im Uterus, als könnte das Blut in Strömen herausfließen.“ [Clarke]

K Anfallsartige neuralgische oder kongestive Schmerzen im *linken Ovar.*

& Kleider unerträglich.
Schmerzen *dehnen* sich zur linken Hüfte, Lendenbereich, Rücken oder Herz aus. [Voisin]

K Rückenschmerzen, mit Empfindung als ob ein Wirbel aus dem Lendenbereich herausgefallen sei, und als sei die Wirbelsäule mit Schnüren zusammengebunden.
Hitzegefühl im Sakralbereich.

NOTIZEN

OXYTROPIS LAMBERTI **Oxyt.**

ZEICHEN

Oxytropis lamberti. Tobsuchtskraut. Spitzkiel. Fam. nat. Leguminosæ.
Von Westminnesota bis Montana und Arizona südwärts nach Mexiko, ebenso im Westen Kanadas wächst Oxytropis in üppiger und großflächiger Verteilung auf sandigem Boden. Es ist eine mehrjährige Pflanze mit staudenartigen oder leicht strauchartigen Stämmen, das Blattwerk bleibt im Winter grün, wenn Gras knapp ist und zieht somit Tiere an, die es sonst wahrscheinlich instinktiv vermeiden. Die Pflanze scheint nicht in allen Jahreszeiten oder an allen Standorten gleich giftig zu sein, und es ist bezweifelt worden, ob die aktiven Eigenschaften, die sie besitzt ein normaler Bestandteil der Pflanze ist. Die Viehhüter sagen, dass sie bei Tieren, die davon fressen, Vergiftungserscheinungen hervorruft und ein herausragendes Symptom ist der 'loco' Zustand, in dem die Koordinationsfähigkeit verloren oder stark eingeschränkt ist. Sie haben Schwierigkeiten ihre Gangart Veränderungen im Gelände anzupassen. Ein Pferd läuft über ebenen Boden, aber findet es extrem schwierig, eine Anhöhe oder Vertiefung im Boden zu überwinden, oder, wenn es bergauf geht, hat es anfänglich extreme Schwierigkeiten bei einer Bodensenkung. Es ist schwierig, wenn es stille steht, es zum gehen zu bewegen und ebenso schwierig es zum Stillstand zu bekommen, wenn dies erwünscht ist. Dasselbe gilt für das Fressen und andere Notwendigkeiten. So ein Pferd wird 'locoed' genannt. [Anshutz]
Astragalus und Oxytropis werden beide 'Locoweed' [Narrenkraut] genannt. Beide Gattungen gehören zu den Leguminosæ und lassen sich nur schwer voneinander unterscheiden. Ein Unterschied ist der, dass bei der Oxytropis [vom griech. *oxys*, scharf, und *tropis*, Kiel] der Kiel der Korolle eine scharfe aufrechte Spitze hat. Diese beiden Gattungen sind durch etwa 100 Arten in Nordamerika vertreten. Manche Arten sind in bestimmten Standorten oder wenn sie auf bestimmten Böden wachsen viel giftiger als anderswo. Dasselbe Phänomen tritt bei *Lathyrus sativus* auf. Die Toxizität von 'Locoweed' Pflanzen wird *Barium* zugeschrieben.

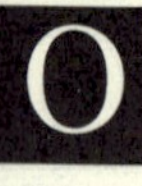

„*Astragalus bisulcatus, A. scobinatulus, A. convallarius* und A. pectinatus wachsen auf Böden aus den Kreidezeitschichten. 1946 klassifizierte Mathews die als giftig bekannten

Astragali nach den Krankheitssymptomen, die sie erzeugen, in zwei Gruppen. In der ersten Gruppe betreffen die Symptome die sensorischen und motorischen Nerven, nicht aber die Atemnerven; die Toxizität ist konstant; das toxische Prinzip, ein Alkaloid, ist kumulativ. Hier plaziert er: *Astragalus mollissimus, A. lentiginosus, Oxytropis lamberti und O. saximontana.*“ [Muenscher]
Das gesamte Bild, besonders die Monomanie, die ‘befriedigte Teilnahmslosigkeit’ das Intoxikationsgefühl und die Empfindung von Instabilität im Stehen oder Sitzen erinnert an das Phänomen der Drogenabhängigkeit, umso mehr als Tiere, die Oxytropis fressen, „Sklaven der Pflanze werden und nicht von ihr fern gehalten werden können.“ Solche Tiere „verfallen, magern ab, lassen den Kopf hängen, Augen halb geschlossen; fangen plötzlich an, nach eingebildeten Feinden auszutreten; sie sind nicht bösartig, aber man kann nicht mit ihnen arbeiten, da sie nicht wissen, wann sie anfangen oder aufhören, zu welcher Seite sie sich drehen müssen, wie den Schritt verändern oder sich an Veränderungen der Steigung anpassen.“ [Clarke]
Eingeführt und geprüft [1887] von Gee an 6 Personen [2 Männer, 4 Frauen]. Auch 1895 von Gentry an 3 Personen geprüft.

VERGLEICHE

Lathyrus. Argentum nitricum. Lolium. Oxalicum acidum. Barium carbonicum.

WIRKUNGSBEREICH

Nervensystem.

LEITSYMPTOME

G Verlangen allein zu sein.
Abneigung zu arbeiten oder zu sprechen.
„Zufriedene Teilnahmslosigkeit gegen alle Einflüsse und Interessen.“ [Gentry]
Symptome < wenn man daran denkt [bes. monomanische Tendenzen].

G Träume von Streit.

A Schmerzen gehen von rechts nach links.
[Abdomen; Hoden]

A Schmerzen [in den Extremitäten] kommen und gehen plötzlich,
Muskeln anschließend schmerzhaft empfindlich und steif.

A Verlust der Kontrolle über Bewegungen von Körper oder Gliedmaßen.
Patellarreflex verloren [vgl. *Lath.*].

A *Tastsinn* verloren oder stark eingeschränkt.

A < Unmittelbar nach dem Essen.
> Eine Stunde nach dem Essen.

A Durstlosigkeit.
Große Trockenheit im Mund morgens beim Erwachen.

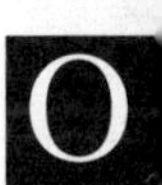

A Kein Sexualtrieb [Männer] oder Potenzschwäche.
Schmerzen in den Hoden und entlang der Samenstränge und die Oberschenkel abwärts.

A > Nach Schlaf.

A ZITTERN & LEEREGEFÜHL.
K Starkes Druck- und Völlegefühl im Kopf.
< Bewegung der Augäpfel.
> Nach Schlaf.
& Instabilität im Stehen oder Sitzen.
Kopf sehr empfindlich auf der Seite, auf der man liegt.
K Nase fühlt sich an wie sonnenverbrannt; rot und glänzend, v.a. an den Nasenflügeln.
Druckgefühl über dem Nasenrücken.
K Harndrang wenn man daran denkt.
K Taubheitsgefühl, wie verdichtet oder hölzern, um und in der Wirbelsäule.

RUBRIKEN

GEMÜT: *Delusion* meint das Bewusstsein zu verlieren [1]; meint zu fallen, im Stehen [1]; hält Organe für hohl [1]. Aversion gegen *Gemeinschaft* [2]. *Kleptomanie* [1].
ALLGEMEINES: *Periodizität*, jeden zweiten Tag [1]. Äußeres *Taubheitsgefühl* [1]. *Warme* Räume < [1].

NOTIZEN

OZONUM

Ozon.

ZEICHEN

Ozon

Ozon - eine triatomische Form von Sauerstoff im Unterschied zur gewöhnlichen diatomischen Form - ist ein Gas mit scharfem Geruch. Ozon ist nach Gewittern auf der Erdoberfläche vorhanden. In flüssiger Form ist es tief- bis dunkelblau, in fester Form schwarz. Bei normalen Temperaturen und in verdünnter Form ist es recht stabil, doch konzentriert ist es hochexplosiv und stark reizend. Flüssiges Ozon bleibt bis zu Temperaturen von -120°C explosiv, bei normalen Temperaturen hat es eine stark oxidierende Wirkung. Die älteste Verwendung von Ozon ist die der Reinigung von Trinkwasser, was seiner hervorragenden Fähigkeit, Bakterien abzutöten zu verdanken ist. Gegenüber Chlorverbindungen hat Ozon den Vorteil, dass es keinen unangenehmen Geschmack hat, und dass die Salze, die den Geschmack im Trinkwasser erzeugen, erhalten bleiben. Ozon wird auch häufig zur Reinigung der Luft verwendet, etwa in Theatern, Kinos, Untergrundbahnen usw. Seine Wirkung beruht auf der Oxidation von Ausatmungsprodukten und organischen Sekretionen. An Orten, an denen Verwesung vermieden werden soll, wie in Schlachthöfen, macht man sich ebenfalls die sterilisierende Wirkung von Ozon zunutze. In solchen Fällen jedoch nähern sich die benötigten Konzentrationen toxischen Grenzwerten oder überschreiten diese. Ozon wird

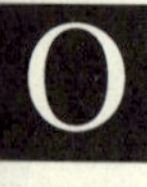

ferner als Bleichmittel für allerlei Produkte verwendet wie Wäsche, Elfenbein, Zucker, Garn usw. Es wird auch zur künstlichen Alterung von Essig und Wein gebraucht, bei der Abfüllung von Bier in Flaschen sowie bei der Herstellung von Tee und Tabak.
Die Ozonschicht, die das Leben gegen schädliche Sonneneinstrahlung schützt, befindet sich in einer Höhe von 20 - 25 km über der Erdoberfläche. Hier wird durch natürliche Kräfte eine Mischung von Gasen erhalten, die atomaren Sauerstoff, gewöhnlichen Sauerstoff und Ozon einschließen. Die Mengen jeder Form schwanken je nach Tages- und Jahreszeit als Reaktion auf die Sonneneinstrahlung, Temperaturveränderungen und andere katalytische Einflüsse. Ozon, das in der unteren Atmosphäre durch Industrie und Autoabgase erzeugt wird, ist ein Verschmutzungsprodukt. Es zerstört die Vegetation und kann mit Atembeschwerden in Verbindung gebracht werden. Die Rate der Ozonbildung in der Ozonschicht entspricht der Rate des Verbrauchs. Über einen langen Zeitraum der geologischen Zeit ist dies generell im Gleichgewicht geblieben. Nun aber scheint es durch menschliche Aktivitäten beeinträchtigt zu werden, indem ozonzerstörende Chemikalien in die Atmosphäre abgesondert werden. Diese Chemikalien - Produzenten der sog. freien Radikal - betreffen vor allem Chlor, Kohlendioxid und Fluor-Chlor-Kohlenwasserstoffe [FCKW, weit verbreitet als Aerosol-Treibgase, Kühlstoffe, Wirkstoffe in Plastikverpackungen und Reinigungsflüssigkeiten. Die Zerstörung der Ozonschicht würde zu höheren Graden ultravioletter Strahlung auf der Erdoberfläche führen, was wiederum den Hautkrebs bei Menschen steigert, die der Sonne ausgesetzt sind. Ozon und Wasserdampf in der Atmosphäre absorbieren Sonnenstrahlen, und die Erhitzung und Ausdehnung der Luft, die sich daraus ergibt, sind die Hauptdeterminatoren der Schwankungen in der Atmosphäre.
Zuerst von Wissenschaftlern in der späten siebziger Jahren nachgewiesen ist die Abnahme der Ozonkonzentration in der Ozonschicht seither international Anlass zur Besorgnis. Die massivsten Abnahmen finden in den Polargebieten statt, wo die Ozonkonzentration zeitweilig jedes Frühjahr abnehmen, was zu einem 'Ozonloch' führt, dessen Größe anscheinend jährlich zunimmt.
Dass die Ozonschicht dünner wird, trägt zu dem Treibhauseffekt bei, einer globalen Erwärmung, verursacht durch den Anstieg von Kohlendioxid in der Atmosphäre. Die Ozonschicht schützt das Wachstum von Phytoplankton im Meer, Organismen, die für die Aufnahme von Kohlendioxid unerlässlich sind.
Sauerstoff, insbesondere in seiner allotropischen Form - Ozon - ist hochaktiv. Es gehört zur Gruppe 6A des Periodensystems, zusammen mit Schwefel, Selen, Tellur und Polonium. Diese fünf Elemente werden die *Chalkogene* genannt, griech. *chalkos*, Erz, und *genus*, Erzeugung, weil die meisten Kupfererze Verbindungen sind, die Sauerstoff und Schwefel enthalten, mit geringen Mengen von Selen und Tellur. Das leichteste Mitglied, Sauerstoff, besitzt physikalische und chemische Eigenschaften, die sich eindeutig von denen der schwereren Mitglieder unterscheiden. Elementarer Sauerstoff und Schwefel zeigen in ihren Eigenschaften keine Ähnlichkeit mit Metallen, hingegen Selen und Tellur sind elektrische Leiter, wen sie Licht ausgesetzt sind. Polonium ist ein Metallleiter. Alle Chalkogene neigen dazu Verbindungen einzugehen, v.a. mit Wasserstoff oder den reaktivsten Metallen, wie den Alkalimetallen und den alkalischen Erdmetallen.

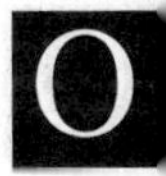

Allen erwähnt die Symptome einer Arzneimittelprüfung von Ozonum durch Dewar, McKendrick und zwei weitere Personen. Diese wurde mittels Inhalation von Ozon durchgeführt. „Auf das Experiment folgte heftiger Reizhusten und Niesen und fünf bis sechs Stunden lang danach ein Rohheitsgefühl in Hals und Atemwegen."
Swan führte eine Arzneimittelprüfung mit potenziertem *Sauerstoff* durch. Drei

Symptome ragten heraus: Flatulenz, Schleimsekretion aus der Nase und Husten.
Seit der Einnahme von Oxyg. 200 litt Swan „deutlich unter hochgradiger Flatulenz, die bei der Stuhlentleerung in großer Menge abging; der Flatus scheint sich im Rektum anzusammeln; in der Regel unbemerkt, außer dass Stuhldrang erzeugt wird; fürchtet den Abgang, wenn er keinen Stuhl entleert, wegen des Stuhldranggefühls."
Nase: „Große Menge von verhärtetem Schleim in der Nase in allen Härtestadien, verursachen häufigen Drang, in der Nase zu bohren, und morgens, entleert beim Schneuzen Klumpen, die in der Regel fest, undurchsichtig, weißlichgelb sind."
Der Husten verursachte Swan so starke Beschwerden, dass er drei verschiedene Mittel nahm, um die Wirkung aufzuheben. Berridge verzeichnet einen Fall von Husten hervorgerufen durch Kitzeln im Hals und verursacht Wundheit der Brust, der zwischen 2 und 3 Uhr auftritt und in Rückenlage gelindert ist; geheilt durch eine Dosis Oxygenium CM.
Hering schreibt: Oxygenium hat periodische Symptome, die jeden Tag früher auftreten, Hydrogenium jeden Tag später.
1993-94 von Schadde mit 45 Personen [20 Männer, 25 Frauen] geprüft.

VERGLEICHE

Sulfur. Pulsatilla. Hydrogenium.

WIRKUNGSBEREICH

Gemüt. Schleimhäute [Augen; Nase; Hals; Larynx]. Kopf.

LEITSYMPTOME

G Interpretation des homöopathischen Ozons durch die Chemie.
„Der *Ozonmensch*, kann im großen und ganzen eine Person sein, die das Leben leicht nimmt [geringe Dichte] allerdings nur unter bestimmten Umweltbedingungen [atmosphärischer Druck und Temperatur], sehr empfindlich gegen Temperatur- und Raumveränderungen ist und nur begrenzt mit Belastungen umgehen kann. Er kann bei hohen Temperaturen recht ruhelos sein oder sehr produktiv [kinetische Energie bei hoher Temperatur erhöht], und bei niedrigen Temperaturen weniger produktiv sein. Er kann empfindlich gegenüber Gerüchen reagieren [Ozon hat Geruch]. Der *Ozonmensch* kann unter Druck und extremen Bedingungen instabil und unzuverlässig sein [er kann ein Sauerstoffatom verlieren]. Er kann viel Energie haben [vor dem Zerfall] oder wenig [nach dem Zerfall], bis zu vollständigem Zusammenbruch, mit raschem Rückprall kurz darauf. Diese Züge können sich bei der Arbeit zeigen oder in zwischenmenschlichen Beziehungen. Er kann ein Einzelgänger sein, unabhängig, introvertiert, kommt in einer Gruppe nicht gut zurecht, ist individualistisch [in Form von O3], bis zu dem Moment, wenn etwas seine Energien auslaugt und er unter äusserem Stress zusammenbricht. Er zeigt wenig Nachgiebigkeit; bereits unter geringem Druck, kann er bereits mit etwas Drastischem reagieren. Dann bildet er molekularen und atomaren Sauerstoff. Dies ist ein seltsames und sonderliches Symptom von *Ozon*. In dem *Sauerstoffzustand*, versucht er sich an irgendetwas oder jemand beliebigen anzuheften [Oxidationsprozess]. Zu diesem Zeitpunkt braucht er vielleicht Menschen um sich, Gesellschaft bessert, so stark, dass er sich an sie anklammern kann [wenn $O_3 = O + O_2$]. Während des Anklammerns an andere, fühlen sich manche ausgelaugt,

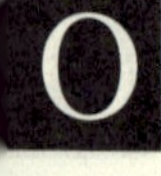

energielos und müde [tder Oxidationsprozess – Alterung setzt ein], manche jedoch fühlen sich geschützt [Entwicklung einer passiven Schicht auf manchen Metallen], energiegeladen, gestärkt. Der *Ozonmensch* kann formlos sein [Gas hat keine definierte Form], und schwerer als der *Sauerstoffmensch* [Molekulargewicht 48 gegenüber 32]. Er kann Wutanfälle haben mit möglicherweise starken Explosionen [Zerfall]. Seine körperliche Erscheinung kann sich unter bestimmten Umständen unter Zwang ändern [von gasförmig zu flüssig zu fest] – von einer sehr lockeren zu einer strukturierten Person werden, doch nicht aus freiem Willen. Der *Ozonmensch* hat viel Energie, kann sexuell sehr aktiv sein, häufig die Partner wechseln, Liebesbeziehungen mit verheirateten Personen haben, Dreiecksbeziehungen bilden [Ozon hat drei Atome in einem Molekül]. Wenn das Leben glatt läuft, kann er treu sein, eine Familie gründen, doch er stellt keine richtige Verbindung mit dem Ehepartner oder Kind her [Ozon im O_3 Zustand verbindet sich mit keiner anderen Substanz – es ist in ausgeglichenem Zustand]. Er kann einen unangenehmen Körpergeruch haben [dem Ozon eigener Geruch]. Er kann in einer Gruppe von Menschen auffallen [Ozon ist blau] und Schwierigkeiten haben, sich auf ein Thema zu konzentrieren [gasförmiges Ozon schwebt]. Der *Ozonmensch* kann neue Ideen haben und in einer Reihe kreativer Projekte engagiert sein [Ozon wird in der Entwicklung neuer Produkte verwendet]. Er mag womöglich offenes Gelände, Natur, Freiheit. Donner und Blitz bessern [Ozon entsteht nach Blitzstrahlung]. Empfindlich gegen Wetterumschwung. Weggetreten, Tagträume. Er kann viel Raum einnehmen, wenn dieser gewährt wird [niedrige Dichte – großes Volumen]. Im O_3 Zustand kann er helle Farben wählen, während er im Zerfallzustand dunkle Farben trägt [Oxidation]. Er kann an Projekten beteiligt sein, die mit Wasserreinigung, Abwasserdesinfektion, elektrischen Generatoren, dem Erschaffen neuer Zusammensetzungen, Bakterienzerstörung zu tun haben [dies ist der Anwendungsbereich von Ozon]. Im dissoziierten Zustand zeigt er Eigenschaften von molekularem und atomarem Sauerstoff. Die klinische Pathologie von *Ozon* kann mit Atemwegsbeschwerden im Zusammenhang stehen, wie etwa Asthma, Husten, Sinusitis, Lebervergiftung [giftiges Gas], Infektionen, myalgische Enzephalomyelitis." [Catherine Sharfstein, *Interpretation durch Chemie,* in O3zone: Eine homöopathische Arzneimittelprüfung, 1997]

G EUPHORIE.

Euphorie # Apathie.

Euphorie # Trübsinn.

„Stimmungsschwankungen, kann jeden Augenblick wechseln, bis hin zu gesteigerter Empfindlichkeit." [Schadde]

G NERVÖS, SPRUNGHAFT. REIZBARKEIT.

Aufgeregt durch Geräusche; bei Befragung.

Neigung zu Gewalttätigkeit, Heftigkeit.

„Völlig aufgedreht, gereizt und ärgerlich. Aggressiv mit Fluchen und …, bis hin zu Bösartigkeit ohne Schuldgefühl. Gleichgültigkeit, innere Kälte, emotionslos. Gefühl innerer Leere. Gefühl als sei ich tot, gefühlloser Stein." [Schadde, *Hom. Links* 1/96]

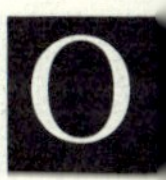

G TRÄNENREICH.

Wenn man allein ist. > Trost.

G Geistige Untätigkeit.

GEDÄCHTNISSCHWÄCHE, *weiß nicht mehr, was man gerade gedacht hat.*

G *Wünscht sich den Tod, während Kopfschmerzen.*

G Träume von *ergebnislosen Bemühungen; Reisen; schwarzen Farben; weißen Farben.*

G „Empfindung zu schweben, wie ohne Kontakt, gebe keine Gelegenheit zur Annäherung, Gefühl, als ob ich neben mir selbst stehe, nicht am Geschehen teilhabe, wie von einer Schicht umgeben.“ [Schadde]

A SCHLAPPHEIT und MÜDIGKEIT.
V.a. am Morgen.
Bedürfnis, sich tagsüber hinzulegen.
„Ein Allgemeinsymptom, das fast alle Prüfern erlebten, war die extreme Müdigkeit, ein Erschöpfungsgefühl. Schweregefühl, wie von einer Bleischürze.“ [Schadde]

A Frostgefühl.
V.a. *während der Menses.*

A Reichlich übelriechender Schweiß.

A Kein Appetit [trotz körperlicher Anstrengung].
Oder: gefräßiger Appetit wegen Leeregefühl im Magen.
Brennender Durst.

A *Erholsamer Schlaf.*

A *Farben.*
Fühlt sich von Schwarz angezogen. Delusion, meint der Boden ist von schwarzem Schnee bedeckt.
Schwarze Punkte schweben vor den Augen.
Lidränder gerötet. Nasenlöcher, Nasenspitze, Lippen, Fingerspitzen gerötet.
Rote Farbe vor den Augen während Kopfschmerzen. Grüner Hof um Lichtquellen. Blaue Ringe um die Augen. Blaue Fingerspitzen [bei Kälte].
Weiße Flecken in den Achselhöhlen. Weiße Flecken auf Findernägeln.

A *Schwindel & getrübte Sicht.*
Plötzlicher Schwindel; & Übelkeit.

K Kopfschmerzen.
Schmerzen *drückend* oder *stechend* [Hinterkopf].
& Nackenschmerzen.
& Photophobie.
& Augenschmerzen.
& Geschärfter Geruchsinn.
& Verstopfte Nase [rechte Seite].
& Ruktus [vor und/oder während Kopfschmerzen].
& Häufiger Stuhldrang.

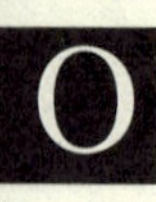

K VERSTOPFTE NASE.

K *Kältegefühl im Hals, wie durch kalte Luft; wie durch Pfefferminz.*

RUBRIKEN

GEMÜT: Abneiging gegen *Berührung* [1]; Umarmung verursacht

Beklemmungsgefühl [1/1]. *Delusion,* meint in zwei Teile geteilt zu sein, linke Seite weit und verschwommen, rechte Seite schmal und klar [1/1]. *Eifersucht,* wenn jemand anders im Mittelpunkt steht [1/1]. *Empfindlich]*; gegen Großstadtlärm [1]; gegen Läuten des Telefons [1]; gegen geringste Störung [1]; geräuschempfindlich vor dem Einschlafen [1]. *Farben,* fühlt sich angezogen von schwarzer Farbe [1]. *Fehler,* verwechselt rechts und links [1]; Fehler in der Zeit, Schwierigkeiten in der Gegenwart zu bleiben [1]. *Furcht* abends im Bett [1]; im Dunkeln [1]; & Trübsinn [1]. Sexuelle *Gedanken,* hartnäckig [1]. *Geistestrübung* nach dem Aufstehen am Morgen [1]; während Kopfschmerzen [1]; & Müdigkeitsgefühl in der Augengegend [1]. Abneigung gegen *Gemeinschaft* [2]; hält Gemeinschaft für unberechenbar [1]. *Geschwätzigkeit*, dominant [1]. *Gleichgültigkeit* [2]; # Euphorie [2]; gleichgültig gegen äußere Gegenstände [1]; leidenschaftslos [1]; durch Müdigkeit [1]. *Lachen* # Beklagen [1]; grimmig [1]. *Leichtigkeitsgefühl* [2]. *Rechnen,* gewissenhaft [1]. Veränderliche *Stimmung* [2]. *Weinen,* vergießt viel Tränen, wenn allein [1]; & grundlose Furcht [1]; > Trost [1].
KOPF: Empfindung von einer *Kugel* in der Stirn [1]; während Kopfschmerzen [1]. *Schmerzen,* Kopfschmerzen morgens beim Erwachen [1]; nehmen im Tagesverlauf zu [1]; > nachts [1]; muss die Augen schließen [1]; > Schließen der Augen [1]; < Kopfbewegung [1]; & Erbrechen [1]; & Gähnen [1]; & Nackenschmerzen [2].*Schweiß* am Hinterkopf, während Kopfschmerzen in der Stirnmitte [1/1]. *Taubheitsgefühl* & Dumpfheit [1].
AUGEN: Bedürfnis die Augen zu *Reiben* [1]; ohne > [1]. *Schwellung* der Oberlider morgens [1]; Unterlider morgens [1]. *Tränenfluss* beim Husten [1]. Rote *Verfärbung* der Lidränder [1].
OHREN: *Ohrengeräusch* beim Schneuzen [1].
NASE: *Schnupfen* mit Absonderung, & gerötete Augen [1]. Geschärfter *Geruchsinn,* empfindlich gegen ungewohnte Gerüche [2/1]; & Übelkeit [1]. *Trockenheit* # Absonderung [1]; Trockenheit > frische Luft [1]. *Verstopfung,* < Kopf nach vorn beugen [1]; > frische Luft [1]; < Sauna [1/1]; wechselnde Seiten [1].
MUND: *Schmerzen* wie wundgescheuert [1]; Zahnfleisch [1]; Zunge [1]. *Speichelfluss* in Rückenlage [1]. *Trockenheitsgefühl* [1]; Ausdehnung in den Ösophagus [1].
HALS: *Kältegefühl* [2]. *Kloßgefühl* [2]; beim Husten [1]; beim Schlucken [1]; beim Schlucken, & Übelkeit, > essen [1]. *Schluckdrang* nachts [1]; > kaltes Wasser [1]; > Linksseitenlage [1/1]; durch dicken Schleim [1]. *Trockenheitsgefühl,* > frische Luft [1].
MAGEN: *Leeregefühl* morgens beim Erwachen [1]; während Kopfschmerzen [1]; & Durst und Trockenheit der Lippen [1]. *Übelkeit*, & Frostgefühl [1]; durch ungewohnte Gerüche [1/1]; durch Husten [1]; während Kopfschmerzen [1]; & Müdigkeit [1]; > Ruktus [1].

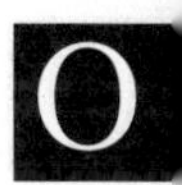

ABDOMEN: *Angst* im Abdomen [1]. Drückende *Schmerzen* im Hypochondrium, rechts dann links [1/1]; drückende Schmerzen im Hypochondrium beim Heben der Arme [1/1].

REKTUM: *Juckreiz* [2]; vor Stuhlentleerung [1]; nach Stuhlentleerung [1].
BRUST: *Juckreiz,* Axillæ [1]; zwischen Mammæ [1]. *Schweiß* Axillæ, Geruch nach Knoblauch [1]. *Schwellung* der Achseldrüsen nach der Menses [1].
RÜCKEN: *Schmerzen* Halswirbelbereich beim Drehen des Kopfes [1]; & heißes Gesicht [1]; während Kopfschmerzen [2]; Ausdehnung zu den Augen [1]; in die Stirn [1]; in den Hinterkopf [1]. *Schmerzen* Lendenbereich < Bewegung [1]; > Bewegung [1]; < Bücken [1]; > Druck [1]; > Gehen [1]; < Liegen [1]; > Liegen [1]; während der Menses [1]; im Sitzen [1]; Ausdehnung in die Nierengegend [1]; Ausdehnung in die Waden [1];
EXTREMITÄTEN: *Krämpfe* in den Füßen [1]. *Ruhelosigkeit* der Beine abends [1]; nachts [1]. Schnelles *Wachstum* der Fingernägel [1].

NAHRUNG

Abneigung: Fette und gehaltvolle Speisen [1]; Süßigkeiten [1].
Verlangen: Alkohol [1]; Äpfel [1]; kalter Apfelsaft [1]; grüne Bananen [1]; Butter [1]; gesalzene Dinge [1]; scharfe Dinge [1]; Fisch [1]; geräucherter Fisch [1]; Fleisch [1]; Gemüse [1]; kalte Getränke [1]; warme Getränke [1]; kalte Milch [1]; Nüsse [1]; gesalzene Nüsse [1]; Obst [1]; Salaten [1]; Schinken [1]; Schokolade [1]; Sekt [1]; Süßigkeiten [1]; Wein [1]; Weintrauben [1].
Schlimmer: Alkohol [1; leicht betrunken]; fette, reichhaltige Speisen [1; = Würgen]; Süßigkeiten [1; = Sodbrennen].
Besser: Eis [1; > Halsschmerzen].

NOTIZEN

PAEONIA

Paeon.

ZEICHEN

Paeonia officinalis. Pfingstrose. Fam. nat. Ranunculaceæ.
Die Gattung Paeonia soll nach Paieon benannt sein, einem Arzt im alten Griechenland, der Pluto und andere Götter mit Hilfe dieser Pflanze von Wunden geheilt hat, die ihnen wären des Trojanischen Krieges zugefügt wurden. Diese Heilerfolge machten Aesculap eifersüchtig, dessen Schüler er gewesen war, so dass Aesculap darauf sann, Paieon zu töten. Pluto jedoch war Paieon so dankbar dafür, dass er seine Wunden geheilt hatte, dass er, als er von diesen Plänen hörte, seinen Arzt vor dem Tod bewahrte, indem er ihn in die Blume verwandelte, die seinen Namen trägt.

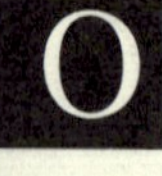

„Mit Paeonia wird vielerlei Aberglaube verbunden. In alten Zeiten meinte man, sie sei göttlichen Ursprungs, eine Emanation des Mondes, die Schafhirten und ihre Herden

beschützte und auch die Ernte vor Schäden bewahrte, böse Geister vertrieb und Stürme abwendete... Die Samen wurden zu Ketten aufgefädelt und als Zaubermittel gegen böse Geister getragen." [Grieve]
In früherer Zeit glaubten die Menschen, dass die Pfingstrose im Dunkeln Licht aussendete und somit Schutz gegen die Angriffe der bösen Geister [Alpträume] bot, die der Nacht entstiegen. „Eine Pflanze von so ungeheurer Kraft ließ sich nicht beiläufig von jemandem, der sie brauchte oder wollte, aus dem Boden ziehen. Sie musste bei Nacht ausgegraben werden, denn wenn ein Mann versuchte, es tagsüber zu tun, riskierte er, durch den Specht seine Augen zu verlieren, der die magische Pflanze bewachte." [Hollingsworth]
Dies mag nur mittelalterlicher Aberglaube sein, aber es kommt den Erlebnissen verschiedener Prüfer bemerkenswert nahe, die während der Arzneimittelprüfung schreckenerregende Träume hatten „von einem Geist oder einer Gestalt, die auf der Brust sitzt." Es gab zweierlei Arten von Alpträumen: ein Teufel, der die Gestalt einer Frau annahm, um mit Männern Geschlechtsverkehr zu haben, während diese schliefen, was 'succubus' genannt wurde, oder ein Teufel, genannt 'incubus', der den Körper eines Mannes benutzte, um schlafende Frauen zu überwältigen. Es ist nicht so bemerkenswert, dass damals Teufeln nur 'normale' sexuelle Neigungen zugeschrieben wurden. Beachtung verdient jedoch die Tatsache, dass zwei Typen von Pfingstrosen unterschieden wurden, eine weibliche und eine männliche Päonie. Dies bezog sich nicht auf das Geschlecht der Blüten, sondern auf die Form der Wurzeln. „Die Wurzel der männlichen Pflanze ist etwa einen Finger dick und eine Spanne lang, die der weiblichen hat sieben oder acht eichelförmige Triebe."
Die Pflanze stammt aus dem Mittelmeerbereich und Kleinasien, wo sie an sonnigen felsigen Berghängen wächst und auf kalkreichem Boden gedeiht.
Jahrhundertelang wurde sie als Heilpflanze verwendet, anfänglich zur Blutreinigung, um das Herz zu kräftigen und Menstruation auszulösen und später als eine Art Wunderheilmittel gegen alle Arten von Beschwerden. Die unterirdischen Anteile der Pflanze, im Frühjahr gesammelt, wurden verwendet, da es heißt, dass die Wurzel wirkungslos ist, wenn sie im Herbst gesammelt wird oder getrocknet wird. Allerdings verursachen Aufgüsse der Blüten oder Samen intensive Kopfschmerzen, Magenschmerzen, Erbrechen, Sehstörungen, Taubheit und Kälte in den Extremitäten. Es ist als ob im Verlauf der Jahreszeiten die toxischen Elemente von der Wurzel zu den Blüten und Samen aufsteigen.
Im frühen Frühling sind die Blätter und Stengel *rot*, wenn sie über dem Boden erscheinen, später werden sie bräunlichrot bis grün. In Anbetracht der gefüllten 'doppelten' Blüten, tritt die *schwellende Fülle* der unteren Region [Wurzeln] leicht in die obere Region. Die großen ledrigen Samenschoten können sowohl unreife als auch reife Samen enthalten. Die unfruchtbaren Samen sind rot und die reifen glänzend bläulich schwarz.
Pfingstrosen zeigen ihr volles Potential erst nach mehreren Jahren. Fünfzig- bis sechzigjährige Pfingstrosengruppen sind nicht ungewöhnlich und sollten soweit wie möglich in Ruhe gelassen werden. Sie zeigen ihre Abneigung gegen Ortsveränderung indem sie jahrelang sehr wenig oder überhaupt nicht blühen.
1827 von Helbig, Geyer und Hegel geprüft, weitere Prüfung von Schelling.

VERGLEICHE

Sulfur. Silicea. Nux vomica. Pulsatilla. Calcium silicatum. Kalium sulfuricum.

Differenzierung

➡ Schmerzhafte Stuhlentleerung, Ulzeration und Feuchtigkeit.

⇨ *Ratanhia:* Brennende Schmerzen nach der Stuhlentleerung; > heißes Wasser; Trockenheitsgefühl, oft mit Juckreiz, trotz Feuchtigkeit.

⇨ *Graphites:* Mehr Obstipation; Berührungsempfindlichkeit weniger stark ausgeprägt; Feuchtigkeit dicker, klebrig und übelriechend; Schmerzen nach der Stuhlentleerung nicht so heftig.

⇨ *Acidum nitricum:* Berührungsempfindlichkeit weniger stark ausgeprägt; häufige Hämorrhagien; Hämorrhoiden < warmes Wetter.

⇨ *Acidum muriaticum:* Sehr berührungsempfindlich; Ulzerierung, aber keine Feuchtigkeit; Hämorrhoiden treten hervor, bläulich, überaus schmerzhaft, > warme Anwendungen.

⇨ *Lycopodium:* Sehr berührungsempfindlich; Ulzerierung, aber keine Feuchtigkeit; Flatulenz; Leber; Hämorrhoiden > heißes Bad.

⇨ *Acidum sulfuricum:* Feuchtigkeit; berührungsempfindlich; keine anhaltenden Schmerzen nach der Stuhlentleerung; Juckreiz am Anus; übelriechende, häufig blutige Feuchtigkeit.[1]

WIRKUNGSBEREICH

REKTUM. Blase. Bronchien. *Adern.* ZNS. * Rechte Seite.

LEITSYMPTOME

G Überempfindlich.

„Wie das Gewebe empfindlich gegen Druck und Verletzung ist, so ist auch das Gemüt empfindlich."

G ALPTRÄUME.

Träume furchterregend; „von einem Gespenst, das auf seiner Brust sitzt und Atembeklemmung verursacht, so dass er oft ächzend erwachte," „von einer Gestalt, die auf seiner Brust sitzt und ängstliche Atmung verursacht."

Somnambulismus.

A KONGESTION.

Blutandrang in Kopf, Gesicht, Brust, Anus.

Hitze in der Haut; wie durch Nesseln.

Glühende Hitze und gerötete Augen und Gesicht.

Hitze in Hals und Schlund, < Räuspern.

Brennende Harnentleerung.

A *Schwellungsgefühl.*

Beschwerden der Blutgefäße, v.a. *Venen.*

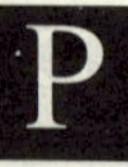

A < Kaltes, nasses Wetter.

A < Frische Luft [Prickeln, Juckreiz und Sticheln in der Haut].

A < *Warme Räume* [Schweregefühl im Kopf; Schwindel; Übelkeit].

A < *Berührung.*

< *Druck.*

A Bedürfnis zu gehen; muss laufen.
Übermäßige Schmerzen im Anus, lang anhaltend nach der Stuhlentleerung; muss aufstehen und herumlaufen.

K ANUS; Fissuren oder Fisteln.
HÄMORRHOIDEN [gestaut, purpurrot].
Schmerzen brennend, splitterartig.
< Berührung; Abwischen nach der Stuhlentleerung.
& Nässen, Feuchtigkeit.
& Heftige Schmerzen während und nach der Stuhlentleerung.
In der Regel *keine* deutliche Obstipation. [Voisin]
* Die Verschlimmerung durch Berührung kann so intensiv sein, dass der Patient während der Stuhlentleerung die Gesäßbacken auseinander spreizen will. [Voisin]

K Unerträgliche Schmerzen während und nach der Stuhlentleerung [*brennende* oder splitterartige Schmerzen].
Stühle gefolgt von intensivem Frostgefühl.

K Rissige Brustwarzen; durch Reibung oder unablässigen Druck [der Kleidung].
< Berührung; Reiben.
& Feuchtigkeit; Ulzerierung.

K *Dekubitus* am Steißbein.

K Reizung der Haut durch *Reibung* oder anhaltenden Druck [der Kleidung oder *Schuhe*].
Besonders an Fußrücken oder Sohlen, Zehen, Fersen.
< Berührung; Reiben.
& feuchtes Nässen.
& Ulzerierung; serpiginös; fahle Verfärbung.

RUBRIKEN

GEMÜT: *Auffahren* beim Einschlafen [1]. *Beschwerden* durch schlechte Nachrichten [1]. *Furcht* mit jemandem zu reden [1/1]. Stumpfheit der *Sinne* beim Eintreten in warmen Raum nach einem Gang [1/1]. *Träume* von Gespenstern [1]; von Streit [1]; vom Tod von Verwandten [1].
SCHWINDEL: Durch *Hitze* im Raum [1; *Lyc., Puls.*]. Mit *Übelkeit,* > Wasser trinken [1].
KOPF: *Schmerzen,* Kopfweh & Nackenschmerzen [1]; drückende Kopfschmerzen am Morgen [1]; drückende Schmerzen im Hinterkopf am Morgen [1]. *Schweregefühl* am Morgen [1]; in warmen Räumen [1].
OHREN: Empfindung von *Schlägen* oder Stößen in den Ohren [1].
NASE: *Juckreiz,* Krabbeln und Kitzeln an der Nasenspitze [1; **Caust.**]. *Trockenheit* innen morgens im Bett [1]; abends [1].
GESICHT: *Kribbeln* der Oberlippe [1; Hydrog.].
MAGEN: Brennende *Schmerzen* nachts [1]. *Übelkeit* > Trinken [1; **Bry.**]; Übelkeit in warmen Räumen [1].

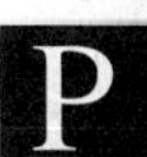

ABDOMEN: *Schmerzen,* Kolik quer durch das obere Abdomen [1].
REKTUM: *Feuchtigkeit,* stinkend [1]; nach der Stuhlentleerung [1]. *Fistel,* Perineum [2; *Caust.*]. Gestaute *Hämorrhoiden* [3]; Hämorrhoiden verhindern Stuhlentleerung [2]; Schmerzen < Abwischen nach der Stuhlentleerung [3].
BRUST: *Aufgesprungene* Brustwarzen [2]. *Schmerzen* im Herzen mit Ausdehnung in die linke Scapula [1]. *Ulzerierung* der Brustwarzen [2].
RÜCKEN: Bohrende *Schmerzen* im Dorsalbereich, linke Scapula, > Bewegung [1/1]; stechende Schmerzen im Rücken, > Kratzen [1].
EXTREMITÄTEN: *Jucken* an den Waden, > Reiben [1]. *Schweregefühl,* müde Glieder beim Gehen [1; **Pic-ac.**].
SCHLAF: Schlaf *gestört* durch Träume [1]; durch Hitze [1].

NOTIZEN

PARAFFINUM

Paraf.

ZEICHEN

Paraffin.
Gesättigter Kohlenwasserstoff der Methanreihe, gasförmig, flüssig oder fest. Es ist eine geschmacklose, geruchlose, fettige Substanz, die der Wirkung von Säuren und Basen widersteht. Das Interessante an dieser Substanz ist in dem Namen impliziert, abgeleitet von *parum*, wenig, und *affinis*, Affinität, so genannt wegen der geringen Tendenz zu chemischer Reaktion. Bei der Destillierung von Petroleum ist *Naphtalin* die erste Substanz, die sich bildet; Paraffin ist die nächste. Naphtalin ist ein aromatischer Kohlenwasserstoff und die Basis für unzählige Verbindungen, Paraffin hingegen ist ein azyklischer Kohlenwasserstoff [Ggs. zu aromatisch]. Paraffin mit einem hohen Ölgehalt, und daher als Gleitmittel nützlich, wird Petrolatum genannt, besser bekannt unter dem Namen Vaseline.
Die weltweite Produktion von Paraffinölen übertrifft eine Million Tonnen pro Jahr bei weitem. Manches davon endet als Kerzen der unterschiedlichsten Sorten. Die Verpackungsindustrie verwendet viel davon - z.B. Kartonbehälter für Milch und Fruchtsäfte sind innen mit einer dünnen Schicht Paraffin überzogen. Es wird auch auf Plastikverpackungen für Obst verwendet [zur Verhinderung von Kondensierung] sowie an Süßigkeiten und Kaugummi [Zusatz 905]. Paraffin wird verwendet, weil es geschmack- und geruchlos ist, nontoxisch und widerstandsfähig gegen Luft und Feuchtigkeit. Käse, Eier und Orangen sind durch eine dünne Schicht Paraffin gegen Dehydrierung und Infektion durch Pilze und Bakterien geschützt.

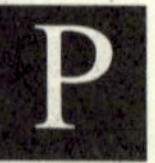

Paraffin wird auf unzählige weitere Arten verwendet: Streichhölzer, Reinigungsmittel, Kohlepapier, Grundprodukt in der Kosmetik- und pharmazeutischen Industrie, Lacke und Farben, Möbelindustrie [Hartfaserplatten], Metallindustrie [antikorrosiv] und Kunststoffe [Weichmacher].

Langzeitliche [medizinische] Verwendung als Laxativum kann die Absorption von Vitamin K und anderer fettlöslicher Vitamine beeinträchtigen.
Paraffin ist gekennzeichnet durch Untätigkeit. In chemischen Begriffen ist es daher analog zu untätigen Gasen, kostbaren Steinen und kostbaren Metallen. Doch „die Symptome der Arzneimittelprüfung, die an Personen beiderlei Geschlechts durchgeführt wurde, sind sehr auffallend."
Geprüft von Wahle.

VERGLEICHE

Sulfur. Nux vomica. Calcium carbonicum. Alumen. Aurum sulfuricum.

WIRKUNGSBEREICH

Verdauung. Rektum. Weibliche Organe. Augen.

LEITSYMPTOME

A Wandernde Schmerzen; Ausdehnung von einer Partie zur anderen.
Ständige Veränderung von Symptomen.
A Immer hungrig. Oder:
Ständiges Sättigungsgefühl.
A Abneigung gegen Tabak [Rauchen = Magenschmerzen].
A *Durst.*
A < Stehen und Gehen [Schmerzen in Magen und Abdomen].
A > Ruhe.
A *Scharfe Schmerzen.*
Messerartige Stiche [Kopf; Magen; Abdomen; Brust; Leisten].
TRANSVERSAL.
Wie durch einen Nadelstich [unter den Oberlidern].
Empfindung wie von Stromstößen in allen Gelenken.
A Empfindung wie *verdreht, verrenkt.*
[Stirn; Gesicht; Zähne; Magen; linkes Hypochondrium; Abdomen; Waden; Gelenke]
A Menses.
Blut rötlich-schwarz und in großer Menge.
< Stehen; Gehen.
& Empfindung von äußerer Kälte und innerer Hitze.
& Durst.
A Empfindung als würde der ganze Körper vor und zurückschwanken.
K *Augen.*
Gerötete Lider, wie nachdem man geweint hat.
Empfindung von Fett auf den Augen.
Ständiges Feuchtigkeitsgefühl in den Augen.
Tränenfluss und Juckreiz der Augen morgens beim Aufstehen. Augen werden feucht, wenn man irgendeinen Gegenstand eine Zeitlang fixiert.

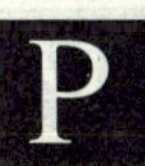

K Schmerzen [Krämpfe] im Magen.
Muss langsam und vorsichtig atmen.
< Tief einatmen.
> Arm gegen der Magen drücken und pressen.
& Herzklopfen.
& Gesicht und Hände heiß und gerötet.
& Heißer Schweiß am Oberkörper, v.a. Stirn.
Gefolgt von häufigem Harndrang.

K Leukorrhœ [süßlicher Geruch; milchig] oder Pruritus vulvæ.
& Schmerzen von einem Darmbeinkamm zum andern, als hätte ein Messer das Abdomen quer durchdrungen.

RUBRIKEN

GEMÜT: *Delusion*, Kleider zu eng [1]; meint vor und zurück zu schwanken im Sitzen [1/1].
KOPF: *Schmerzen,* wie durch einen Nagel [1]; am Scheitel [1]; an der linken Seite des Scheitels [1/1].
OHREN: *Geräusche,* Klingen, morgens [1]. *Winden* im linken Ohr [1/1].
MAGEN: *Schmerzen* im Magen # Schmerzen im Pharynx [1/1]; # Schmerzen in Hals und Wirbelsäule [1/1].
ABDOMEN: Ausstrahlende *Schmerzen* [1]. Empfindung wie von einer *Schnur* um das Abdomen [1/1].
REKTUM: *Obstipation* bei Kindern [1]; Obstipation & Hämorrhoiden [1].
STUHL: *Trockener* Stuhl & häufiger Stuhldrang [1].
HARN: Harn *brennend* heiß [1].
FRAUEN: *Schmerzen* wie Messerstiche im mons veneris [1/1].
BRUST: Wundheits*schmerz* in den Brustwarzen bei Berührung [1].

NAHRUNG

Abneigung: Tabak [1].
Schlimmer: Tabak [1].

NOTIZEN

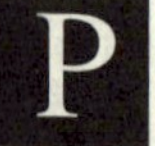

PARIS QUADRIFOLIA **Par.**

ZEICHEN

Paris quadrifolia. Einbeere. Fam. nat. Trilliaceæ.

Die Trilliumfamilie ist eng verwandt mit den Liliaceæ und wurde früher zu dieser Familie gezählt. Paris hat einen kriechenden fleischigen Wurzelstock, einen einfachen, glatten, aufrechten Stengel, in der Nähe der Spitze von vier spitzen Blättern gekrönt, aus deren Mitte eine einzelne Blüte aufsteigt, bestehend aus acht grünlichweißen Blütenblättern, acht purpurfarbenen spitzen Staubgefäßen und einem Stempel, der zu einer vollen blauschwarzen Beere reift. Die Blätter haben einen unangenehmen Geruch, die Blüte ist geruchlos. Die mehrjährige Pflanze wächst an feuchten Standorten und in feuchten schattigen Wäldern.
Die Blätter und Beeren, die giftiger sind als die Wurzel, haben narkotisierende Eigenschaften und erzeugen in großen Dosen Übelkeit, Erbrechen, Schwindel, Konvulsionen, starkes Schwitzen und trockenen Hals. Wegen der purpurnen Beere hielt man sie früher für ein Mitglied der Nachtschattenfamilie, daher der Name 'Solanum furiosum.' In Russland werden die Blätter gegen Wahnsinn verordnet.
Der Gattungsname wird auf zweierlei Art erklärt: vom lat. *par,* gleich, mit Bezug auf die Regelmäßigkeit der Blätter, oder benannt nach *Paris,* dem Sohn des Königs von Troja. Als seine Mutter vor seiner Geburt träumte, dass sie ein brennendes Stück Holz hervorbringen würde, war sie gewarnt, dass das Kind eine Gefahr für Troja bedeutete. Der junge Paris wurde daher ausgesetzt. Von einer Bärin genährt und von einem Schafhirten gefunden wuchs er unter Hirten zu einem ansehnlichen jungen Mann heran. Jahre später nahm die Geschichte eine unglückselige Wendung, als Eris [die griechische Göttin der Zwietracht, Gemahlin des Ares; von den Römern *Discordia* genannt] Streit säte, indem sie unter die Hochzeitsgäste einen goldenen Apfel warf mit der Botschaft 'für die Schönste'. Die Göttinnen Hera, Aphrodite und Athene meinten alle, der Apfel sei für sie. Um die erhitzten Gemüter zu besänftigen, rief Zeus den jungen Paris als Schiedsrichter. Die Frauen scheuten vor nichts zurück, um Paris für sich zu gewinnen. Hera versprach ihm Macht und Wohlstand, Athene Weisheit, Aphrodite aber versprach ihm die schönste Frau der Welt. Paris gab Aphrodites Angebot nach und reichte ihr den goldenen Apfel. Die anderen beiden Göttinnen waren außer sich vor Zorn und sannen auf Rache. Sie sahen ihre Chance gekommen, als Paris mit der Frau eines anderen Mannes fortging, obgleich er mit Oenone verheiratet war. Er nahm sie mit nach Troja und löste damit den trojanischen Krieg aus. Obgleich er von seinen eigenen Qualitäten überzeugt war, beschreibt Homer Paris als einen schwachen, unschlüssigen Mann. Der Legende nach repräsentieren die drei Blätter der 'Parispflanze' die drei wettstreitenden Göttinnen. Das vierte Blatt ist Paris, der sich, wie die Pflanze, nicht über die anderen erheben kann, und als Ergebnis wenig Dank für seine Mühen erhält. Die Beere repräsentiert das Streitobjekt, den umkämpften Apfel.
Geprüft von Hahnemann.

VERGLEICHE

Phosphorus. Nux vomica. Sulfur. Belladonna. Oleander. Senega.

Differenzierung

➡ Kopfschmerzen im Hinterkopf & Augenschmerzen.

⇨ *Onosmodium:* Kopfschmerzen durch Überanstrengung der Augen, aber ohne < geistige Anstrengung oder Berührung; Parese der Augen, aber keine Zerebralkongestion; Einschnürungsgefühl im Hinterkopf.

⇨ *Gelsemium:* Verschlimmerung durch Augenanstrengung weniger stark

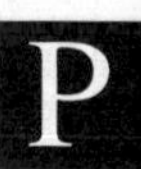

ausgeprägt; Kopfschmerzen < Wärme, Sonnenhitze, Liegen mit tief gelagertem Kopf, > profuse Harnentleerung; nicht < Berührung.

⇨ *Sanguinaria:* Nicht < Überanstrengung der Augen oder geistige Anstrengung; kongestive Kopfschmerzen oder Migräne mit Ausdehnung vom Hinterkopf zum rechten Auge; Empfindung als würden die Augen herausgedrückt.

⇨ *Cimicifuga:* Kopfschmerzen nicht kongestiv, sondern neuralgisch, nervös oder durch Beschwerden der Halswirbel; Kopf wie vergrößert; nicht < Berührung.

⇨ *Spigelia:* Neuralgische Kopfschmerzen vom Hinterhaupt zum linken Auge; Kopf wie vergrößert; < Berührung; kommen und gehen mit der Sonne; < Erschütterung und Wärme; oft & Tränenfluss.

➡ Intensive Trockenheit von Mund und Schlund.

⇨ *Paris:* Zunge und Mund sehr trocken beim Erwachen zu beliebiger Tageszeit; Zunge weiß belegt, mit rauher Oberfläche, Geschmack bitter oder verändert; dabei kein Durst.

⇨ *Lycopodium:* Trockene Zunge am Morgen & Zunge sehr steif; generell kein Belag; Geschmack bitter, fettig, salzig oder sauer.

⇨ *Dioscorea:* Zunge am Morgen sehr trocken mit dickem braunem Belag, bitterem Geschmack und ohne Durst.

⇨ *Nux moschata:* Anhaltende Trockenheit, mit paralysiertem Zustand der Zunge und völlig ohne Durst oder Geschmack.

⇨ *Pulsatilla:* Trockene Zunge, wie verbrannt, dadurch empfindungslos am Morgen; belegt mit grauem, festem, zähem Schleim, ohne Durst, dabei erdiger, schaler, oder eher bitterer, fauliger, salziger, saurer Geschmack.

⇨ *Sulfur:* Trockene, braune, belegte, rauhe Zunge am Morgen *mit Durst* und entweder bitterer, schaler, fauliger Geschmack oder häufiger *saurer* Geschmack.

[Carleton Smith, *The Homoeopathic Physician,* Jan. 1891]

WIRKUNGSBEREICH

Gemüt. Nerven. Wirbelsäule. Kopf. Augen. * Einseitig. *Linke Seite.* Rechte Seite.

LEITSYMPTOME

G Beschwerden durch Geringschätzung.
Reagiert mit Geringschätzung.

G Unhöflich und verächtlich.
Neigung, andere verächtlich zu behandeln.
„Neigung aus unbedeutender Ursache Leuten gegenüber verärgert oder mit ihnen unzufrieden und sich mit ein paar verächtlichen Worten Erleichterung zu verschaffen." [Allen]

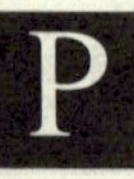

G *Angst.*
& Empfindung als säße eine Kugel im Hals oder als sei der Hals beim

Sprechen oder Schlucken eingeschnürt.

G Lebhafte Geschwätzigkeit; schubweise.
Springt von einem Thema zum andern; *spricht nur um des Sprechens willen. Schwatzt gern.* „Wohlgefallen an der Äußerung von Absurditäten."
& Närrische Gesten.

G Erregung = Spannungsgefühl in Gehirn, Augen und Haut.

G *Hochgradige Empfindlichkeit gegen abstoßende Gerüche; auch eingebildete üble Gerüche.*
Alles, einschließlich Speisen, riecht faulig.
Milch und Brot riechen nach fauligem Fleisch.
➾ *Verursacht durch Stauung oder Reizung des Gehirns oder durch Schnupfen.*
Hirnstauung & Gemütserregung und Geschwätzigkeit.
Schnupfen & Verstopfungsgefühl an der Nasenwurzel und grünliches, zähes Nasensekret.

G „Wenn auch zwei Fälle kaum ein signifikantes Beispiel sind, so will ich doch die folgenden Bemerkungen anfügen, in dem Bemühen, dieses Arzneimittel besser zu verstehen."
„Paris quadrifolia, das Einzelkind."
Verbringt viel Zeit allein, spricht daher viel mit sich selbst.
Sehr vertraut mit dem Klang der eigenen Stimme.
Wird immer gehört, bekommt immer Aufmerksamkeit, verwöhnt und verhätschelt.
Ohne das Einsamkeits-/Verlassenheitsgefühl anderer Einzelkinder.
Keine Geschwister, daher keine Rivalität.
Ein Kind mit wesentlich älteren Geschwistern ist vielleicht auch wie ein Einzelkind.
Als Einzelkinder meist Umgang mit Erwachsenen.
Umgang mit Erwachsenen, entwickeln früh Egotismus, werden recht früh 'erwachsen', können daher frühreif wirken.
Als Erwachsene daher unangemessenes Verhalten, als Einzelkind.
[Levy, Evolution einer Arzneimittelidee, *Homœopathic Links* 1/94]

A FRÖSTELT.
< Frische Luft. < Kalte Luft.
< Einatmen kalter Luft.
Kältegefühl in inneren Partien. [Oder Hitzegefühl in einzelnen Partien.]
Einseitige Kälte, mit Hitze auf der anderen Seite.
Frostgefühl & Empfindung als seien die Haut oder andere Körperpartien zusammengezogen.

A Kälte, Hitze oder Taubheitsgefühl in EINZELNEN PARTIEN.

A < *Liegen auf der schmerzhaften Seite,* gewöhnlich die *rechte Seite.*
> *Liegen auf der schmerzlosen Seite,* gewöhnlich die *rechte Seite.*

A > *Ruhe.*

A < *Berührung.*
Sinnestäuschungen, meint berührt zu werden.
Tastsinn gestört; Finger fühlen sich an wie eingeschlafen, *Gegenstände fühlen sich rauh an.*

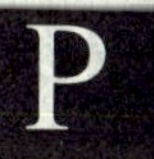

A *Expansionsgefühl* und *daraus folgende Spannung.*
Kopf wie ausgeweitet und Kopfhaut wie zu eng.
AUGEN wie viel zu groß für die Augenhöhlen, als würden sie hervortreten und von einer Schnur STRAFF NACH HINTEN zur Gehirnmitte GEZOGEN.
Für den Beobachter mag es *aussehen, als ob* die Augen des Patienten *aus den Höhlen heraustreten,* bes. wenn der Patient aufgeregt ist!
Ausdehnungsgefühl, Patient empfindet sich als sehr groß.

A *Trockenheitsgefühl* in inneren Partien.
Trockenheit innerer Partien, die gewöhnlich feucht sind.
Adhäsionsgefühl in inneren Partien.
Hochgradige Trockenheit von Zunge und Mund beim Erwachen aus dem Schlaf zu beliebiger Tageszeit.

A Schleimsekretionen vermehrt, *grünlich und fädig.*

A Schwindel bei lautem Lesen.
& erschwertes Sprechen und Sehen.

K Einschnürender Druck in Schläfen und Stirn.
< Erregung.
& Sehschwäche.

K Stauungskopfschmerzen vom Nacken aufsteigend.
Ausdehnung über den ganzen Kopf oder zu den Augen.
< Geistige Anstrengung; Überanstrengung der Augen.
> Druck mit der Hand.
& Kopfhaut berührungsempfindlich.
& Steifheit im Nacken.
& Vergrößerungsgefühl im Kopf.
„Wenn sie einen Patienten hören, der schwer krank wird und über *'Empfindung von einem schweren Gewicht im Nacken'* klagt, denken Sie zuerst an Paris quadrifolia."
[Carleton Smith]

K Empfindung als sei der Hals *steif und geschwollen beim Drehen.*

RUBRIKEN

GEMÜT: *Animation* < [2]. *Delusion,* findet sich an fremden und einsamen Orten nachts beim Erwachen [1/1]. *Egotismus*, Selbstüberhebung, spricht in Gesellschaft immer von sich selbst [1]. Albernes *Lachen* [2]. *Tratschen* [1].

KOPF: *Gurgeln* [2]. *Haar* schmerzhaft bei Berührung [2]. Bewegungen im Kopf beim treppauf Gehen [1]. Abwärts drückende *Schmerzen* in der Stirn [2]; beim Bücken [2]; wie durch ein Gewicht oder Stein [2]; stechende Schmerzen in den Schläfen beim Bücken [2]. *Sprudelgefühl* im Kopf nachts [1; Puls.]. *Stöße* im Kopf bei raschem Gehen [1; **Bell**.].

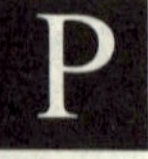

AUGEN: *Hitze* in den Lidrändern [1]. *Entzündung* der Augen # Halsschmerzen [1]. Empfindung von *Hervortreten* [3]. *Schließen,* schwierig [3; **Nux-v**.]. Ziehende *Schmerzen* wie durch eine Schnur zum Hinterkopf oder in das Gehirn [4].

Spannung in den Augen während Erregung [1]; Spannung um die Augen [1]; Spannung in den Augenbrauen [1]. *Vergrößerungsgefühl* [3].
OHREN: *Schmerzen* & Halsschmerzen [3]; beim Schlucken [2].
NASE: *Geruch* nach faulen Eiern [2]. *Verstopfung* wechselt mit Fließschnupfen [1]. *Völlegefühl* an der Nasenwurzel [2; **Stict**.].
GESICHT: Mundwinkel *schleimig* [1/1]. *Spannung* in der Gesichtshaut [2]. *Schwellung* der Lippen [2].
MUND: Empfindung als sei die Zunge zu *breit* [1]. *Geruch* nach Zwiebeln [1]. Empfindung als sei das Zahnfleisch *runzlig* [1/1]. *Trockenheit* im Mund morgens beim Erwachen [2; **Lac-c**.]; der Zunge morgens beim Erwachen [2]; der Zunge, ohne Durst [1].
ZÄHNE: *Kältegefühl,* als ob frische Luft die Zähne durchdringt [1/1]. Zähne wie *locker* [1].
HALS: *Auftreibungsgefühl* im Ösophagus [1].
ÄUSSERER HALS: *Schwellungsgefühl* [1].
MAGEN: Riesiger *Appetit* nachts, während der Schwangerschaft [2; *Psor.*].
URETHRA: Brennende *Schmerzen* in der Harnröhrenöffnung, im Sitzen [2].
FRAUEN: *Schmerzen,* Nachwehen verursachen Stuhldrang [1; Nux-v.]; schwache Wehen [3].
LARYNX: Veränderliches *Sprechen* [1]. *Stimme,* Heiserkeit morgens beim Erwachen [2].
BRUST: Äussere *Kälte* [1; **Calc**., **Ran-b**.].
HUSTEN: *Lockerer* Husten mit Auswurf morgens [2].
AUSWURF: *Grünlicher* Auswurf morgens [2].
RÜCKEN: *Schmerzen* im Steißbein im Sitzen [2; **Kali-bi**.]; stechende Schmerzen im Steißbein bei Juckreiz, im Sitzen [2/1]. *Schwäche* bei Bewegung der Arme [2; *Sil.*]. *Schweiß* nach dem Essen [1]. *Schweregefühl* im Halswirbelbereich wie von einem Gewicht [3].
EXTREMITÄTEN: Empfindung als seien alle Gelenke *gebrochen* bei jeder Bewegung [1/1]. *Hitze,* Finger abwechselnd heiß und kalt wie abgestorben [1/1]. *Kälte* der Hände # Hitze [1]. *Kribbeln* in den Fingern [2]. *Schwellungsgefühl* in den Gelenken [2].
HAUT: Eisige *Kälte* in umschriebenen Stellen [2; **Verat**.]. Beißende *Schmerzen* durch Schweiß [3]. *Schwellungsgefühl* [2].

NAHRUNG

Abneigung: Brot [1]; Milch [1; riecht faulig]; Tabak [1].
Schlimmer: Kalte Speisen [1]; Speisengeruch [1]; warme Speisen [1]; Tee [1; = Schweregefühl im Magen].
Besser: Heiße Speisen [1]; kalte Speisen [1].

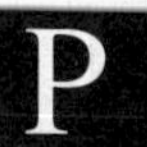

NOTIZEN

PARTHENIUM HYSTEROPHORUS Parth.

ZEICHEN

Parthenium hysterophorus. Escoba amarga. Fam.nat. Compositæ.
Parthenium, vom griech. *parthenos,* Jungfrau, ist eine Composita, die auf den westindischen Inseln, in Indien und anderen tropischen Gebieten vorkommt. Clarke ordnet die Pflanze der Helianthus-Gattung zu, Voisin der Gattung Artemisia. Der englische Name 'Bitter-broom' legt nahe, dass es eine Artemisia [Wermut] ist.
Prakash Vakil, der die Pflanze geprüft hat, wurde zuerst auf Parthenium aufmerksam „als irgendwann 1975-76 Zeitungsberichte über schwere allergische Reaktionen erschienen, die durch die Pflanze bei vielen Personen in Poona und anderen Gebieten Indiens ausgelöst wurden." „Eines der charakteristischen Merkmale war, dass es eine 'ritterliche' Pflanze ist - sie greift Frauen und Kinder nicht an. Auch wurde beobachtet, dass Personen, die an Tinea oder Candidainfektionen lciden, für allergische Reaktionen auf diese Pflanze anfällig sind."
Er führte eine Arzneimittelprüfung an 12 Personen in den Potenzen D6 und D30 durch. Das Mittel wurde aus den winzigen Blüten hergestellt, einschließlich des Pollens, der allergische Reaktionen hervorruft. Zusätzlich wurden die Symptome von 8 Opfern [6 Männern und 2 Frauen] mit Hautbeschwerden, Atembeschwerden und anderen Symptomen zusammengetragen, die empfindlich gegen die Pflanze reagierten.
Überraschenderweise wurden von den Prüfern nur sehr triviale Symptome erzeugt, selbst nach einem weiteren Versuch mit einem frische Präparat, „um die Möglichkeit auszuschließen, dass es sich um eine unwirksame Zubereitung handelte und zu bestätigen, dass die Symptome, die von 2 Opfern erzeugt wurden, eindeutig auf Parthenium beruhten, wurde es 2 der Opfer in der D6 und D30 auf isopathischer Basis gegeben. Darauf folgte die Beobachtung, dass die Symptome begannen abzuklingen. Unter den gegebenen Umständen wurde die Schlussfolgerung gezogen, dass dieses Arzneimittel nicht mehr Symptome produzierte, wenn es oral eingenommen wurde, sondern Symptome hervorrief, wenn eine Person mit dem Pollen in Berührung kam und die Atemwege durch Einatmen des Pollens angegriffen wurden. Bei der graduellen Bewertung der Symptome wurde dieses Phänomen mitberücksichtigt."
Die folgende Methode der graduellen Bewertung wurde angewendet: Symptome, die sowohl bei Opfern als auch bei Prüfern auftraten, wurden in Rang 1 eingestuft; Symptome bei 5 oder mehr Opfern erhielten Rang 2; Symptome bei 1-4 Opfern Rang 3; Symptome bei 3 oder mehr Prüfern Rang 4; und Symptome bei 2 Prüfern Rang 5. Symptome, die nur bei einem Prüfer auftraten, wurden nicht berücksichtigt.
In der Folge ist Rang 1 durch Großbuchstaben gekennzeichnet, Rang 2 ist kursiv gedruckt, Rang 3 und 4 sind in Normaldruck gehalten.
Clarke und Bœricke erwähnen Parthenium ebenfalls. Die Symptome beruhen auf den

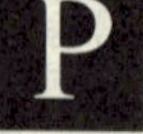

Ergebnissen der Arzneimittelprüfung von Dr. B.H.B. Sleight, der „steigende Dosierungen der Urtinktur und später Dosierungen der D6 prüfte, wobei sich die meisten Symptome der ersten Prüfung wiederholten.“ [Clarke]
Die von Clarke erwähnten Heilerfolge wurden mit materiellen [Gran] Dosen des Alkaloids erzielt.

VERGLEICHE

China. Sulfur.

WIRKUNGSBEREICH

Schleimhäute. *Atemwege. Haut.*

LEITSYMPTOME

* Dieses Arzneimittel ist vor allem ein Mittel für erwachsene Männer. Personen, die an Pilzinfektionen der Haut leiden sind dafür anfälliger. [Vakil]

G *Suizidal; würde lieber sterben als an einer solchen Krankheit leiden.*
Zukunftsängste, lösen Herzklopfen aus.
Nervös wegen der Krankheit.

A < Kälte.

A Abneigung gegen Gemüse.

A < Nachts.

K Kopf schwer, Gehirn fühlt sich an wie locker; < Kopfbewegung. [Clarke]
Empfindung als bewege sich etwas wie Quecksilber im Kopf. [Vakil]

K *Gerötete, juckende und brennende Augen mit Tränenfluss.*
< Wärme.
> Kälte.
Empfindung von Sand in den Augen.

K *Gesichtshaut wird dunkel, dick und juckend; dick wie Leder.*
< Sonne.

K HYPERAZIDITÄT und ÜBELKEIT.
< Morgens.
> Erbrechen.

K *Obstipation & Hauterkrankungen.*
„Obstipation seit Auftreten der Hautbeschwerden.“ [Vakil]

K Bronchialasthma bei Winteranfang.
Husten und asthmatische Atmung > warme Getränke, Aufsitzen und Fächeln.
Den Rest des Jahres über leidet der Patient an allergischer Rhinitis und Halsschmerzen.

K HAUT.
Trockene, rauhe, dicke Haut; manchmal blutende Schrunden.
Abblättern der Haut an Handflächen und Fußsohlen.
Hautausschläge, mit wollüstigem Jucken.
Juckreiz.

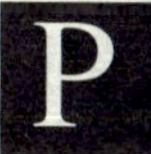

< Nachts; Winter; Sonnenhitze; Schweiß; nach Schlaf; nach dem Mittagessen; Denken an die Beschwerden.
> Sanftes Reiben; Anwendungen mit warmem Wasser; Bedecken; kalte Luft.

NAHRUNG
Abneigung: Gemüse [1].

NOTIZEN

PENICILLINUM **Penic.**

ZEICHEN
Penicillin.
Ursprünglich eine antibiotische Substanz, die man aus Kulturen des Schimmelpilzes *Penicillium notatum* oder *P. chrysogenum* erhielt, versteht man unter Penicillin heute eine Gruppe von natürlichen oder synthetischen Varianten von Penicillin-Säuren.
Vornehmlich bakterizide Wirkung, v.a. wirksam gegen grampositive Organismen.
Das ursprüngliche Ausgangsmaterial von Penicillin sind Pilze der Gattung Penicillium. Diese Pilze vermehren sich mittels asexueller Sporen und sind gekennzeichnet durch die bürstenförmigen Fäden des Pilzgeflechts. In großer Menge sind sie blaugrün. Viele Arten sind wirtschaftlich von Bedeutung für die Herstellung von Käse und organischen Säuren. Zum Beispiel *Penicillium rocqueforti* liefert den besonderen Pilz für Roquefort und *P. camemberti* denjenigen für Camembert. Der dänische Blaukäse und der italienische Gorgonzola werden ebenfalls mittels Penicillium-Arten hergestellt. Reife Orangen und Zitronen werden durch *P. italicum* und *P. digitalum* angegriffen. Das Pilzgeflecht sondert eine Substanz ab, die gegen andere Mikroorganismen widerstandsfähig ist, oder ihr Wachstum behindert; daher der Name *Antibiotikum.*
Penicillin ist mehr oder weniger non-toxisch. In der Regel sind die Nebenwirkungen angeblich geringfügig und treten normalerweise als Hauterscheinungen auf. Fieber, schmerzhaft geschwollene Gelenke und Muskelschmerzen werden ebenfalls gelegentlich beobachtet. Menschen die häufig Penicillin verwenden, können unter Kontaktdermatitis leiden. Langfristige oder wiederholte Einnahme von Penicillin oder Antibiotika allgemein kann zu Magendarmstörungen, einem Zusammenbruch der Darmflora, Verfärbung der Zähne, verminderter Widerstandskraft, Photosensibilität, Einschränkung des [Längen-] Wachstums bei Kindern usw. führen.
Prüfung von *Benzylpenicillin sodium* durch Macfarlan [*Journal of the American Institute of Homœopathy,* 50, 8, 1957]. Auch geprüft von Guermonprez an 11 Personen [8 Männer, 3 Frauen].

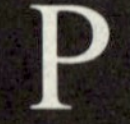

VERGLEICHE
Sulfur. Silicea. Calcium carbonicum. Sepia. Mercurius. Nepenthes.

WIRKUNGSBEREICH

Schleimhäute. Verdauung. Haut. * Rechte Seite.

LEITSYMPTOME

G Geistestrübung.

A *Reaktionsmangel durch Penizillinabusus.*

A Chronische oder rezidivierende Entzündungszustände der Haut oder Schleimhäute.
& Wässrige Sekretionen und Eiterungsneigung.
& Schwäche, Frostgefühl, Torpor.

A Serie von Furunkeln.
Gerstenkörner, die langsam auftreten.

A Schwäche und Erschöpfung, < abends.
& Zappeligkeitsgefühl oder inneres Zittern.
& Plötzliches Erröten im [blassen] Gesicht.

A *Frostig.*
Empfindung von eisiger Kälte, v.a. in Thorax und Lenden.

A < Kaltes, nasses Wetter. [Sykotisches Mittel]
> Trockenes Wetter.

A Schweiß riecht sauer.

A Gelüste auf Süßigkeiten.

A Großer *Durst.*

A Schwerer oder leichter Schlaf, erwacht am frühen Morgen, um 16 Uhr, mit Gefühl von Unbehagen.

A > Ruhe; Wärme.

A *Gelbe* Schleimabsonderungen.
[Sinusitis & rechte Stirnkopfschmerzen; Konjunktivitis & Aufgedunsenheit der Unterlider; Nasensekret; milde Leukorrhœ]

K Rechtsseitige Sinusitis [frontalis oder maxillaris].
Schmerzen über und hinter dem rechten Auge.
< Bewegung.
> Liegen; Ruhe; Essen.

K Schwellung um die Augen am Morgen.
& Trockenheit im Mund [Nasopharynx erscheint geschwollen].
& Schmerzlose Heiserkeit; ‘Sprechen ist anstrengend.’

K Verstopfte Nase, ‘wenn es anfängt kalt zu werden.’
Gefolgt von oder im Wechsel mit paroxysmaler Laufnase - dünner wässriger Schleim - ‘konnte kaum rechtzeitig das Taschentuch greifen.’
‘Zappelig, wenn die Nase verstopft ist.’

K Lumbalgie.
< Am frühen Morgen; Aufstehen am Morgen.
> Bewegung.
& Generelle und fiebrige Schwäche.

K Akute oder subakute [wandernde] Schmerzen in den Gelenken.

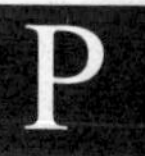

< Morgens; Kälte; Bewegung.
> Wärme.
& Schwäche; Frostgefühl; anhaltendes Fieber; Schweiß.
K Schwellung der Hände und Füße am Morgen.

RUBRIKEN
GEMÜT: Bedürfnis nach geistiger *Aktivität* [1]. *Geistestrübung* [1]. *Trübsinn* während des Klimakteriums [1].
AUGEN: *Hautausschläge,* Ekzem auf den Lidern [1].
FRAUEN: *Juckreiz* [1]. *Leukorrhœ*, gelb [1]; mild [1]. *Menses,* zu spät [1]; stark [1].
SCHLAF: *Erwachen* nach Mitternacht, 4 Uhr [1]. *Leicht* [1]. *Schwer* [1].
ALLGEMEINES: *Allergie* [1]. *Myxödem* [1]. *Silikose* [1].

NAHRUNG
Verlangen: Süßigkeiten [1].

NOTIZEN

PETIVERIA **Peti.**

ZEICHEN
Petiveria tetrandra. Petiveria alliacea. Guineawurzel. Fam. nat. Phytolaccaceæ.
Petiveria ist in Mittel- und Südamerika heimisch. Es ist eine Staudenpflanze mit grünlichen Blüten, die stark nach Knoblauch riechen [alliacea ist abgeleitet von *allium*, Zwiebel]. In Südamerika findet sie vielfache medizinale Anwendung [Diaphoretikum, Diuretikum, Abortivum, Anthelmintikum] und wurde als Fischgift, sowie bei der Erzeugung einer Art von Curare benutzt.
Als Bestandteile wurden eine schwefelartige Substanz und Cumarine festgestellt.
Arzneimittelprüfung von Mure an 6 Personen [2 Männer, 4 Frauen].

VERGLEICHE
Phytolacca. Cistus.

WIRKUNGSBEREICH
Nervensystem. Magendarmtrakt. Schleimhäute.

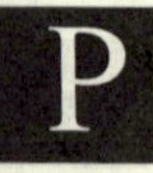

LEITSYMPTOME
G Symptome erinnern an manischdepressive Psychose.

„Übermäßige Heiterkeit; Neigung zu singen, lachen, Späße zu machen; gefolgt von Trübsinn und Tränen." [Clarke]

G *Übermäßige Fröhlichkeit.* [in 5 Prüfern!]
„Außerordentliche Heiterkeit aus geringstem Anlass; sie ist geneigt zu singen."
„Fröhlich und zum Singen aufgelegt."
„Zum Lachen und Scherzen geneigt."
„Er lacht und singt den ganzen Tag lang." [Allen]

G Grauenhafte Träume; von Leichnamen; von Streit; von Krankheiten.
Fährt hoch, in kalten Schweiß gebadet.

A Wahrnehmungsstörungen.
„Beim Gehen die Empfindung den Boden nicht zu berühren und zu stürzen."
Taubheitsgefühl im Körper beim Hinlegen.
Stimme scheint von weither zu kommen.

A *Kälte.*
Innere Kälte; als seien die Knochen kalt.
Kalter Speichel.

A Schlaftrunkenheit & Gähnen nach dem Essen.
Aber nicht geneigt zu schlafen.

A < *Morgens.*
[Kopfschmerzen; Trockenheitsgefühl in der Zunge, wie verbrannt; nicht geneigt sich zu bewegen]

K Tiefsitzende Kopfschmerzen morgens beim Erwachen.
Komprimierte Empfindung, als sei der Kopf in ein warmes Tuch gebunden.
Empfindung von heißem Wasser auf der Kopfhaut, das in das Gehirn durchdringt.
Empfindung von einer Explosion im Kopf beim Hinlegen.
< Berührung; sprechen; sitzen.
> Bewegung.

K Nasenkatarrh & Schmerzen an der Nasenwurzel. [vgl. Phyt.]

K Rumoren im Abdomen beim Bewegen im Bett.

K Leichtes Reiben verursacht Empfindung, als sei die Haut verbrannt.

K Sticheln wie von Nadeln oder Ameisenlaufen gefolgt von Juckreiz.

RUBRIKEN

KOPF: *Schmerzen* im Scheitel < Berührung [1]; im Sitzen [1]; drückende Schmerzen im Scheitel beim Sprechen [1]. *Schweregefühl,* beim Erwachen [1]; am Scheitel, & Schweregefühl der Lider [1/1]. *Taubheitsgefühl* und zusammendrückende Empfindung, als sei der Kopf mit einem warmen Tuch eingebunden [1/1]. Empfindung als würde heißes *Wasser* auf die Kopfhaut geschüttet, das in das Gehirn durchdringt [1/1].

AUGEN: *Photophobie,* Tageslicht [1]. Brennende *Schmerzen* an den Lidrändern, < Schließen der Augen [1; drückende Schmerzen, als würden die Augäpfel aus den Höhlen gepresst [1].*Verfärbung,* Augen geschwollen, umgeben von blauen Ringen, bes. nahe der Nase [1].

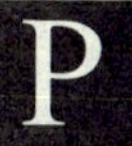

SEHKRAFT: *Farben* vor den Augen, gelbe Flammen [1]. *Trübe* nach dem Mittagessen [1].
OHREN: *Geräusche,* wie eine laute Explosion im Kopf, beim Hinlegen im Bett [1/1].
NASE: Intensiver und plötzlicher *Juckreiz* des Nasenrückens [1/1]. *Venen* der Nase geschwollen und bläulich [1].
GESICHT: *Schmerzen,* als stecke eine Nadel in der Oberlippe von innen nach außen [1/1].
MUND: *Geruch,* übelriechender Atem [1]. Brennende *Schmerzen* in der Zunge morgens beim Aufstehen [1]. Wässriger kalter *Speichelfluss* [1].
HALS: Empfindung wie nachdem man etwas *Adstringierendes* gegessen hat [1; Phyt.]. *Schlucken* schwierig [1].
MAGEN: Stechende *Schmerzen* & inneres Kältegefühl [1/1].
ABDOMEN: Kolikartige *Schmerzen* im absteigenden Kolon [1]; stechende Schmerzen in der Milz, mit Ausdehnung nach oben [1].
ATMUNG: *Schwierig,* erstickende Atmung & kalte Füße [1/1].
BRUST: Tiefsitzende, dumpfe *Schmerzen* unter dem Sternum, < Kopf nach vorn beugen [1].
RÜCKEN: Empfindung von *Überbelastung* in der Wirbelsäule, < aufrecht sitzen und nach hinten neigen, > nach vorn beugen [1/1].
EXTREMITÄTEN: *Abgespanntheit* wie nach langem Gehen [1]. *Kontraktionsgefühl* in den Gelenken [1]. Paralytisches Taubheitsgefühl, *Schweregefühl*, und Abgespanntheit in allen Gliedern, nach dem Aufstehen aus dem Bett [1]. Plötzliches *Taubheitsgefühl* in den Knien & dumpfe Schmerzen in der Tibia [1/1].

NOTIZEN

PHELLANDRIUM **Phel.**

ZEICHEN

Oenanthe phellandrium. Phellandrium aquaticum. Wasserfenchel. Wasserkümmel. Pferdekümmel. Fam. nat. Umbelliferæ.
Zweijährige Wasserpflanze mit zickzackförmig verzweigten Stengeln, eng verwandt mit *Oenanthe crocata,* aber weniger starke Virulenz. Verbreitet in Europa in Tümpeln und an Teichrändern. Die Dolden sind an den Seiten des Hauptstendels, nicht an der Spitze. Die Stengel sind sehr gedrungen an der Basis und entspringen aus faserigen fadenartigen Wurzeln. Der Wurzelstock variiert in seiner Erscheinung, je nach Standort. Wenn sie in fließendem Gewässer wächst, sind Wurzelstock und Stengel lang und

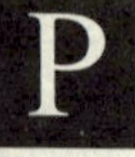

schlank; sie geht sozusagen mit dem Strom des Wassers. An Land ist der Wurzelstock der Pflanze dicker und aufrechter. Unter Wasser können die Stengel eine Länge von 8 Metern erreichen. Die Landvariante hat andere Blätter als die Wasservariante: kleiner, robuster und weniger deutlich fedrig. Oenanthe phellandrium stammt ursprünglich aus Eurasien, wo sie flaches Wasser mit geringem Sauerstoffgehalt und schlammigem Bett bevorzugt. Im Winter verbreitet sie sich stark im Schlamm und treibt Knospen im Frühling. Nach der Blüte sterben die Stengel ab. Die Pflanze vermehrt sich durch Verbreitung der Samen oder durch mehrjährige Triebe. Die Samen schwimmen für einige Zeit wie Korkstückchen an der Wasseroberfläche [griech. *phellos* = Kork] und sinken später auf den Grund.
In den Niederlanden wird die Pflanze *Torkruid,* Käferkraut, genannt, weil sich bestimmte Wasserrüsselkäfer in den dicken Stengeln unter Wasser einnisten. Die ausgeblasenen Blätter eignen sich sehr gut für die Jungen zum Brüten. Allerdings ist nicht klar, ob nur die Käfer Oenanthe gewählt haben, oder ob sie für die Behausung etwas zu bieten haben. Es scheint sonst eine einseitige Angelegenheit, denn tagsüber nutzen die Käfer auch den Sauerstoff, den die Pflanze freisetzt. Nachts bohren sie Löcher in die Luftwege der Pflanze [Oenanthe hat einen hohlen Stengel] und ergänzen so ihre Sauerstoffzufuhr. Eine amerikanische Spezies von Rüsselkäfern ist sogar so schlau einen Verbindungsgang zwischen der Brut und den Luftwegen im Stengel der Pflanze zu schaffen.
Der Standort hat vermutlich einen Einfluss auf die Toxizität der Pflanze. Die Asche enthält Kieselsäure und Aluminium. Frische spielt ebenfalls eine Rolle, zumal die frischen Blätter für Rinder schädlich sind. Getrocknet verlieren sie ihre schädigenden Eigenschaften. Im Bereich der Tiermedizin ist *Phel.* ein vielgeschätztes Mittel bei katarrhalischen Euterentzündungen der Kühe. Andere Tiere mit Entzündungen der Milchdrüsen reagieren jedoch kaum auf dieses Mittel! Alle Umbelliferen haben eine hormonelle Wirkung auf Kühe, wenn sie die frischen Blätter fressen: nach einer anfänglich scharfen Steigerung der Läufigkeit tritt eine anaphrodisiakale Wirkung ein, und die Kuh kann nur unter Schwierigkeiten trächtig werden. Umbelliferen vermehren sich beträchtlich auf Feldern, die mit dem flüssigen Dünger trächtiger Kühe gedüngt sind. Eine ebenso bemerkenswerte Tatsache ist, dass *Cicuta virosa* [ebenfalls eine Umbellifere] insbesondere bei weiblichen Tieren wirkt [v.a. Hündinnen], wobei ein unberechenbarer Charakter die Affinität zu verstärken scheint. Ein sonderliches Symptom ist, dass das Tier seinen eigenen Herrn nicht erkennt und aus Angst beißt. Im Arzneimittelbild von *Cicuta* ist dieses Symptom als 'Verlust des Vertrauens in und Geringschätzung gegenüber der Menschheit' aufgeführt. Eine dritte Umbellifere, *Conium* hat Furcht vor Männern. [S. auch Oenanthe crocata.]
Geprüft von Nenning und Richter.

VERGLEICHE

Sulfur. Lycopodium. Pulsatilla. Silicea. Phytolacca.

Differenzierung

➡ Mastitis.

⇨ *Phytolacca:* Brustwarzen rissig und schmerzhaft, oder harte Knötchen in den Brüsten; Schmerzen in den Brustwarzen beim Stillen, Ausstrahlung über den ganzen Körper.

⇨ *Croton tiglium:* Brustwarzen empfindlich und juckend; ziehende Schmerzen

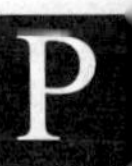

in der Brustwarze, wie von einer Schnur während das Kind trinkt; Schmerzen nur beim Stillen.

⇨ *Ocimum canum:* Die ganze Brust schmerzhaft beim Stillen; Brustwarzen schmerzhaft bei geringster Berührung.

⇨ *Borax:* Schmerzen in der anderen [leeren] Brust, während das Kind trinkt.

⇨ *Rhus toxicodendron:* Schmerzen in der Brustwarze zu *Beginn* des Stillens.

➡ Kopfschmerzen mit Ausdehnung in die Augen; < Überanstrengung der Augen.

⇨ *Onosmodium:* Kein Tränenfluss oder Photophobie; Kopfschmerzen durch Akkommodationstörung.

⇨ *Paris:* Okzipitale Kopfschmerzen & Empfindlichkeit und Einschnürungsgefühl in der Kopfhaut; Kopfschmerzen < Anstrengung der Augen, aber bes. < geistige Anstrengung; Augen wie vergrößert oder wie an einer Schnur in den Kopf gezogen.

⇨ *Physostigma*: Kontraktion der Pupillen; Spasmen der Augen und Lider; Kopfschmerzen < Anstrengung von Augen und Geist.

⇨ *Badagia:* Kein Tränenfluss oder Photophobie; Lidränder bläulich.

WIRKUNGSBEREICH

Schleimhäute. Atemorgane. Weibliche Organe. *Mammæ; Brust.* * Rechte Seite.

LEITSYMPTOME

G „Charakter trübsinnig, ängstlich, tief in Gedanken versunken, manchmal Neigung zu extravaganter Fröhlichkeit. … … Neigung an traurige Dinge zu denken“ [Clarke]

G Träume von Gemeinschaft, Parties, Vergnügen und Gärten.*

A Geeignet für mütterliche Frauen mit vielen Kindern. [Leeser]

A *Frostig.*

A < Kalte Jahreszeiten [Katarrh; Asthma].
> Warme Jahreszeiten [Katarrh; Asthma].

A Gelüste auf *Säuren* und [kalte] *Milch.*
Abneigung gegen kaltes Wasser.

A Abnorme Schläfrigkeit nach der Entbindung.
[Andere Umbelliferen: *Aeth. Schläfrigkeit* nach Erbrechen; *Cic.* Schläfrigkeit nach Konvulsionen; *Con.* Schläfrigkeit während Kopfweh und beim Lesen; *Oena.* Tiefschlaf zwischen und nach Konvulsionen; *Sumb.* Schläfrigkeit nach dem Frühstück und nach Gehen an frischer Luft.]

A < Zunehmender Mond [Husten].

A > Bewegung.
> *Frische Luft.*

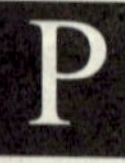

K Kopfschmerzen.
Schweregefühl und Schmerzen, als läge ein Stein oder Bleiklumpen auf dem Scheitel.

< Anstrengung der Augen.
> Frische Luft.
& Brennende Augen und Tränenfluss.
& Frostgefühl; oder Kälte des Kopfes.
& Kann weder Licht noch Geräusch ertragen. [Hansen]

K Dysmenorrhœ.
Schlappheit, Gähnen und Prellungsschmerz in den Oberschenkeln zu Beginn der Menses.
Während der Menses, kann vor Schmerzen weder sitzen noch stehen oder liegen.
Starker Menstruationsfluss nur morgens und abends.

K *Mastitis & Bronchitis.*

K *Mastitis.*
Unerträgliche Schmerzen in *Milchgängen* zwischen den Stillzeiten.
Auch: Schmerzen in den *Brustwarzen* bei jedem Anlegen des Kindes.
Schmerzen dehnen sich zum Rücken aus; < atmen.
Besonders die *rechte Mamma* ist betroffen.

K Bronchialkatarrh. Erstickender Husten.
< Frühmorgens [unablässiger Husten durch Schleimansammlung; muss sich aufsetzen].
& Profus, eitrig, *übelriechender* Auswurf.
& Stechende Schmerzen [Ausdehnung nach hinten] in der Brust [v.a. *rechte* Seite].
& Profuser Schweiß nachts.

* Von allen Umbelliferen scheint *Phellandrium* am wenigsten isoliert und distanziert. Andererseits könnten die Träume und Kinder ebensogut eine Kompensation für ein inneres Isolationsgefühl sein.

RUBRIKEN

GEMÜT: *Angst* beim Erwachen [2]; um die Gesundheit [3]. *Fröhlichkeit* im Freien [1]. *Furcht,* dass jemand hinter einem ist [2]. *Trübsinn* morgens nach dem Erwachen [1]; wie von drohendem Unheil. [1].
SCHWINDEL: Mit Neigung zu *fallen* [2]. Frische *Luft* > [2]. Beim *Nähen* [1].
KOPF: *Fallen,* Kopf fällt im Gehen nach hinten [1]; Kopf fällt hierhin und dorthin [1]; Kopf fällt auf die Seite zu der man ihn dreht [1/1]. *Schmerzen,* dumpfe Kopfschmerzen > Mittagessen [1]. *Schweiß* auf dem Scheitel, gefolgt von Kälte des Kopfes [1/1]. *Schweregefühl,* als würde der Kopf nach hinten zum Nacken gezogen [1]; schmerzhaftes Schweregefühl am Scheitel, als läge ein harter Körper darauf [2].
OHREN: Krachende *Geräusche* in den Ohren [2].
NASE: *Verstopfung* nachts, muss sich Aufsetzen um Luft zu bekommen [1/1].
MUND: *Bläschen* an der rechten Zungenseite, brennen wie Feuer [2]. Käsiger

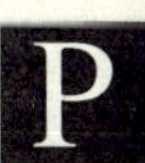

Geschmack [1]; süßlicher Geschmack nach dem Trinken [1].
HALS: *Schlucken* schwierig, nachts, durch Trockenheit in Mund und Hals [1/1]. Wundheits*schmerz*> nach Abhusten [1]; > Brot essen [1/1]. *Würgen,* beim Trinken [1].
MAGEN: *Übelkeit* im Abdomen [2; *Puls.*]. Magen wie voll mit *Wasser* [1].
ABDOMEN: Innere *Kälte* nach Spirituosen [1/1]; nach der Stuhlentleerung [1]; Kälte, die sich in den Magen ausdehnt [1/1].
ATMUNG: *Asthmatische* Atmung > warmes Wetter [2/1]. *Schweratmigkeit* im Stehen [1; *Sep.*].
BRUST: *Aufsteigende* Empfindung vom Herzen in den Hals [1]. *Schmerzen* in Mammæ während der Menses [2]; Schmerzen in den Mammæ die sich zum Abdomen ausdehnen [1; Sang.]; Ausdehnung zwischen die Schultern [1/1].
RÜCKEN: *Schmerzen* zwischen den Scapulæ nach dem Essen [1; *Arg-n.*]; Schmerzen in den Lendengegend bei tiefer Atmung [1]. *Spastisches* Ziehen im Halswirbelbereich [2].
EXTREMITÄTEN: *Blut*andrang in die Knie im Sitzen [1/1]; im Stehen [1/1]. *Schmerzen* in den oberen Gliedmaßen vor Frost [2; *Eup-per.*]; Wundheitsschmerz an der Innenseite der Oberschenkel während der Menses [1/1].
SCHLAF: *Erwacht* mit Taubheitsgefühl [1; *Erig.*]. Überwältigende *Schläfrigkeit* beim Arbeiten [1]; im Stehen bei der Arbeit [1/1].
ALLGEMEINES: Vibrationsgefühl in den *Blutgefäßen* [1/1].

NAHRUNG

Abneigung: Kaltes Wasser [2]; Kalbfleisch [1]; Wasser, nach dem Essen [1].
Verlangen: Bier [2]; Milch [2]; Saures, morgens [2]; Bier, morgens [1]; kalte Milch [1]; [warme] Suppe [1].
Schlimmer: Alkohol [1].

NOTIZEN

PHORMIUM TENAX **Phorm.**

ZEICHEN

Phormium tenax. Neuseeland Flachs. Harakeke. Fam. nat. Phormiaceæ.
Phormium ist eine Pflanzenart der Phormiaceæ, einer kleinen Familie aus den tropischen Gebieten der Alten Welt, die sechs weitere Arten umfasst. Sie wurde früher den Agavaceæ zugeordnet.

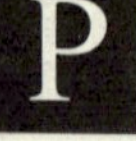

Beide Arten von Phormium, *P. tenax* und *P. colensoi,* sind in Neuseeland heimisch. Der Name ist von dem griechischen Wort *phormos,* ein Korb, abgeleitet, in Anspielung darauf,

dass die Fasern der Blätter zur Herstellung von Körben verwendet wurden. Tenax, fest, bezieht sich auf die Blattfasern. Sehr feine, weiche, dabei extrem starke Fasern werden aus den Blättern hergestellt und zu wunderschönen Stoffen verarbeitet; daher der Name 'Flachs' im Volksmund. Die Blätter gehören zu den festesten in der Welt, fest genug, um in Neuseeland zur Schienung von Knochenbrüchen verwendet zu werden. Es ist unwahrscheinlich, dass ein Mensch mit bloßen Händen ein Blatt quer zerreißen kann. Ausgewachsene Blätter können 2,5 bis 3 Meter lang werden und 7-10 cm breit.
Phormium bevorzugt feuchten Boden in mildem Klima, z.B. Sümpfe. Die Blüten, die von 1-2 m langen Blütenschäften getragen werden, sondern viel Nektar ab - der manchmal aus den Blüten tropft - was Papageien anzieht. Die Maori auf Neuseeland verwenden die Blätter zur Herstellung von Umhängen und Capes, Fußbodenmatten, Segeln, Seilen, Sandalen sowie für Körbe zum Fangen von Fischen und Vögeln oder als Tragekörbe.
Von den Einheimischen wurden Pflanzenextrakte zur lokalen Behandlung von Wunden verwendet, zur Stillung von Blutungen, zur Behandlung von Verbrennungen, bei Rheumatismus, Obstipation, Ringflechte und Frostbeulen.
1979 von McIvor an sich selbst geprüft.

VERGLEICHE

Hepar sulfuris. Calcium carbonicum. Causticum. Ruta.

WIRKUNGSBEREICH

Gelenke; kleine Gelenke. Harnwege. * *Rechte Seite.*

BESONDERHEITEN

G Geistig-emotional besser trotz körperlicher Verschlimmerung.
„Trotz der Symptome, die sich entwickelt hatten bestand ein deutliches Gefühl von Wohlbefinden. Schlaf war tief, erholsam und ungestört. Die tägliche Arbeit wurde müheloser erledigt."

A *Rechte Seite.*
„Mit Ausnahme der linken Hand und des linken Knies beschränkten sich alle Empfindungen hauptsächlich auf die rechte Seite. *Phormium tenax* scheint ein rechtsseitiges Arzneimittel zu sein, außer beide Knie, die gleichermaßen angegriffen waren und die Symptome in den linken Fingern waren schlimmer als in den rechten Fingern."

A < Kaltes, trockenes, schönes Wetter.
> Warmes, nasses Wetter. [Gelenke]

A < Druck.
< Druckanwendung im Stehen. [Gelenke]

A < Ruhelage im Bett oder Sitzen.
> anhaltende Bewegung.

A Empfindung wie von *Nadeln.*
„Kältegefühl in den Fingern, als seien feine Eisnadeln in den Fingern."
„Kitzelhusten tief im Pharynx, als säße eine *Stachelkugel* im Hals fest, die einen zum Husten zwingt."
[Beinahe unmittelbar nach Einnahme der ersten Dosis C6. Nach einer weiteren Dosis C6 traten scharfe durchbohrende Schmerzen auf, wie *scharfe*

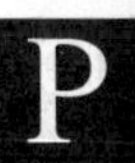

Nadeln, welche die Haut über der Kopfhaut nicht vollständig durchdrangen.]

A Verstauchungsgefühl in Hand- und Fußgelenken.

A Empfindung von Aufgedunsenheit in den Gelenken.

K Empfindung wie benebelt im Kopf wegen Völlegefühl im Okzipitalbereich, als sei das Gehirn zu groß für den Schädel.

K Tinnitus, Ohrenklingen.

„Manchmal mit rauschendem Geräusch, manchmal ein Dröhnen und manchmal wie eine Sirene. Gelegentlich alle Klänge zusammen."

K Harnentleerung deutlich vermehrt.

Harn dunkelgelb oder grünlich gelb und mit starkem, doch normalem Geruch.

K Schmerzhafte Empfindlichkeit der Fußsohlen im Gehen.

[Zitate von: McIvor - Phormium tenax, eine Arzneimittelprüfung, *British Homœopathic Journal*, Januar 1980.]

NOTIZEN

PHYSOSTIGMA

Phys.

ZEICHEN

Physostigma venenosum. Calabarbohne. Fam. nat. Leguminosæ.

Tropische westafrikanische Kletterpflanze mit herabhängenden Trauben von purpurroten bohnenförmigen Blüten, dunkelbraune Schoten etwa 15 cm lang und nierenförmig, und Samen mit einer langen Narbe am Rand [*physa*, Blasebalg und *stigma*, Mal, in Anspielung auf die Form der Narbe]. Eine weitere Erklärung ist, dass „sein Griffel mit Grannen in einen großen schrägen Helm endet, der die stumpfe Narbe bedeckt." Der Name 'Calabarbohne' stammt daher, dass die Kletterpflanze abgeleitet in der Provinz von Calabar, der einstigen britischen Kolonie von Nigeria, entdeckt wurde. Die Samen reifen in allen Jahreszeiten, sind aber in der afrikanischen Regenzeit am besten und üppigsten. Die Einheimischen wenden die Bohne wegen der sehr giftigen Eigenschaften als Feuerprobe an. Sie nennen es *esere*, und sie wird Personen zu essen gegeben, die der Hexenkunst beschuldigt werden. Wenn der Gefangene sich innerhalb einer halben Stunde übergibt, gilt er als unschuldig. Wenn er der Vergiftung erliegt, wird es als schuldig angesehen. [Grieve]

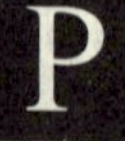

Die Samen enthalten Alkaloide [hauptsächlich *Physostigmin* und *Eseridin*], welche die parasympathischen Nerven stimulieren. In toxischen Dosen verursacht Physostigmin Erbrechen, Kolik, Speichelfluss, Schwitzen, Dyspnœ, Schwindel, verlangsamten Puls und extremen Kräfteverfall. In der Schulmedizin wird Physostigminsalicylat [oder - sulfat] durch Einträufeln in den Bindehautsack verwendet, um Spannung bei Glaukom zu vermindern sowie bei der Behandlung postoperativer Darmatonie und Harnretention, und als Gegenmittel bei Überdosen von Tubocurarin. Antidot von Atropin und umgekehrt. Geprüft von T.F. Allen, Hoyne, Wesselhoeft und Kills an 21 Personen [Transact. Amer. Inst. Hom. 1874].

VERGLEICHE
Lachesis. Phosphorus. China. Belladonna. Causticum. Gelsemium.

WIRKUNGSBEREICH
ZNS. *Augen.* * Linke Seite.

LEITSYMPTOME
G Delusion, hält sich für einen Ausgestoßenen; meint allein zu sein.

G Furcht verrückt zu werden.
& Nervöse Erregbarkeit und Schwindel.
Schreckliche Gedanken beim Erwachen; Furcht, etwas Böses zu tun.
Diese Symptome traten in einer Patientin auf, die an hartnäckiger Schlaflosigkeit litt, in einer psychiatrischen Klinik in Behandlung gewesen war [„schweres psychisches Leiden, hatte drei Kinder verloren"] und fürchtete, wieder dorthin zu müssen.

G Geist so *aktiv* im Schlaf, dass er beim Erwachen nicht wusste, dass er geschlafen hatte.
Kann die Gedanken nicht abstellen bei Kopfschmerzen.
„Wenn ein Gedanke erst begonnen hat, hält er sich mit ungewöhnlicher Hartnäckigkeit im Kopf." [Clarke]

A KRÄFTEVERFALL der MUSKELN.
< Wetterumschwung; kaltes, trockenes Wetter.
& Seufzen oder mühselige Atmung.
& Kopfweh beim Erwachen; Kopfweh > nach dem Aufstehen, nach dem Frühstück oder beim Gehen an frischer Luft.
& Schwindel mit schwankender Empfindung im Gehirn.
& Myopie; getrübte Sicht.
& Einschnürung im Hals oder Empfindung von einem Kloß im Hals.
& Darmatonie.
& Dysmenorrhœ.
„Die Verbindung von Kräfteverfall der Muskeln bei beliebiger Beschwerde ist ein Leitsymptom von *Phys.*" [Clarke]

A *Spastische Beschwerden & geistige Aktivität.* [Voisin]

A Neurologische Beschwerden & profuser Speichelfluss und Schweiß. [Voisin]

A Appetitverlust; vor allem kein Appetit beim Frühstück.

A < Kälte; kalte Luft.
< Kalt werden, v.a. Füße.
Grauen vor kaltem Wasser [großes Leitsymptom].

Zittern durc Luftzug.

„Habe die Angewohnheit, mich morgens immer mit einem Schwamm kalt zu waschen, aber empfinde *ein ausgesprochenes Grauen vor kaltem Wasser,* und vermeide es daher." [Allen]

A < Druck.

Schmerzen gehen zu der Seite, auf der man liegt.

A < Liegen auf der linken Seite.

> Liegen auf der rechten Seite oder auf dem Rücken [Herzklopfen].

A Ein Symptom von vielen Prüfern war eines von Verdauungsstörung, *„als seien plötzlich große Speisebrocken geschluckt worden."* [Clarke]

„Beim Gehen ein Gefühl von Instabilität von den Knien abwärts, so dass er vorsichtig gehen musste, *vor allem bei geschlossenen Augen*; Gefühl erst schauen zu müssen, um zu sehen wo er her geht. Beim Gehen im Freien braucht er einen Stock zur Stabilisierung, und hat ein Schwächegefühl um die Fußgelenke. Zielgerichtete Willensanstrengung lindert die Instabilität." [Allen]

K Empfindung als habe sich das Gehirn gelockert; Gehirn scheint auf die Seite zu fallen, auf der man liegt.

K Kopfschmerzen und Übelkeit durch Orgelmusik.

K *Krampfartige Beschwerden der Augen oder Lider.*

< Angestrengtes Sehen.

K *Sehstörungen.*

„Das Arzneimittel greift das Sehvermögen stark an, und erzeugt Gespenster, die ständig vor dem Blickfeld vorbeiflattern; lange Schlangen oder Würmer, sowohl dunkel als auch hell; auch Wellen vor den Augen, wodurch die Gegenstände in zittriger Bewegung sind, als verursache es dieselbe Eigenschaft der unfreiwilligen Bewegung beim Nervus opticus wie bei den motorischen Nerven und mache das Sehen beweglich; auch ein leichtes Empfinden von Doppeltsehen, als würden die Bilder der Gegenstände vervielfältigt." [Allen]

K Taubheitsgefühl im Uterus & Rückenschmerzen.

RUBRIKEN

GEMÜT: *Aktivität* [2]. Schnelle *Gedanken* [2]. *Geschwätzigkeit* im Klimakterium [2/1]. *Kummer* durch paralytischen Zustand von Körper und Geist [1/1]. Schwinden der *Sinne* [2]. *Vergesslich* im Klimakterium [2; *Lach.*].

SCHWINDEL: Mit *Diplopie* [1]. Beim *treppauf* und treppab Gehen [1/1].

KOPF: Ständiges Verlangen den Kopf von einer Seite zur anderen zu *bewegen* [1]. Kopfhaut am Scheitel *empfindlich* gegen Berührung [3]. *Herzschlag* wird im Kopf gespürt [1/1]. *Kongestion* im Klimakterium [2; **Lach.**]. *Schmerzen,* Kopfweh > Liegen mit tief gelagertem Kopf [1]; Kopfschmerzen durch geistige Anstrengung, aber kann nicht aufhören zu denken [1/1]; Schmerzen in der Stirn > Reiben [1; *Phos.*]; Schmerzen im Scheitel, > Aufsitzen im Bett [1/1], > starker Druck [1]; drückende Schmerzen durch geistige Anstrengung [2]; drückende Schmerzen durch Druck des Hutes [1; **Nit-ac.**]; drückende Schmerzen im Scheitel [2]; drückende Schmerzen im Scheitel < Druck [1].

AUGEN: *Glaukom* nach Augenverletzung [1/1]. Mag nicht die Augen *öffnen*, fürchtet, dadurch < Kopfweh [1/1]. *Schmerzen,* Wundheitsgefühl beim Bewegen der Augen [2]. *Vergrößerungsgefühl* [1]. *Zuckungen* der Lider [3].
SEHKRAFT: *Farben,* schwebende schwarze Punkte [3]. *Getrübte* Sicht beim treppab Gehen [1/1].
OHREN: *Ohrengeräusche* vor der Menses [1]; Singen nach dem Hinlegen nachts [2/1].
NASE: *Kribbeln* in den Nasenlöchern [1/1]. Empfindung als stünden die Nasenlöcher *offen* beim Gehen im Freien [1]. *Taubheitsgefühl* an der Nasenwurzel, mit Ausdehnung abwärts durch die Nase [1/1].
GESICHT: Rote *Verfärbung* im Klimakterium [1; **Lach**., **Sul-ac**.]; gerötetes Gesicht beim Aufstehen [1].
MUND: *Schmerzen,* Zungenspitze wie verbrannt [1]. *Taubheitsgefühl* und kribbelndes Beißen der Zunge und Lippen, & Verlangen sie zu befeuchten [1/1].
HALS: *Schluckbeschwerden,* bei Nervosität [1]. *Völlegefühl* im Klimakterium [2/1].
ÄUSSERER HALS: *Herzschlag* wird außen am Hals gespürt [1/1].
MAGEN: *Krampfschmerzen* > aufrecht Stehen [1]. *Übelkeit* beim Hinlegen [1]; durch Orgelklänge [1/1]. *Völlegefühl* im Klimakterium [2/1].
ABDOMEN: Vermehrte *Peristaltik* [1]. Krampfartige *Schmerzen,* > Rechtsseitenlage [1/1], < Rückenlage [1].
FRAUEN: *Leukorrhœ* < Bewegung [2; **Calc**.]; fädig [2]; Leukorrhœ & Schwäche [2]. Beschwerden beim Einsetzen starker *Menses* [3/1]; unregelmäßige Menses & Herzklopfen [1/1]. *Taubheitsgefühl* im Uterus nach der Entbindung [1/1].
BRUST: *Flattern* in der Brust, das sich über den ganzen Körper ausdehnt [1/1]. *Herzklopfen* während des Klimakteriums, durch emotionale Ursachen [2/1].
RÜCKEN: *Schmerzen,* im Zervikalbereich, als würden Kopf und Körper voneinander abgeschnitten [1/1]; Lahmheit im Lendenbereich bei Anstrengung [1]; drückende Schmerzen während der Menses [1].
EXTREMITÄTEN: *Rucken* beim Einschlafen [2].
SCHLAF: *Schläfrigkeit* als würde man die Besinnung verlieren [1/1]; > körperliche Anstrengung [1/1]; beim Fahren [1; *Sulf.*].
ALLGEMEINES: Heftige *Bewegung* > [1].

NAHRUNG

Abneigung: Kaltes Wasser [2]; kalte Getränke [1]; Kaffee [1]; Tabak [1].
Verlangen: Kaltes Wasser [1; „je mehr ich trinke, umso mehr will ich" - Allen]
Schlimmer: Milch [1; = Kopfschmerzen]; Tabakgeruch [1; = Übelkeit].

NOTIZEN

PIPER METHYSTICUM Pip-m.

ZEICHEN

Piper methysticum. Kawa-Kawa. Rauchpfeffer. Fam. nat. Piperaceæ.
Der Gattungsname stammt von dem griechischen Wort methyskomai, 'sich benommen machen.' Die große, strauchartige Pflanze, die eine Höhe von 4 Metern erreichen kann, ist auf den pazifischen Inseln heimisch. Die Pflanze wächst auf trockenem, kalkreichem Boden und in Berggegenden. Obgleich P. methysticum blüht, ist es zur Reproduktion unfähig; die Fortpflanzung ist vegetativer Natur und beruht allein auf menschlichen Bemühungen. Die Polynesier stellen einen vergorenen Likör aus dem oberen Abschnitt der Wurzelknolle und Stengelbasis her; es ist ein Narkotikum, wirkt stimulierend und wird vor religiösen Riten getrunken. Seit undenklicher Zeit hat Kawa eine zentrale Rolle im sozialen, politischen und religiösen Leben der Inseln gespielt. Es wird auch als Medizin verehrt und wird angewendet bei Gonorrhœ, Blasenbeschwerden, Schlaflosigkeit, TB, Asthma, Gicht, Rheumatismus und Fettleibigkeit.
Kawa wird bei festlichen Anlässen getrunken. In den meisten Stämmen sind die Frauen von solchen Versammlungen ausgeschlossen. Vor der Ankunft der Missionare wurde die Ernte gewöhnlich in drei Teile geteilt: die besten Pflanzen wurden für die bösen Götter ausgewählt, Pflanzen von minderer Qualität für die Götter des Schlafes und was übrig blieb, bekam die Familie. Das Getränk muss auf besondere Art zubereitet werden, um eine optimale Wirkung zu erzielen. Die Wurzeln werden geschält, in Stücke geschnitten und gründlich gekaut. Das zerkaute Mark wird dann in eine Holschüssel gegeben und mit Wasser vermischt.
„Das Kawagetränk steht im Mittelpunkt des gesellschaftlichen und zeremoniellen Lebens in Polynesien. Kawa wird bei allen sozialen Gelegenheiten serviert, wie etwa bei politischen Versammlungen, Hochzeiten, Beerdigungen und weltlichen Festen. Als Symbol für Frieden und Freundschaft wird es getrunken, um frundliche Beziehungen herzustellen und zu festigen. In Westpolynesien und Fidji wird Kawa in einer öffentlichen Zeremonie im Rahmen einer umfangreichen und ausgeklügelten Etikette serviert. Die Teilnehmer sitzen im Kreis um das vorsitzende Oberhaupt herum, und zwar nach Rangordnung entsprechend der genealogischen Folge. Kawa wird von jungen Frauen oder Männern hergestellt, die di unterirdischen Stiele und Wurzeln zu einem Brei zerkauen, dieser wird in Schalen verrührt und anschließend durch ein Fasersieb passiert. Das Kauen löst und vermischt das Harz im Zellgewebe, wodurch ein stärkeres Gebräu entsteht. Der Versammlung wird die harzige Flüssigkeit in strenger Rangfolge serviert. Durch die Kraft von *Mana* oder Kawa werden das vorsitzende Oberhaupt und andere Teilnehmer mit dem Heiligen in Berührung gebracht, und inkarnieren vorübergehend die Gottheiten der Vorfahren, wobei die Grenzen der sakralen mit der profanen Welt verschwimmen. Die in Kawazeremonien gehaltenen Reden sind ausführlich und sehr detailliert, sie enthalten Respektbedingungen, die nur dem Adel bekannt sind. … Heute wird es auch in städtischen Kawabars serviert und ist unter australischen Ureinwohnern zur Suchtdroge geworden. Das Kawaharz wird mit Petroleum und Alkohol vermischt, um durch synergistische Wirkung den Einfluss der Droge auf das Gehirn zu verstärken.“ [Lipp]

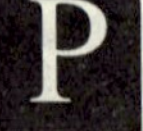

Mäßige Anwendung verhindert Müdigkeit und Lethargie, und der Konsument fühlt sich sorglos und euphorisch. Das Wonnegefühl geht einher mit vermehrtem Sprechen und

gesteigerter Wahrnehmung. Größere Dosen führen zu Schweregefühl in den Extremitäten, einem unsicheren Gang, verminderter Wahrnehmung und einem überwältigenden berauschten Schlaf, häufig mit erotischen Träumen, die 2 bis 8 Stunden lang anhalten. Chronische Anwendung kann zu Geistesschwäche, Abmagerung, Sehstörungen und Abschälen oder Atrophie der Haut führen. Suchtsymptome, die mit der Zeit auftreten, sind dieselben wie bei ALkohol und Opium.
Die körperlichen Wirkungen sind vergleichbar mit denen von Cubeba, ebenfalls eine Art von Piper.
Geprüft von Griswold.

VERGLEICHE

Sulfur. Nux vomica. Sepia. Pulsatilla. Natrium phosphoricum. Coca. Physostigma.

WIRKUNGSBEREICH

ZNS. Kreislauf. Verdauung. Harnwegsorgane.

LEITSYMPTOME

G Elan und Exaltiertheit & Fülle der Gehirngefäße,
gefolgt von Hirnmüdigkeit und dumpfen anhaltenden Schmerzen im Kopf.
Nervös, „als sei jeder Nerv auf das Äußerste angespannt.“ [Clarke]

G > GEISTIGE ABLENKUNG [Gemütsymptome; Gemütserregung; Depression; Kopfweh].
> Bei Unterhaltung, Vergnügen.
„Vergisst all ihre Schmerzen, wenn sie durch irgendetwas unterhalten wird, sobald sie sich aber zu langweilen beginnt ruft sie ‘Oh, mein…!’“ [Clarke]
„Das Phänomen ist uns vertraut, dass wir zeitweilig unsere Beschwerden vergessen können oder weniger wahrnehmen, wenn die Aufmerksamkeit von etwas anderem stark in Anspruch genommen ist. So wäre man als erstes geneigt zu denken, dass *Piper*-Patienten wahrscheinlich selbstbezogene Personen sind, die viel Aufhebens von ihren Empfindungen machen und in Wirklichkeit gar nicht so schwer zu leiden haben, wie sie glauben, so dass Ablenkung von ihnen selbst und ihren Schmerzen nicht so schwierig ist. Doch dieser erste Eindruck ist wahrscheinlich falsch. Es ist eher wahrscheinlich, dass die Wirkung der Droge darin besteht, dass die Fähigkeit zur Aufmerksamkeit stärker konzentriert wird und somit wenn in eine neue Richtung gelenkt, man dieser unter Ausschluss anderer Stimuli folgt.
Unter Hypnose können Schmerzreize gehemmt werden, und es ist wohlbekannt, dass Märtyrer und Fanatiker, besessen von ihrem Enthusiasmus, keinerlei körperliche Reaktionen zu zeigen scheinen. Die *Piper*-Wirkungen scheinen eher mit letzterem Phänomen im Einklang zu stehen als mit dem ersten, d.h. die Hemmung einer bestimmten Gruppe von Stimuli.
Im Unterschied zum Fanatiker, der von seinem Fanatismus völlig besessen ist, kann der Patient, der Piper braucht, eine vergleichsweise triviale Ablenkung seine Reaktion auf den Schmerz ersetzen und diesen vergessen lassen. Hier scheint die Wirkung vorzuliegen, dass die Aufmerksamkeit dergestalt konzentriert wird, dass

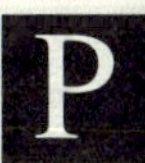

während der Präsentation eines Gegenstandes [der gar nicht besonders wichtig sein muss, wie bei dem religiösen Fanatiker], andere Dinge von der Wahrnehmung ausgeschlossen sind." [Wheeler & Kenyon]

G Sehr empfindlich gegen äußere Eindrücke.

G *Enge, Begrenztheit.*

Geeignet für Personen, bei denen die Bandbreite der Interessen drastisch reduziert ist - zum Beispiel im Falle von Kreislaufstörungen - so dass sie an nichts anderes denken können als an ihre Beschwerde, Belastung und Schmerzen. Dies könnte Depressionen bei alten Menschen oder die Folgen von Apoplexie oder Gehirnerschütterung einschließen. [Leeser]

A „Stelle fest, dass ich schnell gehe, bevor ich mir dessen bewusst werde, Unterschenkel und Füße scheinen mit mir oder von mir davonzulaufen."

Elan, Schwung.

A Schwäche morgens.

> Aufstehen und Herumlaufen.

A Großer Appetit.

„Während der Arzneimittelprüfung nahm ich über eine gewisse Zeit Nahrung mit einer Art *gieriger Hast* auf, besonders ein oder zwei Tage vor und nach dem neunten Tag; kein Appetit auf Speisen, aber ein nervöser Heißhunger, der mich zwang alles mit abnormer Gier zu schlucken." [Allen]

A Sexualtrieb gestcigert.

„Viele erotische Empfindungen im ersten Teil der Prüfung, wie schon seit Jahren nicht." [Hale]

A *Bei Schmerzen ruheloser Drang die Lage zu verändern.*

Was in der Regel wenig oder gar nicht >.

A *> Bewegung im Freien.*

Aber wird schnell müde [Ggs. zu *Fl-ac.*, das 'grenzenlose Energie' zu haben scheint].

A *< Morgens beim Erwachen.*

[Untätigkeit; Schwindel; Kopfschmerzen]

A Schwindel.

> Schließen der Augen; Willensanstrengung.

Schwindelgefühl gefolgt von Blutandrang und Völlegefühl im Stirnbereich, bald gefolgt von ähnlichen Empfindungen im Hinterkopf- und Schädelbasisbereich.

K Kopfschmerzen & Vergrößerungsgefühl.

„Gefäße im Nacken und an der Schädelbasis voll, als sei die Zirkulation durch eine Schnur unterbrochen; der ganze Hinterkopf, Nacken und Zerebellum fühlten sich an wie zum Gehirn und Rückenmarkszentrum gestaut; innen wund und empfindlich gegen äußeren Druck; all diese Teile des Nervensystems fühlten sich an als haben sie das Doppelte oder Dreifache ihrer Originalgröße." [Hale]

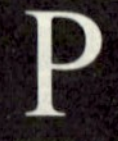

„Gefühl von *übermäßiger Größe* – Teile erscheinen als das *Doppelte* oder *Dreifache* ihrer normalen Größe – wechseln vor und zurück zwischen Stirn- und Hinterkopfbereich, manchmal besonders stark an den Kopfseiten, über den Ohren usw., in den Schläfengegenden.“ [Allen]

K Zahnschmerzen.
& Vergrößerte Tonsillen, Ohrenschmerzen und Ruhelosigkeit.

K Empfindung in der Kehlgrube, als könne etwas nicht geschluckt werden.
Zeitweilig > Aufstoßen. [Vgl. > Ablenkung]

K Saures Aufstoßen < eine Stunde *vor* Mahlzeiten und nachts.

K Haut bedeckt mit großen Schuppen wie bei Lepra.
Wenn die Schuppen abfallen, bleiben weiße Flecken zurück, die häufig ulzerieren.

K Trockene, schuppige Haut an *Händen und Unterarmen.*
& Juckreiz und depigmentierte weiße Flecken. [Voisin]

RUBRIKEN

GEMÜT: Leichtes *Begriffsvermögen* [2]. *Beschäftigung* > [2]. *Denken* an Beschwerden < [2]. *Faulheit* beim Erwachen [1; *Aloe*]. *Furcht* nur tagsüber [1]; Furcht vor Schmerzen [1]. *Liebe,* liebeskrank [1]. *Pedantisch* [1]. *Träume,* vielbeschäftigt zu sein [1]; von Kopfschmerzen [1]; von Reisen [1]; wilde Träume [1]. *Überdruss* > Unterhaltung, Vergnügen [2]. *Vergnügen,* Vergnügungssucht [1; *Lach.*].

SCHWINDEL: Augen *Schließen* bessert [2]. Gefolgt von *Stauung* in den Kopf und Völlegefühl im Stirnbereich [1/1].

KOPF: *Schmerzen* in der Stirn > Ablenkung [2/1]; > im Liegen [1]; > frische Luft [1]; > kalte Luft [1].

AUGEN: Empfindung als seien die Augen weit *offen* [1].

GESICHT: *Schwellungsgefühl* [1]. *Völlegefühl,* wie durch Druck von innen nach außen [1/1].

MUND: Empfindung als sei die Zunge mit *Pelz* oder Samt bedeckt [1].

HALS: *Würgen* beim Trinken [2]; beim Essen [2].

MAGEN: Saures *Aufstoßen* eine Stunde vor Mahlzeiten [1/1].

ABDOMEN: Krampfartige *Schmerzen* > Bewegung [1].

REKTUM: Ständiges *Dranggefühl* [2].

BRUST: *Milch,* vermehrt, zu profus [1]; Milch in den Mammæ während der Pubertät [1/1].

EXTREMITÄTEN: *Hitzewallungen* in den Händen [1; **Sulf.**].

SCHLAF: *Schläfrigkeit* wie durch Rausch [1; **Nux-m.**].

SCHWEISS: Schweiß nach dem Erwachen aus dem *Schlaf* [1].

HAUT: *Ungesunde* Haut, jeder Kratzer eitert oder heilt nur schwer [1]. *Stärkegefühl* [1].

NOTIZEN

PITUITARIA GLANDULA Pitu-gl.

ZEICHEN

Glandula pituitaria. Hypophyse. Hirnanhangsdrüse.
Ungeteilte zusammengesetzte Drüse an der Basis des Hypothalamus, die aus zwei Hauptteilen besteht: der Neurohypophyse [Hinterlappen] und der Adenohypohyse [Vorderlappen]. Früher wurde angenommen, die Drüse produziere Schleim, daher der Name *pituitaria* [pituita = Schleim].
„Die Hypophyse ist die Drüse vieler Hormone und Funktionen. Sie regelt das Wachstum in der Kindheit und Jugend, die sexuelle Entwicklung und den sexuellen Metabolismus. Sie ist notwendig für die richtige Entwicklung der Geschlechtsdrüsen. Der Hypophysenhinterlappen reguliert den Wasserhaushalt, Blutdruck, Magendarmtrakt und beeinflusst den Fett- und Zuckerstoffwechsel. Er bestimmt auch die Pigmentierung der Haut. In der Hypophyse ist mehr Vitamin E enthalten als in jeder anderen Drüse. Ein Vitamin B Mangel kastriert sie physiologisch und psychologisch. Es ist ebenso wichtig für die Hypophyse wie Vitamin E für die Hoden und Plazenta. Die normale Hypophysen-funktion beruht auch auf dem Manganstoffwechsel. Manganhaltige Nahrungsmittel verhüten eine Überbelastung der Hypophyse. Zu diesen gehören Kartoffeln, Lattich, Agar-Agar, Weizenkeime, Leber, Erdnüsse, Walnüsse und Mandeln... Die Hypophyse kontrolliert Wachstum und Bildung des Skeletts. Die Kräfte von Stier-Skorpion legen die Grundlagen für diese Arbeit, der Stier als Träger des Himmelsmusters und Skorpion [die Herren der Form] reproduzieren dieses Muster in materieller Form.... In biblischer Symbolik ist die Hypophyse verschiedentlich repräsentiert, zum Beispiel durch die Arche Noah, durch den Cherubim, der über der linken Seite des Allerheiligsten schwebt, durch den Neumond, der von den zwölf Stämmen angebetet wird, durch das Reinigungsbecken im Tempel und durch die gesegnete Jungfrau Maria." [Heline]
„Bemühungen zur Herstellung der Verbindung zwischen Planeten und Drüsen haben noch zu keinem vollkommen zufriedenstellenden Ergebnis geführt. Jedes Organ, das alle anderen Organe in sich enthält, wie dies der Fall ist, führt zu einer unvermuteten Diffusion der Lebenskräfte. Zum Beispiel 'die echte Leber,' schreibt Paracelsus, 'findet sich in allen Teilen des Körpers,' und nur ihr Kopf ist in dem Organ, den die Wissenschaft Leber nennt... Der Hypophysenkörper teilt eine ähnliche Plethora von Verbindungen. Seit der Ankunft von Uranus in die Familie des Solarsystems genießt dieser Planet eine bevorzugte Stellung bei der Wahl des Herrschers dieser Drüse. Im Altertum wurde dem Mond diese Stellung zugewiesen, die 'hermetische Ehe' war die Vereinigung der Sonne [Epiphyse] und des Mondes [Hypophyse] im Gehirn. Diejenigen mit einer Vorliebe für Rätsel finden vielleicht einen Nutzen darin zu überlegen, dass die Sonne tagsüber herrscht und der Mond nachts, v.a. wenn angedeutet wird, dass die Hypophyse das Phänomen des Schlafs dominiert ... Jede Drüsenfunktion hat verschiedene Aspekte. Es ist wahrscheinlich, dass die endokrinen Drüsen alle siebenfach sind und dass modifizierte Formen der Aktivitäten aller Planeten in jedem Drüsenzentrum entdeckt werden können." [Hall]

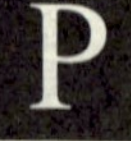

Geprüft von P. Sankaran im Bombay Homoeopathic Medical College zweimal, 1965 und 1967 mit zwei verschiedenen Gruppen von Prüfern. Es wurden die D3 und D30 Potenz der *ganzen* Drüse gegeben. Neun Prüfer nahmen insgesamt teil, 2 von ihnen erhielten Sac lac als Kontrollpersonen.

BESONDERHEITEN

G Antriebslos; Konzentrationsschwierigkeiten.
„Liest eine Zeile, wiederholt sie und hält sie für eine andere Zeile." [Sankaran]
Abneigung gegen Bewegung.

A > Anwendung von kaltem Wasser [Kopfschmerzen; brennende Schmerzen in den Augen].
Aber allgemein < Kälte.

A Durst auf große Mengen kalten Wassers in großen Abständen.

A < Abends und gegen Nacht.

A Schwindel, ohne Körper oder Kopf zu bewegen; bei Bewegung doppelt so stark, v.a. bei Kopfbewegung.
& Empfindung von Erbrechen, mit leerem Magen [meint, es würde ihn erleichtern].
& Schwere, geschwollene Augen.

A Fieber nachts. [Bei 3 Prüfern]

K Kopfschmerzen; beginnen als dumpfe Schmerzen und steigern sich in ein Pochen.
< Abends; Sonne.
> Kälte; Ruhe; Schließen der Augen; Druck.
& Schwere, geschwollene Augen.

K Schwächegefühl im Magen gegen Mittag.
Vorher Übelkeit um 11 Uhr.

⇨ Vgl. mit *Pituitarium anteriorum:*
Gerötete Augen.
Verstopfte Nase nachts.
Obstipation; sehr spärlicher Stuhl - als bliebe etwas Stuhl zurück; Stuhl sehr klebrig, wie Gelee.
Herzklopfen nachts vor Schlaf < Linksseitenlage.

NAHRUNG

Verlangen: Kalte Getränke [1].

NOTIZEN

PITUITARIUM ANTERIORIUM Pitu-a.

ZEICHEN

Adenohypophyse. Hypohysenvorderlappen.
Besteht aus verschiedenen Arten von Zellsträngen, durchzogen von Kapillargefäßen.
Die Ausschüttung von Somatotropinen, Prolactin, thyreotropem Hormon, Gonadotropin, adrenocorticotropem Hormon wird hier durch auslösende und hemmende Faktoren reguliert, gesteuert durch Neuronen im Hypothalamus.
Pathologische Symptome des Hypophysenvorderlappens kommen bei Menschen selten vor. In sehr vereinzelten Fällen kann eine Schwellung oder Wucherung bei jungen Patienten zu Riesenwuchs und bei älteren Personen zu Sehstörungen und Hormonmangelerscheinungen führen [Simmond Syndrom]. Diese Symptome können bei Frauen nach einer Entbindung mit Komplikationen mit viel Blutverlust und Schock auftreten. Die Hypophysennekrose wird dann durch Ischämie verursacht.
Bei Menschen ist der Mittellappen der Hypophyse schwach entwickelt. Dieser Lappen, der mit dem Vorderlappen eng verbunden ist, produziert ein Hormon, dessen Funktionen nur bei niederen Wirbeltieren bekannt ist, und zwar Anpassung an die Hintergrundfarbe [Chamäleon]. In der okkulten Physiologie nimmt man an, dass die Epiphyse und die Hypophyse als die beiden Wächter der Schwelle fungieren. Diese beiden Wächter, die aus alter esoterischer Tradition stammen, arbeiten eng zusammen als Katalysatoren in dem Prozess der Erlangung spirituellen Bewusstseins in der materiellen Welt. Es heißt, dass die Dualität der Hypophyse in der Dualität des Menschen inhärent ist. Im Hinterlappen werden Hormone erzeugt, nachdem Informationen via Nervenfasern übermittelt wurden [männlicher Aspekt]. Im Vorderlappen geschieht dies über das Blut [weiblicher Aspekt]. Man glaubt, dass diese Dualität in der Epiphyse nicht zum Ausdruck kommt, weil die Hypophyse eine besondere Verbindung mit der materiellen Welt hat und die Dualität, die materielles hervorruft, bringt den Kontrast zwischen männlich und weiblich zustande. Der mäßig entwickelte mittlere Abschnitt wird verglichen mit der goldenen Mitte, der Fähigkeit, sich an Umstände anzupassen, ein großes Talent des Chamäleons - ein Charakteristikum, das häufig in negativem Licht gesehen wird.
Das homöopathische Arzneimittelbild basiert auf den klinischen Beobachtungen von Dr. David Flores Toledo [Mexiko] über einen Zeitraum von 5 Jahren. Er gab dem Arzneimittel den Namen *Hypophysinum anterioris.* „Hypophysinum anterioris könnte eines der großen Polychreste werden, aber es bedarf einer sorgfältigen Prüfung. Zahlreiche Fälle von Akne, Adipositas, in einem Falle Sterilität, Kopfschmerzen als Begleiterscheinung von Menstruationsbeschwerden, Asthma, Hämorrhoiden, Knoten in der Brust, Pilzinfektionen der Nägel, rezidivierende Tonsillitis, Vitiligo und Warzen sind mit diesem Mittel geheilt worden.“ [Flores Toledo, *Journal of the American Institute of Homeopathy,* Sept. 1987]

VERGLEICHE

Natrium muriaticum. Sulfur. Pulsatilla. Calcium carbonicum. Sepia. Kalium sulfuricum. Kalium phosphoricum. Calcium sulfuricum.

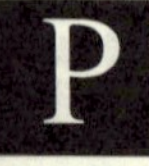

WIRKUNGSBEREICH

Gemüt. Verdauung. *Weibliche Organe.* Schleimhäute [Nase; Hals].

LEITSYMPTOME

G Beschwerden durch enttäuschte Liebe.
Abneigung gegen alles [Freund, Ehemann, sich selbst].
Sexualtrieb vermindert; Genuss fehlt.
Aber Furcht allein zu sein.

G *Reizbarkeit* VOR und *während der Menses.*
Drang zu schlagen.

G ENTMUTIGT; während der Menses.
Weinen ohne ersichtlichen Grund.
„Leicht deprimiert und meidet ihre Freunde."
„Fühlt sich zu Schienen der Untergrundbahn hingezogen" [um Selbstmord zu begehen]. [Flores Toledo]

A < Kälte.
Mangel an Lebenswärme während der Menses.
Anfällig für Tonsillitis, Sinusitis und verstopfte Nase.

A Gelüste auf Süßigkeiten und Schokolade.

A Durst auf große Mengen.

A < VOR DER MENSES.
[Furchtsamkeit; Reizbarkeit; Trübsinn; Kopfschmerzen; Schnupfen; blasses Gesicht; Übelkeit; Erbrechen; aufgetriebenes Abdomen; gelbe Leukorrhœ; Schmerzen in den Ovarien; Schmerzen im Uterus; schwierige Atmung; schmerzhaft geschwollene Brüste; Kreuzschmerzen; Schlaflosigkeit]

A Schwindel.
< Eintreten in einen dunklen Raum [aus hellerer Umgebung].
< Vor und während der Menses.
< Rückenlage; Kopfbewegung; Aufrichten aus gebückter Haltung.
> Sitzen.

K *Schweiß auf der Kopfhaut nachts.*

K *Kopfschmerzen* [v.a. in den Schläfen] *vor oder zu Beginn der Menses.*
< Licht; Lärm oder Geräusche; Sonne; Zimmerwärme.
& Leeregefühl im Magen [ohne Hunger].
& Photophobie.
& Übelkeit.
Vorher oder gleichzeitig Sehstörungen.

K [Feuchte] *Hautausschläge an* [*oder Entzündung der*] *Ohrläppchen durch Tragen von Ohrringen.*

K BRAUNE FLECKEN IM GESICHT.

K Übelkeit beim Anblick oder Geruch von fettigen Speisen.

K *Übelkeit > nach dem Essen.*

K OBSTIPATION. Jeden zweiten Tag. Alle zwei oder drei Tage. Stuhl TROCKEN, HART, GROSS [oder wie Schafskot].
& Reizbarkeit.

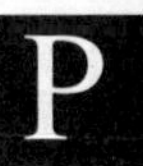

RUBRIKEN

GEMÜT: *Hass* [1]. *Lernschwäche* [1]. *Träume* furchterregend [1]; von Hunden [1]; vom Krieg [1]; lähmend [1/1]; von Schlangen [1]; von verstorbenen Verwandten [1]. Bedürfnis zu *Weinen,* aber es fällt schwer [1/1]; Weinen bei Kleinigkeiten [1]. *Zorn* morgens beim Erwachen [1]; über Kleinigkeiten, während der Ovulation [1/1]; durch Widerspruch. [1].

SCHWINDEL: Mit Neigung zu *fallen* vor und während der Menses [1/1]. Mit *Zittern* [1].

KOPF: *Haarausfall* an der Stirn [1]. *Schmerzen*, Kopfschmerzen wegen Kontaktlinsen [1/1]; Kopfschmerzen von den Augen her [1/1]; Kopfschmerzen von der Nase her [1/1]; Schmerzen in den Schläfen zu Beginn der Menses [2/1].

AUGEN: *Photophobie* durch Sonnenlicht [1]. *Rötung* [3].

NASE: *Absonderung,* wässrig [2]; wässrige Absonderung & Niesen [2; Cob-n.]. *Epistaxis* im Schlaf [1]. *Schmerzen* als sei die Nase extrem trocken [1/1]. *Verstopfung* abends [1]; wechselt mit Schmerzen in der Nasenwurzel [1/1].

GESICHT: *Hautausschläge,* Akne vor der Menses [1; Arist-cl.]; Akne auf der Stirn während der Menses [1/1]. Kalter *Schweiß* auf dem Gesicht vor oder zu Beginn der Menses [1/1]. Empfindung als sei das Gesicht *verbrannt* [1/1]. Blasse *Verfärbung* um die Augen [1; Ptel.].

MUND: Schlechter *Geschmack* im Mund vor der Menses [1/1]. *Landkartenzunge* [3; **Tarax**.].

MAGEN: Verminderter *Appetit* während der Menses [1; Mag-c.]. *Schmerzen* > nach essen geringer Mengen [1/1]; > Ruktus [1]; < gehaltvolle Speisen [1; **Puls**.]. *Übelkeit* > nach dem Essen [2]. *Verdauungsstörungen* durch Eier [1].

ABDOMEN: *Flatulenz,* jede Nahrung scheint sich in Gase zu verwandeln [1]; nach Gemüse [1]; durch Obst [1]. *Rumoren* nach dem Essen [3]; nach Milch [1]. *Schmerzen* nach dem Essen [3]; vor und während der Menses, & Auftreibung, verursacht Zusammenkrümmen [1/1]; nach Milch [1].

REKTUM: *Diarrhœ* durch Fisch oder Meeresfrüchte [1/1]; nach Milch [1]. *Juckreiz* nachts [1].

BLASE: Unfreiwillige *Harnentleerung* beim Aufstehen von einem Sitz [1].

FRAUEN: Übelriechende *Leukorrhœ* nach Fischlake [1]. *Menses* braun bei Beginn [1/1]; protrahiert & Klumpen [1/1]; unregelmäßig [3]; verklumpt, geronnen am ersten Tag und den letzten Tagen [1; *Nat-s.*]. *Metrorrhagie* zwischen den Menses [1]. *Schmerzen* in den Ovarien vor der Menses, < Auftreten [1/1]. *Sterilität* [3].

LARYNX: *Stimme,* Heiserkeit durch Sprechen [1]; Heiserkeit in heißem Wetter [1/1].

ATMUNG: *Asthmatische* Atmung morgens beim Erwachen [1]; plötzliche Anfälle [1]; > reichlicher Auswurf [1]; durch Wetterumschwung [1]; nach Zorn [1]. *Schweratmigkeit* & Kopfschmerzen [1]; Schweratmigkeit vor der Menses [1; **Zinc**.].

BRUST: *Hautausschläge,* konfluierende Akne [1/1]. *Herzklopfen* in Rückenlage [1]. *Knoten* in der rechten Mamma [3]; schmerzhafte Knoten in der linken Mamma [3/1]. *Schweiß* im Axillarbereich während der Menses [1/1].

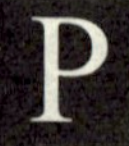

RÜCKEN: *Hautausschläge,* konfluierende Akne [1]; Akne, Halswirbelbereich [1]. *Schmerzen* im Sakralbereich während der Menses [1]; Schmerzen im

Steißbein während der Menses [1].
EXTREMITÄTEN: Juckende *Hautausschläge* an oberen Gliedmaßen < Sommer [1/1]. *Schweiß* an den Händen während der Menses [1/1]. *Schwellung* der Oberschenkel vor der Menses [1/1]. *Verfärbung,* depigmentierte brennende Flecken an oberen Gliedmaßen, < Sonne [1/1]. Nägel *wachsen* nicht [1; *Ant-c.*].
SCHLAF: *Erwachen* wie durch ein geringfügiges Geräusch [1].
HAUT: *Verfärbung,* juckende weiße Flecken < Menses [1/1]. *Warzen,* gestielt, weich und klein [2/1].
ALLGEMEINES: *Adipositas* [3]. *Allergie,* Metalldermatitis [1; Morg-g.]. *Hitzewallungen* bei jungen Mädchen [1/1]. Nach der *Menses* > [1; *Zinc-p.*]. *Schwäche* & kalter Schweiß beim Aufstehen [3/1].

NAHRUNG

Verlangen: Bratkartoffeln [1]; Kuchen [1]; feste Nahrung [1]; Obst [1]; Schokolade [1]; Süßigkeiten [1].
Schlimmer: Eier [1]; Gemüse [1]; Meeresfrüchte [1]; Milch [1]; Obst [1]; fette und gehaltvolle Speisen [1].

NOTIZEN

PITUITARIUM POSTERIORUM **Pitu-p.**

ZEICHEN

Neurohypophyse. Hypophysenhinterlappen.
Schüttet die neurosekretorischen Hormone Oxytocin und Adiuretin aus. Oxytocin wird im Hypothalamus produziert, von dort in die Neurohypophyse geleitet und dort gespeichert. Es verursacht uterine Kontraktionen am Ende der Schwangerschaft und fördert die Milchbildung während der Stillzeit. Medizinisch verwendet zur Einleitung oder Stimulation der Wehen, bei der Behandlung von post partum Hämorrhagien und Atonie sowie zur Linderung schmerzhafter Stauung und Schwellung der Brüste. Bei Männern stimuliert Oxytocin die sekretorischen Gänge der Hoden.
Das Antidiuretische Hormon oder Vasopressin wird ebenfalls im Hypothalamus produziert und in der Neurohypophyse gespeichert. Es fördert die Wasserresorption in den Nieren [antidiuretische Wirkung], erhöht den Blutdruck und spielt eine Rolle im Wasserhaushalt und bei der Milchproduktion. Es stimuliert auch die Speicherung und das Abrufen von Informationen im Gedächtnis. Es verengt die Arterien der Bauchorgane und wird daher benutzt zur Hemmung Hämorrhagien, bei denen die abdominalen Blutgefäße mitbetroffen sind. Große Dosen können Spasmen der Hirn-

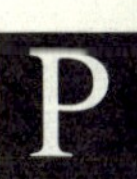

oder Herzarterien erzeugen.
Verletzung der Neurohypophyse führt zur Symptomatologie von Diabetes insipidus.
1935 vom Hering Prüfungskommittee an 5 Personen mit der D12 Potenz geprüft.

VERGLEICHE

Pulsatilla. Natrium muriaticum. Phosphorus. Sulfur. Aristolochia clematitis. Calcium iodatum. Ferrum iodatum. Hedera helix.

WIRKUNGSBEREICH

Gemüt. Magendarmtrakt. Weibliche Organe. Kreislauf.

BESONDERHEITEN

G Angst am Anfang der Nacht.
Zwangsideen im Zusammenhang mit dem Urogenitalbereich [Furcht impotent zu werden; Furcht vor unfreiwilligem Harnabgang].
A Amenorrhœ & Atrophie der Brustdrüsen.
A Angioneurotisches Ödem.
A > Frische Luft.
K Kopfschmerzen; Ausdehnung vom Hinterkopf abwärts.
Pochen und Pulsieren; hypertonisch.
< Hitze; geschlossene Räume; Spätnachmittag.
& Pochen der Schläfenarterien und Karotiden.
K Reichlicher Speichelfluss.
Speichel schmeckt salzig.
K Einschnürung des Rektums.
„Will Stuhl entleeren aber kann nicht."
K Unfreiwilliger Harnabgang [ein paar Tropfen] beim Aufstehen vom Sitz.
K Dysmenorrhœ.
Schmerzen am Tag vor und am ersten Tag der Menses.
K Atembeschwerden & viel Auswurf, wässrig, salzig.
K *Verfärbung der Haut; weiße Flecken # dunkle Flecken.*
Haut sehr trocken, schuppig.

RUBRIKEN

GEMÜT: *Angst* nachts [1]. *Gleichgültigkeit* gegenüber allem [2]. *Lebensmüde* [3]. Unfreiwilliges *Weinen* [1].
KOPF: *Schmerzen* im Hinterkopf dehnen sich den Rücken herab aus [1].
GESICHT: *Verfärbung,* braune Flecken, Chloasma während der Schwangerschaft [1/1].
FRAUEN: *Sterilität* [1].
HAUT: *Mole* [1].

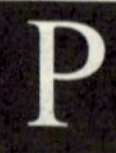

NOTIZEN

PLANTAGO Plan.

ZEICHEN

Plantago major. Breitblättriger Wegerich. Fam. nat. Plantaginaceæ.
Sehr vertraute mehrjährige Pflanze, die an Wegrändern und auf Wiesen wächst. Die Blätter sind salinisch, bitter und scharf im Geschmack; die Wurzel ist salzig und süßlich. Auf Körperpartien gerieben, die von Insekten oder Nesseln gestochen wurden, oder nach Verbrennungen und Verbrühungen aufgelegt können die Blätter Linderung verschaffen und bei kleinen Wunden die Blutung stillen. Die Pflanze enthält ein Glykosid, das auch in *Euphrasia* vorkommt. „Die Blattfasern dieser Pflanze wurden in der Schweiz lange bei Zahnschmerzen [oder Ohrenschmerzen] auf folgende einzigartige Weise verwendet: Die frischen Blätter der Pflanze werden zerrissen und die grünen fadenartigen Fasern in das Ohr auf der schmerzhaften Seite gestopft. In Fällen, bei denen dieses Mittel hilft, werden die Fasern seltsamerweise schwarz und werden dann erneuert. Wenn sie keine Linderung verschaffen, bleiben sie grün.“ [Hale]
Der hohe Schleimgehalt und die Fähigkeit der Wasseraufnahme haben dazu geführt, dass man die gemahlenen Fasern einer verwandten Art, *P. psyllium* bei Obstipation verwendet [Metamucil]
Auf Rasen und Wiesen verbreitet sich die Pflanze rasch und verdrängt Gräser und andere Pflanzen mit ihren dichten Blattrosetten. Der Gattungsname stammt von dem lateinischen Wort *planta,* Fußsohle, in Anspielung auf die Blattform. Der Name kann auch von der Tatsache herrühren, dass Plantago üppig in Böden wächst, über die man viel läuft. Die Eingeborenen in Amerika und Neuseeland nannten sie ‘Fuß des weißen Mannes,’ denn immer da wo Kolonisatoren den Boden in Besitz nahmen, sprang Plantago heraus. Es ist eine Kulturpflanze, die in den Fußstapfen des Menschen folgt.
Geprüft von Heath [1868] und von Humphreys u.a. [1871].

VERGLEICHE

Mercurius. Arsenicum. Causticum. Kalium phosphoricum. Clematis.

Differenzierung

➔ Enuresis.

⇨ *Belladonna:* Enuresis während Tiefschlaf, generell nach Mitternacht und gegen Morgen.

⇨ *Causticum:* Enuresis wegen echter Paralyse oder paralytischer Schwäche der Sphinkter; Enuresis im ersten Schlaf; < Wintermonate.

⇨ *Chloralum:* Kind nässt hartnäckig das Bett jede Nacht, selbst nachdem

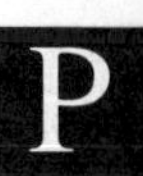

sorgfältig Vorsichtsmaßnahmen getroffen wurden; Enuresis finden im letzten Teil der Nacht statt.

⇨ *Kreosotum, Lac caninum, Senega, Sepia:* Kind nässt das Bett, während es von Harnentleerung auf der Toilette träumt; es lässt sich nur schwer aus seinem tiefen Schlaf aufwecken.

⇨ *Sepia:* Enuresis im ersten Schlaf, beinahe unmittelbar nach dem Einschlafen. [Choudhuri]

WIRKUNGSBEREICH

Nerven [*trigeminus; vagus*]. ZÄHNE. Haut.

LEITSYMPTOME

G Geräuschempfindlich.
„Das geringste Geräusch geht ihm durch und durch." [Hansen]
„Laute Geräusche gehen ihm durch und durch." [Bœricke]
Während Zahnschmerzen, Ohrenschmerzen oder Prosopalgie.

G Hochgradige geistige Prostration, < geistige Anstrengung, verursacht auch beschleunigte Atmung und starkes Angstgefühl. [Hering]

G Reizbarkeit.
„Fühle mich völlig daneben; niedergeschlagen, mit Neigung viel zu arbeiten, aber werde müde und gereizt sobald ich anfange."
„Gefühl von unterdrückter Reizbarkeit."
„Starkes Gefühl von Reizung; erträgt es nicht angesprochen zu werden."
„Erträgt nicht den geringsten Widerspruch, durch rasendes Gefühl von Zerschlagenheit im Gehirn." [Allen]

A Schlimme Folgen von Tabakabusus [verursacht Ekel gegen Tabak, bei *Kautabak*].

A *Wundheilung*. [Innere und/oder äußere Anwendung]
Lazerations- oder Schnittwunden oder Verletzungen, v.a. wenn diese mit Schwellung und Neigung zu erysipelatöser Entzündung oder Eiterung einhergehen.
„Wegerich ist zuallererst das primäre 'pflanzliche Zugmittel.' Obwohl die Schulmedizin sich eine solche Wirkkraft nicht vorstellen kann, gibt es mehrere Pflanzen, die in der Phytotherapie für ihre Fähigkeit bekannt sind, Splitter, Schmutz, Eiter und Infektionen aus Wunden zu ziehen. Wegerich ist vermutlich das Hauptmittel dieser Gruppe." [Wood]

A < Morgens beim Erwachen [Faulheit, Geistestrübung].
< Warme Räume [Faulheit, Geistestrübung].

A < [Gehen an] frischer Luft [Faulheit, Geistestrübung].

A Schmerzen kommen plötzlich und neigen zu flüchtigem Auftreten.

K Heuschnupfen.
Häufiges Niesen & plötzliche Absonderung von gelblichem [safranfarbenem] oder klarem Wasser aus der Nase.
& Druckgefühl am Nasenrücken.
& Juckreiz im Hals.

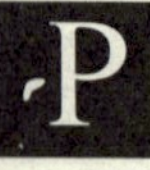

K *Ohrenschmerzen # Zahnschmerzen.*
Oder: Ohrenschmerzen mit Ausdehnung in Zähne/Gesicht.

K ZÄHNE.
Schmerzen nach Zahnextraktion. Neuralgische Zahnschmerzen bei Rauchern. Periodontitis.
< Berührung; kalte Luft; nachts; extreme Hitze und Kälte.
& *Starker Speichelfluss.*
& Schwellung der Wange; Verlängerungsgefühl.
# Ohrenschmerzen.
# Prosopalgie, & Tränenfluss.

„Von allen homöopathischen Arzneimitteln für Zahnschmerzen kann sich keines mit Plantago messen.“ [Hale]

„William Coles [1657] ordnete Wegerich dem Mund unter, weil die Pflanze eine starke Affinität zur Mundhöhle hat und weil das Blatt wie eine Zunge aussieht. Dies klingt ein wenig nach Phantasiegebilde, aber es trifft ins Schwarze, weil der Wegerich ein sehr wichtiges Mittel für Mund Zahnfleisch und Zähne ist. Er ist ein ausgezeichnetes allgemeines Tonikum für das Zahnfleisch, entzieht ihm Infektionen und tonisiert das Gewebe.“ [Wood]

K *Nächtliche Enuresis,* mit profusem [blassem, wässrigem, geruchlosem] Harn.
Bei trägen, durstigen Kindern.

„Obgleich die Blase vor dem Zubettgehen gründlich geleert wurde, verursacht der Druck auf den schwachen Schließmuskel dennoch Harnabgang vor dem Morgen.“ [Jones]

K *Haut.*

„Stichelnde Schmerzen in der Haut in verschiedenen Körperpartien und Gliedern; diese Schmerzen sind manchmal piekend wie von feinen Nadeln; manchmal mit brennender Empfindung wie von Nesseln, und sie treten nie in verschiedenen Körperpartien gleichzeitig auf, sondern sind immer auf eine Stelle begrenzt; sie treten v.a. nachmittags und abends auf und beinahe ausschließlich im Sitzen in warmen Räumen, nie bei Leibesübungen im Freien.“ [Hale]

RUBRIKEN

GEMÜT: *Eile,* Drang, mehrere Dinge gleichzeitig zu tun [1]; kann aber nichts zuendeführen [1]. *Faulheit,* Abneigung zu arbeiten tagsüber [1]. *Reizbarkeit* beim Arbeiten [1]. *Ruhelosigkeit* & dummes Gefühl im Gehirn [2; Ars.]. *Schüchternheit* und Unbeholfenheit [1]. *Träume* von Tod in der Familie [1].
KOPF: *Schmerzen,* Kopfschmerzen > Kopfbewegung [1]; Schmerzen in den Seiten, Ausdehnung von einer Seite zur andern durch die Schläfen [1]; dumpfe, benommen machende Schmerzen, > Bewegung [1]; Wundheitsschmerz morgens beim Erwachen [2]; Wundheitsschmerz > Schließen der Augen [1]; Wundheitsschmerz im Hinterkopf > Liegen auf der schmerzhaften Seite [1; *Bry.*].
AUGEN: Empfindung als hinge ein *Haar* über dem Auge, während Kopfschmerzen [1/1]. *Photophobie* während Schmerzen im Gesicht [1]. *Tränenfluss* durch Neuralgie [1]; während Schmerzen im Gesicht [1; Verb.].
SEHKRAFT: *Getrübt,* während Stirnkopfschmerzen [1].

OHREN: *Schmerzen,* Ohrenschmerzen die sich in die und von den Zähnen ausdehnen [2; *Merc.*].
NASE: *Kribbeln* um die Nasenwurzel [1]. Drückende *Schmerzen* über dem Nasenrücken [1].
GESICHT: Lippen fühlen sich *schleimig* an [1/1]. *Schmerzen* durch Kälte- oder Hitzeeinwirkung [1].
ZÄHNE: *Füllungen* fallen aus den Zähnen [1/1]. *Lockerheitsgefühl* [2]. Vorzeitige *Karies* bei Kindern [2]; rascher Zahnverfall [1]. *Verlängerungsgefühl* [2].
HALS: *Schmerzen,* Rohheit beim Erwachen [1/1].
ÄUSSERER HALS: Wundheits*schmerzen* und Steifheit des Sternocleidomastoideus, rechte Seite, < Kopfbewegung zur betroffenen Seite, > Bewegung zur entgegengesetzten Seite [1/1].
MAGEN: *Ruktus,* schmeckt nach Schwefel, beim Aufstehen morgens [1/1]. *Übelkeit* beim Lesen [1].
REKTUM: *Diarrhœ* > Bewegung [1]. *Hämorrhoiden* < Stehen [1].
BLASE: Häufige *Harnentleerung,* Tag und Nacht [2; **Merc**.]; unfreiwillig wenn Entleerung sich verzögert [1].
ATMUNG: *Atemstillstand* beim Sprechen [1; *Caust.; Sulf.*]. *Beschleunigte* Atmung durch geistige Anstrengung [2/1].
EXTREMITÄTEN: *Kälte* der Hände in warmen Räumen [1; *Nux-v.*]. *Ruhelosigkeit* der unteren Gliedmaßen im Sitzen [1]. *Taubheitsgefühl* der unteren Gliedmaßen im Sitzen [1], > Stellungswechsel [1/1].
SCHLAF: *Gähnen* > Gehen im Freien [3]. *Schlaflosigkeit* durch Schmerzen im Gesicht [1; *Verb.*].
ALLGEMEINES: *Zittern* durch Leibesübungen [1].

NAHRUNG
Abneigung: Fleisch [1]; stärkehaltige Speisen [1]; Tabak [1].
Verlangen: Tabak [1].
Schlimmer: Tabak [2; Rauchen aber v.a. *Kauen*]; kalte Getränke [2; < Zahnschmerzen]; Tee [1; = gerötetes Gesicht].

NOTIZEN

P

PLUTONIUM NITRICUM Plut.

ZEICHEN

Plutonium nitrate.

In der griechischen Mythologie war Pluto bzw. Pluton [auch als Hades bekannt] ein Gott sowohl des Todes als auch der Fruchtbarkeit und des Überflusses. Er war der Gott, der den Raum unter der Erde schützte, aus dem die Pflanzen mit Nahrung versorgt wurden. Daher betrachtete man ihn als Gott der Unterwelt, und er wurde mit Hades identifiziert. Die Dichter nannten ihn Aidoneus, den Unsichtbaren, denn nicht nur seine Person, sondern auch sein Reich galten als in geheimnisvoller Dunkelheit verschleiert. Als Kronos als Herrscher des Universums abgesetzt wurde, teilten seine drei Söhne die Welt unter sich auf. Zeus erhielt die überirdische Welt, Poseidon die Meere und Hades die Unterwelt, den Bereich der Geister. Gemeinsam mit Persephone, die er von der oberen Welt entführte, regierte Hades die Unterwelt. Der Eingang zu seinem Reich war von dem vielköpfigen Hund, Cerberus, dem Höllenhund bewacht. Der Gott Hermes [Mercurius] führte die abgeschiedenen Seelen zur Unterwelt, wo sie von dem Fährmann Charon über den Grenzfluss Styx geführt wurden. Die Verstorbenen benötigten eine Münze von ihren Angehörigen als Gebühr zur Überquerung des Flusses. Nur Personen die begraben oder verbrannt worden waren war der Übergang in das Reich des Hades gewährleistet. Die Richter der Toten entschieden dann, ob eine Seele in die elysischen Felder der Tugendhaften ging oder zu Tartarus, einem Ort der Bestrafung oder zu den Asphodel Weiden, für diejenigen, die weder tugendhaft noch böse waren. Wer nicht beerdigt war, wurde nicht eingelassen und fand nirgends Ruhe.

Gleichzeitig war Hades der Herrscher aller Schätze, die in der Tiefe der Erden enthalten waren. Aus diesem Grund wurde er von den Römern mit Plutus verglichen [vom griech. ploutos = Reichtum]. Plutus war der Sohn der Demeter, zumal üppige Kornernten gleichbedeutend waren mit Wohlstand. Die Römer nannten ihn auch Dis Pater [vom lat. dives, 'reich']. Dem Hades geweiht war die Narzisse [Bote des Frühlings] und die Zypresse [eine Konifere, die häufig auf Friedhöfen gepflanzt wird]. Wegen seines erbarmungslosen Wesens wurde er von den Griechen als schrecklich betrachtet. Mythen und Tempel waren selten ihm geweiht. Doch ihm wurden Opfer dargebracht: schwarze Schafe wurden mit dem Kopf zur Erde gerichtet geschlachtet, wobei die Personen, die das Opfer brachten, das Gesicht abwendeten. Ebensowenig wurde der gefürchtete Gott in der bildlichen Kunst dargestellt. Auf den wenigen Darstellungen, die man von Hades findet, ist er mit einem harten Gesichtsausdruck, zusammengepressten Lippen und wild um den Kopf hängendem Haar porträtiert.

Astronomisch ist Pluto der neunte Planet von der Sonne. Es ist der kleinste Planet und der am weitesten entfernte bekannte im Sonnensystem. Der Planet wurde erst 1930 entdeckt. Er dreht sich einmal in 248,4 Jahren um die Sonne. Computersimulationen haben offenbart, dass die Umlaufbahn des Pluto nicht vollkommen berechenbar und daher chaotisch ist. 1978 wurde entdeckt, dass der Planet einen grauen Satelliten hat. Dieser wurde 'Charon' genannt, nach dem Fährmann der griechischen Mythologie.

Der Name des Elements Plutonium ist von dem Planeten Pluto abgeleitet. Es ist ein radioaktives chemisches Element, das fünfte Mitglied der Actiniumreihe des Periodensystems. Von den vierzehn Actinoiden kommen drei in der Natur vor: Thorium, Protactinium und Uranium, Spuren von natürlichem Plutonium wurden allerdings in

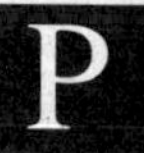

Uraniumerzen gefunden. Die elf nachfolgenden, mit atomaren Zahlen über 92, werden alle künstlich durch Spaltung von Atomkernen hergestellt. Vielleicht kamen sie früher in der Natur vor, sind aber wegen ihrer Kurzlebigkeit verschwunden. Wie die griechische Gottheit gehören sie zum geheimen Reich der Geister. All diese Elemente sind radioaktiv.

„Plutonium ist ein Metall, das silbrig aussieht, aber an der Luft gelblich wird. Es ist allotrop, d.h. es kommt in sechs verschiedenen strukturellen Formen vor, die je nach Temperatur variieren. Große Teile des Metalls fühlen sich warm an, weil sie durch Zerfall von Alphapartikeln Energie abgeben. Plutonium bildet binäre Verbindungen mit Sauerstoff ebenso wie intermediäre Oxide verschiedener Zusammensetzungen. Es bildet auch Halide, Oxyhalide und geht Verbindungen ein mit Kohlenstoff, Stickstoff, Silikon und Schwefel. Es bildet Legierungen mit Beryllium, Blei, Uran, Chrom, Eisen, Nickel und Mangan. Wegen seiner erfolgreichen Anwendung als Sprengstoff bei Kernwaffen und der Schlüsselstellung, die es bei der Entwicklung der industriellen Verwendung von Kernkraft hat, wie im Bergbau und bei Ölbohrprojekten ist es das wichtigste der Transuranelemente. Kernreaktoren, besonders in Frankreich und Russland, nicht aber in den Vereinigten Staaten, stellen elektrischen Strom her indem sie [239]Pu als Treibstoff verwenden. Verschiedene Isotope von Plutonium sind Ausgangsmaterialien bei der Synthese anderer Transuranelemente und der Herstellung radioaktiver Isotope für die medizinische Forschung sowie zu industriellen Zwecken. Das Isotop [238]Pu treibt so ausgefeilte Apparaturen an wie Batterien in eingepflanzten Herzschrittmachern.“ [Grolier]

Plutonium ist ein hochgefährliches radiologisches Gift. Es wird besonders vom Knochenmark bei Menschen aufgenommen und strahlt in hohem Grad Alphapartikel aus. Eine Reflektion seines gefährlichen Wesens ist seine Anwendung als Atombombe und Kernwaffen.

In der Astrologie repräsentiert Pluto all diese Aspekte der Mythologie und Physik. Die zentralen Themen sind das Bedürfnis nach Macht, Transzendenz und das Auftauchen unterdrückter und unbewusster Inhalte an die Oberfläche. Mögliche Ausdrucksformen sind: heftige Gefühlsausbrüche, Machtkomplexe, Selbstzerstörung aber auch die Kraft hinter der Metamorphose; Drang zu immerwährender Wiedergeburt. Sterben und erneut geboren werden.

Geprüft von Ritzer und Eberle 1995 an 11 Personen [alle wussten, was geprüft wurde]. Arzneimittelbild auch basiert auf „den über 70 Fällen, in denen wir Plutonium verschrieben haben.“

VERGLEICHE

Androctonos. Tarentula. Medorrhinum. Hydrogenium. Aurum. Carcinosinum. Stramonium.

Differenzierung

➨ Radioaktivität.

⇨ *Granitum:* Für die Arzneimittelprüfung von Granitum hat Nuala Eising Granit von Connemara verwendet. Dieser Granit besitzt im Vergleich zu anderen Granitgesteinen in Großbritannien und Irland einen besonders hohen Radioaktivitätsgehalt. Es bestehen einige interessante Ähnlichkeiten mit Plutonium: Granitprüfer hatten „keinerlei Schwierigkeiten grob oder unhöflich zu sein; sie empfanden keine Sorgen um den Schmerz, den sie

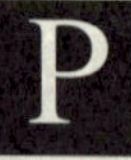

anderen zufügten.“ Bei manchen Plutonium-Prüfern kamen aggressive Impulse zum Vorschein. Eine auffallende Ähnlichkeit zeigte sich in den Rückensymptomen. Folias erlebte extrem schmerzhafte Symptome im Kreuz. Sein Rücken blockierte vollständig, und er musste vornübergebeugt herumlaufen. Ebenso konnte ein Plutonium-Prüfer nicht aufrecht gehen, sondern war gezwungen, sich ‘auf allen Vieren’ fortzubewegen. Bei Granit bestand Besserung durch eine heiße Dusche, bei Plutonium wurde Besserung durch Sitzen in der Sonne beobachtet. Bei beiden Arzneimitteln war eine nächtliche Verschlimmerung zu bemerken.

WIRKUNGSBEREICH

GEMÜT. Kopf. Abdomen; Rektum. *Rücken; Sakralbereich.*

LEITSYMPTOME

G *Die Unterdrückung des Weges zum Grund des eigenen Wesens.*

„Die zentrale Idee von Plutonium ist der Verzicht auf den eigenen Weg oder die Unterdrückung und Verschüttung der innersten Kräfte des Menschen. Damit ist dem Menschen seine Bestimmung nicht erfahrbar. Sein Wesenskern [Atomkern] zerfällt in verschiedene Persönlichkeiten [„Multiple Persönlichkeit“, in der Psychotherapie ein aktueller Begriff]. Diese verschiedenen Persönlichkeiten stehen für die verschiedenen Zwänge und äußern sich wie Masken oder unterschiedliche Rollen, die der Mensch ängstlich und zwangschaft zu erfüllen versucht. Deshalb werden größte Anstrengungen unternommen den Zerfall zu kaschieren. Höchste Ideale und Rückfall in chronische Erschöpfung [chronic fatigue syndrome], Depression und Minterwertigkeitsgefühl ergeben sich daraus. Ein weiterer Versuch den Verfall oder Zerfall aufzuhalten ist ein erhöhtes Verantwortungsbewußtsein, z.B. Kinder, die versuchen die Auflösung der Familie aufzuhalten. Beim Zerfall des Wesenkerns entstehen massivsten Spannung, panische Zustände. Diese erlebt die Umwelt als „unbeugsamen Willen“, Ausbrüche von rücksichtloser Aggressivität oder als schwerste Depression. Klinisch sahen wir Heilungen bei Autoaggressionserkrankungen, Asthma, massiven Menstruationsblutungen, Anorexie, chronic fatigue syndrome, Hypertonie, Neurodermitis, multiplen Allergien und Überempfindlichkeiten, immobilisierenden Sacroiliacalschmerzen, zur Exiccose führender, bedrohlicher Gastro-Enteritis. Die Erlösung der Plutonium-Krankheit scheint uns zu sein, den oft schmerzlichen Zerfall der Masken und Rollen in Vertrauen zuzulassen, sowie Erwartungen, Zwänge und [Moral]-Vorstellungen wie das Leben zu sein hat, zu Gunsten des Seinlassens aufzugeben und zum Wesenskern zurückzukehren. Also von Bewußtseinsvorstellungen zum Bewußtsein zu gelangen.“ [Eberle & Ritzer]

G *Verpflichtungen.*

„Kann nicht so leben, wie sie gern möchte, Gefühl von zuvielen Verpflichtungen. Gefühl, durch Äußerlichkeiten zu allerlei Dingen gezwungen zu sein.“

G *Pedantisch.*

DRANG DINGE ZU ORDNEN [Bei 5 Prüfern beobachtet]

G *Gefühl zu zerfallen, in verschiedene Identitäten zu desintegrieren.*

„Der zentrale Gedanke von Plutonium ist das Opfer des eigenen inneren Weges/Schicksals oder die Unterdrückung der eigenen inneren menschlichen Kräfte. Folglich ist der Mensch nicht in der Lage, über sein Schicksal zu lernen. Sein Wesen zerfällt in unterschiedliche Persönlichkeiten. Diese verschiedenen Persönlichkeiten stehen für verschiedene Einschränkungen und sie treten als Masken oder unterschiedliche Rollen in Erscheinung, welche die Person ängstlich und zwanghaft zu erfüllen versucht. Es werden große Anstrengungen unternommen, diesen Zerfall zu kompensieren oder zu verbergen. Hohe Ideale und Rückfälle in chronische Erschöpfung, Depressionen und Minderwertigkeitsgefühl sind das Ergebnis dieser Desintegration. Ein weiterer Versuch, den Niedergang und Zerfall aufzuhalten ist ein gesteigertes Verantwortungsgefühl, wie Kinder, die sich darum bemühen zu verhindern, dass Familien auseinanderfallen."

„Der Prüfer hatte eindeutig das Gefühl, dass sich seine Identität veränderte, abhängig davon, wo er war und mit wem er zusammen war."

G Hartnäckige *Empfindung von existentieller Bedrohung.*

„Fürchtet seine eigenen Niederlage, wenn er wagt auf seinem persönlichen Willen und Neigungen zu bestehen."

„Angst vor ökologischen Katastrophen."

Panikgefühle. Klaustrophobie.

G *Aggressive, waghalsige Impulse.*

„Wollte den Weg frei machen von Leuten, die langsam vor ihr her fuhren. Kein Mitgefühl. Fühlte sich wie eine Maschine mit festgelegter Geschwindigkeit, die kein Hindernis akzeptierte."

Aggressive Phantasien. „Stellt sich vor, was geschehen würde, wenn er seinen Sohn von der Brücke wirft, oder wenn er bei voller Geschwindigkeit durch die Fußgängerzone fährt."

Dominantes Verhalten [aber hochgradige Empfindsamkeit].

G Tiefreligiöse Gefühle oder philosophische Gedanken.

A *Gefühl von extrem schwerem Körpergewicht.*

„Gefühl, über Nacht 20 kg zugenommen zu haben."

Körper erscheint bleischwer.

Kopf sehr schwer, wie ein enormes Gewicht; es fällt schwer, den Kopf aufrecht zu halten.

Spürt den Zug der Schwerkraft.

Bedürfnis sich auf den Rücken auf den Fußboden zu legen.

A Periodische MATTIGKEIT.

Ständig Schübe von Mattigkeit [die rasch vergehen]. Lähmende Mattigkeit.

A Frostgefühl und Kälteschauer.

Aber starkes Hitzegefühl in Kopf und Gesicht.

A Kaiserschnitt. [3mal klinisch bestätigt] [Eberle].

K Trockenheitsgefühl im Hals, als sei es unmöglich, Speisen zu schlucken.

K *Lähmende Schmerzen im Sakralbereich.*

Schmerzen wie gebrochen oder verrenkt.

Kann nicht aufrecht gehen; muss auf allen Vieren krabbeln und fühlt sich „wie ein Tier oder ein nicht beachtetes Kleinkind."

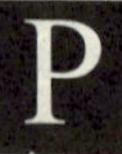

< Gehen.

> Wärme; in der Sonne sitzen.

> Massage; starker Druck.

> Langer Schlaf.
& Große Ruhelosigkeit nachts.
& Schwäche der unteren Gliedmaßen.
[vgl. *Granitum*]

* Zitate von Ritzer & Eberle: *Plutonium - The Suppression of the Person's Nucleus,* in Homoeopathic Links 4/95.

RUBRIKEN

GEMÜT: *Angst* um die Gesundheit [1], fürchtet krank zu werden [1]. *Delusion,* meint bedroht zu werden [1/1]; zu zerfallen und zu desintegrieren [1/1]; seine Identität zu verändern abhängig von den Umständen [1/1]; er würde verachtet [1]; meint zuviel Verantwortung und Verpflichtungen zu haben [1/1]. *Entschiedenheit,* Entschlossenheit [2]. *Fleißig,* Arbeitswut [2]. *Froh* durch Ordnung schaffen [3/1]. Furcht vor engen Räumen [1]. Ausbrüche von *Gewalt* [in Gedanken und Phantasien] [1/1]. Vertrauen in die eigenen *Intuition* und das eigene Tun [3/1]. Pedantisch, Drang, Dinge zu ordnen [2]. *Ruhelosigkeit,* kann keinen Ort oder Stellung zum Entspannen finden [1]. *Selbstvertrauen* [3]. *Trübsinn* > Gemeinschaft [1]. *Vorwurfsvoll,* macht seiner Ehefrau Vorwürfe [1]. *Weinen* wegen körperlicher Schmerzen [1]. Große *Willenskraft* [2]. *Zuversichtlich* [3]. Gefühl zu viel *Zwang* [1/1].
KOPF: Starkes *Hitzegefühl* in Kopf und Gesicht [1]. Drückende *Schmerzen* in der Stirn [1]; Schmerzen als hebe sich der Scheitel hoch, als werde er explodieren [1/1]. Enormes *Schweregefühl* [1].
GESICHT: *Schweiß* nachts [1].
HALS: *Schlucken* unmöglich wegen Trockenheit [1/1].
ABDOMEN: Schneidende *Schmerzen* wie durch Messer > Zusammenkrümmen [1].
REKTUM: Empfindung von *Unsicherheit* im Rektum bei Flatusabgang [1].
BRUST: *Spannungsgefühl* in Mammæ, Bedürfnis, einen Büstenhalter zu tragen [1]. *Schweregefühl* und Völlegefühl in Mammæ [1].
RÜCKEN: Lähmende *Schmerzen* im Sakralbereich [2]; Schmerzen dehnen sich zur hinteren Partie von Oberschenkel und Gesäßbereich aus [1]; im Sakralbereich, < nachts [1], < wie abgebrochen [1/1], kann sich nicht aufrichten vom Bücken [1/1], > Druck [1], > Massage [1/1], > Mittagsschlaf [1/1], > sitzen in der Sonne [1/1].
EXTREMITÄTEN: *Schmerzen* in der Fußsohlen wegen Blasen an den Zehen [1]. Bleiernes *Schweregefühl* [1]. Empfindung als sei das linke Bein *verkürzt* [1].
SCHLAF: *Kurzer* Schlaf > [1]. *Schlaflosigkeit* und Ruhelosigkeit durch Schmerzen im Sakralbereich, wälzt sich herum, um den Schmerz zu lindern [1/1]; Schlaflosigkeit durch Hitzegefühl [1].
ALLGEMEINES: Bedürfnis, sich *hinzulegen* wegen extremen Schweregefühls [1/1].

NOTIZEN

POLYGONUM **Polyg.**

ZEICHEN

Polygonum hydropiper. Wasserpfeffer. Fam. nat. Polygonaceæ.
Gehört zu derselben Familie wie *Rumex, Rheum* und *Fagopyrum.* Die Familie leitet ihren Namen von dem Stengel mit vielen dicken Knoten her [griech. *polys,* viele, und *gonu,* kleines Gelenk]. Die Blätter sind durch eine Membranscheide mit dem Stengel verhaftet. Die Familie ist über die ganze Welt verbreitet. Einige ihrer Mitglieder, insbesondere Polygonum, neigen zum Ranken.
Polygonum hydropiper ist eine häufige Pflanze auf stickstoffreichen Böden und wächst manchmal sogar im Wasser [griech. *hydor* = Wasser]. Blätter und Blüten haben einen starken Pfeffergeschmack [piper = Pfeffer].
Die Pflanze enthält 3 bis 4 % Tannin, viele organische Säuren und Kaliumnitrat und Kaliumsulfat. Die leicht ableitende Wirkung hat zur Folge, dass Polygonumpräparate oft Lotionen beigefügt werden, welche den Haarwuchs stimulieren.
Die Tinktur muss aus der frischen Pflanze hergestellt werden; Hitze, Trocknen und lange Lagerung vernichten die Wirkstoffe. Es hat stimulierende, diuretische, diaphoretische, emmenagoge Eigenschaften und ist wirkungsvoll bei Amenorrhœ. „Ein heißes Dekokt aus der ganzen Pflanze wurde in Amerika als Heilmittel gegen Cholera verwendet, ein Laken wurde damit getränkt und sofort beim Einsetzen der Symptome um den Patienten gewickelt.... In alten Heilkräuterbüchern wird eine traditionelle Anwendung zitiert, dass eine Handvoll der Pflanze unter den Sattel gelegt es dem Pferd ermöglicht lange Zeit ohne durstig oder hungrig zu werden laufen kann. Die Skythier haben das Kraut [unter dem Namen Hippice] zu diesem Zweck verwendet." [Grieve]
Paracelsus nannte die Pflanze *Mercurius terrestris* weil es hieß, dass sie Syphilis heilen könne. Wie bei Buchweizen kann der Verzehr der rohen Blätter bei Menschen eine übermäßige Lichtempfindlichkeit verursachen. Sie kann auch Blutstrom in Gesicht und Ohren auslösen, Maculæ, Leber- und Nierenschädigung und brennende Empfindung in den Augen. In der Phytotherapie wird Polygonum wegen seiner hämostatischen Eigenschaften geschätzt, vergleichbar mit denen von Hydrastis.
Geprüft von Payne [1859] und von Joslin und Cameron.

VERGLEICHE

Sulfur. Pulsatilla. Cantharis. Sepia. Terebinthium. Berberis. Cannabis sativa.

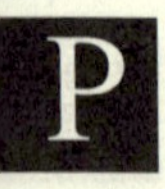

WIRKUNGSBEREICH

Urogenitalorgane. Kreislauf. Haut. Schleimhäute. * Linke Seite.

LEITSYMPTOME

G „Trübselige Ansichten vom Leben, mag keine Veränderung und übermäßiges Grauen vor dem Tod." [Hering]
Schwere Depression, *gefolgt von übermäßiger Reizbarkeit.*

A Schmerzhafte, gestaute Venen.
Besonders im Klimakterium und/oder & Kongestion des Uterus.

A < Feuchtes [kaltes] Wetter.
[Kopfweh; Ohrensymptome; Halsdrüsen fühlen sich geschwollen an; Diarrhœ].

A *Menarche verspätet.*

A AMENORRHŒ.
& Abneigung gegen Koitus.
& Unbestimmte anhaltende Schmerzen in Hüften und Lenden.
& Schweregefühl und Spannung im Beckenbereich.
& Hämorrhoiden, stark juckend.
& Chronische wässrige Diarrhœ mit Flatulenz, Übelkeit und Brennen im Magen.
„Empfindung als würden die Hüften zusammengezogen." [Bœricke]

A Intensive Abneigung gegen Koitus, gefolgt von Verstörtheit und Reizbarkeit, wenn dazu gedrängt.
[Vgl.: Schwere Depression, gefolgt von übermäßiger Reizbarkeit.]

A *Schneidende Schmerzen.*

A Scharfe Absonderungen [Nase; Diarrhœ; Leukorrhœ].

K Kälte in der rechten Gesichtsseite, wenn Schmerz links am stärksten ist.

K Brennen im Magen gefolgt von Kältegefühl in der Magengrube.

K Ausdehnung der Blutgefäße in Händen und Füßen.
Füße abwechselnd kalt und heiß.
„Zahlreiche Kälteempfindungen, im Wechsel oder gleichzeitig mit Hitze in denselben oder in anderen Partien." [Clarke]

RUBRIKEN

GEMÜT: *Reizbarkeit* & Trübsinn [1; **Kali-i**.]. *Träume* von Kopfweh [1]; von Kopfweh und erwachte mit Kopfweh [1; Hydrog.].
KOPF: Empfindung von *Aufsteigen* in der Kopfhaut [1/1].
NASE: *Schwellungsgefühl* im Innern der Nase [1; **Bapt**.].
GESICHT: *Kälte* in der rechten Gesichtsseite, wenn die Schmerzen in der linken Seite am stärksten sind [1/1].
MUND: *Juckreiz* im Gaumen [2]. Empfindung als sei die Zunge *vergrößert* [1].
MAGEN: *Übelkeit,* durch kaltes Wasser trinken [1].
ABDOMEN: Empfindung von *Flüssigkeit* im Darm [1].
REKTUM: *Diarrhœ* durch kaltes Wetter [2].
BLASE: *Einschnürung* im Blasenhals während der Harnentleerung [1]; Einschnürung & schneidende Schmerzen während der Harnentleerung [1]; schneidende Schmerzen nach der Harnentleerung [1].

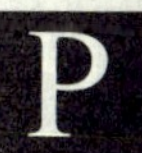

PROSTATA: *Schmerzen* nach der Harnentleerung [1; **Puls.**].
MÄNNER: *Schmerzen* in den Samensträngen während der Harnentleerung [1; *Apis.*]; Schmerzen in den Hoden während der Harnentleerung [1; Caps.].
FRAUEN: Oberflächliche Geschwüre an den unteren Gliedmaßen während des *Klimakteriums* [1/1]. Aussetzende *Menses* bei jungen Mädchen [1/1].
HUSTEN: *Kitzeln* hinter dem Brustbein [1; **Rumx.**].
SCHWEISS: Schweiß > nach *Anstrengung* [1].
ALLGEMEINES: *Zittern* durch Leibesübungen [1].

NAHRUNG

Verlangen: Kalte Getränke [1].
Schlimmer: Kaltes Wasser [1].

NOTIZEN

PROPOLIS **Propl.**

ZEICHEN

Propolis. Kittharz der Bienen.
Das Wort 'propolis' stammt vom griech. *pro*, schützen, und *polis*, Zusammenhalt oder Gemeinschaft: Schutz der Gemeinschaft. Dank Propolis sind Bienenvölker seit Millionen von Jahren in der Lage, sich gegen Infektionen zu schützen. Mäuse, Echsen und andere kleine Tiere, die in Bienenstöcke eingebrochen und dort gestorben sind, wurden von den Bienen mit Propolis überzogen, um Verwesung, Infektion und Gestank zu verhindern.
Honigbienen sind soziale Geschöpfe. Sie müssen eine Riesenmenge von Aufgaben in und um den Stock erledigen. Diese Aufgaben sind verschiedenen Bienen zugewiesen, eine davon ist die Reinigung der Zellen, in denen die Bienenkönigin ihre Eier legen wird; dies wird mit Propolis getan. Andere Aufgaben, bei denen Propolis verwendet wird, sind u.a.: Stärkung der Honigwaben, Verschluss von Rissen [Isolationsmaterial und Schutz gegen das Eindringen von Feinden und pathogenen Organismen] und Verschluss des Eingangs im Winter, ebenso wie Mumifizierung von Tieren die eingebrochen und gestorben sind.
Das Harz, aus dem Propolis hergestellt wird, lässt sich nur an warmen Tagen sammeln, da es sonst zu fest ist, um von den Bäumen abgelöst werden zu können. Das meiste Harz wird daher in den warmen Sommermonaten gesammelt, wenn sich das Bienenvolk auf den herannahenden Winter vorbereitet. Propolis ist eine braune klebrige harzige Substanz, welche die Bienen von den Bäumen sammeln, besonders von der Oberfläche der Knospen von Pappeln und Birken, die sie als Zement und Lack verwenden.
Obgleich sie eine Vorliebe für Pappeln und Birken haben, verwenden sie nötigenfalls auch das Harz von Weiden, Tannen, Fichten und Kastanien. Auf diese Weise benutzen Bienen die natürlichen Substanzen [Flavonoide], die Bäume vor Krankheit schützen.

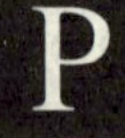

Propolis ist seit vielen Jahrhunderten von Menschen verwertet worden. Ägyptische Priester balsamierten damit die Mumien ein. Nach Virgil und Galen führten römische Soldaten auf ihren militärischen Expeditionen Propolis bei sich. Es wurde örtlich zur Behandlung von Wunden, Geschwüren und Furunkeln sowie als Analgetikum angewendet. Bienenkitt besteht zu 55% aus Balsam und Harz, 30% Wachs, 10% ätherische Öle [einschließlich Benzœsäure, Eugenol, Koffeinsäure, Sorbinsäure] und 5% Pollen. Seine Zusammensetzung hängt davon ab, wo es herkommt Spektrumanalyse hat 19 Mineralien/Spurenelemente in Propolis gefunden, von denen 17 auch in dem Harz von Pappelknospen enthalten sind. Diese 19 sind: Kalzium, Chrom, Mangan, Selen, Vanadium, Cobalt, Molybdän, Silicon, Eisen, Kupfer, Nickel, Zinn, Zink, Aluminium, Boron, Titan, Barium, Strontium und Silber. Seine antibakterielle Wirkung hängt ebenfalls von der Zusammensetzung ab. Forschungen haben zum Beispiel gezeigt, dass bestimmte Arten von Propolis Tuberkelbazillen abtöten, während andere Arten ihr Wachstum geradezu fördern. Die beste Qualität stammt aus Gegenden, in denen Birken und Pappeln wachsen. Rumänische Forscher haben entdeckt, dass Propolis Streptokokken, Escherichia coli, Salmonellen, Shigellen und Staphylokokkus aureus hemmt oder sogar abtötet. Propolis kann auch als lokales Anästhetikum in der Zahnchirurgie verwendet werden; eine Injektion mit einer konzentrierten Propolislösung ist 3,5 mal stärker als Novocain. In Russland ist Propolis vor kurzem in die zahnmedizinische Praxis eingeführt worden. Nichtsdestoweniger lassen sich die Charakteristika von Propolis nicht einfach mit denen des harzartigen Grundstoffes vergleichen. Die Bienen verarbeiten das Harz, indem sie es kauen und ihren Speichel zusetzen.
Propolistinktur kann Nebenwirkungen hervorrufen. Kauen des Rohstoffes verursacht ein sofortiges Taubheitsgefühl in Zunge und Mund. Wegen des starken Aromas sind Geschmack- und Geruchsinn für einige Zeit blockiert. Schwindel, Kopfweh, brennende Empfindung im Ösophagus, Übelkeit, Heiserkeit und vermehrte Harnentleerung wurden ebenfalls beobachtet. Bei empfindlichen Personen kann der Kontakt mit Propolis zu allergischen Reaktionen wie Schwellungen und roten, juckenden Flecken auf der Haut führen. Schließlich kann Propolis die Wirkung von Substanzen intensivieren, die das Blut verdünnen.
1983-84 von Urban an 25 Personen [8 Männer, 14 Frauen, 3 Kinder] geprüft. Sieben davon waren Ärzte. Keine Kontrollpersonen.

WIRKUNGSBEREICH

KOPF, NEBENHÖHLEN. NASENRACHENRAUM. *Harnwege. Haut.*

LEITSYMPTOME

G Angstträume.
Träume von Streit. Erwacht mit Zorn.
Träume von Reisen.

A *Starke Abgespanntheit.*
„Morgens müder als gewöhnlich, selbst nachdem man länger geschlafen hat."

A Frostig.
„Eiskalte Hände während der Arzneimittelprüfung. Empfindung wie erfroren im ganzen Körper. Vorübergehendes Frostgefühl um 16 Uhr. Kälte der Finger zwischen 10 Uhr und mittags."

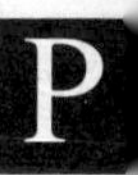

A GESTEIGERTER APPETIT.
Verlangen nach jeder Art von Nahrung.
Beim Erwachen *starkes Verlangen nach Süßigkeiten.*
A Gesteigerter Durst.
A Verlangen nach *Obst* und *Brot.*
A < *Morgens beim Erwachen.*
[Abgespanntheit; Nasenrachenbeschwerden; Husten]
A Symptome kommen und verschwinden plötzlich.
[Kopfschmerzen; Ohrenschmerzen; Herpes labialis; rote Stellen und Flecken im Gesicht]
„Die Wirkung des Arzneimittels ist rasch und heftig. Es ist vergleichbar mit Aconitum, Belladonna und Chamomilla."
K „Verschiedene Schmerzen im Kopf, ähnlich Nebenhöhlenbeschwerden."
K Wässrige Nasensekretion, mit vorangehenden flüchtigen Schmerzen in den Stirnhöhlen.
& Kribbeln in der Nase.
K Zunge grau belegt, mit Ausnahme der Zungenspitze.
Schlechter Geruch aus dem Mund.
K Trockenheitsgefühl in Hals und Choanen.
K *Häufige Harnentleerung* nachts trotz normaler Flüssigkeitseinnahme.

[Quelle: Urban - Propolis, *Ergebnisse einer Prüfung mit der 30. Centesimalpotenz*, Zeitschrift für Klassische Homöopathie 4/1985]

NAHRUNG

Verlangen: Brot [1]; Obst [1]; Süßigkeiten [2].

NOTIZEN

PROTEUS

Prot.

ZEICHEN

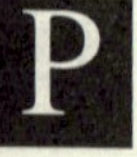

Proteus mirabilis oder Proteus rettgeri.
Gehört zu einer Gattung von beweglichen, nichtsporenbildenden, æroben bis fakultativ anæroben Bakterien [Familie der Enterobacteriaceæ]. Der Metabolismus ist fermentativ; Laktose wird nicht fermentiert; Harnstoff wird rasch zersetzt. Proteus kommt vor allem

in Kot und faulenden Stoffen vor. P. mirabilis kommt vor in faulem Fleisch, Infusionen und Abszessen; gilt auch als Ursache für Gastroenteritis. P. rettgeri kommt vor bei Hühnercholera und Gastroenteritis bei Menschen.

VERGLEICHE

Natrium muriaticum. Ammonium muriaticum. Aurum muriaticum. Barium muriaticum. Calcium muriaticum. Ferrum muriaticum. Kalium muriaticum. Magnesium muriaticum. Apis. Ignatia. Cuprum. Secale.

WIRKUNGSBEREICH

Gemüt. ZNS. Peripheres Nervensystem.

LEITSYMPTOME

G NERVÖSE SPANNUNG. 'Sturm im Hirn.'
„Heftige Wutausbrüche, bes. wenn man in irgendeiner Form auf Widerstand stößt; greift zu beliebigen Gegenständen als Wurfgeschoss; tritt oder schlägt; Kind das sich gegen elterliche Kontrolle wehrt sich auf den Boden wirft, tritt und schreit.“ [Paterson]
NERVENÜBERLASTUNG.

G Plötzliche Wutanfälle.
Könnte einen Mord begehen, wenn gereizt.

A *Kreislaufbeschwerden* [Spasmen des peripheren Kreislaufs].
'Abgestorbene Finger' [nachts]. Raynaud-Syndrom.
Taubheitsgefühl in den Händen am Morgen.
Claudicatio intermittens [untere Gliedmaßen]. Krämpfe in Unterschenkeln, Waden; eiskalte Füße.
Anginaanfälle [wegen Spasmen der Koronararterien]. < Kälte; Anstrengung.
Morbus Ménière [Spasmen des Hirnkreislaufs führt zu Schwindel].

A Angioneurotisches Ödem.

A SPASMEN.
Muskelkrämpfe.

A *Herpetische Ausschläge an mukokutanen Rändern.*

A *Plötzliche* Symptome.

A < Kälte.
< Winter.

A *Eier.*
Abneigung, Verlangen oder Verschlimmerung.

A > In die Höhe steigen.
> Aufenthalt in den Bergen.

A Deutliche Empfindlichkeit gegen Einwirkung von ultraviolettem Licht.

K Drückende Stirnkopfschmerzen, eine Woche vor der Menses.
< Morgens.

K *Leeregefühl im Magen* nicht > essen.
Azidität; Sodbrennen; sauer.

RUBRIKEN

GEMÜT: *Auffahren* wenn man berührt wird [1]; durch Geräusch oder Lärm [1]. *Beschwerden* durch Erregung, Allgemeinsymptome durch Gemütserregung [1]. *Destruktivität* [1]. *Furcht* vor Dunkelheit [1]; vor der Meinung anderer [1; **Ambr**.]; vor offenen Plätzen [1]; vor dem Wahnsinn, den Verstand zu verlieren [1]. Leicht *gekränkt* [1]. *Träume* von toten Menschen [1]; vom Sterben [1]. Plötzlicher *Zorn* [1]; Wutanfälle [1].

SCHWINDEL: Beim *Ansehen* von Gegenständen, die sich bewegen [1]. Beim Fahren im Wagen [1]; während Bahnreise [1].

KOPF: *Schlägt* mit dem Kopf gegen das Bett [1]. *Stößt* mit dem Kopf gegen Gegenstände [1].

OHREN: *Ohrengeräusche* während Schwindel [1].

NASE: *Verstopfung* im warmen Raum [1].

GESICHT: *Hautausschläge,* Akne am Kinn [1]; Herpes um die Lippen [1]. *Juckreiz* an der Oberlippe [1]. Mundwinkel *rissig* [1]. *Trockenheit* der Lippen [1].

HALS: *Trockenheit* während Gemütserregung [1/1].

MAGEN: *Schmerzen* beim Fasten [1]. *Ulkus* duodenalis [1].

REKTUM: *Diarrhœ* durch Gemütserregung [1]. *Kloßgefühl* [1].

FRAUEN: *Leukorrhœ,* braun [1]; dick [1]; vor der Menses [1]; zwischen den Menses [1]; reichlich [1]; scharf [1]; übelriechend [1]. *Menses,* klumpig [1]; protrahiert [1].

BRUST: *Hautausschläge,* Furunkel in Axillæ [1]. *Herzklopfen* nach Gemütserregung [1].

RÜCKEN: *Hernie* [1].

EXTREMITÄTEN: *Hautausschläge,* Ekzem auf den Handrücken [1]; feuchte Ausschläge auf den Handrücken [1]. *Kälte* und blaue Verfärbung der Hände [1]. *Schmerzen* in den Waden nach dem Gehen [1]. *Unbeholfenheit* der Hände, lässt Dinge fallen [1].

HAUT: *Hautausschläge,* Furunkel reifen langsam [1].

NAHRUNG

Abneigung: Butter [1]; Eier, hart gekocht [1]; Fleisch [1]; Gurken [1]; Knoblauch [1]; Preiselbeeren [1]; rohe Speisen oder Salate [1]; Schokolade [1]; Schweinefleisch [1]; Zwiebeln [1].

Verlangen: Butter [1]; Eier [1]; fette und gehaltvolle Speisen [1]; Süßigkeiten [1]; Zucker [1].

Schlimmer: Eier [1]; Schokolade [1].

NOTIZEN

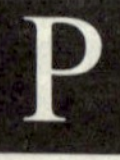

PRUNUS SPINOSA Prun.

ZEICHEN

Prunus spinosa. Schlehe. Schwarzdorn. Fam. nat. Rosaceæ.
Dicht verästelter Strauch mit vielen scharfen Dornen [spinosa = dornig]. Junge Zweige etwas filzartig. Kurze laterale Zweige, die in einem Dorn enden. Wie bei allen Prunusarten, kommen die [weißen] Blüten vor den Blättern zum Vorschein. Die Frucht ist eine blaue, saure, runde kleine Pflaume, die nach Frost gut schmeckt. Die Schlehe ist in Südosteuropa heimisch, kommt aber durch Kultivierung und wilde Vermehrung heute fast überall in Europa vor. Sie wächst auf Sand- und Lehmböden und an Waldrändern. Auf kalkreichen Böden bildet der Strauch große Gruppen. Auf brachliegendem Ackerland breiten sich Schlehen weit aus, teilweise weil herabhängende Zweige Wurzeln bilden, wenn sie mit dem Boden in Berührung kommen.
In der Volksheilkunde ist die Schlehe schon immer ein beliebtes Heilmittel gewesen - zum Beispiel gegen Gelbsucht. In Tirol wurde ein Schwarzdornzweig an die linke Brustseite gebunden um Gelbsucht zu bekämpfen. In manchen Gegenden war die Sitte verbreitet, drei blühende Schwarzdornzweige nacheinander als Schutz gegen Fieber und Gicht zu essen.
„Ein zarter Bittermandelduft wohnt wie ein Nachhauch der Blütezeit in diesen jungen Trieben, die ihre frühlingshafte Kraft länger als das andere Gesträuch in den Sommer hinein festhalten; denn während dieser schon Kirschen zeitigt und mit reifender Glut Pfirsiche, Aprikosen, Mandeln ergreift, deren Wachstumskräfte staut und in die Rundung und Reifung der Früchte umwandelt, vermag er wenig gegenüber dem Schlehdorn. Unbeirrt steht dieser da, wenn schon überall die fruchtschweren Zweige seiner Verwandten sich neigen: ein grüner Strauch, der ganz verborgen, langsam, langsam die senkrecht nach oben getragenen herben Fruchtkügelchen wachsen läßt. Erst im späten Herbst sind aus diesen blaue Pfläumchen geworden und nicht der scheidende Sommer, sondern der nachende Winter macht sie mit dem ersten Frost süß und reif.... Diese Zeitgestalt drückt aus, daß er starke Lebenskräfte in sich trägt, die er aber nicht so sehr nach außen offenbart, sondern in einer gewissen 'Innerlichkeit' erhält.... Die Frucht hält in sich fest, was Aprikose und Pfirsich so reich verschenken und verschwenden." [Pelikan]
„Schwarzdorn wird traditionell als Schwester des Weißdorn angesehen. Die Gebräuche im Zusammenhang mit Fruchtbarkeitsfesten verwendeten die Eigenschaften beider Pflanzen sehr wirkungsvoll, vor allem die erotischen, welche Fruchtbarkeit bewirkten. Wenn Schwarzdorn Feiern zum ersten Mai verwendet wurde, so an der Spitze des Maibaums mit einer Weißdorngirlande umwunden und unter dem Namen der 'Mutter der Wälder'. Als verschwisterte Bäume sind Schwarzdorn und Weißdorn auch in der christlichen Legende miteinander verknüpft, denn Schwarzdorn blühte angeblich um Mitternacht an Weihnachten, wie etwa der Wunderschwarzdorn, der als 'Glastonbury Thorn' bekannt ist. ... Schwarzdorn blüht an den frühesten Vorfrühlingstagen, wenn selbst seine eigenen Zweige noch keine Blätter haben. Zu solchen Zeiten wehen die kalten Winterwinde noch stark, und so wurde es Brauch, diese kalten Tage einen 'Schwarzdornwinter' zu nennen. In manchen Teilen Großbritanniens wurde diese Zeit eine 'Schwarzdornbrut' genannt, denn gewöhnlich folgte darauf eine mildere Periode, in der der Schwardorn blühte. In Irland wurde Schwarzdornholz für traditionelle Keulen oder Knüppel verwendet, und irische Volksmärchen sprechen von Riesen, die ähnliche Knüppel hatten. In einer dieser Geschichten jedoch heißt es dass Helden der

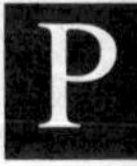

Schwarzdorn zu Hilfe kam, um Riesen zu entfliehen, denn wenn sie einen Zweig vom Zauberschwarzdorn zwischen sich und den verfolgenden Riesen warfen, schlug dieser sofort Wurzeln und wuchs zu einem ganzen Schwarzdornwald, einem undurchdringlichen Schutzwall aus Dornen und ineinander verflochtenen Ästen, den der Riese nicht passieren konnte. … Wenn die Dornen, in Gift getaucht, für tödliche Injektionen verwendet wurden, nannte man sie die 'Schlafnadeln'. … Noch unglückseliger waren der Aberglaube und die paranoide Angst vor Hexen in ganz Britannien und Europa, denn es hieß, dass bestimmte Personen Schwarz-dornstäbe mit Dornen an der Spitze und geschnitzte Schwarzdornstöcke, 'schwarze Stäbe' genannt, verwendeten, um Fehlgeburten auszulösen und anderen Menschen zu schaden, Dazu kam das Gerücht, dass der Teufel selbst seine Eingeweihten mit den Dornen in die Finger stach, und viele 'Hexen' wurden auf das 'Teufelszeichen' hin untersucht. Die Überzeugung von einer Verbindung zwischen Hexen und Schwarzdorn war so stark, dass es eines der Hölzer war, aus denen Scheiterhaufen zur Hexenverbrennung errichtet wurden.
Eine derartige Verwendung war als endgültige Schmähung des Opfers gedacht. … Der Dorn im Märchen von Dornröschen sticht in den Finger und bildet auch die Barriere, die von nichts durchdrungen werden kann als durch Liebe. So soll verdeutlicht werden, wie die Macht der Liebe alle Hindernisse beseitigen kann. … Schlehe liefert den stärksten natürlichen roten Farbstoff, der auf dem Lande immer verwendet wurde. Da Schlehen stark adstringierend sind, wurden sie Getränken als 'Bitterstoffe' beigefügt und zur Herstellung von Marmelade verwendet. Schlehensaft wurde als Wäschetinte verwendet."
[Jacqueline M. Paterson]
Geprüft von Wahle und von Kretschmar.

VERGLEICHE

Pulsatilla. Bryonia. Nux vomica. Belladonna. Chelidonium. Kalmia. Laurocerasus. Sabina.

Differenzierung

➜ Glaukom.

⇨ *Prunus spinosa:* Schmerzen im rechten oder linken Augapfel, als würde er bersten; drückende Schmerzen unter dem Schädel, die vom rechten Stirnbein durch das Gehirn in den Hinterkopf schießen.

⇨ *Cinnabaris:* Schmerzen im Knochen der Augenhöhlen oberhalb oder einschließlich des Auges; Schmerzen vom Tränengang um das Auge zur Schläfe und vom inneren Augenwinkel durch die Knochen zum Ohr; das ganze Auge gerötet.

⇨ *Mezereum:* Nach Operationen; heftige Neuralgie um Gesicht und Zähne mit Verlauf in Richtung Ohr; < essen, > Hitze; Patient sehr kälteempfindlich; Schmerzen strahlen aus und schießen abwärts mit Kältegefühl und Steifheit des Knochens.

⇨ *Osmium:* Heftige Supra- oder Infraorbitalneuralgie & Tränenfluss; grüne Farben um Lichtquellen; das Bild von akutem Glaukom mit getrübtem Sehvermögen, intrakoulärer Spannung und Photophobie.

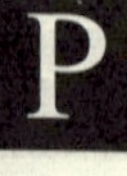

⇨ *Spigelia:* Wertvoll zur Linderung der scharfen schießenden und stechenden Schmerzen, die mit dieser Krankheit einhergehen; Schmerzen < Bewegung, z.B. Drehen der Augen und nachts; Schmerzen dehnen sich tief in die Augenhöhle aus; Prosopalgie unter Einbeziehung von Auge, Jochbein, Wange und Schläfe.

⇨ *Comocladia:* Ziliarneuralgie & Völlegefühl in den Augen; Augäpfel fühlen sich zu groß an, v.a. rechte Seite; Augen entzündet und rot; < Wärme; > frische Luft und kalte Anwendungen.

⇨ *Phosphorus:* Nützlich zur Klärung der Sicht nach Iridektomie; Empfindung als seien die Augen bedeckt von einem Schleier oder Dunst; Patient beschattet die Augen mit der Hand; grüner Hof um Lichtquellen; Buchstaben wirken rot; > im Dunkeln, kalte Anwendungen, kalte Speisen und Getränke, kalte Luft.

[Charles Bœricke, *Pacific Coast Journal of Homeopathy,* Jan. 1936]

WIRKUNGSBEREICH

Nerven [orbital; *Atemnerven*]. *Blase.* Weibliche Organe. *Augen. * Rechte Seite.*

LEITSYMPTOME

G Ruhelosigkeit, die es einem nicht erlaubt, an einem Ort ruhig zu bleiben, läuft ständig herum, mit Dyspnœ und Kurzatmigkeit. [Lippe]

A Verlangen nach frischer Luft.

A *Leichte Sättigung.*

„Völlegefühl im Magen; sehr geringe Nahrungsmenge sättigt den Appetit."

„Völlegefühl in der Magengrube, wie nach einer vollständigen Mahlzeit, oder wie durch Überheben, & Kurzatmigkeit." [Lippe]

A Druck < oder >.

A < Bewegung.

< Erschütterung [muss vorsichtig gehen].

A Nach AUSSEN drückende und schießende SCHMERZEN [Schädel; Augen; Nasenwurzel; Ohren].

Zähne fühlen sich an, als würden sie aus dem Kiefer gehoben.

A Oder Schmerzen, die sich nach *hinten* ausdehnen.

Rechtsseitige Kopfschmerzen; Schmerzen im rechten Auge.

A Schmerzen gehen nach *außen* oder *innen.*

Atem geht nicht tief genug *hinein.*

Harn kommt nicht weit genug *heraus.*

A Neuralgische Schmerzen mit oder nach *Herpes zoster.*

[Engegefühl, Stiche, und steckende Schmerzen in der Brust].

A Empfindung als ob eingeatmete Luft nicht die Magengrube erreicht; muss gähnen und tief atmen, um ihn hinunterzudrängen.

Atemstillstand durch schwere [neuralgische] Schmerzen.

A *Scharf* [Prunus spinosa].

Als ob eine scharfe Ecke gegen den Oberkopf drückt.

Als ob ein scharfer Pfropf den Schädel nach außen drückt.

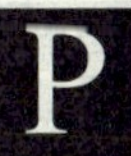

Als ob ein eckiger Gegenstand auf der rechten Seite des Rektums nach innen gedrückt wird.

Wie von einem Kloß unter der linken Scapula.

K [Plötzliche] Schmerzen im [linken] Auge, als wolle es bersten.

> Tränenfluss.

K Gezwungen gebückt zu gehen durch *inkarzerierten Flatus.*

K *Zystitis; Dysurie.*

Eiliger Harndrang, gefolgt von krampfartiger Retention, wenn Entleerung hinausgezögert wird.

„Harn scheint sich vorwärts zu bewegen und dann zurückzuweichen, was heftige Schmerzen in der Harnröhre auslöst."

< Pressen [= Harn fließt zurück].

> Harnentleerung.

& Dyspnœ.

Muss sich wegen Blasenkrämpfen zusammenkrümmen.

Blasenkrämpfe, erlauben nachts keine Ruhe.

RUBRIKEN

GEMÜT: *Angst* & Atembeschwerden [3]. *Denken* an die Beschwerden > [1]. *Fröhlichkeit* abends im Bett [2]. *Seufzen,* als ob man einen hohen steilen Berg besteigt [2/1].

KOPF: Empfindung wie *roh* [2]. *Schmerzen,* Kopfweh < äußerer Druck [2]; Schmerzen in den Schläfen < Druck [2]; durchzuckende Sticke in der Stirn mit Ausdehnung in den Hinterkopf [3]. *Stöße* im Kopf durch Bewegung [1].

AUGEN: *Schmerzen* bei Bewegung der Augen [3]; stechende Schmerzen mit Ausdehnung nach innen [3].

OHREN: *Schmerzen* hinter dem Ohr mit Ausdehnung zum Auge [3/1].

NASE: *Ausdehnungsgefühl* [1; **Nux-v**.]

GESICHT: *Schweiß* im Schlaf [1]. Bläuliche *Verfärbung* der Lippen [2].

ZÄHNE: *Schmerzen,* Zahnschmerzen > Zähne zusammenbeißen [1]; Zahnschmerzen dehnen sich von einem Zahn zum andern aus [1].

MAGEN: *Übelkeit* während der Stuhlentleerung [2].

ABDOMEN: *Schmerzen* im Hypogastrium, muss sich zusammenkrümmen [2/1]; Schmerzen quer durch die Nabelgegend [2; **Chel**.]; drückende Schmerzen durch Flatus, abwärts Druck auf die Blase [1]; Hypogastrium schmerzhaft empfindlich im Gehen [2/1].

REKTUM: *Schmerzen* wie durch Salz im Rektum [1/1].

BLASE: *Harndrang* in Rechtsseitenlage [1]; in Rückenlage [1; *Puls.*]; schmerzhafter Harndrang & Stuhldrang [2; **Nux-v**.], *Harnentleerung,* fadenartig, dünner Strahl [1/1].

RÜCKEN: *Schmerzen* zwischen Scapulæ beim Bücken [1]; stechende Schmerzen zwischen Scapulæ bei tiefem Atmen [1].

EXTREMITÄTEN: Empfindung von *Eiterung* in den Fußsohlen [1]. *Juckreiz* als

P

seien die Fingerspitzen erfroren [1/1].
HAUT: *Hautausschläge,* neuralgische Schmerzen, anhaltend nach Herpes zoster [2; *Mez.*].

NOTIZEN

PSILOCYBE Psil.

ZEICHEN
Psilocybe cærulescens. Fam. nat. Strophariaceæ [Agaricaceæ].
Psilocybe ist eine Gattung mit ca. 75 Pilzarten über die ganze Welt verteilt. Manche Arten aus der Abteilung *Cærulescentes* enthalten hallucinogene Stoffe [psilocybine und psilocine] und werden von mexikanischen Indianern gegessen. Andere Arten enthalten tödliches Gift. Die meisten haben dünne Stengel und eine kugelförmige Kappe, die spitz zuläuft. Die Höhe variiert von 3 bis 10 cm. Der Gattungsname *cærulescens* bezieht sich auf die blaue Verfärbung des Fleisches der Kappe, wenn sie beschädigt ist.
Psilocyben sind in Westeuropa recht verbreitet. Sie wachsen an grasbewachsenen Straßenrändern, auf sandigen Waldböden und in stark gedüngtem Boden. Sie haben keine psychotrope Wirkung.
P. caerulescens bevorzugt „ehmhaltige, frisch umgegrabene, vegetationsfreie Böden; manchmal verbreitet sich der Pilz in Zuckerrohrplantagen, anscheinend im Zusammenhang mit ausgepresstem Zuckerrohrmark, doch er wächst niemals auf dem Mark. Charakteristisch ist das Auftreten in Gruppen von fünf oder sechs Pilzen, die von den Einheimischen Familien genannt werden.“ [Flores Toledo]
Die Indianer in Zentralamerika haben eine Pilzkultur, die viele Jahrhunderte alt ist. Die Azteken verwendeten sie in mythologischen und sakramentalen Ritualen. Heutzutage hat sich das Schwergewicht auf divinatorische und Heilungsrituale verlagert. Die Pilze rufen visuelle und akkustische Halluzinationen hervor, in denen der Traumzustand Realität wird.
Die chemische Struktur von Psilocybin und Psilocin, die aktiven Bestandteile, haben dieselbe Basis [Tryptamin] wie das Neurohormon Serotonin. Diese Ähnlichkeit in der Grundstruktur bedeutet, dass sie wahrscheinlich dieselben Teile des Nervensystems angreifen. Serotonin ist in relativ hohen Konzentrationen in manchen Bereichen des ZNS vorhanden [Hypothalamus, Basalganglion]; es ist ein Vasokonstriktor, der die

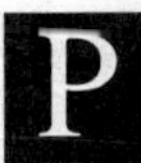

Magensaftsekretion hemmt und die glatte Muskulatur stimuliert.
„Die Wirkung ist stark ätherisch, hat aber auch erdenhafte Qualitäten. Man kann sich zum Beispiel spirituell zu einer Person oder an einen Ort hinversetzen und wahrnehmen, was dort vor sich geht. Wenn es der betroffenen Person nicht gut geht, so könnte man dies 'spüren'. Man kann in die Zukunft reisen und wissen, wie sich eine bestimmte Angelegenheit entwickelt. Man kann auch, als spirituelles Wesen, den eigenen Körper untersuchen. Man kann die Zeichen aus den schwarzen Bereichen aufnehmen und wissen, was dagegen zu unternehmen sei." [Hellinga & Plomp]
Die chemische Struktur von Psilocybin und Psilocin, die aktiven Bestandteile, haben dieselbe Basis [Tryptamin] wie das Neurohormon Serotonin. Diese Ähnlichkeit in der Grundstruktur bedeutet, dass sie wahrscheinlich dieselben Teile des Nervensystems angreifen. Serotonin ist in relativ hohen Konzentrationen in manchen Bereichen des ZNS vorhanden [Hypothalamus, Basalganglion]; es ist ein Vasokonstriktor, der die Magensaftsekretion hemmt und die glatte Muskulatur stimuliert.
Arzneimittelprüfung von David Flores Toledo, 1968; laut Julian nahmen drei Prüfer [2 Frauen, 1 Mann] an der Arzneimittelprüfung teil, Flores Toledo hingegen erwähnt die Teilnahme von 43 „experimentierenden Personen". Die Experimente umfassten orale Einnahme des Pilzes, Inhalation [„unwillkürliches Inhalieren der Substanz bei der Herstellung der Urtinktur"], und die Anwendung von fünf unterschiedlichen Potenzen [D5, C6, C12, C30, Q6].
Ein vollständiger Bericht der „Initation of a Pathogenesia" wurde in *La Revue Belge d'homeopathie,* 1984, 36, [1], S. 27-53 veröffentlicht.

VERGLEICHE

Cannabis indica. Anhalonium. Sulfur. Lachesis. Agaricus

WIRKUNGSBEREICH

ZNS. Magendarmtrakt. Schleimhäute [Nase; Hals; Lungen]. * Rechte Seite.

LEITSYMPTOME

G Empfindung zu fliegen.
Vorstellung, an mehreren Orten gleichzeitig sein und an jedem Ort etwas anderes denken zu können.
Empfindung, mit Gott in Augenkontakt zu stehen.
Telepathische Unterhaltung mit höheren Geistwesen.
Abwechselnd zu Gott und dem Teufel hingezogen.
Empfindung wie von einer göttlichen Macht besessen zu sein.
Unfreiwilliges Lachen.
Empfindung zwei oder drei Persönlichkeiten zugleich zu haben, die sich nicht miteinander vereinigen lassen, als würde man in unterschiedliche Spiegel sehen.
Empfindung jede beliebige mathematische Aufgabe lösen und jede beliebige Sprache verstehen zu können.
Eine alte und schlecht gekleidete Frau sieht jung und schön aus.
Lebhafte Halluzinationen von leuchtenden Farben.

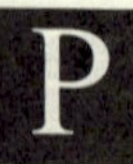

[Symptome hervorgerufen durch Kauen des Pilzes; es besteht eine auffallende Ähnlichkeit zu der Symptomatik von Halluzinogenen wie Anhalonium und Cannabis.]

G Gefühl, als würde er von hinten und von rechts ausspioniert, was ihn dazu veranlasst, Purzelbäume zu schlagen. [Inhalation]

G *Zerstreutheit.* [D5 und Q6]
Verliert beim Gespräch den Faden.
Hört interessiert zu, merkt aber erst einige Minuten später, was gesagt wurde.
Vergisst alles, durch Mangel an Anteilnahme.
Empfindung, in den Sternen zu schweben.
Zeit erscheint kürzer, vergeht zu schnell.

G Gleichgültigkeit gegenüber allem in der Umgebung. [D5 und Q6]
„Mangel an ethischen und religiösen Grundsätzen."
[Eine Prüferin war sehr religiös.]

G Leuchtende *optische Halluzinationen.*

G Trübsinn.
„Große Niedergeschlagenheit, erinnert sich an die Vergangenheit, als sei etwas unerledigt geblieben, ruft sich Ereignisse in allen Einzelheiten in Erinnerung, was ihn melancholisch macht." [Q6]

G Rachsucht [„ohne zu wissen warum oder gegen wen"]. [Q6]

G Träume:
im eigenen Haus ausgeraubt und angegriffen zu werden und sich nicht verteidigen zu können. [C12]
oder von einem Vampir in einem großen Haus gejagt zu werden, der einem hinterherfliegt und so hoch oder weit wie ein ganzer Häuserblock springen kann.[C30]
Frösche mit Stacheln zu essen; und wacht mit Schmerzen im Epigastrium auf. [Q6]

A *Schwäche & Übelkeit.*
Große Schwäche nach dem Essen; Verlangen nach einem Nickerchen; > Bewegung.
[Alle Prüfer der Q6 erlebten extreme Schwäche und Müdigkeit.]

A Kälte < oder >.
< Nasskaltes Wetter.

A Hitzewallungen nachts.
Gesteigerter Sexualtrieb nachts.

A Gefräßiger Appetit.
Steht um Mitternacht auf um zu essen.
Aber 'langsame Verdauung mit Erstickungsgefühl nachts, > kalte Getränke.'

A Durst, nicht > Trinken.

A Gesteigerter Sexualtrieb [bei Frauen].

A < *Morgens beim Erwachen.*

A *Plötzliches Auftreten und Nachlassen der Schmerzen;* stichelnde und stechende Schmerzen.
Flüchtige und wandernde Schmerzen. [„Wie blinkende und verlöschende Weihnachtsbaumlämpchen."]

A Schmerzlosigkeit von normalerweise schmerzhaften Beschwerden.
Empfindung von Stärke.
A *Trockenheit.*
Verstopfungsgefühl in der Nase & wässriges Sekret.
Trockenheitsgefühl im Mund & Speichelfluss.
Trockenheitsgefühl im Hals, nicht > Trinken.
Empfindung von Schweiß um den Mund, aber die Haut ist trocken.
A Schwindel.
> Sitzen.
& Zittern.
& Momentaner Bewusstseinsverlust.
Empfindung als gleite einem der Boden unter den Füßen weg.
Beine schwach und zittrig, Tendenz nach rechts zu fallen.
K *Pochende Kopfschmerzen, v.a. auf der* RECHTEN *Seite.* [Q6]
K Wässriges [schleimiges] Nasensekret mit Niesen. [alle Potenzen]
K Saures Aufstoßen nach würzigen und fetten Speisen.
K Starke Schmerzen in der rechten Schulter, wie mit Eis bedeckt.
„Schmerzen < stärker durch geringfügige Bewegungen als durch große Bewegungen." [Flores Toledo]

RUBRIKEN

GEMÜT: *Delusion,* unter mächtigem Einfluss zu stehen [1]; Gegenstände in leuchtenden Farben zu sehen [1]; meint wie ein Geist in der Luft zu schweben [1]; hält sich für gesund [1]; meint mit Gott zu kommunizieren [1]; wie abwechselnd von Gott und dem Teufel besessen [1/1]; meint unter übermenschlicher Kontrolle zu stehen [1]; meint schöpferische Kräfte zu besitzen [1]; Delusionen, die sich plötzlich verändern [1; Cann-i.]. Geistig *entrückt* & starrer Blick [1/1]. *Geistesabwesend* bei Gespräch [1]. *Träume* von Vampiren [1/1].
KOPF: *Schmerzen,* Kopfweh, wenn der Kopf kalt wird [1]; allmählich zunehmend [1]; Kopfschmerzen gleichzeitig mit anderen Schmerzen [1/1]; Schmerzen in der Stirn durch Sonnenlicht [1; Ign.]; Schmerzen in den Schläfen beim Kauen [1]; drückende Schmerzen wie durch ein Band [1]. *Schweregefühl* in der Stirn beim Bücken [1].
AUGEN: Brennende *Schmerzen* beim Schließen der Lider [1]. *Vergrößerungsgefühl* im linken Auge [1; Arg-n.].
SEHKRAFT: *Farben,* schwarze Punkte während Kopfschmerzen [1; **Meli**.].
NASE: *Niesen* morgens beim Erwachen [1]; morgens nach dem Aufstehen [1]. Heftige Schübe von *Schnupfen* [1]; Schnupfen in warmen Räumen [1]. *Verstopfung* & wässriges Sekret [1].

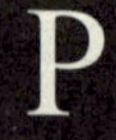

MUND: *Aphthen,* bluten leicht [1]. *Speichelfluss* & Trockenheitsgefühl [1].
HALS: *Schleim* morgens beim Erwachen [1]; Schleimgefühl [1]. Ständiger *Schluckzwang* durch Kloß im Hals [1]. *Schmerzen* bei Berührung [1]. *Trockenheit* im Hals < Emotionen [1/1]; Trockenheit nicht > trinken [1].

MAGEN: *Durst,* verschwindet beim Anblick von Wasser [1/1]. *Leere,* Schwächegefühl > Druck [1/1]. *Übelkeit* morgens beim Erwachen [1]; durch Gerüche [1]; beim Rauchen [1].
ABDOMEN: *Schmerzen* in der Leber nach kalten Speisen [1; Mang.].
LARYNX: Schwäche der *Stimme* nach Sprechen [1].
BRUST: *Herzklopfen,* paroxysmal [1]; plötzlich [1].
RÜCKEN: *Kälte* wie von Eis [1].
EXTREMITÄTEN: Abschuppende *Hautausschläge* an den Handflächen [1]; abschuppende Ausschläge an den Fußsohlen [1]. *Juckreiz* der Fußsohlen [1]. *Runzeln* der Fingerspitzen, wie dehydriert [1].
SCHLAF: *Einschlafen* aus Schwäche [1]. *Erquickt nicht* [2]. Morgens Schwierigkeiten zu *erwachen* [1]; erwacht durch Hunger [1]. *Kurzer* Schlaf ist erholsam [1]. *Schläfrigkeit* während Schmerzen [1].

NAHRUNG

Schlimmer: Kalte Speisen [1].

NOTIZEN

PTELEA Ptel.

ZEICHEN

Ptelea trifoliata. Hopfenbaum. Waffelesche. Fam. nat. Rutaceæ.
Strauch, der 1,80 bis 2,40 m hoch wird, ist in Nordamerika heimisch, wo er auf kalkhaltigen Hängen und Vorsprüngen wächst. Die Blätter, aus drei Blättchen zusammengesetzt [trifoliata], sind zuerst leuchtend gelb und werden später hellgrün. Wo dieser Strauch als Zierstrauch gepflanzt wurde, kommt es zu Berichten von Ausbrüchen von schwerer Dermatitis durch Berührung mit den Blättern, die Lichtempfindlichkeit verursachen. Bei experimenteller Berührung war die schwere Dermatitis hauptsächlich auf Fälle begrenzt, in denen die Haut, die mit den Blättern in Kontakt gekommen war, starkem Licht ausgesetzt wurde.
Die Pflanze hat einen eigenartigen etwas aromatischen Geruch und einen bitteren, hartnäckig durchdringenden und leicht scharfen, aber nicht unangenehmen Geschmack. Die bitteren Früchte werden manchmal als Hopfenersatz verwendet.
Name vom griech. *ptelea,* dem griechischen Namen für Ulme, die Ähnlichkeit besteht in den geflügelten Früchten.
1856 von Hale geprüft; 12 Prüfer [10 Männer, 2 Frauen].

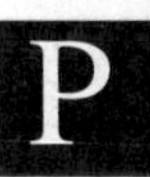

VERGLEICHE
Sulfur. Sepia. Bryonia. China. Natrium sulfuricum. Aesculus. Carduus marianus. Dioscorea. Leptandra. Podophyllum.

WIRKUNGSBEREICH
LEBER. *Magendarmtrakt.* Haut. * Rechte Seite.

LEITSYMPTOME

G Hochgradige Schlappheit, weder zu geistiger noch zu körperlicher Arbeit aufgelegt.
Bedürfnis sich hinzulegen und an überhaupt nichts zu denken.
Erledigt seine Pflichten auf nachlässige Art.
Bedürfnis allein zu sein.
Verärgert und gereizt durch gewöhnliche Konversation.

G Geräuschempfindlich; lautes Sprechen ist unerträglich. [< Kopfschmerzen und Übelkeit]
Eindrücke von Klängen, die man hört, wirken lange nach.
Schreckt bei gewöhnlichen Klängen leicht zusammen.
Unerwartete Geräusche = durchzuckende Stiche über den Augen.

G Empfindlich gegen *alle äußeren Eindrücke.*
[Geräusche; Licht; Gerüche; Speisengeruch; Konversation usw.]

G Träume.
Personen von riesenhafter Gestalt medizinisch zu behandeln; „plötzlich änderte sich die Szene und diese Patienten waren etwa erbsengroß." [Allen]
Von Armeen von Soldaten, die aus ihren Gräbern aufstiegen und in das Haus marschierten.
Von Feinden, die im Haus umher schleichen.
Von Kämpfen.
Ausgepeitscht zu werden.
Von Nahrung [und erwacht hungrig].

A Große Schlappheit und Abgespanntheit mit Neigung, Pflichten eilig zu erledigen.

A *Verlangen nach frischer Luft* [wegen *Hitzegefühl*].
< Warme Räume.
> Frische Luft.

A Gelüste auf Saures.
> SAURE DINGE.
„Alle Symptome verschwinden plötzlich, nachdem man saure Dinge gegessen hat." [Hale]

A *Abneigung gegen fette und gehaltvolle Speisen; Käse; Roastbeef; Gebäck.*
< FETTE und GEHALTVOLLE SPEISEN.

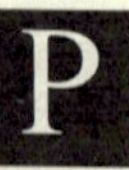

A Ruheloser Schlaf.
„Erwacht durch Magen- und Lebersymptome, von denen alle gegen Morgen schlimmer sind." [Allen]

Gefühl von Unruhe und Unbehagen morgens beim Aufstehen.

A < *Linksseitenlage* [zerrende Empfindung in der Leber].
> Rechtsseitenlage.

A > Anhaltende Bewegung.

A < 4 Uhr [Leber- und Magensymptome].
< *Morgens beim Erwachen.*

K Kopfschmerzen & Hunger, v.a. beim Erwachen.
> Nach dem Frühstück.
„Kann sich als Schlüsselsymptom erweisen." [Clarke]

K Kopfschmerzen; *dumpfe, schwere, drückende Schmerzen in der Stirn.*
Mit Ausdehnung in die Nasenwurzel.
< Augen nach oben rollen; Augenbrauen heben; Bücken; Lärm oder Geräusche; Gehen; Steigen.
> Druck; kühle frische Luft; saure Dinge.
& Hitze im Gesicht und Kopf [v.a. Stirn].
& Depression und Verdauungsstörung.
Oder plötzliche drückende Schmerzen als würden die Schläfen zusammengedrückt.

K Übelkeit und Würgen, mit Zunahme der Stirnkopfschmerzen.
< Sprechen.

K Magen- und Lebersymptome.
< Druck [durch Kleidung] nach Mahlzeiten; gegen Morgen; jede fette Nahrung.
> Bewegung an frischer Luft.
& Vermehrter Speichelfluss.
& Trübsinn nach dem Essen.
„Ptelea steht bei Magen-Gallen- Erkrankungen zwischen Bry. und Nux-v." [Farrington]

K Leberstörungen & Urtikaria.

RUBRIKEN

GEMÜT: *Eile* beim Schreiben [1]. Zustrom von *Gedanken,* nachts, 1-5 Uhr [1/1]. *Gleichgültigkeit* gegenüber Pflichten [2]. Gefühl der *Lebhaftigkeit* und Aktivität, nach dem Essen, gefolgt von hochgradiger Niedergeschlagenheit [1/1]. *Träume* von Gräbern [1]; von Nahrung [1]; Schlangen zu töten [1]. *Trübsinn* # Reizbarkeit [1]. *Verwirrung* & schlechter Appetit [2/1].

SCHWINDEL: *Bewegung,* Herumlaufen bessert [1]; plötzliche Bewegung < [1]. *Drehen* des Kopfes < [1]. Während der *Stuhlentleerung* [1]. In *warmen* Räumen [2; **Nat-s.**].

KOPF: *Schmerzen*, Kopfschmerzen morgens beim Erwachen [1], > nach dem Frühstück [1]; < geistige Anstrengung [2]; < Singen [1]; in der Stirn mit Ausdehnung in Nasenwurzel und Gesicht [2]; in der Stirn < Bewegung der Augen [1], < Lärm [1]; nach innen drückende Schmerzen an den Schläfen [1].

NASE: *Hitzegefühl* in der Nase, Atem fühlt sich heiß an [1; **Kali-bi.**].

GESICHT: Blasse *Verfärbung* um die Augen [1].

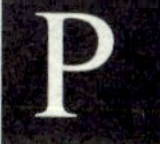

MUND: *Schmerzen* als sei die Zunge in der Mitte geschnitten [1/1]. *Speichelfluss* im Liegen [1]. Rote *Verfärbung* der Zunge, Erdbeerzunge, Papillen treten hervor [2].
MAGEN: *Leeregefühl* unmittelbar nach dem Essen [1]; während Kopfschmerzen [1]. Empfindung von *Sand* im Magen [1/1]. *Schmerzen* nach gehaltvollen Speisen [2]; krampfartige Schmerzen im Epigastrium < tiefes Einatmen [1], < Sprechen [1/1]. *Schweregefühl* < nachts [1]. *Übelkeit* durch Druck auf das Epigastrium [1]; < Singen [1/1]. *Völlegefühl*, nach geringsten Mengen [2].
ABDOMEN: *Auftreibung* nachts [1]; beim Erwachen [1]. *Leeregefühl* in der Nabelgegend [2]. Empfindung als würden die vorderen Bauchwände zur Wirbelsäule hin *gezogen* [1]. *Schmerzen* in Rückenlage [1]; im Stehen [1]; Schmerzen im Hypochondrium durch schnelle Bewegung [1/1]; Schmerzen im Nabel > Druck [2]; Schmerzen im Nabel, die sich zum Rücken ausdehnen [1]; Schmerzen wie durch Druck auf das Abdomen in Rückenlage [1/1]. *Schweregefühl* im Hypochondrium, > nach vorn Beugen [1/1], < aufrecht Sitzen [1/1], < aufrecht Stehen [1/1].
REKTUM: Drückende *Schmerzen* nachts [1; *Lyc.*]; drückende Schmerzen im Liegen [1].
PROSTATA: *Hitze*gefühl in der Prostatagegend [1].
LARYNX: *Stimme,* Verlust beim Erwachen [1; Nux-m.].
BRUST: Empfindung als würden die Brustwände *einsinken* [1].
RÜCKEN: *Schmerzen*, Lahmheit beim Erwachen [1; **Aesc**.].
EXTREMITÄTEN: Empfindung von *elektrischem* Strom in den Händen [1]. Trockene *Hitze* der Handflächen [1]; Hitze der Füße morgens [1; Nux-v.]. *Trockenheit* der Füße [1].
ALLGEMEINES: *Ohnmacht* & rotes Gesicht [2]; Ohnmacht beim Erwachen [1]. *Schlappheit* beim Erwachen [2]. Wundheits*schmerz* beim Erwachen [1].

NAHRUNG

Abneigung: Fette und gehaltvolle Speisen [3]; Gebäck [2]; Pudding [2]; Roastbeef, Anblick und Geruch nach [2]; Butter [1]; Fleisch [1]; heiße Getränke [1]; Käse [1]; Rindfleisch, Geruch von [1]; stärkehaltige Speisen [1].
Verlangen: Saures [2]; Zitronen [1].
Schlimmer: Fette und gehaltvolle Speisen [3; < Schmerzen im Epigastrium]; Fleisch [2]; alter Käse [2]; Butter [1]; Gebäck [1]; Käse [1]; Pudding [1]; Speisengeruch [1].
Besser: Saure Dinge [3]; Limonade [3].

NOTIZEN

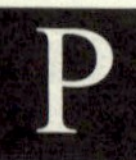

RANUNCULUS SCELERATUS Ran-s.

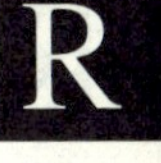

ZEICHEN

Ranunculus sceleratus. Gifthahnenfuß. Fam. nat. Ranunculaceæ.
Weit verbreitete Hahnenfußart, die an wässrigen Standorten und schlammigen Tümpeln wächst, leicht zu unterscheiden anhand der breiten glänzenden unteren Blätter.
Bevorzugt nährstoffreichen Boden. Die zahlreichen Blüten sind klein und blassgelb.
Hahnenfußpflanzen enthalten eine Substanz [vermutl. Ranunculin], die das Wachstum insbesondere von Klee stört oder sogar behindert. Auf Weiden lässt sich daher beobachten, dass der Klee mit der Verbreitung von Hahnenfuß immer mehr verschwindet.
Es ist eine der giftigsten der einheimischen Pflanzen: zerstoßen und auf die Haut gelegt erzeugt es eine Blase und eine Wunde, die nur sehr schwer heilt. Sogar das destillierte Wasser ist sehr scharf und wenn es abkühlt setzen sich unlösliche Kristalle ab mit der seltsamen Eigenschaft entzündlich zu sein.
Die Pflanze enthält das Glukosid Ranunculin und manchmal Blausäureverbindungen. Die Konzentration der aktiven Bestandteile ist während der Blütezeit am höchsten. Zumal das giftige Material flüchtig ist, verfliegt es, wenn die Pflanze getrocknet wird. Der brennende Geschmack stößt Tiere normalerweise ab. Bei Kühen, die sie dennoch fressen, kann sie zu vermehrtem Speichelfluss, Kolik, Infektion des Magendarmtrakts und der Mundschleimhäute, blutiger Diarrhœ und Niereninfektionen führen. Die Milch von Kühen, die relativ große Mengen Hahnenfuß fressen, schmeckt bitter, hat manchmal eine rötliche Farbe und erzeugt bitter schmeckende Butter. Die Milchproduktion wird durch die Pflanze verlangsamt. Die Toxizität der Pflanze wird durch die französische Bezeichnung im Volksmund *Mort aux Vaches,* 'Tod den Kühen' reflektiert. Im Mittelalter rieben sich Bettler regelmäßig den Saft des blasenerzeugenden Hahnenfußes auf die Haut, um so, mit roten Blasen und Wunden übersät, Mitleid zu erwecken. Für Linné war dies der unmittelbare Grund, der Pflanze den Beinamen *sceleratus,* 'kriminell, perniziös,' zu geben. Der Gattungsname, später für die ganze Familie verwendet, ist von lat. *rana,* Frosch, abgeleitet, weil manche Spezies in sumpfigen Gebieten wachsen, wo es viele Frösche gibt.
Geprüft von Schreter und Schier.

VERGLEICHE

Arsenicum. Sulfur. Rhus toxicodendron. Mercurius. Ranunculus bulbosus. Taraxacum. Angustura.

WIRKUNGSBEREICH

BRUST. HAUT. *Scheitel.* * RECHTE SEITE. *Linke Seite.*

LEITSYMPTOME

G Furchterregende Träume von Leichnamen, Schlangen, Schlachten.
G Reizbarkeit mit grimmigem Lachen [vgl. mit dem Schimpfen und der Streitsucht von *Ran-b.*].
A Neigung zu sitzen [*Rhus-t.* Neigung sich zu bewegen.]
A FROSTIG.

A > Frische Luft.
< *In geschlossenen Räumen.*

A < *Tief einatmen.*
[= Druck wie von einem stumpfen Gegenstand hinter der rechten kurzen Rippen; oder < Schmerzen in Leber, Milz, Brust, Herz].
> Ausatmen.

A Schärfe, Rohheit oder *Brennen-Beißen.*

A *Scharfe* Absonderungen, machen die umgebenden Partien wund.
[Bläschen; Bullæ; Abszesse; Hautausschläge; Nasensekret.]
Schmerzen BEISSEND; NAGEND; stechend.

A Äussere Empfindlichkeit [v.a. Brust und Sternum und Haut allgemein].
Sinnestäuschung, meint berührt zu werden.
Ran-s. hat äußere Empfindlichkeit der Brust, *Ran-b.* Kälte.

K Fließschnupfen; wundmachende Absonderung.
& Niesen, Gelenkschmerzen, und brennende Harnentleerung.

K *Landkartenzunge.*
Rohe Flecken auf der Zunge, das übrige Organ belegt.
[Clarke]

K Große Zehe, v.a. *rechts.*
Akute Gichtanfälle oder schmerzhafte Hühneraugen.
< Fuß herabhängen lassen.
& Brennen und Wundheit.

K Herpes zoster.
[*Ran-b.* dunkle oder bläuliche Blasen; *Ran-s.* große Blasen mit scharfem Inhalt]

RUBRIKEN

GEMÜT: *Angst* & Schlafstörungen [1]. Gedankenloses *Brüten* [1/1]. *Entmutigt* abends [1]. *Faulheit* morgens [1]; abends [1]. *Heiterkeit* abends im Bett [1]. Neigung zu *sitzen* [2].

KOPF: *Schmerzen*, plötzliche Schmerzen, die allmählich abklingen [1]; nagende Schmerzen an einer Stelle am Scheitel [2/1]; [2/1]; nach innen drückende Schmerzen in den Schläfen [2]. *Schweiß* der Kopfhaut an der Stirn [3].

AUGEN: *Schmerzen* bei schneller Augenbewegung [1].

OHREN: *Schmerzen* während Kopfschmerzen [1].

GESICHT: *Schmerzen* im Raum [1]; nach Gehen [1/1].

MUND: Süßlicher *Geschmack* morgens [1]. Extreme *Trockenheit* nachts [1].

ZÄHNE: Empfindung als würden die Zähne aufwärts *geschoben* [1].

ÄUSSERER HALS: Stechende *Schmerzen* in Halsdrüsen [2].

MAGEN: *Ohnmacht* während Magenschmerzen [1; **Bism.**]. *Ruktus* morgens vor dem Frühstück [2; *Bov.*]. *Übelkeit* nach Mitternacht [1]. *Völlegefühl* morgens [1].

ABDOMEN: Empfindung als würde *Diarrhæ* einsetzen [3]. Empfindung als säße ein *Pfropf* hinter dem Nabel, morgens [2/1]. Stechende *Schmerzen* im Hypochondrium beim Einatmen [2; **Ran-b.**]; stechende Schmerzen in der Milz bei tiefem Atmen [2].

REKTUM: Brennende, kitzelnde *Schmerzen* [2/1]; drückende Schmerzen beim Gehen [2].
ATMUNG: Atem*stillstand* während Schmerzen [1].
BRUST: *Formicatio* am Sternum [2/1]. Empfindung von *Knoten* [2].
EXTREMITÄTEN: *Schmerzen* in den Zehen, erst rechts dann links [2]; Nagen in den Handflächen [2].
HAUT: *Juckreiz* unverändert nach kratzen [2]; nagender Juckreiz, wechselt den Ort [1]. *Ulzera* mit nagenden Schmerzen [2]; phagedänische Ulzera [3].

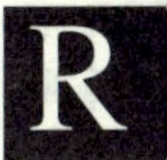

NAHRUNG
Schlimmer: Brot [1; = Würgen im Hals].
Besser: Schweinefleisch [1]; Speck [1].

NOTIZEN

RAPHANUS SATIVUS Raph.

ZEICHEN
Raphanus sativus. Rettich. Fam. nat. Cruciferæ.
Einer Theorie zufolge stammt 'der Name dieser vertrauten Gartenpflanze von ihrer Farbe, abgeleitet vom Sächsischen, *rude, rudo,* oder *reod* [rötlich], oder vom Sanskrit *rudhira,* Blut.' Eine andere Quelle gibt an, dass es vom griech. *ra,* schnell, und *phaino,* ich erscheine, stammt, mit Bezug auf das schnelle Keimen der Samen. Andererseits können die Samen des wilden Rettich 50-60 Jahre lang untätig in der Erde liegen. Er wird sich ausbreiten, wenn der Boden durch zuviel Getreide- und ungenügend Gemüseanbau ausgelaugt ist. Besonders wenn es an Dünger mangelt und viel Kaliumdünger vorhanden ist, wird er üppig wachsen, vor allem in regenreichen Jahren.
Rettich ist angeblich ein ausgezeichnetes diätetisches Heilmittel für Steine, Grieß und skorbutische Beschwerden. In solchen Fällen müssen die Blätter gegessen werden, da sie viel mehr Vitamin C enthalten als die Wurzelknollen.
Zwei Varianten desselben Typus sind in den Arzneimittelprüfungen verwendet: *R. sativus,* welches kleine, weiß bis rote Wurzeln hat, und *R. sativus niger,* Winterrettich, der eine größere, gewöhnlich weiße Wurzel hat. Letzterer ist reicher an Senföl und hat daher einen schärferen Geschmack. Beide Arten enthalten viel Kalium und Phosphor. Die Pflanze wird seit undenklichen Zeiten angebaut.
„Raphanus bietet ein deutliches Beispiel für ein gewöhnliches Nahrungsmittel, das gleichzeitig ein Gift und ein Heilmittel ist." [Clarke]
Geprüft von Nusser [1840], Martin [1870] und Berridge [1875]. Beobachtung der Wirkung hauptsächlich von hohem Rettichkonsum.

VERGLEICHE

Sulfur. Nux vomica. Phosphorus. Kalium carbonicum. China. Carbo vegetabilis.

Differenzierungen

➡ Schmerzhafte Gasansammlung im Abdomen.

⇨ *Aloe*: Meteorismus; Schmerzen < vor und nach der Stuhlentleerung.

⇨ *Asafœtida*: Meteorismus; Leibschmerzen > Druck; übelriechender Flatus.

⇨ *Carbo vegetabilis*: Meteorismus; < fette und gehaltvolle Speisen.

⇨ *Aletris farinosa:* Kein Meteorismus; Obstipationsneigung; große harte Stühle mit Schmerzen bei der Entleerung; Leibschmerzen > nach hinten neigen.

WIRKUNGSBEREICH

Magendarmtrakt. Weibliche Organe. *Hals; Ösophagus.*

LEITSYMPTOME

G Veränderliche Stimmung.

Launenhaftigkeit, Trübsinn # hoffnungsvoller Stimmung.

Fürchtet, allen zur Belastung zu werden.

„Alles macht sie zuerst wütend und schließlich deprimiert." [Allen]

G Nymphomanie; ständiges Kribbeln in den Genitalien.

Abneigung gegen Frauen. Will nur Männer um sich herum haben. [Voisin]

„Abneigung gegen alle Frauen; wenn sie Frauen auf sich zukommen sieht, fühlt sie sich provoziert; ihre Annäherung löst rasende Wut aus; die bloße Berührung eines Frauenkleides verursachte unerträgliches Unbehagen; selbst wenn eine Frau, der sie sehr nahe stand, sie bei der Hand nahm, empfand sie Mattigkeit, Widerwille und Rage in einem Maße dass es sie beinahe auffraß. Sie fühlt sich von allen Männern unterschiedslos angezogen; wenn sie einem Mann die Hand gibt, empfindet sie große Agitiertheit, die sie kaum beherrschen kann; diese Symptome steigern sich sogar zu furiosem Delirium. Als sie am Abend eine Stund lang allein gelassen wurde, schnitt sie sich selbst mit einem Taschenmesser eine tiefe Wunde in die Lippen, in der Hoffnung, diesem Zustand ein Ende zu machen. Das Moralgefühl war vollständig ausgelöscht, nur die körperliche Natur herrschte und warf sie in einen furchterregenden Zustand. Von morgens bis mittags wäre sie nicht in der Lage gewesen, den Annäherungen eines Mannes zu widerstehen, für den sie nicht die geringsten freundschaftlichen Gefühle hatte; von mittags bis 18 Uhr hätte sie sich überhaupt keinem Mann widersetzen können; von 8 bis 11 übermannten sie die Forderungen der Sinne so sehr, dass sie die Stimme von Scham und Vernunft vollständig zum Schweigen brachten; sie verfiel sogar in wildes Delirium und hätte sich in die Arme des erstbesten Mannes geworfen, der ihr begegnete." [Allen] [Wirkungen der 15. und 30. Verdünnung]

Schlaflosigkeit durch sexuelle Erregung.

Morgens nervös; Aversion gegen Kinder, v.a. kleine Mädchen.

G Verwirrung und Geistestrübung.

„Wenn die Prüfering einem Gedankengang nachgehen will wird ihr Kopf verwirrt, sie wird benommen, kann an nichts denken, und sieht Dinge an, ohne sie anzusehen." [Allen]

A Taubheitsgefühl wechselt den Ort. [vgl. die Windtaschen]
Nervöses Schaudern # Hitze.

A Übermäßiger *Durst,* ständig.

A < Berührung; kann Berührung der Kleidung nicht ertragen [Abdomen; Uterus].
Kann nur auf dem Rücken liegen.

A < Erschütterung [= Wundheitsgefühl und Empfindlichkeit in Darm und Gehirn]. [Vgl. *All-s.*]

A Vermehrte Schleimsekretion; weiß und fädig.

K Kopfschmerzen.
Druck über Augen und Nasenwurzel.
> Erbrechen ['vergeht nach Erbrechen'].
& Getrübte Sicht.

K Ständiges Zucken der Lider, hindert fast am Sehen.
& Rotationsbewegung des Augapfels.

K Neuralgische Zahnschmerzen in der frühen Schwangerschaft.
< Hinlegen.
> Herumlaufen.

K Magenschmerzen, zwingen einen ständig zu essen. [Hering]

K INKARZERIERTER FLATUS.
Kein Windabgang nach oben oder unten.
Abdomen hart, wie mit Luft gefüllt.
Bes. nach UNTERLEIBSOPERATION.
„Lycopodium, Opium oder Raphanus sind wahrscheinlich bei postoperativer Auftreibung des Abdomens oder semiparalytischen Darmbeschwerden indiziert. Bei Lycopodium ist die rechte Seite des Abdomens aufgetrieben, bei Opium ist die Mitte geschwollen, bei Raphanus hingegen bilden sich mit Wind gefüllte Taschen. Ein kleiner Bereich wölbt sich aus, wird recht hart und verschwindet, dann geschieht in einem neuen Bereich genau dasselbe. Diese Windtaschen können sich in beliebigen Partien des Abdomens bilden. Es sind die kleinen isolierten Windeinschlüsse, die unregelmäßig in verschiedenen Bereichen über das ganze Abdomen verteilt auftreten, die Raphanus indizieren.“ [Borland]
Vergleiche: Empfindung wie von einer heißen Kugel innerlich.

K „Eine *Reihe* von Kugeln steigen vom Abdomen in den Hals auf.“
Aber *kein* Aufstoßen.

K Diarrhœ [dünn, braun, schaumig, gelblich].
& Kolik und Prominenz des Darms wie Polster.
Kein Windabgang nach oben oder unten.

K Obstipation durch sitzende Lebensweise.
& Prominenz des Darms wie Polster; Windtaschen.
& Rasch gesättigt beim Essen.
Kein Windabgang nach oben oder unten.

K „Getrübter Harn mit hefeartigem Sediment ist für Raph. charakteristisch.“ [Clarke]

K Mastitis & axilläre Lymphadenitis.

R

RUBRIKEN

GEMÜT: *Beschwerden* durch Masturbation [1]. *Delusion*, eine unerkannte Krankheit zu haben [1/1]; meint an verschiedenen Orten gleichzeitig zu sein [1]. *Geistestrübung* > Nasenbluten [1].*Hysterie* am ersten Tag der Menses [1/1]. Abneigung gegen *Kinder*, gegen kleine Mädchen, die eigene Tochter [1/1]. Vorgefühl vom *Tod* [2].

KOPF: *Pulsierende Schmerzen* durch geistige Anstrengung [2]. *Schmerzen* im Hinterkopf > Kopf nach hinten neigen [1]; brennende Schmerzen an einer kleinen Stelle am Scheitel [1]; drückende Schmerzen, Kopf fühlt sich wie straff einbandagiert [1]; drückende Schmerzen über der Nasenwurzel [1]. *Stöße* im Kopf beim Räuspern [3/1].

AUGEN: Unterlider *geschwollen* [1]. *Hitze* in den Augen beim Schließen [1]. *Kälte* in den Augen beim Öffnen [1/1].

SEHKRAFT: *Getrübt* morgens beim Erwachen [1].

NASE: *Gerüche,* faulig [1], verdorbenes Eau de Cologne [1/1]. *Hitze* in der Nase, Atem erscheint heiß [1; **Kali-bi**.].

MUND: *Geschmack* nach Pfeffer [1]. *Hitze* an der Zungenwurzel [1/1]. Eingeatmete Luft erscheint *kalt* im Mund, aber glühendheiß beim Ausatmen [1/1].

MAGEN: *Ruktus* nach Süßigkeiten [1]; scharfer Ruktus nach Süßigkeiten [1]; leerer Ruktus durch Zucker [1/1]; Ruktus von Speisen nach Husten [2]; Aufstoßen mit Geruch nach Rettich, nach Trinken [1/1]. *Schmerzen* > nach dem Essen [2]. *Übelkeit* > nach der Stuhlentleerung [1].

ABDOMEN: *Gurgeln* nachts [2; *Sulf.*]. *Kloßgefühl* im Abdomen, der in den Hals aufsteigt [1; **Arg-n.**]. *Rumoren* > essen [1]. *Schmerzen* durch Operation [2; *Staph.*]; schmerzen im transversalen Kolon [1]; Krämpfe nach Milch [1]; Wundheitsschmerz bei Druck [2].

NIEREN: *Schmerzen* zu Beginn der Menses [1; *Berb., Verat.*]; reißende Schmerzen, beim Bücken [1/1].

FRAUEN: Brennende *Schmerzen* im Uterus mit Ausdehnung in die Magengrube [2/1]. Heftiger *Sexualtrieb* treibt sie zum Masturbieren [1].

BRUST: *Kälte* in der Brustmitte, zwischen den Mammæ, hindert am Schlaf [1/1].

RÜCKEN: *Schmerzen* beim Schlucken [1].

EXTREMITÄTEN: Empfindung als sei der Hüftgürtel zu *eng* [1]. *Kälte* der Knie nachts [1]; rechter Fuß im Bett [1; Lyc.]. *Schmerzen* unter den Fingernägeln, wie von einer Verbrennung [1/1], oder als sei eine Nadel hineingestochen [1/1].

SCHLAF: *Schlafstörung* durch Hunger [1]; durch Schaudern [1]; durch Schweiß [2].

SCHWEISS: Schweiß während *Kälte* [1].

NAHRUNG

Verlangen: Gekochte Milch [1; während Anorexie].

Schlimmer: Milch [1]; Schokolade [1; = Herzschmerzen]; trockene Speisen [1]; Süßigkeiten [1]; Tabak [1; = Tränenfluss und Schmerzen an der Nasenwurzel].

NOTIZEN

RATANHIA Rat.

ZEICHEN

Krameria triandra. Payta- oder Peru-Ratanhia. Fam. nat. Krameriaceæ.
Gehört zu einer Pflanzenart von dichtverzweigten Sträuchern aus Südamerika, die nach dem österreichischen Botaniker J.H. Kramer benannt sind. Am besten bekannt ist die Spezies Ratanhia. Sie kommt in den trockenen sandigen und kiesbedeckten Bergen von Peru vor, ebenso auf einem schmalen Streifen entlang der gesamten Küste Südamerikas. Der Ursprung des Namens Ratanhia ist ungewiss. Manche glauben, es sei ein alter peruanischer Name, andere halten es für eine Abwandlung des spanischen Wortes *ratear,* kriechen, mit Bezug auf die horizontal kriechenden Wurzeln. Der runde Stengel wächst ebenfalls am Boden entlang, mit senkrechten Trieben von etwa 1 m Länge. Auf die großen roten Blüten folgen kugelförmige, dornige Früchten mit steinigen Samen. Die Wurzelrinde ist rauh und schuppig. Sie ist außen dunkel, rötlichbraun und innen hellrötlichbraun. Der zentrale holzige Anteil ist sehr hart. Rinde und Holz haben keinen besonders starken Geruch, aber schmecken rein adstringierend und färben den Speichel rot, wenn sie gekaut werden. Viele Jahre lang wurden die Wurzeln nach der Regenzeit ausgegraben und nach Portugal verschifft, wo sie als Ersatz für Rotwein gehandelt wurden. Starke Tinkturen der Wurzeln in Branntwein werden in Portugal immer noch verwendet, um den verschiedenen Portweinarten einen volleren Geschmack zu verleihen. Wegen der hämostatischen Eigenschaften wird Ratanhia in Zahnpasta verwendet, um Zahnfleischbluten zu bekämpfen.
Kaltes Wasser extrahiert alle adstringierenden Eigenschaften von Ratanhia.
1831 von Hartlaub und Trinks geprüft und eingeführt.

VERGLEICHE

Sulfur. Nux vomica. Sepia. Causticum. Acidum nitricum. Graphites. Aesculus.

Differenzierung

➡ Analfissuren.

⇨ *Aesculus:* Rektum fühlt sich an wie voller kleiner Stäbe; Völlegefühl, Trockenheit und Hitze im Rektum & starke dumpfe Schmerzen im Lumbosakralbereich.

⇨ *Acidum nitricum:* Splittergefühl und Einschnürungsgefühl im Rektum; Nit-ac. sollte der Vorzug gegeben werden, wenn der Konstitution eine syphilitische Basis zugrundeliegt.

⇨ *Paeonia:* Fissuren & und starkes Nässen, wegen Ulzerierung der

Schleimhäute von Rektum und Anus; Partien sind ständig geschwollen, übelriechend und feucht.
[Choudhuri]

WIRKUNGSBEREICH

Rektum; Anus. Brustwarzen. *Nerven.* * RECHTE SEITE.

LEITSYMPTOME

G Neigung zu Wutausbrüchen, trübsinnig und streitlustig; tiefe Niedergeschlagenheit wenn man allein ist, vergeht in Gesellschaft und wird manchmal durch eine Art Heiterkeit ersetzt; ständige Neigung zu Jähzorn.

G Angstträume von Schlachten und kranken Menschen, aus denen sie schweißgebadet und durstig erwachte.
Träume voller Streit, Zorn und Verärgerung.
Träume von Beerdigungen, Tod von Freunden.
Träume von Erdbeben.

A Blutungsneigung.
[Zahnfleisch; Nase; Magen; Anus; Uterus]

A KONTRAKTIONSGEFÜHL.

A SCHRUNDEN; FISSUREN.
ANUS; *Brustwarzen.*

A > Frische Luft; Gehen an frischer Luft.

A < *Berührung.*

A > *Bewegung.*

A < Nachts.

A Amenorrhœ.
& Abdomen und Mammæ geschwollen [wie in fortgeschrittener Schwangerschaft].
& Profuse Leukorrhœ, mit schneidender Kolik und ständigen Schmerzen in den Lenden.
„Es war fast immer nach *Sulf., Bov.* oder *Sep.,* dass ich bei Uterusbeschwerden mit *Ratanhia* gute Wirkungen erzielt habe.“ [Teste]

K *Lider fühlen sich steif an.*

K Neuralgische Zahnschmerzen während der Schwangerschaft.
< Nachts; Liegen [muss aufstehen und herumlaufen].
< Berührung.

K Schmerzen im Anus durch Hämorrhoiden oder Fissuren.
< WÄHREND und NACH der Stuhlentleerung.
< Berührung.
> Anwendung von *eiskaltem* oder *sehr heißem Wasser.*
& Berstende Kopfschmerzen [durch Pressen zur Stuhlentleerung].
Kopfschmerzen < Sitzen in vornübergebeugter Haltung [auf der Toilette?]
Nach der Entleerung Schwindelgefühl und Kopfschmerzen, als würde der

Kopf in Stücke zerspringen. [Teste]

Lang anhaltendes Brennen im Anus nach der Stuhlentleerung.

Trockene Hitze im Anus mit plötzlichen Stichen wie mit einem Taschenmesser.

„Kein Arzneimittel hat eine entscheidendere Wirkung auf den Anus und ein sehr charakteristisches Symptom ist 'große Schmerzen nach der Stuhlentleerung, *sogar bei weichem Stuhl.*' Läuft mit quälenden Schmerzen auf und ab, ein oder zwei Stunden lang nach der Stuhlentleerung." [Nash]

K Rissige Brustwarzen.

< Berührung.

RUBRIKEN

GEMÜT: *Fürchtet,* etwas könne geschehen wenn allein, > Konversation [1/1]. Wünscht sich den *Tod* während Schmerzen [2].

KOPF: *Schmerzen,* berstende Schmerzen nach der Stuhlentleerung [1]; brennende Schmerzen am Scheitel, sogar nachts [1], > frische Luft [1], < während der Menses [1/1]; dumpfe Schmerzen in der Stirn > frische Luft [1]; durchzuckende Stiche während der Menses [2/1]; Prellungsschmerzen in kleinen Stellen [1/1]; stechende Schmerzen bei tiefem Einatmen [1]. *Steifheitsgefühl* quer durch die untere Stirn, < Stirnrunzeln [1/1]. Empfindung als sei die Haut in der Stirnmitte *zusammengezogen* [1/1].

AUGEN: Rechtes Auge wie *eingeschraubt* [1/1]. *Tränenfluss* morgens nach dem Erwachen [1]. *Zuckungen* in inneren Canthi [1; *Carl.*].

SEHKRAFT: *Getrübt,* > Augen auswischen [1].

OHREN: *Ohrengeräusche* beim Erwachen [1].

MUND: *Blutendes* Zahnfleisch, wenn man daran saugt [2]. Zunge wie *geschwollen* [1]. *Trockenheit* im Mund nachts beim Erwachen [2].

ZÄHNE: *Schmerzen,* Zahnschmerzen abwechselnd in oberen und unteren Zähnen [1]; Zahnschmerzen > beim Gehen [1].

MAGEN: *Auftreibung* > essen [1]. *Einschnürung* > essen [1]. *Leeregefühl* im Gehen [1]. Krampf*schmerzen* > Ruktus [1].

ABDOMEN: *Auftreibung* nach der Menses [1].

REKTUM: Empfindung wie von *gebrochenem* Glas im Rektum [1/1]. *Hämorrhoiden* > kaltes Wasser [1]. *Schmerzen* > warm Baden [2]; im Sitzen [3]; schneidende Schmerzen im Sitzen [3/1].

BRUST: Stechende *Schmerzen* in der Brust beim Treppensteigen [1].

RÜCKEN: *Schmerzen* im Halswirbelbereich mit Ausdehnung in die Stirn beim Gehen [1/1]; Schmerzen im Lendenbereich, wie Stuhldrang [1/1]; Wundheitsschmerz morgens > nach dem Aufstehen [2; Nat-m.]; Wundheitsschmerz im Lendenbereich > Bewegung [1]. *Steifheit* im Halswirbelbereich bei Ruhe [1; *Rhod., Rhus-t.*]; > heftige Bewegung [1/1].

EXTREMITÄTEN: *Kälte* der Finger morgens [1; Chin-s.]. *Schmerzen* > Bewegung [2]. *Schweregefühl* in den unteren Gliedmaßen > nach Gehen [1].

SCHLAF: *Erwachen* um 2 Uhr [2]; um 3 Uhr [2]; durch Durst [2]; durch Schweiß [2];

durch Übelkeit [2]. *Träumen* gefolgt von Durst [1].
ALLGEMEINES: Glieder *herabhängen* lassen > [1].

NAHRUNG
Verlangen: Fett [1]; Salz [1]; Süßigkeiten [1].

NOTIZEN

RAUWOLFIA SERPENTINA Rauw.

ZEICHEN
Rauwolfia serpentina. Indische Schlangenwurzel. Fam. nat. Apocynaceæ.
Rauwolfia [die offizielle Schreibweise ist Rauvolfia] ist eine tropische Pflanze mit ca. 90 Arten von Sträuchern und kleinen Bäumen, benannt nach dem Botaniker des 16. Jahrhunderts L. Rauwolf. R. serpentina wächst in feuchten Savannen in den asiatischen Tropen und als Unterholz in Gebirgswäldern bis zu einer Höhe von 1200 m. Die Wurzel lässt sich leicht brechen, fühlt sich samtig an, ist praktisch geruchlos und schmeckt sehr bitter. Für medizinische Zwecke werden die Wurzeln von 3 bis 4 jährigen Pflanzen geerntet, und die Wurzelrinde darf nicht beschädigt werden.
Lange bevor die moderne Medizin das Kraut entdeckt hat wurde es in Indien jahrhundertelang als Gegenmittel bei Schlangen- oder Insektenbissen und als Beruhigungsmittel verwendet. Die Pflanze enthält über 20 Alkaloide, von denen die aktivsten Reserpin, Deserpidin und Yohimbin sind. Es sind zumeist Indolinbasen, die tiefsitzende Gehirnzentren angreifen und Sedierung und Erschlaffung verursachen, indem sie wegen der strukturellen Ähnlichkeit mit Serotonin Ausschüttung von Serotonin von den Gewebenverursachen. Manche von ihnen, insbesondere Reserpin und Rescinnamin wirken auch auf den Hypothalamus und senken den Blutdruck. Reserpin wird auch in der Psychiatrie verwendet. In kleinen Mengen ist es nützlich bei Angst und Stress, in größeren Dosen bei körperlicher Ruhelosigkeit psychiatrischer Patienten. Nach seinem Gebrauch kommt es zu allgemeiner Schwellung der Nasenschleimhäute, es hat auch eine leicht abführende Wirkung und steigert das Körpergewicht. Weniger häufige Nebenwirkungen sind Appetitverlust, Schwindelgefühl, Kopfschmerzen und manchmal trockener Mund. Nach hohen Dosen treten Müdigkeit und ein Schwächegefühl in den Extremitäten auf. Zusätzlich wurden schwere psychische Depressionen nach dem Gebrauch von Reserpin beobachtet, ebenso wie Schlafstörungen und Alpträume. Wenn es über einen längeren Zeitraum genommen wird, können Symptome von Parkinsonsyndrom auftreten wie Maskengesicht, Rigidität und Tremor. Die vermehrte saure Sekretion erhöht stark das Risiko eines Ulcus pepticus.
Zwei Arzneimittelprüfungen sind durchgeführt worden, beide unabhängig voneinander: die erste 1954 von Leeser mit 21 Prüfern, die zweite 1955 von Templeton mit 6 Prüfern.

Die Ergebnisse sind ähnlich. In Leesers Prüfung erlitten *ausschließlich* die männlichen Prüfer einen erhöhten Blutdruck, mit einer Ausnahme.

VERGLEICHE

Nux vomica. Apocynum. Oleander. Phosphorus. Strophanthus. Quebracho.

Differenzierung

➜ Herzbeschwerden.

⇨ *Rauwolfia:* Einschnürung bei Anstrengung; < Hitze; < warme geschlossene Räume; > frische Luft; Stauungskopfschmerzen; Hitzewallungen; Trockenheit der Nase; Schlaflosigkeit nach Mitternacht.

⇨ *Aurum:* Sehr ähnlich, aber < Anstrengung und Hitze weniger ausgeprägt; stärkere Reizbarkeit; mehr < Kälte [trotz Verlangen nach frischer Luft].

⇨ *Lachesis:* Mehr zirkulatorische Dystonie, verbunden mit Intoxikation oder Klimakterium, & lokalisierte Stauungen; > Ausscheidungen.

⇨ *Sulfur:* Passt besser zu Psora oder Intoxikation mit Beschwerden der Schleimhäute und Haut; < Wetterumschwung.

⇨ *Phosphorus:* Passt wenn der Insuffizienz eine lange Phase mit zirkulatorischem Erethismus oder aktiver Stauung vorausgegangen ist; < Kälte und Linksseitenlage.

WIRKUNGSBEREICH

ZNS. Herz; Kreislauf. Magendarmtrakt.

LEITSYMPTOME

G Klarheit # Hirnmüdigkeit.
Erregung # Depression.

G Reizbarkeit mit Unhöflichkeit, Ruppigkeit # Depression mit Suizidgedanken.

G Ruhelosigkeit [v.a. nachts im Bett].
& Konzentrationsschwierigkeiten tagsüber.

A HITZEWALLUNGEN.
& Schweißschübe [Hände, Füße, Armbeugen]. Übelriechender und klebriger Schweiß.
& Allgemeine Ruhelosigkeit.
Rötung # Blässe.

A > *Frische Luft.*
< *Warme Räume.*

A Appetit und Durst *gesteigert.*

A Gelüste auf *Saures.*

A Sehr *wach*, wie nach Kaffee.
Erwachen und Schlaflosigkeit zwischen 1-5 Uhr.
Erotische Träume.

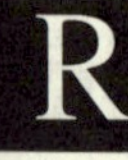

A > Anstrengung im Freien.

A TROCKENHEIT.
[Nase; Lippen; Mund; Hals]
Trockenheit im Hals.
< Morgens beim Erwachen; Speichel schlucken.
> Kalte Getränke.

A Rheumatische Beschwerden.
Unbestimmte oder stechende Schmerzen im Gelenken oder Muskeln.
< Ruhe; morgens beim Erwachen; erste Bewegung.
< 16-20 Uhr; Wärme.
> Anhaltende Bewegung; fester Druck.
& Steifheit.
Feuchtkalte Bedingungen oder Wetterumschwung verursachen keine Beschwerden.

K Stauungskopfschmerz; *Stirn und Schläfen.*
< Bücken; warme Räume; abends.
> Frische Luft; Druck; kalte Anwendungen.
& Hitze in Kopf und Gesicht; gerötetes Gesicht.
& Kalte Füße.
& Körperliche Ruhelosigkeit.
Neigung zu Nasenbluten.

K *Sodbrennen > essen.*

K Herzklopfen.
< Hinlegen.
> Stehen; gehen.
& Erstickungsgefühl.
Erwachen durch Herzklopfen, kurz nach dem Einschlafen; & sehr wach.
„Ich assoziiere es mittlerweile mit Fällen die um ihren Blutdruck oder Anginaschmerzen besorgt oder bedrückt sind.“ [Raeside]

RUBRIKEN

GEMÜT: *Abneigung* gegen Gemeinschaft, > allein [1]. *Abrupt* [1]. *Delusionen,* alles erscheint unwirklich [1]. *Erregung* # Trübsinn [1]. *Geistestrübung* durch Alkohol [2]. *Ruhelosigkeit* nachts im Bett [1/1]. Plötzlicher Impuls zu *töten* [1]. *Träume* zu ertrinken [1]; vom Tod, Sterben [1]; von Wespen [1].
SCHWINDEL: Empfindung in der Luft zu *schweben* [1].
KOPF: *Einschnürung* in der Stirn, wie von einem Band, > kalte Anwendungen [1/1]; > frische Luft [1/1].
AUGEN: Unbestimmte anhaltende *Schmerzen* < Augen von einer Seite zur andern bewegen [1/1].
NASE: *Niesen* > frische Luft [1]. *Stauung* in die Nase [1].
GESICHT: *Taubheitsgefühl* der rechten Seite [1; **Plat.**].
HALS: Brennende *Schmerzen* morgens beim Erwachen [1/1]; > kalte Getränke [1]; beim Speichel schlucken [1/1].

ABDOMEN: Empfindung als würde das Abdomen herab*fallen* [1].
BLASE: *Harntröpfeln* am Ende der Harnentleerung [1]. *Schweregefühl* in der Blase & häufiger Harndrang [1].
RÜCKEN: Unbestimmte anhaltende *Schmerzen* > Bewegung [1]; < Beginn der Bewegung [1]; < Ruhe [1/1]. *Steifheit* > bewegen [1; **Rhus-t.**].
EXTREMITÄTEN: *Rissige* Haut an den Fersen [1; *Lyc.*].
HAUT: Empfindung wie *behaart* [1/1]. Rote *Verfärbung* während Schweiß [1/1].
ALLGEMEINES: *Schwäche* # Stärkegefühl [1].

NAHRUNG

Abneigung: Süßigkeiten [1]; Zucker [1].
Verlangen: Delikatessen [1]; kalte Getränke [1]; Saures [2].

NOTIZEN

ACIDUM RIBONUCLEINICUM **Rib-ac.**

ZEICHEN

Ribonukleinsäure. RNS.
Makromoleküle bestehend aus Ribonucleosid-Rückständen verbunden mit Phosphat. RNS kommt in allen Zellen vor, sowohl im Kern als auch im Zytoplasma, in partikulärer und nonpartikulärer Form sowie in vielen Viren. RNS spielt eine wichtige Rolle in der Eiweißentwicklung. RNS ist unterteilt in messenger RNS, Ribosomen-RNS und Transfer-RNS.
1970-72 von Julian an 22 Personen [20 Männer, 2 Frauen] geprüft.

VERGLEICHE

Lycopodium. Sepia. Silicea. Tuberculinum. Cortisonum.

WIRKUNGSBEREICH

Magendarmtrakt. Endokrine Drüsen.

LEITSYMPTOME

G *Anspannungsgefühl.*
Kann nichts ertragen, bricht wegen allem in Tränen aus.
Streitsüchtig und aggressiv.
Schreit wegen Kleinigkeiten.
Klammert sich an alles, zerbricht alles und wird immer ärgerlicher.

R

Will fortlaufen, entfliehen.
„Abscheu vor Paris und allem." [Julian]

G Konzentrationsschwierigkeiten. Gleichgültigkeit.
Kann sich nicht auf intellektuelle Arbeit konzentrieren.
Geistige Überanstrengung.
Persönlichkeitsstörungen [widerlicher Charakter, macht immer Probleme, achtlos] bei Kindern, die langsam mit der schulische Arbeit sind.

A Extremes FROSTGEFÜHL.
Schläft mit zwei Pullovern, Schlafanzug, Socken und drei Decken.

A BÄRENHUNGER.
MUSS DEN GANZEN TAG ÜBER KLEINIGKEITEN ESSEN, v.a ZUCKER.
STARKES VERLANGEN und BEDÜRFNIS ZUCKER ZU ESSEN.

A Verlangen nach *Essig* und *Essiggemüse.*

A Abneigung gegen *Fette* und heiße Speisen.

A Schläfrigkeit gegen Mittag, zu Beginn des Nachmittags.
Hartnäckige Schlaflosigkeit zwischen 2 und 4 Uhr morgens.
„Während des gesamten Zeitraums des Experiments und für eine Woche nach Beendigung des Experiments." [Julian]
Schwierigkeiten, morgens aufzustehen.

A *Gesteigerter* Sexualtrieb.

A Instabiles Gewicht.
Plötzliche Gewichtszunahme, dann zwei Tage später plötzlicher Gewichtverlust.

K Auftreibung des Abdomens.
Krämpfe im transversalen Kolon.
< Ende des Nachmittags.

K Ödeme in den Beinen.
Morgens stärker ausgeprägt als abends.

K Haut an den Fersen rissig.
Schält sich in langen Streifen ab.

NAHRUNG

Abneigung: Fett [2]; warme Getränke [1; heiße Speisen [1].
Verlangen: Essig [2]; Essiggemüse [2]; Süßigkeiten [2].

NOTIZEN

ROBINIA **Rob.**

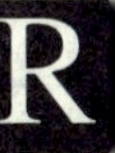

ZEICHEN

Robinia pseudacacia. Robinie. Falsche Akazie. Fam. nat. Leguminosæ.
Ein edler Baum aus Nordamerika, jetzt natürliches Vorkommen in vielen Gebieten Europas, besonders in den südlichen Alpen, wo der Baum ein wichtiger Holzlieferant geworden ist. Eine der ersten amerikanischen Arten, die nach Europa importiert wurden, ein Same des Baumes wurde von James Robin 1601 in Paris gepflanzt [daher der Name *Robinia*], dem Heilkräuterarzt von Heinrich IV von Frankreich. Derselbe Baum lebt immer noch.
Robinia hat eine tief gefurchte Rinde, weiche grüne Blättchen und kurze hängende Trauben von duftenden weißen Blüten. Der schnell wachsende Baum ist breit geformt und kann eine Höhe von 25 m erreichen. In Ungarn sind mit dem Baum weite Steppengebiete aufgeforstet worden, und er wurde zum Nationalbaum und Symbol des Landes. Der Baum wird wegen der Art wie er feuchte Erde zusammenhält und für die Bienenzucht hochgeschätzt. Ein typisches Merkmal ist, dass sich die Blätter bei Hitze oder Regen entlang des Stammes nach oben drehen. Ein weiteres Charakteristikum ist, dass die Blätter nachts eine Art Schlafhaltung einnehmen, indem sie sich an den Zweigen entlang falten. Das Holz ist viel für den Schiffsbau verwendet worden, und es wird gern zur Herstellung hölzerner Bolzen genutzt, die *Baumnägel* genannt werden. Anstatt zu verrotten werden sie mit der Zeit außerordentlich hart. Die stark duftenden Blüten werden in der Parfumindustrie verwendet.
Die innere Rinde enthält eine giftig Eiweißsubstanz, *Robin,* die stark emetische und purgierende Eigenschaften besitzt. Sie ist in der Lage das Kasein der Milch und bei bestimmten Tieren die roten Blutkörperchen gerinnen zu lassen.
Geprüft von Burt [1864], Spranger und Houatt [1866].

VERGLEICHE

Lycopodium. Sulfur. Arsenicum. Nux vomica. Copaiva. Baptisia.

Differenzierung

➡ Hyperazidität mit nächtlicher Verschlimmerung.

⇨ *Arsenicum:* Brennende Schmerzen < zwischen Mitternacht und 2 Uhr morgens; Schmerzen > warme Getränke; Schmerzen dehnen sich nicht zum Rücken aus; durstige, ruhelose und furchtsame Patienten.

⇨ *Kalium bichromicum:* Brennende Schmerzen < 1 - 3 Uhr, aber v.a. unmittelbar nach dem Essen; Erbrechen von zähem, fädigem Schleim; Sodbrennen weniger stark ausgeprägt.

➡ Hyperazidität ohne nächtliche Verschlimmerung.

⇨ *Natrium phosphoricum:* Brennen < geringste Nahrungsmengen; Übelkeit und Erbrechen morgens; gelber cremiger Belag auf der Zungenbasis.

⇨ *Acidum sulfuricum:* Allgemeine Schwäche; Brennen in Magen und Ösophagus > warme Getränke; Schmerzen dehnen sich nicht zum Rücken aus; Verlangen nach Stimulanzien und Alkohol.

⇨ *Iris:* Reizung von Ösophagus und Zunge durch saures Erbrochenes;
Erbrechen von zähem, fädigem Schleim; profuser Speichelfluss; Kopfschmerzen heftiger und mehr migräneartig; Brennen steigt vom Magen in den Hals auf, aber dehnt sich nicht zum Rücken aus.

WIRKUNGSBEREICH

Magendarmtrakt [MAGEN; *Rektum*]. KOPF. Sekretionen. * Linke Seite.

LEITSYMPTOME

G Abneigung gegen alles Schwarze und Dunkle.

G Erregbar vor der Menses.

G „Bemüht um Ehrerbietung; übermäßiger Stolz; hält sich für besser als ein Kaiser." [Allen]
„Hat ständig den Eindruck, in Ungnade zu fallen." [Allen]

G „Liebe und erregte Leidenschaften, die ihn zu gröbsten Ausschweifungen verleiten, bis hin zum Homizid."
„Starke Neigung zu Obszönität, zu Völlerei und Orgien aller Art." [Allen]

G Träume.
Von Reisen und Vergnügen.
Voller Streit, Schimpfen, Zorn, und Grausamkeiten [vergangene oder zukünftige].

A Erreichen des Siedepunktes.
„Wütende Bewegungen, Lachen, Clownerie, Springen, Tanzen." [Allen]
„Zornig durch geringste Ursache, geht über in Rage." [Allen]
„Erregte Leidenschaften." [Allen]
Kopf wie voll mit kochendem Wasser.
Starke Hitze im Kopf.
Dunst, rote oder gelbe Wolken, Flammen, Blitze, und leuchtende Ringe vor den Augen.
Hitze in den Ohren, wie durch heißen Dampf.
Hitze im Blut nach geringster körperliche Anstrengung.

A < *Fette Speisen* [Kopf; Magen].

A Extremer DURST.
Durch große Trockenheit in Mund und Hals.

A < *Nachts.*
[Kopfschmerzen; Magen; Zahnschmerzen; Sekretion aus Augen und Nase mit Niesen]

A < Bewegung.

A < Frühling und Herbst.

A < Feuchtes Wetter.

A *Ulzerative Schmerzen.*

A SAUER.
Erbrechen von sehr saurer Flüssigkeit & Diarrhœ.

Saure Stühle bei Säuglingen und Kleinkindern & saurer Körpergeruch und Erbrechen von saurer Milch.

K KOMBINATION von MAGEN- und KOPFsymptomen.
„Gastrisch bedingte Kopfschmerzen."
⇨ *Magen:* HYPERAZIDITÄT.
Sodbrennen.
< Leerer Magen; nachts [verursacht Schlafstörungen].
> Essen.
& Saurer Geschmack im Mund.
& Brennen zwischen den Scapulæ.
Magen fühlt sich schwer an mit brennenden Schmerzen, wenn man sich zur Ruhe legt.
⇨ *Kopf:* Stauungskopfschmerzen; Pulsieren in der Stirn.
Als ob das Gehirn gegen den Schädel schlägt [bei Bewegung].
Empfindung von Kochen, wie von kochendem Wasser im Kopf.
< Bewegung; geistige Anstrengung; Lesen.
& Gerötetes Gesicht.
& Übermäßige Reizbarkeit.
& Ruktus und Erbrechen sehr saurer Sekrete.

K Gastrische Kopfschmerzen durch einen übersäuerten Magen, verursacht durch fettes Fleisch, Soßen, blähende Nahrung, Weißkohl, Steckrüben, frisch gebackenes Brot, Gebäck, Speiseeis, rohes Obst usw. [Hering]

K Zahnschmerzen.
< Nachts; kalte Speisen; gewürzte Speisen.

K Brennende Schmerzen im Magen, die sich zwischen die Schulterblätter ausdehnen.

RUBRIKEN

GEMÜT: *Angst,* als habe man ein Verbrechen begangen [1]. *Bangigkeit* wie durch Kitzeln der Fußsohlen [1/1]. *Furcht* nachts [1]. Plötzliches Schwinden der *Gedanken* [2; *Manc.*]. *Lamentieren* [1]. *Reizbarkeit* bei Verdauungsstörungen [2/1]. *Religiöse* Neigungen, Fanatismus [1]. Gedanken an den *Tod* [1]. *Trübsinn* bei Verdauungsstörungen [2/1].
SCHWINDEL: Mit Verlust der Haut*sensibilität,* kein Gefühl beim Kneifen [1/1].
KOPF: Empfindung als würde die Kopfhaut mit *Eisenspitzen* gekämmt [1/1]. Empfindung als sei das Gehirn *locker* [1]; < Hinlegen [1]. *Schmerzen,* Kopfschmerzen < Lärm [1]; malmande Kopfschmerzen, Kopf wie in einem Schraubstock [1]. *Schwellungsgefühl,* Ausdehnungsgefühl [1]. *Sprudelgefühl* im Kopf [1].
AUGEN: Empfindung in den Augen wie in zu kalter oder zu heißer *Luft* [1/1]. Unwillkürliches *Schließen* der Lider [1]. Empfindung als ob die Augen *tränen* [1].
SEHKRAFT: *Verworren,* durch Licht oder glänzende Gegenstände [1/1].
OHREN: Empfindung als sei kaltes *Wasser* in den Ohren [1].
NASE: Drückende *Schmerzen,* wie durch ein schwered Gewicht auf der Nase [1/1].

GESICHT: Schmerzhaftes *Dislokationsgefühl* der Kiefer [1]. Bläuliche *Verfärbung* der Lippen [1]; einseitige Rötung, eine Seite blass, die andere rot [1]; gerötetes Gesicht, beim Erwachen [1].
MUND: Saurer *Geschmack* [2]. Rote *Verfärbung* der Zungenspitze [1].
ZÄHNE: Zähne fühlen sich an wie *scharfkantig* durch saures Erbrechen [1]. *Schmerzen* mit Ausdehnung in die Augen [1]; in die Schläfen [1]; in die Wange [1].

MAGEN: Schmerzhafte *Auftreibung,* wie durch Schwämme, die anschwellen und den Magen erweitern [1/1]. Magen wie voller *Dornen* [1]. *Erbrechen* nach kalten Getränken [1]; Schleim, nachts [1]. *Ruktus*, lautes Rülpsen [2]; Ruktus in gebeugter Sitzhaltung [1; Sabin.]; bitter [2]; sauer [3]; saurer Ruktus in gebeugter Sitzhaltung [2; Sabin.]. *Schmerzen* nach dem Essen [2]; > nach dem Essen [1]; unmittelbar nach dem Essen [1]; Ausdehnung in den Rücken [1]. *Sodbrennen* nachts beim Hinlegen [2/1]; während der Schwangerschaft [1]. *Übelkeit* nach kalten Getränke [1]; im Sitzen [1]. Magen wie voll mit heißem *Wasser* [1].
ABDOMEN: Wundheits*schmerzen* bei Bewegung [1].
REKTUM: *Diarrhœ* durch emotionale Erregung [2]; durch Hyperazidität [1; Cham., Rheum.]. Plötzliches *Drängen* [1].
FRAUEN: *Menses,* fadenziehend [1]; gelblich [1]; hellrot [1]; schwarz [1].
BRUST: Brust wie von einem Eisen*band* zusammengepresst [1]. *Herzklopfen,* nachts im Bett [1].*Schmerzen* in Herz bei tiefem Einatmen [1/1]; beim Gähnen [1; Merc-i-f.]. Empfindung als ob das Herz anschwillt, und dann plötzlich *stockt* [1/1].
RÜCKEN: Brennende *Schmerzen* zwischen den Scapulæ [1].
EXTREMITÄTEN: Blaue *Verfärbung* [1].
SCHLAF: Überwältigende *Schläfrigkeit* bei Kältegfühl [1/1].
HAUT: Brennende *Schmerzen* durch Sonne [1].
ALLGEMEINES: *Chorea,* < wenn die Aufmerksamkeit darauf gerichtet ist [1]; > wenn betroffene Partien auf etwas ruhen [1], > im Schlaf [1]. *Konvulsionen,* epileptisch, Aura: Ruhelosigkeit [1], Aura: Speichelfluss [1], gefolgt von hochgradigem Kräfteverfall [1].

NAHRUNG

Verlangen: Sauer Getränke [1]; Gewürze [1; „Verlangen nach stark gewürzten Speisen, die nach gewöhnlicher Nahrung schmecken" - Allen]; Kaffee [1]; starke Liköre [1]; Tabak [1].
Schlimmer: Fette und gehaltvolle Speisen [2]; Brot [1]; Fleisch [1]; Gebäck [1]; Gewürze [1]; Milch [1]; Milch, bei Säuglingen [1]; rohes Obst [1]; Speiseeis [1]; blähende Speisen [1]; Steckrüben [1]; Weißkohl [1].
Besser: Salz [1; > Magensymptome].

NOTIZEN

SABAL SERRULATA Sabal.

ZEICHEN

Sabal serrulata. Serenoa serulata. Fam. nat. Palmæ.
Heimisch an der Atlantikküste von Südkarolina bis Florida sowie in Südkalifornien, Mexiko und den tropischen Gebieten von Zentral- und Südamerika. Es ist eine niedrige Palme mit kriechendem Wurzelstock, fächerförmigen scharf gezackten Blättern [serrulata= gesägt] und daunenartigen Blüten. Die reifen Früchte sind schwarzviolett und haben einen hohen Ölgehalt. „Der Geschmack ist anfangs sehr süß, aber nach wenigen Sekunden folgt eine scharfe Empfindung, die bis in den Schlund, die Nasenschleimhäute und die Kehle dringt. Darauf wiederum folgt ein Gefühl von Glattheit, als seien die Partien mit einer Ölschicht überzogen. Die Samen sind eingebettet in eine feste faserige Membran, sind sehr hart und wenn man sie aufschneidet zeigt sich eine weiße ölige Substanz, die mit blauer Flamme brennt und dabei nach geröstetem Kaffee riecht." [Clarke]
Sabal hat einen recht hohen Mineralgehalt, der zur Hälfte aus Natriumchlorid besteht. Dies ist die Erklärung dafür, dass der Baum am besten in Küstennähe gedeiht. Es besteht die Vermutung, dass Sabal, ebenso wie andere Palmenarten [wie etwa Cocos nucifera] östrogenartige Substanzen enthält.
Diuretikum, Sedativum, Tonikum; milder und weniger starkes Stimulantium als Cubeba oder Copaiva. „Sabal steht in dem Ruf, bei funktioneller Atonie von Hoden und Mammæ die Versorgung dieser Organe steigern zu können. Es baut Gewebe auf." [Grieve]
„Bei einem Jagdausflug durch die Wildnis Floridas konnte Hale die stark fettbildenden Eigenschaften der Beeren bei Tieren beobachten. Im Sommer ist die Nahrung knapp, die wilden Tiere werden sehr dünn, aber sobald die Palmenfrucht reif wird, bessert sich ihre Verfassung rasch, und innerhalb weniger Wochen haben sie soviel Fett angesetzt, dass sie für Jäger zu leichter Beute werden." [Clarke]
Die Indianer verwendeten die Frucht für katarrhalische Beschwerden der Nase, indem sie den Dampf über einem Topf mit der kochenden Frucht inhalierten. Sie verwendeten sie auch als Aphrodisiakum und Diuretikum. Wegen der Art der Tonisierung von Prostata und Blasenhals wird Sabal der 'homöopathische/pflanzliche Katheter' genannt.
„Ein standardmäßiger fettlöslicher Extrakt der Sabalfrucht zeigt zahlreiche pharmakologische Wirkungen um Zusammenhang mit seiner primären klinischen Anwendung bei der Behandlung einer häufigen Prostatabeschwerde – gutartiger Prostatahyperplasie. ... Eine Doppelblindstudie mit Plazebokontrolle wurde an 35 Männern mit gutartiger Prostatahyperplasie durchgeführt, 18 Personen erhielten den Sabalextrakt in einer Dosis von 160 mg zweimal täglich, 17 erhielten Plazebo. Am Ende der 90tägigen Versuchsperiode wurden Androgen-, Östrogen- und Progesteronrezeptoren aus Prostatagewbe mittels zweierlei Verfahren ausgewertet. Die Ergebnisse der Steroidevaluierung zeigte, dass die Männder, die den Palmenextrakt erhalten hatten, im Vergleich mit der Kontrollgruppe deutlich niedrigere zelluläre und nukleare Rezeptorenwerte für Östrogen und Progesteron zeigten. Zumal der Gehalt an Progesteronrezeptoren mit der Östrogenaktivität verbunden ist, implizieren die Ergebnisse der Auswertung, dass der Palmenextrakt eine deutliche östrogenhemmende Wirkung ausübt. ... Zahlreiche Versuche mit Sabalektrakt haben gezeigt, dass er in beinahe 90% von Patienten mit gutartiger Prostatahyperplasie wirksam ist, gewöhnlich tritt die Wirkung

innerhalb von 4 bis 6 Wochen ein.“ [Murray]

Obgleich die Palmenfamilie 3500 Arten besitzt, werden in der Homöopathie nur drei davon verwendet: *Areca, Elaeis* und *Sabal.*

Eingeführt von Read und Solomons. Geprüft von Roask [Eigenprüfung], Langton [Eigenprüfung] und Boocock [an 2 Männern].

VERGLEICHE

Pulsatilla. Sepia. Conium. Natrium muriaticum. Thuja. Cantharis. Chimaphila.

WIRKUNGSBEREICH

UROGENITALORGANE. Mammæ. Schleimhäute.

LEITSYMPTOME

G Gleichgültigkeit und Reizbarkeit.
Abneigung gegen Gemeinschaft.
< *Trost, Mitgefühl* [= Zorn].
& Verlust des Sexualtriebs.
„Mitgefühl < nicht nur, sondern *es machte sie zornig,* wie bei *Nat-m.* Dieser Gemütszustand lag auch in einem der Prostatafälle vor, der mit *Sabal.* geheilt wurde.“ [Clarke]

G In sich selbst versunken.
Denkt ständig an die eigenen Beschwerden.
Klänge/Stimmen erscheinen weit entfernt.

G Fürchtet einzuschlafen, da etwas geschehen könnte; schreckt beim Dösen mit dieser Furcht hoch.
Laut Hale soll dies eine wertvolle Indikation darstellen.

A Mangelernährung & hochgradige Abmagerung.
Mammæ unterentwickelt oder atrophiert.

A Die kleine Brust.
„Ein hilfreiches Mittel zur Förderung der Brustentwicklung bei jugendlichen Mädchen, die nervös sind, leicht zornig werden und einen Komplex wegen ihrer unterentwickelten Büste haben. Einnahme von C7, Globuli, mehrere Tage lang [Nux moschata].“ [Grandgeorge]

A Katarrhalische Symptome < feuchtkaltes Wetter.

A „Sabal. hat mehrere Gruppen assoziierter Schmerzbereiche: Schmerzen in Kopf und Ovarien; Ovarien und Brüsten; Kreuz und rechte Schläfe; Prostata und Auge.“ [Clarke]

A *Gelüste auf Milch;* Buttermilch.

A > Milch [Ruktus; Brennen im Magen].

A < Früh morgens.

A < Spät nachmittags bis zur Schlafenszeit.

A Schmerzen *scharf* und *stichelnd.*

A Amenorrhœ.
& Atrophie *einer* Brust [oder Schwellung der anderen].

K Kopfschmerzen.

Scharfe, durchzuckende Schmerzen, die ständig den Ort wechseln.
Kommen und gehen plötzlich.
& Schwindel und Trübung des Sehvermögens.

K GENITALIEN.
Kältegefühl oder Hitze in den Genitalien.
Rückenschmerzen nach Koitus.
PROSTATAHYPERTROPHIE.
Ständiger Harndrang nachts; Harntröpfeln.
Gefühl, als sei die Blase zu voll; Fluss zu Beginn schmerzhaft, wie durch einen sehr engen Kanal gezwängt.

* Laut Leeser rechtfertigt das Arzneimittelbild nicht die Beschränkung der Arzneiwirkung auf Prostatabeschwerden. Das Arzneimittel hat einen viel größeren Wirkungsbereich, insbesondere wenn eine Verbindung mit Beschwerden der Geschlechtsorgane besteht. Dies zeigt wiederum, wie die Popularität eines Arzneimittels schnell abnehmen kann. Mullins, der die erste Arzneimittelprüfung veröffentlichte, kam voller Enthusiasmus zu dem folgenden Schluss: „Ich habe die Verwendung dieses Arzneimittels in der dritten und sechsten Verdünnung bei nahezu allen Erkrankungen des Uterus und seiner Adnexe heilend gefunden. Auch bei Kopfschmerzen als Folge von Uterusbeschwerden, bei Mammaabszess, Gemütsreizung und nervöser Reizbarkeit." Obwohl er hinzufügt, dass es anhand der individuellen Indikationen gegeben werden muss, vermittelt Mullins den Eindruck, dass es für ihn ein häufig verwendetes Mittel wurde. In der Homöopathie hat es sich in den darauffolgenden Jahren dennoch nie über ein kleines Mittel hinaus entwickelt.

RUBRIKEN

GEMÜT: *Gedanken* an das eigene Leiden [1/1]. *Musik* < [2]. *Reizbarkeit* durch Verlust des Sexualtriebes [1/1]. *Zorn,* wenn man getröstet wird [1]; < Mitgefühl [1; Ferr.].

AUGEN: *Entzündung,* Iritis & Prostatitis [1/1].

NASE: *Schmerzen* an der Nasenwurzel mit Ausdehnung in die Stirn [1].

ABDOMEN: *Schmerzen* mit Ausdehnung in den Oberschenkel [1]; krampfartige Schmerzen mit Ausdehnung in die Ovarien [1/1]; krampfartige Schmerzen mit Ausdehnung in die Oberschenkel [1/1].

REKTUM: *Obstipation* & vergrößerte Prostata [1].

BLASE: Unfreiwillige *Harnentleerung* nachts [2]; beim Husten [1]; durch Lachen [1]. *Kältegefühl* in der Blase [1]; Ausdehnung zu den Genitalien [1/1]. *Schmerzen* mit Ausdehnung zum Schambein [1/1].

PROSTATA: *Abgang* von Prostataflüssigkeit während der Harnentleerung [1]; während der Stuhlentleerung [1]; beim Pressen zur Stuhlentleerung [1].

URETHRA: *Engegefühl* [1; *Arg-n.*].

MÄNNER: *Kältegefühl* [1]. *Koitus* schmerzhaft [1]. *Samenergüsse* schmerzhaft [1]. *Sexualtrieb* vermindert [2]; Beschwerden durch unterdrückten Sexualtrieb [1].

FRAUEN: *Erweiterungsgefühl* [1]. *Kältegefühl* [1]. *Menses* & Blasensymptome [1]. *Schmerzen* in den Ovarien & Schmerzen in Mammæ [1/1]; & Kopfschmerzen [1/1]; Schmerzen in den Ovarien während schmerzhafter Harnentleerung [1/1].

Sexualtrieb gesteigert [1]; unterdrückt [1]; vermindert [1].
BRUST: *Schmerzen* in Mammæ < Druck [1]; < Kälte [1/1].
SCHLAF: *Erwachen* durch Kälte [1].
ALLGEMEINES: *Adipositas* [1].

NAHRUNG
Abneigung: Muttermilch [1].
Verlangen: Milch [2]; Brot [1]; Buttermilch [1].
Schlimmer: Fleisch [1]; Gemüse [1]; Pudding [1].
Besser: Brot [1]; Milch [1].

NOTIZEN

SACCHARUM LACTIS **Sacch-l.**

ZEICHEN
Laktose. Milchzucker.
„Milch enthält etwa 5% Laktose. Es ist ein Kohlehydrat, der Süßstoff der Milch und eine Hauptenergiequelle. Säuglinge können Laktose gut verdauen, aber mit zunehmendem Alter verlieren Personen asiatischer und afrikanischer Abstammung oft viel von ihrer Fähigkeit Laktase zu synthetisieren, ein Enzym zur Spaltung von Laktose, und sind daher nicht in der Lage, Milch zu verdauen ohne sich körperlich unwohl zu fühlen. Bei der Herstellung von Kulturen für Buttermilch, Joghurt Sauerrahm und anderen vergorenen Milchprodukten verringern die Gärungsbakterien einen Teil der Laktose und solche Produkte sind für viele Menschen leichter verdaulich als die Vollmilch.“ [Grolier]
Große Dosen Laktose wirken als osmotisches Diuretikum und als Laxativum.
Laktoseausscheidung im Harn kommt während der Schwangerschaft und bei Neugeborenen, besonders bei Frühgeburten, häufig vor.
Laktoseintoleranz [oder *Milchunverträglichkeit*] ist recht weit verbreitet. Die nicht absorbierbare Laktose wird von den Darmbakterien in Milchsäure und andere organische Säuren umgewandelt, die den Darm reizen und Gärungsdiarrhœ hervorrufen: voluminöser, wässriger schaumiger Stuhl mit eigenartigem, saurem, mildem Geruch, einhergehend mit Meteorismus, Rumoren und Leibkrämpfen. In der verordneten Diät werden Milch und Milchprodukte aus dem Speiseplan gestrichen und durch Sojaprodukte ersetzt.
1887 von Swan an 11 Personen geprüft.

VERGLEICHE
Acidum lacticum. Lac caninum. Lac defloratum. Lac felinum. Calcium carbonicum.

WIRKUNGSBEREICH

NERVEN. *Magendarmtrakt. Harnwege. Weibliche Organe.*

LEITSYMPTOME

G Hochgradige NERVOSITÄT.

„Es scheint als wollte sie aus der Haut fahren; macht sich nachts Sorgen um alle möglichen Dinge."

„Empfindung, als könne sie sich nur mit größter Mühe zusammenhalten und wäre sehr erleichtert, wenn sie in Stücke fallen könnte; sie warf sich mit dieser Absicht zu Boden."

„Extrem nervös, springt bei dem geringsten ungewohnten Geräusch vom Sitz auf."

G Delusion, meint verfolgt zu werden.

„Bildete sich ein, ihre Mutter wolle sie töten; sah sich ständig um, um zu sehen, ob sie hinter ihr auftauchte."

„Bildet sich den ganzen Tag ein, dass jemand hinter ihr ist."

„Nachdem sie zu Bett gegangen war, bildete sie sich ein, jemand sei unter dem Bett; fand keine Ruhe, bis sie nachgesehen hatte."

„Fürchtete sich, ins Bett zu gehen, wenn sie nicht zuvor überall drunter, dahinter und hineingeschaut hatte."

G THEMA: KIND, VERLASSENES KIND. [vgl. Acidum lacticum und Lacs!!][1]

„Sie meinte *wieder jung zu sein* und etwas haben zu wollen, *was sie nicht bekommen könnte*."

Sehnsucht und Melancholie, *wie Heimweh.*

„Gefühl von Kummer und *Vernachlässigung*, und als seien ihre lang vergessenen Sorgen wieder zu ihr zurückgekehrt."

Bildete sich ein, ihre *Mutter* wollte sie töten.

Träumte dass ihre Brüder, *die noch leben*, *tot* oder gestorben seien.

G Tadelsüchtig und sarkastisch. [vgl. *Lac-ac.*].

Ärgerlich und findet an allem etwas auszusetzen, konnte mit niemandem ein nettes Wort wechseln.

G Träume von toten Personen.

„Von kleinen Kindern, die geboren werden und sterben; dass Brüder, die in Wirklichkeit noch leben, tot oder gestorben sind."

Träume & Furcht zu fallen. [vgl. allgemeines Thema 'Fallen' bei den Lac-Mitteln!]

A HOCHGRADIGE KÖRPERLICHE ERSCHÖPFUNG, verursacht durch Überarbeitung.

> Stuhlentleerung.

„Sacc-l. war Swans 'Mattigkeitspulver,' dessen Wirkung ich bestätigen kann. Wenn Männer, Frauen oder Kinder durch Muskelarbeit jeglicher Art vollkommen erschlagen und zum Essen oder Schlafen zu müde sind, wird *Sacch-l.* in hoher Potenz die Mattigkeit sehr schnell und permanent beseitigen, der Patient wird sich ausgeruht fühlen." [Berridge]

A *Frostig.*

Hochgradige Kälte, als sei ein Fieberfrost im Anzug; kann weder im Bett noch am Ofen warm werden.

A Den ganzen Tag über hungrig. Hunger setzt etwa gegen 11 Uhr ein.
Essen lindert nicht; muss *große* Mengen essen.

A Verlangen nach Süßigkeiten und Leckereien.

A *Großer Durst auf große Mengen eiskalten Wassers.*

A Schlafposition.
„Kann nicht auf der rechten Seite schlafen."
„Kann nur einschlafen, wenn man die Arme über den Kopf legt."
„Kann unmöglich gerade im Bett liegen, findet sich immer wieder diagonal im Bett."
„Nachts ruhelos wegen Juckreiz am ganzen Körper, sobald man im Bett bedeckt ist."
[Berridge]

A *Kalte Schmerzen, wie durch sehr feine eiskalte Nadeln hervorgerufen.*
Kribbeln wie *erfroren.*
< Geringster Luftzug.

A *Fliegende Schmerzen.*
„Kurze flüchtige durchzuckende Stiche in verschiedenen Körperpartien, recht schmerzhaft, aber erträglich, tauchen auf in Kopf, Augen, Ohren und Gesicht, ebenso in den Extremitäten, nicht auf einen bestimmten Ort begrenzt."

A < Blaue und gelbe Farbtöne.
> Rote Farbe. [Clarke]
„Die Schmerzen, die aufgehört hatten, kamen wieder, als ihr ein blaues Band auf den Kopf gelegt wurde. Heute keine Symptome, bis sie eine gelbe Schleife um den Kopf band, das ein Krankheitsgefühl im ganzen Körper hervorrief, innerhalb weniger Minuten gefolgt von starken Schmerzen quer durch das obere Abdomen. Während der Arzneimittelprüfung konnten die Schmerzen durch Auflegen eines roten Bandes auf den Kopf und vorderen Hals zum Abklingen gebracht werden."

A Alle Symptome > *nach 16 Uhr.*

A < Vor Sturm.
„Das Aufziehen eines Sturms wurde etwa 12 Stunden vorher gespürt."

K Schmerzen in der Stirn wie ein enges Band; im Gehen schien das Gehirn zu schütteln.
Stirn fühlt sich schwer an & Neigung nach vorn zu fallen.
Scharfe Schmerzen in der Stirn, gehen vor und zurück von einer Schläfe zur anderen. [*Lac-c.*]
Schwere dumpfe Schmerzen & Hitzegefühl auf dem Scheitel, als sei man die ganze Nacht auf gewesen.

K Schwellungsgefühl in den Augenlidern.

K Wiederhallen der Stimme beim Sprechen.

K Häufige Harnentleerung, Abgang *großer* Mengen von blassem Harn. [*Lac-ac.*]
Unfreiwillige Harnentleerung *großer* Mengen mehrmals im Verlauf der Nacht.

K *Uterusprolaps.*
& Kann nicht gehen wegen extremer Mattigkeit.

* Alle Zitate von Swan, wenn nicht anders vermerkt.

[1] Acidum lacticum scheint das ewige Kind [Mädchen] zu sein; Saccharum album das verwöhnte

Kind; Saccharum lactis das im Stich gelassene Kind; Lac felinum das abwechselnd abhängige und unabhängige Kind; Lac caninum das furchtsame aber aggressive Kind; Lac caprinum das sexuell frühreife aber retardierte Kind, das an der Mutter hängt; Lac humanum das teilnahmslose, beherrschte Kind.

NAHRUNG

Verlangen: Leckereien [1]; Saures [1]; Süßigkeiten [1]; eiskaltes Wasser [1].

NOTIZEN

SACCHARUM OFFICINARUM Sacch.

ZEICHEN

Saccharum officinarum. Zuckerrohr. Fam. nat. Gramineæ.
Jedes Nahrungsmittel mit natürlicher Süße enthält Zucker. Es gibt vielerlei Arten von Zucker. Zuckerrohr [Saccharum officinarum] ist eine Grasart, die zu einer Höhe von 3 bis 3,5 Metern wächst. Sie wächst in Klumpen und ähnelt Bambus, aber die Stämme sind nicht hohl. Unter der festen Rinde enthalten sie ein faseriges Mark voll mit süßem Saft. Am unteren Ende enthält der Stamm am meisten Zucker. Dieser Saft enthält den Rohrzucker. Anders als Obst enthält Rohrzucker keine Säuren und Geschmackstoffe. Er ist einfach nur süß. Rohrzucker ist die wichtigste Zuckerquelle. Die Pflanze, die ursprünglich vermutlich aus Südostasien stammt, wächst heute nicht mehr wild. Alexander der Große hat sie aus Indien importiert [527 vor Chr.], etwa 1000 Jahre später erreichte sie Ägypten und weitere 100 Jahre darauf Spanien. Columbus nahm es auf seiner dritten Reise nach Amerika mit, wo es später der Hauptgrund zur Aufrechterhaltung der Sklaverei wurde. Heutzutage wird Zuckerrohr überall angebaut, wo die klimatischen Bedingungen genug Wärme bieten. Aus diesem Grund wurden in Europa Untersuchungen durchgeführt, um eine Art zu entwickeln, die in kühleren Klimazonen wächst. Zunächst wurden Karotten ausprobiert, jedoch ohne Erfolg. Gegen Ende des 16. Jahrhunderts wurde entdeckt dass Zuckerrüben [*Beta vulgaris*] Zucker enthalten. Erst Mitte des 18. Jahrhunderts jedoch wurde die Zuckerrübe in Deutschland ernst genommen. Etwa 60 Jahre später war diese Pflanze die wichtigste europäische Zuckerquelle. Im Verlauf der Zeit wurden verschiedene Abwandlungen der ursprünglichen Art entwickelt, die mehr Zucker enthalten [B. *vulgaris* var. *rapa*]. Zuckerrüben entziehen dem Boden viele Nährstoffe, die ein recht starkes Düngen erforderlich machen. Fruchtwechsel muss angewandt werden, um Krankheiten zu verhüten: der Anbau auf ein- und demselben Gelände ist auf einmal in vier Jahren begrenzt.
Die reifen Rüben werden unmittelbar vor Winteranfang geerntet, dann gewaschen, pulverisiert und mit Wasser in der Fabrik erhitzt, um den Zucker aufzulösen. Kalk und Kohlendioxydgas werden zugefügt, um Unreinheiten zu entfernen, und die Flüssigkeit lässt man verdampfen. Die Zuckerkristalle schließlich werden durch Zentrifugieren aus

der konzentrierten Flüssigkeit gewonnen.
Gereinigter weißer Zucker ist chemisch dasselbe wie Rohrzucker. Außer diesen beiden gibt es noch Ahornzucker, Palmzucker und Honig.
Die geschichtliche Entwicklung zeigt, dass Menschen zur Zuckergewinnung bei der Blüte der Pflanze angefangen [Honig] und über den Stamm [Rohrzucker] zur Wurzel [Rübenzucker] übergegangen sind; vom Feineren zum Materielleren. Bei der Honiggewinnung sind praktisch keine technischen Maßnahmen nötig, die Herstellung von Rohrzucker war im Mittelalter ein sehr natürlicher Vorgang, hingegen sind zur Gewinnung von Rübenzucker hochkomplizierte Technologien erforderlich. Der weiße Kristallzucker, der die Fabrik verlässt ist extrem denaturiert und als solches ein Pflanzenprodukt, das beinahe als Salz zu bezeichnen ist. Aus diesem Grund eignet es sich so gut als Konservierungsstoff. Als tote Substanz bekämpft es Fäulnisprozesse.
Die explosionsartige Zunahme des Zuckerkonsums ist hauptsächlich der westlichen Welt zuzuschreiben. Der intellektuelle Westen, der mehr oder weniger auf der Macht des Egos gedeiht, verwendet ein Vielfaches der Zuckermenge, die auch heute noch beispielsweise im patriarchalischen Osten konsumiert wird. Die Betonung von Macht und Zurschaustellung wird aus der Werbung ersichtlich, die Dextrose als unmittelbar verfügbare Energiequelle anpreist. Die Signatur ist eindeutig. Dextrose wird unter Verwendung von Schwefelsäure [*Sul-ac.*] hergestellt und das bedeutet: „Man hat das Gefühl in großer Eile zu sein, hat das Gefühl dass alles sehr schnell erledigt werden muss."
Kalzium ist ein natürlicher Inhaltsstoff in Rüben- und Rohrzucker und verschwindet nach dem Raffinierungsvorgang. Im Körper versuchen beide sich wieder miteinander zu verbinden, dabei wird Kalzium an Orten entzogen wird, wo es gebraucht. Ein Ergebnis davon ist der Verfall der Zähne. Schädel aus der frühen Eiszeit weisen weniger als 2% Karies in den bleibenden Zähnen auf, eine Zahl die beim modernen Menschen auf 98% gestiegen ist. Diese Forschungen zeigen weiterhin, dass der Zahnkaries nach dem Mittelalter stark zugenommen hat und im letzten Jahrhundert explosionsartig angestiegen ist. Mit einem minderwertigen Satz Zähne vermindert sich das Durchbeißvermögen, ein Repräsentant des Willens, beträchtlich. Im Volksmund wird Süßes mit Liebe gleichgesetzt. Indem wir den 'Süßigkeitsspiegel' bei Kindern gleichmäßig hoch halten, stellen wir sicher, dass sie nicht lästig werden.

VERGLEICHE

Calcium carbonicum. Nux vomica. Mercurius. Arsenicum. Lycopodium. Kalium phosphoricum. Ferrum phosphoricum.

WIRKUNGSBEREICH

Gemüt. Verdauung; Ernährung. Schleimhäute. Atemwegsorgane.

LEITSYMPTOME

G „Verwöhnte und launische Kinder, machen sich nichts aus handfester Nahrung, sondern verlangen nach kleinen Leckereien; immer ärgerlich und greinend, wenn sie älter sind, unverschämt, geben sich nicht die geringste Mühe, sich selbst zu beschäftigen." [Clarke]

G Beschwerden durch Mangel an Zuneigung, Mangel an körperlichem Kontakt in früher Kindheit.

„Wenn gutes Verhalten mit Süßigkeiten belohnt wurde." [Assilem]
Bekommt nicht das, was man sich erhofft hatte: Täuschung und Selbsttäuschung.
Beschwerden durch Enttäuschung.
Mangel an kindlicher Fröhlichkeit. [!] [Lippe]

G Verlassenheitsgefühl.
Starkes Bedürfnis gestreichelt zu werden [Kind zwingt die Eltern zu bleiben, bis es eingeschlafen ist] oder Schwierigkeiten dieses Bedürfnis zuzugeben und verweigert jede Berührung.
Lutscht bis zu fortgeschrittenem Alter an den Fingern.
Nägelkauen.
„Erwachsene haben gelernt, es gut zu verbergen, mit angenehmen oder triefend süßen Manieren." [Assilem]

G Heimweh. Eifersucht.
Durch Furcht die Aufmerksamkeit bzw. Zuneigung zu verlieren.
Delusionen, meint vernachlässigt zu werden.
Sehnt sich nach Lob; empfindlich gegen Kritik.
„Teilnahmslosigkeit wie durch Heimweh." [Lippe]

G Reizbarkeit, v.a. wenn man Hunger hat [morgens beim Erwachen].
> Essen.

G Wutanfälle.
Nicht ansprechbar bei Zorn.

G Furcht vor Dunkelheit; vor dem Alleinsein.
Bei Kindern: Furcht, die Eltern könnten sich heimlich davonmachen.

G Hyperaktive Kinder [laut Smits das Hauptmittel].
Herumrennen und Bewegung; Ruhelosigkeit im Sitzen;
Konzentratsionsschwierigkeiten; gezwungen, alles anzufassen.

G Schüchternheit; Furcht zu versagen. Mangel an Selbstvertrauen.
Furcht vor unbekannten Situationen.
„Gesteigerte Bescheidenheit bei Frauen. Große Bescheidenheit [Züchtigkeit]." [Lippe]

A In der Familienanamnese: Diabetes; Krebsleiden; Alkoholismus; Sucht; Abusus.

A Wechselnde, widersprüchliche Zustände.
Sanft oder aggressiv.
Verlangen gestreichelt zu werden oder Abneigung gegen Berührung.
Empfindlich gegen Verweis oder ungehorsam und unverschämt.
Empfindlich gegen Schmerzen oder Taubheitsgefühl bei Schmerzen.
Esszwang oder Anorexie.
Adipositas oder Abmagerung.
Frostig oder heiß. [Heiße Füße nachts, deckt sie ab, oft nur ein Fuß.]
„In der Regel ein heißes Mittel aber bei starken Depressionen besteht Frostgefühl. Bei starker Abmagerung kann die Person unter Kälte und Frostschauern leiden. Es kann innere Hitze mit äußerer Kälte haben." [Assilem]

A Candida-Infektionen.
[Dick belegte weiße Zunge; Juckreiz in Anus und Vagina; aufgeblähtes Abdomen;

unterdrückte Leukorrhœ; Gelüste auf Zucker; prämenstruelle Symptome]

A „Ausgezeichnetes Mittel nach Operationen zur Förderung der Heilung und Verhütung von Sepsis und als regeneratives Tonikum. Beschwerden durch Verletzung und Schnitte, d.h. nicht verheilte Wunden.“ [Assilem]

A > Essen; nach dem Frühstück.
Neigung häufig zwischen den Mahlzeiten zu essen; fühlt sich sonst schwach und schwindelig, zittrig und bekommt Kopfschmerzen usw.
Gewaltiger Appetit bald nach dem Essen, & Leeregefühl im Magen und allgemeine Schwäche.

A < Warmes Wetter.

A < Süßigkeiten; Schokolade.

A Durst auf große Mengen; Verlangen nach Wasser.
Oder fehlender Durst.

A < Morgens [Schwierigkeiten zu erwachen; Reizbarkeit].

A > Abends.

A Extreme Trockenheit.
[Haut; Haare; Hände; Füße; Nase; Augen; Mund; Hals; Vagina; Rektum]

A Eitrige Absonderungen.

A PMS. Schmerzhafter Eisprung.
Gelüste auf Süßigkeiten vor der Menses.
Braune blutige Ausscheidung vor der Menses.

K Aphthen [v.a. bei Kindern] & profuser Speichelfluss.

K Schmerzen in der Nabelgegend, v.a. bei Kindern.

* Zusätzliche Quellen: Melissa Assilem, *The Mad Hatter's Tea Party,* und T. Smits, *Synthesis of Saccharum officinale.*

RUBRIKEN

GEMÜT: *Beschwerden* durch Erregung [1]; durch Zorn [1]. Verlangen nach *Hause* zu gehen [1]. *Launenhaftigkeit* [1]; Kinder [1]. *Stöhnen* bei Kindern [1]. *Streitsüchtig,* schimpft [1]. *Unverschämt* [1]. *Verdrießlichkeit* bei Kindern [2]. *Wiegen* > [1].

SCHWINDEL: Im *Liegen*, Empfindung von Herabsinken durch das oder mit dem Bett [1].

KOPF: *Schmerzen,* periodische Kopfschmerzen, alle sieben Tage [1].

OHREN: Eitrige *Absonderung* [1].

MAGEN: Gewaltiger *Appetit* & Abmagerung [1].

REKTUM: *Kloßgefühl* [1].

MÄNNER: *Sexualtrieb* gesteigert [1].

AUSWURF: *Dicker* Auswurf nachts [1]. Abstoßender *Geruch* [1]. Salziger *Geschmack* [1]. Frische *Luft* < [2]; Gehen im Freien < [2].

BRUST: *Atrophie* der Mammæ [1].

EXTREMITÄTEN: *Abmagerung* der Gesäßbacken [1]; der Oberschenkel [1].

* Abk. bei Kent: *Sacc.*, im Complete Rep.: *Sac-alb.*, im Synthesis: *Sacch.*

NAHRUNG

Abneigung: Butter [1]; Fett [1]; [gekochtes] Gemüse [1]; warme Milch [1]; feste Nahrung [1]; warme Speisen [1]; Süßigkeiten [1].
Verlangen: Kalte Getränke [3]; rohes Gemüse [2]; Lakritz [2]; Milch [2]; Schokolade [2]; Süßigkeiten [2]; Tee [2]; Zucker [2]; Brot und Butter [1]; Fett [1]; gebratene Kartoffeln [1]; Kartoffeln [1]; weiche Nahrung [1]; Salz [1]; Saures [1]; Senf [1]; Zitronen [1].
Schlimmer: Schokolade [1]; Süßigkeiten [1].
Besser: Süßigkeiten [1].
Laut Tinus Smits.

NOTIZEN

S

ACIDUM SALICYLICUM Sal-ac.

ZEICHEN

Salicylsäure.
Vorkommen in Blüten der Spiraea-Arten [daher der Name Aspirin]. Gaultheria, Salix, Populus usw. Künstlich hergestellt aus Phenol.
Eng verwandt mit Kohleverbindungen, Phenol und Benzoesäure. Salicylsäure wurde ursprünglich aus dem Glukosid Salicin der Weide [Salix alba] gewonnen. In kleinen und großen Dosen erweitert Salicylsäure die peripheren Gefäße, insbesondere diejenigen der Haut, was zu vermehrter Schweißabsonderung führt. Zusätzlich kommt es zu Diurese. Empfindliche Personen reagieren auf Salicylsäure in geringen Dosen mit beschleunigtem Puls und Empfindungen in der Herzgegend. In großen Dosen erhöht Salicylsäure [ebenso wie Benzoesäure] die Indikanausscheidung im Harn beträchtlich. „Die äußere Anwendung von Salicylsäure zur Ablösung von verhorntem Epithel und zur Unterdrückung von Fußschweiß ist allgemein bekannt.“„ Die Eigenschaft, Fußschweiß zu verhüten ist keineswegs ein ungetrübter Segen, und es hat zu schweren Erkrankungen geführt. Infolgedessen hat sich in der homöopathischen Praxis Sal-ac. als ausgezeichnetes Arzneimittel für Beschwerden nach Unterdrückung von Fußschweiß erwiesen.“ [Clarke]
Kristallisiert in farblose Nadeln. Wenn sie vorsichtig erhitzt wird, kann sich Salicylsäure sublimieren, und bei hohen Temperaturen kann sie sich in Phenol und Kohlendioxyd spalten. Es ist ein starkes Antiseptikum und Desinfektionsmittel und wird als Konservierungsstoff für Nahrungsmittel verwendet [„dies sollte in kleinen Dosen geschehen, denn in großen Dosierungen produziert es überall Fäulnis“] und zur Herstellung von Farbstoffen. Seit Anfang dieses Jahrhunderts sind in der Medizin viele

Salicylsäurederivate [Salicylate] verwendet worden, da sie Widerstand gegen Fieber und Infektionen bieten, und wegen ihrer geringfügig schmerzstillenden Eigenschaften.
Geprüft von T.F. Allen und anderen. 1987 von Lesigang an 13 Personen [8 Männer, 5 Frauen] geprüft.

VERGLEICHE

Arsenicum. Sulfur. Lachesis. Lycopodium. Arsenicum iodatum. Chininum sulfuricum. Chininum arsenicosum

WIRKUNGSBEREICH

ZNS. Schleimhäute. *Gelenke; Muskeln; Sehnen.* Haut. *Linke Seite.

LEITSYMPTOME

G Fehler beim Sprechen und Schreiben.
Unbeholfenheit [lässt Dinge fallen; läuft gegen Vorsprünge]. [Lesigang]

G Träume, schwanger zu sein.
Träume, nicht heiraten zu können. [Bei einer verheirateten Frau mit drei Kindern.]
Träume vom Tod des jüngsten Kindes, ohne schockiert zu sein. [Lesigang]

G Manische Exaltiertheit.
„Exaltiert und fröhlich, singt, predigt, Halluzinationen von Gott, Engeln, Himmel, schönen Farben; wie betrunken." [Dorcsi]

A Beschwerden durch unterdrückten Fußschweiß.
„Zu bemerken für Rheumapatienten." [Leeser]

A *Rheumatische Beschwerden & Schwindel.*

A Klimakterium; *starkes Schwitzen.*
„Leukophlegmatische Frauen, häufige Hitzewallungen, Reizbarkeit, Vergesslichkeit, dumpfe, schwere Schmerzen im Kleinhirn." [Clarke]
Gesicht rötet sich leicht bei geringer Erregung.
„Rheumatische Schmerzen - wandernd - oder rheumatoide Arthritis, tritt bei manchen Frauen im Klimakterium auf." [Clarke]
Zumal Acidum salicylicum 'dem Knochen seine Kalksalze entzieht,' ist [post]klimakterische Osteoporose mit früherem Abusus von Salicylaten möglicherweise eine Indikation.

A > *Trockene Hitze*; warme Anwendungen.

A Appetitverlust wegen *Gemütserregung und Übelkeit.*

A Großer Durst [wegen Hitze und Schweißausbrüchen].

A Schlaflosigkeit durch Hitze und Schweißausbrüche nachts.

A < *Bewegung* [Kopfschmerzen; Schwindel; Gelenke, v.a. Knie].

A < Druck.
[Kopfschmerzen; rheumatische Schmerzen].

A < Berührung; Kälte; nachts.

A *Abstoßender Geruch*
[fauliges Aufstoßen; Stühle; Harn; Fußschweiß; Auswurf; Otorrhœ].

„Harn, 3 Std. nach der Entleerung hat eine grüne Färbung und fedrigen Niederschlag - Salicylharnsäure; wenn diese entfernt wird, wird er sofort faulig; wenn nicht, bleibt der Harn über eine Woche lang frisch." [Tyler]

A Schwellungsgefühl
[Gesicht; rechter Handrücken morgens].

A *Schwindel mit Neigung nach links zu fallen, während Gegenstände in der Umgebung nach rechts zu fallen scheinen.*

A Ménière-Syndrom.
Schwindel kommt und geht ohne ersichtlichen Grund.
Kopfschmerzen häufig, nicht immer vorhanden.
Ohrengeräusche; defektes oder durch den Knochen dringendes Hören.
Keine gastrischen Symptome, oder zu geringfügig im Verhältnis zur sonstigen Verfassung.
Unbestimmtes Schwindelgefühl in horizontaler Lage, beträchtlich, wenn man den Kopf hebt oder sich aufsetzt. [Hering]

A Unsicherheit der Bewegungen, lehnt den Körper zu einer Seite, stößt gegen Gegenstände, Zittern der Hände.

K Ohren morgens verstopft.
> Atem kräftig durch die Nasenlöcher ziehen, aber die Verstopfung kehrt fast sofort zurück. [Allen]

K Beginnender Katarrh; Patienten, v.a. Kinder, niesen den ganzen Tag.

K Stuhldrang nach dem Zubettgehen. [Lesigang]

K Akuter Rheumatismus.
Rheumatische Schmerzen an verschiedenen Stellen, ändern häufig den Ort.
Wenn die Schmerzen in einer Partie auftauchen, verschwinden sie in der vorhergehenden.
Schmerzhafte Empfindlichkeit bei Berührung und bei Bewegung.
& Profuser Schweiß.

K Stechende Schmerzen und Schwellung des rechten Handrückens, morgens beim Erwachen.
Kann die Hand nicht gebrauchen; > Bewegung und Schütteln der Hand. [Lesigang]

[Quelle: H. Lesigang & W. Kühnen, Acidum salicylicum - eine Arzneimittelprüfung. Documenta Homœopathica 9/1988]

RUBRIKEN

GEMÜT: *Delusion*, meint Musik zu hören [1]. Stiller *Kummer* [1]. *Reizbarkeit* & Trübsinn [1]. Will *ruhig* sein [1]. Voller *Sorgen* [1]; aber sanft [1/1].
SCHWINDEL: Durch *Bewegung* [1]. Mit Neigung, nach links zu *fallen* [1]. *Gegenstände* scheinen sich bei Schwindel nach rechts zu bewegen [1]. *Ménière-Syndrom* [2]; < Kopf heben, sich aufsetzen [1/1].
KOPF: Stechende *Schmerzen* in den Schläfen [1].
OHREN: *Absonderungen* eitrig [1]; stinkend [1]. *Bohrt* mit dem Finger in den

Ohren [1]. *Ohrengeräusche* während Schwindel [1].
GEHÖR: *Eingeschränktes* Hörvermögen während Schwindel [1].
NASE: *Absonderung* < Husten [1]. *Niesen* durch Empfindung von Dampf im Hals [1].
MUND: *Aphthen*, brennende Schmerzen [1]; weiß [1].
HALS: Brennende *Schmerzen* wie durch Pfeffer [1].
MAGEN: *Schmerzen* nach kalten Getränken [1]. *Übelkeit* nach Frostgefühl [1].
STUHL: *Grün* wie Abschaum auf einem Froschteich [1].
FRAUEN: *Klimakterium* [1].
LARYNX: Unzusammenhängendes *Sprechen* bei Geschwätzigkeit [1/1].
AUSWURF: Auswurf wie *Käse* [1].
EXTREMITÄTEN: *Aufgesprungene* Hände [2]. *Frostbeulen* Zehen [1]. *Kälte* der Fingerspitzen [1]. Wandernde *Schmerzen* [1]; durchzuckende Stiche in den unteren Extremitäten, Ischialgie, Ziehen am Ausgang des linken Nerves von hinten nach vorn in Knie und Zehen, mit Empfindung, als sei der Fuß auf einem Ameisenhaufen und als müsse der Fuß schwitzen [2/1]; gichtige Schmerzen in den Gelenken [2]. Profuser Fuß*schweiß* [1]; unterdrückter Fußschweiß [1]. *Schwellung* der Knie [2]; der Fußgelenke [1]. *Warzen* an den Fingergelenken [1].
FIEBER: Schwäche bei *Grippe* [1].
SCHWEISS: *Tagsüber,* Tag und Nacht ohne Linderung [1].

NAHRUNG

Verlangen: Salz [1]; Wein [1].

NOTIZEN

ACIDUM SARCOLACTICUM Sarcol-ac.

ZEICHEN

Acidum lacticum dextrum.
Milchsäure entwickelt sich durch Gärung aus Zucker. Sie kommt in vielen Nahrungsmitteln vor [Sauermilch, Sauerkraut, Gurken, Milchprodukten, Obst, Fruchtsäften, Essiggemüse, Sauerteig usw.] und wird im Magen bei Gärungsprozessen gebildet. Es gibt sie als rechts- und als linksdrehende Form sowie als racemische DL-M. Die rechtsdrehende Form entwickelt sich in arbeitenden Muskeln durch die Enzymspaltung von Glykogen und spielt mit Phosphorsäure eine wichtige regulierende Rolle bei der Erzeugung von Muskelkontraktion. Unterscheidet sich von gewöhnlicher Milchsäure in ihrer Beziehung zu polarisiertem Licht insofern, als sie die Polarisierungsebene nach links dreht, wohingegen gewöhnliche Milchsäure optisch inaktiv ist.
Die rechtsdrehende Form entsteht durch anærobe Glykolyse, die energiespendende

Umwandlung von Glukose in Milchsäure in verschiedenen Geweben, insbesondere Muskeln, wenn nicht genügend Sauerstoff vorhanden ist [wie in Notfallsituationen]. Geprüft von Griggs an 11 Personen [9 Männer, 2 Frauen] und von Quilisch.

VERGLEICHE

Acidum nitricum. Acidum phosphoricum. Acidum sulfuricum. Arsenicum. Veratrum album. Acidum muriaticum. Stannum.

WIRKUNGSBEREICH

Muskeln; Gelenke. Verdauung. Haut.

LEITSYMPTOME

G *Angst* durch Anstrengung.
Reizbarkeit bei Kleinigkeiten.
Entmutigt. [Verzweiflung bezügl. der Genesung].

A GRIPPE.
& Heftiges Erbrechen, Würgen, und hochgradigste Entkräftung.
„Ich war oft über die Wirkung bei den heftigsten Formen von Grippeepidemien überrascht, insbesondere in den wenigen seltenen Fällen, die mit heftigem unkontrollierbarem Erbrechen und Würgen bei überaus raschem Kräfteverfall beginnen, wenn *Ars.* indiziert scheint, aber versagt.“ [Griggs]

A *Muskelschwäche* [v.a. Oberschenkel, Waden und Rücken].
< Jede Anstrengung. Anstrengung führt zu anhaltenden Schmerzen oder Krämpfen.
MÜDIGKEITSGEFÜHL MORGENS BEIM AUFSTEHEN.
„Arme fühlen sich an, als habe man keine Kraft darin, < morgens beim Heben der Arme, um die Haare zu kämmen.“
Extreme Schwäche durch Treppensteigen.
Kräfteverfall wie gelähmt.
Steifheit der Oberschenkel und Waden, < Treppensteigen.
FOLGEERSCHEINUNGEN von *Infektionskrankheiten* oder *körperlicher Überanstrengung.*
„Ein äußerst hochgradiges Müdigkeitsgefühl mit Muskelschwäche, fast immer verschlimmert durch jede Anstrengung entwickelt sich in Schmerzhaftigkeit und nahezu paretische Schwäche, besonders der Waden-, Unterschenkel- und Rückenmuskulatur. Dies dehnt sich dann zu den Oberschenkelmuskeln aus, die sich sehr wund anfühlen. Danach kommt ein Krampfgefühl in den Waden, das in Enge-gefühl übergeht, welches anhält und bei zwei Prüfern mit einer starken Kontraktion der Halsmuskeln einherging, bei zwei anderen mit extremer Empfindlichkeit der Zahnnerven. Sowohl im Geist als auch im Körper zeigte sich hochgradige Schwäche.“ [Griggs]

A Kreislaufstörungen
Hand dauernd kalt und blau [Raynaud-Syndrom]

A *Mangel an Lebenswärme.*
„Starkes Frostgefühl nachts im Bett.“

A > Frische Luft [=Sauerstoffzufuhr].
A < Bewegung [= Wundheitsgefühl, Prellungsschmerz oder Muskelkrämpfe].
A < Kaltes Wasser [= Übelkeit und Erbrechen].
A < *Nachts.*
[Frostgefühl; trockener schmerzhafter Hals, Dyspnœ & Herzschwäche; profuse Harneentleerung]
A < *Morgens.*
„Schwäche am Morgen; Aufstehen fällt schwer, muss sich zwingen, durchzuhalten."

A Wundheitsgefühl, Prellungsgefühl in Partien, auf denen man liegt.
K Kopfschmerzen über den Augen.
> Stuhlentleerung.
& Erbrechen.
K *Halssymptome* [Würgen, Kitzeln, Einschnürung, Schmerzen].
& *Schmerzhafte Empfindlichkeit in den Gliedmaßen.*
K Erbrechen [alles wird erbrochen, sogar Wasser], gefolgt von extremer Schwäche.
„Mehrere Studenten brachen die Arzneimittelprüfung hier ab."
K *Rücken.*
„Als Folge auf die ersten Muskelschmerzen entwickelten sich bei allen Prüfern Schmerzen verschiedener Art im Rücken."
Steifheit zwischen den Schulterblättern, < Stehen.
Schmerzhafte Empfindlichkeit in der Nierengegend.
Starkes Wundheitsgefühl in der Lendengegend, < stehen.
„Mehrere Prüfer entwickelten eine stärkere schmerzhafte Schwäche in Nacken und Schultern, fast bis hin zu paralytischer Schwäche."

RUBRIKEN

GEMÜT: *Angst* durch Anstrengung [2/1]. *Reizbarkeit,* leicht gereizt [1].
NASE: *Spannung* [1].
HALS: *Krampf* [1]. *Schmerzen* > morgens [1/1]; nachts [1]; während Schnupfen [1]; Wundheitsschmerz in den Lymphdrüsen [1/1].
MAGEN: *Erbrechen* während Kopfweh [1]; nach kaltem Wasser [1]; erbricht alles [1; **Ars**.]. *Würgen* durch Husten [1].
ABDOMEN: *Hernie*, H. inguinalis, Empfindung von Hervortreten [1].
STUHL: Saurer Geruch [1].
ATMUNG: *Schweratmigkeit* bei Herzbeschwerden und Harnwegsbeschwerden [1; **Laur**.].
RÜCKEN: *Schmerzen* im Stehen [1]; gezwungen gebeugt zu gehen [1]; Rückenschmerzen als würde der Rücken brechen [2]; Lahmheit [1]. *Steifheit* im Brustwirbelbereich < Stehen [1/1]; Steifheit zwischen den Scapulæ [1; **Kali-c**.]. *Zittern* [1].
EXTREMITÄTEN: *Ameisenlaufen* in Fingergelenken [1; Sulf.]. *Krämpfe* nach Anstrengung [1]. *Kribbeln* in den Fingern [1].
FIEBER: Schwäche bei *Grippe* [1].

NAHRUNG

Schlimmer: Kaltes Wasser [1].

NOTIZEN

SAROTHAMNUS SCOPARIUS **Saroth.**

ZEICHEN

Sarothamnus scoparius. Spartium scoparium. Cytisus scoparius. Besenginster. Fam. nat. Leguminosæ.
In ganz Europa heimisch, mit Ausnahme von Nord- und Osteuropa. Wächst üppig auf kalkarmem Sandboden oder Heideland und zwischen niedrigen Kiefern. Er wächst auf nährstoffärmsten steinigen oder sandigen leicht oder mittelmäßig sauren Böden. Er ist sehr reich an Kalziumkarbonat und verbessert daher die Bodenqualität, wenn sich Blätter und Stengel zersetzen. Weil er auf nährstoffarmen Böden wächst bietet er frischen Baumkeimlingen ausgezeichneten Schutz, im Übermaß aber kann er die jungen Keimlinge ersticken.
Der Name ist vom Griechischen *saros*, Besen und *thamnos*, Strauch abgeleitet, mit Bezug auf den Brauch, aus der Pflanze Besen herzustellen. Der Artenname *scoparius* ist auch vom Lateinischen *scopa,* Bürste abgeleitet. Die Pflanzenfaser wird als Juteersatz verwendet, insbesondere wenn letztere knapp ist. Die jungen Knospen werden als falsche deutsche oder holländische Kapern verwendet. „Bei Blüten ohne Honig, wie bei dem Besenginster, findet eine seltsame Art der 'Explosion' statt, um den Pollen auszustreuen. Im Besenginster liegt die Narbe in der Mitte der fünf Staubbeutel der längeren Staubgefäße. Wenn eine Biene die Blüte aufsucht, explodieren die Staubbeutel der kürzeren Staubgefäße und streuen ihren Pollen über die Biene, die auf die geschlossenen Ränder der Blütenblätter drückt. Der Schock ist nicht so groß dass die Biene vertrieben wird. Nun öffnet sich der Spalt rasch weiter… und es kommt zu einer zweiten und heftigeren Explosion. Der Griffel liegt horizontal mit abgeflachtem Ende unter der Narbe; aber wenn er von der Einengung befreit wird, rollt er sich nach innen und vollzieht dabei mehr als eine vollständige spiralförmige Drehung. Er springt hoch und schlägt mit der Narbe gegen den Rücken der Biene. Die Biene sammelt den Pollen mit Mund und Beinen." [Müller, zitiert von Grieve]
„Diese goldene Pflanze, im Fels verwurzelt, dabei dem Halt bietend, was im Begriff ist zu fallen, soll mein Wahrzeichen sein. Ich werde sie im Feld, im Turnier und im Gerichtshof hoch halten." Diese Worte soll angeblich Geoffrey von Anjou gesprochen und einen Besenginster in seinen Helm gestoßen haben, als er in den Kampf zog. Dadurch wurde der Besenginster sehr früh zum Abzeichen der Bretagne. „Eine weitere Quelle wird für den heroische Einsatz des Besenginsters in der Bretagne angegeben. Ein Prinz von Anjou ermordete seinen Bruder und riss die Herrschaft über das Königreich an sich, doch von Reue überwältigt unternahm er eine Pilgerreise in das Heilige Land zur Sühnung seines Verbrechens. Jede Nacht der Reise bürstete er sich mit einem

Büschel Ginsterzweige und machte die Pflanze zu seinem Wahrzeichen, in ewiger Erinnerung an seine Reue. St. Louis von Frankreich setzte die Verwendung dieses Zeichens fort, indem er anlässlich seiner Eheschließung im Jahre 1234 einen besonderen Orden gründete. Der *Colle the Genet,* der Kragen des Ordens war abwechselnd aus Blüten der boubonischen Lilie und des Ginsters zusammengesetzt, die Ginsterblüte zierte die Uniform seiner Leibwache, getragen von einhundert Edlen mit dem Motto, 'Exaltat humiles,' 'Er erhebt den Niedrigen.'" [Grieve]
Das Alkaloid Spartein ist der aktivste Bestandteil der Pflanze. Es hat dieselbe Wirkung wie Conein [von Conium maculatum], aber ist weniger aktiv. Es erzeugt anfangs Erregung und führt später zu Lähmung des autonomen Nervensystems, erweitert die Koronararterien und verlangsamt die Herztätigkeit. Wie bei *Cytisus* ist die Wirkung von *Sarothamnus* vergleichbar mit derjenigen von *Nikotin*. Es heißt, dass die Sparteinmenge im Besenginster weitgehend von äußeren Bedingungen abhängt, Pflanzen, die im Schatten wachsen, enthalten weniger als solche an sonnigen Standorten. Dies steht im Zusammenhang mit der jahreszeitlich bedingten Fluktuation des Alkaloidgehalts. In der Medizin wurde Spartein [Sulfat] bei Herzerkrankung und schwieriger Entbindung eingesetzt: es verbessert die Herzfunktion und treibt Flüssigkeit aus. Die Blüte enthält das Östrogen Flavon Genistein. Die Asche und die getrockneten Blütenteile weisen einen hohen Mangangehalt auf.
Ebenso wie der Traubige Goldregen [Cytisus laburnum] und die Lupine enthält der Besenginster eine Reihe verwandter, bitter schmeckender Alkaloide, die man selten außerhalb der Familie der Leguminosæ antrifft. Die wichtigsten davon sind Spartein, Lupanin und Zytisin. Der Alkaloidgehalt von Spartein, wie er im Besenginster vorkommt, hat eine kontrahierende Wirkung auf die Gebärmutter. Dieses Charakteristikum hat sich bisher nur bei schwangeren Frauen gezeigt. Die Wirkung ähnelt der von Secale cornutum, ist allerdings wesentlich schwächer. Daneben hat es auch eine sedierende Wirkung auf einen beschleunigten und unregelmäßigen Herzschlag. Eine zusätzliche günstige Wirkung ist diejenige auf den venösen Kreislauf. Der venöse Rückfluss wird verstärkt, und dies eklärt die Verwendung von Spartenin und Besenginsterpräparaten bei venösen Störungen wie etwa Krampfadern. Eine recht große Zahl von Insekten sind gegen das Gift des Ginsters unempfindlich, es regt im Gegenteil den Appetit bestimmter Pflanzenläuse an, die auf dem Ginster nach Nahrung suchen.
1895 von Schier an sich selbst und fünf weiteren Personen geprüft; 1918 von Hinsdale und 1951 von Mezger und Stübler. Letztere Arzneimittelprüfung wurde mit 27 Prüfern [23 Männer, 4 Frauen] durchgeführt.

VERGLEICHE

Sulfur. Natrium muriaticum. Arsenicum. Nux vomica. Cytisus laburnum.

WIRKUNGSBEREICH

ZNS. Peripheres Nervensystem. *Herz. Haut. *Linke Seite.*

LEITSYMPTOME

G Konzentrationsschwierigkeiten & Jähzorn.
Explosive Reizbarkeit.

G Allgemein gehemmt, besonders aber im erotischen Bereich.
Aber zwanghafte erotische Gedanken.

Erotische Träume.

⇨ *Blütenessenz.*

„Positive Qualitäten: Positive und optimistische Gefühle bezüglich der Welt und zukünftiger Ereignisse; sonnenähnliche Kräfte von Fürsorge, Ermutigung und Zielbewusstsein. Ungleichgewichtsmuster: Fühlt sich niedergedrückt und deprimiert; von Pessimismus und Verzweiflung überwältigt, besonders bezüglich der eigenen Beziehung zum Weltgeschehen. … Wir leben in einer Zeit großer Unsicherheit, Transformation und Aufruhr. Diese mächtigen Bedingungen können bei vielen Seelen große Angst und Depressionen bezüglich ihres Lebens und der Zukunft der Erde auslösen. Auf solche Personen können apokalyptische Zukunftsszenarien eine krankhafte Anziehung ausüben, oder die Darstellung von Weltereignissen durch die Massenmedien kann intensiven Pessimismus und Verzweiflung auslösen. Diese Gefühle belasten die Seele mit extremem emotionalem Gewicht, so dass sie schwer wird und buchstäblich nieder gedrückt. Im Zentrum einer solchen Krankheit steht das Gefühl 'Es hat alles keinen Sinn' oder 'Wozu überhaupt versuchen?' Die Depression, die solche Menschen erleben ist nicht nur durch Gefühle über ihr persönliches Leben gekennzeichnet, sondern bezüglich der ganzen Welt und ihrer Beziehung zum Weltgeschehen. Somit ist die Seele in der positiven Anwendung ihrer Kräfte gelähmt und verstärkt unbewusst die Dunkelheit der 'Weltpsyche.' Besenginster verleiht Zähigkeit und Kraft und ermöglicht dem Menschen den Wechsel von persönlicher Verzweiflung zu unpersönlichem Dienst und Besorgnis um das Wohlergehen der Welt. Diese Essenz hilft der Seele, die Herausforderung unserer Zeiten als Gelegenheit zu eigenem Wachstum und zur Unterstützung anderer anzunehmen." [Kaminski & Katz]

A *Frostgefühl* und *Kälteempfindlichkeit.*
Abends Hitzegefühl & Schweiß und Geistestrübung.

A > *Frische Luft* [Kopf; Herz].

A *Übelriechender Schweiß, v.a. nachts.*

A Gefräßiger Appetit, will den ganzen Tag lang essen.
Aber Essen < [Magenschmerzen].
Oder hartnäckiges Hitzegefühl trotz ständiger Übelkeit.

A Abneigung gegen Eier und Fleisch.

A *Schlaf.*
SPÄTES EINSCHLAFEN durch:
Gedankenzustrom
Herzklopfen
Ruhelosigkeit der Beine
Leichter Schlaf.
Erwacht durch geringstes Geräusch oder schlimme Träume [Erwachen wie aus Schreck].
Erwachen um 3-4 Uhr.
Mit Brustbeklemmung; & Lufthunger [muss das Fenster öffnen].
Unausgeruht nach Schlaf.
Große Mattigkeit morgens; Erwachen fällt schwer.

A Ziehende, durchzuckende Schmerzen.
[Ischiasnerv; Hüften und Leisten; Linderung Schulter; Linderung Ellenbogen;

Finger der rechten Hand]
Lumbalgie; Ischialgie.

K Starker Blutandrang im Kopf; als wolle der Kopf zerspringen.
Empfindung von Kochen im Kopf.
Muss still stehen.

K Kribbeln in der Nase & häufiges Niesen.
Verstopfte Nase; *wechselnde Seiten.*
Blutiges, wundmachendes Sekret.

K PROFUSE Harnentleerung.
< Nachts.
„Hat eine spezifische Wirkung auf die Nieren, ermöglicht ihnen die Elimination und lindert Belastung der Herzens." [Bœricke]

K HERZ
Ängstliche Herzbeklemmung, strahlt zur linken Schulter und Nacken aus.
< Eintreten in warme Räume.
Herzklopfen während Ruhe oder nachts; auch durch geringe Anstrengung.
< Linksseitenlage.
< 3-4 Uhr.
& Blutandrang in den Kopf.
Muss aufstehen und herumgehen.
Tabakherz.

K HAUTBESCHWERDEN [auffallend während der Arzneimittelprüfung]
[Juckreiz; Pusteln; Furunkel; Urtikaria; Ekzem, trocken oder feucht; Seborrhœ capitis]
Nicht > Kratzen.
> Kälte.

RUBRIKEN

GEMÜT: *Erregung* nachts [1]. Sexuelle *Gedanken* drängen sich auf, mehren und vermischen sich [1]. *Geistesabwesend* [1]. *Reizbarkeit* durch Kleinigkeiten [1]. *Träume,* farbig [1]; von Glorifizierung der eigenen Person [1/1]; von toten Menschen [1]; vom Tod [1].
KOPF: *Hitze*wallungen [1].
NASE: Einseitige *Verstopfung,* wechselnde Seiten [1].
BRUST: *Angina* pectoris < 3 - 4 Uhr [1/1].
EXTREMITÄTEN: Schießende *Schmerzen*, Ischialgie [1].
SCHLAF: *Unausgeruht* nach Schlaf, will nicht aufstehen [1]. *Verlängerter* Schlaf tagsüber [1].

NAHRUNG

Abneigung: Eier [1]; Fleisch [1].

NOTIZEN

SARRACENIA PURPUREA Sarr.

ZEICHEN

Sarracenia purpurea. Krugblatt. Fam. nat. Sarraceniaceæ.
Gehört zu einer kleinen Familie carnivorer Pflanzen, gekennzeichnet durch Rosetten von schlauchförmigen radikalen Blättern, oft von auffallender Farbe. Die Spitzen dieser Blätter erweitern sich häufig in 'Deckel' oder sind umgebogen wie eine Kapuze, eine Vorrichtung, die das hohle Innere mit den Verdauungssäften davor schützt, zu stark durch Regenwasser verdünnt zu werden. Heimisch in Nordamerika, wächst in nassen, sumpfigen Gebieten.
Tonikum, Laxativum, Stomachikum, Diuretikum. Im Süden der Vereinigten Staaten bei Dyspepsie verwendet.
Geprüft von Porcher, Duncan und Thomas.

VERGLEICHE

Sulfur. Pulsatilla. Lachesis. Arsenicum iodatum. Chininum arsenicosum. Natrium arsenicosum.

RUBRIKEN

GEMÜT: *Aktivität* # Gleichgültigkeit [1/1]. *Argwohn* [1]. *Delusion*, meint Familienangehörige oder abwesende Freunde seien in Ungnade gefallen [1/1]; hält sich für schwer [1]; meint Unrecht erlitten zu haben [1]; hält sich für einen Verbrecher [1]. *Elan* [1]. *Gedächtnis*verlust während Kopfweh [2]. *Gewissenhaft* in Bezug auf Kleinigkeiten [1]. *Selbstvorwürfe* [2]. *Träume* von Musik [1]; seltsame Träume [1]. *Trübsinn* während Kopfschmerzen [1].
AUGEN: *Schmerzen* tief in den Orbitæ [1]. *Schwellung* am Morgen [1]; Schwellungsgefühl [1]. *Vergrößerungsgefühl* [1].
NASE: *Katarrh* mit Ausdehnung in die Kieferhöhlen [1]. Drückende *Schmerzen* in der Nasenwurzel [1]; pulsierende Schmerzen in der Nasenwurzel [1; Kali-bi.]. *Schwellung* der Nasenwurzel [1]; rote Schwellung der Nasenwurzel [1; Ictod.].
MAGEN: Gewaltiger *Appetit* bald nach dem Essen [1]; Appetit fehlt [2]. *Erbrechen* während Kopfschmerzen [1].
ABDOMEN: *Schmerzen* wie durch inkarzerierten Flatus [1].
STUHL: Muffiger *Geruch* [1].
FRAUEN: *Hitze* im Uterus [1]. *Schwellung* des Uterus, wie voller Zysten, v.a. rechts [1/1].
BRUST: *Herzklopfen* morgens [1]; in Linksseitenlage [1].

RÜCKEN: *Hitze* mit Ausdehnung den Rücken hoch [1]; Hitzewallungen im Halswirbelbereich [1]. *Krampf* im Halswirbelbereich, der sich zur Stirn ausbreitet & Schwindel, < nachts [1/1]. *Schmerzen* > sich zurücklehnen im Stuhl [1]. *Schwächegefühl* zwischen den Scapulæ [1]; > sich aufstützen oder anlehnen [1/1].
EXTREMITÄTEN: Empfindung, als seien die Unterschenkelknochen *dick* [1/1]. *Schmerzen* wie durch Dislokation in den unteren Gliedmaßen [1; Merc.].
SCHLAF: *Schläfrigkeit* beim Essen [1]; & Magenbeschwerden [1].
FROST: *Beginnt* zwischen den Scapulæ [1].
FIEBER: Mit *Hauterscheinungen*, Exanthem, Windpocken, Pocken [1]. *Trockene* Hitze nachts, Empfindung, als würden heiße Dämpfe in das Gehirn aufsteigen [1].
SCHWEISS: Schweiß *abends*, selbst bei Ruhe [2].
HAUT: *Hautausschläge,* Psoriasis [2]; Pocken [3]. *Pocken,* prophylaktisch [3].

NOTIZEN

SAXITOXINUM **Saxi.**

ZEICHEN

Saxitoxin.
Saxitoxin ist eine toxische Substanz, die von bestimmten Muscheln ausgeschieden wird. Das Toxin - ein hitzebeständiges Neurotoxin - wird von mehreren Arten von Dinoflagellaten erzeugt, d.h. Mikroorganismen, die gewöhnlich den Algen zugeordnet werden. Von diesen giftigen Dinoflagellaten sind Gonyaulax polyedra, G. catanella, G. tamarensis und Gymnodinium breve am weitesten verbreitet. Diese enthalten außerdem einen roten Farbstoff, und wenn sie in großer Menge vorkommen, erzeugen sie die sog. rote Flut. Toxische rote Fluten, die in Potenz variieren kommen gewöhnlich in den Sommermonaten in Küstengewässern vor. Sie kommen häufig vor an der Golfküste Floridas, den Küstengewässern Kaliforniens, Britisch Kolumbien und Neuengland. Gewöhnlich wird in diesen Gebieten von Mai bis Ende Oktober eine Quarantänezeit mit Verbot der Muschelernte verhängt.
Venusmuscheln, Miesmuscheln, Austern und andere Muscheln, die sich von diesen Dinoflagellaten ernähren scheinen gegen das Gift immun zu sein, aber die Toxine können sich für einen beträchtlichen Zeitraum in ihrem Körper halten, selbst nachdem die Blütezeit abgeklungen ist. Das Gift sammelt sich in den Verdauungsdrüsen von Venusmuscheln und Miesmuscheln ebenso in ihren Kiemen und Siphos. Wenn Menschen oder andere Wirbeltiere während und nach der roten Flut Muscheln in großer Menge essen, können sie Lähmungserscheinungen bekommen [Paralytische Muschellähmung]. Circumorale Parästhesien, die frühesten Symptome, treten 5 bis 30 Minuten nach dem Verzehr auf. Danach entstehen Übelkeit, Erbrechen und Leibkrämpfe, gefolgt von Muskelschwäche und peripherer Paralyse. In manchen Fällen kommt es wegen Atemwegslähmung zum Tod. Rote Fluten können Millionen von

Fischen und Vögeln töten. Unter den Küstenstämmen der Eingeborenen Amerikas gab es Orte, an denen nach Muschelvergiftung Ausschau gehalten wurde. Leuchten der Wellen bei heißem Wetter bedeutete, dass Muscheln für zwei Tage verboten waren. Dennoch sind mehrere Gruppen von eingeborenen Amerikanern in früheren Jahrhunderten den Toxinen erlegen.
„Paralytische Muschelintoxikation ist ein Name für die Vergiftung mit Saxitoxin und verwandten Giften, die von Dinoflagellaten erzeugt werden. Bestandteile von PSP sind unter anderem Saxitoxin, Neosaxitoxin, Gonyautoxin I, Gonyautoxin III und Decarbamoyl Saxitoxin, die alle gleich starke tödliche Wirkung wie Saxitoxin haben. Es hat den Anschein, dass die tatsächlichen Symptomenunterschiede all dieser Toxine minimal sind. Weil Saxitoxin das Hauptgift ist und sich am leichtesten isolieren lässt, werden die Mehrzahl der Symptome der Wirkung von Saxitoxin zugeordnet. Wenn man die Substanz gewinnen wollte, ergäbe es vielleicht Sinn, ganze Venusmuscheln, Miesmuscheln oder Austern zu verwenden, von denen man weiß, dass sie mit Toxinen von Dinoflagellaten kontaminiert sind. Daraus könnte man eine Tinktur herstellen und diese potenzieren, denn die Muscheln sind die Vektoren in der Nahrungsmittelkette. Durch den Konsum von Muscheln sind Menschen der Wirkung des Toxins ausgesetzt. Mit dieser Tatsache im Gedächtnis könnten wir dann nach einer Signatur der Muschel in Personen suchen, die evtl. dieses Arzneimittel brauchen. Es könnten Ähnlichkeiten mit Calcium carbonicum bestehen, oder mit dem Innern der leichter verwundbaren Auster, ohne die Schale.
Saxitoxin ist eines der giftigsten bekannten Toxine. Die minimale letale Dosis beträgt 1-4mg pro kg Körpergewicht des Konsumenten, abhängig vom verwendeten Versuchstier. Diese Giftmenge kann in einer einzigen Muschel enthalten sein. Die Primärwirkung des Toxins betrifft das ZNS in den Atem- und vasomotorischen Zentren und das periphere Nervensystem an den neuromuskulären Verbindungen, kutanen Tastrezeptoren und Spindeln der Skelettmuskulatur. Es hat keine Wirkung auf die glatte Muskulatur. Die Wirkung des Toxins auf das ZNS besteht in völliger Unterdrückung sowohl peripherer als auch reflexorischer Reizübertragung. Saxitoxin verhindert die Produktion von Acetylcholin im Bereich der Synapsis. Das Gift wird durch den Magendarmtrakt resorbiert und das aktive Toxin rasch durch die Nieren ausgeschieden.
In allen Fällen fällt eine bemerkenswerte Symptomenähnlichkeit auf, ganz gleich ob die Fälle leicht, moderat oder tödlich sind. Zeichen und Symptome treten rasch auf, innerhalb von Minuten oder Stunden nach der Einnahme und innerhalb von 2-12 Stunden kann die Vergiftung durch Atemwegslähmung zum Tod führen. Wenn der Konsument die ersten zwölf Stunden nach der Einnahme überlebt, ist die Prognose gut. Wiederholte Intoxikation steigert die Immunität nicht. Bei Versuchstieren wurde bei wiederholter Einnahme eine Resistenzschwächung beobachtet, das heißt im Vergleich zur Kontrollgruppe hat bereits eine geringere Menge Saxitoxin tödliche Wirkung. Verzögerte Resorption im Magen begünstigt den Abbau des Toxins, daher werden Muscheln, wenn sie mit anderen Nahrungsmitteln verzehrt werden, weniger Symptome verursachen. Seit 1927 sind in Kalifornien 521 Vergiftungsfälle und 32 Todesfälle gemeldet worden. In der Fachliteratur sind etwa 2500 Fälle von PSP verzeichnet." [Kate Birch]
Alle unten aufgeführten Symptome - gesammelt von Kate Birch - sind durch den Verzehr kontaminierter Muscheln zustande gekommen. Eine Arzneimittelprüfung, die in naher Zukunft durchgeführt werden soll, wird mehr von den subtilen Aspekten zum Vorschein bringen.

S

VERGLEICHE

Aconitum. Agaricus. Ambra grisea. Asarum. Belladonna. Conium. Cocculus. Opium.

Differenzierung

- *Aconitum:* Plötzliches Einsetzen der Symptome mit Schluckbeschwerden, Würgreiz. Taubheitsgefühl, Kribbeln und Brennen in den Extremtäten, Schwäche, Unbeholfenheit und Taubheitsgefühl in den Extremitäten. Bei Aconitum gehen alle diese Symptome mit hochgradiger Angst und Bangigkeit einher.
- *Agaricus:* Bezug zum zentralen Nervensystem [Taubheitsgefühl und Zuckungen]. Kälte der Partien. Bei Agaricus setzen die Symptome langsam ein.
- *Ambra grisea:* Schock führt zu Schwäche und Zittern der Partien. Unbeholfenheit, Kälte der Partien mit Zuckungen. Glieder schlafen ein und werden blau. Bei Ambra setzt dieser Zustand langsam ein und es besteht ein stärkerer Bezug zu hysterischen Personen und alten Menschen.
- *Asarum:* Überempfindlichkeit der Nerven; Kratzen auf Seide oder Leinen ist unerträglich. Kälte und Kälteschauer; Kontraktionsgefühl. Leichtigkeit als würde man schweben, wie wenn man gerade einschläft; allmähliches Schwinden der Ideen.
- *Belladonna:* Plötzliches Einsetzen, aber bei Belladonna liegt mehr Kongestion und Hitze vor. Starre dilatierte Pupillen, Einschnürung im Hals, Zuckungen, Schweregefühl und Paralyse der Extremitäten, Schwäche und schwankender Gang sind alles Symptome die es mit Saxitoxin gemeinsam hat.
- *Cocculus:* Cocculus wurde früher zur Betäubung von Fischen verwendet. Es erzeugt eine paralytische Erschlaffung der Muskeln mit Schweregefühl. Lähmung von Gesicht, Zunge, Pharynx und Paraplegie mit Taubheitsgefühl und Kribbeln. Hohle Empfindung.
- *Conium:* Allmähliche Entwicklung der Symptome. Paralyse, Koordinationsschwierigkeiten, unsicherer Gang, Sprechschwierigkeiten. Aufsteigende Paralyse. Plötzliches Versagen der Kräfte beim Gehen.
- *Opium:* Opium kommt dem Mittel sehr nahe wegen der tiefgreifenden Wirkung auf das ZNS, wo es einen Zustand von Schmerzlosigkeit, Depression und allgemeiner Trägheit der Funktionen erzeugt. Mangel an Reaktionsfähigkeit auf Medikamente. Schwebegefühl. Pupillen glasig, starr und dilatiert. Schmerzlose Paralyse, Taubheitsgefühl und Schwäche. [Kate Birch]

WIRKUNGSBEREICH

Zentrales und peripheres Nervensystem. Magendarmtrakt.

LEITSYMPTOME

G Klar. Wach.
Ruhig und der eigenen Verfassung bewusst.
Geistig klar bis zum Tod.

Zu Späßen aufgelegt und nimmt seine Vergiftung nicht ernst.

G Desorientiert.
Inkohärenz und Schlaftrunkenheit.

G Leichtigkeit, als würde man in der Luft schweben.
Empfindung in der Luft aufzusteigen.
Gefühl fliegen zu können.
Schwere Gegenstände fühlen sich leicht an.

A Komatöse Erscheinung mit schlaffer Paralyse ohne Reaktion mit starren dilatierten Pupillen.
Aber Patient bei vollem Bewusstsein.

A Allgemeine Schwäche und Leichtigkeitsgefühl.
Schwindelig und schwach beim Erwachen & allgemeines Taubheitsgefühl.

A Körpertemperatur leicht subnormal.
Frostgefühl empfunden in den Extremitäten.

A Vermehrter Schweiß.
Kalter Schweiß.

A Hochgradiger Durst.

A Schläft gut aber schwindelig und schwach beim Erwachen.
Ruheloser Schlaf unterbrochen durch viele Träume.

A Taubheitsgefühl.
[In und um den Mund; Lippen; Zunge; in Händen und Füßen; in den Fingerspitzen und Zehen, Ausbreitung in Arme, Beine und Hals]

A Ausgeprägte Ataxie.
Ataxischer Gang, wie Waten durch tiefes Wasser.

K Eingeschränktes Sehvermögen oder zeitweilige Blindheit.
Starre dilatierte Pupillen.

K Reizung der Schleimhäute. Niesen.

K Generalisierte Muskelschwäche in Gesichtsmuskeln. Schlaffer Ausdruck.
Taubheitsgefühl in Wangen und Kinn.

K Kribbelgefühl in den Lippen.
Kribbeln um die Lippen, Zahnfleisch und Zunge breitet sich allmählich in Gesicht und Hals aus.
Brennende Empfindung in Lippen, Zahnfleisch und Zunge.
Vermehrter Speichelfluss.

K Zähne fühlen sich locker oder empfindlich an.

K Erstickungs-, Einschnürungsgefühl im Hals.
Dysphagie, Aphonie.

K Diarrhœ.
Oder Neigung zu Obstipation, die nach Einnahme des Toxins mehrere Tage anhalten kann.

NOTIZEN

SCUTELLARIA

Scut.

ZEICHEN

Scutellaria laterifolia. Helmkraut. Fam. nat. Labiatæ.
Scutellaria [vom Lateinischen *scutella*, ein Gefäß, mit Bezug auf die Form des beständigen Kelches] ist eine Gattung krautartiger, schlanker Labiatæ, die über die ganze Welt verbreitet sind, aber besonders in Amerika. *S. laterifolia*, die im Juli mit unauffälligen blauen Blüten und einseitigem Sporn blüht, 'ist eines der feinsten Nervenmittel, die jemals entdeckt wurden.' Sie wächst an feuchten Standorten, Wiesen, Tümpel und an Teichufern. Der Name 'Mad-dog Skullcap' oder 'Madweed' im amerikanischen Volksmund beruht auf ihrem Ruf als Heilmittel gegen Hydrophobie. Über die Inhaltsstoffe ist nur wenig bekannt. Die Asche jedoch enthält einen verhältnismäßig hohen Anteil an Natriumchlorid. Überdosen der Tinktur verursachen Schwindelgefühl, Stupor, Geistesverwirrung, Zuckungen der Gliedmaßen, aussetzenden Puls und andere Symptome, die auf Epilepsie hinweisen. „Diese Pflanze nimmt in der Hausapotheke von Amerika den Platz ein, den Baldrian in der europäischen Hausapotheke innehat. Seine beruhigende oder sedierende Wirkung auf das Nervensystem ist seit den ersten Siedlern in Neuengland bekannt." [Hale]
Eingeführt von Hale. Geprüft von Gordon und Royal.

VERGLEICHE

Nux vomica. Belladonna. Calcium carbonicum. Tuberculinum. Ignatia. Gelsemium. Natrium muriaticum. Cypripedium. Kalium bromatum.

WIRKUNGSBEREICH

Nerven.

LEITSYMPTOME

G Beschwerden durch *emotionale Erregung.*

„Das wird vielleicht beschrieben als ein 'nicht in der Welt sein' oder 'als sei die Realität schief.' Mit dieser Empfindung und/oder veränderter Wahrnehmung tritt ein Ohrenklingen auf [ohne pathologische Veränderungen im Ohr], Konzentrationsunfähigkeit sowie Übelkeit, Vitalitätsmangel und Schwäche. Diese Empfindung führt auch zu Angst, unausgesprochenem Groll und einem Gefühl von Ungerechtigkeit [allerdings sind es keine verbitterten Personen]. Die Angst wird gegenüber anderen in ihrer Umgebung nicht ausgedrückt, sie wollen nicht, dass andere ihren Zustand bemerken. Eher werden sie anderen sagen, dass sie sehr müde sind und viel Schlaf brauchen. Dann entwickeln sie eine stärkere Angst, ihre

Aufgaben nicht bewältigen zu können und Angst um die Zukunft. Sie machen sich Sorgen darüber, nicht mehr funktionsfähig zu sein. Sie schlafen schlecht, sind nachts ruhelos, machen sich Sorgen und haben nächtliche Panikanfälle, doch bei weitem nicht so ausgeprägt wie Stramonium. Der Groll ist ein Gefühl von Ungerechtigkeit bezüglich ihres Gesundheitszustandes oder dass sie soviel Arbeit zu erledigen haben, obwohl sie doch krank sind. Sie sprechen oft über Ungerechtigkeit, ihre Empfindlichkeit ähnelt Causticum, aber sie sind zu schwach, ihrer inneren Überzeugung zu folgen und entwickeln nie die extreme revolutionäre Natur von Causticum."

G Furcht vor irgendeiner Katastrophe.
Verwirrung; Benommenheit; Agitiertheit.
„Scutellaria-Patienten erleben eine Frustration bezüglich ihrer Gesundheit. Sie drücken ihre Symptome in verworrener Form aus, greifen zurück auf Symptome, die sie zuvor erklärt haben und versuchen erfolglos, sie besser zu erklären. Bei der Anamnese ist es sehr schwierig, Symptome zu bestätigen, oder eine klare Vorstellung davon zu bekommen, was sie auszudrücken versuchen."
„Sie werden auch die Fähigkeit des Homöopathen in Frage stellen, in wie weit dieser in der Lage ist ihnen zu helfen, aber man wird sie eher als liebenswürdig und freundlich empfinden und nicht den Eindruck von Intensität haben."

A Beschwerden durch Unterdrückung *nervöser und vitaler Kräfte*, verursacht durch: langwierige Krankheit; Grippe.
Überarbeitung; übermäßiges Lernen.
Rezidivierender grippaler Infekt und Sinusitiden in der Anamnese, häufig durch Antibiotika unterdrückt.
„Ein Mittel, an das man bei Folgeerscheinungen von Grippe denken sollte, wenn wenig Symptome und Modalitäten vorliegen bis auf eine milde Angst. Dies sind Fälle, in denen es schwierig ist, zuversichtlich bezüglich anderer Arzneimittel zu sein oder sogar bezüglich der Verordnung von Scutellaria."
„Bei einem Scutellaria-Fall sind die bestehenden Symptome nicht stark oder zwingen zu einer Verschreibung. Die starken Aspekte, auf denen sich die Verordnung gründen lässt, ist das postgrippale Syndrom, Schwindelempfindung, Ängste, Übelkeit, Schwäche, dumpfe Stirnkopfschmerzen, die schwer auf das Gesicht drücken und Schlaflosigkeit mit Furcht - all das führt zu Scutellaria."

A Spasmen und nervöse Reizung zahnender Kinder, oder wenn das Nervensystem durch Darmstörungen gereizt ist.

A „Frostig oder hitzeempfindlich oder empfindlich gegen Hitze und Kälte; verkühlt sich leicht und
leidet an Beschwerden durch Verkühlung."

A *Starkes Verlangen nach Bewegung.*

A > Bewegung im Freien.

A Nächtliche Ruhelosigkeit; plötzlich Wachheit; furchterregende Träume.
„Immer wenn sie sich überlastet fühlt, kann sie nachts nicht schlafen, und es kommt entweder zu einer nervösen Explosion am folgenden Tag oder zu nervöser Migräne, beide gefolgt von vollständigem Kollaps." [Clarke]

A > Schlaf.

A Schwindel; bald nach dem Frühstück.

& Photophobie.

K „Starkes Völlegefühl und Beklemmung im Kopf; Empfindung als sei der gesamte Inhalt auf zu kleinen Raum eingezwängt.“ [Hale]
Nervöse Kopfschmerzen; ausgelöst durch Kummer, Freude oder beliebige emotionale Erregung.
< Lärm, Geräusche; Gerüche; Licht.
> Nachts; Ruhe.
& Empfindung, als würden die Augen hervortreten.
& Starkes Verlangen nach Bewegung.
Kopfschmerzen mit vorangehender spärlicher Harnentleerung und gefolgt von profusem klarem Harn.

K Empfindung von einem Kloß im Hals, der sich nicht schlucken lässt.

* Zitate von Louis Klein, *Three Cases of Post-Influenzal Chronic Fatigue Syndrome,* in Proceedings of the 1990 Professional Case Conference.

RUBRIKEN

GEMÜT: *Furcht* nachts, bei Kindern [1]; dass etwas Schreckliches passiert [2]. Mentale *Prostration,* durch Überarbeiten oder Nachtwachen [1; **Cupr**.]. *Schlagen,* schlägt mit dem Kopf gegen die Wand [1]. *Träume* von Problemen [1].
SCHWINDEL: Nach dem *Essen* [1].
KOPF: *Schmerzen,* Kopfweh nach emotionaler Erregung [1]; > nach dem Essen [1]; & profuse Harnentleerung [1]; Stirnkopfschmerzen am Morgen [1]; Schmerzen in der Stirn > Gehen im Freien [1]; Schmerzen in den Seiten, morgens im Bett [1; **Spig**.].
AUGEN: Augen *schmerzhaft empfindlich* während Kopfschmerzen [2].
GESICHT: Rote *Verfärbung* abends [1; **Ign**.].
MAGEN: *Schluckauf* beim Rauchen [1].
BRUST: *Schwächegefühl*, Herz oder Umgebung, durch Rauchen [1/1].
SCHLAF: *Schlaflosigkeit* durch Nervosität [1]; plötzlich [1; Carc.]; während der Rekonvaleszenz [1]; durch Träume [1]; während der Zahnung [1].

NAHRUNG

Schlimmer: Tabak [1].

NOTIZEN

SENECIO AUREUS Senec.

ZEICHEN

Senecio aureus. Goldenes Kreuzkraut. Fam. nat. Compositæ.
Name abgeleitet vom Lateinischen *senex*, alt [ein alter Mann], in Anspielung auf die greisengraue Samenhaarkrone; *aureus*, golden, Bezug auf die Farbe der Blüten.
Senecio aureus ist eine amerikanische Art, die in Virginia und Kanada heimisch ist. Die mehrjährige Pflanze hat schlanke, wattige Stengel, Wurzeln mit einer harten und schwärzlichen Rinde und rundliche, nierenförmige Wurzelblätter an Blattstielen. Die Stengelblätter werden kleiner, je höher sie am Stengel sitzen, die obersten sind ungestielt. Die Pflanze wächst vor allem in Sumpfgebieten und an Ufern von Flussmündungen und Bächen.
Die verschiedenen Arten von Senecio - besonders *S. jacobaea* - enthalten eine Vielzahl von Alkaloiden. Ein für die Art charakteristisches Alkaloid ist Pyrrolizidin, das eine starke Wirkung auf die Leber hat. Vergiftungen bei Rindern treten gewöhnlich auf, wenn die Tiere Heu gefressen haben, das Senecio enthält. Besonders *S. jacobaea* ist dafür berüchtigt; es heißt dass die Pflanze mehr Schäden bei Rindern verursacht als alle anderen Pflanzenarten zusammen. Es gibt sogar einen offiziellen Namen dafür: 'Seneciosis' [Leberdegeneration und Nekrose verursacht durch Verzehr von Pflanzen der Gattung *Senecio*]. Die Vergiftung tritt allmählich ein. Manche Fachleute meinen, die Leber sei bereits durch täglichen Verzehr von 50-100 Gramm der frischen Pflanze über einen Zeitraum von 7-8 Wochen geschädigt. Einige Tage oder Wochen darauf zeigt das Tier Appetitlosigkeit, schwerwiegende Abmagerung, Obstipation und eine Gelbfärbung der Schleimhäute als Folge des Ikterus. Pferde werden schläfrig, gähnen viel, leiden unter Schwindel und haben einen unsicheren Gang. Rinder versuchen ständig ihren Darminhalt zu entleeren, ohne an Diarrhœ zu leiden; nervöse Störungen, sogar Raserei können auftreten.
„S. aureus ist ein klassisches pflanzliches Regulationsmittel für Frauenleiden und wurde von mehreren indianischen Völkern Nordamerikas zur Erleichterung der Geburt und zur Behandlung von Beschwerden des weiblichen Fortpflanzungssystems verwendet. Zwar wird es als 'vollkommen unschädliches Mittel bei gynäkologischen Störungen' [Hutchens, *Indian Herbology of North America,* 1973] erklärt, doch es enthält Purrolizidinalkaloide [ebenso wie *Symphytum officinalis*], die Leberschäden verursachen, und es wird für die innere Anwendung nicht mehr als unschädlich betrachtet.“ [Bown]
Außer der leberschädigenden Wirkung scheinen Senecioarten Krebs zu erzeugen, insbesondere in Fällen, in denen es über längere Zeiträume in niedriger Dosis verabreicht wurde. Die Vermutung beruht darauf, dass in Afrika die Leberkrebsrate sehr hoch ist, und Senecio bildet einen Teil der Ernährung durch Verseuchung von Getreide oder anderen Pflanzen. Dazu kommt dass Senecio als Heilpflanze verwendet wird, ebenso wie die Pflanzen der Boraginaceæ. *Symphytum* [Beinwell], *Myosotis* [Vergissmeinnicht], *Borago* und *Onosmodium* [Falscher Steinsame] gehören zu dieser Familie. Diese Pflanzenfamilie umfasst ebenfalls jene Arten, diePyrrolizidinalkaloide enthalten!
Senecio gehört zur Familie der Compositæ. Andere Familienmitglieder, die diePyrrolizidinalkaloide enthalten, sind: *Arnica, Eupatorium, Tussilago* und *Petasites.* Vom homöopathischen Gesichtspunkt aus ist es interessant, dass sowohl *Arnica* als auch *Eupatorium* eine Affinität zur Leber haben, wie man in ihren Arzneimittelbildern sehen kann.
Mit seinen annähernd 2000 Arten hat die Seneciofamilie vermutlich die meisten

Mitglieder im Pflanzenreich. Sie variieren von winzigen Kräutern bis hin zu baumförmigen Arten und von dekorativen Pflanzen zu Kletterpflanzen. Sie kommen auf der ganzen Welt vor, bevorzugen jedoch gemäßigte, milde Klimazonen. Allein von den 60 verschiedenen Typen, die in Mexiko vorkommen, heißt es, dass sie giftige Wirkung haben und Halluzinationen hervorrufen.
1866 von Small und 1876 von Jones geprüft.

VERGLEICHE

Pulsatilla. Kalium carbonicum. Calcium carbonicum. Sepia. Ferrum phosphoricum. Helonias. Ferrum arsenicosum.

WIRKUNGSBEREICH

WEIBLICHER UROGENITALTRAKT; *Blase*. SCHLEIMHÄUTE [Nase; Lungen]. Lendenwirbelsäule.

LEITSYMPTOME

G Nervöse, blasse, schwache Frauen.
Jammernd und reizbar.
Selbstbezogen.
Abwechselnd fröhlich und traurig.
„Talcott ordnet *Senec.* in der Mitte zwischen dem kämpferischen Zustand von *Bell.* und dem tränenreichen Zustand von *Puls.* ein. Er bemerkt, dass die Patientin von Puerperalpsychose selten genesen kann, wenn nicht zuerst die Menstruation wieder einsetzt." [Clarke]

G Hochgradige Nervosität und Depression während der Menses - eine meditative Stimmung.

G Träume.
„Viele Träume, meist mit intellektuellem Charakter, und von verschiedenen Ereignissen aus meinem Leben, die eine ungewohnte Aktivität des Gedächtnisses und der geistigen Fähigkeiten allgemein zeigen."
„Viele Träume von Schiffen und Frachten, Wagons und Mannschaften, Schreiben, Kämpfen und halsbrecherischen Abenteuern, die immer gut ausgehen."
„Viele Träume von angenehmem Charakter." [Allen]

A Schlappheit *tagsüber*
„Atmung wie sehr erschöpft."
Neigung sich hinzulegen.
Nachts schlaflos und nervös.
„*Senec.* ist das *Coffea* der Frauen." [Hering]

A FROSTIG.
< Im Freien; Luftzug; kalte Luft.
Erkältungsneigung vor der Menses, v.a. zur Zeit wenn die Menses eintreten sollte.
Vor der Menses, entzündliche Zustände in Hals, Brust und Blase. Nach Einsetzen der Menses werden diese besser.
Frostigkeit gefolgt von Harndrang.

A < Feuchtigkeit; kalte frische Luft.
A Abneigung gegen Süßigkeiten; Kaffee.
A > Rückenlage.
A > Bewegung [Gemüt]
A < *Nachts* [Husten; Schweiß; Schlaflosigkeit; häufige Harnentleerung].
A > *Absonderungen* [Schleimsekretion; Menses; Stuhlentleerung].
Katarrhalische Kopfschmerzen durch unterdrückte Ausscheidungen.
Katarrhalische Ophthalmie durch unterdrückte Ausscheidungen.
Aszites durch unterdrückte Menses.
Niesen und Brennen und Völlegefühl in den Nasenlöchern, > starke Schleimsekretion.
Manche der Beschwerden im Klimakterium. Als es einer 48jährigen Dame mit hochgradiger Schlaflosigkeit gegeben wurde, löste es die Menses aus und stellte den Schlaf wieder her. [Hale]
A Amenorrhœ.
Empfindung als würde die Menses einsetzen.
& Kreuzschmerzen, als würde der Rücken brechen.
& Dysurie.
& Vikariierende Absonderungen [Epistaxis; Nasensekret; Husten mit Blutstreifen im Sputum; Leukorrhœ].
& Schlaflosigkeit; Nervosität.
& Appetitverlust.
In der Pubertät; Menarche.
A Menses spärlich oder unterdrückt [bei nervösen, erregbaren Frauen].
& Katarrhalische Beschwerden in Nase und Hals,
mit trockenem, reißendem Husten.
& Reizblase.
Blasen- und katarrhalische Symptome bessern sich bei Wiedereinsetzen der Menses, wie *Lachesis*.
A Unregelmäßige Menses.
Manchmal zu früh und zu stark [wie *Calc.*].
Manchmal verspätet und spärlich [wie *Sep.*].
A Schwindel; Anfälle.
Wie eine Welle vom Hinterkopf zur Stirn.
Empfindung wie nach vorn zu fallen.
K Dysmenorrhœ.
Schmerzen von den Ovarien in die Brüste und in den Rücken.
& Dysurie [Hitze im Blasenhals, ständiges Drängen & Nierenschmerzen und Übelkeit].

RUBRIKEN
GEMÜT: Abneigung zu *Denken* während der Menses [1/1]. *Faulheit,* arbeitsscheu während der Menses [1]. *Gedanken*, gedankenvoll am Abend [1/1].

Hysterie nachts [2/1]; & Schlaflosigkeit [2]. Abneigung zu *Reden* während der Menses [2]. *Verzweiflung* während der Menses [1].
KOPF: *Schmerzen,* Kopfweh & Blasenreizung [1/1]. *Schweiß* an der Stirn abends [1].
AUGEN: *Tränenfluss* beim Gehen ins Freie [1].
GESICHT: *Verfärbung,* blasse Lippen durch unterdrückte Menses [2; *Ferr., Sep.*]. *Zittern* um den Mund [1].
MUND: *Nägelkauen* [2]. *Trockenheit* im Mund abends [2].
HALS: Ständiger *Schluckzwang* durch Engegefühl im Hals [1]. *Trockenheit* nachts [2].

MAGEN: *Erbrechen,* durch Nierenbeschwerden [1]. *Kugelgefühl* [1]. *Übelkeit,* durch Nierenbeschwerden [1/1].
ABDOMEN: *Schmerzen* im Hypogastrium während der Menses [2]; Schmerzen in der Leistengegend während der Menses [2]; Schmerzen, die vom Nabel ausstrahlen [1; *Dios., Plb.*]; Schmerzen im Nabel > Stuhlentleerung [1/1]; Krampfschmerzen in der Nabelgegend > Körper nach vorn beugen [1; **Coloc**.].
BLASE: *Blasenentzündung* vor und während der Menses [1/1]. *Hitzegefühl* in der Blase [2]. Blasenbeschwerden vor und während der *Menses* [2]. *Tenesmus* am Morgen [2; Par.].
NIEREN: *Schmerzen* in der rechten Niere [2]; Nierenschmerzen während der Harnentleerung [2; **Canth**.].
FRAUEN: *Leukorrhœ* mit vorhergehender Blasenreizung [1/1]; ständige chronische Leukorrhœ [2; **Cinnm**.]; fließt die Oberschenkel herab [2]; Leukorrhœ durch sexuelle Erregung [1]; schwächend [2]. *Menses* bleibt aus, Amenorrhœ, nur Menstruationsschmerz [1]; häufige Menses & Hydrops [2; *Ars.*]; Menses unterdrückt durch Durchnässung [2]. *Schmerzen* in den Ovarien mit Ausdehnung in den Rücken [2]; Schmerzen im Uterus mit Ausdehnung in den Rücken [2]. *Sexualtrieb* gesteigert durch schleimigen Ausfluss [1/1].
LARYNX: *Stimme,* Heiserkeit > während der Menses [1/1]; Heiserkeit durch unterdrückte Menses [1/1].
HUSTEN: Während der *Menses* [1; Alet.]; Husten durch unterdrückte Menses [1].
RÜCKEN: *Schmerzen* im Sakralbereich während der Menses [2]; unbestimmte anhaltende Schmerzen im Lendenbereich morgens [1]; schneidende Schmerzen im Sakralbereich während der Menses [2/1].
SCHLAF: *Schlaflosigkeit* bei Amenorrhœ [2; *Xan.*]; im Klimakterium [2].

NAHRUNG

Abneigung: Kaffee [1]; Süßigkeiten [1].

NOTIZEN

SENEGA Seneg.

ZEICHEN

Polygala senega. Senegawurzel. Klapperschlangenwurzel. Fam. nat. Polygalaceæ. Mehrjährige Pflanze etwa 30 cm hoch, wächst in allen zentralen und westlichen Gebieten Nordamerikas, in Wäldern und auf trockenen, felsigen Böden. Der Gattungsname, *Polygala*, ist vom Griechischen *polys*, viel und *gala*, Milch abgeleitet, in der Annahme, dass die Milchproduktion erhöht wird, wenn dieses Kraut auf den Weiden wächst oder das seine Wirkkräfte die Milchbildung bei Ammen förderten.

„Etwa 1735 wurde Dr. John Tennent, ein schottischer Arzt der in Pennsylvania lebte, mit der Anwendung der Wurzel von den Seneca Indianern gegen den Biss der Klapperschlange bekannt gemacht. Da die Symptome denen von Pleuritis und den späteren Stadien von Pleuropneumonie ähneln, experimentierte er erfolgreich damit bei der Behandlung dieser Krankheiten, mit dem Ergebnis, dass die Droge in Europa Aufnahme fand und 1739 in England angebaut wurde. Die Wurzeln sollten gesammelt werden, wenn die Blätter abgestorben sind und vor dem ersten Frost… Sie sollte verwendet werden, wenn der Patient wenig Kraft, den Auswurf abzuhusten -sehr nützlich im zweiten Stadium von akuter Bronchitis oder Pneumonie… Kann in Überdosen als Irritans oder allgemeines protoplasmisches Gift wirken, mit heftigem Erbrechen und Diarrhœ. Eine Dosis von 10 mg der Tinktur bis zu 20 Gran der pulverisierten Wurzel verursacht Schweregefühl und Schwindel, verschwommene Sicht, Niesen, Ösophagitis mit Einschnürung, Durst, Übelkeit, Erbrechen von Schleim, Kolik, Ausscheidung von heißem schaumigem Harn, Larynxreizung und allgemeine Schwäche." [Grieve]

Die Europäische Art, *P. amara*, die in Zentraleuropa heimisch ist, war bereits Galenus und Dioscorides bekannt. Im 15. Jahrhundert wurde die Pflanze Prozessionsblume genannt, weil sie um Himmelfahrt herum die Höhe ihrer Blütezeit erreichte, wenn die Bräute in religiösen Prozessionen Girlanden und Sträuße dieser Pflanze trugen. Zusätzlich zu einem hohen Saponingehalt enthält Senega Salicylsäure sowie Alumina, Kieselsäure, Magnesium und Eisen.

VERGLEICHE

Pulsatilla. Phosphorus. China. Kalium carbonicum. Drosera. Rumex. Spongia. Stannum.

WIRKUNGSBEREICH

SCHLEIMHÄUTE [BRUST; AUGEN; Nase; Blase]. Verdauungsorgane. Muskeln. * *Rechte Seite.* Linke Seite.

LEITSYMPTOME

G „Fröhlich und kindlich verspielt; ein geringfügiger Grund kann wütende und heftige Reaktionen auslösen." [Allen]

A *Eignung.*

„Diese Wurzel, ebenso wie *Con.* und *Ph-ac.*, passt im wesentlichen zu der Konstitution von Personen, die ein gutes Maß an körperlicher und moralischer Stärke besitzen." [Teste]

„Die Eignung für diesen Typus sollte nicht zu eng gefasst werden, denn Beobachter, einschließlich ich selbst, haben festgestellt, dass *Seneg.* eher zu plethorischen, phlegmatischen Personen passt, Personen die zu Fettleibigkeit neigen; fetten Personen mit schlaffem Gewebe; fetten, stämmigen Kindern; alten Personen.“ [Clarke]

A Folgeerscheinungen von Katarrh oder Husten.
Empfindlichkeit der Brustkorbwände [< Berührung; Perkussion; Niesen; Bewegung der Arme, bes. links].
Niesen [= Schweregefühl im Kopf und Schwindel].

A *Hochgradige Schwäche*; die vom *Brustkorb* auszugehen scheint.

A Schweißneigung.
Schweiß kann Symptome >.

A *Durst.*

A > Frische Luft; Gehen im Freien [bes. Kopfschmerzen und Brustsymptome].
Aber Husten und Frostgefühl < durch kalte oder frische Luft.
< Warme Räume; warme Luft; Bettwärme; warme Umschläge.

A > Trockenes Wetter.

A < *Seitenlage.*
„Wenn beide Lungen betroffen sind, kommt es zu Verschlimmerung durch Rechtsseitenlage.“ [Blackie]
> *Rückenlage.*
> Aufrichten.

A < Berührung; Druck; Reiben.

A > *Kopf nach hinten neigen.*
[Diplopie; Ptose; Atemwegsbeschwerden]
„< Kopf nach vorn beugen und < Bücken sind kaum weniger charakteristisch.“ [Clarke]

A Schmerzen DRÜCKEND, *brennend, stechend.*

A SCHLEIMSEKRETIONEN *vermehrt, fädig;* klar, weiß.
„Sie haben das zäheste und klebrigste Sputum aller Arzneimittel.“ [Blackie]
„Lockeres Rasseln in der Brust, aber der starke, klare Auswurf ist zäh und schlüpft zurück.“ [Boger]
In Fällen von Brustbeschwerden die einhergehen mit:
Sehr schmerzhafter Empfindlichkeit der Brustwände, empfindlich gegen Berührung und Perkussion [bes. die Haut über erkrankter Partie bei Pneumonie].
Druck auf der Brust als würden die Lungen nach hinten zur Wirbelsäule gepreßt.

A Schwindel.
„Hält einige Minuten an, als würde der Blutfluss stocken, und als seien die Gedanken angehalten.“ [Allen]

K Heftiger Blutandrang in den Kopf, bes. in die *Augäpfel*, beim Bücken.
Augen wie geweitet und nach außen gedrückt.
& Tränenfluss.
& Augen berührungsempfindlich.

K Fördert Resorption von Linsenfragmenten nach Kataraktoperation oder Linsenverletzungen. [Hering]

K Zittern und Tränen der Augen bei angestrengtem oder unverwandtem Sehen.

& Unbestimmte anhaltende Schmerzen über den Augenhöhlen.

K *Heiserkeit* und Aphonie nach Gebrauch der Stimme, wie bei Sängern.
& Starkes Brennen und räuspert viel Schleim hoch.
Instabile Stimme wegen Schleimansammlung in der Kehle.
Oder: plötzlich Heiserkeit bei lautem Lesen.

K Hustenanfälle
= *Schmerzen in den Augen, Schmerzen im Larynx* oder unfreiwillige Harnentleerung
und *endet mit Niesen.*
Bei akuten Anfällen: Trockenheit und Schmerzen im Hals.
„Linderung durch sanfte Bewegung im Bett. Andererseits löst Bewegung einen Hustenanfall aus, so dass es sich nicht bezahlt macht."
„Sitzen in Zugluft löst sofort einen Hustenanfall aus." [Blackie]
Brustbeklemmung & Hitzewallungen im Gesicht.

RUBRIKEN

GEMÜT: *Beschwerden* durch Kränkung [2]. *Chaotisch* [2]. *Faulheit* morgens [2]. Verbale und körperliche *Misshandlung* [2]. *Träume* von Harnentleerung [1].

SCHWINDEL: Durch *Niesen* [2].

KOPF: *Leeregefühl* [2]. *Schmerzen,* Kopfweh > Gehen im Freien [2]; > kalte Luft [2]; < warme Räume [3]; Schmerzen mit Ausdehnung zu den Augen [2].

AUGEN: *Tränenfluss* bei unverwandtem Sehen [2; *Apis*]; & starke Photophobie [2/1]; beim Lesen [2]. Unbestimmte anhaltende *Schmerzen* > im Freien [2/1]; drückende Schmerzen durch Kerzenlicht [2]; drückende Schmerzen während Kopfweh [1]; drückende Schmerzen < Bücken [2]; drückende Schmerzen > Wärme [1]. Empfindung wie Seife in den Augen [1/1].

SEHKRAFT: *Diplopie,* > Kopf nach hinten neigen [2/1]. *Flackern* < Augen auswischen [1/1]; beim Lesen [2]; beim Schreiben [2]. *Geblendet* beim Lesen [2/1].

NASE: Zähklebrige *Absonderung* [2]. Brennende *Schmerzen* während Schnupfen [2; **Ars.**]; brennende Schmerzen wie durch Pfeffer [2]. *Schnupfen* & Laryngitis [2].

GESICHT: *Lähmungsgefühl* in der linken Gesichtshälfte [1].

MUND: *Speichelfluss* beim Rauchen [1].

HALS: *Schmerzen,* roh beim Räuspern [1/1]. *Trockenheit* morgens beim Erwachen [2; **Puls.**]; nachts [2; **Lach.**]; Sprechen sehr schwierig durch Trockenheit [2].

MAGEN: *Appetit* fehlt morgens [2].

REKTUM: *Diarrhœ* # Bronchitis.

HARN: *Farbe,* dunkler Harn morgens [1; **Chel.**].

LARYNX: *Kitzeln* im Liegen [1]. *Kratzen* bei lautem Lesen [2; *Arg-m.*]. *Larynxreizung* beim Sprechen [2]. *Schleim* im Larynx morgens [2]; nach jedem Hustenanfall [2]; abhusten schwierig [2]. Brennende *Schmerzen* im Larynx während Schnupfen [2]; brennende Schmerzen im Larynx während Husten [2]. *Stimme* verloren während Asthma [1; *Caust.*]; durch Erkältung [1]; > warme Luft [1/1]; plötzlich [1; **Caust.**]; durch Überbelastung der Stimme [2].

ATMUNG: *Schweratmigkeit* beim vornüber Beugen [1]; Liegen unmöglich [2]; aufrecht sitzen [2]; beim Steigen [2].
HUSTEN: In *Linksseitenlage* [2]. Beim Gehen in kalter *Luft* [2]; durch Luftzug [2]; beim Gehen im Freien [2]. Husten durch *Schleim* im Hals [2]. *Trockener* Husten nachts < Bewegung [2].
AUSWURF: Muss *schlucken*, was sich gelöst hat [3].
BRUST: *Beklemmung* > Bewegung [2/1]. *Schmerzen* > Bewegung [2]; beim Bücken [1]; im Gehen [2]; < Niesen [1]; beim Rauchen [2/1]; in Rechtsseitenlage [2]; drückende Schmerzen im Sitzen [2].
RÜCKEN: *Schmerzen* zwischen den Scapulæ im Gehen [1]; bei festem Auftreten [1/1].
ALLGEMEINES: *Licht,* Zwielicht > [1]. *Zittergefühl* [1; *Gels.*].

NAHRUNG

Schlimmer: Tabak [2; = Speichelfluss; = Schmerzen in Brust].
Besser: Süßigkeiten [1; > Husten].

NOTIZEN

SEQUOIA SEMPERVIRENS

Seq-s.

ZEICHEN

Sequoia sempervirens. Küsten-Sequoia. Redwood. Fam. nat. Taxodiaceæ.
Die Küsten-Sequoia ist eine der zwei Arten der Taxodiaceæ-Familie. Es ist eine Konifere, die nur an einem schmalen Küstenstreifen entlang der Pazifikküste wächst, und zwar von der kanadischen Küste bis nach Südkalifornien. Die Sequoien sind die höchsten Bäume der Erde. Die Nadeln wachsen spiralförmig um die Zweige. Das Samenmark ist dicht, wie ein Schild geformt und hat eine kleine Spitze in der Mitte. Sequoia sempervirens wird über 1000 Jahre alt und wächst über 100 morgens hoch. Es gibt auch Veteranen, die das ehrwürdige Alter von 2000 Jahren erreicht haben. Sequoia sempervirens verdankt sein langes Leben zwei Faktoren. Wegen ihres Säuregehalts sind die Bäume gegen Schimmelpilze, die Wurzelfäulnis verursachen, beinahe immun. Außerdem haben sie eine so dicke Rinde [30 cm bei großen Bäumen], dass sie vor Waldbränden geschützt sind. Starke Winde jedoch können trockene Pflanzenteile auf dem Waldboden und dichtes Unterholz in ein Flammenmeer verwandeln, das sich durch die Rinde frisst und die Oberfläche des Holzes austrocknet,

so dass der Baum bei späteren Feuersbrünsten anfälliger ist. Ein dritter Faktor, der das Überleben des Baumes sichert ist ein bei Koniferen seltenes Charakteristikum: die Reproduktionsfähigkeit aus Sprößlingen, die aus dem Stamm sprießen. Um alte Stämme sieht man oft junge Bäume, die einen besseren Einstieg ins Leben haben, als Sprößlinge aus den Samen.
Die heute unter Naturschutz stehende Spezies liefert ausgezeichnetes Holz für Möbelschreinerei. Der Name Sequoia stammt von Sequoiah, dem Erfinder des Cherokee Alphabets. 'Sempervirens' bedeutet 'immergrün'.
„Sequoia sempervirens sind die ältesten lebenden Pflanzen auf der Erde. Sie sind auch die am schnellsten wachsenden Pflanzen. Die Küsten-Sequoia [*S. sempervirens*] kann in einer einzigen Saison 1,80 bis 2,40 morgens wachsen oder sogar mehr. Das schnelle Wachstum kann sogar anhalten, nachdem der Stamm einen Umfang von 30 m erreicht hat. Bei einem Sequoia sempervirens scheint es keine Phase zu geben, die man 'Alter' im gewohnten Sinne nennen könnte. Seine Lebensprozesse scheinen sich weder zu verlangsamen noch zu verändern. Selbst die ältesten Bäume wachsen mit derselben Geschwindigkeit und produzieren weiterhin Samen. Theoretisch, so scheint es, könnte Sequoia sempervirens unendlich weiterleben. Sie sterben nur durch Feuer oder äußere Ereignisse wie starke Winde, Fällen oder Umfallen, weil die Wurzeln im Verhältnis zur Höhe des Baumes zu flach in der Erde liegen. Es ist beobachtet worden, dass selbst nachdem ein Baum verbrannt und ausgehöhlt ist, um den verbrannten Bereich weiterwächst und sich in die Höhe reckt. All dies zeigt einen ungeheuren Lebens- und Anpassungswillen. Ihre Geschichte hat noch vor der Eiszeit begonnen, vor über 200 Millionen Jahren. Sie waren die vorherrschenden Bäume in Nordamerika. Heute sind nur zwei Arten übrig, *S. sempervirens* [Küsten-Sequoia] und *S. gigantum* [Mammutbaum, der mehr landeinwärts wächst].
Das geographische Gebiet, in dem der Baum wächst, ist ein Nebelgürtel und ist anscheinend das Geheimnis für seinen Erfolg. Der Boden ist immer feucht, was wirksam Waldbrände abwehrt und gleichzeitig reichlich Wasser zum Erhalt so massiver Bäume liefert. Diese uralten Wälder können Wasser erhalten, auch wenn es weder regnet noch schneit. Sie fangen Feuchtigkeit aus dem Nebel ein. Nebel vermindert den Wasserverlust aus den Nadeln und enthält viel Kohlendioxyd, was die Photosynthese das ganze Jahr hindurch begünstigt." [Birch]
1994 von Kate Birch und Jennifer Rockwell an 11 Personen [7 Männer, 4 Frauen] geprüft.

VERGLEICHE
Medorrhinum. Guaiacum.

WIRKUNGSBEREICH
Lungen. Herz. Augen. Magendarmtrakt. Muskeln und Knochen. Gemüt; *Emotionen.*

LEITSYMPTOME
G Konzentrationsschwierigkeiten
oder
Gedankenklarheit.
G Reizbarkeit
Bedürfnis allein zu sein.

G *Überwältigendes Gefühl alt zu sein.* [vgl. *Gingko biloba*, ein weiterer uralter Baum].
Spürt alle Widrigkeiten eines Vierzigjährigen.
Empfindung, als sei das Lebensfeuer völlig heruntergebrannt.
Fühlt sich gefällt.
ODER

G *Wohlbefinden.*
Fühlt sich neu und verjüngt, wie ein Neuanfang.
Gefühl wie in den Ferien.
Entspannt in angespannten Situationen.

A *Entgegengesetzte Wirkungen.*
„Es scheint manche Personen auf eine Art zu treffen und bei anderen die entgegengesetzte Wirkung hervorzurufen. Die Lungenatmung ist entweder erleichtert oder erschwert. Im Herzen finden wir Druck, durchzuckende Stiche und Symptome durch Kummer oder keine Symptome und vollkommenes Glücksgefühl. Verschwommene Sicht oder klare Sicht." [Birch]

A Sykotisches Arzneimittel.
[Hydrogenoide Tendenz; übermäßige Schleimproduktion; gefräßiger Appetit; rheumatische Beschwerden]
„Der Baum wächst im Nebel, wo es feucht ist, sowie in Küstennähe. Für die Herstellung des Arzneimittel wird der Kropf verwendet, ein Auswuchs am Wurzelanlauf, aus dem neues Leben sprießt. Wenn man die Holzindustrie untersucht, wird man feststellen, dass der Mensch in seiner Gier nach mehr, größer und besser nicht davor halt macht, die letzten wenigen wild wachsenden Exemplare dieser unglaublichen Riesen zu zerstören." [Birch]

A Hochgradige Erschöpfung.
ODER
Wohlbefinden.

A *Flüssigkeitsretention*
ODER
Keinerlei Flüssigkeitsansammlung.

A *Gefräßiger Appetit.*
Starkes Verlangen nach allem Verfügbaren.

A *Schmerzen greifend*, einschnürend, anhaltend unbestimmt.
Steifheits- und Engegefühl im Körper. [vgl. *Guaiacum*].

A Wandernde Schmerzen.
< Liegen; Sitzen.
< Anhaltende Bewegung.

K *Verschwommene Sicht*, < Wind.
ODER
Sicht extrem klar.

K Speichelfluss vermehrt.

[Zitate von: Birch & Rockwell, *A Homœopathic Proving of Sequoia sempervirens,* 1994]

RUBRIKEN

GEMÜT: *Delusionen*, Gefühl emotional auseinander zu fallen [1/1]; meint, seine langjährige Ehefrau habe ihn nie geliebt [1/1]; meint nicht geschätzt zu werden [2]; meint an gebrochenem Herzen zu leiden [1/1]; Gefühl wie beim Verlieben [1/1]; hält sich für zerbrechlich wie eine gesprungene Eierschale [1/1]. Abneigung gegen *Gemeinschaft*, Verlangen irgendwohin zu gehen, wo einen niemand stört [1/1]. *Klarheit* der Gedanken [2]; als hätte sich ein Nebel oder Dunst im Geist gehoben [1/1]. *Mitgefühl,* übernimmt das Leiden anderer Menschen [1/1]; fühlt sich nur gut, wenn man jdn. retten kann [1/1]. *Reizbarkeit* wegen Kleinigkeiten [1]; durch Lärm oder Geräusche [1]. Gefühl, *schreien* zu wollen [1]; Verlangen zu schreien wird unterdrückt [1/1]. *Träume*, glücklich zu sein und jemanden zu finden, der einen wirklich liebt [1/1]; ein paar Kinder am Straßenrand zu retten [1/1]; vom perfekten Seelengefährten [1/1]; von Verantwortung [1]. *Trübsinn,* schwer sich aufzuraffen und das Tagewerk anzugehen [1]. *Verwirrung*, verwirrt durch einfache Aufgaben [1/1]. *Zeit,* Dinge erscheinen verlangsamt [1/1].

KOPF: *Schmerzen*, Kopfschmerzen zwischen den Augen [1].

SEHKRAFT: Gegenstände sind von einem *Dunstschleier* umgeben [1/1]; Ränder von Gegenständen scheinen zu verschwimmen [1/1]; wie durch halluzinogene Drogen [2/1].

OHREN: Nach außen drückende *Schmerzen* [1].

NASE: *Niesen* [2]. Brennende *Schmerzen* in den Nasengängen [2].

GESICHT: Sah nach dem Mittel viel *älter* aus [1/1]. Drückende *Schmerzen* im Kieferbereich [1]. *Verstopfung* der Nebenhöhlen [1]. *Völlegefühl*, als sei mehr Flüssigkeit unter der Haut [1/1].

MUND: Bitterer *Geschmack* [1]. *Steifheitsgefühl* im Kiefer [1]; schwierig, Wörter zu artikulieren, bei denen mehr Kieferbewegung notwendig ist [1/1].

ZÄHNE: Bedürfnis, die Zähne *zusammenzubeissen*, die Zähne zu kratzen [1].

HALS: *Übelkeit* empfunden in der Kehlgrube [1].

MAGEN: *Durst* vermindert [1]. *Übelkeit* [3]; & Brennen im Abdomen [1]; < Bewegung [1]; nach dem Essen [1]; & Greifen im Abdomen [1]; > nach Schlaf [1].

REKTUM: *Flatulenz*, häufig, wie faule Eier [1]. *Obstipation* [2]; während der Menses [1].

STUHL: *Dünn* und stinkend [1].

BLASE: *Harndrang* selbst unmittelbar nach der Harnentleerung [1]. *Polyurie* [1]. Drückende *Schmerzen* in der Blase [1].

MÄNNER: *Sexualtrieb* vermindert [1].

FRAUEN: *Menses* setzt ein und aus [1]; stark [1].

ATMUNG: *Asthmatische* Atmung, < nachts, > Dampf und frische Luft [1]. Empfindung als seien die Lungen überaus klar, als könne mehr *Luft* in den Lungen ein- und ausströmen [1/1]; Empfindung, nicht genug Luft in die Lungen bekommen zu können, atmet immer tiefer und will immer noch mehr [1/1].

AUSWURF: Abhusten von *Schleim* [2]; dicker Schleim [1].

BRUST: Kollabierte Lungen in der *Anamnese* [1/1]; Pneumonie in der Anamnese [1]. *Engegefühl* im Diaphragma, das einen veranlasst sich immer wieder strecken zu wollen, wodurch ein Wundheitsgefühl entsteht [1/1]; enges Band im Diaphragma [1/1]. Empfindung wie an gebrochenem *Herzen* zu sterben [1/1]. *Mattigkeitsgefühl* in der Brust [1/1]. Kurze scharfe *Schmerzen* in der rechten Seite der Brust [1]; durchzuckende Stiche im Herzen durch gebrochenes Herz [1/1]; Wundheitsschmerz in den Lungen [1]. Empfindung als ob eine *Wand* von Ziegeln und Steinen vom Herzen abbröckelt und ein gelbes und weißes Licht das Herz erfüllt; die Ziegel waren ein Verantwortungsgefühl, das ihm durch den Verlust des Vaters in früher Kindheit auferlegt war [1/1].

RÜCKEN: *Schmerzen* mit Ausdehnung zu den Hüften und Knien [1].
EXTREMITÄTEN: *Engegefühl* in Händen und Füßen [1]. Scharfe *Schmerzen* in Ellenbogen, Schultern und Füßen [1].
HAUT: *Hautausschläge*, erhabene hellbraune runde oder ovale Beulen [1/1]. *Juckreiz*, < nachts [1].
SCHLAF: *Schläfrigkeit* nachmittags [1]. *Tiefer* Schlaf [2]; erholsam [1]. Erwacht *unausgeruht* [1]; erwacht schweißgebadet [1].

NOTIZEN

SERUM ANGUILLAE **Ser-ang.**

ZEICHEN

Aalserum. Ichthyotoxin. Süßwasseraal. Anguilla anguilla.
Der Name Ichthyotoxin ist vom Griechischen Wort *ichthys*, Fisch und *toxin*, Gift abgeleitet. Ichthyotoxin ist ein hämolytisches Toxin, das im kutanen Leim und Blut des Aals vorkommt. Der Schleim gewährleistet, dass der Aal während seiner Reise über Land nicht dehydriert. Manche Menschen sind gegen diesen Schleim allergisch. Das Blutserum hat eine noch stärkere Wirkung und ist dem Gift der Otter sehr ähnlich. Eine Injektion von Aalserum, die auf 60°C erhitzt wurde, macht warmblütige Lebewesen gegen Otterngift immun. Wenn es auf 100°C erhitzt wird, wird das Aalserum wirkungslos. Tierversuche riefen hauptsächlich Wirkungen auf Blut, Nieren, Leber und Herz hervor.
Der Aal ist eine Fischart mit einem langen glatten zylindrisch oder bandförmigen Leib, ohne Flossen und nahezu oder vollkommen schuppenlos. Er wühlt oder gräbt sich im Flussbett ein, lebt in Felsritzen und ist ein Raubfisch. Seine Kiefer und Zähne sind gut entwickelt. Beachtenswert ist das Larvenstadium, während dessen eine Metamorphose von der Larve zum Aal über einen Zeitraum von mehreren Monaten bis zu 2 oder 3 Jahren stattfindet. Die Anzahl der Wirbel ist ebenfalls bemerkenswert. Gewöhnlich hat ein Aal 100 bis 200 Wirbel, manchmal sogar 500 bis 600! Ebenso wie der Frosch hat der Süßwasseraal ein dichtes Netz von Blutgefäßen in der Haut und kann Sauerstoff

direkt aus dem Wasser oder der Luft aufnehmen.
Aale sind gewöhnlich Warmwasserfische. Einige Arten sind in subtropische und gemäßigte Gewässer abgewandert, aber zum Laichen kehren sie in wärmeres Wasser zurück. Dies scheint darauf hinzudeuten, dass der Aal zum Laichen eine Wassertemperatur von mindestens 18°C und einen Salzgehalt von 3,5% benötigt. Ausgewachsene Aale jedoch können in kälteren Gewässern mit weniger Salzgehalt leben und sogar in Süßwasser, wie der A. anguilla.
Der Süßwasseraal ist in Europa sehr weit verbreitet, oft in sehr schmutzigem Lebensraum. Bei feuchter Witterung kann er sich nachts über Land fortbewegen. Früher nahm man an, dass Aale spontan aus dem Erdboden geboren wurden, weil man nie weibliche trächtige Tiere fand. Das Geheimnis wurde gelüftet, als man entdeckte, dass ausgewachsene Aale zum Laichen ins Meer wandern und dass junge Aale auf demselben Weg in die Flüsse zurückkehren.
„Wenn der Aal etwa 10 Jahre alt wird und schwarz ist mit silbriger Unterseite und fett genug, hören sie auf zu fressen und beginnen eine Reise in Richtung Meer. Nicht alle ausgewachsenen Aale unternehmen diese Wanderung, aber diejenigen, die es tun, werden sogar feuchte Wiesen überqueren, um Flüsse zu erreichen, die zum Meer führen. Wenn sie das Meer erreichen, streben sowohl europäische als auch amerikanische Aale auf die Sargassosee zu, einen trägen Kreis von Strömungen, in dem viel Algen enthalten sind und der im Westatlantik zwischen Bermuda und Puerto Rico liegt. Für europäische Aale dauert diese Reise über ein Jahr. Die Aale laichen in 400 bis 700 Metern Meerestiefe, jedes Weibchen legt mehrere Millionen frei schwimmender Eier. Nach dem Laichen sterben die Aale. Die neugeborenen Aale werden Leptocephali [Aallarven]. Jede Aallarve ist etwa 6 mm lang, transparent, hat eine blattartige Form, lange nadelartige Zähne und ernährt sich von Plankton. Die Aallarven schwimmen und treiben mit den Strömungen des Golfstroms in weitem Bogen an der Ostküste Nordamerikas vorbei, dort schwimmen die amerikanischen Aale zur Küste, die anderen setzen ihre Reise in Richtung der britischen und westeuropäischen Küsten fort. Während dieser Reise, die eine Entfernung von 4800 km umfasst und für den europäischen Aal drei Jahre dauert -der amerikanische Aal legt innerhalb von einem Jahr eine Strecke von 1600 km zurück -wachsen die Lectocephali zu Glasaalen heran, Miniaturausgaben des ausgewachsenen Aals. Glasaale können in ungeheuren Massen an Flussmündungen vorkommen. Mit zunehmender Größe werden sie olivbraun mit gelblicher Unterseite. Nach mehreren Jahren nehmen sie die schwarz und silberne Färbung für die Migration an." [Grolier]
Aale sind nur nachts aktiv und lebendig; sie scheuen das Tageslicht. „Aber nicht nur das Licht fürchten sie. Auch vor Kälte ziehen sie sich zurück und sind im Winter inaktiv. Sie vergraben sich im Schlamm und verbringen eine Art Winterschlaf. Von allen Flussfischen sind sie die ersten, die sich im Herbst eingraben, und die letzten, die im Frühling wieder auftauchen. Ihr Lebenselement ist die dunkle Wärme; Helligkeit und Kälte ist ein Bereich, den sie meiden... Die Aale, die aus den tiefliegenden Salzwassergebieten kommen, bleiben mit der Dunkelheit verbunden. Es sind Nachttiere, dic das Licht fliehen und der Dunkelheit zustreben. Farblos, ohne Licht steigen ihre Larven an die Oberfläche des Ozeans, treiben auf die Küsten zu und verlieren die charakteristische Fischform, um sich in die Schlangenform zu verwandeln. Aber sobald sie das Süßwasser erreichen, nimmt ihre Haut eine gelbe Färbung an, so dass sich das Licht der neuen Umgebung reflektiert. Wenn der Aal erwachsen ist, wird er zu einer

dunkelgelben oder grünen Wasserschlange, die viele Jahre im Fluss zubringt. Ebenso wie der Lachs ins Meer in die Verbannung gehen muss, um sein helles Licht in die Tiefen zu tragen, so ist der Aal dazu bestimmt in den Flüssen zu leben und ihnen das notwendige Element der Dunkelheit zu bringen. Am Ende seiner Flussperiode jedoch kehrt der Aal zum Meer zurück und strebt heimwärts. Seine Augen werden dann größer und seine Haut nimmt einen silbrigen Glanz an. Nun braucht er die Reflektion des Lichtes, das er bis dahin gemieden hat. Er braucht es, damit seine Sexualorgane die Reproduktionskraft erlangen. Das, was dem Lachs durch das Licht und die helle Umgebung der Quellen und Bäche gegeben wird, erhält der Aal durch die enorme Vergrößerung der Augen. Beide brauchen das Licht, so dass ihre Fortbestand gesichert ist." [König, *The Migrations of the Eel and the Salmon*, *BHJ*]

Aale werden manchmal in Übergangsritualen verwendet: Bei den Haida Indianern Nordamerikas ließen schwangere Frauen Aale über den Leib abwärts gleiten, um den Geburtsvorgang zu erleichtern. In Mythen und Legenden aus Madagaskar, Australien und den Philippinen und den Südseeinseln wird der Aal als Geschöpf dargestellt, in dem die Seelen der Toten leben; daher werden die Vorfahren Aale genannt. Ursprünglich war ichthys ein Fisch, der Christus symbolisierte oder ein Emblem bzw. Wahrzeichen, dem mystische Eigenschaften zugeschrieben wurden, daher die Anfangsbuchstaben der griechischen Wörter: *J*esous *Ch*ristos, *Th*eou *U*ios, *S*oter [Jesus Christus, Sohn Gottes, Erlöser].

Gleichzeitig verkörpert er die Transformation der Schlange, die finstere Natter, welche die Menschheit in Versuchung geführt und den Sündenfall ausgelöst hat.

1986 von einer Ärztegruppe aus Graz an 10 Personen und 1989 von Rohrer an 16 Personen geprüft.

VERGLEICHE

Lachesis. Asterias rubens. Sepia.

WIRKUNGSBEREICH

Kreislauf; Herz. Schleimhäute.

LEITSYMPTOME

G Abneigung gegen Bewegung und Veränderung; Untätigkeit, jede Anstrengung ist zuviel.
Der Grund dafür ist nicht Müdigkeit, sondern Gleichgültigkeit und Mangel an Willenskraft.
Mangel an Willenskraft ist der Grund für Unentschlossenheit und führt zu Reizbarkeit und Unzufriedenheit mit sich selbst.
Bedürfnis, sich hinzulegen trotz innerer Ruhelosigkeit.

G Durch Geräusche und Gerüche sehr gestört.
[= Nervosität; Zorn durch Lärm]

G Träume vom Reisen; von schwarzen Schlangen.
Erotische Träume von nackten erregten Frauen.

G Geistestrübung; Konzentrationsschwierigkeiten; Gedächtnisschwäche.
„Als sei das Hirn gelähmt."

G *Geistige* [und körperliche] *Symptome > Einsetzen der Menses.*

G Euphorisches Gefühl; Neigung, über grauenhafte Dinge Späße zu machen, beispielsweise über Unfälle.

A Ser-ang. ist ein Arzneimittel für Personen, die ihren Sexualtrieb unterdrücken oder sogar opfern, um sich der spirituellen Entwicklung zu widmen. Es sind starke Personen, die Krisen in ihrem Leben willig bewältigen. Es liegen wenig emotional Symptome vor, denn es fällt ihnen schwer, ihre Gefühl zu beschreiben. Sie beherrschen sich unter allen Umständen und finden es schwierig sich gehen zu lassen, was durch ihre Erziehung oder durch ein stark ausgeprägtes Moralgefühl verursacht sein kann. [Rohrer]
Dieses Arzneimittelbild hat Assoziationen mit dem Aal, der sein Leben als Glasaal beginnt und zum dunklen undurchsichtigen erwachsenen Aal heranwächst. Wenn er die sexuelle Reife erlangt, kehrt er an seinen Geburtsort zurück. Während der langen Reise frisst er nichts, eine Art von Asketentum, mit dem das Tier schon vor der Reise beginnt. Er triumphiert über seine Triebe, um den Zyklus zu vervollkommnen, der Geburt, Tod und neues Leben miteinander verbindet. Nach dem Laichen stirbt der Aal an seinem Geburtsort.
Laut Rohrer ist es kein Zufall dass Freud, der sein Leben der Sublimierung des Sexualtrieb gewidmet hat, seine wissenschaftliche Karriere mit einer histologischen Arbeit an den Sexualorganen des Aals begonnen hat!

A *Wärme*, innere Hitze.
Abneigung gegen warme Räume.
Aber hochgradiges Frostgefühl wenn man müde ist; Verlangen nach warmen Räumen.

A Schweiß riecht süßlich.

A Appetit vermehrt oder vermindert.
Gefräßiger Appetit abends.
Appetit vermindert, Durst vermehrt oder umgekehrt.

A Gelüste auf Salz und scharfe Dinge.
Verlangen nach Kaffee [durch Schwächegefühl].

A LYMPHÖDEM.
Nach Brustoperation [Tumor].
Elephantiasis. [Dorcsi]

K *Stauungskopfschmerzen*, oft *einseitig*.
Vergrößerungsgefühl im Kopf.
& Plötzlich Hitze im Gesicht und Kopf.
& Schwächegefühl und Übelkeit.

K *Plötzlich Funken vor den Augen.* [bei 3 Prüfern beobachtet]
Mit Schwindelgefühl beim Aufstehen.
Während drückender Empfindung im Kopf.

K *Übelkeit* [meist als Begleitsymptom von Herz oder Nierenerkrankungen].
< Tiefes Einatmen; Schlucken; Kopf nach hinten neigen; Geruche].

> Ruktus; Essen.
& Trockenheitsgefühl im Pharynx. [Voisin]

K Schmerzen im Abdomen bei Harnretention.

K Akute Nephritis durch Unterkühlung.

K Die Französische Schule [Voisin, Jousset] betrachtet Ser-ang. als Spezifikum bei Herz- und Nierenbeschwerden *ohne* viel Ödem.

K Spürt das Herz.
[Beklemmung; Einschnürung; Stiche; Herzklopfen]

K Wandernde Gelenkschmerzen.
Schmerzen wandern von Zehen in Knie und Hüften und von Fingern in Ellenbogen und Schultern.

K Ruhelose Beine; unmöglich sitzen zu bleiben; muss sich bewegen.

[Quellen: Rohrer -Aalserum, Eine Arzneimittelprüfung, Documenta Homœopathica 8/1987. Rohrer -Eine Erweiterung der Arzneimittelprüfung von Serum anguillæ, DH 11/1991.]

NAHRUNG

Verlangen: Scharfe Dinge [1]; Kaffee [1]; Salz [1]; Süßigkeiten [1].

NOTIZEN

SINAPIS ALBA — Sin-a.

ZEICHEN

Sinapis alba. Weißer Senf. Fam. nat. Cruciferæ.
Jährlich angebaute Pflanze ursprünglich aus den Mittelmeerländern. Angebaut in vielen Ländern mit mildem Klima, aber wächst auch wild.
Alle Blätter haben einen tiefen Einschnitt in der Seite und zwei oder drei tiefe und breite Einschnitte auf beiden Seiten. Kelch in gleichmäßiger Entfernung. Duftende gelbe Blüte. Die reifen Früchte haben einen weiten, vollkommen flachen schwertförmigen Schnabel, der länger ist als die übrige Frucht. Der Same der S. alba ist nicht besonders scharf und hat nicht den typischen Senfgeschmack. Er wird häufig in amerikanischem, selten in englischem und nie in französischem Senf verwendet.
Obwohl der Geschmack des weißen Senf qualitativ minderwertig ist, so sind die Enzyme, die aktiv werden, wenn man ihn mit Wasser vermischt, stärker und weniger empfindlich als diejenigen des schwarzen Senf. Es ist ein gutes Konservierungsmittel, das die Entwicklung von Bakterien und Pilzen verhindert. Daher werden Senfsamen oft Essiggemüse beigefügt. Er fördert auch die Bildung von Emulsionen, so dass sich Mayonnaise mit etwas weißem Senf nicht so schnell 'absetzt'.
"Die Verwendung von Senf als Gewürz gehört zo den vielen kulinarischen Neuheiten,

die in den Mittelmeerkulturen des Altertums begonnen haben. Zu Anfang jedoch wurde Senf hauptsächlich als Arzneipflanze angesehen. Im sechsten Jahrhundert vor christlicher Zeit erklärte der griechische Wissenschaftler Pythagoras Senf zu einem hervorragenden Heilmittel bei Skorpionbissen. Vielleicht folgte er dem Grundsatz das 'Übel Übel vertreibt', denn Senf wirkt stark hautreizend. Hundert Jahre später verschrieb sein Kollege Hippokrates eine ganze Reihe von Dekokten, die aus Senf zubereitet wurden. In ersten Jahrhundert nach Christus verkündete Plinius der Ältere in Rom, dass faule Frauen zu idealen Hausfrauen würden, wenn man ihnen Senf zu essen gäbe. Gleichzeitig hielt Senf Einzug in die römische Küche.... Dieses Gewürz wurde über lange Zeit hinweg mit seltsamen Überzeugungen assoziiert. In Deutschland heißt es, dass eine Braut sicherstellen kann, dass sie in der Familie 'die Hosen anhat,' wenn sie Senfsamen in ihr Hochzeitskleid einnäht. An zwei ganz verschiedenen Orten, und zwar in Dänemark und Indien herrscht eine andere Tradition: Böse Geister können einem Haus ferngehalten werden, wenn man Senfsamen in seiner Umgebung verstreut. In Dänemark herrschte außerdem der Brauch, ein Gemisch aus Senfsamen Ingwer und Grüner Minze Frauen gegen Frigidität zu geben. Auf den Färöer Inseln wurden Zahnschmerzen geheilt, indem man die Wange mit einem 'Senfpflaster' aus den pulverisierten Samen einrieb." [Swahn]
[In stehenden Redensarten: einen Senf um etwas machen, seinen Senf zu etwas geben, seinen Senf anbringen u. ähnl. ... übertragen auf 'ursprünglich beiszende, scharfe, witzige Beiträge in einer Unterhaltung', dann auf Auseinandersetzungen allgemein und schließlich auf 'langweilige verdrieszliche Reden' - Grimm]
Die aktiven Bestandteile des weißen Senfs sind dieselben wie die des schwarzen Senfs aber haben eine mildere Wirkung. Die Asche der Pflanze enthält viel Phosphor; Kalium und Kalzium.
Von Bojanus geprüft.

VERGLEICHE
Sulfur. Nux vomica. Carbo vegetabilis. Graphites. Bryonia. Acidum sulfuricum.

WIRKUNGSBEREICH
Magendarmtrakt. Kreislauf.

LEITSYMPTOME
G Lebhafte Träume; nach dem Essen.
Träume von toten Personen und vom Teufel.
Träume von fremden Ländern und gefährlichen Expeditionen.
Träume von hochgelegenen Orten herabzustürzen.
A Verdauungsstörungen während der Schwangerschaft oder Stillzeit.
A < Warme Räume.
> frische Luft.
A < nach dem Essen.
A *Durst.*
A < Bewegung [nur Kopfschmerzen > Bewegung].
> Ruhe.

A < Berührung; Druck [Magen; Abdomen].

A *Brennende Schmerzen.*
Brennende Absonderungen.

A Empfindung von einem harten *Kloß* im
Pharynx [mit oder ohne Brennen]
Ösophagus [oft & Ruktus]
Rektum oder Anus.

K *Heuschnupfen.*
Starkes Nasensekret [dünn und scharf].
& Empfindung, als sei die Nase verstopft.
& Geschwollene Nase.
& Wundheit von Nase und Lippen.
& Juckreiz und Beißen der Augenlider.
& Blutunterlaufene Augen.

K Hyperazidität.
Zungenwurzel dick belegt.
Starker Speichelfluss.
Empfindung von einem harten Kloß hoch oben im Ösophagus
[< harte Nahrung schlucken und bei leerem Schlucken]
Aufstoßen saurer Flüssigkeit, verbrüht den Rachen.

K Übelkeit.
< Bewegung; Hinlegen.
> Ruhe.
& Prellungsschmerz in der Magengrube.

RUBRIKEN

GEMÜT: *Angst* in der Magengrube [1]. *Träume* von hochgelegenen Orten zu fallen [1].

KOPF: *Leeregefühl* [1].

SEHKRAFT: *Getrübtes* Sehvermögen im Gehen [1].

NASE: *Schmerzen*, Seitenwechsel [2]; brennende Schmerzen in Nasenflügeln [1]. *Schnupfen* ohne Sekret # Fließschnupfen [1]; mit Niesen [1].

MUND: *Kältegefühl* [1]. *Schmerzen*, wunder Mund bei Säuglingen [1]; wunder Mund während der Schwangerschaft [1]. Salziger *Speichel* [1].

HALS: *Schleim* kühl, kalt [1]. *Schmerzen* im Hals # Schmerzen im Anus [1/1].

MAGEN: *Übelkeit* beim Hinlegen [1]. *Verdauungsstörungen* während der Schwangerschaft [2]; während der Stillzeit [1; Chin.].

ABDOMEN: *Gurgeln* wie durch Flüssigkeit [1]. *Schmerzen* beim Einatmen [1]; < Berührung [1]. *Schweregefühl* < Druck und Berührung [1/1]. *Völlegefühl* mittags, nach dem Essen [1/1]; nach dem Frühstück [1], nach Trinken [1].

BRUST: *Milchfluss* vermehrt, zu reichlich [1].

RÜCKEN: *Schmerzen* im Lendenbereich bei Stuhldrang [1].

EXTREMITÄTEN: *Kälte* der Füße nach Erbrechen [1/1].

NOTIZEN

SINAPIS NIGRA Sin-n.

S

ZEICHEN

Brassica nigra. Schwarzer Senf. Fam. nat. Cruciferæ.
Brassica nigra kam ursprünglich aus dem Nahen Osten. Unten hat die Pflanze steife Haare und nahe der Spitze eine bläulichgrüne Farbe. Während der Reifung werden die Schoten fest gegen die Pflanze gedrückt. Die oberen Blätter sind klein schmal und gestielt, die unteren Blätter sind groß und haben unregelmäßige Einkerbungen; die unteren Blätter haben am Ende einen großen Lappen und mehrere kleine Seitenlappen unten. Duftende gelbe Blüten. Pfeffriger Geschmack. Wächst auf Feldern, an Deichen und Wegrändern; hauptsächlich in sumpfigem und schlickartigem Boden.
Bis zum Ende des Zweiten Weltkrieges wurde der Same dieser Pflanze für fast alle Senfarten verwendet. Aber weil es eine große Pflanze ist -sie kann über 2 Meter hoch werden -und weil sie ihre reifen Samen leicht verliert, fand man sie für maschinenbetriebene Landwirtschaft ungeeignet. Aus diesem Grund ist der altmodische schwarze Senf fast vollständig durch *Brassica juncea* ersetzt worden, eine viel kleinere Art aus China und Indien, welche den sog. *Sarepta Senf* produziert.
Der scharfe Senfgeschmack kommt nur heraus, wenn die gemahlenen Samen mit Wasser vermischt werden.
Dabei wird gleichzeitig der aktive Inhaltsstoff, Sinigrin, durch ein Enzym in Kaliumbisulfat, Glukose und Senföl gespalten. Ähnliche Glukoside, die sich ähnlich spalten, wodurch ein flüchtiges, schwefelhaltiges Öl entsteht, finden sich auch in anderen Cruciferen wie Radieschen, Rapssamen und Rettich. Die Mischung muss man einige Zeit stehen lassen, damit sich die Wirkung voll entfaltet: Das Enzym wirkt nicht, wenn die Samen mit kochendem Wasser vermischt werden, dann wird der Senf mild, aber bitter.
Der traditionelle englische Senf besteht aus sehr fein gemahlenem schwarzem Senf [ohne Spelzen] gemischt mit gelbem Senf und etwas Vollkornmehl. Eine Prise Gelbwurzel wird der Farbe wegen beigefügt oder Cayennepfeffer für einen schärferen Geschmack.
Schwarzer Senf enthält ein scharfes flüchtiges Öl und viel Schwefel. Wegen des hohen Schwefelgehalts verfärben sich Silberlöffel, wenn man sie in Senf stehen lässt. Die Asche der Pflanze enthält viel Phosphor, Kalzium, Kalium und Magnesium und eine kleine Spur Kupfer.
Es gibt eine Geschichte, dass als die spanischen Padres ihre Missionstätigkeit in Kalifornien begannen, Senfsamen ausstreuten, um den Weg von einem Missionsposten zum andern zu kennzeichnen. Sie konnten dann den Weg leichter finden, da Senfsamen rasch keimen. Um manche dieser Missionsposten findet man Sinapis heute noch,
Bis vor kurzem hat sich die Allopathie die reizenden und stimulierenden Eigenschaften des Senfs in Senfpflastern zunutze gemacht. „Senf wird in Form von Packungen zur äußeren Anwendung in der Nähe des Sitzes einer Entzündung gebraucht, hauptsächlich

bei Pneumonie, Bronchitis und anderen Erkrankungen der Atemwege. Er lindert Kongestion verschiedener Organe, indem er das Blut an die Oberfläche zieht, wie bei Kopfbeschwerden und ist bei der Linderung von Neuralgien und anderen Schmerzen und Krämpfen dienlich.… Heißes Wasser über zerstoßenen Senf gegossen bildet ein stimulierendes Fußbad und hilft eine Erkältung abzuschütteln oder Kopfschmerzen zu vertreiben. Er wirkt auch ausgezeichnet in Form von Packungen" [Grieve]
1872 von Butler geprüft; 10 Personen [9 Männer, 1 Frauen].

VERGLEICHE

Arsenicum. Sulfur. Phosphorus. Arsenicum iodatum. Arum triphyllum.

WIRKUNGSBEREICH

Schleimhäute [*Nase*; Atemwege; Blase]. *Magendarmtrakt.*

LEITSYMPTOME

G Gereizte Gemütsverfassung.
Ärgerlich, unzufrieden ohne Ursache; muss ständig aufpassen, dass man nicht unhöflich und bockig ist. [Hering]

G Aktivität nachts.
„Geist arbeitet nachts schnell; konnte leichter lernen, klarere Wahrnehmung; tagsüber wie gewohnt." [Allen]

G Geistestrübung.
„Ein dumpfes Gefühl im Kopf, das nie ganz verschwand, obwohl stark gelindert im Liegen und an frischer Luft; es geriet in Vergessenheit, wenn der Geist beschäftigt war, störte nie beim Studium oder geistiger Tätigkeit, und war immer schlimmer, wenn man daran dachte, auch schlimmer in warmen Räumen, besoders in sehr kleinen Zimmern." [Allen]

G Träume von Toten und von Dieben. [Hering]

A Schweiß bei leichter [geistiger oder körperlicher] Anstrengung und wenn man erhitzt ist.
Generalisierter Schweiß aber bes. *an Stirn und Oberlippe.*

A Schweiß und Empfindung von heißem Wasser in allen Blutgefäßen.
> Menses.

A Abneigung gegen Süßigkeiten, Zucker.

A < fette und gehaltvolle Speisen.
[Heftige Schwindelanfälle & Schwerhörigkeit.]

A < Senf [= Übelkeit].
„Schweiß auf Oberlippe abends und Stirn. Dieses Symptom trat bei einem meiner Patienten jedesmal auf, wenn er Senfgurken aß, außerdem bekam er hochgradige Hitze und Juckreiz am Kopf." [Kirchbaum, Med. Adv., Oct. 1908]

A < *Essen* [Kopf; Augen; Magen; hackender Husten].

A < 18 - 21 Uhr.
> *Nachts; Hinlegen.*

A Schmerzen *brennend*; wund, Prellungsschmerz.

A Schleimsekretion vermindert.
Brennend; klumpig; fadenziehend.
K Kopfschmerzen; dumpf, schwer.
< Warme Räume; *geistige Aktivität*; Schließen der Augen; Essen.
& Hitze und Juckreiz an der Kopfhaut, wie bei Schweißausbruch.
K *Heuschnupfen* im *Sommer*.
Nasenschleimhäute trocken und heiß, keine Absonderungen.
Nase berührungsempfindlich.
Oder akuter Schnupfen mit dünnen, wäßrigen, wundmachenden Absonderungen.
& Niesen, Tränenfluss, hackender Husten.
< Tagsüber.
> Hinlegen [Nase; Husten] oder:
< Hinlegen [Nase; Atmung].
Niesen verursacht durch Juckreiz oder eine brennende Empfindung in den Choanen.
K *Verstopfte Nase wechselnde Seiten.*
Oder nur *links*.
< Nachmittags und abends.
K Aus den Choanen geräusperter oder abgehusteter Schleim fühlt sich *kalt* an.
K Abdominale Kolik.
< Vornüberbeugen.
> Aufrecht sitzen oder nach hinten neigen. [Voisin]
„Jeder hat Patienten mit einer *Dioscorea*-Kolik, aber wenn der Atem sehr übelriechend ist, so ist *Sinapis nigra* das indiziert Arzneimittel." [Redfield, *Pacific Coast Journal of Homeopathy*, Jan. 1936]
K Aufstoßen von Gasen geht ständig mit anderen Symptome einher.

RUBRIKEN

GEMÜT: *Aktivität* nachts [1]. Abneigung *angesprochen* zu werden [1]. *Antwortet* abrupt; bissig [1]. *Denken* an die Beschwerden < [1]. *Furcht* während Koitus, verursacht Impotenz [2/1]. *Trübsinn* über die Krankheit, sicher, nie wieder zu genesen, bei Asthma bronchiale [2/1].
KOPF: *Leeregefühl* im Scheitel [1]. *Schmerzen*, Kopfschmerzen < Denken an Schmerzen [1]; > während Essen [1]; > frische Luft [1]; > kalte Luft [1]; < warme Räume [1]; Schmerzen in der Stirn abends [1]; in warmen Räumen [1]; Schmerzen über den Augen, erst rechts dann links [1]; über den Augen beim Bücken [1]; Schmerzen in den Seiten, erst rechts dann links [1].
NASE: *Hitze* in der Nasenspitze abends [1; *Caps.*]. *Schnupfen* > Aufsetzen [1; Mag-m.]; im Liegen [1]; durch nasses Wetter [1]. *Trockenheit* innen > Schlucken [1/1]. *Verstopfungsgefühl* & wässrige Absonderungen [1]; Verstopfungsgefühl an der Nasenwurzel [1].
GESICHT: *Steifheit* der Lippen [1].

MUND: Empfindung von *Bläschen* auf der Zunge [1/1]. Mund *empfindlich*, Speisen und Getränke unerträglich [1/1]. *Geschmack* nach Knoblauch [1]; nach Meerrettich [1]. *Hitze* in Zungenrändern und Zungenspitze [1/1]. Brennende *Schmerzen* mit Ausdehnung zum Magen [1].
MAGEN: *Erbrechen* nach fetten Speisen [1]. *Schmerzen* in gekrümmter Sitzhaltung [1]; Krampfschmerzen beim vornüber Beugen [1/1]. *Völlegefühl* nach Trinken [1].
BLASE: *Schmerzen* am Morgen [1].
MÄNNER: Lästige oder schmerzhafte *Erektion* nachts vor der Harnentleerung [1/1]; Erektionen fehlen durch Schreck während Koitus [2; Sin-a.].
ATMUNG: *Asthmatische* Atmung, Heuasthma [2].

NAHRUNG

Abneigung: Süßigkeiten [2]; Zucker [1].
Schlimmer: Warme Getränke [1; = Empfindlichkeit von Zähnen mit Füllung]; fette und gehaltvolle Speisen [1]; Senf [1].

NOTIZEN

SOL BRITANNIC

Sol

ZEICHEN

Sonnenlicht.
Die Sonne ist das Zentrum unseres Sonnensystems. Als brennende Gaskugel mit einem Durchmesser, der das 109 fache des Durchmessers der Erde beträgt, umfasst die Sonne etwa 99% der gesamten Masse des Planetensystems. Das allgemeine magnetische Feld der Sonne lässt sich nur in Polarnähe beobachten.
Kurzlebige Magnetfelder treten auch auf der Sonne auf, die oft mit ihrer Aktivität in Verbindung stehen. Das sichtbare Licht der Sonne stammt aus der Photosphäre.
Geologische Daten zeigen, dass die Emission von Energie von der Sonne seit etwa 4 Milliarden Jahren konstant ist und für weitere 5 Milliarden Jahre anhält. Diese Energie stammt aus nuklearen Reaktionen, die im Zentrum der Sonne stattfinden.
Die Sonne besteht fast ausschließlich aus Wasserstoff [75%] und Helium [25%]. Der Himmelskörper ist aus drei Schichten zusammengesetzt:

1. Die Photosphäre, die sichtbare Oberfläche mit granulärer Struktur und dunklen Bereichen [Sonnenflecken];
2. Die Chromosphäre, eine 2000 bis 14000 km dicke Gasschicht, die durch glühendes Wasserstoffgas rot gefärbt ist; die Chromosphäre besteht aus einer ungeheuren Masse von züngelnden Flammen [Spiculæ].
3. Die Corona, eine etwa 1 Million km dicke Schicht aus sehr seltenem Gas das sich

allmählich in das interplanetarische Medium verwandelt. Hier ist die Temperatur mit Abstand am höchsten; auch die sog. Solarwinde befinden sich hier.
Die Sonne spielt eine Rolle im religiösen Leben vieler Zivilisationen, wenn auch in geringerem Maße als der Mond. Ihr Licht und ihre Wärme werden als unerläßliche Quelle für Leben und Fruchtbarkeit erachtet [Ägypten, Indien, Mexiko], die Sonnenhitze allerdings galt in manchen Kulturen als destruktiv [die Mittagssonne in Mesopotamien]. Als Lichtspender ist die Sonne auch Trägerin der Gerechtigkeit, die gegen die Mächte der Dunkelheit und Ungerechtigkeit kämpft. Der griechische Sonnengott Helios beispielsweise ist allwissend und allsehend. Hahn und Adler waren ihm geweiht. Die Römer verehrten die Sonne als Sol Invictus [unbesiegbare Sonne].
Astrologisch gesehen entspricht die Sonne dem zentralen Kern des menschlichen Wesens, dem Sitz von Wahrheit und innerem Wissen. Eine starke Sonne drückt Lebenslust, Willenskraft, Kreativität u Führungsqualitäten aus. Eine schlecht aspektierte Sonne zeigt eine Tendenz zu Glorifizierung der eigenen Person, Ehrgeiz, Arroganz u Egozentriertheit. Soziologisch betrachtet ist die Sonne die herrschende Macht mit Zentralgewalt. Auf persönlicher Ebene repräsentiert sie Unabhängigkeit und Selbständigkeit. Im Körper ist die Sonne durch Herz u Solar Plexus repräsentiert. Beide besitzen ausstrahlende Kräfte. Das Metall der Sonne ist Gold, das glänzende wertvolle Metall, und sein Bote ist Hermes [Mercurius], der einzige Gott, der fähig ist, sie zu beeinflussen. Sonnenschein macht uns fröhlicher und lässt Kinder schneller wachsen. Menschen werden aggressiver und heißblütiger, weil der Testosteronspiegel in den Monaten Juli und August am höchsten ist [in der nördlichen Hemisphäre]. Der Sommer wirkt stärker auf unsere Stimmungen als der Winter. Dies liegt besonders daran, dass wir stark auf Geruch reagieren, und der Winter hat wenig Gerüche, der Sommer hingegen ist voll von Tausenden von Düften, in denen wir schwelgender werden.
Auch Tumoren 'gedeihen' in den warmen Monaten besser.
1880 von Swan eingeführt. 1994 von Jean Daws und Daphne Scriven geprüft; 12 Prüfer -9 Frauen, 2 Männer, 1 Kontrollperson.

VERGLEICHE

Mercurius. Lycopodium. Pulsatilla. Causticum. Tuberculinum. Hydrogenium.

WIRKUNGSBEREICH

Gemüt. Augen. Verdauung. Weibliche Organe.

LEITSYMPTOME

G *Polarität von Entschlossenheit und Ruhelosigkeit.*

Entschlossen, bestimmtes selbstsicheres Auftreten, beherrscht, ungeduldig beim Fällen von Entscheidungen und unbeherrscht.

„Mehrere Prüfer trafen bedeutende Entscheidungen, mit der Folge, dass sie freier und glücklicher im Leben allgemein wurden."

Streitlustig, Zorn.

„Überdreht und zappelig."

„Sie haben die Fähigkeit, Schwierigkeiten zu beherrschen und zu überwinden und Erfolg und Glück im Leben zu erlangen, aber sie müssen Probleme bewältigen und ihr Leben neu ordnen um dies zu erreichen, oder aber Sol britannicum verordnet bekommen."

Delusion, meint verfolgt zu werden.

„In dieser Rubrik hängt *Sol* mit einem allgemeinen Tief zusammen, wenn der Patient deprimiert, weinerlich, desorientiert und empfindlich gegen Veränderungen ist. Dies kann zu einem leicht paranoiden Zustand führen, wenn man energielos und ausgelaugt sind."

„Es könnte vorteilhaft sein, an Sol britannicum zu denken, wenn das indizierte Arzneimittel den Zustand der Unentschlossenheit nicht verändert, bes. dann wenn andere Indikationen für Sol vorliegen. Wenn der Patient einfach ein bißchen mehr Mut aufbringen muss, um im Leben weiterzukommen, anstatt zu warten 'dass etwas passiert.' Eine 'Dosis Sonnenschein' kann den Anstoß geben, um den Fortschritt einzuleiten und die Stagnation aufzuheben."

G Desorientiertheit.
Träume sich verirrt zu haben.
Verläuft sich in wohlbekannten Straßen.

G *Träume von Reisen.*
Geistige Ruhelosigkeit.

G Träume von Familie, Zuhause, Nahrung.

A *Bekommt leicht Sonnenbrand oder anhaltende Beschwerden nach einem schweren Sonnenbrand.* [Murphy]

A Zunehmende Müdigkeit im Tagesverlauf, mit Bedürfnis nach kurzen Nickerchen.

A *Gesteigerte Körperhitze und Energie.*
Oder KÄLTE [durchgefroren bis auf die Knochen].
„Einige Prüfer erlebten extreme Veränderungen der Körpertemperatur."

A < KÄLTE.

A > HEISSES BAD.

A Verlangen nach saftigen, erfrischenden Dingen [Orangen, Grapefruit, Limonensaft].
„Bedürfnis nach gesunder Lebensweise und Obst."

A Schlaflosigkeit bis 3 oder 4 Uhr.
Schläfrigkeit, < 15 Uhr.

A > KURZE SCHLÄFCHEN; Schlaf.

A > Druck [dumpfe Kopfschmerzen; dumpfe Schmerzen um die Augenhöhle; Krampfschmerzen im Abdomen rechts].

A „Die üblichen Wirkungen von starkem Sonnenlicht wie Niesen, Sommersprossen und Hitzschlag können der Liste hinzugefügt werden." [Clarke]

K „Alle empfindlichen Personen sind sofort empfindlich gegen direkte Sonneneinstrahlung auf den Scheitel." [Clarke]

K Schmerzhafte Augen, wenn man lange Strecken fährt [durch grelles Licht].
„Licht beeinträchtigt die Augen." [Clarke]

Quelle: Jean Daws & Daphne Scriven, *The Making and Proving of Sol Britannic*, Publ. Helios Apotheke.

NAHRUNG

Verlangen: Saftige und erfrischende Dinge [1]; salzige Dinge [1]; Lamm und gegrilltes Fleisch [1].

NOTIZEN

SOLANUM NIGRUM Sol-n.

ZEICHEN

Solanum nigrum. Schwarzer Nachtschatten. Fam. nat. Solanaceæ.
Die Familie der Nachtschattengewächse hat eine Reihe von bemerkenswerten Mitgliedern. Außer gewöhnlichen Feldpflanzen wie Solanum nigrum und Nicandra gehören ihr Nutzpflanzen an wie Kartoffeln [*Solanum tuberosum*] und Tomate [*S. lycopersicum*], Gewürze [*Capsicum*], Narkotika [*Nicotiana tabacum*] und Arzneien [*Atropa belladonna, Datura stramonium, Hyoscyamus niger* usw.]. Die giftige Seite der Familie enthält sog. *Tropanalkaloide*, auch als mydriatische Alkaloide bezeichnet, die das ZNS angreifen und zu Dilatation der Pupillen führen.
Die toxischen, narkotischen und aphrodisiakischen Eigenschaften der Nachtschattengewächse sind seit Tausenden von Jahren bekannt. Beispiele sind u.a. Hexentinkturen im Mittelalter, die Giftmischungen von Eingeborenen verschiedener Länder und die mittelalterlichen Anästhetika bei chirurgischen Eingriffen.
Die Pflanzenfamilie verdankt ihren Namen vermutlich ihrer Dualität -einerseits eine wohltuende medizinische Wirkung [solanum von *solari*, bei Qualen Linderung verschaffen] und andererseits 'Nachtschatten', Gewächse die eine dunkle Schattenseite, einen Feind verbergen. Die dilatierten Pupillen nehmen mehr Licht auf, sind aber gleichzeitig offen für die Schattenseite von Dingen, die normalerweise unsichtbar sind.
Solanum nigrum ist ein sehr häufig vorkommendes Unkraut, das an Wegrändern, in Gärten, auf Feldern und Schutthalden wächst. Die Pflanze ist einjährig und blüht von Juli bis September. Eine schwarz glänzende erbsgroße Beere mit vielen Samen, entsteht aus der kleinen sternförmigen Blüte. Die unreifen Beeren sind besonders giftig, sie reifen nicht oder nur in geringem Maße. Der Toxizitätsgrad kann stark schwanken und hängt von verschiedenen Faktoren ab. Der hohe Nitratgehalt kann auch Beschwerden verursachen. Bei Menschen erzeugt er Hautausschläge, Erbrechen, Diarrhœ, Paralyse, Blutzersetzung und führt schließlich zum Tod durch Herz- und Atemstillstand.
Im 16. und 17. Jahrhundert wurden junge Triebe als Gemüse gegessen. Auf Biofarmen wird der schwarze Nachtschatten absichtlich zwischen die Kartoffeln gepflanzt, da der Kartoffelkäfer sie zum Eierlegen bevorzugt, so dienen sie als Schutz der Kartoffel pflanzen. In der pharmazeutischen Industrie wird ein Bestandteil von Solasonin als Grundstoff zur Herstellung von Sexualhormonen [Progesteron] und Nebennierenrinden-hormonen [Prednison] verwendet.

1840 von Hughes eingeführt. 1853 von Lembke geprüft.

VERGLEICHE
Belladonna. Lachesis. Conium. Spigelia. Stramonium. Cuprum. Agaricus. Helleborus.

Differenzierung zu Belladonna:

➡ Die Symptome sind klar umrissen und charakteristisch. Viele davon haben eine bemerkenswerte Ähnlichkeit mit Belladonna. Es ist möglich, dass Hahnemann einige Solanum-Symptome mit denen von Belladonna verwechselt hat. Bei *Kopfschmerzen* gibt es mir und meinen Patienten mehr Befriedigung als Belladonna. Bei *Angina* wirkt es oft Wunder. Bei *Scharlach* wird man häufig promptere Heilerfolge damit haben als mit Belladonna, besonders wenn der Ausschlag nicht glatt und diffus ist, sondern große rote und fahle *Flecken* vorliegen. [Hale]

WIRKUNGSBEREICH
ZNS. Verdauungstrakt.

LEITSYMPTOME
A Beschwerden durch Ergotabusus.
A < *Kälte*.
A > Essen.
[Krämpfe in der Magengrube; scharfe Schmerzen im Darm]
A *Übermäßiger Durst*; auf große Mengen, häufig.
A *Schlafstörungen* durch:
Träume aus großer Höhe zu stürzen;
Träume von Schlangen [erwacht mit Schrecken].
Nächtliche Panikanfälle bei Kindern.
A Starke *Trockenheit* [Mund; Hals].
A Schmerzen kommen und gehen plötzlich.
A *Schwindel*.
< Aufstehen; Bewegung.
Im Stehen Empfindung als würde der Körper *nach hinten* fallen.
Im Sitzen Empfindung als ob der Körper in *verschiedene Richtungen* schaukelt.
Beim Bücken Empfindung als ob sich alles im Kreis dreht.
& Völlegefühl im Kopf.
& Getrübte Sicht.
& Völliges Aussetzen der Geisteskräfte.
A *Menigeales Syndrom*.
& Starke Kopfschmerzen und wechselnde Zustände:
Miosis # Mydriasis.
Komatöser Stupor # wildem Delir.

Hitze # eisiger Kälte.

A *Konvulsionen.*

Mit vorangehendem Kribbeln in den Extremitäten.

K Heftige Kopfschmerzen im *Supraorbitalbereich.*

< Geringste Bewegung; Bücken; Erschütterung.

< Licht; Geräusche; Bücken; geschlossene Räume.

> frische Luft; Augen schließen [muss die Augen schließen].

& Rotes aufgedunsenes Gesicht.

& Pulsieren der Karotiden.

& Erweiterte Pupillen.

& Völliges Aussetzen der Geisteskräfte.

Bei geringster Bewegung nach ruhigem Sitzen, Empfindung als würde das Gehirn durch die Stirn zerspringen.

Kopfschmerzen mit *vorhergehendem* Flackern vor den Augen.

K Haut.

Hautausschläge, umschriebene Flecken, groß, rot und bleigrau.

„Ein eigenartiges Charakteristikum der Wirkungen auf die Haut des schwarzen Nachtschattens ist, dass sie eine Tendenz zu *schwarzer Verfärbung* haben: 'Die Schwellung ist sehr schmerzhaft, wird größer, glänzend, hart und tiefrot; und an mehreren Stellen ziemlich schwarz'." [Clarke]

„Nach einer Dosis der Urtinktur verschwand dieser Zustand bei einem Patienten von Cooper: Psoriasisflecken an Knien, Ellenbogen und Stirn, schuppig, mit roten reizenden Flecken an den Haarwurzeln." [Clarke]

RUBRIKEN

GEMÜT: *Gesten*, greift nach etwas, Kauen und Schlucken [2/1]. *Prophezeiungen* [1]. *Redet* in einer fremden Sprache oder verschiedenen Sprachen [1].

SCHWINDEL: Als würde sich das Bett *drehen* [1; **Con**., Puls.].Mit Schwanken nach *links* beim Gehen im Freien [1].

KOPF: *Hirnreizung* während der Zahnung [1]. *Schmerzen* in der Stirn über den Augen beim Ansehen greller Gegenstände [1/1]; bei Bewegung [1]; beim Bücken [1]; im Gehen [1]; Schmerzen in den Schläfen beim Auftreten [1]; Schmerzen im Scheitel in umschriebenen Stellen [1]; Schmerzen in der Stirn wie durch Schläge, morgens beim Erwachen [1]. *Schüttelgefühl* bei Kopfbewegung [1].

AUGEN: *Schmerzen* wie durch Sand, morgens [1; **Nat-m**.].

SEHKRAFT: *Farben*, schwarze Gegenstände [1]; schwarz und weiß beim Lesen [1]; weiße Flecken [1]. *Schwach* < grelles Licht [1].

NASE: Wässriges *Sekret* aus dem rechten Nasenloch [1].

HALS: *Schmerzen* wie von einem Splitter in der rechten Rachenmandel [1/1].

MAGEN: Schneidende *Schmerzen* > Zusammenkrümmen [1; **Coloc**.]. *Sodbrennen* abends, nach dem Zubettgehen [1; Con.].

HAUT: Feuchte *Hautausschläge* [2].

ALLGEMEINES: *Konvulsionen* als ob man nach etwas greift und es dann kaut

[2/1]; während der Entbindung [1]; während der Schwangerschaft [1]; während der Zahnung [1]. Empfindlich gegen *Tabak*geruch [1].

NAHRUNG
Abneigung: Tabakgeruch [1].

NOTIZEN

SOLANUM TUBEROSUM AEGROTANS Sol-t-ae.

ZEICHEN
Kranke Kartoffelknolle. Solanum tuberosum. Fam. nat. Solanaceæ.
Die Kartoffel kommt ursprünglich aus dem Andengebiet und kam 1565 durch Vermittlung eines spanischen Königs nach Spanien. Kurz darauf wurde eine früh blühende Kartoffelsorte mit gelblich weißen Knollen aus Chile nach Irland importiert. Irland war das erste europäische Land, in dem die Kartoffel zu einem Grundnahrungsmittel wurde. 1846 führte der plötzliche Einfall of Kartoffelfäule zu der schrecklichen Hungersnot in Irland, bei der Tausende von Menschen starben und die einen Anstieg der Massenemigration nach Amerika zur Folge hatte. In England waren „die Puritaner gegen den Anbau der Kartoffel, weil sie nicht in der Bibel erwähnt war und erst Mitte des 18. Jahrhundert wurde die Kartoffel in England als Gemüse verbreitet… Auf dem europäischen Festland traf die Kartoffel auf erhebliche Vorurteile und wurde erst einige Zeit später ein allgemein verwendetes Nahrungsmittel.“ [Grieve]
Die Kartoffelpflanze lässt unterirdische Triebe wachsen, die Knollen formen. Die Knollen müssen geerntet werden, bevor sich aus den Knospen [Augen] oder Knollen neue Triebe bilden. Nach der Ernte können sie nicht lang gelagert werden, weil sie nach relativ kurzer Zeit treiben. Sie müssen dunkel gelagert werden [Nachtschatten], da die Triebe im Licht ein toxisches Glukoalkaloid Solanin entwickeln. Dieser Prozess lässt sich durch chemische Behandlung aufhalten. Die Triebe sind giftig, ebenso unreife oder grüne Kartoffeln. Frische reife Kartoffeln enthalten sehr wenig Solanin, schimmelige Kartoffeln haben einen viel höheren Gehalt. Abgesehen davon ist die Knolle ein recht gutes Nahrungsmittel. Zugegebenermaßen führt der hohe Stärkegehalt der Kartoffel bei langfristigem übermäßigem Verzehr zu Fettleibigkeit, aber sie liefert auch Vitamin C, Kalzium, Kalium und Phosphor, wenn auch die Hälfte davon verlorengeht, wenn die Kartoffel geschält und gekocht wird. Eine beliebte Anwendung ist frisch gepreßter Kartoffelsaft als Getränk gegen übermäßige Magensäure. Der rohe Saft enthält keine Alkaloide, hingegen hat einen hohen Gehalt an Kaliumsalzen.
Die Kartoffel findet außer als Nahrungsmittel noch vielfältige andere Verwendung: Methylalkohol, Stärke, Bindemittel, kosmetische Cremes, Seidenreiniger.
Die Antroposophie hat eine Reihe von ernsten Einwänden gegen den Anbau der

Kartoffel. Kartoffelstärke ist schwerer verdaulich als Getreidestärke und greift 'den Teil des Nervensystems an, der die Grundlage für kreatives, künstlerisches Denken und Phantasie ist' mit dem Ergebnis, dass wir nur noch mit dem vorderen Teil des Gehirns denken. Mit seinen differenzierteren Zellen und lokalisierter Kapazität ist dies mehr der Bereich, in dem das objektive Denken stattfindet, d.h. die Fähigkeit zu wissenschaftlichem oder abstraktem Denken, welches, wenn es sich nicht mit Humanität verbindet, rein materielles Denken unterstützt. Innere kreative Gedanken haben in Europa tatsächlich in dem Augenblick abgenommen, in dem die Kartoffel zum Grundnahrungsmittel wurde. Die Verbindung zwischen Individualität und der körperlichen Seite leidet auch, wenn Kinder hauptsächlich mit Kartoffeln gefüttert werden. Wenn Personen merken, dass sie träge, vergesslich und müde werden und die Aufmerksamkeit nachlässt, kann dies häufig mit einem zu hohen Kartoffelkonsum in Verbindung gebracht werden. Durch Zucker, Gemüse und Obst muss ein Gegengewicht geschaffen werden. Ein Rezept, dass aus einem gesunden Volksinstinkt stammt, mit dem dieses Problem wahrgenommen wurde, stellt Kartoffeln mit Äpfeln zusammen. Dieses Rezept heißt in Österreich bezeichnenderweise 'Himmel und Erde'. [Hauschka]
In diesem Licht betrachtet erhält eine eigenartige Prüfung wie die erkrankte Kartoffel eine gewisse Tiefe. Höchstwahrscheinlich steht sie im Zusammenhang mit der *Kartoffelfäule*, einer destruktiven Erkrankung, die durch den parasitären Pilz *Phythophthora infestans* erzeugt wird. Wie dies im vergangenen Jahrhundert in Irland geschehen ist, kann die Krankheit die gesamte Kartoffelernte zerstören, was weitreichende Auswirkungen nach sich zieht. Wenn sie von der Krankheit befallen sind, werden die Blätter und Knollen schwarz.
Geprüft von Mure.

VERGLEICHE

Sulfur. Arsenicum. Lachesis. Lycopodium. Alumina silicata. Alumina phosphorica.

WIRKUNGSBEREICH

Magendarmtrakt. Schleimhäute. REKTUM. Haut.

LEITSYMPTOME

G Angst beim Erwachen.
„Steht nachts auf und bildet sich ein, dass Diebe hinter den Vorhängen sind, wagt aber nicht dahinter zu schauen, bittet andere darum.“ [Clarke]

G Streitsüchtig, reizbar.
„Ein unverständlicher Ausdruck reizt sie so stark, dass sie alles zerbrechen möchte und sich in die Hände beißt.“ [Clarke]

G Furchterregende Träume.
[Blutlachen; Hände in Stücke geschnitten; von Feuersbrünsten zerstörte Städte; tote Körper; Sturz aus großer Höhe; Schwimmen in Wasser und kann nicht herauskommen; Frauen, die in Tiere verwandelt werden; Männer, die zu sprechenden Tieren werden; Revolution, und die Zerstörung einer Stadt durch Feuer und Schwert]

A Gelüste auf Alkohol; Kaffee; Orangen.

A Verdauungsschwierigkeiten.
„Schmerzen im Magen und Gesichtsrötung nach dem Frühstück."
„Her Abendessen verursacht die ganze Nacht lang Schmerzen."
„Nach dem Mittagessen oder Abendessen fühlen sich ihre Kleider zu eng an."
„Erwacht um 4 Uhr morgens durch Magenschmerzen, & Aufstoßen, eine Stunde lang anhaltend." [Allen]

A Brennender Durst.
„Durch Empfindung von Salz im Mund." [Allen]

A < Berührung und Druck.

A < *Morgens.*

A < Bewegung.

A *Abstoßender Geruch* [Atem; Stuhl; Menses; Körpergeruch].

K *Kopf.*
Schweregefühl < morgens.
Stirnkopfschmerzen < Gehen, Anstrengung.

K Tiefrotes Gesicht.
Lippen rissig, blutend und beinahe roh.

K Nase.
Druck an der Nasenwurzel.
Wiederholtes Niesen, < Treppensteigen.

K *Hochgradige Obstipation.*
„Schwere Schädigung des Rektums. Der Anus ist weit offen, extrem schmerzhaft bei Berührung, und jede willkürliche Bewegung fehlt. Der Kot, selbst wenn sehr weich, bleibt im Rektum und muss mit Gewalt herausgepresst werden. Dieses Pressen verursacht Rektalprolaps." [Vrijlandt]
Hervortreten und Retraktion des Rektums im Wechsel während der Stuhlentleerung.
& Frostgefühl im Körper.
Nach der Stuhlentleerung fällt das Rektum abwechselnd vor und kehrt wieder zurück. [Clarke]
[vgl. *Alumina* mit seiner < Kartoffeln!]

K Unerträglicher Juckreiz der Labien < vor der Menses.
Mammæ schmerzhaft, v.a. beim Anheben der Arme.

* Das Symptomenbild ist angeblich so bizarr, dass es viele Autoren nicht einmal erwähnen. In der Fachliteratur sind jedoch mehrere Heilungen verzeichnet. Nicht nur Vrijlandt erwähnt in seinem Buch *Homoeopathic Prescription in Practice* Heilungen mit Sol-t-ae., sondern auch Müller hatte, laut seinem Artikel in der Zeitschrift für Klassische Homöopathie, 1, 1986, regelmäßig damit Erfolg. Er beschreibt den Fall eines siebzigjährigen Mannes mit Rhythmusstörungen, der an Herzklopfen leidet, sobald er zu essen beginnt. Nach der Einnahme von Sol-t-ae. D6 verschwanden die Symptome innerhalb von einem Tag wie durch Zauberei. Ein zweiter Fall ist derjenige einer sechsundzwanzigjährigen Frau mit vielen Ängsten [Furcht im Dunkeln, vor Wasser, zu ersticken, Platzangst] und Angstträume [verfolgt zu werden und dass ihr die Finger abgeschnitten werden]. Sie wurde geheilt indem sie zuerst Stram. erhielt, dann Sol-t-ae. und schließlich wieder Stram. Ein weiterer Fall beschrieben von Bakker in Allgemeine

Hom. Zeitung, 207, 1962 ist der einer Frau mit Pruritus vulvæ < vor der Menses und < nachmittags. Nach einmonatiger Einnahme der D6 wurde eine anhaltende Heilung erzielt.

RUBRIKEN

GEMÜT: *Angst* um die Zukunft [1]. *Delusionen*, meint Diebe zu sehen [1]. *Gedanken* an die Vergangenheit, an Reisen [1/1]; wandernde Gedanken beim Zuhören [1/1]; Fluss theatralischer Gedanken [1/1]. *Geschwätzigkeit* abends [1; **Lach**.]. *Tadelsüchtig* [1]. *Träume* Menschenfleisch zu essen [1/1]; von Hexen [1/1]; religiös [1]; von Zauberei [1/1].

KOPF: *Hitze* im Scheitel durch abwärts Gehen [1/1]. *Schmerzen*, Kopfschmerzen durch Alkoholgeruch [1/1]; in der Stirn, & Neigung nach vorn zu fallen [1]; Bersten, als würde das Gehirn aufbrechen, beim Treppensteigen [1]. Empfindung als würde *Wasser* im Kopf schwappen [1].

OHREN: Klingel*geräusche*, als würde sie in Ohnmacht fallen [1/1].

MUND: *Blutendes* Zahnfleisch beim Versuch zu schlucken [1/1]. Fauliger *Geruch* [1]. *Geschmack* nach rohen Kartoffeln, morgens [1/1]; Speisen schmecken bitter [1]. Gelbe *Verfärbung* entlang der Zungenmitte [1].

MAGEN: *Ruktus,* > Zuckerwasser trinken [1/1].

ABDOMEN: *Schmerzen* beim Erwachen [1]; Schmerzen im Hypogastrium morgens [1]; Wundheitsschmerz bei Druck [1].

REKTUM: *Hitze* nach der Stuhlentleerung [1]. *Offener* Anus [1]. *Drängen* nach der Stuhlentleerung [1].

FRAUEN: *Juckreiz* nachmittags [1/1]. *Menses* schwarz und klumpig [1]; übelriechend nach verdorbenem Fisch [1; Syph.].

LARYNX: *Stimme*, Heiserkeit nach dem Aufstehen [1]; beim Erwachen [1].

HUSTEN: *Ruktus* erzeugt Husten [1].

BRUST: Empfindung als ob sich das *Herz* schnell herumdreht [1/1]. *Herzklopfen* durch geringste Bewegung [1]; beim Schlucken [1/1]; beim Versuch zu singen, hindert sie daran, einen Ton herauszubringen [1/1]; beim Zubettgehen [1]. Empfindung, als würde sich etwas *Hohles* rasch herumdrehen, bei geringster Bewegung [1/1].

EXTREMITÄTEN: Kann obere Gliedmaßen nicht *heben* [1]. *Pulsieren* im Gesäß [1]. *Schmerzen* in den Gelenken nach Gehen [1]; ziehende Schmerzen in den hinteren und inneren Oberschenkelmuskeln beim Beugen der Knie [1/1]. *Schwäche* beim Erwachen [1]. *Spannung* in den Waden [1].

SCHLAF: Schlaf *gestört* durch Hitze [1]. *Schlaflosigkeit* durch Schmerzen in den Gelenken [1/1].

ALLGEMEINES: *Kälte* < [1]. Voll*mond* < [1]. *Schmerzen,* Wundschmerz, Prellungsschmerz bei Bewegung im Bett [1/1]. *Schwäche* beim Aufstehen [1].

NAHRUNG

Verlangen: Alkohol [1]; Kaffee [1]; Orangen [1]; Stimulantien [1].
Schlimmer: Alkohol, Geruch nach [1]; kaltes Wasser [1].

S

NOTIZEN

SOLIDAGO

Solid.

S

ZEICHEN

Solidago virgaurea. Goldrute. Fam. nat. Compositæ.
Wegen seiner Heilwirkung auch Heidnisch Wundkraut genannt, der Artenname bedeutet dasselbe: Solidago stammt vom lat. *solidum agere,* ganz machen bzw. heilen. Virga aurea ist ein alter Name und bezeichnet einen goldenen Zweig, mit Bezug auf den Blütestand, daher der Name Goldrute. Die meisten Goldruten, es gibt ihrer über achtzig Sorten, sind in Nordamerika heimisch, wo sie in Wäldern und auf sandigen Böden wachsen.
Solidago virgaurea wird 60 bis 90 cm hoch. Aus Blättern und Blüten lässt sich ein gelber Farbstoff gewinnen.
Sie ist seit langem für seine heilende Wirkung berühmt, äußerlich angewandt bei Wunden und innerlich als Tee. Es hat diuretische Eigenschaften und steht in dem Ruf, Nierensteine aufzulösen. Die Goldrute ist ursprünglich im Altertum im Nahen Osten entdeckt worden. Der Sage nach ist sie dem Stab Aarons entsprossen, als dieser ihn vor dem Pharao zu Boden warf, um seine Zauberkräfte zu zeigen.
Es enthält Saponine [ähnlich derer in *Senega*], mit fungizider Wirkung, Rutin [wie bei *Ruta*], und phenolische Glykoside mit entzündungshemmender Wirkung
„Den ganzen Sommer lang, während andere Pflanzen blühen, streckt die Goldrute unverwandt ihren einzelnen Stengel gen Himmel. Gegen Mitte August schließlich erscheinen die golgelben spitz zulaufenden Blüten. Sowohl ein Stab als auch eine Turmspitze gehören zur Erscheinung. Dies erinnert an die Tarotkarte, bei der ein Mann mit einer schweren Last auf dem Rücken und einem Wanderstab in der Hand eine Straße entlang geht. Sein Kopf ist gesenkt, und so sieht er den spitzen Kirchturm nicht, der in der Ferne aufragt und ihm anzeigt, dass sein Ziel in Reichweite ist. Die Botschaft der Goldrute heißt, dass es gilt durchzuhalten, um das Ziel zu erreichen. Die Wurzel erzählt eine ähnliche Geschichte. Ojibwe Kräuterheilkundige Kathleen Westcott hat zu mir gesagt, 'Der Objiwe Arzt sieht sich nicht nur den oberirdischen Pflanzenteil an, sondern auch die Wurzeln. Wenn man die Goldrute während der Wachstumsphase ausgräbt, wird man sehen, dass die Wurzelfäden den ganzen Sommer lang nach unten gerichtet sind. Wenn das Wetter kälter wird, richtet sie die Wurzeln seitwärts und bildet eine kompakte Masse unmittelbar unterhalb der Erdoberfläche, als würde die Pflanze für den Winter haushalten.' Hier haben wir eine Botschaft für freies Wachstum, dann für Veränderung, zur Vorbereitung für schwierige Zeiten. Die Wurzel hält sich an der Erde fest, wie der Reisende sich entschlossen an den Weg hält, um sein Ziel zu erreichen.…Die Probleme der Goldrute beginnen mit einem Mangel an Durchhaltevermögen, einem Mangel an Stärke, durch Schwierigkeiten hindurch standzuhalten, eine Unfähigkeit, die Notwendigen Dinge zu verarbeiten, um zum Ende zu gelangen." [Wood, mit Bezug auf Solidago canadensis]
Von Rademacher eingeführt.

VERGLEICHE
Lycopodium. Sepia. Pulsatilla. Terebinthina. Cantharis. Apis.

WIRKUNGSBEREICH
NIEREN; Blase; Prostata. Magendarmtrakt. Untere Gliedmaßen. Blut.

LEITSYMPTOME
⇨ *Blütenessenz [von Solidago californica]*

„Positive Qualitäten: Gut entwickelte Individualität, inneres Selbstgefühl und soziales bzw. Gruppenbewusstsein im Gleichgewicht. Ungleichgewichtsmuster: Von Gruppe oder Familienbanden leicht beeinflusst; unfähig, sich selbst treu zu bleiben, lässt sich durch Gruppenzwang oder soziale Erwartungen unter Druck setzen. ... Diese Seelen müssen ihre eigenen inneren Werte und Überzeugungen finden, andernfalls wird ihre innere Schwäche leicht ausgebeutet. Sie neigen dazu, sich durch gesellschaftliche Zwänge und Gebräuche negativ beeinflussen zu lassen, indem sie ihr Verhalten an soziale Normen anpassen, um anerkannt und akzeptiert zu werden. In manche Situationen können sich solche Menschen auch asozial oder unausstehlich verhalten, um durch extremes Benehmen ein Selbstbild zu erlangen dies trifft besonders auf Jugendliche zu.“ [Kaminski & Katz]

A „Erkrankungen, die durch mangelhafte Nierenfunktionen entstehen oder mit solchen einhergehen, werden wahrscheinlich durch *Solid.* Besserung erfahren.“ [Clarke]

A Insbesondere indiziert bei *Nierenbeschwerden* mit folgenden Begleiterscheinungen:
Hautausschläge und skrofulöse Drüsenschwellung.
Katarrhalische Atemwegs- oder Verdauungsbeschwerden. [Mezger]

A Schwach; erkältet sich leicht.

A Heuschnupfen; Allergie gegen Katzen.

„In meiner Praxis kommt *Solidago virga-aurea* für Heuschnupfen häufig gelegen. Solidago, *Apis mellifica,* Propolis, *Arundo mauritania,* Silicea, und *Ambrosia artemisifolia* helfen in der Mehrzahl aller Fälle. Ich kenne kein besseres Mittel bei Katzenallergie, es heilt zwar nicht in jedem Falle – nur in den meisten Fällen. ... Die Augen des *Solidago* Patienten sehen aus, als sei die Person gerade aus dem Schwimmbad gekommen. Die Konjunktiven sind allgemein gerötet. Es sind nicht die knallroten Flecken von *Euphrasia,* die glasierte schmerzhafte Rötung *Pulsatilla* [der manchmal *Euphrasia*], oder die blutunterlaufenen Gefäße von *Ambrosia.* Gleichzeitig bestehen Stauung, Niesen und Laufen der Nase, die Haut ist gerötet und gereizt. *Solidago* hat häufig Striemen oder Quaddeln als allergische Reaktion, was meines Wissens nach in der Fachliteratur nicht erwähnt ist. Dadurch kann man es in vielen Fällen gegenüber *Apis* differenzieren, bei dem auch Striemen oder Quaddclbildung vorkommen.“ [Wood]

K NIEREN EMPFINDLICH GEGEN DRUCK.
Erweiterungs- und Spannungsgefühl.
Schmerzen dehnen sich von den Nieren in Abdomen, Blase und die Gliedmaßen herab aus.

Harn *dunkel und spärlich,* oder klar und stinkend; schwierige Harnentleerung.
„Kreuzschmerzen; verursacht Krankheitsgefühl im ganzen Körper.“ [Boger]
& Stark belegte Zunge.
& Bitterer Geschmack, bes. nachts [‘stört die Ruhe’].

K Vergrößerte Prostatadrüse.
& Entzündliche Rötung der Augen.

K Periodisches Asthma & nächtliche Dysurie.

K „Rheumatische Schmerzen in den Beinen; Schmerzen in den Oberschenkeln; die Beine lassen sich horizontal bewegen, aber wenn sie im Kreis bewegt werden, fühlen sie sich lahm an.“ [Anshutz]

K *Petechien an unteren Gliedmaßen,* & Ödem.

K Ekzem < unterdrückten Harn.
„Skrofulöser Hautausschlag, kleine Flecken an Händen und Füßen, stark juckend; sehr hartnäckig, juckende Exanthemata; Exanthem an den unteren Extremitäten ohne Schwellung der Leistendrüsen, aber mit Störungen bei der Harnentleerung [Nierenkatarrh].“ [Anshutz]

RUBRIKEN

AUGEN: *Tränenfluss* während Schnupfen [1].
NASE: Klumpige *Absonderung* [1]. *Niesen* mit profusem schleimigem Sekret [1/1]. *Schnupfen*, Heuschnupfen [1].
MUND: Bitterer *Geschmack* im Mund nachts [1; **Lyc**.]; anhaltender bitterer Geschmack im Mund [1; Coloc.]. *Saubere* Zunge & profuse Harnentleerung [1/1].
BLASE: *Schmerzen* in der Blase nachts & asthmatische Beschwerden [1/1].
NIEREN: *Abgespanntheit* in der Nierengegend [1]. *Lahmheit* in der Nierengegend [2]. *Schmerzen* bei Druck [2; *Berb.*]; ausstrahlende Schmerzen [2].
HARN: *Spärlicher* Harn < andere Beschwerden [1; Benz-ac., Oci.].
EXTREMITÄTEN: Diabetisches *Gangrän* [1].
ALLGEMEINES: *Erkältungsneigung*, erkältet sich ungewöhnlich leicht [1]. *Schwarze* Verfärbung der äußeren Partien bei Diabetespatienten [1].

NOTIZEN

SQUILLA **Squil.**

ZEICHEN

Squilla maritima. Urginea maritima. Meerzwiebel. Fam. nat. Hyacinthaceæ [Liliaceæ]. Im Mittelmeergebiet heimisch. Alle Pflanzenteile enthalten ein Herzglukosid. Die

Varietät mit roten knolligen schuppigen Blättern ist etwa um das Vierzigfache toxischer als die weiße Sorte und wurde früher als Ratten- und Mäusegift verwendet. Seltsamerweise vergiftet es nur Nagetiere; andere Tiere erbrechen das Gift. Die weiße Sorte wurde in kosmetischen Präparaten verwendet; die rote Sorte ist für diese Anwendung zu toxisch. Der Name *Urginea* ist abgeleitet von dem Namen des algerischen Stammes *Ben Urgin*, in dessen Gebiet die Pflanze sehr häufig vorkommt. *Scilla* kommt vom griech. *scillein*, spalten, weit sich die Blätter der Knolle sehr leicht spalten lassen. Es kann auch von einem griechischen Wort abgeleitet sein, in der Bedeutung zu erregen oder zu stören, wie ein Emetikum den Magen in Aufruhr versetzt oder ein Seeungeheuer den Seemann.

Der Name legt eine Verwandschaft mit *Scylla* nahe, einem Ungeheuer in der griechischen Mythologie mit sechs Köpfen und einem Hundekörper, das über einem gefährlichen Felsen auf der italienischen Seite der Straße von Messina saß, gegenüber von Charybdis und Seeleute aus vorüberfahrenden Schiffen schnappte und ertränkte. Charybdis war ein ebenso erschreckendes Ungeheuer, das drei Mal täglich Meerwasser schluckte und dabei alle Schiffe mitsamt der Besatzung verschlang, die gerade vorbeisegelten. Der diesbezügliche geflügelte Wort *zwischen Scylla und Charybdis* bedeutet, dass man gezwungen ist, zwischen zwei tödlichen Gefahren einen hoffnungslosen Kurs zu steuern, wobei man beinahe unvermeidlich der Zerstörung durch eine ausgeliefert ist, wenn man der anderen auszuweichen versucht. Ähnlich wie der Spruch 'aus der Bratpfanne ins Feuer springen'.

Der Artenname 'maritima' besagt, dass sie in Meeresnähe wächst, in der Nähe von viel Wasser. Squilla zeichnet sich durch seine besonders große Knolle aus, die einen Durchmesser von 45 cm erreichen kann und mehrere kg schwer werden kann. Wenn sie getrocknet der Luft ausgesetzt ist, nimmt sie Feuchtigkeit auf. Die Essenz der Pflanze ist viel Flüssigkeit, Wasser, ein Element das eindeutig in dem Arzneimittelbild wieder auftaucht. Die Knolle steckt gewöhnlich nur halb im Sand. Wegen der mukilaginösen Beschaffenheit des Gewebes ist das Trocknen langwierig und schwierig. Im frischen Stadium enthält die Knolle reichlich dickflüssigen sehr scharfen Saft, der Dermatitis verursachen kann. Beim Trocknen verliert die Knolle vier Fünftel [!] ihres Gewichts. Squilla sollte in gut verschlossenen Flaschen aufbewahrt werden, weil es sehr leicht Feuchtigkeit aufnimmt. Bei trockener Lagerung bleibt die Wirkung von Squilla für lange Zeit erhalten. Pulverisiert bildet es eine harte Masse durch Feuchtigkeitsaufnahme, wenn es nicht sehr sorgfältig trocken aufbewahrt wird. Daher ist offiziell empfohlen, dass Squilla recht trocken über ungelöschtem Kalk aufbewahrt wird. [Grieve]
Von Hahnemann eingeführt und geprüft.

VERGLEICHE

Sulfur. Nux vomica. Bryonia. Sambucus. Menyanthes. Ranunculus bulbosus. Senega.

WIRKUNGSBEREICH

SCHLEIMHÄUTE. *Herz. Nieren.* MILZ. Seröse Häute. * LINKE SEITE.
Rechte Seite. Linke obere und rechte untere Seite.

LEITSYMPTOME

G WASSER.

Träumt, der Körper sei geschwollen.
„Traum, dass sein Körper übermäßig geschwollen sei, so lebensnah, dass er beim Erwachen nachfühlte, ob dies tatsächlich so sei." [Allen]

A WASSER.
Wässrige Absonderungen aus allen Körperöffnungen:
Unwillkürliches Harnspritzen beim Husten.
Strömende Tränen beim Husten oder Niesen.
Niesen & Husten.
Vermehrte Harnentleerung als Begleitsymptom.
Schnupfen & vermehrte Harnentleerung.
Unfreiwillige Harnentleerung während Asthmaanfall.
Übelkeit und Erbrechen & starker Speichelfluss.
„Hahnemann hat darauf hingewiesen, dass der übermäßige Harnfluss, der mit Wassersucht und anderen Beschwerden einhergeht, eine der besten Indikationen für die Anwendung dieses Mittels ist." [Clarke]

A Trockene Haut. Unfähigkeit zu schwitzen.

A FROSTIG.
< *Kälte* [kalte Luft; kalte Getränke].
Frostigkeit bei geringster Kälteeinwirkung.
Verlangen nach Decken; Zudecken >.
Aber: „Unerträgliches Hitzegefüh, ohne äußerlich wahrnehmbare Hitze beim Husten, Reden oder bei geringster Anstrengung." [Allen]

A *Durst.*
& Würgen beim Trinken [kann keine Flüssigkeiten mehr aufnehmen].
Oder *durstlos.*

A < Bewegung.
> Ruhe. > Sitzen.
„Neigung zu sitzen."

A > LIEGEN [während und nach].
> Linksseitenlage.
„Bei diesen sog. 'Magenschmerzen' die durch Linksseitenlage stark gebessert werden, handelt es sich tatsächlich vermutlich um Milzschmerzen." [Clarke]

A < Tiefes Atmen.
< EINATMEN.
> *Ausatmen.*

A Schmerzen *stechend, beißend, splitterartig, sticheInd.*

A Süßer Geschmack [Speisen; Auswurf].
„Brot schmeckt bitter; Suppe und Fleisch schmecken süß." [Lippe]

A WASSER.
Schwappende Empfindung im Kopf, beim Schütteln des Kopfes.
Empfindung als ob die Augen in kaltem Wasser schwimmen.
Brodeln in den Seiten des Abdomens.
Strömende Empfindung im Abdomen.

Brodeln unterhalb der Scapulæ.

K *Heuschnupfen.*
Scharfes, wässriges Nasensekret.
< Frühmorgens; kalt.
& Juckende Augen und Tränenfluss.
& Niesen und Husten [= Harnabgang].
& Speichelfluss.
Reibt sich Augen, Nase, Gesicht [morgens beim Erwachen, oder beim Husten].

K Bronchitis.
Häufiger, heftiger, erschöpfender Husten.
Morgens locker, abends trocken.
„Der Husten ist in der Regel locker und rasselnd, mit viel Schleimauswurf. Der lockere Morgenhusten ist ermüdender als der trockene Husten am Abend." [Nash]
< Früh morgens; kalte Getränke; Wechsel von warm zu kalt.
> Auswurf [reichlich, schleimig; sogar geringe Menge].
& Schleimrasseln.
& Tränenfluss; Niesen; Harnabgang [oder Stuhlabgang].

K Asthma [oder Husten] < nachts.
& Schmerzen in der Milzgegend.

K Angina pectoris.
& Schmerzen in der Lebergegend.

K Ladenangestellte mit schmerzhaft geschwollenen Füßen.

RUBRIKEN

GEMÜT: *Chaotisch* [2].

KOPF: Kopf *abdecken* < [2]. *Einschnürung* in den Schläfen [2]. Kopfhaut berührungs*empfindlich* [2]. Unfähig, den Kopf *hochzuhalten* [1/1]. *Schmerzen,* Kopfschmerzen # Übelkeit [1/1]; Kopfschmerzen > Kopf einhüllen [2]; Schmerzen in der Stirn über den Augen in kleinen umschriebenen Stellen [1/1]; ziehende Schmerzen in den Seiten des Hinterkopfes, von links nach rechts [2/1].

AUGEN: *Kälte* in den Augen durch Gehen in kaltem Wind [2/1]. Drang, die Augen zu *reiben* [2]; mit den Fäusten beim Erwachen [1]. *Schwellung* der Oberlider [2].

NASE: *Absonderung* < Husten [2]; wund machend, Absonderung morgens [2]. *Juckreiz* und Krabbeln und Kitzeln, reibt die Nase mit den Fäusten beim Erwachen [1; Sanic.]. *Schnupfen* am Morgen [1]; < Husten [2]; & Husten [2]; mit Absonderung am Morgen [2]; Fließschnupfen in geschlossenen Räumen bei Schweiß [3].

GESICHT: *Hitze* während Anstrengung [1]; während Bewegung [1]; nach Sprechen [1]. *Reibt* das Gesicht mit der Faust beim Husten [1]. Rote *Verfärbung,* dann blau [2]; Gesicht dunkelrot beim Husten [1]; rotes Gesicht nach Anstrengung [1; **Ferr**.]; bei geringster Bewegung [1; Nux-v.]; beim Sprechen [1/1].

MUND: Rauchiger *Geschmack* im Mund [2].

ZÄHNE: Schwarze *Verfärbung* der Zähne [2].

HALS: *Trockenheit* durch Husten [1].

ÄUSSERER HALS: Äußerer Hals *empfindlich* während Schweiß [2; **Lach**.]. Hals *entblößen* < [3]. *Wund gescheuert* durch Reiben der Kleidung [1; Olnd.].
MAGEN: *Übelkeit* # Diarrhœ [1/1].
ABDOMEN: Empfindung als ob *Diarrhœ* einsetzt # Übelkeit [1/1]. Empfindung als ob das Abdomen *hochsteigt* [1]. *Schmerzen* < Flatusabgang [3]: Krampfschmerzen durch Flatusabgang [2]. *Zerschlagenheits*gefühl beim Husten [1]. *Zusammenziehen* beim husten [1; *Chel.*].
REKTUM: Stechende *Schmerzen* im After im Gehen [1].
STUHL: *Filamente* wie Haare im Kot [1].
BLASE: Unfreiwillige *Harnentleerung* während Husten [3].
FRAUEN: *Leukorrhœ* während der Harnentleerung [2; **Sil**.]. *Menses,* heiß, setzt im Liegen aus [1; Sil.]; setzt bei Ruhe aus, fließt nur im Gehen [1/1].
ATMUNG: *Behinderte* Atmung durch Trinken selbst geringer Mengen [2]. *Laute* Atmung & offener Mund [3].
HUSTEN: Husten bei *Abkühlung* [2]; durch kalte Getränke [2]. *Heftiger* Husten am Morgen [3]. Husten endet mit *Niesen* [2]. *Plötzlicher* Husten am Morgen [3].
EXTREMITÄTEN: *Ausfallen* der Nägel [3]. *Kalte* Hände während Schweiß [2]; in warmen Räumen [1]. Brüchige *Nägel* [3]; empfindliche Nägel [2]; Nägel spalten sich [2].
SCHWEISS: Schweiß > beim *Liegen* im Bett [2].
HAUT: *Trockenheit* der Haut, unfähig zu schwitzen [3].

NAHRUNG

Abneigung: Anblick von Nahrung [1].
Verlangen: Saures [2]; kalte Getränke [1]; saure Getränke [1].
Schlimmer: Kalte Getränke [1]; kalte Speisen [1]; warme Speisen [1]; Würstchen, Anblick von [1].
Besser: Milch [1].

NOTIZEN

STELLARIA **Stel.**

ZEICHEN

Stellaria media. Vogelmiere. Fam. nat. Caryophyllaceæ.
Stellaria media hat wegen seiner sternförmigen Blüten seinen Namen in Anlehnung an *stella,* Stern, erhalten.
„Es heißt, es gebe kein Gebiet auf der Welt, in dem die Vogelmiere nicht vorkommt. Sie

ist in allen gemäßigten und nordarktischen Gebieten heimisch, hat sich überall dort eingebürgert, wo sich der weiße Mann niedergelassen hat und ist zu einem weit verbreiteten Unkraut geworden. *Stellaria media* wird Vogelmiere genannt, weil unsere Vögel in Käfigen es so gern mögen, ein Geschmack den auch junge Küken teilen, für die es eine gesunde Nahrungsergänzung bildet ... Die kleinen sternförmigen Blüten öffnen sich gegen neun Uhr morgens und bleiben angeblich bei klarem Wetter nur 12 Stunden lang geöffnet. Regen hindert sie daran sich zu öffnen und nach einem kräftige Guss hängen sie herab, anstatt sich aufwärts der Sonne zuzuwenden. Innerhalb weniger Tage allerdings heben sie sich wieder. Die Pflanze blüht bereits im März und kann bis in den Spätherbst hinein Blüten tragen... Die Vogelmiere hält auch was man den 'Pflanzenschlaf' nennt, denn die Blätter falten sich jede Nacht zusammen, so dass sie mit ihren Oberseiten die zarten Knospen der jungen Triebe schützen, und das vorletzte Blattpaar am Ende des Stengels hat längere Blattstengel als die anderen, so dass die Blätter sich über das Endpaar schließen und die Spitze des Sprosses schützen ... Eine Packung mit Vogelmiere in Musselin ist ein sicheres Mittel bei Karbunkel oder oberflächlichem Abszess ... Vogelmierenwasser ist ein altes Hausmittel gegen Fettleibigkeit." [Grieve]
„Die Pflanze hat schlaue Überlebensstrategien. In kalten Monaten, wenn es wenig fliegende Insekten zur Bestäubung gibt, bringt sie selbstbestäubende Blüten hervor, die sich nie öffnen, aber Samen produzieren. In den wärmeren Monaten, wenn ihre normalen Blüten mit zahlreichen größeren und auffallenderen Blumen um die Aufmerksamkeit der Insekten wetteifern, produziert sie Nektar in großen Mengen [im Verhältnis zu ihrer Größe]. So wird sie durch Fremdbefruchtung bestäubt, was eine bessere Samenqualität erzeugt. Als einjährige Pflanze braucht *S. media* Samen in großer Zahl und mit ausgezeichneter Keimrate. Die Tatsache, dass diese Art so häufig und weitverbreitet ist, zeugt von einer hohen Quantität wie auch Qualität der Samen."[Sanders]
S. media gilt als Repräsentantin einer hohen Evolutionsstufe. „Dr. John Hutchinson, früherer Direktor des botanischen Museums des Königlichen Botanischen Gartens, führt folgendes Beispiel für sein hochentwickeltes System an: 'Die Linie der Haare, die nur auf einer Seite des Stengels und der Blattstiele wachsen, haben eine besondere Funktion. Sie nehmen bei Regen und Tau leicht Feuchtigkeit auf und speicher beträchtliche Wassermengen. Dies wird zu den Blattstielen herabgeleitet, wo ein Teil des Wassers, von den tieferen Haarzellen aufgenommen wird und der Überschuss an das nächste Blattpaar weiter unten weitergegeben wird, und so fort; dieser Vorgang wiederholt sich jedesmal.' Vogelmiere kann bei recht trockenen Bedingen so gut gedeihen, weil sie die Wasservorräte so hervorragend nutzt." [Sanders]
Vogelmiere ist so widerstandsfähig, dass man grüne Blätter und sogar Blüten unter einer Schneedecke finden kann.
Der hohe Mineralgehalt bei Stellaria ist auffallend mit recht viel Kalium, Chlor, Stickstoff und Phosphor. Sie gilt als gute Kupferquelle. Wegen des hohen Nitratgehalts, sollte sie in eher mäßigen Mengen gegessen werden. Vogelmiere enthält contains Triterpenoidsaponine, was der Grund dafür sein mag, dass die Pflanze Juckreiz lindern kann. „Vogelmiere wird vor allem zur Behandlung von Hautreizung verwendet, in Anwendung als Saft, Umschlag, Tinktur oder Salbe. In bestimmten Fällen kann Vogelmiere hochgradigen Juckreiz lindern, wenn alle anderen Mittel versagt haben. Es wird häufig zur Linderung von Ekzem, varikösen Ulzera und Nesselausschlag eingesetzt." [Chevallier]
Geprüft von Kopp [Eigenprüfung] 1893. Auch von Pulford geprüft, an sich selbst, seiner Frau und seinem Sohn, bei „Frau P. allerdings hatte das Mittel keinerlei Wirkung."

VERGLEICHE

Kalium carbonicum. Lycopodium. Pulsatilla. Rhus toxicodendron. Bryonia. Aesculus hippocastanum. Acidum benzoicum. Berberis. Guaiacum.

Differenzierung

➜ Gelenke

⇨ *Pulsatilla*: Venöse Stauung stärker ausgeprägt; keine > Baden im Meer.

⇨ *Rhus toxicodendron*: Mehr Steifheit; deutlich < während Ruhe und zu Beginn von Bewegung; deutlich < nasses Wetter und kalt Baden.

WIRKUNGSBEREICH

Gelenke. Leber.

LEITSYMPTOME

A „Stellaria Media scheint ein kleines aber gut definiertes Wirkungsfeld zu haben. Es induziert einen Zustand von Stase und Kongestion und die damit einhergehende Trägheit der Obstipationsdiathese, gemeinsam mit wandernden, intermittierenden, rheumatoiden Schmerzen. Seine Kopf-, Magen-, Leber- und Darmsymptome deuten alle auf Kongestion hin, die Morgenverschlimmerung und Umstände der Besserung und Zunahme sind beinahe identisch mit denen von *Nux vomica*, während die rheumatoiden Manifestationen, die Linderung durch Bewegung und Verschlimmerung durch Wärme am stärksten denen von *Pulsatilla* ähneln." [Ibershoff]

A Körperliche Trägheit morgens.

A Rheumatische Beschwerden *nicht* verbunden mit Witterung.
„*Stellaria media* ist ebenso wirkungsvoll in einem veränderlichen Klima wie in jedem anderen." [Anshutz]

A < Wärme.
> Frische Luft.

A Durst auf geringe Mengen häufig.
Ein Glas kaltes Wasser lindert die Kopfschmerzen und Übelkeit.

A > *Meerluft* [Gelenkschmerzen].
> Baden in kaltem oder lauwarmem Meer oder Fluss. [Voisin]

A Schmerzen treten plötzlich auf.
Wandernde Schmerzen.
< Morgens; Wärme.
> Bewegung; frische Luft; abends.
& Steifheit der Gelenke [schmerzhaft empfindlich bei Berührung].

A *Trockenheit.*
[Nasenlöcher; Mund; Rachen].
[von Clarke erwähnt und von Pulford bestätigt]

A Wundheits- Zerschlagenheitsgefühl bei Berührung.
[Wandernde rheumatische Schmerzen in den Extremitäten].

K Passive Leberstauung.
& Leber schmerzhaft empfindlich bei Berührung.
& Helle Stühle.
& Obstipation # Diarrhœ.
„Die auffallendsten und hartnäckigsten Symptome waren die Farbe und Beschaffenheit des Stuhls und die Hautausschläge. Stuhl hellgelb, weich, geformt, kleinerer Umfang als gewöhnlich; gefolgt von unangenehmer Empfindung im Unterleib und Rektum, als wolle mehr kommen, das erst vergeht, nachdem man die Toilette verlassen hat. Stuhl groß braun, erster Teil groß und sehr schwer, bricht häufig in zwei Teile, der erste Teil sinkt wie ein Stein auf den Grund des Beckens, der letzte Teil weicher, leichter, schwimmt; wenn der Stuhl nicht zerbricht, schwimmt er im Kreis herum im Wasser. Dies war das hartnäckigste Kennzeichen des Stuhls." [Pulford]

K Rheumatische Schmerzen quer durch das Kreuz.
< Beugen, Neigen.
Schmerzen dehnen sich in Gesäß und Oberschenkel oder nach oben aus.
„Dumpfe Schmerzen im linken Gesäß und Hüfte, besonders im Sitzen. Dumpfe Kreuzschmerzen schlimmer durch Bewegung." [Pulford]

K Haut über den Fußballen sehr wund im Gehen.

K *Haut.*
„Der Hautausschlag begann zwischen Daumen und Zeigefinger der rechten Hand mit Ausdehnung zur linken. Es bestand eine Empfindung von Pickeln unter der Haut, die schließlich ausbrachen, die Haut wurde in kleinen Bereichen rissig und schuppig. Es sah aus, als sei Mehl über die Risse gestreut, die Ränder der Risse aufgeworfen und die Fingerknöchel waren rauh wie eine Muskatnussreibe. Dieser Zustand hielt bei uns beiden etwa vier Wochen lang an."
„*Psoriasis hauptsächlich an den Gelenken.*" [Pulford]

RUBRIKEN

KOPF: *Schmerzen,* Kopfschmerzen & Schlaftrunkenheit [1].
MUND: *Taubheitsgefühl* in der Zungenspitze [1].
HALS: *Taubheitsgefühl* [1].
ABDOMEN: *Leber* empfindlich gegen Berührung oder Druck [1]. Wandernde *Schmerzen* [1]; stechende Schmerzen im rechten Hypochondrium [1]. Geweitete *Venen* [1].
STUHL: *Grau* [1]. *Weiß* wie Kreide [1].
RÜCKEN: Lanzinierende *Schmerzen* im Lendenbereich mit Ausdehnung die Ober- und Unterschenkel hinab [2].
EXTREMITÄTEN: *Arthritische* Knoten, gichtige Fingergelenke [1/1]. *Gliederschmerzen* & Leberschmerzen; wandernde Schmerzen > Bewegung [1/1]; < Bettwärme [1]; durch Wärme [1; **Sec.**]; stechende Schmerzen > Bewegung [2; **Kali-s.**]; stechende Schmerzen in warmen Räumen [1]; stechende Schmerzen in unteren Gliedmaßen > Gehen [2].

NAHRUNG

Schlimmer: Tabak [1].
Besser: Kaltes Wasser [1].

NOTIZEN

STILLINGIA

Still.

ZEICHEN

Stillingia sylvatica. Stillingie. Fam. nat. Euphorbiaceæ.
Mehrjähriges Kraut mit einem milchigen Saft [wie alle Euphorbiaceæ], im Süden der Vereinigten Staaten und den tropischen Gebieten Amerikas heimisch. Die Pflanze wurde nach Dr. B. Stillingfleet benannt. Der milchige Saft sollte in frischem Zustand verwendet werden, da er bei Aufbewahrung verdirbt. Seine reizenden Eigenschaften ähneln denen der *Daphnearten* [Mezereum]. Sie hat ledrige Blätter, gelbe Blüten ohne Blütenblätter, und dreilappige Früchte.
Stillingia gehört zu den strauchartigen Mitgliedern der Familie. Die sehr dicke holzige Wurzel produziert unzählige aufrechte runde Stengel. Die Pflanze bevorzugt trockene Wälder. Bei den Einheimischen gilt sie als gutes Mittel gegen Syphilis.
„Die gekochten zerstampften Wurzeln aßen Indianerfrauen in Nordamerika nach der Entbindung, und die Siedler verwendeten sie zur äußeren Behandlung bei Menstruationsstörungen. Im Süden der USA war die Pflanze als Heilmittel bei Verstopfung beliebt und wurde ab 1828 zur Schmerzlinderung und Geschwürbehandlung nach der Quecksilberbehandlung von Syphilis verwendet." [Bown] "Griechische Frauen nahmen unmittelbar nach der Entbindung ein Dekokt der Wurzel oder nahmen ein Bad mit dem Aufguss. Die Stillingie wurde in die *Pharmacopoeia der Vereinigten Staaten* von 1831 bis 1926 aufgenommen. Stillingie scheint allgemein Entgiftung zu fördern. Innerlich eingenommen hilft sie zur Beseitigung von Verstopfung, Furunkeln, nässendem Ekzem und Skrofulose. Die Wurzel wird auch zur Behandlung von Bronchitis und Halsentzündung genommen. Äußerlich wird sie als Lotion bei Hämorrhoiden, Ekzem und Psoriasis verwendet." [Chevallier]
Von Frost, Nichols, Cunningham und anderen geprüft.

VERGLEICHE

Mercurius. Phosphorus. Silicea. Hepar sulfuris. Mezereum. Acidum nitricum. Phytolacca.

WIRKUNGSBEREICH

Knochen; Knorpel; Periost. Drüsen. Larynx. Leber.

LEITSYMPTOME

A Erkrankungen der *Knochen; Knorpel; Knochenhaut.*
Exostose.
Indurationen.
Entzündungen.
& Nachtschmerzen.
„Beschwerden der langen Knochen, < nachts und bei feuchtem Wetter, & wundmachender Schnupfen.“ [Farrington]

A *Drüsenverhärtung* [bes. Halsdrüsen].

A *Neuralgische Schmerzen* anhaltend nach Herpes zoster.

A Rheumatische Beschwerden.
„In alten Fällen, wenn Rhus-t. indiziert scheint, aber keine Wirkung erzielt, rate ich Ihnen, Stillingia in hohen Verdünnungen zu versuchen -zu den tiefen Potenzen absteigend, wenn erstere innerhalb einer Woche keine Wirkung erzielen.“ [Hale]

A < *Kaltes, nasses Wetter.*
> Trockenes Wetter.

A > Wärme [Juckreiz an den Beinen].
„Übermäßiger Juckreiz an den Unterschenkeln, sechs oder acht Wochen lang anhaltend, aber kein Hautausschlag; dieser Juckreiz trat nur auf, wenn die Partien der frischen Luft oder Kälte ausgesetzt waren; > durch Wärme und im Bett.“ [Hering]

A < *Nachts.*

A < Bewegung.
< Gehen.

K Chronische Heiserkeit [bei Berufsrednern].
< Nasses Wetter; nachmittags.
> Trockene, warme Luft; morgens.
& Einschnürungsgefühl in der Kehle; trockener, hackender Husten.
& Wundheit des Luftröhrenknorpels.

K Sodbrennen von 15 Uhr bis zur Schlafenszeit.

K Scharfe Schmerzen in der Urethra während der Harnentleerung löst Schweißausbruch aus.

K Chronische, skrofulöse Hauterkrankungen, bes. wenn begleitet von venerischem Rheumatismus.

RUBRIKEN

GEMÜT: *Argwöhnisch* [1]. *Furcht,* dass etwas geschehen könnte [1]; etwas Trauriges könnte geschehen [3]. *Trübsinn* bei Leberbeschwerden und Obstipation [1/1].
KOPF: Große *Knoten* [2/1].
AUGEN: *Entzündung* < Hitze [1]. *Tränenfluss* beim Lesen [1].
HALS: Brennende *Schmerzen* mit Ausdehnung zum Magen [1].
ABDOMEN: *Rumoren* > Flatusabgang [1]; > Rauchen [1/1]. Durchzuckende *Schmerzen* wie durch Nadeln [1].
NIEREN: Unbestimmte anhaltende *Schmerzen* beim Erwachen [1/1].

URETHRA: *Schmerzen* tagsüber [1/1].
HARN: Braunes, rötliches *Sediment* [1].
RÜCKEN: *Schmerzen* im Lendenbereich mit Ausdehnung zu den Füßen [1].
EXTREMITÄTEN: *Juckreiz* der unteren Gliedmaßen im Freien [1]; beim Entkleiden [1]. *Schmerzen* in der Ellenbeuge, wenn man den Arm herabhängen lässt [1/1]; unbestimmte anhaltende Schmerzen in der Außenseite des Oberschenkels mit Ausdehnung in den Fuß [1/1]. Schmerzlose *Ulzera* an den unteren Gliedmaßen [1].
SCHLAF: *Schläfrigkeit* nach dem Frühstück [1]; nach dem Essen [1]; während Kopfschmerzen [1].
SCHWEISS: Schweiß durch *Schmerzen* [1].
HAUT: *Ungesunde* Haut, jeder Kratzer schwärt oder heilt nur schwer [1].

NAHRUNG

Besser: Tabak [1].

NOTIZEN

STREPTOCOCCINUM

Strept.

ZEICHEN

Streptokokkenbakterium.
Gattung von unbeweglichen [mit wenigen Ausnahmen] nichtsporenbildenden, æroben bis fakultativ anæroben Bakterien [Familie der Lactobacillaceæ] enthalten grampositive, kugel- oder eiförmige Zellen die paarweise oder in kurzen oder langen Ketten auftreten. Rechtsdrehende Milchsäure ist das Hauptprodukt der Kohlenhydratgärung. Diese Organismen treten in der gesunden Mund- und Darmflora von Menschen und Tieren, in Milchprodukten und anderen Nahrungsmitteln auf, sowie in gärenden Pflanzensäften. Sie sind in vier Gruppen unterteilt: pyogenes humanus, viridans, Enterokokkengruppe und Milchsäuregruppe. Streptokokken, die eine vollständige Hämolyse hervorrufen, werden b-hämolytisch genannt. Die b-hämolytischen sind pathogen und gehören zur pyogenen Gruppe; theahämolytischen kommen in der normalen Mundflora vor und gehören zur viridans und der Enterokokkengruppe. Die Milchsäuregruppe säuert Milch. Spezies: *S. agalactiæ,* eine Art, die in der Milch und dem Eutergewebe von Kühen bei Mastitis vorkommt; wird auch mit verschiedenen Infektionen beim Menschen assoziiert, v.a. Infektionen des Urogenitaltraktes. *S. angiosus* ist eine Art die im menschlichen Hals, den Nebenhöhlen, Abszessen, Vagina, Haut und Kot auftritt. Dieser Organismus kommt bei Glomerulonephritis und verschiedenen Arten milder Atemwegserkrankungen vor. *S.*

pneumoniæ, Pneumokokkus, normal in der Flora der Atemwege und vielleicht die häufigste Ursache für Lobärpneumonie, relativ häufiger Auslöser für Meningitis, Sinusitis und andere Infektionen. *S. pyogenes,* eine Art die im Mund Hals und den Atemwegen beim Menschen vorkommt, in entzündlichem Exsudat, im Blut und Läsionen bei menschlichen Erkrankungen; tritt manchmal in Kuheutern und im Staub von Krankenzimmern, Krankenhausstationen, Schulen, Theatern und anderen öffentlichen Gebäuden auf; er verursacht die Eiterbildung oder sogar tödliche Septikämie. [Stedman's]

VERGLEICHE
Pyrogenium. Ailanthus glandulosa. Belladonna. Arsenicum album. Rhus toxicodendron. Carcinosinum.

WIRKUNGSBEREICH
Tonsillen. Gelenke. Haut. Schleimhäute.

LEITSYMPTOME
G „Patienten, die auf *Streptococcinum* reagieren, sind recht häufig der nervöse Typ mit emotionaler angespannter Veranlagung.
Die Reaktion auf Mitgefühl ist von großem Wert bei der Bestätigung von *Streptococcinum.* Der Streptokokken-Patient weint, wenn man Mitgefühl mit ihm zeigt.“ [Foubister]
Grundloses Weinen. [Julian]

G Überempfindlichkeit.
[Geräusch; Licht; geringster Luftzug]

G Verzweifelt an der Genesung.
Meint verrückt zu werden.
„Akkustische Halluzinationen, hört Hilferufe.“ [Julian]

G Ruheloser Schlaf & Träume von Gewalt.

A Chronische Krankheiten mit einer Streptokokkeninfektion in der Anamnese, sehr wahrscheinlich auch eine schwere Infektion der Mutter während der Schwangerschaft. [Foubister]
„Der erste Krankheitsfall ist von größter Wichtigkeit und sollte als erstes mit einem Gegenmittel behandelt werden, um die übergeordnete Struktur abzubauen. Danach kann der Fall entsprechend den übrigen Symptomen weiter behandelt werden.“

A STREPTOKOKKENINFEKTIONEN IN DER ANAMNESE.
„Eine häufig bestätigte und häufig vorkommende Indikation ist hochgradige oder rezidivierende Tonsillitis oder Peritonsillarabszess. Bei Streptokokkenpatienten kommt es nicht selten vor, dass sie bereits relativ früh wegen massiven Zahnverfalls künstliche Zähne brauchen. Eine akute Sinusitis kann eine Indikation für Streptococcin darstellen. Akuter Rheumatismus, akute parenchymatöse Nephritis, Erysipel, Sepsis puerperalis oder andere Streptokokkeninfektionen haben möglicherweise eine große Rolle gespielt, wie etwa bei schwerer Grippe, Pneumonie, Bronchitis, Pleuritis, Otitis media, Meningitis, Peritonitis und Cholezystitis. Intestinale Toxämie kann mit Wachstumszunahme von

Darmstreptokokken einhergehen, manchmal eine Sekundärinfektion bei Amöbenruhr oder anderen Darminfektionen. Scharlach hat seine eigene Nosode, aber Streptococcin ist manchmal wirkungsvoll, wenn *Scarlatinum* versagt.“ [Foubister]

A Beschwerden nach Tonsillektomie.
Wenn der Patient blass und dünn ist, dunkle Ringen unter den Augen hat, appetitlos und durstlos ist. [Banerjee]

A Rezidivierende *Eiterung*.
Abortive Eiterbildung.

A *Rückfälle*.

A Wachstumsverzögerung bei zarten Kindern.

A Wirkungsbereich.
„Die Beziehung zwischen Streptokokkeninfektion und chronischem Rheumatismus einschließlich Fibrositis und rheumatoider Arthritis ist allgemein anerkannt, und klinische Erfahrungen haben den Wert von *Streptococcin* bei der Behandlung bestätigt. Der begrenzten Erfahrung des Autors nach mit etwa siebzig Fällen wurden die erfolgreichsten Ergebnisse bei Rheumatismus, chronischer Bronchitis, Zervikaladenitis, Gastritis und Magenulkus beobachtet.“ [Foubister]

A SCHWÄCHE [nach Streptokokkeninfektionen].

A *Frostgefühl.*
Kälteempfindlich.
Kälte der Füße.

A < Feuchtes Wetter.

A < Winter.

A > Frische Luft.

A < Zu Beginn der Bewegung.
> Anhaltende Bewegung.
[Gelenke]

[Wenn nicht anders angemerkt, sind die Allgemeinsymptome folgendem Artikel entnommen: Hayes, *Streptococcin Reports,* Hom Rec., Juli, 1952]

NOTIZEN

STROPHANTUS Stroph.

ZEICHEN

Strophanthus hispidus. Fam. nat. Apocynaceæ.
Eine Reihe von sehr giftigen Pflanzen, Angehörigen der Apocynaceæ. *Strophanthus sarmentosus* aus dem tropischen Afrika ist eine Quelle für kommerzielles Kortison aber

andere Vertreter [*S. gratus* und *S. hispidus*] können zur Erzeugung von Herzgiften verwendet werden und werden von den Einheimischen als Pfeilgift für die Jagd benutzt. Wild, das von einem solchen Pfeil verwundet wird, kann sich kaum weiter als 100 m fortbewegen, aber das Fleisch kann ohne nachteilige Wirkung verzehrt werden. Die Samen von *S. hispidus* liefern die Droge Strophanthin.
Der Name Strophanthus stammt vom griech. *strophos*, eine verdrehte Schnur, und *anthos*, eine Blume, beruhend auf der Haupteigenart des Aussehens, das Glied der Korolla eingeteilt in fünf lange, schwanzartige Segmente. *S. hispidus* kommt gewöhnlich als Kletterpflanze in Wälder zwischen der Küste und den zentralen Gebieten des afrikanischen Kontinents vor. Sie erreicht dort die Spitzen der höchsten Bäume, rollt sich den Boden entlang und hängt in Girlanden zwischen den Bäumen. Alle Strophanthusarten enthalten Glukoside, die eine Wirkung auf das Herz haben, benannt nach den Arten: kombé-Strophanthin, hispidus-Strophanthin usw. Durchgeschnitten wird der Samen in Schwefelsäure grün.
Von Gisevius und von Matthes geprüft.

VERGLEICHE
Arsenicum. Phosphorus. Aconitum. Lachesis. Belladonna. Adonis. Digitalis. Cactus. Lycopus. Apocynum. Glonoinum. Kalmia.

WIRKUNGSBEREICH
HERZ; Kreislauf. Verdauung. Nieren.

LEITSYMPTOME
G *Angst,* bes. durch *Erwartensspannung.*
& Herzklopfen und Neigung tief zu atmen.
„Furcht vor Prüfungen." [Boger]

G Empfindung zu schweben; im Schlaf hoch gehoben zu werden.

G Diese Patienten sind reizbar. Wir begegnen bei *Strophanthus* einem gewissen Maß an Geschwätzigkeit, allerdings nicht so ausgeprägt wie bei Lachesis. [Choudhuri]

A Alkoholismus.
„A.P. Skworzow gab einem 63 jährigen Trunksüchtigen, mit schwachem Herzen und aussetzendem Puls, einen Aufguss von Stroph. in Dosen von 7 Tropfen drei Mal täglich. Die erste Dosis verursachte Übelkeit und einen Widerwillen gegen Alkohol, der sich als bleibend erwies. Auf diesen Hinweis hin wurde Stroph. zwei weiteren Alkoholikern gegeben, bei denen dasselbe Ergebnis erzielt wurde und die Begierde nach Alkohol verschwand. Es verursachte Übelkeit und starke Schwitzen, und der plötzliche Alkoholentzug ging nicht mit Delirium einher." [Clarke]

A „Es ist besonders für korpulente Personen und Kinder nützlich, für Menschen, die an *Chlorose, Anämie und reizbarem Herzen* leiden sowie bei Altersschwindel durch zerebrale Anämie.
Es ist während des *Klimakteriums* von Nutzen, wenn unbestimmte anhaltende Schmerzen durch die Hüften und Streckmuskeln der Oberschenkel vorliegen." [Blackwood]

A *Wechselnde Zustände.*

Rascher # langsamer Puls.
Blutzustrom in den Kopf # Herz.
Pupillen dilatiert # kontrahiert.
„Sehr bewegliche Pupillen.“ [Boger]

A Gelüste auf Kaffee.

A < *Dunkelheit.*
> *Sonnenlicht.*

A Vermehrte Ausscheidungen [Nase; Harn].

K Kopfschmerzen; *Schläfen,* stechende Schmerzen.
& Getrübtes Sehvermögen; Diplopie.
& Dilatation # Kontraktion der Pupillen.
& Rötung und Schwellung der Lippen.

K „Herzfunktionsstörungen durch Alkohol, Tabak und Tee.“ [Allen]

K Herzklopfen; chronisch, bes. nervösen Ursprungs.
< Anstrengung; Emotionen.
& Schwere Unterarme und Finger.

RUBRIKEN

GEMÜT: Frühreife *Geschwätzigkeit*, bei Kindern [1/1].
AUGEN: *Photophobie* nach Augenoperation [1/1]. *Pupillen* abwechselnd kontrahiert und dilatiert in demselben Licht [1].
SEHKRAFT: *Getrübtes* Sehvermögen während Schwindel [1].
GESICHT: *Verfärbung,* rot, Wallungen [1]; rote Flecken [1]; scharlachrote Verfärbung der Lippen [1/1].
HALS: *Hitze* zwingt zu schlucken [1/1].
MAGEN: *Schluckauf* & Schmerzen in der Brust [1/1].
NIEREN: Chronische, passive *Stauung* durch Herz- oder Nierenerkrankung [2].
ATMUNG: *Schweratmigkeit* während Herzschmerzen [1].
BRUST: *Herzklopfen* während angespannter Erwartung [1; Dys-co.]; & Atemnot [1/1]; durch Tabak [1]; Ausdehnung zum Hals [1]. Herz*schmerzen* # Kopfschmerzen [1]; Herzschmerzen & Kurzatmigkeit [1; Thyr.]; Empfindung von Bersten, als sei das Herz zu voll [1]. *Struma,* Herz [1].
EXTREMITÄTEN: *Schweregefühl* in den Fingerspitzen [1].
HAUT: *Hautausschläge,* chronischer Nesselausschlag [1]. *Juckreiz* > kalte Luft [1].
ALLGEMEINES: Heiß *Baden,* Waschen > [1]. *Licht*, Sonnenlicht > [2]; Dunkelheit < [2]. *Schmerzen* treten plötzlich auf, lassen allmählich nach [2]; Schmerzen # Juckreiz [1/1].

NAHRUNG

Abneigung: Alkohol [1].
Verlangen: Bier [1]; Kaffee [1].
Schlimmer: Alkohol [2]; Tee [1]; Tabak [1].

NOTIZEN

ACIDUM SUCCINICUM

Succ-ac.

ZEICHEN

Acidum succinicum. Bernsteinsäure. Butandisäure.
Eine Säure die in Pflanzenharzen, wie Bernstein [lat. *succinum* = Bernstein], in verschiedenen tierischen Geweben sowie in der Schilddrüse vorkommt. In der Natur ist sie als Bestandteil von Bernstein anzutreffen. Bernstein ist ein fossiles Harz von Bäumen [Koniferen], das seine flüchtigen Bestandteile verloren hat, nachdem es Millionen von Jahren begraben war. Es war eine der ersten Substanzen, die zur Zierde und als solches zum Handelsgegenstand von der baltischen Bevölkerung benutzt wurde. Die alten Griechen sahen Bernstein als verhärtete Tränen oder Strahlen des Sonnenuntergangs an. Bereits seit 250 v.Chr. wurde es als Inhaltsstoff in Lacken benutzt.
„Bernstein tritt in unregelmäßigen Massen, Knoten oder Tropfen auf, die durchsichtig bis durchscheinend sind und eine gelbe, manchmal rote, orange oder braune Färbung haben. Es kann durch unzählige winzige Luftblasen getrübt sein oder fossile Insekten oder Pflanzenteile enthalten. Die Härte beträgt 2-3, Harzglanz und spezifisches Gewicht 1,05 - 1,09. Erweichung tritt bei etwa 150° C auf, und der Schmelzpunkt liegt bei 250-350° C. Von den Griechen wurde Bernstein Electrum oder Elektron genannt, die sich seiner Fähigkeit bewusst waren, eine statische elektrische Ladung zu erzeugen. Bernstein, das weit verbreitet vorkommt, besonders viel an den Küsten des Baltischen Meeres, wo es aus Glaukonitsand aus dem Tertiär abgebaut wird, Sedimentgestein das 40 bis 60 Millionen Jahre alt ist. Entlang der Küsten des Baltischen Meeres findet man Insekten, Spinnen u.ä. in Bernstein eingeschlossen. Bernstein ist immer noch beliebt als Schmuck und für Ziergegenstände. Manchmal werden kleine Stücke durch Kompression miteinander verschmolzen, um Amberoid herzustellen, was sich durch parallele Linien erkennen lässt.“ [Grolier]
„Neben ihrem Vorkommen in fossilen Strukturen findet sich die Bernsteinsäure auch [zumeist neben anderen Fruchtsäuren] in verschiedenen Pflanzen, nicht nur in Pilzen [Hallimasch] und Flechten, sondern auch in Blütenpflanzen, und hier besonders in den unreifen Früchten, wo sie ein Zwischenprodukt bei der Synthese von Wein- oder Zitronensäure darstellt. An speziell bernsteinsäurehaltigen Pflanzen seien hier das Schöllkraut [Chelidonium majus], der triviale grüne Salat [Lactuca sativa], der ‘Mauerpfeffer’ [Sedum acre] und der Schlafmohn [Papaver somniferum] genannt. Acidum succinicum entsteht auch bei Gärungsprozessen und kann somit auch in Fruchtsäften und im Wein enthalten sein.“ [Swoboda]
Einen besonders hohen Gehalt an Bernsteinsäure haben die Arten der Gattung Liquidambar, Sweet Gum, der Zaubernuss-Familie. *L. styraciflua* sondert ein Harz ab, das in der Herstellung von Seifen, Parfums und Kaugummi benutzt wird.
In der Industrie wird Bernsteinsäure u.a. bei der Herstellung von Farbstoffen, Lacken,

Parfums, Kunststoffen, Lösungsmitteln und Weichmachern verwendet. Als Lebensmittelzusatz [363] ähnelt es Benzoesäure und Salicylsäure in den Eigenschaften. In der Medizin wurden Succinate [Salze der Bernsteinsäure] früher als Laxantien und bei der Behandlung rheumatischer Zustände verwendet. Die antiseptischen Eigenschaften des Quecksilbersalzes werden in Zahnpasten, Seifen und Mundspülumgen benutzt. 1880 von Weiner eingeführt. 1984-85 von Swoboda und König an 42 Personen [20 Männer, 22 Frauen] geprüft. Zwölf Protokolle wurden in dem Prüfungsbild der Bernsteinsäure verwendet.

VERGLEICHE

Colchicum. Acidum oxalicum. Ambra grisea. Conium. Bovista. Ignatia.

WIRKUNGSBEREICH

Schleimhäute [Nase; Bronchien]. *Harnwege.* Gelenke. Haut.

LEITSYMPTOME

G Reizbarkeit & Bedürfnis allein zu sein.

„Reizbar, verdrießlich, streitlustig; will sich in einen anderen Raum zurückziehen, um allein zu sein."

Eine Prüferin brach die Prüfung dreizehn Tage nach Einnahme des Mittels [D30] ab. In der zweiten Nacht der Arzneimittelprüfung hatte sie einen Alptraum von Grabgewölben, religiösen Reliquien, Knochen und einem Skelett, das droht, ihre Lebenskräfte fortzunehmen. Dieser Traum bedrückte sie tagelang. Sie wurde reizbar und zerstreut und wurde in den darauffolgenden Tagen depressiv. Sie 'suchte verzweifelt nach jemandem, der mir helfen könnte,' weinte, als sie zu dem Schluss kam, sie habe keine Freunde, fühlte sich verlassen und 'hilflos in der schwärzesten Depression.' Rauchgewohnheiten stark veränderlich, von starker Sucht bis zu völliger Aversion; zwanghaftes Rauchen, mehr als gewöhnlich. Streitgespräche mit den Kindern, schreit sie an, gefolgt von Reue. Nach Absetzen der Arzneimittelprüfung dauerte es einen Monat bis die Depression nachließ.

G Furcht vor Zügen und geschlossenen Räumen. [Burnett]

G „Ebenso wie Ambra grisea ist dies ein Arzneimittel für gehemmte, schüchterne und besorgte Patienten, die als Ergebnis von Sorgen, Kummer und enttäuschter Liebe in Gefahr sind dahinzuschwinden und zunichte zu werden." [Dorcsi]

Er ist unentschlossen, niedergeschlagen, ängstlich und reizbar, besonders wenn seine Probleme zum Gesprächsthema werden oder er daran erinnert wird. Er gestattet sich nicht getröstet oder abgelenkt zu werden und zeigt kindisches, egoistisches und hysterisches Verhalten.

Reibt sich ständig die Nase aus Schüchternheit.

Extrem nervöse/ängstliche Personen.

G Empfindlich gegen Musik [und Lärm/Geräusche].

G Beschwerden durch Heimweh und durch Alleinsein.

A *Starkes Frostgefühl.*

„Blasse, kalte, feuchte, schwache Patienten." [Dorcsi]

Kältegefühl < nachts vor dem Zubettgehen.

A < *Feuchtkaltes Wetter.*

< Verkühlung/Erkältung.

< Zugluft.

A Kalter Schweiß [durch nervöse Ursachen].

[Stirn; Gesicht; Hände; Füße]

A Gelüste auf *Stimulantien.*

⇨ Rauchen.

Ein Prüfer, ein Nichtraucher, rauchte gern eine Zigarette am Morgen.

Eine andere Prüferin, ebenfalls Nichtraucherin, die normalerweise Zigarettengeruch sehr abstoßend fand, „war betroffen durch die Tatsache, dass sie Zigarettenrauch im Freien als angenehm empfand."

⇨ Alkohol.

„Vertrug Alkohol während der Arzneimittelprüfung nicht gut, fühlte sich durch geringe Mengen bereits betrunken -sehr ungewöhnlich für ihn."

A Verlangen nach sauren und scharfen Dingen. [Dorcsi]

A Durstlos trotz Trockenheit im Mund und Hitze.

A < Abends; Dämmerung.

A *Wundmachende Absonderungen.*

A Schwindel.

Nur nachts, bes. beim Drehen des Kopfes im Liegen; aber nicht tagsüber.

Schwindel beim Aufstehen am Morgen.

& Schwarzwerden vor den Augen.

K Heuschnupfen.

„Bernsteinketten und Ohrringe werden als beliebter Schutz gegen Neuralgien, Erkältungen und sogar Heuschnupfen angesehen. Keines unserer Arzneimittel gibt ein echteres Bild von Heuschnupfen. Ich habe es in Fällen von Heuschnupfen in der D3 verschrieben, ein oder zwei Gran aufgelöst in zwölf Teelöffeln destillierten Wassers, ein Teelöffel voll, alle zwei Stunden, mit den besten Ergebnissen, und habe mehr als dreißig Personen geheilt, die vorher zu einem Aufenthalt in den Bergen gezwungen waren, um sich zeitweilig Linderung zu verschaffen. Die meisten erlebten schon nach der ersten Woche eine eindeutige Linderung." [Weiner]

K Blasses Gesicht.

Rote Flecken bei Erregung und Reizung. [Dorcsi]

K Reizende Trockenheit der Haut.

Haare und Gesichtshaut fettig.

[Quellen: Swoboda & König, Arzneimittelprüfung mit Acidum succinicum D 30, *Documenta Homœopathica* 6/1985. Dorsci, *Arzneimittellehre.*]

NAHRUNG

Verlangen: Sauer [1]; scharf [1]; Tabak [1].

Schlimmer: Alkohol [1].

NOTIZEN

SULPHUR IODATUM

Sul-i.

S

ZEICHEN

Sulfur iodatum. Iodschwefel. Iodum sulfuratum.
Der Iodschwefel ist eine sog. 'eutektische' Mischung, d.h. eine Mischung, die beim Frieren gesättigt bleibt und einen konstanten Gefrierpunkt als chemisch einheitlichen Körper hat. Iod und Schwefel verbinden sich, wenn sie miteinander erhitzt werden, selbst unter Wasser. Es ist eine schwarzgraue radio-kristalline Masse, die Antimontrisulfid ähnelt. Es zersetzt sich bei höheren Temperaturen, sondert bei Sauerstoffeinwirkung Iod ab und ist unlöslich in Wasser.
„Der Schwefel offenbart sein verzaubertes Lichtwesen vor allem in seinen vielfältigen Verbindungen mit den Metallen, die er in charakteristischer Farbigkeit erscheinen lässt. Die Gesamtheit der Metallsulfide bildet einen vollständigen Regenbogen von Farben. Derart der Umwelt geöffnet, das Wärme und Lichthafte in sich tragend, sich dem Mineralisch-Festen leicht entziehend, mehr an Harze, Blütenstaub als an Mineralisches erinnernd, erscheint Schwefel viel mehr den kosmisch-einstrahlenden Umkreiskräften, den Universalkräften verbunden als den Erden-Zentral-Kräften, den ausstrahlenden Kräften. Die Alten haben ihn nicht umsonst Sulfur [an Sol, Sonne anklingend] oder gar Theion [Götterkräften Verbundenes] genannt. Man wundert sich eigentlich, wenn man die Schwefelnatur näher kennengelernt hat, ihn überhaupt als festen Stoff auftreten zu sehen -er müßte eigentlich ein Luft-Art sein; so muß man ihm eine paradoxe Daseinsweise zuschreiben: ein 'festes Gas', eine 'erstarrte hitzige Luft' in ihm sehen. Dies ist einer zweiten Seite seines Wesens verdankt, die das Umkreiswesen in sich zusammenziehen und zu einem Mittelpunkt machen möchte. Schwefel neigt nämlich in hohem Grade zur Verdichtung in sich selbst, zur Verbindung mit sich selbst, zur 'Polymerisation'. Eigentlich sollte nämlich Schwefel ein sauerstoffähnliches Gas sein. Er hat dieselbe Fähigkeit, sich mit allem und jedem zu verbinden wie Sauerstoff, er ist dem Entgegengesetztesten verwandt wie dieser, ergreift die Säurebildner ebenso wie die Basenbildner. Dies kann er nur, weil er in sich selbst polar ist; so kann er jeder äußeren Polarität die entgegengesetzte innere entgegentragen, die jene bindet. Aber, im Gegensatz zum Sauerstoff: Schwefel sättigt gerne die Polaritäten in sich selbst ab, verbindet sich mit sich selbst. Er ist gegenüber dem 'selbstlosen Sauerstoff' ein 'egoistischer', ein sich selbst genießender Stoff." [Pelikan]
Geprüft von Kelsall [Eigenprüfung und an anderen]

VERGLEICHE

Sulfur. Sepia. Calcium carbonicum. Iodium. Mercurius. Calcium iodatum. Calcium sulfuricum.

WIRKUNGSBEREICH
*Haut. Drüsen. Schleimhäute. * Rechte Seite.*

LEITSYMPTOME
G Empfindlich gegen alles [aus Schwäche].
A EITERUNGEN.
Furunkulose mit Infiltration und dunkelrotem Hof.
A *Hypertrophie* bleibt nach akuten Entzündungen bestehen.
[Zunge; Parotiden; Tonsillen]
A < HITZE.
> *Frische Luft.*
A Übermäßiger Appetit.
A Gelüste auf SAURES [Limonade; Essiggemüse; saure Getränke].
A Tagsüber schläfrig, nachts schlaflos.
A *Gelbe, grünliche, wundmachende* Schleimsekretionen.
A *Roh, glühende Hitze, innerlich.*
& Äußere Kälte.
K Kopfschmerzen, bes. in den Seiten.
< Hochbinden der Haare; Fasten; vor und während der Menses; warme Räume.
K Augen rot und tränend, aber fühlen sich kalt an.
K „Sehr nützlich bei großer und schmerzhaft eiternder Akne im Gesicht bei jungen Menschen." [Hale]
Akne bes. an Stirn und Rücken. [Vrijlandt]
K Tremor im Epigastrium bei Anstrengung.
K Rheumatische Gelenkbeschwerden [bes. infektiöser Herkunft, z.B. chronische Tonsillitis].
< Wärme; Berührung; Druck; nasses Wetter; vor Gewittern.
> Frische Luft.
& Wärme unerträglich und Verlangen nach frischer Luft. [Voisin]
K Füße kalt und schweißig nachts im Bett.
Fußsohlen brennend und wund im Stehen.
K Hautausschläge 'dunkelrot, geschwollen, nässend, mit entsetzlichem Juckreiz.'
< Wärme.
> Frische Luft; Winter.

RUBRIKEN
GEMÜT: Körperliche *Angst* [2]. *Eile* bei der Arbeit [1]. *Furcht* vor Anstrengung [1]. *Geistesabwesend* beim Lesen [1]. *Gleichgültigkeit* gegenüber häuslichen Pflichten [1].
SCHWINDEL: Beim *Bücken* [2].
KOPF: *Haar* fühlt sich an wie aufgerichtet [1]. Drückende *Schmerzen* in der Stirn, wie von einem Band [1]; in den Seiten, wie im Schraubstock [1].
AUGEN: Neigung, die Augen zu *schließen*, wie um Tränen herauszudrücken [1/1].

NASE: Brennende *Schmerzen* beim Schneuzen [1].
HALS: *Schwellungsgefühl* [1].
REKTUM: *Diarrhœ* morgens [2].
BLASE: Häufige *Harnentleerung* morgens [2].
HARN: *Geruch,* nach Himbeeren [1/1].
FRAUEN: Wundheits*schmerz* in den Ovarien [2].
HUSTEN: Husten > *Abkühlung* [1/1].
BRUST: *Hitzegefühl* in der Herzgegend [1].

EXTREMITÄTEN: *Eingewachsene* Zehennägel [2]. *Kälte* der Füße nachts [2]. Brennende *Schmerzen* in den Fußsohlen [1].
SCHLAF: *Schläfrigkeit* tagsüber, nachts ruhelos [1].
ALLGEMEINES: *Entzündung,* chronische Appendizitis [2]; chronische Tonsillitis [2]. *Hitzewallungen* durch geringste Anstrengung [1]. *Jahreszeiten,* Winter > [1]. *Partien* werden weiß und unempfindlich [1/1].

NAHRUNG

Verlangen: Limonade [2]; Saures [2]; Alkohol [1]; Essiggemüse [2]; Stimulantien [1]; Wein [1].
Schlimmer: Milch [1; = Erbrechen & Diarrhœ]; warme Speisen [1].

NOTIZEN

SUMBUL

Sumb.

ZEICHEN

Ferula sumbul. Sumbulus moschatus. [Persische] Moschuswurzel. Fam. nat. Umbelliferæ.
Große, fenchelartige Pflanze, eng verwandt mit *F. asafœtida* heimisch im Osten des Schwarzen Meeres. Die gelblichbraune fleischige Wurzel [die 10 bis 12 cm dick werden kann], enthält ein Harz mit einem 'moschusähnlichen' Geruch, das viel zur Fälschung jenes teuren Duftstoffes verwendet wird. In Persien und Indien wurde es lange zu medizinischen Zwecken und als Räucherstoff in religiösen Zeremonien verwendet.
Es hat stimulierende und krampflösende Eigenschaften und ähnelt Baldrian in seiner Wirkung; daher seine Anwendung bei verschiedenen hysterischen Zuständen. Man nimmt an, dass es eine spezifische Wirkung auf die Beckenorgane hat, und es wird viel bei Dysmenorrhœ und verwandten weiblichen Störungen angewandt.
„Wir haben hier eine der seltsamen Ähnlichkeiten zwischen Pflanze und Tier, welche die Neugier der Forscher erregt." [Hale]
Moschus wurde besonders in der moslemischen Welt beliebt. Im Garten Eden wird der

Gläubige laut Koran von schönen Houris willkommen geheißen, die ganz aus Moschus bestehen. Moschus war immer und überall als der bevorzugte Duft für Liebende beliebt. Der berüchtigte Magier Aleister Crowley, das ‘große Biest’ behauptete, dass seine Anziehungskraft auf Frauen einer Tinktur zu verdanken war, die er sich in den Körper einrieb -das sog. Parfum der Unsterblichkeit. Es muss so gründlich eingerieben werden, so sagte er, ‘dass das subtile Parfum des Präparates nicht wahrnehmbar ist, von anderen nicht einmal vermutet wird.’ Zumal es zu drei Teilen aus Zibet, zwei Teilen aus Moschus und einem Teil aus Ambra bestand, ist es schwer zu glauben, dass dies ein ‘subtiler Duft’ sein kann, ganz gleich wie sehr man ihn auch einreibt. Es war jedoch „eine äußerst kraftvolle Waffe, umso kraftvoller weil sie geheim war, gegen die tiefsten Elemente in der Natur derjenigen, die man anziehen will.“ [Trueman]
Geprüft von Lembke, Cattell und Altschul.

VERGLEICHE

Phosphorus. Lachesis. Nux vomica. Baptisia. Coffea. Ferrum. Kalium phosphoricum. Moschus. Nux moschata. Valeriana.

WIRKUNGSBEREICH

Nerven. Herz. * Linke Seite.

LEITSYMPTOME

G Überempfindlichkeit und Erregbarkeit.
„Nervös, reizbar und schlaflos.“ [Boger]
Exaltiertheit # Trübsinn.
Lachen # Weinen.
& Nervöses Herzklopfen.
„Lächelt ständig; ruhig, zufrieden; amourös; liebt Gesellschaft von Frauen.“ [Allen]

G Träume, aus großer Höhe zu fallen.

G Intellekt morgens stumpf/träge, abends [und bei Wärme] klarer.

A *Ohnmachtsgefühl.*
Durch geringfügige Ursachen [Erregung; Musik hören; Aufstehen von einem Sitz; Treppen hochrennen; Bücken; Gegenstände unverwandt ansehen].

A Ohnmachtsgefühl in Verbindung mit *Schwindel.*
< Bücken; aufstehen von einem Sitz; sich bewegen, herumlaufen; Anwendungen mit warmem Wasser.

A Ohnmachtsgefühl und Schwindel in Verbindung mit Herzklopfen.
< Geringste Anstrengung; Treppensteigen; die Aufmerksamkeit darauf richten.
< Während Hitzewallungen.
& Vorübergehende Hitzewallungen.
& Pulsieren zwischen den Scapulæ.

A *Neigung sich hinzulegen.*
Aber *langsame Bewegung* >.

A *Frostig.*
< Kalte Luft; Zugluft; Abkühlung.

A HITZEWALLUNGEN.
Im Klimakterium.
< Geringste Anstrengung; warme Speisen.
Hitze vom Rücken aufwärts und den Rücken hinab.
& Herzklopfen.

A Empfindungen:
Als ob heißes Wasser durch Körperpartien fließt.
Wie von einem Haar oder Spinnweben im Gesicht.
Juckreiz innerlich.

A Taubheitsgefühl.
Äußerlich bei Abkühlung.
Partien, auf denen man liegt.
Taubheitsgefühl und Kälte in den Fingerspitzen.

A *Gelbe, zähe Absonderungen.*

K Hartnäckiger *Katarrh in Nase und Rachen* mit *gelbem, zähem Sekret.*
„Ich glaube, es wird sich als eines unserer besten Arzneimittel für diejenigen katarrhalischen Beschwerden bei Kindern erweisen, die mit starker Nervosität, *Schlaflosigkeit und Neigung zu Krämpfen* einhergehen." [Hale]

* Sechs Sumbul-Fälle in: Prakash Vakil, *Provings and Clinical Symptoms of New, Old and Forgotten Remedies,* S. 7-11.

RUBRIKEN

GEMÜT: *Beschwerden* durch, Allgemeinsymptome durch emotionale Erregung [2]. *Emotionen* leicht erregt [1; *Androc.*]. *Gemütserregung* durch Musik [1]. Überfließende *Ideen* abends [2]. *Leidenschaftlich* bei jeder Kleinigkeit [1]. Empfindung von psychischer *Unsicherheit* [1].

KOPF: Flecke schuppiger *Hautausschläge* am Kopf [2]. Hitzewallungen im Hinterkopf [1]. *Schmerzen* im Scheitel mit Ausdehnung zu den Augenbrauen [1/1]; drückende Schmerzen in einer kleinen Stelle auf dem Scheitel [1].

NASE: Leimartige *Absonderung* aus den Choanen [1]. *Wundheitsschmerz* im Rand [1].

GESICHT: *Hautausschläge,* Komedonen auf der Nase [1].

HALS: *Schmerzen,* roh im Hals [1].

MAGEN: Leeres *Aufstoßen* nachts [1]. *Hitzewallungen* mit Ausdehnung in den Hals [1].

ABDOMEN: *Hitze* mit Ausdehnung in den Kopf [1]; Hitzewallungen, als ob heißes Wasser im Abdomen fließt [2/1]. *Spannung* im Hypogastrium < tief einatmen [1; Thuj.].

REKTUM: *Hämorrhoiden* < Erregung [1]. Empfindung als sei der Anus *offen,* nach der Stuhlentleerung [1].

BLASE: Erfolgloser *Drang* & Stuhldrang [1]. *Leeregefühl* [1].

MÄNNER: Lästige *Erektionen* während der Stuhlentleerung [1]. Wollüstiger *Juckreiz* [1].

FRAUEN: *Leukorrhœ* < Sitzen [2/1].
ATMUNG: Atmung *behindert* > Rückenlage [1/1].
BRUST: *Herzklopfen* während des Klimakteriums [2].
RÜCKEN: *Hitze* im Halswirbelbereich [2]; Hitzegefühl in der Wirbelsäule, als ob heißes Wasser darin fließt [2]; Hitzewallungen, die sich in den Körper ausdehnen [3/1]. *Kälte* im Lendenbereich morgens [2]. Kann keine Zug*luft* auf der Wirbelsäule ertragen [2/1]. *Pulsieren* zwischen den Scapulæ [1].
EXTREMITÄTEN: *Taubheitsgefühl* der oberen Gliedmaßen in kaltem Wetter [2; *Kali-c.*].
SCHLAF: *Schlaflosigkeit* < Alkohol [2]; nach Drogen [2].
FIEBER: *Trockene* Hitze beim Gehen im Freien [2].

NAHRUNG

Abneigung: Fleisch [1]; Gebäck [1].
Verlangen: Wein [2]; Alkohol [1]; Bier [1]; Brot [1]; stärkehaltige Speisen [1]; Starkbier [1]; Stimulantien [1].
Schlimmer: Gebäck [1].

NOTIZEN

SYCOTIC CO. Syc-co.

ZEICHEN

Streptococcus fæcalis.
Gehört zu den *Diplokokken*, einer Gattung unbeweglicher, nicht sporenbildender, ærober bis fakultativ anærober Bakterien. Rechtsdrehende Milchsäure ist das Hauptprodukt der Kohlenhydratgärung. Diese Organismen treten in der gesunden Mund- und Darmflora bei Menschen und Tieren auf, außerdem in Milchprodukten und anderen Nahrungsmitteln sowie in gärenden Pflanzensäften. *S. fæcalis* ist eine Spezies, die im menschlichen Kot und in der Darmflora vieler warmblütiger Tiere vorkommt, gelegentlich bei Harnwegsinfektionen und bei Herz- und Gefäßläsionen in Fällen subakuter Endocarditis; assoziiert mit europäischer Brutfäule von Bienen und milden Nahrungsmittelvergiftungen. [Stedman's]

VERGLEICHE

Pulsatilla. Thuja. Lycopodium. Sepia. Medorrhinum. Tuberculinum. Kalium bichromicum.

WIRKUNGSBEREICH

Schleimhäute und Synovialhäute. Hirnhäute. Magendarmtrakt. *Urogenitaltrakt.*

LEITSYMPTOME

G REIZBARKEIT.
Nervöse Reizbarkeit; launisch.

G Furcht im Dunkeln.
Furcht allein zu sein.
Furcht vor Tieren und Hunden.
Alpträume. Nächtliche Panikanfälle. Träume von Toten.

G Nervosität.
Zuckungen der Gesichtsmuskeln; Zwinkern der Augenlider.
Kaut an den Nägeln.

A SYKOSE.
„Hahnemann verband das, was er das 'sykotische Miasma' nannte, mit der Krankheit Gonorrhœ, aber diese Krankheit ist nur eine Form von katarrhalischer Infektion der Harnwegsschleimhaut. Es gibt viele andere nongonorrhoische Organismen, die mit dem Symptomenbild 'Katarrh' zusammenhängen, und ich schlage vor, dass das Miasma 'Sykose' synonym mit 'Katarrh' aufgefasst wird. Gonorrhœ ist eine Schleimhautinfektion [d.h. es ist eine sykotische Manifestation] aber katarrhalische Manifestationen [*sykotisch*] beruhen nicht alle auf einer Gonorrhœinfektion.“ [Paterson]

A *Katarrhalische Zustände* [Nase; Hals; Bronchien; Magendarmtrakt; Urogenitalsystem].
Gelbe, grünliche, dicke Schleimsekretion.
Kopfschmerzen durch Sinusitis.

A Nahrungsmittelallergien.

A < Kaltes, feuchtes Wetter.
> Meeresküste.
[Katarrhalische Beschwerden, v.a. Asthma und Bronchitis]

A Schweiß.
Bes. am Kopf nachts.

A < *Eier* [Übelkeit; Erbrechen; biliöse Anfälle; Heuschnupfen].
Der bloße Gedanke an Eier am Morgen löst Übelkeit aus.

A < Fett; Zwiebeln; Orangen.

A 2 - 3 Uhr.
Erwacht um 2 - 3 Uhr oder schlaflos bis 3 Uhr.

K Wöchentliche Kopfschmerzen, *linksseitig.*
< Geräusche/Lärm; vor oder nach der Menses.
> Hitze; Ruhe.

K *Gesicht morgens aufgedunsen, v.a. unter den Augen.*

K Füße nachts im Bett ruhelos.
Füße tagsüber schmerzhaft im Gehen, als ob man über lockeres Kopfsteinpflaster läuft.

VORWORT ZUR DEUTSCHEN AUSGABE

Die deutsche Übersetzung der Synoptischen Materia Medica 2 entspricht der zweiten englischen Auflage. Dieses Buch ist um etwa sechzig Seiten umfangreicher als die erste Auflage. Die ergänzenden Informationen stammen aus verschiedenen Quellen. Neben jüngsten Auflagen homöopathischer Fachzeitschriften wurden spätere Auflagen neuer Arzneimittelprüfungen berücksichtigt. Die ZEICHEN-Absätze wurden durch Material aus Büchern zu Themen der Botanik, Heilkräuterkunde und Volkstum bereichert, die ich kürzlich entdeckt habe, was die Verständnismöglichkeiten des homöopathischen Arzneimittelbildes erweitern soll. Hier und da habe ich auf 'Blütenessenzen' hingewiesen. Interessant ist die auffallende Zunahme der Veröffentlichungen zum Thema der Heilkräfte und 'Weisheit' der Bäume. Ich habe von diesen Informationen Gebrauch gemacht, wo es angemessen erschien. Für die Zusätze der Abschnitte LEITSYMPTOME und RUBRIKEN habe ich zu sämtlichen in Frage kommenden Arzneimitteln Allens Enzyklopädie der Reinen Materia Medica durchgesehen. Dieses zwölfbändige Werk enthält Prüfungssymptome und Vergiftungssymptome. Es liefert zahlreiche interessante Ergänzungen. Bei der Überarbeitung des REPERTORIUM-Teils der ersten Auflage der Synoptischen Materia Medica 2 wurden einige Fehler korrigiert bzw. Erklärungen angefügt. Bei der Vorbereitung der zweiten Auflage hatte ich das Glück zu einigen Manuskripten Zugang zu haben, die 1998 erscheinen oder später in Buchform veröffentlicht werden sollen. Bei dem ersten handelt es sich um *The Spirit of Homeopathic Medicines* [Der Geist der homöopathischen Arzneien], geschrieben von dem französischen Homöopathen Dr. Didier Grandgeorge. Dieses geistreiche, präzise und intelligente Buch bietet andere und neue Einsichten, was zum besseren Verständnis bestimmter kleiner Arzneimittel beiträgt. Das zweite Werk mit dem Titel *Three Pieces of Gold* [Drei Goldstücke], von dem norwegischen Homöopathen Terje Wulfsberg liefert eine willkommene Vertiefung der Arzneimittelbilder der drei Goldsalze. Das dritte ist von dem belgischen Homöopathen René Smet geschrieben, und kam gerade rechtzeitig, um den NAHRUNG-Teil und das REPERTORIUM der NAHRUNGSMITTEL [Verlangen, Aversionen, Verschlimmerungen und Besserungen] zu vervollständigen. Das Buch hat den Titel *Fundamental Food & Drink Symptomatology* [Grundlegende Symptomatik der Ess- & Trinkgewohnheiten].

Verschiedene Leute haben mir Unterstützung geleistet.
Dr. Michel Zala aus Orléans, Frankreich, und Veronika Theis, Übersetzerin, danke für Eure gründlichen Korrekturen. Jetzt müssten alle 'i-Pünktchen' stimmen. Leila v.d. Heijden bin ich dankbar für die bereitwillige Hilfe, selbst wenn ich ohne Vorankündigung in letztem Moment anrief.

Im Text werden Symbole verwendet, um die Verwendung der Synoptischen Materia Medica 2 als Nachschlagewerk beim Studium oder in der Praxis zu erleichtern. Das Symbol '&' weist auf ein Begleitsymptom hin. Das Zeichen '=' indiziert einen verursachenden Faktor. Das Symbol '#' bezieht sich auf den Wechsel von Symptomen.

Schließlich noch eine Bemerkung zu der Anwendung der homöopathischen Nomenklatur. Obgleich es in der deutschen Literatur Brauch ist, die Acidum-Mittel unter A aufzuführen, habe ich mich an die englische Schreibweise gehalten. Die verschiedenen Acidum-Mittel sind daher in alphabetischer Anordnung unter dem spezifischen Namen der Säure zu finden.

Ich hoffe, dass die Synoptische Materia Medica 2 zu einem tieferen Verständnis und breiteren Anwendungsmöglichkeiten der sogenannten 'kleinen Mittel' beitragen wird.

Frans Vermeulen, Avenhorn, 2. April 1998.

K Fahler Teint; fettige Haut.
Warzen an Schleimhäuten.
„Bei Kindern kann nach der Verabreichung von Syc-co. ein varizellenähnlicher Ausschlag auftreten, der häufig mit Windpocken verwechselt wird." [Paterson]

RUBRIKEN

GEMÜT: *Beschwerden* durch angespannte Erwartung [1]. *Empfindlich,* überempfindlich [1]. *Furchtsamkeit* [1].
KOPF: Beschwerden der *Haare,* Kahlköpfigkeit [1]; Trockenheit [1]. Unbestimmte anhaltende *Schmerzen* tief im Gehirn [1].
AUGEN: *Schwellung* der Oberlider [1]. Zystische *Tumoren* auf den Lidern [1].
OHREN: Vermehrtes *Ohrenschmalz* [1].
NASE: *Katarrh* der sich zu den Stirnhöhlen ausdehnt [1]. *Schnupfen* nach Eiern [1/1]; Schnupfen, der auf die Brust übergreift [1]. *Schrunden* an den Winkeln der Nasenflügel [1].
GESICHT: *Hautausschläge*, Herpes um die Lippen [1]; Herpes um den Mund [1].
MUND: *Schmerzen* wie von einem Splitter in der Zunge [1].
HALS: *Schleim* im Hals, morgens [1]. Rezidivierende *Tonsillitis* [1]. *Vergrößerte* Tonsillen [1].
MAGEN: *Verdauungsstörungen* durch Eier [1]; durch fette Speisen [1]; nach Zwiebeln [1; **Lyc**.].
REKTUM: *Diarrhœ* nach dem Essen [1]; durch Gemütserregung [1]; nach fetten Speisen [1]. *Kondylome* um den Anus [1/1].
FRAUEN: *Leukorrhœ* gelb [1]; scharf, wundmachend [1]; stark [1]. *Tumoren,* Ovarialzysten [1].
ATMUNG: *Schweratmigkeit* morgens beim Erwachen [1; Sep.].
BRUST: *Fibrositis* der Brustwände [3].
RÜCKEN: *Fibrositis* [3]. *Schmerzen* morgens beim Aufstehen [1]; beim Aufstehen vom Sitzen [1]; > Bewegung [1]; zu Beginn der Bewegung [1]; > äußere Wärme [1]; durch feuchtes Wetter [1].
EXTREMITÄTEN: Haut an den Fingerspitzen *aufgesprungen* [1]; Fersen aufgesprungen [1]. *Hautausschlag,* Ekzem an den Handgelenken, b
SCHWEISS: *Profuser* Schweiß nachts im Schlaf [1].
ALLGEMEINES: Beschwerden nach *Impfung* [1].

NAHRUNG

Abneigung: Eier [2]; Brot [1]; Essig [1]; Fett [1]; Fleisch [1]; Gemüse [1]; Kartoffeln [1]; Käse [1]; Milch [1]; Milchbrei [1]; Sahne [1]; Salz [1]; Tee [1]; Tomaten [1]; Zucker [1].
Verlangen: Butter [2]; Fett [1]; Käse [1]; Milch [1]; Salz [1]; Süßigkeiten [1].
Schlimmer: Eier [2]; Fett [1]; Orangen [1]; Zwiebeln [1].

NOTIZEN

TAMARINDUS INDICA

Tama.

S

ZEICHEN

Tamarindus indica. Tamarinde. Fam. nat. Leguminosæ.

Ein großer schöner Baum mit ausladenden Ästen und einem dicken geraden Stamm, der bis zu 12 m hoch wird. Blätter wechselständig, gefiedert; Blättchen hellgrün und leicht behaart. Bei feuchtkalter Witterung und nach Sonnenuntergang schließen sich die Blättchen.

In Indien wird von den Einheimischen angenommen, dass die Umgebung des Baumes ungesund wird und dass es wegen der Säure, die der Baum während der Feuchtigkeit der Nacht absondert, unsicher ist, darunter zu schlafen. [Grieve]

Im Mittelalter brachten die Araber die Tamarinde von Indien nach Europa, wo sie jetzt sehr verbreitet ist. Der Arabische Name *tamr hindi* [= 'indische Dattel'] wurde später zu dem Artennamen Tamarindus abgewandelt.

Der Extrakt aus Tamarindenmark, in Wasser löslich, besteht aus organischen Säuren [hauptsächlich Weinsäure und in geringerem Maße Apfelsäure, Zitronensäure, Bernsteinsäure, Oxalsäure, Milchsäure, Nicotinsäure und ungesättigte Säuren], Weinstein [Kaliumhydrogentartrat], Traubenzucker, Pectin und Gummi. Das Mark enthält angeblich mehr Zucker und Fruchtsäure als jede andere Frucht. Es hat milde abführende Eigenschaften. Die Wirkung basiert auf der Tatsache, dass der erhöhte Flüssigkeitsgehalt im Darm die Darmentleerung fördert. Darüberhinaus senkt das Mark angeblich den Blutzuckerspiegel.

In Indien wird Tamarinde als Säuerungsmittel wie Essig benutzt. Sie wird in Chutneys u.ä. verwendet. Rheumapatienten erleiden angeblich eine Verschlimmerung durch Tamarinde. In Italien und Lateinamerika sind Getränke mit Tamarindengeschmack beliebt.

Von Prakash Vakil geprüft.

VERGLEICHE

Phosphorus. Acidum phosphoricum. Sulfur. Mangifera.

WIRKUNGSBEREICH

Schleimhäute. Verdauungsorgane.

LEITSYMPTOME

G Lethargie; keine Lust zu arbeiten, selbst wenn es wichtig ist und sofort erledigt werden müsste.

G Toleranz.

Bei Personen, die normalerweise leicht verärgert und gereizt sind.

G Träume von Unterhaltung mit verstorbenem Großvater.

G Unwillkürliches Seufzen.

A *Tabaksucht.*
„Personen, die Tabak kauen oder rauchen, werden besonders stark angegriffen. Tamarindus kann helfen, die Tabaksucht aufzugeben. Prüfer, die tabaksüchtig waren, entwickelten einige unerträgliche Symptome durch Tabak, z.B. Schwindel. Ein Prüfer, der ein Jahr zuvor das Rauchen aufgegeben hatte, entwickelte wiederum verstärktes Verlangen zu rauchen und kann nun nicht mehr aufhören." [Vakil]

A *Vermehrter Durst.*
Beim Essen.

A < Morgens.

A Klebrige, fädige, schleimige, weißliche oder gelbliche Absonderungen.

A Trockenheit.
[Mund; Lippen; Hals]

K Tränenfluss; v.a. linkes Auge.
< Beim Essen gewürzter Speisen; Sonne.

K Verstopfte Nase; erst rechte Seite, dann wechselnde Seiten.
& Schweregefühl im Kopf auf der Seite der Verstopfung.

K Vermehrter Speichelfluss, v.a. nachts.
Fädiger Speichel.

K Hyperazidität und Brennen unter dem Sternum.
> Kaltes Wasser.

K Obstipation; erfolgloser Drang, unbefriedigende Stühle.
Schmerzen < Stuhlentleerung, Gehen, Sitzen, Hocken.
Schmerzen nur im Stehen gelindert.

K Schmerzen in umschriebener Stelle unter der rechten Scapula.
Kann nicht schlafen.
< Rechtsseitenlage; Rückenlage; nach hinten neigen.
> Abstützen; Beschäftigung.

NAHRUNG

Verlangen: Tabak [2]; Tamarinden [2]; eiskaltes Wasser [2]; kalte Getränke, Orangengeschmack [1]; gewürzte Speisen [1]; Speiseeis [1].
Schlimmer: Tabak [2].

NOTIZEN

TARAXACUM

ZEICHEN

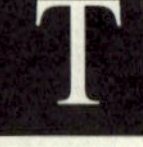

Taraxacum officinale. Löwenzahn. Fam. nat. Compositæ.
Löwenzahn, das in der *nördlichen* Hemisphäre weit verbreitete gelbe Mitglied der Compositæ, kommt in allen Arten von Böden und in vielerlei Formen und Unterarten vor. Der Stengel ist immer unverzweigt, völlig blattlos und hohl. Unter günstigen Umständen kann Löwenzahn das ganze Jahr über blühen. Die Blüten schließen sich bei Regenwetter und abends beim Nachlassen des Tageslichts. Wenn Taraxacum im Dunkeln gezüchtet wird, hat die Pflanze blasse Blätter, die als Zichorienart gegessen werden können. Die gerösteten Wurzel lassen sich als Kaffeesurrogat verwenden; sie werden auch als Tonikum in Haarwassern gebraucht. Die überirdische Blattrosette ist so geformt, dass die als Auffangbecken für Regenwasser dient, damit es von der Pfahlwurzel genutzt werden kann, die vertikal nach unten wächst.
„Die Blätter sind glänzend und unbehaart, der Rand jeden Blattes ist in große Zähnen gezackt, entweder aufrecht oder leicht nach hinten zugespitzt, und diese Zähne sind selbst wiederum in kleinere Zähne gezackt. Es ist diese etwas phantasievolle Ähnlichkeit mit den Zähnen eines Löwen, die [so wird allgemein angenommen] der Pflanze den wohlbekannten Namen *Löwenzahn* gibt, englisch *Dandelion,* französisch *Dent de Lion,* lateinisch *Dens leonis* und griechisch *Leontodon,* der Name, den Linné der Pflanze verliehen hat, und den sie in fast allen europäischen Sprachen trägt.“ [Grieve]
Der Name Taraxacum hört sich an wie eine Verbindung zweier griechischer Wörter: *taraxis,* Augenkrankheit und *akeomai,* heilen. Im Mittelalter wurde eine Augenkrankheit, gegen die man Taraxacum verwendete, *taraxis* genannt. Dieser Name ist auch von Tharakhchakon abgeleitet, dem Namen, den die Araber für eine blau blühende Zichorienart verwenden, was zweifelhaft ist, da der Löwenzahn gelbe Blüten hat.
Taraxacum ist ein gutes Beispiel für die Art, wie sich Bestandteile durch die Jahreszeiten verändern. Vor der Blüte zum Beispiel hat die Wurzel einen süßlichen, bitteren Geschmack, nach der Blüte ist der bittere Geschmack vorherrschend. Die Blätter sind im frühen Frühjahr am bittersten. Die Wurzel enthält im Frühjahr am meisten Mineralien, besonders Kalium, Kalzium und Natrium sowie Magnesium, Kieselerde und Phosphor. Der Natriumgehalt ist auch dann hoch, wenn die Pflanze nicht auf Silt wächst. Wenn der Boden relativ viel Zink oder Aluminium enthält, nimmt Taraxacum diese auf. Auch ein hoher Stickstoffgehalt kann vorkommen. Auch wenn die Bestandteile der Pflanze weitgehend von ihrem Standort abhängen, kommt sie häufiger in fettem Lehmboden vor. Auf magerem Sandboden ist sie seltener.
Erdwürmer mögen den Boden um den Löwenzahn herum, denn diese Pflanze ist ein neutraler Humuserzeuger. Wenn kein Löwenzahn wachsen könnte, gäbe es keinen Rasen. Selbst wenn sie in dichten Flecken wachsen, so sind sie wegen ihrer 90 cm tiefen Pfahlwurzel keine Bedrohung für das Gras. Der Löwenzahn befördert die Mineralien, bes. Kalzium aus den tieferen Schichten nach oben. Er dringt selbst in die tiefsten Erdschichten vor und lagert die Nährstoffe näher an der Oberfläche ab. Somit stellt er wieder her, was der Boden verloren hat, was nach unten gespült wurde. Wenn Löwenzahn abstirbt, dienen ihre Wurzelgänge den Erdwürmern als Aufzugschächte. Was der Erdwurm dem Boden als Tier antut, tut der Löwenzahn als Pflanze. Er sorgt auf Weiden für den vertikalen Abfluss, sofern Menschen dies nicht selbst erledigen.

„Der englische Name der Pflanze *dandelion* kommt aus dem Französichen. Die Franzosen hingegen haben die Pflanze oft *pissenlit* genannt – höflich zu übersetzen mit 'Bettnässen' – weil Kinder glaubten, dass sie nachts das Bett nässen würden, wenn sie die Blumen äßen oder auch nur pflückten. Der Glaube vom Bettnässen mag mit der Tatsache zusammenhängen, dass die Wurzel seit dem Mittelalter als Diuretikum bei der Behandlung von Leber und Nierenstörungen verwendet wurde.“ [Sanders]
„Löwenzahnblätter haben erwiesendermaßen diuretische Wirkung. Bei einem Versuch mit Mäusen hatte Löwenzahn eine diuretische Aktivität vergleichbar mit der von Furosemid [Lasix]. Weil Löwenzahn Kalium ersetzt, das durch Diurese verlorengeht, hat es nicht die potentiellen Nebenwirkungen von Furosemid, wie hepatisches Koma und Kreislaufkollaps. ... Zwei Studien an Menschen haben die leberheilenden Eigenschaften von Löwenzahn gezeigt. 1938 wurden in einer Studie in Italien zwölf Patienten mit schwerwiegenden Leberstörungen mit Löwenzahnextrakt behandelt [eine 5 ml Injektion pro Tag über einen Zeitraum von 20 Tagen]. Viele hatten die klassischen Symptome wie Appetitverlust, Energieschwäche und Gelbsucht. Elf von den zwölf Patienten zeigten eine beträchtliche Senkung des Cholesterolspiegels im Blut. In der anderen Studie wurde Löwenzahnextrakt erfolgreich zur Behandlung von Hepatitis, Leberschwellung, Gelbsucht und Dyspepsie mit mangelnder Gallensekretion eingesetzt." Die sanfte Wirkung von Löwenzahn auf die Leber, insbesondere seine lipotrope Wirkung, kann bei der Behandlung des prämenstruellen Syndroms von großem Nutzen sein. Man nimmt an, dass bei manchen Frauen eine verminderte Lebertätigkeit zum Abbau von Östrogenen und anderer Hormone für diese Symptome verantwortlich ist. wenn Löwenzahn die Fähigkeit der Leber verbessern kann um den Organismus von diesen Hormonen zu entgiften, können sich die Symptome ebenso bessern.“ [Murray]
Von Hahnemann eingeführt und geprüft [an 6 Personen]. 1955 von Pischel an 8 Personen geprüft. 1956 von Gutman an 6 Personen geprüft [4 Männer, 2 Frauen]. 1994 von Gnaiger an 18 Personen [8 Männer, 10 Frauen] geprüft.

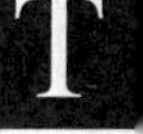

VERGLEICHE

Pulsatilla. Rhus toxicodendron. Sepia. Sulfur. Lycopodium. Menyanthes. Rhododendron.

WIRKUNGSBEREICH

Leber. Magen. Gelenke; Muskeln. *Rechte Seite.

LEITSYMPTOME

G Verdrießliche Stimmung, wenn nicht beschäftigt.
Arbeitsscheu, aber arbeitet gut, wenn man einmal begonnen hat.
Angst im Sitzen; > Bewegung.

G Polarität zwischen
a. Empfindung von Entfernung, Isolation, Gleichgültigkeit, von der Außenwelt abgetrennt;
b. Überwältigende Emotionen, tief bewegt durch und mitfühlend mit anderen. [Körner]

G Drei Prüfer litten unter unbegründeter Sorge um ihre Gesundheit -allerdings ohne Furcht.

„Plötzliche Furcht vor Gebärmutterkrebs, als die Menses zu früh einsetzte; Furcht vor allem, was damit zusammenhing, aber keine Furcht vor dem Tod." [Körner]

„Furcht vor Herzinfarkt, trotzdem fröhlich und voller humorvollem Sarkasmus."

„Denkt bei geringfügigen Beschwerden an schwere Krankheit, ist dennoch sorglos." [Körner]

⇨ *Blütenessenz.*

„Positive Qualitäten: Dynamisch, mühelose Energie; lebhafte Aktivität im Gleichgewicht mit innerer Gelassenheit. Ungleichgewichtsmuster: Übermäßige Anspannung, insbesondere in der Körpermuskulatur, übermäßiges Streben und Getriebensein. Die Seele, die Löwenzahnessenz benötigt, empfindet eine natürliche Intensität und Liebe zum Leben. Solche Menschen neigen zu zwanghafter Tätigketi und gehen viele Aktivitäten mit großem Eifer an. Unglücklicherweise können sie ihr Leben über ihre natürlichen Kapazitäten hinaus verplanen, und der Körper ist nicht in der Lage, solcher Intensität standzuhalten." [Kaminski & Katz]

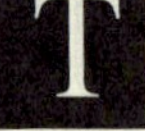

A Rechte Seite.
[Kopfschmerzen; rechtes Auge; rechter Arm]
Sonderlich: „Kälte in der rechten Körperseite, & Hitze in der linken Seite."

A *Abwärts.*
Empfindung, als würden die Mundwinkel nach unten gezogen; Delusion, meint beim Gehen auf ebener Straße bergab zu laufen; Wärmegefühl, das sich von oben nach unten ausdehnt; Delusion, meint dass die Lebenskraft den Körper verlässt [von oben nach unten]. [Körner]

A Hochgradige Müdigkeit; ‘bleierne Schwere’; unwillkürliches Schließen der Augen.
Konnte im Stehen einschlafen [bei 2 Prüfern]. [Körner]

A FROSTIG.
Aber < *Raumluft.*
Verlangen nach frischer Luft.
„Frostigkeit nach dem Essen und Trinken."

A Profuser Schweiß, v.a. nachts, wenn man gerade einschläft.
Hitze nachts beim Erwachen, v.a. an Gesicht und Händen.

A < *Fette und gehaltvolle Speisen.*
[Übelkeit -mit Brechreiz oder Erbrechen -& Angst und drückende Kopfschmerzen; > im Freien]

A < Saures [Essig] und Bitteres [Bier]. [Körner]

A < *Fasten.*
> *Frühstück.*

A < RUHE; LIEGEN.
> Aufstehen.
> *Bewegung.*
> Bewegung der betroffenen Partien.
„Beinahe alle Symptome treten im Sitzen auf und verschwinden im Gehen." [Clarke]

„Schläfrigkeit [beim Lesen], [tagsüber]; seine Augen sind geschlossen, so dass er sich hinlegen muss; aber bei Bewegung verschwand die Schläfrigkeit." [Allen]

A *Ruhelosigkeit.*

„Taraxacum sollte auch in Betracht gezogen werden. Bœnninghausens Sohn war an Typhus erkrankt und wurde von seinem Vater behandelt. Unter den Symptomen war die Ruhelosigkeit, die ich als Charakteristikum von *Rhus tox.* erwähnt habe, aber das Arzneimittel verschaffte keine Linderung. Beim Nachschlagen in der Arzneimittellehre fand Bœnninghausen, dass Taraxacum dieselbe Ruhelosigkeit der Glieder mit reißenden Schmerzen hat und zusätzlich ein Symptom, das im Falle seines Sohnes vorlag, und zwar eine Landkartenzunge. Er gab Taraxacum mit prompter Wirkung." [Farrington]

A < Rauchen.

[Brennende Schmerzen im Hals; Sodbrennen; Schweiß]

A *Kribbeln, Ameisenlaufen, Taubheitsgefühl.*

A Schmerzen DRÜCKEND; STECHEND.

Schmerzen DUMPF und DRÜCKEND. [Körner]

K Kopfschmerzen.

Schweregefühl und Druck tief unten im Hinterkopf.

< Kopf heben und aufrechthalten.

> Bücken.

& Gerötetes Gesicht.

K Rechtsseitige Kopfschmerzen.

Vom rechten Hinterkopf zum rechten Auge; über dem rechten Auge; in der rechten Schläfe.

Schmerzen *dumpf und drückend.* [Körner]

K LANDKARTENZUNGE.

„Die Zunge wird überzogen mit einer weißen Haut, unter Rohheits-Empfindung daran, worauf sie sich stückweise abschält und dunkelrothe, zarte, sehr empfindliche Stellen zurückläßt." [Hahnemann]

& Vermehrter Speichelfluss.

& Bitterer oder saurer Geschmack im Mund.

& Frostigkeit.

„Vermehrter Speichelfluss & metallischer Geschmack im Mund; Zahnfleischbluten." [Körner]

K Empfindung von zerplatzenden Blasen im Hypogastrium.

K Schmerzloser Harndrang; reichliche Harnausscheidung.

* Dies ist die erste Wirkung, wenn man Löwenzahn isst und die Ursache dafür, dass die Franzosen die Pflanze 'pisse en lit' ['Pinkel ins Bett'] nennen.

K Schweregefühl in den Beinen > Gehen.

„Bleischwere Empfindung morgens in den Beinen." [Körner]

K *Eiskalte Fingerspitzen.*

* „Ein sehr wichtiges Schlüsselsymptom. Dies entspricht der Blume, die sich zwischen 20 und 21 Uhr schließt. Die Beschwerden sind nachts am schlimmsten, Nase und Fingerspitzen werden gegen 20 Uhr kalt." [Vrijlandt]

[Quelle: R. Körner, R. Körner & H.M. Rauch -Taraxacum, Eine Arzneimittelprüfung, *Documenta Homœopathica* 15/1995]

RUBRIKEN

GEMÜT: *Angst* nach fetten Speisen [1/1]. *Empfindlich* gegen Papierrascheln [1]. Bedürfnis, mit jemandem zu *reden* [1]; morgens abgeneigt zu reden [1]. Neigung zu *sitzen* [2]. *Träume* von Streit [1].
SCHWINDEL: Mit Neigung nach vorn zu *fallen* [1].
KOPF: Drückende *Schmerzen* nach fetten Speisen [1]; ziehende Schmerzen in den Schläfen im Sitzen [2]; > Gehen [2/1]; > Stehen [2/1]. *Schwellungsgefühl,* Ausdehnungsgefühl in der Stirn # Kontraktionsgefühl [1/1]. *Schweregefühl* im Liegen [2]; Schweregefühl im Hinterkopf nach dem Hinlegen [2].
NASE: *Kälte* während Frost [2]. *Niesen* beim Gehen im Freien [1]. *Trockenheitsgefühl* in den Choanen [1].
GESICHT: *Hitze* nachts beim Erwachen [1]. *Sprung* in der Mitte der Oberlippe [1].
MUND: Bitterer *Geschmack* im Mund vor dem Essen [2; *Carb-v.*]; Butter schmeckt sauer [1]. *Speichelfluss* & Druckempfindung in der Kehle [1/1]. Braune *Verfärbung* der Zunge morgens [1].
HALS: Brennende *Schmerzen* durch Rauchen [1; Coc-c.].
MAGEN: *Erbrechen* nach fetten Speisen [1]. *Sodbrennen* durch Rauchen [1]. *Spannung* < tief Einatmen [1]. *Übelkeit* nach fetten Speisen [2]; durch Süßigkeiten [1].
ABDOMEN: Drückende *Schmerzen* im Hypochondrium beim Ausatmen [1/1].
LARYNX: Drückende *Schmerzen* im Larynx > Schlucken [1/1].
RÜCKEN: *Sprudelgefühl* in der rechten Scapula [2/1].
EXTREMITÄTEN: *Kälte* der Finger während Schweiß [2; **Chel**.]. *Schmerzen* in den unteren Gliedmaßen > Bewegung [2]; Schmerzen in den Fußrücken im Sitzen [2]; ziehende Schmerzen in den Beinen > Bewegung [2]; ziehende Schmerzen in den Beinen im Sitzen [2].
SCHLAF: *Einschlafen* durch geringste geistige Anstrengung [1]. *Schläfrigkeit* > Bewegung [1].
SCHWEISS: Schweiß beim *Rauchen* [1].

NAHRUNG

Abneigung: Tabak [1].
Verlangen: Fruchtsaft [1]; Kaffee [1]; Süßigkeiten [1].
Schlimmer: Fette und gehaltvolle Speisen [3]; Butter [2]; bittere Getränke [1]; Obst [1]; Saures [1]; Schweinefleisch [1]; Süßigkeiten [1]; Tabak [1].

NOTIZEN

TAXUS BACCATA Tax.

ZEICHEN

Taxus baccata. Eibe. Fam. nat. Taxaceæ.
Ein immergrüner Baum mit wechselständigen nadelartigen Blättern, oft geformt wie eine schmale Sichel, an der Oberfläche dunkelgrün und glänzend und an der Unterseite gelbgrün. Die weiblichen Blüten entwickeln sich im März und April. Die männlichen Blüten sind im Herbst als gelbe Knospen sichtbar. Einzelsamen, in einem becherförmigen, fleischigen, leuchtendroten Samenmantel, der aussieht wie eine rote Beere. Die Eibe ist unter bestimmten Umständen sehr giftig und hat Eigenschaften, die dem Alkaloid Taxin, einem Herzgift, und Blausäureverbindungen zugeschrieben werden. Holz, Rinde, Blätter und Samen sind giftig. Insbesondere alte Nadeln enthalten viel Blausäure, so dass die Giftkonzentration von der Jahreszeit abhängt. Dasselbe gilt für den Taxingehalt: er ist im Winter am höchsten. In geringen Mengen können die Blätter harmlos sein; wenn aber große Mengen verzehrt werden, kann dies innerhalb kurzer Zeit zum Tod führen. Gärtner können oft nicht länger als eine halbe Stunde an der Beschneidung eines Baumes arbeiten, weil sie fürchten, davon Kopfschmerzen zu bekommen. Das rote Mark der Beeren ist anscheinend harmlos. Bei Pferden wirkt das Gift innerhalb von fünf Minuten tödlich, Katzen und Kaninchen hingegen scheinen unempfindlich dagegen zu sein. Pferde können ohne Warnsymptome tot umfallen, Rinder hingegen sterben erst zwei Tage später. Verzehr der Milch von Kühen, die Eibennadeln gefressen haben, ist für Menschen gefährlich und kann Blutgerinnsel und Fehlgeburten auslösen. Dieses Wissen hat Menschen in der Vergangenheit dazu verleitet, Eibennadeln zur Induktion eines Aborts zu verwenden. Viele Vögel lieben die Beeren; die giftigen Samen passieren den Verdauungskanal der Vögel offenbar, ohne Schaden zu nehmen, und die Keimkraft bleibt erhalten.
Taxus war früher viel weiter verbreitet, aber im Laufe der Zeit wurde die Eibe ausgerottet, weil die Nachfrage nach dem flexiblen harzlosen Holz so groß war und weil Landwirte sie wegen ihrer Toxizität systematisch ausmerzten. In Westeuropa stehen alte Eibenbäume heute vornehmlich auf Friedhöfen. Eine mögliche praktische Ursache dafür ist, dass Friedhöfe für Menschen, die im Wald jagten, sichere Standorte waren, und die Gefahr war geringer, dass Kinder und Rinder von dem Baum vergiftet wurden. Außerdem glaubten die Menschen, dass diese schattenliebende Pflanze den Göttern der Unterwelt als Zufluchtsort diente. Andere Koniferen wie Zypresse und Thuja sind ebenfalls auf Friedhöfen beliebt. Sie bleiben das ganze Jahr hindurch grün und werden daher als Symbol für ewiges Leben angesehen.
„Kein Baum hat eine stärkere Beziehung zur Geschichte und den Legenden Großbritanniens als die Eibe. Vor der Einführung des Christentums war es ein heiliger Baum, den die Druiden bevorzugten. Sie bauten ihre Tempel in der Nähe dieser Bäume -ein Brauch, den die frühen Christen übernahmen. Die Verbindung der Baumes mit religiösen Stätten besteht nach wie vor.“ [Grieve]
Der Name stammt vom griech. *tassein*, anordnen, weil die Nadeln in zwei ordentlichen Reihen angeordnet sind. Anderen Quellen zufolge stammt der Name von dem Sanskritwort *taxs*, *taksh*, ausschneiden. *Taksh-aka* bedeutet ein Baum, aus dem sich Bögen schneiden lassen [taxus = Speer, taxon = Bogen]. *Baccata* ist vom lat. *bacca,* Beere abgeleitet.
Von Gastier eingeführt und geprüft.

VERGLEICHE

Arsenicum. Lycopodium. Belladonna. Nux vomica. Colchicum. Dulcamara. Kalium phosphoricum.

WIRKUNGSBEREICH

ZNS. *Herz.* Verdauungstrakt. Urogenitaltrakt.

LEITSYMPTOME

G Unfähig zu geistiger Arbeit wegen *Ungeduld*.

A Neigung zu 'epileptiformen' Reaktionen, v.a. bei Frauen mit Amenorrhœ.

A Neuralgische Schmerzen.
Schießende, lanzinierende Schmerzen.
< Kaffee; Wein. [Leeser]

A *Blaue Verfärbung* [v.a. der Lippen und *Lider*].

A *Schwäche und hochgradige Entkräftung.*
< Nach Koitus.
& Schweiß.
& Vermehrter Appetit.

A *Frostigkeit tagsüber,* # trockene Hitze.
& Schübe *nächtlicher Schweißausbrüche* [übelriechender, zähklebriger Schweiß],
Mit Rötung und Juckreiz der Haut.

A *Vermehrter Appetit.* [Vgl. *Abies*]
Wegen *Leeregefühl.*

A < Druck.
Geringer Druck = Schmerzen in Epigastrium und Lebergegend.

K Stauungskopfschmerzen und Hitzegefühl; *Stirn.*
< Husten.
& Ziehende Schmerzen in den Augen & Tränenfluss.
& Sehstörungen [leuchtende Linien oder feurige Kreise, die sich bewegen].
& Schweregefühl in [bläulichen] Lidern.
& Lider fallen zu.

K Profuser Tränenfluss durch Gebrauch der Augen, selbst geringfügig, v.a. bei Frauen.

K Schwäche und Leeregefühl in der Magengegend.
& Vermehrter Appetit.
& Starker heißer [brennender] Speichelfluss [schmeckt salzig].
Oder extrem zäher Speichel.
& Übelkeit.

K Steifheit und Ziehen in den Dorsalmuskeln.
Sitzen und aufrecht Stehen schwierig.

K Dumpfe anhaltende Schmerzen in den Fingern [gichtige Beschwerden].
< Kaltes *und* warmes Wasser.

K Pustuläre Hautbeschwerden.
Pusteln groß, flach und stark juckend.

RUBRIKEN

GEMÜT: Gefühl der *Hilflosigkeit* [1]. Ruhelosigkeit im Bett [1]. *Seufzen* [1].
KOPF: Kopf seitwärts *gezogen* [3]. *Hitze* in der Stirn [1]. *Schweregefühl* beim Husten [1]; Schweregefühl in der Stirn [1].
AUGEN: *Pupillen* träge [1]. *Tränenfluss* während Kopfschmerzen [1].
NASE: Rote *Verfärbung* der Nasenspitze [1]. *Wundheitsschmerz* in der Nasenspitze [1].
MUND: *Hitze* in der Zunge [1]. Scharfer *Speichel* [1]; heißer Speichel während Übelkeit [1; Sabad.]; dick [1]; salzig [1]; zäh [1].
MAGEN: Empfindung von *Nadeln* [1].
ABDOMEN: *Rumoren* beim Fasten [1/1]. *Spannung* mit Ausdehnung über das Abdomen [1; Petr.].
MÄNNER: *Samen* tröpfelt im Schlaf [1].
HUSTEN: Husten durch *Magenreizung* [1].
EXTREMITÄTEN: *Hitze* der Handflächen [1]. *Trockenheit* der Handflächen [1].
SCHWEISS: *Geruch,* übelriechender Schweiß nachts [1].

NAHRUNG

Schlimmer: Kaffee [1]; Wein [1].

NOTIZEN

THALLIUM Thal.

ZEICHEN

Thallium metallicum.
Thallium ist ein weiches, hochtoxisches weißes bleiartiges Metall, das 1861 durch Spektralanalyse von Crookes in den Rückständen der Destillierung von Selenium entdeckt wurde. Den Namen Thallium [vom griech. *thallos*, ein grüner Spross] erhielt es wegen der leuchtendgrünen Linie in seinem Spektrum. Es hat eine starke chemische und pharmakologische Verwandschaft mit Blei, das im Periodensystem unmittelbar darauf folgt. Als Mitglied der Gruppe 3A ist es das letzte Element dieser Gruppe, zu der auch Borium, Aluminium, Gallium und Indium gehören. In seinen Salzen [Chloride, Sulfat, Nitrate, Karbonate und Azetate] scheint es vorwiegend einwertig zu sein, allerdings könnte man durch seine Verwandschaft mit den zusätzlichen Reihen 3A eine vorherrschende Dreiwertigkeit erwarten.
Die Ähnlichkeit mit Blei zeigt sich zuerst in der Tatsache, dass Thallium ebenfalls eine

glanduläre Degeneration der roten Blutkörperchen verursacht. Eine Eosinophilie und Lymphozytose wurde ebenfalls beim Menschen nachgewiesen. Bei Hunden sind die Vergiftungserscheinungen wie folgt: Koordinationsstörungen, Zittern des Kopfes, Paralyse, Atemstörungen, Koma; außerdem rascher Haarausfall, Diarrhœ, Tränenfluss und Albuminurie. Der besonders beachtenswerte Haarausfall wurde auch bei Menschen beobachtet, zuerst als eine unangenehme Begleiterscheinung, als Thalliumsalze bei Tuberkulose als Antihydroticum angewendet wurden.
Seitdem thalliumhaltige Enthaarungsmittel in großer Zahl verwendet wurden, haben die Berichte von schädlichen Wirkungen durch Thallium zugenommen. Zuerst kann sich das gastrointestinale Syndrom zeigen: Übelkeit, Erbrechen, Appetitverlust, Leibschmerzen mit Retraktion des Abdomens, Kolik und Diarrhœ, die bald in hartnäckige Obstipation übergeht. Später treten Störungen im Nervensystem auf: Taubheitsgefühl in den Füßen, Akroparästhesie verminderter Tastsinn aber außerordentlich erhöhte Berührungsempfindlichkeit, insbesondere der unteren Extremitäten, Muskeln und Gelenke schmerzhaft, lanzinierende Schmerzen und Schwäche in den Beinen [wegen multipler Neuritis], Zittern, unkoordinierte Bewegung choreiformer Natur, Sehstörungen durch retrobulbäre Neuritis bis zu Amaurose, Abnahme der psychischen Funktionen bis hin zu Demenz. Dazu treten vegetativ trophische Störungen: völliger Haarausfall am Scheitel; Konjunktivitis mit deutlicher Schleimsekretion, Blepharitis, akute eitrige Dermatitis im Gesicht und Speichelfluss. Die Nachtschweiße bei Tuberkulose werden angeblich gelindert.
Thalliumvergiftung führt zu starker Abmagerung und allgemeiner Schwäche und schließlich auch zu Herz- Leber- und Nierendegenerationen. [Leeser]
Thalliumsulfat wird als Pestizid [gegen Ameisen, Mäuse, Ratten usw.] verwendet, weil es geruch- und geschmacklos ist. Es wird auch als Thermometerfüllung verwendet [Quecksilber ist im Periodensystem unmittelbar vor Thallium], als Infrarotdetektor und in langsam schmelzendem Glas. Radioaktives Thallium wird verwendet, um den Umfang einer Ischämie am Herzmuskel zu identifizieren.
1965-66 von Panos, Rogers und Stephenson an 16 Personen [7 Männer, 9 Frauen] geprüft.

VERGLEICHE

Plumbum. Arsenicum. Phosphorus. Rhus toxicodendron. Kalium arsenicum. Secale. Alumina phosphorica. Alumina silicata. Alumen.

WIRKUNGSBEREICH

Zentrales und peripheres Nervensystem. Schilddrüse; Nebennierendrüsen. Herzkreislaufsystem. *Beine.* * Rechte Seite.

LEITSYMPTOME

G „Wenn die Gemütssymptome unbekannt sind, kann man das gesamte Gemütsbild von den körperlichen Symptomen ableiten. Bei Thallium finden wir entsetzliche neuralgische, krampfartige und schießende Schmerzen. Diese heftigen und krampfartigen Schmerzen geben offensichtlich einen Hinweis darauf, dass auch das Gemüt heftige und krampfartige Reaktionen zeigen kann. Das bedeutet, dass man sich angegriffen fühlt und als Reaktion darauf selbst mit Gewalt und großem Nachdruck angreift. Das Fehlen von Empfindungen und Funktionsfähigkeit von

Muskeln des Bewegungsapparates bedeutet, dass auch der Geist unbeweglich ist, nicht denken, nicht handeln kann. Wenn dies die unkompensierte Seite von Thallium ist, muss die kompensierte Seite starke Beweglichkeit und geistige Aktivität und besonders hohe Produktivität zeigen. Ataxie des Bewegungsapparates bedeutet Kontrollverlust und Koordinationsmangel. Die kompensierte Seite des Thallium-Gemüts muss eine ungeheure Fähigkeit haben, Dinge zu koordinieren. Wenn wir daraus ein Gemütsbild von Thallium ableiten, so haben wir auf der kompensierten Seite ein Person, die sehr aktiv ist, hart arbeitet, klar denkt, bei der alle Aktivitäten und Handlungen sehr gut koordiniert sind, und die ihre Umgebung vollständig unter Kontrolle hat. Manchmal fühlt sich dieser Mensch angegriffen, und in solchen Fällen wird er mit einem heftigen Gegenangriff reagieren.“ [R. Sankaran]

G Extreme Reizbarkeit und Gewalttätigkeit.
Anfallsartiges Weinen, Gemütserregung und teilnahmslose Resignation.
Bricht aus geringstem Anlass in Tränen aus und explodiert kurz darauf. [Mezger]

G Sie sind übersteigert. Sie versuchen, die Dinge zusammenzuhalten, aber müssen das schmerzhafte Zugeständnis machen, dass alles auseinanderfällt. Starrsinnig, wissen alles besser; jede Diskussion ist überflüssig. Sie wollen die Meinung anderer nicht hören. Zweifeln an sich selbst, aber die Schuld wird der Außenwelt zugeschoben. Ihre Methoden sind altmodisch, können sich nicht von ihren alten Methoden trennen und geraten infolgedessen in einen Trott. [Scholten über die Gruppe *Gallium, Indium, Thallium*].

A Hypertonische Schübe & Symptome von Hyperthyreose. [Julian]

A Neuralgischen Schmerzen bleiben nach Herpes zoster bestehen.

A *Haarausfall.*
Nach erschöpfenden Krankheiten, Neuritis oder [Gesichts-] Neuralgie. [Voisin]

A NERVEN.
Neuralgie. Neuritis.
Schmerzen treten plötzlich auf und verschwinden plötzlich.
Blitzartige Schmerzen.
Stöße wie Stromschläge.
Äußerliches Taubheitsgefühl.
Kälte schmerzhafter Partien.

A *Frostig.*

A Durstlosigkeit oder großer Durst.
& Speichelfluss und wunde Empfindung im Mund.

A *Hartnäckige Schlaflosigkeit* [in Verbindung mit Trübsinn].
Schlaflosigkeit trotz stärkster Schlaftabletten. [Mezger]
Erwacht häufig und hat große Schwierigkeiten, wieder einzuschlafen.

A < Berührung und Druck.

A < Bewegung.
& Unwiderstehlicher Bewegungsdrang.

K Sehstörungen & Schweregefühl hinter den Augen.

K Stomatitis, Gingivitis, Glossitis [ähnlich *Merc.*].
Zunge und Wangeninnenseite *rissig.*

K Ischialgie.
& Atrophie des Beines.
& Verlust von Patellarreflex und Achillessehnenreflex.

K Schießende Schmerzen in den unteren Extremitäten. *Ischialgie,* v.a. rechtsseitig.
< Liegen auf der betroffenen Seite.
< Nachts; im Sitzen.
Gezwungen sich zu bewegen, aber Bewegung <.
[Oder: Muss nachts aufstehen und herumlaufen, was >]
Kann keine Stellung im Bett finden, um die Schmerzen zu lindern.
Schmerzen in der hinteren Partie der Oberschenkel < Sitzen [durch Druck des Stuhles].
& Schmerzen im [rechten] Knie beim Beugen und Strecken.

K Empfindlichkeit der Fußsohlen.
Läuft auf den Fersen.

K Deformierte Nägel.

RUBRIKEN

GEMÜT: Grundlose *Angst* [1]. *Kreischen* vor Schmerzen [1]. *Weinen* und Schreien [1/1]; weint wegen Kleinigkeiten [1].
KOPF: *Haarausfall* nach Krankheit [1]; büschelweise [1]; rasch [1/1]; in umschriebenen Stellen [1]. *Schmerzen* im Hinterkopf morgens [1].
AUGEN: *Haarausfall* an den Augenbrauen, lateral [2/1].
SEHKRAFT: *Zentralskotom* [1].
GESICHT: Ausfall der Bart*haare* [2]. Neuralgische *Schmerzen*, Trigeminus [1; Coloc.].
MUND: *Taubheitsgefühl* [1].
ÄUSSERER HALS: *Schwellung* der Schilddrüse [1]. Exophthalmische *Struma* [1].
ABDOMEN: *Retraktion* [1]. *Schmerzen* & Paralyse der unteren Gliedmaßen [1/1].
MÄNNER: *Haarausfall* [1].
FRAUEN: *Haarausfall* [1]. *Menses* schwärzlich [1].
BRUST: Neuralgische *Schmerzen* nach Herpes zoster [1].
EXTREMITÄTEN: *Abmagerung* der Fingerspitzen [1; Ars.]. Schießende *Schmerzen* in den unteren Gliedmaßen, gezwungen sich zu bewegen, aber Bewegung < [3/1]. *Taubheitsgefühl* der Finger mit Ausdehnung in andere Partien [1/1]; der Zehen mit Ausdehnung in andere Partien [1/1]. *Verfärbung,* weiße Flecken auf den Fingernägeln [1].
HAUT: *Verfärbung,* rote Streifen nach Kratzen [1; **Rhus-t.**].

NOTIZEN

ACIDUM THIOCTICUM **Thio-ac.**

ZEICHEN
Thioctic acid. Enzym des Acetyl-Coenzym A-Kreislaufs.
Endogene Enzyme sind an der Zersetzung von Acidum pyrouvicum [Brenztraubensäure] beteiligt. Sie fungiert als Mittler in der oxydierten Form beim Übergang des Dicarbonacetylfragmentes, dem Ergebnis der Pyrovat-Decarboxylation von Alpha-Hydroxyethylthiamin-Pytophosphat in Acetyl-Coenzym A. Sie kommt in Hefe und Leberextrakten vor und ist Berichten zufolge bei der Behandlung von Pilzvergiftung nützlich. Es besitzt keine bekannte Toxizität. Die Vorsilbe *Thio* bedeutet Schwefel.
Acetyl-Coenzym A ist sowohl bei der Verbrennung von Kohlenhydraten und Fetten als Energiebrennstoff als auch in der Fettsynthese aktiv. Brenztraubensäure nimmt eine zentrale Stellung im Stoffwechsel ein, indem sie die metabolischen Vorgänge von Proteinen, Kohlehydraten und Fetten verbindet.
Durch Bildung von Acetyl-Coenzym A kann sie Fette entstehen lassen. Bei der Zersetzung von Brenztraubensäure in Anwesenheit von Sauerstoff werden große Energiemengen freigesetzt.
Von Riley an 17 Personen [5 Männer, 12 Frauen] geprüft.

T

VERGLEICHE
Acidum sulfuricum. Coffea. Belladonna. Sulfur.

WIRKUNGSBEREICH
Nerven. Kopf. Abdomen. * Linke Seite.

LEITSYMPTOME
G GROSSE VERGESSLICHKEIT.
Schwindelgefühl, wie unter Drogen, wie beschwipst.
G Nervös, aufgeregt, wie nach zuviel Kaffee.
Grundlose Angst.
Reizbarkeit und Ungeduld.
Empfindung, als würden sich die Dinge zu langsam bewegen.
G Träume von Gewalttaten.
[Einbrecher im Haus, angegriffen werden, Verbrecher fangen, fortrennen]
A HITZEGEFÜHL und Hitzewallungen.
< Nachts [im Liegen].
Oder:
Allgemeines Hitzegefühl im ganzen Körper.
> Ruhestellung [im Sitzen oder Liegen].
A *Unruhiger Schlaf.*
Schlaflosigkeit nachts & Schläfrigkeit tagsüber.
A < Morgens.
A *Empfindungen von Summen im ganzen Körper.*
K „MILDE KOPFSCHMERZEN SCHEINEN CHRONISCH VORHANDEN ZU SEIN."

Schlimmer auf der linken Seite [über dem linken Auge].
< Abends.
& Spannungsgefühl in der Kopfhaut.
& Stauung linksseitig in der Nase.
K STARKE MENSES.
HELLROTES BLUT IN STRÖMEN.
K Vorübergehende Schwellung um Fußgelenke und Füße.

RUBRIKEN

GEMÜT: *Furcht* bezüglich Beziehungen [1/1] *Vergesslich* [3].
MUND: *Aphthen,* < Sonneneinwirkung [1/1].
HALS: *Wunder* Hals schlimmer auf der linken Seite [1].
ABDOMEN: *Bewusste Wahrnehmung* der Leber [1]. *Krampfschmerzen* < vor der Menses [1].
RÜCKEN: *Schmerzen* als würde man mit einer Nadel gestochen [1].
EXTREMITÄTEN: *Juckreiz* am Handrücken [1].
SCHWEISS: *Gesteigerter* Schweiß an Händen und Füßen [1]. Starker *Geruch* [1].
HAUT: *Juckreiz* [2]; < nachts [1].

NOTIZEN

THIOPROPERAZINUM **Thiop.**

ZEICHEN

Thioproperazin. Majeptil.
Allopathisch bei chronischer Psychose verwendet mit Halluzinationen und Wahnvorstellungen, manischen Syndromen, Verwirrungszuständen, psychischen Störungen, Epilepsie und senilen Psychosen. Nebenwirkungen: extrapyramidale Störungen, Kopfschmerzen, vermehrtem Speichelfluss, übermäßige Schweißsekretion.
1972 und 1974 von Clerbaux geprüft [Eigenprüfung]. 1976-78 von Julian an 37 Personen geprüft.

VERGLEICHE

Sepia. Natrium muriaticum. Lycopodium. Chlorpromazinum. Haloperidol. Anhalonium.

WIRKUNGSBEREICH

Gemüt. Nerven. Magendarmtrakt. Schleimhäute [*Nase;* Augen; Hals]. * Rechte Seite.

LEITSYMPTOME

G *Nervosität.*
< Abends [verlangt nach oder meidet Gesellschaft].
& Verstärktes Verlangen nach Tabak und Alkohol.
[Trotz Widerwillen gegen Tabak und Wein.]

G *Ablenkung.*
Delusion, meint, von der Welt getrennt zu sein.
Empfindung als kämen Geräusche aus der Ferne. [Clerbaux]

A *Veränderlicher Appetit.*
Verstärktes Verlangen nach *Fleisch.*

A Durst, bes. gegen 3 Uhr.

A Schläfrigkeit tagsüber & Schlaflosigkeit nachts.
Schlaflosigkeit mit Drang bis 2 Uhr morgens zu arbeiten.
Erwachen schwierig.

A Sexualtrieb und Sexualkraft vermindert. [Julian]
Zwanghafte sexuelle Gedanken; sadistische Neigungen. [Clerbaux]

A < *Abends.*
[Angst; Schweregefühl im Kopf; verstopfte Nase; Niesen; Leibkrämpfe; Juckreiz im Anus; Schweiß]

A *Rechts nach links.*
[Schnupfen; Reizung im Hals; Leibkrämpfe]

K *Schweregefühl im Kopf.*
< Morgens und nachmittags.
< Kopf nach vorn neigen.

K Blass um den Mund.
& Gerötete Wangen.
Kleine Gefäße im Gesicht gerötet und erweitert. [Julian]

K Ständig süßlicher oder schwefelartiger Geschmack im Mund.

K Juckreiz im Anus, < gegen Abend, im Bett.
Juckreiz im Anus, < warme Räume, > Aufstehen.

K Hartnäckige *Obstipation.*
& Allgemeine Schwäche, Schlappheit.
Oder:
Teigige klebrige Stühle mit ranzigem Geruch.

NAHRUNG

Abneigung: Alkohol [1].
Verlangen: Fleisch [1]; Tabak [1]; Wein [1].

NOTIZEN

THYROIDINUM

Thyr.

ZEICHEN

Thyroisin. Frischer Schilddrüsenextrakt vom Schaf oder Kalb.
Gereinigte, getrocknete und pulverisierte Schilddrüse von Haustieren enthält 0,17 bis 0,23 % Jod und wird bei der Behandlung von Kretinismus und Myxödem, in bestimmten Fällen von Adipositas und bei Hautstörungen verwendet.
„Das Wort Thyroidea ist aus zwei griechischen Wörtern zusammengesetzt: *thyra,* eine Tür, und *eidos,* Ähnlichkeit. Die Drüse sitzt im Hals und besteht aus zwei Lappen als türförmiger Schild. Seine Basisfunktionen bestehen darin, das psychische Gleichgewicht zu erhalten und die Bildung von Gewohnheiten zu unterstützen. Ihre Entfernung führt zum Tod, zumal sie die Verbindung zwischen Geist und Persönlichkeit darstellt, eine echte Brücke zwischen dem Objektiven und der subjektiven Ebene. Seine Reaktionen sind dualer Natur, sowohl physisch als auch spirituell. Ihrem Sitz zufolge hat die Schilddrüse eine wichtige Funktion bei der Entwicklung des Larynx da der Mensch von seinem gegenwärtigen Erdendasein zu seinem zukünftigen Himmelsdasein fortschreitet ... Der okkulte Wissenschaftler weiß, dass körperliche und spirituelle Wirkungen der Thyroidea gleichermaßen kraftvoll sind, insbesondere in der Zeit zwischen Neumond und Vollmond. Bei fortgeschrittenen Menschen hilft die spirituelle Sekretion der Thyroidea dabei die Kehle zu entwickeln als Kraftzentrum, aus dem das gesprochene Word ein Heilmittel und ein Segen wird.“ [Heline]
„Die Drüse ist bei Frauen größer und schwerer als bei Männern und nimmt mit den Jahren an Größe ab. Man nimmt an, dass die Thyroidea in den niederen Lebensformen eine Sexualdrüse war und eine Verbindung zwischen den Sexualdrüsen und dem Gehirn darstellte -bzw. das niedere Quaternär und die höhere Triade im menschlichen Körper. Die Thyroidea ist die Drüse, die Landtiere erzeugt und ist bei der Evolution der Formen und Progression sehr wichtig. Wenn man einen Wassermolch mit Schilddrüse füttert verwandelt es sich in eine Echse, ein Tier mit Landatmung. Man nennt die Thyroidea auch die Eitelkeitsdrüse, weil Funktionsstörungen die Neigung haben eine Disproportion der Körperteile zu verursachen und die gefälligen Aspekte der Persönlichkeit zu zerstören.“ [Hall]
1892 von Murray eingeführt. 1963-64 von Panos, Rogers und Stephenson geprüft. Ebenfalls von Ghose geprüft.

VERGLEICHE

Sulfur. Phosphorus. Calcium carbonicum. Causticum. Carcinosinum. Arsenicum iodatum. Hydrocotyle. Tuberculinum.

WIRKUNGSBEREICH

HERZ; Kreislauf. ZNS. *Geschlechtsorgane.* Drüsen. Haut. * Rechte Seite.

LEITSYMPTOME

G Delusion, meint verfolgt zu werden.
„Alle fortgeschrittenen Fälle von Myxödem zeigen eine gewisse geistige Veränderung in Richtung Demenz, gewöhnlich mit Delusionen, welche die Form von

Argwohn und Verfolgungswahn annehmen. Gelegentlich regelrechter Wahnsinn in Form von Manie." [Clarke]

G Reizbar, < geringster Widerstand.
Streitet mit Familienangehörigen. [Julian]

G Verrückte Stimmungen bei Jugendlichen.
& Chronische Kopfschmerzen mit gerötetem und erhitztem Gesicht. [Banerjee]

A „Gemischt miasmatisch mit stark tuberkulärer Betonung. Myxödem und Kretinismus: eines unserer Rettungsanker. Manien: reizbar, ungeduldig, Suizidneigung, Furcht, verhaftet zu werden." [Banerjee]

A Bei Personen, die *Thyr.* brauchen, sind die Nerven und Emotionen angegriffen. Sie leiden unter Störungen des vasomotorischen Gleichgewichts mit Neigung zu hysterischen und allergischen Symptomen.

A Eignet sich für den *phosphorischen* Typus. [Julian]

A *Adipositas.*
Zwergwuchs.
„Rötliches Gesicht. Gesicht und Beine geschwollen, Augäpfel treten hervor."

A Störungen während der Schwangerschaft.
[Abort im dritten Monat; Erbrechen; Ödem in den Unterschenkeln; Hypertonie; Herzklopfen; Schwindel; Ohnmacht; geistig-emotionale Störungen]

A Störungen im *Klimakterium.*
[Uterusfibrom; Hämorrhagien, Hysterie, geistig-emotionale Störungen; Hersklopfen; Dyspnœ, Schwindel; Pruritus vulvæ]

A ALLERGIEN.
[Rhinitis; Konjunktivitis; verstopfte Nase; Asthma; Urtikaria; angioneurotisches Ödem; Pruritus vulvæ]
„Allergischer Bronchiospasmus durch jeden Wetterumschwung und < Kälte." [Banerjee]
Nase in Raumluft trocken, im Freien feucht. [Boger]
Husten wenn man aus kühler Luft in einen warmen Raum eintritt.
Niesen; verstopfte Nase; < Kälte.

A Tumoren [Mammæ; Uterus; Ovarien].

A Brüchige Knochen. Langsame Heilung von Knochenbrüchen.

A Schilddrüsenerkrankungen; Diabetes; Allergien; Adipositas in der Familienanamnese. [Mathur]

A < *Kälte.*
„Frostige Personen; dünner Körperbau, hervortretende Augen und nervöses Temperament; aufgedunsenes Gesicht bei chronischen Krankheiten oder Patienten, die häufig an Urtikaria leiden." [Banerjee]

A Abneigung gegen fette und gehaltvolle Speisen.
Verlangen nach Süßigkeiten [v.a. bei Müdigkeit].

A Großer Durst auf kaltes Wasser.

A > Ruhe.
< Geringste Anstrengung.

A < vor der Menses.
[Reizbarkeit; Dyspepsie]

A > *Menses.*
[Augen; Stauung im Becken; Gelenkschmerzen]
Aber drückende Empfindung in Krampfadern der Oberschenkel < während der Menses.

A Amenorrhœ bei adipösen Frauen.
„Beinahe ein Spezifikum für Fälle von Amenorrhœ wegen komplexer Hormonstörungen. Tuberculinum in hoher Potenz eignet sich gut als Folgemittel." [Banerjee]

A *Trockenheit.*
[Nase; Lippen; Hals; Larynx; Haut]

K Hodenhochstand bei [fetten] Jungen.
„Sexuell erregte Jungen und junge Männer." [Mathur]

K *Herz.*
Spürt den Herzschlag in den Ohren.
Schmerzen strahlen in die Achselhöhlen aus; Taubheitsgefühl in den Fingern der linken Hand.
Klammergefühl verursacht Atemnot.
Erweiterte Venen in Armen und Händen.
Herzklopfen < Bücken, geringste Anstrengung.
„Die Verbindung zwischen dem Herzen und der Schilddrüse ist sehr eng, wie man in Fällen von Struma mit Exophthalmus sieht."

K Gelenkentzündungen jedesmal während der Menses. [Mathur]

K Urtikaria.
„Je stärker ödematös die Nesselausschläge sind und je größer der Bereich, den sie auf dem Körper einnehmen, umso stärker ist die Indikation für Thyr. Juckreiz ist stärker ausgeprägt als Brennen und Linderung tritt durch Hitze oder in heißem Wetter ein." [Banerjee]

K Säuglingsekzem während der Zahnung v.a. an Ellenbogen und Knien ist charakteristisch. Auch Abschilferung der Haut an Handflächen und Fußsohlen. [Banerjee]

* Banerjee, Case and Materia Medica of Thyroidinum, *Homoeopathic Links* 2/93.

RUBRIKEN

GEMÜT: *Euphorie* # Streitlust [1/1]. *Gleichgültigkeit* gegenüber allem [3]. *Rage* bei Kleinigkeiten [1]. *Streitlust,* schimpft mit der eigenen Familie [1]. *Verzweiflung* an der Genesung [2].

SCHWINDEL: Wenn man sich vornüber *beugt* [1]. *Morgens* beim Erwachen [1].

KOPF: *Schmerzen*, Kopfschmerzen morgens und beim Erwachen [2]; chronische Kopfschmerzen in der Stirn [2/1].

NASE: *Epistaxis* durch Erhitzung [1; Thuj.].

GESICHT: *Haare* auf der Oberlippe [1; *Hydrog.*].
MUND: Metallischer *Geschmack* an der Zungenspitze [1/1].
MAGEN: Gewaltiger *Appetit* & Abmagerung [2]. *Durst* auf große Mengen und häufig [2]. *Erbrechen* während der Schwangerschaft [2].
BLASE: Unfreiwillige *Harnentleerung* nachts im Bett [3].
FRAUEN: *Infantilismus* genitalis [1].
BRUST: *Fibrome* in Mammæ [2]. *Herzklopfen* in Rückenlage [1]; & Zittern der Hände [1/1]. *Milch* fehlt [2].
EXTREMITÄTEN: *Blutzustrom* in untere Gliedmaßen [1; **Aur**.]. *Hitze* in den Fußsohlen [2]; nachts [1; **Lach**.]. *Kälte* der Hände [2].
HAUT: Braune *Verfärbung,* Leberflecken [2].

T

NAHRUNG

Abneigung: Fette und gehaltvolle Speisen [1].
Verlangen: Süßigkeiten [2].

NOTIZEN

TILIA EUROPAEA Til.

ZEICHEN

Tilia europæa. Tilia platyphyllos. Sommerlinde. Fam. nat. Tiliaceæ.
Dieser Baum wächst bis zu 40 m hoch und parfümiert mit seinem Duft in der Blütezeit seine ganze Umgebung. Linden werden häufig gepflanzt, um Schatten zu spenden. Die duftenden Blüten sind eine Nektarquelle für Bienen und liefern den Grundstoff für delikaten Honig.
Der Name *Tilia* hängt angeblich mit dem griechischen Wort *ptilon,* Flügel, zusammen, und bezieht sich auf die flügelförmigen Blütenblätter. Wahrscheinlicher ist jedoch, dass er vom griechischen Wort *tilos,* Rinde, stammt.
Lindenholz eignet sich für kleine Gegenstände, die nicht besonders haltbar und kräftig sein müssen. Es ist das leichteste unter den europäischen Laubhölzern und eignet sich für vielerlei Zwecke, da es nicht für Holzwürmer anfällig ist. Auf dem europäischen Festland wird es viel zum Drechseln verwendet, als Klangkörper für Klaviere, im Orgelbau, als Rahmen für Furniere in der Möbelschreinerei, für Verpackungskisten sowie zur Herstellung von Zeichenkohle für Künstler und zur Herstellung von Holzmark. [Grieve]
Viele der hervorragenden Schnitzereien aus der Stuartzeit, die heute noch zahlreiche englische Kirchen und Paläste zieren, sind aus Lindenholz gefertigt.
Die Linde gedeiht gewöhnlich in beliebigem Boden, vorausgesetzt er ist nährstoffreich und nicht zu trocken. Sie passt sich gut an einen hohen Grundwassersspiegel an.

Von allen Bäumen sind Linde und Holunder am engsten mit Wohnsiedlungen der Menschen verbunden. In den Niederlanden wurde in einer neuen Siedlung immer eine Linde in die Mitte gepflanzt. Der Baum war der Schutzbaum des Dorfes. Mit seinen herzförmigen Blättern war es der Lieblingsplatz von Freyja, der germanischen Entsprechung der Venus. Liebespaare saßen an heißen Sommernächten unter der blühenden Linde, und die Dorfbewohner erholten sich bei Wein, Spässen und Gesang in ihrem Schatten. Die Linde wurde lange Zeit als weiblicher Baum betrachtet.
Liebespaare saßen in warmen Sommernächten unter der blühenden Linde und die Dorfbewohner tranken, scherzten und musizierten in ihrem Schatten. „Ein Lindenbaum steht an der Quelle; in ihrem Schatten träumte ich manch süße Träume; manch zartes Wort schrieb ich in ihre Rinde; mein Freud und Leid hab ich mit ihr geteilt," schrieb Franz Schubert, der Klavierkomponist der Romantik.

„Es gab jedoch auch eine dunklere Assoziation mit der Dorflinde. Viele waren *Gerichtslinden,* unter denen der Gerichtshof zusammentraf – eine Funktion, an die eine Illustration in der *Luzerner Chronik* von 1513 lebhaft erinnert. Sie zeigt Anwälte in roten Roben unter dem Baum, ein Gefangener kniet daneben und ein Wachman mit furchterregendem Knüppel steht dabei. Es mag sein, dass die weibliche Eigenschaft Gnade symbolisierte. In der Schweiz und in Frankreich war die Linde ein Freiheitssymbol.... In Frankreich wurden Linden gepflanzt – viele davon gibt es womöglich noch – um das Ende der Glaubenskriege und die Gewährung der Religionsfreiheit durch Henri IV unter dem Edikt von Nantes [1598] zu bezeichnen." [Milner]
In vielen Ländern ist der Name der Linde in Ortsnamen enthalten. Eine besonders große Linde mit drei Stämmen, die in dem schwedischen Jönsboda Lindegard steht, ist berühmt geworden. Die Namen dreier großer schwedischer Gelehrter sind mit dieser Linde verbunden: Linné, Lindelius und Tiliander. Immer wenn ein bekanntes Mitglied dieser Familien starb, starb auch ein großer Ast der Linde ab; zu Beginn des Jahrhunderts war nur noch der tote Stamm übrig, zum Gedenken an die verstorbenen Gelehrten.
Lindenblüten beruhigen Nerven und Verdauungsapparat, wirken schleimlösend, schweißtreibend und fiebersenkend. Lindenblütentee hilft bei Schlaflosigkeit, wenn er nachts vor dem Zubettgehen heiß getrunken wird. Außerdem ist die Lindenblüte eines der nützlichsten kosmetischen Kräuter. Sie hat leicht bleichende Wirkung und kann daher helfen, Sommersprossen verblassen zu lassen. Ein Gesichtsdampfbad mit Lindenblüten ist eine wirksame Methode zur Bekämpfung von Mitessern, denn es reinigt die Poren. Die Asche enthält Spuren von Mangan und Jod.
T. europaea gilt als Hybride von *T. platyphyllos* [Large-leaved Lime] und *T. cordata* [Kleinblättrige Linde]. *T. europaea* ist die bekannteste Art. *T. platyphyllos* wächst auf neutralen und alkalischen Böden; *T. cordata* kommt häufiger vor und wächst auf nährstoffreicheren Böden
Tilia europaea wurde von Froelich geprüft und eingeführt. Tilia cordata wurde 1995 von Bannan, Tschechoslovakei, an 31 Personen geprüft [siehe *Homoeopathic Links* 2/96].

VERGLEICHE

Sulfur. Mercurius. Rhus toxicodendron. Antimonium crudum. Bovista.

WIRKUNGSBEREICH

Muskeln. Weibliche Organe. Harnorgane. * Linke Seite.

LEITSYMPTOME

G Liebeskrank.

„Alle seine Gedanken drehten sich um eine ideale Frau; in diesen Träumerein war er in süßer Melancholie gefangen, die er nicht beschreiben konnte; alle irdischen Sinne schienen weit entfernt." [Allen]

G Reizbar und streitsüchtig; am Morgen.

„Gereizte, tadelsüchtige Stimmung,durch geringste Meinungsverschiedenheit zu Streit und Zorn aufgelegt." [Allen]

G „Meine Analyse der Prüfung ist die, dass das wichtigste Gefühl des Arzneimittels Hoffnungslosigkeit, Hilflosigkeit und Resignation ist. Die Person fühlt sich in einer Situation, die gefährlich und bedrohlich ist, man hat keinerlei Macht und Einfluss auf die Situation und weiß sich keinen Rat, was man tun kann. Als Ergebnis schalten sie um in Reaktionslosigkeit. Sie spüren keine Gefahr mehr, lösen sich von der Situation und vom Gefühl generell ab. Dies führt dazu, dass sie sich abgetrenn, abgeschnitten fühlen, als stünde eine Barriere zwischen ihnen und anderen. Sie fühlen sich verlassen und isoliert in einer Art Totenwelt. Die andere Reaktion auf das Grundgefühl von Hoffnungslosigkeit und Resignation ist, in das andere Extrem zu gehen und alles komisch zu finden. Heiterkeit und Euphorie, unbeherrschtes Lachen oder schwarzer Humor, Lachen über Tod, Verletzung und Leiden." [Bannan]

⇨ vergleiche: "Sehr lebhafte Träume, mit übermäßiger Furcht vor persönlicher Gefahr." [Allen]

G Träume.

„In fünf Träumen tritt die Farbe Gelb stark in den Vordergrund: Intensives Gelb, wie bei Narzissen. Auch blaue Flecken oder Streifen auf dem Gelb, was die Farbe Grün erzeugt." [Bannan]

A Besonders geeignet für Frauen nach der Entbindung und für Kinder während der Zahnung.

A *Schwere herabdrängende Empfindung in Urethra, Uterus und Rektum.*

„Als würde alles aus dem Becken herausfallen."

„Druck auf das Rektum, der den Anus herauszupressen scheint."

„Ständiger schmerzhafter Druck auf Blase und Urethra."

& Rötung, Wundheit und Brennen der äußeren Genitalien.

A Kälteempfindlich.

Kopf extrem empfindlich gegen Zugluft.

„Ich fühle mich den ganzen Tag lang kalt, aber meine Handflächen sind heiß und ich habe kalte Schweißausbrüche und zittere, als habe ich eine Grippe." [Bannan]

⇨ Interessanterweise kommt der Hitzeanstieg in den Handflächen auch in der Arzneimittelprüfung von Tilia europaea vor.

A < Wärme [Zimmer; Bett].

> Gehen im Freien.

„Er kann nicht im Haus bleiben wegen Empfindung von nervöser Anspannung und Angst; das Zimmer erscheint zu eng, er ist gezwungen, ins Freie zu gehen, abends, wenn er sich besser fühlt." [Allen]

„Blutrausch und Blut kocht, so dass die Zimmerwärme unerträglich erscheint." [Allen]

T

"Blutrausch; Hitzeanstieg von der Brust in Gesicht und Kopf, mit Hitze und gerötetem Gesicht, bes. in den Wangen." [Allen]
Frostigkeit, mit plötzlicher Hitze am ganzen Körper. [Bannan]

A STARKER SCHWEISS; ohne Linderung.
JE MEHR MAN SCHWITZT DESTO STÄRKER DIE SCHMERZEN.
Starker Schweiß nachts.
Starker Schweiß im Klimakterium.
„Der Schweiß von Tilia ist WARM, und unterscheidet sich von dem Schweiß von Mercurius, der entweder kalt ist [Stirn] oder klamm und ölig, und er lindert die Schmerzen nicht."
„Wenn in seltenen Fällen von rheumatischem Fieber Schweiß ausbricht, besteht Hoffnung, dass dieser Schweiß eine Krise mit Wendung zur Besserung bedeutet. Doch statt dass diese Hoffnung erfüllt wird, klagt der Patient über zunehmende Schmerzen in demselben Maße in dem der Schweiß zunimmt. Bewegungen werden Schmerzhafter, die Schwellung der Glieder und Gelenke nimmt zu und das Wundheitsgefühl im ganzen Körper wird stärker. Der Durst wird größer und die Harnausscheidung nimmt entschieden ab. Warmer Schweiß bricht besonders stark nach Schlaf aus, besonders morgens." [Lippe]
„Schweiß im Gesicht, nachts so stark, dass ich ihn abwischen musste." [Bannan]

A *Schläfrigkeit;* < während der Schmerzen.

A < Nachts [Hitze, Schmerzen, Haut].

A Wundheit, Prellungsgefühl, Bett fühlt sich zu hart an.

K Kopf.
Empfindung als würde sich der Hinterkopf öffnen, was das Kopfweh >.
Empfindung als ob Luft aus dem Hinterkopf kommt
Empfindung als würde der Scheitel hochgehoben, & getrübte Sehkraft.
⇨ Getrübte Sehkraft, während Kopfschmerzen oder Schwindel, war ein auffallendes Symptom in der Arzneimittelprüfung von Tilia europaea.

K Epistaxis.
Blut dünn und blass, aber gerinnt schnell.

K Gesichtsneuralgie, erst rechts, später auf der linken Seite.
& Schleier vor den Augen.
& Heißer Schweiß [ohne Linderung].

K Gesicht blass oder gerötet; *häufiger Wechsel.*
Empfindung von etwas Lebendigem unter der Gesichtshaut.

K Spannung in den vorderen Muskeln beider Oberschenkel wie zu kurz.
Empfindung im Gehen, als sei das Bein straff eingebunden.

K Hautsymptome < Hitze im Bett.
Gerötete Haut, brennt wie Feuer nach kratzen.

RUBRIKEN

GEMÜT: *Angst* > im Freien [2]; im Haus oder Zimmer [2]. Starkes Verlangen nach *Aufmerksamkeit,* vormittags [1/1]. *Furcht* beim Eintreten in Räume [1; *Valer.*]; vor Gesellschaft [1; *Nat-c.*]. *Reizbarkeit* morgens [2]. Poetische *Träume*

[1]. *Verwirrung* & Trübung der Augen [1/1].
KOPF: *Auftreibung* der Schläfenvenen [1]. *Hitze* nachts beim Erwachen [1; Arn.]; in der Stirn nachts [1]. *Schmerzen,* Kopfschmerzen > Kaffee [1]; Kopfschmerzen nach Schwindel [1]; schneidene Schmerzen > Schließen der Augen [1/1]; schneidende Schmerzen > kalte Anwendungen [1/1]; schneidende Schmerzen < Bewegung [1]. *Völlegefühl* morgens beim Erwachen [1]; Völlegefühl in der Stirn morgens im Gehen [1; Glon.].
AUGEN: *Hitze* < [1]. *Juckreiz* um die Augen [1]. Stechende *Schmerzen* nachts [1]. *Schwellungsgefühl*, als habe man geweint [1].
SEHKRAFT: Neigung mit *einem* Auge zu sehen [1; Phos.]; beim Sehen mit beiden Augen erscheinen Gegenstände undeutlich und schwankend [1/1]. *Getrübt,* während Schwindel [2]; > Blinzeln [1].
GESICHT: *Hautausschläge,* Pickel, Juckreiz bei Wärme [2; *Ant-c.*]. *Verzerrtes* Gesicht im Schlaf [1].
MUND: Gaumendach und Zunge wie mit *Talg* bedeckt, ein unbestimmtes Gefühl, das auch durch häufiges leeres Schlucken nicht vergeht [1/1].
MAGEN: *Schluckauf* nach Ruktus [1]. Krampf*schmerzen* nach Salat [1/1]. *Übelkeit* durch Gedanken an Speisen [1].
ABDOMEN: Stellenweise *Auftreibung* [1; Mag-m.]. Brennende *Schmerzen* in Nabelgegend während der Harnentleerung [1/1].
REKTUM: Plötzliches *Drängen* während der Harnentleerung [1].
URETHRA: Die ganze Harnröhre wie *geschwollen,* während der Harnentleerung [1].
FRAUEN: *Leukorrhœ* < Bewegung [1]. Herabdrängende *Schmerzen* im Uterus & heißer Schweiß [1/1]; & Druck im After [1].
BRUST: *Schmerzen* in den Mammæ mit Ausdehnung in den Rücken [1].
RÜCKEN: *Lähmungsgefühl* im Arm, nachts im Bett [1/1]. *Schweregefühl* im Dorsalbereich [1]; im Sakralbereich [1].
EXTREMITÄTEN: *Hautausschläge,* juckende Pickel am Gesäß [2]; Pickel an den Oberschenkeln, brennen nach Kratzen [2; *Staph.*]. *Hitze* der Hände nachts [1]. Rheumatische *Schmerzen* & Schweiß [2]; Schmerzen in den Knien beim Treppensteigen [1]; beim Beugen [1]; beim treppab Gehen [1]; im Liegen [1]; im Stehen [1]. *Schwäche* der Extremitäten nachts [1; *Cham.*]. *Schweregefühl* in den oberen Gliedmaßen im Bett [1; Staph.].
SCHLAF: Empfindung von *kurzem* Schlaf morgens [1].
HAUT: *Excoriatio* nach Kratzen [2]. *Juckreiz* der Haut, blutet nach Kratzen [2]; brennender Juckreiz nachts [2]; Juckreiz wenn man im Bett warm wird [2].

NAHRUNG
Abneigung: Fleisch [1]; Tabak [1].
Verlangen: Erfrischende Dinge [1]; Tabak [1; „ein sehr starkes Verlangen zu Rauchen bei einer Reihe von Prüfern" - Bannan].
Schlimmer: Salate [1].
Besser: Kaffee [1].

NOTIZEN

TITANIUM

Titan.

ZEICHEN

T

Titanium metallicum.
Als das erste von sechs Metallen mit härtenden Eigenschaften [Gruppen 4B und 5B] ist Titan noch relativ unbekannt. Alle sechs sind eher hart und brüchig und haben einen hohen Schmelzpunkt.
Titan wurde 1791 entdeckt, benannt nach den Titanen, den Giganten in der griechischen Mythologie, die versuchten, den Olymp zu stürmen, um Zeus von Thron zu stürzen, nachdem dieser, angestiftet durch Kronos, erfolgreich ihre Eltern [Uranus und Gaia] beraubt hatte. Obgleich das Metall das neunte Element ist, ist der Gebrauch dennoch begrenzt. Das weiße Dioxyd wird in zahlreichen Farbstoffen verwendet. In der Medizin wird es für Nadeln und Platten gebraucht, um Knochenbrüche zu reparieren. Ebenso wie Zinkoxyd wird Titanoxyd in Salben und Pulvern als Schutz gegen äußere Reizstoffe und Sonnenstrahlen eingesetzt. Es wird auch als Weißmacher in Zahnpasta verwendet. Seine Löslichkeit in verdünnten Säuren macht es anwendbar, um die Schleimhäute im Magen und Darm zu schützen. Über eine mögliche Toxizität ist wenig bekannt, somit ist Titandioxyd auch als weißer Farbstoff in Lebensmittelfarben zulässig z.B. in Quark, weißen Soßen und als Überzug von Vitamindragees und Kapseln.
Titanium ist so kräftig wie Stahl aber um 45% leichter. Es ist 60% schwerer als Aluminium, aber doppelt so stark. Wegen seiner Stärke und der hohen Widerstandsfähigkeit gegen Korrosion wird das Metall im Flugzeug- und Raketenbau und im Schiffsbau verwendet [Eine Titanplatte, die zehn Jahre lang im Meerwasser liegt, zeigt keinerlei Rostspuren] außerdem in chemischen Geräten [Röhren, Ventile, Pumpen]. Für besondere korrosionsresistente Zwecke wird eine Legierung mit 0,15% Palladium verwendet. Es ist sehr wahrscheinlich, dass Titan als Hauptbaustoff für Installationen verwendet wird, die unmittelbar im All zusammengebaut werden. Experimente, die im Jahre 1969 durchgeführt wurden, haben gezeigt, dass sich Titan im luftleeren Raum schneiden und schweißen lässt. Die intensive Reaktion von Titan mit Sauerstoff ermöglicht dessen Verwendung, um Sauerstoff aus Stahl zu entfernen. Die Deoxydationsfähigkeit von Titan ist etwa um das Zehnfache besser als die von Silikon, einem der Hauptmaterialien zur Deoxydierung. Bezüglich Stickstoff spielt Titan dieselbe Rolle. Eine weitere wichtige Eigenschaft von Titan ist, dass es nicht magnetisch ist. Die elektrische Leitfähigkeit von Silber wird konventionell als 100 angenommen, im Vergleich dazu hat Kupfer eine Leitfähigkeit von 94, Aluminium 55, Eisen und Quecksilber 2 und Titan 0,3. Titan kommt in der Natur recht weit verbreitet vor. Von 800 kürzlich untersuchten Gesteinsarten enthielten 784 Titan. Über Jahre hinweg sind Nebelflecken [Gasformationen mit einem heißen Stern in der Mitte] erforscht worden, nur 17 chemische Elemente wurden darin entdeckt. Erst kürzlich

wurden zwei weitere Elemente in der Zusammensetzung der Nebelflecken eindeutig nachgewiesen, und zwar Aluminium und Titan. Das Problem bei der Extraktion von Titan aus seinen Erzen ist, dass weder elektrischer Strom noch hohe Temperaturen Titan aus den Klauen von Sauerstoff freisetzen können.

SYMPTOME

Außer eines fragmentarischen Experiments von Sharp, beschrieben von Clarke, gibt es sehr wenig Informationen über die Wirkung von Titan. „Die Kristalle, die von Sharp geprüft wurden, hielt man zunächst für das reine Metall, doch später stellte sich heraus, dass es sich um das Cyanonitrid handelte.“ Es gibt daher keine eindeutige Bestätigung dafür, dass Titan für die bemerkenswerte vertikale Hemiopie verantwortlich ist, die Sharp beobachtet hat. Die von Burnett gelieferte Indikation -„Sexuelle Schwäche, vorzeitige Ejakulation“ -gibt auch wenig her, da viele Metalle dieses Symptom haben.
Auf der Basis der Position von Titan im Periodensystem nimmt Jan Scholten an, dass Titan und die anderen Mitglieder seiner Gruppe, Zirconium und Hafnium ein Übergangsstadium darstellen. Er nennt es das Stadium, in dem jemand im Begriff ist, eine Schwelle zu überqueren und in Panik gerät, unentschlossen und angespannt wird. Das Stadium, in dem eine Person es nicht wagt, seinen eigenen Talenten zu trauen, mit dem Ergebnis, dass er nicht durchhält, aber auch nicht aufgibt. Er bleibt irgendwo in der Mitte. Scholten erwähnt eine neue Arbeitsstelle, Eheschließung, eine Reise usw. als Beispiele. Hier ist es verführerisch einen Analogischluss zu Sharps Augensymptomen zu ziehen, und zwar insbesondere: „Wunsch, die Augen geschlossen zu halten,“ und „man konnte nur die Hälfte eines Gegenstandes auf einmal sehen.“

NOTIZEN

TRILLIUM Tril.

ZEICHEN

Trillium erectum. Amerikanische Waldlilie. Fam. nat. Trilliaceæ [Liliaceæ].
„Diese Familie mit 4 Gattungen und 53 Arten ist eng mit den Liliaceæ verwandt und gehörte einst dieser Familie an. Die Arten sind alles mehrjährige Pflanzen mit rhizomartigem Wurzelstock, glatten, aufrechten Stengeln und gegenständigen oder quirlständigen Blättern mit einfachem Muster. Die oft großen Blüten sind gewöhnlich einzelständig, manchmal in Dolden; individuell sind sie bisexuell und gleichmäßig mit zwei, drei oder fünf [gelegentlich mehr] Kelchblättern, Blütenblättern und Staubgefäßen und einem erhöhten Stempel. Die Frucht ist eine große Beere oder fleischige Kapsel.

„Manche Wildblumenliebhaber scheinen empört, dass eine so schöne Blüte so schlecht riecht. 'Sie stößt uns mit ihrem unangenehmen Geruch ab. ... Im Großen und Ganzen sind wir geneigt zu glauben, dass die Pflanze sich auf ihre eigene Wichtigkeit allzuviel einbildet,' schrieb ein Autor um die Jahrhundertwende. Neltje Blachan beschrieb die Blume als 'unattraktive Blume mit Verwesungsgeruch ... die in Farbe und Geruch an rohes Rindfleisch von unbestimmtem Alter erinnert.' Doch sie setzte die Pflanze nicht nur herab. Sie studierte die Blume und fand heraus, dass zwar die meisten fliegenden Insekten sie ignorierten, doch die gewöhnlichen grünen Fliegen, die man auch auf dem Kehricht und auf toten Tieren findet, von Geruch und Farbe angezogen wurden." [Sanders]
Die größte Gattung ist *Trillium* mit etwa dreißig Arten verteilt über Nordamerika und Asien vom Westhimalaya bis nach Japan. Am besten bekannt ist *T. grandiflorum,* die Trinity flower [Wake Robin, Wood Lily]. Der erste Name betont ihren dreiteiligen Charakter, viele Teile der Pflanze kommen in Dreiergruppen oder durch drei teilbaren Gruppen vor. Die großen weißen Blüten treten im frühen Frühling auf, aber die Pflanze ist veränderlich und rosa oder rötliche Formen sind nicht selten. Die weißen fleischigen Wurzeln, die früher von indianischen Heilkräuterärzten verwendet wurden, finden nun bei den amerikanischen Schulmedizinern als Heilmittel für verschiedene Krankheiten Anwendung. Die Blätter [wie Gemüse gekocht] liefern eine Notfallpflanzennahrung. *T. erectum* aus dem östlichen Nordamerika ist als purpurne Trillium oder Waldlilie bekannt. Die Blüten haben eine tief dunkle Farbe, von vielen Autoren eher als tiefrot denn als purpur bezeichnet, wild wachsend allerdings kommen auch goldgelbe und weiße Blüten vor. Die Spezies, die in ganz Kanada und im Osten der Vereinigten Staaten weit verbreitet ist, stellt einen guten Begleiter für *T. grandiflorum* dar. Die Blüten haben lanzettförmige bis ovale Blütenblätter, doch einen eher unangenehmen Geruch. *T. cernuum* [Nodding Trillium] hat kleine, hängende, rosa oder weiße Blüten an Stengeln von 15-60 cm Höhe." [Perry]
Clarke hat sich bei der verwendeten Spezies nicht eindeutig festgelegt, und die Frage ist, ob sie sich jemals nachweisen lässt. Seltsam ist, dass ein und dieselbe Pflanze so entgegengesetzte Namen hat 'erectum' [aufrecht] und 'pendulum' [hängend]. In diesem Falle jedoch wird das Arzneimittelbild nicht sehr davon beeinflusst, da Habitat und Inhaltsstoffe der verschiedenen Trilliums identisch sind. Sie wachsen in nassen, schattigen Standorten in den Wälder Nordamerikas und bevorzugen einen neutralen bis sauren Boden. Die aktiven Wirkstoffe bestehen hauptsächlich aus Saponinen. Das Vorkommen von Diosgenin ist interessant. Diosgenin ist ein Saponin, ein Derivat aus den Saponinen Dioscin und Trillin, das in den Wurzeln von Pflanzen wie Yamswurzel und Waldlilie vorkommt. Der Steroidanteil dient als Quelle aus der Pregnenolon und Progesteron hergestellt werden können. Außer in der Yamswurzel [*Dioscorea*] tritt Diosgenin auch in *Helonias* und *Aletris* auf. Die Verwendung dieser Pflanzen in der Volksmedizin stimmt auffallend mit den Forschungsergebnissen der analytischen Wissenschaft überein.

VERGLEICHE

Phosphorus. Calcium carbonicum. Sepia. Pulsatilla. Ipecacuanha. Ustilago. Sabina. Erigeron. Secale. Hamamelis. Helonias. Millefolium. Aletris farinosa.

WIRKUNGSBEREICH

WEIBLICHE ORGANE. Kreislauf; [kapillare] Blutgefäße. * Linke Seite.

LEITSYMPTOME

G Angst während der Menses oder im Klimakterium.
Aversion gegen Konversation.
Wälzt sich herum; kann nicht stillhalten.

A *Hämorrhagien.*
[Nase; Zahnfleisch; Lungen; Nieren; Uterus]

A *Hämorrhagien,* v.a. des Uterus, *Begleitsymptome:*
Ohnmachtsgefühl.
Schwächegefühl in der Magengrube.
Getrübtes Sehvermögen. [„Alles sieht blau aus.“]
Herzklopfen.
Verstopfte Nase und Ohrengeräusche.
Kalte Extremitäten.
Durst auf kaltes Wasser.
„Trillium ähnelt *China* bezüglich Metrorrhagie mit Ohnmacht, getrübter Sicht und Ohrengeräuschen. *China* wäre natürlich das beste Mittel für die Folgeerscheinungen einer solchen Hämorrhagie.“ [Nash]

A *Drohender Abort.*
Blutschwall bei jeder Bewegung.
& Empfindung als würden die Hüften, Oberschenkel oder Kreuz auseinander gepresst.
> Hüften fest einbandagieren.

A Schwäche mit Ohnmachtsgefühl.
Während der Menses; im Klimakterium; nach der Entbindung.
Durch Flüssigkeitsverlust [Leukorrhœ; Lochien; Blut].
< Bewegung.
& Blasses Gesicht.
Blut zuerst hellrot, wird später blass.

A *Frostig.*

A Verlangen nach Eiswasser
oder
Abscheu gegen alles mit Ausnahme von kaltem Wasser.

A > *Druck.*
[Bandagieren; Zusammenkrümmen]

A *Vorzeitige und starke Menses.*
< Bewegung; Stehen; Sitzen.
> Liegen; Ruhe; festes Bandagieren.
& Empfindung von Spannung oder Überanstrengung im Sakral- oder Sakroiliakalbereich.
& Allgemeine Schwäche.
„Es ist besonders nützlich, wenn die Menses alle zwei Wochen auftritt, eine Woche andauert und sehr stark ist.“ [Nash]

K Herabdrängen im Becken.

< Stehen; Gehen.
K Varizen während der Schwangerschaft.
& Völlegefühl in den Venen, wie Verspannung der Partien.

RUBRIKEN
GEMÜT: *Angst* durch Herzklopfen [1]. *Furcht* vor drohender Krankheit [1]. *Ruhelage* mit drohendem Abort [1/1]. *Ruhelosigkeit* vor der Menses [1]. *Träume* von Festgelagen [1]; von Schlittenfahrten [1]. *Verwirrung* bezüglich seiner Identität, Empfindung von Dualität [1].
SCHWINDEL: Während der *Menses* < [1]. *Morgens* beim Aufstehen [1].
KOPF: *Schmerzen,* Kopfschmerzen durch Lärm [1]. *Stauung* vor der Menses [1].
AUGEN: Empfindung als würden die Augen *herausfallen* [1]. Brennende *Schmerzen* in den inneren Canthi & starker Tränenfluss [1/1]. *Vergrößerungsgefühl* [1].
NASE: *Epistaxis* & Ohnmachtsgefühl [1/1]. *Verfärbung,* gelber Sattel über der Nase [1].
MUND: Starkes *Bluten* des Zahnfleischs nach Zahnextraktion [1]. Fettiger *Geschmack* im Mund [1].
MAGEN: *Leeregefühl* im Klimakterium [1]. Brennende *Schmerzen* mit Ausdehnung nach oben [1].
ABDOMEN: Drängen, herabdrängende *Schmerzen* < Gehen [3].
BLASE: *Harnentleerung*, Harntröpfeln nach der Entbindung [1; *Arn.*].
FRAUEN: *Abort* im zweiten oder dritten Monat [1].
BRUST: *Herzklopfen* vor der Menses [1].
RÜCKEN: *Schmerzen* als würde der Rücken brechen [1; **Bell.**].
EXTREMITÄTEN: *Dislokationsgefühl* in den Hüften [1]. *Krämpfe* in den Fingern beim Schreiben [1].
ALLGEMEINES: *Hämorrhagie* durch Trauma [1]. Hochgradige *Schwäche* nach der Menses [2].

NAHRUNG
Abneigung: Fleisch [1].
Verlangen: Eiswasser [1].

NOTIZEN

TRIOSTEUM PERFOLIATUM **Trios.**

ZEICHEN
Triosteum perfoliatum. Fieberwurz. Fam. nat. Caprifoliaceæ.

Mehrjährige Pflanze aus Nordamerika, die zur Geißblatt-Familie gehört, ebenso wie Sambucus, Symphoricarpus und Viburnum. Sie hat eine dicke und fleischige Wurzel; gegenständige, ovale, ganze Blätter und Blüten von stumpfer purpurner Färbung, meist in Gruppen von drei bis fünf und quirlförmig. Die Frucht ist eine ovale, behaarte, etwas dreiseitige Beere, in reifem Zustand orangerot oder purpurfarben. Die Beere enthält drei Zellen, jede Zelle enthält einen harten, knochigen, gerillten Samen.
Es heißt, dass die frühen amerikanischen Siedler die gerösteten Beeren als Kaffeesurrogat benutzt haben; daher der Name Wildkaffee. Sie wurde von Linné Triosteo spermum genannt, weil die Frucht drei [*tri*], knochige [*osteo*] Samen [*spermum*] besitzt.
1958-59 von Ræside an 15 Personen [8 Männer, 7 Frauen] geprüft.

VERGLEICHE

Aesculus hippocastanum. Bryonia. Chelidonium. Baptisia. Sulfur. Psorinum. Lycopodium.

WIRKUNGSBEREICH

Magendarmtrakt. Leber. Kreislauf. Haut. * Rechte Seite.

LEITSYMPTOME

G Reizbarkeit, Zorn abends.
Schwierigkeiten, sich zu beherrschen.
Streitsüchtig; Neigung verbissen zu streiten.
„Neigung zu verbissenen Disputen und will, dass andere diskutieren.“ [Julian]
„Triosteum beruhigt nervöse Symptome.“ [Bœricke]

G DEPRESSION. [bei 7 Prüfern]
Fühlt sich in Gedanken abgetrennt.
< Allein; in Gesellschaft.
Heimweh.

A „*Triosteum* scheint indiziert zu sein, wenn Hautausschläge vorlagen, insbesondere Urtikaria, in Verbindung mit oder als Ergebnis von Magenverstimmung oder einer milden Lebensmittelvergiftung.“ [Raeside]

A Indiziert bei GRIPPE mit *Schmerzen im ganzen Körper und Hitze in den Gliedern.*

A > *Frische Luft.*
[Kopfschmerzen; gerötetes Gesicht; Schnupfen mit Laufnase; juckender Ausschlag]
Heiserkeit < frische Luft.

A Starker Schweiß.
Nachts; durch Leibesübungen.

A Schmerzhaftes Hungergefühl gegen 11 Uhr und abends.

A *Durst auf eiskalte Getränke,* bes. beim Erwachen.
Eiskalte Getränke > heißer trockener Mund und wunder roter Hals.

A < *Milch.*
[Blähungen; Rumoren; rege Darmtätigkeit mit sauer riechendem Stuhl und viel übelriechendem Windabgang].

Gewürzte oder scharfe Nahrung = Juckreiz der gesamten Kopfhaut.

A Druck > Kopfschmerzen aber < Leibschmerzen.
> Ruhe.

A < Frühmorgens.
< Nachmittags; 16 Uhr.

A *Trockenheit der Schleimhäute.*
[Mund; Lippen; Hals]

A Empfindung von Nadeln am ganzen Körper bei Hitze.

K Hitze und beißende Schmerzen in den Augen < bei geschlossenen Augen.

K Dickes grünes Nasensekret; Niesen.
& Dumpfe Schmerzen hinter der Nasenwurzel.
Rechtsseitige Sinusitis & Hyperästhesie der *linken* Gesichtsseite.

K Obstipation & schneidende Schmerzen im Rektum beim Pressen zur Stuhlentleerung.
Schneidende Schmerzen bleiben nach der Stuhlentleerung bestehen.
Brennen im Rektum & Juckreiz im After nachts. [Julian]

K *Taubheitsgefühl der unteren Gliedmaßen nach [dünner] Stuhlentleerung.* [Bœricke]

K Juckreiz der Kopfhaut, Handflächen und Füße.
< Hitze.
& Trockener Ausschlag.

K *Nesselausschlag durch Magenverstimmung.*

NAHRUNG

Verlangen: Kalte Getränke [1].
Schlimmer: Gewürzte Speisen [1]; heiße Speisen [1]; Milch [1].
Besser: Kalte Getränke [1].

NOTIZEN

TROMBIDIUM **Trom.**

ZEICHEN

Trombidium muscæ domesticæ.

Der „Parasit kommt einzeln oder in Gruppen auf der gewöhnlichen Hausfliege vor, ist hellrot und beinahe kreisrund." Es ist eine Milbe mit dem wissenschaftlichen Namen *Trombidium.* Ebenso wie Spinnen und Skorpione gehören die Milben der Gattung der Arachniden an. Zu den etwa 20.000 Arten von Milben gesellen sich regelmäßig neuentdeckte Spezies. Die kleinen, oft mikroskopisch kleinen spinnenartigen Geschöpfe haben eine steinalte Geschichte, die beinahe 300 Millionen Jahre zurückreicht. Beinahe alle Arten haben im Larvenstadium drei Beinpaare, in späteren Entwicklungsstadien sowie als ausgewachsenes Tier vier Beinpaare. Vor dem Erwachsenenstadium durchläuft die Milbe vier bis fünf Wachstumsstadien. Manche Spezies richten in der Landwirtschaft und der menschlichen Gesundheit großen Schaden an, die meisten aber sind harmlos und manche für den Menschen sogar nützlich. Zu klein, um mit dem bloßen Auge wahrgenommen zu werden, kann die Anzahl von Milben pro Hektar Grasland oder Wald mehrere Millionen betragen. Milben sind ein herausragendes Beispiel von Landtieren, denen es gelungen ist, den Boden auf der ganzen Welt zu besiedeln, selbst am Südpol. Viele Spezies sind Raubtiere und erbeuten andere Milben und Insekten und spielen eine wichtige Rolle bei der Einschränkung schädlicher Organismen. Zum Beispiel gibt es eine Spezies mittelgroßer brauner Milben, die viel in Dünger und Kompost vorkommt und dort von den Eiern und Larven der Hausfliegen lebt. Wenn diese Milbe in Bereichen in denen sich Hausfliegen vermehren, bekämpft wird, würde die Zahl der Hausfliegen explosionsartig zunehmen. Die Mehrzahl der Landmilben jedoch ernähren sich von Abfallprodukten. Eine der größten und allgemein am meisten gefürchteten dieser Klasse ist die Zecke, die sich von dem Blut von Reptilien, Vögeln und Säugetieren ernährt und bis zu 3 cm lang werden kann. Dabei überträgt die Zecke manchmal schädliche Organismen. Ein gutes Beispiel ist *Ixodes dammini,* eine harte Zecke, die eine Spirochætales überträgt und dadurch Lyme-Borreliose verursacht. Zu einer anderen Gruppe, selten länger als 1 mm, gehören Arten, die Nahrungsmittel wie Käse, Getreide, Trockenfrüchte u.ä. während der Lagerung angreifen können. Zu dieser Gattung gehört die Krätzmilbe, die Krätze verursacht, eine Krankheit, auf der das Arzneimittelbild von Psorinum basiert.

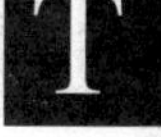

Die Klasse, zu der Trombidium gehört, umfasst Arten, die sich von Pflanzen ernähren wie die notorische rote Spinnenmilbe oder die als Parasiten auf Bienen, Wespen, Fliegen und Ameisen leben. Hausfliegen können eine umfangreiche Bevölkerung an Milben und ihre hellroten Larven mit sich herumtragen. Die Larven können auch Menschen als Wirte auswählen. Sie klettern am Bein hoch, beißen sich in der Haut fest und verursachen dabei intensiven Juckreiz. Die Hausstaubmilbe ist eine verwandte Art, die bei Menschen allergische Reaktionen hervorruft.
Trombidium sollte näher untersucht werden im Hinblick auf die Tendenz der Milben, Hauterkrankungen [„Hautsymptome standen im Vordergrund"] und Allergien zu verursachen.
Von Hering an 4 Personen geprüft.

VERGLEICHE

Sulfur. Lycopodium. Mercurius. Belladonna. Aloe. Croton tiglium. Podophyllum.

Differenzierung

➨ Schmerzhafte Diarrhœ nach dem Essen.

➪ *Gambogia:* Schmerzen nicht vorherrschend linksseitig, > Druck und > nach der Stuhlentleerung.

➪ *Colocynthis*: Schmerzen stärker krampfartig, nicht vorherrschend linksseitig und > Zusammenkrümmen, Druck und lokale Hitze.

⇨ *Croton tiglium:* Mehr Rumoren vor der Stuhlentleerung; Schmerzen nicht linksseitig; Entleerung plötzlich und im Schwall.

➜ Diarrhœ.

⇨ *Aloe:* Unsicherheitsgefühl im Rektum; Diarrhœ treibt den Patienten früh morgens aus dem Bett; < heißes feuchtes Wetter; Völlegefühl und Schweregefühl im Becken; gallertartiger Schleim im Stuhl; Verlangen nach saftigen Dingen; gleichzeitiger Abgang von Stuhl und Harn.

⇨ *Apis:* Hauptsächlich indiziert bei schmerzloser Diarrhœ; unfreiwillige Stuhlentleerung, ständiges Nässen aus halb geöffnetem After; allmählich zunehmende Prostration; Beißen und Rohheit im After; Bauchwände empfindlich; kein Durst.

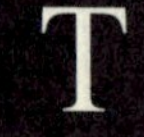

⇨ *Argentum nitricum:* Diarrhœ < Süßigkeiten, aber zusätzlich Stuhlentleerung nach Gemütserregung; Diarrhœ mit nervöser Ursache; < nachts; grünliche schleimige blutige Stühle; tief Seufzen und Atmen.

⇨ *Arsenicum album:* Deutlich < nach Mahlzeiten; schwere Fälle, gekennzeichnet durch schnellen Kräfteverfall, Bangigkeit, faulige Entleerungen und schwärzliche Stühle [innere Blutungen].

⇨ *China:* Diarrhœ nach Mahlzeiten, besonders nach Obst; Diarrhœ schmerzlos und vor allem nachts; Zittern, Schwäche, Gärung; weiße klebrige Stühle mit Partikeln unverdauter Nahrung.

⇨ *Ferrum muriaticum:* Patient kann kaum warten bis die Mahlzeit zuende ist; Stuhlentleerung fast gleichzeitig mit Essen und trinken; unverdaute Stühle und v.a. nachts.

⇨ *Kalium phosphoricum:* Weiße faulige Diarrhœ & adynamische Zustände; Atem extrem übelriechend.

⇨ *Lycopodium:* Frostgefühl im Rektum vor der Stuhlentleerung; ständiges Sättigungsgefühl; Gärung im Abdomen; Aversion gegen gekochte Speisen, Fleisch, Kaffee und Rauchen.

⇨ *Natrium sulfuricum:* Chronische Diarrhœ, die einige Zeit beginnt, nachdem der Patient morgens aus dem Bett aufgestanden ist und sich ein wenig bewegt hat. [Choudhuri]

WIRKUNGSBEREICH

Magendarmtrakt. Schleimhäute [Nase; Augen]. * Linke Seite.

LEITSYMPTOME

G Empfindung als sei kein Gewicht im Kopf; Leichtigkeit.
< Aus dem Bett aufstehen [führt zu Ohnmachtsgefühl].
Vgl. *Psor.:* Empfindung als sei der Kopf vom Körper abgetrennt.

G „Die Gemütssymptome von *Trombidium* zeigen viel Geschwätzigkeit; eine eindeutige

Neigung, Dinge durch Gegensätzlichkeit zu tun; eine Unfähigkeit die Gedanken zu sammeln und zu koordinieren.“ [Boger]

A Schlaflosigkeit nach 4 Uhr.
Durch Frostigkeit: „Frostigkeit nachts, < morgens nach dem Erwachen.“

A < Essen oder Trinken.
„Ein umfassendes Leitsymptom bei Diarrhœ und Dysenterie ist: ‘Starke Schmerzen vor und nach der Stuhlentleerung; Stuhlentleerung nur nach dem Essen.’ Dysenterie mit braunen, dünnen, blutigen Stühlen und Tenesmus. Leberstauung mit drängenden, dünnen Stühlen beim Aufstehen aus dem Bett; während der Stuhlentleerung, scharfe Schmerzen in der linken Seite, abwärts schießend.“ [Clarke]

A < Süßigkeiten; Obst [Diarrhœ].

A < Berührung; Druck [Abdomen; Leber].

A Sonderliche Empfindungen:
Als sei kein Gewicht im Kopf.
Wie von inkarzeriertem Flatus im Abdomen.
Als käme alles aus dem After heraus.
Als ob heiße Luft über Unterleib und Oberschenkel weht.
Als müsse das Abdomen gestützt werden.
Schwächegefühl, als ob sie keine Luft bekommt.

K Tränenfluss und Schnupfen im Freien.
& Unerträglicher Juckreiz der inneren Canthi.
Nase abends trocken, verstopft morgens beim Aufstehen.
„Eines der erstklassigsten und am häufigsten bestätigten Symptome ist ein eigenartiger Fließschnupfen der im Freien auftritt und besonders beim Essen. Manche Menschen können nicht Essen, ohne sich ständig die Nase putzen zu müssen, wegen dieses Fließschnupfens, der bei der AMP sehr deutlich ist.“ [Roberts]

K Zahnschmerzen.
< Liegen; kalte Luft.
> Warme Getränke.

K Diarrhœ.
Akute Schmerzen bald nach dem Essen oder Trinken,
gefolgt von heftigem Stuhldrang.
< Berührung; Druck.
& Ruhelosigkeit; häufiges Gähnen; Geschwätzigkeit.
Schmerzen am stärksten ausgeprägt in der *linken Seite* des Abdomens.
Stuhl gefolgt von Tenesmus, Brennen im After, Prostration.
„Die abdominalen Symptome manifestieren sich in greifenden Schmerzen beim Aufstehen, die bald dem Stuhldrang weichen. Die Schmerzen und der Tenesmus sind so intensiv, dass der Patient am ganzen Körper in Schweiß ausbricht. Schmerzen um 3 Uhr durch inkarzerierten Flatus. Das Abdomen ist recht wund, und der Patient erwacht um 5 Uhr mit Stuhldrang.“ [Roberts]

K „Hautsymptome waren stark ausgeprägt, v.a. Juckreiz der Kopfhaut [Scheitel und Hinterkopf] und im Bart.“ [Clarke]

RUBRIKEN

GEMÜT: *Delusion*, hält Menschen für größer, während Schwindel [2]. *Ruhelosigkeit,* muss sich ständig bewegen [1]. Neigung zu *Widerspruch* [1].

KOPF: *Schmerzen* in den Seiten im Freien [1]; im Gehen [1; beim Schütteln des Kopfes [1/1].

OHREN: *Juckreiz* bald nach dem Aufstehen [1]. Stechende *Schmerzen* beim Schlucken [1]; beim Schneuzen [1; *Calc.*].*Verfärbung,* Ohren abends gerötet [1].

NASE: *Schnupfen* < Essen [1].

GESICHT: *Hitze* im Gesicht & Körper kalt [1]. Rote *Verfärbung* abends [1; **Ign**.].

ZÄHNE: *Schmerzen,* Zahnschmerzen durch kalte Luft [1]; Zahnschmerzen bei lautem Lesen [1/1]; durch Reden [1].

MAGEN: *Durst* nach der Stuhlentleerung [1; **Caps**.]. *Erbrechen* morgens nach dem Frühstück oder nach Kaffee [1].

ABDOMEN: *Schmerzen* nach kalten Getränken [1]; > Diarrhœ [1]; Krampfschmerzen zwingen zur Stuhlentleerung [2]; drückende Schmerzen in der Leistengegend vor der Stuhlentleerung [2/1]; Wundheitsschmerz morgens beim Erwachen [1/1].

REKTUM: *Diarrhœ* nur tagsüber [2]; > nach dem Frühstück [1]; nach kalten Getränken [1]; nach Obst [1]; durch Wasser [2]; nach Zucker; Süßigkeiten [1]. *Dysenterie* nachts [1]. Empfindung als sei der After offen [1; **Aloe**]. *Schmerzen,* die sich zu den Hoden ausdehnen [1].

RÜCKEN: *Kälte,* Frostschauer während der Stuhlentleerung [2].

EXTREMITÄTEN: *Hitze* in den Oberschenkeln nach der Stuhlentleerung [1; *Lyc.*]. *Krämpfe* in den Waden nach der Stuhlentleerung [1].

SCHWEISS: Schweiß vor der Stuhlentleerung [3]; während der Stuhlentleerung [1].

NAHRUNG

Schlimmer: Kaffee [1]; Obst [1]; Süßigkeiten [1].

NOTIZEN

UPAS

Upa.

ZEICHEN

Upas. Strychnos tieuté. Fam. nat. Loganiaceæ.

Eine Kletterpflanze aus Java, enthält einen Saft, Upas genannt, der von den Einheimischen als Pfeilgift verwendet wird. Er führt zum Tod durch heftige Konvulsionen, es kommt zum Herzstillstand, bevor die Atmung aussetzt.

Strychnin stimuliert die Reflexe und das Nervensystem des Bewegungsapparats. Die ersten Vergiftungssymptome sind Steifheit und extreme Empfindlichkeit gegenüber sensorischer Stimulation, gefolgt von Angst, tetanischen Anfällen, Apnœ und Temperaturanstieg und endet mit dem Tod durch Ersticken oder Erschöpfung bei wachem Bewusstsein.
Geprüft von Pitet [an sich selbst und einer jungen Frau], und von Wiener.

VERGLEICHE
Sulfur. Pulsatilla. Natrium muriaticum. Nux vomica. Lachesis. Kalium phosphoricum. Alumina phosphorica. Chelidonium. Sepia.

WIRKUNGSBEREICH
Nerven. Kopf; Augen. Herz. * Linke Seite.

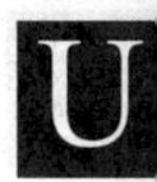

LEITSYMPTOME
G Überempfindlichkeit der Sinne.
= Reizbarkeit und Streitlust.
„Melancholie; muss mit Gewalt die Tränen zurückhalten; kalt gegenüber Freunden und abweisend gegenüber jedem.“ [Clarke]
A Upas mehr linksseitig; Nux-v. mehr rechtsseitig.
A Wechselnde Seiten [verstopfte Nase; Schmerzen in den Knien].
A < Kälte.
„Vermehrte Kälteempfindlichkeit.“
A Aversion gegen Fleisch und Eier.
„Der bloße Gedanke daran ruft Übelkeit hervor.“ [Clarke]
A Schlaflosigkeit bis 2 Uhr.
Unüberwindliche Schlaftrunkenheit morgens; Augenlider so schwer, dass sie unwillkürlich zufallen.
A < Bewegung.
< Gehen.
A < Berührung.
< Druck.
A < *Morgens* [Kopf; Augen; Hals; Magen; Stimme].
A *Drückende Schmerzen.*
A Schwindel, als würde man stürzen.
Endet mit drückenden Kopfschmerzen.
K Düngergeruch in der Nase.
K Verstopfte Nase, wechselnde Seiten [alle paar Minuten], hindert am Schlafen.

Gemeinsame Symptome von Ignatia, Nux vomica, Strychninum und Upas:
* *Gemüt:*
Geistestrübung. Gedächtnisverlust. Verdrießlichkeit. Überempfindlichkeit.
* *Kopf:*

Kongestion. Dumpfe oder pulsierende Kopfschmerzen. Schmerzen in den Schläfen.

* *Augen:*
Tränenfluss. Drückende Schmerzen in den Augen. Paralyse des N. opticus; Amaurose. Tief liegende Augen. Zuckungen. Getrübte Sicht.

* *Gesicht:*
Kälte oder Hitze des Gesichts. Kiefernsperre.

* *Magendarmtrakt:*
Bitterer Geschmack im Mund. Schweregefühl im Magen. Bitteres Aufstoßen. Rumoren im Abdomen.

* *Brust:*
Einschnürung der Brust. Herzklopfen.

* *Rücken:*
Unbestimmte anhaltende Schmerzen in der Wirbelsäule

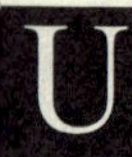

* *Extremitäten:*
Schwäche. Ischialgie. Wadenschmerzen.

* *Allgemeines:*
< 5 - 9 Uhr.
< Kälte.
< Bewegung.
< Berührung.
Tonische Konvulsionen.
Tetanische Starre.

RUBRIKEN

GEMÜT: *Beschwerden* durch sexuelle Ausschweifungen [1]. *Träume* von Krankheit [1]; von Krönung [1].
SCHWINDEL: Mit Empfindung, wie aus der Höhe *hinabzustürzen* [1], gefolgt von drückenden Stirnkopfschmerzen [1/1].
KOPF: *Hitzegefühl* im Kopf & gerötetes Gesicht [1]. *Schmerzen*, Kopfschmerzen morgens und beim Erwachen [1]; < Berührung [1]; > frische Luft [1]; > nach Schlaf [1]; unbestimmte anhaltende Schmerzen tief im Gehirn [2]. Empfindung von *Schütteln* im Gehirn, plötzlich [1/1]. *Taubheitsgefühl* in der Kopfhaut [1].
AUGEN: *Hitze* in den Lidern [1]. Unwillkürliches *Schließen* der Augen morgens [1/1]. *Schmerzen* morgens beim Erwachen [1]; beim Öffnen der Lider [1]; Schmerzen tief in den Orbitæ [1]; drückende Schmerzen in den Augen morgens beim Erwachen [1]; drückende Schmerzen abends nach dem Zubettgehen [1/1]; pulsierende Schmerzen im Scheitel, mit Ausdehnung in die Fingerspitzen, nach dem Zubettgehen [1/1]. *Schweregefühl* in den Lidern morgens [2]. *Tränenfluss* morgens [1].
GESICHT: *Verfärbung,* bläuliche Kreise um die Augen [1]; einseitige Blässe [1].
MUND: *Geschmack* im Mund wie von altem Schnupfen [1/1].
HALS: *Erstickungsgefühl* beim Drücken der linken Halsseite [1/1]. Empfindung wie *geschwollen* [1]. *Schlucken* von Flüssigkeiten schwierig [2]. *Schmerzen* wie

von einem Splitter in der linken Halsseite [1]; beim Schlucken [1].
ABDOMEN: *Einschnürung* wie von einem eisernen Reifen, der die Atmung behindert [1/1].
BRUST: *Herzklopfen* beim Zubettgehen [1].
RÜCKEN: *Schmerzen* nach dem Koitus [1]; dumpfe Schmerzen wie nach exzessivem Koitus [1/1].
EXTREMITÄTEN: Brennende *Schmerzen* in den Handflächen abends [1; **Lach.**]. Rote *Verfärbung* der Wurzeln der Fingernägel [1; Cortiso.].

NAHRUNG

Abneigung: Eier [1]; Fleisch [1].
Schlimmer: Gedanke an und Geruch nach Eier [1]; Gedanke an und Geruch nach Fleisch [1].

NOTIZEN

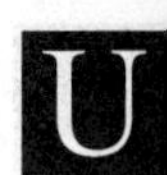

URANIUM NITRICUM **Uran-n.**

ZEICHEN

Uranium nitrat. Uranyl nitrat.
Die Actinoide -Elemente der Actinium-Reihe, Ordnungszahlen von 89 aufwärts -haben die schwersten Atome aller Elemente und beschließen das uns bekannte Periodensystem. Sie werden manchmal als seltene Erdenmetalle bezeichnet. Alle besitzen ähnliche Elektronenstrukturen und Eigenschaften. Alle sind radioaktiv: ihre Halbwertzeit variiert von Bruchteilen von Sekunden bis zu Millionen von Jahren. Alle Elemente mit einer Ordnungszahl höher als 92 [die von Uran] werden heute synthetische hergestellt. Vermutlich haben sie früher in der Natur existiert, sind aber dann wegen ihrer kurzen Lebensdauer verschwunden. Sie wurden die Transurane genannt.
Uran kommt auf der ganzen Erde vor. Qualitativ hochwertiges Uranerz kommt in des geologisch sehr alten Kontinentalplatten [Kanada, Afrika] vor, aber auch in jüngerem Felsen unmittelbar über der präkambrischen Basis.
Das Metall ist sehr schmiedbar. Es reagiert langsam mit Wasser und löst sich in Säuren auf. Uran und seine Zusammensetzungen sind sehr gefährlich, sowohl wegen der Toxizität als auch wegen der Strahlung. In der Vergangenheit wurde das Metall nur verwendet, um Glas grün zu färben und es fluoreszierend zu machen und als Glasurmittel für Porzellan. Heute spielt es eine wichtige Rolle in der Atomenergie.
Als Uran 1789 entdeckt wurde, benannte man es nach dem neuentdeckten Planeten Uranus, welcher nach Ouranos benannt was, dem ältesten der griechischen Götter und

Vater von Oceanus, Kronos [Saturn] und den Titanen. Die griechische Mythologie beginnt damit, die materiellen Elemente enden mit ihm und es repräsentiert auch den beginn eines neuen [nuklearen] Zeitalters. Es begann alles mit Chaos, aus dem Gaia -die Erde -auf mysteriöse Weise entsprang. Gaia gebar Ouranos -den Himmel -und gemeinsam schufen sie die Welt der Götter.
Astrologisch steht Uranus für den Drang, alte Strukturen radikal abzubrechen und sie durch Strukturen zu ersetzen, die mehr Selbstausdruck gewährleisten. Dies kann sowohl zu konstruktiven als auch zu destruktiven Formen des Selbstausdrucks führen. Wenn die Umstände streng durch Gesetze und Regulierungen beherrscht sind, ist diese Funktion unterdrückt und explosionsartige, schockierende oder verrückte Reaktionen können auftreten. In dem daraus resultierenden Chaos kann eine starke Egobeteiligung das Bedürfnis erzeugen, das Verlorene zurückzufordern oder es kann ein Wachstum in dem Verständnis und Toleranz entstehen und die Fähigkeit anderen dieselbe Freiheit zuzugestehen. Auf diese Art symbolisisert Uranus Aufruhr, Entdeckung, Veränderung und Spannung.

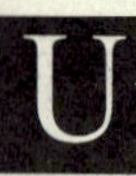

„Uranium nitricum, Uranylnitrat, bei dem das Uranylhydroxid als Base auftritt, ist wegen seiner verhältnismäßig leichten Zugänglichkeit aus Pechblende vielfach zu biologischen Versuchen an Pflanzen benutzt worden. Auch hier hat sich die stimulierende Wirkung kleinster Dosen [ca. 5.-7. D-Potenz] auf die Keimung von Samen, auf die Photosynthese der Kohlendioxyd, auf die Aufnahme und Assimilation der biogenen Elemente und auf die Entwicklung der Pflanzen ähnlich wie bei Beta- und Gammastrahlen gezeigt; bei größeren Dosen dagegen trat eine Hemmung bzw. Schädigung all dieser biologischen Prozesse auf. Die schwachen Konzentrationen von Uran waren aber nur bei Einwirkung von Licht förderlich, im Dunkeln waren auch sie schon, und erst recht die stärkeren Konzentrationen, hemmend und toxisch.
Das Wirkungsbild von Uranium nitricum stand bisher stets unter dem Eindruck alter Versuche von Leconte, bei denen in den ersten 3-4 Tagen nach der Zufuhr viel Zucker im Urin gefunden wurde. Nach subkutaner Injektion ist ein solcher Befund ebenfalls erhoben worden. Dabei war stets Albuminurie vorhanden und Schleim-, Phosphat- und Chloridausscheidung vermehrt. Hydrops und Glykosurie fand auch Fleckseder bei Uranvergiftung.
Bei den Arzneimittelprüfungen wurde nie Glukose im Urin gefunden, und nur einmal eine Spur Eiweiß, aber öfter Phosphate und andere Kristalle. Wohl war die Urinabsonderung nach Häufigkeit und Menge vermehrt, dagegen ist nach größeren Gaben in der Nachwirkung und als toxische Wirkung bei Tieren die Urinmenge vermindert gefunden worden. Albuminurie und Glykosurie scheinen danach, meist gemeinsam, nur bei schweren Vergiftungen vorzukommen. Es handelt sich dann um einen Nierendiabetes. Ein besonderer Durst oder Hunger geht auch nicht aus den Prüfungen hervor, Durst trat nur einmal nach größeren Gaben auf. Somit ist die Anwendung von Uranium nitricum bei echtem Diabetes experimentell schwach gestützt, und die immer wiederholten therapeutischen Versuche haben auch keine überzeugenden Erfolge gezeitigt; bei Leesers Versuchen war das Resultat stets negativ. Eher geben die Magensymptome einen Hinweis auf Ulcus. Bei der 3, Potenz trat nagender Schmerz und ein Leeregefühl in der Cardiagegend auf, schlimmer bei leerem Magen. Essen besserte die Magenschmerzen sowohl wie Kopfschmerzen. Aufstoßen war geschmacklos oder faulig. Bei größeren Gaben standen Übelkeit und Erbrechen im Vordergrund. Bei Tieren sind wiederholt Entzündungen und Geschwüre in der

Pylorusgegend gefunden worden. Indes liegen auch für Ulcus bisher nur vereinzelt klinische Bestätigungen für Uranium nitricum vor." [Leeser]
„Uran-n. wurde von E.T. Blake geprüft, dessen Monographie über das Salz einen Teil der Arzneimittellehre Hahnemanns darstellt. Die Arzneimittelprüfung von Blake wurde durch die Beobachtungen eines Forschers der alten Schule, Leconte, nahegelegt, der Zucker im Harn von Hunden fand, die langsam mit Uran-n vergiftet wurden. Blake war nicht sehr erfolgreich bei der Erzeugung von Zucker, aber seine Arzneimittelprüfung ist deswegen nicht weniger wertvoll, und die klinische Anwendung hat das Bild ausgefüllt. Viele Fälle von Diabetes sind durch Uran-n. erleichtert oder geheilt worden, gewöhnlich unter Verwendung der niederen Potenzen." [Clarke]
„Wir können nicht mit Sicherheit sagen, dass ein Heilmittel nicht bestimmte Krankheiten heilen wird, weil die Symptome dieser Krankheiten *nicht* in der Pathogenese vorkommen. Wir kennen keine Droge, die *vollständig* geprüft worden ist. Eine ausführlichere Arzneimittelprüfung könnte genau die Symptome hervorbringen, nach denen wir vergeblich gesucht haben. Die vielen Fälle von *Diabetes* [sacharin oder insipidus], die mit Uranium geheilt worden sind, liefern ausgiebige Beweise dafür, dass es in Krankheiten dieser Art nützlich ist." [Hale]

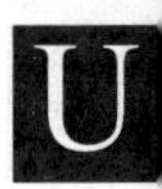

VERGLEICHE
Sulfur. Lycopodium. Phosphorus. Arsenicum album. Apis. Gelsemium. Menyanthes. Ignatia. Terebinthina.

WIRKUNGSBEREICH
Nieren. Magendarmtrakt; Pylorus. Augen. * Linke Seite.

LEITSYMPTOME
G Hochgradige Reizbarkeit, v.a. morgens.
A Ulzeration [Mund; Nase; Magen; Duodenum].
A Abmagerung.
& gewaltiger Appetit.
Aber Appetitverlust während der Menses.
A Schwäche und Prostration.
& Neigung zu Wassersucht.
A *Frostig.*
A Gelüste auf [rohen] Schinken.
A > *Essen* [Kopf; Magen].
A Sehr durstig.
A Ruhelosigkeit nachts während der Menses.
Prostration und Schlaftrunkenheit tagsüber.
Schwindel; Ohnmachtsgefühl; Hitzewallungen im Oberkörper, während der Menses.
K Geschwüre im Mund.
& Reichlicher Speichelfluss; Übelkeit; großer Durst.
K Schwächegefühl im Epigastrium.

& Saures Aufstoßen; Flatulenz; reichliche Harnentleerung.

K *Diurese.*

„Bei akuter und chronischer Diurese bei Kindern und Erwachsenen haben wir kein besseres Arzneimittel. Ich lege großes Vertrauen in Uranium, bei Kindern mit Harninkontinenz nachts durch Würmer; der Harn ist häufig wundmachend.“ [Burt]

„Brennen in der Urethra, mit sehr saurem Harn; Tenesmus der Harnwege.“ [Blake]

„Harn grünlich und mit fischartigem Geruch.“ [Clarke]

„Ständiger Harndrang mit starkem Drang in der Blase, musste die Beine übereinander schlagen, um den Harn zurückzuhalten. Als sie die Beine auseinander nahm, strömte der Harn im Schwall heraus.“ [Carleton Smith]

RUBRIKEN

GEMÜT: *Beschwerden* durch Kummer [2]. *Verwirrung* nach Schlaf [1].
SCHWINDEL: Während *Hitze* [1]. Während der *Menses* < [1].
KOPF: *Schmerzen*, Kopfschmerzen durch Fasten [1]; Schmerzen im Hinterkopf morgens beim Erwachen [1]. *Schweregefühl* morgens beim Erwachen [1]. *Völlegefühl* nach dem Essen [1/1].
AUGEN: Stechende *Schmerzen* mit Ausdehnung in den Hinterkopf [1]. *Schwellung* morgens [1].
NASE: Wundheits*schmerz* bei Berührung [1].
MUND: Süßlicher *Geruch* aus dem Mund [1]. *Speichel* sauer [1]; zähklebrig [1].
MAGEN: *Durst* auf große Mengen [3]. Pylorus*geschwür* [1]. *Schmerzen* > Bewegung [1]; > nach dem Essen [1; **Graph**.]; Schmerzen im Pylorus [2]; nagende Schmerzen > Essen [1].
ABDOMEN: *Ulcus* duodeni [1; Kali-bi.]; Ulzera im Darm [2].
BLASE: Häufige *Harnentleerung* tagsüber [1; **Rhus-t**.]; unfreiwillige Harnentleerung, starke Schmerzen bei dem Versuch, den Harn zurückzuhalten [1/1].
HARN: *Reichlicher* Harn nachts [3]; während Kopfschmerzen [1].
MÄNNER: *Kälte* [1].
RÜCKEN: *Schmerzen* unter der linken Scapula < Einatmen [1/1].
SCHLAF: *Schlaflosigkeit* bei Diabetikern [2/1].
SCHWEISS: Süßlicher *Geruch* [2].

NAHRUNG

Abneigung: Fleisch [1].
Verlangen: Schinken [2]; Tee [1].

NOTIZEN

USTILAGO Ust.

ZEICHEN

Ustilago maydis. Maisbrand. Fam. nat. Ustilaginaceæ.
Eine Schmarotzerpilzart, Maisbrand ähnelt Roggenkorn in seiner metabolischen Wirkung. Die Spezies produziert keinen Fruchtkörper, wie 'normale' Pilze, sondern lebt als Parasit auf angebautem Getreide, insbesondere Mais. Schwarze Flecken, die große Mengen von Sporen sind, erzeugt durch das Mycelium, erscheinen auf dem infizierten Wirt. Die schwarzen Sporen an den Maiskolben werden durch den Wind verstreut und können andere Pflanzen infizieren. Die Sporen heften sich manchmal an die Samen und infizieren später die keimende Pflanze, während sich ein Mycelium im Samen entwickelt [und lebendig bleibt]. Später breitet es sich zu den Blumen aus und zerstört die Kerne, die mit einer Masse von schwarzen Sporen gefüllt werden. *U. maydis* kann blasenähnliche Säcke bilden, manchmal über 20 cm lang, an Maiskolben. Die mit schwarzem Pulver gefüllten Säcke springen auf, und danach werden die Sporen vom Wind verstreut.

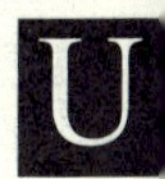

Gefährliche Vergiftungen können auftreten, wenn Menschen infiziertes Maismehl essen: Brennen, Juckreiz, Hyperämie, Akrozyanose und Ödeme der Extremitäten. Bei trächtigen Tieren, die mit Maisbrand infizierten Mais fressen besteht starke Abortneigung. „Roullin hatte den Haarausfall bemerkt und manchmal das Ausfallen der Zähne, bei Tieren und Menschen; Maultiere, die es fraßen, verloren ihre Hufen und Geflügel legte Eier ohne Schalen."
Manche nordamerikanische Indianerstämme verwendeten Ustilago zur Förderung eines Abort.
Es gibt über 300 Arten von Schmarotzerpilzen. Sie alle zerstören die Samen von Pflanzen, gewöhnlich indem sie sich in die Samen hineinzwängen. Manche blühende Pflanzen werden von einer Spezies angegriffen [U. violacea], die bei den weiblichen Blüten Auswüchse produzieren, die mit den Stempeln identisch sind [dem männlichen Fortpflanzungsorgan einer Pflanze] so dass die Pflanze zweigeschlechtlich aussieht.
Die Asche enthält einen hohen Anteil an Kalium, Magnesium, Phosphor und Kieselsäure.
Von Burt eingeführt und geprüft [5 Prüfer]; 1872 auch von Hoyne geprüft [7 Personen].

VERGLEICHE

Sepia. Belladonna. Secale. Lachesis. Pulsatilla. Graphites. Platina. Sabina. Trillium.

Differenzierung

➡ Aussetzende Menses.

⇨ *Ambra grisea*: Hämorrhagie zwischen den Menses verursacht durch leichte Anstrengung; erweiterte Venen; während der Menses sieht das linke Bein wegen erweiterter Varizen beinahe blau aus; Juckreiz im Pudendum, Schwellung der Labiæ.

⇨ *Bovista*: Menses hauptsächlich nachts und gegen Morgen; tagsüber, wenn sich der Patient bewegt ist der Fluss kaum vorhanden; Diarrhœ vor oder zu Beginn der Menses; der ganze Körper aufgedunsen.

⇨ *Calcium carbonicum*: Fette und schwammige Patienten; Hämorrhagien wegen geistiger Erregung.

WIRKUNGSBEREICH

Sexualorgane. Kreislauf. Epithel [Haare; Haut; Nägel]. * Linke Seite.

LEITSYMPTOME

G Erotische Neigungen.
Verliebtheit.
Wollüstige Phantasien; Träume.
[Durch Blutzustrom]
Beschwerden durch sexuellen Missbrauch.

G Unwiderstehliche Masturbationsneigung.
Sucht die Einsamkeit.

A *Eignung.*
„Wirkt besser bei großer, schlanker Statur, hellem Teint und was man schwindsüchtige Personen nennen könnte; wirkt auch günstig bei sehr lymphatischen Frauen mit klarer weißer Haut." [Burt]

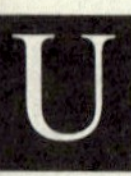

A Beschwerden im Klimakterium:
Passive Gebärmutterblutungen ['wochenlang anhaltende Metrorrhagie; Blut dunkel mit vielen Klumpen'].
Brennende Schmerzen im [rechten] Ovar.
Schwindel.
Schmerzen im Scheitel und an der Kopfseite. 'Als würde der Oberkopf abfliegen.'

A Hitzewallungen. Blutstauung.
Führen zu Hämorrhagien.
Besonders im Klimakterium.
Ohnmachts- und Beklemmungsgefühl in warmen Räumen.

A HÄMORRHAGIEN.
Blut hellrot oder mit dunklen Klumpen.
Blut fädig.
Passive [uterine] Hämorrhagien, „die in manchen Fällen eine aktive Form annehmen kann." [Burt]
& Schlappheit.
& Knotige Empfindung innerlich.
„Die großen schwarzen knorrigen Knoten an den Maiskolben sehen wirklich so aus wie das, was manche Frauen im Innern empfinden." [Laurie Dack]

A Appetitverlust oder gewaltiger Appetit.
& Durst nachts.

A Gelüste auf herzhafte Speisen und Saures.

A < Berührung; Druck [Abdomen; Augen; Ovarien; Uterus].

A Schmerzen brennend und drückend.

A WEIBLICHE ORGANE.
„Bei Ovarialreizung, Ovaritis, Amenorrhœ, Dysmenorrhœ, Menses vorzeitig, verzögert, zu spärlich, zu kurz, unterdrückt, Klimakterium, Menorrhagie und Metrorrhagie hat Ustilago große Befriedigung verschafft, und bei *Menorrhagie* und

Metrorrhagie durch chronische Uteruskongestion, mit hochgradiger *Erschlaffung* und allgemeinem *atonischem* Zustand der Genitalien; das Blut ist dunkel, und die Hämorrhagie passiver Natur. Die Schmerzen von Ustilago sind stärker intermittierend, wie Wehenschmerzen, und nicht so tonisch wie diejenigen von *Sec.*" [Burt]

A < *Menstruation.*
[Schwindel; Kopfschmerzen; Schmerzen im Abdomen; Schmerzen in den Mammæ; Rückenschmerzen]

A *Menses* zu profus, lang anhaltend, dunkel, flüssig, passive Blutung.
Vor der Blutung Schmerzen von einer Hüfte zur andern, gelindert wenn die Blutung einsetzt.
Nach der Blutung Rückenschmerzen schwerer drängender Natur < bei Anstrengung; Schwindel und ständiges Elend unter der linken Brust am Rippenrand. [Hurd, *Pacific Coast Journal of Homœopathy,* Juli 1937]

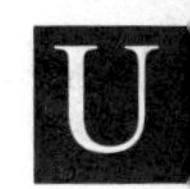

K Völlegefühl im Kopf.
< Morgens; im Gehen.
& Dumpfe, drückende Stirn Kopfschmerzen.
& Quälende Empfindung im Epigastrium; „vermutlich durch Übersäuerung." [Burt]
& unbestimmte anhaltende Schmerzen in den Augäpfeln und Tränenfluss.

K Kopfhaut trocken, heiß und gestaut.
& Haarausfall.
& Verknotete Haare.

K Häufige Schübe von *Tonsillitis.*
„Die Tonsillen scheinen ihre schwächste Stelle zu sein. Sie sind gestaut und vergrößert. Besonders die linke Tonsille ist angegriffen. Sie sieht groß und dunkelrot aus und Patient empfindet starke Schmerzen beim Schlucken. Schmerzen sind lanzinierend und dehnen sich von der Rachenmandel zum Ohr aus. Der Hals ist trocken und es besteht die Empfindung von einem Kloß hinter dem Larynx, weswegen ständiger Schluckdrang besteht." [Choudhuri]
Hier wird wieder die Verbindung zwischen Hals und Genitalien gezeigt, die bei den Schlangenmitteln so charakteristisch ist.

K Augen.
„Häufige Anfälle von Augenzucken, und meine Augen schienen im Kreis herumzuschauen [sich zu drehen] und in rascher Folge von einem Gegenstand zum andern zu jagen." [Allen]
⇨ vergleiche Nystagmus von Agaricus.

K Neuralgie der Hoden.
Ständige quälende Schmerzen, schlimmer im rechten Hoden.
Schmerzen verlagern sich plötzlich in den Darm.
& Übelkeit
& Kalter Schweiß auf dem Skrotum
Orchitis nach Gonorrhœ.

K Haut.
„Die ganze Haut wird trocken, heiß und gestaut. Hautausschlag am ganzen Körper ähnlich wie bei Röteln. Durch Reiben irgendeiner Körperpartie einige Augenblicke

entsteht dieser feine rote Ausschlag. An Gesicht und Hals trat er in Flecken auf wie Ringflechte, aber nicht vesikulär. Der Ausschlag ist etwa stecknadelkopfgroß, mit heftigem Juckreiz nachts und bleibt ständig rot und hart. Brust und Gelenke sind stärker angegriffen als alle anderen Körperpartien." [Burt]

* Vier Ustilago-Fälle in *Proceedings of the 1991 Professional Case Conference:* Laurie Dack, Drei Fälle hämorrhagischer Uterusfibrome; Linda Johnston, Beckenbeschwerden nach Kummer.

RUBRIKEN

GEMÜT: *Reizbarkeit* nach Samenerguss, & dumpfe Schmerzen im Lendenbereich [2/1]. *Suizidalneigung*, durch Ertrinken [2]. *Träume* von Enttäuschungen [1]. *Trübsinn* nach der Menses [1]; bei Spermatorrhœ [2].
SCHWINDEL: Nach der *Menses* [1].
KOPF: *Schmerzen;* Stauungskopfschmerz vor und während der Menses [2].

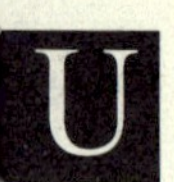

AUGEN: *Hitze* in den Augen beim Schließen der Augen [1].
MUND: *Prickeln* in der Zunge [2; **Acon.**]. Drückende *Schmerzen* in der Zunge [1].
HALS: *Fremdkörpergefühl* beim Schlucken [1]. *Trockenheit* nachts [2; **Lach.**].
ABDOMEN: Schneidende *Schmerzen* von einer Hüfte zur andern vor der Menses [1; Thuj.].
MÄNNER: *Masturbationsneigung* bei Depression [2/1]. *Samenergüsse* durch Sprechen über Frauen [2/1]. Übermäßiger *Sexualtrieb* [2].
FRAUEN: *Abort* durch Schwäche [2]. Zervix *blutet* leicht [2]. Empfindung von einer *Kugel* im Uterus [1/1]. Scharfe *Leukorrhœ* vor der Menses [2; **Graph.**]. *Menses*, häufig, zu früh, und protrahiert [2]; klumpig, dunkel [2]; klumpig, kleine Klumpen [2]; nachts stark [2]; stark nach Abort oder Entbindung [2]; stark nach Schrecken [1]; stark beim Aufstehen vom Sitzen [1]. *Metrorrhagie*, geronnen, Gerinnsel gehen ab in Ruhe oder während der Harnentleerung in Schüben [2]; fädiges Blut [3]. *Schmerzen* in den Ovarien mit Ausdehnung zu den Lenden [2]; Schmerzen im Uterus mit Ausdehnung in die Lenden [2]; Herabdrängen im Uterus beim Stillen [1/1]; drückende Schmerzen in der Vagina während der Menses [1]; stechende Schmerzen in den Ovarien mit Ausdehnung in die Oberschenkel [1]. Empfindung, als sei der Uterus *verknotet* [1/1].
RÜCKEN: *Hitze* wie durch kochendes Wasser [1/1]; Hitze als ob heißes Wasser in der Wirbelsäule fließt [1; Sumb.]. *Schmerzen* in Bauchlage [1].
EXTREMITÄTEN: *Abschilferung* der Nägel [2]. *Schwellung* der Füße morgens [1]. *Trockenheit* der Hände [2].
HAUT: *Hautausschläge*, Urtikaria < im Klimakterium [1; Morph.]; Urtikaria während der Menses [1]. *Verfärbung* in umschriebenen Stellen, umschriebene Pigmentierung nach ekzematöser Entzündung [1].

NAHRUNG

Verlangen: Herzhafte Speisen [1]; Saures [1].
Besser: Äpfel [1].

NOTIZEN

VANADIUM **Vanad.**

ZEICHEN

Dieses silbriggraue, formbare Metall wurde von dem schwedischen Chemiker Sefström Vanadium genannt, nach *Vanadis,* aus dem Altnorwegischen, der Göttin Freyja. Die skandinavische Göttin Freyja war glücklich verheiratet mit Odur, zerstörte jedoch ihr eigenes Glück durch ihre Liebe zu Juwelen. Vier Zwerge hatten eine kostbare Halskette gefertigt, genannt Brisingamen. Freyja wollte diese Halskette um jeden Preis besitzen und bot ein Vermögen an Silber und Gold, um daran zu gelangen. Die Zwerge lehnten ab und waren nur bereit, sie im Austausch gegen den größten Schatz in der ganzen Welt herzugeben, Freyja selbst. Wenn Freyja jeden der Zwerge für einen Tag und eine Nacht zum Ehemann nahm, sollte sie die Halskette bekommen. In ihrem Leichtsinn opferte Freyja alles dem Glanz und der Schönheit von Brisingamen und willigte ein. Die vier Ehen wurden vollzogen, und danach kehrte Freyja heim. Voller Scham über ihre Tat hielt sie Brisingamen vor jedermann verborgen. Sie nahm sie nur hervor und erfreute sich an ihrer Schönheit, wenn sie sicher war, ungestört zu sein. Der einzige, der davon wusste, war Loki, der Unheilsbote. Ihm gelang es, ihr die Halskette zu stehlen und sie Odur zu zeigen, welcher in großer Trauer in die entfernten Himmel entschwebte. Loki, der sich in einen Seehund verwandelt hatte, war gezwungen, die Kette aufzugeben. Nach einem gefährlichen Abenteuer fand Freyja Odur wieder, nachdem der höchste Gott Odin ihr vergeben hatte und zur Bedingung machte, dass sie die Halskette bis in alle Ewigkeit tragen musste.

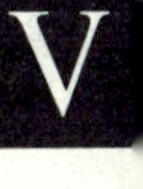

Vanadium ist in der Gruppe 5B des Periodensystems, zu der auch Niobium und Tantalum gehören. Ihm geht Titanium voraus und es wird gefolgt durch Chromium. Es ist ein recht verbreitetes Element. Es kommt nach dem heutigen Wissensstand in etwa 65 Mineralien vor. Es kommt auch in Phosphatgestein, einigen Eisenerzen und manchen Rohölen vor. Der größte Verbraucher von Vanadium ist die Stahlindustrie, für die Herstellung von Ferrovanadium [eine Eisenlegierung mit 30% Vanadium]. Weniger als ein Viertel Prozent zu Stahl hinzugefügt macht diesen sehr hart und erhöht die Widerstandskraft gegen Spannung und Hitze in Baumaterialien, Werkzeugen, Federn, Achsen, Saugstangen und Leitungen, da Vanadium den Stahl widerstandsfähig gegen Stöße und Vibrationen macht. Es wird auch in Keramik, Gummi, Chemikalien und Farbstoffen verwendet sowie in besonderen Tinten [wegen seiner vielfarbigen Salze]. Selbst geringe Mengen von Unreinheiten verändern die Eigenschaften in diesem Element drastisch. Reines Vanadium besitzt eine hohe Plastizität, die es schmiedbar macht. Doch selbst winzige Mengen von Substanzen wie Stickstoff, Sauerstoff und Wasserstoff machen das Metall hart und spröde, so dass es sich nicht leicht verarbeiten lässt. Für lange Zeit war es äußerst schwierig, reines Vanadium zu erzeugen, weil es bei hohen Temperaturen außerordentlich aktiv ist. Es war nahezu unmöglich, ein geeignetes

Metall für den Schmelztiegel zu finden: Vanadium löste sie beim Schmelzen alle auf und wurde unrein. Erst vor kurzem hat man eine elektrolytische Methode zur Raffinierung entwickelt, durch die zu 99,99% reines Vanadium erzeugt werden kann. Obwohl Vanadium in der Erdkruste recht weit verbreitet ist -etwa 0,2%, d.h. die 15fache Menge von Blei und das 2000fache von Silber -kommen Anhäufungen kaum vor. Erze, die 1% Vanadium enthalten, gelten bereits als überaus reichhaltig. Meteoriten, die auf der Erde einschlagen, enthalten zwei bis drei Mal mehr Vanadium als die Erdkruste. Die Sonnensubstanz ist ebenfalls reicher an diesem Element als unser Planet. Im Ersten Weltkrieg, begann man Vanadiumstahl für Soldatenhelme zu verwenden. Der Stahl ist außerordentlich leicht und dünn und erwies sich als überaus widerstandsfähig gegen Kugeln und Metallsplitter. Selbst in die Schweinezucht hat Vanadium Einzug gehalten. In Argentinien durchgeführte Experimente haben gezeigt, dass Vanadium im Schweinefutter den Appetit der Tiere beträchtlich erhöht und sie schneller an Gewicht zunehmen. [Venetsky]
Menschen benötigen Vanadium mit Sicherheit, wenn auch die genaue Funktion noch unklar ist. Man nimmt an, dass es die Bildung von Cholesterol in den Blutgefäßen verhütet und dadurch eine Rolle bei der Prävention des Herzinfarkts spielt. Es bestehen auch Anzeichen dafür, dass Vanadium vorbeugend gegen Zahnkaries wirkt. Die besten natürlichen Vanadiumquellen sind Fisch, Eier und Kuhmilch. Vanadium scheint für die Funktionsfähigkeit vieler lebender Gewebe unerlässlich zu sein: es ist in Eiern, Geflügelfleisch, Kuhmilch, Tierleber und selbst im menschlichen Gehirn nachgewiesen worden. Interessanterweise sammeln bestimmte Meerespflanzen und -tiere Vanadium, indem sie es auf mysteriöse Art und Weise der Umwelt entziehen. Man nimmt an, dass Vanadium in dieser Gruppe von lebenden Organismen dieselbe Funktion hat wie das Eisen im Blut von Menschen und höher entwickelten Säugetieren. Japanische Metallurgen haben bereits einen Stahl hergestellt, in dem Vanadium, extrahiert aus Ascidien, als Legierungselement verwendet wurde. Vanadium-'Sammler' kommen auch an Land vor. Einer davon ist der wohlbekannte grüne Knollenblätterpilz [*Amanita phalloides*]. Manche Schimmelpilzarten können sich ohne die Substanz gar nicht entwickeln.
"Durch die Einwirkung von Vanadiumsäuresalzen in der Industrie wurden Reizzustände der Schleimhäute, der Atemwege und des Magendarmkanals ebenso wie der Nieren beobachtet; zur allgemeinen Wirkung gehören Kopfschmerzen, Zittern und psychische Störungen." [Leeser]

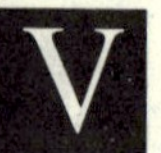

VERGLEICHE
Phosphorus. Arsenicum. Sulfur. Kalium carbonicum. Aurum muriaticum. Lac defloratum. Oleum jecoris aselli. Strophanthus.

WIRKUNGSBEREICH
Verdauung. Blutgefäße; Kreislauf.

LEITSYMPTOME
G Glaubt dass Erfolge weitere Erfolge nach sich ziehen.
Hoher [selbst auferlegter] Standard. Das geschmeidige Metall wird spröde, wenn es mit winzigen Mengen anderer Elemente kontaminiert wird.
Legt großes Gewicht auf äußere Schönheit. Eitelkeit.

Macht viele Pläne, aber weiß nicht, was er will.
Fressschübe zur Kompensation für Mangel an Wärme und Ermutigung.
Anorexie mit dem Gedanken, dass es beobachtet werden kann.
Erregung durch Erfolg, deprimiert durch Fehlschläge.
Sanftmütig und leicht beeinflussbar.
Fühlt sich schuldig, nicht erreicht zu haben, was die erfolgreichen Eltern von einem erwartet haben.
[Scholten]

A Rechte Seite stärker angegriffen als die linke.

A Hypertonie.
& Schwindel und Empfindung als sei das Herz vergrößert. [Voisin]

A Schwäche nach erschöpfenden Krankheiten.
& Abmagerung; Appetitverlust; Hypotonie. [Voisin]

A Frostig.
Kalte Hände und Füße.
Raynaud Syndrom.

A Anorexie -Bulimie.
„Meiner Erfahrung nach ist es das erste und wichtigste Arzneimittel in Fällen von Anorexie oder Bulimie." [Scholten]
„Ein weiteres wichtiges Arzneimittel für Anorexie ist Mur-ac., das ebenso wie Vanadium Furcht vor Versagen hat." [Dockx]

A Gelüste auf Süßigkeiten; Lakritz.

A Menses spärlich oder abwesend.
Prämenstruelle Beschwerden.
< Ovulation.

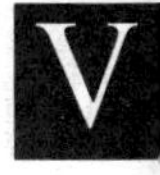

* Gemütsbild und Allgemeinsymptome nach Jan Scholten, ergänzt durch Signatur.

RUBRIKEN

KOPF: *Hirnerweichung* [1].
AUGEN: *Hornhauttrübung*, Arcus senilis [1]. *Paralyse* des N. opticus, Amaurose [1].
ABDOMEN: *Fettige* Leberdegeneration [1].
NIEREN: *Addison* Syndrom [1].
BRUST: *Angstgefühl* in der Brust durch Druck auf die Brust [1/1]. *Einschnürung* im Herzen [1]. *Fettige* Herzdegeneration [1]. Empfindung von *Greifen* [1]. *Schmerzen,* Bersten im Herzen, Völlegefühl [1]. Empfindung als sei das Herz *zusammengepresst*, als habe das Blut keinen Raum in der Aorta [1/1].
ALLGEMEINES: *Arteriosklerose* [2]. *Hypertonie* [1]. *Stärkegefühl* [1]. *Tumoren,* gutartig, Atherom, Steatom [1].

NAHRUNG

Verlangen: Lakritz [1]; Süßigkeiten [1]. [Scholten]

NOTIZEN

VENUS MERCENARIA Ven-m.

ZEICHEN

Venus mercenaria. Mercenaria mercenaria.
Essbare Muschel von der Nordatlantikküste, auch als runde Muschel bekannt. Die Spezies kommt auch an der englischen Südküste und der französischen Küste vor. Beide Länder haben eine erfolgreiche Muschelindustrie.
Venusmuscheln sind eng verwandt mit Austern, Kammmuscheln und Miesmuscheln. Venusmuscheln sind eine Familie doppelklappiger wirbelloser Tiere, die in allen Weltmeeren vorkommen. Die Familie hat etwa 500 Arten, ist hauptsächlich verbreitet in tropischen Gewässern und fällt durch ihre manchmal wunderschön geformten und gefärbten Schalen aus. Das Farbmuster besteht oft aus einer Kombination des umgekehrten Buchstaben V. Venusmuscheln graben sich in den Meeresboden ein. Sie ernähren sich von Plankton. Die Muschel verändert im Verlauf ihres Lebens das Geschlecht; sie beginnt als männliches Tier und wird später weiblich. Diese ungewöhnliche Form von Hermaphroditentum ermöglicht es, dass erst Samenzellen und später Eizellen produziert werden, manche Arten allerdings erzeugen das ganze Jahr über männliche und weibliche Reproduktionsprodukte. Die Muschel lagert diese Reproduktionserzeugnisse im Wasser ab und richtet sich dabei nach Veränderungen in der Wassertemperatur [besonders wenn diese steigt]. Die Muschel kann gut graben und tastet erst den Meeresboden mit den Füßen ab. Am geeigneten Ort verankert sie sich und zieht die Schale hinter sich unter den Sand.

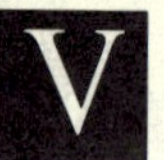

„Der weiche Körper der Venusmuschel ist in zwei dicke Schalen eingeschlossen, die hauptsächlich aus Kalziumkarbonat bestehen. Diese Schalen, die so groß sein können wie eine Menschenhand, sind an der Rückseite mit einem Bandgelenk miteinander verbunden. Es gibt wenig Unterschiede zwischen der Venusmuschel und der Auster. Beide leben und wachsen in ähnlicher natürlicher Umgebung, Venusmuscheln wachsen und vermehren sich gut in alten Austerbetten. Die Auster jedoch ist sesshafter, heftet sich das ganze Leben lang an einen Felsen oder liegt an derselben Stelle im Sand. Sie gräbt nicht wie eine Venusmuschel, da sie keinen beilförmigen Fuß besitzt.“ [Raeside]
Miesmuscheln und Venusmuscheln können ein giftiges Dinoflagellat [rote Flut] von Juni bis Oktober aufnehmen, wodurch Toxine entstehen, die durch Kochen nicht zerstört werden. Symptome sind u.a. Übelkeit, Erbrechen und Leibkrämpfe. Die Vergiftung kann durch Ateminsuffizienz zum Tod führen.
„Dr. Poppelbaum hat in seinem Buch *A New Zoology* die Mollusken als Kopftiere beschrieben. Sie haben keinen Mittelteil mit segmentierter Wiederholung, sondern alles ist ungleichmäßig eingepackt und zusammengewickelt wie die Eingeweide im Abdomen des Menschen, wo Asymmetrie und Verdrehung im Vordergrund stehen. Die Molluskenmuskel sind alle glatt wie die Darmmuskulatur und die Bewegungen sind

langsam und unbewusst. Die Doppelklappe, so Poppelbaum, ist wie ein Hirn und Hirnschale oder Schädel, mit reduzierten sensorischen Anhangsgebilden. Diese Tiere haben keinen getrennten Kopf, weil sie insgesamt Kopf sind." [Raeside]
Venusmuscheln darf man nicht mit den Jakobsmuscheln aus der Gattung der Mollusken verwechseln. Ein Mitglied dieser Gattung ist *Pecten jacobæus,* von Clarke kurz beschrieben. Die Jakobsmuschel ist sowohl das Wahrzeichen der spanischen Pilger wie auch das Logo einer wohlbekannten Treibstoffmarke. Julians Beschreibung ist verwirrend. Als Synonym für Venus mercenaria zitiert er den Namen 'Comb of America'. Dies ist eine Jakobsmuschel, da sie wie ein Kamm geformt sind. Das Habitat, das er in der Folge beschreibt ist jedoch inkorrekt. *Pecten jacobæus* kommt im Mittelmeer vor, das Habitat von Venus mercenaria ist jedoch genau dasselbe.
1961-62 von Raeside an 19 Personen [9 Männer, 10 Frauen] geprüft. Julians Beschreibung umfasst auch einen Fall [Dictionary of Homœopathic Materia Medica, p. 332-333].

VERGLEICHE

Lycopodium. Natrium muriaticum. Causticum. Lachesis. Thuja. Ferrum. Hydrogenium.

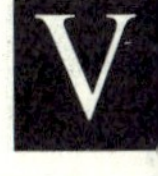

WIRKUNGSBEREICH

KOPF. *Magendarmtrakt. Urogenitaltrakt. * Rechte Seite.*

LEITSYMPTOME

G Reizbarkeit.
< Lärm; Gesellschaft.
G Gefühl wie abgetrennt von der Welt.
„Während Kopfschmerzen fühlt sich 'unerwünscht'."
G Träume: Spinnen; Gewalt mit tödlichen Folgen; Tod; Krankheit.
A Rechtsseitige Beschwerden [Kopf; Hals; Nieren; Knie].
A *Fühlt sich am ganzen Körper kalt, bes. Gliedmaßen.*
Sehr frostig von 15-17 Uhr.
A Verlangen nach kalter Nahrung.
A Durst auf *kalte Getränke.*
A < Nachts [Verdauungssymptome].
A > Bewegung [Gliederschmerzen].
A Kältegefühl [Mund; Hals].
A Prellungsschmerz im Körper, wenn man auf irgendeine Partie drückt. [vgl. *Bad.*]
K Kopfschmerzen rechtsseitig [Stirn, hinter dem Auge; Hinterkopf].
Empfindung als sei der Kopf straff eingebunden.
< Frühmorgens; nachmittags; Bewegung.
> Stillsitzen in dunklen Räumen; spät abends.
& Schwindel; Übelkeit; Erbrechen.
K Dumpfe, schwere Stirnkopfschmerzen.
< Erwachen; nachmittags.
& Übelkeit, Schwindel und Schwierigkeiten beim Denken.

Schwächegefühl; als ob das Blut in den Kopf steigt.
& Juckreiz der Kopfhaut.
K Drückende Magenschmerzen mit Übelkeit.
> Essen.
Nahrung hat einen metallischen Geschmack.
K Harn *trübe,* schaumig und übelriechend.
K Dysmenorrhœ; bes. an den ersten 2 oder 3 Tagen.
> Hitze; Hinlegen.
& Trübsinn [erster Tag]

RUBRIKEN
GEMÜT: *Delusion,* meint von der Welt abgetrennt zu sein [1]. *Reizbarkeit* durch Lärm [1]. *Weinen* wegen Kleinigkeiten [1].
FRAUEN: Schmerzhafte *Menses* > Liegen [1]; Wärme [1].
ALLGEMEINES: *Entzündung* der Gelenke [1]. *Ohnmachtsgefühl,* Vormittags, 10 Uhr [1/1].

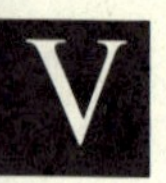

NAHRUNG
Verlangen: Kalte Getränke [1]; kalte Speisen [1].

NOTIZEN

VERATRUM VIRIDE
Verat-v.

ZEICHEN
Veratrum viride. Amerikanische Nieswurz. Fam. nat. Melanthiaceæ [Liliaceæ].
Die Herkunft des Namens Veratrum ist nicht gesichert. Er stammt vermutlich vom lat. *verare*, die Wahrheit sagen, weil die pulverisierte Wurzel Niesen verursacht, was im Volksglauben gleichbedeutend ist mit Bestätigung der Wahrheit. In früheren Zeiten wurde Veratrum mit Helleborus albus verwechselt. Ersteres ist eine Lilie und die zweite gehört den Hahnenfußgewächsen an.
„Der amerikanische Nieswurz ähnelt stark dem deutschen *Veratrum album*, weißer Germer und dem mexikanischem *V. officinale* bzw. Sabadilla [Cevadilla]. Es wurde festgestellt, dass die Alkaloide in *V. viride* nicht dieselben sind wie das in *V. album* enthaltene Veratrin und die Samen von Sabadilla. Obgleich hochgiftig wurde *V. viride* als Emetikum, Diaphoretikum und Sedativum verwendet. Der deutsche weiße Germer, der dem amerikanischen Nieswurz ähnelt, doch ohne das Cevadin, wird selten innerlich verabreicht, aber das Pulver wurde zur Herstellung einer Tinktur gegen Krätze verwendet. Veratrin ist ein blassgraues amorphes Pulver, wird äußerlich als Analgetikum und auch zur Parasitenbekämpfung verwendet. Es ist nicht bekannt, dass es das lebende

Blut angreift, aber dem Körper entzogen tötet Veratrin die weißen Blutkörperchen. Heftige Schmerzen und Reizung werden verursacht, wenn es innerlich oder subkutan verabreicht wird. Es verlängert die Kontraktionen von Herz und Muskeln. Vor einigen Jahren wurde nachdrücklich die Meinung vertreten, dass wenn möglich *V. viride* anstelle des europäischen *V. album* verwendet werden sollte, welches eher dazu neigt, Darmstörungen zu verursachen." [Grieve]
Veratrum viride ist in nassen oder sumpfigen Böden in der nördlichen Hemisphäre weit verbreitet. Im Nordosten der Vereinigten Staaten findet man es häufig in niedrigen Wiesen und Weiden, vor allem an Flussläufen; in den westlichen Staaten, v.a. an der Pazifikküste, kommt er in den Bergen vor. Tiere meiden Veratrumpflanzen wegen ihres scharfen brennenden Geschmacks. Man sieht häufig Weiden, die bis auf den Boden abgegrast sind, mit Ausnahme von verstreuten Klumpen großer Veratrumpflanzen, die unberührt bleiben. V. viride ist in Nordamerika heimisch, V. album in Europa. Letztere ist eine typische Vertreterin der Hochgebirgsflora.
Von Burt eingeführt und geprüft.

VERGLEICHE

Belladonna. Arsenicum. Aconitum napellus. Lachesis. Glonoinum. Stramonium.

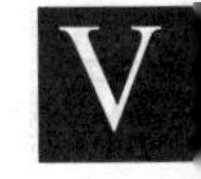

Differenzierung

⇨ *Veratrum album*: Veratrum album erzeugt mehr Erbrechen und Purgieren, V. viride mehr Hyperämie und Störungen des zentralen Nervensystems; V. album kollabiert und kalt, V. viride gestaut und heiß.

➜ Akute Hirnstauung:

⇨ *Aconitum napellus*: Stärkere Ruhelosigkeit und Furcht; kein Schweiß.

⇨ *Belladonna*: < Erschütterung; Photophobie; extreme brennende Hitze; Gesicht nicht blass beim Aufstehen aus dem Bett.

⇨ *Glonoinum*: < Hitze; Schweiß weniger stark ausgeprägt; < Bewegung weniger ausgeprägt; Gesicht nicht blass beim Aufstehen aus dem Bett.

WIRKUNGSBEREICH

KREISLAUF. ZNS. Nacken; Hirnbasis.

LEITSYMPTOME

G Wahnsinn und Delir mit Streitlust.
Durch [plötzliche] Hirnstauung.

G *Puerperalpsychose.*
„Sie wird still, argwöhnisch und misstrauisch; will den Arzt nicht sehen; seine Anwesenheit scheint sie in Angst und Schrecken zu versetzen; sie fürchtete, er wolle sie vergiften; vollständige Schlaflosigkeit, konnte nur unter Schwierigkeiten im Schlafzimmer gehalten werden." [Hale]

G Träume von Wasser [auf dem Wasser sein; von Ertrinkenden; Fische fangen].

G Geschwätzigkeit.

Übersteigerte Meinung von den eigenen Gedanken und Kräften.
Redet nur von einer Sache, schenkt dem, was ihr gesagt wird, keine Aufmerksamkeit.
„Die Witwe, unfreundlich, gewitzt, geschwätzig, bösartig, versetzt dem Frauenverein, deren Vorstand sie ist, zerstörerische Hiebe." [Wright Hubbard]

A KONGESTION; AKTIVE HYPERÄMIE [bes. zerebral].
Plötzliche Kongestionen.
Akutes hohes Fieber [sehr ähnlich wie *Bell.* oder *Acon.*].
[Veratrum album *Kreislaufkollaps*]
Innerlich Völlegefühl.
< Erhitzung durch Feuer, Sonne usw.
< Sommer.
Empfindung, als würde heißes Wasser über die Partien gegossen.
Schwindel durch Blutrausch.
Brennende Schmerzen [innerlich; äußerlich; in kalten Partien; in umschriebenen Stellen].

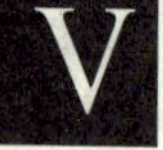

Plethorische Konstitution.
➨ „Ich kenne keine Droge, die bei Kopfbeschwerden kongestiver Natur so nützlich ist, nicht einmal Belladonna. Es ist höchst nützlich, wenn die Kongestion durch *Plethora, vaskuläre Reizung, Hitzschlag, alkoholische Stimulantien, Zahnung bei Kindern entsteht*, und besonders, wenn sie durch unterdrückte Absonderungen entstehen, mit Völlegefühl; Schwächegefühl oder Erweiterungsgefühl im Kopf; Schwindelgefühl; intensive Kopfschmerzen; Völlegefühl und Pochen in den Arterien; Benommenheit; gesteigerte Geräuschempfindlichkeit mit Brummen, Dröhnen usw. und Doppelsichtigkeit." [Hale]

A HYPERTONIE, v.a. renal.

A Katarrhalische Entzündung der Schleimhäute.
& Fadenziehender Schleim ['ungeheure Mengen'].

A Plötzlichkeit & Heftigkeit.

A DURST [aber Trinken kann Erbrechen auslösen].

A > Liegen [Horinzontallage].
< Aufrichten [oder auch nur den Kopf heben].

A Brennende Schmerzen.
[Herzregion; Pharynx, Ösophagus; Magen; Wirbelsäule; Haut -als würde heißes Wasser darüber gegossen]

A Schwindel.
> Schließen der Augen; Kopf ruhen.
& Übelkeit und plötzliche Prostration.
& Erbrechen [sobald man sich aufrichtet].
& Photophobie.

K Stauungskopfschmerzen; ausgehend vom Nacken.
< Menses; Bewegung; Aufrichten.
> Druck; Ruhe.

& Völlegefühl und Schweregefühl im Kopf.
& Pochen der Karotiden.
& Reichlich heißer Schweiß.
& Übelkeit und Erbrechen.
& Lärmempfindlichkeit.
& Diplopie und getrübte Sicht.
& Dilatierte Pupillen.
& Durst [kleine Mengen].
& Trockenheit von Lippen und Mund.

K Zunge gelb an den Seiten, mit rotem Streifen in der Mitte, und Neigung zu Trockenheit.

K *Magen.*

„Der Magen ist so schwach, dass er gegen die Wirbelsäule zu pressen scheint und den Patienten davon abhält auf dem Rücken zu liegen [die Kopfschmerzen werden ebenfalls verschlimmert durch Liegen auf dem Hinterkopf]; dann wieder zieht er sich krampfhaft zusammen und stößt seinen Inhalt aus ohne Übelkeit, oder es kann Erbrechen vorliegen im Wechsel mit Stupor oder einhergehend mit Erstickungsgefühl. Im Unterschied zu Veratrum album greift es den Darmkanal in geringerem Maße an, und Diarrhœ, obgleich nicht unbekannt, ist keineswegs ein ständiges Begleitsymptom seiner Wirkung.“ [Hale]

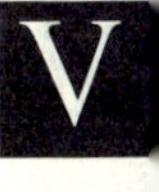

K Dysmenorrhœ.
& Übelkeit, Erbrechen, reichlicher Speichelfluss.
& Hirnstauung.
& Strangurie.
& Herzklopfen.
& Fieber.
& Ruhelosigkeit.

RUBRIKEN

GEMÜT: Weigert sich zu *antworten* [2]. Leichtes *Begriffsvermögen*, begreift Dinge, die zuvor unverständlich waren, bei Wahnsinn [2/1]. *Delusion,* meint ein Verbrechen begangen zu haben [1]; hält sich für eine hochstehende Persönlichkeit [2]; meint alles zu verstehen [1/1]. *Fehler* beim Sprechen, lässt Worte aus [2]. *Hellsichtigkeit* [2]; weiß alles, was im Haus vor sich geht, es gibt nichts, was sie nicht hören kann, bei Wahnsinn [1/1]. *Hochmütig* bei Psychose [2]. Ständiges *Lachen* [2]. *Manie*, Verrücktheit durch plötzliche Hirnstauung [1; Ferr-p.]. Verlangen zu *spucken* [2]. *Träume,* ständig provoziert und verblüfft zu werden [1/1]; Wasser, Fischen, usw. [1]. *Wahnsinn* mit Lachen [2]. Hysterisches *Weinen* [2].
SCHWINDEL: Mit *Übelkeit* beim Aufstehen aus dem Bett [2; **Cocc.**].
KOPF: *Bohrt* den Kopf in das Kissen [2]. *Fallen,* Kopf fällt nach hinten [2]. *Kopfbewegungen* vor und zurück [2]; nickende Kopfbewegung [2]. *Schmerzen* im Hinterkopf im Fieber [2; **Nux-v.**]. *Stauung* im Kopf durch unterdrückte Menses [2]; & Übelkeit und Erbrechen [2/1]; Kongestion im Hinterkopf [2].

SEHKRAFT: *Farben,* sieht grüne Kreise um das Licht [1/1]; purpurne Farben vor den Augen [2/1]; rote Kreise [1]. *Getrübte* Sicht in aufrechter Sitzhaltung [2/1]; beim Aufstehen vom Sitzen [1]; im Stehen [1]. *Kugeln* [1/1].
GESICHT: Rote *Verfärbung* im Liegen, wird blass beim Aufstehen [2].
MUND: *Geschmack* nach Sperma im Mund [1/1].
HALS: *Peristaltik* des Ösophagus umgekehrt [1; *Asaf.*]. Brennende *Schmerzen* & Niesen [1/1].
MAGEN: *Erbrechen* Erbrechen ohne Übelkeit [2]; nach kaltem Wasser [3]. Schmerzen als würde der Magen gegen die Wirbelsäule *gepresst* [1; Arn.]. *Schmerzen* > Zusammenkrümmen [2].
NIEREN: *Nierentrauma* [1].
FRAUEN: Unterdrückte *Menses* & Hirnstauung [2].
ATMUNG: *Kalter* Atem beim Husten [2].
BRUST: *Lungenentzündung*, kongestive Phase [2]; Mastitis & Gemütserregung [2/1].
RÜCKEN: *Schmerzen* im Halswirbelbereich mit Ausdehnung in Schultern [2]; nach oben [2]; lanzinierende Schmerzen im Lendenbereich, wie Stöße [3]; unbestimmte anhaltende Schmerzen im Halswirbelbereich bei Bewegung [1].

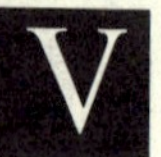

EXTREMITÄTEN: Rote *Verfärbung*, verschwindet bei Druck [1].
HAUT: *Dermographismus* [1].
ALLGEMEINES: Plötzliche *Konvulsionen* [2; Bell.]. *Ohnmachtsgefühl* durch plötzliches Aufsitzen [2]. Beschwerden durch *Hitzschlag* [2].

NAHRUNG

Schlimmer: Kaltes Wasser [3].

NOTIZEN

VERBASCUM

Verb.

ZEICHEN

Verbascum thapsus. Königskerze. Wollblume. Fam. nat. Scrophulariaceæ.
Der lateinische Name *Verbascum* gilt als Korrumpierung von *barbascum*, ein Bart, in Anspielung auf die zottig behaarten Blätter. Der Artenname stammt von Thapsus im Afrika des Altertums [heute Tunesien], oder von der mazedonischen Insel Thasos. Eine andere Erklärung ist, dass Pflanzen mit gelbem Farbstoff von den Griechen 'thapsus' genannt wurden. Verbascum enthält diesen Farbstoff und wurde von griechischen Frauen zum Blondieren der Haare verwendet.
Königskerzen wachsen sowohl auf steinigem Boden als auch guter Erde, sind voller Vitalität und weisen auf fehlende Kultivierung hin. Die Blätter der Königskerze sind so angeordnet, dass die kleineren Blätter oben das Wasser auf die tiefer sitzenden größeren

Blätter tropfen lassen, von denen das Wasser zu den Wurzeln geleitet wird. Diese Anordnung ist notwendig, zumal die Königskerze hauptsächlich auf trockenem Boden wächst. Die sternförmig verzweigten Haare, die die Blätter so dicht bedecken, dienen als Schutzmantel, und sorgen dafür, dass nicht zuviel Feuchtigkeit verloren geht und sind auch eine Verteidigungswaffe der Pflanze, denn sie verhindern nicht nur den Angriff durch Insekten, sondern lösen auch bei grasenden Tieren hochgradige Reizung der Schleimhäute aus, so dass die Pflanzen in der Regel von diesen gemieden werden. Das Daunen auf Blättern und Stengel liefert ausgezeichneten Zunder wenn es trocken ist, entzündet sich durch den kleinsten Funken und wurde vor der Einführung von Baumwolle für Lampendochte verwendet. [Grieve]
Wollblumenblätter enthalten Magnesium und Sulfur. In Teer getaucht wird die Pflanze als Fackel benutzt. Im Mittelalter war Feuer die gebräuchliche Methode zur Austreibung von böser Geister, so ist es nicht verwunderlich, dass die Pflanze in Europa in diesem Zusammenhang in einem bestimmten Ruf stand. Damit verbunden ist der landläufige Name 'Marienkerze'. Von den alten Klassikern erfahren wir, dass dies die Pflanze war, mit der sich Odysseus gegen die Verführungsversuche von Circe schützte. [Grieve]
Altmodische Hebammen glaubten, das Wollblumentee Babies nach der Geburt gegeben werden sollte, um sie 'auf die Erde zu bringen'. Laut Plinius konnten die Blätter als Bedeckung für Geschwüre verwendet werden, wenn sie von einer nüchternen Jungfrau bei einem ebenso nüchternen Patienten angewendet wurden. In diesem Zusammenhang bedeutet 'nüchtern' morgens vor dem Frühstück. Eine anderer Kräuterheilkundiger schrieb, dass die Wurzel als Amulett verwendet werden kann, um Krankheit abzuwehren, wenn die Sonne im Zeichen der Jungfrau und der Mond im Widder steht.
In Ostpreußen mussten sich Jungfrauen den Stengel über das Bett hängen. Diejenige, deren Stengel zuerst verschrumpelte, sollte als erste sterben. Einem weiteren Volksglauben zufolge fallen die Blüten der Wollblume so schnell ab, weil Elfen beim Spielen dagegen fliegen. Woanders herrscht der Glaube, dass Königskerzen an Orten wachsen, an denen ein Mensch begraben ist, der sich noch im Fegefeuer befindet.
Die Pflanze wird außerdem zur Wettervorhersage verwendet. Wenn die Blumen am unteren Ende der Pflanze zusammenkommen, gibt es eine weiße Weihnacht, wenn sie höher und weiter auseinander stehen, schneit es im Januar und Februar. Wenn zwischen den Blüten Blätter stehen, tritt Schneefall in großen Abständen auf.
Die Blumen enthalten Phosphorsäure und einige Mineralsalze auf der Grundlage von Kalium und Kalk. Die Asche enthält Mangan.
Früher wurden die wolligen Blätter in den Strümpfen getragen, um den Kreislauf anzuregen und die Füße warm zu halten.
1821 von Hahnemann eingeführt und geprüft; 5 Prüfer.

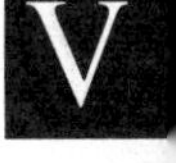

VERGLEICHE

Belladonna. Phosphorus. Nux vomica. Causticum. Mezereum. Spigelia. Chelidonium.

WIRKUNGSBEREICH

Nerven [fazial, orbital; Ohren; Zygomæ]. *Umbilikalbereich.* Atemwege. Blase. *
Linke Seite. Rechte Seite.

LEITSYMPTOME

G Faulheit nach dem Aufstehen; Lebhaftigkeit gegen Abend.

G „Sehr verdrießliche und trübselige Stimmung ohne Ursache; aber mit Verlangen und Neigung zu arbeiten; findet auch Befriedigung darin, Menschen um sich zu haben und mit ihnen zu reden." [Allen]

⇨ *Blütenessenz.*

„Positive Qualitäten: Starkes Gefühl von innerem Bewusstsein, Aufrichtigkeit, Wahrheitsliebe. Ungleichgewichtsmuster: Unfähigkeit, die innere Stimme zu hören; Schwäche und Verwirrung, Unschlüssigkeit; sich selbst oder andere belügen oder täuschen." [Kaminski & Katz]

A Sehr frostig.
Aber < *Raumluft.*
> Erwärmung im Freien.

A < TEMPERATURVERÄNDERUNG.
Eintreten in einen kalten Raum < oder >.

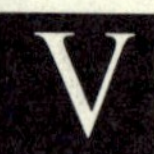

A < Fasten.
> Frühstück.

A < SITZEN; gebeugt sitzen.
< Liegen.
> Aufstehen.
> Bewegung.
Aber Stehen <.

A < Druck [Gesichtschmerzen; Rückenschmerzen].

A Schmerzen treten plötzlich auf.
Schmerzen BETÄUBEND; KNEIFEND; DRÜCKEND; STECHEND.
Prosopalgie; Ischialgie.

K Benommen machende nach außen drückende Schmerzen in der Stirn.
„Als würde alles aus der Stirn herauskommen." [Hahnemann]
< Vom Kalten in die Wärme kommen [und umgekehrt].
> Bücken.

K Taubheit wegen Wasser in den Ohren. [Hering]

K Verstopfungsgefühl in der Nase bei lautem Lesen.
Auch Larynx und Ohren, ohne das Hörvermögen zu beeinträchtigen.
Heiserkeit bei lautem Lesen. Tiefe Stimme. [Hahnemann]

K Trigeminusneuralgie; Kiefernknochen.
Linke Seite; rechte Seite.
Schmerzen krampfartig, klemmend, malmend, betäubend.
< Temperaturveränderung [kann auch die Ursache sein].
< Kalte Luft; Zugluft.
< Zusammenbeißen der Zähne; Druck.
Bewegung; Bücken.
< Häufig tagsüber, abends vor dem Schlafengehen und morgens beim Erwachen. [Hahnemann].

& Empfindung, als würde das linke Ohr nach innen gezogen.
& Taubheit im linken Ohr.
& Tränenfluss und Nasensekretion.
& Undeutliches Sprechen.
& Saures Aufstoßen.
& Gerötetes Gesicht.

K „Salzwasser sammelt sich im Mund ist ein Leitsymptom." [Clarke]

K Nabelbereich.
Schmerzhafter fester Druck, wie von einem Stein, auf dem Nabel.
< Vornüberbeugen.
Wie von Nadeln von der Nabelgegend zum Rücken.
Wie ein Zwirn um den Nabel.
Wie ein Pfropf im Nabelbereich.
Als sei der Darm mit der Nabelgegend verwachsen [und abgerissen].

K Häufige Anfälle von tiefem, hohlem, heiserem Husten, der sich anhört wie eine Trompete.

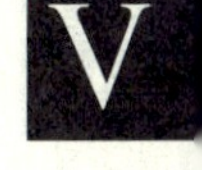

RUBRIKEN

GEMÜT: *Delusion* von Gespenstern, Geistern, die auf ihn einstürmen [1; Psor.]; meint im Krieg zu sein [1]. Anfälle von *Freude* & Lachanfälle [1; Asaf.]. *Gedächtnisschwäche* während Schwindel [2]. *Träume* von Krieg [2]; von Toten [2].
SCHWINDEL: Durch *Druck* auf die linke Wange [2/1]. Während *Schnupfen* [1].
KOPF: *Schmerzen*, Kopfschmerzen dehnen sich zu den Zähnen aus [2]; Schmerzen in den Schläfen dehnen sich zu den Zähnen aus [2]; drückende Schmerzen wie in einem Schraubstock [2].
AUGEN: Zusammenziehende *Schmerzen* in den Orbitæ [3/1]. *Tränenfluss* während Schnupfen [2].
OHREN: *Schmerzen* morgens beim Erwachen [2]; drückende Schmerzen morgens beim Erwachen [2]. *Verstopfungsgefühl* im linken Ohr, dann im rechten [2/1].
GEHÖR: *Eingeschränktes* Hörvermögen wie durch ein Blatt oder eine Membran vor dem Ohr [3]. *Verlust* während Kopfschmerzen [1; Chin-s.].
NASE: *Katarrh* & periodische Gesichtschmerzen [3/1]. *Schnupfen* & Heiserkeit [1]. *Verstopfung* der Nase bei lautem Lesen [1].
GESICHT: *Schmerzen* < Bewegung [2]; < Bewegung des Unterkiefers [1]; < Druck [2; *Mag-c.*]; im Liegen [2; *Mag-c.*]; beim Niesen [2; Mag-c.]; kommt und geht mit der Sonne [2]; < Temperaturveränderung [2; Mag-c.]; bei stürmischem Wetter [1]; < Zugluft [2; *Mag-c., Mag-p.*]; stechende Schmerzen bei Berührung [2]. *Spannung* der Haut [3]; im Kinn [2].
MUND: Salziger *Geschmack* [2]. Braune *Verfärbung* der Zunge morgens [1].
HALS: *Spannung* [2].
ABDOMEN: *Schmerzen* < Flatusabgang [2]; drückende Schmerzen im Nabel, wie von einem Pfropf [2; Anac.]; drückende Schmerzen im Nabel beim Bücken [2/1]; stechende Schmerzen durch Flatus [2/1].

BLASE: *Harnentleerung*, unwillkürliches Harntröpfeln, Tag und Nacht [2].
LARYNX: Undeutliche *Sprache* bei Gesichtsneuralgie [2/1].
HUSTEN: Husten > tief *Atmen* [2; Puls.]. Husten & *Diarrhœ* [1]. Husten klingt *tief* [2].
EXTREMITÄTEN: *Krämpfe* in den Oberschenkeln beim Gehen im Freien [2/1]; Krämpfe in den Fußsohlen > Gehen [2]. *Schmerzen* in den Unteren Gliedmaßen, Ischialgie, & gerötetes Gesicht [1]; < Reden [1/1]; durch Temperaturveränderung [1/1]; durch Wetterumschwung [1]. *Schweregefühl* in den Unterschenkeln beim Übereinanderschlagen der Beine [1].
SCHLAF: *Erwachen* am frühen Morgen, um 4 Uhr [1]. *Schlaflosigkeit* durch Schmerzen im Gesicht [2].

NOTIZEN

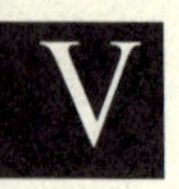

VERONICA OFFICINALIS Vero-o.

ZEICHEN

Veronica officinalis. Ehrenpreis. Fam. nat. Scrophulariaceæ.
Viele Jahre lang umfasste *Veronica* eine große Vielfalt an Pflanzen, einschließlich kleiner Bäume, Sträucher, einjähriger und mehrjähriger Pflanzen. Die Gattung ist jetzt in zwei Hauptgruppen unterteilt worden -*Hebe* und *Veronica*. *Hebe* umfasst die meisten der strauchartigen Spezies, die krautartigen Pflanzen [von Europa, Asien und Nordamerika] bleiben *Veronica* zugeordnet. Es gibt etwa 250 Veronica-Arten, die meist auffällige, blaue oder malvenfarbene Blüten in lockeren Gruppen hervorbringen. Alle Vertreter sind reich an Vitamin C.
V. officinalis ist in der Alten Welt heimisch, aber hat sich in den östlichen Vereinigten Staaten auf freien grasbewachsenen Flächen weit verbreitet. Ein eigenartiges Charakteristikum der Veronika-Arten ist, dass die „Korolla so leicht angesetzt ist, dass sie durch die geringste Erschütterung abfällt, so dass die Pflanze bei dem geringsten Umgang ihre leuchtenden Blüten verliert.“
Der Ursprung des Namens ‘Veronica’ ist zweifelhaft. Es heißt er sei von der Hl. Veronica abgeleitet, die Jesus auf dem Kreuzweg [6. Leidensstation] das Gesicht abgewischt hat. Das Gesicht Jesu blieb in das Tuch eingeprägt, ebenso die Korolla der Ehrenpreis, die Veronica bei sich trug. Bezüge zu dem griechischen *heira eicon,* heiliges Bild oder dem arabischen *viroo nikoo,* schöne Erinnerung, mögen damit im Zusammenhang stehen. Wegen der Liebe, die Veronica Jesus mit ihrer Geste bewies, erhielt die Pflanze den Namen ‘treue und wahre Liebe’. Manche sagen, es käme vom griechischen *phero,* ich bringe, und *nike*, Sieg, in Anspielung auf die angebliche Wirksamkeit bei der Bekämpfung von Krankheiten. Weniger poetisch ist die Erklärung, dass es eine Korrumpierung von Betonica ist, da die Blätter der Pflanzen einander stark ähneln.
Die Pflanze enthält Bitterstoffe, Tannin, ätherische Öle und Saponine. Der Inhaltstoff

Aucubin, ein Anti-Allergen und Antidiarrhoikum, erklärt den Gebrauch des Krautes in der Kräuterheilkunde für chronische Bronchitis und Asthma Bronchiale [Expectorans] sowie bei Diarrhœ. Der Pflanze wurden diaphoretische, umstimmende, diuretische und tonische Eigenschaften zugeschrieben, und sie wurde früher bei Brust- und Nierenbeschwerden, Hämorrhagien, Hauterkrankungen und bei der Wundbehandlung angewendet. Als Vitamin C Quelle wurden die Blätter mancher Spezies zur Verhütung von Skorbut gegessen. Die medizinische Anwendung der Pflanze waren so vielfältig, dass der Botaniker Johannes Francus 1690 dem Kraut Herba Veronica eine 300 seitige Abhandlung widmete.
Eine zweite Pflanze aus der Veronica Familie wird ebenfalls in der Homöopathie verwendet, *V. virginica*, Leptandra. Andere wohlbekannte Mitglieder der Scrophulariaceæ sind *Digitalis, Euphrasia, Gratiola, Mimulus* [ein Bachblütenmittel für Personen mit konkreter Furcht bekannter Ursache, einhergehend mit einem Gefühl der Trennung von anderen], *Scrophularia* und *Verbascum*. *Epiphegus* ist eng verwandt.
1993 von Riley an 17 Personen [5 Männer, 12 Frauen] geprüft.

WIRKUNGSBEREICH

Schleimhäute. Magendarmtrakt. *Haut.* * *Rechte Seite.*

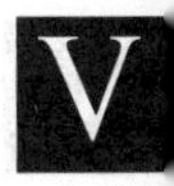

LEITSYMPTOME

G HOCHGRADIGE ANGST.
Geistige Verwirrung und eine Empfindung der Überwältigung # Klarheit im Denken.

G *Reizbarkeit,* besonders mit Stimmungsschwankungen.

G Delusion, meint Personen seien entfernt.
Meint dass der Körper vibriert; Marihuana geraucht zu haben [ohne es geraucht zu haben].

G Träume von Zigarettenrauchen, Pferderitt und Schlangen.

A Gesteigerte Energie # Erschöpfungsgefühl und Lethargie.
Dramatische Energiezunahme während gesteigerter Klarheit im Denken.

A Ausgeprägte Schwäche, < Auslassen einer Mahlzeit.

A *Schwitzen nachts.*
Schwitzen gefolgt von Frostschauern und kaltem Schweiß nach Abdecken.

A Gesteigerter Appetit # Appetitverlust.

A Vermehrter Durst.

A Schlaflosigkeit nachts und Bedürfnis nach kurzem Schlaf tagsüber.
Verlangen, auf der rechten Seite zu schlafen.

A *Rechte Seite.*
[Kopfschmerzen; Augen; Ohren; Akne; Hüften, schläft auf der rechten Seite]

A *Trockenheit.*
Empfindung von Watte im Mund.

K „Freie Nasengänge, was eigenartig erscheint wegen Verstopfungsgefühl, Husten und Halsschmerzen."

K *Taubheitsgefühl* im Zahnfleisch, wie nach Anästhesie.

K Brennende Schmerzen im Magen wie durch Sodbrennen.
< Beginn zu essen.
> Aufstoßen.

K STEIFHEIT im *Lendenbereich.*
< Stehen.

K *Hautausschläge -rot und heftig juckend.*
< Abends.
< Einwirkung von Feuchtigkeit.

RUBRIKEN

GEMÜT: *Abgetrennt* [1]. *Angst* [3]. *Heimweh* [1]. *Verlangen* nach Ehemann [1/1].
AUGEN: *Schmerzen* im rechten Auge, < Berührung [1]. *Schweregefühl* in den Lidern [1].
OHREN: *Geräusche* von Aufplatzen [1]; Klingeln [1].
NASE: *Kribbeln* in den Nebenhöhlen [1].
HALS: *Empfindung* von Nadelstichen, mit Ausdehnung in den ganzen Hals [1]. *Wund* [3].

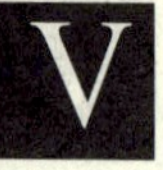

ÄUSSERER HALS: Haut im äußeren Hals um die Schilddrüse *druckempfindlich* [1/1].
ABDOMEN: *Schmerzen* > Reiben [1].
REKTUM: *Drang* gefolgt von reger Darmtätigkeit [3].
STUHL: *Geruch* nach faulen Eiern oder Schwefel [1].
FRAUEN: Dunkelbraune, schleimartige *Ausscheidung* während des Eisprungs [1/1]. *Sexualtrieb* vermindert [1]; gesteigert [1].
LARYNX: Flüchtiges *Prickelgefühl* in der Trachea [1].
HUSTEN: *Hartnäckiger* Bronchialhusten [3]; wenig oder keine Schleimproduktion [1].
RÜCKEN: *Schmerzen* im Halswirbelbereich < Kälte [1].
EXTREMITÄTEN: Stechende *Schmerzen* in den Hüften [2]. *Schwitzen* der Handflächen [1].
ALLGEMEINES: < *Nachmittags*, 16-19 Uhr [1]. Gesteigerte *Energie* [3]. *Hitzegefühl* [1]. *Kribbelgefühl* im ganzen Körper [1].

NAHRUNG

Verlangen: Süßigkeiten [1].

NOTIZEN

VINCA MINOR **Vinc.**

ZEICHEN

Vinca minor. Kleines Immergrün. Fam. nat. Apocynaceæ.
„Das nützlichste der Apocynaceæ in gemäßigten Klimazonen sind die Immergrün [*Vinca*], Zwergsträucher mit hochgeschossenen Trieben, die im Schatten gedeihen und somit eine nützliche Bodenbedeckung zwischen Sträuchern und unter Bäumen darstellen. Die beiden wichtigsten Spezies, V. major und V. minor kommen beide wild wachsend in Europa einschließlich Großbritanniens vor. Vinca war Chaucer geläufig, der es erwähnte als 'the fresh Pervinke rich of hew'. In früheren Zeiten war es Brauch, Girlanden von *V. minor* auf die Bahren verstorbener Kinder zu legen, was vermutlich der Grund dafür ist, dass es in Italien als Todesblume bekannt ist. Aber *Vinca* hat auch medizinische Anwendung. Es ist für so vielfältige Beschwerden wie Alpträume, Hysterie, Diarrhœ, Hämorrhagien, Skorbut, Halsschmerzen und Mandelentzündung verwendet worden. Es gibt die sonderliche Aussage, dass 'Immergrün in Pulver zerstoßen, mit Erdwürmern darum gewickelt zusammen mit einem Kraut genannt *Hauslauch*, regt es die Liebe zwischen Mann und Frau an, wenn es mit der Mahlzeit eingenommen wird.'" [Perry]
Plinius nannte die Pflanze *Vinca pervinca*. Lat. *vincere* bedeutet binden oder einwickeln, ein Bezug zur windenden Eigenschaft der Pflanze. Vinca ist eine Gattung der Ordnung der Apocynaceæ, zu der viele tropische Bäume und Sträucher mit attraktiven Blüten gehören, von denen viele sehr giftig sind, wie etwa *Rauwolfia, Apocynum, Oleander, Strophanthus*. Alle enthalten Herzglukoside. Pflanzen mit weniger Toxizität aber reich an Alkaloiden sind *Quebracho, Alstonia* und *Vinca*. Die ersten beiden sind kaum erforscht, mit dem letzteren aber sind einige Forschungen durchgeführt worden. Vinca enthält das Alkaloid Vincamin. Es senkt den Blutdruck, wirkt als Sedativum und fördert die Sauerstoffaufnahme im Gehirn.

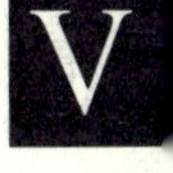

Vinca behält seine glänzenden Blätter durch den Winter hindurch. Die Samen der Pflanze reifen selten, wenn überhaupt, eine Tatsache, die als Bestätigung für die Theorie gilt, dass das Immergrün nicht wirklich heimisch ist, da in südlicher gelegenen Gebieten die Samen reifen. Es verbreitet sich durch lange windende und wurzelbildende Stengel, mit deren Hilfe dehnt es sich nicht nur in alle Richtungen ausdehnt, sondern auch fast ausschließlich vom Boden Besitz ergreift, da sich kaum etwas gegen eine dichte Masse von Stengeln behaupten kann, die anderen und schwächeren Pflanzen Licht und Luft nehmen. [Grieve]
Ein interessanter Aspekt im Hinblick auf diese Tendenz, anderen Pflanzen das Leben unmöglich zu machen ist dass *V. rosea* oder Madagaskar Immergrün -eine Spezies, die nicht in der Homöopathie verwendet wird -Alkaloide enthält, die als Rohmaterial für allopathische Medikamente gegen bestimmte Arten von Karzinomen verwendet werden. Diese Medikamente -*Vinblastin* oder Vincaleukoblastin und *Vincristin* -halten die Mitose in der Metaphase auf und entwickeln antimetabolische Aktivität; sie werden als Zytostatika in der Behandlung von Morbus Hodgkin, Choriokarzinom, akuter und chronischer Leukämie und anderen neoplastischen Erkrankungen verwendet. Nebenwirkungen sind: Magendarmbeschwerden, Leukopenie, Gewichtverlust, Haarausfall, neurologische Störungen und vorübergehende Hypertonie. Die Wirkung von *V. minor* auf die Kopfhaut und Haare legt eine Ähnlichkeit zwischen *V. minor* und *V. rosea* nahe.
Geprüft von Rosenberg; ebenso von Schier, an 8 Personen.

VERGLEICHE
Graphites. Lycopodium. Sulfur. Staphisagria. Petroleum. Psorinum. Mezereum.

WIRKUNGSBEREICH
Haut; *Kopfhaut.* Kreislauf. *Schleimhäute* [Augen; Nase; Choanen; Larynx].
Weibliche Organe. * Linke Seite.

LEITSYMPTOME

G Gemütserregung oder geistige Anstrengung.
= Zittrigkeit und Neigung zusammenzufahren.

G Mürrisch und streitlustig, bald gefolgt von Reue.
Nase wird rot, wenn man im geringsten zornig wird.

A Ohnmachtsgefühl und Schwäche, wie bei nahendem Tod.
Während und nach der Menses.
Durch Leukorrhœ.
Zittrige Empfindung; in allen Blutgefäßen.
& Schwach, Leeregefühl in Magen und Brust [> essen].

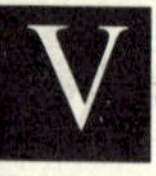

A Hämorrhagien.
[Nase; Lungen; Darm; Uterus]
Gebärmutterblutungen im [oder nach dem] Klimakterium [durch Fibrome].

A Hochgradige Frostigkeit.

A Appetitverlust # unersättlicher Hunger.
„Hunger im Wechsel mit Appetitverlust bevor der Hunger gestillt wurde." [Clarke]

A Trinken = leeres Aufstoßen.
Kaffee = Übelkeit

A > Bewegung im Freien.

A Wundheitsgefühl.
Haut wund und rot durch geringste Reibung.
Magen schmerzhaft empfindlich gegen Berührung oder Kleiderdruck.
Hämorrhoiden ständig schmerzhaft empfindlich, Brennen nach der Stuhlentleerung.
Wunde Stellen auf dem Scheitel.

A *Menses.*
Starker und unaufhörlicher Abgang von dunkelrotem Blut.
„Fließt wie ein Wasserstrahl." [Jahr]
& Hochgradige Schwäche.

K Milchschorf.
Ekzem auf Kopfhaut und Gesicht, v.a. pustulär, mit Brennen und Juckreiz der Haut und abstoßendem Geruch.
Ekzem, Haar verfilzt durch Krustenbildung über der Absonderung.
Nächtlicher Juckreiz, mit Brennen nach Kratzen.

K Alopezie.
Kahle Stellen bedeckt von kurzem, wolligem Haar.

„Kahle Stellen, bedecken sich manchmal mit sehr 'flaumigen' grauen Haaren." [Hansen]
& Hochgradiger Juckreiz der Kopfhaut.

RUBRIKEN

GEMÜT: Gedanken an den *Tod* während Trübsinn [1; **Graph**.]. *Verwirrung* beim Schreiben [1]. Unfreiwilliges *Weinen* [2]. *Zorn* gefolgt von schneller Reue [1].
SCHWINDEL: Mit *Diplopie* [1].
KOPF: *Haarausfall* in umschriebenen Stellen, und wird durch graues Haar ersetzt [1/1]; in umschriebenen Stellen, und wächst weiß nach [1; Psor.]. *Hautausschläge*, juckende Ausschläge < nachts [1]; übelriechende Ausschläge [2]. Ekzem [2]; Krusten [2]; trocken [3]. *Seborrhœ* [2]. *Wundheitsschmerz* in umschriebenen Stellen am Scheitel [1; *Caust.*].
GESICHT: Krustiger *Ausschlag* um die Nase [1]. Ständige *Bewegung* der Gesichtsmuskeln [1/1].
ZÄHNE: *Schmerzen*, Zahnschmerzen > Bettwärme [1].
FRAUEN: Starke *Menses* lang nach dem Klimakterium [1/1]. Postklimakterische *Metrorrhagie* [1; Sep.].

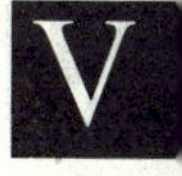

BRUST: Beschwerden nach dem *Abstillen* [1].
EXTREMITÄTEN: Brennende *Schmerzen* unter den Nägeln [1]; in Fingergelenken [1]. *Schwellung* der Fingerspitzen [1]. *Zittern* der oberen Gliedmaßen durch geistige Anstrengung [1/1].

NAHRUNG

Schlimmer: Bier [1; = Ruktus]; Kaffee [1].

NOTIZEN

VIOLA ODORATA **Viol-o.**

ZEICHEN

Viola odorata. Wohlriechendes Veilchen. Fam. nat. Violaceæ.
Weit verbreitet in Bereichen von Europa, Nordafrika und Asien ist *V. odorata* eine beliebte Gartenpflanze. Sie wächst nur wenige Zentimeter hoch mit tief herzförmigen, gekerbten Blättern und tief violetten, fliederfarbenen oder weißen, süß duftenden Blüten von 2 cm Durchmesser. Samen werden selten von diesen Blüten produziert, sondern getrennt von geschlossenen, selbstbestäubenden Blüten. Veilchen lieben den Schatten und schätzen kühlen, sandigen Boden.
„Es gibt tatsächlich eine bemerkenswerte botanische Eigenart in der Struktur des

Veilchens: es produziert Blüten sowohl im Frühjahr wie auch im Herbst, aber die Blumen sind anders. Im Frühling sind sie voll ausgebildet und wohlriechend, aber unfruchtbar und produzieren keine Samen. Im Herbst dagegen sind sie sehr klein und unbedeutend, beinahe zwischen den Blättern verborgen, ohne Duft und produzieren eine Vielzahl von Samen. Das Veilchen verbreitet sich selbst auch auf andere Weise, indem es jeden Sommer nach der Blüte Triebe von der Hauptpflanze aussendet, diese wiederum bilden Wurzeln und werden neue Pflanzen, ein Prozess, der es vom Samen unabhängig macht.“ [Grieve]

Auch Ameisen helfen bei der Verteilung der Samen. Die Veilchensamen enthalten ein süßes Anhängsel, das von Ameisen hochgeschätzt wird. Sie tragen den Samen fort, kauen den Teil, den sie mögen und lassen den Samen zurück.

Die Bescheidenheit und Demut des Veilchens ist oft von Dichtern gepriesen worden. Ein altes Sprichwort besagt, es rufe süße und liebende Gefühle hervor ‘Mädchen die Veilchen tragen, müssen nicht um einen Kuss gebeten werden.’ Die Tatsache, dass das Veilchen zum Symbol für enttäuschte Erwartungen geworden ist, verdanken wir Napoleon Bonaparte.

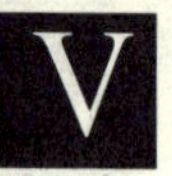

„Obgleich er nicht sehr an Blumen interessiert war, mochte Napoleon Veilchen, weil sie ihn an die korsischen Wälder erinnerten, in denen er als Kind gespielt hatte. Josephine trug als Brautstrauß Veilchen und erhielt von Napoleon an jedem Hochzeitstag einen Veilchenstrauß. Aber es war tatsächlich in Niederlage, dass Veilchen für Frankreich wichtig wurden, denn als der Kaiser nach Elba ins Exil geschickt wurde, versprach er seinen Anhängern, mit den Veilchen im Frühjahr zurückzukehren. Sein Versprechen wurde mit seiner Flucht erfüllt, und viele loyale Freunde und Anhänger traten auf und trugen Veilchen oder veilchenfarbene Kleider und Umhänge. Aber ihr Jubel war von kurzer Dauer, denn bald danach erlebte Napoleon seine endgültige Niederlage in Waterloo. Bevor er nach Sankt Helena aufbrach, bat er jedoch um Erlaubnis, Josephines Grab aufsuchen zu dürfen, dort pflückte er Veilchen, die man nach seinem Tod in einem Medaillon an seiner Halskette fand.“ [Perry]

Das Veilchen hat eine lange Geschichte. Die Perser stellten daraus Sorbet her, die Römer aßen die Blüten mit Zitronen und Orangen, die Athener machten die Blüte zum Wahrzeichen ihrer Stadt. Oratoren, die die wohlwollende Aufmerksamkeit der Menge gewinnen wollten, sprachen sie als ‘Athener gekränzt mit Veilchen’ an. Die Stadt wird auch beschrieben als *iostephanos,* gekränzt mit Veilchen.

V. tricolor hat drei Farben, *V. odorata* ist bläulich purpurn und gelegentlich weiß oder pink. Aber eigentlich hat es mehr Farben: der Farbstoff, von den Blütenblättern durch Infusion mit Wasser extrahiert, wird mit Basen zunächst grün und später gelb, mit Säuren rot.

Eingeführt von Gross. Geprüft von Gross, Hahnemann und Stapf.

VERGLEICHE

Pulsatilla. Lycopodium. Phosphorus. Belladonna. Acidum phosphoricum. Viola tricolor. Ambra grisea. Valeriana.

WIRKUNGSBEREICH

Nerven [Augen; Ohren]. Sehvermögen. Handgelenke [rechts]. *Haut. * Linke Seite.* Rechte Seite.

LEITSYMPTOME

G *Spannung*. Nervöse Aktivität, dann plötzliche Erschöpfung.

„Die Viola odorata Person ist geistig sehr angespannt mit Neigung zu düsteren Gedanken. Der Intellekt beherrscht die Emotionen, aber Gedanken werden nie in die Tat umgesetzt und werden schnell ersetzt durch andere Gedanken, die ebensowenig Früchte tragen. Dies kann sich manifestieren in kindischem Verhalten, wenn Nahrung zurückgewiesen wird und die Person sich gegenüber Rat starrsinnig verhält. Der sanfte, milde Charakter bedeutet, dass dieser Widerstand ruhig stattfindet." [Vrijlandt]

„Er scheint nur eine halbe Idee am richtigen Ort zu erkennen, kann sie aber nicht halten; bemüht sich darum die andere Hälfte zu erfassen, aber gleichzeitig drängt sich die Hälfte eines neuen Gedankens auf; Gedanken jagen einander, aber er hat immer einen halben Gedanken, den er nicht halten oder zuende denken kann." [Gross]

G Gedächtnisschwäche.

Emotionen verursachen Kopfschmerzen und schwaches Gedächtnis.

„Wenn er beim Lesen an einen Punkt kommt, hat er den Anfang des Satzes vergessen." [Gross]

G Kurzfristiges Schwinden der Gedanken.

„Schwinden der Gedanken; seltsame Gedanken treten an ihre Stelle. Wenn er versucht, sie auszudrücken, schwinden sie, er konnte sich die früheren nicht in Erinnerung rufen." [Gross]

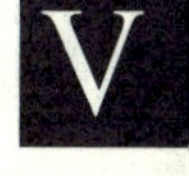

Ständiges Abschweifen der Gedanken.

„Unzusammenhängende Gedanken drängten sich auf, von denen er keinen erfassen konnte; aber sein Urteilsvermögen blieb gut, denn er wusste, wie wenig man ihn begreifen würde, wenn er seine Gedanken ausdrückte; daher blieb er ruhig, war aber meist unfähig, irgendwelche seiner Phantasien auch nur mit einem Wort auszudrücken." [Gross]

G Abneigung gegen Musik [v.a. Geige].

G Neigung die Stirn zu runzeln [wegen Spannung im Kopf].

A Kombination von Augen, Ohren und Nieren oder Wurmsymptomen. [Boger]

Schmerzen in der Augen # Ohrenschmerzen. [Vrijlandt]

A < Kalte Luft [Kopfschmerzen; rheumatische Schmerzen; Enuresis].

A *Spannung* [äußerlich].

„Spannung im Hinterkopf und Stirn; Spannung der Kopfhaut am Hinterkopf, selbst wenn man sich nicht bewegt, doch < Kopf nach vorn und hinten neigen; schmerzhaft, zwingt zum Stirnrunzeln; hält mehrere Tage an." [Clarke]

„Dieses Spannungsgefühl beginnt ursprünglich in der Kopfhaut; dehnt sich von dort zur oberen Gesichtshälfte, Stirn und Schläfen bis zu den Ohren aus. Wechselt mit ähnlicher Empfindung im Hinterkopf und den Nackenmuskeln. Der Patient zieht ständig die Brauen zusammen und wenn nach der Ursache gefragt, wird er sagen, das diese Neigung, die Brauen zusammenzuziehen auf einem unbehaglichen Engegefühl in der Stirn beruht." [Choudhuri]

A Wandernde Schmerzen.

„Flüchtiges Brennen in verschiedenen Partien." [Jahr]

„Fliegende, brennende Schmerzen, mal hier mal da, als ob es sich zusammenzieht und brennt, wie von einer kleinen Flamme.“ [Lippe]

A Schmerzen brennend [äußerlich]; stechend [nach außen; ausstrahlend].

A Blutstauung in einzelnen Partien.

K Husten < tagsüber.
Dyspnœ während der Schwangerschaft.

K Rechtes Handgelenk, v.a. am Karpal- und Metakarpalgelenk.
Schmerzen dehnen sich nach oben aus oder Schmerzen im Handgelenk einhergehend mit Schmerzen in der rechten Schulter.
< Kalte Luft; morgens beim Erwachen.
> Nach dem Aufstehen.
Karpaltunnelsyndrom.

K Trockene Haut, mit feuchten Handflächen.

K „Bei Masern, bei unregelmäßigem Verlauf, denken Sie an Viola odorata; es hat eine heiße trockene Haut, mit feuchten Handflächen, und einer Empfindung von Brennen in kleinen umschriebenen Stellen am Körper, mal hier mal da, sie kommen und gehen, als ob jemand eine Flamme an die Stelle hält und dann zu einer anderen Stelle bewegt.“ [Hom. Rec. 7/1931]

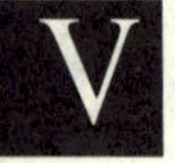

RUBRIKEN

GEMÜT: *Aktivität* während Schweiß [2]. *Begriffsvermögen* leicht [3]. *Emotionen* beherrscht durch den Intellekt [2]. Weigert sich zu *essen* [3]. Rasche *Gedanken* [3]. Kapriziös, schubweise übersteigerte *Hirngespinste* [1]. Instabilität der *Ideen*, instabiler Geisteszustand [3]. *Magnetisiert* werden > [2]. Neigung die Stirn zu *runzeln* [1]. *Ungehorsam* [2].
SCHWINDEL: Im *Sitzen* [2].
KOPF: *Einschnürung* im Hinterkopf # Spannung im Gesicht [2/1]. *Schmerzen*, Kopfschmerzen durch Musik [1]. *Spannung* der Kopfhaut [2].
AUGEN: *Schmerzen* im linken Auge mit Ausdehnung zum Scheitel [1/1]; Schmerzen in den Augen beim Husten [1].
SEHKRAFT: *Feurige* Halbkreise vor den Augen [1/1]. *Schlange* vor dem Gesichtsfeld [1]. *Zickzack*, farbige Kreise [1; Sep.].
OHREN: *Ohrengeräusche* & erträgt keine Musik [1]. *Spannung* [2].
NASE: *Spannung* [2]. *Taubheitsgefühl* der Nasenspitze [1].
GESICHT: *Spannung* unter den Augen [1; Nux-v.].
LARYNX: *Stimme* leise und weich [2/1].
ATMUNG: *Schweratmigkeit* während der Schwangerschaft [2/1].
BRUST: *Schmerzen* beim Ausatmen [2].
RÜCKEN: *Spannung* im Halswirbelbereich [2].
SCHLAF: *Gähnen* morgens [1]; Gähnen ohne Schläfrigkeit [1]; Gähnen & Strecken [1]; Gähnen & Tränenfluss [1/1]. *Stellung*, schläft mit den Armen unter dem Kopf [1]; mit angezogenen Armen und Beinen [2]; mit hochgezogenen Beinen [1]; schläft mit der linken Hand auf der Magengrube [1]; schläft mit angezogenen Knien [1]; mit gespreizten Knien [1]; schläft auf dem Rücken mit

der linken Hand über dem Kopf [1]; schläft auf dem Rücken mit beiden Händen über dem Kopf [1].

NAHRUNG

Verlangen: Fleisch [1].

NOTIZEN

VIOLA TRICOLOR **Viol-t.**

ZEICHEN

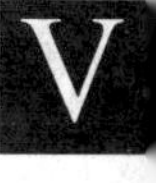

Viola tricolor. Stiefmütterchen. Dreifaltigkeitskraut. Freisamkraut. Fam. nat. Violaceæ. Es ist eine asiatische und europäische Pflanze, sehr variabel sowohl hinsichtlich der Farbe als auch Größe der Blume. Ein Märchen berichtet, dass das Stiefmütterchen ebenso wohlriechend war wie das Veilchen. Es wuchs zwischen dem Korn und war so beliebt, dass das Getreide niedergetrampelt wurde, um es zu finden. Dadurch wurde das Stiefmütterchen so traurig, dass es die heilige Dreifaltigkeit bat, seinen Duft zu entfernen, damit wegen ihm kein Getreide mehr niedergetrampelt würde. Seine Bitte wurde erfüllt. Zur Entschädigung erhielt es drei Farben.
Wie der Name sagt, zeigt sich *V. tricolor* in drei Farben: purpur, weiß und gelb. In der Symbolsprache der Blumen steht blau für Treue, Weiß für Unschuld oder Bescheidenheit und Gelb für Glück. Viola war der Name, den die Römer für das Veilchen verwendeten. Der Name stammt vom griechischen *ionon*, duftende Pflanze. Der Name hat nichts mit dem Musikinstrument zu tun. Das Saiteninstrument hat seinen Namen von *vitula*, herumspringen wie ein Kalb [vitulus], sich fröhlich verhalten. Veilchen wurden häufig von Homer und Virgil erwähnt. Sie wurden von den Athenern verwendet 'um Zorn zu mäßigen,' Schlaf zu fördern und 'dem Herzen zu gut zu tun und es zu stärken.' Veilchen um den Kopf getragen vertreibt die Dämpfe von Wein und verhütet Kopfschmerzen und Schwindelgefühl. Es gibt die Legende dass als Jupiter seine Geliebte Io aus Furcht vor Junos Eifersucht in eine weiße Färse verwandelte, ließ er diese bescheidenen Blumen als geeignete Nahrung für sie aus der Erde wachsen, und er gab ihnen ihren Namen: daher der Name *Ione*.
Veilchen sind eng verknüpft mit Duft. *V. tricolor* hat einen wesentlich schwächeren Duft als *V. odorata*, doch verbreitet es einen bescheidenen aber angenehmen Geruch. „Der Duft des Veilchens ist so flüchtig und vorübergehend wie der von Moschus anhaltend. Shakespeare beschrieb den Charakter des Veilchens als: 'Stürmisch, nicht anhaltend; süß nicht von Dauer; das Parfum und Flehen eines Augenblicks.' Jonon hat die Kraft, den Geruchsinn schnell zu hemmen. Es ist also nicht das Veilchen, das seinen Duft verliert, sondern wir verlieren die Fähigkeit, es zu riechen. Wenn wir unserem Geruchsinn einige Momente die Möglichkeit geben, sich zu erholen, werden wir das

Veilchen wieder riechen. Und wieder wird der Duft nachlassen. Eines der erfreulichen Eigenschaften des Veilchens ist somit, dass es von seinem Parfum übersättigt werden kann.“ [Trueman]
Mehr oder weniger geruchlose Veilchen, die nach Grasse geschickt werden, der Parfumstadt in der Nähe von Nizza in Südfrankreich, beginnen dort nach kurzer Zeit wieder zu duften.
„In Deutschland wird sie ‘Stiefmütterchen’ genannt. Dieser Name nimmt Bezug auf die fünf Blütenblätter der Blüte. Der volkstümlichen Phantasie zufolge stellen sie Stühle dar, von denen die beiden oberen der Sitz der Stiefmutter selbst sind, die beiden nächsten Blütenblätter sind den beiden leiblichen Töchtern vorbehalten, und die beiden Stieftöchter müssen sich das verbleibende unterste Blatt teilen.“ [Springer, *Homoeopathic Links,* 2/96]
Die Asche enthält einen hohen Gehalt an Kalzium Magnesium und Mangan.
Von Hahnemann geprüft.

VERGLEICHE

Sulfur. Sepia. Rhus toxicodendron. Calcium carbonicum. Graphites. Oleander.

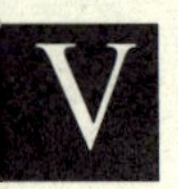

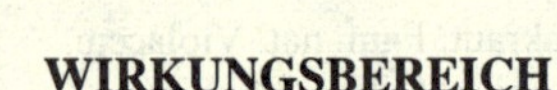

WIRKUNGSBEREICH

Haut; Kopfhaut. Harnorgane. * *Linke Seite.* Rechte Seite.

LEITSYMPTOME

G Verdrießlich. Abgeneigt zu reden.
Schimpft.
„Introspektion, unzufrieden mit sich selbst, misstrauisch sich selbst gegenüber, besonders bezügl. seiner Zukunft.“ [Allen]

G Schlechte Laune und hypochondrische Stimmung tagsüber.
Fröhlichkeit und Redseligkeit abends.
Geistige Klarheit abends und nachts.
Übersteigerte Hirngespinste abends im Bett, verursachen Schlaflosigkeit.

G Eile.
„Hastig in allen seinen Tätigkeiten, wie von einer inneren Angst getrieben, aber mit einem Gefühl großer Schwäche und Entkräftung.“ [Allen]

G Emotionales Ungleichgewicht; Stiefmuttersituation.
„Die im Vordergrund stehende Ursache für eine Pathologie von Viola tricolor besteht in einer ‘Stiefmuttersituation’. Der Patient leidet unter Vernachlässigung oder ungerechter Behandlung durch jemanden, von dem er so stark abhängig ist, dass er weder der Situation entrinnen, noch für seine Rechte einstehen kann. Es besteht eine enge Verwandschaft mit der Situation der Magnesium-Mittel, aber der Gemütszustand, der sich daraus ergibt, ist bei Viola tricolor ein sehr viel tiefgreifenderes emotionales Ungleichgewicht als bei den Magnesium-Mitteln, bei denen das syphilitische Element fehlt. Viola tricolor-Patienten haben gewöhnlich einen schwierigen Charakter und gehören vermutlich nicht zu den Personen, in deren Gesellschaft man sich besonders unbefangen fühlt.“ [Springer]

A MANGEL an LEBENSWÄRME.

Abneigung gegen frische Luft.

< Kälte.

> In geschlossenen Räumen.

A < *Liegen; Sitzen.*

< *Ruhe.*

> *Bewegung; Gehen* [Gelenke].

A < *Nachts* [heftiger Juckreiz, Schweiß; Angstgefühl in der Herzgegend].

Aufstehen > Schweiß.

A < Druck auf die Seite gegenüber der schmerzhaften Seite.

„Hitze im Gesicht nachts im Bett, manchmal semilateral, und in der Wange, auf der der Patient nicht liegt.“ [Clarke]

A Schmerzen *schneidend; stechend.*

A *Muskelzucken.*

& Schwitzen.

K Gesicht heiß und schweißig nach dem Essen.

K Ekzem [Kopfhaut oder *Gesicht*].

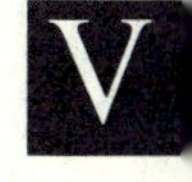

Pustuläre [dicke gelbe Absonderung]; Krusten.

< Winter.

& Juckreiz < nachts.

& Geschwollene Halsdrüsen.

& *Übelriechender Harn.*

„Begleiterscheinung von Harnwegssymptomen mit Hauterkrankungen; Ekzem mit Harnwegsstörungen; zu starke Harnentleerung; oder plötzliche Harnverhaltung.“ [Clarke]

Unterdrückung von Ekzem führt zu nervösen Anfällen.

⇨ Milchschorf bei *Säuglingen oder kürzlich abgestillten Kleinkindern.*

K Starker Speichelfluss & Taubheitsgefühl.

K Enuresis [nocturna].

Übelriechender Harn [riecht nach *Katzenharn*].

K Gelenkrheumatismus & *krätzeartiger Ausschlag um die Gelenke.*

RUBRIKEN

GEMÜT: *Argwöhnisch*, misstrauisch, bezüglich der eigenen Zukunft [1]. *Fröhlichkeit* abends, schlecht gelaunt tagsüber [1; Sulf.]. *Redseligkeit* abends [1; **Lach**.]. *Ruhelosigkeit* [2]; lebhafte Träume & nächtliche Samenergüsse [2/1]. *Träume* von geistige Anstrengung [2]. *Ungeduld* & Hitze [2]. *Ungehorsam* [2]. Mangel an *Vertrauen* in die eigene Kraft [1].

KOPF: *Ausschläge*, Ekzem [2]; Ekzem & geschwollene Drüsen [1/1]; feucht [2]; feucht, gelb [2]; Impetigo [2]; Krusten [2]; schuppig [2]; trocken [3]; wundmachend [2]. *Schmerzen* in der Stirn > Berührung [1; **Bell**.]; Schmerzen in der Stirn mit Ausdehnung zum Hals [1]; Schmerzen im Scheitel im Sitzen [1]. *Schweregefühl* beim Aufrichten vom Bücken [1]; > Bücken [1/1].

AUGEN: Stechende *Schmerzen* bei Bewegung [1]; Ausdehnung nach unten [1].

OHREN: Juckende *Ausschläge* hinter den Ohren [1].

GESICHT: *Ausschläge*, Akne rosacea [2]; Akne am Kinn [2]; Ekzem mit brennende Schmerzen [2; Cic.]; feucht, gelbe Feuchtigkeit [2]; Impetigo [2]; Impetigo an der Stirn [2]; Juckreiz < nachts [2]; krustig, gelb [2]; Pusteln an der Oberlippe [2]. *Hitze* im Gesicht im Freien, der Seite die der Luft ausgesetzt ist [1]; Hitze der Gesichtseite, auf der man nicht liegt [1]; Hitze im Gesicht im Sitzen [1]. Rote *Verfärbung* einer Gesichtseite [2]; gerötetes Gesicht im Schlaf [1].
HARN: *Geruch* nach Katzenharn [2]; stinkend während Schweiß [2; **Sep**.].
BRUST: *Hautausschläge*, Pusteln im Axillarbereich [1]. *Schmerzen* im Gehen [2]; Schmerzen in der Axilla [2]; stechende Schmerzen in der Axilla [2]; stechende Schmerzen in den Seiten im Gehen [2; **Ran-b**.].
RÜCKEN: *Formicatio* zwischen den Scapulæ [1].
EXTREMITÄTEN: *Gebeugte* Finger, Daumen in die Handflächen gebogen während Schweiß [2]. Ziehende *Schmerzen* in den Oberschenkeln im Gehen [2].
SCHWEISS: Schweiß > wenn man aus dem *Bett* steigt [3].
HAUT: *Hautausschläge*, Flecken [2]; phagedänisch [2]; schuppig nach Kratzen [2]. Steckende *Schmerzen* nach Kratzen [2]. *Ungesunde* Haut, jeder Kratzer schwärt oder heilt schwer [3].

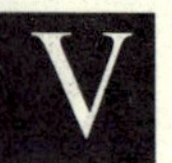

ALLGEMEINES: Gebeugt *gehen* > [2; **Con**.]. *Seiten*, über kreuz, linke obere und rechte untere [2]. *Zuckungen* der Muskeln während Schweiß [2].

NOTIZEN

VIPERA ASPIS — Vip-a.

ZEICHEN

Vipera aspis. Aspis Otter.
Die Aspis Otter ist in Zentral- und Südeuropa weit verbreitet. Ein vertikaler Fleck auf der Nase unterscheidet sie von der gewöhnlichen Otter. Der dreieckige bis herzförmige Kopf ragt deutlich aus dem eher schwerfälligen Körper hervor. Der Leib endet in einem kurzen dünnen Schwanz. Die Aspis Otter kommt in verschiedenen Farben vor, manche sind aschfarben, andere pechschwarz, Schattierungen allerdings von gelblich-grau bis rötlich sind ebenfalls recht häufig. Sie haben dunklere Flecken auf dem Rücken, die nicht immer im Zickzackmuster verlaufen. Die Pupillen sind vertikal in den grauen Augen. Die Aspis Otter ist von Natur aus scheu und furchtsam und zieht sich rasch zurück, wenn sie bedroht wird. Sie lebt in Steppen, grasbewachsenen Hochebenen und steinigen Abhängen in bis zu 2000 Metern Höhe. Ihre gewöhnliche Nahrung besteht aus kleinen Säugetieren und Echsen und kleinen Schlangen. Sie verschluckt ihre Beute vollständig und kehrt dann in ihr Versteck im Schatten zurück, wo sie ihre Mahlzeit für den Rest des Tages verdaut. Das Gift, das sie in ihr Opfer spritzt, spielt bei der

Verdauung eine wichtige Rolle. Ihre natürlichen Feinde sind u.a. Dachse, Igel, Nachtraubvögel, die zum Teil gegen ihr Gift immun sind.
1970 von Boffa und Dupin an 14 Personen [7 Männer, 7 Frauen] geprüft.

VERGLEICHE

Vipera berus. Lachesis. Naja. Aranea ixobola. Buthus australis.

WIRKUNGSBEREICH

Herz, Blut und Blutgefäße. Nerven. * Linke Seite.

LEITSYMPTOME

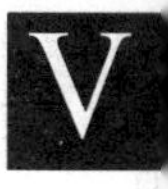

G *Pessimismus.*
G Nervosität; Reizbarkeit; Neigung zu Widerspruch.
Ungeduld. 'Nerven zum Zerreißen gespannt'
G Träume vom Tod.
A Frostig.
A < *Warmes, feuchtes Wetter.*
A *Intensiver Durst auf kalte Getränke.*
A Schläfrigkeit tagsüber.
A < Warme Räume.
A < Druck.
A > Während der Menses.
A > Sanfte Bewegung.
A Pochende Schmerzen.
[Kopf; Ohren]
A *Trockenheit.*
Trockener Mund vor der Menses.
A Menses mit kleinen, sehr dunklen Klumpen oder mit großen roten Klumpen.
K *Pochende* Kopfschmerzen.
< Hitze.
< Abends.
< Vor der Menses.
K Schweregefühl in den Augen.
Flimmern beim Heben der Augen.
K Trockenheit im Mund, mit teigiger Zunge, morgens beim Erwachen.
K Herzklopfen nachts.
< Liegen in Linksseitenlage.
K Spontane Ekchymose an den Armen. [Julian]
K Venen der Oberschenkel erweitert.
Marmoriertes fleckiges Aussehen der Oberschenkel.
& Schmerzhaftes Schweregefühl in den Beinen/Unterschenkeln, < Gehen.
> Beine/Unterschenkel heben.

NAHRUNG

Verlangen: Kalte Getränke [1].

NOTIZEN

VIPERA BERUS

Vip.

ZEICHEN

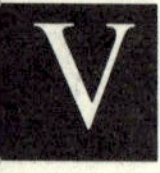

Vipera berus. Kreuzotter.

Keine Schlange in Europa ist so ruchlos verfolgt und ausgerottet worden wie die Kreuzotter, ein Schicksal, dass sie mit der nordamerikanischen Klapperschlange teilt. Das Tier wird mit negativen menschlichen Eigenschaften assoziiert: eine Schlange am Busen nähren [= jdm. Gutes erweisen und dafür Böses ernten]; Otterngezücht [= bösartige Menschen]; Schlangenei [= etwas, woraus sich Unheil entwickeln kann]; Schlangenfraß [= minderwertige Nahrung].

Ottern haben beinahe immer einen dunklen Zickzackstreifen entlang der Rückenmitte. Der Körper ist kurz und recht dick, die Iris ist kupferfarben, die Pupille vertikal. Man findet sie überall in Europa und Asien, sie sind sogar oberhalb des Polarkreises aufgetaucht. V. berus ist die einzige Otter, die in Großbritannien und den Niederlanden vorkommt. Obgleich sie keine Wasserschlange ist, bevorzugt sie doch feuchte und sumpfige Orte. Sie jagt hauptsächlich abends und nachts nach Echsen und kleinen Säugetieren.

Die Kreuzotter hält fast den ganzen Winter lang Winterschlaf und taucht im Frühjahr wieder auf, um sich in der Frühlingssonne zu aalen. Nach wenigen Wochen häutet sie sich und wird etwas aktiver. Wenn die Paarungszeit kommt -im April und Mai -machen sich die Männchen auf die Suche nach einem Weibchen. Die Größe des Körpers, die ihren Erfolg bei Kämpfen mit anderen Männchen entscheidet, erhöht ihre Paarungschancen. Die Kämpfe erinnern an Freistil Ringkämpfe, bei denen es darum geht, den Gegner fortzuschieben. Der Gewinner darf sich mit einem Weibchen paaren. Wenn sie trächtig sind, liegen die Weibchen viel in der Sonne, denn die Embryos entwickeln sich bei hohen Temperaturen rascher. Das Weibchen frisst während der Trächtigkeit nicht und ist bei der Geburt der Jungen recht abgemagert. Viele Weibchen sterben, und diejenigen die überleben, können im Herbst nicht genügend Reserven aufbauen, um im folgenden Jahr wieder Nachkommenschaft zu erzeugen. Abhängig von der Futterversorgung und der Dauer der warmen Jahreszeit kommt es bei Ottern nur alle zwei bis drei Jahre zur Fortpflanzung.

Diese Otter gestattet es Menschen sich zu nähern und sie ruhig zu beobachten. Sie streckt sich drohend aus, aber greift nicht an. Bei der geringsten Berührung hebt sie mit blitzartiger Geschwindigkeit ihren Kopf. Es ist nicht bekannt, wie alt Ottern werden, zumal sie Nahrung verweigern, wenn sie in Gefangenschaft sind, und nur in ganz außer-

gewöhnlichen Umständen bleiben sie in Gefangenschaft länger als ein Jahr am Leben. Ottern verdanken ihren wissenschaftlichen Namen *Vipera* der Tatsache, dass sie lebend gebären [vivus paro]. Neugeborene Ottern können sich bereits selbst versorgen, bleiben aber einige Zeit in der Nähe der Mutter. Im Einklang mit ihrer Vorliebe für nördliche Regionen ertragen sie keine Sonnenhitze und ziehen sich im Sommer in der heißesten Tageszeit in den Schatten zurück. Kreuzottern haben natürliche Feinde, sie werden von Füchsen und Dachsen gejagt, ebenso von Insektenfressern wie dem Igel.
Ottern beißen ihre Beute und lassen sie danach sofort los. Nach einer Weile beginnen sie, die Spur des verwundeten Beutetieres mit Hilfe der Zunge aufzunehmen, die ein wichtiges Geruchsorgan ist. Vipern kommen in der Neuen Welt nicht vor. Ihr Platz wird dort und in großen Teilen Asiens von den Grubenottern eingenommen [Bothrops, Cenchris, Crotalus, Lachesis].

VERGLEICHE

Lachesis. Arsenicum album. Phosphorus. Mercurius. Crotalus horridus. Secale.

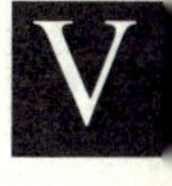

Differenzierung

➔ Akute Phlebitis oder phlegmonöse Entzündung.

⇨ *Lachesis:* Verfärbung dunkler, violett; pulsierende Schmerzen; < Hitze und v.a. Berührung.

⇨ *Crotalus horridus*: Purpurfarbene oder violette Verfärbung; brennende Schmerzen; < Kälte weniger ausgeprägt.

⇨ *Bothrops*: Stärker ausgeprägte Schwellung, Ödem und Neigung zu Thrombose.

⇨ *Anthracinum*: Heftiges Brennen; ausgeprägte Verhärtung.

⇨ *Hepar sulfuris*: Schmerzen < Berührung und Kälte; Neigung zu Eiterungen, aber nicht zu Thrombose oder Gangrän.

WIRKUNGSBEREICH

VENEN. *Blut.*

LEITSYMPTOME

G „Wilde sexuelle Erregung; Neigung zu Ehebruch; alles Verbotene in dieser Hinsicht wird zur Versuchung."
„Hass und Rache, Rage und Zorn, Eifersucht." [Becker]
„Delusion, meint vom Satan verfolgt zu werden. Es scheint dass die Viper spezifisch die europäische und christliche Methode ist den Sexualtrieb 'totzuschlagen' ebenso wie die chaotische weibliche Kraft, die für unsere kulturelle Ordnung bedrohlich ist." [Becker]

G Reizbarkeit und Ruhelosigkeit während Kopfschmerzen.

G Drogenabhängigkeit, v.a. durch Spritzen.

A *Abszesse; Eiterungen.*

A Erweiterung der Blutgefäße.
Völlegefühl.

< *Glieder herabhängen lassen.* [= *berstende Schmerzen*].
Bläuliche oder purpurne Verfärbung.
Thrombose.

A VARIZEN; AKUTE PHLEBITIS.
Venen geschwollen, umrandet mit entzündetem Gebiet; sehr berührungsempfindlich.
Berstende Schmerzen.
< Berührung; Druck.
< Kalte Luft.
> Glied auf Tisch oder sonstwie erhöht abstützen.
„*Vipera* ist häufig indiziert bei Varikosis und Phlebitis während der Schwangerschaft und im Klimakterium."

A Wiedereröffnen alter Wunden.
Jährliche [oder monatliches] Wiederauftreten von bläulicher Verfärbung, Schmerz oder Schwellung.
V.a. bei warmem Wetter.

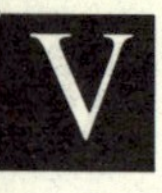

A Kälte mit klammem Schweiß.
Aber < erste warme Tage [Frühling]; = Schwäche und Wiederauftreten der Beschwerden.

A < Wetterumschwung.
Empfindlich gegen jeden Wetterumschwung.
Wiederauftreten der Beschwerden beim ersten heißen Wetter.

A Meisten Schlangemittel < Frühling.
Vipera am stärksten angegriffen durch *nasses Wetter*. [Mangialavori]

A Großer Durst auf *kalte Getränke*.

A > *Ausscheidungen* [Erbrechen; Schwitzen].

A Ohnmachtsgefühl durch Schmerzen; durch Aufsitzen.
> Kalte Getränke.

A Kleidung unerträglich.

K Hervortreten der Augen.
& Hitze in den Augen und starker Tränenfluss.
& Schwellung des Gesichts.
„Die Augen sehen aus wie wahnsinnig, mit vorwärts stolpern und taumeln." [Jahr]

K Hepatitis [hämolytisch]; vergrößerte Leber.
Schmerzen dehnen sich von der Leber zu Schulter und Hüfte aus.
< Berührung; Kälte.
& Grünliche und blutige Diarrhœ.
& Kälte des Körpers.
& Brennender Durst.
& Aufgetriebener Leib.
„Entstellte Züge beim Drücken auf den aufgetriebenen Leib." [Jahr]

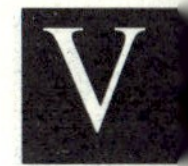

RUBRIKEN

GEMÜT: *Delirium* durch Sepsis [2]. *Delusion*, meint von zuhause fort zu sein [1]. Irrationales *Reden* [1]. *Redet* mit sich selbst [1].
KOPF: *Schmerzen* in den Schläfenadern [1]; stechende Schmerzen bei Wetterumschwung [1; Merc.].
NASE: Rezidivierende *Epistaxis* [1; Carc.]; Epistaxis & Schwindel [1].
GESICHT: *Schwellung* der Lippen [2]. Rote *Verfärbung*, glühend, brennend [2].
MUND: *Bewegung* der Zunge wie eine Schlange [2]. Zunge *herausgestreckt* und geschwollen [1/1]. *Schmerzen* wie verbrannt an der Zungenspitze [1]. *Zuckungen* der Zunge [1].
ZÄHNE: Empfindungen als seien die Zähne *groß* und geschwollen [1].
HALS: Käsiger *Belag* auf den Tonsillen [1]. Chronische *Entzündung*, Hals fühlt sich an wie verschlossen [1/1].
ABDOMEN: *Schmerzen* im Abdomen # Gliederschmerzen [1; Phyt.]; jährliche Schmerzen im Abdomen an ersten heißen Tagen [1/1]. *Verfärbung*, rote Flecken [1].
FRAUEN: *Menses* klumpig, geronnen, teilweise flüssig [1; **Sabin**.]; < Stillen [1].
LARYNX: *Glottisödem* [2].
ATMUNG: *Behinderte* Atmung durch splitterartig stechende Halsschmerzen [1]. *Schweratmigkeit* während Halsschmerzen [1].
BRUST: Erweiterte *Venen* [1/1]. *Verfärbung*, schwarz, fleckige Stellen [1/1].
EXTREMITÄTEN: Chronische *Entzündung* der Venen [1]. *Formicatio* an den Handflächen [1]. *Fülle* der Handvenen [3]; der Unterschenkelvenen [2]. *Gehen*, schlurfender Gang [1]. *Hölzerne* Empfindung in den unteren Gliedmaßen [1]. *Reflexe* gesteigert [1]. Dunkle *Schwellung* der Hände [2; **Lach**.]. *Unbeholfenheit* der unteren Gliedmaßen, schlägt gegen Dinge [1]. *Verfärbung*, Ekchymose [2; **Sul-ac**.].
SCHLAF: Schlaf *gestört* durch Erbrechen [1]; durch Schmerzen [1]. *Schläfrigkeit* beim ersten heißen Wetter [1/1].
HAUT: Bläschen*ausschlag*, schrundig, aufspringend [2]. Feuchtes *Gangrän* durch Verbrennungen oder gangränöse Wunden [3]. Rezidivierende *Ulzera* [2]. *Verfärbung*, bläulich, umschriebene Stellen [3]; schwärzlich, umschriebene Stellen [2].
ALLGEMEINES: *Schwäche* < warmes Wetter [1].

NAHRUNG

Verlangen: Milch [2]; kalte Getränke [1].

NOTIZEN

VISCUM ALBUM

Visc.

ZEICHEN

Viscum album. Mistel. Hexenbesen. Fam. nat. Viscaceæ [Loranthaceæ].

Der Ursprung des Namens Viscum ist nicht gesichert. Vermutlich basiert er auf dem griechischen *ixos,* Vogelleim. Oder der lateinische Name *Viscum* kann ein direkter Bezug zu viskös, klebrig sein. Der Name Mistel stammt vermutlich vom gothischen *maihstus*, Dünger.

Viscum album ist ein Halbparasit, immergrüne globuläre strauchartige Pflanze mit weißen viskösen Beeren. Sie wächst auf Apfelbäumen, Aprikosen, Pappeln usw., doch nur sehr selten auf der Eiche. Die Saugwurzeln nehmen nährstoffreichen Saft aus dem Holz des Wirtes auf; die steifen, gegabelten grünen Blätter assimilieren Nahrung aus Kohlenstoffen in der Atmosphäre. Die gelblich grünen duftenden Blüten, reich an Honig, wachsen traubenförmig. Die Samen in den Beeren werden durch Vogelmist verbreitet und bleiben an den Ästen hängen, auf die der Kot fällt. Früher wurde aus dem klebrigen Fruchtfleisch Leim hergestellt und an Zweige gestrichen, um kleine Singvögel zu fangen; daher der Name Vogelleim.

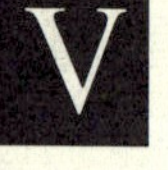

Die Pflanze hat in der Mythologie immer eine wichtige Rolle gespielt. Der Zauberstab, mit dem Persephone die Tore der Unterwelt öffnete, war vermutlich ein Mistelzweig. Die Pflanze produzierte auch den Pfeil, mit dem der germanische Sonnengott Balder, der Liebling aller Götter, durch Intervention Lokis, des Unglücksboten, von seinem blinden Bruder Hödur getötet wurde. In dem Augenblick, in dem Balder starb, setzte der Winter ein. Auf Bitten der anderen Götter und Göttinnen wurde er wieder zum Leben erweckt, später wurde der Mistelzweig der Obhut der Göttin der Liebe [Freyja] anvertraut, und es wurde angeordnet, dass jeder, der darunter herging, einen Kuss erhalten sollte, zum Zeichen, dass der Zweig ein Zeichen der Liebe geworden war und nicht des Hasses.

In den 'toten' Wäldern im November repräsentierte die immergrüne Mistel mit ihren weißen Früchten die Hoffnung für den Beginn von neuem Leben. Bei den Kelten schnitt ein Druide zu Beginn des Sonnenjahres [Wintersonnenwende] die heilige Pflanze mit einer goldenen Sichel von der heiligen Eiche, und die Pflanze fiel auf ein weißes Tuch. Ein junger Gehilfe wurde mit Mistelzweigen umhergeschickt, um die Ankunft eines neuen Jahres anzukündigen. Ein Relikt davon ist die Verwendung der Mistel als Weihnachtsdekoration [Weihnachten = Wintersonnenwende]. Der holländischen Name 'Maretak' [Hexenzweig] [deutsch auch Hexenbesen, Hexennest, Donnerbesen, Drudenbusch] beruht auf die Verwendung der Pflanze in der Magie.

Die gegabelte Form der Pflanze mit einer weißen Beere in der Mitte erinnert an das alte gegabelte Kreuz, das die materielle Inkarnation repräsentiert. Im Stall von Bethlehem hielten die Hirten und Joseph einen gegabelten Stab als Zeichen für neues Leben und das Neue [Jahr] [Herbe de la Croix]. Einer alten Legende nach war das Kreuz aus dem Holz der Mistel gemacht, weswegen sie zum Parasiten degradiert wurde.

„Wenn eine der bekannten klebrigen Beeren der Mistel mit der Rinde eines Baumes in Berührung kommt, schickt sie nach einigen Tagen eine schnurartige Wurzel aus, am Ende flach wie der Saugrüssel einer Fliege. Diese bohrt sich schließlich durch die Rinde und verwurzelt sich fest in dem wachsenden Holz, wodurch es die Kraft hat, die geeigneten Säfte zu beziehen, die es zum Eigenbedarf benötigt: das Holz des Mistelzweiges enthält doppelt soviel Kalium und fünfmal soviel Phosphorsäure wie das

Holz des Wirtes.“ [Grieve] Die Blätter sind außerdem reich an Magnesium und Mangan. Der Mistelzweig senkt den Blutdruck, reduziert Angiospasmen und wird zu diesem Zweck während des Klimakterium, bei Arteriosklerose und in der Geriatrie angewendet. Eine diuretische Wirkung ist ebenfalls bestätigt worden.
“Miraculix geht in der Vollmondnacht mit einer goldenen Sichel unter einem alt überlieferten Ritual auf die Bäume und schneidet da die Misteln ab. Und daraus braut er einen Zaubertrank, aus dem Asterix seine übermenschliche Kraft schöpft.” [Gawlik]
1863 eingeführt von Huber. 1957 von Kass und Stockebrand geprüft.

VERGLEICHE

Phosphorus. Sulfur. Natrium muriaticum. Lachesis. Causticum. Cimicifuga.

WIRKUNGSBEREICH

ZNS. Blutgefäße; Kreislauf. Muskeln; Gelenke. * Rechte Seite.

LEITSYMPTOME

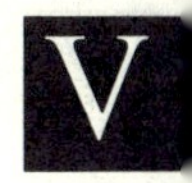

G Verweilt bei vergangenen unangenehmen Ereignissen; *hartnäckige Gedanken.*
„Wacht nachts immer wieder auf und denkt sich die grauenhaftesten Dinge aus. Schläft bald wieder ein wenn man an etwa anderes denkt.“ [Clarke]
Furchterregende Gedanken nachts beim Erwachen.
Wechsel mit Empfindung von gesteigerter Kraft, Optimismus, Geschwätzigkeit, Lebhaftigkeit und Aktivität, mit dem Bedürfnis, mit anderen zu kommunizieren.

G Vorherrschen *depressiver Stimmungen.*
Müde und traurig. < Trost.
„Der Viscum-Patient ist trübsinnig, müde, fühlt sich abgeschlagen, ist apathisch aber ruhelos zugleich, überempfindlich gegen Lärm, hat eine Abneigung gegen Menschen, will allein gelassen werden, kann nicht adäquat auf Menschen reagieren. Eine *Neigung zu Extremen*: Überstimulierung, intensiv, beinahe manische Fähigkeit zu reagieren, ebenso, häufiger, eine depressive Überempfindlichkeit.“ [Whitmont]

G *Angespannt.*
„Tremor durch den Körper, als seien alle Muskelfibrillen kontrahiert.“
„Empfindung etwas schreckliches tun zu müssen, während das Zittern anhält.“ [Clarke]

G Hochgradige Lärmempfindlichkeit.

G Voller Pläne, dabei unbeholfen und unkoordiniert.
„Beim Abstellen von Gegenständen auf niedrige Orte hält er den Arm höher als beabsichtigt.“
Fehler beim Schreiben und Sprechen. Taumelnder Gang.
Leichtigkeitsgefühl, wie in der Luft fliegen.

G Delusion, meint *obere* Partie des Körpers schwebe in der Luft.
Und: Empfindung von Herabdrängen im Abdomen.

G Träume von Krieg und Bombardierungen.

G *Furchtsam.*
Furcht vor freien Plätzen.

Furcht vor öffentlichen Plätzen.
Furcht vor Gebäuden.
Furcht vor dem Telephon.

G Überempfindlich gegen Veränderungen, gegen neue Umgebung. [Dorcsi]

A PLÖTZLICHKEIT.
Beschwerden verursacht durch *plötzliche Gefäßspasmen.*
[Schwindel; Kongestion; Laryngospasmus; Angina pectoris; Bronchialasthma; Herzklopfen; Tachykardie; explosive Stühle]

A Große Schwäche, v.a. *Müdigkeit der Beine*.
Ruhelose Beine.
Füße kalt oder glühend heiß.
Schwäche > Wein.

A *Frostig*, selbst in Ofennähe.
Aber: „beim Erwachen immer sehr heiß mit Ausnahme der Knie, Unterschenkel und Füße, die sehr kalt sind."
„Hitzegefühl nachts während der Harnentleerung."

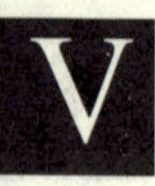

A > *Schweiß.*
[Schmerzen in Rücken, Brust und Gliedern; brennender Juckreiz und Kribbeln der Haut]

A *Schlaf.*
Schläft spät ein, wacht früh auf.
Schlaf ist nicht tief genug.
Schlechter Schlaf trotz Erschöpfung.
Fühlt sich erschlagen trotz gutem Schlaf.
Erwacht früh am Morgen. Nach dem Wiedereinschlafen kann nur mit Schwierigkeiten erwachen.
Lider fühlen sich an, als wollten sie sich wieder schließen, morgens beim Erwachen, ohne besonders müde zu sein.

A < *Nachts* [nervöse Beschwerden].

A < *Morgens* [allgemein].
> *Abends* [allgemein].

A > *Bewegung im Freien.*

A *Erstickungsgefühl in Linksseitenlage.*

A Schwindel. *Plötzliche* Anfälle.
Morgens beim Aufstehen, im Gehen, durch schnelle Kopfbewegungen, wenn man zu schnell um die Kurve geht.
Kein Schwindel im Liegen.
& Taumeln; muss sich festhalten.
& Neigung, nach hinten zu fallen [wenn man durch das Fenster sieht].
Schwindel hält an nach epileptischem Anfall. [Boger]
„Häufiger Schwindel, gefolgt von: Nervosität, innerer Zittrigkeit, Neigung zu stolpern, motorischer Ruhelosigkeit, Müdigkeit, Abgeschlagenheitsgefühl, Unsicherheit und Steifheit der Glieder." [Kass]

Arteriosklerotischer Schwindel bei alten Menschen.

A *Hypertonie.*
Arteriosklerose.
„Hitze & tödliche Blässe im Gesicht, durch Anstrengung und Wein trinken.“ [Dorcsi]

K Kopfschmerzen; STIRN; *Schläfen.*
Dumpf; drückend; kongestiv; hämmernd; berstend.
< Wärme; geistige Erregung; Tabakrauch; Gemütserregung.
> Ruhelage; Bewegung im Freien; Druck.
& Tödliche Blässe im Gesicht.
& Steifheit im Nacken.
Plötzliche heftige Kongestion in den Kopf; aber tödliche Blässe im Gesicht [trotz Hitzegefühl].
„Es sollte gegeben werden mit Bestimmtheit wenn ein unmäßiger Blutzustrom in den Kopf vorliegt, mit intermittierenden Kopfschmerzen und einer Tendenz zu gerötetem und erhitztem Gesicht, was häufig kommt und geht. Wenn dieser Zustand bei Hysterie vorliegt, oder wenn eine Neigung zu Epilepsie besteht, zusammen mit anderen nervösen Beschwerden, wird es sich als besonders wirksam erweisen.“ [Ellingwood]

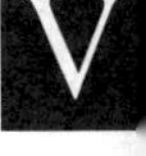

K Gesicht abwechselnd rot und blass.

K Magendarmbeschwerden.
Krämpfe; Empfindung von einem Stein; Meteorismus.
> Erbrechen; Flatusabgang; nach hinten neigen.
& Explosionsartige Stühle [wässrig, schaumig, übelriechend]
Oder:
hart knotige Stühle durch rektale Atonie.

K Metrorrhagie [insbesondere im Klimakterium].
& Stechende Schmerzen in den Schläfen.
& Taubheitsgefühl der Extremitäten.
& Blaue Ringe um tief liegende Augen.

K Schießende Schmerzen in der linken Ovarialgegend.
< Linksseitenlage.
& Kreuzschmerzen und Steifheit bei Bewegung.

K Glottisspasmus.
& Taubheitsgefühl im Hals.
Gefolgt von Bemühungen zu schlucken, dass eine Art völliger Blockierung, verursacht Bemühung zu Schlucken und Tränen treten in die Augen. [Uriz]

K *Empfindung von einer glühenden Kohle unter der* RECHTEN *Scapula.*

K „Großartiges Arzneimittel bei Arthrose der Knie und Spondylose.“ [Leeser]

* Vollständiges Arzneimittelbild der Arzneimittelprüfung 1957 von Kass und Stockebrand in Leesers *Pflanzliche Arzneistoffe* Bd.1, S. 436-446. Sehr bemerkenswert war das Auftreten von Kopfschmerzen bei 15 der 17 Prüfer! Eine ungekürzte Version der Arzneimittelprüfung von Kass und Stockebrand findet sich in dem Journal des Amerikanischen Instituts für Homöopathie, Mai-Juni 1960.
Repertoriumsnachträge von: Jesus Uriz, Victoria Claramunt & Maite Bravo -Viscum album, *Journal of LMHI,* Herbst 1994.

RUBRIKEN

GEMÜT: *Delusion*, sieht Gestalten im Halbschlaf [1/1]; meint der Körper sei leichter als Luft [1]. *Furcht* vor Gebäuden [1]; vor dem Telephon [1/1]. Furchterregende *Gedanken* nachts beim Erwachen [2]. Macht viele *Pläne* [1]. Gesteigert geistige *Stärke* [1]. Gefühl wie im *Traum* [2]. *Zeit* vergeht zu schnell, erscheint kürzer [1].

SCHWINDEL: Als würde der *Boden* nachgeben [1]. Durch Seitwärts*bewegung* der Augen [1/1].

KOPF: Empfindung als würde der Scheitel *abfliegen* [1]. *Schmerzen*, Kopfschmerzen > bei langsamem Gehen [1]. *Völlegefühl* im Kopf & kalte Glieder [1/1].

AUGEN: *Tränenfluss* durch Müdigkeit [1/1].

GEHÖR: Hören *eingeschränkt* bei nasskaltem Wetter [1].

NASE: *Trockenheit* in den Choanen, Ausdehnung in den Larynx [1].

GESICHT: Bläuliche *Verfärbung* durch Ermüdung [1/1].

MUND: Plötzliche Schübe von *Speichelfluss* [1].

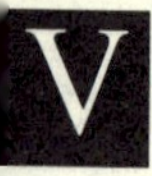

MAGEN: Gefräßiger *Appetit* abends [1]. *Leere* < 11 Uhr [1]. Brennende *Schmerzen* < nach dem Essen [1]; Wundheitsschmerz um die Taille [1/1]. *Sodbrennen* nachts, erwacht zwischen 1-3 Uhr [1/1]. *Übelkeit* vor dem Frühstück [1]; vor dem Mittagessen [1].

FRAUEN: *Menses* stärker nachts [1].

ATMUNG: *Asthmatische* Atmung & Gicht, Rheumatismus [2]. *Schweratmigkeit* in Linksseitenlage [2]; in Rechtsseitenlage [1].

BRUST: *Herzklopfen* während des Koitus [2].

RÜCKEN: *Schmerzen* im Kreuzbereich, wie heruntergezogen [1/1]; Schmerzen im Sakralbereich mit Ausdehnung zu den Oberschenkeln [1]. *Ziehende* Empfindung in den Muskeln [1/1].

EXTREMITÄTEN: *Formicatio*, Hände, Empfindung im Dorsum der linken Hand, als ob eine große Spinne darüber krabbelt; bald danach dieselbe Empfindung im Dorsum der rechten Hand [1/1]. Empfindung von *Glühen* von den Füßen bis zum Kopf [2/1]. Empfindung als seien die Beugemuskeln der Oberschenkel zu *kurz* [1/1]. Empfindung als sei das Fleisch der unteren Gliedmaßen *locker* [3; **Mez.**]. *Rucken* nachts [2].

ALLGEMEINES: *Arteriosklerose* [2]. *Zittern* am ganzen Körper [1; Brom.]

NAHRUNG

Verlangen: Whisky [1].

Besser: Wein [1].

NOTIZEN

WYETHIA **Wye.**

ZEICHEN

Wyethia helenioides. Alarconia helenioides. Kalifornische Kompasspflanze. Fam. nat. Compositæ.
Die Gattung Wyethia verdankt ihrem Namen dem Naturforscher N.B. Wyeth, der sie in den Bergen Nordamerikas entdeckte. Der Artenname *helenioides* beruht auf der Ähnlichkeit mit Helenium [helios= Sonne], wegen des strahlenden Kranzes von leuchtendgelben Blüten. Die Pflanze wird höchstens 60 cm hoch. Der Stengel, der an der Basis besonders dick ist, trägt eine große Blüte. Sie ist in drei Regionen in Nordamerika und Kanada heimisch.
Von Selfridge eingeführt und an 9 Personen [7 Männer, 2 Frauen] geprüft.

VERGLEICHE

Belladonna. Phosphorus. Mercurius. Sulfur. Sanguinaria. Arum triphyllum. Drosera.

WIRKUNGSBEREICH

Schleimhäute. * Rechte Seite.

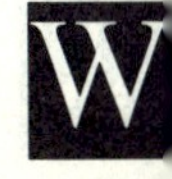

LEITSYMPTOME

G Schwitzen durch geringste Anstrengung.
G Verlangen nach Eiswasser im Froststadium.
G < Essen [= Hitzeempfindung die Speiseröhre herab bis in den Magen].
„Schweregefühl im Magen, als habe man etwas Unverdauliches gegessen.“
G < Nachmittags.
K HEUSCHNUPFEN.
Heftiger Juckreiz in der Nase, Hals, Gaumen; gezwungen, den Gaumen mit der Zunge zu kratzen.
Stichelnde Trockenheit in Choanen und Hals.
Ständiger Drang sich zu räuspern.
Ständiger Drang Speichel zu schlucken zur Linderung der Trockenheit.
Aber ohne >.
Schlucken schwierig.
Mund fühlt sich an wie verbrüht.
& Verlangen nach kalten Getränken.
& Schweiß.
& Heftiges Niesen; starker Fluss von scharfem, brennendem Schleim.
& Abgeschlagenheit und Trübsinn.
„Wyethia ist ein Spezifikum wenn bei gewöhnlichen Heuschnupfensymptomen Juckreiz des weichen Gaumens vorliegt.“ [Farrington]
K Fester, fadenziehender Speichel.
K Follikulärpharyngitis; < rechte Seite.

Schwellungsgefühl.
Schmerzen < morgens beim Erwachen.
& Brennen, Hitze- und Taubheitsgefühl in den Choanen.
& Schwellung und Wundheit der äußeren Drüsen.
K Leeres Aufstoßen # Schluckauf.
K Chronische Heiserkeit bei Lehrern, Rednern und Sängern.
Hals trocken und heiß.
Ständiger Drang sich zu räuspern.

RUBRIKEN

GEMÜT: *Verlassenheitsgefühl* [1]. *Zorn* in Bezug auf Kleinigkeiten [1].
KOPF: *Schmerzen*, Kopfschmerzen während Schweiß [1].
NASE: *Schnupfen* mit Absonderung nachmittags [1]; Schnupfen durch Blumen riechen, Kamille [2/1]; Heuschnupfen, jährlich Schnupfen im Herbst [1; Psor.]. *Trockenheit* in den Choanen [2].
HALS: *Empfindlich* [1]. *Verfärbung*, Hals dunkelrot [1]. *Verlängertes* Zäpfchen [1].
REKTUM: *Obstipation* durch Hämorrhoiden [1].
FRAUEN: *Schmerzen* im linken Ovar mit Ausdehnung in das Knie hinab [1/1]; Schmerzen im Uterus, nimmt seine Konturen wahr [1/1].
EXTREMITÄTEN: *Schwitzen* der Handflächen [1].

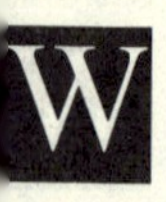

NAHRUNG

Verlangen: Kalte Getränke [1]; Eiswasser [1].

NOTIZEN

X-RAY

X-ray

ZEICHEN

Röntgenstrahlen.
Elektromagnetische Strahlen mit sehr kurzer Wellenlänge, die Materie diffus bis scharf durchdringen können, produziert wenn Kathodenstrahlen auf Materie auftreffen, 1895 von Röntgen entdeckt.
Röntgenstrahlung wird in der Medizin sowohl zu diagnostischen als auch zu therapeutischen Zwecken genutzt. Diagnosen unter Verwendung der Radiologie werden durch die Untersuchung kontrastreicher Gewebe [Knochen] gestellt, sowie von Gewebe das viel Luft enthält [Lungen], verschluckter Gegenstände [vorausgesetzt dass sie einen Kontrast darstellen], Nieren und Gallensteine, Hohlorgane und um festzustellen ob sklerotische Arterienwände geschädigt worden sind.

Die Strahlentherapie umfasst Oberflächentherapie [Hauttumoren, hartnäckige Hauterkrankungen] und Tiefenbehandlung [Tumoren]. Zusätzlich zu Röntgenstrahlen werden bei der Radiotherapie auch Kobalt und Cäsium eingesetzt.
Blei wird als Schutz gegen Röntgenstrahlen verwendet, die für Zellen tödlich sind, insbesondere Zellen, die sich schnell teilen, wie Krebszellen, aber auch blutbildende Zellen [Knochenmark], Darmepithelzellen sowie Ei- und Samenzellen. Eine Nebenwirkung der Einwirkung auf die obere Hälfte des Abdomens ist sogenannte Röntgenstrahlenkrankheit: Übelkeit, Erbrechen, Anorexie, Schwäche, Schwindelgefühl, meist vage Beschwerden, die einige Stunden nach intensiver Einwirkung auftreten. Eine kaum sichtbare Rötung der Haut kann ebenfalls wenige Stunden nach der Strahleneinwirkung einsetzen. Nach ein oder zwei Wochen tritt ein hartnäckiges Erythem auf. Größere Dosen erzeugen eine Dermatitis mit Schwellung, Ödem, Blasen und schließlich schwerwiegende Gewebezerstörung mit der Bildung eines Strahlengeschwürs. Die klinischen Symptome sind Haarausfall, Aussetzen von Schweiß und Talgdrüsenabsonderungen, Teleangiektasie, Pigmentierung, Ulzeration, Atrophie und Fibrose mit starker Anfälligkeit zu Infektion und langsamer Wundheilung. Darüberhinaus können Blut und blutbildendes Gewebe geschädigt werden [Leukopenie, Anämie], ebenso die Sexualorgane [Sterilität], das Skelett [Wachstumsstillstand, Degenerierung] und Lungen [hartnäckiger trockener Husten].
Bis weit in das 20. Jh hinein sind zahllose Radiologen an Leukämie oder Hautkrebs gestorben.
“Ein tiefgreifendes Mittel, dessen isopathischer Wert allein, für Beschwerden nach Strahlenschäden, es in der heutigen Zeit mit häufiger Anwendung von Strahlentherapie zu einem unserer wertvollen Arzneimittel machen könnte. Zusätzlich zu der isopathischen Anwendung jedoch hat X-ray ein breites Spektrum ungewöhnlicher homöopathischer Symptome. X-ray scheint auf der formativen Ebene im menschlichen Organismus zu wirken, sowohl psychisch wie auch physisch. Die primitive, unausgeformte Basis, wenn das Leben selbst betroffen ist.” [Stephenson]
1897 von Fincke an 10 Personen geprüft, sowie 1952 von Griggs an 3 Personen [2 Männer, 1 Frau].

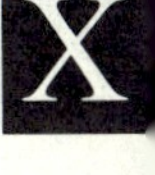

VERGLEICHE

Sulfur. Calcium carbonicum. Silicea. Graphites. Mercurius. Sepia. Arsenicum album. Calcium fluoricum.

WIRKUNGSBEREICH

Gemüt. Sexualorgane. Haut.

LEITSYMPTOME

G Abneigung gegen Gesellschaft.
Drang zu töten vor und während der Menses.
„Gemütszustand aufgebracht während starker Menses, könnte jemanden umbringen.“ [H.C. Allen]
„Im Gemütsbereich ist der Herdentrieb angegriffen.“
„Es ist interessant zu bemerken, dass die Reizbarkeit und der Drang zu töten auch in den toxischen Symptomen vorkommen.“ [Stephenson]

A Beschwerden durch *unterdrückte Hautausschläge oder unterdrückten Fußschweiß.*
„X-ray bewirkt, dass alte Beschwerden wieder auftreten."
„X-ray stellt unterdrückte Gonorrhœ wieder her."

A „Eines dieser großartigen Charakteristika von *X-ray* ist *Starrsinn*. Wir sehen das bei den Verbrennungen der Strahlen selbst; sie weigern sich zu heilen. *X-ray* innerlich angewandt hat die Kraft hartnäckige Beschwerden wie Psoriasis aufzubrechen, und es hat eine tiefgreifende Wirkung auf bestimmte krankhafte Wucherungen und refraktorische Beschwerden wegen tiefer miasmatischer Beteiligung. Diese Latenz durchdringt *X-ray* und wenn es selbst nicht heilt, so wird es häufig scharf das Arzneimittel indizieren, das in der Lage ist, die Arbeit zu vollenden." [Campbell, *The Medical Advance,* Mai 1907]

A Hochgradige Schwäche und Erschöpfung.
Lahm und wund am ganzen Körper.
„Ohnmachtsgefühl Tag und Nacht, Gefühl zu sterben." [Allen]

A *Kälte.*
Empfindlichkeit gegen Zugluft.

A < *Im Freien.*

A Profuser Schweiß [und häufige Harnentleerung] nach dem Zubettgehen, hält ihn wach.
Oder wachgehalten durch Frostschauer, die den Rücken hinauflaufen.
„Schlaftrunken die ganze Nacht lang, während man auf ist, verschwindet aber sobald man sich hinlegt und kann somit nicht schlafen."

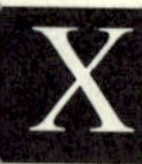

A Verlangen nach Nahrung und Schlaf vermindert.
„Keinerlei Appetit außer auf Pudding und Kuchen." [Allen]

A Verlangen nach Süßigkeiten.
Abneigung gegen Fleisch ['bei Männern'].

A Durst auf kalte Getränke.

A Sexualtrieb aktiviert,
führt zu lüsternen, lästigen Träumen.
Sexualtrieb verloren.

A < Gegen Abend und nachts.
„Symptome nehmen an Intensität nachmittags allmählich zu."
„Symptome schlimmer nach Sonnenuntergang."
„Alle Symptome schlimmer im Bett."

A Empfindung von Elektrizität [v.a. in Armen und Händen].

A Grüne Absonderungen [Sputum; Stuhl; Menses].

K Dumpfe Kopfschmerzen morgens.
Dehnen sich allmählich in den Stirnbereich aus, schlimmer in der Stirnmitte.
< Nach dem Aufstehen; Bücken.

K Empfindung, Schwefeldämpfe zu riechen,
führt häufig zu Niesen.
„Sulfur ist alchimistisch natürlich mit dem Element Feuer assoziiert, eine Form des submolekularen Plasmas." [Stephenson]

K *Empfindung* von eingewachsenen Zehennägeln.

RUBRIKEN

GEMÜT: *Suizidneigung*, indem man sich aus großer Höhe in die Tiefe stürzt [1]. Drang zu *töten* vor der Menses [1/1]; während der Menses [1; Merc.]. *Trübsinn* nach dem Schlafen [1/1]; beim Erwachen [1].
KOPF: Berstende *Schmerzen* > Anwendungen mit warmem Wasser [1/1].
AUGEN: *Schmerzen* < Berührung [1].
NASE: *Kongestion* zur Nasenwurzel [1; Nit-ac.]. *Niesen* durch Empfindung von Schwefeldämpfen [1/1].
ZÄHNE: Graugrüner *Schleim* auf den Zähnen [1/1].
HALS: Empfindung als ob ein langer schmaler *Fremdkörper* im Hals steckt [1/1]. *Hohles* Gefühl als sei der Pharynx verschwunden [1].
ÄUSSERER HALS: *Steifheit* der Seiten < nachts [1/1].
ABDOMEN: *Schmerzen* < Erschütterung oder Auftreten [1].
FRAUEN: Grünliche *Leukorrhœ* [1]. *Menses* fehlt bei jungen Mädchen [1].
BRUST: *Herzklopfen* bei Husten [1].
RÜCKEN: *Knacken* im Halswirbelbereich [1]. Krampfartige *Schmerzen* im Halswirbelbereich [1].
EXTREMITÄTEN: Haut an den Händen *aufgesprungen* [1]; Haut zwischen den Fingern aufgesprungen [1]; Fingerspitzen aufgesprungen [1]. Empfindung von *elektrischem* Strom [1; Rad-br.]. Kleieartige *Hautausschläge* an den Handflächen [1; Ars.]; juckende Ausschläge [1]; Psoriasis [1]. *Knacken* in den Gelenken [1]. Deformierte *Nägel* [1]; Ausfallen der Nägel [1]; dicke Nägel [1]; dünne Nägel [1].
934
Schmerzen in den unteren Gliedmaßen, Ischialgie, < Gehen [1]. *Zittern* nach Anstrengung [1].
HAUT: *Ungesunde* Haut, jeder Kratzer schwärt oder verheilt nur schwer [1].
ALLGEMEINES: Beschwerden durch *Sonneneinwirkung* [1]. *Tröpfelgefühl* [1]. *Verbrennungen* durch Röntgenstrahlen [1].

NAHRUNG

Abneigung: Fleisch [1].
Verlangen: Kalte Getränke [1]; Kuchen [1]; Pudding [1]; Süßigkeiten [1].

NOTIZEN

ZINGIBER **Zing.**

ZEICHEN

Zingiber officinale. Ingwer. Fam. nat. Zingiberaceæ.

Zingiber ist in Südasien heimisch und wird in den meisten tropischen Ländern als Gewürzpflanze angebaut. Es ist eine mehrjährige Kletterpflanze, die eine Höhe von 60 bis 120 cm erreicht und aus fetten, weißen knollenartigen Wurzelstöcken wächst. Das Gewürz wird aus dem teilweise oder vollständig geschälten Wurzelstock gewonnen, im Handel 'Hände' genannt. Ingwer, in China und Indien seit dem Altertum angebaut, war eines der ersten orientalischen Gewürze, die in Europa bekannt wurden. Die Römer und Griechen erhielten das Gewürz von arabischen Händlern.
Der lateinische Gattungsname *Zingiber* ist vom Sanskritwort *singabera* 'geformt wie ein Horn' abgeleitet, in Bezug auf die Ähnlichkeit der Wurzel mit einem Hirschgeweih. Zingiber benötigt immer ein feuchtwarmes Klima, starke Sonne und schwere Regenfälle. Er gedeiht am besten auf niedrigen Hügeln, in fruchtbarem, lockerem, sandigem Torfboden. Er bildet selten fruchtbare Samen, und die Vermehrung findet gewöhnlich durch Sprünge im Wurzelstock statt. Die Pflanzen laugen den Boden enorm aus und brauchen daher sehr viel Dünger.
Geerntete Wurzeln müssen trocken aufbewahrt werden, sonst fangen sie an zu wachsen und sind dann verdorben. Der Ingwergeruch ist durchdringend und aromatisch, sein Geschmack würzig, scharf und beißend; diese Eigenschaften gehen an der Luft verloren. Die Wurzel enthält Essigsäure, Kaliumazetat und Schwefel.
Ingwer stimuliert die hitzeempfindlichen Rezeptoren des Magens und erzeugt daher eine brennende Empfindung. Untersuchungen haben ergeben, dass der Alkoholauszug die vasomotorischen und Atemzentren stimuliert, den Speichelfluss vermehrt, die Peristaltik und Muskeltätigkeit steigert und aktiviert. Ein Doppelblindversuch, der im Jahre 1982 durchgeführt wurde, hat gezeigt, dass gemahlener Ingwer eine wohltuende Wirkung bei Reiseübelkeit besitzt.
Ingwer wird vielfach als Gewürz verwendet: getrocknet, konserviert, frisch und gemahlen; in Lebkuchengebäck, Ingwergetränken, Pickles und Chutneys. Gemahlener Ingwer dient auch zum Würzen von Früchten, besonders mit Melone und Pfirsichen. Das ätherische Öl wird verwendet, um bestimmten Parfums eine orientalische Note zu verleihen.
„Ingwer besitzt zahlreiche pharmakologische Eigenschaften, die wichtigsten sind seine oxidationshemmenden Wirkungen; Hemmung von Prostaglandin, Thromboxan, und Leukotriensynthese; Hemmung der Anhäufung von Blutplättchen; cholesterinsenkende Wirkung; gallentreibende Wirkung; cardiotonische Wirkung; gastrointestinale Tätigkeit; thermogene Eigenschaften; und antibiotische Wirkung. ... Ingwer bewirkt erwiesenermaßen partiell die übermäßige gastrische Motilität, die für Reisekrankheit charakteristisch ist. Ein weiterer Hinweis auf die Wirkung auf den Magen, anstatt auf das Zentrale Nervensystem ist eine Studie, die deutlich zeigte, dass weder das Innenohr [Labyrinthvorhof] noch das visuelle System, die beide im Zusammenhang mit dem Auftreten von Reisekrankheit von hoher Bedeutung sind, durch Ingwer beeinflusst wurden [1 gr.]. Andere Ergebnisse jedoch legen nahe, dass Ingwer wohl die Impulse des Labyrinthvorhofs zu den autonomen Gehirnzentren herabsetzen könnte.“ [Murray] Von Gundelach geprüft.

VERGLEICHE

Sulfur. Kalium carbonicum. Phosphorus. Agaricus. Nux vomica.

WIRKUNGSBEREICH

Magendarmtrakt. Atemorgane. Kreislauf.

LEITSYMPTOME

G „War an allen Tagen der Arzneimittelprüfung guter Laune, war gern in Gesellschaft, unterhielt sich lebhaft, war nicht so schweigsam wie gewöhnlich." [Allen]

G Sehr reizbar während der Menses.

A Frostig.
< Kalte Luft; feuchtkalte Luft.
„Frostigkeit beginnt in den unteren Gliedmaßen und geht aufwärts."

A Viel Durst.
& Trockener Mund.

A < Brot [Kopfschmerzen; Magenschmerzen].
„Geschmack der Nahrung bleibt lange erhalten, v.a. von Brot und Toast." [Bœricke]

A < Melonen [= Diarrhœ; krampfartige Leibschmerzen].

A < Gemüse und Obst [= Diarrhœ].

A Schleimsekretion dick, schleimig.

K Kopfschmerzen; Stirn und Schläfen.
Drückende, stechende Schmerzen.
< Anstrengung; Brot.
< Bücken; Reden; Lachen.
„Als ob der Inhalt des Kopfes in die Stirn drückt und Nasenwurzel beim Bücken." [Clarke]
> Ruhe; Druck.
& Empfindung als würden die Augen nach außen gepresst.
& Durst.
Gefolgt von Übelkeit.

K Verdauungsstörung.
Schlaflosigkeit durch Schweregefühl im Magen.
& Gasansammlung und Rumoren.
& Großer Durst.
& Heiserkeit.

K Dumpfe anhaltende Schmerzen und Hitzegefühl in der linken Niere.
< Sitzen.
& Häufiger Harndrang.

K Nächtliches Asthma [gegen Morgen].
Muss sich aufsetzen um zu atmen, aber trotz der Schwere des Anfalls keine Angst.
& Verdauungsstörung [Empfindung von einem Stein im Magen].
Morgens trockener Mund und Schluckbeschwerden.

K Unbestimmte anhaltende Schmerzen in den Fersen nach langem Stehen.
Schmerzhafte Schwellung der Füße.

RUBRIKEN

GEMÜT: *Furcht* etwas wird geschehen, bevor er nach Hause kommt [2/1]. *Reizbarkeit* abends [2]. Angenehme *Stimmung* [1]. *Träume* von Kirchen [1]; von Tanzen [1]; angenehme Träume [1]; vom Wandern [1].

KOPF: Empfindung von einem *Brett* oder Balken [1]. *Kongestion* in den Schläfen [1]. *Schmerzen* Kopfschmerzen > Mittagessen [1]; durch Anstrengung [1]; < Lärm [1]; in der Stirn über den Augen, erst links dann rechts [1]; Schmerzen in den Schläfen nach dem Essen [1]; Schmerzen in den Schläfen > im Stehen [1]. *Taubheitsgefühl* in den Schläfen [1].
SEHKRAFT: *Flackern* während Kopfschmerzen [1]; plötzliches Flackern [1/1].
NASE: *Schnupfen* ohne Absonderung in warmen Räumen [1]. *Verstopfung* in den Choanen [1].
GESICHT: *Hautausschläge*, Akne auf der Nase [1]; Pickel auf den Nasenflügeln [1].
MUND: Schleimiger *Geschmack* morgens [1; **Valer**.].
MAGEN: *Durst* morgens beim Erwachen [1]; während Kopfschmerzen [1]. *Schweregefühl* morgens beim Erwachen [1]; nach Brot [1]; nach Melonen [1]. *Übelkeit* in warmen Räumen [1]; während Rückenschmerzen [1].
ABDOMEN: Krampf*schmerzen* durch Melonen [3/1].
REKTUM: *Diarrhœ* durch Melonen [2/1]; Diarrhœ nach Schlaf [1]. *Geröteter* Anus durch Kongestion [1]. *Schlaffer* Anus [1]. *Schmerzen* während der Schwangerschaft [1].
NIEREN: *Hitze* [1].
ATMUNG: *Behindert*, als ob vom Magen her [1; Caps.].
RÜCKEN: *Schmerzen* im Sakralbereich im Liegen [1]; vor der Stuhlentleerung [1]; ziehende Schmerzen & Stuhldrang [1/1]; ziehende Schmerzen im Sakralbereich während der Menses [1].
EXTREMITÄTEN: *Formicatio* in den Fußsohlen abends im Sitzen [1/1]; im Stehen [1]. *Hitze* in den oberen Gliedmaßen während der Schwangerschaft [1/1]. *Kälte* der Hände # kalten Füßen [1]. Krämpfe in den Fußsohlen nachts [1]. *Kribbeln* der Fußsohlen im Gehen [1]; beim Sitzen [1; **Cocc**.]. *Wundheit* der Fersen nach langem Stehen [1].
ALLGEMEINES: *Ohnmachtsgefühl* & Frostigkeit [1/1]; Ohnmachtsgefühl während Kopfschmerzen [1].

NAHRUNG

Abneigung: Melonen [1]; Tabak [1].
Verlangen: Scharfe Nahrung [2].
Schlimmer: Brot [1]; Gemüse [1]; Obst [1]; Melonen [1].

NOTIZEN

ZIZIA AUREA Ziz.

ZEICHEN
Zizia aurea. Thaspium aureum. Fam. nat. Umbelliferæ.
Mehrjährige Pflanze, die an feuchten Flussufern wächst und im Juni blüht. Stengel verzweigt, ein bis zwei abwechselnd geteilte [oder selten manche der Wurzelblätter einfach und herzförmig], die Unterteilungen oder Blättchen länglich lanzettförmig, sehr scharf geschnitten, gesägt, mit keilförmiger ganzer Basis. Blumen tiefgelb; Frucht länglich, oval mit geflügelten Rillen. Die ganze Pflanze ist unbehaart. Die Wurzel ist 5 bis zehn cm lang, nicht größer als der kleine Finger, innen deutlich und ziemlich intensiv gelb; äußerlich braun. In frischem Zustand hat sie einen starken, unangenehmen und recht übelkeitserregenden Geruch, nicht unähnlich dem von Conium. Der Geschmack ist aromatisch und scharf, bleibt lange im Mund und wird im Magen als unangenehm und beschwerlich empfunden.
In den 'Transactions' der homöopathischen Gesellschaft des Staates New York findet sich ein sorgfältiger Vergleich der botanischen Unterschiede zwischen *Zizia* und Thaspium, die beweisen, dass die unter *Zizia* veröffentlichte Pathogenese eigentlich zu Thaspium aureum gehört. Dr. J.S. Douglas, der Autor des Artikels schreibt, dass Z. integerima nicht die Symptome hätte verursachen können, die *Zizia* zugeschrieben werden. Darüberhinaus ist die Pflanze, die unter Botanikern einst als Z. aureum bekannt war, jetzt der Gattung Thaspium zugeordnet. [Hale]
Es erscheint unwahrscheinlich, dass dies *Thapsia garganica* ist, wie Leeser meint, zumal diese Art im Mittelmeergebiet heimisch ist. Die Tatsache, dass die Pflanze an feuchten Flussufern vorkommt, kann einen Hinweis darauf geben, dass sie zu derselben Kategorie gehört wie Wasserpastinake [*Sium*], Rebendolde [*Oenanthe*], Schierling [*Conium*] und Wasserschierling [*Cicuta*]. Ihre Toxizität und Einfluss auf das zentrale Nervensystem bestätigt dies.
1855 von Marcy geprüft.

Z

VERGLEICHE
Aethusa. Cicuta. Oenanthe. Agaricus. Mygale. Tarentula.

WIRKUNGSBEREICH
ZNS. Atemwege. Genitalien. * Rechte Seite.

LEITSYMPTOME
G *Stimmungswechsel.*
Lachen # Weinen.
Heiterkeit # Schläfrigkeit und Depression.
„Heiterkeit wie im Rausch, alle Fähigkeiten betroffenen, gefolgt von starkem Bedürfnis zu schlafen; dauert zwölf Stunden, dann mehrere Tage lang schwere Depression.“ [Hering]
Reizbarkeit # Gleichgültigkeit.

G Indiziert bei *Hysterie* und *Hypochondrie* wenn Suizidneigung besteht, mit Depressionen, Stimmungsschwankungen mit Weinen. [Blackwood]

A Hochgradige körperliche Ruhelosigkeit.
Geht über in Chorea.
Chorea gekennzeichnet durch *Andauern* oder sogar < *im Schlaf*.
„Die Beine bewegen sich ständig im Schlaf." [Blackwood]

A Krampfhafte Bewegungen der Gesicht- und Gliedermuskeln.
< Bewegung; Lärm; Licht; Berührung.

A Starkes Verlangen sich zu bewegen, mit scheinbarer Zunahme von Stärke, aber geringe Anstrengung verursacht Ermüdung. [Hering]

A Der ganze Körper sieht weiß und aufgedunsen aus.
Ödeme im Gesicht und an den Fußgelenken.

A Appetitverlust.
Durst.

A Gelüste auf Säuren und Stimulantien.

A Schlaf verhindert durch Schmerzen.

A Sexualtrieb [und Kraft] gesteigert.
Aber: hochgradige Schlappheit nach dem Koitus.

A < *Berührung und Druck*.
Druck auf den Magen = Übelkeit und Ohnmachtsgefühl.
Druck = Schmerz in den Zwischenrippenmuskeln.
Trachea berührungsempfindlich.
Körperoberfläche berührungsempfindlich.

K Rechtsseitige Migräne.
Verbunden mit Uterusstauung.
< Licht; Lärm: Erschütterung.
„Bedürfnis in abgedunkeltem ruhigem Zimmer still zu liegen."
& Saures und bitteres Erbrechen.
& Lippen ausgetrocknet wie durch Fieber.

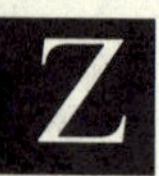

K Zunge rot und ungewöhnlich empfindlich gegen Kälte und warme Getränke.

K Eine Wange gerötet, die andere blass.

K Ungewöhnlich müde Empfindung in den Beinen nach geringster Muskelanstrengung.

RUBRIKEN

GEMÜT: Abneigung gegen *Konversation* [1]. *Unzufrieden* mit sich selbst, > Weinen [1]. *Verlangen* nach Leibesübungen [1].

KOPF: *Einschnürungsgefühl* im Hinterkopf [1]. *Schmerzen*, Kopfschmerzen & Rückenschmerzen [1].

AUGEN: Augäpfel *gerötet* [1].

MUND: Empfindung als sei die Zunge zu *breit* [1].

FRAUEN: Scharfe, wundmachende *Leukorrhœ* nach der Menses [1]. *Menses* plötzlich unterdrückt durch geistigen Schock [1].

BRUST: Stechende *Schmerzen* in der rechten Seite beim Husten [1].

RÜCKEN: *Schmerzen* im Lendenbereich während Bewegung [1]; brennende

Schmerzen im Lendenbereich.

NAHRUNG
Verlangen: Säuren [1]; Stimulantien [1].

NOTIZEN